NOYES´

KNEE

DISORDERS
Surgery, Rehabilitation,
Clinical Outcomes

Noyes
膝关节疾病
手术、康复及临床评估

[美] **Frank R. Noyes**　原著

[美] **Sue D. Barber-Westin**　合著

李众利　齐　玮　张　强　李　伟　主译

2nd
EDITION

原书第 2 版

中国科学技术出版社
·北 京·

图书在版编目（CIP）数据

Noyes 膝关节疾病：手术、康复及临床评估：原书第 2 版 /（美）费兰克·诺耶斯（Frank R. Noyes）
原著；李众利等主译 . — 北京：中国科学技术出版社，2024.3
书名原文：Noyes' Knee Disorders: Surgery, Rehabilitation, Clinical Outcomes, 2E
ISBN 978-7-5236-0448-9

Ⅰ. ① N⋯ Ⅱ. ①费⋯ ②李⋯ Ⅲ. ①膝关节—关节疾病—诊疗 Ⅳ. ① R684

中国国家版本馆 CIP 数据核字 (2024) 第 039825 号

著作权合同登记号：01-2023-1095

策划编辑　王久红　孙　超
责任编辑　王久红
文字编辑　张凤娇
装帧设计　佳木水轩
责任印制　李晓霖

出　　版　中国科学技术出版社
发　　行　中国科学技术出版社有限公司发行部
地　　址　北京市海淀区中关村南大街 16 号
邮　　编　100081
发行电话　010-62173865
传　　真　010-62179148
网　　址　http://www.cspbooks.com.cn

开　　本　889mm×1194mm　1/16
字　　数　2103 千字
印　　张　76.5
版　　次　2024 年 3 月第 1 版
印　　次　2024 年 3 月第 1 次印刷
印　　刷　北京盛通印刷股份有限公司
书　　号　ISBN 978-7-5236-0448-9/R·3164
定　　价　798.00 元

Elsevier (Singapore) Pte Ltd.

3 Killiney Road, #08–01 Winsland House Ⅰ, Singapore 239519

Tel: (65) 6349–0200; Fax: (65) 6733–1817

This translation of *Noyes' Knee Disorders: Surgery, Rehabilitation, Clinical Outcomes, 2E.* by Frank R. Noyes, Sue D. Barber-Westin was undertaken by China Science and Technology Press and is published by arrangement with Elsevier (Singapore) Pte Ltd.

Noyes' Knee Disorders: Surgery, Rehabilitation, Clinical Outcomes, 2E. by Frank R. Noyes, Sue D. Barber-Westin 由中国科学技术出版社进行翻译，并根据中国科学技术出版社与爱思唯尔（新加坡）私人有限公司的协议约定出版。

《Noyes 膝关节疾病：手术、康复及临床评估（原书第 2 版）》（李众利，齐玮，张强，李伟，译）

ISBN: 978-7-5236-0448-9

译者名单

主　译　李众利　中国人民解放军总医院骨科医学部
　　　　齐　玮　中国人民解放军总医院骨科医学部
　　　　张　强　中国人民解放军总医院骨科医学部
　　　　李　伟　滨州医学院附属医院
副主译　薛　静　中国人民解放军空军特色医学中心
　　　　周　密　中国人民解放军火箭军特色医学中心
　　　　王　琪　中国人民武装警察部队特色医学中心
　　　　傅仰木　中国人民解放军总医院海南医院
　　　　李　冀　中国人民解放军总医院骨科医学部
　　　　白晓伟　中国人民解放军联勤保障部队第九八七医院
译　者（以姓氏汉语拼音为序）
　　　　安明扬　中国人民解放军总医院骨科医学部
　　　　高慕容　首都医科大学附属北京康复医院
　　　　管　豫　中国人民解放军总医院骨科医学部
　　　　厉晓杰　中国人民解放军空军特色医学中心
　　　　梁勇健　中国人民解放军总医院骨科医学部
　　　　廖伟雄　中国人民解放军总医院第一医学中心
　　　　罗　杨　中国人民解放军总医院骨科医学部
　　　　史珊珊　首都医科大学附属北京康复医院
　　　　宋佳凝　首都医科大学附属北京康复医院
　　　　苏祥正　中国人民解放军总医院第一医学中心
　　　　王浩然　中国人民解放军 31411 部队
　　　　王江涛　中国人民解放军第 980 医院
　　　　王克涛　首都医科大学附属北京同仁医院
　　　　王毓幸　镇江市第一人民医院
　　　　魏　钰　中央军委训练管理部军事体育训练中心
　　　　运　行　中国人民解放军总医院骨科医学部
　　　　张　浩　首都医科大学附属北京康复医院
　　　　张　卓　中国人民解放军总医院骨科医学部
　　　　赵之栋　中国人民解放军总医院骨科医学部
　　　　肇　刚　中国人民解放军第 984 医院

内容提要

　　本书引进自 Elsevier 出版集团，由世界知名膝关节外科专家 Frank R. Noyes 博士领衔编写，是一部内容新颖、全面且权威的膝关节疾病及运动损伤诊治的经典著作。著者将膝关节常见疾病及运动损伤的手术、康复及临床疗效融为一体，系统阐述了膝关节解剖、分型、生物力学、手术方法、术后并发症处理、康复流程、功能评估等内容。相较于第 1 版，第 2 版不仅新增了膝关节部分置换的内容，更新了下肢力线调整截骨、后外侧复合体重建、半月板移植及修复的临床研究、神经肌肉测试及调节等内容，还为兼顾骨科医师、康复医师、田径教练和专业训练师的需求，更新了每种手术的术后康复方案。全书共 45 章，约 4600 条参考文献，同时配有约 1000 幅精美图片，图文并茂、可读性强，可作为骨科医师、运动医学医师及康复科医师不可多得的案头参考书。

原书编著者名单

原著

Frank R. Noyes, MD
Chairman and CEO
Cincinnati SportsMedicine and Orthopaedic Center
President and Medical Director
Cincinnati SportsMedicine Research and Education Foundation
Noyes Knee Institute
Cincinnati, Ohio

合著

Sue D. Barber-Westin, BS
Director, Clinical and Applied Research
Cincinnati SportsMedicine Research and Education Foundation
Cincinnati, Ohio

编者

Thomas P. Andriacchi, PhD
Professor of Mechanical Engineering
Department of Orthopaedic Surgery
Stanford University
Stanford, California;
Professor
Joint Preservation Center
Palo Alto Veterans Administration
Palo Alto, California

John Babb, MD
Orthopedic Surgeon
Mid-America Orthopedics
Wichita, Kansas

Sue D. Barber-Westin, BS
Director, Clinical and Applied Research
Cincinnati SportsMedicine Research and
    Education Foundation
Cincinnati, Ohio

Asheesh Bedi, MD
Harold and Helen W. Gehring Professor
Chief of Sports Medicine
MedSport
Department of Orthopaedic Surgery
University of Michigan Hospitals
Ann Arbor, Michigan

Geoffrey A. Bernas, MD
Clinical Assistant Professor of Orthopaedic
    Surgery
Department of Orthopaedic Surgery
University at Buffalo
Buffalo, New York;
University Sports Medicine
Orchard Park, New York

Lori Thein Brody, PT, PhD, SCS, ATC
Senior Clinical Specialist
Sports and Spine Physical Therapy
UW Health
Madison, Wisconsin;
Professor
Orthopaedic and Sports Science
Rocky Mountain University of Health Professions
Provo, Utah

William D. Bugbee, MD
Attending Physician
Division of Orthopaedic Surgery
Scripps Clinic
La Jolla, California

Brian J. Cole, MD, MBA
Professor
Department of Orthopaedics
Department of Anatomy and Cell Biology

Section Head
Cartilage Restoration Center
Rush University Medical Center
Chicago, Illinois

A. Lee Dellon, MD
Professor of Plastic Surgery and Neurosurgery
Johns Hopkins University;
Director
The Dellon Institutes for Peripheral Nerve Surgery
Baltimore, Maryland

Alvin Detterline, MD
Orthopaedic Surgeon
Towson Orthopaedic Associates
Towson, Maryland;
Volunteer Faculty
Department of Orthopaedic Surgery
University of Maryland
Baltimore, Maryland

Eric Fester, MD
Assistant Professor of Surgery, Uniformed
    Services
University of the Health Sciences
Bethesda, Maryland;
Clinical Assistant Professor of Orthopaedic
    Surgery
Wright State University

Dayton, Ohio;
Chief, Orthopaedic Sports Medicine
Wright-Patterson Medical Center
Wright-Patterson Air Force Base, Ohio

Judd R. Fitzgerald, MD
Resident
Department of Orthopaedics and Rehabilitation
University of New Mexico
Albuquerque, New Mexico

Simon Görtz, MD
Department of Orthopaedic Surgery
Washington University in St. Louis
St. Louis, Missouri

Guilherme C. Gracitelli, MD
Department of Orthopaedic Surgery
Federal University of São Paulo
São Paulo, Brazil

Brian M. Grawe, MD
Assistant Professor
Sports Medicine & Shoulder Reconstruction
Department of Orthopaedic Surgery
University of Cincinnati Academic Health Center
Cincinnati, OH

Edward S. Grood, PhD
Director
Biomechanics Research
Cincinnati SportsMedicine Research and
    Education Foundation;
Professor Emeritus
Department of Biomedical Engineering
Colleges of Medicine and Engineering
University of Cincinnati
Cincinnati, Ohio

Joshua D. Harris, MD
Orthopaedic Surgeon
Orthopaedics & Sports Medicine
Houston Methodist Hospital
Houston, Texas;
Assistant Professor
Clinical Orthopaedic Surgery
Weill Cornell Medical College
Houston, Texas

Timothy Heckmann, PT, ATC
Clinic Supervisor, Physical Therapy
Mercy Health/Cincinnati SportsMedicine
Cincinnati, Ohio;
Clinical Instructor, Physical Therapy
Duquesne University
Pittsburgh, Pennsylvania;

Clinical Instructor, Physical Therapy
University of Kentucky
Lexington, Kentucky

Todd R. Hooks, PT, ATC, OCS, SCS, CSCS
Assistant Athletic Trainer/Physical Therapist
New Orleans Pelicans
Metairie, Louisiana

Frank R. Noyes, MD
Chairman and CEO
Cincinnati SportsMedicine and Orthopaedic
    Center
President and Medical Director
Cincinnati SportsMedicine Research and
    Education Foundation
Noyes Knee Institute
Cincinnati, Ohio

Michael M. Reinold, PT, DPT, ATC, CSCS
Rehabilitation Coordinator and Assistant Athletic
    Trainer
Boston Red Sox;
Coordinator of Rehabilitation Research and
    Education
Division of Sports Medicine
Department of Orthopedic Surgery
Massachusetts General Hospital
Boston, Massachusetts

Dustin L. Richter, MD
Fellow
Orthopaedic Surgery Sports Medicine
University of Virginia
Charlottesville, Virginia

Scott A. Rodeo, MD
Professor of Orthopaedic Surgery
Co-Director, Tissue Engineering, Regeneration,
    and Repair Program
Weill Medical College of Cornell University;
Co-Chief Emeritus, Sports Medicine and Shoulder
    Service
Attending Orthopaedic Surgeon
Hospital for Special Surgery;
Associate Team Physician
New York Giants Football
New York, New York

Sean F. Scanlan, PhD
Scientist
Cummings Scientific
Tallahassee, Florida

Robert C. Schenck Jr, MD
Professor and Chair

Department of Orthopaedic Surgery
University of New Mexico School of Medicine
Head Team Physician
Department of Athletics
University of New Mexico
Albuquerque, New Mexico

Justin Strickland, MD
Orthopedic Surgeon
Mid-America Orthopedics
Wichita, Kansas

Fumitaka Sugiguchi, BS
Weil Medical College of Cornell University
New York, New York

Robert A. Teitge, MD
Professor
Department of Orthopaedic Surgery
Wayne State University School of Medicine
Detroit, Michigan

Kelly L. Vander Have, MD
Assistant Professor
University of Michigan
Ann Arbor, Michigan

Daniel C. Wascher, MD
Professor
Department of Orthopaedics
University of New Mexico
Albuquerque, New Mexico

K. Linnea Welton, MD
Resident Surgeon
Department of Orthopaedic Surgery
University of Michigan Hospital and Health
    Systems
Ann Arbor, Michigan

Kevin E. Wilk, PT, DPT, FAPTA
Adjunct Assistant Professor
Marquette University
Milwaukee, Wisconsin;
Vice President of Education and Associate
    Clinical Director
Physiotherapy Associates;
Director of Rehabilitation Services
American Sports Medicine
Birmingham, Alabama

Edward M. Wojtys, MD
Professor & Service Chief
Department of Orthopaedic Surgery
University of Michigan
Ann Arbor, Michigan

原书序

原书第 2 版序一

膝关节损伤的诊断和治疗在 20 世纪 70 年代经历了巨大变化。Frank R. Noyes 先生在这一系列的变革中保持了一定的先进性。Frank R. Noyes 博士、Edward Grood 博士及他们的同事在 Cincinnati 大学及后来的辛辛那提运动医学和骨科中心率先开展了一系列超前的生物力学实验，而实验结果改变了人们对膝关节不稳的传统认知。他们率先开发的软件可以在三个维度评估膝关节运动，并能明确具体是哪个维度的旋转和位移。时至今日，这个概念仍被很多膝关节运动分析的机器人和计算机项目所应用。

Noyes 博士及其同事对膝关节的运动学及动力学进行了深入研究，尤其是前后交叉韧带移植区的定位、张力及膝关节韧带的强度和移植物的选择，并提出了膝关节的屈曲旋转抽屉试验。同时他们还开发了一套合理的膝关节韧带损伤分级标准。Noyes 博士发表了 50 余篇论文来阐述膝关节韧带功能的科学基础。鉴于此，他所在的实验室获得了 Kappa Delta 奖。

值得一提的是，Noyes 博士有充分的数据支持其治疗方案，并报道了许多前瞻性随机对照试验的结果。他提出并推广应用了辛辛那提膝关节评分系统，使其成为相关研究的金标准。他强调术后康复的重要性并创新了一系列康复技术，率先开展了证明神经肌肉状态可降低前交叉韧带损伤风险的研究。该非营利性项目是全球最大的前交叉韧带损伤预防项目，覆盖了欧洲、亚洲，以及美国、澳大利亚等全球 1500 个国家和地区。

1980 年，美国骨科学会运动医学分会通过了 Noyes 博士等的提议，共同成立了一个研究委员会，Noyes 博士受邀担任了委员会主席 10 年。他被美国国立卫生研究院（National Institutes of Health，NIH）任命为关节炎研究顾问，并帮助运动医学领域首次获得 NIH 奖励。

在"100 篇骨科手术经典论著"的评选中，Noyes 博士 2 次获此殊荣 [1]，获奖次数仅次于 2 名非运动医学领域的骨科医师。其他研究表明，Noyes 博士已发表的文章引用量是最高的 [2-4]。因此，Noyes 博士是名副其实的"运动医学科研之父"。

2010 年，Noyes 博士出版了他 40 余年来临床经验和科研成果结晶——*Noyes' Knee Disorders: Surgery, Rehabilitation, Clinical Outcomes*。目前（第 2 版）他又对其进行了更新、扩充。全新版本由 30 位作者编写，共 45 章，还包含单间室膝关节置换的新章节。

近年来，关于运动员在膝关节术后何时可以安全重返赛场的问题逐渐受到人们关注。书中有关康复治疗的章节详细描述了康复锻炼方案，以及患者恢复正常运动前需要达到的康复水平。

第 2 版包含了新近发表的文献中最全、最新的成果，如膝关节纤维化、复杂的局部疼痛、胫骨和股骨截骨术后外侧重建等相关内容。

Noyes' Knee Disorders: Surgery, Rehabilitation, Clinical Outcomes 已堪称经典，但 Noyes 博士仍在第 2 版中实现了超越。

Bertram Zarins, MD
Augustus Thorndike Clinical Professor of Orthopaedic Surgery
Harvard Medical School
Emeritus Chief of Sports Medicine
Massachusetts General Hospital

原书第 2 版序二

我非常荣幸能为 Frank R. Noyes 博士的著作——*Noyes' Knee Disorders: Surgery, Rehabilitation, Clinical Outcomes, 2E* 作序推荐。该书的第 1 版已经非常完善了，第 2 版竟又实现了进一步提升。我为著者深刻的见解及精彩的内容所折服。本书绝对是运动医学领域的知识财富。

本书全面涵盖了膝关节相关诊疗内容，阐述了一种多学科协作的方法来评估和治疗膝关节疾病，旨在提供基础科学和临床科学，以提高读者对膝关节的认识。

膝关节仍是骨科和运动医学中研究、写作和谈论最多的学科之一。面对大量文献，Noyes 博士和 Barber-Westin 女士完成了将海量信息提炼整理成书的壮举，该书有 1200 多页的内容，约 4600 条参考文献及约 1000 幅图片，其中许多章节介绍了各种膝关节结构解剖学和生物力学。对于特殊类型膝关节病变的评估和治疗亦有详细描述，包括前交叉韧带、后交叉韧带、关节软骨、髌股关节、半月板等结构。许多章节介绍了各类膝关节疾病的康复锻炼，甚至还专门讲述了前交叉韧带损伤的性别差异。此外，还有关于临床研究结果的内容——这是临床医生亟须掌握和应用的部分。

很荣幸，我与 Noyes 博士相识已超过 25 年，他一直遵守几个行医原则，包括支持治疗方法的科学依据（证据）、团队协作的诊疗方案、细致的手术操作，以及始终为患者着想的态度。他也把这些重要原则应用到这部优秀的著作中。

Noyes 博士一直倡导团队协作来评估和治疗膝关节疾病，故本书组织了生物力学专家、骨科医师、物理治疗师撰写相关章节来完美阐述相关内容。此外，Noyes 博士一直在为患者寻找最佳的治疗方法，并寻求临床证据来支持治疗。

正如他们之前在已发表的文章和出版物章节中反复所做的一样，Noyes 博士和 Barber-Westin 女士联手为我们提供了一部出色的参考书。

从事膝关节诊疗及研究的每位临床医生办公桌上都会为本书保有一席之地，并将成为他们的最爱。医生、物理治疗师、运动教练、医学生和任何参与膝关节疾病治疗的人都应阅读此书。

本书绝对是著者对该领域的伟大贡献。感谢 Noyes 博士一直以来对我们的指导。

Kevin E. Wilk, PT, DPT, FAPTA
Adjunct Assistant Professor
Marquette University
Milwaukee, Wisconsin;
Vice President of Education and Associate Clinical Director
Physiotherapy Associates;
Director of Rehabilitation Services
American Sports Medicine
Birmingham, Alabama

原书第 1 版序

经我多年的观察，在 Frank R. Noyes 的职业生涯中有 3 条基础性理念或组织原则，这也可以解释本书的一系列内容。其一，对膝关节疾病患者的诊断和治疗需要扎实的基础科学知识；其二，手术效果与康复治疗的成功与否息息相关；其三，手术或非手术治疗的进步，需要进行相应的疗效研究，必须通过研究确定不同活动类型和强度所产生的一系列后果，并避免因患者失访而产生偏倚。

上述核心理念始终贯穿于他及其同事们所进行的多项研究中。这些研究的结果及其临床相关性，连同在多项研究中获得的丰富知识，最终形成了 Noyes 医师的医疗风格，并体现于他对膝关节疾病的诊断和治疗中。

此书详细展现了 Noyes 医师对膝关节疾病的诊断和治疗策略，并对诸多策略的科学基础进行了充分阐述。无论是临床医师还是物理治疗师，此书均是一部非常有价值的参考书。而书中记录的基础科学数据和资料，可进一步加深研究人员和医学生对膝关节正常和病理状态的理解。

虽然本书以"Noyes"冠名，且大部分内容均反映了 Noyse 医师在临床和研究方面的见解和成果，但书中还囊括了其他一流外科医师和物理治疗师的各项工作。当然，这些内容均构建在相同的科学基础之上。同时，我们发现，本书在呈现 Noyes 医师及其同事所取得的一系列研究成果时，还包括了其他一流学者和研究人员的成果。这样做的目的在于，能够使整个科学问题的描述更为全面，便于读者以更为宽广的视角理解相关研究的现状和未来。

本书是一部高质量的学术著作。章内设有"关键点"，可向读者清晰展现各章精髓。书中使用彩色设计，尤其是在关键性数据和资料呈现时，极大增加了可读性。书中的解剖绘图和医疗插图非常精美，且每一幅插图均进行了准确标记。在本书出版过程中，出版方和 Noyes 医师本人均投入了巨大精力，也获得了非常优秀的视觉效果。当然，这并不是我们的主要目的，我们更希望给读者呈现的是一部易读、易懂且有实用价值的出版物。

书中还包括我本人的多项研究，希望能借此机会对 Frank R. Noyes 医师表示感谢和敬意。感谢他多年来在研究中投入的大量时间和精力，同时也感谢他及其合作者所提供的大量经费支持。我与 Noyes 于 1973 年初次遇见，当时他正在代顿郊外的 Wright Patterson 空军基地第 6570 空间医学研究实验室工作。而我则刚刚获得 PhD 学位，在代顿大学研究所工作。我们的相遇要感谢我们共同的朋友和同事，George "Bud" Garves。也正是在代顿，我们开始了首次合作，并发表了关于"前交叉韧带与年龄相关性"的文章。1975 年，在时任辛辛那提大学矫形外科部门主任的 Edward Miller 博士的鼓励下，我们一起来到了辛辛那提大学，并在 Nicholas Giannestras 博士及其他矫形外科医师的慷慨帮助下，我们建立起第一个生物力学实验室。在此基础上，我们开始了对整个膝关节生物力学的研究，并开始着手对膝关节的主要和次要限制结构进行界定。非常幸运的是，David Butler 在 1976 年后期也加入进来。我们共同完成了对前交叉韧带和后交叉韧带的限制性研究，最终他也获得了 Kappa Delta 奖。

我还要衷心感谢其他优秀的同事，包括多位工程学学者、矫形外科住院医师、博士后、运动医学研究员和访问学者。没有他们的努力工作和智慧，我可能无法完成书中所呈现的诸多研究。

Edward S. Grood, PhD
Director, Biomechanics Research
Cincinnati SportsMedicine Research and Education Foundation
Professor Emeritus, Department of Biomedical Engineering
Colleges of Medicine and Engineering
University of Cincinnati
Cincinnati, Ohio

译者前言

本书的原著者 Frank R. Noyes 是世界知名的膝关节外科及运动医学专家，他在膝关节韧带损伤领域开展了大量奠基性研究，为膝关节生物力学、运动学、运动损伤诊疗及康复提供了理论基础。本书于2010 年初次出版，从膝关节基础解剖、运动学、生物力学等方面进行了极其详尽的描述，涵盖了从基础研究到临床实践全方位的内容，而且对每一论点均提供了充分的临床和基础研究结果支持或反驳，且这些研究结果既有 Noyes 本人及其科研和基础研究团队的，还有大量其他学者的，希望帮助读者从中得到最大收获。在第 1 版基础上，第 2 版精简了部分内容，增加了膝关节部分置换的内容，更新了下肢力线调整截骨、后外侧复合体重建、半月板移植及修复的临床研究、神经肌肉测试及调节等内容。同时为了兼顾骨科医师、康复医师、田径教练和专业训练师的需求，更新了每种手术的术后康复方案。

全书共 45 章，更新了 1500 条参考文献，包含约 1000 幅精美图片，内容系统、图文并茂、可读性强，可作为骨科医师、运动医学医师及康复科医师不可多得的膝关节疾病及运动损伤解决方案的案头参考书。

为确保中文版忠于原著并符合国内表述习惯，我们组织了国内部分骨科运动医学、关节外科和康复医学领域经验丰富的专家、教授和中青年学术骨干，一起参与了本书的翻译和审校工作。在翻译过程中，大家克服种种困难，充分发挥了各自的专业知识底蕴，花费了大量时间和精力，付出了艰辛的努力。也正是大家的不懈努力，最大限度确保了翻译的准确性和权威性。

由于翻译工程巨大，参与翻译的译者数量众多，加之各位译者对专业知识的理解及翻译风格有所差异，书中可能遗有疏漏或不足之处，希望各位同仁和读者能够及时指正，以便共同提高。

最后，再次感谢在本书出版过程中不辞劳苦的各位同仁和朋友们，也感谢那些在身后默默支持我们工作的家人们。

中国人民解放军总医院骨科医学部　李众利　齐　玮　张　强

滨州医学院附属医院　李　伟

原书前言一

感谢本书的所有著者，副书名"手术、康复及临床评估"，使用非常恰当，反映了现代膝关节临床疾病治疗所需的基础和临床学科的教义。我们的目标是根据已发表的基础研究和临床数据，提出以证据为基础的合理治疗方案，帮助患者获得最理想的术后效果。

理解临床实践中遇到的各种膝关节疾病的关键在于多学科协作的方法，包括对膝关节解剖学、生物力学、运动学和软组织愈合生物学的全面理解。膝关节功能的恢复需要对相关的膝关节结构功能异常进行准确诊断、精确且有效的手术技术，以及由经验丰富的专业人员指导的康复计划，以恢复功能和避免并发症。各章都对适应证、禁忌证、体格检查和诊断、开放手术和关节镜手术过程中的具体步骤、临床结果及发表的相关研究进行简明的分析、概述。

全新第 2 版是对第 1 版各章进行全面更新的成果，增加了关于部分膝关节置换的新章节，更新了前交叉韧带和后交叉韧带关节镜重建及后外侧重建，增加了关于半月板移植和半月板修复的临床研究，并增加了关于神经肌肉测试和调节的新概念。重要的是，针对本书的读者群，包括外科医生、理疗师、运动训练师和运动专家，我们更新了每种手术的术后康复方案。本书共 45 章，30 余位著者，约 1000 幅图片、285 个表格、约 4600 条参考文献，其中包括 1500 条新参考文献（1050 条临床研究和 450 条关于生物力学、解剖学或基础科学的文章）。

全新第 2 版的前两章介绍了膝关节结构的解剖学。插图来自于尸体解剖的结果，真实记录了人体膝关节的解剖结构。很高兴我们的 4 位研究员（2008—2009 级）参与了这些解剖工作。在解剖过程中，我们参考了大量解剖学教科书和出版物，竭尽所能提供准确的解剖学描述，但仍意识到在某些膝关节结构的命名上存在模糊之处。

特别感谢 Joe Chovan，一位非常有才华的专业医学插画师。Joe 参加了解剖手术，并与我们携手合作，绘制了最终的解剖插图。在 2 年多的时间里，Joe 与我每周或每 2 个月举行一次长时间的工作会议，最终获得书中所呈现出的独特、极其详细、准确的医学插图。

所有的外科医生都明白，手术操作在不断变换，因为它们被长期的临床结果研究证明效果不佳，因而被更出色的新技术所取代。我也明白，解剖学、运动学、生物力学、统计学的基本知识，以及经过验证的临床结果工具，始终是我们确认患者治疗方案的灯塔。出于这一原因，书中有大量篇幅介绍了这些学科。对于重要的手术技术，经验丰富的外科医生以循序渐进的方式对每种技术的关键点都进行了精确描述，以达到成功的预后效果。希望接受培训的外科医生能够理解基础科学和解剖学方法的重要性，结合手术和康复原则，成为真正的膝关节手术和康复大师。

对于手术和康复，我们特别强调康复原则和技术，包括术前评估、术后方案和恢复下肢功能的进展方案。书中的综合康复方案已使用多年并不断改进。我的合作者 Timothy Heckman 是一位出色的物理治疗师，我们一起治疗患者已超过 30 年了，关系非常和谐。此外，还有针对女性运动员的特殊计划，以降低前交叉韧带损伤的风险。Sportsmetrics 是我们基金会开发的一个非营利性的神经肌肉训练和调理项目，是世界上最大的女性膝关节损伤预防项目之一，现在已运营超过 15 年。我们基金会的一些科学家、治疗师、运动训练师和医生都参与了这个项目的研究和出版工作。所有治疗运动员膝关节损伤的医学中心都在强调预防神经肌肉损伤和调理方案的重要性，其必要性已被许多已发表的研究所证实。最近的研究表明，前交叉韧带重建的膝关节或对侧膝关节的重复损伤率很高，仅有 12%～30% 的人重返运动场。我们的目标不仅是预防或减少前交叉韧带损伤的发生，而且（同样重要的是）在前交叉韧带手术后恢复体育活动前，纳入 Sportsmetrics 神经肌肉项目。

辛辛那提运动医学和矫形外科中心与基金会的全体工作人员作为一个团队运作，在各种临床、研究和康复项目中协同工作。团队方法的概念得到了很大关注，那些参观过我们中心的人都见到了实际项目。团队的努力得到了所有人的赞赏，包括患者、工作人员、外科医生、理疗师、运动训练师、行政人员和临床研究人员。我们的行政人员是一位出色、高效的临床运营经理 Linda Raterman，我对她的奉献精神和投入的时间表示感谢。作为院长和首席执行官，正是这些优秀的员工，使我摆脱了许多业务上的行政职责，让我有更多时间履行临床和研究职责。我很庆幸能与一群高度敬业的骨科伙伴合作，他们为患者提供了良好的护理，并在我们的学术会议和期刊俱乐部中成为热烈讨论和辩论的载体。

几乎所有在 Noyes 膝关节研究所治疗的患者都被一个由 Sue D. Barber-Westin 和 Cassie Fleckenstein 领导的专门临床研究小组纳入前瞻性临床研究。工作人员多年来一丝不苟地联系患者，并获得 90%～100% 的随访率。在此，非常感谢 Jenny Riccobene 锲而不舍地跟进我们所有的患者。请您继续阅读 Sue D. Barber-Westin 所写的前言，她在将我们的临床研究结果推向出版方面做出了令人钦佩和专注的工作，正因为她 30 多年的努力，我们才能成功地进行大型前瞻性临床研究。在各章中，这些研究的结果都与其他著者的出版物进行了严格比较。研究和教育人员与来自许多不同学科的研究员和学生一起工作，包括医生、治疗师、培训师和生物医学学生。已有 147 名骨科和运动医学研究员在我们中心接受了培训并获得了认证，与我们教学人员携手合作的奖学金研究项目的科学贡献在书中得到了多次认可。我们的员工很享受指导的过程。从个人角度来看，这是我最大的职业乐趣之一。

关于指导，人们可能会问，骨科专业（或任何医疗专业）如果没有专业的指导系统，没有培训新的外科医生，没有推动我们的专业发展，没有提供连续的患者治疗方法和进展，今天会是什么样子？老师对学生的课外奉献，往往是多年来提供智慧和指导，而且奉献的时间很少得到补偿（如果有的话），它是一代人给另一代人的礼物。我特别提到这一点，是希望我能够适当报答那些为我的事业提供指导及额外时间和精力的导师们。我毕业于犹他大学，获得了哲学学位，这使我了解了历代伟大科学家和思想家的著作和智慧，这些均是由医学预科课程和哲学方面的一流教育家赋予我的。我在乔治·华盛顿大学获得了医学学位，我感谢那些尽职尽责的老师，他们为学生打下了坚实的医学基础，并教导医学生在治疗患者时要有认真的奉献精神和义务。我很幸运地被密歇根大学录取为实习医生和骨科住院医师，铭记与真正杰出的临床医生和外科医生合作的机会。在主席 William S. Smith 医学博士的指导下，我和其他住院医师接受了最好的骨科医生和专职教师的培训。这一项目的许多毕业生都会继续担任骨科教育工作者和研究人员，这是对 Bill Smith 及其指导的极大赞誉。我的住院医师同事都知道他最喜欢的一句话，"提醒住院医师要保持谦逊"。在一位杰出的客座外科医生发表了特别热情的演讲或报告后，获得了大家的赞叹，而 Bill Smith 则会眨下眼睛笑着说："他一次只穿一条腿的裤子，就像你一样。"

骨科住院医师培训结束后，我在俄亥俄州代顿的美国空军航空医学研究实验室接受了一个为期 4 年的临床和研究相结合的生物力学职位。膝关节生物力学研究的设施和兽医支持虽然不被看好，但在这里进行了一些最早的关于膝关节韧带机械性能的高应变率实验。我要感谢 Victor Frankel 和 Albert Burstein，他们是美国生物力学之父，在我职业生涯的早年形成期，承蒙他们的指导。特别幸运的是，我与 Albert Burstein 有密切的联系，他在骨科生物力学领域给了我许多指导。这项研究工作还包括空军技术学院的教授和学生。我很感谢他们在我研究训练的早期阶段对我的指导。由于生物力学刚刚起步，很明显，实质性的研究只有通过医学博士和博士生联合团队的协作方式才能实现。

在我的职业生涯中，最幸运的一件事是我与 Edward S. Grood 博士的关系。我与 Edward 建立了密切的工作关系，目前我们拥有据我所知活跃时间最长的医学博士－哲学博士（或哲学博士－医学博士）团队，我们目前正在使用复杂的三维机器人方法进行下一轮的膝关节韧带功能研究。我们共同合作，在辛辛那提大学工程学院建立了美国最早的生物力学和生物工程项目之一，我非常荣幸它被命名为 Noyes 生物力学和组织工程实验室。最初的努力在领导和专职教师的努力下得到了扩展，并在工程学院内形成了独立的生物工程系，为本科生和研究生提供了完整课程。Grood 博士与其他教师一起开创了这项工作，并为 5 年制本科制订了教育课程。这个项目的许多学生已完成了重要的研究工作，其成果已编入书中作为诊疗参考。David Butler 博士在早年就加入了这项工作，并贡献了重要且独特的研究工作，这些研究工作也在各章中得到了肯定。众多科学家和医生的合作努力衍生了 3 个 Kappa Delta 奖、骨科研究和教育临床研究奖、美国运动医学骨科协会研究奖，以及来自美国国立卫生研究院、美国国家科学基金会和其他组织的各种资助。临床和转化研究团队的出版物在书目研究中被认为是世界上引用次数最多的出版物，最近 *Journal of Bone & Joint Surgery* 发表的过去 40 年中被引用次数最多的 100 项膝关节研究报道中就提到了这一点。Thomas Andriacchi 博士合作进行了重要的临床研究，提供了对关节运动学和步态异常的理解。多年来，Tom 与我们合作并共同努力，这是我的荣幸。

就个人而言，我的父母是我最好的导师。我的父亲 Marion B. Noyes 是一名医学博士，他专心致志、充满爱心，是一位真正的文艺复兴时期的外科医生，做胸腔、普通外科和骨科手术完全自如，作为学术机构的首席外科医生，他几十年如一日地培养外科住院医生。在我小时候，我就阅读了经典的 Sobotta 解剖学教科书和骨科教科书，这些教科书一直保存在我的书架上，书中还保留了我父亲的笔记和手术操作注释。后来在我的培训过程中，我很幸运地与他一起做了手术。我的母亲很慈爱，她是一名护士，她用知识、智慧，为我们几代人提供了无条件的爱和贤明的专家意见，一直到她 90 多岁，她的卓越表现和坚持，为我们塑造了严格的价值体系。最美妙的礼物，即有机会与我的妻子 JoAnne Noyes 这个充满爱的真正灵魂伴侣共度一生，我对她永远心存感激和奉献。我们的家庭成员都很出色，包括 1 个女儿和 2 个儿子，以及他们的伴侣和 5 个孙子。我们与所有的兄弟姐妹一起，共同享受各项家庭活动。当我回顾我的职业生涯时，正是家庭和朋友的亲密关系给我带来了巨大充实感。

最后，我要感谢 Laura Schmidt、Dolores Meloni 和其他 Elsevier 出版集团的工作人员，他们是真正的专业人士，在完成本书出版的过程中与他们的合作非常愉快。在将本书推向出版过程中必须做出的所有决定，均是在 Elsevier 团队引导下，以一种和谐的方式完成的，并始终努力追求最高质量。

Frank R. Noyes, MD

原书前言二

修订和更新 *Noyes' Knee Disorders：Surgery, Rehabilitation, Clinical Outcomes* 是一次非常有趣的体验。我非常感谢医学界和 Elsevier 出版集团为我们提供了这个机会。自本书第 1 版面世以来的 7 年中，膝关节损伤的治疗和公布的研究结果有了许多进展，这些都反映在 Noyes 博士和我完成的章节中（包含了1000 多条新的参考文献）。术后康复也取得了新进展，更多客观的功能评估被用来确定运动员何时可以安全恢复运动。成功的治疗结果中最重要的是在进行理想活动时恢复正常的本体感觉、平衡、协调和神经肌肉控制。这些概念在 Noyes 博士、Timothy Heckman 和我修订的章节，以及 Kevin Wilk 撰写的 2 章中都有详细讨论。

我对进行临床研究的兴趣源于我多年前作为一名大学生运动员接受开放式膝关节手术的经历。虽然手术是以专业方式进行的，但手术后的康复工作并不充分，效果不佳。3 年后，这种经历又重演了，只是患者的教育过程和术后的治疗计划都得到了明显改善，两者均有助于获得成功的结果。这些经历之间的巨大反差，促使我对那些患有膝关节疾病的患者产生了浓厚兴趣。最近，我的膝关节和肩膀都接受了关节镜手术，我可以亲自证明运动医学在过去 30 年中取得了惊人的进步。然而，对于复杂的膝关节，仍有许多东西需要学习和了解。

我最初的研究经验是与 Noyes 医生和我们的康复人员一起收集和分析关于前交叉韧带异体移植重建后膝关节即时运动效果的前瞻性随机研究的数据。这段经历非常了不起，Noyes 博士花时间指导我进行临床研究的各个方面，包括对文献的批判性分析、正确的研究设计、基础统计和手稿撰写。Noyes 博士和 Grood 博士采用的科学方法，以及我们中心的医生 – 康复团队的协作理念，为我提供了一个非同寻常的机会来学习和与那些在矫形外科和运动医学前沿的人合作。我的第二个主要项目，作为我的本科毕业论文，涉及功能性跳跃测试的分析。在 Noyes 博士和我们当时的统计顾问 Jack McCloskey 的协助和指导下，我完成了调查。我至今仍感谢这些振奋人心的初始经验，他们为我的研究事业奠定了基础并赋予了动力。

本书各章的临床结果部分代表了我们中心和其他已发表的队列中涉及数千名患者的研究知识汇编。我们试图根据我们的临床研究结果来证明治疗建议的合理性，这些研究一直使用严格的膝关节评级系统来确定结果。辛辛那提膝关节评级系统的开发和验证是 Noyes 医生和我几年来的主要研究重点。因此，我们一直主张"效果"必须由许多因素来衡量，包括患者对膝关节状况的看法，以及有效的功能、主观和客观措施，如 X 线片、膝关节测量仪测试，必要时进行磁共振成像。在我们看来，仅仅收集问卷调查的数据并不能为治疗建议提供科学依据。更有说服力的是，必须进行长期的临床研究，至少要有 10 年的随访评估。这些研究也必须包括这些措施，以确定各种伤害和疾病的长期后遗症。在我们中心，我们将继续以这种方式进行临床研究，努力拓展膝关节相关知识，并尽可能提供最好的患者护理。

多年来，另一个我特别感兴趣的研究领域是康复领域。事实上，我参加的第一个临床研究是在我以物理治疗人员身份工作 2 年时开始的。我自己曾是一名患者，因此对研究"不同康复治疗方案对临床结果的影响"有着强烈的兴趣。我们中心一直认为术后康复与手术过程一样重要，是成功解决问题的关键。在这些研究中，我很高兴与 Tim Heckmann 及其他许多对我们康复研究和临床项目成功至关重要的治疗师、助理和运动训练师合作多年。

30 多年来，许多人对我们临床研究项目的成功做出了贡献，此处无法一一列举。然而，我想特别感谢 Jennifer Riccobene，多年来她坚持不懈地跟进并协助来自美国各地和其他地区的数百名患者进行临床研究访问。Cassie Fleckenstein 负责管理辛辛那提的大量研究记录工作和研究资金管理工作。自 20 世纪 80 年代初以来，这些一直是这个项目的基石。我们也非常感谢辛辛那提大学 Marty Levy 博士对有关统计专业内容的指导。

最后，我要感谢我的家人，我的丈夫 Rick、我的孩子 Teri 和 Alex，感谢他们在我进行这项工作时给予的支持。我希望本书在未来的多年里可以成为更多卫生专业人员有价值的参考书。

Sue D. Barber-Westin

补 充 说 明

本书收录图片众多，其中部分图表存在第三方版权限制的情况，为保留原文内容的完整性，存在第三方版权限制的图表均以原文形式直接排录，不另做中文翻译，特此说明。

书中参考文献条目众多，为方便读者查阅，已将本书参考文献更新至网络，读者可扫描右侧二维码，关注出版社医学官方微信"焦点医学"，后台回复"9787523604489"，即可获取。

目　录

第十二篇　术后并发症

第十三篇　膝关节评定结果量表

第一篇

膝关节解剖
Knee Anatomy

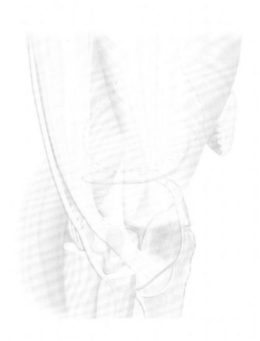

第1章 膝关节内侧和前侧解剖
Medial and Anterior Knee Anatomy

Alvin Detterline　John Babb　Frank R. Noyes　著

运　行　译

一、膝关节内侧解剖

膝关节内侧由数层结构构成，共同完成关节稳定和运动功能[39, 59-61]。但是编者们对于膝关节的解剖术语和描述有时模棱两可，容易使读者困惑。为了进一步理解膝关节内侧各项结构的联系，学者们又提出了两项分类或描述方法：一个是分层方法[57]，描述每个结构之间的定性关系[35]；另一个方法更注重定量描述各结构的起止点。这一章将会对两种方法加以介绍，不过重点在确切的解剖关系，相比分层方法来说，解剖关系有利于更为详尽地理解结构。

膝关节内侧分层结构

Warren 和 Marshall 提出了膝关节内侧解剖结构的三层描述方法[57]。在此方法中，第 1 层包括深筋膜或股筋膜；第 2 层包括内侧副韧带浅层（superficial medial collateral ligament，SMCL）、内侧支持带和内侧髌股韧带（medial patellofemoral ligament，MPFL）；第 3 层包括内侧副韧带深层（distal medial collateral ligament，DMCL）和关节囊（图 1-1）。本章中，作者采用术语内侧副韧带（medial collateral ligament，MCL）而非胫侧副韧带，因为前者在英文文献中最为常用。在防止内侧髌韧带轻度松弛中具有重要作用的内侧结构包括 MPFL[2, 19, 20]和内侧髌板韧带，后者起自髌骨下 1/3，止于内侧半月板前部，与内侧脂肪垫伴行。髌骨内侧支持带和所谓的内侧髌胫韧带（前关节囊的加厚部分，起自髌骨下端，止于胫骨前内侧）是已知的支持结构。然而，在提供髌骨稳定性方面其作用不甚显著。

分层方法的重要性在于，膝关节内侧的韧带和软组织结构并非互不影响，即并非像 SMCL 一样的独立结构，而是在组织平面上的纤维交错[57]。这种定性描述可以帮助理解各项结构的空间位置关系，以及其对膝关节功能的作用机制[63]。对各项结构起止点的准确测量对理解量化解剖同等重要。既往研究中，学者们对膝关节内侧复合体的阐述简化了软组织在骨端的止点及其他结构，但是却导致不同结构的起止点、走行对比的困难[6, 7, 15, 21, 37, 52, 57]。LaPrade 与同事[35]发表了详细的定量测量方法，方便我们对膝关节内侧解剖的理解（图 1-2 和图 1-3）。

1. **第 1 层：深筋膜**　第 1 层（图 1-1）由深筋膜构成，近端起自股四头肌，后方起自腓肠肌双侧头，覆盖腘窝，远端止于缝匠肌和缝匠肌筋膜。从正面看，第 1 层在 SMCL 前方约 2cm 处与第 2 层汇合[57]。从下方看，深筋膜延续为缝匠肌筋膜，止于胫骨骨膜。第 1 层和第 2 层在 SMCL 水平是独立存在的，有大面积瘢痕组织时除外。股薄肌腱和半腱肌腱是位于第 1 层和第 2 层之间的独立结构，易于从中分离。而 Warren 和 Marshall 认为，少数情况下，股薄肌腱和半腱肌腱会在止于胫骨之前与第 1 层的纤维在前方混合[57]。见图 1-4，解剖结构与作者们的临床经验契合，因为第 1 层会与半腱肌腱和股薄肌腱在胫骨止点处汇合。然而从后方来看，又通常独立存在。因此，笔者建议在前交叉韧带（anterior cruciate ligament，ACL）重建取肌腱时在前胫骨嵴的内后方 2~3cm 更易找到股薄肌和半腱肌腱，肌腱显露更清晰，容易找到胫骨止点，方便获取最大长度的肌腱。

2. **第 2 层：内侧副韧带浅层和后斜韧带**　SMCL是一个已经研究详尽的结构，横跨内侧关节线从股骨到胫骨。根据 LaPrade 和同事[35]的研究，SMCL 不直接连接于股骨内上髁，而是止于内上髁中心近端

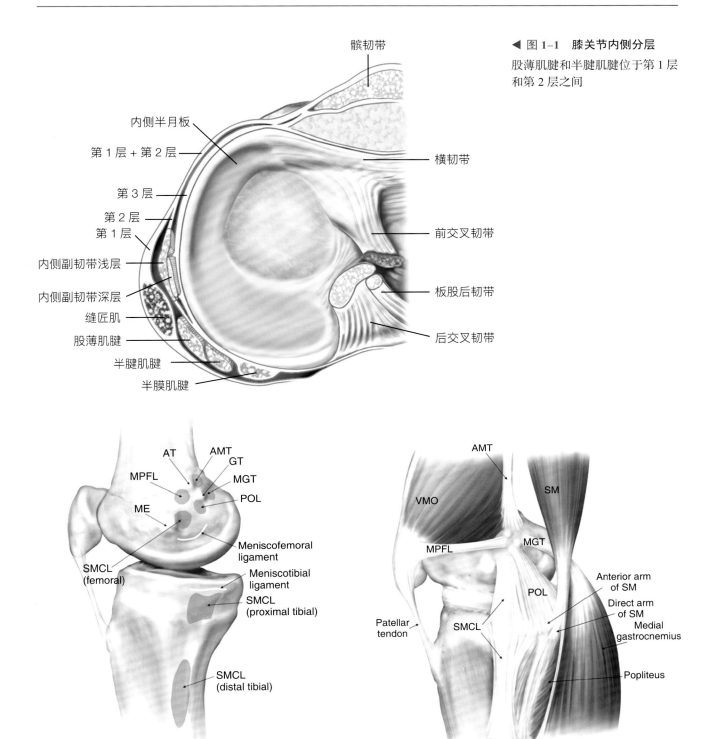

◀ 图 1–1　膝关节内侧分层

股薄肌腱和半腱肌腱位于第 1 层和第 2 层之间

髌韧带

内侧半月板

第 1 层 + 第 2 层

第 3 层

第 2 层

第 1 层

内侧副韧带浅层

内侧副韧带深层

缝匠肌

股薄肌腱

半腱肌腱

半膜肌腱

横韧带

前交叉韧带

板股后韧带

后交叉韧带

▲ 图 1–2　**The femoral osseous landmarks and attachment sites of the main medial knee structures.**

AT, Adductor tubercle; AMT, adductor magnus tendon; GT, gastrocnemius tubercle; ME, medial epicondyle; MGT, medial gastrocnemius tendon; MPFL, medial patellofemoral ligament; POL, posterior oblique ligament; SMCL, superficial medial collateral ligament. (From LaPrade RF, Engebretsen AH, Ly TV, et al. The anatomy of the medial part of the knee. *J Bone Joint Surg.* 2007;89A:2000–2010.)

▲ 图 1–3　**The main medial knee structures (right knee)**

AMT, Adductor magnus tendon; MGT, medial gastrocnemius tendon; SM, semimembranosus muscle; SMCL, superficial medial collateral ligament; MPFL, medial patellofemoral ligament; POL, posterior oblique ligament; VMO, vastus medialis obliquus. (From LaPrade RF, Engebretsen AH, Ly TV, et al. The anatomy of the medial part of the knee. *J Bone Joint Surg.* 2007;89A:2000–2010.)

半腱肌腱　胫骨结节　股薄肌腱　缝匠肌筋膜　缝匠肌腱　缝匠肌

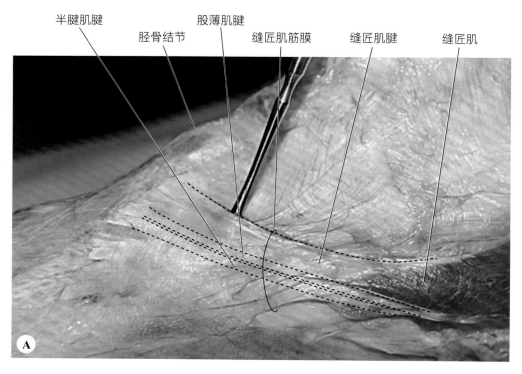

胫骨结节　内侧副韧带浅层　半腱肌腱　股薄肌腱　缝匠肌　缝匠肌腱

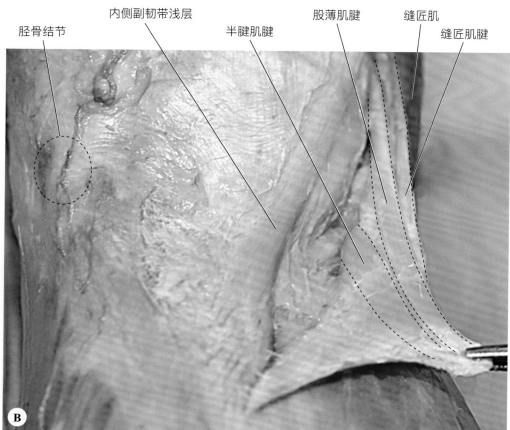

▲ 图 1-4　**A.** 第 1 层的缝匠肌筋膜覆盖于股薄肌和半腱肌腱之上；**B.** 股薄肌和半腱肌腱位于鹅足筋膜内

3.2mm、后方 4.8mm 的凹陷处。其他研究则认为，内侧副韧带直接连接于股骨内上髁[6, 7, 29, 37, 40, 42, 47, 49, 55, 57]。令笔者困惑的是，纤维汇合于内上髁，使得辨认 SMCL 更加困难。笔者同意 LaPrade 和其同事的观点[35]，即 SMCL 的主要纤维束附着于内上髁的后近端（图 1-5）。但 SMCL 起点较宽，因此也有浅表纤维束前方附着于内上髁，后方附着于内髁的一处凹陷。

SMCL 的后方纤维自上而下横跨内侧关节线，走行自垂直转为斜向与其后方顶点形成一个三角形结构[7, 37]，最终与后斜韧带（posterior oblique ligament, POL）汇合（图 1-6）。LaPrade 和其同事[35] 阐述了 SMCL 在胫骨上的两个解剖附着部：第一个位于内侧关节线近端，主要由半膜肌前支上方的软组织构成；

第二个附着部在胫骨稍远端，在距内侧关节线平均 61.2mm 的位置直接附着于胫骨。以笔者的经验来看，在围绕半膜肌前支的软组织存在 SMCL 的近端部分的固定附着部，而远端则存在一个胫骨附着部（图 1-6）。

股薄肌和半腱肌位于膝关节的第 1 层和第 2 层结构中间。缝匠肌跨过大腿前侧，止于膝关节内方汇于第 1 层的缝匠肌筋膜。Warren 和 Marshall[57] 所阐述的缝匠肌止点由筋膜纤维网状结构组成，连接于胫骨内侧，但不像下方的股薄肌和半腱肌一样存在独立止点。然而，LaPrade 和其同事[35] 在浅层筋膜的深层发现了股薄肌和半腱肌腱，每个肌腱在鹅足滑囊的外侧边缘呈线性排列。

根据笔者的经验，缝匠肌筋膜在胫骨前内侧止

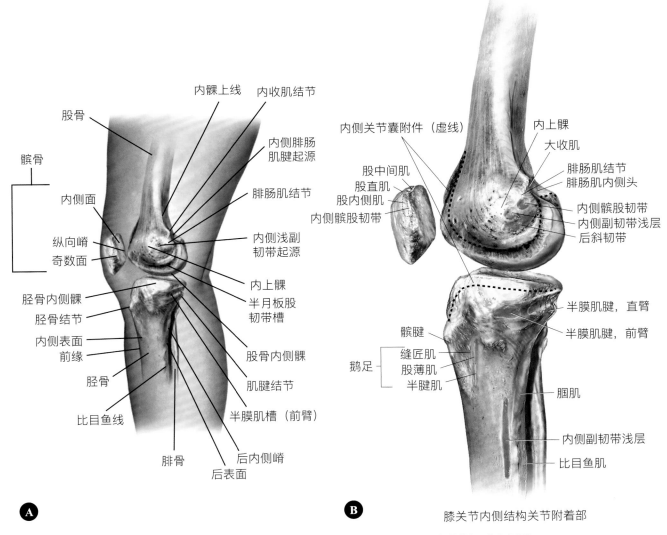

膝关节内侧结构关节附着部

▲ 图 1-5　A. 膝关节骨性标志（内侧观）；B. 软组织于骨的附着部（膝内侧）

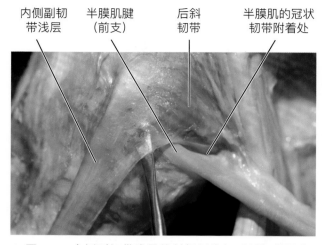

内侧副韧　　半膜肌腱　　　后斜　　半膜肌的冠状
带浅层　　　（前支）　　　韧带　　韧带附着处

▲ 图 1-6　内侧副韧带浅层的斜行纤维与后斜韧带混合，注意冠状韧带在半膜肌前支的附着处

点较为宽阔，锐性分离缝匠肌筋膜附着处后，其下方的股薄肌和半腱肌腱易于观察（图 1-4）。在关节平面，第 1 层与第 2 层在 SMCL 处很容易区分。然而，更靠前方处第 1 层与第 2 层的前方汇合，形成一条距 SMCL 1～2cm 的垂直线 [57]。

另一个位于第 2 层的结构是 MPFL，其走行自股骨内侧髁起，止于髌骨内侧缘 [5, 44, 51]。MPFL 是一个扁平的扇形结构，平均长度 58.3mm（47.2～70.0mm）[48]，髌骨附着处与股骨附着处相比更为宽阔。MPFL 在股骨内侧髁的附着部位置仍存在争议。Mochizuki 和其同事 [41] 将 MPFL 描述为扇形结构，其近端纤维起自股中间肌的内缘，远端纤维与内侧支持带交汇，在股内侧肌无独立附着部。LaPrade 和其同事 [35] 指出，MPFL 附着于大收肌腱和 SMCL 之间的软组织，骨附着部位于内上髁近端 10.6mm，后方 8.8mm 处。通过对 11 个膝关节的解剖研究，Steensen 和其同事 [50] 认为，MPFL 附着于内上髁的前方。Smirk 和 Morris [48] 认为 MPFL 在股骨处起点多变。在 25 具尸体解剖中，有 44% 的样本 MPFL 仅附着于内上髁的后方，距内收肌结节远端大约 1cm 处。4% 的 MPFL 起点在内收肌结节，12% 在大收肌腱，20% 处于大收肌腱后方，4% 为联合附着。16% 附着于内上髁前方。Fulkerson 和 Edgar [16] 认为，MPFL 与股四头肌内侧肌腱附着部各自独立，并将其命名为股四头肌内侧肌腱 - 股韧带。Kang 等 [30] 将 MPFL 纤维在股骨的附着处描述为两个"相对集中的纤维束"，并证明了"下直束"（通常所说的 MPFL）是主要的静态维持组织。上斜束与股内斜肌（vastus medialis

obliquus，VMO）相连，是动力维持组织，两束并非完全分离。

以笔者的经验，MPFL 附着在内上髁后方的凹陷处，并与 SMCL 附着部混合（图 1-7）。MPFL 的前侧附着部包括 VMO 下方和髌骨近内侧缘。Steensen 等 [50] 研究表明，VMO 并非覆盖于 MPFL，11 例髌骨中仅有 3 例有 VMO 覆盖，其中仅有 5% 的宽度位于 VMO 深层。然而，LaPrade 等 [35] 报道，在止于髌骨内侧缘前上 VMO 远端边缘与 MPFL 近端大部分相接。MPFL 附着部的中点位于髌骨全长的近端 41% 处。从笔者多年经验来看，MPFL 附着于髌骨近端 1/3 处，韧带大部分通过纤维束与 VMO 远端相连（图 1-7）。

膝关节内侧解剖还包括大收肌和腓肠肌内侧头肌腱，均附着于股骨内髁。与 SMCL 附着部类似，股骨内髁的纤维融合使得各个肌腱的附着部难以准确辨认（图 1-8）。我们所熟知的大收肌腱附着于内上髁的上后方，紧邻内收肌结节。LaPrade 等 [35] 报道，大收肌并非直接附着于内收肌结节，而是位于内收肌结节后方约 3mm、近端 2.7mm 的凹陷处。大收肌与 POL 的关节囊部分和腓肠肌内侧头以筋膜连接。

腓肠肌内侧肌腱止于大收肌与 SMCL 止点之间的纤维束（图 1-9A）。LaPrade 等 [35] 认为，股骨内髁的腓肠肌结节位于该区域。然而，他们认为腓肠肌内侧肌腱并不附着于该结节，而是位于近结节后方的凹陷处。此外，来自腓肠肌内侧肌腱外方的筋膜与大收肌腱延伸部分及后斜韧带关节囊部分形成纤维束（图 1-9A）。

第 2 层与第 3 层在膝关节后内侧角与半膜肌腱延伸出的纤维混合形成后关节囊（图 1-9）。LaPrade 等 [35, 62] 也采用后斜韧带这个术语，筋膜附着也与 Hughston 等的描述类似 [27, 28]。POL 浅支与前方 SMCL 及后方远端半膜肌扩张部分相伴行，近端与中央支汇合，远端在胫骨附着处与半膜肌扩张部汇合 [35]。

POL 中最大、最厚的部分是中央支 [35]，起自半膜肌远端，后内关节囊的板股和板胫部分的筋膜延伸，于 POL 浅支和 SMCL 后方走行。LaPrade 等 [35] 指出，POL 中央支紧密附着于内侧半月板。中央支走行于关节后内侧面并于 SMCL 混合，可根据其纤维方向与 SMCL 进行区分。中央支的远端附着部位于内侧半月板后内部，关节囊的板胫部及胫骨后内方 [35]。

POL 的关节囊部分较薄，在中央支和半膜肌腱

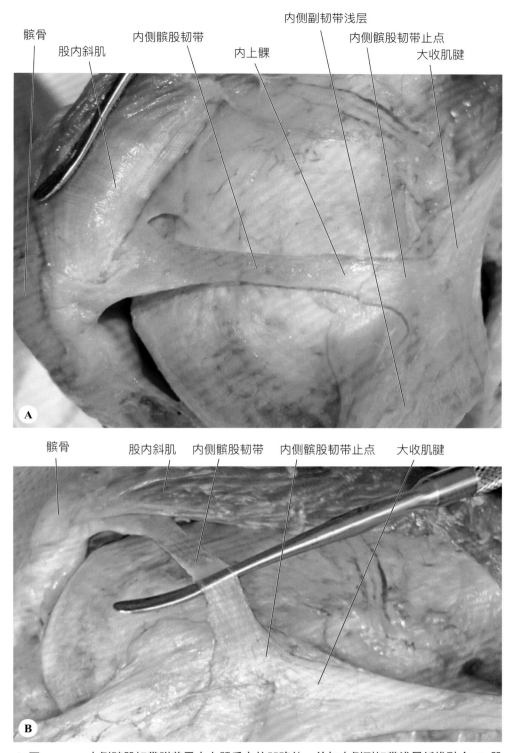

髌骨　股内斜肌　内侧髌股韧带　内上髁　内侧副韧带浅层　内侧髌股韧带止点　大收肌腱

髌骨　股内斜肌　内侧髌股韧带　内侧髌股韧带止点　大收肌腱

▲ 图 1-7　**A.** 内侧髌股韧带附着于内上髁后方的凹陷处，并与内侧副韧带浅层纤维融合；**B.** 股内斜肌纤维束先与内侧髌股韧带相连，随后止于髌骨

远端之间呈扇形展开。关节囊部分与膝关节囊后内部分及腘斜韧带（oblique popliteal ligament，OPL）内侧面融合[35]。近端附着于腓肠肌内侧肌腱纤维束和大收肌腱的筋膜扩张部，无骨性连接。

POL 的浅表部分很薄，远端为 SMCL 和半膜肌的纤维融合。关节囊部分为半膜肌、大收肌、腓肠肌内侧头的纤维束融合（图 1-9）。中间支系半膜肌和腓肠肌内侧头的纤维融合，较为粗壮。

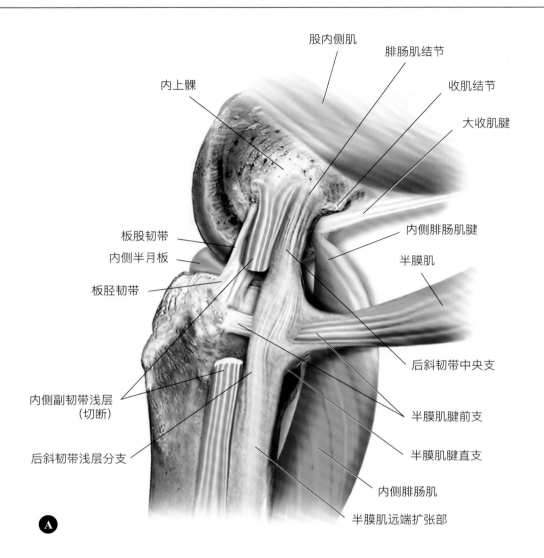

股内侧肌
腓肠肌结节
内上髁
收肌结节
大收肌腱
板股韧带
内侧半月板
板胫韧带
内侧腓肠肌腱
半膜肌
内侧副韧带浅层（切断）
后斜韧带中央支
后斜韧带浅层分支
半膜肌腱前支
半膜肌腱直支
内侧腓肠肌
半膜肌远端扩张部

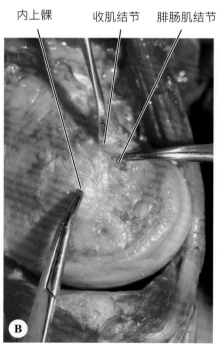

内上髁　收肌结节　腓肠肌结节

▲ 图 1-8　A. 大收肌、腓肠肌内侧头及后斜韧带三个分支（关节囊支、中央支和浅层支）在股骨内髁的止点；B. 股骨内髁的骨性标志，即内上髁、收肌结节、腓肠肌结节

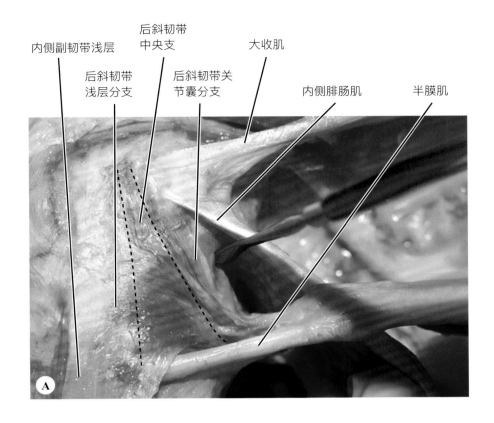

内侧副韧带浅层　后斜韧带中央支　大收肌

后斜韧带浅层分支　后斜韧带关节囊分支　内侧腓肠肌　半膜肌

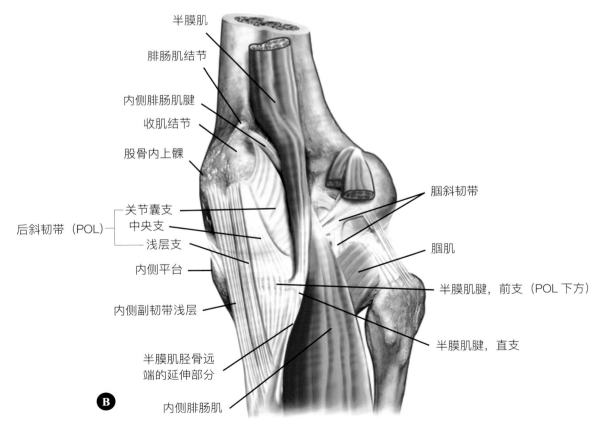

半膜肌

腓肠肌结节

内侧腓肠肌腱

收肌结节

股骨内上髁

后斜韧带（POL）｛关节囊支　中央支　浅层支

内侧平台

内侧副韧带浅层

半膜肌胫骨远端的延伸部分

内侧腓肠肌

腘斜韧带

腘肌

半膜肌腱，前支（POL 下方）

半膜肌腱，直支

▲ 图 1–9　A. 大收肌、腓肠肌内侧头及后斜韧带三个分支（关节囊支、中央支和浅层支）在股骨内髁的止点；B. 后斜韧带解剖分支

对于 POL 是否由三个独立解剖结构构成仍存在争议。部分作者[46]并未发现该结构，并指出随着胫骨旋转，张力刺激下可观察到后内关节囊的各个部分，但解剖上不明显。

半膜肌腱在膝关节的具体附着部数量仍存在争议[8, 9, 11, 28, 31, 33, 34, 43, 57]。不过，三个主要附着部是大家一致认可的。半膜肌腱主要在关节线远端分为直支与前支。LaPrade 等[35, 36]认为，直支附着于一个名为"肌腱结节"的骨性突起处，大约位于关节线远端 11mm，胫骨后内方。他们也指出，直支的一小附着部延伸至内侧冠状韧带与内侧半月板后角伴行（图 1-6）。腓肠肌内侧头股骨附着部和半膜肌直支近端是关节囊的薄弱部分。这通常也是腘窝囊肿的形成部位。

Warren 和 Marshall[57]认为，半膜肌腱鞘而非肌腱向远端延伸越过腘肌，直接止于胫骨后内方，部分纤维束在此处与 SMCL 融合。Warren 等一致认为，这些纤维并无功能，因为在这些纤维离断后 MCL 并无位置和张力变化。LaPrade 等[36]把胫骨远端扩张部分为内外两部分。两支均起自于内侧半月板后角的冠状韧带，位于半膜肌直支两侧。分支远端走行覆盖腘肌后方，止于胫骨后内方，形成一个倒三角形。他们指出，半膜肌内侧分支附着于 SMCL 后方，SMCL 的纤维与 POL 浅支融合（如前文 Hughston 等所述[28]），而非 MCL。

以笔者的经验来看，半膜肌腱鞘而非半膜肌腱构成胫骨远端扩张部，包括由中线分隔开的内侧部分和外侧部分（图 1-10）。半膜肌前支走行于 SMCL 深层，在胫骨内侧关节囊的远端直接附着于胫骨（图 1-11）。在 SMCL 和半膜肌前支间有纤维连接，但此区域内仅前支附着于骨。半膜肌两支均直接附着于骨，远端附着于内侧关节囊的胫骨缘，故而不将其归于 Warren 和 Marshall 分层方法中的第 2 层或第 3 层[57]。

半膜肌的第三个主要附着部是 OPL。Warren 和 Marshall[57]认为，半膜肌腱鞘形成的纤维束组成OPL，不过他们也指出，有些弹性纤维由肌腱组成。LaPrade 等[36]提出，半膜肌腱在其分支为直支和前支的近端处存在一个外侧扩张部，与后斜韧带的关节囊分支共同形成 OPL 的一部分。见图 1-12，由于该区域的纤维明显汇合，很难鉴别包含 OPL 起源的不同结构。然而，有一些纤维起源于半膜肌腱及半膜肌腱鞘。

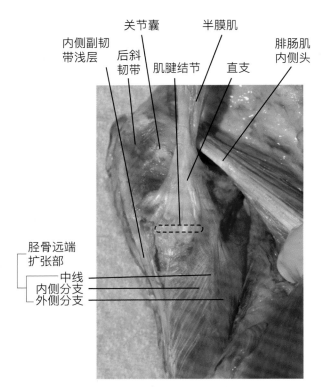

▲ 图 1-10　半膜肌腱鞘远端胫骨处的扩张部及内外侧分支

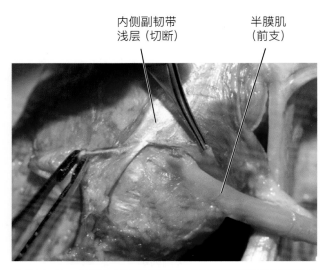

▲ 图 1-11　切断内侧副韧带浅层显露半膜肌前支于胫骨的附着处

OPL 作为一个宽阔的筋膜束，向外侧近端穿过后关节囊。LaPrade 等[36]指出，OPL 在外侧有两个分支（近端和远端）。近端较宽阔，延伸至豆骨、后外侧关节囊和跖肌（图 1-12），并非直接附着于股骨外侧髁。远端附着于胫骨后外侧，外侧半月板后根稍远端，并非 Kim 等[34]所描述的直接附着于外侧半月板。目前认为，OPL 起到限制膝关节过伸的作用，

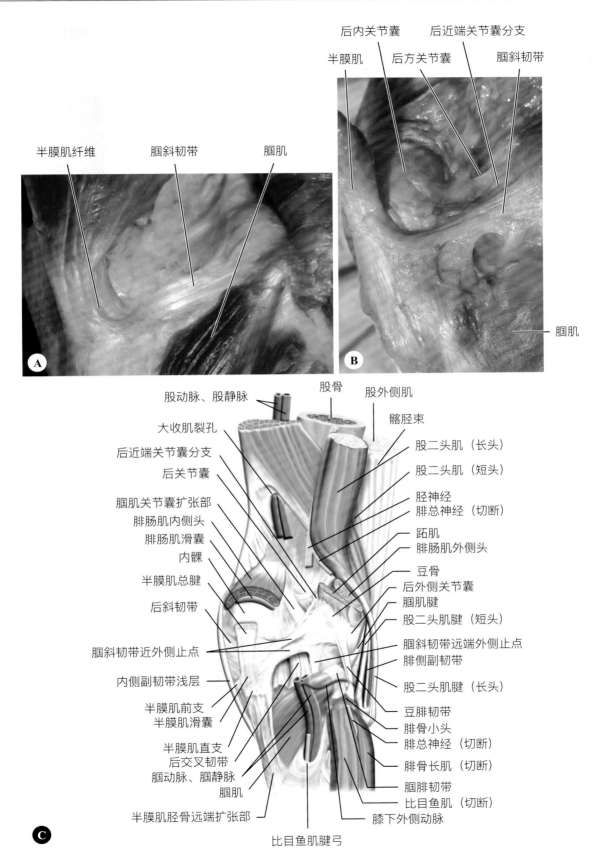

▲ 图 1-12　**A.** 半膜肌纤维与腘斜韧带汇合；**B.** 腘斜韧带通过其纤维分支覆盖膝关节后方；**C.** 膝关节后方的后斜韧带分支

但此理论至今暂无生物力学研究证明。

LaPrade 等[36] 将半膜肌的近端关节囊分支描述为贴着 OPL 上缘自内向外横穿的薄腱膜。此分支外侧走行过程中与后外关节囊混合，止于股骨远端外侧，关节囊止点的近端，同时延伸纤维至股二头肌腱短头（图 1–12B 和 C）。

3. 第 3 层：内侧副韧带深层和膝关节囊　膝关节囊前方较薄，包裹着脂肪垫。在此处，关节囊易与上方的支持带浅层分离，但到达髌骨缘时与其浅层结构分离较困难[57]。SMCL 下方是膝关节囊的垂直增厚部分，内侧副韧带深层。DMCL 自股骨远端穿过膝关节至内侧半月板，止于胫骨近端紧邻关节软骨面。DMCL 的分支分别名为半月板股骨韧带（meniscofemoral ligament，MFL，简称板股韧带）和板胫韧带。Warren 和 Marshall[57] 指出，DMCL 的板股韧带部分存在一支独立分支，其止于股骨远端关节面边缘。同样，DMCL 的板胫分支，又被称为冠状韧带，在止于胫骨关节面边缘前第 2 层结构中易与其上方的 SMCL 分离（图 1–13）。

关节囊作为膝关节内侧最深层的结构，包裹整个膝关节，近端延伸至髌上囊，远端至板胫韧带在胫骨关节软骨边缘的止点处[57]。

二、膝关节前侧解剖

辨别膝关节前侧的各项解剖结构和解剖关系很重要，因为其对理解膝关节伸展机制起到关键作用，在一些病理情况下也可能用到。

（一）股四头肌装置

股四头肌由股直肌和其两侧的股内侧肌、股外侧肌及深层的股中间肌组成（图 1–14）。股直肌位于股四头肌中央浅层，远端扩展至髌骨上方。Reider 等发现，在髌骨上极股直肌腱宽度为 3～5cm。少数股直肌纤维止于髌骨上方，大部分越过髌骨前方在远端与髌韧带相连。这与股四头肌其他部分不同，未直接汇入髌韧带。Lieb 和 Perry[38] 认为，股内侧肌存在一部分纤维与股直肌纤维并行，称为股内长肌；另一部分于股直肌斜行，称为股内斜肌。Conlan 等[10] 认为，VMO 源于内侧肌间膜和收肌结节近端的长收肌腱。VMO 纤维的倾斜角度各有不同。Reider 等[45] 在尸体研究中发现，其倾斜范围为 55°～70°。倾斜度的变化也提示髌骨轨迹不良。

股内侧肌伸展至远端在距离髌骨止点仅数毫米

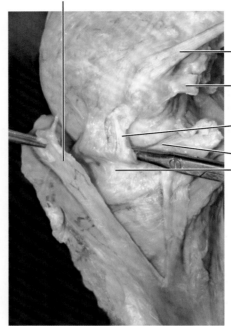

▲ 图 1–13　切断内侧副韧带浅层显露出内侧副韧带深层的两个分支：板股韧带和板胫韧带

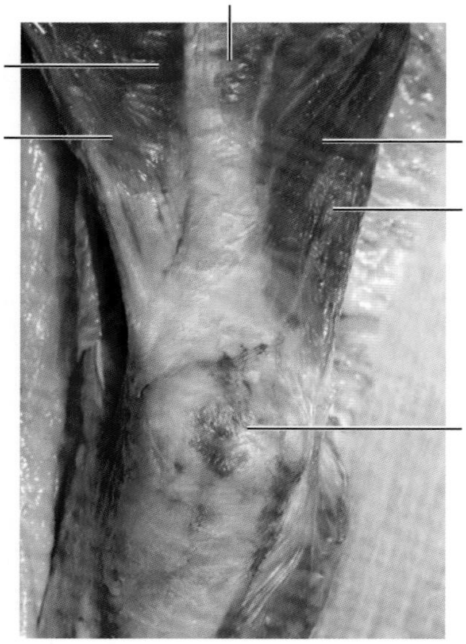

内侧副韧带浅层（切断）
大收肌
腓肠肌内侧头（切断）
板股韧带
内侧半月板
板胫韧带

▲ 图 1–14　膝伸膝显示股外侧肌、股内侧肌、股直肌
注意股外侧肌长头腱止于髌骨近端

股直肌
股外长肌
股外斜肌
股内长肌
股内斜肌
髌骨

的距离时才变为腱性结构。Reider 等[45] 指出，一些纤维直接止于髌骨，而其余部分继续向远端走行终止于内侧支持带。Conlan 等[10] 主张，VMO 的部分纤维延伸至更远端汇于髌韧带。如图 1–14 所示，VMO 的多数纤维直接止于髌骨或延伸至更远端构成

内侧支持带。内侧支持带的多数纤维覆盖于髌腱内侧，但与髌腱纤维并无过多融合。

与股内侧肌相同，股外侧肌也分为长肌部分和斜肌部分。Hallisey 等[22] 提出，长肌腱和斜肌腱止点变化较大，认为股外侧肌腱穿过髌骨前侧皮质远端汇入髌腱的数量也是多变的。一些病例中，外侧肌腱纤维仍存在于髌骨外侧，与髂髌束纤维相融而不汇入髌腱（图 1-15）。Hallisey 等[22] 认为，斜肌纤维也是多变的，在一些标本中，斜肌腱纤维止于髌骨近端的股外长肌纤维；另一些标本中，斜肌腱纤维在止于髌骨之前与髂髌束融合。见图 1-15，以笔者的经验来看，多数外斜肌的内侧纤维与长肌纤维融合，而外侧纤维则与髂髌束相融。股外侧肌多不参与髌腱形成。

股外侧肌纤维走行与股直肌平行而非股内侧肌（图 1-14）。Reider 等[45] 报道，外侧肌纤维的平均倾斜度为 31°。与股内侧肌相比，股外侧肌腱腹交界处更靠近端，位于髌骨近端平均 2.8cm 处[45]。斜肌纤维止点角度也多变，男性平均值为 48.5°，女性为 38.5°[30]。

股中间肌位于股直肌深层，直接附着于髌骨近端，并以相同方式与内侧肌和外侧肌纤维融合。既往认为，股四头肌腱止点由三层纤维构成：最浅层为股直肌；中间层为股内侧肌和股外侧肌；最深层为股中间肌。Reider 等[45] 认为，止点纤维更类似纤维束融合，而非之前所描述的分层结构。以笔者的经验来看，股四头肌腱在髌骨上极为纤维束，而再往近端移行数厘米后，便可看到四层结构相互分隔（图 1-16）。在取股四头肌腱时，应注意分清各层结构。

（二）筋膜层

如今，在描述膝关节前方各层结构时存在较多困惑，因为内外侧髌周组织所应用的术语大不相同。在此我们将总结各方对髌骨前侧的影响，对内外侧分别进行层次分析。

1. 外侧　Terry 等[54] 将外侧最浅层命名为腱膜层，由股外侧肌和股二头肌浅层筋膜组成。外侧纤维，名为弓状纤维，横穿髌骨前方在中线处与起自内侧的缝匠肌浅层筋膜汇合。

第二层由 Terry 等[54] 命名为浅层，由髂胫束组成，将髂胫束连接于髌骨[17, 56]。Fulkerson 和 Gossling[17] 描述了两种不同的纤维走向，将髂胫束分为浅层和深层。最浅层名为斜浅支持带，因为其纤维走向为斜向的，止于髌骨上缘（图 1-15）。此外，深处的横行纤维连接髂胫束与髌骨外侧面（图 1-17）。深部横行束中是髂胫韧带，起自胫骨 Gerdy 结节近端，止于髌骨外侧下缘[17]。髂胫韧带深处为外侧髌板韧带，自外侧半月板前角向髌骨下缘走行，是前外关节囊的增厚部分。外侧最深层为关节囊 - 骨层，通过外侧肌间膜将髂胫束固定于股骨，向前方止于髌骨。部分作者[32, 54, 56] 主张，最深层包括外侧髌股韧带，但笔者认为不存在独立韧带。

髂胫束的关节囊 - 骨层近端附着于股骨外上髁（图 1-18）。髂胫束深层外上髁水平处存在滑囊。以

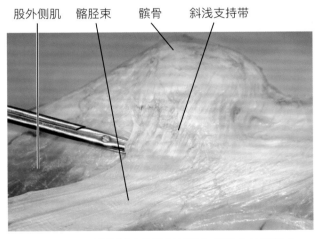

股外侧肌　髂胫束　髌骨　斜浅支持带

▲ 图 1-15　股外侧肌的纵行纤维与斜浅支持带混合

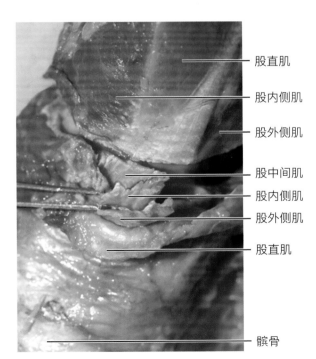

股直肌

股内侧肌

股外侧肌

股中间肌

股内侧肌

股外侧肌

股直肌

髌骨

▲ 图 1-16　股四头肌装置的各个分支于髌骨近端解剖显露

笔者的经验来看，此处通常存在一支可辨别的神经，名为外侧支持神经，其位于滑囊内，在跑步者膝关节的疼痛症状中起到重要作用。在治疗难治性跑步者膝的髂胫束延伸术中，笔者认为，即使髂胫滑囊已切断，也应分离出外侧支持神经，于外上髁后方切断该神经防止疼痛复发。

2. 内侧 股内侧肌和缝匠肌表层筋膜构成了内侧最浅层。腱膜层自外方走行穿过髌骨前方与同层结构融合。

第 2 层结构与 Warren 和 Marshall[57] 所提出的第 2 层结构相同，由 MPFL 和 SMCL 构成，这层是内侧支持带，由 VMO 纤维穿过 SMCL 前方至髌骨内缘。第 2 层中也可看到内侧髌胫韧带（图 1-19）。Conlan[10] 认为，内侧髌胫韧带起自髌骨内侧上部，向远端、后方走行，最终止于胫骨前内侧。最深层

结构为髌板韧带，作为关节囊的增厚部分自内侧半月板前角向髌骨内缘下方走行（图 1-20）[10]。

3. 髌前 覆盖于股四头肌的筋膜层称为阔筋膜。Dye 等[14] 指出，阔筋膜向远端走行，是皮肤和皮下组织下方髌骨最浅层的结构，并将其描述为极薄的一层，组织结构通常不完整，但可看到纤维走向。

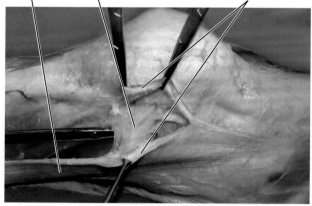

▲ 图 1-17 髂髌束的深层横行纤维

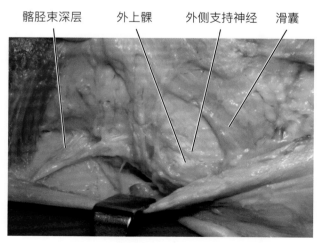

▲ 图 1-18 膝关节深层观显露出髂胫束和滑囊的关节囊 - 骨性层

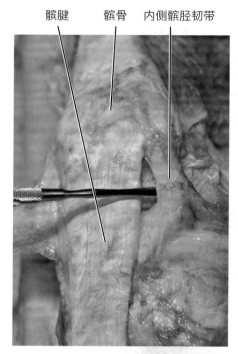

▲ 图 1-19 内侧髌胫韧带紧邻髌腱

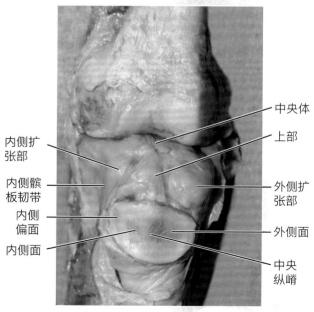

▲ 图 1-20 髌骨后方解剖及相邻关节囊增厚部分，脂肪垫及内外侧髌板韧带

髌骨中间层则不同，中间层近端纤维斜行走行，远端横跨于髌腱之上。Dye 等[14]认为，中间层包括股内侧肌和股外侧肌的腱性纤维，还有延伸至髌骨前方的股直肌纤维。

髌骨前方最深层由股直肌深层纤维组成，延伸至髌骨上极，与髌骨前方皮质联系紧密，随后汇入髌腱纤维（图 1-21）。

Dye 等[14]指出，这些分层会在髌骨表面形成三个滑囊：第一个为最浅层的髌前皮下滑囊（皮肤与表层阔筋膜间）；第二个为髌前筋膜下滑囊（浅表阔筋膜和中间层之间）；第三个名为髌前腱膜下滑囊（在中间腱膜和深层腱膜之间）。研究者们指出，最深层腱膜和髌骨皮质之间无滑囊[1]。

（三）髌骨

如前所述，髌骨是人体最大的籽骨，与股四头肌腱联系紧密（图 1-22）。髌骨由纵嵴分为不同的关节面。主纵嵴将髌骨分为内侧关节面和外侧关节面。髌骨内缘的次纵嵴分出髌骨内侧面的一个细长关节面，称之为内侧偏面（图 1-20）。Wiberg 等[58]根据纵嵴将髌骨分为三种不同的形态：Ⅰ 型髌骨内外侧关节面等大；Ⅱ 型髌骨内侧关节面较外侧关节面略小；Ⅲ 型髌骨内侧关节面窄、陡凸，而外侧关节面则更为宽阔且呈凹陷形。Dye 等认为，Ⅱ 型髌骨最常见（57%），其次是 Ⅰ 型（24%），最后是 Ⅲ 型（19%）。

（四）髌腱

髌腱走行于髌骨下极和胫骨结节间（图 1-19）。如前所述，髌腱主要由股直肌纤维构成，止于胫骨近端，胫骨结节近端以远。髌腱通过内外方与胫骨前方的筋膜扩张部和髂胫束融合。Dye 等[14]报道，髌腱平均长度为 46mm，长度范围为 35～55mm。

（五）髌下脂肪垫

髌下脂肪垫是关节内、滑膜外的结构，最深部由滑膜层覆盖。目前普遍认为，髌下脂肪垫体部较厚，而内外侧扩展部分较薄（图 1-20）。近端止于

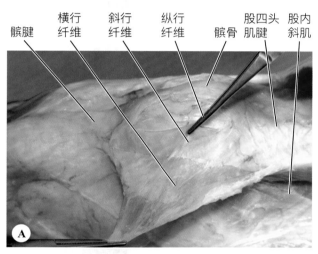

髌腱　横行纤维　斜行纤维　纵行纤维　髌骨　股四头肌腱　股内斜肌

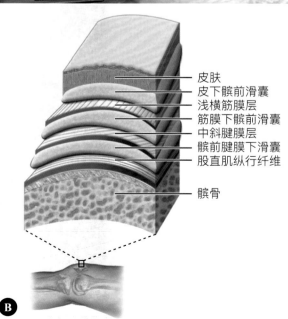

皮肤
皮下髌前滑囊
浅横筋膜层
筋膜下髌前滑囊
中斜腱膜层
髌前腱膜下滑囊
股直肌纵行纤维
髌骨

▲ 图 1-21　A. 膝关节前方筋膜层；B. 膝前方分层结构

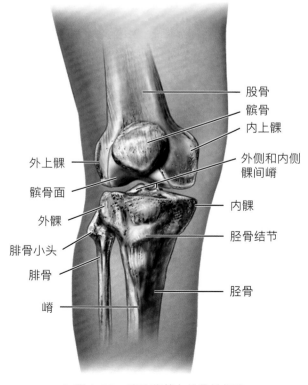

股骨
髌骨
内上髁
外上髁
外侧和内侧髁间嵴
髌骨面
内髁
外髁
胫骨结节
腓骨小头
腓骨
嵴
胫骨

▲ 图 1-22　膝关节前方的骨性标志

髌骨下极，内外侧半月板前角，下方止于胫骨近端，后方通过黏膜韧带止于髁间嵴[18]。黏膜韧带是胚胎的残留物，分隔开膝关节内外侧间室。其存在两个翼状襞附着于髌下脂肪垫，使其可保持在膝关节中的位置[23]。

Gallagher 等[18] 在髌下脂肪垫中分离出两个裂缝：一个为水平裂，位于黏膜韧带下方；另一个垂直位于中央体部上部的前方。研究者们推测，这些裂缝起到减缓前方关节囊与股骨髁之间摩擦力的作用，但也为游离体提供了藏身之处。

髌下脂肪垫炎症可导致膝关节前方疼痛。Hoffa 病（膝关节创伤性脂肪增生）的主要特征，即炎症和肥大，也导致髌腱和股骨髁间脂肪垫的嵌顿[18]。治疗方法通常包括脂肪垫切除，但会导致髌骨血供减少[26]。关节镜手术也可能因为建立入路造成脂肪垫发炎，导致纤维瘢痕形成，后期可能会限制活动度并导致长期疼痛[13]。关节镜术后 1 年发生的纤维瘢痕有 50% 消退的可能[53]。研究者建议，膝关节镜入路最好建立在髌腱两侧，这样对中央体及上部的损伤最小，避免潜在的并发症[18]。

（六）浅表神经血管结构

膝关节下内侧动脉自腘动脉分支后穿过 SMCL 下方（图 1-23 和图 1-24）。SMCL 前方可以看到下内侧动脉向髌腱和内侧半月板走行。膝关节内侧解剖中可观察到此结构，最明显的是进行后内方入路修复半月板时，此时应注意止血以提供清晰的视野。

膝关节内侧的重要结构还包括隐神经及其缝匠、髌下分支，以及股内侧皮神经、内侧支持神经（图 1-25）。膝关节内侧切开时易损伤以上神经。报道称，7%～22% 行关节镜内侧半月板修复的患者出现隐神经损伤。Dunaway 等[12] 在进行 42 例膝关节解剖后发现，隐神经的缝匠支在缝匠肌和股薄肌间向筋膜外走行。然而，该神经位置自关节线近端 37mm 至远端 30mm 变化不定，43% 的情况下位于筋膜外，66% 的解剖样本中位于缝匠肌筋膜深层。Dunaway 等[12] 指出，仅 2.8% 的标本在缝匠肌筋膜前方有缝匠神经。他们也提出，在内侧半月板行由内向外修复时，前方切开可将损伤缝匠神经的风险降到最低。Horner 和 Dellon[24] 认为，缝匠支是隐神经的终支，自股骨内髁中点后方 3cm 起，伴随隐静脉至足内侧。

膝关节内侧切开不慎易造成隐神经的髌下分支损伤，导致术后疼痛和感觉异常。文献也报道了髌下神经支配区域术后麻木、感觉异常或者高度敏感[48]；梅奥诊所的病例中有 21%，爱荷华有 51.5%，阿尔伯塔研究称有 40% 的患者存在此类情况[25]。神经走行的变化增加了损伤的风险。隐神经的髌下分支在内侧关节线有四种不同的走行方式，根据神经与缝匠肌的关系而定，可能位于缝匠肌后方，穿过缝匠肌，与缝匠肌平行或位于缝匠肌前方，最常见的位于后方（62.2%）[3]。Arthornthurasook 和 Gaew-Im[3] 指出，隐神经的髌下分支位于股骨内上髁平均 40.6mm 以上的距离，穿出并走行于缝匠肌后方。Horner 和 Dellon[24] 指出，17.6% 的标本中隐神经在股骨近端 1/3 处发出髌下分支，58.8% 在中间 1/3 部分发出分支，23.5% 在股骨远端 1/3 发出分支。髌下神经不仅支配髌骨，也支配前下关节囊[24]。

Horner 和 Dellon[24] 提出，在 39.1% 的膝关节中，股内侧皮神经走行于缝匠肌表面。然而，股内侧皮神经通常走行于 Hunter 管，横穿缝匠肌（30.4% 的膝关节），或者继续走行于 Hunter 管，穿出位于缝匠肌深层（30.4% 的膝关节）。其终支是最表浅的分支，最终二分髌骨形成髌前神经网，随后继续走行于膝关节外侧，并于隐神经髌下支在膝关节近端汇合。

内侧支持神经位于股内侧肌的内侧，股内侧肌由股神经分支所支配。股内侧肌的股神经终支止于内侧支持神经。Horner 和 Dellon[24] 提出，内侧支持神经穿过股内侧肌（90% 的膝关节），或贴附于筋膜表面（10% 的膝关节）。其在内侧支持带下方，收肌结节近端 1cm 处进入关节囊，并发出分支支配 MCL[24]。笔者进行的解剖中未发现此神经。

膝关节内侧切开不慎易造成上述神经损伤。疼痛性神经瘤和复杂性区域疼痛综合征（complex regional pain syndrome，CRPS）会使一台成功的手术成为复杂的疼痛综合征。Horner 和 Dellon[24] 提出，外科医师应了解这些陷阱，并且意识到这些症状可能是因为损伤了神经，相应位点诊断性神经组织可协助鉴别原因。当出现术后疼痛时，我们应辨别疼痛的真正原因，因为很有可能是神经损伤的结果，以避免不必要的后续手术。神经阻滞仅可暂缓疼痛时可以考虑行神经切除术[24]。

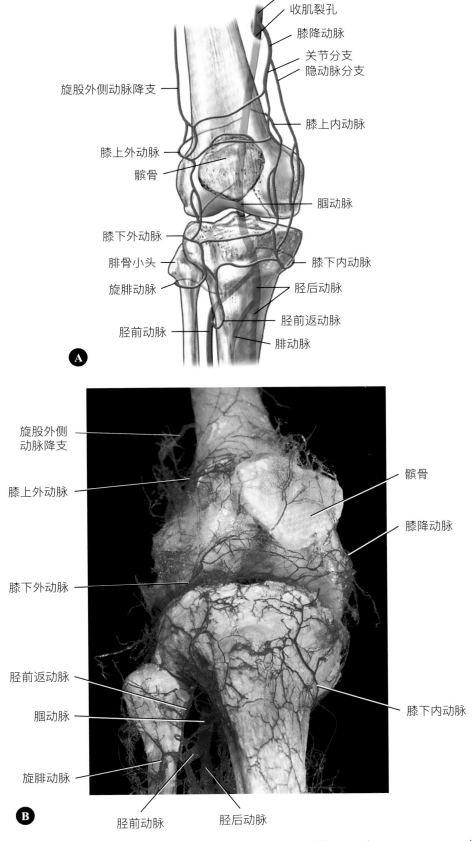

▲ 图 1–23　**A.** 膝关节周围的动脉；**B.** 特殊注射处理后的详细血管显影（由 **Dr. R. F. Kaderly** 提供）

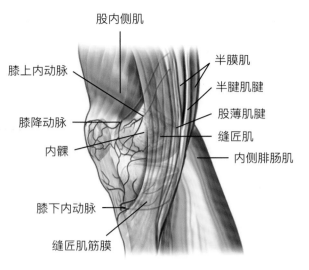

▲ 图 1-24 膝关节内下方动脉走行

结论

现有资料中，膝关节前侧及内侧解剖常常过度简化，描述不准确。我们希望通过本章的介绍让读者对不同膝关节病变中的解剖关系及其潜在含义有更深入的认识。膝关节内侧结构解剖的详尽认识对成功的修复重建手术至关重要。

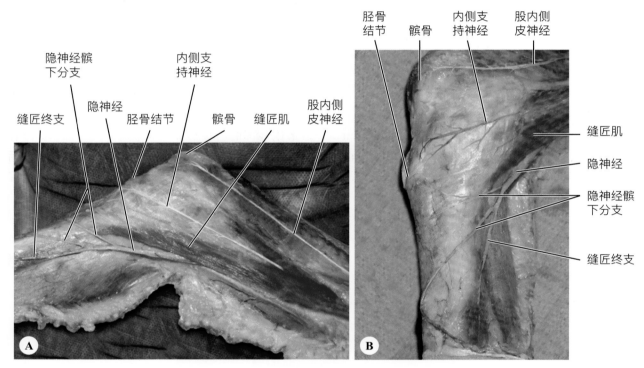

▲ 图 1-25　A. 前内侧浅表神经；B. 内侧浅表神经

第2章　膝关节外侧和后方解剖
Lateral and Posterior Knee Anatomy

Justin P. Strickland　Eric W. Fester　Frank R. Noyes　著

魏　钰　译

膝关节后方及外侧解剖即使对于经验丰富的骨科医生也可能是一个挑战。熟悉骨骼结构有助于韧带解剖重建（图 2-1），缺乏相关知识可能会导致在膝关节相关区域进行手术时犹豫不决。该区域解剖结构本身较为复杂，而不同文献对该区域描述的差异更加剧了这种情况。为了方便外科医生之间更好地交流，LaPrade 及其同事 [16, 17, 19, 20]、其他研究者 [14] 致力于更加清晰地描述这些结构的术语，这些进展也有助于生物力学的研究。

在后外侧重建术中，腓侧副韧带（fibular collateral ligament，FCL）、腘肌 – 肌腱 – 韧带复合体（popliteus muscletendon-ligament complex，PMTL）、腘腓韧带（popliteofibular ligament，PFL）和后外侧关节囊之间的解剖关系尤为重要。这些解剖结构共同用来抵抗膝关节外侧损伤、胫骨平台后半脱位、胫骨旋转、膝关节过伸与内翻（见第 15 章）[9, 32, 34]。

本章的目的是：①准确描述所有相关结构及其相互之间的关系；②给予膝关节外科医生提供在后外侧手术充分的信心；③结合这些解剖结构的知识，为安全有效的膝关节后外侧手术入路提供基础。

一、髂胫束

髂胫束（iliotibial band，ITB）起源于髂前上棘，是阔筋膜的延续，近端覆盖阔筋膜张肌并沿大腿外侧延伸。髂胫束在远端分为三层：浅层、深层和骨膜层 [34, 36]。浅层的一部分为髂髌带，向前延伸至髌骨侧面（图 2-2）[44]。髂髌带对于正确的髌股轨迹很重要，其有助于对抗异常的内侧髌骨移位（内侧滑动）[16]。浅层的其他部分继续向远端走行，止于 Gerdy 结节。ITB 深层主要连接浅层内侧部分与股骨远端外侧肌间隔，ITB 深层的大部分附着在股骨外

侧髁的后方（图 2-3）[46]。骨膜层向深层延伸，与二头肌短头融合形成二头肌 – 骨膜髂胫束 [45]。骨膜层继续向远端延伸，在股骨外侧髁后方形成一个吊索，将其与 Gerdy 结节的近端和后端相连。

在膝关节伸展时，ITB 位于旋转轴前方并有助于保持伸膝。当膝关节弯曲达 90° 时，ITB 移动到旋转轴后方。前交叉韧带（anterior cruciate ligament，ACL）断裂时，ITB 的前后位置与膝关节屈曲时的轴移现象相关 [10]。在外侧关节外 ACL 重建中，ITB 在胫股附着部的后侧部分也被重建 [16, 36]。在屈曲过程中，ITB 向后移动，对胫骨外侧施加一个外旋和向后的力，有助于减少轴移。ITB 和外侧关节囊是抵抗胫骨内旋的重要结构（见第 3 章）。在严重的膝关节外侧副韧带损伤中 [4]，ITB 可能会异常伸长，在手术时能看到远端 Gerdy 结节受损。位于 ITB 和股骨外侧髁区域之间的滑囊可能出现炎症并产生疼痛。外侧支持神经位于滑囊后方，也可能会出现症状。

二、前外侧韧带

最近，外侧关节囊和所谓的前外侧韧带（anterolateral ligament，ALL）引起了大家的关注 [2, 14]，当其从胫骨上撕脱时能导致 Segond 骨折。ALL 在限制胫骨内旋和膝关节外侧间室前移中的作用尚未明确。1879 年，法国外科医生 Paul Segond [38] 首次描述了人类膝关节前外侧与 Segond 骨折相连的纤维束。2012 年，Vincent 等 [47] 在 30 例膝关节置换术患者中观察存在这种解剖结构的发生率，同时还评估了 10 个尸体样本中的膝关节解剖情况，最终发现 40 例样本中均存在 ALL。

Claes 等 [2] 对 41 个非配对的尸体膝关节样本进行了解剖，并报道了包含 ALL 股骨及胫骨止点在内的

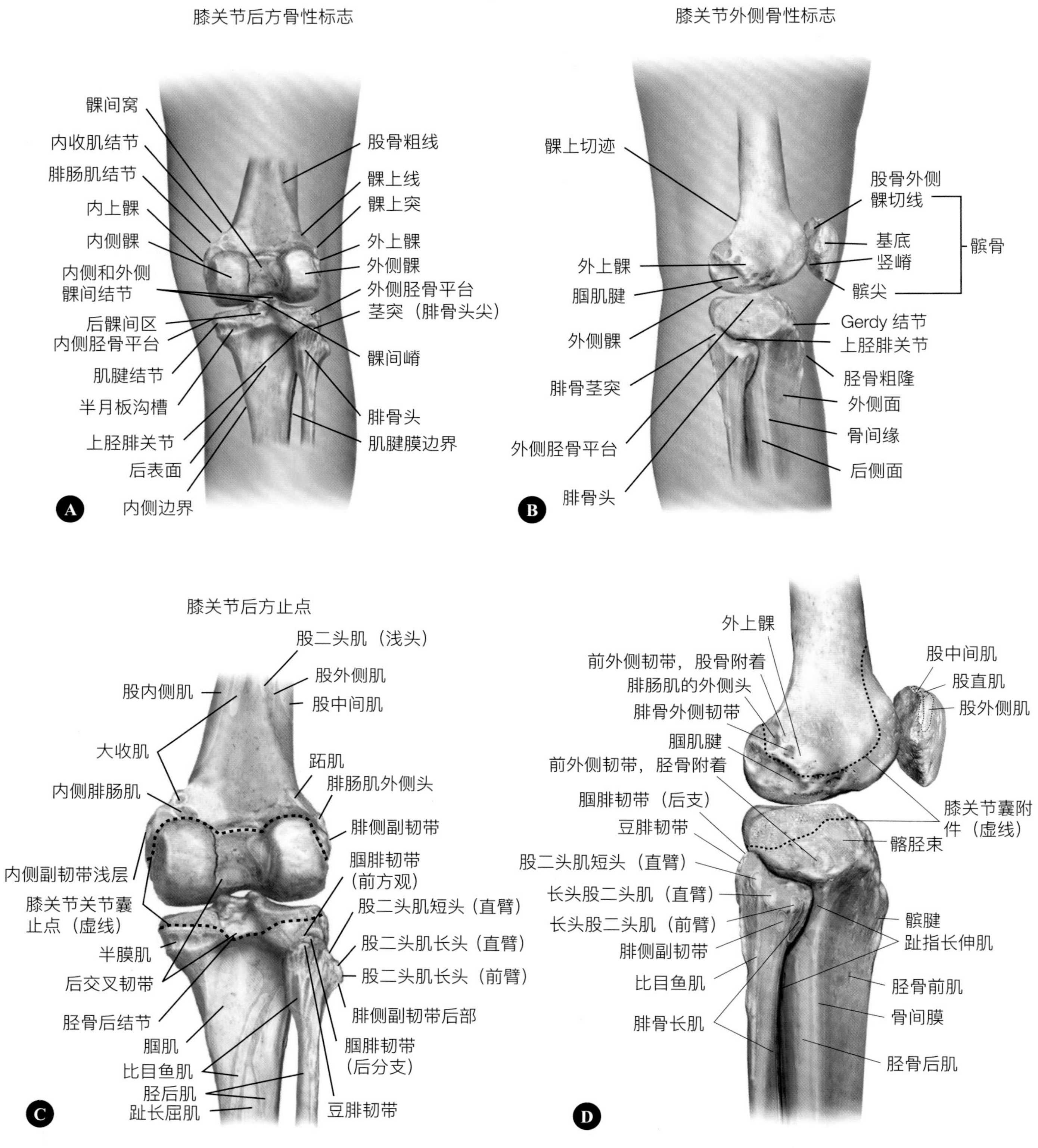

膝关节后方骨性标志

髁间窝
内收肌结节
腓肠肌结节
内上髁
内侧髁
内侧和外侧
髁间结节
后髁间区
内侧胫骨平台
肌腱结节
半月板沟槽
上胫腓关节
后表面
内侧边界

股骨粗线
髁上线
髁上突
外上髁
外侧髁
外侧胫骨平台
茎突（腓骨头尖）
髁间嵴
腓骨头
肌腱膜边界

A

膝关节外侧骨性标志

髁上切迹
外上髁
腘肌腱
外侧髁
腓骨茎突
外侧胫骨平台
腓骨头

股骨外侧
髁切线
基底
竖嵴
髌尖
髌骨
Gerdy 结节
上胫腓关节
胫骨粗隆
外侧面
骨间缘
后侧面

B

膝关节后方止点

股内侧肌
大收肌
内侧腓肠肌
内侧副韧带浅层
膝关节关节囊
止点（虚线）
半膜肌
后交叉韧带
胫骨后结节
腘肌
比目鱼肌
胫后肌
趾长屈肌

股二头肌（浅头）
股外侧肌
股中间肌
跖肌
腓肠肌外侧头
腓侧副韧带
腘腓韧带
（前方观）
股二头肌短头（直臂）
股二头肌长头（直臂）
股二头肌长头（前臂）
腓侧副韧带后部
腘腓韧带
（后分支）
豆腓韧带

C

外上髁
前外侧韧带，股骨附着
腓肠肌的外侧头
腓骨外侧韧带
腘肌腱
前外侧韧带，胫骨附着
腘腓韧带（后支）
豆腓韧带
股二头肌短头（直臂）
长头股二头肌（直臂）
长头股二头肌（前臂）
腓侧副韧带
比目鱼肌
腓骨长肌

股中间肌
股直肌
股外侧肌
膝关节囊附件（虚线）
髂胫束
髌腱
趾指长伸肌
胫骨前肌
骨间膜
胫骨后肌

D

▲ 图 2-1　**A.** 膝关节后方骨性解剖；**B.** 外侧膝关节的骨性解剖；**C.** 膝关节后方与关节囊的重要解剖连接；**D.** 与关节囊相关的膝关节外侧的关键解剖附着部

膝关节外侧解剖结构。在其中的 40 个样本中，Claes 等[1] 观察到了明确的韧带结构。在 Claes 等的另一项研究中，将 ALL 的解剖细节与 Segond 骨折放射学检查结果进行了比较，发现 Segond 骨折均发生在胫骨近端。Claes 等认为，Segond 骨折不仅是 ACL 损伤的间接征象，同时也是 ALL 撕脱伤的征象之一。

Dodds 等[6] 在一项解剖学研究报道中认为，ALL 正好附着于股骨外上髁的近端及后方。ALL 斜向胫骨近端前外侧，附着于外侧半月板，包绕膝下外侧动脉和静脉。ALL 远端附着于 Gerdy 结节和腓骨头顶端，与 ITB 分离。

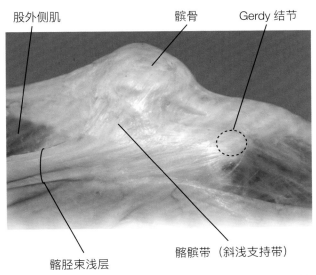

图中标注：股外侧肌　髌骨　Gerdy 结节　髂胫束浅层　髂髌带（斜浅支持带）

▲ 图 2-2 膝关节侧方显示髂胫束，其远端止于 Gerdy 结节和髂髌纤维上

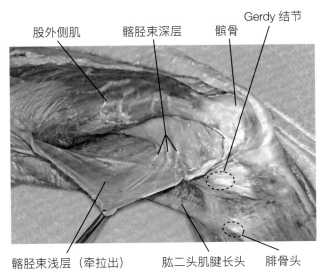

图中标注：股外侧肌　髂胫束深层　髌骨　Gerdy 结节　髂胫束浅层（牵拉出）　肱二头肌腱长头　腓骨头

▲ 图 2-3 髂胫束的深层纤维显露，表面的髂胫束分裂并向后回缩

Kennedy[14] 对 15 例尸体标本（男性，平均年龄 58.2 岁）进行研究发现，ALL 于股骨侧附着面积为 67.7mm²，附着部位于 FCL 股骨止点后方平均 2.8mm（范围为 0.2～7.7mm），平均距离为 2.8mm（范围为 0.9～6.7mm）（图 2-4）。ALL 的筋膜扩张良好，在 FCL 和外上髁延伸，ALL 距外上髁平均距离为 7mm，距关节线 26.1mm。胫骨附着部位于腓骨头前缘与 Gerdy 结节中心之间（图 2-5），与腓骨头前缘平均距离为 26.1mm，Gerdy 结节后平均距离为 24.7mm，平均附着面积为 64.9mm²。ALL 的长度在膝关节 0°～90° 变化时，平均长度在 36.8～41.6mm，平均最大载荷为 175N（置信区间为 139～211N）。

有假设认为，ALL 与 ITB 的股骨 – 胫骨止点一同构成一个次要的限制胫骨内旋及外侧平台前移的结构[51]。Wodicka 及他的同事[50] 发现，在 ACL 断裂后，ALL 的损伤程度与膝关节不稳程度之间没有相关性，并认为这些因素对膝关节稳定性作用极小。同时，笔者实验室机器人研究已经证实，在切断 ALL 后，胫骨内旋或膝关节间室移位没有具有统计学意义的明显增加。因此，这两个结构是 ACL 断裂

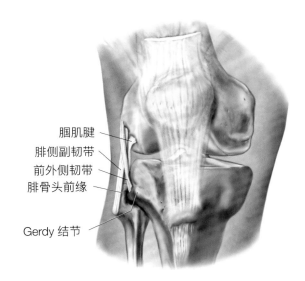

图中标注：腘肌腱　腓侧副韧带　前外侧韧带　腓骨头前缘　Gerdy 结节

▲ 图 2-4 外侧膝关节主要骨性标志和附着部解剖结构（髂胫束和非前外侧韧带相关的关节囊去除、外侧视图、右膝）
前外侧韧带与腓侧副韧带股骨附着部的近端和后端相连，向前方及远侧走行，在 Gerdy 结节中心和腓骨头前缘之间附着在胫骨前外侧。股二头肌腱的短头有一个直臂直接连接腓骨头，一个前臂连接前外侧胫骨（改编自 Kennedy MI, Claes S, Fuso FA, et al. The anterolateral ligament. An anatomic, radiographic, and biomechanical analysis. *Am J Sports Med* 2015;43[7]:1606-1615.）

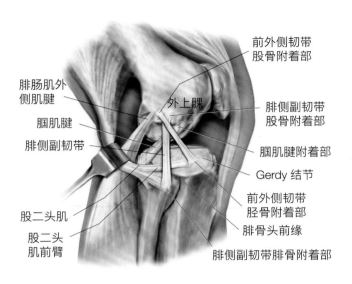

▲ 图 2-5　外侧膝主要结构（前视图，右膝）的骨性标志和附着部

前外侧韧带的胫骨附着约位于 Gerdy 结节中心和腓骨头前缘之间［改编自 Kennedy MI, Claes S, Fuso FA, et al. The anterolateral ligament. An anatomic, radiographic, and biomechanical analysis. *Am J Sports Med* 2015;43(7):1606-1615.］

后限制膝关节外侧间室位移的次要因素。在笔者的解剖经验中，很少能找到这样一个定义明确、结构坚固的部位（图 2-6）。

三、腓侧副韧带

在本章中，笔者选择 FCL 而不是外侧副韧带这一名称，因为 FCL 在解剖学教科书 [16, 40] 和最近的研究 [15, 19, 21, 42, 52, 53] 中最为常用。FCL 是一种带状韧带，从股骨外上髁延伸至腓骨头（图 2-7）。外科医生在进行 FCL 重建时，必须了解 FCL 与其周围结构的解剖关系。在股骨侧，FCL 起自外侧腓肠肌腱的前方远端约 14mm，并略向远侧 [19]，外侧腓肠肌腱在 FCL 重建时是一个关键的解剖学标志，因为其经常于膝关节后外侧角损伤中幸存 [46]。FCL 走行在股动脉近端后方，在远端附着在腓骨头外侧，股二头肌长头腱的内侧。

2003 年，LaPrade 等 [19] 发表了一篇解剖学定量研究结果，描述了 FCL 及其与膝关节后外侧骨性标志的解剖关系。LaPrade 报道认为，FCL 并不直接起

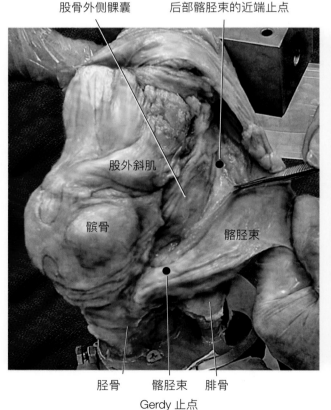

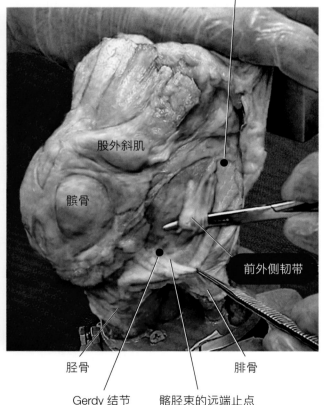

▲ 图 2-6　前外侧韧带股骨止点位于股骨外上髁的近端和后端，胫骨止点位于胫骨前外侧，位于 **Gerdy** 结节和腓骨头尖之间

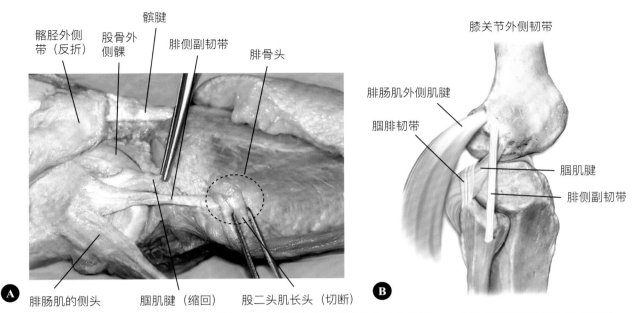

▲ 图 2-7　**A.** 腓侧副韧带大体图像显示其与腓肠肌腘肌腱和腓肠肌外侧头的关系；**B.** 腓侧副韧带及与腓肠肌腘肌腱和外侧头的关系

源于外上髁，而是附着于外上髁近端约 1.4mm、后方约 3.1mm 处，位于一个小的骨凹陷处。FCL 与腘肌的股骨上附着部的平均距离为 18.5mm。FCL 向远侧走行，附着于腓骨头前缘后 8.2mm 处，腓骨茎突尖端远侧 28.4mm 处（图 2-8）[19]。FCL 远侧端 25% 的结构被 FCL- 股二头肌腱滑囊包裹，这样的结构可能是外侧膝关节疼痛的来源[8]。滑囊被股二头肌长头的前臂所覆盖[17]。

FCL 是膝关节不同角度限制其内翻的主要因素[9]。在一项尸体研究中，Grood 等[9] 认为，只要 FCL 结构完整就能维持对膝关节内翻的限制。当同时损伤腘肌腱、PFL、后外侧关节囊和 FCL，才能使膝关节外旋发生较大变化[51]。因此，FCL 对外旋起到了明显的限制作用，在膝关节明显屈曲时，FCL 起到了次要的限制作用（见第 3 章）。

四、豆腓韧带

豆腓韧带起始于腓肠豆骨的外侧（如果腓肠豆骨不存在，则为股骨外侧髁上突的后部），并向远端走行，止于腓骨茎突的后外侧边缘，与 PFL 后外侧相连。在近端，豆腓韧带是二头肌短头肌腱的延续（图 2-9）[5]。在没有腓肠豆骨时，豆腓韧带被称为短外侧韧带[45, 46]，本文统称为豆腓韧带[13]。豆腓韧带的大小、强度与腓肠豆骨是否存在直接相关[16, 26, 37]。当腓肠豆骨存在时更为强韧，当腓肠豆骨是软骨性或缺

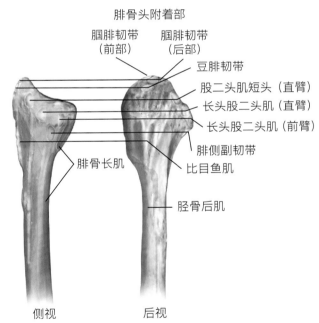

▲ 图 2-8　膝关节侧位显示腓侧副韧带止于腓骨近端，腓骨茎突远侧

失时，则情况相反。

豆腓韧带在不同的研究中存在比例不同[5, 19, 37, 43, 48]。Sudasna 和 Harnsiriwatt 报道，68% 的个体存在豆腓韧带。Minowa 等[26] 证实，51.4% 的解剖尸体中发现豆腓韧带。但 LaPrade[16] 认为，所有人群都存在豆腓韧带，因为根据其定义，豆腓韧带是二头肌短头肌腱的远端延伸，这在一些解剖学研究中也得到证

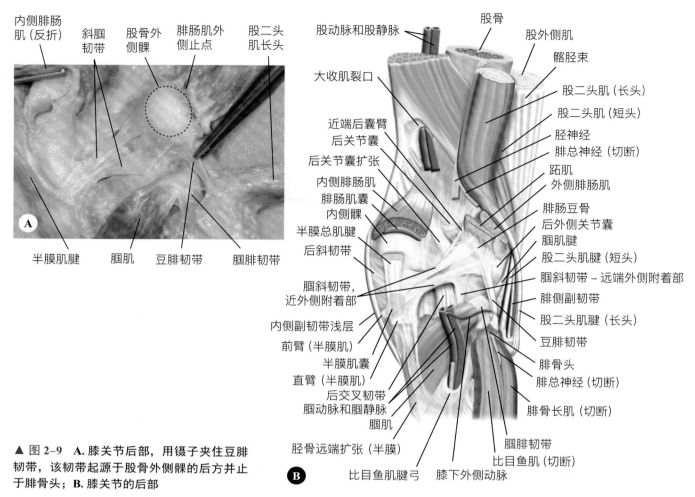

▲ 图 2-9　A. 膝关节后部，用镊子夹住豆腓韧带，该韧带起源于股骨外侧髁的后方并止于腓骨头；B. 膝关节的后部

实[20]。豆腓韧带在膝关节伸展时紧张[48]，因此可以推断其有助于抵抗膝关节过伸。然而，迄今为止还没有文章描述过豆腓韧带的生物力学方面的研究。

五、腓肠豆骨

腓肠豆骨是膝关节后外侧的骨性或软骨性籽骨结构。其通常被认为存在于腓肠肌外侧头的肌腱中，许多解剖结构在腓肠豆骨合并（表 2-1）。腓肠豆骨直径为 5～20mm，大部分（70%）为椭圆形[26, 33]。关于腓肠豆骨的发生率有许多不同的报道，与最近的解剖学研究相比，早期的放射性研究可能低估了腓肠豆骨的真实发生率（表 2-2），其双侧出现率可能达到 80% 左右。在软骨软化症、腓肠豆骨综合征、腓肠豆骨骨折、全膝关节置换术后撞击及腓神经刺激等情况下，腓肠豆骨被认为是引起膝关节后方疼痛的原因[7, 8, 22–24, 35, 49]。因此，腓肠豆骨及其周围结构是一种罕见但潜在的后外侧膝关节疼痛的来源。

六、腘肌 – 肌腱 – 韧带复合体

腘肌 – 肌腱 – 韧带复合体是由腘肌、PFL、腘肌腱股骨止点、腘肌半月板纤维束、外侧半月板周围软组织及胫骨近端组成的。膝关节后外侧稳定性关键组成部分包括腘肌腱和 PFL，这些结构与 FCL 和后外侧关节囊协同，防止膝关节过度外旋和内翻旋转[9, 32]。仅恢复部分结构可能导致膝关节残留不稳定[31]。这些内容将在第 15 章中详细讨论[27–30]。

腘肌起源于胫骨后段，与比目鱼肌线相邻，并向外侧和近端延伸，止于股骨外侧髁（图 2-8B）。腘肌腱近端通过外侧半月板冠状韧带的一个裂孔，然后深入到 FCL 内侧，并最终止于 FCL 的前内侧（图 2-7）。如前所述，LaPrade 指出，腘肌腱股骨止点距离 FCL 的平均距离为 18.5mm。Staubli 和 Birrer[41] 进一步描述了腘肌腱在膝关节的局部解剖关系。腘肌腱在外侧半月板（腘肌半月板纤维束）共有三束止点：前下、后上、后下束（图 2-10）。这些纤维束保证了

表 2–1 腓肠豆骨复合结构

- 股二头肌短头的关节囊臂
- 豆腓韧带
- 外侧腓肠肌腱
- 腘斜韧带近侧附着部
- 后外侧的关节囊

表 2–2 文献报道腓肠豆骨出现的概率

参考文献	n	方 法	概 率
Pancoast[33]	529	X 线检查	12.3%
Falk[54]	1023	X 线检查	12.9%
Sutro[55]	700	X 线检查	11.5%
Pritchett[56]	600	X 线检查	骨关节炎患者 35%，非骨关节炎患者 15%
Minowa 等[26]	212	尸体解剖	85.8%（74% 骨性，26% 软骨性）
LaPrade[16]	100	尸体解剖	100%（38% 骨性，62% 软骨性）

外侧半月板的稳定，当其断裂时，可能会导致外侧半月板的异常移位[18, 39]，也可能会导致外侧膝关节疼痛。在第 23 章中，介绍了外侧半月板和腘肌半月板纤维束的修复技术。

LaPrade 等[20] 描述了后关节囊的增厚，从腘肌腱接合部的内侧延伸到股骨髁间的后内侧面，称为近端腘窝囊扩张（图 2–9B）。据研究报道，这种结构存在于所有的解剖中，笔者也发现它是一种恒定的结构。这种结构可以为膝关节胫骨外旋和过伸提供额外的约束。

PFL 起源于腘肌腱止点，附着于腓骨头内侧（图 2–11），位于豆腓韧带深处。具有临床意义的是，膝下外侧动脉走行于两者之间。在膝关节后外侧的手术中，尤其是在使用 inside-out 技术修复半月板时需要留意该动脉（图 2–12），并尽量不要伤及。如果膝下外侧动脉受损，则需要电凝以防止术后血肿形成[19]。PFL 包括前后两段，LaPrade 等[19] 发现，前半部分在腓骨茎突附着处的平均宽度为 2.6mm，后半部分在腓骨茎突附着处的平均宽度为 5.8mm。因此，后半部分可能较前半部分对膝关节后外侧稳定性的贡献更大。

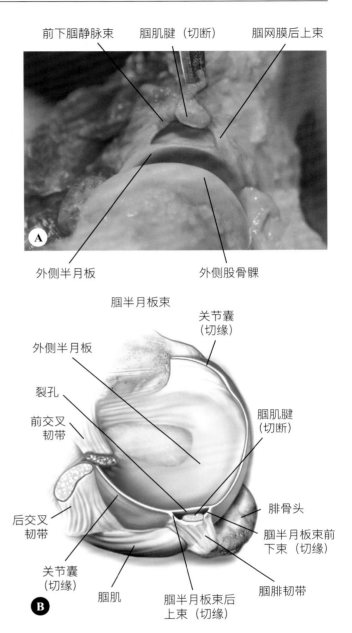

▲ 图 2–10 A. 在关节水平及其周围的腘半月板束切断腘肌腱，后上束和前下束将腘肌腱固定在外侧半月板上，股骨外侧髁标记以供参考；B. 腘肌腱及其周围的腘半月板束

七、股二头肌

股二头肌是由长短两个头组成的梭状肌。长头起自坐骨粗隆，由坐骨神经胫侧部支配；短头起源于股骨粗线外侧，受坐骨神经腓侧部支配[36]。在远端，股二头肌的两个头位于 ITB 的后方（图 2–13）。股二头肌的两个头与膝关节后外侧均有复杂的连接（表 2–3 和表 2–4）。根据笔者的经验（尸体解剖及手术中），许多止点混合在一起，很难识别为独立的结构。腓神经位于股二头肌远端后方，环绕腓骨颈。

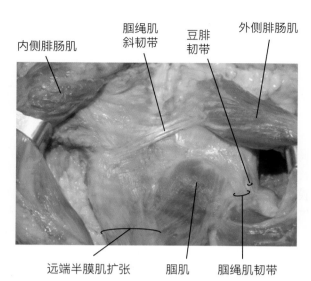

▲ 图 2-11　腘腓韧带起源于腘肌，连接腓骨内侧

腓肠肌的外侧头正在向近端缩回

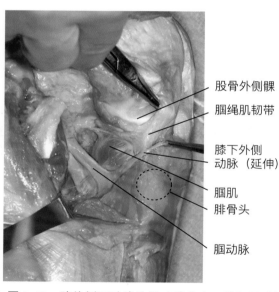

▲ 图 2-12　膝外侧下动脉从腘动脉分出，并与腘腓韧带相连

豆腓韧带已被移除，以更好地展示下外侧膝状动脉

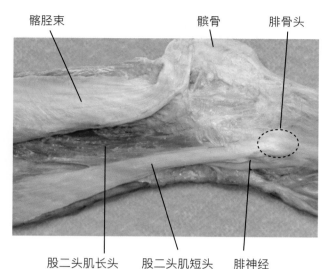

▲ 图 2-13　髂胫束向上缩回显示股二头肌的短头与长头肌腱相连，并止于腓骨头

股二头肌后方可见腓神经

表 2-3　股二头肌长头的 5 个部分

组成部分	止点
反射臂	髂胫束后缘
直臂	腓骨后外侧边缘
前臂	外侧腓骨头，腓侧副韧带，前方筋膜扩张
外侧筋膜扩张	腓侧副韧带
前方筋膜扩张	腿的前室腔

表 2-4　股二头肌短头的 6 个部分

组成部分	止点
近端肌肉止点	长头的前内侧
关节囊臂	后外侧关节囊
关节囊 - 骨膜层	胫骨外侧近端
直臂	腓骨小头
前臂	胫骨外侧近端
外侧筋膜扩张	腓侧副韧带

股二头肌协助膝关节屈曲，以及屈曲时的外旋[37]。

　　股二头肌的解剖结构和附着部数量在不同文献中描述不一[11, 12, 25, 37, 45]。Terry 和 LaPrade[45] 描述了股二头肌长头的 5 处附着部，包括 2 个肌腱及 3 个筋膜复合体（图 2-14 和表 2-3）。2 个肌腱的组成部分（直臂和前臂）及 1 个筋膜组成部分（侧方腱膜扩张）构成了股二头肌长头解剖学的关键部分。其他筋膜部分是反射臂和前腱膜的扩张。

　　最近端的部分是反射臂。其来自于腓骨头的近端，向前上方走行，止于 ITB 后缘。直臂直接止于腓骨后外侧缘、茎突远端（图 2-8）[16]。前臂一部分止于腓骨头外侧，其余部分一直延伸到远端的 FCL 外侧。在近端的腓骨止点处，前臂的部分向前抬起，形成附着于 FCL 后侧面及外侧面的外侧腱膜扩张。

在这里，1 个小滑囊把前臂和 FCL 远端 1/4 分开，前臂形成了这个滑囊的侧壁[45]。这是一个重要的外科学标志，因为可以在腓骨头近端 1cm 处做一小水平切口，进入该滑囊，并在此定位 FCL 在腓骨头的止点（图 2-15）[16]。前臂继续向远端越过 FCL 上方，形成覆盖腿部前室的前腱膜。

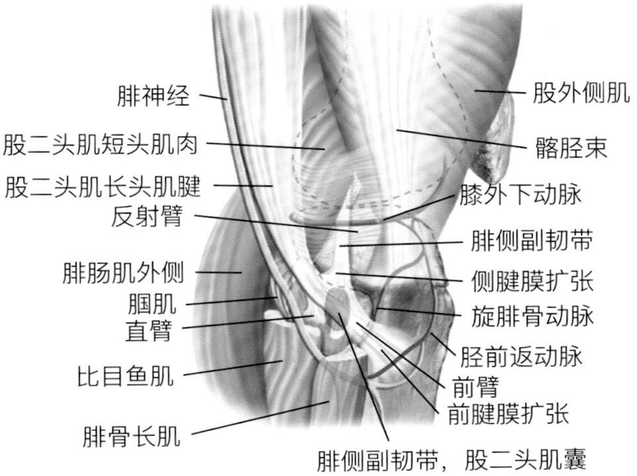

股二头肌长头韧带

▲ 图 2-14　股二头肌长头的多处止点

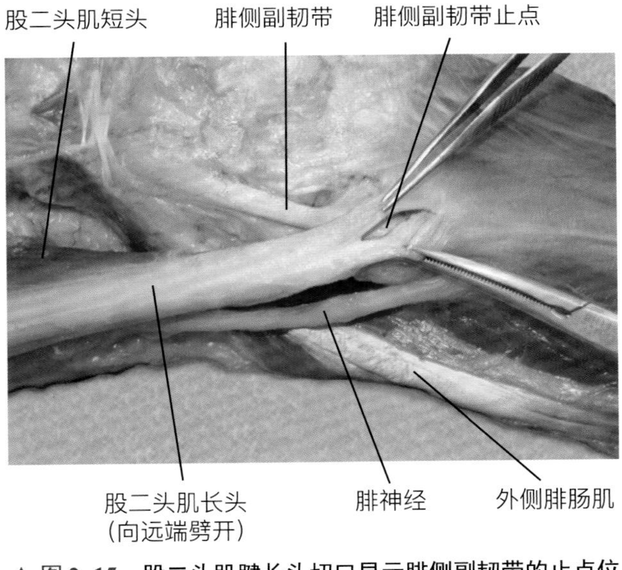

股二头肌短头　　腓侧副韧带　　腓侧副韧带止点

股二头肌长头　　　腓神经　　外侧腓肠肌
（向远端劈开）

▲ 图 2-15　股二头肌腱长头切口显示腓侧副韧带的止点位于肌腱的深处；腓总神经位于腓肠肌外侧表面，因此与腓肠肌的距离很近

股二头肌短头出现于长头腱的深处（或内侧）和前方，并将其大部分近端肌肉纤维输送到长头肌腱[45]。短头有 6 个远端附着部（图 2-16 和表 2-4）。最重要的是直臂、前臂与关节囊臂。

关节囊臂在短头到达腓骨前开始，然后继续深入至 FCL，附着于后外侧膝关节囊和腓肠豆骨。关节囊臂的纤维在此处延伸形成豆腓韧带[45]。在关节囊臂的远端，关节囊 - 骨膜层与 ITB 汇合处形成筋膜，即二头肌 - 骨膜 - 骨 - 髂胫束汇合。股二头肌短头的直臂止于腓骨头，在长头肌腱直臂的近端后方。前臂继续向内侧或深部延伸，部分与前胫腓韧带融合，并止于 Gerdy 结节后 1cm 处。该部位也是外侧膝关节囊中 1/3 处的止点[45]。临床上该点位置很重要，因为在 ACL 损伤中可见撕脱骨折，称为 Segond 骨折[38, 45]。最后，短头的外侧腱膜扩张止于 FCL 的内侧（相对于长头止于 FCL 的后方）[45]。

八、腓骨头

腓骨头是后外侧膝关节的重要解剖和结构组成部分。它在大多数患者中容易触及，是一个很好的解剖学参考点。文献中对腓骨近端结构的解剖和附着部描述仍不完善。与腓骨头相连的 6 个关键结构包括 3 条肌腱及 3 条韧带（表 2-5 和图 2-8）。PFL 附着在腓骨茎突的顶端，豆腓韧带位于茎突的外侧和远端。如前所述，FCL 位于茎突近端 28mm，距腓骨皮质层 8mm[19]。股二头肌长头前臂的一部分止于腓骨头外侧。股二头肌长头和短头的直臂止于腓骨头后部，长头与短头的侧方相连。

九、膝关节囊

膝关节囊包裹关节，从股骨关节边缘延伸至胫骨（图 2-1C 和 D）。在胫骨上，关节囊止于关节面下方 4～14mm。胫骨最远端的附着部位于后内侧及后外侧。一些研究者发现关节囊侧面增厚，称为中 1/3 外侧关节囊韧带[36]。韧带分为两部分，即半月板股骨部分和半月板胫骨部分，分别从股骨和胫骨延伸至外侧半月板[36]。外侧支持神经是坐骨神经的分支，沿外侧关节囊表面走行（图 2-17）。

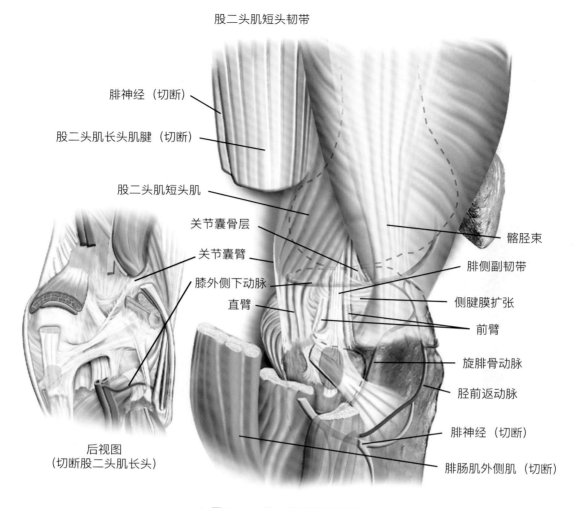

股二头肌短头韧带

腓神经（切断）

股二头肌长头肌腱（切断）

股二头肌短头肌

关节囊骨层

关节囊臂

膝外侧下动脉

直臂

髂胫束

腓侧副韧带

侧腱膜扩张

前臂

旋腓骨动脉

胫前返动脉

腓神经（切断）

腓肠肌外侧肌（切断）

后视图
（切断股二头肌长头）

▲ 图 2-16　肱二头肌短头肌腱止点

表 2-5　腓骨小头的关键解剖结构

结　构	于腓骨小头位置
二头肌长头直臂	后外侧边缘（茎突外侧和远端）
二头肌长头前臂	后外侧缘（长头直臂稍远处）
二头肌短头直臂	后缘（长头直臂中部）
茎突内侧的腘腓韧带	茎突内侧
腓侧副韧带	前外侧边缘（茎突远端 28mm，腓骨前缘后端 8mm）
豆腓韧带	茎突顶端的外侧

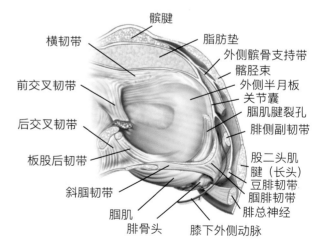

髌腱

脂肪垫

横韧带

外侧髌骨支持带

髂胫束

前交叉韧带

外侧半月板

关节囊

腘肌腱裂孔

后交叉韧带

腓侧副韧带

板股后韧带

股二头肌腱（长头）

斜腘韧带

豆腓韧带

腘腓韧带

腘肌

腓总神经

腓骨头

膝下外侧动脉

▲ 图 2-17　外侧膝关节轴位图显示了后外侧各种结构的三层关系

第二篇

分类和生物力学
Classification and Biomechanics

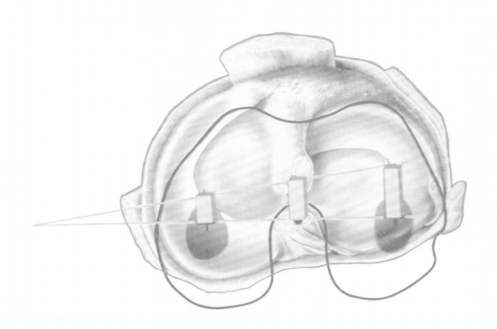

第 3 章　膝关节韧带损伤检查和分类的科学基础
Scientific Basis for Examination and Classification of Knee Ligament Injuries

Frank R. Noyes　Edward S. Grood　著

安明扬　译

一、膝关节韧带损伤的分类系统

运动医学文献中提出了许多不同的膝关节韧带损伤分类体系[28, 29, 45, 47, 57]。我们进行的一系列研究使得基于运动学和生物力学数据的疾病诊断和分类方案的发展成为可能[6, 19–22, 50–54, 56, 57, 72, 79]。本章的目的是总结这些研究，并为临床医生提供适当的检查技术，以精确诊断膝关节异常运动、半脱位和韧带损伤。

分类系统的目的是：①在实验室和临床研究中对不同的病理条件做出准确的区分；②为希望展示病例和描述治疗方案结果的研究者提供一个通用的描述工具。一个允许两种或两种以上离散类型的损伤被归类为单一实体的系统，在实际的病理条件下，该系统不允许将独特的自然史或手术结果与解剖缺陷联系起来。

从我们的调查中得出的分类方案基于以下 7 个概念。

(1) 膝关节韧带损伤的最终诊断是基于异常运动受限和关节半脱位导致的特定解剖缺陷。

(2) 韧带有独特的力学功能，以限制胫股运动和发生在相对软骨面的不同类型的运动。

(3) 尽管存在 6 个自由度（degrees of freedom，DOF），手动压力测试 1 次只能测试 1 个或 2 个范围。

(4) 最终，临床检查必须通过一个六自由度系统来检测异常。

(5) 韧带和关节形态一共为每个自由度提供了 2 个范围（相反的方向）。

(6) 旋转性半脱位的特征是在临床试验中，胫骨平台内侧和外侧出现分离的间室移位。

(7) 韧带和关节囊结构的损伤需通过初级和次级韧带约束的试验来诊断[51]。

本章的研究涉及前交叉韧带（ACL）、后交叉韧带（PCL）、内侧副韧带（MCL）、后内侧结构、髂胫束（ITB）、中外侧关节囊。关于后外侧结构（腓侧副韧带、腘肌腱韧带和后外侧关节囊）的研究将在第 15 章和第 17 章进行介绍。

关键点：膝关节韧带损伤的分类系统

分类系统的目的

- 准确区分实验室和临床研究中不同的病理问题
- 为希望展示病例和描述治疗方案结果的研究者提供一个通用的描述工具

我们的分类系统基于 7 个概念

- 膝关节韧带损伤的最终诊断是基于异常运动受限和关节半脱位导致的特定解剖缺陷
- 韧带有独特的力学功能，以限制胫股运动和发生在相对软骨面的不同类型的运动
- 尽管存在 6 个自由度，手动压力测试 1 次只能测试 1 个或 2 个范围
- 最终，临床检查必须通过六自由度系统来检测异常
- 韧带和关节形态一共为每个自由度提供了 2 个范围（相反的方向）
- 旋转性半脱位的特征是在临床试验中，胫骨平台内侧和外侧出现分离的间室移位
- 韧带和关节囊结构的损伤需通过初级和次级韧带约束的试验来诊断

（一）概念 1：膝关节韧带损伤的最终诊断是基于异常运动受限和关节半脱位导致的特定解剖缺陷

"不稳定"这个术语被用来描述由于韧带损伤而出现的异常运动或运动受限。这个术语也被用来表

示在活动过程中出现的膝关节"打软腿"的症状。相反，不建议使用不稳定来描述打软腿。打软腿可能由许多因素引起，包括韧带断裂、膝关节肌肉控制不良、神经功能和控制机制改变和力学问题，如半月板断裂或游离体。在许多情况下，打软腿的发生是由多种因素引起的，而"不稳定"一词并不能准确地描述事件发生的确切原因。与其诊断为前方不稳，不如将异常改为精确的解剖诊断，如 ACL 断裂。另外，如果存在其他韧带缺陷，应加以鉴别。

"松弛"可用于关节活动度的增加或韧带伸长率增加。因此，"松弛"一词不能作为对某一特定症状的诊断。正常情况下，膝关节有一个正常功能的松弛度（关节内活动或运动）。由于韧带断裂，可能会出现不正常的松弛。松弛也可能表明韧带损伤，即韧带在负重时长度或伸长率增加。异常松弛表示的是临床症状，不能作为一个准确的诊断。相反，应将 ACL 断裂及相关损伤韧带或关节囊结构的具体解剖缺陷作为诊断。全面的膝关节检查的目的是检查膝关节活动度的增加（平移或旋转）或异常的位置（半脱位），以确定具体的解剖缺陷。

（二）概念 2：韧带有独特的力学功能，以限制胫股运动和发生在相对软骨面的不同类型的运动

韧带具有独特的力学功能，以限制胫股活动度，这决定了发生在相对的软骨表面的活动类型。运动受限是主要的焦点，因为这个功能的丧失和随之而来的半脱位是韧带损伤膝关节的潜在缺陷。此外，活动范围的改变是诊断的主要依据。

韧带限制胫股运动的能力提供了神经肌肉系统在活动时能够控制膝关节位置的几何参数。虽然重点放在韧带和关节囊结构的力学功能上，但读者应该认识到韧带在向神经肌肉系统提供感觉反馈方面潜在的重要作用[32, 70]。韧带有三种特性会影响它们限制关节运动的能力：附着在骨骼上的位置、紧张长度、刚度。

胫股运动沿着韧带的胫骨和股骨的附着部的连线，在韧带受力的方向上受限制。韧带不能限制垂直于其方向的运动或使其松弛的运动。紧张长度是决定关节松弛的一个因素，因为它控制了在韧带开始提供阻力之前的活动度。由于这两条交叉韧带需要限制前后位（anteroposterior，AP）的平移，因此 AP 总平移取决于两条韧带紧绷时的长度。

韧带刚度控制在韧带绷紧后需要多少额外的关节活动以产生足够大的力量使韧带承受施加的载荷。韧带刚度的降低会导致活动范围的增加，因为在韧带产生足够的约束力之前需要更大的运动。

解释临床试验所需的运动学和生物力学概念见图 3-1。首先，必须选择适当的临床试验来诊断特定的韧带结构的异常。诊断信息的获取建立在了解初级和次级韧带约束系统之上。测试的结果必须根据确定异常运动范围的六自由度系统来理解和交流。内侧和外侧胫股间室应分别检查，以确定不同类型的半脱位。对于韧带缺损的最终诊断，必须根据韧带损伤的严重程度（部分断裂或完全断裂），在解剖学和功能上做出准确的判断。

（三）概念 3：尽管存在 6 个自由度，手动压力测试 1 次只能测试 1 个或 2 个范围

尽管有 6 个自由度，膝关节韧带检查专门设计为

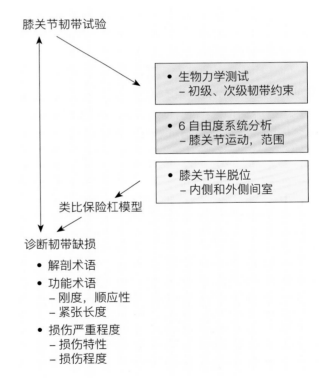

▲ 图 3-1　临床试验的结果需要特定的生物力学和运动学原理来正确诊断韧带损伤

韧带损伤由解剖、功能和严重程度分类来定义（引自 Noyes FR, Grood ES. Classification of ligament injuries: why an anterolateral laxity or anteromedial laxity is not a diagnostic entity. In Griffin P, editor: *AAOS Instructional Course Lectures*, Vol XXXVI. Chicago: American Academy of Orthopaedic Surgeons; 1987:185-200.）

1 次测试 1 个或 2 个运动范围。这些运动的组合（耦合运动）对诊断膝关节韧带损伤特别重要，因为它们发生在许多手动应力检测中。

刚体（如胫骨）的平移是通过在刚体上任意选择一个点的运动来描述的。典型的 AP 平移是通过位于胫骨内侧和外侧边缘中间的一个点的运动来描述的。如果只发生平移运动，那么运动的多少并不取决于选择哪一点，即不取决于该点是在膝关节的中心还是在关节的内侧或外侧缘。这是因为所有的点都沿着平行的路径运动。然而，当旋转和平移运动结合在一起时，平移的量的确取决于使用哪个点。这可以通过图 3-2 所示的 4 种情况来了解。

图 3-2B 显示不伴胫骨旋转的情况下前移 10mm。所有的点都向前移动相同的量。图 3-2C 显示围绕位于髁间棘中间的轴线内旋 15°。旋转轴上的点是静止的，而外侧关节边缘（边缘）向前移动，内侧关节缘向后移动（图 3-2D）。关节边缘点的前后运动量取决于旋转量，以及它们离旋转轴（旋转中心）的距离。这说明，当存在同时旋转的情况下测量平移时，重要的是要知道测量平移的哪个点。

（四）概念 4：最终，临床检查必须通过六自由度系统进行分析以检测异常

理解膝关节所有被韧带正常限制运动的临床医生将能够通过手动应力试验正确地确定存在的具体异常。然而，诊断不能仅仅基于检测到的异常运动，还需要了解关于韧带限制膝关节中每种可能运动的生物力学数据。

描述物体之间运动的科学领域称为运动学。这个领域的一个基本方面是认识到在三维中可能发生六种可能的运动。六种运动中的每一种都是离散的，并且独立于其他五种运动。这六种运动称为自由度。膝关节的三个旋转自由度见图 3-3。每次旋转都围绕一个轴发生：屈 - 伸、内 - 外、外展 - 内收。

屈 - 伸轴位于股骨内，方向为单纯内侧和外侧，垂直于股骨矢状面。胫骨围绕屈 - 伸轴的旋转与内外旋转或外展、内收运动没有关联[22]。因为这些运动发生在屈曲时，图 3-3 所示的屈 - 伸轴与功能性屈 - 曲轴并不对应。功能屈 - 曲轴在膝部倾斜，并在膝部屈曲时改变其方向。这种偏斜的方向解释了屈曲、外展和胫骨旋转的组合运动。

胫骨内 - 外旋转轴位于胫骨内，平行于胫骨轴线，垂直于胫骨横面。围绕这个轴的旋转是纯粹的胫

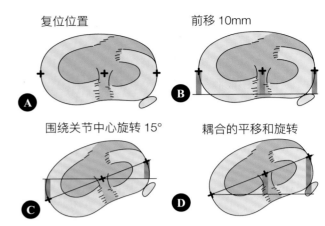

▲ 图 3-2　结合前移位和胫骨旋转

A. 胫骨平台与股骨上的接触区域（阴影区域）一起显示，胫骨处于复位位置。B. 胫骨前移 10mm，垂直条显示的平移量在内侧和外侧关节边缘与关节中心的平移量相同。C. 围绕关节中心向内旋转 15°。胫骨接触在外侧平台上是前部和内侧平台的后部。条形图显示其在内侧 - 外侧连接线的平移量和方向。平移量在平均 80mm 宽的膝关节中约为 10mm。在旋转轴所在的关节中心没有平移。D. 胫骨平移和旋转相结合。前移 10mm 与胫骨内旋 15° 相结合。胫骨中心向前平移 10mm，而外侧关节边缘向前平移 20mm（引自 Grood ES, Noyes FR. Diagnosis of knee ligament injuries: biomechanical precepts. In Feagin J, editor: *The Crucial Ligaments*. New York: Churchill Livingstone; 1988:245-260.）

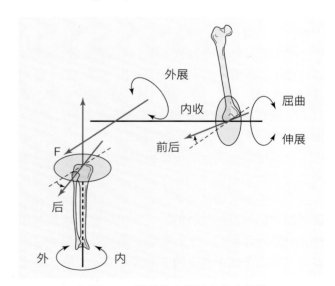

▲ 图 3-3　膝关节中的三个关节旋转

屈曲 / 伸展发生在股骨的内侧和外侧轴线上。胫骨内侧和外侧围绕平行于胫骨轴的轴线旋转。外展发生在平行于股骨矢状面的第三轴，也穿过胫骨横截面（引自 Noyes FR, Grood ES. Classification of ligament injuries: why an anterolateral laxity or anteromedial laxity is not a diagnostic entity. In Griffin P, editor: *AAOS Instructional Course Lectures*, Vol XXXVI. Chicago: American Academy of Orthopaedic Surgeons; 1987:185-200.）

骨内部和外部旋转运动，与外展、内收或屈伸运动没有关联。

外展 – 内收旋转轴更难观察，因为它不位于任何一块骨头中，而且它的方向可以相对于这两块骨头而改变。该轴始终与股骨矢状面平行。当膝关节屈曲时，外展轴的方向相对于股骨在矢状面上旋转时会发生变化。外展轴线垂直于胫骨旋转轴，平行于胫骨横面。

膝关节有 3 个线性自由度，称为平移。描述平移的一个简单方法是观察骨骼之间沿 3 个旋转轴中的每一个的相对滑动（图 3-4）。沿屈伸轴线的滑动运动是胫骨和股骨之间的内外侧平移。沿胫骨旋转轴的滑动运动导致关节压缩和牵张平移。沿外展 – 内收旋转轴的滑动运动产生 AP 平移。这些也通常被称为抽屉运动。

因此，膝关节中可能出现 6 种运动：3 个旋转和 3 个平移。需要 3 个轴来解释这 6 个运动，每个骨骼一个固定（图 3-4）。每个轴表示 2 个自由度：一个是绕轴旋转，另一个是平移。

检查的目的是确定每个临床相关自由度运动（量和方向）的具体增加情况。在许多情况下，膝关节会发生耦合运动。例如，在 Lachman 试验过程中会出现前移和胫骨内旋，而在轴移试验中，这种耦合运动会进一步增加。①检查人员必须了解韧带缺陷对每一种动作的影响，因为其中一种或两种活动度都有可能增加；②胫骨平台增加的活动量和由此导致的半脱位都取决于膝关节的位置，这是根据六自由度系统来定义的；③韧带断裂后，胫骨内外旋转轴线常出现异常位置，这可以在检查时发现，并有助于诊断韧带缺损。

为了解临床检查结果，必须区分发生在试验范围内的关节运动的异常和关节位置的异常（半脱位）。一个或多个运动范围的异常可能导致膝关节半脱位。半脱位取决于施加载荷的方向和量级。临床试验用于检测运动范围和关节最终的异常位置。检查通常用来检测膝关节半脱位和不完全脱位，在这种情况下，2 个胫股间隔室的关节面都失去了接触。

（五）概念 5：韧带和关节形态一起为每个自由度提供了 2 个范围（相反的方向）

总共有 12 种可能的膝关节运动范围（表 3-1）。限制每种运动的结构受损会增加关节的松弛度。关节在最终运动极限的位置（反映韧带附着部）提

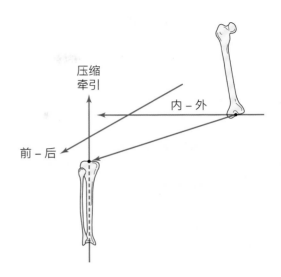

▲ 图 3-4　膝关节的三种平移是胫骨上一个点平行于三个轴的运动

胫骨的点位于髁间嵴的中间，用起源于股骨中心点的箭指示。内外侧平移是平行于屈伸轴的点的运动。前后平移是指胫骨点平行于外展轴的运动，压缩 - 牵张平移是指胫骨点沿内 - 外轴的运动（引自 Noyes FR, Grood ES. Classification of ligament injuries: why an anterolateral laxity or anteromedial laxity is not a diagnostic entity. In Griffin P, editor: *AAOS Instructional Course Lectures*, Vol XXXVI. Chicago: American Academy of Orthopaedic Surgeons; 1987:185-200.）

供了诊断所需的信息。从诊断的角度来看，如果 12 个运动范围中的每一个都由单一的韧带结构控制，那将是理想的情况。然后，可以通过分别评估 12 个范围中的每个范围来进行鉴别诊断。显然，这种理想的情况并不存在。韧带、关节囊结构和关节形态一起发挥作用，每个结构都限制一个以上的运动。因此，诊断膝关节损伤的问题可以归结为确定如何应用单独的或组合的运动来主要牵张单个韧带或关节囊结构，以便可以独立地评估结构。

分离每个结构是鉴别诊断单个韧带损伤的关键。在进行临床应力试验之前，通过将膝关节放置在适当的关节位置（具体地说，是膝关节屈曲角度和胫骨旋转位置）来完成结构的隔离。例如，外展（外翻）应力试验在伸直和屈曲 20°～30° 时进行。在屈曲的位置，后关节囊变得松弛，这使得检查者可以主要使 MCL 和内侧关节囊的中间部分受力。ACL 功能的评估是在膝关节屈曲 20°[73] 进行的，而不是之前常用的 90° 位置[42]。20° 时更容易导致前方半脱位的发生，因为 20° 时次级韧带约束更加松弛，不能限

表 3-1　膝关节运动的 12 个范围

运动范围	限制运动的结构
屈曲	韧带、腿部和大腿形状、关节压力
伸展	韧带和关节压力
外展	韧带和外侧关节压力
内收	韧带和内侧关节压力
内旋	韧带和半月板
外旋	韧带和半月板
向内平移	骨（与股骨髁交锁的髁间嵴）和韧带（防止牵引）
向外平移	骨（与股骨髁交锁的髁间嵴）和韧带（防止牵引）
向前平移 *	韧带
向后平移 *	韧带
关节牵引	韧带
关节压缩	骨、半月板和软骨

*. 主要约束损伤后半月板、关节的压力作用

制这一运动。特定的韧带损伤的诊断是在其他结构最松弛和不能阻止因韧带损伤引起的异常半脱位的关节位置。松弛的次级约束使关节在韧带绷紧和抵抗进一步增加。因此，分离韧带以便单独测试其完整性，这需要将膝关节放置在其他支持结构松弛的位置。

临床检查中选择关节位置重要性的另一个例子是 PCL 损伤的诊断。图 3-5 显示了切断 PCL 时增加的胫骨后移量 [10, 21, 22]。屈曲 90° 时增加的胫骨后移量是屈曲 20° 时的 2～3 倍。使用保险杠模型类比很容易理解这一现象，韧带受伤后关节活动度取决于剩余韧带的作用和功能，这些韧带最终必须限制关节运动（图 3-6）。因此，韧带损伤时关节运动的增加反映了在其余完整的韧带开始伸展并能够限制进一步运动之前所需的额外关节活动量。

图 3-7 说明了膝关节胫骨内旋的范围 [21]。在屈曲 30° 时（图 3-7A），内旋的范围是后内侧结构、外侧结构和 ACL 的共同作用。切断 ACL 或外侧结构都会使内旋略微增加。当这两个结构同时被切断，内旋会发生显著的增加。根据解剖学特点，腓侧副韧带对内旋进一步限制。

ACL 在屈曲角度<30° 时占主导地位，而外侧结构在屈曲角度>30° 时占主导地位。这可以通过屈曲和伸展时韧带松弛发生的变化来解释。当膝关节伸展>20° 时，由于两个交叉韧带同时松弛，前后平移量减少，使这些保护结构更紧密地联系在一起，后内侧关节囊（posteromedial capsule，PMC）也收紧，保护结构向前移动。这种组合（图 3-7B）导致前外侧结构的作用减弱，因为胫骨不能再旋转到它变得紧绷的位置。

当屈曲超过 30° 时，外侧结构逐渐变紧，后内侧结构逐渐松弛。这种组合导致内旋首先受到关节外约束的限制，这与实验室结果一致。实验室结果显示，当膝关节屈曲 40°～80° 时，单独切断 ACL 并不会增加内旋。

图 3-8 说明了对外旋的限制。在屈曲 30° 时，外旋仅受关节外约束的限制。在外侧，这包括作为一个整体的所有后外侧结构。直到所有结构都被切断后，旋转才会大幅增加。屈曲 90° 时，后关节囊松弛，后外侧结构切断时 PCL 明显限制了外旋角度的增加。在实验室研究中，当所有后外侧结构均被切断且 PCL 完好无损时，外旋仅平均增加 5.3°±2.6°。当 PCL 也被切断时，外旋角度会发生明显的增加，范围为 15°～20°。

图 3-9 显示了 ACL 断裂时运动范围变化的一个例子。在尸体的膝关节中，切断 ACL 会导致胫骨前移和胫骨内旋的异常增加 [6]。胫骨前移增加是主要的异常，因为它增加了 100%，而内旋有轻微增加（大约 15%）。单独切断 ACL 会少量增加内旋，这值得关注，在 0° 和 15° 时达到最大（图 3-10）。随后，切断 ITB 和外侧关节囊在 30° 或更大时产生具有统计学意义的增加。

在切断 ACL 和关节外的外侧结构后，尸体膝关节发生耦合运动（胫骨前移、胫骨内旋）。耦合运动可能是由膝关节固有的因素引起的，也可能是由进行临床试验的方式引起的。例如，引起的胫骨内旋量取决于临床医生在查体时的旋转量。这就是为什么用 Lachman 和其他临床试验很难获得重复性结果的原因。KT-2000（MED 公制）提供在胫骨中心测量的胫骨平移量的客观测量。然而，该装置产生的毫米数不包括胫骨内旋增加时外侧胫股关节平移增加的毫米数，例如在轴移试验时。

在前抽屉试验中诱发的胫骨前移量取决于试验

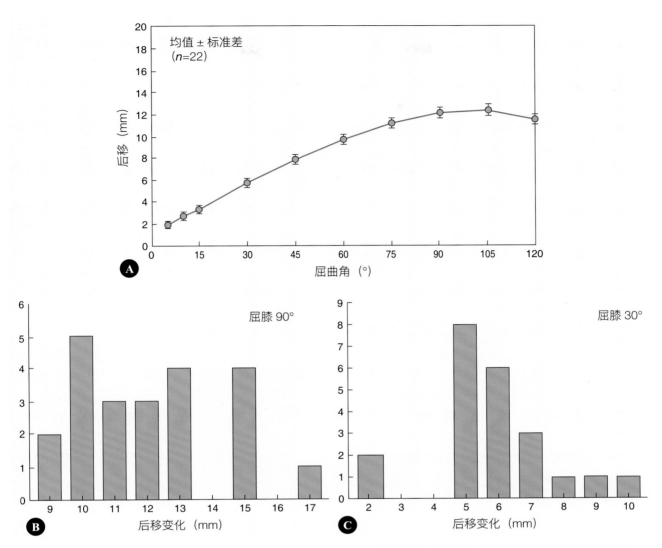

▲ 图 3-5　A. 在胫骨近端施加 100N 向后的力的情况下，22 个尸体膝关节的后移增加，向后的力不限制其他自由度；B. 屈曲 90°，后移量增加（5.7±0.4）mm；C. 屈曲 30°，后移量增加（12.1±0.46）mm。数据显示，大多数（15/22）单独切断后交叉韧带的膝关节后移增加了 10mm 以上。这表明膝关节在后交叉韧带断裂后抵抗胫骨后移的次级约束的生理紧绷或松弛方面是多变的

开始时施加的胫骨内旋或外旋量（图 3-11）。图 3-12 显示了在临床检查中测量旋转和平移运动的使用仪器化测量膝关节。这是因为旋转收紧了关节外的次级约束。在临床试验中，当胫骨不向内或向外强制旋转，以及紧绷关节外结构时，将产生最大的胫骨前移或后移。如果在试验开始前胫骨内旋或外旋，则引起的胫骨平移量会较小。因此，临床医生通过胫骨的初始旋转位置和试验过程中施加的旋转量来控制平移量。正如所讨论的那样，临床医生的检查技术有相当大的差异，这使得所有的临床检查都具有高度的主观性。

轴移试验[14] 和屈曲 - 旋转[59] 抽屉试验涉及一组复杂的胫骨旋转和前后移位（图 3-13）。在屈曲 -

旋转抽屉试验开始时，下肢简单地靠重力支撑（图 3-14，位置 A）。韧带切断后，随着股骨后移和极度旋转至半脱位，胫骨前移和内旋都会增加[57]。胫骨向前抬起时，这个位置会变得更加突出（图 3-14，位置 B）。在屈曲大约 30° 时，胫骨被向后推，使胫骨与股骨恢复正常关系（图 3-14，位置 C）。这主要由 PCL 抵抗的胫骨后移的范围。从位置 C 到位置 A，膝关节再次伸展以产生半脱位。

检查者可以故意加强试验的旋转，从而引起股骨的滚动运动。屈曲旋转抽屉试验的一个优点是不需要产生关节压缩，也不需要增加轴移试验所需的外展力。滚动运动避免了在轴移试验中有时引起的

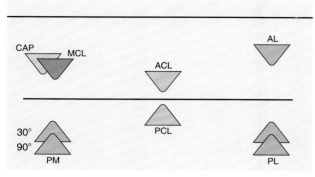

▲ 图 3-6　膝关节屈曲对后方保护结构的影响

后交叉韧带缺失后，随着膝关节的屈曲，后关节囊结构变得松弛，在限制后移之前允许的胫骨移位增加。这一点在模型中表现为后内侧结构和后外侧结构在膝关节屈曲 90° 时比屈曲 30° 时更靠后。ACL. 前交叉韧带；AL. 前外侧束；CAP. 关节囊；MCL. 内侧副韧带；PCL. 后交叉韧带；PL. 后外侧结构；PM. 后内侧结构（引自 Grood ES, Noyes FR. Diagnosis of knee ligament injuries: biomechanical precepts. In Feagin J, editor: *The Crucial Ligaments*. New York: Churchill Livingstone; 1988:245-260.）

痛苦的"复位弹响"现象。手指也可以沿着外侧和内侧胫骨平台的前部放置，并触诊胫股平台，以提供胫骨前方半脱位毫米数的定性估计。检查者可以很容易地将平移和旋转动作形象化。平移是通过观察胫骨平台的向前运动来观察的。旋转是通过观察股骨半脱位时，髌骨向外旋、内旋时复位的位置来观察。

　　轴移试验和屈曲 - 旋转抽屉试验仅可在定性方面进行分级，因为其不能准确地评估胫骨内旋或前移的实际量。完全阳性的轴移试验（Ⅲ级）表明，胫股外侧关节严重半脱位，同时胫骨内侧平台的前移增加（表 3-2）。引起的前方半脱位的量是 ACL 断裂和继发性关节外约束松弛的征兆。胫骨外侧平台在阳性轴移试验中显示出较大的半脱位，这表明外侧约束（ITB、外侧关节囊）在功能上并不紧绷。这并不意味着这些约束是受损的，因为 ITB 胫股附着部的生理松弛度在本试验中的屈膝位置是正常的。这些附着部在膝关节屈曲 45° 或更大时最紧。因此，大多数有单独 ACL 断裂的膝关节都会有轴移试验阳性。

　　在轴移试验Ⅲ级的膝关节中，胫骨前方半脱位的量太大，以至于胫骨外侧平台的后缘撞击股骨外侧髁，限制了膝关节的进一步屈曲。检查员必须同时施加最大的前向力和胫骨内旋的力，以确定是否可以达到最大半脱位位置。在 ACL 重建翻修时，通常考虑联合关节内移植和关节外 ITB 手术入路[48]。

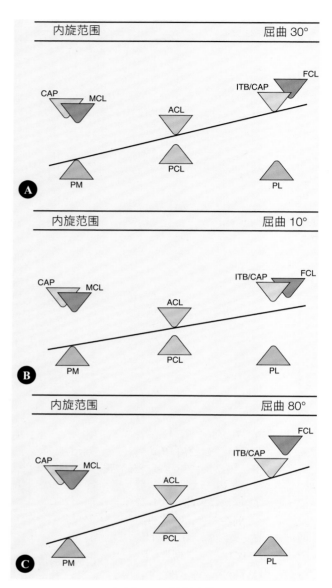

▲ 图 3-7　限制内旋

A. 在屈曲 30° 时，内旋受到前交叉韧带（ACL）中央和外侧约束的限制。这些结构限制了前向移位。此外，内侧平台的后平移还受到后内侧约束的限制。B. 在屈曲 10° 时，由于后囊松弛的减少，后方结构向后交叉韧带（PCL）移动得更近。此外，由于收紧 ACL/PCL 复合体，ACL 结构会向后移动。正因为如此，胫骨的内旋现在受到 ACL 中央和 PM 单独约束的限制。胫骨不能再旋转到足以加入侧向约束的程度。C. 在屈曲 80° 时，关节后结构进一步向后移动，反映后关节囊松弛增加。此外，ACL 和 PCL 结构之间的距离略有增加，以反映这些结构的松弛程度增加。内侧和外侧结构现在由于膝关节屈曲时关节外约束的收紧而向后移动。内旋现在受到外侧和 PM 约束的限制，与 ACL 没有直接关系。ACL. 前交叉韧带；CAP. 关节囊；FCL. 腓侧副韧带；ITB. 髂胫束；MCL. 内侧副韧带；PCL. 后交叉韧带；PL. 后外侧结构；PM. 后内侧结构（引自 Grood ES, Noyes FR. Diagnosis of knee ligament injuries: biomechanical precepts. In Feagin J, editor: *The Crucial Ligaments*. New York: Churchill Livingstone; 1988:245-260.）

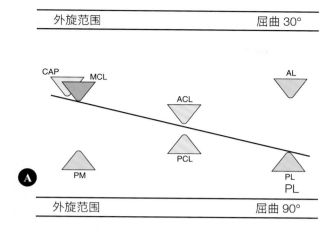

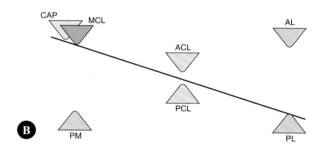

▲ 图 3-8　限制外转

A. 在屈曲 30° 时，胫骨的外旋受到结构的限制，这些结构限制了内侧胫骨平台的前移和外侧胫骨平台的后移。由于结构的位置，前交叉韧带或后交叉韧带不直接参与限制外转。B. 在屈曲 90° 时，后方结构向后移动，反映后关节囊的松弛程度增加。因此，PCL 在外旋受限时几乎是紧绷的。去除后外侧约束后，在此屈曲角度外旋仅有少量的增加。ACL. 前交叉韧带；AL. 前外侧束；CAP. 关节囊；MCL. 内侧副韧带；PCL. 后交叉韧带；PL. 后外侧结构；PM. 后内侧结构［引自 Grood ES, Noyes FR. Diagnosis of knee ligament injuries: biomechanical precepts. In Feagin, J. (ed.): *The Crucial Ligaments*. New York: Churchill Livingstone; 1988:245-260.］

在 ACL 断裂的患者中，小部分患者在轴移试验过程中不会产生经典的复位弹响。经验丰富的检查者会发现膝关节滑脱感增加（Ⅰ级），这表明关节外次级约束在生理上是紧绷的，限制了胫骨前方半脱位的量，或者存在部分 ACL 断裂。

（六）概念 6：旋转性半脱位的特点是在临床试验中胫骨平台内侧和外侧出现分离的间室移位

一个简单的概念可能有助于理解 ACL 断裂后的异常运动：旋转性半脱位可以根据每个胫股间室的前后平移量进行分类。图 3-15A 显示了在膝关节上进行的 Lachman 试验，在该试验中，胫骨前移和胫骨内旋的组合运动发生在位于内侧的旋转轴周围。

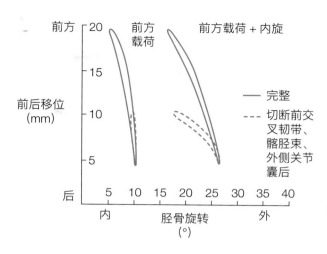

▲ 图 3-9　在膝关节屈曲 15° 的 **Lachman** 型前载荷试验中，显示了前移与胫骨旋转的关系

垂直显示胫骨前移量，水平显示胫骨旋转的位置（引自 Noyes FR, Grood ES. Classification of ligament injuries: why an anterolateral laxity or anteromedial laxity is not a diagnostic entity. In Griffin P, editor: *AAOS Instructional Course Lectures*, Vol XXXVI. Chicago: American Academy of Orthopaedic Surgeons; 1987:185-200.）

在本例中，仅发生平面运动；ACL 断裂使胫骨前移量翻倍，并略微增加胫骨内旋。旋转轴向内移动。胫骨平移与胫骨内旋度数的比率决定了旋转轴向内侧移动的距离。

胫骨旋转和平移的异常很容易通过生物力学测试中发生在内侧和外侧的前移量的不同表现出来（图 3-15B）。在临床试验中，临床医生可以定性地触诊和观察每个胫骨平台的前移或后移。每个胫骨平台的前后移位是特征化的，而不仅导致前方半脱位的平移、旋转和旋转轴位置前方半脱位。旋转和平移的综合作用决定了胫股内侧和外侧间隙的平移量。

旋转性半脱位的类型取决于韧带损伤和膝关节屈曲位置。内侧室和外侧室的半脱位通常在两个屈膝位置记录，例如 20° 和 90°。稍后描述的检查后外侧损伤的胫骨外旋试验可以反映胫骨前内侧或后外侧半脱位，在该试验中，检查者决定是否增加胫骨外旋。应该注意的是，旋转性半脱位过去是基于胫骨内旋或外旋的增加，只有在少数研究中确定了在前后方向上实际的胫骨内侧和外侧半脱位的情况[21, 60]。复杂的旋转性半脱位会伴有平移度增加，但方向与合并内侧和外侧韧带损伤的内侧和外侧间室相反。

机器人研究　在过去的 10 年间，已经发表了许

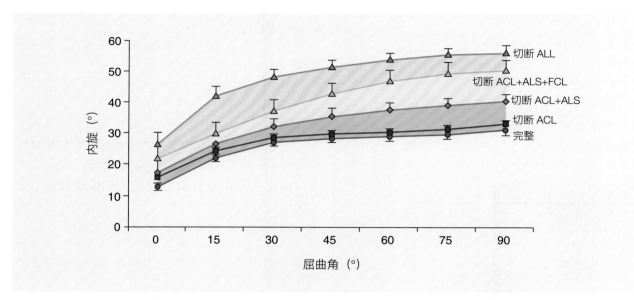

▲ 图 3-10　用 5N·m 力矩限制完整标本和切断前交叉韧带（ACL）、ACL/ 前外侧结构（ALS）、腓侧副韧带（FCL）和前外侧韧带（ALL）结构

随着 ACL 的切断，内旋的增加在统计学上是显著的，但是这些增加的幅度非常小，以致缺乏临床意义。对于 ACL/ALS 部分，在屈曲 30° 及以上时，内旋的增加在统计学上是显著的。在 ACL/ALS/FCL 切断后，屈曲 15° 及以上时，以及在 ALL 切断的所有屈曲角度的情况下统计学的差异显著增加。通过对比 ACL/ALS/FCL 曲线和切断 ALL 的曲线，可以看出后外侧结构（PLS）对伸展的膝关节内旋的限制作用。这些曲线之间的差异反映了 PLS 的部分。在屈曲 15° 和 30° 时，差异最大（引自 Wroble RR, Grood ES, Cummings JS, et al. The role of the lateral extraarticular restraints in the anterior cruciate ligament-deficient knee. *Am J Sports Med*. 1993;21:257-263.）

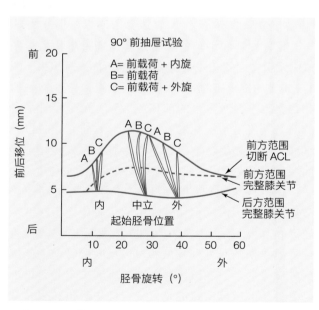

▲ 图 3-11　前后平移量取决于前抽屉试验开始时胫骨旋转的位置

ACL. 前交叉韧带（引自 Noyes FR, Grood ES. Classification of ligament injuries: Why an anterolateral laxity or anteromedial laxity is not a diagnostic entity. In Griffin P, editor: *AAOS Instructional Course Lectures*, Vol XXXVI. Chicago: American Academy of Orthopaedic Surgeons; 1987:185-200.）

多关于 ACL 在提供膝关节旋转稳定方面功能的体外和体内研究[12, 25, 35, 38, 41, 75, 81]。基于这些研究结果，已经发表了关于 ACL 单束和双束移植物重建、移植物放置和张力的建议[12, 13, 25, 34, 35, 38, 41, 43, 75, 80, 81]。这些研究包括模拟 Lachman 试验和更重要的轴移试验，它与患者主观的打软腿症状相关。在我们看来，在将研究结果应用于 ACL 断裂的外科治疗方面，外科医生应该意识到许多研究中存在问题。例如，几乎所有已发表的研究都根据胫骨内旋度数的变化来描述膝关节旋转稳定性，而没有测量胫骨旋转的中心或胫股间室的位置或半脱位。我们认为，仅提供胫骨旋转度的变化，而没有具体的胫股内侧和外侧间室的位置或半脱位，不足以描述膝关节的旋转稳定性。事实上，ACL 断裂后，只要关节外侧结构保持完整，胫骨内旋只会有小的变化[7, 54, 62, 63]。

我们在大多数体内和体外轴移试验的研究中发现的第二个问题是用于诱导胫骨前方半脱位的载荷分布。研究通常报道，在模拟轴移试验的条件下，ACL 切断后出现异常的胫骨前移，在 Lachman 试验中仅为一半。然而，在临床条件下，轴移试验阳性会产生比 Lachman 试验产生更严重的胫骨前方半脱位。因此，先前的研究是在膝关节移位较少的情况下进行的。在这种情况下，伸膝期间内旋 – 外翻相关载荷产生胫骨前方半脱位。但这些研究缺乏对胫骨同时施加前方的载荷。胫骨前方载荷在临床的轴移试验中十分重要，可以诱导胫股外侧间室和内侧间室的前方半脱位。

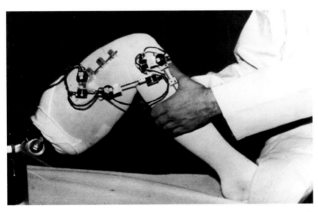

▲ 图 3–12　六自由度电测角仪为临床医生提供了在抽屉试验过程中运动的即时反馈

引自 Noyes FR, Grood ES. Classification of ligament injuries: why an anterolateral laxity or anteromedial laxity is not a diagnostic entity. In Griffin P, editor: *AAOS Instructional Course Lectures*, Vol XXXVI. Chicago: American Academy of Orthopaedic Surgeons; 1987:185-200.

Bedi 及其团队[3] 报道（来自体外和体内的轴移试验研究），外侧间室平移的大小与轴移试验的临床分级相关，6～7mm 的阈值是产生轴移试验所必需的。这项研究测量了外侧间室和内侧间室的平移。机械化的轴移试验只涉及胫股内侧间室平移量的轻微增加，反映了在没有胫骨前载荷情况下的内旋力矩。切断 ACL 在几乎所有标本中都未能产生轴移试验阳性（Ⅱ级），这限制了对数据的解释。

在几乎所有关于 ACL 功能的尸体研究和手术重建中，轴移载荷以内旋 – 外翻力矩为主，没有耦合胫骨前载荷，尽管这限制了胫骨内侧室的前脱位，但原因仍不明确。在图 3–16 中，一个典型的尸体膝关节标本的结果显示了在两种轴移试验载荷条件下的结果。有两点很重要：第一点，在两次模拟轴移试验中，胫骨外侧和内侧间室存在较大的胫骨前方半脱位，与无胫骨前方载荷（PS3）相比，外翻载荷时的前移 – 内旋耦合（PS4）产生了轴移半脱位。第二点，对膝关节旋转稳定性的分析需要了解由此导致的胫股内侧和外侧半脱位（平移）。我们建议，将来的体外和体内轴移试验的研究使用耦合的胫骨前移和胫骨内旋的载荷，以及外翻载荷，以诱导两个胫股间室最大限度的胫骨前方半脱位。此外，旋转力矩应保持在较低水平，以避免限制内侧间室的最大半脱位。

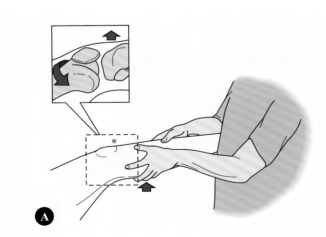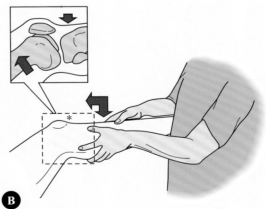

▲ 图 3–13　A, Flexion-rotation drawer test, subluxated position. With the leg held in neutral rotation, the weight of the thigh causes the femur to drop back posteriorly and rotate externally, producing anterior subluxation of the lateral tibial plateau. B, Flexion-rotation drawer test, reduced position. Gentle flexion and a downward push on the leg reduces the subluxation. This test allows the coupled motion of anterior translation-internal rotation to produce anterior subluxation of the lateral tibial condyle.

From Noyes FR, Bassett RW, Grood ES, et al. Arthroscopy in acute traumatic hemarthrosis of the knee. *J Bone Joint Surg Am.* 1980;62:687-695.

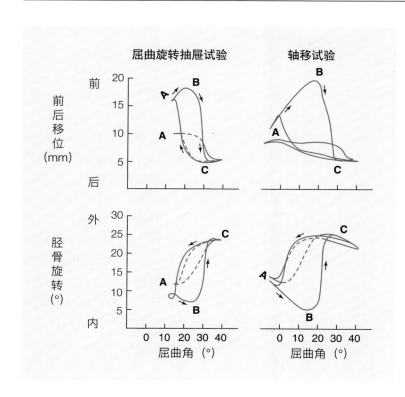

◀ 图 3–14 展示了膝关节屈曲 – 旋转抽屉试验和轴移试验中的膝关节运动，以及屈膝时胫骨的平移和旋转

临床测试显示为正常膝关节（实线波形）和韧带切断后（虚线波形）。韧带由前交叉韧带、髂胫束和外侧关节囊组成。位置 A 是测试的起始位置，位置 B 是最大半脱位的位置，位置 C 表示缩小的位置。轴移试验需要检查者施加较大的前移载荷，这会增加测试过程中的运动限制（引自 Noyes FR, Grood ES, Suntay WJ. Three-dimensional motion analysis of clinical stress tests for anterior knee subluxations. *Acta Orthop Scand.* 1989;60:308-318.）

表 3–2　轴移试验等级的划分

试验等级	涉及结构			阳性试验	评　论
	前交叉韧带	内侧髂胫束、外侧关节囊	内侧韧带、关节囊		
正常	完整	完整	完整		
I	完整到松弛度略增加	完整	完整	Lachman 试验，屈曲旋转抽屉试验，轴移试验，轴移试验"滑动"无"跳动"	生理性松弛或部分前交叉韧带松弛都允许出现轻微的半脱位 – 复位现象。次级韧带约束限制了关节半脱位的量。半脱位表现为"滑动"，表明外侧间室平移增加
II	断裂	完整到松弛度略增加	完整	全部试验	特点是明显的"跳"、"弹响"或"跳动"，在试验过程中会出现严重的半脱位减少。要么是正常的生理性松弛（外侧关节囊、髂胫束），要么是受损的次级约束
III	断裂	松弛度明显增加	松弛度可能增加	全部试验	特点是指胫骨外侧平台后方撞击股骨髁的严重半脱位。检查者必须减少腿部的内部旋转力矩，以允许胫股外侧复位和进一步屈膝

　　我们对 ACL 的运动学功能进行了一系列的机器人尸体体外研究[15, 24, 55]。这些研究包括在完整的膝关节、ACL 切断的膝关节和 ACL 重建的膝关节上进行六自由度机器人测试方案。机器人测试方案首次使用四自由度来模拟轴移试验，即胫骨前移、胫骨内旋和膝关节屈伸过程中肢体的外翻载荷，以诱导最

大限度的胫骨前方半脱位（PS4）。这项研究还首次涉及胫骨平台的数字化，以在模拟轴移试验中确定内侧和外侧胫股间室的平移和胫骨旋转的中心。

　　研究发现，在模拟 Lachman 和轴移试验条件下，将单个 ACL 移植物放置到股骨和胫骨附着部的解剖中心，恢复了正常的胫股骨间室平移和旋转。在

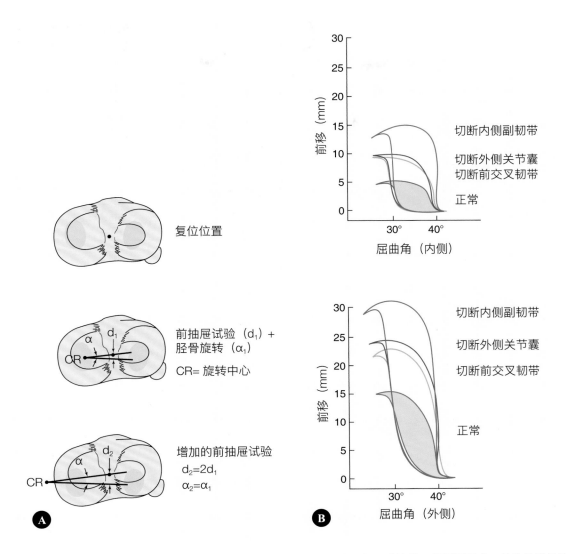

▲ 图 3-15　**A.** 切断前交叉韧带（ACL）后膝关节异常运动的简化。对旋转性半脱位的理解需要明确：①旋转轴的位置；②内外侧胫骨间室的位移。关节的正常或半脱位位置由旋转度数和平移量决定。在图中，前拉 **ACL** 完整的膝关节。围绕旋转中心有正常的前移（**d_1**）和胫骨内部旋转（**α_1**）。切断 **ACL** 后，胫骨平移（**d_2**）增加了 **100%**，而胫骨内部旋转（**α_2**）仅轻微增加（**15%**）。这会使旋转轴向内侧移动，并产生内外侧间室的半脱位。内侧关节外约束的丧失将导致旋转轴的进一步内移。这将增加胫骨内侧平台和胫骨外侧平台的前半脱位。在尸体膝关节的屈曲 – 旋转抽屉试验中，使用胫骨和股骨关节几何的仪器化空间连接和数字化，显示了胫股内侧和外侧的胫股内侧间室的前平移量

CR. 旋转中心（A. 引自 Noyes FR, Grood ES. Classification of ligament injuries: why an anterolateral laxity or anteromedial laxity is not a diagnostic entity. In Griffin P, editor: *AAOS Instructional Course Lectures*, Vol XXXVI. Chicago: American Academy of Orthopaedic Surgeons; 1987:185-200; B, From Noyes FR, Grood ES, Suntay WJ. Three-dimensional motion analysis of clinical stress tests for anterior knee subluxations. *Acta Orthop Scand*. 1989;60:308-318.）

模拟轴移试验载荷条件下，重建恢复了正常运动极限和正常内侧和外侧间室平移所限定的旋转稳定性（图 3-17）。结果支持推荐使用单个 ACL 移植物，而不是双束 ACL 移植物（见第 7 章）。

（七）概念 7：韧带和关节囊结构的损伤需通过初级和次级韧带约束的试验来诊断

ACL 断裂、关节外韧带和关节囊结构损伤可通过 Lachman、轴移和屈曲 – 旋转抽屉试验进行诊断。这些试验可以提供基本的体征，使临床医生能够根据异常的运动范围和由此导致的关节半脱位来确定哪些结构受到了损伤。试验是在膝关节屈曲位置进行的，在这种位置，次级约束无法抵抗异常运动，从而产生关节的最大位移（半脱位）。表 3-3 提供了临床检查中使用的主要试验的初级和次级约束的一般摘要，后

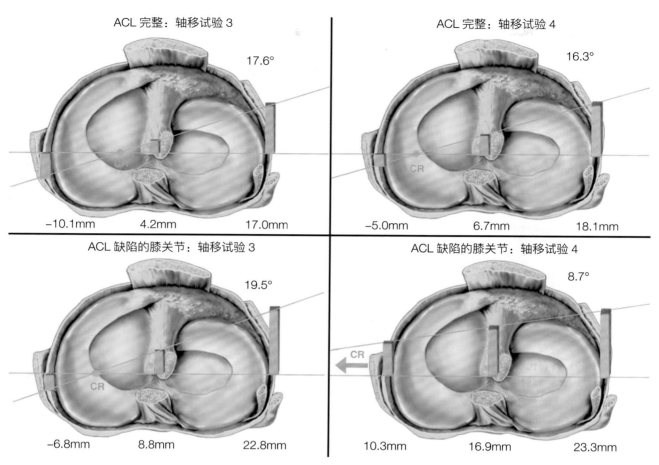

ACL 完整：轴移试验 3

17.6°

−10.1mm　　4.2mm　　17.0mm

ACL 完整：轴移试验 4

16.3°

−5.0mm　　6.7mm　　18.1mm

ACL 缺陷的膝关节：轴移试验 3

19.5°

−6.8mm　　8.8mm　　22.8mm

ACL 缺陷的膝关节：轴移试验 4

8.7°

10.3mm　　16.9mm　　23.3mm

▲ 图 3-16　显示了两种载荷条件下的骨间室平移和胫骨旋转的代表性右膝关节标本：轴移试验 3 和轴移试验 4

在轴移试验 3 的载荷中，由于胫骨前方的载荷量较小，没有出现胫股内侧室半脱位。相比之下，在轴移试验 4 的载荷中，主要的胫骨前载荷与内旋外翻载荷一起增加。此外，胫骨内力矩由 5N·m 减少到 1N·m。胫骨旋转中心内侧移位，内侧、中心和外侧胫股间室半脱位。轴移试验 3 的载荷条件为向前 35N，内旋 5N·m，外翻 7N·m。轴移试验 4 的载荷条件为前移 100N，内旋 1N·m，外翻 7N·m。ACL. 前交叉韧带；CR. 旋转中心

文详细讨论了韧带的具体约束作用。

轴移现象的定性分级见图 3-18，以解释韧带结构如何抵抗胫股联合运动。交叉韧带由一组限制前后方向平移量的中央结构表示，也有内侧和外侧的保险杠结构，可以抵抗胫股内侧和外侧的平移。对于内侧和外侧结构，不同的韧带结构通常作为系统一起工作来提供阻力。这些结构不代表韧带结构的解剖位置，而是显示胫骨运动最终限制的视觉示意图，总结韧带、半月板和关节囊结构的影响。韧带的张力约束作用被相反的机制（压缩结构）所取代。

在诊断异常的膝关节运动受限时，Lachman 试验主要检查没有明显胫骨旋转的胫骨移位，测试 ACL 所代表的中央结构。图 3-18A 所示为 ACL 部分断裂或 ACL 缺损的膝关节的结构模型，关节外内侧和外侧的约束限制了胫骨前移量，胫骨中央和外侧的移动量仅略有增加。保险杠模型说明了在屈曲 - 旋转抽屉试验中，前方约束如何限制运动，从而允许胫股内侧和外侧部分最大的前移。在这个膝关节上，轴移试验被定性地列为Ⅰ级。

ACL 断裂后最常见的前半脱位类型见图 3-18B。旋转中心向膝关节外内侧移动，导致向内侧和外侧的平移量增加，其中外侧的前半脱位最大。解剖结构包括 ACL 和关节外侧限制。在这个膝关节中，轴移试验被定性地列为Ⅱ级。

严重前脱位的膝关节见图 3-18C，内侧和外侧间隙的平移和半脱位增加，旋转轴在膝关节外移得更远。轴移试验被列为Ⅲ级，表明胫骨后方撞击股骨髁的严重半脱位。内侧韧带结构可能有部分损伤。

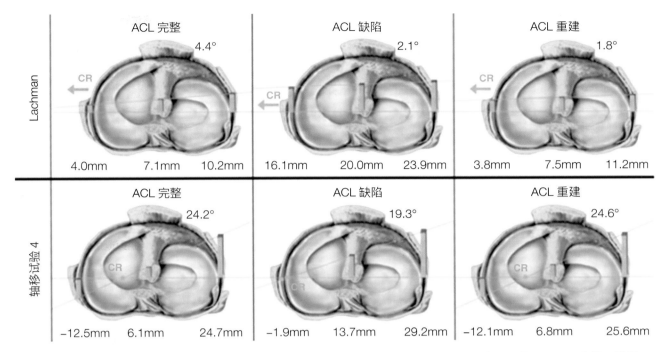

▲ 图 3-17　具有代表性的右膝标本在 Lachman 和模拟轴移试验下的间室图，用于前交叉韧带（ACL）完整、缺损和中央解剖骨 – 髌腱 – 骨重建的情况

这项研究的数据显示 ACL 重建后恢复了正常的胫股间室移位。载荷条件：Lachman 前移 100N，轴移试验前移 100N，内旋 1N·m，外翻 7N·m。CR. 旋转中心

二、韧带对前后移位的限制

在一系列尸体生物力学实验中[6]，确定了各膝关节韧带和关节囊结构在抵抗临床前后抽屉试验中的重要级别，为膝关节的特定运动提供了主要和次要的约束。排序是基于每条韧带抵抗 AP 平移所提供的力。

> **关键点：前后平移的韧带约束**
>
> - 这项研究首次引入初级和次级韧带约束关节运动的概念
> - 开发了一种测试方法，可以确定每条韧带的约束力
> - 施加精确的位移并测量合成的约束力
> - 切断韧带后约束力量的减少限定了它的作用
> - 前交叉韧带是对前移的主要约束，占总约束力的 86%
> - 胫骨前移的次级限制包括髂胫束、中内侧关节囊、中外侧关节囊、内侧副韧带和腓侧副韧带。这些结构在作用上没有统计学差异
> - 在屈膝 90° 时，后交叉韧带提供 94% 的胫后平移总约束力，在屈膝 30° 时，后交叉韧带提供类似的结果
> - 后外侧关节囊、腘肌腱和内侧副韧带对胫骨后移位提供了最大的次级约束。后内侧关节囊、腓侧副韧带和中内侧关节囊仅提供适中的次级约束作用

在这些实验之前，研究人员进行了选择性切断韧带，并测量胫骨前后部移位增加的研究[2, 4, 11, 16, 27, 40, 42, 64, 67]。例如，移位试验是通过对完整的膝关节施加作用力，切断韧带，重复试验，测量移位的增加量来完成的。这个实验设计的一个问题是，位移的增加量取决于韧带被切断的顺序。如果更改此顺序，则测量的位移增量将发生变化。因此，不可能以精确的方式定义单个韧带的功能。此外，韧带切断后的残余关节位移量取决于剩余韧带的紧张长度，该长度在生理上 "紧" 和 "松" 的膝关节之间有所不同。

为了解决这些问题，我们开发了一种测试方法，能够确定每个单独韧带的约束力。施加了精确的位移，并测量了合成的约束力。切断韧带后约束力量的减少决定了它的作用。由于关节移位得到了控制，膝关节的其他韧带和关节囊结构对由此产生的胫骨移位的作用不受影响。控制和再现不同试验中的关节位移可以消除切断结构的顺序。这是因为关节位移控制韧带的拉伸量和受到的力。复制移位中每个韧带产生的力。这表明，即使在单个韧带被切断后，其余的结构也不会受到影响。在韧带方面的研究中，读者应区分这两种测试方法的不同，因为这些数据

表 3-3　膝关节的韧带约束

临床试验	初级约束			度　数	次级约束		
	内侧	中间	外侧		内侧	中间	外侧
前抽屉试验	—	ACL	—	20/90	MCL		ALS
前抽屉试验 + 内旋	—	ACL	ALS	20/90	—	—	ALS+FCL
前抽屉试验 + 外旋	MCL	ACL	—	20/90	PMC, MM	—	—
屈曲 - 旋转抽屉试验，轴移试验	—	ACL		15	MCL, PMC		ALS+FCL
后抽屉试验	—	PCL	—	20/90	MCL+PMC		FCL+PMTL
后抽屉试验 + 外旋	—	PCL	FCL+PMTL	30	MCL		LM
后抽屉试验 + 外旋	PMC	PCL	FCL+PMTL	90	MCL		LM
后抽屉试验 + 内旋	—	—	—	20	PMC+MCL		ALS
后抽屉试验 + 内旋	PMC	PCL	—	90	MCL+PMC		ALS
外翻	MCL+PMC	—	外侧 TF 关节	5	—	PCL+ACL	
外翻	MCL	—	外侧 TF 关节	20	PMC	PCL+ACL	
外翻	中间 TF 关节	—	FCL+PLC+PMTL	5	—	ACL+PCL	
外翻	中间 TF 关节	—	FCL+PMTL	20	—	ACL+PCL	PLC
外旋	MCL+PMC	—	FCL+PMTL	30	MM	PCL	PLC
外旋	MCL+PMC	PCL	PMTL+FCL	90	MM	—	PLC
内旋	PMC+MCL	ACL	ALS	20		PCL	FCL
内旋	MCL+PMC	ACL	ALS	90		PCL	FCL

ACL. 前交叉韧带；ALS. 髂胫束 + 前 + 中外侧关节囊；FCL. 腓侧副韧带；LM. 外侧半月板；MCL. 内侧副韧带 + 中 1/3 深关节囊；MM. 内侧半月板；PCL. 后交叉韧带；PLC. 后外侧关节囊（包括豆腓韧带）；PMC. 后内侧关节囊（包括后斜韧带）；PMTL. 腘肌腱韧带；TF. 胫股

对韧带的功能提供了不同的结论。

对 14 例 18—65 岁（平均 42 岁）的捐献尸体膝关节进行了测试。膝关节标本放置在 Instron1321 型双向伺服控制电动液压测试系统中（图 3-19）。股骨和胫骨使用了一对夹具，可以调整它们的精确位置。首先，固定股骨，使其轴线与测压传感器的轴线对齐。胫骨水平放置，其重量由下夹具支撑。测压传感器的输出被调整为零，以补偿上夹具和股骨的重量。胫骨被放置在内旋和外旋范围之间的旋转位置。在固定胫骨的同时监测测压传感器的输出，以避免预载荷韧带。单平面前后抽屉测试是通过使制动器上下移动不伴旋转来进行的。这是一个有约束的试验，在这个试验中，胫骨的旋转是被故意限制的。有关试验和数据采集的具体细节及统计分析将在其他地方详细说明[6]。

AP 抽屉试验见图 3-20。由于膝关节韧带的黏弹性行为，出现了两条曲线，每个运动方向一条。该标本在抽屉试验 5mm 的最大约束力约为 500N。完整膝关节力 - 位移曲线的一般形状是非线性的。膝关节的刚度或曲线的斜率在中间位置附近最小，并随着关节的位移而增加。完整的膝关节在屈曲 90° 时的平均约束力约为 440N，在屈曲 30° 时约为 333N。这与中等到剧烈活动时的预期力相当，远高于临床抽屉试验时施加的力[39, 40]。

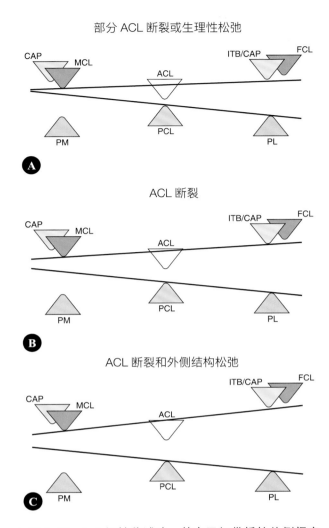

部分 ACL 断裂或生理性松弛

A

ACL 断裂

B

ACL 断裂和外侧结构松弛

C

▲ 图 3-18 **A.** Ⅰ级轴移试验。前交叉韧带抵抗外侧间室的前移。**ACL** 部分断裂后，前平移略有增加。许多生理性 **ACL** 松弛的膝关节都有正常的Ⅰ级轴移试验阳性。很少情况下，膝关节的外侧结构过紧，也会限制前移位，即使 **ACL** 断裂，也只有Ⅰ级轴移试验阳性。下线代表胫骨后移的界线。上线代表由适当的韧带结构抵抗的胫骨前移的界限。增加的平移到外侧 - 中央 - 内侧部分的距离被显示，反映了前移和内旋的耦合运动。**B.** Ⅱ级轴移试验。这是 **ACL** 断裂后的常见结果。外侧关节外结构在膝关节屈曲 **0°～45°** 生理松弛，允许胫股外侧间室前移增加。病变还可能涉及外侧结构（髂胫束、外关节囊）的损伤。**C.** Ⅲ级轴移试验。关节外的外侧约束有相应的松弛。也可能有相关的内侧韧带结构松弛。这允许胫骨内侧和外侧平台严重半脱位，在轴移实验、屈曲旋转抽屉和 **Lachman** 试验中都很容易检查到

ACL. 前交叉韧带；CAP. 关节囊；FCL. 腓侧副韧带；ITB. 髂胫束；MCL. 内侧副韧带；PCL. 后侧副韧带；PL. 后外侧结构；PM. 后内侧结构（引自 Noyes FR, Grood ES. Classification of ligament injuries: why an anterolateral laxity or anteromedial laxity is not a diagnostic entity. In Griffin P, editor: *AAOS Instructional Course Lectures*, Vol XXXVI. Chicago: American Academy of Orthopaedic Surgeons; 1987:185-200. ）

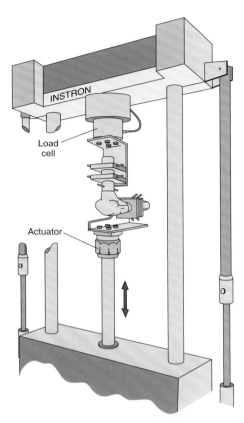

▲ 图 3-19 **Cadaver knee mounted in 90 degrees of flexion. The femur and tibia are potted in aluminum tubes. The femur is secured to the load cell above and the tibia to the moving actuator below. Single-plane anterior and posterior drawer is produced by vertical motion of the actuator.**

From Butler DL, Noyes FR, Grood ES. Ligamentous restraints to anterior-posterior drawer in the human knee. A biomechanical study. *J Bone Joint Surg Am*. 1980;62A: 259-270.

切断 ACL 的效果在图 3-18 中表现为前弯斜度的减小和位移的增加。请注意，由于次级韧带约束的存在，前曲线不会下降到零。ACL 是前平移的主要限制因素（图 3-21）。它在位移为 1～5mm 时的作用见图 3-22。条形图上方显示的百分比是膝关节屈曲 90°。屈曲 30° 的结果几乎相同，这代表了在 Lachman 试验中膝关节的位置。在 1mm 和 5mm 抽屉试验之间没有发现显著差异，尽管关节位移较大时百分比有增加的趋势。

ACL 切断时对前移的次级约束见表 3-4。每种结构的取值范围表明不同样本之间的结果差异很大。计算的百分比之间无统计学差异。PCL、前关节囊和后关节囊、腘绳肌腱的作用没有包括在内，因为它们提供的约束力最小。

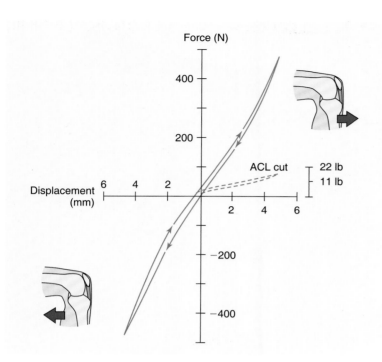

◀ 图 3-20 **A typical force-displacement curve for anterior-posterior drawer in an intact joint (*solid line*) and after cutting the anterior cruciate ligament (ACL) (*dashed line*). The arrows indicate the direction of motion.**

From Butler DL, Noyes FR, Grood ES. Ligamentous restraints to anterior-posterior drawer in the human knee. A biomechanical study. *J Bone Joint Surg Am.* 1980;62A:259-270.

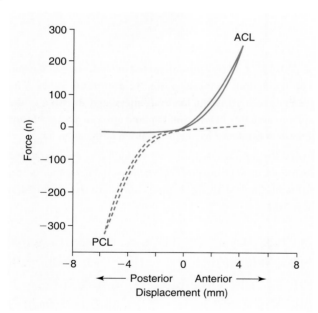

▲ 图 3-21 **Restraining forces of the anterior cruciate ligament (ACL) (*solid line*) and posterior cruciate ligament (PCL) (*dashed line*) during a 5-mm anterior-posterior drawer test on a typical knee specimen. The curves are constructed by taking differences between the curves of the joint before and after cutting the ligament. The ACL resisted nearly all of the force anteriorly with no contribution posteriorly. The PCL restrained posterior joint displacement but had minimum effort anteriorly. Note the hysteresis that is present.**

From Butler DL, Noyes FR, Grood ES. Ligamentous restraints to anterior-posterior drawer in the human knee. A biomechanical study. *J Bone Joint Surg Am.* 1980;62A:259-270.

▲ 图 3-22 **Anterior drawer in neutral tibial rotation. The restraining force of the anterior cruciate ligament (ACL) is shown for increasing tibial displacements at 90 and 30 degrees of knee flexion. The mean value ±1 standard error of the mean (SEM) is shown. Percentage values are given for 90 degrees of flexion. No statistical difference was found between 90 and 30 degrees or between 1 and 5 mm of displacement using the Welch modification of the Student t test ($P > .05$).**

From Butler DL, Noyes FR, Grood ES. Ligamentous restraints to anterior-posterior drawer in the human knee. A biomechanical study. *J Bone Joint Surg Am.* 1980;62A:259-270.

了解 ACL 和次级约束对前移和胫骨内外旋转耦合运动的影响是很重要的。图 3-23 显示了外侧次级约束对胫骨前移和胫骨内旋的影响。

在膝关节屈曲 90° 时，PCL 提供 94.3% ± 2.2% 的总约束力，在屈膝 30° 时也有类似的发现（图 3-24）。没有其他结构对总约束的贡献率超过 3%。切断 PCL（包括外侧板股韧带）对后抽屉试验的次

级约束见表 3-5。后外侧关节囊和腘肌腱（联合作用，58.2%）和 MCL（15.7%）提供了最大的约束。后内侧关节囊、ACL 和中内侧关节囊仅起到适度的约束作用。后外侧关节囊和腘肌腱提供的联合约束与其他结构提供的约束有显著差异。

这项研究首次将初级和次级韧带约束的概念引入关节运动。交叉韧带是 AP 抽屉试验的主要约束，

表 3-4　前移增加时次级结构的比较

	髂胫束	中内侧关节囊	中外侧关节囊	内侧副韧带	腓侧副韧带
均值 ± 标准误（%）	24.8 ± 4.7	22.3 ± 6.9	20.8 ± 5.4	16.3 ± 2.9	12.4 ± 3.3
最小值（%）	9.8	3.4	1.6	8.1	7
最大值（%）	44.4	43.6	36.9	29.4	25.2

经 Duncan 多范围检验，各结构百分率之间无统计学差异（P>0.05）。取值 n=6，屈膝 90° 时前抽屉 12.2～16.3mm

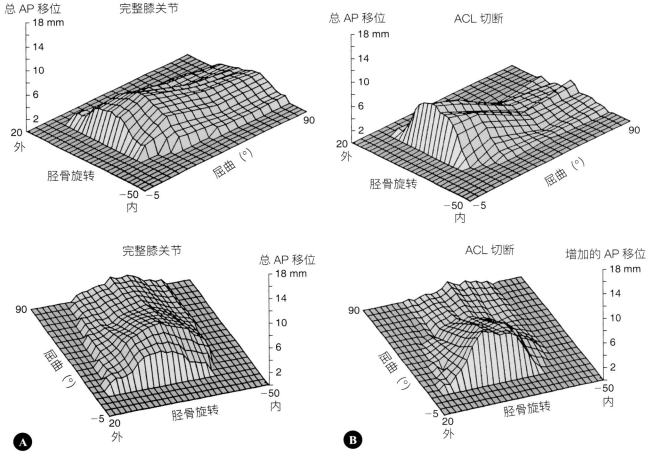

▲ 图 3-23　选择性切断韧带前后，膝关节在最大胫骨内外旋转范围（5N·m 力矩）内的前后平移（100N 载荷），从 0° 屈曲至 90°

A. 完整的膝关节在低屈膝位和中性旋转时表现出最大的平移，同一膝关节的两个视图。B. 切断前交叉韧带引起的平移增加发生在低屈膝位，这表明其他软组织约束在高屈膝位置起作用。ACL. 前交叉韧带；AP. 前后位

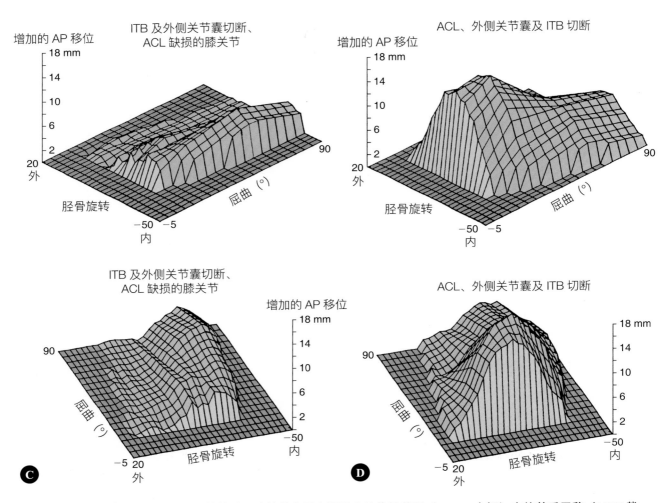

▲ 图 3–23（续） 选择性切断韧带前后，膝关节在最大胫骨内外旋转范围（5N·m 力矩）内的前后平移（100N 载荷），从 0° 屈曲至 90°

C. 切断髂胫束（ITB）和外侧关节囊后进一步增加平移。请注意，切断这些约束的效果在整个膝关节屈曲过程中都有，但在较高的屈膝位置效果最好。此膝关节表现为关节外严格的外侧约束作用，因为 ACL 切断后最初增加的平移量不大，切断外侧结构后平移量明显增加。D. 最后显示的是前交叉韧带、外侧关节囊和 ITB 切断的膝关节的总 AP 平移，显示在整个膝关节屈曲时平移显著增加，也显示了较小数量的内旋的增加。ACL. 前交叉韧带；AP. 前后位。ITB. 髂胫束

在关节位移 5mm 处提供约 90% 的总约束力。剩下的结构只提供了很小的作用。这项研究还对临床应力和功能力进行了区分，临床应力是临床检查时施加在膝关节上的小载荷，而功能力是在中等或剧烈活动中经历的大的活体载荷（图 3–25）。失去 ACL 或 PCL 后关节位移的增加取决于施加在膝关节上的力。虽然在临床试验中施加的较轻的力可能只会导致关节移位的轻微增加，但在中等或剧烈的功能力的作用下，这些增加预计会大得多。因此，所有的临床韧带的检查都不能预测在功能活动过程中可能发生的关节移位的大小。

三、韧带和关节囊约束抵抗内侧和外侧关节张开

我们先前已经确定了在尸体膝关节中抵抗内侧和外侧关节张开的韧带和关节囊结构。根据每个等级提供的总约束力的百分比，进行了重要性排序。研究每个尸体膝关节的所有韧带发现结果与韧带切断的顺序无关。以前对膝关节韧带功能的大多数研究都是基于选定的韧带切断后对膝关节运动的限制[4, 27, 40, 76] 或与观察到的临床病理相关的损伤类型[2, 9, 28, 29, 33, 46, 61, 64, 71]。

使用 Instron1321 型双向测试系统，其中股骨用 2 个可以调整位置的夹具固定到测压传感器上[20]。

胫骨通过脚底铰链装置连接到制动器，该装置在测试过程中防止胫骨的轴向旋转和屈曲。通过施加 5N·m 伸展力矩，将每个膝关节伸直（过伸）位置。试验是在膝关节从这个位置分别弯曲 5° 和 25° 的情况下进行的。单平面内翻和外翻的位移是通过使制动器上下移动而不是旋转来产生的。试验是以固定的方式进行的，首先产生内侧关节张开，然后是外侧关节张开。使用恒定速率，使张开峰值出现在 1s 内。在 2 个膝关节屈曲角度上进行了一系列的 25 个条件性试验，产生了 6mm 的内侧关节张开和 6mm 的外侧关节张开。通常，在过去的 5 个条件测试中，

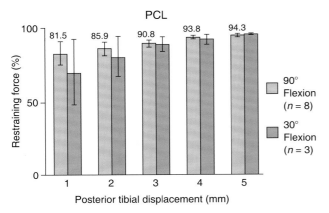

▲ 图 3-24　For posterior drawer in neutral tibial rotation, the percentage of total restraining force is shown for the posterior cruciate ligament (PCL) for increasing posterior tibial displacement at 90 and 30 degrees of knee flexion. Mean values are shown, ±1 standard error of the mean. Percentage values are given for 90 degrees of flexion. No statistically significant difference was observed between 90 and 30 degrees of flexion, or between 1 and 5 mm of displacement ($P > .05$).

From Butler DL, Noyes FR, Grood ES. Ligamentous restraints to anterior-posterior drawer in the human knee. A biomechanical study. *J Bone Joint Surg Am*. 1980;62A:259-270.

峰值力在每个循环中变化不到 0.25%。然后，在 2 个膝关节屈曲角度进行基线测试。切断了 1 条韧带，并重复了测试。计算出韧带切断引起的约束是关节约束力矩与韧带切断前试验测定的力矩相比所发生的减小量。在切断其他结构后重复这一过程，直到测量完所有韧带和关节囊结构造成的约束力矩。对 11 具 18—55 岁（平均 36.8 岁）尸体的 16 个膝关节进行了内侧和外侧试验。

对另外 6 例尸体下肢标本，在内外侧关节张开的临床检查中测量膝关节的三维运动。首先在完整的膝关节中测定运动，然后在切断侧副韧带后测量关节张开的增加。切断对侧副韧带，记录关节张开的增加。目的是确定在临床检查期间未受伤的膝关节产生的实际运动，并评估切断每个副韧带时关节张开的变化。使用仪器式动态链（图 3-26）[72]，测量膝关节运动，该动态链位于外侧，横跨膝关节。将腿搭在桌子边上。一只手触诊关节线，另一只手在踝部施力。未按正常方式测量所施加的力以进行检查。为了进行这些测量，有必要知道仪器链末端相对于股骨和胫骨的位置。这些位置是通过使用双平面 X 线进行三维分析来确定的 [5]。重复性测试表明，平移和旋转运动分别可以在 ±0.5mm 和 ±0.5° 范围内测量。

韧带和关节囊结构包括 ACL、PCL、MCL 的表面平行纤维、腓侧副韧带、腘肌腱（包括腘腓韧带）、内侧和外侧关节囊的一半（分为前、中、后三部分）、ITB 股胫部。内侧关节囊的中间 1/3 被认为是前人所描述的 MCL 的深层纤维 [71, 77]。后 1/3 包括先前详述的关节囊结构的复合体 [30, 77] 和关节囊内侧的其余部分延伸至腘窝中部（包括 OPL）。关节囊外侧部分为前 1/3（髌腱外侧缘至 Gerdy 结节）、中 1/3（从 Gerdy 结节至 FCL 正前方）和后 1/3（腘肌 - 肌腱 - 韧带单元及其余的关节囊向后延伸至腘窝中区）。

表 3-5　后移增大时次级结构的比较

	后外侧关节囊和腘肌腱 *	内侧副韧带	后内侧关节囊	腓侧副韧带	中内侧关节囊
均值 ± 标准误（%）	58.2 ± 10.1	15.7 ± 5.2	6.9 ± 3.2	6.3 ± 4.7	6.2 ± 2.4
最小值（%）	36.7	5.6	0	0	0
最大值（%）	82.1	29.7	14.5	20.4	11.5

取值 $n=4$，屈膝 90° 时后抽屉试验 19～25mm

*. 经 Duncan 多范围测试，只有后外侧关节囊和腘肌腱与所有其他结构有统计学差异（$P < 0.05$）。从股骨切开，包括腘腓韧带

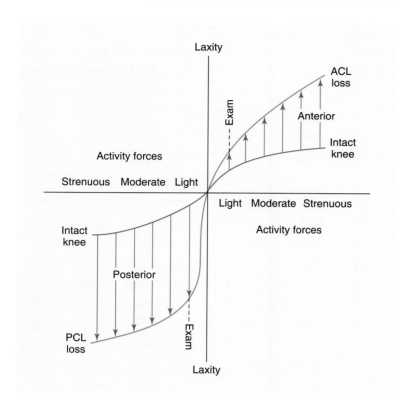

◀ 图 3–25　Changes in anterior and posterior laxity in one knee specimen before and after loss of the cruciate ligaments. The laxities are shown for increasing activity force. Note the small increase in anterior laxity for a clinical anterior drawer test (examination) performed with a forward pull. A large increase in laxity occurs for posterior drawer when the posterior cruciate ligament (PCL) is cut. ACL, Anterior cruciate ligament.

From Butler DL, Noyes FR, Grood ES. Ligamentous restraints to anterior-posterior drawer in the human knee. A biomechanical study. *J Bone Joint Surg Am*. 1980;62A:259-270.

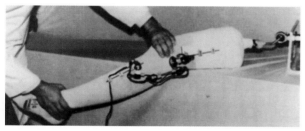

▲ 图 3–26　用来测量三维关节运动的仪表式动态链，显示了安装在尸体下肢上的横跨膝关节的动态链

链条的每一端都连接到一个由直径 3.18mm 的销子制成的安装平台上。这些平台通过穿过皮肤、下层肌肉和骨骼的三个销牢固连接到每根骨头上。股骨通过固定在髓管中的杆和模拟髋关节的可移动球窝关节连接到角板上。角板用 C 型夹具固定在桌子上

（一）结果

在完整的膝关节切断 MCL 后进行的典型试验结果见图 3–27。标有"完整"的曲线代表韧带切断前的条件化后的行为。由于韧带的黏弹性，载荷（上方曲线）时的约束力矩大于卸载（下方曲线）时的约束力矩。

在临床试验中，在踝关节施加 45N 的内翻和外翻的作用力，在膝关节产生大约 18N·m 的力矩。这些力矩在膝部产生内侧和外侧关节张开（图 3–28）。当切断 MCL 并施加外翻力矩时，内侧张开增加了

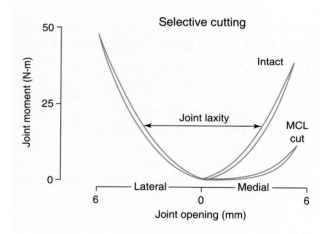

▲ 图 3–27　The restraining joint moment (in newton-meters) is shown for a typical intact knee and for the same knee after selective cutting of the medial collateral ligament (MCL). The test starts at the neutral position (0) with the knee intact. Six millimeters of medial opening is produced at a constant rate during 1 second. The knee then is returned to neutral and the same amount of lateral opening is produced. When the test is repeated after cutting the MCL, the restraining moment to medial opening is markedly reduced but there is no change during lateral opening.

From Grood ES, Noyes FR, Butler DL, Suntay WJ. Ligamentous and capsular restraints preventing straight medial and lateral laxity in intact human cadaver knees. *J Bone Joint Surg Am*. 1981;63:1257-1269.

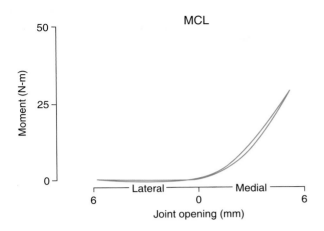

▲ 图 3-28 **The curve for the restraining moment of the medial collateral ligament (MCL) alone versus joint opening. This curve was obtained by subtracting the curve after the ligament was cut from the curve for the intact knee shown in Figure 3-26.**

From Grood ES, Noyes FR, Butler DL, Suntay WJ. Ligamentous and capsular restraints preventing straight medial and lateral laxity in intact human cadaver knees. *J Bone Joint Surg Am.* 1981;63:1257-69.

约 3mm。次级约束阻碍了关节的进一步张开，因为它们足以抵抗通常临床检查过程中产生的小作用力。MCL 单独产生的约束力矩见图 3-28。

1. 内侧约束 屈曲 5° 时抵抗内侧关节张开 5mm 的韧带和关节囊结构见图 3-29，图 3-30 所示为屈曲 25°。MCL 在两个膝关节屈曲角度下均为主要约束，在 5° 和 25° 时分别占总约束力矩的 57.4%±3.5% 和 78.2%±3.7%。屈曲时作用的增加主要是由于关节囊后内侧部分的作用减少，随着屈曲的发生，关节囊后内侧部分变得越来越松弛。内侧半关节囊前、中段对内侧关节张开有较弱的次级约束，5° 时相当于总约束的 7.7%±1.7%，25° 时为 4.0%±0.9%，张开 5mm。内侧张开 5°、5mm 时，关节囊内侧半的后部提供总约束的 17.5%±2.0%。在屈曲 25° 时，该部分关节囊的约束降至 3.6%±0.8%。增加内侧关节张开对 MCL 作用的影响见图 3-31。膝关节屈曲 5° 时，MCL 的贡献率由张开 2mm 时的 70.0% 降至张开 6mm 时的 53.2%。

ACL 和 PCL 联合提供的内侧约束在屈曲 5° 时为 14.8%±2.1%，在 25° 时为 13.4%±2.7%。在 9 个标本中，一个交叉韧带的作用与另一个交叉韧带的作用是分开的（表 3-6）。屈曲 25° 时，PCL 对内侧张开的联

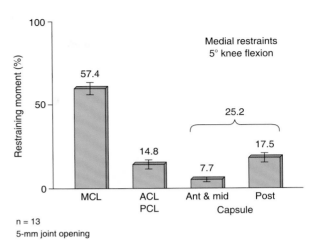

▲ 图 3-29 **The average percent contributions to the medial restraints by the ligaments and capsule at 5 mm of medial joint opening and 5 degrees of flexion. The error bars represent ±1 standard error of the mean.**

ACL, Anterior cruciate ligament; Ant, anterior; MCL, medial crucial ligament; PCL, posterior crucial ligament. (From Grood ES, Noyes FR, Butler DL, Suntay WJ. Ligamentous and capsular restraints preventing straight medial and lateral laxity in intact human cadaver knees. *J Bone Joint Surg Am.* 1981;63:1257-1269.)

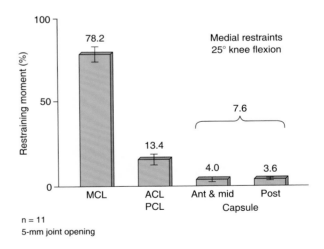

▲ 图 3-30 **The percent restraining contributions of the medial structures at 5 mm of opening and 5 degrees of flexion.**

ACL, Anterior cruciate ligament; Ant, anterior; MCL, medial crucial ligament; PCL, posterior crucial ligament. (From Grood ES, Noyes FR, Butler DL, Suntay WJ. Ligamentous and capsular restraints preventing straight medial and lateral laxity in intact human cadaver knees. *J Bone Joint Surg Am.* 1981;63:1257-1269.)

表 3-6 交叉韧带对关节内侧张开的约束力矩百分比

韧　带	切断 PCL 在 ACL 前屈膝 5°（n=3）	切断 PCL 在 ACL 之后屈膝 5°（n=6）	屈膝 25°（n=9）
ACL	5.0 ± 2.6	12.0 ± 2.9	2.4 ± 0.6
PCL	10.2 ± 1.6	2.5 ± 0.8	7.8 ± 2.5
两者	15.2 ± 3.1	14.5 ± 3.0	12.2 ± 2.6

总内侧约束力矩均值 ±1 个均数标准误
ACL. 前交叉韧带；PCL. 后交叉韧带

合约束约占 75%，ACL 约占 25%。这一结果不依赖于交叉韧带切断的顺序。然而，在屈曲 5° 时，交叉韧带切断的顺序影响结果。当 PCL 首先被切断时，它约占交叉韧带加起来的约束的 70%。当 PCL 在 ACL 之后被切断时，它的作用只是交叉韧带联合约束的 20%。这些发现表明，当膝关节接近伸直时，交叉韧带的功能不是彼此独立的。

关键点：韧带和关节囊约束抵抗内侧和外侧关节张开

- MCL 是对关节内侧张开的主要约束，在屈曲 5° 时提供 57% 的约束力矩，在屈曲 25° 时提供 78% 的约束力矩。屈曲时的作用增加是由关节囊后内侧部分的作用减少所致，随着屈曲的发生，关节囊后内侧部分变得越来越松弛。ACL 和 PCL 联合提供的内侧约束在屈曲 5° 时为 15%，在屈曲 25° 时为 13%

- FCL 是外侧关节张开的主要约束，在屈曲 5° 时提供 55% 的约束，在屈曲 25° 时提供 70% 的约束。膝关节屈曲时 FCL 的贡献增加是因为后外侧关节囊提供的约束明显减少。交叉韧带在屈曲 5° 时提供了 22% 的侧向约束力矩，在屈曲 25° 时提供了 12% 的侧向约束力矩

- 在两个膝关节屈曲角度下，腘肌腱和韧带、ITB 股胫部对外侧张开的限制最小

- 急性损伤后临床测量的 5~8mm 的增加表明存在明显的侧副韧带损伤，包括次级约束

- 将损伤程度定义为 Ⅰ 度、Ⅱ 度或 Ⅲ 度，然后估算屈曲 5° 和 25° 时关节张开增加的毫米数

- 临床医生应该将手指放在关节线上，估计关节张开的毫米数，并将结果与对侧膝关节进行比较。如果检查过程中腿部不慎旋转导致胫骨轴向旋转，检查人员可能会高估关节张开的量

- 在 ACL 断裂的情况下，应避免摇篮姿势（将小腿放在桌子上方）以诱发内翻或外翻。检查膝关节时，应将检查床支撑的大腿放在一个较低的位置，这样腿部的重量可以防止胫骨前方半脱位

---

2. 外侧约束　外侧韧带、关节囊 1/2 外侧部分和交叉韧带对外侧关节张开 5mm 处的约束力矩的平均作用见图 3-32，在屈曲 5° 时见图 3-32，在屈曲 25° 时见图 3-33。腓侧副韧带是限制两个屈膝角度关节外侧张开的主要约束，在屈膝 5° 时占总约束的 54.8% ± 3.8%，在 25° 时占 69.2% ± 5.4%。膝关节屈曲时 FCL 的贡献增加是由后外侧关节囊提供的约束明显减少所致。FCL 数据变异较大，5° 时贡献率为 8.37%~34.6%，25° 时为 40.5%~94.7%。尽管如此，FCL 提供的约束力矩大于整个关节囊 1/2 外侧部分、ITB、腘肌腱和交叉韧带的联合力矩。

关节囊的整个 1/2 外侧部分在屈曲 5° 时提供 17.2% 的内翻约束（图 3-30），在 25° 时提供 8.8% 的约束（图 3-31）。关节囊 1/2 外侧部分的前 1/3、中 1/3 处仅有较小的次级约束，5° 时为 4.1% ± 1.5%，25° 时为 3.7% ± 1.5%。后外侧关节囊在屈曲时变得松弛，在屈曲 25° 时仅提供总约束的 5.1% ± 1.3%。

交叉韧带在屈曲 5° 时共提供 22.2% ± 2.6% 的约束力矩，在 25° 时提供 12.3% ± 4.2% 的约束力矩。对交叉韧带的切断顺序无影响。然而，这些数据在样本之间有很大的差异。交叉韧带在屈曲 5° 时的联合约束为 10.7%~36.7%，在屈曲 25° 时为 1.9%~45.7%。在两个膝关节屈曲角度下，ACL 提供了更大部分的联合约束效应（表 3-7）。

3. 髂胫束、腘肌腱、股二头肌腱　在两个屈膝角度下，由腘肌腱和韧带、ITB 股骨 - 胫骨部的韧带样作用引起的限制外侧张开的约束最小。因此，将这些结构与由此产生的数据结合在一起时需要注意的是，由于体内肌力的增加，两种结构中的任何一种都没有反映出更大的体内抑制作用。

采用自重和滑轮系统对 ITB 施加 225N 的力，研究外侧张开对 ITB 和股二头肌腱张力的影响。图 3-34 显示了施加张力前后完整膝关节的约束力矩曲

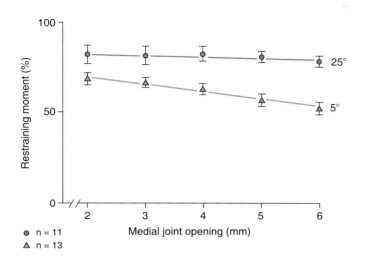

◀ 图 3-31 **The percent contribution of the medial collateral ligament to the restraints limiting medial joint opening in the range of 2 to 6 mm. The decrease with joint opening at 5 degrees is statistically significant ($P<.005$; $r=0.419$; $n=65$).**

From Grood ES, Noyes FR, Butler DL, Suntay WJ. Ligamentous and capsular restraints preventing straight medial and lateral laxity in intact human cadaver knees. *J Bone Joint Surg Am.* 1981;63:1257-1269.

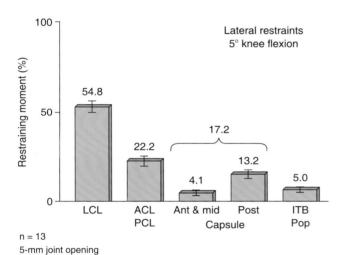

◀ 图 3-32 **The average percent contribution to the lateral restraints by the ligaments and capsule at 5 mm of lateral joint opening and 5 degrees of knee flexion. The error bars indicate ±1 standard error of the mean. There was no tension on the iliotibial band (ITB) proximal to the lateral femoral condyle in these preparations.**

ACL, Anterior cruciate ligament; LCL, lateral crucial ligament; PCL, posterior crucial ligament; POP, popliteal. (From Grood ES, Noyes FR, Butler DL, Suntay WJ. Ligamentous and capsular restraints preventing straight medial and lateral laxity in intact human cadaver knees. *J Bone Joint Surg Am.* 1981;63:1257-1269.)

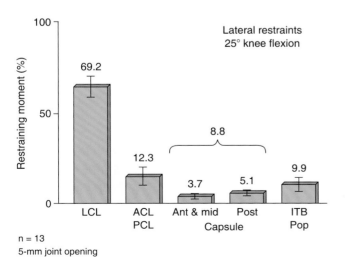

◀ 图 3-33 **The percent contribution of the lateral structures at 5 mm of lateral joint opening and 25 degrees of knee flexion.**

ACL, Anterior cruciate ligament; Ant, anterior; ITB, iliotibial band; LCL, lateral crucial ligament; PCL, posterior cruciate ligament; POP, popliteal. (From Grood ES, Noyes FR, Butler DL, Suntay WJ. Ligamentous and capsular restraints preventing straight medial and lateral laxity in intact human cadaver knees. *J Bone Joint Surg Am.* 1981;63:1257-1269.)

表 3-7　交叉韧带对外侧关节张开的约束力矩百分比

韧　带	屈膝 5°	屈膝 25°
ACL	19.7 ± 2.7	10.3 ± 4.1
PCL	2.7 ± 0.7	4.1 ± 1.1
两者	22.4 ± 3.0	14.4 ± 4.7

n=11，总外侧约束的均值 ±1 个均数标准误

ACL. 前交叉韧带；PCL. 后交叉韧带

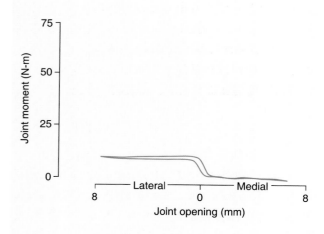

▲ 图 3-35　**Difference curve showing the isolated lateral restraining effect of the force applied to the iliotibial tract. Note that the restraining action is independent of the amount of joint opening.**

From Grood ES, Noyes FR, Butler DL, Suntay WJ. Ligamentous and capsular restraints preventing straight medial and lateral laxity in intact human cadaver knees. *J Bone Joint Surg Am.* 1981;63:1257-1269.

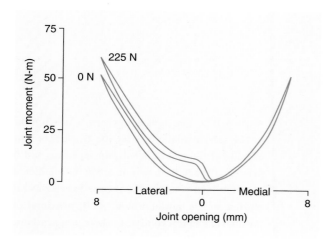

▲ 图 3-34　**The effect of applying a 225-N force to the iliotibial tract. The force increases the lateral restraint (joint moment) and decreases lateral joint opening.**

From Grood ES, Noyes FR, Butler DL, Suntay WJ. Ligamentous and capsular restraints preventing straight medial and lateral laxity in intact human cadaver knees. *J Bone Joint Surg Am.* 1981;63:1257-1269.

线。拉力使外侧约束力矩增大。单独的张力效应（图 3-35）表明，外力产生几乎恒定的约束力矩，与外侧关节张开无关。

　　4. 旋转轴的位置　股骨屈曲 5° 时内翻 - 外翻试验的轴线位置见图 3-36。在试验过程中移动的胫骨被拉到中立位置，对应于内翻 - 外翻应力试验开始时。旋转轴位于股骨外侧髁关节接触区上方（外翻移位）和内侧接触区上方（内翻移位）。较低的点表示内翻和外翻试验的前半部分的旋转轴（关节张开 0～2.5mm）。上方的点代表每个测试的后半部分（张开 2.5～5mm）的轴线。对于总的内翻和外翻运动，轴线位于连接下点和上点的线的中点附近[20]。

　　读者应该注意到，关节线上方的轴线位置表明，在载荷试验过程中发生了胫股滑动运动。在外翻试

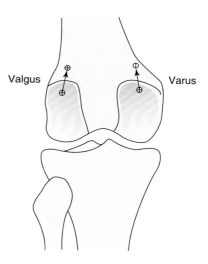

▲ 图 3-36　**The instant centers for one-plane varus and valgus displacements of the knee at 5 degrees of flexion. The instant centers are above the joint line, indicating a sliding motion at the tibiofemoral contact region. During valgus displacement the instant center is on the lateral side and during varus displacement, on the medial side. The arrows indicate that the instant centers move proximally as the medial and lateral joint openings increase.**

From Grood ES, Noyes FR, Butler DL, Suntay WJ. Ligamentous and capsular restraints preventing straight medial and lateral laxity in intact human cadaver knees. *J Bone Joint Surg Am.* 1981;63:1257-1269.

验中，胫骨沿与外力相同的方向横向滑动。相反的滑动运动发生在内翻试验中，因为胫骨向内侧移动。瞬间的近端移动反映了试验期间内翻-外翻每旋转1°的内侧向剪切移动量的增加。当关节的旋转刚度比其剪切刚度增加得更快时，每旋转1°的剪切移动量就会增加。

5. 临床检查中的关节运动　切断侧副韧带后关节张开的增加见表3-8。内翻试验中切断FCL后活动度增加，前屈5°时为（0.84±0.5）mm，前屈25°时为（2.56±0.8）mm。关节屈曲张开值较大的原因是关节囊后部提供的约束丧失，FCL的作用增加。然而，由于在临床检查中施加较小作用力的次级约束影响，两个膝关节屈曲角的活动度增加都很小。

表3-8　侧副韧带切断后关节张开增加

	均值 ± 标准差	范围（mm）
外侧		
屈曲 5°	0.84 ± 0.46	0.3～1.3
屈曲 25°	2.56 ± 0.80	1.7～3.7
内侧		
屈曲 5°	1.24 ± 0.69	1.5～3.7
屈曲 25°	3.90 ± 1.43	2.0～5.5

$n=5$，所有数字都以关节张开的毫米为单位，1mm 相当于1°的胫骨角度

外翻试验中切断MCL后，内侧关节张开值的增加较大。这是由于与FCL相比，MCL对内翻外翻的抑制作用更大。在膝关节屈曲30°时，内侧关节张开值的增加最多为5.5mm，但平均增加不到5mm。因此，即使内侧或外侧的初级约束断裂，在临床检查中也可能只显示很小的关节张开。急性损伤后临床测量的5～8mm的增加表明有明显的副韧带损伤，包括次级约束。这些数据不支持"Ⅰ级松弛"（定义为内侧或外侧关节张开增加达5mm）不代表明显损伤的概念。这增加了仔细评估关节张开增加的必要性，因为这对初级副韧带的约束功能有明显的损害。膝关节内侧韧带和外侧韧带急性损伤的治疗方面将在第17章和第19章中讨论。表3-9显示了美国医学会（American Medical Association，AMA）对内侧和外侧韧带损伤的传统分类系统。Ⅱ度损伤只有几毫米的关节张开，这几乎看不出来。当增加到5mm

时，代表Ⅲ度损伤。将损伤程度定义为Ⅰ度、Ⅱ度或Ⅲ度，然后估算膝关节屈曲5°和25°时张开值的增加比用分级来分类更为准确。连续增加3mm（而不是5mm）对额外韧带结构的损伤有重要意义，而这些结构反过来又会影响治疗选择。

表3-9　美国医学会扭伤分类系统

扭伤	症状	体征	断裂纤维
Ⅰ度	轻度	无	微小
Ⅱ度	中度	轻微异常活动	部分
Ⅲ度	重度	异常活动（3～15mm）	完全

内外侧关节张开值增加（由其他研究者增加）：Ⅰ度（0～5mm），Ⅱ度（6～10mm），Ⅲ度（11～15mm）

在临床检查过程中出现了大量的胫骨平面外旋。轴向旋转量通常大于内外侧关节张开值的总和。膝关节接近全伸时关节张开（内翻-外翻联合）为2.5mm，并伴有4.5°胫骨轴向旋转。在屈曲30°时，关节张开为6.5mm，并伴有8.2°的胫骨轴向旋转。

在内侧和外侧张开时，交叉韧带起到次要约束作用。如果其中一个副韧带和相关的关节囊断裂，那么交叉韧带就成为主要约束。因为交叉韧带位于膝关节的中心，靠近旋转中心，所以力矩臂大约是副韧带的1/3。因此，为了产生与侧副韧带相等的约束力矩，交叉韧带必须提供比侧副韧带大3倍的力。

ITB作为一个独立的单元发挥作用。当从其骨盆近端附着部离开时，股胫部变得松弛，不能限制较少的外侧张开。近端肌纤维的主要功能似乎是传递张力，以维持ITB的紧张性[20]。在肌束中，张力的主要来源有两个[31]：该结构的髂股附着部之间的被动韧带样张力和由肌束传递的主动肌力。外侧关节张开时被动韧带样张力增加。然而，髂骨到胫骨的距离很长，外侧关节张开几毫米预计不会在肌束中产生太多额外的张力[20]。

（二）结论

临床检查发现的内侧或外侧关节张开仅是定性的。临床医生应该将手指放在关节线上，估计关节张开的毫米数，并将结果与对侧膝关节进行比较。如果检查过程中因腿部不慎旋转导致胫骨轴向旋转，检查人员可能会高估关节张开值。相关的胫骨内或外旋转可能被错误地解释为附加的内侧或外侧关节

张开。关节镜检查时应始终测量内侧或外侧关节张开值，并进行间隙试验，以验证术前诊断。

对轴向旋转的认知在评估内侧韧带损伤时尤为重要。已经描述了两种类型的试验：一种是仅将外展力矩用于张开内侧关节；另一种是通过在股骨保持静止的情况下外展并向外旋腿部来产生外部旋转。张开内侧关节的第一种试验更准确地评估了内侧韧带的损伤，并可以诊断韧带和关节囊的损伤，因为它重现了已知的体外条件下证实的结构的约束功能。第二种试验允许张开内侧关节的外展和胫骨前移相结合，可用于合并 ACL 断裂。当发生耦合的外旋和前移时，内侧关节张开的真正毫米数可能很难估计。

在 ACL 断裂的情况下，应避免摇篮姿势（将小腿放在桌子上方）以诱发内翻或外翻。当腿抬起时，会发生胫骨前移位[49]。关节部分半脱位，可以获得内侧向外侧的摇摆运动，这可能会被误解为增加的内侧或外侧关节的张开。为了防止这种情况的发生，应该用检查台支撑的大腿检查膝关节，位置要降低，这样腿部的重量才能防止胫骨前方半脱位。

四、前交叉韧带断裂的内侧和后内侧韧带的功能

研究正常膝关节和 ACL 断裂的尸体肢体的运动范围，以确定内侧韧带结构在限制前移、外展（度数或张开内侧关节）和胫骨内外旋中的作用[23]。其结果为临床诊断联合 ACL/MCL 断裂提供了科学依据。在膝关节的六自由度空间连杆被用来测量运动范围在限定的载荷条件下使用之前已发表的技术[72]。实验中的力和力矩为 100N 前后运动范围，15N·m 为外展 – 内收范围，5N·m 为胫骨内外旋范围。在确定完整的尸体膝关节的运动范围后，以不同的方式切断 ACL、MCL 和 PMC，以确定单独切断和其他韧带结构后的功能。韧带切断为切断 ACL、MCL 表面长纤维（包括深内侧 1/3 半月板股骨韧带，但不包括半月板胫骨韧带）、整个 PMC（包括后斜部分）。

运动范围的增加见表 3-10。韧带切断后前移范围的变化见图 3-37。与高屈角相比，低屈角时前移量显著增加的典型模式有统计学意义（$P < 0.001$）。注意，随后切断 MCL 导致高屈角时前移量显著增加，低屈角时前移量相等。膝关节屈曲 90° 时前移量的显

著增加表明次级约束也是不够的。当 ACL 完整时，即使切断所有内侧韧带结构，前移量也没有增加。

前移和外展载荷试验期间胫骨内外旋耦合的变化见表 3-11。正如预期的那样，前载荷产生了耦合的胫骨内转。ACL 切断后，耦合的胫骨内旋减少，但仍保持。然而，切割 MCL 会造成耦合内旋的损失。这表明了 MCL 在保持发生耦合内旋的旋转点方面的重要性。如前所述，如果 MCL 不充分，这一点就会丢失。在 ACL/MCL 复合损伤的轴移试验中，胫骨前方半脱位的程度会导致 III 级轴移试验（胫骨撞击）。在内侧关节张开的外展（外翻）试验中，只要存在完整的 ACL，就会发生耦合的胫骨内旋。然而，对于 ACL 和 MCL 损伤，这种带有外展的胫骨内旋丢失，并伴有胫骨外旋增加。合并 ACL/MCL 损伤的胫骨内旋的这些细微变化是重要的，因为失去了前移 – 胫骨内旋的强制性耦合旋转，这可以在临床检查中发现。

胫骨外旋范围随韧带切断而增加（图 3-38）。切断 MCL 可使胫骨外旋角度显著增加，并且随之后的每一次韧带切断而增加。在所有屈曲角度下，MCL 对胫骨外旋起主要约束作用。仅切断 PMC（ACL、MCL 完整）不会导致胫骨外旋增加（表 3-10）。

胫骨内旋范围的增加见图 3-39。注意，膝关节屈曲时，完整膝关节的胫骨内旋范围增加。在膝关节屈曲 0° 和 15° 时，ACL 切断产生轻微的内旋增加（< 3°）（表 3-10）。单独切断 PMC 对胫骨内旋没有影响。然而，MCL 和 ACL 切断后的 PMC 使膝关节屈曲范围从 0° 增加到 45°。

完整膝关节和韧带切断时外展旋转范围的变化见图 3-40。MCL 是主要的约束。然而，数据显示完整的 MCL 切断后外展（关节内侧张开）的增加很小，在 PMC 切断后活动范围进一步增加。ACL 切断允许外展进一步增加，表明这是内侧韧带（MCL、PMC）切断后的次级约束。

本研究对 ACL 和内侧韧带结构在韧带损伤的临床诊断和功能应用中的作用进行了尸体研究，得出以下结论。

（1）单独切断 ACL 只能使胫骨内旋略有增加，而不能使外旋增加。当所有内侧结构（ACL 完整）被切断时，外展范围仅增加到约 7°，或内侧关节张开 7～8mm。这表明 ACL 断裂需要部分或完全才能使内侧关节张开进一步增加（表 3-10）。

表 3-10　切断所示结构时相对于完整膝关节的运动范围的增加量

范　围	屈曲 0°	屈曲 15°	屈曲 30°	屈曲 60°	屈曲 90°
前（mm）					
ACL	$5.8 \pm 0.9^{*}$	$9.4 \pm 1.0^{\dagger}$	$8.4 \pm 1.9^{*}$	$4.7 \pm 2.1^{\S}$	$3.5 \pm 1.6^{\S}$
ACL+MCL	$6.1 \pm 2.0^{*}$	$10.0 \pm 2.4^{*}$	$11.0 \pm 2.9^{*}$	$10.6 \pm 3.5^{*}$	$10.1 \pm 4.2^{\S}$
MCL+PMC	-0.5 ± 1.1	-0.3 ± 1.1	-0.5 ± 0.9	-0.1 ± 0.7	0.4 ± 1.1
ACL+MCL+PMC	$8.7 \pm 3.2^{\dagger}$	$12.8 \pm 4.3^{\dagger}$	$14.4 \pm 4.9^{\dagger}$	$14.6 \pm 5.7^{\dagger}$	$12.5 \pm 5.6^{*}$
外旋（°）					
ACL	1.2 ± 1.4	0.7 ± 0.8	0.7 ± 0.6	0.7 ± 0.4	0.5 ± 0.5
MCL	$2.5 \pm 1.1^{\ddagger}$	$3.3 \pm 1.5^{\ddagger}$	$4.6 \pm 1.3^{*}$	$8.0 \pm 2.2^{*}$	$8.7 \pm 3.2^{\ddagger}$
PMC	1.6 ± 0.9	1.2 ± 1.2	0.9 ± 1.7	0.8 ± 2.5	0.8 ± 2.4
ACL+MCL	$2.3 \pm 0.4^{\dagger}$	$3.2 \pm 1.1^{*}$	$4.6 \pm 1.6^{*}$	$7.3 \pm 2.3^{*}$	$7.5 \pm 2.0^{*}$
MCL+PMC	$6.8 \pm 2.5^{\ddagger}$	$7.2 \pm 1.9^{*}$	$9.0 \pm 2.0^{*}$	$13.6 \pm 3.0^{*}$	$15.0 \pm 3.6^{*}$
ACL+MCL+PMC	$10.9 \pm 5.8^{*}$	$12.7 \pm 6.2^{*}$	$14.7 \pm 6.5^{*}$	$16.7 \pm 5.9^{\dagger}$	$15.3 \pm 5.1^{\dagger}$
内旋（°）					
ACL	$2.9 \pm 1.0^{*}$	$2.2 \pm 0.9^{\ddagger}$	0.8 ± 0.9	0.5 ± 0.8	2.0 ± 2.6
MCL	0.5 ± 0.5	1.4 ± 0.7	2.1 ± 1.2	$1.8 \pm 0.3^{\ddagger}$	$1.5 \pm 0.4^{*}$
PMC	3.4 ± 2.4	4.0 ± 2.3	2.7 ± 1.7	1.3 ± 0.7	1.4 ± 1.4
ACL+MCL	$3.6 \pm 1.5^{\ddagger}$	$3.5 \pm 1.4^{\ddagger}$	2.3 ± 1.3	$2.4 \pm 0.8^{*}$	2.1 ± 1.4
MCL+PMC	6.3 ± 5.8	$11.6 \pm 3.4^{*}$	$9.3 \pm 2.2^{*}$	3.9 ± 2.4	2.9 ± 1.5
ACL+MCL+PMC	$12.7 \pm 6.5^{*}$	$13.2 \pm 3.3^{\S}$	$10.4 \pm 2.1^{\S}$	$4.5 \pm 1.1^{\S}$	$3.3 \pm 1.2^{\dagger}$
外展（°）					
ACL	$0.4 \pm 0.2^{\ddagger}$	0.8 ± 0.5	0.6 ± 0.6	0.1 ± 0.3	0.0 ± 0.3
MCL	1.5 ± 0.9	$3.3 \pm 0.8^{*}$	$4.1 \pm 0.8^{\ddagger}$	$4.5 \pm 0.8^{\dagger}$	$3.8 \pm 1.0^{*}$
PMC	0.4 ± 0.3	0.2 ± 0.6	0.4 ± 0.3	0.0 ± 0.9	0.4 ± 0.5
ACL+MCL	$2.5 \pm 1.1^{\ddagger}$	$5.4 \pm 2.6^{\ddagger}$	$7.1 \pm 3.6^{\ddagger}$	$8.1 \pm 4.0^{\S}$	$7.1 \pm 2.8^{\ddagger}$
MCL+PMC	$4.6 \pm 1.9^{\ddagger}$	$6.0 \pm 1.4^{*}$	$6.6 \pm 0.9^{\S}$	$5.8 \pm 0.2^{\dagger}$	$4.8 \pm 1.1^{*}$
ACL+MCL+PMC	$9.1 \pm 4.6^{*}$	$12.7 \pm 4.8^{\dagger}$	$14.4 \pm 5.0^{\dagger}$	$14.2 \pm 4.5^{\dagger}$	$12.1 \pm 4.0^{\dagger}$

数值是均值 ± 标准差。ACL+MCL（6 个供体）、MCL+PMC（6 个供体）、ACL+MCL+PMC（9 个供体）

*. $P < 0.01$

†. $P < 0.001$

‡. $P < 0.05$

§. $P < 0.0001$

ACL. 前交叉韧带（6 个供体）；MCL. 内侧副韧带（6 个供体）；PMC. 后内侧关节囊，包括后斜韧带（6 个供体）

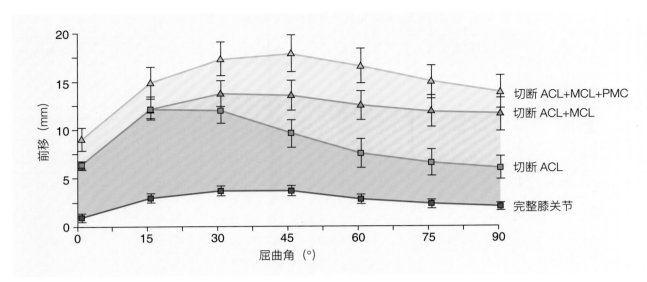

▲ 图 3-37　当施加 **100N** 向前的力控制完整的膝关节（**11 个供体**）时的前移范围（底部曲线）

切断前交叉韧带（ACL）在屈曲 15° 和 30° 时比在屈曲 90° 时（6 个供体）增加更多的前方范围。当内侧副韧带浅层随后被切断（ACL+MCL）时，屈膝（6 个供体）的前方范围进一步增加。随后切断内侧关节囊（上方曲线），比 ACL 和 MCL 损伤（9 个供体）多增加 2.4～4mm。误差条显示均数标准误。ACL. 前交叉韧带；MCL. 内侧副韧带；PMC. 后内侧关节囊（引自 Haimes JL, Wroble RR, Grood ES, Noyes FR. Role of the medial structures in the intact and anterior cruciate ligament-deficient knee. Limits of motion in the human knee. *Am J Sports Med*. 1994;22:402-409. ）

表 3-11　完整膝关节前移和外展试验及韧带切断后的耦合旋转度的平均值

	前移试验屈曲角		外展试验屈曲角		
	30°	**90°**	**0°**	**15°**	**30°**
完整组	-8.6	-10.6	-2	-4.1	-6.9
切断 ACL 组	-5.4	-5	-3.2	-7	-9.1
切断 MCL 组	-11.7	-14.7	1.4	6.4	5.9
切断 ACL+MCL 组	0.6	0	-0.5	-2.5	-4.2

负数表示内旋，正数表示外旋。这些数字是胫骨旋转的变化，从被动屈膝时完整膝关节的胫骨位置到施加前向力或外展力矩后的胫骨位置。完整组包括 11 个供体，切断 ACL 组包括 6 个供体，切断 MCL 组包括 6 个供体，切断 ACL+MCL 组包括 6 个供体
ACL. 前交叉韧带；MCL. 内侧副韧带

(2) ACL（和深部内侧关节囊）限制了 ACL 断裂后的胫骨前移，起到了次级约束的作用。ACL/MCL 联合损伤在 30° 和 90° 有相同的前移，这表明 Lachman 试验和 90° 前抽屉试验显示胫骨前移的相似增加，而不仅仅是膝关节屈曲 30° 时的增加。

(3) 在 ACL 和 MCL 缺陷的膝关节中，Lachman 试验显示正常膝关节和 ACL 缺陷膝关节的胫骨内旋不存在正常的耦联旋转，而在 ACL 和 MCL 缺陷的膝关节中，Lachman 试验显示不存在正常的胫骨内旋。

(4) MCL 是胫骨外旋的主要约束，但增加幅度不大（屈曲 30°～90°，增加 4.6°～8.7°）。当 PMC 也被切断时，外旋增加 1 倍。当 ACL 也被切断时，外旋进一步增加到大约 15°。结果证实了进行胫骨旋转试验（见第 15 章和第 17 章）以确定合并内侧韧带损伤的胫骨内侧平台前方半脱位的重要性。

(5) MCL/PMC 复合损伤导致胫骨外旋增加（屈曲 30° 时增加 9°），胫骨内旋增加（屈曲 30° 时增加 12°），屈曲 0° 和 30° 时外展试验增加（分别为 6° 和 9°）。Mueller[44] 先前已经认识到胫骨内旋的增加，这是一个有趣的发现，但并未得到普遍报道。

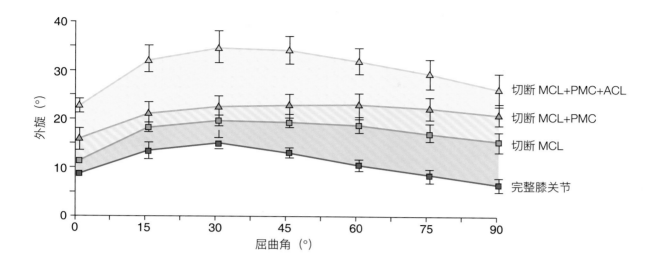

▲ 图 3-38　完整膝关节（底部曲线）的外旋范围首先随着屈曲增加到 **30°**，然后随着进一步屈曲而减小（**11 个供体**）
仅切断内侧副韧带浅层（MCL）在屈曲时比在伸展时增加了更多的外旋范围（16 个供体）。进一步切断后内侧关节囊 ［PMC（MCL+PMC）］使所有屈曲角度的外旋范围进一步增加，但屈曲时的增加再次大于伸展时。切断表面的 MCL、PMC 和 ACL 可以大幅提高外旋范围，特别是 15°～45° 的屈曲（上方曲线）。ACL. 前交叉韧带；MCL. 内侧副韧带；PMC. 后内侧关节囊（引自 Haimes JL, Wroble RR, Grood ES, Noyes FR. Role of the medial structures in the intact and anterior cruciate ligament-deficient knee. Limits of motion in the human knee. *Am J Sports Med*. 1994;22:402-409. ）

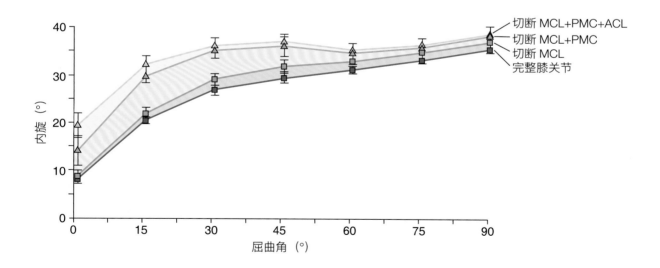

▲ 图 3-39　随着膝关节被动屈曲，完整膝关节（下方曲线）的内旋范围逐渐增加（**11 个供体**）
切断内侧副韧带浅层（MCL）只会使内旋范围略有增加（6 个供体）。切断 MCL 和后内侧关节囊［PMC（MCL+PMC）］导致内旋范围为 0°～45° 的大幅度增加（6 个供体）。切断 MCL、PMC 和 ACL（上方曲线）可引起相对于完整膝关节（6 个供体）在 0°～45° 的内旋范围同样大幅增加。然而，这些增加与 MCL 和 PMC 切断时没有明显差异。ACL. 前交叉韧带；MCL. 内侧副韧带；PMC. 后内侧关节囊（引自 Haimes JL, Wroble RR, Grood ES, Noyes FR. Role of the medial structures in the intact and anterior cruciate ligament-deficient knee. Limits of motion in the human knee. *Am J Sports Med*. 1994;22:402-409. ）

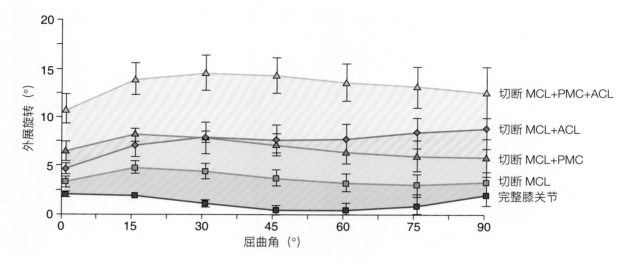

▲ 图 3-40　完整膝关节（底部曲线，11 个供体）的外展旋转范围（外翻张开）

仅切断内侧副韧带（MCL）可使屈曲 15°～75° 的外展范围小幅增加（2°～4°）。切断前交叉韧带［ACL（MCL+ACL）］增加了外展范围（6 个供体）。在切断后内侧关节囊的同时切断 MCL（MCL+PMC），并保持 ACL 的完整，允许在仅有浅 MCL（6 个供体）的基础上更小但持续增加（2°～3°）。与完整的膝关节相比，这种损伤组合在屈曲 15° 和 30° 时都增加了 6°～7° 的外展范围。随后切断 ACL（顶部曲线）导致所有屈曲角度（9 个供体）的外展范围大幅增加。ACL. 前交叉韧带；MCL. 内侧副韧带；PMC. 后内侧关节囊（引自 Haimes JL, Wroble RR, Grood ES, Noyes FR. Role of the medial structures in the intact and anterior cruciate ligament-deficient knee. Limits of motion in the human knee. *Am J Sports Med*. 1994;22:402-409.）

关键点：前交叉韧带缺损的膝关节内侧和后内侧韧带的功能

- 单独切断 ACL 可以小幅增加胫骨内旋，而不增加胫骨外旋。当所有内侧结构（前交叉韧带完好）被切断时，外展范围仅增加到大约 7°，或内侧关节张开 7～8mm

- 在 ACL 断裂后，MCL（和深内侧关节囊）限制胫骨前移作为次要约束。ACL/MCL 联合损伤在 30° 和 90° 时有相同的前移，这表明 Lachman 实验和 90° 前抽屉试验在胫骨前移上的增加类似

- 在 ACL/MCL 缺损的膝关节中，Lachman 试验将显示与正常和 ACL 缺损的膝关节相比胫骨内旋不正常

- MCL 是胫骨外旋的初级约束，但增加幅度不大（从屈曲 30°～90° 增加 4.6°～8.7°）。当 PMC 也被切断时，外旋增加 1 倍。当 ACL 也被切断时，外旋会进一步增加到大约 15°。结果证实了胫骨外旋试验对确定合并内侧韧带损伤的胫骨内侧平台前方半脱位的重要性

- MCL/PMC 联合损伤导致胫骨外旋增加（屈曲 30° 时增加 9°），胫骨内旋增加（屈曲 30° 时增加 12°），以及屈曲 0° 和 30° 时外展试验增加（分别为 6° 和 9°）

- PMC 是外翻应力下稳定伸膝的重要结构（抵抗 32%）

- 在胫骨中位旋转状态下进行后抽屉试验，以确定胫骨最大后移。当在最大内旋时重复后抽屉试验（在 PCL 断裂的膝关节中），如果 PMC 完好，胫骨后移量将显著减少

作者的研究结果与其他公开的尸体膝关节数据相一致。Robinson 和他的同事[68] 研究了 18 例尸体膝关节的 SMCL、DMCL 和 PMC，并测量了在 AP 抽屉、外翻和内外旋载荷作用下运动范围的变化。这些作者报道，当胫骨处于内旋状态时，PMC 在伸膝时限制了外翻、内旋和后抽屉试验，抵抗了 150N 抽屉力的 42%（图 3-41 至图 3-44）。SMCL 在所有角度都能抵抗外翻，在屈曲 30°～90° 时占主导地位，在屈曲时占主导地位。DMCL 能抵抗屈膝和外旋膝关节的胫骨前移，是对外翻的次级约束。

Robinson 和他的同事[68] 再次确认，PMC 是在外翻载荷下稳定伸展膝关节的重要结构（抵抗 32%）。屈膝时，PMC 松弛，MCL 成为主要约束。在伸展膝关节中，随着后抽屉试验和内旋，PMC 基于其在股骨（就在内收肌结节后面）和胫骨后内侧的附着部而收紧，以抵抗 42% 的后方载荷。

在前面讨论的韧带行为的保险杠模型中，胫骨内旋可以收紧 PMC 和 SMCL，从而增加它们对胫骨后移位的抵抗力。胫骨内旋也使 ITB 和中外侧关节囊变紧。从解剖上看，胫骨处于高度受限的位置，AP 平移会被关节外侧和内侧结构阻挡。

PCL 断裂的后抽屉试验是在中性胫骨旋转状态

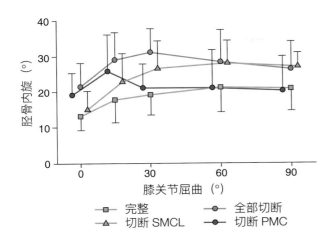

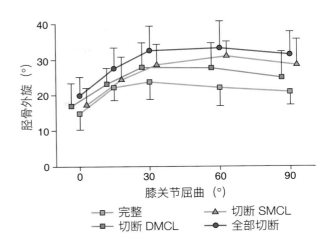

▲ 图 3-41 胫骨内旋运动范围，膝关节完整（*n*=18），仅切断内侧副韧带浅层（SMCL）4 例，单独切断后内侧关节囊（PMC）4 例，SMCL、内侧副韧带深层与 PMC 联合切断（*n*=14）

这些数据显示了 SMCL 和 PMC 在不同的胫股屈曲角度下限制内旋的相互作用（引自 Robinson JR, Bull AM, Thomas RR, Amis AA. The role of the medial collateral ligament and posteromedial capsule in controlling knee laxity. *Am J Sports Med*. 2006;34:1815-1823.）

▲ 图 3-42 膝关节完整时胫骨外旋运动受限（*n*=18），以及单独切断内侧副韧带浅层（SMCL）（*n*=4）、单独切断内侧副韧带深层（DMCL）（*n*=6）或同时切断整个内侧副韧带和后内侧关节囊（*n*=14）所引起的变化

引自 Robinson JR, Bull AM, Thomas RR, Amis AA. The role of the medial collateral ligament and posteromedial capsule in controlling knee laxity. *Am J Sports Med*. 2006;34:1815-1823.）

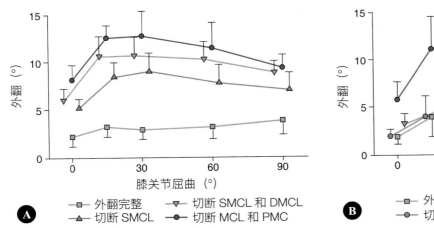

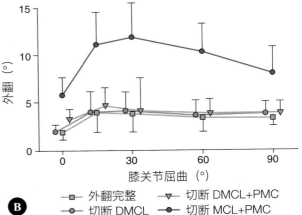

▲ 图 3-43 A. 完整膝关节经 5N·m 力矩后的内翻旋转，连续切断内侧副韧带浅层（SMCL）、内侧副韧带深层（DMCL）和后内侧关节囊（PMC）（*n*=4）；B. 膝关节完整的外翻旋转，连续切断后内侧结构、DMCL、PMC、SMCL（*n*=6）的外翻旋转

MCL. 内侧副韧带（引自 Robinson JR, Bull AM, Thomas RR, Amis AA. The role of the medial collateral ligament and posteromedial capsule in controlling knee laxity. *Am J Sports Med*. 2006;34:1815-1823.）

下进行的，以确定最大的胫骨后移。当最大内旋时重复后抽屉（在 PCL 断裂的膝关节中），如果 PMC 完好，胫骨后移量将显著减少。这可以作为一种试验，以再次确认内侧次级约束是被破坏的。然而，在屈曲 5° 和 25° 时，更准确的内侧关节张开试验提

供了相同的、通常更有意义的数据。

关于这些生物力学试验中的解剖学描述，Robinson 等[69] 在 20 具尸体膝关节上解剖了 MCL 和关节囊结构，并报道了 SMCL、DMCL 和 PMC 的解剖。在 PMC 中，有关节囊致密的斜型纤维附着在股骨上髁

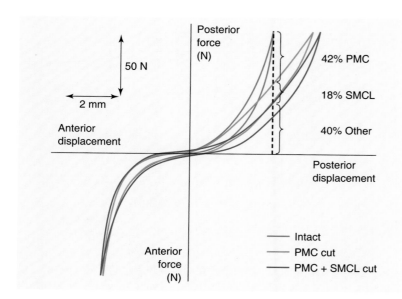

◄ 图 3-44 **Force-displacement test: mean load versus displacement curves for intact, posteromedial capsule (PMC)–deficient, and PMC + superficial medial collateral ligament (SMCL)–deficient knees tested at 0 degrees of flexion with fixed tibial internal rotation. Load share calculated for 100–N posterior displacement force (n=4).**

From Robinson JR, Bull AM, Thomas RR, Amis AA. The role of the medial collateral ligament and posteromedial capsule in controlling knee laxity. *Am J Sports Med.* 2006;34:1815-1823.

SMCL 附着部的后缘，向远端与关节囊和半膜肌腱鞘扩张融合在一起。这些关节囊纤维随胫骨内旋而收紧，整个 PMC 随伸膝而收紧。作者报道，Hughston 和 Eilers[30] 描述的后斜韧带对应的三条不同的韧带不能被识别，而倾向于使用术语 PMC。

Griffith 等[17] 对 24 具尸体膝关节内侧韧带结构的静态功能进行了研究，强调内侧韧带之间在抵抗外翻和内外旋转力矩方面的错综复杂的关系。将它们的结果与我们的研究结果[20] 进行比较，发现内侧关节张开的大小、外旋和内旋的程度随着韧带的切断而有所不同（图 3-45 和图 3-46）。观察这两项研究的结果是很重要的，因为它们反映了尸体试验中从一个标本到另一个标本的固有变异性。这进一步反映在前面描述的保险杠模型解释中。总体而言，这两项研究在内侧结构的应力关系上都是一致的，并非不一致。值得注意的是，Griffith 和同事[17] 的研究确实根据功能将 SMCL 分为远端和近端。这些作者报道了 SMCL 的近端部分是主要的外翻稳定结构。然而，我们对这一结论提出了质疑。切断远端部分也会导致外翻旋转的显著增加，而近端 SMCL 从未作为第一个被切断的结构。此外，Griffith 和同事[18] 的另一项关于外翻应力下 SMCL 近端和远端分区的力量测量的研究显示，远端 SMCL 的抵抗阻力具有统计学意义。

五、切断内侧副韧带和内侧关节囊对胫骨后移位的影响

Ritchie 和他的同事[66] 在 14 具尸体膝关节上研究了 PCL 缺陷膝关节的各种结构在抵抗胫骨后移中的作用。膝关节在胫骨中性旋转和胫骨内侧旋转 20° 时进行单平面后抽屉试验。作者报道，当膝关节处于胫骨内旋时，SMCL 被切断，与中性旋转相比，后方移位明显减少。结果表明，在 PCL 缺陷的膝关节中，SMCL 是导致胫骨后移减少的原因，而不是 PMC，包括 POL。

六、后斜韧带的作用

在一项使用机器人测试系统的尸体研究中，Petersen 和他的同事[65] 检查了在 PCL 切断后，SMCL、DMCL、POL 和 PMC 在抵抗胫骨后移方面的约束。研究报道说，在抵抗胫骨后移和胫骨内旋方面，POL 的作用比 SMCL 和 DMCL 大得多。应该注意的是，后两个结构是首先切断的，没有进行任何 POL 首先切断的研究。这表明研究中存在人为切断现象。即便如此，从股骨内髁到胫骨的后内侧，斜形关节囊纤维就在 SMCL 的前面，它们可以抵抗胫骨内旋和胫后平移（PCL 切断后）。研究得出结论，存在离散的斜形纤维，形成 Hughston 和 Eilers 描述的 POL 中臂[30]。在尸体研究中，令人感兴趣的是，发现靠近膝关节伸展的外翻应力（伴有 PCL 缺陷）导致 POL 和 PMC 缺失的内侧间室的后移增加。

Robinson 和他的同事[69] 对内侧和后内侧结构进行了尸体研究，不能确定一个明显独立的 POL 结构，但他们确实发现了 PMC 的一个斜形结构，这个结构的纤维可以在胫骨内旋载荷下被拉伸。Robinson 和同事[68]、Haimes 等[23] 研究了 PMC 的作用，其中包括 POL。Robinson 和他的同事[68] 报道，当胫骨在伸展的膝关节中自由旋转时，PMC 可以抵抗 28%

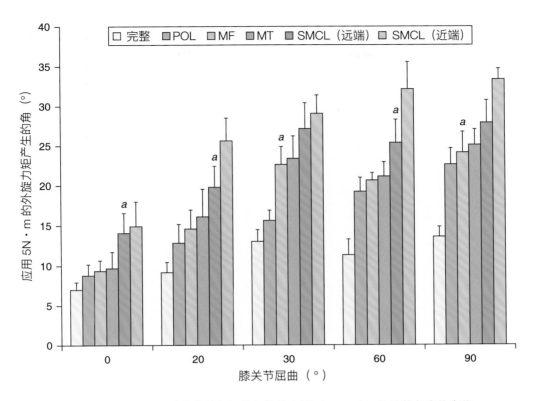

▲ 图 3-45　对八组膝关节的每组施加外旋力矩（5N·m），膝关节角度的变化

第 1 组（先切断 POL）的试验条件。a. 与完整膝关节相比有显著差异（请注意，所有连续切断状态与完整膝关节相比都有显著不同）。误差条表示均数标准误。MF. 内侧副韧带深层的半月板股骨附着部；MT. 内侧副韧带深层半月板胫骨附着部；POL. 后斜韧带；SMCL. 内侧副韧带浅层（引自 Griffith CJ, LaPrade RF, Johansen S, et al. Medial knee injury: part 1, static function of the individual components of the main medial knee structures. *Am J Sports Med*. 2009;37:1762-1770.）

的胫骨后方载荷，而当胫骨进行内旋时，PMC 可以抵抗 42% 的胫骨后方载荷。这些作者得出结论，PMC 在接近完全伸膝时抵抗胫骨后移，而在屈膝时则较少，这会使 PMC 松弛。膝关节屈曲时，SMCL 抵抗胫骨后移。

Griffith 等[17, 18]、Wijdicks 等[78]进一步研究了 POL（连同 SMCL）在抵抗胫骨内外旋中的作用，并在第 19 章参照诊断用的胫骨外旋试验进行了进一步的讨论。

对于慢性 PCL 不稳定并伴有内侧和后内侧韧带和关节囊损伤的膝关节，应恢复所有结构的完整性。使用胫骨外旋试验作为增加的胫骨内旋的特定测试。

七、临床膝关节韧带检测中临床医生的差异性研究

在临床膝关节检查中，量化胫骨移位和旋转量有很大的困难，而且检查者之间存在相当大的差异性。因此，任何客观测量的尝试，如膝关节动度计

或应力 X 线（即使这些试验有局限性），都被认为比在不同临床医生之间比较的人工检查结果更准确。

对 11 名有经验的膝关节外科医生进行了调查，以确定临床检查试验技术、膝关节位移估计的准确性和诊断多个异常运动受限的膝关节特定韧带损伤的技能差异，并通过三维仪器化空间连杆测量[50, 54]膝关节位置和左右膝关节的异常运动。将临床医生对膝关节活动范围和半脱位的估计值与实际测量值进行比较。临床医师检查前后，在实验室规定的载荷条件下测量膝关节运动的三维范围。

（一）前后移位

在 Lachman 试验（图 3-47）中，膝关节屈曲和胫骨旋转的起始位置对 AP 移位和胫骨平移和旋转量的影响在检查者之间存在很大的差异。虽然一些临床医生将膝关节移位到实验室获得的最大移位范围，但另一些医生未能做到这一点，故差距很大。得出的结论是，在试验过程中，检查者之间施加的载荷有很大的差异。

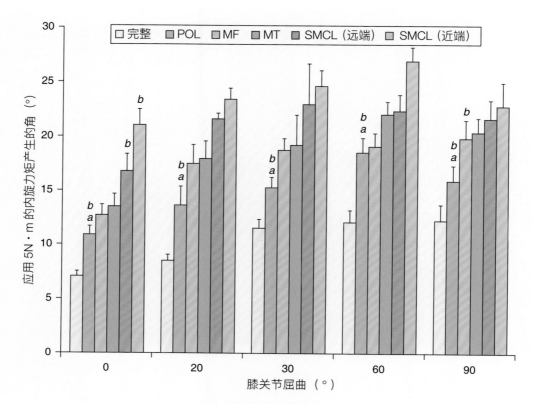

▲ 图 3-46　对八组膝关节分别施加内旋力矩（5N·m），膝关节角度的变化

第 1 组（先切断 POL）的试验条件。a. 与完整膝关节相比有显著差异（请注意，所有连续切断状态与完整膝关节相比都有显著不同）。b. 与之前的切断状态相比有显著不同。误差条表示均数标准误。MF. 内侧副韧带深层的半月板股骨附着部；MT. 内侧副韧带深层半月板胫骨附着部；POL. 后斜韧带；SMCL. 内侧副韧带浅层（引自 Griffith CJ, LaPrade RF, Johansen S, et al. Medial knee injury: part 1, static function of the individual components of the main medial knee structures. *Am J Sports Med*. 2009;37:1762-1770.）

关键点：临床膝关节韧带检测中临床医生的差异性研究

- 对 11 名经验丰富的膝关节外科医生进行了一项调查，以确定临床检查试验技术、评估膝关节移位的准确性和诊断具有多个异常运动限制的膝关节特定韧带损伤的技能差异
- 在 Lachman 试验中，起始位置（膝关节屈曲、胫骨旋转）的检查者在 AP 移位和诱发的胫骨平移和旋转量方面存在很大的差异
- 轴移试验的起始位置及产生的胫骨前移量和胫骨内旋量存在变异性。许多检查者诱导胫骨前移和胫骨内旋的耦合运动，以产生胫骨前方半脱位，而没有收缩或增强任何一种运动
- 在内侧关节外展试验中，大多数估计值与实验室测量值相差不到 3mm。检查人员以不同的屈曲角度进行测试，并在完整的膝关节和 ACL/MCL 切断的膝关节中达到了不同的最终胫股位置

- 切断 ACL/MCL，膝关节的胫骨内外旋转量有较大差异。每个检查者都以不同的膝关节屈曲角度进行测试，并达到不同的最终旋转位置
- 7 名检查员在 ACL 和 MCL 切断后误诊为后外侧结构损伤
- 轴移试验是定性试验，不能准确判断前交叉韧带重建手术的结果
- 查体技术必须根据查体试验条件标准化，以便于检查者以同样的方式进行膝关节查体
- 旋转性半脱位的诊断是高度主观的，需要仔细评估胫骨内侧和外侧平台相对于股骨的 AP 位置

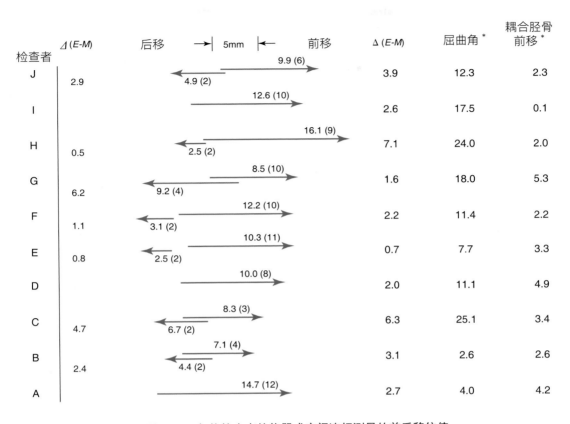

检查者	Δ (E-M)	后移 → 5mm ← 前移	Δ (E-M)	屈曲角*	耦合胫骨前移*
J	2.9	9.9 (6) / 4.9 (2)	3.9	12.3	2.3
I		12.6 (10)	2.6	17.5	0.1
H	0.5	16.1 (9) / 2.5 (2)	7.1	24.0	2.0
G	6.2	8.5 (10) / 9.2 (4)	1.6	18.0	5.3
F	1.1	12.2 (10) / 3.1 (2)	2.2	11.4	2.2
E	0.8	10.3 (11) / 2.5 (2)	0.7	7.7	3.3
D		10.0 (8)	2.0	11.1	4.9
C	4.7	8.3 (3) / 6.7 (2)	6.3	25.1	3.4
B	2.4	7.1 (4) / 4.4 (2)	3.1	2.6	2.6
A		14.7 (12)	2.7	4.0	4.2

▲ 图 3-47 每位检查者的仪器式空间连杆测量的前后移位值

每根线的上面和下面的数字给出了测量的位移；检查者估计的值在括号中给出。每位检查者给出起始位置、屈曲角和前移试验耦合外旋。Δ (E-M). 仪器式空间连通值的估计值与实测值之差（检查者估计值）。*. 在前移试验中测量（引自 Noyes FR, Cummings JF, Grood ES, et al. The diagnosis of knee motion limits, subluxations, and ligament injuries. *Am J Sports Med.* 1991;19:163-171.）

（二）轴移试验

轴移试验的起始位置因检查不同而不同，但通常接近 5° 伸展（图 3-48）。当膝关节屈曲时，会产生不同程度的胫骨前移和胫骨内旋。屈曲时，首先达到最大的胫骨内旋量，然后是最大的胫前移量。虽然不同检查者胫骨平台前移量相近，但不同临床医生胫骨内侧平台最大前移量（6～16.9mm）存在较大差异。在轴移试验中产生最大胫骨内旋量的检查者也显著限制了胫骨内侧平台的前移量（R=-0.79，P<0.01）。

每名检查者产生的胫骨前移的最大值和前后平移的范围见图 3-49，显示了 ACL 和 MCL 韧带联合切断前后胫骨平移的正常界限和异常界限。受检者最大前移量（中心点）为 10～18mm，胫骨平台前方半脱位最大值为 14～19.8mm。

轴移试验中诱发的胫骨最大内旋角度平均为

15.8° ± 3.6°（11°～24°）。最大内旋角度出现在平均屈膝 15.6° ± 5.2°（5°～23°）。胫骨内侧和外侧旋转的范围见图 3-50。有 2 名检查者在力矩为 5N·m 时超过正常完整胫骨内旋极限。ACL 和 MCL 切断后胫骨内旋仅有轻微增加。在 ACL/MCL 切断后，也测量了胫骨外旋极限的增加，这发生在枢轴移位动作的胫骨复位阶段。

胫骨复位现象涉及胫骨后移位和胫骨外旋。3 名检查者（C、F 和 I）通过胫骨后平移产生复位相，使这一运动与胫骨外旋分离。4 名检查者（A、B、C和 F）在减少到大约 80° 屈膝后继续屈膝。5 名检查者通过产生膝关节屈曲 20° 或更少的动作来强调复位事件，这导致平移和旋转曲线的下降幅度最大。

一些检查者在轴移试验中显示了胫骨内旋增强的可变性（图 3-51 和图 3-52）。内侧点、中央点和外侧点的前移毫米数随测试方式的不同而不同。

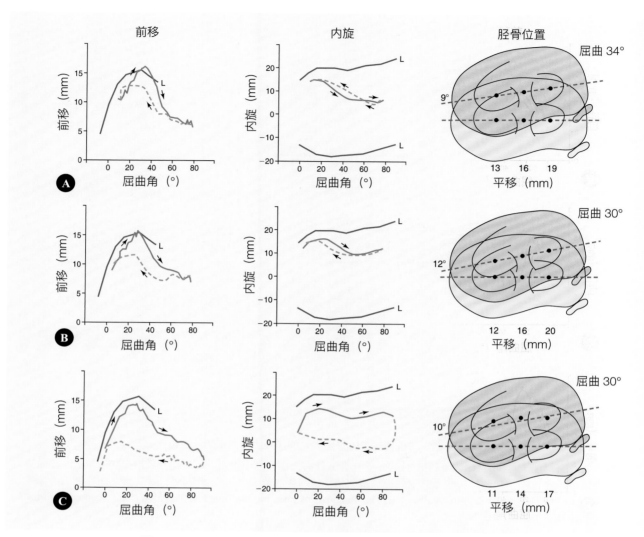

▲ 图 3–48　显示了 6 名检查者（A 至 F）在轴移试验期间的胫骨平移和旋转

将前移 100N 和胫骨旋转 5N·m 的范围曲线（L）叠加在临床试验结果上。试验遵循膝关节屈曲的箭顺序，达到最大的前方半脱位，复位事件，即伸膝后返回到试验的起始位置。胫骨平台图显示最大前方半脱位的位置（基于胫骨中心参考点）。图中显示了胫骨内侧、中央和外侧参考点的前移毫米数（从中立位置半脱位）（引自 Noyes FR, Grood ES, Cummings JF, Wroble RR. An analysis of the pivot shift phenomenon. The knee motions and subluxations induced by different examiners. *Am J Sports Med*. 1991;19:148-155.）

（三）内外侧关节间隙张开

在外展和内收旋转试验中，检查者在股骨髁与胫骨平台接触的情况下开始测试。内侧关节间隙外展试验的数据显示，大多数检查者的估计值与实验室的实际测量值相差不到 3mm（图 3-53）。起始屈曲角度为 3.1°～21.3°，平均 11.6°。每位检查者在不同的屈曲角度进行测试，并在完整膝关节和切断 ACL/MCL 的膝关节中达到不同的最终胫股位置（图 3-54）。

（四）胫骨内外旋转

在切断 ACL/MCL 的膝关节测试过程中，检查者在诱发的胫骨内外旋转度数方面有很大的差异。虽

然大多数检查者估计胫骨内旋总量为实验室测量的 5° 以内，但只有一名检查者提供了胫骨外旋总量的估计值。试验开始时膝关节屈曲角度为 1.9°～35.3° 不等。每名检查者都以不同的膝关节屈曲角度进行测试，并达到不同的最终旋转位置。

（五）胫骨外旋转时的内外侧间室平移

切断 ACL 和 MCL 后，胫骨外旋角度由 17.8°（完整的膝关节）增加到 22.1°。大多数检查者在外旋试验中胫骨内侧平台前移增加。完整状态和切断 ACL/MCL 状态下胫骨内外侧平台的位移见图 3-55。两种状态下胫骨旋转的平均中心都在胫股外侧间隙。

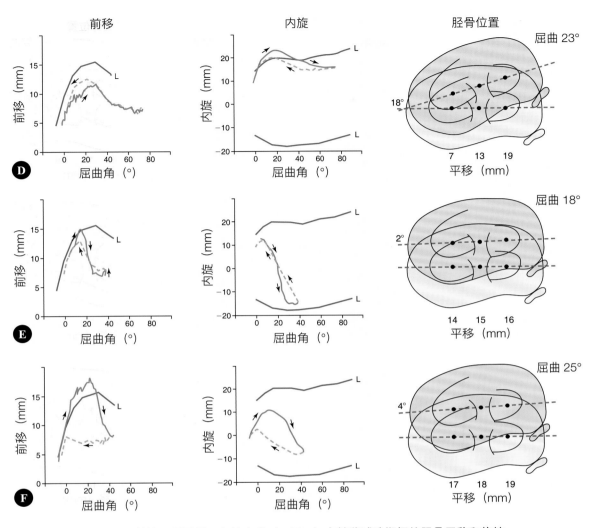

▲ 图 3-48（续）　显示了 6 名检查者（A 至 F）在轴移试验期间的胫骨平移和旋转

将前移 100N 和胫骨旋转 5N·m 的范围曲线（L）叠加在临床试验结果上。试验遵循膝关节屈曲的箭顺序，达到最大的前方半脱位，复位事件，即伸膝后返回到试验的起始位置。胫骨平台图显示最大前方半脱位的位置（基于胫骨中心参考点）。图中显示了胫骨内侧、中央和外侧参考点的前移的毫米数（从中立位置半脱位）（引自 Noyes FR, Grood ES, Cummings JF, Wroble RR. An analysis of the pivot shift phenomenon. The knee motions and subluxations induced by different examiners. *Am J Sports Med.* 1991;19:148-155.）

胫骨旋转轴的外侧移动见图 3-55B，随着胫骨内侧平台前移量的增加（3.0～8.5mm）。11 名检查者中有 7 名误诊为后外侧结构损伤，即使外侧胫骨平台没有进一步向后移位。

（六）研究限制和结论

这些研究存在局限性，尸体标本不能代表实际临床情况。虽然使用了整个下肢标本，髋关节被球窝关节取代，但髋关节的肌肉和关节囊结构被移除，这可能会影响股骨的旋转。每个检查者施加在肢体上的力或力矩不是直接测量的，而是通过将临床试验中获得的关节位移与实验室在规定载荷条件下记录的关节位移进行比较来推断的。许多检查者使用的轴移试验技术更接近复制了患者在麻醉下的状态，而不是在临床检查中。较轻柔的技术，如在屈曲 - 旋转抽屉试验中诱导的技术，虽然仍然会导致半脱位 - 复位现象，但可以避免疼痛和恐惧。

调查表明，许多检查者在胫骨前移和胫骨内旋的轴移试验中诱导耦合运动，以产生胫骨前方半脱位，而不限制或增强这两种运动中的任何一种。这些检查者产生的胫骨内侧和外侧平台的前方半脱位比那些引起更多胫骨内旋转更大，这显著减少了胫骨内侧平台的前方半脱位（图 3-56）（*P*<0.01）。因

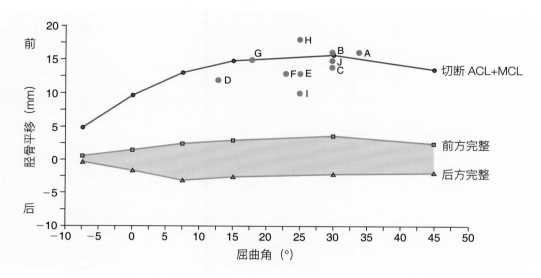

▲ 图 3–49　显示了切断韧带在前后 100N 力的作用下胫骨平移的前后范围（中心点）

圆圈表示每名检查者（A 至 J）的前移量最大的点。ACL. 前交叉韧带；MCL. 内侧副韧带（引自 Noyes FR, Grood ES, Cummings JF, Wroble RR. An analysis of the pivot shift phenomenon. The knee motions and subluxations induced by different examiners. *Am J Sports Med.* 1991;19:148-155.）

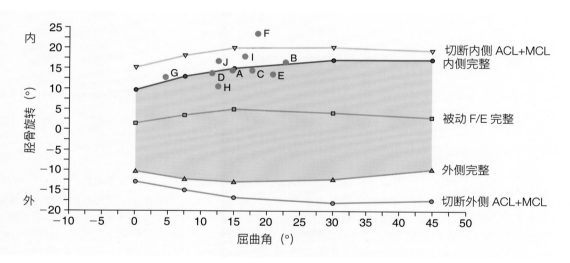

▲ 图 3–50　显示韧带切断前后胫骨在 5N·m 力矩下旋转的内外范围

每名检查者（A 至 J）的最大内旋量用图表示。ACL. 前交叉韧带；MCL. 内侧副韧带（引自 Noyes FR, Grood ES, Cummings JF, Wroble RR. An analysis of the pivot shift phenomenon. The knee motions and subluxations induced by different examiners. *Am J Sports Med.* 1991;19:148-155.）

此，该建议可以避免在进行此测试时故意增强胫骨内部旋转，以允许胫骨以最少限制的方式半脱位。

在轴移试验中，检验者在胫骨前方半脱位的最大值上的差异性可能会影响最终的评分。很可能一名检查者会将膝关节评定为Ⅱ级，而另一名施加较小力的检查者则会将同一膝关节评定为Ⅰ级。因此，轴移试验在判断 ACL 重建手术的结果是定性的、不精确的。这些结果决定了临床测试设备的必要性，

该设备可以在受控载荷条件下测量胫骨平台内侧和外侧的前方半脱位和后半脱位。

内侧关节间隙张开试验显示，在外展 – 内收旋转试验中，不同检查者在胫股间隙起始位置的差异很大。内侧或外侧胫股间室最初必须处于关闭位置，以便检查者能够准确估计关节间隙张开值。

尽管不同的检查者在评估的移位上存在差异，但 11 名临床医生中有 9 名正确诊断了 ACL/MCL 损

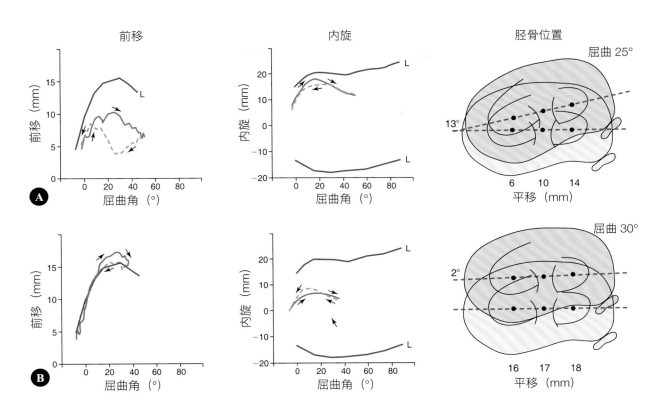

▲ 图 3–51　显示了两种胫骨定位方法：①在轴移试验中增强内旋；②不增强胫骨内旋。增强的胫骨内旋限制了胫骨的前移位

L. 范围曲线（引自 Noyes FR, Grood ES, Cummings JF, Wroble RR. An analysis of the pivot shift phenomenon. The knee motions and subluxations induced by different examiners. *Am J Sports Med*. 1991;19:148-155.）

伤。然而，在其他韧带损伤的诊断中出现了许多错误，最明显的是后外侧结构。许多检查者将胫骨外旋增加解释为胫骨外侧平台后半脱位的结果，因此损伤了后外侧结构。该异常实际上是胫骨内侧平台前方半脱位，由 ACL 和 MCL 断裂引起。为了避免这种误诊，检查者应该在胫骨内外旋的最大位置触诊胫骨内外侧平台及其相对于股骨髁的位置[58, 60]。因为这只提供一个定性的估计，所以需要工具或放射学方法来更准确地诊断复杂的膝关节旋转性半脱位。

在这些调查的基础上，得出以下结论和建议：①检查测试技术必须标准化，以便检查人员以相似的方式进行膝关节检查；②临床医生对如何进行膝关节检查的差异很大，可能不允许比较膝关节活动极限；③应开发仪器化的教学模型，以提高检查人员的重复性；④应以膝关节测量或应力摄影的形式对临床测试进行可靠的量化，以报告临床结果；⑤旋转性半脱位的诊断是高度主观的，需要仔细评估胫骨内外侧平台相对于股骨的 AP 位置。

八、膝关节运动、位置和韧带损伤的定义

在骨科文献中，许多描述膝关节运动、位置和韧带损伤的术语含义存在相当大的差异。因此，当临床医生交流或比较研究结果时，可能会出现困惑。此外，如前所述，精确术语的使用对于开发有效的韧带分类系统至关重要。为了认识这个问题，来自两个机构的外科医生和科学家进行了一项研究，并就临床测试中发现的描述膝关节运动和位置的常用医学和工程术语的定义提出了建议[58]。

采用系统的格式：①对有关膝关节韧带损伤的主要文章中使用的术语进行分类；②比较选定文章中使用的术语，以确定独特的定义是否随着时间的推移而演变为通用的定义；③审查和比较来自不同的一级、二级和三级来源的这些术语的定义，词典被认为是第一来源[26, 74]，教科书被认为是第二来源[37]，发表的文章被认为是第三来源。对于骨科文献中有争议或多个定义的术语，在简洁性和清晰性的基础上，按照争议最少的原则进行分类。

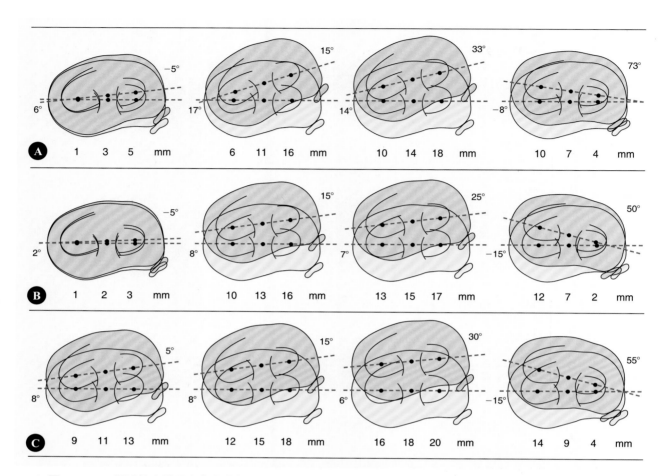

▲ 图 3-52　**A.** 通过首先增强内旋来进行轴移试验；**B.** 重复测试，检查者不刻意增强内旋；**C.** 胫骨保持在一个更向外旋转的位置。事实上，直到试验结束，胫骨才会以 **B** 和 **C** 的方式向外旋转。内侧点、中央点和外侧点前移的毫米数取决于试验的进行方式

引自 Noyes FR, Grood ES, Cummings JF, Wroble RR. An analysis of the pivot shift phenomenon. The knee motions and subluxations induced by different examiners. *Am J Sports Med.* 1991;19:148-155.

关键点：膝关节运动、位置和韧带损伤术语的定义

- 在骨科文献中，许多通常用于描述膝关节运动、位置和韧带损伤的术语含义存在相当大的差异
- 膝关节的运动和位移由胫骨方向的变化和胫骨上某个参考或基准点的运动或位移的组合来描述
- 平移是指刚体的运动，而不是点的运动。这个术语的用法是从一般用法演变而来的。可以任意选择用于平移的参考点的位置。但是，平移量取决于所选择的点；任何相关联的旋转都可能导致参考点以不同的方式移动
- 松弛度表示韧带松弛或缺乏张力。松弛可能是正常的，也可能是不正常的；不正常的松弛可能是先天性的，也可能是由损伤引起的。形容词"异常"应该用来表示什么时候松弛是病态的。因为松弛这个词（在英语中）有很多不同的意思，所以在可能的情况下，应该使用更精确的术语来描述膝关节运动或位置的异常

- 不稳定通常表示以胫骨异常移位为特征的状况（体征），并描述解剖结构，例如 ACL 不稳。最好描述韧带或结构的具体缺损，并单独提供胫骨的异常移位
- 对于用于描述膝关节旋转不稳定的术语定义存在相当大的混乱，例如前外侧、后外侧、前内侧和后内侧。有些作者用这些术语来描述异常运动，而另一些作者则用它们来描述膝关节的异常位置
- 膝关节检查的目标是确定特定载荷条件下关节的运动、运动范围、初始和最终位置。测试结果应包括膝关节的运动情况、异常运动界限和胫股最终位置

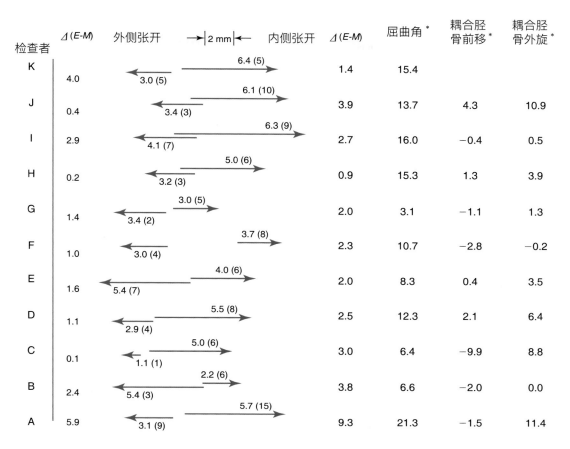

▲ 图 3–53　每名检查者（A 至 K）外展 – 内收旋转试验中内外侧关节间隙张开的仪器式空间连杆的测量值

每条线上方和下方的数字显示了测量的位移，检查者估计的值在括号中给出。每名检查者都要给出外展旋转试验的起始位置、屈曲角、耦合胫骨前移和耦合外旋。Δ（E-M）.仪器化空间连杆估计值与实测值之差(检查者估计值)。*. 在内侧关节间隙张开试验期间测量（引自 Noyes FR, Cummings JF, Grood ES, et al. The diagnosis of knee motion limits, subluxations, and ligament injuries. *Am J Sports Med*. 1991;19:163-171.）

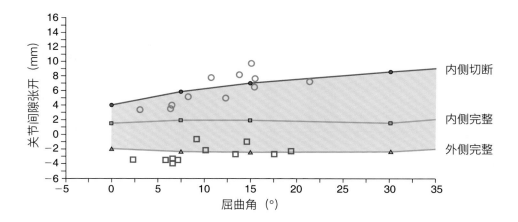

▲ 图 3–54　曲线显示了在完整状态和切断状态下，膝关节施加 20N·m 力时，内侧和外侧关节间隙张开（垂直轴）的界限

圆圈代表每名检查者在切断 ACL/MCL 的膝关节上进行内侧试验的最终位置。方块代表每个检查者在切断 ACL/MCL 的膝关节上进行外侧试验的最终位置。ACL. 前交叉韧带；MCL. 内侧副韧带（引自 Noyes FR, Cummings JF, Grood ES, et al. The diagnosis of knee motion limits, subluxations, and ligament injuries. *Am J Sports Med*. 1991;19:163-171.）

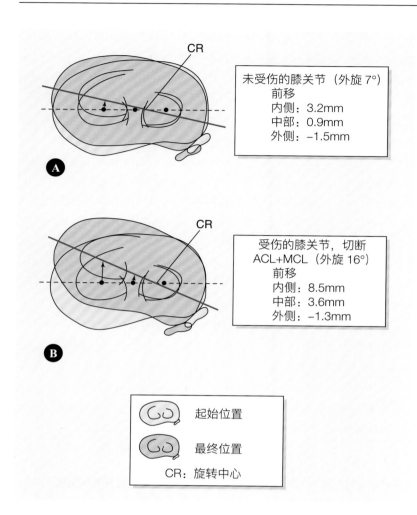

未受伤的膝关节（外旋 7°）
前移
内侧：3.2mm
中部：0.9mm
外侧：−1.5mm

受伤的膝关节，切断 ACL+MCL（外旋 16°）
前移
内侧：8.5mm
中部：3.6mm
外侧：−1.3mm

起始位置

最终位置

CR: 旋转中心

◀ **图 3-55 未受伤膝关节（A）与切断前交叉韧带（ACL）和内侧副韧带（MCL）后的外旋试验（B）**

胫骨外旋增加（7°～16°）。图中显示胫骨内侧平台前移增加量和外侧胫骨旋转轴（引自 Noyes FR, Cummings JF, Grood ES, et al. The diagnosis of knee motion limits, subluxations, and ligament injuries. *Am J Sports Med.* 1991;19:163-171. ）

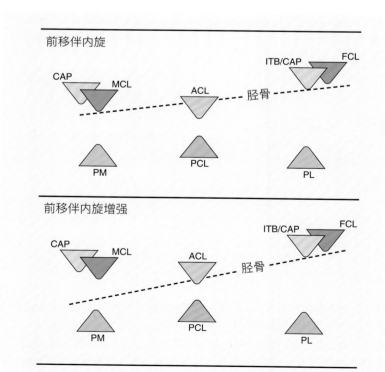

前移伴内旋

前移伴内旋增强

◀ **图 3-56 膝关节在大约屈膝 20° 时的轴移试验的保险杠模型。中央前交叉韧带（ACL）保险杠没有遮挡，表明 ACL 断裂。胫骨位置线延伸超过这一点，受到内侧保险杠和外侧保险杠的限制**

A. 在内侧和外侧韧带的约束下，前移和胫骨内旋相结合，以达到胫股内侧和外侧间隙的最大前方半脱位；B. 增强的胫骨内旋转减少了胫骨中央区域内侧胫股间室的前移。CAP. 关节囊；FCL. 腓侧副韧带；ITB/CAP. 髂胫束 / 外侧关节囊结构；MCL. 内侧副韧带；PCL. 后交叉韧带；PL. 后外侧结构；PM. 后内侧结构（引自 Noyes FR, Grood ES, Cummings JF, Wroble RR. An analysis of the pivot shift phenomenon. The knee motions and subluxations induced by different examiners. *Am J Sports Med.* 1991;19:148-155. ）

用于描述膝关节位置（位置、脱位和半脱位）的术语定义见表3-12，用于描述膝关节运动（运动、位移、平移、旋转、运动范围、运动极限、位移和运动耦合、约束和非约束运动、力、力矩、松弛和不稳定）的术语见表3-13。用于描述膝关节损伤（扭伤、断裂和缺损）的术语见表3-14。

注意，膝关节的运动和位移是由胫骨方向的改变和胫骨上的某个参考或基点的运动或位移的组合来描述的。通过胫骨绕三个独立轴（屈-伸旋转轴、内-外旋转轴、外展-内收旋转轴）的旋转和胫骨上参考点的运动或位移来量化方向的变化。屈-伸旋转轴位于股骨内，其相对于股骨的方向不变。内-外旋转轴位于胫骨，其相对于胫骨的方向不变。外展-内收旋转轴垂直于屈-曲轴和胫骨旋转轴，其方向可以相对于两个骨骼改变。术语平移最纯粹的形式是指刚体的运动，而不是点的运动。因此，术语翻译是从一般用法演变而来的。

可以任意选择用于平移的参考点的位置。但是，平移量取决于选定的点；任何关联的旋转都可能导致参照点以不同的方式移动。经常用于描述膝关节平移的参考点位于关节内侧边缘和外侧边缘之间的中间位置。一些研究人员使用胫骨髁上位于髁间隆起中间的一个点。

在文献中，膝关节屈曲/伸展的范围和限度通常由三个数字来定义，这三个数字表示最大过伸、零点或中性点、最大屈曲。例如，5-0-145描述的膝关节从过伸5°到屈膝145°。伸直受限15°的膝关节将被描述为0-15-145。

大多数临床检查都是以受限的方式进行的，其中膝关节的运动受到限制。例如，在外展和内收试验中，检查员会阻止胫骨外部或内部的旋转，以确定仅由外展-内收运动引起的内侧和外侧关节张开。约束性测试的一个优点是，特定的运动是已知的，并且可以在实验室中重现，从而允许通过实验

表 3-12 描述膝关节位置的术语定义

术 语	词源学	一级来源定义	二级、三级来源定义	评 论
位置 （position）	来自拉丁语 ponere，放置，安放	• 人体：用于特定检查或外科手术的身体姿势或身体各部分（身体部分）的排列 • 点：一个点要相对于其参照体系进行定位 • 刚体：点或质点在刚体中的位置和刚体的方向	• 胫骨上点的位置，如胫骨内侧棘，可以用三个平移坐标来描述：前后、内外侧和近端、远端。这些坐标指示点相对于股骨上的参考坐标系的位置。主体的方向是指它相对于其他主体段的旋转方式。胫骨相对于股骨的方向由屈-伸、外展-内收（或内翻-外翻旋转）和内-外旋转角度来描述	• 胫骨的位置对于正确诊断膝关节韧带损伤至关重要。临床试验中胫骨的起始位置决定了韧带和关节囊结构的张力。当胫骨达到最大半脱位时，胫骨的最终位置决定了哪些韧带受伤
脱位 （dislocation）	来自拉丁语 de，远离；locare，放置	• 关节骨结构形成关节的不正常位置，使通常相对的关节表面不再接触。同义词：脱臼	• 术语脱位用于表示胫股内侧和外侧间室或髌股关节完全不接触的位置。这个术语也可以用来描述仅在胫股内侧或外侧的不接触性的位置	• 膝关节脱位通常根据胫骨的最终位置进行分类：前方、后方、内侧、外侧或旋转
半脱位 （subluxation）	来自拉丁语 sub，下方，底部；luxare，使关节脱臼	• 形成关节的骨性结构的异常位置部分脱位；然而，相对的关节面的一部分仍有接触	• 半脱位用于表示不完全或部分脱位。这个术语已被用作异常运动的同义词。但是，半脱位代表关节的位置，而不是其运动。因此，用这个术语来表示异常运动是不正确的	• 识别和量化半脱位很困难，因为这个术语没有单位。临床医生必须根据胫骨相对于股骨的位置来描述半脱位。旋转性半脱位是通过胫骨的旋转和胫骨上任何一点的位置来描述的。或者，一个点的前后位置可以在胫骨内侧和外侧平台上指定

表 3–13　描述膝关节运动的术语定义

术　语	词源学	一级来源定义	二级、三级来源定义	评　论
运动（motion）	来自拉丁语 movere，移动	改变位置的行为或过程	一个物体的运动是通过指定其改变位置的速度或速率及方向来描述的	物体运动过程中的连续位置构成了运动的路径。运动的净效应可以用两种方式量化：1.通过描述物体沿其路径行进的距离；2.通过描述其路径起点和终点之间的位移，而不考虑中间运动的细节
位移（displacement）	来自古法语 des，移开；placer，放置	位移是运动的净效应。物体或质点沿其路径的两点之间的位置变化，而不考虑所遵循的路径	刚体的位移是其位置的变化，与其遵循的路径无关。位移可以通过任意粒子的位置变化（也称为平移）及刚体的方向变化（也称为旋转）来描述	位移可以描述为 3 个平移和 3 个旋转的组合，每个平移和旋转都对应一个自由度。平移的标准国际单位是米；旋转的标准国际单位是弧度或度数
平移（translation）	来自拉丁语 trans，穿过；ferre，运送	平移是刚体运动或位移的一种类型，平移过程中所有连接到它的路径始终平行于它们的原始方向。平移是身体所有点沿着彼此平行的路径运动的一种运动类型。所有点都以相同的速度和相同的方向移动	平移可以描述胫骨相对于股骨的运动，该运动由 3 个独立的部分组成：内外侧的平移、前后的平移和远近端的平移	一个沿曲线运动的物体，如果它的方向在运动过程中不改变，它就会发生平移。如果运动方向是恒定的，则物体沿直线运动。如果方向随时间改变，则物体沿曲线运动。运动的点不应该被称为平移；点是移动，而不是平移。平移的国际标准单位是毫米
旋转（rotation）	来自拉丁语 rotare，旋转	物体上的所有点都围绕一个轴作为中心的一种运动或位移的类型或是一个固定点产生的运动。该轴通常称为旋转轴	在旋转过程中，物体上的点具有不同的运动方向和不同的速度。每一时刻这些点都绕着旋转轴做圆周运动。旋转由存在于 3 个轴之一的 3 个独立的自由度组成：屈伸旋转、内外旋转和外展内收旋转	膝关节的运动和位移由胫骨方向的变化和胫骨上某些参考点或基点的运动或位移的组合来描述。方向的变化通过胫骨相对于 3 个独立轴的旋转来量化。旋转运动在文献中通常称为胫骨平移
运动范围（range of motion）	来自古法语 ranc，排，线	发生在每个自由度的 2 个运动极限之间的位移	膝盖运动范围通常用来描述可能发生的旋转量。每个平移和旋转的自由度也有一个运动范围	运动范围取决于施加在膝关节上的负荷。对于屈伸以外的运动，运动范围通常取决于膝关节的屈曲角度。前后平移的范围取决于屈曲角度和测量前膝关节所在的胫骨旋转位置
运动极限（limits of motion）	来自拉丁语 limes，限制	6 个自由度中每个自由度可能的极限运动位置	在相反的运动方向上，需要 2 个限制来定义运动范围。膝关节共有 12 个运动极限，6 个独立的自由度各有 2 个运动极限	指定运动极限提供了运动范围未提供的额外信息。膝关节屈伸的范围和极限通常由代表最大过伸角度、零位或自然位置角度和最大屈曲角度的 3 个数字定义

（续表）

术　语	词源学	一级来源定义	二级、三级来源定义	评　论
耦合的位移和运动（coupled displacement and motion）	来自拉丁语 *copula*，结合	一个或多个自由度中由施加在另一个自由度中的载荷（力或力矩）引起的位移或运动	耦合运动量取决于力作用于胫骨的位置，以及旋转中心是受到约束还是自由移动。在临床试验过程中发生的耦合运动的类型和数量取决于膝关节的机械特性，以及检查者施加的载荷的大小和方向	在临床试验期间发生的耦合运动的一个例子是当向后的力施加到胫骨时产生外旋和当向前的力施加到胫骨时产生内旋
受约束（和不受约束）运动［constrained（and unconstrained）motion］	来自拉丁语 *con*，一起；*stringere*，拉紧	以特定方式限制（机械）物体的运动	膝关节的运动可以允许自由发生（不受约束），也可以受到限制（受约束）。如果运动不受约束，则胫骨将位移到其最大位置。受约束的试验会限制发生的移动量	非限制性临床试验的一个例子：胫骨外旋试验。通常情况下，会发生胫骨的外旋和后移运动。检查者不限制这些运动，但允许关节位移到其最大半脱位
力（force）	来自拉丁语 *fortis*，勇敢，强壮	对物体的影响，如推或拉，加速（改变速度或运动方向）或使物体变形（改变大小或形状）	力有 3 个属性：①方向或作用线；②指向，沿着作用线向前或向后；③大小，用牛顿（N）表示	力的效果取决于它的 3 个性质和作用点。如果对胫骨施加向前定向力，则产生的胫骨运动取决于施加力的位置和大小。力的方向是它的方向（沿着前后轴）和指向（前面）的组合
力矩（moment）	来自拉丁语 *momentum*，移动	对物体产生角（旋转）加速度的影响	力矩有 3 个属性：①方向或作用线；②关于作用线的顺时针或逆时针的指向；③量级，以牛顿·米（N·m）为单位。力矩的大小与产生它的力的大小成正比，与力的作用线（力矩臂）的垂直距离成正比	在表示膝关节处的力矩时，必须说明确定力矩所围绕的轴，因为力矩的大小取决于轴的位置和轴的方向
松弛度（laxity）	来自拉丁语 *laxare*，松弛，松懈	松弛或缺乏张力（韧带的特征）和松动，关节的正常或不正常的活动范围	在骨科文献中，松弛通常有 2 个含义：①韧带松弛或缺乏张力；②关节松弛。同义词（用于关节运动）：关节内活动	膝关节韧带松弛的临床检查包括确定胫骨的异常移位，以及力和力矩的作用所能诱导的位置。临床结果被用来推断韧带和关节囊结构的损伤程度（异常松弛）
不稳（instability）	来自拉丁语 *in*，不；*stabilitas*，坚定，稳定	关节的一种状态，其特征是由于韧带、关节囊、半月板、软骨或骨骼的损伤导致运动（活动）范围异常增大	在骨科文献中，不稳定性被用来描述一段时间的打软腿（症状）和关节活动异常（关节内活动）的情况（体征）。不稳定只能在一般情况下用来表明由于受伤而发生的胫骨异常移位	功能不稳定可能导致膝关节或主观感觉部分塌陷。术语不稳定不应用于表示打软腿的再损伤或解剖结构（如前交叉韧带不稳定）

表 3-14　用于描述膝关节韧带损伤的术语定义

术　语	词源学	一级来源定义	二级、三级来源定义	评　论
扭伤 （sprain）	• 可能来自古法语 espreindre，挤压；来自拉丁语 exprimere，挤压或紧压	• 关节韧带的一种损伤，韧带纤维拉伸或断裂，但韧带没有完全断裂（其连续性保持完整）	• 最常见定义是韧带急性损伤引起部分断裂，并没有完全断裂或损失韧带的功能	• 如果扭伤被归类为三度（根据美国医学会的分类），最好包括术语 "Ⅲ度"，以表示韧带纤维完全断裂
断裂 （rupture）	• 来自拉丁语，rumpere，破裂	• 断裂或断端分离	• 通常指韧带完全断裂和功能丧失。同义词：断裂	• 术语 "部分" 指的是韧带不完全断裂，并存在部分功能。如果不使用术语 "部分"，断裂是指韧带完全中断，这是指韧带的功能丧失，而不是连续性
缺损 （deficiency）	• 来自拉丁语 deficere，失效	• 韧带的完整性缺少实质，本质或必要特征的状态或条件	• 术语缺损用于描述韧带缺失的膝关节，表示韧带功能的丧失。同义词：不足	• "缺损" 是一个通用术语，表示缺损的存在，但不是说明损伤的程度。临床医生或作者必须明确缺损的程度。轴移试验阳性和异常的胫骨前移提示韧带的缺损

确定初级和次级韧带约束。在 Lachman 试验期间，检查者可能会限制胫骨联合内旋的量。在轴移试验中，运动是不受约束的，以允许胫股外侧室最大限度的半脱位。具体的韧带和每个韧带在限制最终位置方面的重要性将取决于这些测试是如何进行的。我们在本章早些时候描述了在已知的力、运动和位移下对膝关节进行约束和非约束测试时获得的诊断信息。

当用于韧带时，术语 "松弛" 用来表示松弛或缺乏张力 – 松弛的韧带。为了缩短股骨和胫骨附着部之间的距离，可以通过定位胫骨来故意使未受伤的膝关节韧带松弛。松弛可能是正常的，也可能是不正常的。不正常的松弛可能是先天性的，也可能是由伤害引起的。形容词 "异常" 应该用来表示什么时候松弛是病态的。在骨科文献中，术语 "松弛" 也用来表示关节的松弛或由于力和力矩的作用而产生的一定量的运动。一种来源将松弛定义为 "要么是正常的自由运动，要么是大于正常的自由运动，例如关节"[36]。这个术语的问题是没有说明具体的运动类型。例如，术语膝关节前松弛可能指的是前移和胫骨旋转的组合运动，或者仅仅指胫骨前移的量。如果后者为真，最好使用术语前移，从而避免歧义，并允许报道在规定载荷下发生的几毫米胫骨前移。如果报道的前移量是受伤侧和对侧膝关节之间的差异，则应始终指出这一点。

因为松弛这个词有许多不同的含义，所以在可

能的情况下，应该使用更精确的术语来描述膝关节运动或位置的异常。松弛只能在一般意义上用来表示韧带松弛或缺乏张力。当提到膝关节的运动时，最好描述具体的运动。

在骨科文献中，术语 "不稳定" 通常用来表示以胫骨异常移位为特征的状况（体征）。此术语也通常用于描述解剖结构，例如 ACL 不稳定。最好描述韧带或结构的具体缺损，并单独提供胫骨的异常位移（包括导致诊断的已知载荷条件）。

术语扭伤通常被定义为韧带的部分断裂但不完全断裂的损伤[1, 8, 36]。美国医学会的分类系统将韧带损伤分为三类：Ⅰ度、Ⅱ度和Ⅲ度（表 3-9）。

膝关节检查的目标是确定特定载荷条件下关节的运动、运动限制、初始和最终位置。检查者应详细说明进行测试的条件，包括患者和膝关节的位置、施加的载荷。报告的测试结果包括膝关节发生的运动，异常运动限制，以及本章前面讨论的最终胫股位置。任何测试条件的改变都可能改变对结果的解释和对损伤解剖结构的最终诊断。

对于用于描述膝关节旋转不稳定的术语定义，如前外侧、后外侧、前内侧和后内侧，存在相当大的混淆。虽然有些作者使用这些术语来描述异常运动，但也有一些作者使用它们来描述膝关节的异常位置。在本书中，作者使用这些术语来描述内侧或外侧间隔的异常位置（半脱位），并指出其意义（方向）。

第 4 章　膝关节韧带功能及其失效
Knee Ligament Function and Failure

Frank R. Noyes　Edward S. Grood　著

苏祥正　译

一、韧带纤维长度 – 张力特性

Fick[25] 在 1911 年的早期著作就已将韧带描述为纤维束，并认为韧带的所有纤维并不会同时处于紧张状态。Fick 同时也注意到，膝关节弯曲角度是决定相关纤维紧张及松弛的重要影响因素。此后，大量的报道指出纤维韧带紧张度及功能与韧带初始长度、附着部位置、关节屈伸及旋转位置相关[30, 34, 35, 78]。这些概念十分重要，构成了膝关节韧带重建的基础，同时为单股、双股前交叉韧带（ACL）及后交叉韧带（PCL）重建提供深入的理论支持。此外，韧带纤维长度 – 张力特性构成了关于膝关节屈曲和手术时对韧带移植物施加载荷张力规则的基础。这些观点仍然存在巨大的分歧，也将在本章中进行讨论。

首先需要理解的是单个韧带纤维长度 – 张力特性。韧带纤维的弹性特性能够在载荷时立即延长以保证关节的稳定。韧带纤维张力的变化与韧带胫股附着部的位置、初始长度、关节初始位置及后续关节活动相关。图 4-1 是人膝关节 ACL 纤维的应力 – 长度曲线。L_0 点是韧带纤维的初始载荷，当韧带的附着部距离小于 L_0 时韧带松弛。韧带只有在纤维附着部间的长度达到初始载荷的长度时才开始发挥作用。韧带纤维只能在小范围的拉伸内（5% 或更少）起作用[21]。当拉伸超过距离上限（8% 左右）时，单个韧带纤维功能受限。

韧带胶原弹性较差，相对较小的拉伸或延展即可导致其破坏。由于韧带纤维仅能进行小范围的拉伸延展，并且韧带长度随膝关节屈伸旋转而变化，因此，这些纤维长度变化能够在体外进行测量。Beynnon 及其同事[5-7] 已经测量了体内韧带长度特点（见第 10 章）。

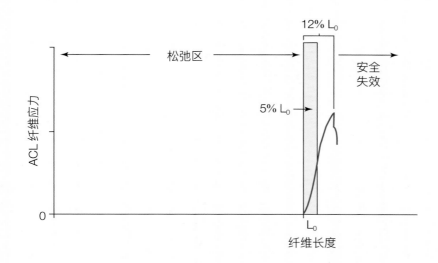

◀ 图 4-1　人前交叉韧带纤维作用力 – 长度曲线

纤维作用力表示附着部之间距离（长度）的函数。体内功能活动被认为发生在阴影区域内，对应的纤维应变仅为 5%（引自 Grood ES. Placement of knee ligament grafts. In Finerman GA, Noyes FR, eds. *Biology and Biomechanics of the Traumatized Synovial Joint: The Knee as a Model*. Rosemont, IL: American Academy of Orthopaedic Surgeons; 1992-393-417.）

> **关键点：韧带纤维长度 - 张力特性**
>
> - 大量研究指出韧带纤维功能取决于初始长度和连接部位，以及屈曲 - 伸展和胫骨旋转等特定关节位置
> - 这些概念构成了膝关节韧带重建位置的基础，提供了单束和双束韧带重建的见解，并形成了关于手术时膝关节屈曲和韧带移植物施加载荷张力规则的基础
> - 纤维韧带的张力取决于其胫骨股骨附着部的位置、初始长度、初始关节位置及后续关节活动
> - 纤维仅在附着部之间的距离达到纤维长度后才开始发挥作用
> - 胶原纤维弹性并不很高，并且在较低的延展及应力下即可观察到失效

> **关键点：韧带纤维微观形态如何决定韧带功能及失效**
>
> - 人们对韧带纤维的三维微观几何结构仅在宏观和超微结构水平上有部分了解
> - 韧带纤维的平行排列结构（如 MCL、FCL 或肌腱）可提供较高最大失效载荷，因为大多数纤维以对称方式承受载荷并分担载荷。该结构将在相对较小的位移下失效
> - 关节囊结构的刚度较低，允许伸长或顺应性，这是其微几何结构的内在特点。由于微断裂过程发生在整个关节囊内，因此难以检测到关节囊结构失效。在关节囊最终失效之前，微失效过程会产生残余伸长或松弛
> - ACL 和 PCL 的长度 - 张力表现和失效模式也不同，不同的膝关节的位置会有不同的纤维区域承受载荷

二、韧带纤维微观形态如何决定韧带功能及失效

现仅能部分了解纤维韧带在宏观及微观水平的三维微形态。在宏观水平上，图 4-2 至图 4-5 列出了韧带纤维决定其功能特性及韧带失功能的机制。图 4-2 列出了典型胶原纤维的压力 - 张力曲线。初始的起点区域包含胶原纤维的校正后曲线，然后紧接着的是线性区。在线性区的末尾，单个胶原纤维的失功能开始出现，最终发展至整个结构的功能丧失。需要注意在本表中整体纤维仅拉伸 8% 即导致纤维功能丧失。图 4-3 显示了韧带纤维横截面积增加对其结构特性的影响，可提高其强度和失效应力。图 4-4 是同样的截面面积在不同载荷情况下胶原长度的效应。韧带长度增加 1 倍，其刚度降低 50%。人们在半腱肌 - 股薄肌腱（semitendinosus-gracilis tendon，STG）重建中已经注意到这种效应，直接在隧道口部位进行移植物固定，除了减少移植物 - 骨隧道之间的运动外，还可以改善移植物的力学性能。图 4-5 显示了纤维微结构对结构特性的影响，如果胶原纤维没有对称的载荷，其刚度及失效应力会有显著的降低。

内侧副韧带（MCL）和腓侧副韧带（FCL）等的纤维为平行排列，这样的结构能够提供最大失效强度，因为大部分纤维对称排列，能够均衡载荷应力。这样的平行结构可因微小移位而失效，尤其是 MCL 和 FCL。此外，在微观形态下的关节囊结构具有刚度低、延展性强、可塑性佳的特点（图 4-5）。一些

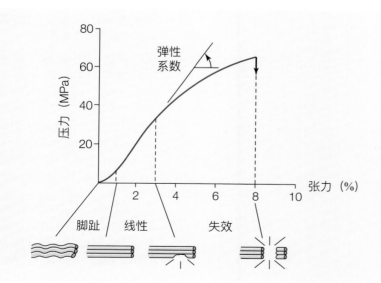

◀ **图 4-2 胶原蛋白标准化应力 - 应变曲线典型示例**

得到的曲线提供了与组织尺寸无关的机械（材料）参数（引自 Butler DL, Grood ES, Noyes FR, Zernicke RF. Biomechanics of ligaments and tendons. In Hutton R, ed. *Exercise and Sports Science Review*, vol. 6. Philadelphia: Franklin Institute Press; 1978;125-182.）

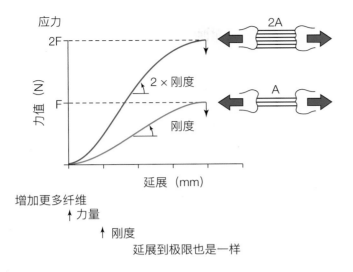

◀ 图 4-3 增加组织横截面积对载荷 – 变形曲线形状的影响

引自 Butler DL, Grood ES, Noyes FR, Zernicke RF. Biomechanics of ligaments and tendons. In Hutton R, ed. *Exercise and Sports Science Review*, vol. 6. Philadelphia: Franklin Institute Press; 1978–125–182.

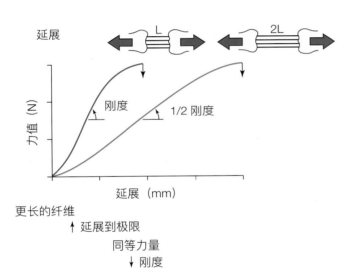

◀ 图 4-4 组织纤维原始长度对载荷 – 变形曲线形状的影响

引自 Butler DL, Grood ES, Noyes FR, Zernicke RF. Biomechanics of ligaments and tendons. In Hutton R, ed. *Exercise and Sports Science Review*, vol. 6. Philadelphia: Franklin Institute Press; 1978–125–182.

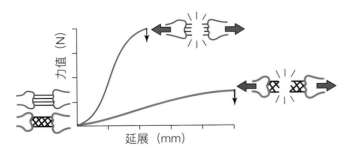

◀ 图 4-5 改变胶原纤维排列的影响
与代表关节囊组织的斜纤维方向相比，平行胶原纤维均匀载荷，导致结构特性，如增加强度、失效延长降低和刚度增加

关节囊结构（如后斜韧带的后内侧关节囊状结构）会存在更多的平行排列纤维结构。贯穿整个关节囊结构的微小断裂伤和关节囊失效很难检测。在修复手术中发现关节囊可能看起来松弛和伸长，但没有明显的失效，或者关节囊可能从其股骨或胫骨附着部上撕脱，并在手术时确定和修复失效部位。在关节囊最终失效之前，微失效过程会产生残余的延伸或松弛，在慢性膝关节损伤中，可能需要皱缩来恢复其张力和功能，例如，关节囊结构的后内侧或后外侧打褶术在伸直时可限制膝关节过伸运动。ACL 和

PCL 的长度 – 张力曲线的运行及失效模式也不同，不同位置的膝关节其载荷的纤维区域也不同。

图 4-6 是 MCL 和内侧关节囊的延展力学特性。该数据来源于恒河猴膝关节内侧结构施加单轴向牵拉所得。与关节囊结构相比，MCL 失效的张力更高。关节囊结构的失效是缓慢的过程，原因是在拉伸过程中刚度较小的关节囊结构被顺序拉伸并不断失效，不会出现突然失效。

图 4-7 是 ACL 的失效电镜扫描结构分析。在此研究中，恒河猴的膝关节 ACL 所施加的力为失效强

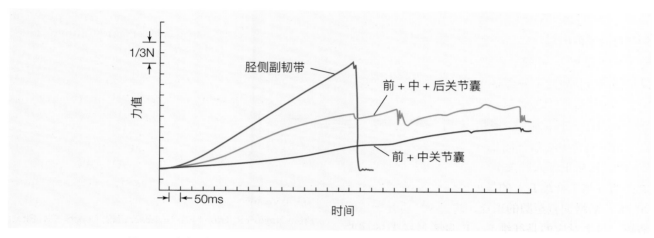

▲ 图 4-6　内侧副韧带和两个关节囊制备物失效测试作用力 – 时间的典型示波记录

使用恒定的牵引速率，时间轴与样本伸长率成正比。内侧副韧带支持最大作用力并突然失效。这与前交叉韧带的进行性失效相反。请注意，在阻力突然下降指示明显失效之前，内侧副韧带和关节囊的刚度均降低。这表明在宏观失效之前发生了渐进的微失效过程（引自 Butler DL, Grood ES, Noyes FR, Zernicke RF. Biomechanics of ligaments and tendons. In Hutton R, ed. *Exercise and Sports Science Review*, vol. 6. Philadelphia: Franklin Institute Press; 1978:125-182. ）

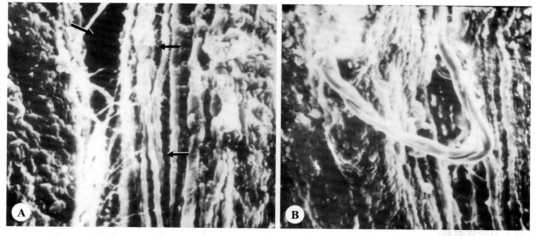

▲ 图 4-7　前交叉韧带载荷至其预期最大载荷一半后，扫描电子显微照片显示无失效迹象

微失效发生。A. 显示了完全破裂的整个纤维束（箭）；B. 纤维束内的纤维分离（引自 Butler DL, Grood ES, Noyes FR, Zernicke RF. Biomechanics of ligaments and tendons. In Hutton R, ed. *Exercise and Sports Science Review*, vol. 6. Philadelphia: Franklin Institute Press; 1978:125-182. ）

度的一半。电镜扫描检查结果显示了纤维束的部分分离并失去正常的波形结构。正常的 ACL 纤维是波形结构。在 ACL 的某些部分，载荷试验中，在膝关节特定姿势下根据纤维长度施加相应的载荷强度时，纤维束完全断裂。图 4-8 是通过不同位置下单个纤维失效情况反映大纤维束的失效情况。注意，纤维失效时小血管也出现损伤，所在纤维失效前的延展已超出了血管正常延长的范围。

三、股骨附着部在韧带长度 – 张力模式中的重要性

膝关节运动中很多因素决定了韧带长度模式，然而最敏感的因素之一是纤维的股骨附着部（比胫骨附着部更重要）。此概念在理解 ACL 和 PCL 重建中纤维功能及位置时十分重要。

Grood 等[30] 对股骨附着部进行了描述（图 4-9）。在此模式中，胫骨附着部设定为固定不动，膝关节围绕恒定旋转中心（center of rotation，CR）发生屈曲。CR 的位置与正常人膝关节的旋转中心相同，在 CR 之前的纤维（纤维 F_a）的长度会随着膝关节弯曲至 90° 而不断增加直至圆的顶点，超过 90° 后开始不断缩短。与之对应的是纤维 F_d，F_d 随着膝关节的屈曲而不断缩短，屈曲角度超过 90° 后 F_d 开始延长。图 4-9 就是这些纤维的长度变化模式。因此，交叉韧带

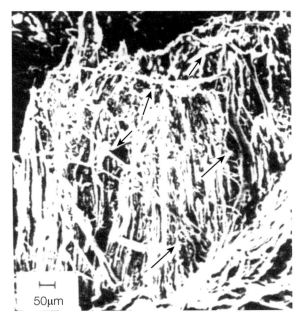

▲ 图 4-8　Scanning electron photomicrograph of a collagen fiber bundle at the plane where failure occurred. The failure of collagen fibers at multiple levels within the fiber bundle demonstrates the pull-apart failure process. The *arrows* indicate a rich supply of vessels lying on the surface of the fiber bundle with perpendicular branches supplying the interior of the fiber bundle.

From Noyes FR, Grood ES, Nussbaum NS, Cooper SM. Effect of intra-articular corticosteroids on ligament properties. A biomechanical and histological study in rhesus knees. *Clin Orthop*. 1977;23:197–209.

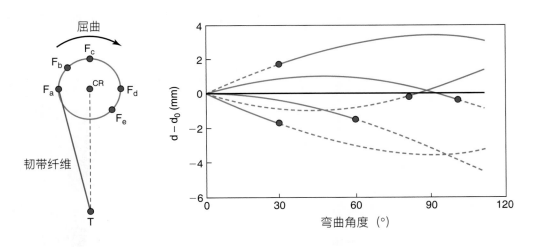

▲ 图 4-9　股骨附着位置确定长度模式

韧带纤维显示为胫骨附着部（T）和股骨附着部（F_a）。其他股骨附着部用 F_b 到 F_e 点表示。假定股骨围绕固定旋转中心弯曲。该图显示了附着部之间的距离（d）如何伴随 0°（d_0）至屈曲 120° 时距离的变化而改变。曲线在韧带纤维紧张的区域是实线，在韧带纤维松弛的区域是虚线。功能区通过假设纤维在被拉长到其 5% 的最大长度时得到（引自 Grood ES. Placement of knee ligament grafts. In Finerman GA, Noyes FR, eds. *Biology and Biomechanics of the Traumatized Synovial Joint: The Knee as a Model*. Rosemont, IL: American Academy of Orthopaedic Surgeons; 1992:393–417.）

的纤维长度改变模式是十分复杂的，而简单的理解是：ACL 前内侧纤维随着膝关节的屈曲而延长，而后外侧纤维随着膝关节的伸展而延长。圆形模型也仅仅只是简单的模拟，因为膝关节并无固定的 CR，因此 ACL 和 PCL 的纤维功能比该模式所显示的更为复杂。

轮廓线被用来简化描述韧带长度的变化，图 4-10 是典型的轮廓线图[35]。单独的轮廓线描述了所有附着部的最大纤维张力。以轮廓线为界的区域，其应变最小（2% 延伸率），并提供了最等长的股骨附着部。注意，在图 4-10 中，胫股分离的距离在轮廓线前方显著增加，与此相关的是，其长度的减少明显滞后于膝关节屈曲时，线后方的长度会减少。此外需要注意的是，韧带等距性这个概念是不恰当的，因为膝关节屈曲过程中的韧带的真实最小张力

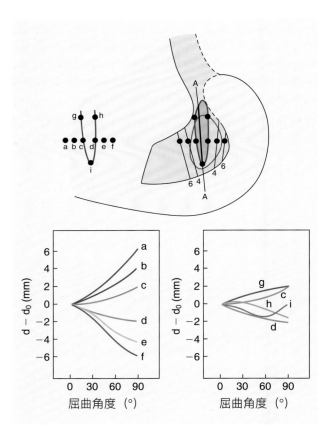

▲ 图 4-10　前交叉韧带的典型轮廓线图
当对胫骨施加 100N 的前向力时膝关节屈曲 0°～90° 得到的数值。分析中使用的胫骨附着部位于前交叉韧带胫骨止点的几何中心（引自 Hefzy MS, Grood ES, Noyes FR. Factors affecting the region of most isometric femoral attachments: Part Ⅱ. The anterior cruciate ligament. *Am J Sports Med.* 1989;17:208-216.）

或延长率并不以此模式进行。韧带通过不同附着部的不同长度和载荷的纤维发挥作用。轮廓线图的缺点是其不能代表单个原位纤维长度，因此也无法了解韧带纤维在各区域的任意点是紧张还是松弛。轮廓线图对了解 ACL 和 PCL 重建中各个固定点位置的最大延展长度和张力的变化十分有用。另外，需要注意膝关节重建的韧带在何位置时张力均不能超过最大延展长度，否则可能出现膝关节活动受限及重建失败。

> **关键点：股骨附着部在韧带长度 - 张力模式中的重要性**
>
> - 很多因素决定韧带在膝关节活动过程中的长度模式；然而，其中最为敏感的因素之一为纤维的股骨附着部（相比胫骨附着部更敏感）
> - 交叉韧带纤维的长度 - 张力模式复杂，与更简化的描述形成鲜明对比，即 ACL 前内侧纤维随膝关节屈曲而延长，后外侧纤维随膝关节伸展而延长
> - 韧带随着不同的纤维长度和载荷而起作用，即与附着部的特性相关
> - 在 ACL 及 PCL 中存在一个大体区域，此区域内一部分随膝关节屈曲而延长的同时另一区域变短；两区域间的纤维延长更小。但是，关于这些区域的具体位置目前仍存在争论
> - 我们的数据得出结论，ACL 的分割线主要为近端至远端方向，屈曲时分割线前方的纤维变长，后方纤维变短
> - PCL 的分割线为前后方向，膝关节屈曲时远端纤维变长，膝关节伸展时近端纤维变长
> - 对尸体标本中改变 ACL 移植物胫骨附着部的影响进行研究。将胫骨上的纤维附着部向内外侧方向移动，对纤维长度和标准化长度模式仅有较小影响。相反，前后方向移动对纤维长度有较强的影响
> - 将 ACL 移植物放置在股骨接触面内的前（或后）位置对确定移植物的张力和载荷条件具有显著影响。PCL 移植物在股骨近端至远端方向的放置对其长度 - 张力表现具有相似的显著影响
> - ACL 或 PCL 移植物在膝关节屈曲一定角度时紧张，在此角度下移植物将处于最长长度。移植物在最短长度的屈曲角度时仍紧张，会导致在其他屈曲位置拉长，部分移植物失效

大量研究指出，ACL 和 PCL 存在一些相似的区域，当一部分随着膝关节的屈曲延长时，另一部区域变短，而这两个区域之间的纤维延长得较少[9, 30, 32, 33, 35, 68, 78]。然而，目前关于该区域在交叉

韧带的具体部位仍存在较大的争议。我们及其他作者[78] 的研究指出，ACL 的分割线主要是近端延至远端方向，在此线之前的纤维随着关节的屈曲而不断延长，在此线之后的纤维随关节屈曲而变短（图4-11）（图 4-10 中亦有所体现）。与此对应，该线在PCL 中为前后方向，远端随关节屈曲而延长，而近

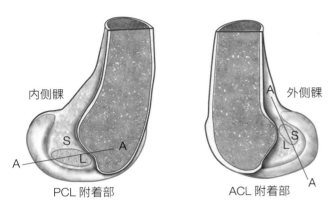

内侧髁　　　　　　　　　　　　　**外侧髁**

PCL 附着部　　　　　　**ACL 附着部**

▲ 图 4-11　将股骨韧带连接处分成膝关节屈曲时缩短（**S**）和延长（**L**）纤维（膝关节伸展时逆转）

A 到 A 线分割区域，2 个交叉韧带的方向不同。沿直线方向放置的微小误差对长度模式的影响较小。参考后交叉韧带（PCL）和前交叉韧带（ACL）足迹的相关直线的大致位置如图所示，并确认该线的方向随膝关节屈曲而改变。相反，垂直于直线的放置误差会导致长度模式发生较大变化（经许可转载，改编自 Grood ES: Placement of knee ligament grafts. In Finerman GA, Noyes FR, eds. *Biology and Biomechanics of the Traumatized Synovial Joint: The Knee as a Model*. Rosemont, IL: American Academy of Orthopaedic Surgeons; 1992: 393-417.）

端纤维随关节的伸直而延长。因此，缩短和延长区域的分割线在 ACL 和 PCL 上完全不同。这是韧带纤维如何运转的重要概念之一。当前的很多观点认为，在 ACL 股骨附着部，其近端纤维随关节屈曲而延长，远端纤维随关节伸直而延长，这种观点是错误的。实际上，这些 ACL 的股骨附着部区域的近端和远端的纤维如轮廓线图所示（图 4-10），即并不是随着关节的屈伸而表现出相反的张力改变。这些研究的数据并不是基于真实的纤维附着部分离长度得来，而这些区别对 ACL 和 PCL 重建点的位置及张力表现具有重要意义。PCL 纤维载荷时长度 – 张力表现将在第 15 章中具体探讨。

需要注意的是，Sidles 及其同事[78]、Hefzy 与同事[35] 的研究指出，通过轮廓线模式来描述纤维延长模式的前提是基于前侧或后侧的位移载荷施用于胫骨端，即轮廓线的结果是分别基于 ACL 和 PCL 的载荷模式。更完整的包括胫骨和股骨附着部的轮廓线也在文献中有所报道[30, 35, 78]，关于胫骨附着部的描述将在第 7 章和第 15 章进一步分析。

图 4-12 所示的是尸体标本上改变 ACL 重建点的结果。所有 6 个胫骨附着部的 ACL 在股骨上的位置均相同。胫骨附着部由内侧至外侧方向转移，对纤维长度及标准长度模型的影响较小。与此相反，胫骨附着部位置在前后方向的改变对纤维长度具有极大的影响。向前移动胫骨附着部 7.5mm 会使纤维长度增加 5～8mm。靠前的胫骨附着部可导致膝关

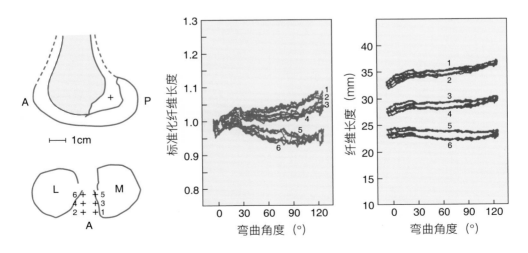

▲ 图 4-12　尸体样本中纤维长度模式对胫骨附着位置的敏感性

A. 前方；L. 外侧；M. 内侧；P. 后方（引自 Hefzy MS, Grood ES. Sensitivity of insertion locations on length patterns of anterior cruciate ligament fibers. *J Biomech Eng*. 1986;108:73-82.）

节屈曲过程中的张力增大。图 4-13 显示的是将股骨附着部后移后对膝关节屈曲过程的巨大影响。胫骨附着部并无改变。图 4-14 所示的是将股骨附着部由近端移至远端的效果。远端的纤维明显变短并具有更凹的长度曲线，而近端具有更长的纤维且表现为凸形曲线。总之，这些研究指出交叉韧带的复杂表现，即单个纤维及纤维束通过不同模式的载荷来对抗胫骨端的平移及旋转综合运动。对于手术医生来说，移植物的位置在前后方向上的改变能明显地影响张力及载荷情况。在第 15 章中将会提到，PCL 重

建位置在由近端至远端方向的改变过程中同样对长度 - 张力具有深远的影响。手术医生确实能够大概了解移植韧带在膝关节活动过程中长度最大时的屈曲角度，并保证膝关节在该屈曲角度时重建韧带具有最大长度。如果重建韧带在屈曲长度最短时的张力较高，将导致重建失败，因为重建韧带在膝关节的其他角度时的延长将更多。对于每个重建韧带来说，其纤维的载荷应是对称性的。轮廓线图显示了重建韧带中心与周围纤维的不同伸长情况。

放置多个移植物的概念是为了更接近模拟韧带

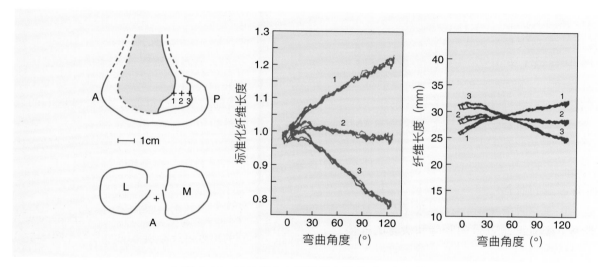

▲ 图 4-13 尸体样本中纤维长度模式对股骨附着位置的敏感性

A. 前方；L. 外侧；M. 内侧；P. 后方（引自 Hefzy MS, Grood ES. Sensitivity of insertion locations on length patterns of anterior cruciate ligament fibers. *J Biomech Eng*. 1986;108:73-82.）

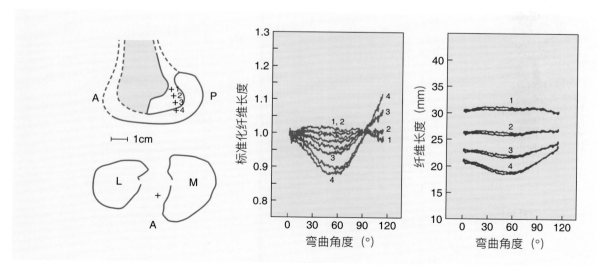

▲ 图 4-14 尸体标本中纤维长度模式对股骨附着的敏感性，所示为前交叉韧带止点前后中线附近的股骨附着部

A. 前方；L. 外侧；M. 内侧；P. 后方（引自 Hefzy MS, Grood ES. Sensitivity of insertion locations on length patterns of anterior cruciate ligament fibers. *J Biomech Eng*. 1986;108:73-82.）

纤维改变而设计，同时，外科医生也可能通过添加胶原纤维以填补 ACL 或 PCL 的附着部来达到此目的。与 Grood 的研究结果相同，Markolf 及其同事[51]报道了体外标本模拟研究结果，提示与由近端至远端方向上的改变相比，ACL 骨道位置在前后方向上的改变对重建韧带的应力及功能方面的影响更为关键。

四、韧带纤维的长度 – 张力模式及 Burmester 曲线

前文已讨论，纤维韧带功能和移植物的科学基础是纤维长度模式的测量和计算。Menschik[54, 55] 提出的测量方法目前被大量文献频繁引用。此算法是基于图 4–15 中的 ACL 和 PCL 功能的四连杆模型，Strasser[81] 首先提出，随后 Burmester[10] 在膝关节运动的数学理论上对其进行了发展。这个数学理论被用来决定所有的股骨和对应的胫骨附着部之间的距离，使其在膝关节微运动过程中保持距离稳定不变。相对应的附着部分别被图 4–16 中的两条曲线所代表：一条代表所有可能的股骨附着部，另一条代表所有可能的胫骨附着部。两条曲线都因其数学形式而表现为立方曲线。单独纤维韧带的胫骨和股骨的连接

是通过四杆机构控制的膝关节瞬时屈曲中心画一条直线来实现。MCL 的胫骨及股骨等长附着部位于曲线与胫骨及股骨立方曲线的交叉点。

关键点：韧带纤维的长度 – 张力模式和 Burmester 曲线

- 数学理论旨在确定所有股骨和胫骨附着部以保证膝关节通过小（无限小）运动时其间距保持相同（等距）
- 用一条曲线表示所有可能的股骨附着部，用另一条曲线表示所有可能的胫骨附着部
- 使用该模型来定义韧带功能和可能的附着部位置具有重要的科学意义
- 曲线形状取决于所选膝关节屈曲角度，可针对不同屈曲角度计算不同曲线
- 曲线基于较小的膝关节运动。当考虑更大范围的膝关节活动时，等长的胫骨附着部不在 Burmester 曲线上

Burmester 曲线被许多文献用来解释侧副韧带及其附属结构的附着位置，文献也能够证实这些曲线可以解释韧带的功能[59]。然而，也有一些重要的科学观点反对使用该模型决定韧带功能及重建韧带附着部位置。曲线的形状决定于膝关节屈曲的特定角度选择，不同的角度可计算出不同的曲线（图 4–16）。Menschik[54, 55] 发表了屈曲 43° 时的曲线，但是并未提供膝关节屈曲时该特定位置的曲线计算所使用的具体计算原理。我们计算了其他角度下的曲线，其

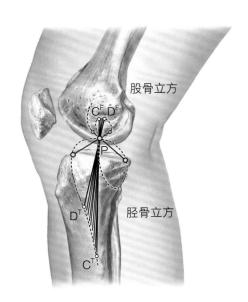

▲ 图 4–15　四杆机构的 Burmester 曲线
有两个单独的曲线，股骨立方（C^F）和胫骨立方（C^T）。通过将直线穿过瞬时中心（P）并将直线延伸至穿过两个立方，可以获得几乎等长的附着部。直线与立方交叉的点 C^F 和 C^T 几乎是等长的。其他成对的近乎等长的附着部，如 D^F 和 D^T，可以通过旋转线围绕瞬时中心找到。这里显示的线代表内侧副韧带的理论纤维

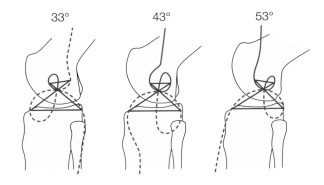

▲ 图 4–16　Burmester 曲线的 33°、43° 和 53° 屈曲角结果
43° 屈曲的曲线与 Menschik[54, 55] 和 Mueller[59] 发布的曲线几乎相同。请注意，大多数 33° 和 53° 屈曲的胫骨立方髁不在胫骨上，因此它们不可能作为韧带附着部（引自 Grood ES. Placement of knee ligament grafts. In Finerman GA, Noyes FR, editors: *Biology and Biomechanics of the Traumatized Synovial Joint: The Knee as a Model*. Rosemont, IL: American Academy of Orthopaedic Surgeons. 1992:393-417.）

曲线显著的改变并得出了侧副韧带的异常附着部，该附着部明显偏离解剖附着部（图 4-16）。此外，Burmester 曲线基于关节微活动，目前明确的是，当膝关节大范围活动时，等长的胫骨附着部位置不在 Burmester 曲线上。

五、韧带的力学特性

膝关节韧带具有独特的解剖和机械特性，不能以普通韧带进行理解。韧带的力学特征基于纤维的一般特性、胶原纤维的几何学排列[20, 23, 71]、纤维束、纤维成分的不同占比及周围相关因素的影响[20, 29, 39, 58, 69]。纤维附着部及下方骨结构也是韧带单位所具有的附加特性，因此在评估其力学特性时充分考虑到。

研究韧带各个单位的一个方法是使用骨 - 韧带 - 骨标本，如股骨 -ACL- 胫骨标本。这允许所有的结构单位在一起被研究。通过各个结构的综合相互作用模拟整个关节的体内力学特征。骨 - 韧带 - 骨单位模式仍然存在通过体外模拟数据推测体内载荷情况的问题。这代表了一类问题，因为 ACL 失效时体内载荷情况差异较大，在实验室环境下重建体内环境模拟目前仍无法做到。由于在整个实验中采用了相同的载荷条件，因此，研究单个因素或变量对韧带 - 骨单元力学性能的影响相对可靠。

关键点：韧带的力学特性	
韧带的力学表现各不相同，取决于纤维的材料特性、胶原纤维和纤维束的几何排列、不同类型纤维成分的比例、周围基质的影响、韧带嵌入部位和骨结构 **应变率对力学性能的影响** • 应变速率描述了力学研究中使用的变形速率（长度变化 / 单位时间的初始长度） • 快应变率与慢应变率下测试样本的主要失效模式存在显著差异。以较快的速度，2/3 的样本显示韧带失效，28% 因胫骨撕脱骨折而失效。在缓慢速度下，57% 的样本因胫骨撕脱骨折失败，29% 因韧带失败 • 慢应变率时，胫骨的骨止点区最弱。在快速应变速率下（代表更多生理载荷条件），韧带和骨部件在强度性能方面更平衡，并在相似的最大载荷和失效能量下失效	**失效模式机制分析** • 失效机制通常以渐进方式涉及骨和韧带部件，直到发生完全失效 • 韧带失效发生在胶原纤维的初始拉伸失效，随后是破坏纤维的分离 - 剪切失效。整个韧带也发生胶原纤维束断裂 该研究首次表明，ACL- 骨制备在更高载荷和更大伸长率下失效，并且在快形变率下吸收的能量显著多于慢形变率下吸收的能量，这对于体外韧带生物力学研究非常重要 手术时无法通过肉眼观察确定韧带连续性，以及实际的韧带损伤程度及其功能情况 韧带止点部位的纤维软骨区被认为有利于产生力学性能的渐进性变化，降低韧带插入较硬性骨结构的应力集中效应

（一）应变率对力学特性的影响

应变率描述了力学研究中的形变率（每计量时间的长度改变 / 初始长度）。我们通过恒河猴的骨 - 韧带 - 骨的 ACL 测试进行了一系列快速及慢速应变率测试[63]。较慢的应变率在很多体外实验中被用来作为优先应变率。而快速应变率则在体内实验中用来模拟韧带受影响时的生理学载荷。韧带单位在两种应变率下使用左右配对进行测试以排除物种差异的影响。膝关节屈曲时股骨及胫骨成 45° 角能够使韧带最大限度地均匀载荷。在本实验中关节被分离，逐渐的可变载荷能够导致关节的前移。这些载荷形式已被经验性应用。

以通过改变韧带的初始长度来改变延展率为例，快速延展时的应变率为 0.662/s，慢速延展时应变率为 0.006 62/s，相差近 100 倍。在快速率时，韧带从初始 15% 延展到 20% 的平均时间为 0.25s。

图 4-17 是典型的快速应变率改变时的载荷和时间结果示例。此曲线初始表现为凹陷区，随后出现线性区域直至第一次明显的功能丧失。在此点的载荷被称为线性载荷，因为其代表了韧带即将进入失效区的节点。微小的失效首先出现并伴随载荷下降，线性的载荷下降代表持续的功能失效直至完全失效，即载荷降为 0。最大的载荷出现在主要失效区。时间轴与夹具的相对移位呈正比，并代表了韧带在计算测试装置和夹具的顺应性后的延长。由于延展率已知，标本在线性载荷、最大

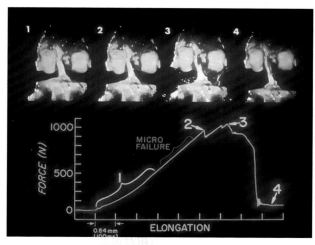

▲ 图 4-17　恒河猴股骨 –ACL– 胫骨制备物拉伸试验至失效作用力 – 时间示波器记录

使用恒定的牵引速率，使时间轴与样本伸长率成比例。测试过程中拍摄的高速视频中获得的图像显示了测试四个阶段的准备情况（引自 Butler DL, Grood ES, Noyes FR, Zernicke RF. Biomechanics of ligaments and tendons. In Hutton R, editor. *Exercise and Sports Science Review*, vol 6. Philadelphia: Franklin Institute Press. 1978; 125-182.）

载荷及 0 载荷下分别被延长。载荷变形曲线下的区域代表了标本能量吸收直至完全失效。线性区域的曲线斜率提供了准备期间的近似刚度。在本实验中无法在多角度、可重复及保证准确性的情况下，计算 ACL 的横截面面积。力值表现为载荷而不是压力（单位面积上的力）。随后讨论其他实验，通过其他测试方法进行测量，韧带应力通过敏感光学技术来测量。

关键点：制动和失用对韧带生物力学特性的影响

我们通过灵长类动物研究来了解活动水平改变对韧带力学性能的影响

- 结果表明，8 周的制动使最大失效载荷显著下降近一半，并明显减弱韧带单位功能
- 强度性能的降低与哈弗斯骨的再吸收和胫骨、股骨韧带止点部位下方皮质的弱化有关
- 康复运动计划对防止制动期间韧带单位强度特性的下降几乎没有影响，恢复活动 20 周后仅能部分恢复其强度特性
- 制动后可能需要更长的一段时间才能使韧带单位的功能恢复正常
- 骨折或韧带重建后失用引起的变化可能会延长到患者已恢复正常活动的时间段内

ACL 的骨 – 韧带 – 骨标本显示了复杂和可变的失效模式。这包括最小至最大的附着部撕脱性骨折、骨韧带连接处的无骨折失效、由纤维束的拉伸破坏和纤维间的剪切破坏共同导致的韧带损伤。各个标本的主要损伤模式被分为如下几类：①韧带失效；②胫骨撕脱失效；③韧带 / 胫骨撕脱联合失效；④股骨撕脱骨折；⑤韧带 / 股骨撕脱骨折联合失效。

快速及慢速的标本失效测试结果有着统计学差异（$P < 0.05$）（图 4-18）。在快速应变率时，2/3 的标本表现出韧带性失效，28% 表现为胫骨撕脱骨折。在慢速率时，57% 的标本表现为胫骨撕脱骨折性失效，29% 表现为韧带性失效。

表 4-1 是失效模式下的应变率特性结果。在慢性应变率时，通过失效时降低的最大载荷及能量吸收可知胫骨的骨止点区域最为薄弱。在快速应变率时，即更贴近生理载荷情况时，韧带及骨结构具有相似的最大失效载荷及能量。力学特性的整体区别部分由快应力率下骨结构的应力强度增加导致。而慢速率时，胫骨撕脱骨折导致的失效可以被理解为提早失效，提示标本潜在应力强度的降低。动物体态的大小并不是主要失效模式的影响因素。不考虑动物的体重的情况下，不同类型的失效分布在每个应变率组。此外，未成年动物并未被纳入，因为其

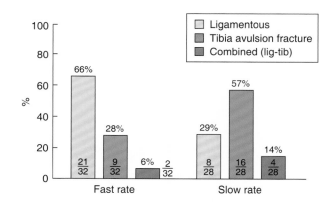

▲ 图 4-18　**The major mechanism of specimen failure is shown for 32 knees tested at the fast strain rate and 28 knees tested at the slow strain rate. The difference in specimen failure at the two strain rates is statistically significant ($P < .05$).**

From Noyes FR, DeLucas JL, Torvik PJ. Biomechanics of anterior cruciate ligament failure: an analysis of strain-rate sensitivity and mechanisms of failure in primates. *J Bone Joint Surg Am*. 1974;56:236-253.

表 4-1　失效模式的应变率结果

应变率	n	失效模式	最大载荷量(kgf)	最大载荷张力（%）	能量（kgf·cm）	失效张力（%）
快	21	韧带	92.8 ± 17.5	51.4 ± 7.5	39.8 ± 8.9	61.0 ± 8.9
	9	胫骨撕脱骨折	100.0 ± 19.3*	51.6 ± 7.0*	38.4 ± 13.2	55.0 ± 12.4
慢	8	韧带	93.0 ± 10.6	47.8 ± 6.0	39.9 ± 9.7†	59.0 ± 9.3†
	16	胫骨撕脱骨折	84.1 ± 2*	45.6 ± 7.4*	30.9 ± 9.3†	50.9 ± 8.0†

引自 Noyes FR, DeLucas JL, Torvik PJ. Biomechanics of anterior cruciate ligament failure: an analysis of strain-rate sensitivity and mechanisms of failure in primates. *J Bone Joint Surg Am*. 1974;56:236-253.

*. 平均值与其他应变率下相同失效模式平均值有显著差异

†. 平均值与其他失效模式下的应变率有显著差异

有着更高概率的胫骨撕脱骨折性失效偏差。

（二）失效模式机制分析

1. 宏观分析　标本载荷的高速摄影发现失效机制通常包含骨性及韧带成分，是一个渐进性的过程，直至完全失效。韧带的序列失效通常在明显胫骨撕脱骨折之前最早出现。在另一些标本中，微小撕脱骨折伴随着显著韧带失效（图 4-19）。

2. 微观分析　载荷测试后使用微观分析来了解标本失效的机制。股骨及胫骨附着部的再吸收改变（提示早发失效）并未被观察到。偏振光显微技术提示，ACL 通过四个较好的纤维软骨区域连接股骨及胫骨附着部（图 4-19）[19]。附着部的排列提示周围介质成分的改变，韧带纤维（区域 1）通过纤维软骨（区域 2）越过蓝染线进入矿化的纤维软骨（区域 3）并到达骨区（区域 4）。

通过对标本分析可得到三类组织学失效形式，并且与宏观观察结果保持一致。

第一，韧带失效由最初的胶原纤维牵拉破坏开始，随后随着断裂纤维的剪切破坏（图 4-20）。断裂的胶原纤维束同样也在韧带中出现。实验中的载荷状态下韧带纤维的微几何状态决定了哪些纤维接受最大形变并导致纤维的连续断裂，同时引起相邻区域完整韧带的纤维断裂。尽管存在单独胶原纤维束的分支，牵拉 - 分离失效模式提示主要纤维束间的粘连较少。胶原组织更明确的失效机制还包括失效情况下小纤维及微纤维的超微结构改变[63]。

第二，附着部的撕脱骨折几乎在大部分深达皮质骨下的松质骨（图 4-21）。韧带失效后，其末端很少出现微小坚硬的附着部软骨下骨区域的骨折片[63]。

第三，韧带 - 骨接触面的断裂常表现为贯穿矿

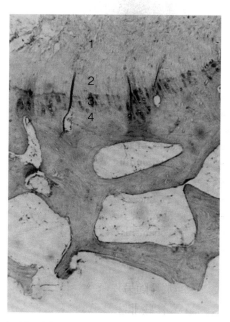

▲ 图 4-19　Photomicrograph after tibial avulsion mode of failure shows that cleavage occurred through cancellous bone below the more dense cortical bone at the site of ligament insertion. The zonal arrangement at the bone-ligament interface is shown. Ligament, zone 1; fibrocartilage, zone 2; mineralized fibrocartilage, zone 3; and bone, zone 4 (hematoxylin and eosin, ×90).

From Noyes FR, DeLucas JL, Torvik PJ. Biomechanics of anterior cruciate ligament failure: an analysis of strainrate sensitivity and mechanisms of failure in primates. *J Bone Joint Surg Am*. 1974;56:236-253.

化纤维软骨区的骨折线，或者仅出现在蓝线的远端。此接触面所致的失效发生率最低，在 22 个标本中，通过显微观察仅发现 6 例。然而，这仅代表了一些失效过程中的一部分，失效主要出现在韧带性或者骨性的撕脱。贯通纤维软骨区的失效并不是标本上失效的

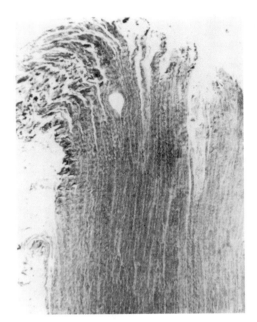

▲ 图 4-20　**Photomicrograph of a portion of the anterior cruciate ligament after failure. The mechanism of failure appeared to be a tensile, pulling-apart type of failure. The collagen fibers are shown to have ruptured at different portions of the ligament, giving an uneven cleavage line corresponding to the common "mop-end" gross appearance (trichrome ×45).**

From Noyes FR, DeLucas JL, Torvik PJ. Biomechanics of anterior cruciate ligament failure: an analysis of strain-rate sensitivity and mechanisms of failure in primates. *J Bone Joint Surg Am.* 1974;56:236-253.

主要模式，但经常伴随另外两种失效模式出现[63]。

　　总之，虽然有些非主要失效模式也包含骨 - 韧带 - 骨的所有单位，但组织学失效机制仍可以分类。因此，在明确的骨撕脱失效模式下，通过显微观察可发现轻度至中度的韧带断裂并不罕见，反之亦然[63]。

　　此研究首次发现，与慢形变率相比，快形变率的 ACL- 韧带 - 骨失效需要更高载荷及更大延展，同时也吸收更多的能量。这些结论揭示了骨 - 韧带 - 骨标本模式的时间相关性特点，同时也对前期韧带失效相关研究的结论提出了质疑，前期结果认为在预期失效载荷前（提前）出现骨性失效。在低形变率时，胫骨韧带附着部为最薄弱的区域。在快形变率时，韧带和胫骨附着部骨性结构力学特性相平衡，并且韧带性失效概率增高[63]。快形变率下的标本能够在无骨性失效的情况下承受更大的载荷，同时韧带也参与失效过程[73]。虽然更高的应变率能够引起韧带可预知的黏弹性效应，但是骨性结构的应力增

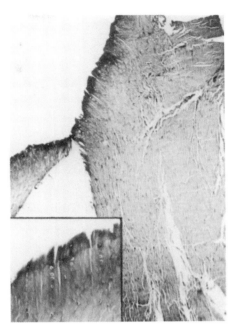

▲ 图 4-21　**Photomicrograph shows predilection for cleavage at the ligament-bone interface to occur through the mineralized fibrocartilage zone. *Inset*, columnar arrangement of chondrocytes (periodic acid–Schiff, ×80).**

From Noyes FR, DeLucas JL, Torvik PJ. Biomechanics of anterior cruciate ligament failure: an analysis of strain-rate sensitivity and mechanisms of failure in primates. *J Bone Joint Surg Am.* 1974;56:236-253.

加仍比韧带的应力增加速度更快[63]。

　　很多尸体标本及实验性动物模型研究报道指出韧带性损伤模型制备的困难，也指出骨性结构是骨 - 韧带 - 骨系统中最为脆弱的部分[38, 57, 79, 84, 85, 90, 91, 100]。与实验室重建创伤时的复杂载荷及移位情况不同，形变率的经验性测试及动物圈养、老年标本所导致的失用性骨改变被认为是韧带 - 骨单位的早期骨性撕脱的原因[63]。

　　与这些结果一致的是，Welsh 及其实验组[95]描述了跟骨 - 跟腱单位的失效模式：低形变率情况下的骨性撕脱性进展到高形变率情况下的韧带夹持装置失效。由于肌腱夹持的有限性，该研究无法得到样本的极限载荷。然而，尽管样本达到了较高的载荷，骨止点部位并未在高应变率下失效。

　　在胫骨撕脱骨折中，韧带成分失效并未在初步检查中发现。由于失效区域的韧带明显延长，因此，即使其连续性仍然存在，但其血管及胶原纤维仍然会受损。众所周知，手术时通过肉眼观察韧带的连续性并不能完全确定韧带是否存在损伤及其功能是

否受损。因此，这些因素会影响那些韧带损伤但连续性尚在及撕脱骨折后韧带重建的患者，引起不良预后[63]。

韧带附着部的纤维软骨区保证了其在力学机制上渐进式改变，从而降低了韧带附着部的韧带直接止于硬性骨结构所致的应力集中效应[19]。此区域能够对抗骨 - 韧带交界处疲劳及剪切破坏，通过软骨及矿化纤维软骨形成一个胶原网状复合结构。纤维软骨基质能够为纤维束提供更大的内聚力，并平均整个附着部的载荷，避免应力集中带来的不良后果。根据标本失效及罕见的贯穿纤维软骨区失效的微观分析可知，附着部的分区交叉力学排列在力学上是有益的[63]。

六、制动和失用对韧带生物力学特性的影响

众所周知，骨、关节及软组织的固定可导致其退行性改变[4, 18, 24, 26, 28, 40, 45-47, 49, 50, 82]。我们进行了关于不同的活动水平对灵长类动物韧带力学特性的影响研究[67]。虽然功能锻炼在防止肌萎缩及保持关节活动度方面具有积极的效果，其对预防退变及强化骨 - 韧带 - 骨复合结构方面的效果仍不明确。该研究模拟了临床固定状态并明确：①固定对骨 - 韧带 - 骨结构的力学特性影响；②功能锻炼计划在预防这些改变方面的效果；③ 20 周再适应期的变化情况。详细的研究内容读者可以自行参考已发表文献[67]。

> **关键点：生物力学分析**
>
> **用于重建的人体韧带移植物**
>
> 我们对年轻人类尸体进行了一项研究，以确定常用于重建膝关节韧带断裂的各种组织的生物力学性能
>
> - 骨 - 髌腱 - 骨和四股半腱肌 - 股薄肌腱移植物其强度百分比超过了 ACL
> - 数据为外科医生提供了移植物力学性能的初步估计，以便为关节内和关节外韧带重建时选择适当的移植物

恒河猴被分为四组：①第一组，对照组，30 个膝关节；②第二组，9 只动物，使用包括双下肢在内的全身性石膏托固定；③第三组，11 只实验动物，仅固定 1 个下肢 8 周，其他下肢每天锻炼；④第四组，11 只实验动物如第二组一样固定，然后在足够动物进行包括跳跃在内的相关活动的空间内进行 5 个月的再适应。

锻炼组（第三组）的动物在食物 - 奖励系统训练下进行未固定的单下肢主动对抗活动。髋关节和膝关节的活动度为 90° → 20°。足和踝关节被固定在运动装置上，每一次成功的活动流程过后动物会得到奖励的食物。动物需勤奋的锻炼并偶尔限制食物的入量。动物所进行的锻炼量由初始的小量逐步在 2 周内逐渐增加，最终达到每天至少 600 次。活动对抗的阻力、长度及次数都被日常记录。通常在每天 600～900 次、1.6～2.4kg 阻力（1/3 体重）的对抗时，动物会出现明显疲劳。

每只灵长类动物的平均锻炼量为（11 000 ± 4000）kgf·cm（范围为 6600～20 200kgf·cm）。每只实验动物的总平均锻炼量为（$6.19 \times 10^5 \pm 2.4 \times 10^5$）kgf·cm［（$3.69 \times 10^5 \sim 1.11 \times 10^6$）kgf·cm］。每只动物的总工作量与韧带准备强度之间并无显著相关性。

结果提示，8 周的制动导致了其最大失效载荷降低近一半（$P < 0.001$）（表 4-2）。制动组与锻炼组的最终失效载荷、制动组左侧及右侧韧带单元之间并无明显的差异。再适应组动物经过 20 周的康复后其失效载荷能够部分恢复（图 4-22）。

数据指出，制动能够导致韧带功能的明显降低。康复计划能够在固定制动期间为延缓韧带强度降低提供有限的帮助，并且固定后通过 20 周的康复锻炼仅能恢复部分强度。强度降低主要与哈弗斯骨的吸收、股骨和胫骨韧带附着部皮质骨的弱化相关。

制动所致的韧带 - 骨单元功能失效与韧带 - 骨附着部的解剖特性相关。大部分膝关节韧带通过完整的纤维软骨结构区附着于骨结构[19, 50, 63, 74]。这些区域是保护性因素，因为在（股骨）韧带附着部边缘可观察到滑膜下及骨膜下的骨吸收，而骨 - 韧带交界处并未发现此现象。韧带单元的最终失效主要发生在附着部的皮质骨下结构及韧带体，而不是发生在骨 - 韧带交接处。纤维软骨的这种保护作用可能也适用于具有相似附着类型的肌腱[19, 74, 80]。该区域还为附着部下骨结构至韧带的血液供应提供了屏障[74]。MCL 长纤维的胫骨附着部在骨膜及 Sharpy 纤维中，其并无纤维软骨界面。制动通过骨膜下骨吸收对其具有显著的影响，并降低 MCL 胫骨附着部的强度，导致在失效累及韧带前就已出现在附着部，即过早失效[45, 47, 50]。由于附着部的提前失效，MCL 的骨 - 韧带结构并不是理想模型，并且实验动物的制动 - 诱导模式可引起此变量，影响最终结果。我们同意

表 4-2　制动、运动和重建对灵长类动物股骨 – 前交叉韧带 – 胫骨生物力学特性的影响 *

参　数	对照组 (*n*=30)	制动组 (*n*=18)	右侧锻炼 (*n*=11)	左侧锻炼 (*n*=11)	康复锻炼 (*n*=22)	统计分析
线性载荷（kgf）	78.04 ± 19.35	46.79 ± 15.88	47.66 ± 12.56	55.97 ± 15.87	64.37 ± 23.16	C-I: $P<0.001$ C-R: $P<0.05$ C-ER: $P<0.001$ I-R: $P<0.01$ C-EL: $P<0.01$ R-ER: $P<0.05$
最大载荷（kgf）	87.33 ± 19.40	53.14 ± 12.79	61.71 ± 8.60	61.38 ± 13.04	68.68 ± 18.35	C-I: $P<0.001$ C-R: $P<0.01$ C-ER: $P<0.001$ C-EL: $P<0.001$ I-R: $P<0.01$
应变 – 线性载荷（%）	39.24 ± 8.52	33.00 ± 9.86	32.04 ± 10.48	36.28 ± 10.66	36.21 ± 9.91	C-I: $P<0.05$ C-ER: $P<0.05$
最大载荷应变（%）	46.66 ± 8.63	43.88 ± 9.08	40.86 ± 8.23	41.64 ± 5.66	38.53 ± 7.80	C-R: $P<0.01$
失效应变（%）	60.47 ± 9.07	66.28 ± 16.72	58.80 ± 8.45	53.89 ± 7.36	58.03 ± 13.26	C-EL: $P<0.05$ ER-EL: $P<0.05$ I-EL: $P<0.05$
失效能（kgf·cm）	34.02 ± 10.72	23.16 ± 5.27	23.88 ± 6.31	24.37 ± 5.61	26.53 ± 7.19	C-I: $P<0.001$ C-R: $P<0.01$ C-ER: $P<0.01$ C-EL: $P<0.01$

引自 Noyes FR, Torvik PJ, Hyde WB, DeLucas JL. Biomechanics of ligament failure. II. An analysis of immobilization, exercise, and reconditioning effects in primates. *J Bone Joint Surg Am* 1974;56:1406–1418.

*. 对照组和实验组力学测试参数的均值和标准差。表中对使用 t 检验得出的与 0 相比有显著统计学差异（$P<0.05$，双侧）对检验参数的组间平均值进行了比较。未列出的组间比较无显著统计学差异

C. 对照组；I. 固定组；ER. 右肢锻炼；EL. 左肢锻炼（运动组非运动肢体）；R. 恢复组

Laros 及其同事[50] 的研究结果，实验动物活动增加导致的实验组，韧带强度超过对照组，主要提示了笼养的失用效应。

固定制动对韧带本身特性的影响对其自身功能变化十分重要。灵长类动物的活动受限与制动后力量和韧带的延长（僵硬）之间关系的变化相关。与完全制动的标本相比，韧带的锻炼能够在一定限度上较少受影响。所有试验组均与对照组具有明显的差别。虽然无法完全恢复，再康复组的韧带单位的僵硬程度 20 周后接近恢复正常。其他研究表明，限制期间的一般活动水平与韧带单位的强度之间有相似的相关性[1, 50, 84, 86, 91, 100]。

本研究的临床相关性表明，制动后，在韧带单位的功能恢复正常之前可能需要较长的一段时间。骨折或韧带重建后的失用性改变可能在患者恢复正常活动前的时间段内被发现。

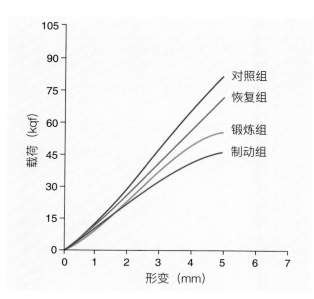

▲ 图 4-22　计算的载荷 - 变形曲线显示了每组动物中所有韧带样本在载荷下的表现

在运动和固定组样本中观察到韧带标本的刚度（载荷 - 变形曲线的斜率）显著降低。20 周时部分恢复（引自 Noyes FR, Torvik PJ, Hyde WB, DeLucas JL. Biomechanics of ligament failure. Ⅱ: An analysis of immobilization, exercise, and reconditioning effects in primates. *J Bone Joint Surg Am.* 1974;56:1406-1418.）

七、生物力学分析：用于重建的人体韧带移植物

　　我们实验室对来自年轻捐赠者的组织进行生物力学方面的分析研究[62]。使用年轻成年尸体标本组织以排除年龄及失用的影响。全部结果见表 4-3 和表 4-4。骨 - 髌腱 - 骨（bone-patellar tendon-bone, B-PT-B）移植物的强度百分比超过 ACL。但是此研究所纳入标本样本宽度增加了 4～5mm，将这些结果应用到临床病例后，其 208N/mm 的转换见表 4-4。这意味着 10mm 宽的移植物转换值接近 2080N，仍然超出成人 ACL 的近似强度。单个半腱肌或股薄肌腱的强度分别为 ACL 的 70% 和 49%，表明四股移植物的强度将超过正常 ACL 许多倍。相比之下，远端髂胫束的强度较低，需要 45mm 宽的筋膜才能达到与 ACL 相等的近似值。

　　显而易见，这些最大载荷值代表了零时间点的力学性能。移植物固定和生物重塑因素一起影响重建韧带的最终稳定效果。此外，数据仅比较了移植物与 ACL 在单轴载荷方面的力学性能。ACL 具有移植物无法模拟的复杂纤维微结构。因此，这些数据

仅仅能够为外科医生在选择关节内和关节外韧带重建时提供关于所使用的移植物力学性能的初步评估。图 4-23 是 ACL 的体内假设载荷曲线。尽管并未真正测量过，但仍然存在一个低于 ACL 的极限强度但能保证其能良好完成大部分活动（一般约为 454N 的泛比）的安全区。这表示最终体内失效强度的近似内置安全裕度比为 4∶5∶1。图 4-23 还显示了代表刚度（单位载荷下韧带的伸长率）的载荷曲线的斜率，刚度决定了韧带抵抗胫骨前移位的稳定作用，这是一个同样重要的特性。

> **关键点：前交叉韧带强度**
>
> **年龄相关和种属相关变化**
> 我们研究了高应变率条件下人和恒河猴 ACL 样本在张力性失效时的力学性能。本研究的目的是确定人类和动物样本之间韧带失效强度和机制的差异是否由尺寸差异、人类样本中的变量（如年龄或失用性萎缩）或某些实验测试变量引起
> - 动物的韧带长度和面积分别约为人类供体的 1/2 和 1/4
> - 老年和年轻人体样本在刚度、强度和力学性能方面存在显著差异。年轻人类标本的最大失效力值是老年人类样本的平均 2.4 倍
> - 恒河猴韧带标准化（体重）的失效值比年轻人类样本高 3 倍以上
> - 来自老年人的样本显示韧带止点处皮质骨厚度和骨小梁减少。年龄相关和可能的失用性改变可导致通过皮质骨和其下的骨小梁发生骨折而失效

八、前交叉韧带的强度：年龄相关和种属相关的变化

　　不同的年龄及动物标本之间的骨 - 韧带的力学性能具有重大的不同。我们进行了研究，检测了高应变率情况下人类及恒河猴的 ACL 的拉伸失效力学特性[64]。尸体标本的年龄为 16—86 岁。本研究的目的之一是了解人类及动物标本的韧带失效强度及力学特性的差异是否是由标本的大小差异、人类样本的变量（包括年龄、失用性改变等）、实验测试变量引起。此外，仍然需要人体的实验数据来决定 ACL 重建移植物的力学特性（表 4-5）。

　　（一）尺寸参数比较

　　人类标本的质量大于恒河猴标本的质量（图 4-5）。动物的韧带长度和面积分别约为人类供体的 1/2 和 1/4。

表 4-3　组织尺寸大小

组　织	标本数	长度（mm）*	面积（mm²）	宽度（mm）
前交叉韧带	6	26.9 ± 1.1	44.4 ± 4.0	NA
骨 – 髌腱 – 骨移植物				
中间	7	48.7 ± 3.8	50.5 ± 2.8	13.8 ± 1.4
内侧	7	48.8 ± 2.8	49.9 ± 3.8	14.9 ± 1.1
半腱肌	11	36.6 ± 3.1	14.0 ± 0.5	NA
阔筋膜张肌	18	46.7 ± 2.7	8.2 ± 0.4	15.6 ± 0.8
股薄肌	17	41.9 ± 2.2	7.6 ± 0.2	NA
远端髂胫束	10	39.1 ± 2.5	37.3 ± 3.5	18.0 ± 1.6
股四头肌				
髌腱				
支持带 – 髌腱				
内侧	7	30.7 ± 4.0	28.5 ± 4.7	14.4 ± 1.9
中间	6	30.4 ± 4.2	17.4 ± 5.3	16.3 ± 3.5
外侧	7	30.6 ± 2.3	28.6 ± 5.7	13.7 ± 1.8

引自 Noyes FR, Butler DL, Grood ES, et al: Biomechanical analysis of human ligament grafts used in knee-ligament repairs and reconstructions. *J Bone Joint Surg Am*. 1984;66:344–352.

数据为均值 ± 标准误

*. 这里指平均总长度，代表最长和最短纤维束的平均值，而不是最长纤维束的长度

NA. 不可用；未进行宽度测量，因为其代表整个组织

关键点：关节内皮质类固醇对韧带性能的影响

研究了微溶性皮质类固醇（醋酸甲泼尼龙）对恒河猴 ACL 韧带单元力学性能的影响

- 在大剂量组和小剂量组中，韧带内直接注射类固醇导致最大载荷和失效能量出现在统计学意义上的显著降低
- 临床意义是，单次直接注射微溶性类固醇制剂可显著降低韧带功能特性并可保持长达 1 年
- 关节内注射导致韧带行为改变取决于药物剂量和注射后经过的时间
- 高剂量组 6 周后韧带单位最大失效载荷下降 11%，15 周后下降 20%。低剂量组韧带单位最大破坏载荷下降 9%
- 在高剂量组中，15 周时韧带单位的刚度显著下降。在低剂量组中未检测到这种下降
- 临床意义表明，关节内微溶性皮质类固醇的高剂量和频繁给药有可能改变韧带强度和功能。如果不频繁给予低剂量注射，与这些变化相关的风险可能极小

（二）结构参数比较

图 4-24 是 1 例年轻及 1 例老年人标本的典型力 / 延长曲线。人和恒河猴韧带样本的刚度和强度参数的平均值见表 4-6。老年和年轻的人类标本之间存在显著差异。年轻标本的最大失效力值是老年人标本的 2.4 倍。尽管韧带的横截面积相差约 5 倍，动物的韧带的失效力显著高于老年人类样本。

（三）材料性能比较

表 4-7 所示数据显示了韧带胶原蛋白的材料力学性能测量值。根据样本横截面积和长度的变化进行校正后的标准结构参数。年轻和老年人类韧带之间的所有参数均存在较大差异。年轻成年人韧带弹性模量的平均值是老年人韧带的 1.7 倍，但仍显著低于动物韧带的平均值。

年轻患者样本的最大应力和失效应变能分别是老年患者组相应值的 2.8 倍和 3.3 倍。动物韧带的最大应力和失效应变能分别是年轻人标本的 1.8 倍和 1.9 倍。

表 4-4　人体前交叉韧带及其替代物的最大载荷

测量指标	最大载荷（N）	前交叉百分比	最大载荷/单位宽度（N/mm）	最大压力（MPa）
ACL- 骨（n=6）	1725 ± 269	100	NA	37.8 ± 3.8
骨 – 髌腱 – 骨				
中央 1/3（n=7）	2900 ± 260[†]	168	208 ± 24	58.3 ± 6.1[†]
内侧 1/3（n=7）	2734 ± 298[†]	159	162 ± 13	56.7 ± 4.4[†]
半腱肌（n=11）	1216 ± 50	70	NA	88.5 ± 4.0[¶]
股薄肌（n=17）	838 ± 30[‡]	49	NA	111.5 ± 4.0[¶]
远端髂胫束（宽 18mm）（n=10）	769 ± 99[‡]	44	44 ± 6	19.1 ± 2.9[§]
阔筋膜（宽 16mm）（n=18）	628 ± 35[§]	36	39 ± 2	78.7 ± 4.6[¶]
股四头肌 – 髌骨支持带 – 髌腱				
内侧（n=7）	371 ± 46[¶]	21	24 ± 4	15.4 ± 3.4[§]
中部（n=6）	266 ± 74[¶]	15	17 ± 3	16.1 ± 1.8[¶]
外侧（n=7）	249 ± 54[¶]	14	19 ± 4	9.7 ± 1.5[¶]
计算值 *				
25mm 宽的远端髂胫束	1068	62		
加上邻近的 10mm 筋膜	1468	85		
加上邻近的 20mm 筋膜	1868	108		
阔筋膜（宽 45mm）	1800	104		

引自 Noyes FR, Butler DL, Grood ES, et al. Biomechanical analysis of human ligament grafts used in knee-ligament repairs and reconstructions. *J Bone Joint Surg Am.* 1984;66:344–352.

数据以均值 ± 标准误形式表示

*. 通过按新标本宽度校准检验值来计算

†. 与前交叉韧带的最大值存在统计学差异，$P < 0.05$

‡. $P < 0.01$

§. $P < 0.005$

¶. $P < 0.001$

NA. 不可用；未进行宽度测量

年龄相关改变　在排除死亡前因素的影响后，韧带模式的弹性模量、最大应力、应变能量随着年龄的增长而显著降低。而对于过早撕脱性骨折的老年患者的标本，因其具有显著的死亡前因素影响，其结果并无统计学意义。

图 4-25 所示为韧带模式失效样本的回归方程（y）和相关系数（r）。最大应力与年龄相关性最高（$r=0.863$，$P < 0.005$）。失效应变能（0.75）和弹性模量（0.712）的相关性较低，但所有相关性均具有统计学意义。

（四）组织学结果

随着年龄的改变，韧带模式及撕脱骨折模式的标本失效机制改变与组织学结果相关。老年人的样本显示韧带附着部处皮质骨厚度降低、骨小梁减少。皮质骨和下方松质骨的骨折导致失效。纤维软骨结合区保持完整，具有正常的应变特征，骨折平面很少延伸穿过。

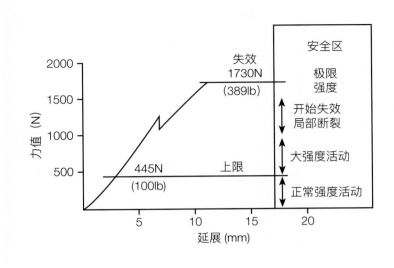

◀ 图 4-23　显示了前交叉韧带 - 骨单位的载荷 - 伸长假设曲线，以及在评价韧带置换时考虑的理想安全区

目标是实现可能的最高作用力区。只要保持较低的作用力水平，一些强度较低的移植物也可发挥功能。交叉韧带曲线并不代表执行的任何单一失效测试（引自 Noyes FR, Butler DL, Grood ES, et al. Biomechanical analysis of human ligament grafts used in knee-ligament repairs and reconstructions. *J Bone Joint Surg Am*. 1984;66:344–352.）

表 4-5　前交叉韧带强度：大小的比较

标　本	标本数（n）	捐赠者质量（kg）	长度（mm）	面积（mm²）	容积（ml）
老年人（48—86 岁）	20	72.1 ± 24.6	27.5 ± 2.8	57.5 ± 16.2	1.60 ± 0.53
年轻人（16—26 岁）	6	52.6 ± 0.52	26.9 ± 1.5	44.4 ± 9.7	1.21 ± 0.31
恒河猴	25	7.0 ± 0.6	12.3	12.7 ± 1.71	0.156

引自 Noyes FR, Grood ES. The strength of the anterior cruciate ligament in humans and rhesus monkeys. Age-related and species-related changes. *J Bone Joint Surg Am*. 1976;58:1074–1082.

如前所述，组织学上的发现通常包括了其他次要的失效模式，涉及 ACL 的所有其他部分[63, 67]。

（五）韧带结构特性比较

Alm 及同事[2] 进行了犬类交叉韧带的拉伸强度研究，通过计算韧带分离力与动物质量的比值对数据进行标准化。

结果的比值范围为 80～95N/kg。Viidik[90, 91] 通过兔子模型计算得出与之类似的比值范围，为 80～118N/kg。Smith[79] 研究指出，兔子的比值为 40～80N/kg。在我们的研究[64] 中，恒河猴的比值为 119N/kg，来自老年人和年轻人的标本比值分别为 10N/kg 和 33N/kg。与恒河猴及其他动物模型相比，人类的最大应力比率明显较低。

然而，基于体重的比较可能是无效的。对韧带功能的需求随着运动模式的改变而有所不同，不能将人类双足步态的应力与兔、猴或犬的步态进行比较。此外，无论应用哪种比例规则，韧带强度作为体重函数的标准化并没有显示出与韧带大小变化相关的平行结果。实验方案和测试程序的差异，如应变率、膝关节屈曲角度和夹持样本的方法，也使得研究之间的比较变得困难。

年龄相关改变　虽然可以合理地预测韧带强度特性随年龄变化的改变，我们的数据发现，与较老的人体样本相比，年轻的人体样本强度下降幅度大于预期（极限失效均值，分别为 1730N 和 734N）。年轻人的平均体重为 53kg，体重较大的人其预期值将更高。老年人失效标本的纤维软骨韧带 - 骨附着部下方的皮质骨和骨小梁厚度减少。皮质下松质骨在骨小梁间具有较宽的空间，单个骨小梁也似乎比年轻标本更薄。骨失效导致的韧带 - 骨单位的失效与年龄相关因素及可能的失用性变化有关。

Kennedy 及其同事[48] 报道，平均年龄为 62 岁的标本极限拉伸张力为 626N。Trent 及其同事[87] 报道，5 个 29—55 岁的尸体标本的极限张力范围为 285～1718N。Woo 及其同事[97] 评估了 27 对人类尸体膝关节的结构特性，以确定样本年龄对 FATC 拉伸性能的影响。骨 - 韧带装置的拉伸试验在膝关节屈曲 30° 时进行，ACL 沿施加拉伸载荷的方向垂直对齐。

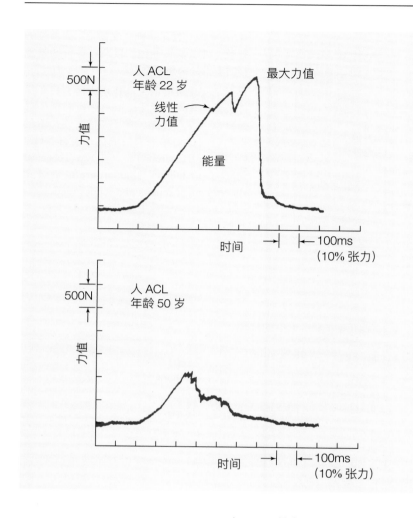

◀ 图 4-24 年轻和老年人体样本的典型示波力 – 时间记录，显示了前交叉韧带标本在力学测试中的表现

来自老年人的样本显示在较低作用力和应变值下刚度（曲线斜率）降低和失效。与年轻患者制备过程中的韧带失效模式相反，老年患者样本失效发生在韧带附着部正下方的股骨撕脱骨折处（引自 Noyes FR, Grood ES. The strength of the anterior cruciate ligament in humans and rhesus monkeys. Age-related and species-related changes. *J Bone Joint Surg Am*. 1976;58:1074-1082.）

表 4-6 前交叉韧带强度：结构特性比较

标　本	标本数（*n*）	刚度（kN/m）	线性力（kN）	最大力值（kN）	失效能量（N·m）
老年人（48—86 岁）	20	129 ± 39	0.622 ± 0.283	0.734 ± 0.266	4.89 ± 2.36
年轻人（16—26 岁）	6	182 ± 56	1.17 ± 0.75	1.73 ± 0.66	12.8 ± 5.5
恒河猴	25	194 ± 28	0.71 ± 0.12	0.83 ± 0.11	3.0 ± 0.6

引自 Noyes FR, Grood ES. The strength of the anterior cruciate ligament in humans and rhesus monkeys. Age-related and species-related changes. *J Bone Joint Surg Am*. 1976;958:1074–1082.

表 4-7 前交叉韧带强度：材料特性比较

标　本	标本数（*n*）	弹性模量（MPa）	线性压力（MPa）	最大压力值（MPa）	失效的最大应变能（N·m/ml）
老年人（48—86 岁）	20	65.3 ± 24.0[*]	11.3 ± 5.1	13.3 ± 5.0[†]	3.1 ± 1.5[‡]
年轻人（16—26 岁）	6	111 ± 26[‡]	25.5 ± 14.0[†]	37.8 ± 9.3[‡]	10.3 ± 3.1[‡]
恒河猴	25	186 ± 26	56.2 ± 7.6	66.1 ± 8.4	19.4 ± 3.8

引自 Noyes FR, Grood ES. The strength of the anterior cruciate ligament in humans and rhesus monkeys. Age-related and species-related changes. *J Bone Joint Surg Am*. 1976;58:1074–1082.

每一条线上的值经过 Welch 校正的 *t* 检验（双侧）与线下各值进行统计学比较：*. $P > 0.01$，†. $P > 0.005$，‡. $P > 0.001$

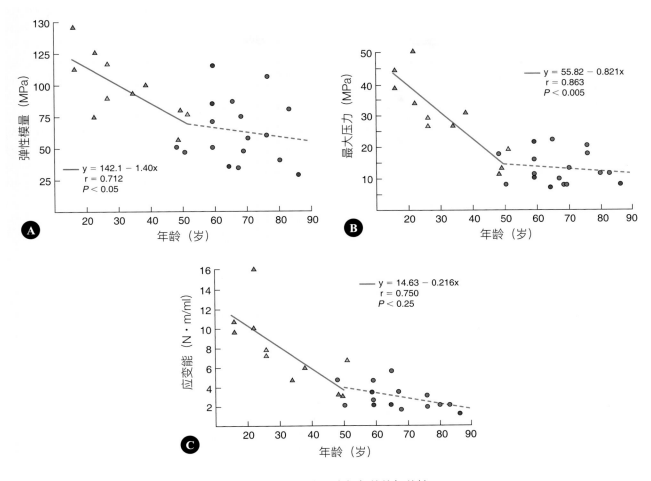

▲ 图 4–25　韧带强度与年龄的相关性

实线代表在创伤样本（橙色三角形）和年轻尸体制备物（黄色三角形）中发现的与年龄的统计学显著相关性，所有这些样本均在韧带体部失效。虚线代表在截肢（蓝色圆圈）和较老的尸体（红色圆圈）制备中发现的相关性（不具有统计学显著性），由于韧带止点部位下方的撕脱骨折而失败（引自 Noyes FR, Grood ES. The strength of the anterior cruciate ligament in humans and rhesus monkeys. Agerelated and species-related changes. *J Bone Joint Surg Am.* 1976;58:1074-1082.）

每对膝关节中的一个膝关节进行解剖学定向，另一个膝关节进行胫骨垂直定向对齐。样本老化不影响完整膝关节在 30° 和 90° 屈曲时的前后位移测试。线性刚度、极限载荷和吸收能量的结构特性随标本的老化而显著下降（图 4–26）。样本的测试方向影响了这些性能，因为解剖方向测试的样本具有更高的数值（表 4–8）。

众所周知，人类从 40 岁开始就出现骨量丢失。该现象对骨量流失严重、失用或疾病状态相关等骨量减少的韧带单位的骨性成分的强度变化具有重要意义。

其他与年龄相关的胶原性软组织力学性能变化的研究显示，随着老化，该组织的拉伸强度和刚度增加，延展性能降低[92, 93]。然而，这些研究包括幼龄动物，其结果反映的是成熟过程而不是衰老过程，即可能与不溶性胶原蛋白变化、分子间和分子内交联增加、胶原蛋白 / 糖胺聚糖和胶原蛋白 / 水比率增加有关[79]。完全成熟后胶原发生的理化和力学变化可能与在没有不良环境或疾病因素的情况下的老化过程有关，并且尚未被明确。

Murray 及其同事[60] 通过 Yucatan 小型猪 ACL 实验愈合模型得出结论，动物骨骼成熟度影响其愈合特性。因为与成熟动物相比，未成熟动物在使用胶原血小板复合物进行缝线修复后表现出更高的最大失效载荷。数据还表明，未成熟的愈合 ACL 约为正常 ACL 载荷值的 1/3。

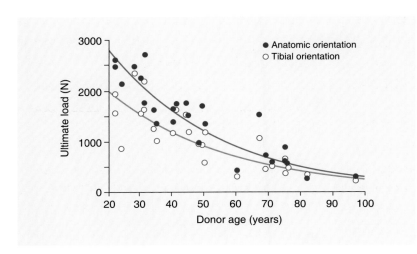

◀ 图 4-26 **The effect of specimen age on femur-anterior cruciate ligament-tibia complex (FATC) ultimate load. Data on ultimate load as a function of specimen age and orientation using a least squares curve fit demonstrated that the strength of FATC decreases in an exponential manner.**

From Woo SL-Y, Hollis JM, Adams DJ, et al. Tensile properties of the human femur-anterior cruciate ligament-tibia complex. The effects of specimen age and orientation. *Am J Sports Med*. 1991;19:217-225.

表 4-8　标本年龄和方向对股骨 - 前交叉韧带 - 胫骨复合体结构特性的影响

年　龄	标本定位	刚度（N/mm）*	最大载荷（N）*	吸收能量（N·m）*
年轻人 （22—35 岁）	解剖	242 ± 28	2160 ± 157	11.6 ± 1.7
	胫骨	218 ± 27	1602 ± 167	8.3 ± 2.0
中年人 （40—60 岁）	解剖	220 ± 24	1503 ± 83	6.1 ± 0.5
	胫骨	192 ± 17	1160 ± 104	4.3 ± 0.5
老年人 （60—97 岁）	解剖	180 ± 25	658 ± 129	1.8 ± 0.5
	胫骨	124 ± 16	495 ± 85	1.4 ± 0.3

引自 Woo SL-Y, Hollis JM, Adams DJ, et al. Tensile properties of the human femur-anterior cruciate ligament-tibia complex. The effects of specimen age and orientation. *Am J Sports Med* 1991;19:217–225.

数值为均值 ± 均数标准误

*. 年轻病例的数值显著高于年长病例（$P<0.001$）

（六）性别相关的前交叉韧带拉伸特性

Chandrashekar 及其同事[15] 检测了 10 个男性和 10 个女性的未配对尸体膝关节的 ACL 拉伸性能。ACL 人体测量学结果表明，与男性样本相比，女性样本的最小面积（分别为 72.91mm² 和 57.32mm²；$P=0.04$）和体积（分别为 2722mm³ 和 1996mm³；$P=0.04$）显著减小。女性 ACL 样本的最大失效载荷为（1266 ± 627）N，男性为（1818 ± 699）N（$P=0.04$）。与之类似的是，女性标本在刚度、失效应力和弹性模量方面也是降低的。男性和女性样本之间的配对相关性提示了 BMI、ACL 体积和最小面积之间具有强相关性。作者建议，需要更进一步的研究来解释 ACL 力学性能的差异、超微结构的差异，以及这些差异可能对女性较高的 ACL 失效率的影响。

九、关节腔内皮质类固醇注射对韧带特性的影响

关节内注射微溶性皮质类固醇（醋酸甲泼尼龙）对韧带单位力学性能的影响被研究[65, 66]。野生恒河猴的 ACL 被用来检测皮质类固醇剂量和给药后持续时间的影响。

（一）韧带内直接注射类固醇

在第一项研究中，将动物分为对照组、假手术对照组（注射生理盐水）、20mg 大剂量组和 4mg 小剂量组（醋酸甲泼尼龙）[13, 65]。在注射后 6 周和 15 周对大剂量组进行研究，在注射后 15 周和 52 周对小剂量组进行研究。使用之前描述的方法对 FATC 样本进行失效张力测试[63]。

大剂量组（第 6 周和第 15 周分别降低 21% 和

39%）和小剂量组（第 15 周降低 27%，第 52 周与第 15 周相同）的最大载荷出现统计学显著性降低。在大剂量组中，第 6 周时失效能量降幅较小，但在第 15 周时显著下降（43%）。在小剂量组中，两个时间间隔的失效能量均降低了 27%。

Haraldsson 等[31] 发现，在鼠尾肌腱模型中，与对照组相比，皮质类固醇给药可显著降低拉伸屈服强度近 16%，杨氏模量显著降低 14%。Mikolyzk 及其同事[56] 通过大鼠肩袖肌腱模型指出，单次皮质类固醇剂量对损伤和未损伤肌腱产生显著的短期生物力学效应（降低其最大载荷、最大应力和刚度）。然而，这些生物力学性能在 3 周后恢复至对照水平。

（二）关节内注射类固醇

我们第二次研究将动物分为两组[59]。第一组（高皮质类固醇剂量）10 只，单侧膝关节内注射醋酸甲泼尼龙（6mg/kg）3 次，每周注射 1 次。对侧膝关节为对照组，包括关节内注射与药物等体积的生理盐水。首次注射后 6 周处死动物。第二组（低皮质类固醇剂量）12 只动物，以另一组 1/10 的剂量（醋酸甲泼尼龙 0.6mg/kg）进行 2 次注射。2 次注射间隔 2 周，对侧膝关节注射生理盐水。首次注射后 15 周处死动物。

高皮质类固醇剂量组动物的经典左右膝关节样本配对的载荷 – 时间记录见图 4-27。由于在测试过程中韧带长度的测量，以及使用胫股分离距离作为韧带伸长率测量所存在的固有误差，应变参数是一个近似值。

失效韧带单位的组织学分析结果并未检测到皮质类固醇效应，韧带止点部位的纤维软骨区是完整的。韧带附着部未发现骨吸收改变。在扫描电子显微镜下，接受皮质类固醇的韧带中胶原纤维和原纤维的表面外观未发现变化[66]。

韧带特性的改变取决于药物剂量和注射后经过的时间。在高剂量组中，6 周后韧带单位的最大失效载荷降低了 11%，15 周后降低了 20%。标本韧带的刚度在注射后 6 周的降低程度最低；而在 15 周时显著降低。在低剂量组中，韧带单位的最大失效载荷降低了 9%，失效前吸收的能量降低了 8%。该下降在右 – 左样本配对分析时出现且具有统计学意义。韧带单位的刚度并无显著变化。这些微小变化提示韧带单位固有功能的变化程度很小。

皮质类固醇给药后韧带力学性能改变的具体超微结构机制尚不清楚。皮质类固醇对糖胺聚糖、蛋

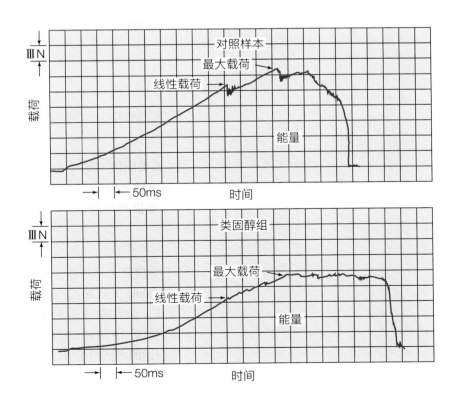

◀ **图 4-27　右 – 左样本配对典型载荷 – 时间记录**

对照样本在载荷下表现出正常行为。类固醇组显示刚度降低（曲线的初始斜率）并在较低载荷下失效，完全失效时韧带伸长率增加（引自 Noyes FR, Grood ES, Nussbaum NS, Cooper SM. Effect of intra-articular corticosteroids on ligament properties. A biomechanical and histological study in rhesus knees. *Clin Orthop*. 1977;23:197-209.）

白质和胶原的合成有抑制作用。目前尚不清楚药物对特定胶原蛋白前体和酶的作用或对整体蛋白质合成的一般抑制作用是否会导致胶原蛋白合成减少。已知皮质类固醇制剂可改变成纤维细胞增殖和代谢。细胞和亚细胞效应高度复杂，超出了本章的讨论范围。这些药物的最终结果通常是抗合成代谢药物，对伤口和软组织愈合产生不良影响。

本研究的临床意义表明，高剂量、频繁的微溶性皮质类固醇关节内给药可能改变韧带强度和功能。低频、低剂量的注射，其相关变化的风险极小。另外，单次直接注射微溶性类固醇制剂可明显降低韧带功能特性长达 1 年。

Wiggins 及其同事[96]、Walsh 及其同事[94] 报道了关于人等效剂量类固醇注射对兔 MCL 模型愈合影响的大量研究。他们的数据显示，与对照组相比，韧带的最大失效载荷显著降低且组织学特性明显改变。作者认为，在愈合韧带部位单次注射类固醇会降低或延迟愈合。然而，他们认为该效应可能是可逆的。作者综述了许多不良作用的发生机制。应注意的是，研究是在家兔模型中进行的，与其他动物和人类相比，家兔明显对类固醇更为敏感。

十、血管化和非血管化前交叉韧带移植物对生物力学特性的影响

ACL 移植物在重建后有明显的细胞侵入，以平行方式清除坏死的胶原组织，并以胶原纤维（韧带）替代，但与 ACL 的原始微观几何形状不同。问题是，维持 ACL 移植物的血管供应（和任何伴随的神经支配）是否会限制所谓的韧带重塑的坏死阶段，并保留更正常的韧带功能特性。有研究测量了食蟹猴 ACL 自体髌腱移植物在 1 年内 4 个时间段的力学性能[12]。用髌腱内侧半部分 ACL 重建，一侧膝关节作为带血管移植物，对侧膝关节作为不带血管（或游离）移植物。通过标准内侧髌旁显露准备宽 5mm 的内侧无髌腱移植物。以相似的方式制备血管化移植物，但保留了内侧支持带血管供应和部分脂肪垫。在胫骨前内侧至 ACL 附着部产生一薄骨槽，制备胫骨附着部，将带血管蒂的 ACL 移植物转位至骨槽。游离移植物采用相同的胫骨和股骨放置。采用标准移植物固定方法。膝关节以 30° 屈曲固定 4 周，然后在大笼中不受限制地活动。

血管化和非血管化移植物最早在术后 7 周就发生了结构力学和材料性能的显著降低。刚度值低至对照 ACL 和内侧髌腱值的 24%～28%。7 周时最大作用力为对照 ACL 值的 16%，1 年时增加到 39%（图 4-28A）。模量和最大应力表现出更大限度的降低，1 年时分别仅为对照 ACL 值的 34% 和 26%（图 4-28B）。所有变量的返回率在 1 年内均较为缓慢。最大作用力随时间的变化与使用游离移植物的其他研究基本一致，在力学基础上表明 ACL 移植物重塑和部分恢复强度需要较长的时间。该研究得出结论，保留部分韧带血供不足以避免植入体内后韧带力学性能的大幅降低。

关键点：血管化和非血管化前交叉韧带移植物对生物力学特性的影响

进行了一项实验，以确定维持 ACL 移植物的血管供应（和任何伴随的神经支配）是否会限制所谓的韧带重塑的坏死阶段，并保留更多的正常韧带功能特性

- 在食蟹猴的一侧膝关节中，髌腱的内侧半部分替换 ACL 以作为血管化移植物，而在对侧膝关节中作为非血管化（或游离）移植物
- 血管化和非血管化移植物早在术后 7 周就发生了结构力学和材料性能的显著降低
- 保留韧带的部分血供不足以避免植入后体内韧带力学性能的大幅降低

十一、细胞坏死和应力遮挡对前交叉韧带愈合和原生前交叉韧带纤维微结构的影响

Jackson 及其同事[41-43] 使用山羊模型进行了一系列具有里程碑意义的研究，其中 ACL 被原位冷冻以产生细胞坏死的同时保留正常的纤维微结构。6 个月时，ACL 骨 - 韧带 - 骨标本的机械载荷试验显示，与未治疗对照组相比，其最大失效载荷、刚度及 AP 平移无差异。作者推论，ACL 重建后实验动物 ACL 力学性能和强度的大幅下降不能用细胞死亡和无血流供应来解释。

为了提供更多的实验信息，我们的实验室进行了一项研究，使用了前面描述的山羊 ACL 冷冻模型，并添加了两个条件[11]：在一组膝关节中，将 ACL 胫骨附着处截断抬起，然后放回其正常的解剖位置；在

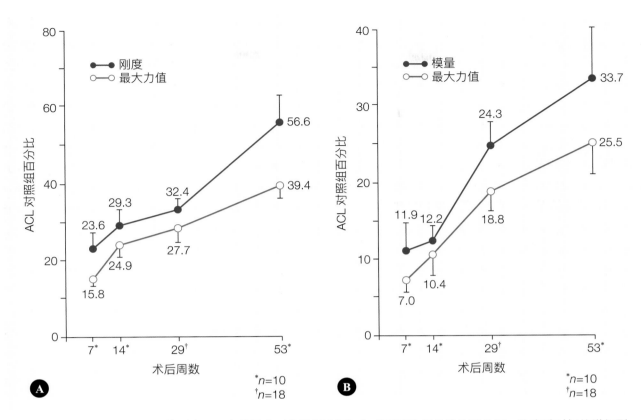

▲ 图 4–28　A. 标准化移植物刚度和最大作用力（均数标准误）与术后周数相关性的测绘图。注意随时间的增加刚度值变化得更快。**1** 年时，刚度和最大作用力分别为对照的 **57%** 和 **39%**。**B.** 绘制标准化移植物模量和最大应力与术后周数的曲线。在任何时间段，参数之间均不存在显著差异。模量和最大应力低于 **A** 中相应的刚度和最大作用力，表明胶原蛋白材料的顺应性非常高且较薄弱

引自 Butler DL, Grood ES, Noyes FR, et al. Mechanical properties of primate vascularized vs. nonvascularized patellar tendon grafts: changes over time. *J Orthop Res*. 1989;7:68–79.

第二组膝关节中，截断 ACL 胫骨附着部，在胫骨后方 5mm 处重新固定，以研究改变的负荷状态（应力遮挡）对韧带重建特性的影响。ACL 力学失效测试结果总结在表 4-9 中。解剖固定组的刚度、最大负荷、应力和弹性模量均优于偏后固定组。然而，两者仍然低于历史对照水平。偏后固定组胫骨附着部的失败很明显。

图 4-29 为所有研究结果的总结 [12, 14, 16, 17, 37, 43, 52, 53, 61, 77, 83, 88, 99]，比较了实验动物的历史最大失效载荷与 Jackson 及其同事 [42] 研究中的冷冻失活样本的解剖和后置 ACL 重建物的最大失效载荷 [11]。与自体冷冻 ACL 相比，解剖重建的 ACL（胫骨截骨术后）强度降低，但强度仍大于 ACL 移植物重建。除胫骨愈合效应外，后置 ACL 的正常应力和纤维载荷的假定损失导致所有力学性能显著降低。

> **关键点：细胞坏死和应力遮挡对前交叉韧带愈合和原生前交叉韧带纤维微结构保留的影响**
>
> - 基于一系列的研究 [41-43]，Jackson 及其同事得出结论，ACL 重建后实验动物 ACL 力学性能和强度的大幅下降不能用细胞死亡和无血流来解释
> - 其他实验研究强烈提示，使用与原生 ACL 纤维结构和体内微应变没有相似之处的 ACL 韧带移植物可导致其被瘢痕样排列紊乱的胶原框架替代、机械强度和刚度明显丢失
> - 临床上，ACL 移植物真正恢复至原生 ACL 纤维微几何形状的能力有限，因此无法发挥正常韧带相似的功能。移植物的功能是大体控制膝关节异常位移

这些实验研究的结果有力地表明，保留 ACL 的复杂原生的微观几何结构能够为韧带重塑提供必要的刺激。此外，使用与原生 ACL 纤维结构和体内微

表 4-9　几何、结构和材料平均特性

项　目	解剖位置	后置位置	标准误	组织学对照
长度（mm）	20.4	21.5	0.7	18.2 ± 0.3
面积（mm²）	31.2	23.0	3.3	17.7 ± 1.2
刚度（N/mm）	473.9*	315.8*	11.4	548.0 ± 31.0
最大力值（N）	1625.0†	895.0†	246.8	2603.0 ± 213.0
最大应力（MPa）	59.4	35.9	22.9	155.0 ± 13.0
指数（MPa）	338.4	297.5	45.9	578.0 ± 51.0

引自 Bush-Joseph CA, Cummings JF, Buseck M, et al. Effect of tibial attachment location on the healing of the anterior cruciate ligament freeze model. *J Orthop Res*. 1996;14:534–541.

*. 解剖及后置位置的显著统计学差异（$P<0.0005$）

†. 解剖及后置位置的显著统计学差异（$P<0.05$）

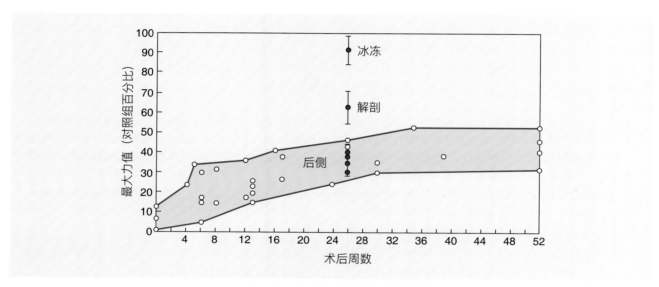

▲ 图 4-29　最大失效载荷与术后时间

同种异体移植物重建（空心圆）的平均值范围（阴影区域）来自之前发表的研究。冷冻韧带及其胫骨止点向后移动 5mm 的平均值（± 标准差）在该范围内。在解剖位置冷冻和置换的韧带具有更大的最大载荷，但仍低于 Jackson 等 [4] 报道的单纯原位冷冻（引自 Bush-Joseph CA, Cummings JF, Buseck M, et al. Effect of tibial attachment location on the healing of the anterior cruciate ligament freeze model. *J Orthop Res*. 1996;14:534-554.）

应变不同的 ACL 韧带移植物会导致其被瘢痕样排列紊乱的胶原框架替代，其机械强度和刚度会明显降低。就结果适用于临床 ACL 重建而言，ACL 移植物恢复原生纤维几何结构的能力有限，因此，其作用机制与正常韧带不同。作者假设 ACL 移植物的功能是为异常的膝关节移位提供一个大体的调控，与所谓的通过韧带纤维引导微结构机制精细的关节运动相反。双束移植物结构的表现也可能类似，甚至取代了胫骨和股骨附着处韧带的胶原纤维块。然而，即使是双束结构，其随着重塑也会有着与自体韧带不同的力学性能和功能。

十二、同种异体移植物和自体移植物：植入后的生物力学特性和辐照影响

目前已有关于实验动物模型中自体移植物和同种异体移植物的生物力学性能的大量研究 [3, 11, 22, 41-44, 76, 77, 83, 89]。大多数研究的结论是，在机械强度特性方面，同种异体移植物的表现劣于自体移植物（和对

侧对照）。1989 年，Thorson 及其同事[83] 研究了接受骨 – 肌腱 – 骨同种异体移植物及自体移植物的成年犬类术后 4 个月的力学性能。同种异体移植物组的平均失效载荷仅为对侧对照韧带的 17%，而自体移植物组为 41%。Shino 及其同事[76, 77] 在使用犬模型的 2 项研究中报道，在重建后 1 年，同种异体移植物的平均最大拉伸载荷约为对侧对照的 30%。Jackson 等[43] 在 1993 年报道，在山羊模型中，新鲜冷冻的髌腱同种异体移植物在植入后 6 个月的强度仅为对照组的 27%。相比之下，自体髌腱移植物的强度为对照 ACL 的 62%。作者得出结论，同种异体移植物重塑比自体移植物慢得多，并建议与自体移植物的患者相比，接受同种异体移植物的患者应更长时间地避免剧烈活动。

Jackson 等[41] 在另一项植入冻干骨 –ACL– 骨同种异体移植物的研究中发现，重建后 1 年，同种异体移植物的最大载荷仅为对侧 ACL 对照的 25%。图 4-30 总结了大量同种异体移植物 ACL 重建的研究，所有的研究证明，在术后 4～52 周，力学性能均保持在较低的范围内。第 5 章详细介绍了自体移植物和同种异体移植物的愈合效果。

我们的实验室[27, 70, 72] 研究了伽马辐照对山羊模型和人类尸体中同种异体移植物的力学和材料性能的影响。在第一项研究中，Gibbons 及其同事[27] 报道了 2mrad 和 3mrad 剂量的伽马辐照对山羊 ACL B-PT-B 体外性能的影响。该研究报道，最大应力、最大应变和应变能量在 3mrad 后显著降低，而 2mrad 辐照后没有显著改变（表 4-10）。

另一项实验研究了较高水平辐照（4mrad）对人类尸体供体（年龄 18—59 岁）冷冻髌腱 – 骨同种异体移植物的影响，并与冷冻对照移植物（0mrad）进行了对比。辐照产生了较小但显著的移植物长度缩短（0.6mm，$P<0.01$）（表 4-11）。辐照移植物

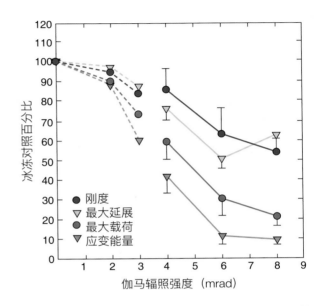

▲ 图 4–30 所有四种力学性能（实线）的平均剂量依赖性反应曲线，表示为对照组冷冻对照值的百分比，显示了早期研究中 2mrad 和 3mrad（虚线）的标准化数据

这些研究使用了不同的试验条件。请注意，在 2～6mrad 之间，所有曲线几乎呈线性下降（引自 Salehpour A. Butler DL. Proch FS, et al. Dose-dependent response of gamma irradiation on mechanical properties and related biochemical composition of goat bone-patellar tendonbone allografts. *J Orthop Res.* 1995;13:898-906.）

表 4–10 伽马辐照对复合材料单元结构力学性能的剂量依赖性影响

组成单位	n	刚度（N/mm）*	最大力值（N）*	最大延展（mm）*	应变能量（N·m）*
冰冻对照	24	189.9 ± 33.6	1406.1 ± 363.8	10.2 ± 1.5	8.2 ± 3.2
2mrad	12	179.3 ± 23.9	1261.8 ± 252.1	9.9 ± 1.8	7.2 ± 3.0
3mrad	12	158.2 ± 14.3[†]	1206.2 ± 101.2[‡§]	8.9 ± 1.3[¶]	4.9 ± 1.1[††]

引自 Gibbons MJ, Butler DL, Grood ES, et al. Effects of gamma irradiation on the initial mechanical and material properties of goat bone-patellar tendon-bone allografts. *J Orthop Res.* 1991;9:209–218.

数据表现为均值 ± 标准差

*. 与对照组相比，$P<0.05$（基于辐照与对照的单侧 Dunnett 多重比较）

†. 与对照组相比，$P<0.005$（基于单个变量的对比）

‡. 与对照组相比，$P<0.05$（基于所有变量的方差分析）

§. 与对照组相比，$P<0.0005$（基于单个变量的对比）

¶. 与对照组相比，$P<0.05$（基于单个变量的对比）

的刚度（$P<0.025$）和最大应力（$P<0.001$）显著降低。

在第三项研究中，Salehpour 等研究了 4mrad、6mrad 和 8mrad（40 000Gy、60 000Gy 或 80 000Gy）伽马辐照对取自成熟雌性山羊的 B-PT-B 同种异体移植物体外模拟特性的影响。平均硬度在 4mrad、6mrad、8mrad 分别下降 18%、40%、42%（所有对照 $P<0.05$）。数据整体显示了辐照对韧带力学性能的总体剂量依赖性影响。$< 2mrad$ 的剂量影响极小。Schwartz 及其同事[75] 在植入后 0 个月和 6 个月时检查了 4mrad 伽马辐照对成年山羊 B-PT-B 单位的体内影响。辐照显著改变了结构而非材料特性。刚度降低了 30%，最大作用力降低了 21%，导致这些参数平均为正常 ACL 值的 12%～20%（表 4–12）。

表 4–11　4mrad 伽马辐照对人髌腱 – 骨同种异体移植物长度和力学性能的影响

	辐照前移植物长度（mm）	辐照后移植物长度（mm）	静态蠕变 *（mm）	峰值循环蠕变 †（mm）	刚度（kN/m）	最大载荷（N）
对照	58.0 ± 6	—	0.4 ± 0.3	0.4 ± 0.2	311 ± 51	2549 ± 434
辐照	57.6 ± 6	57.0 ± 6	0.5 ± 0.3	0.5 ± 0.3	275 ± 52	1884 ± 330
数量	18	18	20	20	20	16
统计学差异（P）	—	0.01‡	—	—	0.025	0.001

引自 Rasmussen TJ, Feder SM, Butler DL, Noyes FR. The effects of 4 mrad of gamma irradiation on the initial mechanical properties of bone-patellar tendon-bone grafts. *Arthroscopy*. 1994;10:188–197.

*. 10min 后在 90N 力下测量

†. 以每秒循环 1 次的速度进行 3600 次循环后，以 200N 的力进行测量

‡. 辐照前至辐照后

表 4–12　山羊模型同种异体前交叉韧带植入 6 个月后的结构特性

	线性刚度（kN/m）	最大力值（N）	延展失效长度（mm）	最大力值能量（N·m）
0mrad	123.2（45.4）*	496.6（144.6）*	8.2（2.7）	1.6（0.8）
4mrad	86.3（32.5）*	392.0（165.2）*	7.6（1.3）	0.9（0.3）
0mrad 表示为正常 ACL 百分比 †	16.8（732）	19.8（2506）	172.1（4.8）	29.8（5.3）
4mrad 表示为正常 ACL 百分比 †	11.8	15.6	158.9	17.9

引自 Schwartz HE, Matava MJ, Proch FS, et al. The effect of gamma irradiation on anterior cruciate ligament allograft biomechanical and biochemical properties in the caprine model at time zero and at 6 months after surgery. *Am J Sports Med*. 2006;34:1747–1755.

数值为均值（标准差），$n=12$

*. 0mrad 和 4mrad 组间 $P<0.05$

†. 基于之前已发表文献得出的正常 ACL 平均值

我们得出的结论是，随着时间的推移，4mrad 的伽马辐照会影响 ACL 同种异体移植物黏弹性和结构特性的微失效，但不会影响材料或生化特性[70, 72, 75]。0mrad 的 ACL 同种异体移植物在 497N 时失效（表 4–9），与 Gibbons 等[27] 的第一项研究相比，对照移植物的最大作用力为 1400N。这表明，重塑过程的影响（如前所述，力学性能的改变导致移植物弱化）比辐照处理产生了更为明显的不良效果。

Bhatia 及其同事[8] 报道，在兔 ACL 模型中低剂量（1.2mrad）伽马辐照肌腱同种异体移植物和自体移植物并未改变最大载荷和刚度。他们得出的结论是，低剂量伽马辐照对 ACL 同种异体移植物的灭菌是安全的。Yanke 及其同事[98] 研究了经 1.0～1.2mrad 处理的人 B-PT-B 同种异体移植物与未经处理的配对样本相比的循环和失效特性，发现除了移植物的刚度下降 20% 外，两者的生物力学性能无显著差异。他们得出的结论是，低剂量辐照对植入前的力学性能无害。Hoburg 及其同事[36] 最近对电子束辐照进行了研究。该灭菌过程对 ACL B-PT-B 同种异体移植物应变、循环伸长、刚度和失效的影响极小，可提供更高水平的安全性。

已发表的研究结果显示，动物模型中同种异体移植物在术后 1 年仍存在延迟愈合和低极限强度，与人类 ACL 同种异体移植物失败率较高的临床观察结果一致，我们建议在 ACL 手术中尽可能使用自体移植组织。这些概念在第 7 章和第 8 章中进一步讨论。我们更倾向于从使用组织库中二次化学灭菌处理过的同种异体移植物。

第三篇

前交叉韧带
Anterior Cruciate Ligament

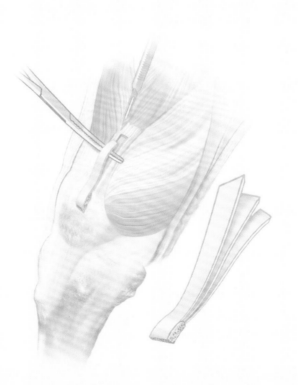

第5章　前交叉韧带移植物愈合的生物学
Biology of Anterior Cruciate Ligament Graft Healing

Brian M. Grawe　Fumitaka Sugiguchi　Asheesh Bedi　Scott A. Rodeo　著
王　琪　译

一、前交叉韧带重建与移植物愈合

前交叉韧带（ACL）创伤性断裂是运动员膝关节不稳和功能障碍的常见原因。对断裂的 ACL 进行重建已经成为一种常用的骨科手术，该手术有助于恢复膝关节功能，并防止半月板的损伤。尽管手术技术在不断进步，植入等长移植物恢复膝关节稳定性的水平也在提高，但 ACL 重建术并不是一个总是有效的手术方法。有研究报道，术后 1 年膝关节松弛复发率高达 17%[101]。

移植物整合失败及腱骨愈合不充分可能是 ACL 重建后膝关节不稳复发的一个重要原因。腱骨愈合是移植物成功长期生存的基本要求[17, 32]。生物力学测试已经表明，无论应用自体移植物还是异体移植物，移植材料的初始强度都优于正常的 ACL[17, 32]。因此，ACL 重建术后最为脆弱的环节不是移植物本身，而是在移植物出现骨整合前的固定部位。移植物的关节内部分最终必须经历重塑及"韧带化"的过程，以形成一种与自体交叉韧带类似的组织结构[5, 6, 41, 47, 49]。

当前，ACL 重建技术要求在术中建立的骨道内实现腱骨愈合。人体自身没有肌腱穿过骨性隧道，因此，这种愈合环境本身就不寻常。当骨－肌腱－骨移植物应用于 ACL 重建时，移植物的初始固定依赖于骨与骨的愈合。然而，无论选择软组织移植物还是选择带骨栓的移植物，腱骨愈合仍然是关键。骨－肌腱－骨移植物的腱性部分长于关节内原 ACL，这导致骨隧道内依然有大量的移植物肌腱部分。因此，任何移植物都应实现腱骨愈合，这样才能实现关节内骨道开口处的愈合，进而减少移植物微动和骨道扩大[49]。

由于所有移植物都依赖腱骨愈合，因此本章将聚焦移植物的骨整合，以及移植物腱性部分与骨组织间实现结构和功能连接的过程。骨隧道内的生物学环境和生物力学环境导致重建韧带止点的形成与天然韧带的骨性止点不同。由于受到多种生物力学和生理学因素的影响，这种愈合的生物学机制目前尚未被完全理解。本章回顾了目前对移植物重建生物学的理解，并对促进移植物早期融合的潜在方法进行了讨论。

二、前交叉韧带固有腱骨止点

ACL 是一个关节内、滑膜外结构，其作用是胫骨固定时控制股骨向前平移和旋转活动。ACL 由多个束状的胶原束组成，由鞘膜包裹，其内含有血管、神经成分[2]。ACL 通过一种直接插入的形式与骨相连，类似于肌腱与骨之间的过渡。尽管显微镜检查显示 ACL 骨性止点存在四种明显的区域（肌腱、未矿化的纤维软骨、矿化的纤维软骨、骨），但是胶原纤维与骨之间仍是交错分布的（图 5-1）[2, 24, 75, 92]。在骨性止点，复杂力学载荷自软组织向骨传导过程中，刚性随其变化，这样可以使韧带上任何一点的峰值应力达到最小。在纤维软骨止点，发现软骨特异性胶原蛋白包括 II 型、IX 型、X 型和 XI 型胶原蛋白。X 型胶原蛋白在维持未矿化区与矿化区之间的界面中发挥了关键作用[2, 24, 75, 92]。近来，有研究注意到 ACL 股骨起点和胫骨止点处的一些散在区域内同时含有直接和间接的韧带样插入结构[37, 94]。重建直接纤维在理论上的生物力学优势已获得认可，然而，几乎没有临床数据支持针对这些散在组织附着部的手术重建[86]。

关键点：固有前交叉韧带止点
• 固有 ACL 通过直接插入骨组织的形式，经过四个过渡区与骨相连，四个过渡区由肌腱、未矿化的纤维软骨、矿化的纤维软骨和骨组成
• 韧带止点处，依据组织不同性质逐渐过渡，因此，可以使界面的应力集中最小化
• 所有 ACL 重建手术都需要在术中建立的骨隧道中实现腱骨愈合，而人体自身并没有类似的（肌腱穿过骨隧道）环境
• 无论选择何种 ACL 移植物，只有一定程度的腱骨愈合才能实现成功的韧带重建

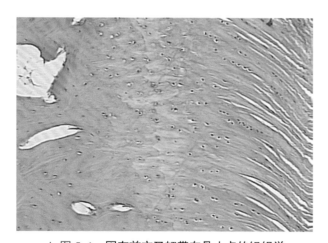

▲ 图 5-1 固有前交叉韧带在骨止点的组织学

切片检查显示，胶原蛋白纤维通过四个不同的过渡区与骨交错分布，四个过渡区：肌腱、未矿化的纤维软骨、矿化的纤维软骨和骨

三、前交叉韧带重建术后的腱骨止点

手术重建 ACL 无法复制固有 ACL 附着部的整体结构、成分和组织。这种差异反映了当前手术方法并不能重现胚胎发育所形成的组织。移植物的愈合不是通过重新生成韧带直接止点的四种组织结构，而是通过移植物与骨隧道壁之间长入的血管和含有大量细胞的肉芽组织来实现（图 5-2）[28, 29, 87]。通过兔和狗的动物模型，验证了肌腱移植物在骨隧道里的愈合过程[45, 87]。在术后早期，移植物与骨隧道之间的界面充满了含有血管的肉芽组织，其中包含了大量的 III 型胶原蛋白。期间表达的血管内皮生长因子（vascular endothelial growth factor，VEGF）和成纤维细胞生长因子（fibroblast growth factor，FGF）会刺激巨噬细胞和成纤维细胞的聚集。软骨样细胞沿骨隧道壁积聚并沉积 II 型胶原，这一过程是新骨形成中软骨内成骨的一部分。3~4 周后，该界面组织将经历成熟的过程，直到其基质由定向的 Sharpey 样胶原纤维组成，这些胶原纤维将骨骼桥接至移植物（图 5-3）。其后，类似于软骨内成骨的过程，软骨样细胞逐渐被板层状骨替代骨化[45]。Sharpey 样纤维由 III 型胶原组成，并延伸到周围的骨骼中以抵抗剪切应力。这些胶原纤维的数量和大小与移植物的拔出强度呈正相关（图 5-4）。文献对该过程所需的时间间隔有不同报道，为 8~30 周[45]。随着骨长入界面组织和移植物外部，移植物的附着强度会进一步提高[28, 29, 87]。

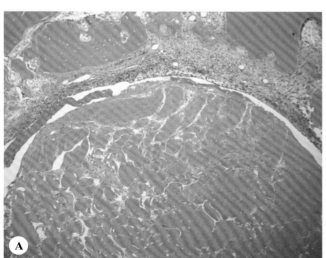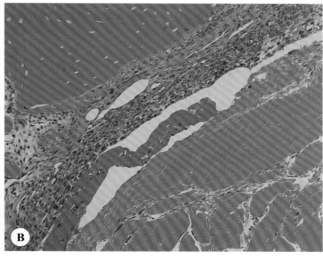

▲ 图 5-2 前交叉韧带重建术后 1~2 周移植物插入部位的组织学

图示为低倍率（A）和高倍率（B）。血管和含有大量细胞的肉芽组织作为一层结构充填在移植物和骨道壁之间

> **关键点：前交叉韧带重建术后的腱 – 骨止点**
>
> - ACL 重建无法复制固有 ACL 止点，表明胚胎发育过程不可重演
> - 移植物与骨之间的愈合是通过移植物和骨道壁之间形成血管肉芽组织的界面区域而实现的，该区域随时间而成熟
> - 移植物的附着强度与界面组织内骨长入的程度呈正相关，与肌腱和骨之间起锚定作用的 Sharpey 样胶原纤维量成正比

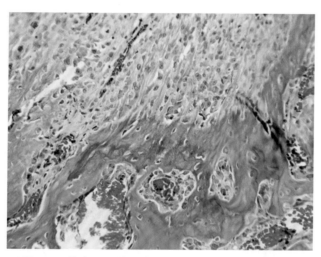

▲ 图 5-3　前交叉韧带重建后 3～4 周的移植物插入部位的组织学

移植物与骨之间的界面组织已成熟，含有定向的、Sharpey 样的胶原纤维将肌腱桥接到骨骼

四、前交叉韧带重建术后腱骨愈合的挑战

ACL 重建术后，移植肌腱和骨隧道之间愈合的生物连接机制尚不完全清楚。生物学和生物力学环境促成了重建韧带表浅附着部的形成，但与直接插入型的固有 ACL 止点并不相同。当前研究表明，许多基本因素的影响导致了重建的肌腱与骨之间形成了次优愈合，而非原有韧带止点的再生[31]。这些基本因素如下所示。

- 移植物与骨隧道界面间沉积瘢痕中，出现炎症细胞。
- 从隧道骨壁向移植物的骨长入缓慢且有限，导致移植物附着的生物力学强度更弱。
- 腱 – 骨愈合界面里的未分化干细胞数量不足。
- 移植物与隧道之间的微动，阻止移植物在关节内隧道口处形成牢固的附着。
- 在出生后的生物体中，缺乏引导组织修复向再生转变的可调基因信号级联反应，导致瘢痕组织形成。

在 ACL 重建中，促进腱 – 骨愈合的方法主要是通过改变生物学和生物力学环境来克服以上这些挑战。

五、腱 – 骨愈合的调节

（一）技术因素

可以通过调整重建手术技术来促进腱 – 骨愈合。基本原则就是使腱 – 骨界面的接触面积最大化。动物研究表明，增加骨隧道的长度与重建的质量和强度

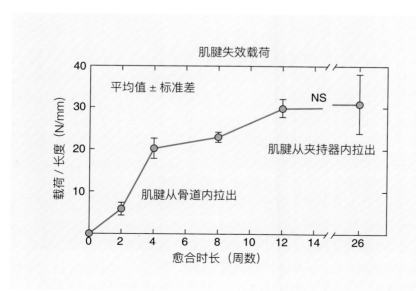

◀ 图 5-4　移植物的拔出强度与桥接的 **Sharpey** 样胶原纤维的数量和大小相关

NS. 无统计学意义（引自 Rodeo SA, Arnoczky SP, Torzilli PA, et al. Tendon-healing in a bone tunnel. A biomechanical and histological study in the dog. *J Bone Joint Surg Am*. 1993;75:1795-1803.）

呈正相关[105]。通过将移植物有效压入骨隧道来使移植物与隧道的间隙最小化，进而改善腱 - 骨愈合[30]。此外，使移植物与骨隧道外周接触面积最大化（例如避免使用界面螺钉）也可改善腱 - 骨愈合[96]。然而，最后的这项因素（接触面积的最大化）最终必须与移植物强度的增加相平衡，而强度的增加源于缩短肌腱固定点之间的长度，也就是通过缩短骨道开口处到腱骨愈合环境之间的长度来实现。

（二）力学因素

移植物与骨隧道之间的相对微动会阻碍移植物与隧道骨壁形成坚强附着。Yu 和 Paessler[108] 针对应用四股腘肌腱重建 ACL 的患者，比较了"激进"和"保守"的康复方案。激进康复组被发现骨道增宽更为显著，证实了移植物与骨隧道间的微动是骨道增宽的原因，同时，骨隧道内的力学环境会影响腱 - 骨愈合。

动物实验已经证实了这些临床观察结果。Sakai 和其同事[93] 在兔模型中比较了 ACL 重建后即刻运动与患肢固定不同时长（最长达 6 周）的样本。生物力学分析表明，固定的动物中移植物失效需要更大的载荷，而组织学研究也表明，界面内纤维血管化的瘢痕组织极少，腱骨结合更紧密。Rodeo 和其同事[88] 在兔 ACL 重建模型中评估了移植物与骨道之间的活动对腱 - 骨愈合的影响。研究中对 5 只兔子尸体的下肢进行了 ACL 重建，术中应用铝珠将肌腱和骨道固定。应用 microCT 定量分析移植物与骨道之间三维活动。结果发现，在关节内骨道开口处活动最大，而在骨道出口，邻近移植物在关节外骨道出口固定处活动度最小（图 5-5）。组织形态定量分析表明，关节内开口处肌腱和骨之间出现了更宽的纤维血管界面组织，所以关节内骨道入口处愈合最慢。股骨骨道处腱骨活动和愈合情况正好相反。另外，在关节内骨道开口处较早发现了破骨细胞，这支持了腱骨之间的活动会刺激破骨细胞介导的骨吸收和继发的骨道扩大的观点[88]。

在啮齿动物中，对兔子模型中的这些发现做了进一步研究。我们研究了一种大鼠 ACL 重建模型，术后可以将可控循环轴向载荷应用在这种模型上。我们发现，与术后持续制动的动物相比，每天对 ACL 移植物进行短时的低量循环轴向载荷会使骨道内炎症更多，骨生成更少，但这种载荷方法却不会削弱腱骨界面的愈合强度[13]。在相同模型中，与

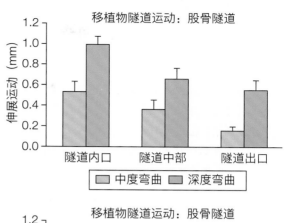

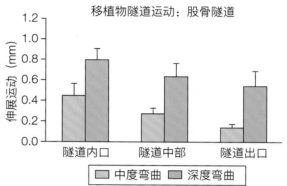

▲ 图 5-5　股骨骨道和胫骨骨道中肌腱与骨道之间的相对活动

对 5 具兔子尸体进行前交叉韧带重建，并应用 micro CT 测量移植物与骨道间的运动。在尸体测量中，移植物与骨道间的活动在关节内骨道开口处最大，在骨道出口处最小，在骨道开口处移植物愈合最慢（引自 Rodeo SA, Kawamura S, Kim HJ, et al. Tendon healing in a bone tunnel differs at the tunnel entrance versus the tunnel exit: an effect of graft-tunnel motion? *Am J Sports Med.* 2006;34:1790-1800.）

ACL 重建术后立即给予循环轴向载荷或者术后长时间膝关节制动相比，延迟给予循环轴向载荷会改进腱骨愈合的力学和生物学性能[9]。在这种动物模型中，早期对愈合中的 ACL 移植物施加高张力会产生有害的效果[83]。然而，不受应力的移植物也不利于其愈合的生物力学特性[25]。

力学环境的变化可能对腱骨界面的细胞和分子产生了深远影响。提升对这些机制的理解也许有助于形成更好的术后康复方案，为组织再生和腱 - 骨愈合提供一种理想的环境。要实现这种微妙平衡，需要通过更大型的动物模型及精心设计的临床试验来进行研究，进而改进我们对愈合生物力学的理解。

关键点：腱 – 骨愈合调节

- 通过减少移植物与骨道之间的不匹配，并利用长骨道使腱 – 骨界面的表面积最大化，有助于提高移植物 – 骨之间愈合的安全性
- ACL 移植物与骨道间的微动（常见于悬吊固定技术中），会阻止移植物在骨道壁上形成牢固的附着，这也和破骨细胞介导的骨吸收及骨道扩大有关
- ACL 重建后的快速炎症反应非常复杂，可能引发一系列反应，这些反应促进了纤维化和瘢痕形成，而不利于组织再生，会降低腱 – 骨附着部形成
- 从骨道周壁向界面区和移植物内的骨长入，最后能改善愈合后移植物附着部位生物力学特性
- 未来，在 ACL 重建后的腱 – 骨界面使用未分化的干细胞和（或）细胞因子，可能对促进组织再生和固有止点形态恢复具有积极作用

（三）生物因素

1. 炎性反应的调节 正常的手术反应是以中性粒细胞、巨噬细胞和间充质细胞大量聚集为特征的急性炎症反应。从胎儿伤口愈合的研究中，我们可以了解这种炎症反应对组织愈合的影响。胚胎和早期胎儿的伤口愈合是通过组织再生进而"无痕修复"来实现的。这种修复过程的特点是没有急性炎性反应。尽管创伤后炎性反应对成人组织修复是必需的，但这种修复是通过瘢痕而不是通过自体组织再生实现的。ACL 重建术后随即发生的急性炎性反应可能诱发了一系列反应，最终导致纤维化，而非组织再生和固有腱 – 骨止点的修复[27, 51, 95]。

术后形成的纤维蛋白凝块可以控释驱动早期反应的细胞因子。TGF-β 和血小板源性生长因子（platelet-derived growth factor，PDGF）一起作用，通过将中性粒细胞和巨噬细胞聚集在局部组织，来调节组织愈合和基质沉积[27, 51, 95]。术后 2 天左右，嗜中性粒细胞募集达到峰值，随后巨噬细胞大量涌入。这些单核细胞对于源于血凝块的肉芽组织的早期形成至关重要，它们启动了软组织黏附骨骼的过程[46]。它们还刺激血管生成，为随后几周较长时间内的基质合成和重塑提供营养和氧。巨噬细胞分泌的 TGF-β 聚集并刺激成纤维细胞通过基质金属蛋白酶（matrix metalloproteinase，MMP）降解基质。同时，这些成纤维细胞合成新的基质蛋白，通过瘢痕组织来替代早期的肉芽组织。MMP 的组织抑制物（tissue

inhibitors of MMP，TIMP）可抑制 MMP，并为这种复杂的基质降解、合成和重塑过程提供检查 – 平衡调控[26]。

大鼠 ACL 重建模型已进一步证明，巨噬细胞会在骨道内肌腱移植物周围形成聚集[46]。在腱 – 骨界面处，鉴别出两种巨噬细胞亚群。在术后早期反应的促炎阶段，来自循环的 ED1+ 巨噬细胞与中性粒细胞，迁移到组织中并清除碎屑。随后，源自局部组织的可再生 ED2+ 巨噬细胞聚集，其可促进组织愈合的合成代谢，并通过成纤维细胞分泌 TGF-β 形成瘢痕（图 5-6）[46]。

鉴于巨噬细胞在瘢痕组织形成中的关键作用，有动物实验研究了在腱 – 骨愈合中巨噬细胞消耗的作用，以验证巨噬细胞的消耗，会在愈合止点部位促进"无瘢痕化"再生愈合过程的观点。Hays 和其同事[34] 在大鼠 ACL 重建模型中证实，应用巨噬细胞凋亡选择性诱导剂消耗巨噬细胞时，形成了更少的瘢痕组织、胶原结构的改进及更好的生物力学强度。其他研究已经证实，胃十五肽 BPC157（一种用于治疗炎症性肠病的新型抗炎药）可改善大鼠跟腱模型中跟腱与骨表面的愈合和组织再生[48]。

然而，对炎症反应的抑制并不都有助于腱 – 骨愈合。Cohen 和其同事[16] 在大鼠肩袖模型中评估抗炎药物吲哚美辛和塞来昔布［选择性环氧合酶 –2（cyclooxygenase 2，COX-2）抑制药］的腱 – 骨愈合效果。结果发现，治疗组在 4 周和 8 周时腱 – 骨愈合界面的组织学和生物力学表现均差于对照组（图 5–7）。

这些研究表明，ACL 重建术后的急性炎症反应是高度复杂的，仍然需要进一步明确。选择性减少炎性介质表达、促进血管生成和改进组织再生可以促进体内原有腱 – 骨止点的形成，而不是瘢痕组织生成。然而，由于在出生后的生物体中，炎症反应的其他因素对启动组织愈合反应并允许移植物界面有效重塑是不可缺少的，所以认识仍未统一。

2. 骨长入的调节 骨长入在 ACL 重建后的腱 – 骨愈合后期起着至关重要的作用，并且最终在愈合完成后负责改善生物力学性能。动物研究给出了有力证据，支持骨长入增加与移植物 – 骨固定强度呈正相关[89]。目前已经应用的早期治疗方法包括应用骨诱导剂、骨引导剂和破骨细胞活性调节剂。

骨诱导剂，特别是源自骨形态发生蛋白（bone morphogenic protein，BMP）家族的骨诱导剂，已显

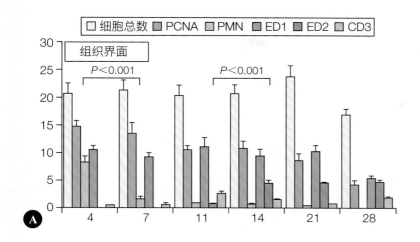

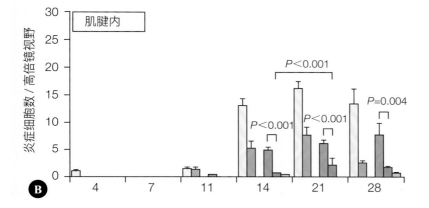

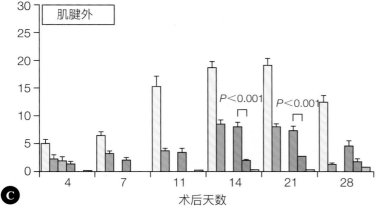

◀ 图 5–6　炎症细胞在腱骨界面（A）、骨道内肌腱（B）、骨道外肌腱（C）聚集的时间进程。在 15 个随机选择的高倍镜视野（50μm×50μm，×400）下，对 PCNA、PMN、ED1、ED2 和 T 淋巴细胞的阳性染色细胞数进行计数

A. 在 4～7 天，中性粒细胞的数量显著减少（P＜0.001）。ED2（＋）巨噬细胞直到术后 11 天才出现，术后 14 天阳性染色显著增加（P＜0.001）。B. 术后 28 天，ED1（＋）巨噬细胞明显多于 PCNA（＋）细胞（P=0.014）。术后 14 天和 21 天，ED1（＋）巨噬细胞明显多于 ED2（＋）巨噬细胞（P＜0.001）；术后 28 天，ED1（＋）巨噬细胞明显多于 ED2（＋）巨噬细胞（P=0.004）。与手术后 14 天相比，术后 21 天 ED2（＋）巨噬细胞明显增多（P＜0.001）。在所有时间点，CD3（＋）细胞的数量均无显著差异。HPF. 高倍视野；PCNA. 增殖细胞核抗原；PMN. 多形核细胞；ED1. ED1 巨噬细胞；ED2. ED2 巨噬细胞；CD3. CD3 阳性细胞（改编自 Kawamura S, Ying L, Kim HJ, et al. Macrophages accumulate in the early phase of tendon-bone healing. *J Orthop Res.* 2005;23:1425–1432.）

示出可促进骨从隧道向软组织移植物生长。Rodeo 和同事[89] 在犬腱 – 骨模型中，应用复合重组人 BMP-2（rh-BMP-2）的可吸收 I 型胶原海绵，其在所有时间点，rh-BMP-2 治疗侧肢体的腱周愈合中骨形成均有增加。生物力学测试表明，治疗 2 周时，与对照组相比，治疗侧的肌腱拔出强度更高。Ma 和他的同事[53] 在兔子 ACL 重建模型中将复合 rh-BMP-2 的可注射磷

酸钙基质应用于骨隧道。组织学分析显示，与对照组相比，腱 – 骨界面处的骨形成呈剂量依赖性增加，并且隧道直径明显变窄（15%～45%）。术后 8 周治疗组也可观察到结构刚性增加[53]。Martinek 及其同事[56] 在兔 ACL 重建模型中，比较了在体外用腺病毒转染 –BMP-2（Ad-BMP-2）处理的半腱肌腱移植物和未经处理的对照组的剖面。这些研究者证实，

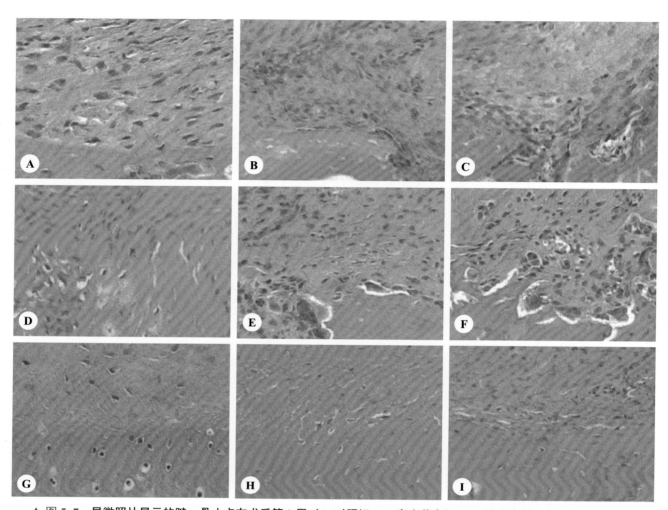

▲ 图 5-7　显微照片显示的腱 - 骨止点在术后第 2 周（**A.** 对照组；**B.** 塞来昔布组；**C.** 吲哚美辛组）、第 4 周（**D.** 对照组；**E.** 塞来昔布组；**F.** 吲哚美辛组）、第 8 周（**G.** 对照组；**H.** 塞来昔布组；**I.** 吲哚美辛组）的组织学结果（**HE** 染色，**320×**）

引自 Cohen DB, Kawamura S, Ehteshami JR, Rodeo SA. Indomethacin and celecoxib impair rotator cuff tendon-to-bone healing. *Am J Sports Med*. 2006;34:362-369.

在试验组中腱 - 骨连接处形成了纤维软骨界面，而在对照组中却没有。在第 8 周时，治疗组的刚性和载荷 - 失效参数均优于对照组。在绵羊重建模型中，BMP-7 被证明可以改善腱 - 骨界面处的骨形成，提高术后 3 周和 6 周的失效载荷[1, 61]。

对 BMP 抑制物的研究进一步证明了 BMP 在肌腱移植物周围骨长入中的作用。Ma 和他的同事[53]在兔子 ACL 重建模型中将含有头蛋白（一种针对所有 BMP 活性的有效抑制物）的可注射的磷酸钙基质应用至愈合中的腱 - 骨界面。头蛋白显著抑制了腱 - 骨界面的新骨形成。此外，经过头蛋白处理的动物中，腱 - 骨之间纤维组织界面宽度显著增加（图 5-8）。

一些研究应用骨膜包裹肌腱进行实验，结果进一步证实骨诱导剂对骨道内的腱 - 骨愈合产生了有利影响。在兔子模型中，将包裹在骨膜中的指长伸肌腱移植入胫骨近端骨道，并与对照组进行了比较[14, 80]。结果表明，治疗组在治疗 8 周和 12 周时，随着腱 - 骨界面处骨和纤维软骨的形成，生物力学强度也获得了改善。Ohtera 及其同事[80]完成了对新鲜和冷冻骨膜比较的进一步研究，证明使用新鲜骨膜包裹可获得更好的组织学和生物力学结果。这些发现支持了骨膜中活性骨诱导因子会有助于改善预后的观点。

骨传导剂在动物模型中也产生了令人满意的结果。在兔子 ACL 重建模型中，使用与磷酸钙（CaP）相混合的移植物治疗，术后 3 周时显示其纤维软骨和骨的形成优于未混合 CaP 治疗的动物[73]。此外，Tien 和同事[99] 在兔子 ACL 重建模型的股骨隧道中使用了可注射 CaP 水泥，报道显示术后 1 周和术后 2 周时，与对照组相比，其骨形成和生物力学强度获得了改善。

骨隧道中破骨细胞活性的调节是促进腱 - 骨界面处骨形成的另一种技术。此外，抑制破骨细胞介导的骨吸收也提供了一种潜在方法，通过这种方法可以限制 ACL 重建后常见的骨道扩大。一项研究表明，使用腘肌腱重建 ACL 后，膝关节松弛度增加与放射线照相显示的骨道增宽相关[33]。在兔 ACL 重建模型中评估了破骨细胞导致的骨吸收对腱 - 骨愈合的作用[20]。骨保护蛋白（osteoprotegerin，OPG）是一种有效的破骨细胞活性抑制物，核因子 κB 配体（receptor activator of nuclear factor κB ligand，

RANKL）是破骨细胞形成的有效刺激物，与 CaP 载体基质混合后应用于肌腱移植物周围的骨隧道中。结果发现，在所有时间点上，与对照组和 RANKL 处理的肢体相比，OPG 处理的肢体中腱 - 骨界面处肌腱周围的骨量显著增加（图 5-9）[20]。而且，在第 8 周进行的生物力学测试表明，与 RANKL 治疗的肢体相比，OPG 治疗的肢体的股骨 - 移植物 - 胫骨复合体的刚性显著提高。

3. 干细胞　未分化的多能间充质细胞（pluripotent mesenchymal cell，MSC），也称为干细胞，在腱 - 骨界面可能对刺激组织再生至关重要，而不会刺激瘢痕形成。这些细胞保留了根据局部环境中的生物信号分化为各种特殊类型细胞的能力。在骨科领域中，这些细胞的治疗用途已经被研究用于大量临床疾病，并且细胞系可以从多种来源（骨髓、脂肪组织、滑

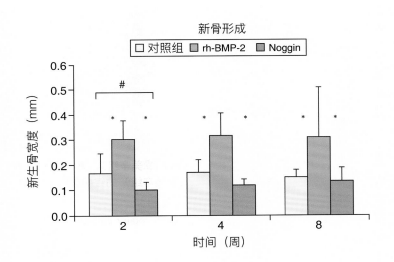

◀ 图 5-8　在兔模型中前交叉韧带重建后，骨道 - 移植物界面处新骨形成的宽度（mm± 标准差）

*. 与 rh-BMP-2 组相比的显著差异（P＜0.05）。#. 与对照组相比具有显著差异（P＜0.05）。对于单位剂量的 rh-BMP-2 和头蛋白试验，使用 4 只兔肢进行组织形态分析（改编自 Ma C, Kawamura S, Deng X, et al. BMP-signaling plays a role in tendon-to-bone healing: A study of rhBMP-2 and noggin. Am J Sports Med. 2007;35:597-604.）

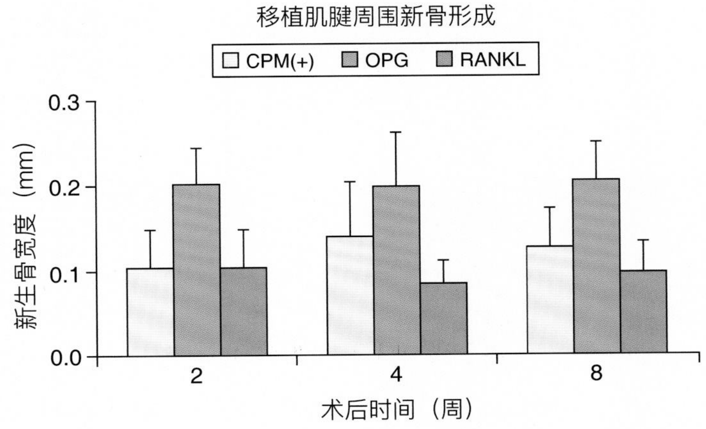

◀ 图 5-9　使用自体半肌腱肌腱移植物对 15 只新西兰白兔进行了单侧前交叉韧带重建

与对照组相比，用 100μg 骨保护蛋白（OPG）治疗的动物其移植物周围形成新骨明显增加（P=0.007）（0.16 ± 0.01mm² vs. 0.06 ± 0.02mm²）。CPM. 磷酸钙基质；RANKL. 核因子 κB 配体的受体激活剂（改编自 Rodeo SA, Kawamura S, Ma CB, et al. The effect of osteoclastic activity on tendon-to-bone healing: an experimental study in rabbits. J Bone Joint Surg Am 2007;89: 2250-2259.）

织、滑膜等）提取。动物研究已经测试了局部干细胞应用于腱–骨愈合的效果。研究中，将附着在纤维蛋白胶载体中的兔骨髓基质细胞应用于兔跟骨隧道中蹒长屈肌腱的腱–骨界面[82]。组织学分析显示，实验组的肌腱和骨骼之间存在纤维软骨连接，愈合得到改善。Lim 及其同事[52] 在兔模型中进行了双侧 ACL 重建，并评估间充质干细胞在腱–骨界面上的作用。结果显示，涂有 MSC 的移植物在腱–骨界面处显示有软骨，而在对侧对照肢体的界面处仅观察到纤维组织。在 MSC 处理的移植物中，界面的 II 型胶原染色呈阳性，并且在组织学上与自体直接韧带止点相似。在 8 周时进行的生物力学测试表明，与对照组相比，其具有更高的失败载荷和刚性。最近有更多研究表明，使用 MSC 可以改善胶原组织的功效，甚至有研究证明断裂韧带的成分中存在多能干细胞 CD34（＋）[44, 60]。

多能干细胞增强肌腱–骨愈合的机制需要进一步研究来明确。目前尚不清楚这些细胞是否分化为纤维软骨细胞（即这些细胞的最终状态），还是产生细胞因子以改善腱–骨止点组织结构及促进组织再生。细胞疗法的最佳应用方向将是合并应用生长因子，在腱–骨界面形成再生性愈合反应。

4. 血管调节 尽管血管分布对有效输送氧和营养物质以支持组织愈合至关重要，但在腱–骨界面处局部血管的确切作用仍有待确定。Krivic 等[48] 在大鼠模型中应用胃十五肽 BPC157 治疗后，在跟腱腱–骨界面愈合中血供得到了改善。这种血供的改善与腱–骨界面的良好组织学和生物力学特性相关。相反，最近的一项研究在绵羊 ACL 重建模型中检验了 VEGF 对移植物愈合中的影响[107]。尽管 VEGF 浸润的移植物的血管和细胞化相对于对照组有所增加，但股骨–移植物–胫骨复合体的刚性在 3 个月时明显低于对照组。即使仅使用单一浓度的 VEGF，结果也表明，过度的血管化可能会对腱–骨界面的愈合和生物力学特性产生不利影响[107]。

5. 基质金属蛋白酶调节 MMP 是锌依赖性内蛋白酶的一个家族，在组织降解、愈合和正常重塑中发挥关键作用。它们在细胞外环境中发挥作用，也可以通过跨膜和胞质内结构域起作用[19]。炎性细胞因子，如 IL-1 和肿瘤坏死因子（tumor necrosis factor，TNF），从 MMP 酶原形式，启动了其转录和激活。然而，它们的分解、破坏活性是通过 TIMP 组织抑制物来平衡的。TIMP 提供了一种制衡机制，以控制这些降解酶的活性，从而维持因组织重塑而发生细胞外基质形成与降解的稳态[26]。

ACL 重建后，对移植物和骨道壁之间滑液的示踪研究显示，其包含大量胶原酶和基质溶解酶。从理论上讲，MMP 可能通过限制 Sharpey 样胶原纤维的形成从而对腱–骨界面产生不利影响。Demirag 及其同事[19] 使用 α_2- 巨球蛋白（A2M）（一种基质金属蛋白酶的内源抑制物）在兔子 ACL 重建模型中研究了这一假说。每只兔均用自体胭肌腱进行双侧 ACL 重建。术后将 A2M 注入一个膝关节，并将对侧肢体作为对照进行比较。研究组标本的界面组织更加成熟，具有明显更多的 Sharpey 样胶原纤维生成。生物力学研究表明，与对照组相比，研究组第 2 周和第 5 周的失效载荷更大（图 5–10）[19]。Bedi 及其同事[10] 进一步证实了这一现象，他们证明，在肌腱愈合部位 A2M 改善了纤维软骨的形成。最近在 ACL 断裂中发现，MMP-2 调节其体外细胞迁移的重要原因，说明 MMP 的作用介于有利、有害之间[103]。因此，需要进一步研究来明确 MMP 在腱–骨界面的确切作用机制。尽管如此，这项工作还是提供了初步证据，证明了调节 MMP 活性可以改善骨道中移植物与骨的愈合。

6. 一氧化氮调节 一氧化氮是一氧化氮合酶由

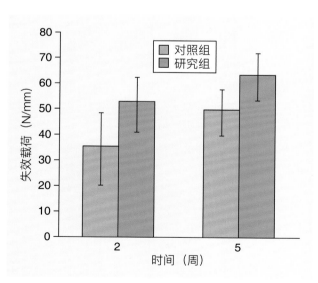

▲ 图 5–10 在第 2 周和第 5 周，用 α_2- 巨球蛋白治疗的标本比未治疗过的对照组标本终末失败载荷显著更大（分别为 *P*=0.007 和 *P*=0.006）

改编自 Demirag B, Sarisozen B, Durak K, et al. The effect of alpha-2 macroglobulin on the healing of ruptured anterior cruciate ligament in rabbits. *Connect Tissue Res*. 2004;45[1]:23-27.

L- 精氨酸合成的自由基。它在细胞和细胞外基质中均充当调节分子。研究表明，它在体外肌腱愈合过程中是可以被诱导的，对成纤维细胞胶原蛋白的合成具有剂量依赖性[71, 72]。ACL 韧带成纤维细胞与其他局部成纤维细胞（包括源自内侧副韧带的成纤维细胞）相比，能产生更多的一氧化氮[62]。只有有限的研究确定了一氧化氮潜在功效背后的确切作用。应用一氧化氮治疗的研究已表明，愈合的肌腱中胶原蛋白组织得到改善，与对照组相比，生物力学特性获得了改善，并且一氧化氮治疗还可能改善愈合部位的血供[12]。一氧化氮水平的影响，特别是对 ACL 重建后腱 – 骨愈合的影响，尚待确定。

7. 高压氧的作用　Yeh 及其同事[106] 研究了高压氧（hyperbaric oxygen, HBO）治疗对兔模型移植物 – 骨隧道界面的影响。HBO 组连续 5 天每天在 2.5atm 压力下暴露于 100% 氧气浓度中 2h。对照组暴露于正常空气中。与对照组相比，HBO 组显示出新血管形成增加及 Sharpey 纤维数量增加。而且，相对于对照样本，HBO 组在 12 周和 18 周时实现了更高的最大拔出强度[106]。尽管作用机制尚不清楚，但这些初步结果表明 HBO 治疗可能会改善 ACL 重建后的腱 – 骨愈合。

8. 其他生物介质的调节　对腱 – 骨愈合生物学的深入理解将指导未来技术，用于改进 ACL 重建后的腱 – 骨愈合。使用细胞因子为组织形成和分化提供重要信号，使用基因治疗技术提供持续的细胞因子递送，使用干细胞或转录因子调节内源性基因表达，这些代表了未来一些可行性的技术。有很多蛋白在自体肌腱止点形成中可能发挥着关键作用，例如 Scleraxis 是一种在间充质肌腱祖细胞中表达的转录因子，Indian hedgehog 是一种与生长骺板和肢体发育有关的因子，而 Sox-9 是一种对软骨形成至关重要的转录因子。

六、自体移植物前交叉韧带重建中的骨 – 骨愈合

自体移植物 ACL 重建后，骨栓与骨隧道壁之间的愈合是很独特的，与身体其他地方不同。移植物隧道中的生物力学和生物环境对愈合提出了重大挑战。

动物模型研究中，已经明确了骨 – 肌腱 – 骨自体移植物结合的方式。Tomita 及其同事[100] 在犬模型中比较了软组织移植物与骨 – 髌腱 – 骨自体移植物的愈合情况。研究发现，骨栓发生骨坏死，并经历

逐渐被爬行替代的过程（图 5–11）。在 3 周时可以看到骨栓周围新骨形成。研究人员发现，在 3 周时 B-PT-B 移植物的拔出强度比软组织移植物要好，但在 6 周时无显著差异。在第 6 周，失效点从移植物 – 隧道界面变到肌腱 – 骨栓界面。Papageorgiou 及其同事[85] 直接比较了山羊模型中的腱 – 骨与骨 – 骨的愈合情况。研究采用骨 – 髌腱自体移植物，将软组织移植物放置在胫骨隧道中，而将骨栓固定在股骨隧道中。在第 3 周进行的生物力学测试表明，随着移植物从胫骨隧道的拔出，腱 – 骨界面普遍失效。然而，在第 6 周时，大约 20% 的样本表现出移植物中段失效。其余样本仍是移植物从胫骨隧道被拔出。第 3 周的组织学评估证实爬行替代过程中坏死骨栓周围被

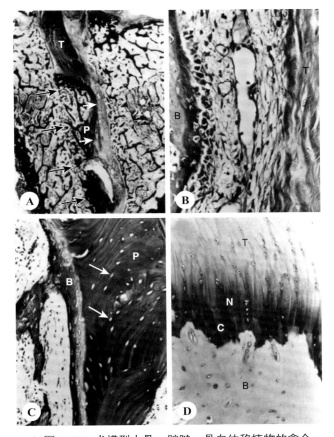

▲ **图 5–11**　犬模型中骨 – 髌腱 – 骨自体移植物的愈合

骨栓经过坏死，并逐渐被爬行替代。在 B-PT-B 移植物的骨栓中，除了骨栓的表层部分，大量的空洞（白箭）表明骨坏死。B. 骨壁；C. 钙化的纤维软骨；N. 非钙化的纤维软骨；P.B-PT-B 移植物的骨栓；T. 髌腱（引自 Tomita F, Yasuda K, Mikami S, et al. Comparisons of intraosseous graft healing between the doubled flexor tendon graft and the bone-patellar tendon-bone graft in anterior cruciate ligament reconstruction. *Arthroscopy*. 2001;17: 461-476.）

肉芽组织包围。第 6 周的评估显示骨栓通过桥接松质骨完全融合[85]。

滑液从关节流入骨隧道会干扰腱 - 骨界面的愈合。滑液中大量的 MMP 和其他蛋白水解酶会减慢骨 - 肌腱 - 骨和骨 - 骨的愈合。Berg 等[11]通过在兔 ACL 模型中钻取股骨和胫骨隧道并使其空置来评估滑液的作用。这些研究者发现，最快的愈合发生在距关节最远的位置，而愈合最慢和最不完全的区域是在骨隧道的关节内开口处。这些发现提示，滑液对隧道愈合可能具有抑制作用。

关键要记住，无论使用的是软组织移植还是骨 - 肌腱 - 骨移植，重要的是关节内骨道开口处的固定通常都需要腱 - 骨愈合。B-PT-B 移植物的肌腱长度超过了原自体 ACL 长度，因此包括隧道开口区域在内的隧道大部分区域都将包含肌腱。无论选择哪种移植物，隧道开口处移植物微动最小化和其后隧道扩大风险的最小化对腱 - 骨愈合都至关重要。

关键点：自体移植物前交叉韧带重建后骨 - 骨愈合

- 前交叉韧带重建后骨栓融合过程复杂，以骨坏死、爬行替代和新宿主骨形成为特征
- 滑膜液流入骨隧道可能影响腱 - 骨界面的愈合
- 无论使用软组织移植物还是骨 - 肌腱 - 骨移植物，关节内开口处的关键性愈合要求腱 - 骨愈合，需要移植物微动必须最小化

七、自体移植物前交叉韧带重建中移植物的关节内愈合

韧带化是指 ACL 重建后肌腱移植物的生物融合和重塑的复杂过程。动物实验研究尝试证明术后关节内移植物的愈合过程。移植物先经历了缺血坏死的初始阶段。在 2 周时尽管胶原结构和支架保持完整，但移植物显示出了坏死斑块[3, 5, 47, 84]。到 4 周时，移植物几乎完全没有血管和细胞。然而，此阶段之后出现了来自宿主滑膜细胞的细胞重聚。3 个月时的活检显示广泛的血管增生和细胞重新分布。到 9 个月时，移植物在组织学上类似于自然韧带[3, 5, 47, 84]。

但是，应该指出的是，我们对血供重建和移植物融合过程的理解是基于动物模型的，其中具有明显的局限性。由于种种原因，通过 ACL 重建来稳定动物膝关节是非常困难的。因此，大多数 ACL 重建

动物模型都存在移植物松弛，这可能会影响移植物生物学。众所周知，纤维结缔组织的张力丧失（可能发生在松弛的、无应力的移植物中）会导致 MMP 上调，从而对基质产生不利影响。显然，需要进一步研究以充分阐明移植物的再血管化、整合和重塑过程。

关节内愈合已在其他动物模型中进行了研究。Oaks 等[79]证实移植物自外周向中心重塑。这与胶原纤维直径由大到小的变化有关。这种重塑模式支持这样的假说，即愈合过程依赖于来自宿主滑膜的逐步再血管化和细胞化。Arnoczky 及其同事[5]在犬模型中评估了髌腱移植物的再血管化情况。最初，移植物是缺血的，但是到 6 周时，移植物已完全被包裹在血管滑膜鞘中。髌下脂肪垫组织、ACL 的胫骨残端和后方的滑膜组织促成了这种滑膜血管。髌腱移植物实质内再血管化过程是从移植物近端、远端向中部长入[5]。髌腱移植物的胫骨附着部对血供重建过程没有任何贡献。膝部软组织对移植物血供重建过程具有作用，保留这些软组织对维持移植物活性具有重要意义。最近在人体中进行的先进成像研究已证实，移植血管的重建是逐渐发生的。Ntoulia 和同事[78]通过对比增强 MRI 证实，移植物关节内部分的血供重建先于附着部的血管重建，在术后 12 个月时该部位仍显示存在对比剂摄取。

虽然动物模型对韧带化过程给出了深入理解，但该过程尚未在人类中得到完全体现。Jackson 及其同事[41]得出结论，整合的移植物永远不会复制天然 ACL，而是由瘢痕组织构成，起到类似马缰的控制功能。Delay 等[18]报道了 1 例应用自体骨 - 髌腱 - 骨移植物重建的病例，重建后 18 个月移植物远端和深部区域无血管、无细胞。Rougraff 和 Shelbourne[91]在自体移植物 ACL 重建后 3～8 周对 9 位受试者的髌腱移植物进行了活检，移植物血管在第 3 周出现，并在 8 周后增加。

关键点：自体移植物前交叉韧带重建中移植物关节内愈合

- 关节内移植物的愈合是通过重塑过程进行的，该过程依赖于宿主滑膜的血供重建和细胞重新聚集
- 整合的移植物无法实现天然 ACL 的组织或血管结构

八、前交叉韧带的早期愈合与修复

传统上，ACL 创伤性断裂后的早期修复考虑选

择手术治疗。但是，对早期手术修复效果的研究报道了不可接受的失败率[21]。在 Feagin 和 Curl[21] 的经典研究中，他们报道在进行早期缝合和钻孔修复 ACL 后的 5 年随访中，患者关节不稳定的发生率达到 94%。Marshall 和同事[55] 报道，尽管使用复杂的多深度缝合技术进行修复，但失败率仍为 20%～40%。Zysk 和 Refior[110] 在一项对中年患者进行 ACL 早期修复的研究中也报道了保守的结果，并建议放弃开放的早期修复方法，支持自体组织重建或加强。挪威的一项研究进一步证实了这些结果，该研究评估了大量接受 ACL 早期修复患者的长期结果[98]。所有病例均采用原始的 Palmer 技术和不可吸收的 Bunnell 缝合线进行开放手术。术后 15～23 年，在 KT-1000 测试中，有 57% 的患者患肢前移 > 3mm。估计总体失效率是 27%。这些结果与 MCL 形成了鲜明对比，在 MCL 中，早期治愈的失败是例外事件，并不常见。

ACL 断裂后早期愈合率很低，与自身多因素有关。最显著的因素之一是 ACL 周围的关节内环境和滑液[63, 65-70, 97]。Murray 及其同事[63, 65-70, 97] 在犬 ACL 中部损伤模型中，演示关节内（如 ACL）愈合与关节外（如 MCL）愈合的差异。关节内韧带损伤的缺损处会有持续的空缺，而在关节外损伤中，韧带缺损处会被纤维蛋白血小板支架迅速填充。这种支架至关重要，可以允许后续的细胞增殖、血供重建及韧带重塑，进而形成成熟的瘢痕组织。在关节中存在的纤溶酶阻止了稳定的纤维蛋白凝块的形成，而该凝块可以发挥临时支架的作用。关节内韧带损伤处缺少支架与炎性细胞因子减少有关，这些炎性细胞因子正是韧带愈合反应所需要的，包括纤维蛋白原、PDGF、TGF-β 和 FGF[63, 65-70, 97]。Murray 及其同事的研究[63, 65-70, 97] 表明，用富含胶原蛋白 – 血小板的血浆支架替代填充关节内韧带中部的缺损，会使缺损处修复组织填充增加，修复组织的蛋白表达与关节外韧带损伤处相似。在猪模型中，对 ACL 缝合修复并应用富含胶原 – 血小板的支架进行增强，生物力学研究表明，与未应用支架增强的对照组修复结果相比，在 4 周时，断裂载荷和线性刚度显著改善[63, 65-70, 97]。这些研究支持了一种生物增强修复的概念，并且最近的一项大型动物模型随机试验表明，对猪进行修复与重建治疗具有相同的功能结果。重要的是，接受重建手术的膝关节中有 80% 发生了创伤后

骨关节炎，而生物增强修复组中在同一时期内没有一例膝关节发生骨关节炎[102]。

与 ACL 愈合反应不良有关的其他因素包括损伤后细胞代谢的改变、损伤后组织内的细胞损失、关节外韧带的成纤维细胞与 ACL 中成纤维细胞的内在差异。Murray 及其同事[63, 65-70, 97] 明确了 ACL 断裂后发生的组织学变化。人体 ACL 经历了四个组织学阶段，包括炎症、韧带表层再生、增殖和重塑（图 5–12）。尽管与其他致密结缔组织损伤后的反应相似，但主要不同包括：① 在断端表面形成表达 α- 平滑肌肌动蛋白的滑膜细胞层；② 在组织断裂部位缺少组织桥接；③ 持续 8～12 周的韧带表层修复期[63, 65-70, 97]。今后需要进一步研究关节内韧带愈合的生物学，以克服困难使 ACL 早期修复取得长期成功。

> **关键点：前交叉韧带的早期愈合与修复**
>
> - 对临床结果的研究已经表明，ACL 早期修复后的失败率是不可接受的
> - 不良的愈合率本质上与多因素相关，包括不利的关节内生物学环境，以及损伤后细胞代谢和功能的改变
> - 使用富含胶原、血小板的血浆支架进行增强，可能会为韧带早期修复后促进愈合带来希望

九、异体移植物前交叉韧带重建的愈合

由于避免获取移植物的并发症、缩短手术时间的愿望愈发强烈，使得在初次 ACL 重建中，作为移植物来源之一的同种异体移植物的使用量急剧增加[7]。同种异体移植物也经常用于翻修手术或多韧带重建手术中。在 2～5 年的随访中，同种异体移植物报道了良好的临床结果，并且多项研究发现应用同种异体移植物 ACL 重建与自体移植物相比，膝关节功能没有明显的主观或客观差异[8]。然而，其他研究报道了应用同种异体移植物重建后的不良结果，特别是在膝关节慢性损伤或翻修手术的情况下[76, 77]。一些更大型的多中心队列研究也与这些观察结果相一致[35]。最近对重叠 Meta 分析进行的系统回顾共分析了 8 项研究，计 15 819 例患者[57]。大约一半的 Meta 分析发现，自体移植物和同种异体移植物在患者预后方面没有差异，而另一半则认为自体移植物产生了更好的预后。由于前半部分研究包括了证据

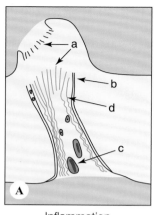

Inflammation

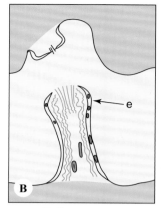

Epiligamentous
regeneration

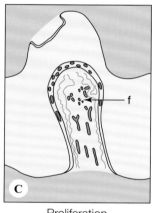

Proliferation

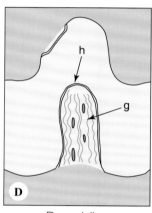

Remodeling

▲ 图 5-12 **Schematic of the gross and histologic appearance of the four phases of the healing response in the human anterior cruciate ligament.**

A, The inflammatory phase, showing mop ends of the remnants (a), disruption of the epiligament and synovial covering of the ligament (b), intimal hyperplasia of the vessels (c), and loss of the regular crimp structure near the site of injury (d). B, The epiligamentous regeneration phase, involving a gradual recovery of the ligament remnant by vascularized, epiligamentous tissue and synovial tissue (e). C, The proliferative phase, with revascularization of the remnant with groups of capillaries (f). D, The remodeling and maturation phase, characterized by a decrease in cell number density and blood vessel density (g) and by retraction of the ligament remnant (h). (Modified from Murray MM, Martin SD, Martin TL, Spector M. Histological changes in the human anterior cruciate ligament after rupture. *J Bone Joint Surg Am.* 2000;82-A:1387-1397.)

水平较高的研究，因此作者得出结论，当前证据表明，自体移植物和同种异体移植物的断裂率和临床结果没有差异 [57]。但是，外科医生应当密切关注并重点考虑同种异体移植物制备和处理，因为未经辐

照、未经化学处理的同种异体移植物在稳定性和功能方面与自体移植物相比，表现出不确定的结果 [50]。另请参见第 7 章和第 8 章，以进一步讨论应用同种异体移植物和自体移植物 ACL 重建的临床结果。

关键点：异体移植物重建前交叉韧带的愈合
• 与自体移植物相比，同种异体移植物在 ACL 重建中表现出与宿主较慢的结合速度、更长的炎症反应时间和更明显的初始生物力学性能的降低 • 与自体移植物的 ACL 重建相比，同种异体移植物具有更大的临床结果变异性 • 同种异体移植物用于 ACL 重建后翻修的失败率更高

尽管临床结果一致，但动物研究表明，与自体移植物相比，同种异体移植物的整合速度更慢，炎症反应时间较长，生物力学性能的初始下降幅度更大 [2-6, 38-40, 42, 43, 109]。在愈合阶段，同种异体移植物虽然有所延迟，但与自体移植物的阶段相似。腱 - 骨界面形成了纤维血管肉芽组织界面，该界面最终经历了骨长入过程，并形成了 Sharpey 样锚定纤维 [2-6, 38, 43, 109]。在关节内移植物进行韧带化时，首先出现缺血坏死，然后出现来自宿主滑膜的细胞再生和血管增生。在山羊重建模型中，供体 DNA 在 4 周内完全被宿主 DNA 取代。血供重建在 3 周时开始，并在接下来的几周内逐渐进行。Jackson 及其同事在山羊 ACL 重建模型中比较了髌腱自体移植物与新鲜同种异体移植的愈合情况 [2-6, 38, 43, 109]。尽管移植物的结构特性在初始时相似，但同种异体移植物的愈合速度却慢得多。在 6 个月时，自体移植物表现出良好的抗失败载荷，横截面积增加更大，同时对前后移位有更好的限制作用。而同种异体移植物比植入前的结构性能表现出明显下降。

人体研究已经得出了同种异体移植物整合较慢的结论。术后 2 年的活检研究表明，同种异体移植物的中心部分没有细胞再生 [36]。异体移植物重建后通常只有 3 年或更长时间后，才能看到整个移植物的细胞增殖 [54]。

由于同种异体肌腱移植物的相对少细胞特性和当前的灭菌技术，宿主的免疫反应相对有限。引起有效免疫反应的主要组织相容性复合抗原被大量消耗。然而，基质抗原持续存在，并且可以引发免疫反应，这可能导致术后整合延迟和结构特性的明显改变 [90, 104]。这种免疫反应对 ACL 移植物愈合生物学

的具体影响仍有待确定。

十、富血小板血浆作为辅助治疗对愈合的改善作用

已评估了富血小板血浆（platelet-rich plasma，PRP）对 ACL 早期修复术后和 ACL 重建术后愈合的促进作用。发现 PRP 中存在的生长因子可刺激 ACL 成纤维细胞的增殖和迁移[59]。PRP 本身不能改善早期修复后 ACL 的愈合，这可能是由关节中存在的纤溶酶使得 PRP 中纤维蛋白迅速降解所致。但是，PRP 与胶原蛋白结合形成支架可抵抗纤溶酶降解，在猪模型中，使用复合胶原蛋白 – 血小板浓缩物可改善 ACL 早期修复后的愈合效果[64]。在该模型中，Murray 及其同事[64]进行了 ACL 初次修复，并在胶原蛋白支架中添加了含有生理浓度血小板的全血来增强 ACL 修复。在术后 3 个月和 1 年，将"生物增强"修复的 ACL 与使用同种异体肌腱 ACL 重建进行比较时，力学性能无显著差异。一个值得注意的发现是，与进行了 ACL 移植重建的动物相比，经过增强修复的动物在 1 年时软骨退变更少。需要进一步的研究来确定 PRP 的最佳配方，以促进 ACL 的早期愈合。目前的体外和体内数据表明，在生理浓度下，细胞外基质支架内使用大于 1 倍的血小板浓度可能无法有效

促进 ACL 愈合[58]。然而，当前已经发现血浆中包含血小板可以改善 ACL 中成纤维细胞胶原蛋白的基因表达[15]。

在动物模型中，PRP 也被评估用于增强 ACL 移植物的愈合。在猪模型中，应用胶原蛋白 – 血小板复合材料处理 ACL 移植物可改善移植物的张力并降低松弛[23]。一些研究已经在人体 ACL 重建中应用 PRP，并使用 MRI 直接评估 ACL 移植物。总的来说，这些临床研究表明，浓缩血小板可以提高移植物在 MRI 上的低信号强度或组织学上的韧带成熟指数[81]，然而，没有研究显示 2 年后的临床结果或以患者为中心的结果有所改善，或者腱 – 骨愈合有明显改善[22]。为了进一步探索 PRP 和血液制品在改善 ACL 移植物愈合、血供重建和整合方面的潜力，有必要进一步研究确定最佳的血小板制备和递送方法。

小结

本章介绍了 ACL 重建后的生物学基本原理，并概述了改善移植物愈合的几种潜在技术。当前研究对腱 – 骨愈合的复杂机制的深入理解为我们提供了令人兴奋的新方法，这些新方法可以用于控制炎症反应中的化学介质和分子介质，并最终改善手术效果和术后干预的质量。

第6章　人体运动与前交叉韧带功能：前交叉韧带损伤与步态力学

Human Movement and Anterior Cruciate Ligament Function: Anterior Cruciate Ligament Injury and Gait Mechanics

Sean F. Scanlan　Thomas P. Andriacchi　著
王　琪　译

一、本章目的

前交叉韧带（ACL）主要通过对胫骨前移和胫骨旋转的被动约束来对膝关节稳定发挥重要作用。另外，ACL还影响膝关节的动态功能，例如，ACL功能丧失后和ACL重建后的步行变化与膝关节的功能适应能力相关。本质上，这些功能适应能力可被视作一种潜在的功能标志，用于判断恢复剧烈活动的能力[3, 36, 37]，以及ACL损伤后继发性的软骨退变的程度[7]。

ACL缺损后患者的步态适应方式不同，可能为损伤后出现不同预后提供了解释。很可能一些患者能动态适应ACL的损伤，而有些则不能。治疗方法和疗效[9, 10]的巨大差异表明，需要更好的方法来评估ACL断裂后患者的临床和功能状态。诊断ACL断裂的方法已有了很大改进，然而，目前还没有评估治疗成功概率的预判方法。即使从诸如KT-1000（MEDmetric）之类的设备获得的定量的松弛度测量值也不能预测临床结果[51]。因此，通过在特定活动中改变肌肉启动模式[1, 26, 48]实现动态适应性的变化，为ACL损伤患者预后的差异提供了可能的解释。

退行性关节疾病自然进展史的变化提示，一些患者对ACL缺损做了适当的功能适应。在临床情况相同的患者中，这些功能性适应的状态有本质的不同。因此，在评估和治疗ACL损伤时，理解和鉴别动态功能变化（或者特殊步态特征）的实质和原因，是非常重要的环节。

本章讨论了步态分析的基本原理，并阐述了步态分析在ACL损伤的评估和治疗中的应用。具体列举了ACL被动功能与肌肉产生的力矩、运动学变化之间的相互作用，以及运动学变化与早期骨关节炎（osteoarthritis，OA）发病之间的关系。此外，本章还描述了ACL缺损患者合并下肢内翻畸形及外侧、后外侧韧带缺损时具体步态特征的影响。

关键点：本章目的

- 阐述一些步态分析的基本原理
- 阐述步态分析在ACL损伤评估和治疗中的应用
- 描述ACL损伤后肌肉产生力矩变化的原因和意义
- 描述行走过程中膝关节的运动学变化，以及运动学变化与ACL损伤后早期OA的关系
- 描述内收力矩对膝关节OA进展的影响，以及其对ACL缺损患者合并膝内翻畸形及外侧韧带松弛的影响

二、行走期间前交叉韧带缺损及膝关节动力学

对步行过程中作用于膝关节的动力（力和力矩）分析，有助于深入了解ACL缺损膝关节的相关功能变化。特别是作用于膝关节的力矩提示了ACL损伤后步态改变的原因和潜在影响。例如，ACL缺损膝关节的相关研究报道显示，在行走过程中，弯曲膝关节的节间力矩减少（与单纯股四头肌收缩相平衡）是行走机制的第一变化[11]。单纯股四头肌内力矩的减少与股四头肌萎缩一致，后者常在ACL损伤后

出现，这也有助于解释为什么这些膝关节的股四头肌力量很难恢复。因此，检查步行过程中膝关节节间力距的物理含义和相关性是很有意义的。本部分概述了用于确定关节力矩的方法，并举例说明了在步行过程中如何根据膝关节屈肌和伸肌的功能来解释膝关节屈伸力矩的大小和方式，还举例说明了如何通过分析行走过程中的屈伸力矩来理解 ACL 功能作用。

关键点：行走期间前交叉韧带损伤及膝关节动力学

- 行走期间，节间屈伸力矩的大小和时相可以用于描述正常步态特征
- 股四头肌产生的净力矩可以平衡节间屈肌力矩
- ACL 损伤后，患者步行期间通常会出现外部最大屈曲力矩下降，这一点可以通过行走期间股四头肌内部净力矩的下降来解释
- ACL 损伤后，行走期间股四头肌最大力矩的下降与股四头肌萎缩相一致
- 行走时减少股四头肌收缩可以降低由肌肉收缩产生的对胫骨的前向拉力，因为股四头肌收缩时髌韧带止点角的前角会对胫骨施加前向拉力
- 在跑步和爬楼梯时，股四头肌收缩产生的前向拉力比走路时要低，因为此时膝关节需要比行走时屈曲更高的角度才能产生较高的股四头肌收缩力
- 在膝关节完全伸直时，髌韧带止点角度的解剖学差异可以解释 ACL 损伤后，行走时股四头肌净力矩下降的个体差异性
- ACL 重建后行走期间最大外部屈曲力矩仍存在减少，这与 ACL 移植物的垂直方向有关

本章在解释各项研究结果时，首先要讨论关节动力学和运动学测量的局限性，这一点很重要，因为进行运动学测量的光电步态分析方法是以体表标记为基础的。所有基于皮肤的标记系统都存在这样的问题，即通常通过手的触诊来识别体表骨性标志，所以最终所测量的是覆盖在骨表面的可以活动的皮肤和软组织，而不是骨本身。触诊解剖标志的误差会传递给定义错误的解剖坐标系统，从而导致所报道的动力学和运动学测量出现重大误差。此外，在运动过程中，皮肤相对于骨骼的活动也可能导致重大误差。因此，通常采用一些方法，如冗余群集标记集和计算后处理技术，来使皮肤活动引起的误差最小化 [15]。其他可以直接对骨骼成像的技术，如 X

射线透视和高速 X 线摄影 [52]，有可能会更准确地检测胫股运动，但目前无法捕获地面行走时的整个步态周期，并且还会妨碍自然运动。由于研究无障碍步行时胫股关节的运动和载荷对理解膝关节的功能至关重要 [6]，因此，对许多应用而言，与皮肤标记相关的误差已被认为是可接受的折中结果 [4, 6, 7, 41]。研究表明，步态运动学和关节的其他物理特性之间存在关联 [4, 7, 42]，从而支持使用经误差修正技术皮肤标记的有效性 [15]。

（一）节间力矩的定义

力矩可以被认为是一种旋转力量的矢量（力臂 × 力），从这个意义上看，它可以围绕一个特定点产生旋转。虽然可以在任意点计算力矩，但利用相邻肢体节段之间的关节来定义行走时作用于身体的力矩还是很有意义的。例如，作用于膝关节的力矩是大腿和小腿之间的节间力矩。图 6-1 所示为屈伸膝关节的外部力矩。这种节间力矩通常是通过测量足 - 地反作用力（用力学平台）和置于肢体上的标记物的运动（使用光电系统进行运动捕获）来计算的。通常通过对下肢建模代表大腿、小腿和足的刚性节段来近似计算重量和惯性力量。读者应当了解进行这些计算时所使用的假设条件 [5]。最后，由于构成力矩的单元是力和长度。所以当比较不同体型的受试者时，用力矩除以受试者的身高（height，Ht）和体重（body weight，BW），以无单位量值表示节间力矩。因此，步态测量的力矩通常用体重和身高的乘积百分比（%BW × Ht）表示，这样就可以在不同身高、体重的受试者之间比较力矩了。

（二）对节间力矩的解释

通过地面反作用矢量相对于膝关节中心的距离可以看到力矩（图 6-1）。如果矢量经过膝关节前方，力矩会使膝关节伸直，而如果矢量经过膝关节后方，力矩会使膝关节屈曲。如前所述，力矩方向可用于推断肌肉的净力矩。因此，使膝关节屈曲的外部力矩会被四头肌净力矩平衡。先前的研究表明，所测量的外部力矩可以根据作用于肌肉、经过的软组织和关节表面的载荷来解释 [44]。此外，关节力矩已被证明是正常和异常功能之间差异的敏感指标 [3, 11, 40]。

以上的这些推断是解释关节矢量的基础，对这些推断进行研究是很有意义的。机械平衡要求外部的力和力矩必须与内部的力和力矩相平衡。内部力由肌肉产生、经软组织和关节接触力产生了内部力

矩。如果在平衡外部力矩时仅肌肉发挥协同作用，则可以直接推断出协同肌群的内部肌力。例如，可以确定平衡屈膝外部力矩时所需的股四头肌总肌力[44]。然而，如果存在拮抗肌活动，则外部力矩反映了主动肌和拮抗肌之间的净平衡。在这种情况下，协同肌群的肌力会更大。因此，外部力矩可用于获得协同肌力的保守估计或其下限值。本章中，外部力矩是根据实验室测量值描述的，研究推论是依据肌肉净力矩做出的（图 6-1）。

（三）屈伸力矩与 ACL 缺损的膝关节

在行走过程中的站立阶段，屈伸力矩的正常短暂形式可以根据站立阶段的股四头肌净力矩或膝关节屈肌［腘肌和（或）腓肠肌］净力矩来解释（图 6-2）。通常，在脚跟触地时，会有外部力矩使膝关节伸直，从而需要膝关节屈肌净肌力来平衡。当膝关节进入站立中段时，外部力矩会反转方向，需要股四头肌净肌力。当膝关节经过站立中段时，力矩再次反转方向，此时需要屈肌净肌力。最后，在摆动前期，力矩趋于弯曲膝关节，此时需要股四头肌的净肌力。如前所述，与正常相比，前交叉韧带缺损的受试者在平地行走时经常出现股四头肌净力矩降低（图 6-2）。具体而言，ACL 缺损的受试者走路的方式被解释为倾向于避免或降低对股四头肌的需求[11]。尽管股四头肌净力矩的减少可以通过股四头肌肌力减少或膝关节屈肌力矩的增加来解释，但事实上，股四头肌萎缩是 ACL 损伤后的常见现象[22]，这支持了行走过程中股四头肌收缩肌力下降的结论。

膝关节伸肌的力学机制可能是行走过程中股四头肌收缩抑制的一个原因。见图 6-3，当股四头肌收缩时，髌韧带止点角（patellar ligament insertion angle，PLIA）的前方成角作用于胫骨形成了向前的力。在没有 ACL 的情况下，股四头肌收缩时胫骨会向前移动，直到力量被其他阻止胫骨前移的次要约束（如内侧副韧带、半月板或腘肌收缩）所平衡。因此，当股四头肌收缩时，缺乏 ACL 的膝关节比未受伤的膝关节更容易发生胫骨前移位。在膝关节完全伸直时 PLIA 的前角最大，所以前向力最大，随着膝关节屈曲，该角度逐渐减小[18, 32]。膝关节在整个站立阶段最大屈曲角度小于 30°，接近完全伸直，因此，行走时会因股四头肌收缩产生相当大的前向力分量。在接近完全伸直位时，减弱股四头肌收缩可消除较大的胫骨前移，并防止患者出现关节不稳的感觉。

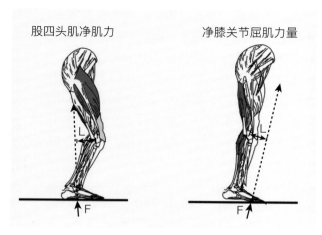

股四头肌净肌力　　　　净膝关节屈肌力量

▲ 图 6-1　节间屈伸力矩可视化

经过膝关节后方的地面反作用力矢量会产生外部屈膝力矩，该力矩可以被股四头肌内部净力矩所平衡，当地面反作用力矢量经过膝关节前方时，会产生外部伸膝力矩，该力矩会被内部屈肌净力矩平衡。F. 地面反作用力；L. 力臂

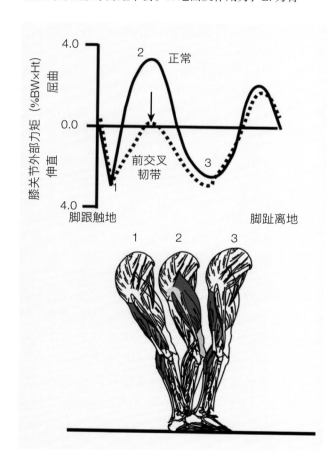

▲ 图 6-2　前交叉韧带缺损膝关节（虚线）和正常膝关节（实线）正常行走时的外部屈伸力矩分布图

通常，前交叉韧带缺损患者在站立中期力矩减少，并趋向于弯曲膝关节（股四头肌净力矩）。腿的图形表示膝关节的位置，以及平衡图中所示的外部力矩时所需的肌肉净激活区域（红色阴影区域）。BW. 体重；Ht. 身高

有趣的是，慢跑过程中，股四头肌的净力矩与水平行走相比可增加 5 倍以上（图 6-4）。然而，与行走相比，慢跑过程中 ACL 缺损的受试者与正常受试者相比股四头肌净力矩变化的百分比要小得多[11]。慢跑过程中股四头肌最大净力矩出现在膝关节屈曲约 40° 时，而水平行走时则出现在 20° 时，这一事实可能解释了为什么慢跑时 ACL 缺损患者的股四头肌净力矩未显示出与步行时相似的降低。类似的是，在上楼梯时，股四头肌最大净力矩出现在屈膝约 60° 时，因此与水平行走相比，股四头肌净力矩的降低量很小。对日常生活活动的适应性似乎取决于不同动作出现股四头肌最大净力矩时的屈膝角度。这些观察结果表明，髌韧带的牵拉方向与 ACL 的功能之间存在相互联系（图 6-5）。当膝关节接近完全伸直时，髌韧带对胫骨产生前方拉力。当膝关节屈曲超过大约 45° 时，髌韧带在股四头肌收缩时发生反向作用，对胫骨产生向后拉力。在更大的屈曲角度下，股四头肌的收缩对 ACL 的缺失可起到代偿作用。

因此，水平行走时，股四头肌最大净力矩发生在 0° 和大约 20° 之间，股四头肌收缩对胫骨产生向前拉力的趋势更大。当膝关节接近完全伸直时，避免股四头肌收缩就消除了向前的拉力（图 6-3）。

（四）伸肌机制的解剖和股四头肌抑制

行走过程中股四头肌净力矩降低的变化，这可以用 PLIA 所定义的伸肌机制的解剖学差异来解释（图 6-3）。如前所述，PLIA 对于膝关节伸肌机制特别重要，因为其将股四头肌收缩时传递给胫骨力量分解为向前和向上两个方向（图 6-3）。以前的研究证实了这一点，即当膝关节接近完全伸直时，髌韧带向前牵拉胫骨，同时研究也证实，个体之间在 PLIA 和髌韧带力臂上存在解剖学变异[18]。因此，在股四头肌收缩力量相同的情况下，膝关节 PLIA 越大，对胫骨产生的前向牵拉力也越大。

更重要的是，ACL 缺损患者 PLIA 与行走时膝关节屈曲力矩峰值（与股四头肌净力矩相平衡）呈负相关，而 ACL 缺损患者健侧膝关节与 PLIA 无相关性（图 6-6）。这种负相关提示，PLIA 较高的膝关节在 ACL 缺损时可显著降低步行过程中的股四头肌收缩。这些结果表明，受试者伸肌机制的专项解剖学研究，为 ACL 损伤后对股四头肌收缩降低出现的适应性变化提供了可能的解释。这一机制可能解释了 ACL 缺损膝关节外部屈膝力矩的减少，该屈曲力矩

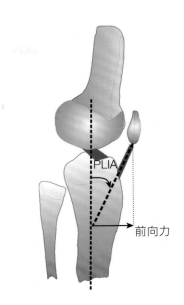

▲ 图 6-3　从髌骨后极至胫骨结节的髌韧带作用线

髌韧带止点角（PLIA）是指胫骨中轴与髌韧带作用线之间的夹角。如图所示，当膝关节处于伸直位置时，股四头肌的收缩会向胫骨近端传递相对较大的前向力

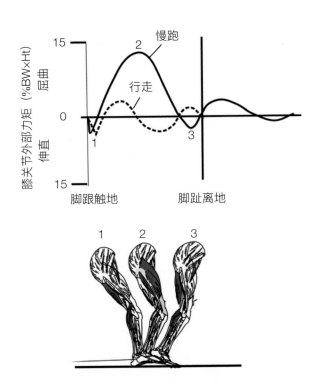

▲ 图 6-4　正常步行（虚线）和慢跑（实线）时屈伸力矩的比较

在慢跑时屈膝力矩（股四头肌净力矩）可能比正常行走时大 5 倍。BW. 体重；Ht. 身高

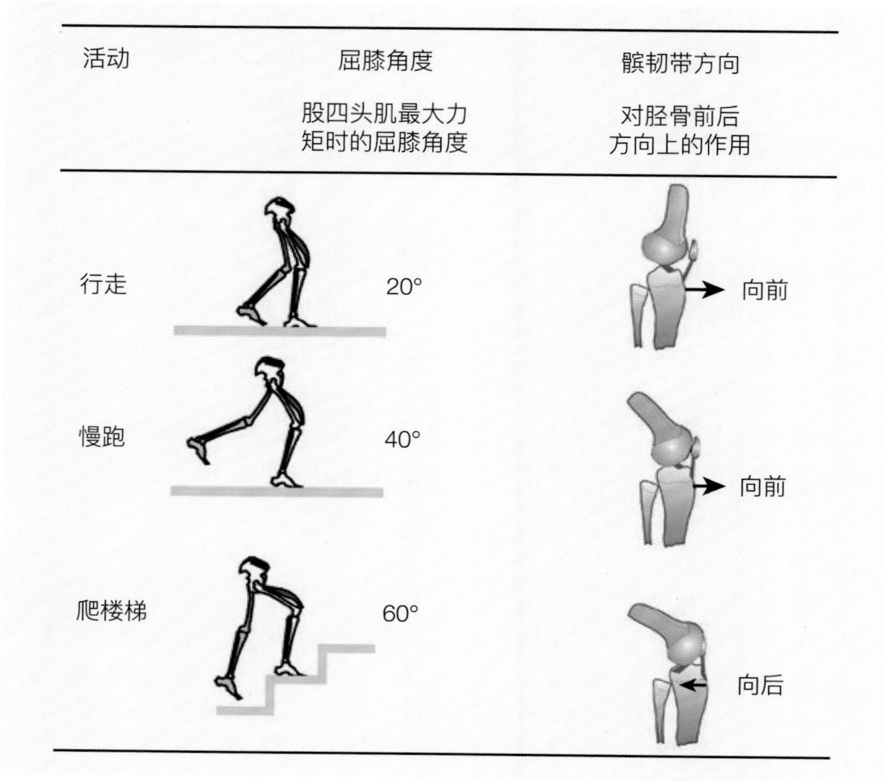

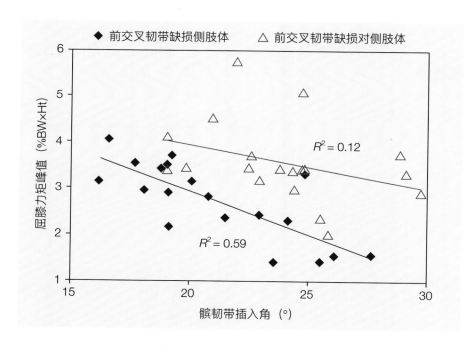

◀ 图 6-5　在日常生活活动中，股四头肌最大净力矩出现时膝关节的屈曲角度与髌韧带对胫骨作用方向之间的关系

当膝关节从相对伸直的位置（步行）活动到更屈曲的位置（爬楼梯）时，髌韧带对胫骨作用力的方向从向前转变为向后

◀ 图 6-6　正常行走时，前交叉韧带缺损的膝关节显示膝关节外部屈曲峰值力矩（股四头肌净力矩）与髌韧带插入角呈显著负相关。然而，未受伤的对侧膝关节未显示出明显的相关性

由股四头肌净力来平衡。在 ACL 缺损受试者中，临床观察到的股四头肌萎缩现象，进一步支持了这种解释 [22]，这是因为在步行过程中减少使用股四头肌导致了肌肉萎缩。然而，个体间对 ACL 损伤适应性的不同变化也提示，其他因素（如 PLIA）可能也会影响患者是否通过减少使用股四头肌的模式来适应 [14, 36]。

（五）屈伸力矩和 ACL 重建的膝关节

ACL 手术重建已成为膝关节 ACL 损伤的公认治疗标准。鉴于 ACL 的主要功能是被动约束胫骨向前平移，传统上，根据静态松弛测试中膝关节前向稳定性的恢复能力，以及患者最终恢复高水平活动的能力，来评估 ACL 的重建效果 [8, 47]。然而，考虑到

ACL 损伤后常见的功能改变，也有必要评估手术是否成功恢复了膝关节正常活动时的重要力学特征。如前所述，行走过程中膝关节的屈曲力矩（由股四头肌内力矩平衡）是代表关节功能的一个敏感指标，因为其已经被证明是认识 ACL 损伤后关节解剖（即 PLIA）、神经肌肉功能和胫股动态稳定性的重要参数[4, 11, 31]。因此，ACL 重建提供了一个独特的研究对象群体，以重新审视 ACL 解剖、膝关节伸肌机制和行走过程中股四头肌净力矩的适应性三者之间的相互作用。

与 ACL 缺损的膝关节不同，ACL 重建的膝关节在行走过程中，股四头肌净力矩减少量的变化与 PLIA 所定义的伸肌机制解剖差异无关[50]。这种无关提示，ACL 重建的膝关节即使具有较高 PLIA，也不会在行走中显著减少股四头肌的使用。这一发现与静态松弛试验一致，表明 ACL 重建已恢复了对胫骨前向平移的限制，受试者不需要再按照髌韧带对胫骨前向拉力的比例来调整步态、降低股四头肌的使用。尽管 ACL 重建膝关节的屈曲力矩与 PLIA 不相关，但有研究表明，ACL 重建膝关节的屈曲力矩与对侧相比仍然显著降低[50]。这表明，与膝关节 ACL 重建相关的其他因素阻碍了行走过程中股四头肌功能的完全恢复。

虽然 PLIA 与膝关节屈曲力矩不直接相关，但很有必要对其他影响稳定性的结构因素进行检查。具体来说，体外生物力学研究已经证实，术后胫股稳定性对 ACL 移植物的三维倾斜程度敏感[27, 45]。相对于原始 ACL 的方向（尤其是在冠状平面内）以更垂直的方向放置移植物，会导致动态活动（如步行）过程中抵御复杂三维载荷的能力降低。因此，当研究 17 名受试者 ACL 重建后，行走时膝关节屈曲力矩的变化与单束 ACL 移植物冠状面倾角的相关性时，发现了有统计意义的相关性（图 6-7）[41]。研究结果表明，重建膝关节冠状面移植物角度越垂直（解剖程度越低），行走过程中膝关节屈曲力矩（与股四头肌内部力矩平衡）的减低越大（1.0m/s，r=-0.866，P<0.001；1.3m/s，r=-0.657，P=0.004）。这一发现表明，当将 ACL 移植物在冠状面被置于更垂直的位置时，移植物对原 ACL 功能的替代作用会减弱，并且患者也会下意识地以 ACL 缺损时的方式去适应步态，从而避免关节不稳。ACL 重建术中，完全恢复 ACL 的三维解剖结构和功能对术后膝关节恢复正常的行走机制起着至关重要的作用。

三、行走期间和前交叉韧带损伤时的膝关节动力学

ACL 解剖学表明，其对行走过程中的膝关节活动（运动）有潜在的决定作用。显然，ACL 在引导运动和稳定膝关节方面的被动作用已经得到了很好的证明。然而，分析行走活动期间 ACL 在体内的功能作用要比分析被动运动复杂得多。与行走过程中

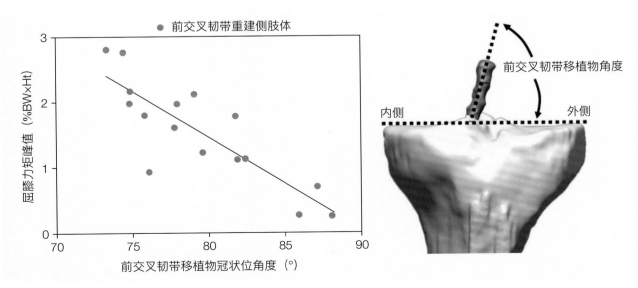

▲ 图 6-7　前交叉韧带（ACL）重建的膝关节显示行走时膝关节外部屈曲力矩峰值（股四头肌净力矩）与冠状面 **ACL 移植物角呈显著负相关**

ACL 重建的膝关节冠状面移植物角度越垂直，其膝关节外部屈曲力矩峰值降低越多。BW. 体重；Ht. 身高

产生的肌肉力量和外部力量（负重）相比，ACL 在被动牵拉过程中产生的力量相对较小。而且，在自然运动的条件下捕捉膝关节的运动仍然是一个挑战。有研究已经在几个负重活动中描述了 ACL 在功能活动中的运动学作用[4, 17, 25, 52]。本章所介绍的膝关节运动主要集中在行走方面。行走运动学可以为了解 ACL 在运动中的功能作用提供有价值的认识[6]。由于患者可以通过调整移动方式来弥补 ACL 缺失，所以可以在行走过程中检测出患者对 ACL 缺失的功能

适应。此外，行走是日常生活中最常见的活动，这种活动的具体特征与软骨变薄相关[7, 34]。ACL 损伤无论是否重建，都认为是早期膝关节 OA 的重要危险因素。本章聚焦于行走期间膝关节发生的内外旋转（internal-external，IE）和前后平移活动。膝关节的这些次级运动（内外旋转，前后平移）与 ACL 的功能直接相关，如前所述，ACL 缺损和 ACL 重建的患者在行走过程中，膝关节的这些次级运动已发生改变。

关键点：行走期间和前交叉韧带损伤时的膝关节动力学	
• 膝关节的活动（运动学）很复杂，正常运动需要重要的次级运动，包括前后平移和内外旋转 • 行走过程中，前后平移和内外旋转的特点为理解 ACL 缺损后运动学改变的病理机制，提供了有用的依据 • 重复性活动（如行走）的摆动阶段对理解 ACL 的功能作用非常有用，因为在非负重阶段 ACL 被动承受力量的能力可以对膝关节的运动产生重大影响，而站立负重阶段对膝关节运动起主要作用的是外力和肌肉力量 • 在摆动阶段终末部分，在脚跟即将着地时，随着膝关节伸直，胫骨逐渐前向平移并外旋；在脚跟着地时胫骨处于前移位和外旋位	• ACL 缺损时，在摆动终末期，随着膝关节伸直而出现的胫骨正常外旋和前移减小，并且在步行周期的整个站立阶段，胫骨始终保持这种与正常情况的偏移 • ACL 重建后，膝关节旋转运动的改变仍然存在，在步行周期的整个站立阶段，胫骨趋于更加外旋 • ACL 损伤后膝关节的运动学改变是早期 OA 的一个重要成因，ACL 损伤后关节软骨的接触区域发生改变，其不能适应行走期间产生的重复载荷变化

（一）定义和测量行走期间膝关节运动学的方法

行走过程中，通常用相邻肢体之间的相对运动来描述人体运动的动力学（图 6-8）。在实际中，最常用矢状面运动（屈伸）来描述人的步态。这是由于该平面上的运动更大，这些运动相对容易测量并可能与功能最相关。然而，膝关节的运动比下肢其他主要关节复杂得多，涉及所有 6 个自由度的运动（3 个旋转和 3 个平移）。当从矢状面分析到完整的三维分析时，运动学分析的复杂性显著增加。对体内运动学测量结果进行合理解释时，需要对解剖参数给予精确而有躯体意义的定义。对于本章所述的运动学，股骨解剖坐标系位于股骨远端通髁线的中点，胫骨解剖坐标系设定在胫骨内外侧平台连线的中点。通过计算胫骨坐标系的起点相对于股骨坐标系在胫骨前后轴上投射点的位移来确定前后平移值（图 6-8）。通过将股骨内外侧方向轴投射到由胫骨前后方向轴和内外侧方向轴形成的平面，来测量内外旋转。关于本章中所使用系统的其他详细信息，

请参阅 Andriacchi 和 Dyrby[4]、Andriacchi 和同事[5]、Dyrby 和 Andriacchi[15] 的研究。

（二）正常行走期间膝关节的前后移位及内外旋转

膝关节屈伸运动是大多数行走活动所必需的，所以屈伸活动是膝关节的主要运动。但是，前后平移和内外旋转作为膝关节重要的次级运动，因为这些运动可以影响肌肉产生力矩的能力，同胫骨和股骨接触位置的运动一样，对正常功能都很重要。前文已经依据坐标系统对正常行走过程中的膝关节前后平移和内外旋转进行了描述。

前后平移和内外旋转的特点（图 6-8）为理解 ACL 缺损导致运动学改变的病理机制提供了有用的依据。正常行走过程中，脚跟着地时胫骨处于前方位置，这是胫骨摆动末期胫骨前移的结果（图 6-8）。在站立期的主要阶段，胫骨转换为向后平移。最后，在摆动阶段后期，胫骨相对于股骨向前移动，在脚跟着地时或即将触地之前达到前方的最大位置。此外，胫骨在脚跟着地时外旋，在站立期的主要阶段

内旋。在摆动阶段，在脚跟触地之前，随着膝关节伸直，胫骨开始外旋，并在脚跟着地时或即将触地之前达到最大外旋。在摆动末期，胫骨的运动反映了膝关节的自然扣锁运动，即胫骨随着膝关节的伸直而向外旋转[19]。这种自然的扣锁运动发生在步态周期的非负重阶段，在这一阶段膝关节的运动是由关节的被动结构和关节表面驱动的。如前所述，在步行周期的负重站立阶段，动态运动由作用于膝关节的外力驱动，而不是由内部被动结构（如韧带）所驱动的。因此，由于 ACL 被动受力的能力可以对非

负重活动膝关节的运动产生明显影响，所以重复性运动的摆动阶段（如步行）对理解 ACL 的功能作用非常有用。

（三）前交叉韧带损伤后的运动学改变

有研究已经报道了 ACL 缺损患者行走过程中膝关节的运动学变化[4, 17]。特别是，在没有 ACL 的情况下，在摆动末期随着膝关节的伸直，胫骨的正常外旋和前移会减少。在整个步行周期的站立阶段，胫骨一直保持这种相对于正常的偏移。这些观察结果表明，行走过程中在摆动阶段末期为准备脚跟着

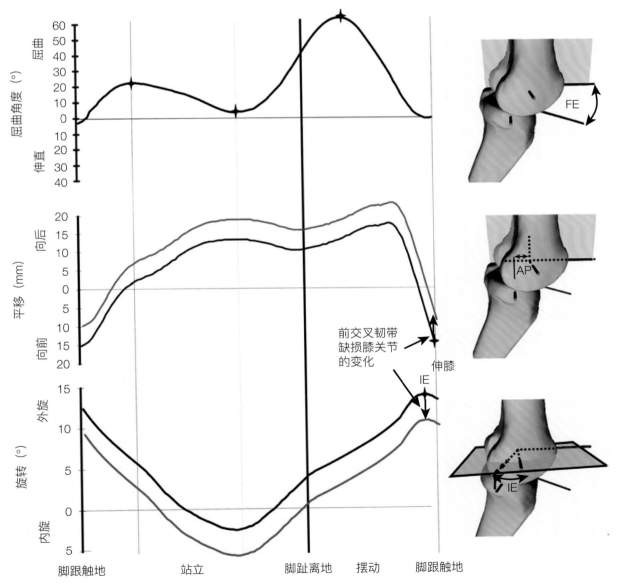

▲ 图 6-8　正常行走期间，正常膝关节（黑线）和前交叉韧带（ACL）缺损膝关节（红线）的屈伸、前后平移及内外旋转运动（以胫骨相对股骨的位置表示）。**ACL** 缺损膝关节运动变化的特点是后移偏移和内旋偏移

FE. 屈伸；AP. 前后平移；IE. 内外旋转

地而进行的膝关节复位中，ACL 起到关键作用（图 6-8），同时也表明 ACL 缺损时正常的扣锁运动的丧失[19]。在摆动阶段末期，扣锁运动的丧失，使胫骨产生了内旋偏移（相对于正常膝关节的胫骨平均位置），并在站立阶段一直保持这种偏移。脚跟着地时，ACL 缺损膝关节前向平移的减少似乎也与摆动阶段末期的运动学改变有关。因此，摆动阶段和站立阶段之间的转变是评估 ACL 缺损膝关节的一个重要考虑因素[12, 30]。

ACL 损伤与膝关节早期 OA 有关[21-23, 35]。在 ACL 损伤的膝关节中，许多致病因素与早期 OA 的发生有关，包括半月板切除、严重的骨髓水肿、关节软骨损伤、下肢力线异常及相关的膝关节其他韧带损伤[24, 28, 31, 38, 39]。在这种人群中，ACL 损伤后膝关节的运动学变化被认为是导致早期 OA 的一个因素[7]。脚跟着地前旋转力线的变化会改变关节负重时的软骨接触区域，致使其不能适应脚跟着地时的高载荷。典型的情况是，当膝关节完全伸直时，股骨关节软骨较厚的区域与胫骨关节软骨负重区域相对应的状态。

膝关节旋转特征发生变化会导致 ACL 损伤前未负重的软骨区域承重。研究已经表明，新负重区域接触机制的变化会导致关节软骨局部退行性改变[13, 56]。正如先前所报道的，高载荷区域的软骨具有较强的机械适应性，未充分负重的软骨区域机械适应性较差，在相对年轻的健康受试者中也会观察到软骨纤维化的迹象[13, 54]。因此，关节接触区域的空间变化导致其他软骨区域承受载荷，而该区域可能无法适应载荷的迅速增加，从而引发退行性改变[55]。

（四）前交叉韧带重建后膝关节运动学

有研究也报道了 ACL 重建患者在行走和其他动态活动中的膝关节运动学改变[42, 52, 53]。特别是，与 ACL 缺损膝关节胫骨变为内旋不同，在 ACL 重建膝关节中胫骨更倾向于外旋。在步行周期的整个站立阶段，相对于正常膝关节，ACL 重建的膝关节胫骨一直保持外旋偏移（平均 2.3°；95%CI 1.0°～3.7°）（图 6-9）[42]。这些观察结果进一步支持了以下观点，即 ACL 在引导膝关节的次级运动中起关键作用，而传统的 ACL 重建并不能有效复制天然韧带的复杂解剖结构和功能。这与先前报道的体外生物力学研究结果一致，该研究已证明，传统 ACL 重建技术通常将移植物置于非解剖位置，无法复制天然 ACL 提供的旋转稳定性[27, 45]。

有趣的是，ACL 重建并不能减少 ACL 损伤后膝关节早期 OA 的发生率[29, 33]。根据 ACL 缺损膝关节的运动学研究结果和自然病史，许多研究人员还认为，胫股关节的运动学改变是 ACL 重建膝关节退变过程中的促发因素[6, 7, 20, 42, 43]。类似的是，ACL 重建后行走过程中膝关节旋转力线的改变也会使胫股关节软骨的负重发生改变，而这些负重区域无法适应行走过程中的高载荷。虽然由旋转位置变化引起的接触位移开始时可能看起来相对较小，但考虑到行走过程中通常发生的整体旋转运动范围（约 10°），这种位移却代表着相当大的变化[42]。据推测，在时间的累积效应与步行的慢性重复性联合作用下，即使是轻微的运动学改变，最终也可能在该人群 OA 的早期发病中起到重要作用。综上所述，这些研究进一步支持了评估 ACL 重建新技术是否成功的重要性，这些新技术应当以恢复关节三维解剖、恢复行走机制、防止长期退变为基础。

四、膝关节内收力矩与前交叉韧带损伤

行走过程中的外部内收力矩是地面反作用力的力线通过膝关节内侧到中心的作用结果（图 6-10）。这个力的偏移或力臂杠杆形成的力矩使膝关节在行走过程中趋于内收（图 6-11）。该内收力矩会影响膝关节内外侧间室载荷的相对分布（图 6-10），导致内侧间室比外侧间室受力更大[44]。内收力矩已成为膝关节内侧间室 OA 进展风险的步行生物力学指标[7, 34]。一般而言，患者内收力矩越高，胫骨截骨术后的疗效越差[40]，病情越重[46]，OA 的进展速度也越快[34]。

膝关节内收力矩和骨关节炎

因为膝关节 ACL 缺损患者 OA 最常发生在内侧间室，所以对该人群，应当把步行过程中的内收力矩作为重要的考虑因素。研究表明，膝内翻伴 ACL 损伤的患者会出现其他问题，在做出治疗决策时应考虑这些问题[38]。内翻成角合并具有临床症状的内侧间室 OA、软骨损伤或内侧半月板功能丧失，是胫骨高位截骨术（high tibial osteotomy，HTO）的潜在指征。对于内侧间室 OA 高风险患者，步态分析有助于认识病情。

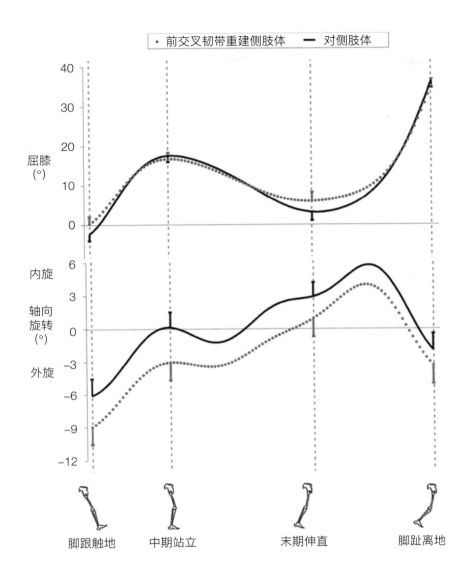

◀ 图 6-9　正常行走时，正常膝关节（黑线）和前交叉韧带（ACL）重建膝关节（红线）的屈伸（FE）和内外旋转运动（以胫骨相对股骨的位置表示）

ACL 重建膝关节的运动改变以内旋偏移为特征

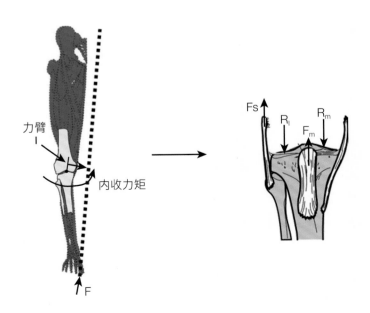

◀ 图 6-10　行走过程中，地面反作用力矢量在冠状面经过膝关节中心的内侧，产生了膝关节外部内收力矩

内收力矩会影响膝关节内外侧间室载荷的相对分布，内收力矩越大，会导致通过内侧间室的压力载荷高于外侧间室。F. 地面反作用力；Fs. 外侧软组织受力；Fm. 肌力（股四头肌）；Rl. 关节外侧反作用力；Rm. 关节内侧反作用力

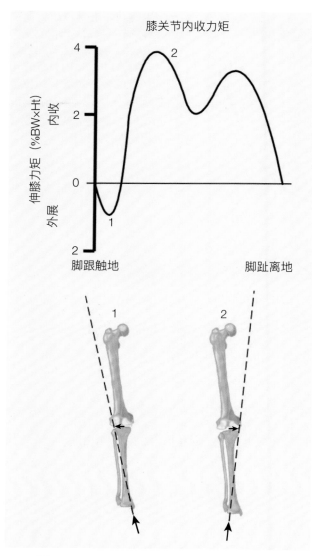

▲ 图 6–11 正常行走时外部内收 – 外展力矩的模式

通常，脚跟刚触地后出现外展力矩，然后内收力矩保持在站立阶段的剩余时间内。腿的图形表示地面反作用力矢量在膝关节冠状面的作用线。当地面反作用力矢量通过膝关节中心外侧时产生外部外展力矩，当地面反作用力矢量通过膝关节中心内侧时产生内收力矩。1. 外展力矩峰值（脚跟刚着地后）；2. 内收力矩峰值（站立中期）；BW. 体重；Ht. 身高

在肌肉力量不稳定的情况下，行走时内收力矩会使膝关节易受关节外侧张开的影响。见图 6–12，肌肉收缩能够使膝关节动态稳定，以抵抗内翻冲击，同时能代偿关节外侧松弛。因此，在肌肉没有稳定的收缩力量的情况下，高内收力矩会使关节外侧趋于打开，此时股四头肌收缩减弱，高内收力矩和关节外侧松弛之间就存在潜在的相互作用（图 6–11）。根据行走力学，在膝内翻畸形、高内收力矩和股四

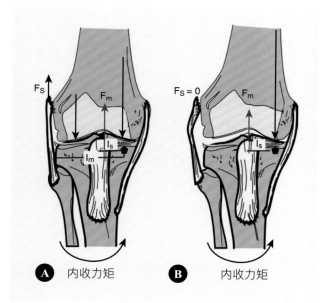

▲ 图 6–12　A. 当出现较大的膝关节内收力矩（如膝关节内翻畸形，行走时发生的内收）时，通过力臂（I_m）起作用的肌肉收缩力（F_m）和通过力臂（I_s）起作用的坚强外侧软组织结构（F_s）能够动态稳定膝关节；B. 前交叉韧带缺损的膝关节伸肌减弱合并关节外侧松弛（$F_s=0$）可能不足以抵抗大的内收力矩，导致膝关节外侧间室开口，载荷集中于内侧间室

头肌活动减少的情况下，膝关节外侧松弛会带来额外的风险，因为这些因素的结合会导致经过膝关节的全部力量传递到内侧间室，导致内侧间室被破坏的风险更高，因此对 ACL 损伤患者进行全面临床评估时，应当充分考虑这些因素。

关键点：膝关节内收力矩和前交叉韧带损伤

- 行走过程中，膝关节外部内收力矩对膝关节内侧间室的作用力要高于外侧间室

- 内收力矩已成为内侧间室 OA 进展风险的步行生物力学指标

- 对于膝关节 ACL 缺损患者，内收力矩是重要的考虑因素，因为该人群中 OA 最常发生在内侧间室

- 在 ACL 缺损伴关节外侧松弛的患者中，在肌肉缺乏稳定力量的情况下，行走时高内收力矩会使关节外侧易于打开，并使经过膝关节的全部力量传递到内侧间室

- 内翻成角合并有临床症状的内侧间室 OA、软骨损伤或内侧半月板功能丧失，以及行走时高内收力矩，是对 ACL 缺损患者施行胫骨高位截骨术的潜在指征

小结

ACL 损伤后患者的步行特点为认识 ACL 的功能作用提供了独特的视角，也为治疗评估和方案制订提供了有用信息。ACL 损伤后股四头肌肌力下降的性质和原因可以部分解释为行走过程中股四头肌承受的力矩减少所致。在膝关节接近完全伸直时（如在行走过程中），股四头肌的收缩在胫骨上产生了最大的前向拉力，这一事实结合 PLIA 的解剖学一起为水平行走过程中股四头肌肌力的下降提供了功能上的解释。由于在爬楼梯或慢跑等活动中，膝关节的屈曲度更大，PLIA 的前向拉力更小，因此，除非有继发性股四头肌无力，并去适应无力的股四头肌，否则在这些活动中不需要调整运动模式来减少股四头肌收缩。

ACL 损伤后行走过程中膝关节的运动学变化表明，在行走的摆动阶段 ACL 对膝关节的定位起着重要作用。尤其是，ACL 损伤或 ACL 重建的患者显示胫骨位置存在旋转偏移，这种偏移在行走的站立阶段保持不变。我们推测，这种旋转偏移可能在 ACL 损伤后早期 OA 中起一定作用。旋转偏移可导致股骨和胫骨之间关节软骨接触位置的改变，提示软骨无法适应局部机械环境的变化，从而引发退变过程，导致 OA。

步态力学也可以为治疗膝内翻畸形伴 ACL 损伤提供深入认识。当 ACL 缺损和膝内翻畸形的患者存在软骨退变的症状时，其行走时膝关节存在的高内收力矩就被认为是胫骨高位截骨的考虑因素。

最后，本章讨论了如何通过对行走力学的分析来深入了解 ACL 损伤后膝关节 OA 的病理机制，这是从其他方法中无法获得的。恢复功能和预防长期的并发症（如 OA 和半月板变性）是治疗的主要目标。因此，在评估新的治疗方式时应将功能的定量分析纳入考量。

关键点：小结

- ACL 损伤后患者的步行特点为认识 ACL 的功能性作用提供了独特的视角，也为治疗评估和方案制订提供了有用信息
- ACL 损伤后股四头肌肌力下降部分原因是行走过程中股四头肌承受的力矩减少
- 髌韧带止点角度的解剖在功能上解释了水平行走过程中股四头肌肌力的下降
- ACL 损伤后膝关节运动学变化与经常报道的 ACL 损伤后膝关节早期 OA 有关
- 步态力学有助于膝内翻伴 ACL 损伤的治疗

第7章　前交叉韧带初次重建：
诊断、手术技术和临床效果
Anterior Cruciate Ligament Primary Reconstruction: Diagnosis, Operative Techniques, and Clinical Outcomes

Frank R. Noyes　Sue D. Barber-Westin　著
王琪　译

一、适应证

对前交叉韧带（ACL）急性完全断裂的患者（胫骨前移增加>5mm，轴移试验阳性）应当进行康复治疗，直到其疼痛和肿胀消退、关节恢复活动和肌肉恢复功能后再进行手术。推迟手术能显著降低术后关节活动受限、肌肉无力等并发症的发生率。对于所有急性 ACL 断裂的患者，都应根据他们所预期的未来活动水平，来确定是否需要进行 ACL 重建[212]。对于那些非常期望重返高风险活动的人，包括剧烈的体育运动或涉及旋转、侧切、扭转和转弯动作的职业，应当考虑进行 ACL 重建手术[64]。急性 ACL 断裂同时伴有半月板桶柄样断裂移位的患者，需要在 7～10 天内进行手术以将半月板复位并修复断裂。ACL 重建可以同时进行，但是，如果膝关节过度肿胀和疼痛，可以先进行阶段性手术修复半月板。经过适当的康复期后，再进行 ACL 重建。

从事低风险活动的患者及愿意避免剧烈运动和职业活动的患者，其膝关节打软腿的发作风险较低，可以不进行 ACL 重建手术，而进行非手术治疗。非手术治疗方案包括恢复肌肉力量和神经肌肉功能的康复治疗，还包括告知患者以后打软腿造成膝关节再损伤和潜在损害的风险。即使进行了 ACL 重建，也应告知患者 ACL 断裂是一种严重损伤，术后患者不可能恢复到真正正常的膝关节。这种损伤可能还包含骨挫伤和软骨损伤，今后会伴有关节不适的后遗症。非手术治疗的目的是防止打软腿复发造成膝关节再次损伤，通常会导致半月板断裂，进而需

要半月板切除术。根据发生损伤的程度对膝关节进行分类治疗很重要。半月板断裂的修复几乎总是需要同时进行 ACL 重建，否则半月板的修复效果就可能很有限[52, 181, 246]。DeHaven 和其同事[52] 在一项为期 10 年的随访研究中发现，与 ACL 功能正常的膝关节相比，ACL 缺损膝关节半月板修复的失败率更高（分别为 46% 和 5%）。轴移试验Ⅲ度及 Lachman 试验显著阳性（胫骨前移增加≥10mm）提示次要的韧带样限制结构也发生了损伤，并且根据我们的经验，此时在娱乐活动中患者打软腿再损伤的风险增加。其他韧带生理性松弛或内侧或外侧韧带部分断裂（Ⅱ度）的患者经常会出现轴移试验强阳性（见第 3 章）。

ACL 重建适应证的基本依据是基于对 103 例 ACL 慢性断裂患者的研究[214]。这些患者的膝关节没有其他韧带损伤，也没有进行过重建手术。在膝关节初次损伤后，这些患者被随访评估了平均 5.5 年，其中 39 例患者组成的亚组在损伤后被随访评估平均 11 年。该研究不是一项自然病史的研究，因为所有的患者都是因为相关症状而来寻求治疗的。初次损伤后，82% 的患者重返运动，这使人对 ACL 断裂的严重性形成错误印象。5 年后只有 35% 的患者继续进行体育运动，但经常伴有反复疼痛或肿胀。初次损伤后 6 个月内，36 例患者发生了明显的再损伤；损伤后第 1 年，53 例患者发生了明显的再损伤。32 例患者在行走时、45 例患者在日常生活活动时、73 例患者在旋转或扭转运动时出现了中度至重度疼痛、肿胀和（或）打软腿的症状。22 例患者

在步行时、34 例患者在休闲运动时、66 例患者在剧烈运动时发生了打软腿症状。半月板切除患者的疼痛和肿胀症状加重了 2～4 倍。同时，影像学表现落后于临床症状。在伤后 11 年，亚组中 44% 的患者有中度到重度关节炎变化。影像学"指环"征（图 7-1）表明，在胫骨外侧平台周围有骨赘形成。这种骨赘与轴移现象消失相关，因为骨赘和外侧平台凹陷的加深会限制股骨外侧髁移位，进而使轴移现象消失。

在一项随访研究中，对 103 例患者进行了非手术治疗和活动调整治疗，3 年后有 84 例患者接受了再次评估[212]。该研究是针对 ACL 损伤后功能活动效果的研究，其结果可以按照常用的"三分法"来划分：在日常活动或娱乐活动后，大约 1/3 的患者症状和功能受限有所改善；1/3 的患者没有改善；1/3 患者的症状和功能受限变得更重。30% 的患者（被标记为"膝关节滥用者"）不依从活动调整建议，并表示尽管有症状且未来患关节炎的风险会增加，他们仍将继续参加体育运动。此类患者非手术治疗的整体预后最差。"三分法"的规则并不适用于每个 ACL 慢性功能不全的患者，因为这种方法并未将半月板和关节炎分级、患者活动调整的依从性及肌肉强化的持续性纳入考量。打软腿发作的频率与慢性疼痛、肿胀和功能受限相关。该研究的结论为，任何与运动相关

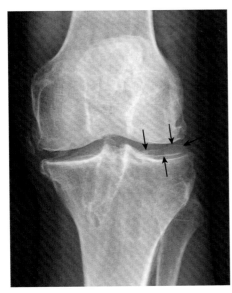

▲ 图 7-1　"指环"征（箭）表示在退行性关节炎和半月板切除术后，胫骨外侧平台周围形成骨赘
骨赘与外侧平台凹陷的加深共同限制了外侧髁的前后平移，通常会减少轴移现象的发生

的打软腿，即使缓解后一段时间内没有发作或者没有其他症状，也要绝对避免其发生，因为打软腿可能会导致半月板断裂和关节退变。该项目的研究结果表明，应当对患者所预期的运动提出建议和劝告，同时应当对伤后拒绝手术的患者密切随访，以降低其未来几年患关节炎的概率，这很重要。

最近的系统性回顾表明，ACL 重建减少了继发性半月板损伤的发生率，减少了进一步的手术，并进一步改善了活动水平[40]。在接受 ACL 重建和半月板保留的患者中，膝关节骨关节炎的发病率更低[42, 154]。Mather 和其同事[170] 报道，在短期内进行 ACL 重建比康复治疗的成本更低（成本降低 4503 美元）、更有效。从长期来看，接受 ACL 重建患者的平均终身社会成本为 38 121 美元，而非手术的康复治疗成本为 88 538 美元。

ACL 部分断裂的发生率要高于预期，其表现形式与 ACL 完全断裂相似。这些损伤经常发生在跳跃或旋转时的非接触性打软腿过程中，并常伴有爆裂性感觉和急性关节内出血。此时，即使将膝关节平缓地被动伸直，也无法完全伸直到 0°，同时会伴有疼痛，与半月板断裂移位症状相似，这需要 MRI 检查来明确膝关节伸直机械受限的原因。在一项由资深作者（F.R.N.）及其同事[213] 报道的研究中，经关节镜检查，在 32 例 ACL 部分断裂的膝关节中，53% 的膝关节发生了 1 个或 2.5 个月板断裂。在受伤后平均 67 个月（24～110 个月）中，38% 的患者进展到 ACL 完全断裂。该研究表明，经关节镜评估的 ACL 损伤程度与 ACL 完全断裂的进程和预后有关。尽管镜下评估并不能从显微结构上或功能基础上来明确韧带损伤的真实程度[207]，但关节镜检查发现，3/4 ACL 断裂的膝关节中有 86% 进展为 ACL 完全断裂。在 1/2 ACL 受损的膝关节中，尽管 ACL 部分是完整的，也能避免轴移发生，但仍有半数的膝关节进展为 ACL 完全断裂。在 1/4 ACL 有断裂或更少断裂的膝关节中，仅有 12% 进展为 ACL 完全缺损，这类膝关节预后较好，能够重返运动。

Messner 和 Maletius[175] 对 22 例 ACL 部分断裂（ACL 纤维断裂少于 50%）的患者进行了伤后连续 12 年的随访，除 1 例外，所有患者伤后均接受了平均 20 年的复查。没有患者要求 ACL 重建。患者们将运动水平从接触性运动降低到娱乐性活动。随访中，很少有患者胫骨前移增加，也很少有患者的轴

移试验出现改善，在随访评估期间很少发现症状上的变化。

根据这些数据，处理 ACL 部分断裂时可以遵循以下规则。膝关节 ACL 断裂≤50% 的患者不适合进行重建手术。医生应当建议这些患者每年接受一次随访。在 ACL 断裂超过 50% 的膝关节中，至少有 1/2 的可能进展为 ACL 完全缺损。对于运动员来说，可以考虑行腘肌腱移植物加强术（根据具体情况而定），以稳定膝关节并保留剩余 ACL 的功能。如果久坐少动的患者希望采用非手术方法治疗 ACL 完全断裂，可以不进行 ACL 重建手术。

关键点：适应证

- ACL 完全断裂：胫骨前移增加＞5mm，轴移试验阳性
- 分析患者未来所需的活动水平
- 从事高风险活动者（旋转、侧切、扭转和转向）：ACL 重建
- 急性 ACL 断裂合并半月板桶柄样断裂伴移位：在 2～3 周手术修复半月板，通常同时行 ACL 重建
- 低风险活动者，愿意避免激烈的活动来降低膝关节打软腿的风险：非手术治疗
- 成功的 ACL 重建降低了继发性损伤的风险
- ACL 部分断裂：＜50% 的断裂，非手术治疗；运动员同时＞50% 断裂，可以考虑应用移植物增强术

二、禁忌证

那些日常活动量较少、生活中没有出现打软腿或关节肿胀、很少接触剧烈运动或高危活动的患者可以接受非手术治疗。应当建议这些患者保持合理的体重，并定期进行膝关节检查。此外，对于那些愿意调整自己的活动水平以避免膝关节高风险运动（如旋转和侧切动作）的患者，也应当进行非手术治疗。不能参加或不愿依从术后康复治疗的患者不适合手术治疗。

有髌股关节炎或胫股关节炎症状是 ACL 手术的一般禁忌证，因为术后仍然会有疼痛症状。尽管通过恢复膝关节稳定可以减轻疼痛症状，但关节损伤仍然会限制日常活动。负重下前后位 45° 的 X 线检查对于确定胫股关节内侧或外侧的剩余间隙（毫米级）很重要。在慢性 ACL 损伤中，由于患者日常活动未受症状限制，所以当他们发现自己的关节间隙已经消失或几乎消失时，常常表示很惊讶。对于这种膝关节应当采用非手术治疗措施，直到后期需要进行部分或全关节置换。

ACL 缺损合并轻度或中度内侧胫股关节炎症状和内翻畸形的患者需要通过胫骨高位截骨术（HTO）矫正内翻。因为关节破坏已经限制了关节活动，所以这些患者通常不需要后期行 ACL 手术。这一原则既适用于 ACL 缺损的膝关节，也适用于之前 ACL 重建失败的膝关节。由于截骨手术使步态不再受内翻应力的影响，所以患者经常会反映关节失稳获得了改善。

下肢肌肉明显萎缩的患者需要延迟手术数月，直到充分恢复肌肉功能才能手术。这些下肢肌肉萎缩的患者术后发生各种并发症（股四头肌无力、髌骨降低、关节纤维粘连等）的风险增加。在某些情况下，恢复肌肉功能可以增加膝关节稳定性，避免 ACL 翻修手术。

当医生认为患者存在复杂性区域疼痛综合征（complex regional pain syndrome，CRPS）的残留体征和症状时，需要对患者仔细查体并询问是否存在烧灼痛、异常皮肤过敏、肢体变色及不能耐受冰冷等情况。即使解决了先前发生的 CRPS，这种综合征在膝关节复发的频率也会增加，必须在术后及时发现（见第 40 章）。

BMI≥30 的患者通常不适合进行外科手术。先前有膝关节感染病史并继发关节炎的患者应禁止行 ACL 手术。一些相关的内科疾病也应禁止手术治疗。如果需要进行截骨矫形力线的手术，强烈反对并绝对禁止使用尼古丁产品（使用尼古丁产品是截骨矫形力线手术的绝对禁忌证）。

关键点：禁忌证

- 久坐少动的患者，没有症状，几乎不从事高风险活动
- 术后不能参加康复方案的患者
- 术前髌股关节或胫股关节间隙已严重狭窄的患者
- 肌肉明显萎缩
- 复杂性区域疼痛综合征
- 肥胖
- 既往关节感染

三、临床生物力学

（一）前交叉韧带和外侧结构对胫骨前移及内旋的限制作用

第 3 章讨论了 ACL 的功能。本部分将讨论 ACL 功能恢复的其他问题，主要与手术技术和移植物放置相关。ACL 是限制胫骨前移的主要结构，屈膝 30° 时 ACL 的作用占总限制作用的 87%，屈膝 90° 时占总限制作用的 85%[38]。髂胫束、内侧关节囊中束、外侧关节囊中束、内侧副韧带、腓侧副韧带的联合作用对胫骨前移起到了次要限制作用。后内侧（posteromedial，PM）及后外侧（posterolateral，PL）关节囊结构增加了对伸膝的限制作用。在 ACL 损伤或打软腿反复发作后，次要限制结构不能提供充分的限制作用，会导致症状加重。

ACL 与外侧结构会对胫骨前移和内旋的复合运动起限制作用。在我们的实验室中，Wroble 和同事[297] 在 ACL 缺损的膝关节上测量了外侧软组织损伤对胫骨内旋和前移的模拟影响。实验设计包括 6 个自由度的空间铰链设备和定量力矩的膝关节载荷，包括前后 100N、内 - 外翻 15N·m 和胫骨内 - 外旋 5N·m 的力矩载荷。先测定完整膝关节的活动范围，然后再测定切除 ACL、ITB、外侧关节囊（前外侧韧带）[44]、腘肌腱、腘腓韧带及后外侧关节囊之后的膝关节活动范围。

先切除 ACL，然后一并切除 ITB 和外侧关节囊，效果见图 7-2。测量到了两种不同的作用效果。在第一组膝关节中（图 7-2A），ACL 切断后胫骨前移只有中度增加，继续切断 ITB 和外侧关节囊后胫骨前移增加很少。然而，在第二组膝关节中（图 7-2B），在 ACL 切断后，胫骨前移大幅增加，继续切断 ITB 和外侧关节囊后，胫骨前移的增幅更大。

这些研究结果与 ACL 损伤后的临床检查结果是一致的，即在一些膝关节中胫骨前移仅有中度增幅，而其他膝关节却出现了更大的增幅。这个概念在第 3 章中进行了讨论，并使用保险杠模型模拟了 ACL 切除后次要限制结构对运动的限制作用。临床上认为，在第二组膝关节中，如果没有相对"紧"的次要限制结构分担部分载荷，ACL 移植物会承受更大

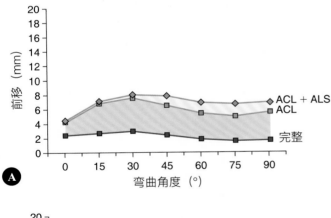

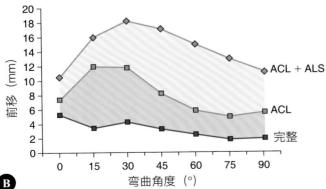

◀ 图 7-2　膝关节标本的前交叉韧带（ACL）完整时、ACL 切除后及 ACL 和髂胫束联合外侧关节囊（ALS）一并切除时的胫骨前移限制情况（100N）

A. 在这组标本中，膝关节完整时胫骨前移较低，随着 ACL 的切除，在整个活动范围中胫骨前移出现了中度增加。进一步切除 ALS 后，胫骨前移主要在膝关节屈曲位增加了不到 3mm。B. 在这组标本中，膝关节完整时，在低屈曲角度下胫骨前移比前一组标本增加。切断 ACL 后，在屈曲 15°～30° 的范围内，胫骨前移明显增加。在进一步切断 ALS 后，发现所有屈曲角度下胫骨前移都有大幅增加，表明 ALS 是一种次要的限制结构（引自 Wroble RR, Grood ES, Cummings JS, et al. The role of the lateral extraarticular restraints in the anterior cruciate ligament-deficient knee. *Am J Sports Med.* 1993;21:257-262.）

的作用力。在失去前外侧结构（ALS）后，这些生理松弛的膝关节其前移和内旋幅度增加会导致轴移试验Ⅲ度。因此，这些膝关节需要强度高、固定牢固的 ACL 移植物来对抗移位，强烈建议对这些非常不稳定的膝关节应用自体移植物，优先选择骨 – 髌腱 – 骨（B-PT-B）移植物。

切断外侧和后外侧结构（posterolateral structures，PLS）的效果见图 7-3[297]。切断 FCL 或 PLS（腘肌腱、腘腓韧带、PL 囊）后，胫骨在低屈曲角度下产生了前移增幅，增幅虽小却有统计学意义。在 ACL-ALS-FCL（其中 ALS 是包含 ITB、外侧关节囊前部和中部的 ALS）一并切断的膝关节中，胫骨前移明显增加，在高屈曲角度时增幅最大。

切断 ACL 和外侧结构对胫骨内旋的影响见图 7-4。切断 ACL 仅使胫骨终末内旋范围小幅增加。先后切断 ALS 和 FCL 使胫骨内旋增幅依次加大。对

关键点：临床生物力学

- ACL 主要限制胫骨平移
- ITB、内侧关节囊中部、外侧关节囊中部、MCL、FCL 共同构成次级限制结构
- ACL 与外侧结构一起对抗胫骨平移和内旋的复合运动
- 次级限制结构可能存在生理性松弛或紧张，在反复损伤后可能会变得松弛
- ACL 和外侧结构的功能丧失会增加胫骨前向平移和内旋程度
- 复合运动的增加会使旋转中心移向内侧间室
- ACL 与内侧结构同时损伤会使旋转中心移至内侧间室以外，导致双侧间室的整体前向半脱位
- 一些学者提出了 ACL 双束划分的证据，另一些学者则认为 ACL 纤维功能过于复杂，不能人为地分成两束
- 根据 ACL 的特征将其分为两束，整体上过于简化，实验室研究对此并不支持
- 在胫骨前向载荷作用下或复合运动情况下，大多数 ACL 纤维处于载荷共享的状态，其纤维承受的应力载荷百分比各不相同
- ACL 不是等长的，在等长过渡区之前的所有 ACL 纤维在屈膝时变长，在等长过渡区之后的所有 ACL 纤维在伸膝时变长
- ACL 的功能性纤维主要通过股骨附着区前后方向（伸膝位）来确定，其次由股骨附着区由近及远的方向和胫骨附着区前后方向来确定
- 移植物在股骨的位置过于偏前或偏后会产生较大影响，可导致移植物有害拉伸和失效
- 一些研究报道了经胫骨技术通过 ACL 胫骨附着区偏后的位置建立股骨隧道，导致移植物方向垂直
- ACL 解剖结构存在变化，在可能的情况下，要求术者标记出每名患者 ACL 附着区的大小和形状
- ACL 胫骨止点的标志：内侧胫骨棘、后棘间嵴、外侧半月板止点。PCL 是很差的 ACL 标志点

- 为避免胫骨隧道位置偏后，可将导针定位于 ACL 胫骨附着区中心前内侧 2～3mm 处
- 隧道定位于 ACL 止点中心时，通常需要进行前方髁间窝成形
- ACL 股骨附着区的标志：后方关节软骨、Blumenstaat 线、股骨外侧壁 ACL 附着部
- ACL 解剖中心定位：股骨导针定位于 ACL 股骨附着区近 – 远端长度中点上方 2～3mm 处，距关节软骨后缘 8mm 处。确定膝关节的解剖附着区时，膝关节要屈曲 20°～30°
- 大多数体外机器人研究是将双束移植物与位置不太理想的垂直放置的单束移植物进行比较，这种单束移植物在股骨的位置偏高，在胫骨的位置偏后。不推荐将单束移植物置于这种位置
- 更理想的单束移植物的位置是位于胫骨和股骨止点的解剖中心，研究表明，该位置能够恢复膝关节的旋转稳定性
- 与定位于解剖中心的单束移植物重建技术相比，复杂的双束技术似乎没有明显的优势
- 在 Lachman 试验和轴移试验中，ACL 的两束共同对抗内外侧间室的半脱位
- 对 ACL 移植物的功能进行评估时，应当考虑正常复合运动范围的恢复情况，复合运动包括胫骨前向平移和内旋。目前没有可靠的测量系统用于轴移试验的测量
- ACL 胫骨止点定位的重要标志是内侧胫骨棘、PCL 陷窝近端的后棘间嵴及外侧半月板止点。我们推荐，单束重建时，ACL 胫骨止点直接定位于接近外侧半月板前角止点处
- 股骨止点定位的重要标志是关节软骨后缘、Blumenstaat 线及髁间窝外侧壁 ACL 附着区的标识
- 对于单束移植物，我们建议定位在 ACL 股骨止点的解剖中心，将股骨导针定位于 ACL 股骨附着区由近至远距离的中点上方 2～3mm 处（屈膝 30° 时），距关节软骨后缘 8mm 处

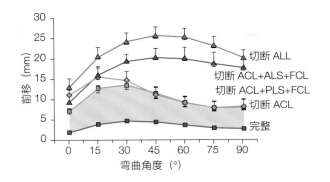

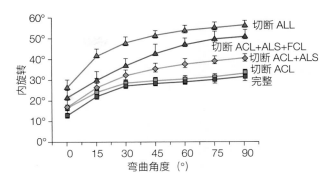

▲ 图 7-3　完整的膝关节标本、先后切断前交叉韧带及外侧结构的膝关节标本的胫骨前移限制情况（100N）

ACL 切断后，在所有屈曲角度上的胫骨前移增幅都有统计学意义。在 ACL、PLS、FCL 一并切断的情况下，唯一有统计学意义的是屈曲 0° 时的前移增幅。在 ACL、ALS、FCL 一并切断的情况下，屈曲 15° 及以上的前移增幅有统计学意义。所有结构都切断时，所有屈曲角度下的前移增幅都有统计学意义。切除外侧次要限制结构时，屈曲 30° 和 90° 时的胫骨前移大致相等。ACL. 前交叉韧带；ALL. 前外侧韧带；ALS. 前外侧结构，由髂胫束和外侧关节囊的前部和中部组成；FCL. 腓侧副韧带；PLS. 后外侧结构（腘肌腱和腘腓骨韧带，后外侧关节囊）（引自 Wroble RR, Grood ES, Cummings JS, et al. The role of the lateral extraarticular restraints in the anterior cruciate ligament-deficient knee. Am *J Sports Med*. 1993;21:257-262.）

于那些需要翻修的膝关节如果伴有胫骨内旋大幅增加，可依据这些数据，在膝外侧进行关节外手术以分担 ACL 移植物的载荷并恢复膝关节稳定性，膝外侧的关节外手术将在后面的内容中讨论。

　　该研究的结论为 ACL 是限制胫骨前移的主要结构。数据表明，胫骨内旋使膝外侧的关节外结构紧张，从而限制了胫骨内旋的最终范围。这是一个重要的概念，因为临床和生物力学研究经常在 ACL 术后尝试测量胫骨内旋的增幅以此量化 ACL 移植物的功能。这种方法是无效的。当 ITB 和外侧关节囊生理性松弛时，FCL 和 ACL 在限制胫骨内旋的重要性就增加了。总之，ACL 的功能应当描述为对胫骨内、外侧平台平移的限制作用，而不是对胫骨内旋的限制作用。轴移试验阳性反映的是间室的异常移位和胫股关节两间室的前向半脱位。

　　轴移试验的运动见图 7-5。试验开始时，简单托住下肢能对抗重力即可。ACL 断裂后，随着股骨的后坠和外旋，伴以胫股关节外侧间室的半脱位，胫骨会同时出现前移和内旋。当向前抬起胫骨时，这

▲ 图 7-4　完整的膝关节标本、先后切断 ACL、ACL+ALS、ACL+ALS+FCL 及全部外侧结构的膝关节标本的内旋限制情况（5N·m）

ACL 切断时胫骨内旋的增幅很小，有统计学意义，但没有临床意义。ACL、ALS 一并切断时，屈曲 30° 及以上时，胫骨内旋的增加有统计学意义。在 ACL、ALS、FCL 一并切断时，屈曲 15° 及以上时，胫骨内旋的增加有统计学意义。切除全部外侧结构时，所有屈曲角度下胫骨内旋的增加均有统计学意义。通过比较 ACL、ALS、FCL 一并切除的曲线和切除全部外侧结构的曲线，可以看出 PLS 对膝关节伸直时胫骨内旋的限制作用。这两条曲线的差异在于是否切断 PLS。内旋增幅最明显的差异出现在屈曲 15° 和 30° 处。ACL. 前交叉韧带；ALL. 前外侧韧带；ALS. 前外侧结构；FCL. 腓侧副韧带；PLS. 后外侧结构（腘肌腱和腘腓骨韧带，后外侧关节囊）（引自 Wroble RR, Grood ES, Cummings JS, et al. The role of the lateral extraarticular restraints in the anterior cruciate ligament-deficient knee. *Am J Sports Med*. 1993;21:257-262.）

种前移和内旋更加突出。在屈膝约 30° 时，胫骨被动后移，与股骨复位。从位置 C 到位置 A（图 7-5B），膝关节再次伸直至半脱位位置。

　　ACL 对旋转稳定性的作用见图 7-6。ACL 切断后，膝关节的旋转中心会从关节内部向内侧间室以外转移，同时内、外侧间室平移增加。内侧韧带结构会对新的旋转中心产生影响。内侧韧带结构的损伤后，旋转中心会过度内移以致胫骨旋转移位基本不明显，取而代之的是内、外间室整体向前半脱位。这些数据给出了重要的外科理念，即修复损伤的内、外侧韧带结构，可以与 ACL 一起恢复膝关节的前向稳定性。

　　在过去的 10 年中，大量的体外和体内研究已经报道了 ACL 对膝关节旋转稳定性的作用[76, 100, 134, 151, 166, 285, 303]。根据这些研究结果，作者们对 ACL 单束和双束移植物重建、移植物放置和张力提出了很多建议[76, 77, 100, 133, 134, 151, 166, 174, 285, 298, 303]。这些研究使用的方

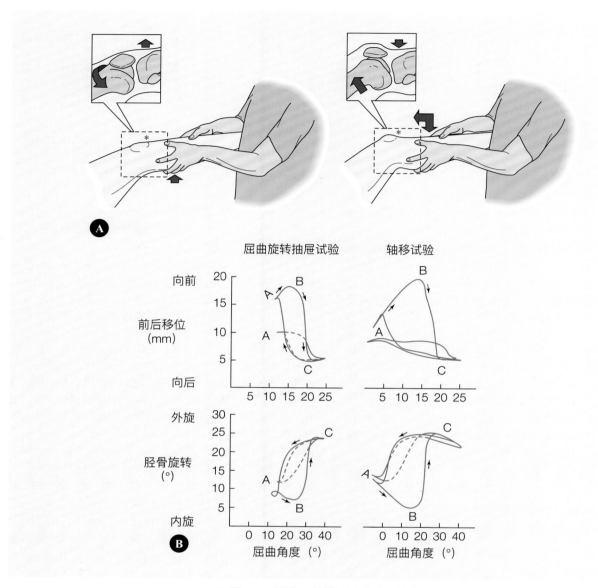

▲ 图 7–5　屈曲 – 旋转抽屉试验和轴移试验

A. 将下肢置于旋转中立位，大腿重力使股骨后坠并外旋，导致胫骨平台前向半脱位（左图）。轻度屈曲并对腿施加向后推力可以使半脱位复位(右图)。该试验中胫骨前移 – 内旋的复合运动能使内外侧胫骨平台产生前向半脱位。B. 曲线图显示了屈膝过程中的胫骨平移和旋转。该临床试验显示了正常膝关节(虚线) 和韧带切断后(实线) 的运动情况。切断的韧带为前交叉韧带、髂胫束及外侧关节囊。位置 A 对应试验开始的位置，位置 B 是最大半脱位的位置，位置 C 为复位位置。轴移试验是检查者施加前移和旋转载荷来使胫骨产生半脱位。运动限制的实际变化将在后面展示，其中主要是胫股关节内外侧间室平移有较大增加，而胫骨内旋度数只有很小的变化。(A. 引自 Noyes FR, Bassett RW, Grood ES, et al. Arthroscopy in acute traumatic hemarthrosis of the knee. *J Bone Joint Surg Am.* 1980;62:687–695. B. 引自 Noyes FR, Grood ES, Suntay WJ. Three-dimensional motion analysis of clinical stress tests for anterior knee subluxations. *Acta Orthop Scand.* 1989;60:308–318.)

法包括了模拟 Lachman 试验，更重要的是，还包括了与患者打软腿主观症状相关的轴移试验。在我们看来，很多研究中都存在问题和偏差，当外科医生将这些研究结果应用于 ACL 损伤的手术治疗时，应当意识到其中存在问题。例如，几乎所有发表的研

究都是根据胫骨内旋的度数变化来描述膝关节旋转稳定性的，而没有测量胫骨旋转中心或胫股关节间室的位置情况或半脱位情况。我们认为，如果研究仅提供胫骨旋转的度数变化，而没有胫骨内外侧间室的位置参数或半脱位参数，就不足以描述膝关节

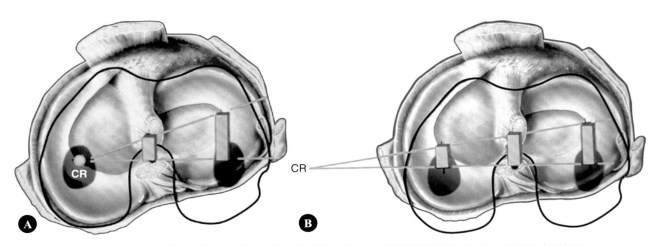

▲ 图 7-6　完整的膝关节和前交叉韧带切断后的膝关节：发生胫骨前移和内旋复合运动时的表现

A. 完整的膝关节：根据膝关节承受的载荷和韧带生理松弛度不同，胫骨旋转中心（CR）会在后交叉韧带内侧和内侧半月板边缘之间变化；B. 前交叉韧带切断的膝关节：注意胫骨旋转中心发生了内移。胫骨平移和内旋的增加会导致胫股关节内外侧间室平移增加（前向半脱位）。测量胫股间室前移的毫米数值是明确膝关节旋转稳定性的最理想方法（见第 3 章）。此时，在轴移试验中，胫骨旋转中心会转移到完整的内侧韧带结构上。如果内侧韧带结构有损伤，胫骨旋转中心就会转移到膝关节外

的旋转稳定性。事实上，如前所述，ACL 断裂后，只要膝外侧的关节外结构保持完整，胫骨内旋仅有几度的改变[54, 208, 219, 220]。

我们发现的第二个问题是，大多数体内和体外轴移研究对诱发胫骨前向半脱位载荷的描述存在问题。研究通常报道，ACL 切断后，模拟轴移试验中胫骨的异常前移量仅为 Lachman 试验的一半。然而，在临床中，轴移试验阳性产生的胫骨前向半脱位比 Lachman 试验更大。相应的是，这些先前的研究是在膝关节移位较低的条件下进行的，在这种条件下的载荷通常只包含了使膝关节内旋 - 外翻的作用载荷，没有联合应用胫骨前移载荷，而临床上，胫骨前移载荷是轴移试验诱发胫骨前向半脱位的主要原因。作者的研究机构先前发表过一项研究，研究内容是骨科医生对机械下肢进行的轴移试验操作，研究报道了两种临床轴移试验载荷：①以内旋 - 外翻力矩为主的载荷；②胫骨前移载荷和内旋 - 外翻力矩的联合载荷。其中，联合载荷的轴移试验可使胫骨相对于内外侧间室产生最大的前向半脱位。而以内旋 - 外翻力矩为主的载荷减少了胫股关节内侧间室的平移，从而限制了胫骨的前向半脱位。

不知什么原因，未施加胫骨前移载荷、以内旋 - 外翻力矩为主的轴移载荷已经成为经典的载荷方式，几乎被用于所有 ACL 功能和 ACL 重建的尸体研究，尽管这种载荷也能限制胫骨相对于内侧间室的前向

半脱位。图 7-7 显示了两种轴移载荷对典型尸体膝关节标本的作用结果。有三点很重要：第一，在这两个模拟的轴移试验中，在膝关节接近伸直时，外翻力矩与胫骨前移 - 内旋力矩联合作用（PS4），比缺乏胫骨前移作用的轴移力矩（PS3），产生了更大的胫骨前向半脱位；第二，胫骨高内旋力矩在轴移时缩小了胫股内侧间室（图 7-7），限制了内侧和中央间室的移动度；第三，分析膝关节旋转稳定性时，应当了解造成胫股内、外侧间室半脱位（平移）的相关知识（见第 3 章）。我们建议，在今后的体内、体外研究中，应联合使用胫骨前移、胫骨内旋及外翻载荷来诱发胫股两侧间室最大的前向半脱位。此外，为了不限制内侧间室的最大半脱位，应保持较低的旋转力矩。

（二）将前交叉韧带分为前内侧束和后外侧束的划分方法

在发表的研究中，人们对 ACL 分为两束一直存在争论。一些作者提供了解剖划分和功能划分的证据，而另一些人则对这种划分表示怀疑，认为 ACL 纤维束功能太复杂，不能人为地分为两束。一些研究[7, 47] 根据 ACL 纤维束的功能和在股骨的定位，认为前内侧束（anteromedial bundle，AMB）是 ACL 股骨附着部的近侧半（膝关节伸直时），随着膝关节屈曲而紧张，后外侧束（posterolateral bundle，PLB）是 ACL 股骨附着部的远侧半，随着膝关节的伸直而

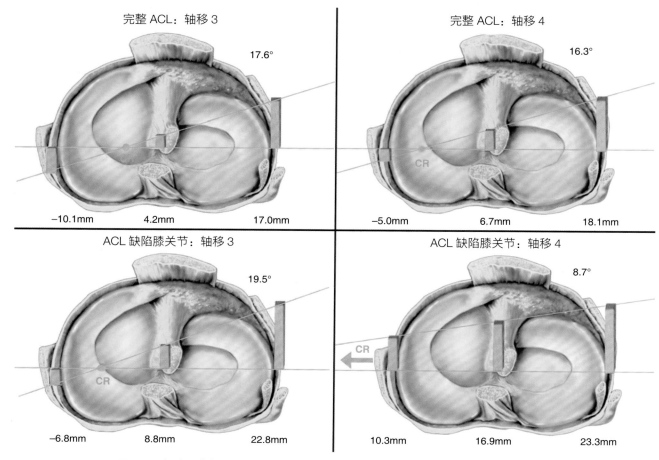

完整 ACL：轴移 3　　　　　　　　　　　完整 ACL：轴移 4

17.6°　　　　　　　　　　　　　　　　　16.3°

−10.1mm　4.2mm　17.0mm　　　　　　−5.0mm　6.7mm　18.1mm

ACL 缺陷膝关节：轴移 3　　　　　　　ACL 缺陷膝关节：轴移 4

19.5°　　　　　　　　　　　　　　　　　8.7°

−6.8mm　8.8mm　22.8mm　　　　　　10.3mm　16.9mm　23.3mm

▲ 图 7–7　右膝关节标本，显示两种载荷条件下的间室平移和胫骨旋转：轴移 3 和轴移 4

在轴移 3 载荷中，内旋 – 外翻联合载荷伴高内旋力矩，没有胫股关节内侧间室的半脱位。相反，在轴移 4 载荷中，胫骨前移 – 内旋（低）联合载荷伴外翻载荷。胫骨旋转中心（CR）发生内侧移位，伴胫股关节内侧、中心和外侧间室半脱位。轴移 3 的载荷条件是 35N 前向载荷、5N·m 内旋载荷及 7N·m 外翻载荷。轴移 4 的载荷条件是 100N 前向载荷、1N·m 内旋载荷及 7N·m 外翻载荷

紧张。有研究认为，当 ACL 股骨附着部从垂直位向水平位变化时，PLB 会随着膝关节屈曲而松弛。但问题在于，这种 AMB 和 PLB 交替紧张、松弛的经典状态仅发生在较低的前向载荷条件下。伴随着大量的胫骨前向载荷，特别是伴随着胫骨前移和内旋的复合运动，大多数的 ACL 纤维被带入了一种"载荷分担"的结构中，按照不同的百分比承担载荷，后文会提到。

作者们认为，将 ACL 特征化为两个纤维束是一种粗略的过度简化的描述，生物力学长度 – 张力实验室的研究并不支持这种描述[93, 264]。Zavras 和同事[309]对之前发布的 ACL 等长点进行了对比研究，结果表明，ACL 等长区位于 ACL 附着区的高点和近端，接近 Blumensaat 线后端。这些数据及其他研究强调，将移植物置于 ACL 附着部的近端，即所谓的等长位，

将发表的等长数据应用于临床时，会发现其中存在问题，即这些数据仅适用于膝关节屈伸活动，并不能为 ACL 移植物提供最有效的位置来控制轴移试验中的旋转载荷。

ACL 纤维的长度 – 张力行为主要是通过股骨附着部相对于股骨旋转中心的位置、施加的复合运动、ACL 纤维的静态长度、胫骨附着部位置来控制的。第 3 章介绍了等长过渡区或等长线区的概念。该区域代表了在膝关节屈伸过程中纤维长度变化为 2mm 的中心过渡区。该区域不是等长区域，因为长度变化不是零。该区域之前的所有 ACL 纤维均随膝关节屈曲而延长，该区域之后的 ACL 纤维随着膝关节的伸直而延长。在承受载荷时，在 AM 区和 PL 区的纤维均有助于限制胫骨位移。在 PL 区的 ACL 纤维部分连接在过渡区后部，随着膝关节的伸直而延长。需

要注意的是，ACL 纤维的功能是根据膝关节伸直时的前后方向和股骨止点区域的远近端来确定的。移植物放置位置偏前或偏后会有较大的影响，会导致移植物有害延长和失败。有一个明显的例子就是移植物被置于"住院医师嵴"（外侧髁间嵴）的前方，使得移植物位于 ACL 股骨止点的前面。对膝关节屈伸过程中 ACL 纤维的长度变化进行双束法描述时，将股骨止点进行了近端和远端的划分，这种划分过度简化了 ACL 纤维的功能行为，实际上 ACL 纤维的功能行为更依赖于 ACL 股骨止点的前部和后部。

历史上，将 ACL 分成两束是基于其胫骨附着部，而不是相应的股骨附着部。最近的研究将源于胫骨止点的两束投射到相应两个的股骨止点上。在这些研究中，我们通常在 ACL 股骨附着部位的中点将其分为相应的 AMB 和 PLB，这些研究将在后文进行介绍。尽管有一项研究[68]报道，ACL 两束的股骨止点之间存在骨嵴，但我们仍认为，目前没有令人信服的解剖数据支持将 ACL 分成两个独立的束。由于不能将 ACL 在解剖上明确划分为两束，因此，作者们在描述 ACL 的解剖分束上存在差异，在双束移植物重建时，对建立胫骨和股骨骨道的手术技术也存在不同建议。

胫骨和股骨的足印解剖　Hwang 和同事[112]对 ACL 胫骨足印进行了系统性回顾，分析了 19 项研究。作者注意到，研究报道的胫骨足印的大小和形状有很大的差异（图 7-8）。一般说来（作为一般性的指导），在膝关节 X 线侧位片的胫骨前后线上，AMB 位于前 1/3 处，PLB 位于该线的一半处，而 ACL 中心位于两者之间的中间（图 7-9 和图 7-10）。虽然 Amis 和 Jakob[8]所描述的这条线与内侧平台平行，

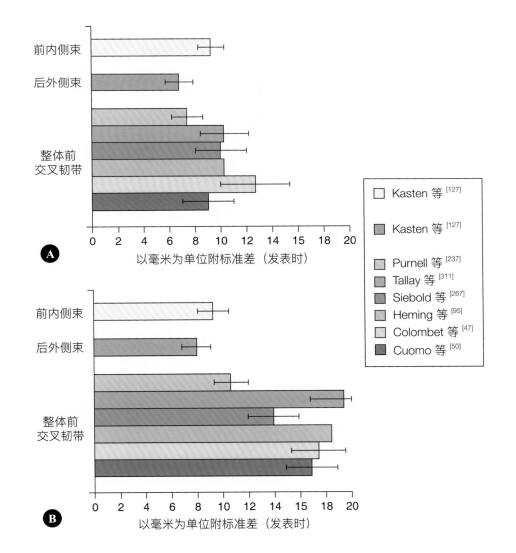

◀ 图 7-8　前交叉韧带（ACL）胫骨止点的大小：宽度（**A**）和长度（**B**），源于发表的文献对韧带分束的测量或将足印作为一个整体（整体 **ACL**）的测量结果

引自 Hwang MD, Piefer JW, Lubowitz JH. Anterior cruciate ligament tibial footprint anatomy: systematic review of the 21st century literature. *Arthroscopy*. 2012;28:728-734.

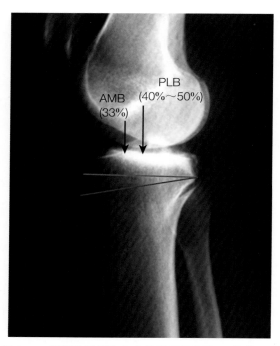

▲ 图 7-9　以胫骨近端为中心的膝关节侧位 X 线片，显示两条前后线，可以用于确定前交叉韧带前内侧束和后外侧束的解剖中心

红线是 Amis 和 Jakob [8] 描述的，与胫骨内侧平台平行。蓝线是 Stäubli 和 Rauschning [33] 描述的线，垂直于胫骨轴。对文献的系统回顾表明，这两条线产生了相似的结果：AMB 中心大约位于 AP 线的前 1/3 处，而 PLB 中心大约位于 AP 线的 50% 处。AMB. 前内侧束；AP. 前后位；PLB. 后外侧束（引自 Hwang MD, Piefer JW, Lubowitz JH. Anterior cruciate ligament tibial footprint anatomy: systematic review of the 21st century literature. *Arthroscopy*. 2012;28:728-734.）

而 Staubli 和 Rauschning [270] 所描述的这条线与胫骨轴垂直，但作者发现这两条线得到的结果大致相同（表 7-1）。表 7-2 显示了这些综述研究的关节镜下大体标志。这些测量需要根据膝关节的相对大小和潜在的解剖变化进行调整。尽管如此，这些测量数据将 10mm 骨道定位于 ACL 足印的前 2/3，避免骨道的任何部分占用足印的后 1/3（PLB 的部分），以确保骨道仍然位于外侧半月板后角止点的前方。

　　Edwards 和同事 [59] 在 55 具尸体标本中确定了 ACL 的胫骨止点。图 7-11 为胫骨骨性标志。"过背" 嵴［即后棘间嵴（posterior interspinous ridge，RER）］与棘间嵴相对应，位于后交叉韧带（PCL）止点的前方和近端。图 7-12 给出了文献作者对于最合适的中心位置和双隧道位置的建议。ACL 止点的中心（范围为 11～18mm）位于胫骨前后线的 36% 处，距 RER（15±2）mm。PLB 的中心（范围为 8～13mm）距 RER

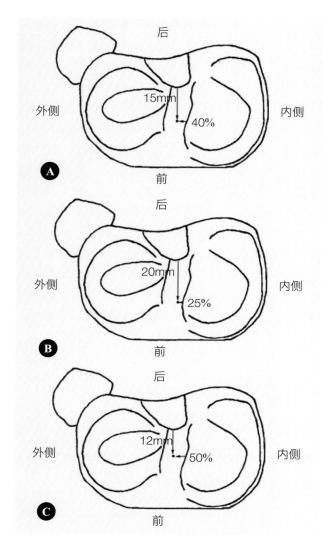

▲ 图 7-10　显示的是后交叉韧带的胫骨近端界线和前缘。在半月板之间，从上到下的线代表内侧（右）和外侧（左）髁间嵴（胫骨棘）

A. 黑点代表整个前交叉韧带胫骨足印的中心，位于 PCL 前方约 15mm 处，大约位于内侧髁间嵴到住院医师嵴间距的 2/5（40%）处；B. 黑点表示 ACL 前内侧束胫骨足印的中心，位于 PCL 前方约 20mm 处，大约位于内侧髁间嵴到住院医师嵴间距的 1/4（25%）处；C. 黑点表示 ACL 后外侧束胫骨足印的中心，位于 PCL 前方约 12mm 处，大约位于内侧髁间嵴到住院医师嵴间距的 1/2（50%）处。ACL. 前交叉韧带；PCL. 后交叉韧带（改编自 Hwang MD, Piefer JW, Lubowitz JH. Anterior cruciate ligament tibial footprint anatomy: systematic review of the 21st century literature. *Arthroscopy*. 2012;28:728-734.）

前方（10±1）mm，AMB 中心（范围为 13～19mm）距 RER 前方（17±2）mm，分别相当于胫骨前后线的 29% 处和 46% 处。这些作者无法确定 ACL 两个独立的解剖束。相反，他们通过观察屈伸时 ACL 纤

表 7-1　应用膝关节外侧位 X 线片描述 ACL 前内侧束和后外侧束胫骨止点位置的研究

参考文献	前内侧束中心［均值 ± 标准差（范围）］	后外侧束中心［均值 ± 标准差（范围）］
Amis 和 Jakob[8]		
Kasten 等[127]（2010）	35%±4%（23%～42%）	48%±4%（39%～58%）
Doi 等[55]（2009）	34.6%±4.3%（24.0%～42.9%）	38.5%±4.3%（28.6%～48.1%）
Colombet 等[47]（2006）	36%±3.8%（无）	52%±3.4%（无）
Staubli 和 Rauschning[270]		
Iriuchishima 等[116]（2010）	31%±3%（无）	50%±3%（无）
Zantop 等[308]（2008）	30%（无）	44%（无）

引自 Hwang MD, Piefer JW, Lubowitz JH. Anterior cruciate ligament tibial footprint anatomy: systematic review of the 21st century literature. *Arthroscopy*. 2012;28:728-734.

膝关节侧位片法用于描述前交叉韧带及其前内侧束和后外侧束的解剖中心，这种方法是基于 Amis 和 Jakob[8] 描述胫骨近端线的方法或 Staubli 和 Rauschning[270] 描述胫骨近端线的方法（图 7-13）。发表的文章对这两种方法的发现进行了总结，包括了每束的中心（和范围），以及沿前后线的百分比。总之，这两条线产生了相似的结果；ACL 前内侧束的中心大约位于前 - 后线的 1/3 处，而后外侧束的中心大约位于前后线的 40%～50% 处

表 7-2　镜下确认 ACL 胫骨足印区或 ACL 前内侧束或后外侧束中心时有用的标志点

文　献	重要发现
Iriuchishima 等[116]（2010）	前内侧束足印中心距 PCL 前缘（23±4）mm，后外侧束足印中心距 PCL 前缘（12±3）mm
Purnell 等[237]（2008）	ACL 后方纤维距 PCL 前缘（16.5±2）mm（范围为 12.7～19.1mm）
Siebold 等[267]（2008）	外侧半月板后角邻近后外侧束足印的后缘，后外侧束足印中心位于其前方 5mm
Heming 等[95]（2007）	胫骨足印中心位于 PCL 胫骨切迹前 15.0mm
Edwards 等[59]（2007）	胫骨足印中心位于 PCL 前方（15±2）mm（范围为 11～18mm）；后外侧束位于 PCL 前方（10±1）mm（范围为 8～13mm），前内侧束位于 PCL 前方（17±2）mm（范围为 13～19mm）
Luites 等[156]（2007）	前内侧束中心位于髁间棘间距由内至外的 1/4 处；后外侧束中心在外侧 4mm 处，大约位于髁间棘间距的中间点；胫骨足印中心整体位于由内向外 2/5 处（髁间棘间距）
Cuomo 等[50]（2006）	ACL 胫骨足印前方边界在后棘间嵴（位于 PCL 前方）前方（22±3）mm（范围为 16～27mm），后方边界位于后棘间嵴前方（6±2）mm（范围为 2～8mm）
Colombet 等[47]（2006）	前内侧束与 PCL 前方边界平均距离（17.5±1.7）mm

改编自 Hwang MD, Piefer JW, Lubowitz JH. Anterior cruciate ligament tibial footprint anatomy: systematic review of the 21st century literature. *Arthroscopy*. 2012;28:728-734.

ACL. 前交叉韧带；PCL. 后交叉韧带

维的收缩和松弛行为确定了 ACL 的两个功能束。

Stabuli 和 Rauschning[270] 报道 ACL 胫骨止点中心位于 AP 线的 43% 处、胫骨宽度的 25%～62% 处。这些重要标志为 ACL 移植物置入前和置入后测量侧位片提供了参考，以避免移植物偏后放置和垂直放置（图 7-13）。Siebold 和同事[267] 对 50 例膝关节进行了尸体研究，使用数字图像分析系统记录了 ACL 胫骨止点，并将 ACL 分为 AMB 和 PLB。ACL 胫骨止点的平均 AP 长度为 14mm（范围为 9～18mm）。男性 ACL 胫骨止点的平均面积为 130mm²，女性膝关节平均为 106mm²。女性 ACL 足印的平均 AP 长度为 14mm（范围为 9～18mm），男性为 15mm（范

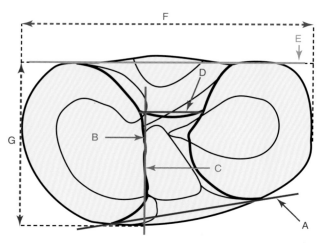

▲ 图 7–11　胫骨平台示意图，描绘了本研究中使用的标志

A. 胫骨前表面；B. 胫骨内侧嵴顶点；C. 胫骨内侧嵴外侧缘；
D. "过背" 嵴；E. 胫骨后轴；F. 宽度；G. 深度（前后线）
（引自 Edwards A, Bull AM, Amis AA. The attachments of the anteromedial and posterolateral fibre bundles of the anterior cruciate ligament: part 1: tibial attachment. *Knee Surg Sports Traumatol Arthrosc.* 2007;15:1414-1421, 2007.）

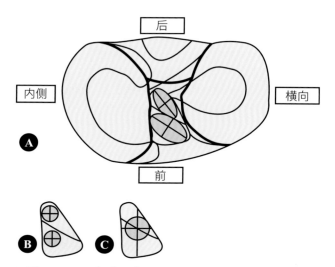

▲ 图 7–12　A. 左膝示意图中描绘了前内侧束和后外侧束中心的最佳椭圆标记；B. 将 6mm 隧道置于前内侧束和后外侧束的后内侧极限位置；C. 前交叉韧带止点的中心

引自 Edwards A, Bull AM, Amis AA. The attachments of the anteromedial and posterolateral fibre bundles of the anterior cruciate ligament: part 1: tibial attachment. *Knee Surg Sports Traumatol Arthrosc.* 2007;15:1414-1421, 2007.

围为 12～18mm）。所有膝关节 ACL 的平均宽度为 10mm。研究发现，由于空间太窄，隧道会相互重叠，所以不能将胫骨两个骨隧道置于 AMB 和 PLB 的解剖中心。这突显了 ACL 双束技术在原 ACL 纤维附着部上重建双束韧带的难度。

Forsythe 和同事[71] 使用关节镜下解剖技术和 CT 成像技术，在尸体膝关节的 ACL 重建中对 AM 和 PL 骨隧道的位置进行了量化（图 7–14 和图 7–15）。三维模型通过 CT 扫描创建，并排列成解剖坐标系。胫骨和股骨的测量结果与其他研究报道的结果相似（表 7–3）。

2012 年，Piefer 和同事[230] 对描述 ACL 股骨足印位置的研究进行了系统性回顾。作者们选择了 20 篇文章进行分析，对关节镜下识别 ACL 股骨足印提出一般性建议（表 7–4）。关于 ACL 的定位已经很清楚了，这里需要注意的是，股骨足印位于股骨髁间窝外侧壁的后 1/3，在髁间窝 "住院医师嵴" 的后方。ACL 股骨足印的解剖中心位于股骨髁间窝外侧壁由近及远长度的 43% 处，大小为股骨窝半径加上关节软骨后缘前方的 2.5mm。众所周知，在大多数膝关节中，都可以看到 ACL 纤维存在大小和形状的解剖变异（表 7–5 和图 7–16）。

这些数据表明，一个直径 10mm 的钻头可以在股骨髁间窝外侧壁由近至远长度的 43% 处产生一个中心点（接近中点）。假设钻头半径为 5mm，加上距离后壁 3mm（到关节软骨边缘），就可以在距离关节软骨后缘 8mm 处建立一个点。与表 7–6 所示的各种影像定位技术相比，我们更喜欢在关节镜下确定 ACL 股骨足印。术中目标应当避免定位到 ACL 足印区的远端（会形成较短的移植物），而应将 ACL 移植物置于原足印区的近侧 2/3 处。这意味着术者应在 43% 线近侧选择一个点。我们建议使用标准的解剖学描述（前、后、近和远），而不是像浅、深、高和低这样的术语。

Edwards 和同事[59] 应用网格测量系统对 22 例尸体膝关节进行了配对研究，描述了 ACL 的 AMB 和 PLB 股骨止点的解剖定位，结果见图 7–17。作者报道 ACL 附着部的大小和形状及所选择的束支分布都有很大的变化（图 7–18）。股骨附着部与股骨长轴成 37° 角。作者发现 AMB 延伸至股骨髁间窝后缘近端，在 10:30—11:30 的位置。PLB 位于 9:00～10:30 的位置。研究还发现如果 AMB 位于 11 点，距后出口 6mm，PLB 位于 10 点，距后出口 9mm 时，直径 6mm 移植物隧道是最合适的。他们也注意到，其他研究对双束重建技术中两个股骨隧道的位置有不同的建议。

Zantop 和同事[308] 对 20 例膝关节进行了尸体研

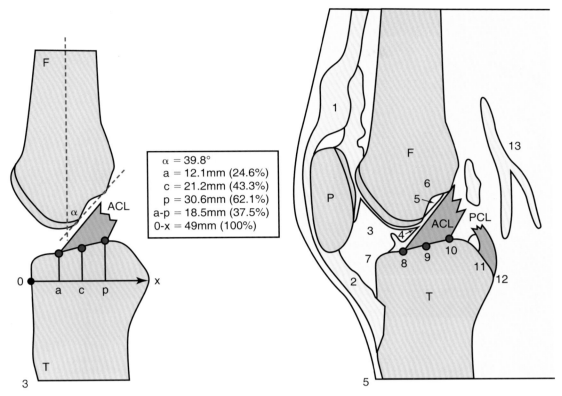

▲ 图 7-13　前交叉韧带（ACL）胫骨止点及膝关节伸直时 ACL 方向示意

在该膝关节标本的切面（右膝、正中矢状面、屈膝 0° 位内侧视角，即膝关节伸直位置，标本 5）上，髁间窝顶部的切线与正中矢状面股骨干轴线所形成了 42° 角。从胫骨前缘开始计算胫骨矢状面的整体直径是 47mm（100%），ACL 的前缘位于 11mm 处（23.4%），中部位于 20mm 处（42.6%），后缘位于 29mm 处（61.7%）。F. 股骨；P. 髌骨；T. 胫骨；1. 股四头肌腱；2. 髌腱；3. Hoffa 脂肪垫（髌下脂肪囊）；4. 髌下皱襞；5. 后交叉韧带滑膜皱襞；6. 髁间窝顶；7. 胫骨前缘；8. ACL 前缘；9. ACL 中心部分；10. ACL 后缘；11. 后髁间区 PCL 胫骨止点；12. 后髁间区的胫骨后缘；13. 腘动脉；PCL. 后交叉韧带（引自 Staubli HU, Rauschning W. Tibial attachment area of the anterior cruciate ligament in the extended knee position. Anatomy and cryosections in vitro complemented by magnetic resonance arthrography in vivo. *Knee Surg Sports Traumatol Arthrosc.* 1994;2:138-146.）

究，描述了 AMB 和 PLB 在胫骨和股骨的位置。作者得出的结论与 Siebold 及其同事不同[267]。AMB 源自 ACL 胫骨止点的中外侧部分，占了 ACL 足印的前方一半，与外侧半月板前角对齐。PLB 的中心位于外侧半月板前止点后方 11mm、内侧 4mm。AMB 的中心位于外侧胫骨线的 30% 处，PLB 的中心位于外侧胫骨线的 40% 处。

Rue 和同事[248] 在一项尸体研究中，应用经胫骨钻取股骨隧道的方法，定位于 10:30 位置，并相对于 AMB 和 PLB，确定了单股移植物股骨隧道的位置。作者将导针置于 PCL 前面约 7mm 处，该点为 ACL 胫骨止点的后 1/3 处。他们报道，经胫骨钻取股骨隧道使 AMB 平均占据 ACL 止点的 32%（范围为 3%～49%），而 PLB 平均占据 ACL 止点的 26%

（范围为 7%～41%）。此外，10mm 隧道的其余部分没有覆盖 ACL 足印。在该研究中，与原自体 ACL 股骨止点相比，股骨隧道的定位范围过于宽泛，这突显了经胫骨骨道建立股骨骨道的方法存在的问题。

Heming 和同事[95] 报道了 12 例尸体膝关节的 ACL 胫骨和股骨的足印（图 7-19）。需要注意的是，在图 7-19C 中，表盘的朝向是将 9:00—3:00 的水平线放置在股骨髁的底部，而不是其他作者通常使用的髁间窝的中心。研究发现，只有当胫骨隧道起始于胫骨内侧靠近关节线的位置时，才可能在 ACL 股骨和胫骨解剖止点的中心之间放置导针（就像经胫骨钻取股骨骨道的技术），但是这样的距离太短，不适于 ACL 移植物的功能。本研究的结论是，经胫骨钻取股骨骨道的技术会导致移植物的方向更加垂直。

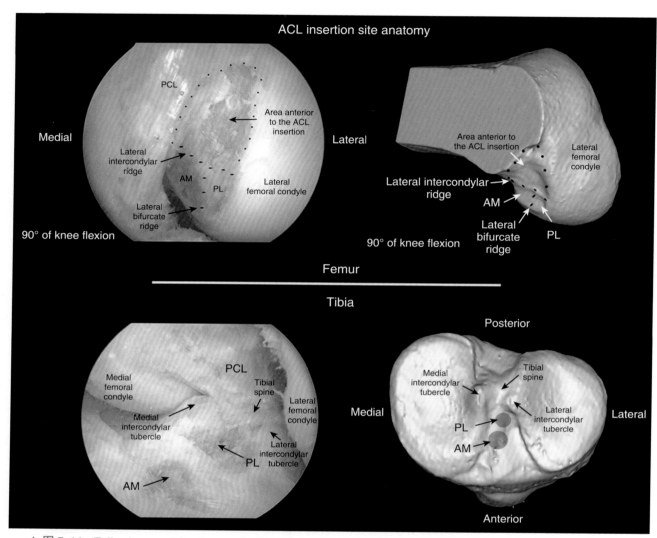

▲ 图 7–14 Following careful arthroscopic dissection and removal of soft tissue remnants, key insertion site anatomy was identified. On the femoral side, the lateral bifurcate and intercondylar ridges were identified. On the tibial side, the tibial spine, the medial and lateral intercondylar tubercles, and the posterior cruciate ligament were identified. Corresponding 3–dimensional computed tomography reconstructions delineate these topographic osseous landmarks.

ACL, Anterior cruciate ligament; *AM*, anteromedial; *PCL*, posterior cruciate ligament; *PL*, posterolateral. (From Forsythe B, Kopf S, Wong AK, et al. The location of femoral and tibial tunnels in anatomic double-bundle anterior cruciate ligament reconstruction analyzed by threedimensional computed tomography models. *J Bone Joint Surg Am.* 2010;92:1418–1426.)

（三）根据前内侧束和后外侧束的作用所界定的前交叉韧带功能

生物力学研究已经报道了 AMB 和 PLB 在功能上的显著差异。作为首批应用机器人进行的尸体研究之一，Sakane 和同事[251] 在研究中发现，在低屈膝角度下 PLB 对胫骨前移起到了主要的限制作用，随着继续屈膝，AMB 受力不断增大；但仍然低于 PLB 原来的受力。然而，随后的研究表明，在限制胫骨前移方面，AMB 的作用增强，而 PLB 的作用减弱。

在机器人研究中，Zantop 和同事[307] 研究了 ACL

各束在限制旋转运动中的作用。研究中，对尸体膝关节施加 134N 的胫骨前向载荷或联合 10N·m 外翻和 4N·m 胫骨内旋力矩。在屈膝 30° 时切断 PLB 可使胫骨前移增加约 7mm，而在屈膝 60° 时切断 AMB 可使胫骨前移位增加约 9mm。在低屈膝角度施加联合旋转载荷的研究中，也报道了类似的数据结果。这些数据提示，剩下的另一支"完整"束几乎没有功能，而其他研究并不支持这一点。例如，Markolf 和同事[164] 在一项尸体研究中报道，切断 PLB 后，在屈膝 10° 时前移仅增加 1.1mm，在屈膝 30° 时前移仅增

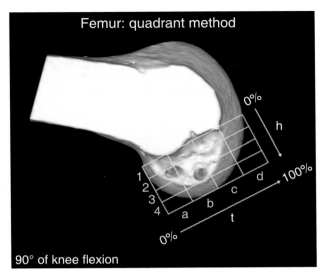

Femur: quadrant method

90° of knee flexion

▲ 图 7–15　On the femoral side, the locations of the anteromedial and posterolateral tunnel aperture centers were established within a 4×4 grid, which was oriented along the most anterior edge of the notch roof. h, Line perpendicular to the Blumensaat line; t, line parallel to the Blumensaat line.

From Forsythe B, Kopf S, Wong AK, et al. The location of femoral and tibial tunnels in anatomic double-bundle anterior cruciate ligament reconstruction analyzed by three-dimensional computed tomography models. *J Bone Joint Surg Am.* 2010;92:1418-1426.

加 0.5mm。这些作者对 ACL 重建中需要重建 PLB 表示怀疑。

Gabriel 和同事[74] 在机器人尸体实验中，切断了所有的软组织，制作了一个股骨 - ACL- 胫骨标本。对于胫骨施加前向载荷（图 7-20），在屈膝 15° 时，AMB 与 PLB 受力几乎相等，随着继续屈膝，AMB 受力增加。在外翻和胫骨内旋的旋转载荷作用下，AMB 受力超过 PLB（图 7-21）。

Li 和同事[145] 应用受试者的 MRI 和透视图像创建三维模型，并标出了 AMB 和 PLB 的止点。研究报道，AMB 和 PLB 在膝关节完全伸直位和屈曲 30° 位之间均达到最大拉伸长度，在膝关节屈伸过程中，并未出现松紧程度此消彼长的相反行为。

Giron 和同事[84] 在尸体实验中，确定了"深处"（近端）股骨隧道的定位可以通过三种技术（双切口、经胫骨或经内侧入路）中的一种来完成。然而，Arnold 和同事[15] 进行的尸体实验结果表明，ACL 完全附着于髁间窝股骨外侧壁上，该止点位置不能通过经胫骨的隧道来确定（经胫骨隧道仅能测量股骨止点前后径的 40%）。经胫骨隧道法会使导针和骨道孔处于 ACL 股骨止点近端与髁间窝顶的交界处（图 7-22）。

表 7-3　Summary of Studies on Tibial and Femoral Positions of the AM and PL Bundles and Bone Tunnels

REFERENCE	TIBIAL MEASUREMENTS				FEMORAL MEASUREMENTS WITH QUADRANT METHOD			
	ANTERIOR TO POSTERIOR (%)		MEDIAL TO LATERAL (%)		PARALLEL TO BLUMENSAAT LINE (%)		PERPENDICULAR TO BLUMENSAAT LINE (%)	
	AM	PL	AM	PL	AM	PL	AM	PL
Tsukada et al.[289] (2008)	37.6	50.1	46.5	51.2				
Forsythe et al.[71] (2010)	25	46.4	50.5	52.4	21.7	35.1	33.2	55.3
Colombet et al.[47] (2006)					26.4	47.6	25.3	32.3
Zantop et al.[308] (2008)					18.5	29.3	22.3	53.6

From Forsythe B, Kopf S, Wong AK, et al. The location of femoral and tibial tunnels in anatomic double-bundle anterior cruciate ligament reconstruction analyzed by three-dimensional computed tomography models. *J Bone Joint Surg Am.* 2010;92:1418–1426.
AM, Anteromedial; PL, posterolateral.

表 7–4　关节镜下通过骨性标志、与股骨解剖轴的角度、距关节软骨边缘的距离识别前交叉韧带股骨足印或其中心或前内侧束、后外侧束的有用标志

参考文献	骨性标志	与股骨解剖轴的角度(°)	ACL 股骨足印或其中心距关节软骨边缘的距离
Heming 等[95]（2007）	NA	28.8	足印距关节软骨后缘 4mm*
Purnell 等[237]（2008）	外侧髁，住院医师嵴前方边界	34.9 ± 3.7	足印距关节软骨后缘（3.5 ± 0.9）mm*
Siebold 等[266]（2008）	前内侧束在"过顶位"后方（3.6 ± 1.2）mm，前内侧束与后外侧束间距是（7 ± 2）mm	12	后外侧束中心距关节软骨"浅区"（远端）（6 ± 3）mm
Yasuda 等[305]（2004）	前内侧束解剖中心位于股骨"背侧"远端 5～6mm	30	后外侧束中心距关节软骨后缘 5～8mm
Ferretti 等[67]（2007）	住院医师嵴是前方边界，分叉嵴分隔了前内侧束和后外侧束	NA	NA
Steckel 等[271]（2010）	屈膝超过 90° 时韧带走行更趋于水平	屈膝 90° 时，19	NA
Luites 等[156]（2007）	沿髁间切迹，足印中心距关节软骨"浅区"（远端）（7.9 ± 1.4）mm；在髁间切迹后方（4.0 ± 1.3）mm；35 例中有 31 例足印区涵盖了髁间切迹	NA	NA
Takahashi 等[281]（2006）	前内侧束垂直于 Blumensaat 线距髁间切迹（4.1 ± 0.8）mm，后外侧束垂直于 Blumensaat 线距髁间切迹（11.3 ± 1.8）mm	NA	前内侧束距关节表面后缘（7.6 ± 1.5）mm（24.5% ± 4.7%），后外侧束距关节表面后缘（7.0 ± 1.4）mm（22.9% ± 4.7%）
Edwards 等[61]（2008）	前内侧束延伸到髁间切迹后方近端	距股骨轴 37 ± 16	平行于股轴测量：前内侧束中心距 10:30 位置后方（4.3 ± 1.1）mm，后外侧束中心距 10:00 位置后方（8.9 ± 2.1）mm
Zantop 等[308]（2008）	前内侧束距髁间切迹（5.3 ± 0.7）mm	NA	前内侧束中心距远端关节软骨边缘（18.9 ± 0.5）mm；后外侧束中心距远端关节软骨边缘（6.5 ± 0.9）mm，距后方关节软骨边缘（5.8 ± 0.6）mm
Colombet 等[47]（2006）	前内侧束中心距过顶位（1.8 ± 1.3）mm	NA	足印区距后方关节软骨（2.5 ± 1.1）mm*，足印区的远侧边界距远端关节软骨边缘（2.8 ± 1.5）mm
Iwahashi 等[117]（2010）	前方边界与股骨干后方皮质延伸至住院医师嵴一致	平行于髁间切迹顶	足印延伸至后方软骨边缘*
Hara 等[90]（2009）	前方边界是髁间窝外侧壁住院医师嵴	NA	NA

引自 Piefer JW, Pflugner TR, Hwang MD, Lubowitz JH. Anterior cruciate ligament femoral footprint anatomy: systematic review of the 21st century literature. *Arthroscopy*. 2012;28:872–881.

*. 足印后缘作为一个整体到关节软骨后边界的距离

ACL. 前交叉韧带；NA. 无效

表 7-5 前交叉韧带股骨足印止点大小（远近长度 × 前后宽度）和足印形状

参考文献	大小（mm）	形 状
Heming 等[95]（2007）	18.4 × 9.5	NA
Purnell 等[237]（2008）	（12.9 ± 0.1）×（7.6 ± 1.4）	NA
Steckel 等[271]（2010）	NA	半月形
Siebold 等[266]（2008）	（15 ± 3）×（8 ± 2）	长椭圆形
Yasuda 等[305]（2004）	NA	鸡蛋形
Ferretti 等[67]（2007）	（17.2 ± 1.2）×（9.9 ± 0.8）	前缘直、后缘凸的半圆形
Luites 等[156]（2007）	NA	卵圆形
Takahashi 等[281]（2006）	AM：（11.3 ± 1.6）×（7.5 ± 1.3） PL：（11 ± 1.7）×（7.6 ± 1.0）	椭圆形
Edwards 等[61]（2008）	（14 ± 2）×（7 ± 1）	多变
Mochizuki 等[177]（2006）	AM：（9.2 ± 0.7）×（4.7 ± 0.6） PL：（6.0 ± 0.8）×（4.7 ± 0.6）	卵圆形
Colombet 等[47]（2006）	（13.9 ± 9.5）×（9.3 ± 7.1）	多变
Iwahashi 等[117]（2010）	（17.4 ± 0.9）×（8 ± 0.5）	卵圆形
Stijak 等[272]（2009）	（14.4 ± 2.3）×（6.8 ± 0.7）	NA

引自 Piefer JW, Pflugner TR, Hwang MD, Lubowitz JH. Anterior cruciate ligament femoral footprint anatomy: systematic review of the 21st century literature. *Arthroscopy*. 2012;28:872–881.

AM. 前内侧；PL. 后外侧；NA. 无效

Mae 和同事[158] 在尸体膝关节研究中，使用机器人模拟器研究了单股骨隧道和双股骨隧道 ACL 重建的效果。在 ACL 胫骨止点中心建立单一胫骨隧道。股骨单隧道和双隧道定位于 1:00 和 2:30。在移植物预载 44N 的载荷下，胫骨 AP 移位和移植物原位应力的数据显示，单束和双束移植物之间几乎没有差异，两者都产生了轻度到中度的限制力，阻止了胫骨前移。研究报道了正常 ACL 分束之间的载荷分布（图 7-23），结果表明，在低屈曲角度下 PLB 的功能更强，与 AMB 在屈曲 10° 时相同，随着屈膝角度增加，AMB 的功能进一步增强。该研究没有对模拟轴移载荷时两束的载荷分布情况进行研究。

Yagi 和同事[303] 比较了应用腘肌腱进行 ACL 单束和双束重建。将双襻单束腘肌移植物置于大约 11:00 的位置，并预张至 44N，而双束重建时每一束都预张至 44N。双束移植物总张力为 88N，对比之下，单束移植物张力为 44N。在屈膝 30°、前向载荷 134N 时，数据结果显示出无法解释的胫骨残留前移

[完整的膝关节，（6.4 ± 2.4）mm；单束重建膝关节，（10.2 ± 2.5）mm]，这一点超出了对单束抗阻的预料。研究发现，单束移植物出现松弛，这很可能是其对抗旋转 - 平移复合运动能力下降的原因。

Petersen 和同事[229] 在临床研究中得出结论，ACL 双束移植物在股骨和胫骨的位置有很大变化。在尸体研究中，Petersen 等[229] 发现，在模拟轴移活动中胫骨双隧道技术对承受联合旋转载荷具有优势（屈曲 30°、5N·m 内旋力矩、10N·m 外翻力矩下，胫骨前移由 9.5mm 变为 7.5mm）。值得注意的是，研究的作者们提出，一些术者建议在应用胫骨单隧道技术时，应将隧道和移植物置于 PCL 前方 7～8mm 处[106, 180]。如前所述，胫骨隧道后置会导致 ACL 移植物的位置更垂直，同时部分移植物的位置甚至可能比原 ACL 胫骨止点更偏后。在 ACL 胫骨足印内偏前的位置放置第二根移植物有望提供更好的抗载荷效果。虽然数据没有为 ACL 双束重建手术提供证据，但有数据证据证明，应当避免在 ACL 胫骨止点

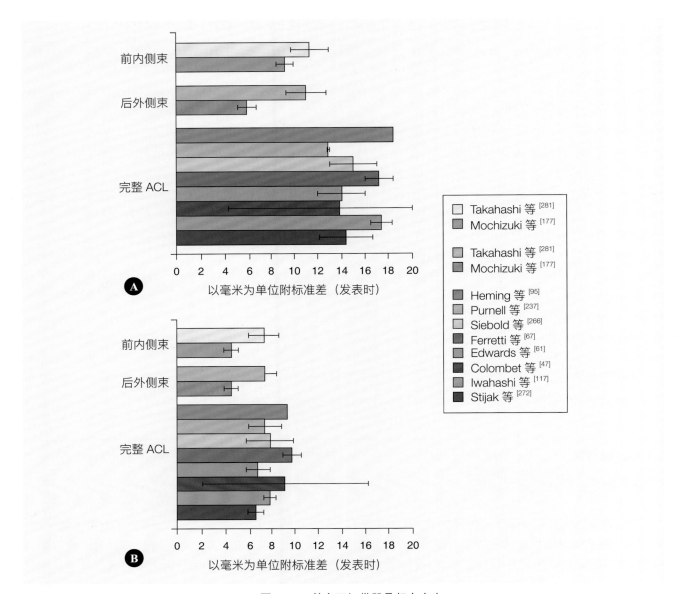

▲ 图 7-16　前交叉韧带股骨起点大小

近端到远端（A），前端到后端（B），源于发表的文献对韧带分束的测量或将足印作为一个整体（整体 ACL）的测量结果。ACL. 前交叉韧带（引自 Piefer JW, Pflugner TR, Hwang MD, Lubowitz JH. Anterior cruciate ligament femoral footprint anatomy: systematic review of the 21st century literature. *Arthroscopy*. 2012;28:872-881.）

后 1/3 处放置单束 ACL 移植物。

　　Yamamoto 和同事[304] 应用机器人系统进行了尸体研究，将移植物置于髁间窝 10:00 位置的单束 ACL 重建与双束解剖重建进行了比较。这是少数发表的在外侧壁该位置进行单束重建的研究之一，该方法避免了更近端的植入点。在其他机器人研究中使用了类似的载荷条件（胫骨前向载荷 134N，10N·m 外翻和 5N·m 胫骨内旋的联合载荷）。在屈膝 30° 时，正常的 ACL、单束重建的移植物和解剖双束重建的移植物在胫骨前移、受力方面无统计学差异。同时，

在联合旋转载荷条件下，胫骨前移、内旋、ACL 移植物受力也均无差异，这与其他机器人实验形成了直接对比。

　　Markolf 和同事[165] 在尸体膝关节上对正常膝关节、ACL 单束和双束重建膝关节分别进行模拟轴移载荷的测量。单束重建（移植物置于 AMB 解剖点）的胫骨旋转和外侧平台移位的均值与正常膝关节相似，而双束重建将旋转和平移的复合移位降低到比正常膝关节更低的水平。作者们认为，双束重建形成的过度限制作用其临床影响尚不明确，同时对是

表 7-6　通过不同方法对前交叉韧带股骨足印区解剖中心的影像学描述（单束或整体）

参考文献	前内侧束中心（%）	后外侧束中心（%）	前交叉韧带足印中心（%）
Bernard 和 Hertel 方法			
Colombet 等[47]（2006）	（26.4±2.6）×（25.3±4.2）	（32.3±3.9）×（47.6±6.5）	29.35×36.45
Iriuchishima 等[116]（2010）	（15±6）×（26±8）	（32±9）×（52±5）	23.5×39
Forsythe 等[71]（2010）	（21.7±2.5）×（33.2±5.6）	（35.1±3.5）×（55.3±5.3）	28.4×44.25
Zantop 等[308]（2008）	18.5×22.3	29.3×53.6	23.9×37.95
Tsuda 等[288]（2010）	（25.9±2）×（17.8±2.9）	（34.8±2）×（42.1±3.9）	30.35×29.95
Pietrini 等[231]（2011）	（21.6±5.6）×（14.2±7.7）	（28.9±4.6）×（42.3±6）	25.25×28.25
Guo 等[86]（2009）	NA	NA	（43.1±4.6）×（38.3±1.3）
Steckel 等[271]（2010）	NA	NA	（26.9±3.5）×（27.5±3.2）
均值	21.5×23.1	32×48.8	28.5×35.2
Mochizuki 方法			
Mochizuki 等[177]（2006）	（28.3±2.1）×（28±2）	（59.8±4.1）×（53±2）	44.05×40.5
Edwards Grid 方法			
Edwards 等[59]（2007）	21×24	27×57	24×40.5
Takahashi 方法			
Takahashi 等[281]（2006）	31.9×26.9	39.8×53.2	35.85×40.05

引自 Piefer JW, Pflugner TR, Hwang MD, Lubowitz JH. Anterior cruciate ligament femoral footprint anatomy: systematic review of the 21st century literature. *Arthroscopy* 28:872–881, 2012.
Bernard-Hertel 方法将中心描述为沿 Blumensaat 线（从近端和后端到远端和前端）的距离百分比乘以 Blumensaat 线垂线（从近端和前端到远端和后端）的距离百分比
Mochizuki 方法将中心描述为近到远的距离百分比乘以从前到后的距离百分比（参照髁间窝顶部）
Edward 方法将中心描述为从浅（近端和后端）到深（远端和前端）的距离百分比乘以近端和前端到远端和后端（参照髁间窝顶部）的距离百分比
Takahashi 方法将中心点描述为从近端到远端的距离百分比乘以从前到后的距离百分比（参照髁间窝顶部）
ACL. 前交叉韧带；NA. 无效

否需要开展这种增加操作复杂性的手术表示怀疑。

Cuomo 和同事[51]在一定载荷（90N 前移载荷，5N·m 内旋力矩）条件下，使用 6 个自由度系统对尸体膝关节单束和双束移植物张力的效果进行了研究。在双束重建中，在不同屈膝角度下拉紧每一束移植物。在单束重建中，在屈膝 20°时拉紧移植物。所有移植物的张力都足以使膝关节恢复正常平移幅度。双束重建中分别拉紧每一束移植物（屈膝 90°时拉紧 AMB，屈膝 20°时拉紧 PLB，先后顺序会有不会过度限制胫骨的前后移动。相反，屈膝 20°时

同时拉紧 AMB 和 PLB 的效果最符合正常膝关节屈曲过程中的前后平移程度。研究数据表明，术中很难根据正常 ACL 的载荷分配情况拉紧两束移植物。如前所述，在前向载荷作用下，AMB 和 PLB 都承受了载荷，但比例不同。在单束重建中移植物定位于股骨和胫骨止点的中心，在屈膝 20°时，在前向载荷作用下，单束移植物张力高于双束移植物。重要的是，数据表明在低张力（20N）条件下，前内侧和后外侧移植物的松紧程度能产生最好的效果。单束移植物需要（38±27）N 的张力才能恢复膝关节原来的

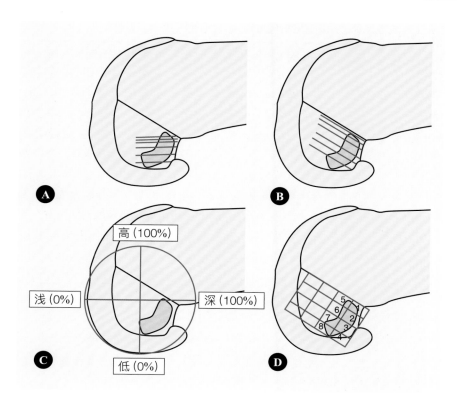

▲ 图 7-17　A. 在钟表面的位置画出平行于股骨干的测量线；B. 从钟表面的位置画出平行于股骨髁间窝顶部的测量线；C. 后髁圆形参照系统；D. 用于描述前交叉韧带两个功能性分束止点中心位置的测量网格，并对区域编号

引自 Edwards A, Bull AM, Amis AA. The attachments of the anteromedial and posterolateral fibre bundles of the anterior cruciate ligament: part 2: femoral attachment. *Knee Surg Sports Traumatol Arthrosc.* 2007;16:29-36.）

松紧程度。

Scopp 和同事[257] 在尸体实验研究中发现，与位置"标准"的股骨隧道（相对于垂直方向倾斜 30°）相比，隧道位置倾斜越大（相对于垂直方向倾斜 60°）越能有效对抗内旋力矩（差异 4.4°，6.5N·m）。这种股骨隧道是通过经胫骨技术建立的，很可能出现胫骨骨道位置偏后。胫骨前移量也不会恢复到正常（"标准"股骨隧道时胫骨前移量为 2.5mm，股骨隧道倾斜时，前移量为 2.2mm）。

Simmons 和同事[268] 在尸体实验中，发现了胫骨隧道过于垂直（70° 和 80°）常产生不良影响，会撞击 PCL 并产生更高的移植物张力。在倾斜 60° 的冠状面上，更为倾斜的胫骨隧道和股骨隧道不会对 PCL 产生撞击。本研究建议，在偏后的位置建立胫骨隧道，并应用经胫骨技术在更近侧的位置建立 ACL 股骨止点，这从历史角度再现了文献所报道的移植物更加垂直的研究结果（正如过去文献所报道的，这会导致移植物更加垂直）。

Arnold 和同事[16] 在尸体研究中，发现 10:00 和 11:00 位置的股骨隧道不能重现 ACL 被动拉伸 - 屈伸张力曲线，而 9:00 位置的股骨隧道可以再现该曲线。但是该研究采用了偏后的胫骨隧道，位置不太理想。

总之，大多数应用机器人的体外研究将双束移植物重建与混合定位（股骨止点偏近端、胫骨止点偏后、位置更垂直的）的单束移植物重建进行了比较，而没有与定位在股骨和胫骨止点中心的单束重建进行比较。因此，发表的数据仅适用于研究中所提到的混合定位的单束移植物，结果也如预期的那样，即垂直位置的单束移植物不能对抗旋转载荷。因此，研究结论是，有充足的实验数据建议在临床应用单束移植物重建时，应避免使用这种混合定位的方法。

关于单束移植物解剖重建（隧道定位在股骨和胫骨止点中心）与双束重建的对比研究，目前尚缺乏完整的体外研究数据[153]。在对抗复合运动（如轴移活动时）时，关于 ACL 各区域纤维的功能，也缺乏完整的实验数据。这将是未来研究的一个重要领域（图 7-24）。目前回顾的其他生物力学研究表明，在股骨和胫骨解剖止点重建（避免了股骨止点过高和胫骨止点偏后）的单束移植物能够恢复关节的旋转稳定性，因此，双束重建的必要性就值得怀疑[165]。

张力适度的双束移植物在理论上的优势是，与单束移植物的整体张力相比，每一束移植物初始张力更小。换句话说，在承受前向载荷时，与双束移植物每束所分担的张力相比，单束移植物总是承受了更高的张力。在不同屈膝位置双束重建的两股移

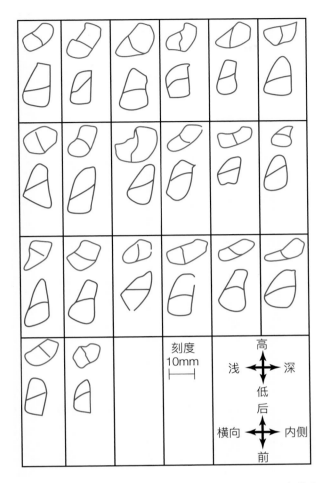

▲ 图 7-18　前交叉韧带股骨止点轮廓及相应胫骨止点轮廓
每例中，股骨轮廓在上，胫骨轮廓在下；显示的所有轮廓均为右膝（引自 Edwards A, Bull AM, Amis AA. The attachments of the anteromedial and posterolateral fibre bundles of the anterior cruciate ligament: part 2: Femoral attachment. *Knee Surg Sports Traumatol Arthrosc*. 2007;16:29-36.）

植物可以按不同比例分担总体张力，这也是其相对于单束重建的理论优势。从实验角度看，无论是单束移植物还是双束移植物，都可以通过张力恢复对关节正常活动的限制；然而，这也会使移植物付出张力过高的代价，特别是对于单束移植物。因此，双束移植物（ACL 或 PCL）的优势是在移植物承受最低张力载荷的情况下，恢复了正常膝关节的运动范围，这对移植物的愈合和重塑是非常有利的。移植物低载荷的另一个理论优势是，随着特殊运动状态的恢复，移植物被拉出的风险更小。另外，在循环载荷的条件下，如果 ACL 或 PCL 移植物张力过高，其被拉出或失败的风险就很高 [261]。再强调一下，应该注意的是，单束或双束 ACL 移植物都不能恢复原

ACL 纤维的长度 - 张力特性。

（四）我们对前交叉韧带前内侧束和后外侧束的功能、前交叉韧带单束移植物重建的机器人研究

我们应用机器人对 ACL AMB 和 PLB 的运动学功能进行了一系列体外尸体研究 [78, 91, 209]。这些研究包括对完整膝关节进行 6 个自由度的机器人测试方案，还包括 AMB 或 PLB 切断的膝关节，以及 ACL 完全切断的膝关节。如前所述，机器人测试方案包括了首次使用 4 个自由度模拟轴移活动，即在膝关节屈伸过程中，使胫骨前移同时施加胫骨内旋和肢体外翻载荷，以诱发最大程度的胫骨前向半脱位。这些研究还包括首次使用数字化胫骨平台，以确定胫股关节内、外侧间室的平移和模拟轴移试验的胫骨旋转中心。

结果表明，在模拟 Lachman 试验和轴移试验中，ACL 的两束能够协同限制内、外侧间室半脱位。与 PLB 相比，AMB 对胫骨前移的限制作用更强。为了在施加轴移载荷时使胫股关节间室半脱位，需要同时切断 ACL 的两束（图 7-25 至图 7-27）。在轴移载荷试验中，ACL 的两束都没有起到抗内旋作用。我们的结论是，复制 AMB 功能的 ACL 移植物可在多种载荷条件下恢复内、外侧间室的平移程度；而 PLB 仅能在低屈曲角度下提供了辅助限制功能。ACL 任何一束均不能单独限制胫骨内旋，其中任何一条缺损时，都不会出现轴移载荷下的半脱位阳性。此外，正如文献中所提及的，PLB 并不是膝关节旋转稳定性的主要限制结构 [110, 120, 124]。

我们进行了一项机器人体外尸体研究，发现在模拟 Lachman 试验和轴移试验条件下，定位于股骨和胫骨解剖中心的单束 ACL 移植物恢复了胫股间室的正常平移和旋转功能。这项研究包括 6 个自由度的机器人测试方案，涉及正常膝关节、ACL 切断的膝关节和 ACL 重建的膝关节。ACL 重建恢复了旋转稳定性，即在模拟的轴移载荷条件下所定义的正常运动范围和内、外侧间室的正常平移程度（图 7-28）。

本研究的结果支持本章所推荐的用单束 ACL 移植物代替双束移植物重建。这一结果得到了 Markolf 和同事 [166] 的支持，他们研究了单束和双束 ACL 移植物对尸体膝关节的作用效果。如本章所述，在此之前，在对 ACL 双束重建的机器人轴移载荷研究中，使用的载荷参数没有包括诱导胫骨最大前向半脱位

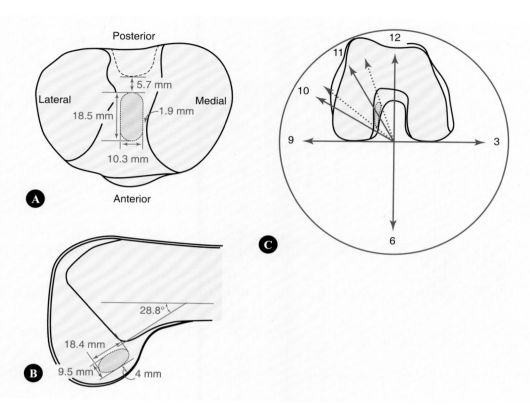

▲ 图 7-19 A, Right knee anterior cruciate ligament (ACL) tibial insertion. Measurements are the mean for the anterior-posterior length, medial-lateral width 10mm from the posterior margin, distance from the posterolateral cruciate ligament notch, and distance to the medial plateau articular cartilage. B, Right knee ACL femoral insertion. Measurements are the mean for the length, width 10 mm from the proximal margin, distance to the articular cartilage, and angle to the long axis of the femur in the sagittal plane. C, Right knee ACL femoral insertion in the coronal plane with the knee flexed 90 degrees. The ACL insertion spanned the clock face from 10:14 to 11:23. The vertical 12 o'clock axis was perpendicular to the 3 to 9 o'clock axis drawn between the posterior femoral condyles. The vertical axis extended superiorly from a point midway between the walls of the notch to the apex of the notch.

From Heming JF, Rand J, Steiner ME. Anatomical limitations of transtibial drilling in anterior cruciate ligament reconstruction. *Am J Sports Med.* 2007;35:1708-1715.

的胫骨前移 - 内旋复合运动，此外，也没有测量胫股间室平移或半脱位的程度。因此，之前的这些研究得出了以下结论：单束 ACL 重建不能恢复膝关节的旋转稳定性或者双束 ACL 结构是必要的，我们对这些研究的有效性表示怀疑。

（五）前交叉韧带移植物功能的术中和术后测量

评估 ACL 移植物功能时，必须考虑正常复合运动范围的恢复情况，包括轴移活动时胫骨前移和内旋复合运动，这与患者打软腿症状密切相关。在 KT-2000（MEDmetric）测试中，只评估胫骨前向移位。如果膝关节胫骨中心相对于对侧膝关节有 3mm 或更少的前向移位，则可以认为轴移试验阴性，因为此时对胫骨前移位的约束力量也限制了

外侧平台的前向半脱位。反之，如果胫骨前移大于 5mm，则有可能出现轴移试验阳性，同时患者会抱怨出现打软腿症状。问题是，在临床调查中，膝关节胫骨前移增加 3～5mm 的患者可能占到了总数的 20%～30%[1, 14, 218, 259, 260]，特别是使用同种异体移植物的时候[203]。这种轻到中度的胫骨前移增加会出现 Lachman 试验轻度阳性，并伴有硬性止点。这些膝关节可能会表现出轴移试验阳性和打软腿症状。在检查者中，轴移试验有很高的主观性和可变性（见第 3 章），一名检查者可以根据 KT-2000（胫骨前移测试）或轴移试验，报道治疗结果成功，而另一名检查者可能会根据轴移试验的检查手法，将膝关节评定为失败。当前迫切需要一种临床检查方法来模拟轴移现象以及由此导致的胫股内、外侧间室的半脱位（以

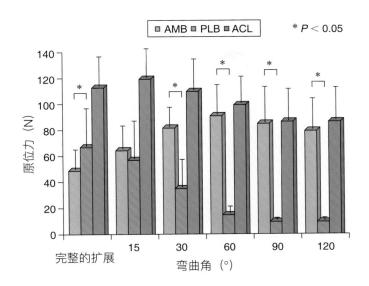

◀ 图 7-20　在 134N 的胫骨前向载荷作用下，完整的前交叉韧带（ACL）及其前内侧束（AMB）和后外侧束（PLB）的受力情况

引自 Gabriel MT, Wong EK, Woo SL, et al. Distribution of in situ forces in the anterior cruciate ligament in response to rotatory loads. *J Orthop Res*. 2004;22:85-89.

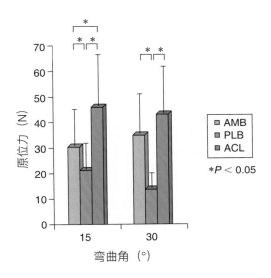

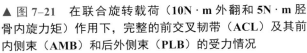

▲ 图 7-21　在联合旋转载荷（10N·m 外翻和 5N·m 胫骨内旋力矩）作用下，完整的前交叉韧带（ACL）及其前内侧束（AMB）和后外侧束（PLB）的受力情况

引自 Gabriel MT, Wong EK, Woo SL, et al. Distribution of in situ forces in the anterior cruciate ligament in response to rotatory loads. *J Orthop Res*. 2004;22:85-89.

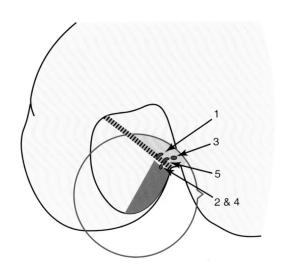

▲ 图 7-22　经胫骨隧道钻入股骨导针形成的不理想的股骨骨道定位（髁间窝视角，导针孔汇总；膝关节 1～5）示意

引自 Arnold MP, Kooloos J, van Kampen A. Single-incision technique misses the anatomical femoral anterior cruciate ligament insertion: a cadaver study. *Knee Surg Sports Traumatol Arthrosc*. 2001;9:194-199, 2001.

毫米为单位）。

　　Bull 等[35] 是报道应用三维运动分析系统测量术中胫骨平移和旋转的首批作者之一。在手术环境中，轴移试验时胫骨内、外侧平台移位程度有明显的变异性。Robinson 和同事[245] 利用计算机导航技术对 22 例患者进行了 ACL 双束重建。ACL 移植物的确切定位和检查者施加的载荷仍是有待确定的变量。

　　Tashman 和同事[282] 设计了一种独特的方法对 ACL 重建后的患者进行体内动态测量，该项研究结

果经常被引用。研究人员使用双平面放射成像系统测量患者在跑步机下坡跑步时的胫股位移情况。结果发现重建膝关节的胫骨外旋均值增加 3.8°±2.3°，内收均值增加 2.8°±1.6°。从临床角度来看，尚不清楚这些微小差异的影响，同时，未来的研究需要纳入更多的动态旋转运动同直线跑步运动进行比较，以测量膝关节的旋转运动情况。该研究未确定移植物在股骨和胫骨隧道的具体位置。

　　Ristanis 和同事[244] 对 B-PT-B 重建的 11 名患者

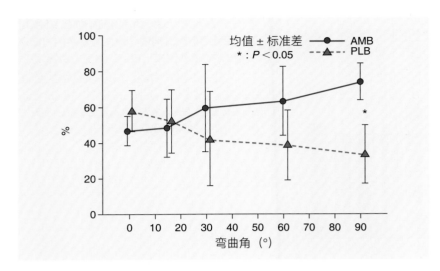

◀ 图 7-23　在 100N 的前向载荷下，正常前交叉韧带束间的受力分布情况

AMB. 前内侧束；PLB. 后外侧束（引自 Mae T, Shino K, Miyama T, et al. Single-versus two-femoral sockets anterior cruciate ligament reconstruction technique: Biomechanical analysis using a robotic simulator. *Arthroscopy*. 2001;17:708-716.）

平移程度或内旋范围，单束重建与双束重建无明显统计学差异。正如所料，关节外重建显著降低了胫骨内旋范围。术中使用导针在 PCL 前方 7mm、ACL 止点偏后处定位移植物的胫骨位置。作者没有确定两种移植体的结构对轴移试验复合运动的影响，仅确定了其对胫骨内旋的限制。

我们关于单束移植物与双束移植物 ACL 重建研究的结论见表 7-7。我们提出的假说是，一个理想的单束移植物结构（移植物起止点位于 ACL 股骨和胫骨止点的中心，避免垂直方向）能够控制异常的轴移运动，避免了双束移植物重建的必要性和额外的复杂性。

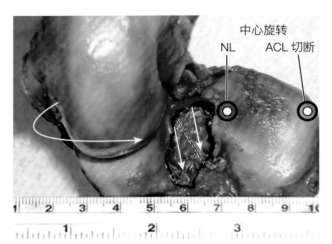

▲ 图 7-24　前交叉韧带止点的轮廓及近似的胫骨旋转中心

前交叉韧带（ACL）切断后，胫骨旋转中心内移，部分程度上受内侧韧带结构限制。前交叉韧带分为前内侧束和后外侧束。需要注意的是，在加载载荷的条件下，前内侧束在解剖学上的位置限制了胫骨内旋和前移的复合运动，这种影响在生物力学研究中常被低估。NL. 正常

进行了跳跃着陆和扭转机动的运动学研究，并评估了利用 6 个摄像头光电系统所捕获的运动学数据。与健侧肢体或对照组相比，ACL 重建并未使胫骨旋转恢复到正常。股骨隧道在屈膝 120° 时经 AM 入路建立，定位点在外侧壁 10:00—11:00 的位置。将胫骨隧道定位于 ACL 的足印中心。作者指出，该研究的局限性是皮肤标记的运动可能无法准确代表真正的胫股关节平移程度。

Monaco 和同事[179] 评估了单束 ACL 重建联合关节外手术与双束 ACL 重建对胫骨旋转的影响。在手术室中，在 ACL 手术前后应用了计算机导航设备。在 AMB 重建后再重建 PLB 并没有减少胫骨的前后

（六）对前交叉韧带移植物在胫骨和股骨定位点的推荐

考虑到标本之间 ACL 解剖形状的变化，在手术中标记出每例膝关节 ACL 止点的大小和形状是很重要的。这可以在 ACL 初次重建中完成，但在翻修手术中通常很难实现。尸体研究提供了重要的解剖学参考标志。但由于 ACL 止点的形态变化，在单束和双束移植物的位置选择上术者之间可能存在差异。当前已经研发了更新的计算机导航技术用于帮助 ACL 移植物的定位，但目前仍不知道选择哪些解剖点建立隧道，能与临床结果的稳定性相关。

ACL 止点的重要标志是内侧胫骨棘、PCL 陷窝近端的过背嵴和外侧半月板止点。PCL 被用作自体 ACL 止点的后方界线（后缘），其实 PCL 不是很好的软组织标志。应当注意的是，一些作者[107] 已经提倡将导针和胫骨隧道置于距 PCL 前方 6～8mm 处，

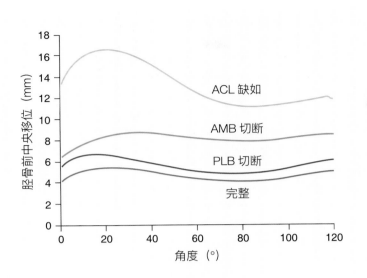

◀ 图 7-25　在 100N 的前向载荷条件下，屈膝 0°～120° 时，前交叉韧带（ACL）完整、后外侧束（PIB）切断、前内侧束（AMB）切断和前交叉韧带缺损的膝关节，其胫股间室中心的前向移位情况

引自 Gardner EJ, Noyes FR, Jetter AW, et al. Effect of anteromedial and posterolateral ACL bundles on resisting medial and lateral tibiofemoral compartment subluxations. *Arthroscopy*. 2015;31(5):901-910.

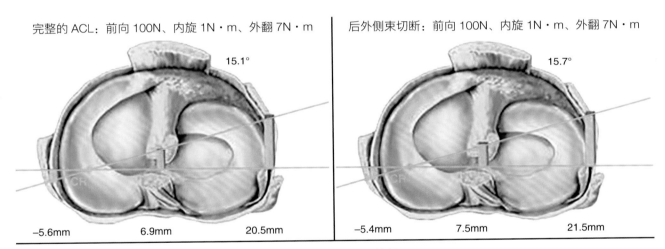

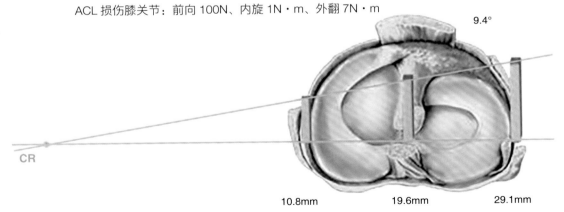

▲ 图 7-26　在 Lachman（100N）和轴移 4 号载荷条件下（前向 100N、内旋 1N·m、外翻 7N·m），右侧正常膝关节、PLB 切断的膝关节、ACL 损伤膝关节间室平移和胫骨旋转示意

仅切断 PLB 对胫股间室平移变化的影响，无统计意义［引自 Gardner EJ, Noyes FR, Jetter AW, et al. Effect of anteromedial and posterolateral ACL bundles on resisting medial and lateral tibiofemoral compartment subluxations: *Arthroscopy*. 2015;31(5):901-910.］

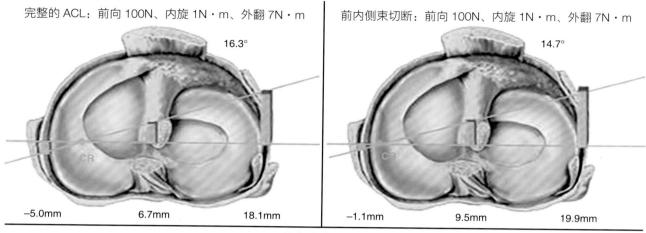

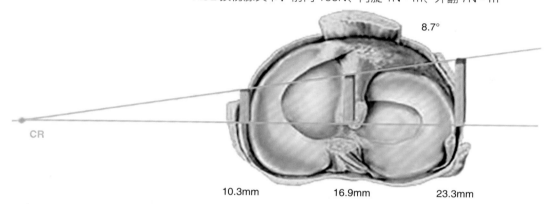

▲ 图 7-27　在 Lachman（100N）和轴移 4 号载荷条件下（前向 100N、内旋 1N·m、外翻 7N·m），右侧正常膝关节、前内侧束切断的膝关节、ACL 缺损膝关节间室平移和胫骨旋转示意

仅切断前内侧束导致胫股间室出现较小的平移，但有统计学意义。CR. 旋转中心（引自 Gardner EJ, Noyes FR, Jetter AW, et al. Effect of anteromedial and posterolateral ACL bundles on resisting medial and lateral tibiofemoral compartment subluxations: *Arthroscopy*. 2015;31(5):901–910.）

即将胫骨隧道置于 ACL 附着区的后部。一些膝关节中，胫骨隧道位于自体 ACL 止点的后方，距离 RER 或棘间嵴仅几毫米。胫骨隧道偏后会使 ACL 移植物近乎垂直，该移植物不能对抗轴移活动中产生的旋转载荷，这一点我们已经讨论过了。

我们推荐单束移植物胫骨止点应定位于靠近外侧半月板前角止点处（图 7-29）。根据该解剖参考点，术中可以很容易标记出 ACL 止点。在一些膝关节中，ACL 前缘可能会被软组织遮挡，此时，过背嵴或 PCL 陷窝的后棘间嵴就是重要的定位标志。ACL 中心位于 RER 前方 16～20mm 处。由于 ACL 移植物最终会位于胫骨隧道内的后方和外侧，因此导针最理想的位置是定位于 ACL 的真正中心的前方和内侧 2～3mm 处[45]。该隧道将会使大部分移植物位于胫骨附着区的中心，避免了移植物处于附着区偏

后的位置。重要的是，因为圆形移植物可以占据原 ACL 胫骨附着区的部分平坦区域，所以移植物不会撞击前方髁间窝。但特别对于 A 形髁间窝的膝关节，前方髁间窝成形很有必要。在许多 ACL 翻修的膝关节中，ACL 止点后方的骨嵴（"无人区"）（图 7-30）已被先前的移植物隧道破坏，该隧道从 RER 扩大了 1～2mm，翻修前需要进行植骨。为了避免移植物处于垂直方向，在准备 ACL 胫骨隧道（初次手术或翻修手术）时，胫骨钻都不要随意穿入或穿透 ACL 止点的后 1/3 和邻近的 RER，这一点很重要。

股骨止点的重要标志是关节后方软骨、Blumenstaat 线和位于髁间窝股骨外侧壁的 ACL 附着区（在网格系统中标出的区域）。目标是将隧道定位在附着区中心至近 2/3 处，以维持 ACL 移植物的长度，同时建立隧道时应通过原 ACL 止点与纤维软骨相连的直接

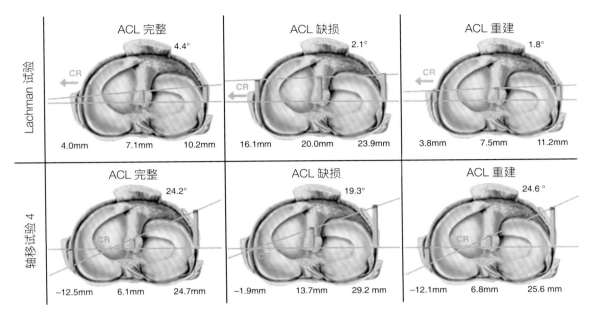

▲ 图 7-28 在 Lachman（100N）和轴移 4 号载荷条件下（前向 100N、内旋 1N·m、外翻 7N·m）的右侧正常膝关节、ACL 缺损膝关节、ACL 重建后膝关节标本间室

在 ACL 胫骨和股骨的止点中心置入单束骨 - 髌腱 - 骨移植物，通过测量胫股间室平移程度，确定恢复了膝关节平移和旋转稳定性。CR. 旋转中心

表 7-7 我们关于单束移植物与双束移植物前交叉韧带重建研究的结论

- ACL 不是等长结构，按其功能分为两个纤维束，但不能代表其纤维的拉伸行为。单束或双束移植物均不能复制原 ACL 的功能。虽然骨科文献坚持将 ACL 的解剖过度简化成两束。但是，一些研究表明，ACL 没有真正的解剖分区。未来，人们对 ACL 在股骨和胫骨附着区的理解会更加深入，并找到最理想的移植物定位点（及合适的张紧程度），同时外科医生也会具备再现定位点的手术能力，这将为 ACL 手术带来长足的进步

- 通常文献建议将 ACL 单束移植物定位于股骨止点的近端和胫骨止点的后 1/3（距后交叉韧带窝 7~8mm），但这样会使移植物处于垂直方向，不能充分控制轴移的复合运动

- 关节镜下经胫骨技术通常导致 ACL 移植物位于股骨近端位置，同时胫骨隧道过于偏后。移植物在这个位置可能会减少胫骨前移，但不会减少轴移活动中的旋转运动，不推荐这种手术方法

- ACL 单束重建的移植物最理想的定位点似乎在 ACL 股骨和胫骨止点的中心，通过前内侧入路在膝关节高屈曲时（或用可折弯导针，钻取）或通过双切口（倒打钻，带翼钻头）建立股骨隧道。不推荐关节镜下经胫骨钻取股骨隧道技术

- ACL 双束技术的理论优势在于移植物和胶原纤维能够填充整个 ACL 解剖附着区（与单束移植物相比）。支持 ACL 双束移植的机器人实验和临床研究似乎参考了混合单束重建的研究结果（股骨定位于近端，胫骨定位偏后），在抗旋转载荷方面不太理想

- 目前还没有从机器人研究或临床研究中得到实验证明，证实定位于止点中心的解剖型单束 ACL 移植物和双束移植物之间有任何差异（可以对抗异常的轴移运动）

- ACL 双束移植物的概念促使人们重新审视 ACL 的解剖结构，并研究单束和双束移植的理想位置。与位置良好、定位于解剖中心的单束移植物相比，双束重建额外增加了手术复杂性。此外，对失败的双束重建进行翻修手术可能会增加不必要的复杂性

- ACL 双束技术常采用同种异体软组织移植物来获得理想的移植物横截面积。与自体移植物相比，同种异体移植物由于延迟愈合而增加了失败率。比较应用自体移植物解剖单束和双束重建的前瞻性随机 I 级临床研究时，需要提供临床数据，其中不能添加与同种异体移植物相关的变量

- 今后需要进一步的临床研究和客观的临床测试方法来测量膝关节的旋转稳定性。需要测量轴移试验中的复合运动。在这些复合运动中，胫股关节内外侧间室的前移范围是对关节前向半脱位和旋转稳定性的最佳描述

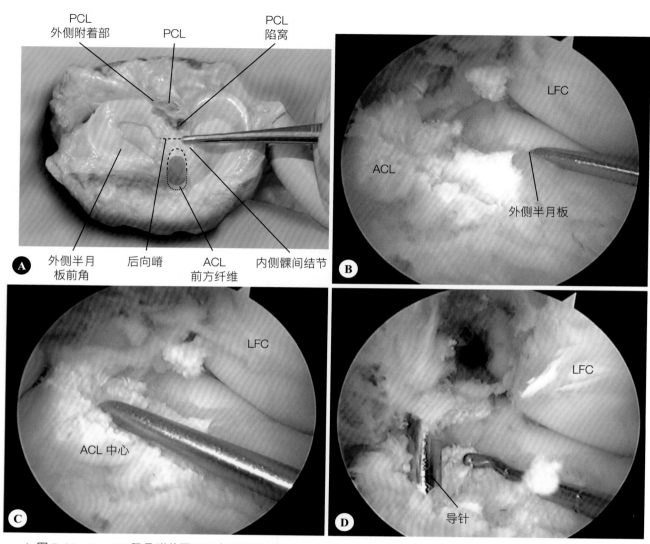

▲ 图 7–29　**A.** ACL 胫骨附着区已经在阴影区域标出，显示出了 ACL 移植物和胫骨隧道的中心位置；**B.** 关节镜下外侧半月板后缘前方的 ACL 附着区；**C.** ACL 胫骨附着区中心，位于外侧半月板后缘前方；**D.** ACL 单束重建时导针位于胫骨附着区中心

ACL. 前交叉韧带；LFC. 股骨外侧髁；PCL. 后交叉韧带

止点中心，而不能通过后方靠近股骨关节软骨边缘的纤维间接附着区。隧道距股骨髁关节软骨 3mm（后部或深部）可防止移植物位置过于偏后，避免因此出现屈膝增加时移植物发生轻度松动（屈曲松弛）。再次强调，ACL 没有纤维延伸到髁间顶部，所有纤维都附着于髁间窝外侧壁。Tsukada 及其同事 [290] 报道，髁间窝股骨外侧壁的骨嵴（住院医师嵴）的位置和尺寸有较大变异，不应作为建立股骨隧道的参考标志。

Bird 和同事 [28] 在一项尸体研究中报道，屈膝 90° 时，ACL 附着区的中心位于沿外侧分叉嵴方向、股骨髁前后深度的 50%（关节软骨交界处）处。这项技术中可能的错误是，为了避免使隧道靠近股骨

关节软骨，故沿分叉嵴测量了中心点的距离。Piefer 和同事 [230] 对 20 篇关于 ACL 股骨足印的文献进行了系统性回顾，指出了这些研究中的技术差异；然而，这些研究者均建议应当在关节镜下识别出髁间窝外侧壁的骨性标志（图 7–31），这对关节镜外科医生非常有用。这些骨性标志包括，在可能的情况下，要识别出原 ACL 的附着区、住院医师嵴或髁间嵴、分叉嵴、无 ACL 纤维附着的髁间窝顶部、股骨外侧髁关节软骨交界处。我们先将膝关节置于屈曲 30°（图 7–30），确保入点距离是隧道半径加上 3mm。例如，直径 10mm 的钻头，其半径为 5mm 再加 3mm，或直接距关节软骨 8mm。我们测量了屈膝 30° 和 90° 时

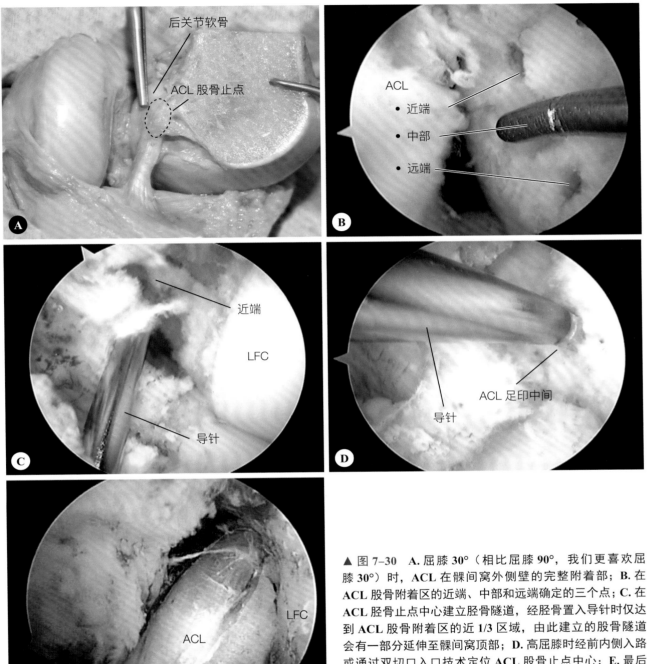

▲ 图 7-30 A. 屈膝 30°（相比屈膝 90°，我们更喜欢屈膝 30°）时，ACL 在髁间窝外侧壁的完整附着部；B. 在 ACL 股骨附着区的近端、中部和远端确定的三个点；C. 在 ACL 胫骨止点中心建立胫骨隧道，经胫骨置入导针时仅达到 ACL 股骨附着区的近 1/3 区域，由此建立的股骨隧道会有一部分延伸至髁间窝顶部；D. 高屈膝时经前内侧入路或通过双切口入口技术定位 ACL 股骨止点中心；E. 最后移植物固定于髁间窝股骨外侧壁

ACL. 前交叉韧带；LFC. 股骨外侧髁

的隧道定位，按所讨论的方法进行定位，但每种方法的测量结果都有所不同。关于移植物在股骨的理想定位点（如近端 2/3、中部 2/3）及其对随后生物学重塑的影响，这些问题目前尚无法回答，仍需要进行更多的运动学和临床研究。我们的理解是基于当前知识，这两个影响最终临床结果的股骨位置没有差别。在建立股骨隧道时，要尽量确保位置在股骨足印区不会太偏前、偏后或偏远。

Hensler 和同事[97] 进行了一项 ACL 股骨隧道的形态学研究，研究中的股骨隧道是在高度屈膝条件下通过前内侧入路钻孔技术建立的。通过文献回顾，作者确定 ACL 股骨止点的平均大小为 8.9mm 宽，16.3mm 长，面积为 136mm²。股骨隧道的开口受钻头直径、骨道角度和屈膝角度的影响（图 7-32）。

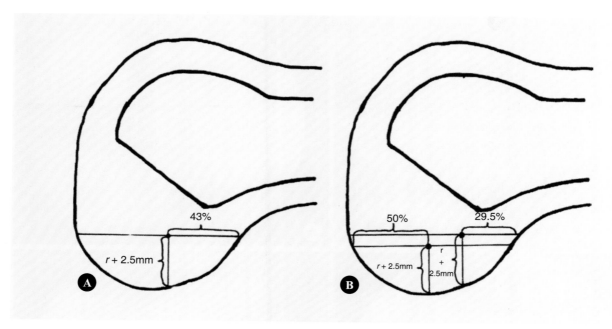

▲ 图 7-31　右股骨髁间窝外侧壁的矢状切面示意

图中标出了 ACL 股骨足印的平均解剖中心。A. ACL 股骨足印的解剖中心位于髁间窝外侧壁由近及远长度的 43%处，前后方向位于股骨窝半径（r）加上后关节缘前方 2.5mm 处；B. ACL 前内侧束在股骨足印的解剖中心（右侧点）位于髁间窝外侧壁由近及远长度的 29.5%处，后外侧束的解剖中心（右侧点）位于髁间窝外侧壁由近及远长度的 50%处，前内侧束解剖中心比后外侧束略偏前，两束中心点在前后方向均位于股骨窝半径（r）加上后关节缘前方 2.5mm 处。ACL. 前交叉韧带（引自 Piefer JS, Pflugner TR, Hwang MD, Lubowitz JH. Anterior cruciate ligament femoral footprint anatomy: systematic review of the 21st century literature. *Arthroscopy*. 2012;28:872-881.）

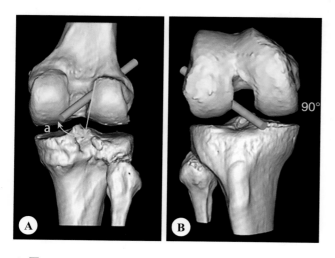

▲ 图 7-32　**Three-dimensional model showing different transverse drill angles.**

A, Posterior view. B, Anterior view. α, angle at which the drill bit intersects the bone. (From Hensler D, Working ZM, Illingworth KE, et al. Medial portal drilling: effects on the femoral tunnel aperture morphology during anterior cruciate ligament reconstruction. *J Bone Joint Surg Am*. 2011;93:2063-2071.)

在屈膝 102° 时，股骨隧道开口与原 ACL 足印最匹配，而在屈膝 130° 时，计算得出 13.5% 的面积匹配不良（图 7-33）。即便如此，屈膝角度越高，如115°～120°，股骨后壁爆裂的可能性就越小。本研究表明，经前内侧附加入路建立 ACL 股骨隧道非常需要临床经验和精确的导针定位。术者必须确保导针钻出的位置位于股骨髁上方的中外侧平面，并确保从隧道后壁到后方股骨关节软骨之间有 3～4mm 厚的骨壁。对高大强壮的患者应用前内侧入路钻孔技术时，由于很难使膝关节高屈曲至 120°，可以选用可弯曲的导针和钻头，其对建立股骨隧道是很有用的。

对于单束移植物，我们建议将导针定位于 ACL股骨止点的解剖中心，即在 ACL 附着区由近至远距离的中点上方 2～3mm 处（屈膝 30°），距关节软骨后缘 8mm 处（图 7-30）。这会形成直径 10mm 隧道，隧道后壁厚 3mm。经验丰富的术者更喜欢在屈膝 20°～30° 时经前内侧入路在关节镜下确定 ACL 止点。在标记好股骨隧道位置后，如果选择前内侧入路镜下建立隧道，需要屈膝 120°。直径 9～10mm 的

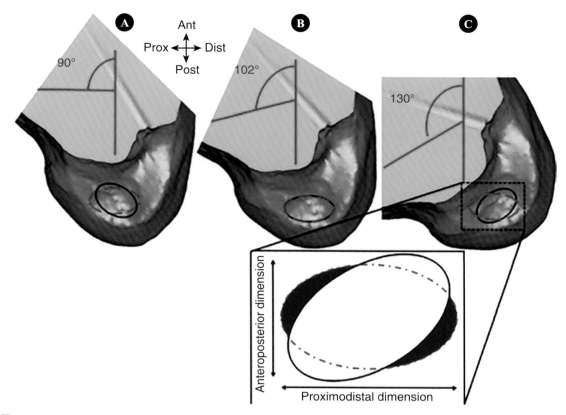

▲ 图 7-33　**Examples of different knee flexion angles, where the anterior cruciate ligament (ACL) footprint is shown by the black oval lines and the tunnel aperture is shown by the red dotted lines.**

B, Overlapping ACL footprint and tunnel aperture at a knee flexion angle of 102 degrees. A and C, Mismatch between the ACL footprint and tunnel aperture in different knee flexion angles. The inset for C shows the resulting nonanatomic aperture area. ***Ant***, anterior; ***Dist***, distal; ***Prox***, proximal. (From Hensler D, Working ZM, Illingworth KE, et al. Medial portal drilling: effects on the femoral tunnel aperture morphology during anterior cruciate ligament reconstruction. *J Bone Joint Surg Am.* 2011;93:2063-2071.)

隧道占据了 ACL 附着区的中心大部，仅留下原 ACL 附着区最近端和最远端的几毫米未被移植物填充。ACL 股骨隧道的位置不能太偏后，这一点很重要，因为这样会导致膝关节伸直时移植物张力过高。此外，移植物不应定位于股骨附着区过远的区域，否则会缩短关节内胫股间的移植物长度。单隧道 ACL 重建的定位比推荐的 1:00 隧道的位置更远一些，1:00 的位置仅占据了 ACL 股骨附着区的近端区域。然而，在临床研究中尚未确定在 1:00 定位和在股骨止点中心定位是否存在差别。

在图 7-34A 中，显示了在股骨近端和胫骨后端对移植物止点的混合定位，我们不建议这种定位方法。首选定位应当是胫骨和股骨止点的解剖中心位置（图 7-34B），股骨定位见图 7-34C。在我们看来，对于移植物定位于股骨止点中心（单束，填充止点中 2/3）和止点近端（单束，填充止点近端 2/3），从临

床角度不能检查出两者在膝关节稳定性上的差异（轴移试验、Lachman 试验和主观症状）。这两种移植物的定位都被描述为解剖位置，都避免了将移植物置于股骨附着区远端 2/3 处，否则将形成短缩的 ACL 结构。最近一项研究 [242] 表明，与经胫骨建立股骨隧道相比，采用前内侧入路在股骨止点解剖中心建立隧道的失败率更高（分别为 5.16% 和 3.20%）。但该研究只是通过翻修手术来计算手术失败率，并且患者术后仅平均随访了 22 个月。

四、前交叉韧带移植物的愈合

第 5 章详细讨论了 ACL 移植物的生物愈合过程。众所周知，MRI 可记录重建术后移植物胶原部分、骨隧道和骨 - 韧带插入部位的愈合情况。而标准的 MRI 技术使用的回声时间长于几毫秒，可以获得肌腱移植物内非常低的信号，然后通过与周围组织的

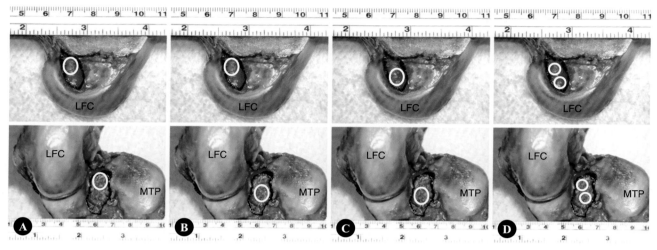

▲ 图 7–34　移植物在股骨和胫骨不同定位的总结

A. 典型的从股骨附着区前内侧到胫骨附着区后外侧的定位，会导致移植物垂直及胫骨隧道太过偏后；B. 位于胫骨附着区中心的隧道有利于控制旋转稳定性；C. 单束移植物重建时，经过股骨、胫骨附着区中心的理想隧道位置；D. 双束前交叉韧带重建时的定位。LFC. 股骨外侧髁；MTP. 胫骨平台内侧

反向对比，来观察到这些信号[240]。另外，固定材料会引起局部信号丢失，导致移植物和硬质材料之间的对比降低。

为了改进这些问题，Muramatsu 和同事[182]、Ntoulia 和同事[216] 应用增强对比的 MRI 连续评估 ACL 移植物术后第 1 年的情况。2008 年，Muramatsu 和同事[182] 将 20 例 ACL B-PT-B 自体移植物与 24 例新鲜冷冻 B-PT-B 同种异体移植物进行比较，比较其术后 1 个月、4 个月、6 个月、12 个月信噪比（signal/ noise quotient，SNQ）。评估关节内的 ACL 移植物的中心部分在增强对比前后的变化。作者报道，所有时间的对比结果都有显著的统计学差异，其中自体移植物的 SNQ 值更高。他们没有提供任何关于术后膝关节稳定性或运动恢复情况的临床数据。

2011 年，Ntoulia 和同事[216] 使用增强对比 MRI 来研究三个不同移植部位的信号强度随时间的变化情况。三个移植部位是：①移植物的关节内部分；②骨隧道内移植物的定位点；③骨隧道内移植物与固定材料相邻的部分。在该队列研究中，研究者对使用 B-PT-B 进行 ACL 重建的 32 名男性患者在术后第 3 天及术后 6 个月、12 个月行进行 MRI 评估。所有患者的膝关节术后均恢复了临床稳定（Lachman 试验和轴移试验阴性），并且所有患者在术后 12 个月时都恢复了损伤前的运动水平。在术后 3 天至术后 6 个月、12 个月期间观察到了明显的信号改变。在术后 6 个月时的检测中发现，关节内部分最早、最快地实

现了对比剂的充分摄取，这种情况在术后 12 个月时的检测中依然如此，没有改变。其他部位的重塑进展较慢，在 12 个月时的检测中一直在进展。

近来，其他的研究提倡使用超短回波（ultrashort echo-time，UTE）MRI 技术来研究移植后的 ACL 移植物[240]。三维 UTE 技术可以显示肌腱、韧带和半月板中的短 T_2 成分，从而在 ACL 移植物和固定材料之间提供更好的对比[26, 27, 41, 69, 132, 238-240, 295]。在撰写本文时，只有一项体内研究使用了三维 UTE 检查，检查对象是 3～8 年前曾接受 STG 自体移植物重建的 3 名无症状男性[240]。试验显示出较高的移植物信号，该高信号能显示出移植物的内部结构（可判断移植物的均匀性），并能更好地显示固定材料。作者认为，添加对比剂甚至可进一步增强图像的对比度。

2014 年，Biercevicz 和同事[27] 使用无层间距、体积和弛豫时间（而不是信号强度）的高分辨率三维图像进一步改进了 UTE MRI 技术，并在猪的模型中进行了 T_2 成像。研究作者报道，基于韧带体积及其相应 T_2 值的多元回归模型显著预测了愈合 52 周后韧带的最大载荷、屈服载荷和线性刚度（通过拉伸试验确定）（$R^2=0.92$，0.82，0.33；$P<0.001$）。T_2 弛豫时间被认为是一个 MRI 参数，在相同强度的仪器和系统中都可以应用。在应用该方法预测体内 ACL 结构特性并进行纵向分析方面，还需要进一步的研究来评估其功效。

2015 年，Ge 和同事[79] 利用 MRI 获得三维双回

声稳态图像，并将其导入实体建模软件，重建了 36 例患者的骨隧道三维模型。18 例患者接受自体移植物，18 例接受同种异体 ACL 重建，在研究期间所有患者均处于至少术后 2 年。研究发现同种异体组胫骨隧道内的 SNQ 始终高于自体移植物组。作者认为，同种异体肌腱在骨隧道内的重塑可能更差，但所有膝关节内股骨隧道开口处都有隧道扩大，这很可能是由于移植物活动的生物力学效应（移植物 - 隧道间矢状方向和纵向运动）造成的。

五、临床评估

进行临床评估时，应当采集患者的完整病史，包括详细记录膝关节的所有损伤和手术治疗情况。还应当进行全面的体格检查，包括评估膝关节屈伸活动、髌股指数、胫股关节摩擦音、胫股关节间隙疼痛情况、肌肉力量和步态异常。外科医生必须明确膝关节的所有异常平移和旋转。后抽屉试验可以在屈膝 90° 时发现后内侧胫股关节的后坠平移。而胫骨后移的量化需要进行应力位影像学检查，进而明确 PCL 损伤是部分损伤还是完全损伤（见第 16 章）[99]。同时，应当选择合适的检查来明确 ACL 的完整性，包括在屈膝 20° 时（134N）应用 KT-2000 关节检查仪来量化 AP 位移情况。轴移试验按 0～Ⅲ度记录，0 度表示无轴移活动，Ⅰ度表示轻度滑动，Ⅱ度表示膝关节伸直时突然出现胫骨前向半脱位或关节钝响，Ⅲ度表示出现明显的半脱位同时伴有胫骨平台外侧后部撞击股骨外侧髁。

在屈膝 0° 和 30° 时，通过内、外翻应力试验来检查内、外侧韧带结构的完整性。外科医生应当在限制胫骨内、外旋的情况下，评估胫股关节内、外侧间室的开口距离，评估时应当计算内、外侧间室初始闭合时的接触位置与最大开口位置之间的距离（以毫米计算）。同时，应当根据伤侧膝关节相对于健侧膝关节胫股间室的增加量来记录检查结果。可以通过应力 X 线检查来明确内、外侧关节间隙的异常开放情况。内侧韧带损伤时，屈膝 30° 和 90° 位的胫股旋转试验可以发现胫骨外旋增加，常伴有胫骨外侧平台的后向半脱位或胫骨内侧平台的前向半脱位。需要注意的是，可能会将胫骨外旋增加误认为 PCL 损伤所致，而忽略了内侧韧带损伤的治疗[206]。对于仰卧位和站立位均存在的内翻反屈畸形，应当进行仔细评估。步态分析可用于检查内翻、外翻或

过伸应力。患者在站立位时轻度屈曲膝关节并外旋股骨经常会出现膝关节不稳，这其实是再现了轴移现象。这类患者的胫股关节还会表现出异常的内、外翻活动。

首次检查时应拍摄的膝关节 X 线片包括：0° 站立正位（AP 位），屈膝 30° 侧位，负重体育活动（physical activity，PA）屈膝 45° 位，髌骨轴位。在临床检查中，发现膝关节内翻或外翻导致下肢力线不良时，应当拍摄包括股骨头至踝关节的双下肢站立全长位 X 线。第 26 章将讨论机械轴和力线的测量。还应当进行 MRI 检查，以进一步明确关节软骨和半月板的细节情况。当需要获得高质量的关节软骨图像时，可以使用快速自旋回波技术和 3T 关节软骨 T_2 成像[205, 234]。

在我们中心，我们要对患者进行问卷调查，并根据辛辛那提膝关节评分系统（Cincinnati Knee Rating System, CKRS）（见第 41 章）评估患者的症状、功能受限情况、运动和职业活动水平，以及患者对膝关节整体状况的感受[22]。在就诊前，患者可以从网上获得这些评分表格。

> **关键点：临床评估**
>
> - 采集完整病史
> - 进行综合体格检查，评估评估膝关节屈伸情况、髌股指数、胫股摩擦音、胫股关节间隙疼痛、肌肉力量、步态异常
> - 进行稳定性检查，记录异常的胫骨移动、旋转及胫股间室的移动
> - 膝关节移动度检查仪：134N
> - X 线检查：0° 站立正位（AP 位），屈膝 30° 侧位，负重屈膝 45° 正位，髌骨轴位；双下肢站立全长位；根据指征，拍摄后外应力位成像
> - MRI 检查，必要时采用关节软骨成像技术
> - 应用辛辛那提膝关节评分系统进行主观、客观、功能评分

六、术前计划

术前应当解决所有异常或潜在的问题，包括患者预期问题、肌肉无力、痛性神经瘤、残留的 CRPS 症状、髌股关节软骨损伤引起的膝前痛。膝关节不能完全伸直会导致很多问题，所以术前恢复膝关节全角度活动是非常重要的。唯一的例外是半月板桶柄样断

裂对膝关节完全伸直或屈曲产生机械性阻挡时。

如前所述，针对患者的预期和重建术后的结果，医生需要对患者进行充分的宣教和沟通。这对于关节炎或半月板功能丧失的患者，或者那些需要进行额外大型手术的患者尤为重要。术前还需要准备外科康复小组来为患者提供康复指导，以确保患者成功地完成术后锻炼计划。术前，患者及其家属应当与物理治疗小组沟通，以确保患者能充分理解术后的康复要求。我们专门面向患者编写了 ACL 手术的电子图书，以提供广泛的术前信息和咨询。

临床松弛试验显著阳性的膝关节损伤通常累及次级韧带限制结构，主要是外侧结构。内侧或外侧相关韧带松弛是内侧或外侧韧带重建的指征。在接下来的关于 ACL 重建的临床研究部分，将进一步详细讨论自体移植物和同种异体移植物的效果。

关键点：术前计划

- 手术前膝关节进行全角度活动、恢复肌肉及功能
- 明确患者对手术的预期及手术的目标
- 确定需要同期进行的手术、关节外手术和其他韧带重建来纠正所有不稳

七、术中评估

所有的膝关节韧带半脱位试验都应当在麻醉诱导后进行，同时对伤侧及健侧肢体都要进行检查。应记录胫骨前移、胫骨后移、内外侧关节开放及胫骨外旋的增加程度。进行关节镜检查时要充分彻底，要注意关节软骨表面的异常和半月板的情况。必要时进行适当的关节清理、半月板修复或部分切除。

在关节镜检查时，可以进行内、外侧关节间隙试验检查（见第 17 章）[202]。检查时，膝关节屈曲至30°，予以约 89N 内翻载荷。用标有刻度的神经探钩测量胫股间室的开放程度。如果膝关节胫股间室外周的撑开间隙可达 12mm 或更大，或者胫股间室正中撑开间隙达到 10mm，此时膝关节就需要进行 PL或内侧韧带的重建手术。

八、手术技术

（一）移植物的选择

ACL 手术原则总结见表 7–8。目前 ACL 重建尚无标准的移植物选择。自体移植物组织来源包括 B-PT-B、股四头肌腱 – 髌骨（quadriceps tendon-patellar bone，QT-PB）[157] 及 STG 肌腱。我们对运动员优先选择 B-PT-B 自体移植物，该选择得到了一些长期研究的支持 [56, 92, 98, 142, 224]。同时，有研究显示，应用同种异体移植物进行 ACL 重建的失败率比自体移植物更高，尤其是对于年轻患者 [24, 62, 122, 137, 224]。如果伴有髌股关节炎（分类为 2B 级）（见第 44章）、膝前痛或髌骨半脱位史或脱位史，不推荐使用 B-PT-B 自体移植物。当患者不能参加进一步的康复计划，或者不能忍受切取移植物引起的早期疼痛时，不要采用 B-PT-B 自体移植物。对于休闲项目运动员和久坐少动的患者，建议采用四股或六股自体STG 移植物。现代 STG 固定方法提高了手术成功率，使患者术后更容易恢复。有文献认为，STG 失败率的增加与生理性后外侧松弛有关。虽然同种异体移植物在技术上容易操作，并减少了供区疼痛，但也存在着一些风险和问题，如传播疾病、生物力学较差，以及辐照和化学灭菌过程会导致移植物的生物反应 [81]。最近的一项 Meta 分析表明，与低剂量辐照的同种异体移植物（＜2.5mrad）相比，未辐照的同种异体移植物具有更高的稳定性（Lachman 试验、轴移试验、KT-2000 试验）、更低的翻修风险和更高的Lysholm 评分 [226]。骨科医生应当了解组织库的消毒技术，并使用美国医学会组织库授权机构提供的移植物。

（二）患者的准备和体位

在手术前 3 天，包括手术前的晚上和早上，指导患者使用氯己定清洗手术肢体（"从脚趾到腹股沟"）。用剪刀剪掉下肢毛发，而不要用剃须刀。术前 1h 开始输注抗生素。非甾体抗炎药（nonsteroidal antiinflammatory drug，NSAID）使用至术后 72h、术后使用双棉双 Ace 加压敷料（棉、Ace、棉、Ace 分层敷料）固定 72h，均已被证明能够有效减轻软组织肿胀。在复杂的多韧带手术中，抗生素每 4 小时增加 1 次并持续 24h。除非有特殊指征，否则不需留置尿管。在术中和恢复室都应仔细监控患者的排尿量和液体总量。在进入手术室前，外科医生应当在一名护士在场的情况下确认膝关节皮肤区域。所有手术人员都要在手术前的"暂停"阶段重复确认过程，确认即将手术的膝关节、手术内容、过敏情况、抗生素输注情况和可采取的专项预防措施。所有人员都要达成口头确认。

关键点：手术技术	
移植物的选择 • 膝关节初次重建：对运动员优先选择 B-PT-B 移植物，对休闲项目运动者、久坐少动患者及伴有髌股关节炎患者选择 STG 移植物 • 同种异体移植物用于需要多韧带修复的患者及不能取得自体移植物的特殊患者 **患者的准备和体位** • 手术前 3 天，患者每天使用氯己定清洗手术肢体 • 术前 1h 输注抗生素 • 手术当日早上使用非甾体抗炎药，术后连续使用 72h • 由外科医生确认重建的膝关节，然后在手术室"暂停阶段"再次核对确认 • 患者仰卧，大腿近中侧安置止血带，仅必要时使用 • 进行初始的关节镜检查和半月板修复时，使用腿部固定器 • 手术床的膝部弯曲 60°～90°，手术床中间部分反屈 15° • 非手术侧下肢置于有良好衬垫保护的支架中 • 初始关节镜检查结束后，调整手术床，使膝关节能屈曲 120° **移植物的获取：B-PT-B 自体移植物** • 止血带充气至 275mmHg 压力 • 在髌腱内侧缘附近做长 3～4cm 切口，位于髌骨下极内侧，可通过移动皮瓣窗形成美容切口 • 切断髌腱中间的支持带，进行有限分离，范围仅限于取腱宽度 • 50% 患者的髌腱外侧术后有小范围麻木区，术前应将此情况告知患者 • 预裁 10mm × 22mm 的纸尺有助于确定移植物尺寸 • 在髌腱中部切断 • 用细齿摆锯、骨刀从髌骨切取梯形骨块移植物，切取胫骨骨块的步骤与其相同	• 缝线穿过骨块，为穿过骨道备用 • 用浸血海绵包裹移植物 • 隧道直径比骨块大 1mm • 取材后，疏松缝合髌腱 • 将空心钻内骨块小心植入髌骨和胫骨缺损区，在髌骨下极和髌腱胫骨止点上方进行两次水平褥式缝合，以固定缺损区的植骨块，然后缝合前方组织 **移植物的获取：股四头肌腱 – 髌骨自体移植物** • 从髌骨上极向近端做一长 5～6cm 的纵向切口 • 移植物：宽 10mm，三层结构，长 60～70mm • 移植骨块：直径 9～10mm • 缝线缝合股四头肌腱缺损区 • 髌骨缺损区要仔细植骨，然后缝合软组织 **移植物的获取：STG 自体移植物** • 在鹅足肌腱区做长 3～4cm 斜切口 • 确认并触诊 STG • 向下翻转肌腱于胫骨止点的汇合处 • 用直钳呈 90° 角夹住每束肌腱远端并缠绕 2～3 圈 • 去除肌腱表面组织，保护覆盖的缝匠肌筋膜 • 钝性分离各肌腱近端筋膜，切断半腱肌在腓肠肌内侧筋膜的附着部，保护隐神经 • 反复牵拉每根肌腱，使其能自由位移 10cm • 穿入取腱器，需要四股移植物时，在肌腱 20cm 处切断，需要六股移植物时，在肌腱 24cm 处切断 • 用浸血海绵包裹制备的移植物 • 六股移植物适用于女性和身材矮小的患者 **髂胫束关节外肌腱固定术** • 目的是重建 ITB 在股骨、胫骨后方附着部，以限制胫骨异常内旋 • 手术过程将在第 8 章中详细描述

术前或在恢复室给予股神经阻滞，可显著减少对镇痛药物的需求。由于股四头肌功能下降，需要指导患者使用拐杖有限负重 24h。禁止关节内应用布比卡因（马卡因）或利多卡因，因为关节内局部高剂量可能改变软骨细胞的功能和活性[88, 126, 291]。推荐用液体流入压力调节泵代替重力灌注，由于可以控制出血，所以大多数病例不需要使用止血带。通常可以用电凝设备对出血点止血。

患者仰卧于手术台上，所有肢体衬垫良好，于大腿中近侧安置止血带（图 7-35A）。在开始的关节镜检查中，腿部支架用于间隙试验时能起到协助作用，最大限度地打开内、外侧胫股间室，也能为半月板修复或部分切除提供必要的撑开。通过外侧支撑柱，腿部支架还为观察半月板后方区域提供了更好的视角。使用低姿腿部支架时，可以将其压入手术床垫中，以减少大腿后部的压力，在开始的诊断性关节镜检查结束后可以将其移除。手术床的膝关节部分弯曲 60°～90°，手术床的中间部分反屈 15°，以允许髋部屈曲，缓解股骨周围血管神经结构的过度紧张。非手术侧下肢置于有良好衬垫保护的支架中。文献中描述的另一种方法是通过大腿下肢固定器将非手术侧肢体置于外展和屈曲位。然而，文献

表 7-8　我们关于单束移植物与双束移植物前交叉韧带重建研究的结论

- ACL 成功重建的原则同样适用于 ACL 初次重建手术和 ACL 翻修手术。其目的是获得一个稳定、功能改善、没有并发症的膝关节

- 如前所述，ACL 手术的适应证包括患者未来的运动目标。今后会参与旋转、扭转和跳跃活动的运动型患者是 ACL 重建的合适对象，而久坐的患者则应当接受非手术治疗。休闲项目运动员还有时间根据需要进行选择。但是，不能让这类 ACL 损伤的患者重返剧烈运动。其主要目的是防止反复打软腿损伤造成半月板断裂。所有的研究都表明，半月板功能丧失会导致未来关节炎的发病率增高

- ACL 移植物应置于股骨和胫骨足印的解剖位置（单束或双束移植物）。在单束 ACL 移植物中，建议将移植物置于股骨和胫骨附着区的中心位置。移植物的股骨隧道不能只定位于 ACL 股骨足印的近 1/3 处，这种定位不能有效控制胫骨前移和胫骨内旋。在双束重建技术中，可能会出现这种近端定位。例如，膝关节较小，选择更近端的位置建立股骨隧道可以为第二条股骨隧道留出空间。原自体 ACL 在股骨的附着区全部位于髁间窝外侧壁，没有纤维延伸附着到髁间窝顶部

- ACL 移植物在胫骨的定位也会出现不理想的情况，例如 ACL 胫骨足印后 1/3 的位置。通常使用的 ACL 胫骨定位系统是参照 PCL 前方 6～8mm 处来定位胫骨隧道的。这会使胫骨隧道位于 ACL 附着区的后 1/3 处，在某些膝关节中，该位置会位于原 ACL 止点的后方，导致移植物沿垂直方向走行

- 在 ACL 初次手术和翻修手术中，通常需要进行局部髁间窝成形术。当移植物定位于胫骨止点的解剖中心时，髁间窝成形可以防止伸膝时移植物与髁间窝顶部撞击。同时，髁间窝成形可以在 PCL 和髁间窝外侧壁之间为 ACL 移植物留出足够的空间

- ACL 以外的相关韧带损伤会使 ACL 移植物载荷过重，需要明确诊断并纠正相关损伤，以防止 ACL 重建失败。关节镜下内侧或外侧间隙试验异常表明，ACL 移植物并不能独自纠正关节不稳。当相关韧带存在显著生理性松弛的时候，也应当作为并发的病理性不稳一起治疗。当关节镜下外翻试验发现外侧胫股间隙增大 12mm 时，无论是哪种原因（损伤、生理性松弛或两种原因共存）引起，都应手术纠正

- 膝关节异常过伸 12°～15° 可能导致 ACL 移植物超载荷，需要手术纠正。严重过伸内翻反屈畸形应当进行后外侧移植物重建手术，第 17 章对此进行了介绍。某些 ACL 翻修的膝关节伴有次级韧带限制结构的松弛或损伤，同时轴移试验Ⅲ度，这种关节的翻修失败率更高，需要进行关节外手术修复外侧结构

- 为获得最大的成功，在选择自体移植物还是异体移植物上仍然存在争议。我们推荐把自体移植物（同侧或对侧）用于 ACL 初次重建和翻修手术，因为其愈合良好，移植物融合效果好，临床研究中整体成功率较高，同时能避免疾病的传播（尽管也存在很低的发病率）。对于多次手术翻修伴有不稳的膝关节，在没有合适的自体移植物来源或特殊临床病例不能获取自体移植物时，可以使用同种异体移植物。后文会讨论如何使用关节外的同种异体移植物重建内侧和外侧韧带

- 在翻修手术中，当胫骨或股骨隧道扩大时，需要各种器械和技术来放置和固定移植物。如果以现有的隧道不能实现移植物的解剖位置，则需要植骨后Ⅱ期重建。必须恢复隧道周围骨的完整性和质量，使隧道和移植物界面之间紧密贴附，以利于移植物的融合和成功愈合

- 接受过针对复杂膝关节手术相关问题培训的专业人员，对成功康复、下肢功能恢复、避免关节纤维化至关重要。康复原则和方案将在第 10 章至第 12 章讨论

- 应当对患者的预期结果和恢复体育运动方面进行教育。ACL 初次重建患者可能有持续性的关节软骨损伤或半月板功能丧失，这将影响未来的体育运动。大多数翻修膝关节都伴有关节软骨损伤和半月板功能部分或全部丧失。许多恢复关节稳定的患者认为自己可以恢复损伤前的运动，但应当告知他们其他关节结构（半月板、软骨、其他韧带等）也存在相关损伤，他们需要调整运动强度和方式，以便长期保持积极的生活方式

也指出采用这种体位时，不能用由内向外的方法修复半月板。

在关节镜诊断探查结束并移除腿部支架后，下肢可以采用两种姿势。第一种是调整手术床，使膝关节能够屈曲 90°。在术中需要时，通过助手屈髋、屈膝，可以将膝关节屈曲至 120° 或更多。第二种选择是将手术床放平，使用 Alvarado 足和腿部支架或固定在桌子上的沙袋，使膝关节屈曲到所需位置（图 7-35B）。经验丰富的术者更喜欢第一种位置，能够进行内侧、外侧或 PCL 手术。同时进行内侧或外侧重建手术时，需要在大腿下方垫柱形垫使膝关节屈曲 20°～30°。也可以将膝关节置于完全伸直位，以确保后关节囊重建后不会限制膝关节完全伸直。

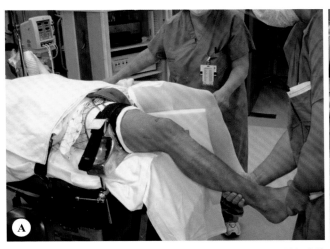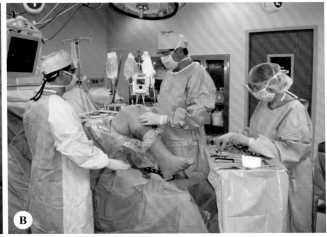

▲ 图 7-35　开始时的手术室设置及患者体位

A. 使用大腿支架能最大限度地打开内外侧关节，特别有助于半月板修复，前交叉韧带手术时可以将其移除（我们更喜欢这种）；B. 患者取仰卧位，用腿部支架能使膝关节达到所选择的屈曲位置，特别高屈曲位，例如，将导针经前内侧入路置于股骨隧道时所需的高屈曲位

（三）移植物的获取：骨 - 髌腱 - 骨自体移植物

首先止血带充气至 275mmHg 压力。获取移植物期间通常是重建术中唯一需要止血带充气的时间段。在髌腱内侧缘附近做垂直切口 3～4cm，避开胫骨结节（图 7-36）。切口位于髌骨下极内侧。因为在切取移植物的髌骨部分时，髌骨很容易向远端推动，所以皮肤切口的近端不需要超过髌骨。

有一种美容的方法是对皮下组织下方间隙进行解剖松解，形成一个有限的皮肤切口。该皮肤切口可以根据切取移植物的需要向近端和远端移动。将四把静脉牵开器分别置于皮肤切口的近端、远端、内侧和外侧，以形成一个矩形皮肤开口，用于移植物的切取。另一种技术是使用近端和远端皮肤切口，避免了垂直切口，降低了由其引起皮肤感觉丧失的概率，但却有更大的可能形成增生性皮肤瘢痕。

将髌腱中间的支持带切开，切开后组织分离范围仅限于髌腱中部。操作时不要损伤髌旁组织和髌腱血供。分离髌腱时不应分离至髌腱边缘，否则会破坏血供，尤其要保护髌腱内侧的主要静脉和动脉。在一些膝关节中，髌下神经的一个分支会穿过髌腱中部，此时，应注意保留。在这些膝关节中，该神经支配膝关节外侧大面积的皮肤感觉。值得注意的是，由于术中切断了肉眼看不到的皮神经微小分支，会有多达一半的患者在髌腱外侧有 2cm 范围的麻木区。术前应当告知患者术后可能会出现感觉麻

木。如果采用靠近髌腱的外侧切口可能会避免麻木，但是，建立胫骨隧道时需要在内侧再次切开。如果采用全内侧 ACL 重建技术，则可以避免这种二次切口。术中应仔细地切开髌骨支持带并根据所需的移植物宽度向内、外侧有限掀开。术中要保护好支持带，切取移植物后，用支持带覆盖、闭合胫骨缺损区。在胫骨结节处也采用类似方法处理。

预先裁好一条 10mm×22mm 纸质标尺对切取移植物很有帮助，用止血钳将纸尺覆盖在需要获取移植物的腱骨部位，在组织上进行标记确定移植物的尺寸。

在正中切开髌腱至合适的大小，即 9～10mm。在髌上缘用叉形牵开器将髌骨远端移至切口内。手持式电锯的刀片薄而宽，在刀片远端 9～10mm 处用无菌胶布标记，以防切口过深损伤髌骨。将细齿摆锯在切口两边各倾斜 15° 从髌骨截取梯形骨块。骨的切口延伸至髌骨下极，注意保护髌腱止点。用 4mm 宽骨刀轻柔地切取髌骨骨块，不要插入骨槽侧壁，否则会导致骨折。在获取胫骨骨块时也采用类似的方法。

止血带放气，用棉质海绵覆盖伤口。用浸透血液的海绵包裹、保护移植物，维持湿润的血液环境，可能会利于细胞在移植物重塑过程中存活。将移植物置于在桌台上开放暴露的做法是错误的，这样会导致移植物干燥、细胞死亡、被空气污染。为了减少手术时间，由第一助手负责准备移植物。

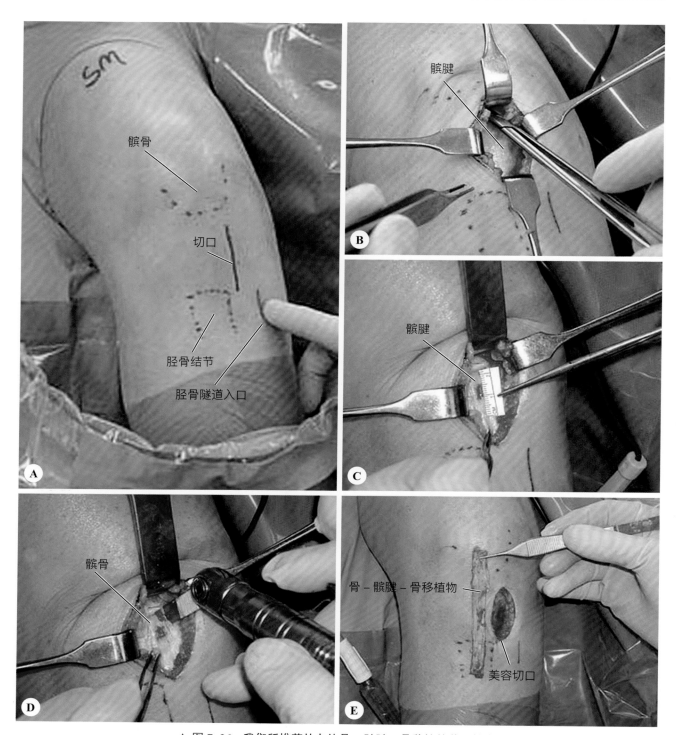

▲ 图 7-36　我们所推荐的自体骨 - 髌腱 - 骨移植的获取技术

A. 在髌腱内侧做一个 3～4cm 皮肤切口，以避开髌骨和胫骨结节的骨性突起。示指指向计划的胫骨隧道，可以通过这个美容切口到达该隧道。B. 松解皮下组织，使美容切口能够向近端、远端及内侧移动。遇到髌下神经时，要注意保护。C. 用尺子测量髌腱的长度，用 2～3 个墨点标记 10mm 宽的髌腱移植物。D. 分离髌骨远端，切取髌骨骨块。注意，摆锯上有 9mm 深度的标记，以防髌骨切得过深。摆锯的角度是 10°～15°，以形成一个梯形骨块。用摆锯小心切开内侧和外侧边缘，确保肌腱止点下的骨头已经被切开，以防止移植物骨折。切取胫骨结节骨块也采用类似的技术。E. 获取的移植物外观

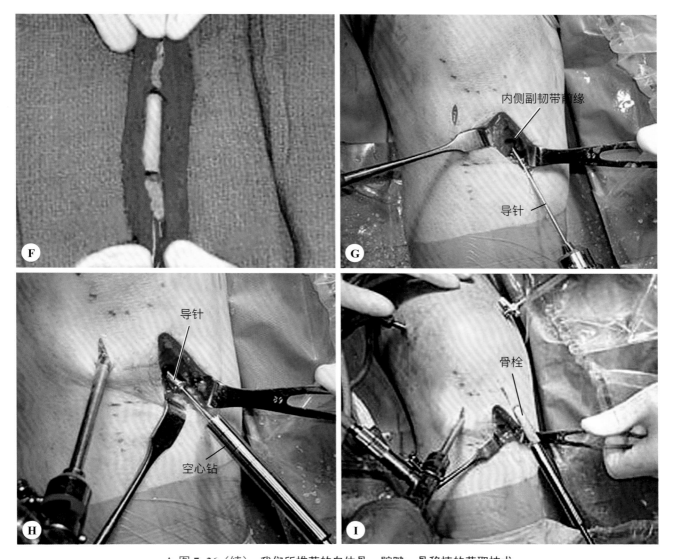

▲ 图 7-36（续）　我们所推荐的自体骨 - 髌腱 - 骨移植的获取技术

F. 展示准备好的移植物。在每块骨栓的远端钻孔，穿入两根不可吸收的 2 号缝线。标记腱骨交界处。用浸满血液的海绵包裹移植物，目的是保持一些肌腱细胞的活性。G. 将皮肤切口向远端平移至钻取胫骨隧道所需要的位置。H. 空心钻置于胫骨隧道，用于取骨。I. 用空心钻取出骨栓

　　处理移植物的骨块以便于通过骨隧道。隧道的直径要比骨块的直径大 1mm。移植物腱骨连接处都应进行标记，以便后期识别。准备移植物时需要在离骨块末端 1/3 处钻一个 2mm 的孔进行穿线。末端穿过的线应当能使移植物进入隧道。如果将缝线位于移植物中部会使骨块倾斜，导致其难以通过隧道。确定移植物的胫骨部分，然后以逆行方式通过胫骨隧道进入股骨隧道。将骨块尖端做成子弹头形状，以便于通道胫骨隧道。将 2 号不可吸收性缝线 FiberWire（Arthrex）穿过至胫骨骨块远端 1/3。将移植物包在浸血的海绵中。

　　在 ACL 重建结束时，关闭髌腱移植物切取部位。用 2-0 可吸收缝线疏松缝合髌腱。建立胫骨隧道的扩孔钻内芯中有较大的松质骨块，可以用来填充髌骨和胫骨取材区的缺损。填充植骨区域应当打磨平滑，去除任何凸出点。填充植骨后很重要的一点是，在髌骨的下极和髌腱胫骨止点的上方进行两次水平褥式缝合，形成口袋样结构以维持填充骨块的位置。否则，填充的骨块可能会脱落到肌腱中，引起疼痛。应当仔细缝合髌骨支持带，用软组织覆盖髌骨缺损区。胫骨结节上的支持带不是很清晰，但可以用 2-0 可吸收线水平褥式缝合软组织以覆盖胫骨结节。

B-PT-B 移植物获取过程中的精细技术是整个手术过程的重要部分。皮肤切口应当位于任何骨突起的内侧，不要超过至髌骨。软组织剥离范围应当完全局限于髌腱中心处需要切取移植物的部分，保护神经和髌旁血供。获取移植物时，术者采取坐位，将患者的脚可放于医生的膝上，这样术者可以直接看到伤口，并小心控制锯片。通常需要佩戴头灯来观察精细的神经和血管结构。

建立胫骨隧道后，空心钻内的松质骨可作为植骨材料，完全填充胫骨和髌骨的骨缺损。术中获得的刨刀碎屑和少量碎骨并不能完全填充髌骨和胫骨的缺损，一些研究还报道了由此导致的跪膝痛的问题 [87, 157]。如果胫骨结节缺损部分未被填补，则该缺损的任何一侧都会形成突起，突起侧会因受压引起疼痛，使患者不能下跪。如果按照前面所描述的方法闭合了骨缺损区，则下跪时就会像对侧膝关节一样几乎没有不适。我们认为，文献中并没有充分强调这一点。对髌骨和胫骨结节缺损处的植骨要完全而充分地填充。而在 ACL 隧道准备过程中节省下的骨条通常不能满足两个缺损区的植骨需求。此时可以额外使用空心钻等植骨取材工具获取优质植骨材料，对髌骨和胫骨缺损区进行植骨。当然可以从市面上买到出售的同种异体骨，但我们更喜欢用患者自体骨。移植物骨块的长度为 22～24mm，以便通过隧道。

对于高位髌骨（及超长髌腱）的患者，在切取髌腱进行 ACL 重建时，经常会遇到髌腱长达 60mm 的问题。有两种技术可用于防止移植物的骨块在胫骨和股骨隧道口突出。最理想的方法是采用双切口技术，设计胫骨和股骨隧道长度约 35mm，以适应特别长的 B-PT-B 移植物。另一种不太理想的方法可以在需要时选用，是将移植物的骨块部分反转回髌腱，并用 FiberLoop（Arthrex）缝线将其缝在肌腱上，这样就可以缩短髌腱部分，而通常将这一端置于股骨隧道内。

（四）移植物的获取：股四头肌腱 – 髌骨自体移植物

从髌骨上极向近端做一长 5～6cm 的纵向切口。分离并保护髌前支持带，以便后期闭合、覆盖髌骨缺损区。显露股四头肌腱及其与股内斜肌和股外斜肌的移行处。显露股四头肌腱的近端部分，在股直肌腱腹连接部以远 10mm 处切取移植物，以防弱化该肌腱腹连接部。移植物通常包括股四头肌腱的全部三层结构，宽 10mm，长 60～70mm（图 7-37）。对于高大强壮的患者，10mm 宽的移植物可能不需要取到第三层。仔细显露肌腱在髌骨前上极的附着区，并保护滑膜附着区。用纸胶布在电锯刀片深度 10mm 处进行标记，用电锯切割髌骨前方皮质。使用薄锯片切开髌骨上极后，必须将锯片立即转向股四头肌腱髌骨附着区的后方，并在此位置穿过髌骨。取材目标是制作一个长 22～24mm，宽 9～10mm，直径 9～10mm 的髌骨移植物。用 0-Ethibond 缝线（Ethicon）间断缝合四头肌腱缺损区。将两根 0 号不可吸收缝线缝于髌骨缺损区近端处，形成一个植骨口袋，以便容纳从胫骨空心钻内获得的植骨块。空心钻内的骨块可以完全填充髌骨缺损区，同时，如前所述，应当小心闭合取材区前方的组织。尽管已经有技术能够不取髌骨只取股四头肌腱作为移植物，但经验丰富的作者认为这种技术不太可取。髌骨骨块固定优于肌腱固定，同时增加了移植物肌腱部分在胫骨隧道内的长度，骨块固定也有利于愈合。

（五）移植物的获取：半腱肌 – 股薄肌腱自体移植物

STG 移植物获取过程见图 7-38。在鹅足肌腱的触诊部位做长 3～4cm 的斜切口。可采用美容切口，小心分离皮下组织下方平面。经验丰富的作者优先选用前内侧切口，而不是腘窝切口，以在胫骨附着处获得最大长度的肌腱。术者采取坐位，床弯曲至 60°，依照惯例使用头灯。在触诊到的半腱肌 – 股薄肌腱近端，直接切开缝匠肌筋膜，注意保护内侧副韧带浅层远端止点。这个切口即是取腱的窗口，也为保护 SMCL 提供了途径。在 STG 肌腱所在斜面的近端切开其表面覆盖的筋膜。

开始切开时，最好将 STG 肌腱显露清楚并予以保护，不要随意切断肌腱。最好的方法是分离筋膜，在股薄肌腱胫骨止点上方切开筋膜，然后转 90° 切开止点处肌腱远端表面筋膜。这样能够看清 STG 肌腱远端在胫骨附着区的完整走行。在大多数膝关节中，STG 肌腱汇合在一起形成一个肌腱组织。在肌腱远端汇合区，可以将肌腱逐一显露并切断。用直钳呈 90° 角夹住每束肌腱远端并缠绕 2～3 圈，这种方法可以在拉紧肌腱时不会损伤肌腱。

取腱时，要检查每条肌腱的近端并切除浅表组织，保护覆盖的缝匠肌筋膜。切面不得靠近缝匠肌

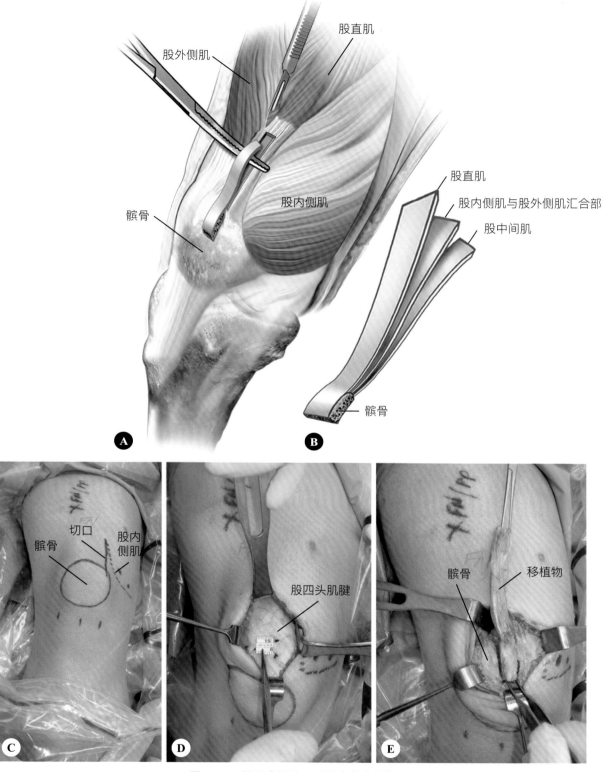

▲ 图 7–37　股四头肌腱 – 髌骨自体移植技术

A. 切口近端显露股四头肌腱和股内斜肌及股外斜肌。切取宽 9～10mm、长 60～70mm、厚度包括全部三层结构的肌腱移植物。移植物切取时不要延伸到肌腱与肌肉交界处。髌骨移植物塑形成长 22～24mm，宽 9～10mm，直径 9～10mm 大小。B. 通常，在移植物两侧用连续缝合方法将全部三层结构缝在一起（2-0 不可吸收缝线）。C. 手术病例，初始皮肤切口。D. 测量移植物宽度。E. 完成取材下方或半腱肌后方，以免伤及隐神经。头灯可以为切口近端提供良好的照明，有助于保护神经血管结构。钝性分离各肌腱的近端筋膜，切开半腱肌在腓肠肌内侧筋膜的附着部。拉紧每根肌腱并进行重复的拉伸运动，使每根肌腱能够自由位移 10cm。重要的是，要确定每根肌腱与周围组织完全自由分离，以便取腱器自由通过。应当要求麻醉医生提供肌松药和镇静药，以利于这一步操作。闭口取腱器要沿每条肌腱走向进入，使用四股移植物时，每条肌腱应在 20cm 处切断，使用六股移植物时，在 24cm 处切断。市面上有一种钝头取腱器，其远端有肌腱切割器，可以通过手柄处的机械装置启动，这样可防止无意中切断肌腱。准备好的 STG 肌腱（图 7-38）。在四股移植物中，每根肌腱都绕过 3mm 线带对折，对折后用 2 号不可吸收缝线将肌腱末端缝在一起。用第 3 根缝线（FiberLoop）将两根肌腱的末端缝在一起并加固。用一根 0 号不可吸收缝线在移植物两侧从近端向远端连续缝合，再从远端向近端缝合，使移植物形成一个管状结构。使用金属肌腱预张板（拉伸张力 25～30N）进行预张，而不能使用塑料支架的移植物预备板，因为后者很难消毒，易造成移植物污染。将移植物在每一端 25mm 处标记出来，用浸血的海绵包裹，然后将移植物放置在后桌的安全位置。总长度为 80～85mm。

六股移植物用于女性和身材矮小的患者，这些患者 STG 肌腱直径较小，六股移植物能增加肌腱直径至 9～10mm。这避免了直径 6～7mm 移植物失败率增加的问题。六股移植物技术见表 7-9 和图 7-39。

（六）髂胫束关节外肌腱固定术

两项临床研究（Noyes 和 Barber[185] 和 Ferretti 及同事[66]）显示，应用关节外肌腱固定术可加强对胫骨异常内旋的限制，在治疗膝关节严重不稳和外侧次级限制结构损伤时，可以显著改善疗效。目的是重建前外侧韧带和 ITB 在股骨、胫骨后方附着部的功能，以限制胫骨的异常内旋。关节囊外侧纤维（称为前外侧韧带）在术中是重叠（松弛）的，但不需要对其进行移植物重建。手术过程将在第 8 章中详细描述。

（七）应用骨 – 髌腱 – 骨移植物重建前交叉韧带的胫骨侧和股骨侧技术

如前所述，在单束 ACL 重建手术中，移植物定位于股骨和胫骨附着区的解剖中心。移植物的位置尤其应当避免定位于 ACL 股骨附着区的近端和胫骨附着区的后方，以免形成垂直的移植物，这样才能使移植物对抗胫骨旋转和前移（图 7-40）。本部分介绍应用 B-PT-B 自体移植物重建，该方法通常与同种异体移植物重建相比较。后文对我们的临床研究进行了介绍，我们的研究结果也支持应用单束移植物进行 ACL 初次重建。

1. 胫骨隧道位置　如前所述，ACL 胫骨止点的理想中心位于外侧半月板前角后缘前方及其相邻部位（图 7-29）。根据之前提供的解剖参考图，术中可以很容易地画出 ACL 附着区，根据附着区前后、内外的范围可以标记出 ACL 止点中心的位置。ACL 前缘可能会被软组织遮挡，此时 PCL 陷窝的 RER 或后棘间嵴可以作为定位的重要标志。ACL 的中心在 RER 或后棘间嵴前方 16～20mm。胫骨隧道的任何部分都不要位于外侧半月板止点后缘的后方，因为该区域是 ACL 附着区的后 1/3。由于 ACL 移植物在胫骨隧道内会移到隧道偏后和偏外的位置，所以需要将定位导针偏心置于真正的 ACL 中心的前方和内侧 2～3mm 处[45]。这种略偏的隧道定位可以使大多数移植物位于理想的胫骨止点中心。

确定自体移植物或异体移植物的长度很重要，有助于确保隧道长度与移植物长度相匹配。最常见的问题是高位髌骨会使移植物不匹配，另外患者体型异常也会导致 B-PT-B 长度大于 90mm。髌腱长度可以根据术前侧位 X 线片确定。根据 Linclau 技术[152]（见第 38 章），正常髌腱长度在 35mm 范围内，与髌腱的比例为 1：1。可以通过侧位 MRI 来测量 ACL 的关节内长度，该长度应与自体移植物相匹配。通过调整胫骨隧道的近端可以使关节容纳较短的髌腱。B-PT-B 肌腱总长度 90～95mm 时，可以调整移植物骨性部分在胫骨和股骨隧道的位置。当髌腱过长导致移植物不匹配时，可以采用双切口技术，将股骨隧道的近端提高来延长股骨隧道，进而适应移植物的长度，这是一种非常理想的方法。还有一种技术可以应对 B-PT-B 移植物过长的情况，将移植物胫骨侧骨栓旋转 180° 贴附到肌腱上，将肌腱与骨栓缝合，然后调整胫骨隧道直径的大小。但经验丰富的作者建议采用双切口技术来解决这个问题。骨栓的缝线可以系在胫骨柱上。当移植物长度不匹配时，我们不建议通过去除骨栓来缩短移植物的总长度，也不建议通过多次缠绕骨栓来缩短移植物的长度。

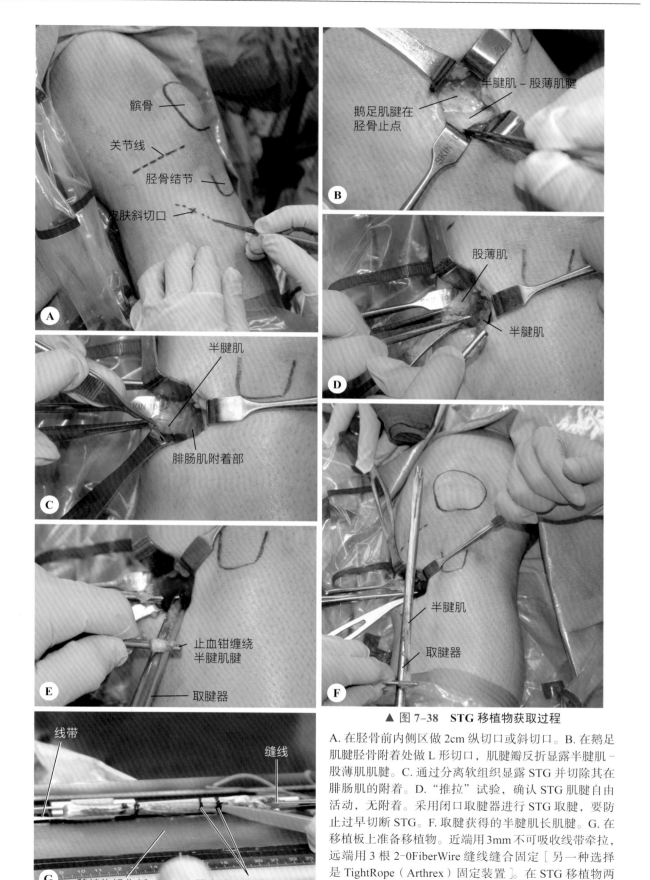

▲ 图 7-38　STG 移植物获取过程

A. 在胫骨前内侧区做 2cm 纵切口或斜切口。B. 在鹅足肌腱胫骨附着处做 L 形切口，肌腱瓣反折显露半腱肌 - 股薄肌肌腱。C. 通过分离软组织显露 STG 并切除其在腓肠肌的附着。D. "推拉"试验，确认 STG 肌腱自由活动，无附着。采用闭口取腱器进行 STG 取腱，要防止过早切断 STG。F. 取腱获得的半腱肌长肌腱。G. 在移植板上准备移植物。近端用 3mm 不可吸收线带牵拉，远端用 3 根 2-0FiberWire 缝线缝合固定［另一种选择是 TightRope（Arthrex）固定装置］。在 STG 移植物两侧进行连续缝合。STG. 半腱肌 - 股薄肌腱

表 7-9　六股自体 STG 移植物的制备

适应证

自体 STG 移植物直径较小，修整后直径 6～7mm，不能满足手术需要，同时失败率高

手术步骤

- 根据患者体型、ACI 长度、隧道长度，制备一条长 75～85mm 的移植物
- 如前所述，在 ACL 附着区的中心建立胫骨和股骨隧道
- 测量胫骨和股骨隧道长度及 ACL 移植物与两隧道间的距离。计算理想的移植物最终长度，将两隧道长度和关节内长度相加，然后减去定位和拉紧时所需的 10mm，例如：
    - 30mm 胫骨隧道 +30mm 股骨隧道 +35mm 关节内长度 =95mm 的移植物最大长度-10mm=85mm 的移植物最大长度
    - 对于体型小的患者，25mm 股骨隧道 +35mm 胫骨隧道 +30mm 关节内长度 =90mm 的移植物最大长度-10mm=80mm 的移植物理想长度（译者注：此处原文为 "a 25mm femoral tunnel and a 35mm tibial tunnel and an intraarticular length of 30mm=maximum graft length of 80mm −10mm=ideal graft length of 70 mm"，计算有误，译文已修改）
- 切取 STG 移植至 24cm，用于制备长 80mm 的六股半腱肌和股薄肌
- 用 0 号 FiberWire 缝合两根肌腱末端，并在肌腱 1/3 处进行标记。将肌腱两端分别穿过两个 TightRope，在肌腱长度 1/3 处返折，将肌腱末端系在 1/3 返折处的肌腱转弯处
- 将六股移植物置于 40N 的预张台上，移植物两端系在 TightRope 上。分别用一根 FiberLoop 编织六股移植物的两端，然后与 TightRope 系在一起。最后的移植物结构是应用 FiberWire 和 FiberLoop 编织完成，并将其两端系在 TightRope 上。根据需要可以增加 FiberLoop 进行编织
- 使用一根 0 号 FiberWire 采用连续缝合方法编织移植物一侧，然后折返缝合另一侧，使六股肌腱编织成近似一根单股移植物

ACL. 前交叉韧带；STG. 半腱肌 – 股薄肌腱

理想的胫骨隧道在冠状面呈 55°～60° 角，隧道长 35～40mm。隧道始于 SMCL 的前方及其附近，通常位于胫骨结节内侧缘的内侧 15mm 处，以及髌腱在胫骨结节止点上缘远侧的 10mm 处。

当使用 B-PT-B 或 QT-PB 自体移植物时，可以将空心钻钻取胫骨隧道时获得的骨栓，用以填充骨缺损。如前所述，与实心钻相比，空心钻可以提供更合适的植骨材料来解剖填充骨缺损区，这样才能使胫骨取材区承重，进而使患者可以完成下跪动作。

按照移植物直径钻取所需的隧道，并将关节内隧道口的锐利边缘进行斜切处理，以防止磨损移植物。

2. 股骨隧道位置　如前所述，双切口技术［开放或 FlipCutter（Arthrex）］、膝关节高屈曲经前内侧入路定位股骨隧道技术，或使用柔性空心钻 / 软钻技术都可以建立股骨隧道。Baer 和同事[17] 在一项尸体研究中报道，为了避免可能对腓总神经、外侧髁关节面、FCL 和腘肌腱造成损伤，经前内侧入路建立股骨隧道时至少需要屈膝 110°。通过前内侧入路或更内侧的入路建立股骨隧道时，一些膝关节会出现一些问题，包括屈膝 100°～120° 时显露困难、电钻可

能损伤股骨内侧髁、股骨隧道过短。除了各种 ACL 技术，手术经验也是获得成功的必要条件。柔性导针和空心钻在体型较大患者的手术中很有优势，可以在屈膝 110° 时很容易建立股骨隧道，避免了更大的屈膝角度。

使用双切口技术逆行钻孔的手术方法（图 7-41）建立股骨隧道，需要在股骨外侧髁远端外侧做一长 2～3cm 切口。在 ITB 后 1/3 切开 4～6cm 以便于显露。经股外侧肌后方间隙进入，保护肌肉。在 VLO 下方放置 S 拉钩，向前轻柔地提起肌肉，避免进入近端关节囊。用器械（过顶位定位器）直接接触股骨外侧髁的近端边缘，该点前方为股骨隧道入口的定位点，不能远离该点。切开骨膜 15mm，用骨剥离器剥离软组织，显露隧道近端入口。B-PT-B 移植物长度为 80～85mm 时，可以应用 FlipCutter 技术建立股骨部分隧道（股骨槽），而不是贯通的完整隧道。

如前所述，当胫骨隧道定位于 ACL 胫骨附着区中心时，几乎所有膝关节都需要进行股骨髁间窝成形术，以避免膝关节过伸时撞击移植物。在大多数慢性 ACL 缺损的膝关节中，股骨髁间窝切迹

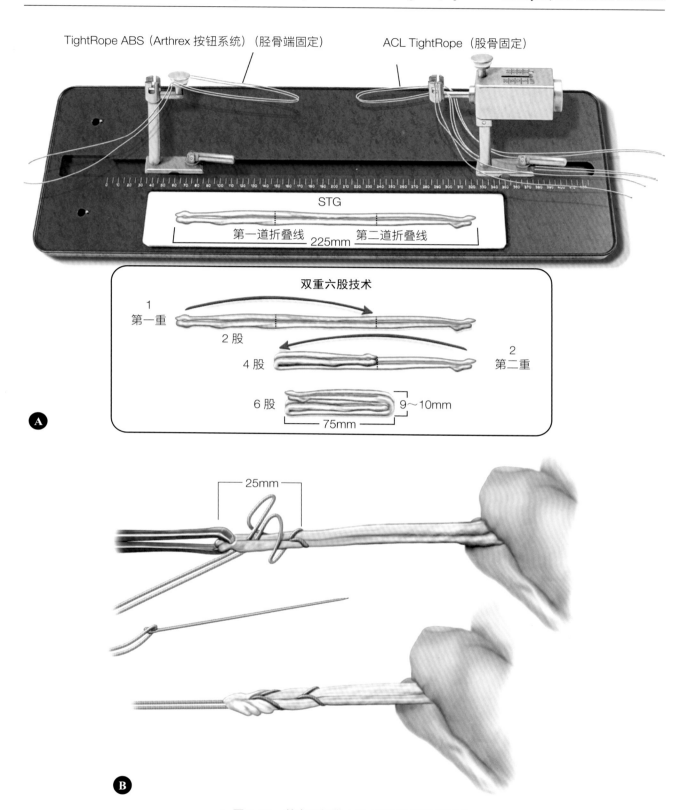

▲ 图 7-39 前交叉韧带六股 STG 自体移植技术

A. 制备 70～80mm 长度的六股移植物，STG 折叠 2 次以制成六股移植物；B. 将半腱肌腱和股薄肌腱两端用 2～3 条 Locking-type 缝线（0 号或 2 号 FiberWire）缝合在一起固定末端。STG. 半腱肌－股薄肌腱

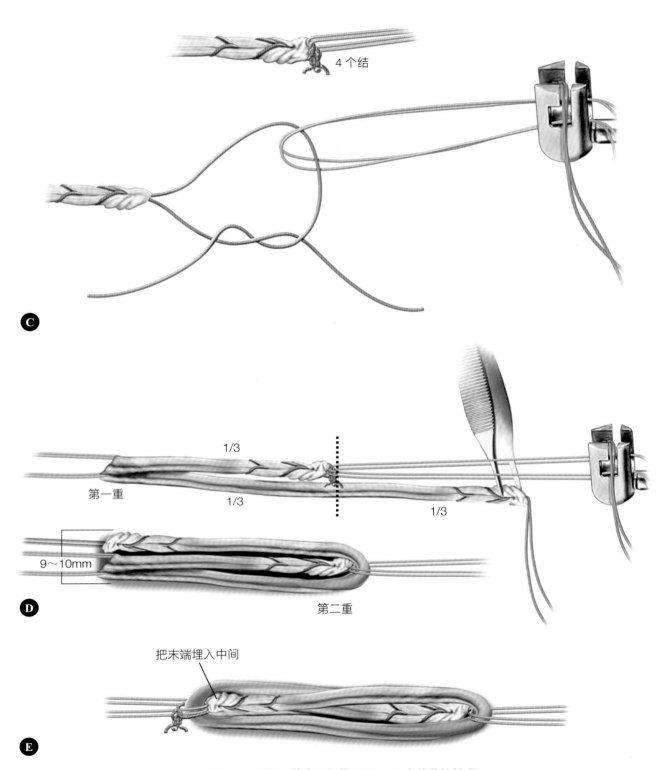

▲ 图 7-39（续） 前交叉韧带六股 STG 自体移植技术

C. STG 移植物一端系在 TightRope 上；D. STG 移植物的另一端通过另一根 TightRope 环折叠，然后再通过第一根 TightRope 折回至第二根 TightRope 环；E. 将 STG 的末端置于折叠移植物的中心，并将尾端编织线系在第二个 TightRope 环上。STG. 半腱肌 - 股薄肌腱

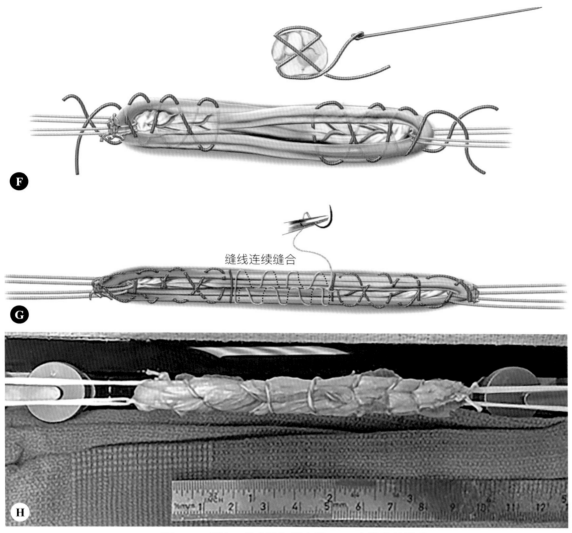

缝线连续缝合

▲ 图 7-39（续）　前交叉韧带六股 STG 自体移植技术
F. 用两股 FiberLoop 缝线（2 号）交叉穿过缝合固定六股移植物两端；G. 将编织后的移植物在 40N 下对纤维进行预张，用 Whipstitch 缝线沿移植物体部一侧编织缝合，再折返缝合另一侧，以将 STG 体部肌腱固定在一起；H. 制作完成的六股移植物结构。STG. 半腱肌 - 股薄肌腱

处会有软骨过度生长和骨赘形成，需要成形手术。由资深作者讲授的髁间窝成形原则和其在所有临床研究中的应用结果见表 7-10。当 PCL 和股骨髁间窝外侧壁之间宽度不足以（低于 10mm）容纳 ACL 移植物时，也需要进行髁间窝外侧成形术。

如前所述，ACL 股骨附着区可以根据骨性标志标记出来。导针在股骨隧道中心的定位见图 7-31、图 7-34、图 7-40、图 7-42C 至 E。导针在 ACL 股骨附着区中心的位置位于髁间窝顶部外侧切迹与关节软骨远端边缘之间的中点，距关节软骨后缘 8mm。表盘定位法实际上对隧道定位的描述并不准确[59, 60]。股骨隧道的定位于止点中心时，隧道后壁

厚 3～4mm，移植物占 ACL 股骨足印的 2/3～3/4。股骨隧道一定要保留 3～4mm 的后壁，这样移植物在股骨的位置就不会过于偏后。移植物位置过于偏后会增加膝关节伸直时的张力，可能会阻碍完全伸直。在这种情况下，可以观察到移植物随着膝关节过伸而缩短，并像活塞一样进出胫骨隧道。将导针定位于距后方关节软骨 8mm 的 ACL 附着区中心，可以为直径 8mm 的移植物留出 4mm 的隧道后壁，为直径 10mm 的移植物留出 3mm 的隧道后壁。明确 ACL 附着区的关键是在屈膝 20°～30° 时通过前内侧入路，标记出 ACL 椭圆形附着区和中心点，并测量到后方关节软骨的距离。屈膝时在垂直平面观察通常比在

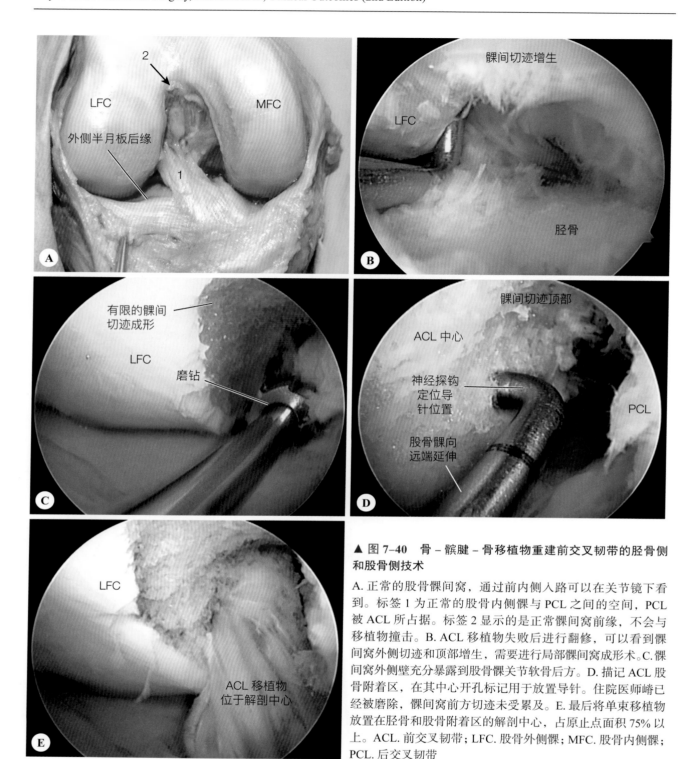

▲ 图 7-40　骨 - 髌腱 - 骨移植物重建前交叉韧带的胫骨侧和股骨侧技术

A. 正常的股骨髁间窝，通过前内侧入路可以在关节镜下看到。标签 1 为正常的股骨内侧髁与 PCL 之间的空间，PCL 被 ACL 所占据。标签 2 显示的是正常髁间窝前缘，不会与移植物撞击。B. ACL 移植物失败后进行翻修，可以看到髁间窝外侧切迹和顶部增生，需要进行局部髁间窝成形术。C. 髁间窝外侧壁充分暴露到股骨髁关节软骨后方。D. 描记 ACL 股骨附着区，在其中心开孔标记用于放置导针。住院医师嵴已经被磨除，髁间窝前方切迹未受累及。E. 最后将单束移植物放置在胫骨和股骨附着区的解剖中心，占原止点面积 75% 以上。ACL. 前交叉韧带；LFC. 股骨外侧髁；MFC. 股骨内侧髁；PCL. 后交叉韧带

水平面观察更容易标记出 ACL 的股骨附着区。钻取股骨隧道应选择合适的直径，直径通常比移植物骨性部分直径大 1mm，以使移植物在隧道内合适贴附。隧道的边缘应进行削磨处理，以防移植物磨损。应用后方入口定位钻的技术见图 7-42。

3. 移植物穿入隧道、调适和固定　移植物是以逆行方式（经胫骨骨道进入股骨骨道）引入隧道的，这一过程可以通过关节镜下技术用 Beath 针完成（通过 AM 辅助入路），也可以在双切口技术中通过从股骨隧道穿入胫骨隧道的 20 号环形钢丝来完成。将移植物轻柔拉入胫骨隧道并用神经探钩引导进入股骨隧道。在移植物腱骨连接处进行标记，用以调整其

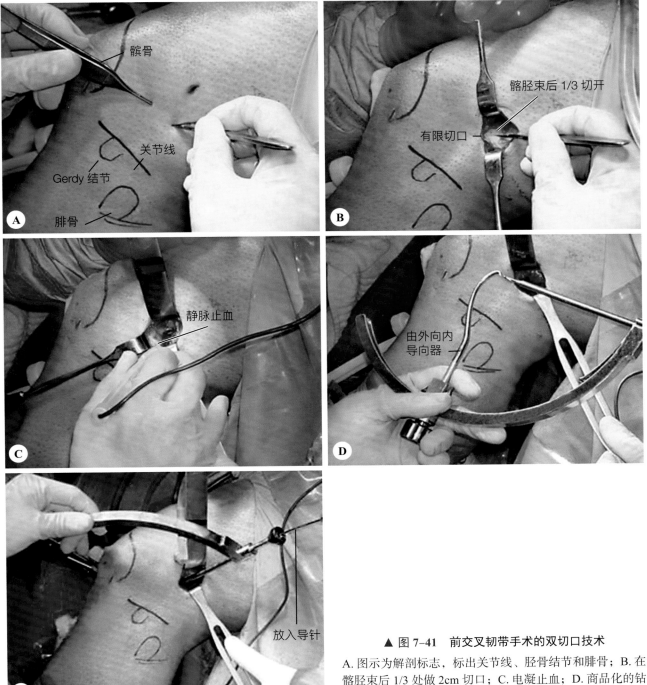

▲ 图 7-41　前交叉韧带手术的双切口技术

A. 图示为解剖标志，标出关节线、胫骨结节和腓骨；B. 在髂胫束后 1/3 处做 2cm 切口；C. 电凝止血；D. 商品化的钻孔导向器；E. 放置导针，在关节镜下监视顺行钻孔

在每个隧道内的长度。将移植物向近端牵拉，直到骨块与胫骨齐平。在大多数膝关节中，移植物的股骨部分位于股骨隧道内侧或恰好位于股骨隧道内侧的近端。股骨侧的移植物骨栓用金属或可吸收界面螺钉固定。移植物的调适方法是通过对移植物远端缝线施加约 44N 张力，并将膝关节屈伸 0°～135°，30～40 次。关节镜下确定移植物位置理想，完全伸

直时与股骨外侧髁和髁间窝无撞击。根据需要可以进行适度的髁间窝成形。

胫骨侧 ACL 移植物固定时有两种操作要求。一种是屈膝 20°，将施加于移植物的拉力降低至 10～15N，以免过度限制胫骨 AP 平移。术者或助手将一根手指放在胫骨前方保持胫骨向后的重力位，使用界面螺钉固定移植物。另一种操作要求是屈膝

表 7-10　髁间窝成形的技术和规则

- 关节镜经前内侧入路进入，器械通过中间入路（髌腱移植物切取部位或髌腱正中部位）进入。屈膝 20°～30°，检查 ACL 止点，而不要高屈曲膝关节，否则 ACL 处于水平位置。错误做法是，通过前外侧入路检查髁间窝外侧壁，该位置视角欠佳。当外侧壁有凸出的住院医师嵴时，通常很难（即使可能）通过 AL 入路观察或确定 ACL 股骨止点的准确位置

- 测量髁间窝外侧壁与 PCL 的间隙，以确保有 9～10mm 的空间容纳移植物。清理较浅的髁间窝以获得此间隙，清理时从远端开始并向近端进行，直至髁间窝的顶部切迹入口。这确保了在整个屈膝过程中髁间窝外侧有足够空间容纳移植物，防止狭窄的髁间窝外侧壁对移植物的磨损。通常髁间窝外侧只需切除 2～3mm，应避免超过此范围造成对外侧壁过度切除

- 为了确保髁间窝的高度足够且不会产生撞击，可以将髁间窝成形术的磨钻头放在 ACL 胫骨止点的中心位置，轻柔地使膝关节完全伸展。磨钻头不应撞击髁间窝的前切迹。这表明髁间窝前方和外侧几毫米范围内已经进行了切除，不会对移植物造成撞击。正常情况下，该范围是 4～6mm；当膝关节存在过伸时，髁间窝需要切除更多

- 髁间窝前切迹呈轻度弧形，如果变为 A 型就需要切除成形。在移植物置入隧道前，可以将关节镜经胫骨隧道进入，形成"虫眼视角"，此时使膝关节完全过度伸直，观察是否有髁间窝前方切迹部位进入视野，将进入视野的部分予以切除。这种方法能够在关节镜下直接确认 ACL 移植物有无撞击，无须术中透视

- 避免使用市面使用的"隧道平滑机"，因为这种方法太过激进。该方法是将关节内隧道定位器放入股骨和胫骨隧道内并向近端和远端移动，该器械可切除股骨隧道的前侧面和胫骨隧道的后侧面，导致移植物方向垂直

- 一旦股骨髁间窝前面和外侧面（较浅部位）清理完成，可能就能完全看到髁间窝的深部，确定 ACL 移植物在外侧壁的合适位置，同时去除 ACL 止点前方的骨性突起（住院医师嵴）。保持屈膝 20°～30°，而不要屈膝到 90°

- 髁间窝顶的深部代表 Blumenstaat 线，重要的是，不要因成形术而升高髁间窝，因为这会改变原自体 ACL 股骨附着区的解剖参考点。此外，不要改变或切除髁间窝的外侧壁深层以保留原自体 ACL 移植物的附着区，以利于 ACL 移植物的定位。剩余的 ACL 纤维也有助于确定 ACL 的股骨足印。只有在罕见情况下，髁间窝外侧壁与 PCL 之间会有过度生长和间隙不足。此时应当轻柔地切除这个区域的组织，同时保护 PCL 的滑膜。可以使用锋利的刮匙清除髁间窝外侧壁到股骨髁软骨缘的软组织，这是 ACL 移植物定位所要求的。有时候，对髁间窝外侧壁清理会不够深入，导致没有见到"拐角"处，出现这种错误的原因是髁间窝外侧壁有时会有一个平缓的深坡，对成形术造成了误导

0°，以更大的拉力拉紧移植物并用界面螺钉固定。然而，资深作者认为，在半屈曲位固定能更好地控制移植物张力。在一些病例中，如果界面螺钉的固定效果不理想或者对螺钉的固定力量不满意，可以将移植物的缝线系在缝线柱上。最后，将关节镜放入关节内检查移植物的效果。进行 Lachman 试验，应当存在总共 3mm 的前后平移活动度，这表明移植物没有过紧固定。如果移植物像"弓弦"一样绷紧，Lachman 试验时胫骨前移极少或没有前移，则移植物远端应当重新固定，并降低移植物固定时的张力。

Li 和同事[145] 使用透视和 MRI 为基础的系统，研究了人类在负重屈曲过程中 ACL 的三维形态变化。ACL 胫骨止点相对于股骨止点向内扭转。在膝关节完全伸直时 ACL 向内扭转约为 10°，屈膝 90° 时 ACL 向内扭转 44°。该数据是基于对止点位置的测量，而不是根据真实 ACL 纤维的微观形态变化得出的。尽管一些作者[8] 建议调整 ACL 移植物的扭转方向，使其恢复原 ACL 纤维向内的扭转状态，但尚不清楚其对临床结果的影响。通常 B-PT-B 的方向是沿股骨和胫骨的矢状面放置的，移植物表面骨质松的一侧置于股骨隧道，以减少股骨髁对肌腱的磨损。

（八）应用其他移植物的重建技术

其他所有移植物都采用以上相同的方法和步骤，下面情况除外。在使用 STG 移植物的双切口技术中，先在股骨隧道出口处建立缝线柱（Post）（35mm、4.0mm 带垫圈的松质骨自攻螺钉），将移植物股骨侧缝线系在缝线柱上。可以附加可吸收界面螺钉固定。在胫骨侧隧道拧入界面螺钉固定，再将股骨侧缝线柱拧入固定。采用界面螺钉和缝线柱相结合的方法，可以为移植物固定提供足够的强度，进而进行与 B-PT-B 移植物相同的康复治疗。本章后面将介绍另一种应用四股 STG 移植物进行 ACL 重建的技术，即通过 FlipCutter 和 EndoButton（Smith&Nephew）

关键点：手术技术

应用骨 – 髌腱 – 骨移植物解剖 ACL 重建的胫骨侧和股骨侧技术

- 胫骨隧道位置
  - ACL 中心通常位于 RER 或棘间嵴前方 16～20mm
  - 标记 ACL 中心，通常在外侧半月板前角后缘前方及其相邻部位
  - 导针偏心放置在真正的 ACL 中心前方和内侧 2～3mm 处
  - 通过 MRI 测量髌腱移植物的长度
  - 双切口技术允许通过向近端提升股骨隧道来调整移植物长度
  - 胫骨隧道在冠状面成 55°～60° 角，隧道长 35～40mm
  - 隧道始于 SMCL 前方和其附近，位于胫骨结节内侧缘的内侧 15mm 处，以及髌腱在胫骨结节止点上缘远侧 10mm 处
  - 应用空心钻钻取优质骨块，用以填充骨缺损
  - 钻取所需隧道，对隧道口进行斜切处理
- 股骨隧道位置
  - 使用双切口技术［开放或 FlipCutter（Arthrex）］或高屈膝 120° 经 AM 入路建立股骨隧道
  - 双切口技术：通过股骨外侧髁远端 2～3cm 切口逆行钻取隧道
  - 进行股骨髁间窝成形术，避免移植物撞击

- 屈膝 20°～30°，经前内侧入路镜下检查 ACL 止点
- 将导针置于 ACL 止点中心。通常保留隧道后壁 3～4mm，以避免移植物位置不会过于偏后。将导针定位于距后方关节软骨 8mm 的 ACL 附着区中心，可以为直径 8mm 的移植物留出 4mm 的隧道后壁
- 钻取隧道，隧道口边缘应进行削磨处理
- 移植物穿入隧道、调适和固定
  - 在关节镜辅助下，将移植物轻柔地逆行拉入隧道
  - 将移植物向近端牵拉，直到骨块与胫骨齐平
  - 移植物的股骨部分位于股骨隧道内侧或恰好位于股骨隧道内侧的近端
  - 用界面螺钉固定股骨侧的移植物骨块
  - 调适移植物，对移植物远端施加约 44N 张力，屈膝 0°～135°，屈伸 40 次
  - 关节镜下确定移植物位置，髁间窝无撞击
  - 屈膝 20°，将对移植物的拉力降至 10～15N
  - 胫骨端拧入界面螺钉。必要时可以增加缝线将移植物系在缝线柱上
  - 进行 Lachman 试验，确保没有过度紧张
  - 对于 STG 移植物：股骨端固定，使用缝线柱，必要时用可吸收螺钉；胫骨端固定，使用界面螺钉 + 缝线柱

或 TightRope（Arthrex）技术进行重建。使用 QT-PB 移植物时，通常将移植物的骨性部分置入股骨隧道；但是也可以倒过来，将骨性部分置入胫骨隧道，并调整到合适位置以使骨块填充扩大的胫骨隧道。

可用的股骨固定（图 7-43）技术和胫骨固定（图 7-44）技术多种多样，可以根据术者的喜好选择。不推荐单独使用界面螺钉固定 STG 或同种异体软组织移植物。缝线柱技术通常用于更高强度的移植物固定。

（九）可选的其他手术方法

1. FlipCutter 技术建立股骨隧道　另一种双切口技术是 FlipCutter 技术，可用于定位股骨隧道，并从内向外钻取隧道（图 7-45）。该方法可以为移植物的愈合和融合提供一条很长股骨隧道。它还可以控制导针将股骨隧道定位到最理想的位置，以实现界面螺钉固定在高质量的骨质中。这种技术无须在高屈膝位置建立股骨隧道。

该方法的技术步骤见图 7-45。这些步骤介绍了如何将导针定位于股骨止点中心。在大腿后 1/3、股骨外侧髁近缘处做 10mm 切口。置入钻头导向器，并将钝性近端导向套管直接推进至股骨。进入 FlipCutter 导针，在关节镜下通过 AM 入路确定其位置和入口。建立骨槽（即部分骨隧道）。隧道入口边缘斜切，以防止移植物磨损。移植物以逆行方式进入隧道，并通过 EndoButton、TightRope 技术固定或经 AM 入路以逆行方式拧入界面螺钉（B-PT-B）固定。在少数情况下，股骨质量不理想，需要采用股骨缝线柱的方式进行固定，此时需要扩大原切口以显露清楚，然后延长股骨隧道至近端出口，最后建立移植物缝线柱。

2. 使用第二代 FlipCutter 和 TightRope 设备的全内 ACL Graft-Link 技术　Lubowitz 和同事[155]详细介绍了全内侧 ACL 重建手术技术，该技术使用第二代 FlipCutter 导针（Arthrex）建立股骨槽和胫骨槽，并用 TightRope（Arthrex）固定腘肌腱移植物实现 ACL 重建（图 7-46 至图 7-52）。该技术的优点包括能够测量股骨和胫骨隧道的长度，制备移植物以

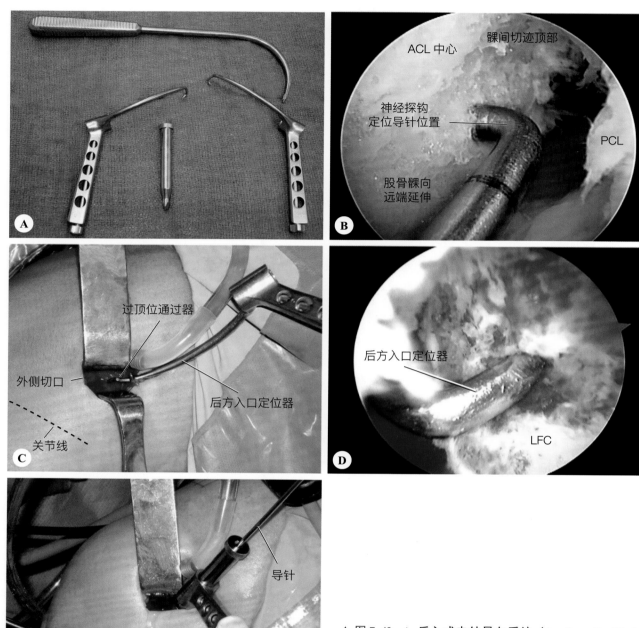

▲ 图 7-42　**A.** 后入式电钻导向系统（**Acufex，Smith & Nephew Endoscopy**）；**B. ACL** 股骨附着区中心定位；**C.** 通过第二切口进入导向器；**D.** 导针定位于股骨髁间窝外侧壁；**E.** 由外向内钻取股骨隧道

ACL. 前交叉韧带；LFC. 股骨外侧髁；PCL. 后交叉韧带

匹配隧道长度和关节内长度的总和（通常为 75mm），以及通过缝线拉紧移植物的方式使其填充隧道。如前所述，认真标记出原 ACL 在股骨和胫骨止点的中心。在股骨外侧髁上 25mm 处做一小切口，将股骨 FlipCutter 导针放入。导针套管在股骨处进入 7mm（对胫骨皮质也是如此），以避 FlipCutter 破坏骨皮质。胫骨侧 FlipCutter 导针以大约 45° 角置于胫骨 AM 皮

质与胫骨结节相邻处。在 AM 入路可使用柔软的硅胶套管辅助移植物在关节内通过。最新改进的移植物胫骨端固定技术见图 7-51。

3. 可弯曲导针及可弯曲钻建立股骨隧道　VersiTomic Flexible Reaming System（Stryker）由可弯曲钻和导针组成，在 ACL 重建过程中可以建立独立的骨隧道（图 7-53）。

关键点：其他可选的手术方法

- FlipCutter 技术建立股骨隧道
  - 定位股骨隧道，从内向外钻取隧道
  - 可提供较长的股骨隧道
  - 控制导针在最佳位置定位隧道，以使肌腱固定于优质骨质中
  - 无须在高屈膝位置建立股骨隧道
- 使用第二代 FlipCutter 和 TightRope 设备的全内 ACL Graft–Link 技术

  其优势包括：能够测量股骨和胫骨隧道的长度、制备的移植物能符合隧道长度和关节内长度的总和（通常为 75mm）、通过缝线收紧移植物的方式使其填充骨隧道。
- 移植物位置不良的处理
  - 过度偏前的股骨隧道：需要通过双切口技术对股骨隧道重新定位，并在股骨侧增加缝线柱固定，达到界面螺钉和缝合柱的联合固定效果
  - 过度偏后的股骨隧道：需要向前调整股骨隧道
  - 胫骨隧道位置不良：可以通过在移植物内侧或外侧的位置向内或向外放置界面螺钉进行小的调整
  - 移植物骨性部分骨折：在移植物的肌腱部分置入额外两根缝线，在骨性部分也置入两根缝线
  - 界面螺钉固定骨–髌腱–骨移植物出现位置不良时，通常可以通过增加螺钉直径及增加一个缝线柱来解决
  - 胫骨或股骨隧道扩大：可以在移植物的一侧置入可吸收界面螺钉将移植物压入骨隧道

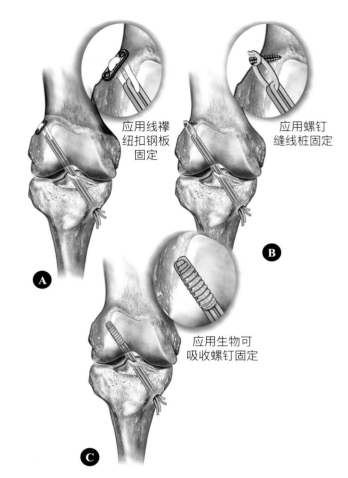

▲ 图 7-43　前交叉韧带重建中 STG 移植物在股骨端的各种固定技术

不推荐单独使用界面螺钉（C），因为其抗拔出张力强度最低。STG. 半腱肌–股薄肌腱

（十）移植物位置不理想的处理

在手术技术中，重要的一点是要认识移植物的位置是否合适，以便采取相应的解决措施。如果髁间窝外侧壁的软组织未完全清理干净，而且没有看到股骨髁后方的"拐角"，此时会导致股骨隧道过度偏前。所以在选择理想的股骨隧道位置时，重要的一点是，通过 AM 入路观察到整个髁间窝外侧壁。股骨隧道位置过于偏后会导致隧道后壁爆裂，此时界面螺钉的固定效果欠妥。这种情况下，需要通过双切口技术对股骨隧道重新定位，并在股骨侧增加缝线柱固定，达到界面螺钉和缝合柱的联合固定效果。

股骨隧道位置过度偏后会导致伸膝时移植物偏短，此时需要向前调整隧道。通常导针在 ACL 股骨附着区的定位是以从内到外或从外到内的方式进行的，建立隧道时可以用 6mm 橡子形空心钻以逐渐推

进的方式重新调整隧道和隧道入口。通过这种方式，可能会实现最理想的股骨隧道位置。如果股骨隧道远端的位置超过 9 点，可能会导致移植物与股骨外侧髁撞击，有时为避免撞击会对髁间窝过度成形。进而导致移植物长度缩短且效果不理想。

胫骨隧道位置偏后会导致移植物方向垂直。胫骨隧道位置过于偏前可能导致移植物前方的撞击，或者胫骨隧道前方皮质偏少，导致界面螺钉不能充分固定。胫骨隧道位置过于偏内会使移植物撞击PCL，过于偏外会撞击股骨外侧髁。微调的方法是，在移植物的内侧或外侧向内或向外拧入界面螺钉。原则是永远不要冒着导致移植物失败和膝关节翻修的风险而接受位置错误的胫骨或股骨隧道。

移植物骨块部分出现骨折，但仍残留 15mm 的骨块时，可以在移植物肌腱部分增加两根缝

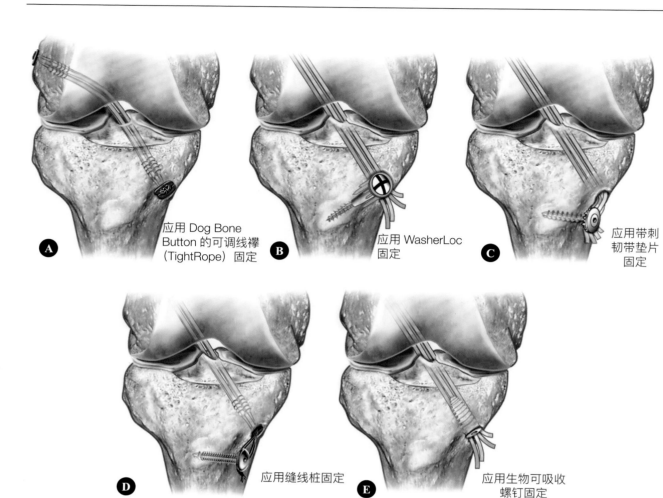

应用 Dog Bone Button 的可调线襻（TightRope）固定 Ⓐ Ⓑ 应用 WasherLoc 固定 Ⓒ 应用带刺韧带垫片固定

Ⓓ 应用缝线桩固定 Ⓔ 应用生物可吸收螺钉固定

▲ 图 7-44　STG 移植物在胫骨端的各种固定技术
不推荐单独使用界面螺钉（D）。STG. 半腱肌－股薄肌腱

线，在骨块部分置入两根缝线。使用界面螺钉与缝线桩技术一起固定。罕见情况是 B-PT-B 移植物在骨腱连接处断裂，此时在骨块部分缺失的情况下，髌腱直径不是很理想，所以资深作者更倾向于采用 STG 自体移植物，而不是在肌腱部分添加缝合线。

对 Osgood-Schlatter 病例或髌骨附着处的髌腱骨化的病例（术前未发现），可以去除多余的骨头，而不影响移植物的长度或完整性。然而，在这些疾病发病时，最好避免从这些部位获取移植物，并告知患者将使用其他部位的移植物。问题是，在较大的 Osgood-Schlatter 病变中，可能需要在原移植物供区附近切取完整肌腱，以完全避开骨性病变，这样会使髌腱附着部位弱化。这种情况需要增加术后保护，并修改早期康复的计划。B-PT-B 移植物界面螺钉固定的问题，通常可以通过增大螺钉直径和增加缝线

柱的方法来解决。永远不要降低移植物的最终固定强度，不要接受不理想的固定效果，因为这可能会导致移植物术后早期松动。

使用 STG 移植物来处理胫骨或股骨隧道扩大是比较困难的，因为处理隧道扩大需要建立直径合适的隧道来实现移植物－隧道界面的贴附，以实现移植物融合，并避免隧道过度扩大。有可能会需要使用可吸收界面螺钉将移植物的一侧压入隧道，这时需要修改术后康复方案，以便在最初愈合阶段保护移植物。EndoButton 或 TightRope 技术常与 STG 移植物共同使用，可能会遇到空心钻不慎钻伤股骨皮质并导致固定力丧失的问题。此时，界面螺钉对移植物的固定力量较弱，可以考虑使用双切口技术和缝线桩固定，其效果更有保证。而如果继续使用 EndoButton 或 TightRope 固定，将 STG 肌腱套在直径 3mm 的襻上，其固定效果令人担忧。

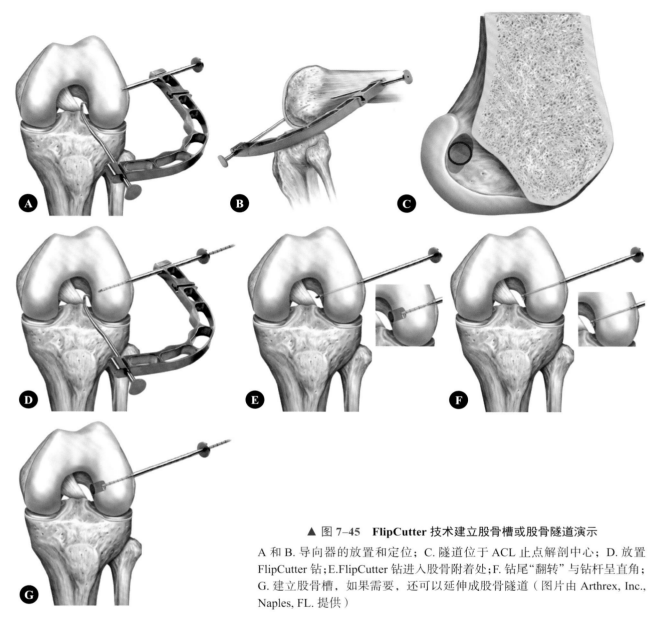

▲ 图 7-45　FlipCutter 技术建立股骨槽或股骨隧道演示

A 和 B. 导向器的放置和定位；C. 隧道位于 ACL 止点解剖中心；D. 放置 FlipCutter 钻；E.FlipCutter 钻进入股骨附着处；F. 钻尾"翻转"与钻杆呈直角；G. 建立股骨槽，如果需要，还可以延伸成股骨隧道（图片由 Arthrex, Inc., Naples, FL. 提供）

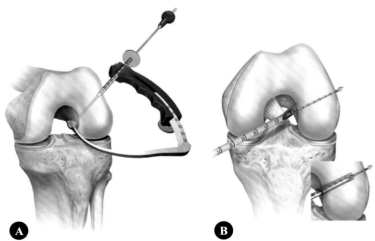

◀ 图 7-46　可以使用 FlipCutter 和 RetroConstruction Drill Guide 系统以逆行方式制备股骨槽（A），或者使用 RetroButton Pin II 和 Low Profile Reamers 以顺行方式制备股骨槽（B）。在制备隧道时应注意骨内长度，并在前交叉韧带 TightRope RT 上标记长度

图片由 Arthrex, Inc., Naples, FL. 提供

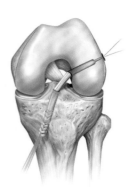

▲ 图 7-47　在移植物被拉入的过程中，对移植物胫骨侧尾端保持轻度的拉力

为了将移植物拉入隧道，每次拉紧一根线，两侧交替拉入约 1cm。在移植物上标记股骨骨槽长度，对移植物完全到位有提示作用。移植物完全进入股骨隧道后，在胫骨侧反向拉紧移植物，检查固定情况。如果需要的话，继续向上拉紧移植物以完全填充整个骨槽。这可以在胫骨端固定完成后再次向上拉紧移植物（图片由 Arthrex，Inc.，Naples，FL. 提供）

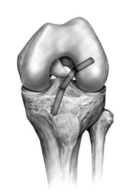

▲ 图 7-49　GraftLink 技术联合 TightRope 全内前交叉韧带重建：建立骨槽

从股骨骨槽末端到胫骨骨槽末端的总长度至少要比移植物长 10mm，以保证移植物能被充分拉紧。例如，假设移植物长度为 70mm，假设移植物关节内最大长度为 30mm（绿色阴影），那么股骨和胫骨骨槽中移植物长大约 20mm。将股骨骨槽钻至 20～25mm（蓝色阴影），胫骨骨槽钻至约 30mm（红色阴影），以留出额外的 10mm 进行拉伸（图片由 Arthrex, Inc., Naples, FL. 提供）

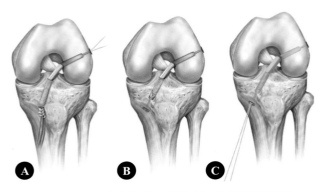

▲ 图 7-48　A. 固定移植物的胫骨侧。如果需要的话，可以在股骨侧隧道留下空间，同时股骨外要保留白色短缩绳，以便进一步拉紧移植物。最后用闭口的 TightRope 缝线切割器切断股骨侧白色短缩绳。B. 前交叉韧带 TightRope RT，也是全内前交叉韧带重建的理想工具，因为它有助于移植物逐步递增式进入骨隧道，并且能在胫骨端固定后再次拉紧移植物。C. 前交叉韧带 TightRope RT 也可以在胫骨侧与 GraftLink 技术联用

详见 Arthrex 技术指南 LT0157（图片由 Arthrex, Inc., Naples, FL. 提供）

九、我们对前交叉韧带重建的临床研究

我们发表了一系列的前瞻性临床研究，对 650 多个膝关节进行了 ACL 初次重建，包括急性、亚急性和慢性断裂 [11, 18, 20, 21, 37, 185-188, 190, 191, 193-198, 202, 210]。这些研究的数据提供了关于以下变量的临床结果方面

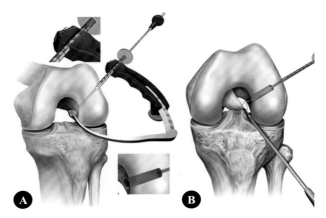

▲ 图 7-50　A. 可以用 FlipCutter 制作股骨骨槽，注意当钻头套管下压至骨时其进入骨内长度（插图）；B."翻转切割"后，将一根 FiberStick 缝线穿过阶梯式钻头套管，经关节内引出，准备对接移植物

图片由 Arthrex, Inc., Naples, FL. 提供

的信息（这些研究的数据提供了大量关于临床结果方面的信息，包括以下相关内容：①移植物类型；②同种异体移植物的消毒；③性别；④慢性损伤；⑤同期进行的手术；⑥合并关节炎；⑦骨性内翻畸形；⑧康复计划；⑨保险类型（工人补偿与私人保险）。本章提供了这些研究的摘要，并鼓励读者查阅已发表的原始文章以获得更多细节。所研究的移植物包括冷冻干燥的阔筋膜和新鲜冷冻或辐照

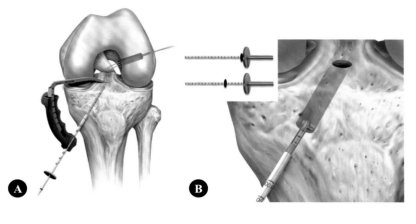

◀ 图 7-51 建立胫骨骨槽

A. 将 FlipCutter 钻入关节，拆下定位钩；B. 操作钻杆使刀片翻转并锁定到切割位置，旋转电钻并向远端牵拉，切出胫骨骨槽，借助弹力带和 5mm 刻度在 FlipCutter 上测量骨槽的深度（插图）（图片由 Arthrex, Inc., Naples, FL. 提供）

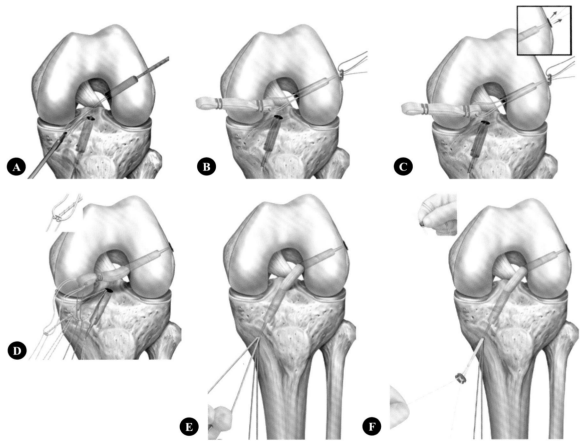

▲ 图 7-52 引入移植物

A. 将 FlipCutter 刀片回直，从关节取出。将一根 TigerStick 线引入关节内，然后用抓线钳经 AM 入路将胫骨骨槽内 TigerStick 线和股骨骨槽内 FiberStick 线一起抓出。一起抓出这两根线有助于避免软组织卡入两根线之间而造成移植物引入困难。B. 将移植物纽扣钢板上的蓝线和白色短缩绳穿过股骨。不要让两种线松弛，要保持一致的张力。捏住或抓住蓝线和白绳，将它们一起拉动，将纽扣钢板从股骨骨槽中拉出至骨皮质外。检查移植物上线襻的标记，同时关节镜通过股骨骨槽检查纽扣钢板，来确认其已从股骨皮质拉出。回拉移植物，确认纽扣钢板已就位。C. 在胫骨侧保持对移植物的轻度拉力，同时，向近端交替牵拉两根白色短缩绳，一次拉一根，每根绳每次拉入 1cm，使移植物逐渐升入股骨隧道。D. 在 TightRope ABS 线襻的末端系一根线，用于引入胫骨骨槽（插图）。将系在线襻的线和移植物尾端的 Whipstitch 线套入胫骨骨槽引导线。在胫骨外向远端牵拉引导线，将 TightRope ABS 线襻和移植物尾端 Whipstitch 线经胫骨骨槽向远端拉出。E. 通过拉动 ABS 线襻和 Whipstitch 缝线将移植物拉入胫骨骨槽。F. 将 TightRope ABS 纽扣板装到襻上。牵拉白色短缩绳，将纽扣板推到骨皮质并拉紧移植物。确保纽扣板与骨之间完全贴附，纽扣板下不能有软组织卷入（图片由 Arthrex, Inc., Naples, FL. 提供）

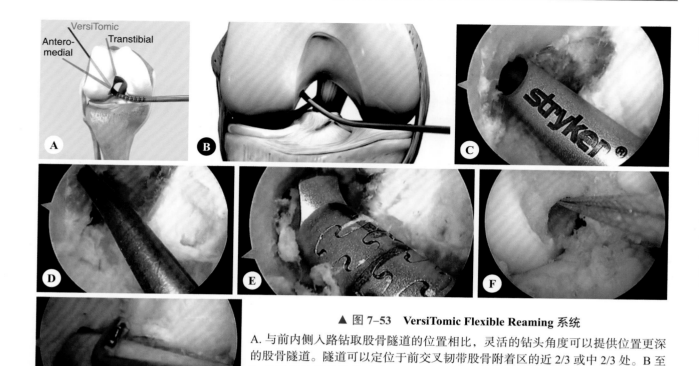

▲ 图 7-53　VersiTomic Flexible Reaming 系统

A. 与前内侧入路钻取股骨隧道的位置相比，灵活的钻头角度可以提供位置更深的股骨隧道。隧道可以定位于前交叉韧带股骨附着区的近 2/3 或中 2/3 处。B 至 D. 导针定位股骨隧道时需要屈膝 100°～110°。出针点位于大腿股骨外侧髁上方 3cm、骨皮质与干骺端连接处。E. 软钻入口可以定位于预期的股骨隧道位置。F 和 G. 股骨隧道及置入的骨-髌腱-骨移植物（图片由 Stryker, Kalamazoo, MI. 提供）

（2.5mrad）的 B-PT-B 同种异体移植物和 B-PT-B 自体移植物。如果膝关节测量仪检测到胫骨前移增加大于 5mm，或在临床检查中发现轴移试验Ⅱ度或Ⅲ度，则认为 ACL 重建失败［依据国际膝关节文献委员会（International Knee Documentation Committee, IKDC）关于膝关节合并异常和重度异常的分类］。

（一）移植物的种类

ACL 慢性断裂的膝关节使用新鲜冷冻或辐照的同种异体移植物的失败率（16%～30%）[185, 186] 比使用自体移植物的失败率（3%～8%）[195] 更高（表 7-11）。因此，由于存在如此差异，在 1997 年资深作者建议不要使用同种异体移植物 [195]。唯一的例外是应用同种异体移植物 ACL 重建并联合 ITB 进行关节外手术的一组膝关节，其失败率仅为 3% [185]。

在 ACL 急性或亚急性断裂后进行重建的膝关节中，B-PT-B 同种异体移植物（7%）[191] 和自体移植物（3%）[195] 的总失败率没有差异。然而，应用同种异体移植物的膝关节 AP 移位增加 3～5mm，这表明与自体移植物相比，同种异体移植物的功能存在差异（图 7-54）。这种膝关节通常表现为轴移试验Ⅰ度，未来进展为轴移试验阳性的风险增大。根据这些研究结果，我们在 1997 年建议，在关节镜辅助下使用

B-PT-B 自体移植物作为 ACL 急性和慢性断裂的首选移植物 [195]。

（二）对同种异体移植物的加强措施（髂胫束关节外手术、韧带增强装置）

我们进行了一项前瞻性研究（Ⅱ级），将关节外 ITB 肌腱固定术与 B-PT-B 同种异体移植物联合治疗慢性 ACL 断裂 [185]。这是将联合手术（64 例）结果与单纯应用同种异体移植（40 例）手术进行比较的首次研究。本研究中，术前 50% 或更多的膝关节轴移试验Ⅲ度，表明膝关节高度不稳定，提示关节外的外侧限制功能不足。

术后平均随访时 2.9 年，单纯同种异体移植物组的移植物失败率为 16%，而同种异体移植物联合 ITB 组的移植物失败率为 3%（P<0.05）（表 7-11）。在 KT-1000 试验中测得的 AP 移位差异也有统计学意义（图 7-55）（P<0.01）。这种失败率的差异不是由辐照效应引起的，因为同种异体移植物组中只有 10 例应用了辐照移植物，而同种异体移植物联合 ITB 组只有 2 例。联合手术组的运动水平显著提高（P<0.05），CKRS 评分系统的整体评分更高（P<0.01）。在肌肉等速测试得分、功能范围、症状或髌股摩擦音等方面，两组之间没有差异。

表 7-11 前交叉韧带初次重建临床研究总结：膝关节测定数据和最终失败率

研　究	阶段（例数）	随访（年）	移植物类型	同种异体移植物灭菌方法	术前总前后移位量（mm）（均值，范围）	随访时总前后移位量（mm）（均值，范围）	随访时总前后移位量分度（I-N）（%）<3mm	3~5mm	>5mm	最终失败率*（%）
Noyes 等[187]（1990）	急性（68）	5~9	同种异体阔筋膜	新鲜冷冻（n=28）	—	1.0±3.1（−2.5~+6.5）	77	20	3	7
				干燥冷冻（n=40）	—	1.0±2.9（−7.0~+5.0）	75	20	5	5
				+ETO 32						
Noyes, Barber-Westin[185]（1991）	慢性（64）	2~4.5	同种异体骨-髌腱-骨移植物	全部干燥冷冻（n=54）	9.2±3.0（3.0~16.0）	2.6±2.5（−2.8~+8.0）	54	34	12	16
					9.0±3.0（3.0~16.0）	2.5±2.3（−2.0~+7.5）	53	31	16	16
				辐照灭菌（n=10）	10.0±2.0（7.0~13.5）	2.8±3.2（−2.0~+8.0）	60	10	30	30
Noyes, Barber-Westin[185]（1991）	慢性（40）	2~4.5	同种异体骨-髌腱-骨移植物+髂胫束	新鲜冷冻	8.3±3.3（3.0~15.5）	1.1±2.5（−4.0~+6.5）	74	23	3	3
Noyes, Barber-Westin[186]（1992）	慢性（49）	2~3.4	同种异体骨-髌腱-骨移植物+韧带增强器		9.5±3.5（5.0~18.0）	2.7±3.5（−3.0~+12.0）	53	30	17	20
Noyes, Barber-Westin[195]（1997）	慢性（57）	2~3	自体骨-髌腱-骨移植物		11.4±4.5（4.0~22.0）	0.4±2.7（−3.5~+10.0）	84	12	4	8
	急性（30）				9.0±2.9（3.5~14.0）	−0.3±2.6（−5.5~+7.0）	92	4	4	3
Barber-Westin 等[20]（1997）	急性和慢性（47名男性）	2~3	自体骨-髌腱-骨移植	辐照灭菌	10.3±4.0（3.5~22.0）	0.2±2.9（−5.5~+8.0）	80	16	4	4
	急性和慢性（47名女性）				12.9±4.5（4.5~22.5）	0.7±2.8（−3.5~+10.0）	87	8	5	6
Noyes, Barber-Westin[196]（1997）	急性和慢性（19WC）	2~3.4	自体骨-髌腱-骨移植		11.2±3.7（6.5~15.0）	0.6±3.1（−3.0~+10.0）	87	13	0	0
	急性和慢性（19PI）				10.4±2.3（4.0~16.5）	0.5±2.2（−4.5~+4.0）	80	13	7	5

*. 失败定义为总 AP 移位增加>5mm 或轴移试验 II 度或 III 度。ETO. 环氧乙烷；I-N. 受累与不受累膝关节；PI. 私人保险；WC. 工人赔偿

我们推测 ITB 肌腱固定术恢复了对胫骨前移和内旋的次级外侧限制作用，进而有助于同种异体移植物在关节内发挥作用。因此，该手术可以用于轴移试验Ⅲ度的膝关节。然而，研究组中病例数量不够多，不足以提供明确的建议，需要进一步研究。本研究结果可能对应用同种异体物的 ACL 翻修手术

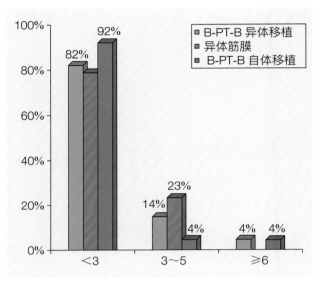

▲ 图 7–54　术后膝关节测量仪的临床测量结果

对急性或亚急性前交叉韧带（ACL）断裂的患者，我们采用骨 - 髌腱 - 骨（B-PT-B）同种异体骨、同种异体筋膜或自体骨 - 髌腱 - 骨组织进行 ACL 重建

有一定的指导意义（见第 8 章）。

从历史的角度，我们进行了一项前瞻性随机临床试验（Ⅰ级），研究韧带增强器（ligament augmentation device，LAD）联合辐照的 B-PT-B 同种异体移植物治疗 ACL 慢性断裂的效果[186]。对 49 例膝关节进行联合手术，其结果与单纯应用新鲜冰冻 B-PT-B 同种异体移植物的 66 个膝关节进行比较。术后平均 2.8 年，移植物总体失败率（分别为 20% 和 16%）（表 7–11）、个体症状、功能受限情况或整体评分均无差异。LAD 并没有改善重建的疗效，因此不推荐与同种异体移植物一起用于 ACL 重建。

（三）同种异体移植物的二次灭菌方法

根据表 7–11 中的两项关于 ACL 慢性损伤的研究结果，应用 2.5mradγ 辐照消毒的同种异体移植物进行 ACL 重建的失败率（23%，14/6 例膝）比新鲜冷冻同种异体移植物的失败率更高（11%，10/92 例膝，$P < 0.05$）[185, 186]。我们优先推荐其他二次灭菌方法，并已在其他地方详细讨论过[171, 292, 293]。

（四）性别

我们对 94 例（47 名男性，47 名女性）应用 B-PT-B 自体移植物进行 ACL 重建的患者进行了前瞻性研究（Ⅱ级），以确定男性和女性之间的治疗结果是否存在差异[20]。这是同类研究中首次进行这样的比较研究。根据损伤的时间对患者进行分组，以确

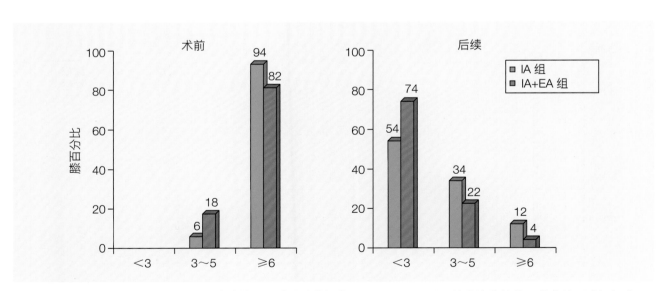

▲ 图 7–55　术前和随访时对 IA（单独使用同种异体移植物）组和 IA+EA（同种异体移植物 + 关节外手术）组在 89N 作用下，用 KT-1000 关节测量仪检测前后位移的结果

在最新的随访评估中，两组的移位差异有统计学意义（$P < 0.01$）（引自 Noyes FR, Barber SD. The effect of an extra-articular procedure on allograft reconstructions for chronic ruptures of the anterior cruciate ligament. *J Bone Joint Surg Am.* 1991;73:882-892.）

定该因素是否影响治疗结果。在伤后 14 周内接受手术的患者为急性组，其余患者均为慢性组。两组患者的年龄、术前运动水平、关节软骨状况和随访时间都是相匹配的。

术后平均 2.2 年，男性和女性之间的结果没有显著差异。虽然女性患者术前平均 AP 移位高于男性［（14.3±5）mm 和（11.2±4）mm，P=0.05］，但在术后随访时 AP 移位数据是相似的［男性（0.90±2.69）mm，女性（0.70±3.49）mm］，在不同 AP 移位范围内（AP 移位：<3mm，3~5.5mm，≥6mm）患者的百分比也是相似的（图 7-56）。总体失败率男性为 4%，女性为 6%。在膝关节活动度、髌股摩擦音、膝前疼痛、肌力下降及并发症等方面，性别之间的差异无统计学意义（表 7-12）。此外，在症状、日常或体育活动的功能受限情况或整体等级评分方面，男性和女性之间没有显著差异。结论是，对有活动需求的患者进行 ACL 重建时，无论其性别如何，都要平等考虑。最近，其他作者对应用自体 B-PT-B 和 STG 移植物的男性和女性进行了类似的分析，得出了相同的结论[252]。

（五）慢性损伤

我们前瞻性地随访了 94 名连续接受手术的患者，患者均应用 B-PT-B 自体移植物，研究用以确定 ACL 急性和慢性断裂之间的客观结果或主观结果是否存在差异[195]。术后 2~3.7 年 87 名患者（93%）完成随访评估。急性亚组包括 30 例进行重建的患者，平均伤后 6 周手术（2~14 周）。慢性亚组包括 57 例患者，他们在膝关节最初损伤后平均 4.5 年（3 个月~29 年）进行重建手术。所有这些患者都有症状或功能受限，无法通过康复或活动调整来改善。其中 34 例患者在 ACL 重建前已进行了 94 次手术，包括 20 例内侧半月板切除术和 9 例外侧半月板切除术（部分或全部）。

比较结果见表 7-13。各亚组间的平均 AP 移位［慢性组，（0.4±2.7）mm；急性组，（-0.3±2.6）mm］、轴移试验、膝关节运动并发症、移植物整体失败率（慢性组，8%；急性组，3%）无差异。ACL 重建中

表 7-12　应用骨 - 髌腱 - 骨自体移植物重建前交叉韧带后男女肌肉等长测试结果

重建侧肢体与对侧肢体差别（%）	膝关节伸肌（%）		膝关节屈肌（%）	
	男	女	男	女
0~10	67	62	74	69
11~20	24	24	11	24
21~40	9	7	15	7
>40	0	7	0	0

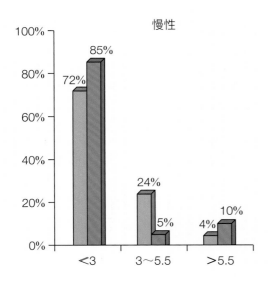
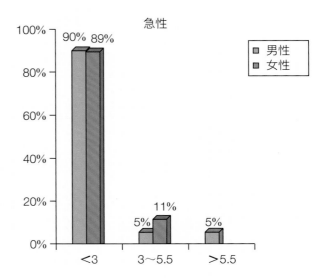

▲ 图 7-56　随访时 134N 作用下 KT-2000 关节活动仪的检查结果（受累与不受累肢体）

在三种前后移位范围中，男性和女性患者的百分比在统计学上没有显著差异（引自 Barber-Westin SD, Noyes FR, Andrews MA. A rigorous comparison between the sexes of results and complications after anterior cruciate ligament reconstruction. *Am J Sports Med*. 1997;25:514-526.）

共修复半月板 46 例。在随访中，其中 41 个膝关节没有再断裂的证据，这说明对急性和慢性损伤膝关节的半月板修复的重要性。

表 7-13 应用骨 - 髌腱 - 骨自体移植物 ACL 重建急性和慢性损伤对比的总结

结果因素	急性和慢性结果	方 法
术后稳定性	NS	KT-2000 关节动度计
髌股关节磨响	NS	膝关节查体
髌股关节疼痛	NS	膝关节查体
膝关节活动范围	NS	测角仪
膝关节活动并发症	NS	膝关节查体
半月板修复	NS	膝关节查体
胫骨隧道宽度	NS	影像学
股骨隧道宽度	NS	影像学
髌腱高度	NS	影像学
关节软骨	NS	关节镜
功能分析	S：蹲、跑、跳、扭转 NS：行走、爬楼梯	辛辛那提膝关节分级系统
症状	S：疼痛 NS：肿胀、打软腿	辛辛那提膝关节分级系统
整体综合评分	S	辛辛那提膝关节分级系统
患者评分结果	S	辛辛那提膝关节分级系统

根据所有的显著值，急性组比慢性组有更好的结果
ACL. 前交叉韧带；B-PT-B. 骨 - 髌腱 - 骨；NS. 差异无统计学意义；S. 差异有统计学意义

疼痛（$P=0.04$）、蹲 / 跪（$P=0.03$）、跑（$P=0.02$）、跳跃（$P=0.04$）、扭 / 转（$P=0.01$）、患者膝关节总体状况分级（$P=0.007$）、体育活动水平（$P=0.05$）在不同亚组间均存在显著差异。急性亚组患者的疼痛、运动功能受限较轻，比慢性损伤患者能恢复更剧烈的活动。结论是，活跃患者应当在半月板组织再损伤和缺损之前，尽早恢复膝关节稳定。此外，对 ACL

重建结果进行研究评估，应采用严格的膝关节分级系统，分别评估急性、亚急性和慢性断裂的结果。

（六）同期进行的手术

我们对进行 ACL 重建的同时还进行其他手术的患者进行了几项研究，其他手术包括半月板中 1/3 断裂的复杂修复手术[37, 198, 199, 205, 247]、HTO[188, 202]、PL 重建[189, 190, 192, 197, 200, 201]、MCL 修复[190] 和多韧带损伤修复手术[197]。

在一组 177 名患者的研究中，有 198 个半月板撕裂达到中部 1/3 进行了修复手术，同时有 126 例（71%）膝关节应用辐照的同种异体移植物（72 例膝）或 B-PT-B 自体移植物（54 例膝）进行了 ACL 重建[247]。在术后平均 3.5 年，自体移植物的失败率是 4%，同种异体移植物的失败率是 15%。同种异体移植物失败率增加可能与辐照灭菌过程有关。研究发现，修复的半月板中有 159 例修复成功（80%），没有胫股关节症状。39 例（20%）患者需要重新进行关节镜检查。随访时发现，ACL 功能与半月板修复后症状性再手术率之间无统计学关系（表 7-14）。

表 7-14 由 ACL 功能所导致的半月板修复再手术率

ACL 功能	半月板修复后由于胫股关节症状随访中需要再次关节镜检查
功能正常（$n=166$）	32（19%）
无功能（$n=32$）	7（22%）
总数（$n=198$）	39

功能正常：关节测量仪检查前后移位≤5mm 或轴移试验 0 度或 I 度；无功能：关节测量仪检查前后移位≥5mm 或轴移试验 II 度或 III 度
ACL. 前交叉韧带

一项单独调查对 27 例 40—58 岁的患者进行了研究[198]，对其中 28 个断裂至中部 1/3 的复杂半月板损伤进行了修复。21 例患者进行了 ACL 重建手术，除 5 个膝关节外，均使用的是自体 B-PT-B 移植物。术后平均 2.8 年，没有一例 ACL 移植物失败。26 例半月板（87%）修复后无症状，认为其修复成功。与半月板修复同时进行的 ACL 重建手术可能能够提高半月板修复的愈合率。这组年龄较大的患者身体很活跃，我们认为稳定膝关节和保留半月板很重要，因为所有人都希望重返运动场。

第三项研究对 58 例年龄在 20 岁以下的患者进行

了随访，患者中共 61 个膝关节进行了手术治疗，并对其中 71 个断裂至中部 1/3 的复杂半月板损伤进行了修复[199]。共有 47 个膝关节使用了辐照的 B-PT-B 同种异体移植物（20 个膝关节）或 B-PT-B 自体移植物（27 个膝关节），同时进行了 ACL 重建[199]。在术后平均 4.2 年，自体移植物无一失败，而异体移植物中有 5 例（25%）失败，这很可能与辐照消毒处理有关。补充说明一下，从历史的角度看，组织库还处于认证阶段时，辐照的同种异体移植物就开始使用了。我们针对高剂量辐照对同种异体移植物的有害影响进行了体内和体外研究，在发表了研究结果后，在 20 世纪 90 年代末就不再使用辐照的同种异体移植物。

53 个修复的半月板（75%）无症状，并且无须再次手术。应用同种异体移植物失败的患者没有出现胫股关节症状。一项调查对其中 31 名半月板纵裂的患者进行了长期研究[205]。研究包括了接受 ACL 重建的 18 例患者（8 例同种异体移植物和 10 例自体移植物），对其术后进行了平均 17.3 年（10.1～22.9 年）的评估。所有这些膝关节的 IKDC ACL 评级均为 A 级或 B 级，表明移植的功能正常或接近正常。这 3 项研究的成功率证实，运动活跃患者的复杂性半月板断裂（延伸至半月板中部 1/3 的断裂）进行修复，有助于 ACL 缺损膝关节的稳定（见第 23 章）。

根据我们的经验，大多数需要进行 PL 重建的患者也需要 ACL 或 PCL 重建。有 4 项研究明确了 PL 重建的结果，PL 重建包括 PLS 的近端提升[192]，股骨 – 腓骨同种异体物的重建[189, 201]，以及应用 B-PT-B 移植物解剖 FCL 重建[200]，所有这些将在第 17 章详细介绍。在一项研究中，我们随访了 21 例进行 PLS 近端提升手术的患者，其中 12 例患者同时也应用 B-PT-B 进行了 ACL 重建手术（10 例为同种异体移植物，2 例为自体移植物）[192]。这些患者都存在 FCL 松弛但无须移植物重建手术（图 7–57）。术后平均随访 3.5 年，只有 1 例 ACL 重建失败。除 2 例膝关节外，PL 手术成功地恢复了膝关节的全部或部分功能。

在另一项研究中，我们随访了 21 例应用同种异体移植物进行股骨 – 腓骨 PL 重建的患者，其中 13 例应用 B-PT-B 进行了 ACL 重建（11 例同种异体移植物，2 例自体移植物）[189]。所有同种异体移植组织均经辐照处理。术后平均随访 3.5 年，仅 1 例 ACL 重建失败。除 5 例膝关节外，其余膝关节均恢复了 PL 全部或部分功能。在长期随访（平均 14 年）研

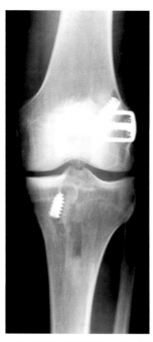

▲ 图 7–57　该病例为应用双切口技术使用骨 – 髌腱 – 骨自体移植物重建 ACL，同时应用后外侧复合体近端提升手术来治疗胫股关节外侧异常开放
后外侧结构功能不全是指间质拉伸松弛而非外伤性断裂，这是近端提升手术的理想指征，避免了更复杂的后外侧移植物重建手术

究中，对 PL 术后患者进行了功能性分级，其中包括了 10 例应用同种异体移植物进行 ACL 重建的患者。IKDC ACL 分级结果为 A 至 B 级（7 膝）、C 级（1 膝）、D 级（1 膝）。所有 PL 重建分级被评为 A 级或 B 级。

在另一项研究中，13 例患者应用 B-PT-B 进行了 14 次 FCL 解剖重建，术后随访 2～13.7 年[200]。本组中，12 例患者同时接受了应用辐照的 B-PT-B 同种异体移植物、B-PT-B 自体移植物、股四头肌腱 –PT 自体移植物进行的 ACL 重建。在随访中，除 2 例外，所有 ACL 重建结果的 IKDC 评级为正常或接近正常；除 1 例外，所有的后外侧重建均被评为正常或接近正常。这些研究强调术中同时修复膝关节所有韧带结构的重要性。第 17 章将介绍合适的后外侧手术的选择标准。

我们随访了 46 例合并 ACL 和 MCL 缺损的患者，以确定 MCL 断裂的合适治疗方法（手术或非手术治疗）（见第 19 章）[190]。所有患者均行同种异体移植物 ACL 重建。对 34 例内侧结构全部断裂患者进行了 MCL 修复。仅 MCL 浅层断裂的 12 例患者没有进行手术治疗。术后随访平均 5.3 年，7 例 ACL 同种

异体移植物失败（15%）。所有的膝关节在屈曲 5° 和 25° 时内侧关节开口增加均小于 3mm。研究发现，接受 MCL 修复的患者更容易出现膝关节运动问题和髌股关节症状。因此，建议对于合并 ACL-MCL 断裂的膝关节，首先采用适当的保守措施治疗 MCL 损伤，然后再分期进行 ACL 重建（见第 20 章）。一个例外的情况是，内侧半月板断裂移位时，需要早期手术干预。

（七）ACL 重建前已存在关节炎或进行过半月板切除术

我们对先前有严重软骨损伤并存在打软腿症状的膝关节进行了 ACL 重建手术，并研究手术效果，以明确这种手术是否有效改善了患者的整体生活质量。在一项调查中[193]，53 名患者在初次损伤后平均 7.5 年进行了自体 B-PT-B ACL 重建。这些膝关节总共接受了 90 次手术，包括 10 次失败的 ACL 重建，27 次内侧半月板切除，10 次外侧半月板切除（部分或全部）。重建过程中共发现 84 个严重病变，发现 20 个膝关节软骨下骨外露，发现 33 个膝关节广泛的软骨裂隙和破碎（超过表面深度的一半）。87% 的存在胫股关节间室损伤的膝关节已经接受过半月板切除术。术后平均随访 27 个月，40 例 ACL 重建（75%）分级为正常，10 例（19%）分级接近正常，3 例（6%）分级为失败。疼痛、肿胀、打软腿（表 7-15）、日常运动功能受限、患者对膝关节整体状况的感觉（图 7-58）和整体 CKRS 评分均有统计学意义上的改善。

本研究的结论是，即使是在中度关节病的情况下，ACL 重建可能仍对患者有益。

在第二项研究中，40 例严重关节软骨退变的患者在最初膝关节损伤后平均 7 年进行了 ACL B-PT-B 同种异体移植物重建。32 例（80%）同种异体移植物在移植前接受了 2.5mrad 的伽马照射。共有 102 例先前接受过手术治疗，包括 12 例患者共 16 例 ACL 重建手术失败，24 例内侧半月板切除术，18 例外侧半月板切除术。术中共发现 64 个明显的关节软骨损伤，包括 15 个膝关节软骨下骨显露（38%）和 25 个膝关节的广泛裂隙和破碎（62%）。胫股间室损伤的膝关节中，79% 曾接受过半月板切除术。术后随访平均 3.1 年，70%ACL 重建的分级为正常或接近正常，30% 为失败。失败率最可能与移植物的辐照有关。

表 7-15　53 例应用骨 – 髌腱 – 骨自体移植物 ACL 重建术后发生严重关节病患者的症状评分从术前到随访评价的变化

症　状	改　善	无改善	加　重
疼痛	37（70%）	14（26%）	2（4%）
肿胀	38（72%）	14（26%）	1（2%）
部分失稳	47（89%）	6（11%）	0
完全失稳	42（79%）	8（15%）	3（6%）

所有值为 n（%）
ACL. 前交叉韧带

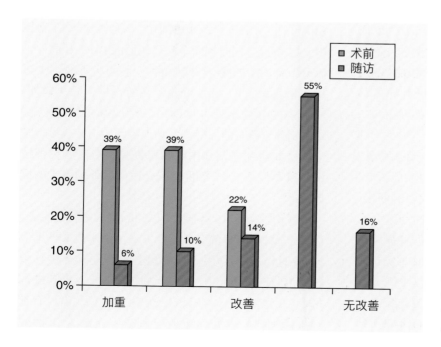

◀ 图 7-58　术前和术后随访时，患者对膝关节整体情况的自我评级（*P*=0.000 1）
引自 Noyes FR, Barber-Westin SD. Anterior cruciate ligament reconstruction with autogenous patellar tendon graft in patients with articular cartilage damage. *Am J Sports Med*. 1997;25:626-634.

疼痛、部分打软腿和完全打软腿均有统计学上的改善（$P<0.01$）。在蹲坐、跑步、跳跃、扭转/转身和整体评分方面也有显著改善。在患者对膝关节整体状况的评分中，42%认为膝关节正常或非常好，24%认为很好，21%认为一般，13%认为很差。

这些研究表明，对大约 2/3 的严重关节软骨损伤的患者来说，ACL 重建在改善患者的症状和功能限制、增加活动水平方面是有效的。许多关节软骨损伤的患者遵循医生的建议，回避跳跃、侧切、扭动和旋转等运动，恢复了低强度运动。这在进行过半月板切除术的患者中尤为明显。重要的是，我们也应当注意到这些患者仍存在打软腿症状，所以其要求恢复膝关节稳定也在情理之中。患有严重关节炎、存在疼痛和打软腿症状的患者需要经常进行功能练习，包括肌肉强化和借助膝关节功能支具练习。如果这些练习不能解决这些症状，就应当进行 ACL 手术。这些研究没有回答 ACL 重建能否阻止或延迟先前存在的关节软骨损伤恶化的问题。

（八）骨性内翻对线不良

两项调查评估了 ACL 缺损伴膝内翻的治疗结果[188, 202]，第 26 章进行了详细介绍。在一项研究中[202]，41 名患者接受了 HTO 治疗，并采用同种异体或自体 B-PT-B 移植物进行 ACL 重建手术，多数 ACL 重建是在 HTO 术后平均 6 个月进行的。此外，18 例膝内翻在 HTO 术后进行了 ACL 和 PL 重建。在 ACL 重建后平均随访 49 个月，自体移植物的平均 AP 移位明显低于同种异体移植物（自体移植物术前平均移位（12.8 ± 5.5）mm，术后随访时平均移位（1.4 ± 5.4）mm；同种异体移植物术前平均移位（12.2 ± 3.9）mm，术后随访时平均移位（4.1 ± 5.8）mm；P 值不显著）。从历史的观点来看，同种异体移植物的失败率为 43%，自体移植我的失败率为 23%，由于这一趋势，不再使用辐照的同种异体移植物。本研究中由于每种移植物亚组的例数较少［21 例同种异体移植物（73% 辐照），20 例自体移植物］，因此，每种移植物对失败率的影响尚无明确结论。然而，在转诊到我们中心之前，这些患者中有 15 例进行了 ACL 重建，均以失败告终，此时，ACL 翻修手术的失败率与 ACL 初次重建的失败率就有显著差异（前者 67%，后者 33%，$P<0.05$）。

在第二项研究中，41 名患者接受了 HTO，其中 16 人接受了分期的 ACL 同种异体移植物重建[188]。

本研究表明，并非所有 ACL 缺损伴内翻的膝关节都要进行这两种手术，但截骨后膝关节仍有打软腿症状时，就应当进行 ACL 重建。没有这些症状的患者和患有严重关节炎的患者可以通过活动矫正来避免 ACL 手术。将这两种手术分期进行能使患者和医生确定是否需要稳定关节。第 26 章将详细讨论 ACL 重建与 HTO 手术同步进行还是分阶段进行的适应证。

（九）康复计划

我们的康复方案将在第 11 章详细介绍。有几项研究评估了这些康复计划对膝关节运动并发症和移植物失败率的影响[18, 21, 204, 210, 211]。ACL 同种异体和自体移植物重建后即刻恢复膝关节活动已被证明能有效降低关节纤维化的风险，并且对移植物的愈合无不良影响（见第 10 章）。在一组接受 ACL 同种异体移植物重建的 207 例患者中，189 例（91%）在没有增加治疗措施的情况下获得了全范围的运动[211]。其余 19 例患者进行了分阶段治疗，包括应用逐渐伸直石膏（6 膝）、麻醉下早期手法推拿（9 膝）、关节镜下粘连和瘢痕组织松解（3 膝）。在随访中，2 名患者完全伸直欠佳（差 5°），另外 2 名患者有永久而显著的活动受限。膝关节运动问题的发生率在 ACL 重建患者中为 4%，在同时应用 ITB 进行关节外手术的患者中是 10%，在同时进行半月板修复的患者中是 12%，在同时进行 MCL 修复的患者中是 23%。

在第二项研究中，我们随访了 443 名应用 B-PT-B 自体移植物 ACL 重建的患者，其中用于单纯 ACL 断裂 219 膝，联合其他手术 224 膝[204]。随访时，436 例膝关节（98%）活动范围正常，7 例膝关节伸直轻度受限（≤5°）。23 例膝关节术后早期活动受限，予以干预治疗，包括伸直型石膏（9 膝）、麻醉下手法推拿（9 膝）、关节镜下清理（3 膝）、连续硬膜外麻醉并住院物理治疗（2 膝）。在随访时，87% 的患者在关节检查仪检测中 AP 位移增加 <3mm，9% 的患者有 3~5.5mm 的位移，4% 的患者移位 6mm 或 6mm 以上。性别、损伤的时间、关节软骨状况、物理治疗的部位、先前进行的手术、先前进行的 ACL 重建均对运动问题的风险没有影响（表 7-16）。尽管由于数量少在统计学上没有显著性差异，但临床上认为，同时进行 MCL 修复是膝关节运动受限的一个显著危险因素。

表 7-16　443 例应用骨 – 髌腱 – 骨自体移植物 ACL 重建术后膝关节运动受限的可能危险因素评估

危险因素	研究数量	活动受限，数量（%）
性别		
男性	293	15（5%）
女性	150	15（10%）
损伤长期性		
急性，亚急性	161	10（6%）
慢性	282	20（7%）
重建时关节软骨情况		
正常	236	21（9%）
损伤 *	207	9（4%）
物理治疗地点		
我们中心	259	20（8%）
其他中心	184	10（5%）
先前做过手术		
是	193	13（7%）
否	250	17（7%）
先前做过 ACL 重建手术		
是	60	6（10%）
否	383	24（6%）

ACL. 前交叉韧带

*. 软骨裂隙和破碎超过软骨表面深度的一半或软骨下骨显露

我们在手术后进行了两项研究，以确定康复计划的任何阶段或术后的时间长短是否与 AP 位移的增加（>3mm）或移植物失败有关[18, 21]。在第一项研究中，对 84 例患者应用新鲜冰冻 B-PT-B 同种异体移植物进行 ACL 重建，术后进行了平均 3.1 年的随访[18]。这些患者的临床结果将在另一份研究中介绍，该研究是关于应用 ITB 进行关节外手术同时应用同种异体移植物 ACL 重建的疗效研究[185]。本项研究包括 52 例应用同种异体移植物单纯进行 ACL 重建的患者和 32 例同时应用 ITB 进行关节外手术的患者。在术后 4 周、8 周、12 周、16 周、24 周、52 周和 128 周，应用膝关节检查仪对大多数患者进行了测量。康复计划分为四个阶段：辅助行走、早期力量训练、强化力量训练、重返体育活动。

单纯同种异体移植物 ACL 重建组有 28 例，同种异体移植物 ACL 重建联合 ITB 关节外手术组有 9 例，术后发现移位异常。两组在术后平均 83 周首次发现异常移位。大多数的异常移位（86%）是在强化力量训练或运动恢复阶段发现的。康复计划并没有导致本研究中同种异体移植物的早期松弛或失败。

我们对 142 例应用 B-PT-B 自体移植物进行 ACL 重建的患者也进行了类似的研究[21]。术后 2 年共收集到了 938 组的 KT-2000 测量数据。发现术后 21 个膝关节有异常移位。异常位移的早期发生与术后时间或康复计划没有相关性。可接受的失败率为 5%。

（十）保险（工人补偿）

我们进行了一项研究，来明确应用 B-PT-B 自体移植物 ACL 重建后，获得工人补偿（workers' compensation，WC）津贴的患者与获得个人保险津贴（NoWC）的患者之间是否存在差异[196]。每组 19 名患者，其年龄、受伤时间、前期手术次数和随访时间均一致。结果中唯一的显著差异是术前平均失业天数（图 7-59）（WC，122 天；NoWC，3 天；$P < 0.0001$）和术后平均失业天数（WC，222 天；NoWC，37 天；$P < 0.001$）。术后平均 2.2 年，WC 组 17 例患者恢复了工作（6 例有症状），2 例残疾。在 NoWC 组，所有患者均已恢复工作，2 例有症状。两组在 AP 移位、运动或日常活动的功能限制、患者对膝关节状况的感知、总体评分及并发症方面均无差异。WC 组无一例移植物失败，NoWC 组仅 1 例移植物失败。在 WC 组中，13 例患者将膝关节状况评级为正常或良好，3 例为良好，3 例为一般。在 NoWC 组中，15 人认为他们的膝关节状况正常或非常好，4 人认为很好，1 人认为很差。对于这项研究，我们推测造成失业时间差别的原因可能有以下几点：其一，薪资系统能够支持 WC 伤者较长时间免于工作；其二，缺乏病案管理系统对受伤工人进行密切随访；其三，工人无法改变现有工作的要求；最后，可能在损伤早期进行了不当的诊断和治疗。在这项研究之后，Wexler 及同事[294]对 22 例应用 B-PT-B 对 ACL 重建的 WC 患者进行了调查。所有患者都恢复了工作，没有一例移植物失败。我们的结论是，结果与既往的对比研究相似，WC 没有对 ACL 重建的结果产生不良影响。

我们对初次 ACL 重建结果的总结见表 7-17。

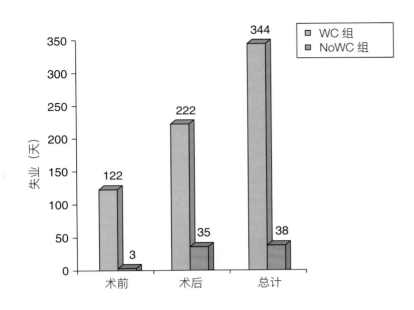

◀ 图 7-59　前交叉韧带重建前后，有工伤补偿津贴的患者和无工伤补偿津贴患者的平均失业天数。组间差异在所有时间段内均有统计学意义（*P* ＜ **0.001**）

WC. 有 工 伤 补 偿；NoWC. 无 工 伤补偿（引自 Noyes FR, Barber-Westin SD. A comparison of results of arthroscopic-assisted anterior cruciate ligament reconstruction between workers' compensation and noncompensation patients. *Arthroscopy*. 1997;13:474-484.）

十、其他作者的临床研究

本章的目的不是对英文文献报道的 ACL 初次重建结果进行详尽的回顾。相反，我们鼓励读者回顾最近关于这个专题的 Meta 分析和系统回顾[9, 10, 25, 29, 34, 39, 40, 42, 49, 53, 63, 72, 136, 137, 139, 147, 163, 221, 236, 243, 249, 254, 283]。以下是一些最相关主题和当前专题的摘要。最近一项研究对 1994—2006 年美国 ACL 重建的比例和趋势进行了回顾，发现手术数量显著增加（从 1994 年的 32.9/10 万例增加到 2006 年的 43.5/10 万例；*P*=0.01）。这种增长在女性、20 岁以下患者和 40 岁以上患者中尤为明显[161]。研究人员得出结论，ACL 重建手术是最常见的骨科手术之一，对以上这些人群应当采取适当的预防措施。

（一）同种异体移植物和自体移植物

许多研究比较了应用同种异体移植物和自体移植物 ACL 重建的结果，结果和结论差异很大（表 7-18）。有些调查研究在研究设计、外科医生对移植物选择的差异、随访时间的长短等方面存在问题，有些研究未考虑到患者年龄因素和活动水平因素，有些研究未考虑到同种异体移植物的灭菌处理的相关的问题，这些问题导致一些调查研究之间存在差异。重要的是，最近的研究表明，高剂量的辐照处理（2.0～2.5mrad）、年龄＜25 岁、高强度的活动水平对同种异体移植物 ACL 重建的结果存在显著有害的影响。

2013 年，Kraeutler 和同事发表了迄今为止最大的 B-PT-B 同种异体和自体移植物 ACL 重建研究的 Meta 分析[137]。该研究包含了 76 项研究（4276 例 B-PT-B 自体移植物和 906 例 B-PT-B 异体移植物），术后随访患者 4.3 年或更长时间。作者发现，与自体移植物相比，异体移植物的再断裂率增加了 3 倍（异体 12.7%，自体 4.3%）。在主观 IKDC、Lysholm、Tegner、单腿跳和 KT-1000 评分方面，自体移植物有更好的结果。

Prodromos 和同事[235]分析了 20 项同种异体移植物研究的数据，并与之前发表的 B-PT-B 和 STG 自体移植物的稳定性结果进行了比较。与所有自体移植物相比，同种异体移植物术后不稳（AP 移位增加＞5mm）的百分比明显更高（14% vs. 5.3%，*P* ＜ 0.001）。此外，辐照的同种异体移植物术后不稳显著高于非辐照的同种异体移植物（31% vs. 12%，*P* ＜ 0.001）。Sun 和同事[276]对 102 例患者进行了术后 2～4 年随访，发现辐照的 B-PT-B 同种异体移植物的失败率明显高于自体移植物（34.4% vs. 6.1%）。在这项研究中，未辐照的同种异体移植物的失败率与自体移植物相当（8.8%）。

Pallis 和同事[224]对 120 名 18—23 岁、入学前已行 ACL 重建的美国军事学院学员进行了疗效分析。所有人都参加了校内的、俱乐部的或校际的体育运动及军事训练。接受同种异体移植物的患者发生移植物失败的可能性是接受骨 - 骨自体移植物患者的 7.7 倍。

表 7-17　关于 ACL 初次重建临床研究的结论总结

因　素	结　论
移植物类型	• 无论何时尽可能优先选择 B-PT-B 自体移植物，其能降低慢性损伤的失败率，愈合更快 • 自体移植物在主观、客观和功能参数方面有更高的成功率。同种异体移植物可用于多韧带手术、膝关节脱位和特殊情况
应用同种异体移植物的增强手术	• ITB 关节外手术可降低应用同种异体移植物治疗膝关节慢性损伤的失败率，推荐用于严重不稳定的膝关节（轴移Ⅲ度）
同种异体移植物的二次灭菌过程	• 辐照极可能对移植物有害，导致失败率增加；不推荐
性别	• 男性和女性的结果没有差异。将性别作为重建手术的选择标准没有科学依据
损伤的时效性	• B-PT-B 自体移植物重建后，急性和慢性膝关节损伤的客观稳定性无差异 • 由于先前存在半月板组织缺损，慢性损伤的膝关节在症状、运动和日常活动受限及患者对膝关节评级方面的结果明显更差 • 运动活跃的患者膝关节损伤后应尽早 ACL 重建
同时进行的手术	• 半月板修复同时进行 ACL 重建可改善半月板修复效果，即使是断裂到中 1/3 区域的复杂半月板断裂，不论患者年龄如何，均能获得较高成功率 • 后外侧损伤经常伴有 ACL 断裂，应当同时重建所有的韧带断裂 • MCL 损伤通常不需要手术治疗，除非存在严重不稳定
先前存在关节炎	• 通过 ACL 重建可以改善膝关节的不稳定症状。建议恢复低强度的活动
骨性内翻畸形	• 对于存在不稳症状的膝关节，ACL 重建通常在膝关节截骨术后进行。对于截骨术后无症状的膝关节，患者可以通过调整运动而不进行 ACL 重建
康复计划	• 即刻运动和安全的康复方案，对移植物愈合无不良影响，关节纤维化发生率低（<1%） • 一旦发现应立即用过度加压方案治疗膝关节活动受限。手术后几周内膝关节应恢复完全运动（PCL 重建除外，PCL 重建后应推迟高度屈膝的时间）
保险	• 除失业天数存在差异外，工伤补偿的患者与私人保险患者的结果无差异。工伤补偿患者的膝关节损伤应尽早修复

ACL. 前交叉韧带；B-PT-B. 骨 – 髌腱 – 骨；ITB. 髂胫束；MCL. 内侧副韧带；PCL. 后交叉韧带

Kaeding 和同事[122] 发现接受同种异体移植物的患者比接受自体移植物的患者更容易发生移植物失败（分别为 8.9% 和 3.5%；$P < 0.01$），而且年龄会影响移植物失败的概率。自体移植物（691 例）和异体移植物（234 例）在年龄上的绝对失败率的差异如下：14 岁，15%；18 岁，13%；22 岁，9%；30 岁，4%；40 岁，2%。

Carey 和同事[39] 分析了 9 项研究（746 例患者）的数据，这些研究对接受同种异体或自体移植物的患者进行了平均 4.1 年的术后随访。大部分移植物为 B-PT-B，包括辐照和新鲜冷冻的同种异体移植物。

在不同类型的移植物中，没有发现任何结果测量有显著差异。作者强调，没有一项研究根据年龄或活动水平（除了辐射因素）对结果进行分层分析，这导致研究结论较为局限。

（二）自体骨 – 髌腱 – 骨移植物与自体半腱肌 – 股薄肌腱移植物

许多研究报道 B-PT-B 和 STG 自体移植物的结果差异不大[3, 12, 23, 83, 104, 131, 147, 150, 168, 250, 254, 283, 299]。然而，最近一项来自斯堪的纳维亚的注册研究报道显示，接受 STG 重建的患者（38 666 例患者中的 1042 例）的翻修率明显高于 B-PT-B（6736 例患者中的 156 例；

表 7-18　ACL 重建中同种异体移植物与自体移植物的研究

研　究	膝（例）	随访（年）	ACL 移植物（例）		失败率	影响结果的因素
			自体移植物	同种异体移植物 / 处理方法		
Kraeutler 等[137]（2013）；Meta 分析	5182	≥4.3	B-PT-B（4276）	B-PT-B（906）/ NA	12.7% 同种异体移植物 4.3% 自体移植物	同种异体组织
Ellis 等[62]（2012）	76（≤18 年）	NA	B-PT-B（59）	B-PT-B（20）/ BioClens 或 1.0～1.3mrad 辐照	35% 同种异体移植物，3% 自体移植物（P=0.001）术后 1 年全部失败	同种异体组织
Pallis 等[224]（2012）	120（18～23 年）*	在学院任职期间	B-PT-B（61）STG（45）	NA（16）/NA	同种异体移植物失败的可能性是自体移植物的 6.7 倍（P<0.001）	同种异体组织
Prodromos 等[235]（2007）；Meta 分析	NA	≥2	STG（NA）	B-PT-B/ 辐照（158），所有类型未辐照（1014）	14% 同种异体移植物，5.3% 自体移植物（P<0.001）31% 辐照同种异体移植物，12% 非辐照同种异体移植物（P<0.001）	同种异体组织接受辐照
Sun 等[277]（2009）	99	2～4	B-PT-B（33）	B-PT-B/ 辐照（32）或非辐照（34）	34.4% 辐照同种异体移植物，8.8% 非辐照同种异体移植物，6.1% 自体移植物（P=0.01）	同种异体组织接受辐照
Mehta 等[173]（2010）	173	>4	B-PT-B（142）	B-PT-B/ 辐照（14）或新鲜冰冻（17）	9.7% 辐照同种异体移植物，0.7% 自体移植物，0% 新鲜冰冻同种异体移植物（P=0.02）	同种异体组织接受辐照
Kaeding 等[122]（2011）	925	2	所有类型(691)	所有类型（234）/ 新鲜冰冻	8.9% 同种异体移植物，3.5% 自体移植物（P<0.01）更低的年龄增加了同种异体移植物的失败率	同种异体组织患者年龄
Barrett 等[24]（2011）	417	2	B-PT-B（218）STG（98）	B-PT-B 或胫后肌（101）/NA	16.5% 患者≤25 岁，8.3%＞25 岁（P=0.01）应用所有移植物 ≤25 岁的患者中：29% 同种异体移植物，25%STG，12%B-PT-B（P<0.05）＞25 岁患者中：13% 同种异体移植物，5%B-PT-B，6%STG	在年龄≤25 岁的患者中，所有移植物类型均结合同种异体移植物和 STG 自体移植物
Borchers 等[30]（2009）；病例对照	63	2	STG（15）5 个失败，10 个对照组	胫后肌腱 / 辐照（48），16 个失败，32 个对照组	同种异体移植物比自体移植物失败率高 5.56 倍，更高活动水平（Marx 评分≥13）的患者 ACL 移植物失败率高 5.53 倍	同种异体移植物高活动水平
Lamblin 等[139]（2013）；Meta 分析	1002	≥2	"几乎全部使用 B-PT-B"（469）	"几乎全部 B-PT-B"（533）/ 新鲜冰冻	3.6% 同种异体移植物，2.8% 自体移植物（P=NS）	无

（续表）

研　究	膝（例）	随访（年）	ACL 移植物（例）		失败率	影响结果的因素
			自体移植物	同种异体移植物 / 处理方法		
Sun 等[278]（2011）	197	7.8	STG（91）	STG（95）/ 新鲜冰冻	8.4% 同种异体移植物，7.7% 自体移植物（P=NS）	无
Mascarenhas 等[167]（2010）；病例对照	28	8～9	B-PT-B（19）	B-PT-B（19）/ 新鲜冰冻	5% 同种异体移植物，0% 自体移植物（P=NS）	无
Edgar 等[58]（2008）	84	≥4	STG（37）	STG（47）/ 低温贮藏或新鲜冰冻	8% 同种异体移植物，2% 自体移植物（P=NS）	无

*. 美国军事学院。ACL. 前交叉韧带；B-PT-B. 骨 – 髌腱 – 骨；NA. 不可用；NS. 无意义；STG. 半腱肌 – 股薄肌腱

HRR=0.63）[82]。另一项研究显示，术后 2 年时轴移试验 Ⅱ 度的 STG 膝关节的百分比高于 B-PT-B 膝关节（24% vs. 10%，P=0.02）[94]。有两项研究汇集了以前发表的试验数据，也发现 STG 膝关节轴移试验的结果明显更差[25, 147]。一项研究对 13 647 例患者 ACL 重建术后平均 3 年的情况进行了评估，发现 STG 术后进行翻修手术的相对风险高于 B-PT-B（1.41）[241]。一些研究报道，与 STG 重建相比，B-PT-B 重建增加了膝前痛和跪膝痛[23, 57, 94, 131, 144, 147, 160, 232, 299]，尽管有人对此进行了反驳[83, 104, 141, 250, 283]。

Leys 和同事[144]对 94 例（43 例 B-PT-B 和 51 例 STG）患者进行了 15 年的术后随访，发现 STG 患者在几个参数方面有更好的效果。这些作者特别注意到 B-PT-B 膝关节术后 10～15 年效果下降，包括膝关节伸直功能丧失、单腿单跳测试性能下降及更高的放射学 OA 率。两组膝关节再次受伤的比例都很高（分别为 29%STG 和 32%B-PT-B）。

（三）年龄和 ACL 移植物大小的影响

作者们根据年龄进行了子集分析，比较 B-PT-B 和 STG 自体移植物的失败率。Kamien 和同事[123]对 98 例 STG 重建的患者进行 2 年的术后随访，发现 25 岁或更年轻患者失败的比例比年龄＞25 岁的患者显著更高（12/48，25%；3/50，6%；P=0.009）。

Magnussen 及同事[159]对 136 名男性和 120 名女性应用 STG 自体移植物进行了 ACL 重建，术后随访平均时间为 14 个月（6～47 个月），发现年龄在 20 岁及以上的患者与年龄在 20 岁以下的患者的术后翻修率有显著差异（0.7% vs. 14.3%，P＜0.0001）。

Bourke 和同事[31]对 186 例患者进行了 15 年的随访研究，发现 18 岁或更年轻的患者 STG 移植物断裂的风险增加了 3 倍（P=0.002）。Shelbourne 和同事[263]报道，对 1415 例患者进行了至少 5 年的术后随访，发现 18 岁以下患者 BTB 自体移植物重建膝关节或对侧膝关节发生再损伤风险（17%）高于 18—25 岁患者（7%）和 25 岁以上患者（4%）。

Krych 和同事[138]报道了年龄和 BMI 与 6 个月以上的等速肌力和单腿跳测试结果相关，该队列研究中的 224 名患者接受了经胫骨 ACL 初次重建。多因素分析表明，更年轻的年龄（OR=0.95 每增加 1 年，P=0.02）和更低的 BMI（OR=0.90 每增加 1U，P=0.01）与更好的疗效相关。在整个队列中，移植物的选择与更好的结果无关，然而，使用同种异体移植物与 30 岁以上患者功能试验结果的改善相关。

在 Magnussen 及同事先前描述的系列研究[159]中，STG 移植物的大小与失败及随后的 ACL 翻修相关。在 58 例移植物直径大于 8mm 的患者中，仅 1 例（1.7%）需要 ACL 翻修。然而，139 例移植物直径 7.5～8mm 的患者中有 9 例（6.5%）进行了翻修，59 例移植物直径≤7mm 的患者中有 8 例（13.5%）进行了翻修。结合年龄和移植物大小的因素，在作者们报道的 18 次翻修中有 16 次是在＜20 岁的患者中进行的，他们的 ACL 移植物直径为 8mm 或更小。这种年轻运动人群中的高翻修率是未来需要解决的主要问题。作者提出，"加速康复" 计划的潜在影响造成了这项研究的局限性，该计划是在术后 6 个月让患者恢复运动，但对重复损伤过程的机制尚不清

楚（如非接触与接触），也没有检查性别对非接触性 ACL 重复损伤影响。我们认为，在接受本研究的结论之前，需要明确如果 STG 移植物直径大于 8mm 或使用 B-PT-B 移植物是否能降低（术后 6 个月重返运动的）年轻运动人群的高翻修率，使其在术后 6 个月重返体育运动。对于直径＜8mm 的移植物通常需要将其制备成六股 STG 移植物，以获得更大的直径，本章已介绍过相关技术。

Mariscalco 和同事[162] 在一项多中心骨科疗效网络（Multicenter Orthopaedic Outcomes Network，MOON）研究中，对 320 例连续 ACL 初次重建中的 263 例（82%）进行了研究，内容是研究 STG 自体移植物大小对患者疗效和翻修的影响。研究人员得出结论，对于直径＞8mm 的腘肌移植物，其膝关节损伤和骨关节炎结果评分（Knee Injury and Osteoarthritis Outcome Score，KOOS）的功能分数在统计学上显著更高，翻修率更低。对于 18 岁或更年轻的患者，直径＞8mm 的移植物翻修例数为 0（14 例无翻修），而直径≤8mm 的移植物有 7% 的翻修率（199 例中有 14 例翻修）。作者报道了 19 岁以下、移植物直径≤8mm 的患者中，ACL 翻修率为 15.3%。这项研究有明显的局限性，包括使用翻修率而不是实际失败率，没有关于重返运动或参与运动类型的数据，没有关于再次损伤类型的信息（接触和非接触），样本量小。

Park 和他的同事[227] 对 296 例应用 STG 重建 ACL 的患者进行了平均 4.5 年（2～5.9 年）的术后随访，直径＜8mm 移植物的失败率与直径≥8mm 的移植物相比统计学差异显著（分别为 5.2% 和 0%；$P<0.05$）。

这些结果表明，对 ACL 重建的年轻运动人群，我们应尽最大努力避免 ACL 移植物失败和翻修。虽然我们目前还不知道减少翻修的所有方法，但最大限度地增大 STG 移植物直径可能会产生潜在的有利效果，同时使用客观标准来把控运动员重返赛场[19]，对女性运动员重返运动前进行神经肌肉的再训练。另外，严格检查所有危险因素（包括性别和相关的各种不稳定性），这些方法可能能最大限度地减少 ACL 翻修手术。

（四）前交叉韧带单束与双束重建

多项研究比较了单束和双束 ACL 重建的结果；事实上，自 2009 年以来已经发表了 30 多项相关研究[2, 4, 13, 32, 43, 73, 85, 96, 101, 109, 110, 113, 125, 129, 130, 135, 140, 143, 176, 184, 217, 225, 255, 265, 269, 273, 279, 286, 287, 302, 306, 310]。需要注意的是，在

许多比较 ACL 重建结果的研究中，单束移植物实际上指的是本章前面所介绍的垂直方向的 ACL 移植物（胫骨附着区后部、股骨附着区高点）。在以前的大量体内和体外研究中已经讨论过，垂直放置的移植物会使膝关节不能有效控制旋转载荷和轴移活动。

表 7-19 总结了 2012—2014 年发表的 5 篇 Meta 分析[136, 148, 149, 284, 300]。这些研究存在局限性。首先，研究人员在回顾文献时没有考虑到单束移植物处于垂直位置时的潜在问题（尽管人们承认这种可能，但并没有去确定）。其次，所分析的研究随访时间很短，大多数只提供了术后 2～3 年的数据。总的来说，这些研究结果根据轴移试验阴性和更高的 IKDC 客观评分，支持双束重建。然而，轴移试验也有局限性，因为其操作方式可能会影响结果[208]。轴移试验结果是定性分级的，并且所施加的力或力矩不能模仿发生在运动或剧烈活动期间的力量。因此，在使用这些数据确定膝关节旋转稳定性时要谨慎。最后，对于其他变量，包括 KT-2000、IKDC 主观评分、Lysholm 评分、Tegner 评分和并发症，研究结果或者不统一，或者没有显著差异。无论是单独对照研究还是 Meta 分析，对于哪种移植物方法更好，只能提出非常有限的最终结论。

有三项研究对单束和双束 ACL 重建进行了不同类型的分析，这可能对高载荷条件下膝关节的实际功能更有实用意义。Misonoo 和同事[176]、Claes 和同事[43]、Tsarouhas 和同事[286] 对健康对照组和 6～12 个月前进行单束或双束重建的膝关节进行了研究，对膝关节轴移和侧切动作中发生的胫骨旋转进行了评估。这些研究均未发现两种 ACL 重建对胫骨旋转程度的影响有显著差异。研究人员一致认为，研究结果不支持更复杂的双束重建。在解释这些研究时需要注意的是，ACL 并不是控制胫骨内旋的主要限制结构，相反，外侧关节外结构（ITB、外侧关节囊、前外侧韧带）起到了限制旋转的主要作用。

（五）长期研究中骨关节炎的发病率

在 ACL 重建后，放射学检查证实的 OA 发生率差异极大（表 7-20）。研究人员通常使用负重的 AP 位和 PA 位影像片，以及侧位和 Merchant 位来确定 OA 及其严重程度，还有一些研究者使用 MRI[89, 102] 或 CT[92]。在最近的研究中，两种最常用的 OA 分级系统是 Kellgren-Lawrence 分级和 IKDC。与未来形成关节 OA 有关的一个决定性因素是半月板组织缺损。

表 7-19　前交叉韧带单束与双束移植重建结果的 Meta 分析

研　究	例　数	随访时长, 年（范围）	移植物（数量）		轴移试验			KT-2000			移植物有效	其他结果
			单束	双束	优势移植物	因素	移植物有效	因素				
Li 等[149]（2014）	19	2.8（2～8.6）	STG: 779 B-PT-B: 101	STG: 806	膝	0 级	无差别	相关–非相关平均值		NA		双束移植物 IKDC 客观评分更好；IKDC 主观评分、Lysholm 评分、Tegner 评分或并发症方面无差别
Xu 等[301]（2013）	19	2.7（1～8.6）	STG: 832 B-PT-B: 59	STG: 746	DB	IKDC 分级 A 级	无差别	NA		NA		双束移植物 IKDC 主观评分更好；Lysholm 评分、Tegner 评分无差别
Li 等[148]（2013）	17	2.3（0.4～8.6）	STG: 684 B-PT-B: 39	STG: 659	DB	0 级	DB	相关–非相关平均值		DB		双束移植物 IKDC 客观评分更好；Lysholm 评分、膝关节屈曲差异、屈伸膝等速力量方面无差别
Kongtharvonskul 等[136]（2013）	13	1.9（1～2.6）	STG: 555	STG: 440	DB	0 级	DB	<3 m m 相关–非相关		NA		双束移植物 IKDC 客观评分更好；IKDC 主观评分、Tegner 评分或并发症方面无差别
Tiamklang 等[284]（2012）	17	2.2（1～8.6）	STG: 586 B-PT-B: 59 胫前肌同种异体移植物: 20	STG: 534 胫前肌同种异体移植物: 20	DB	IKDC 分级 A～B 级	DB	相关–非相关平均值		无差别		双束移植物 IKDC 客观评分及重返伤前运动水平方面更好；IKDC 主观评分、Lysholm 评分、Tegner 评分及不良反应和并发症方面无差别

DB. 双束；IKDC. 国际膝关节文献委员会；NA. 不可用；SB. 单束

206

几乎每项长期研究都报道了半月板切除术与放射学 OA 之间存在统计学上的显著相关性，其中半月板切除术既可与 ACL 重建同时进行，也可在 ACL 重建后进行。先前存在的软骨损伤是第二项最常被提到的 OA 相关因素。

由于各种原因，很难确定 ACL 重建后发生 OA 的风险。有几个因素可能会影响关节软骨的退变进展，包括以下因素：初始的撞击伤对软骨下骨的影响（骨挫伤）[48, 103]、半月板组织缺损（ACL 重建之前、期间或之后的半月板缺损）、患者年龄、从 ACL 损伤到重建的时间、重建前反复损伤的次数、重建后胫骨未能恢复正常移位、重建后膝关节未能恢复运动功能、康复计划、并发症（如感染、关节纤维化）、膝关节最终运动程度、患者术后恢复的活动水平。许多研究没有控制这些变量，因此这个问题很难得出结论。此外，大多数长期研究有一个不幸的高转移偏差率（患者失访），而且没有比较重建的膝关节与对侧正常膝关节的影像学结果。

十一、并发症的预防和处理

（一）关节纤维化和膝关节活动受限

关节纤维化（原发性或继发性）或膝关节屈伸受限（由其他因素，如牛眼征导致）是 ACL 重建术后的常见并发症。第 38 章详细讨论了膝关节运动并发症的原因、危险因素、预防措施和有效治疗策略。此外，读者还可以参考我们在第 11 章提供的术后康复方案，进行综合锻炼和治疗。

（二）感染

ACL 重建后深部关节感染是一个罕见的问题，发生率为 0.8%～1.7%[33, 36, 70, 114, 121, 258]。

Matava 和他的同事[169] 对 61 名骨科医生进行了调查，以确定术后感染的首选治疗方案。出现感染组织和败血症的全身体征被认为是确定初期治疗方案的最重要因素。建议尽早行关节镜清理和灌洗术，该方案也得到了其他研究的支持[36, 172, 256, 291, 296]。在 Matava 和同事的研究中，大多数外科医生（85%）在细菌培养和药敏试验后，静脉使用特异性抗生素，并尽可能保留 ACL 移植物。需要进一步清创手术抗感染时，应当去除移植物并移除固定物。只有 6% 的外科医生建议立即去除感染的自体移植物，33% 的外科医生建议立即去除感染的异体移植物。在接受调查的外科医生中，只有一半在 ACL 重建后常规使用引

流管。这些外科医生的感染率是未使用引流管的外科医生的 2 倍（分别为 0.27% 和 0.10%；P=0.04）。作者强调，虽然获得稳定的膝关节是 ACL 重建的首要目标，但为了根除感染可以不保留移植物，以避免导致慢性感染的恶性结果。

关键点：并发症的预防和处理

- 预防及治疗感染的方法总结在表 7–21 中
- 移植物污染：更推荐截取第二条自体移植物。在同种异体移植手术中，应弃用污染的移植物，采用第二条同种异体移植物
- 液体外渗：在关节镜手术过程中，要时刻注意关节压力、液体流入和流出、大腿张力增加以及关节充盈不良的情况。术中要触诊腘窝和小腿区域

Brophy 和同事（代表 MOON 膝关节组）33 对 ACL 重建术后感染的发生率和潜在危险因素进行了回顾。在 2002—2005 年接受手术的 2198 例患者中，17 例（0.8%）发生了术后感染。研究发现糖尿病是重要的危险因素（OR=18.8；P<0.001）。与 B-PT-B 自体移植物相比，使用自体腘绳肌腱移植物（OR=4.6，P=0.03）和其他移植物也与感染概率增加有关（同种异体移植物，OR=4.3，P<0.05）。患者的年龄、BMI 和吸烟状况与感染风险的增加无关。

Schulz 和同事[256] 治疗了 24 例 ACL 重建术后并发脓毒性关节炎的患者。该治疗方案以 Gachter[75] 提出的感染等级分类为基础，包括关节镜清理、冲洗、部分或全部滑膜切除术和放置含庆大霉素的骨水泥（聚甲基丙烯酸甲酯，PMMA）颗粒。从 ACL 重建到首次关节镜清理平均时间为 62 天（5～196 天）。8 例膝关节 ACL 移植物自行吸收，9 例移植物被去除。所有病例的感染均治愈。van Tongel 和同事[291] 治疗了 15 名患者，均在关节镜下处理感染，然后应用静脉抗生素和口服抗生素。所有患者感染均得到解决，除 1 例膝关节外，其余 ACL 移植物全部保留。

Burks 和同事[36] 描述了 4 例患者，均通过关节镜清理和冲洗术治疗感染性关节炎，术中去除了移植物。患者术后平均 24 天出现感染。自体移植物上有一层纤维包膜，这让作者担心持续感染或延迟解决关节感染会导致的潜在有害影响。4 例患者均在抗生素治疗 6 周后的 1～6 周进行 ACL 翻修手术。术后平均 21 个月，患者膝关节活动范围正常，在 KT-1000 试验中胫骨前移平均增加 3.0mm（1.9～4.0mm）。

表 7-20　在中期及长期临床研究中 ACL 重建术后放射学骨关节炎的发生率

研究	移植物†	膝（例数）	随访，年（均值±标准差）	中度 OA (%)*					重度 OA (%)*					OA 进展的相关因素
				ALL	TF	MTF	LTF	PF	ALL	TF	MTF	LTF	PF	
Gerhard 等[80]（2013）	B-PT-B	63	16±1	16					7					半月板切除术
Oiestad 等[223]（2013）	B-PT-B	181	12.3±1.2		21			4		5			0	年龄、股四头肌肌力减弱
Holm 等[105]（2012）	B-PT-B	53	11.8±0.5	26					9					半月板切除术、慢性损伤
Ahn 等[5]（2012）	B-PT-B	117	10.3±1	46	38	27	10	8	15	13	10	2.5	2.5	部分半月板切除术及矢状位上骨隧道位于内侧间室、外侧间室负重
Murray 等[183]（2012）	B-PT-B	83	13		17	11	6	10		13	11	2	1	半月板切除术、先前存在软骨损伤
Shelbourne 和 Gray[262]（2009）	B-PT-B	502	14.1			4~21	1~23		NA					半月板切除术、慢性损伤
Cohen 等[46]（2007）	B-PT-B	62	11.2	27		16	18	22			6	0	0	半月板切除术
Salmon 等[253]（2006）	B-PT-B	43	13	19					2					半月板切除术、移位增加，伸膝不完全
Hart 等[92]（2005）	B-PT-B	31	10	26 CT：39					3 CT：19					半月板切除术
Permin 等[228]（2010）	B-PT-B+ITB EA	100	24.5	27					27					内侧半月板切除术，先前存在软骨损伤，手术时的年龄
Ait Si Selmi 等[6]（2006）	B-PT-B+ITB EA	107	17.4	23					5					内侧半月板切除术，残留松弛，先前存在软骨损伤
Janssen 等[119]（2013）	STG	88	10±0.7	48					6					内侧半月板切除术，年龄≥30岁，先前存在 ICRS2 级或3级

（续表）

研究	移植物†	膝（例数）	随访，年（均值±标准差）	中度 OA（%）*					重度 OA（%）*					OA 进展的相关因素
				ALL	TF	MTF	LTF	PF	ALL	TF	MTF	LTF	PF	
Inderhaug 等[115]（2013）	STG	83	10.2	8					0					半月板切除术
Struewer 等[275]（2013）	STG	52	10.2	19.2					5.7					胫骨前移增加
Streich 等[274]（2013）	STG	40	10	5					2.5					轴移试验阳性，BMI 高
Hoffelner 等[102]（2012）	B-PT-B 或 STG	28	10	4 MRI：7					0 MRI：14					所有单纯 ACL 断裂与对侧膝关节相比 OA 风险没有增加
Keays 等[128]（2010）	B-PT-B 或 STG	27	6		12			0		0			0	半月板切除术，慢性损伤，B-PT-B 移植物，股四头肌力弱，股四头肌/腘肌肌力比率降低
Hanypsiak 等[89]（2008）	B-PT-B 或 STG	44	12.7	32 MRI：34					NA					半月板切除术
Pinczewski 等[232]（2007）	B-PT-B 或 STG	128	10	1～3					0					术前单腿跳测试不良，B-PT-B 移植物
Li 等[146]（2011）	B-PT-B 或 STG 或同种异体移植物	249	7.9			5	3	1			2	1	0	BMI＞30，中间内侧半月板切除术，先前内侧软骨 Outerbridge≥2 级，随访时长

ACL. 前交叉韧带；ALL. 前外侧韧带；BMI. 体重指数；B-PT-B. 骨 – 髌腱 – 骨；CT. 计算机断层扫描；ICRS. 国际软骨修复协会分级系统；IKDC. 国际膝关节文献委员会；ITB E.A. 髂胫束关节外手术；LTF. 外侧胫股关节；MRI. 磁共振成像；MTF. 内侧胫股关节；NA. 不可用；OA. 骨关节炎；PF. 髌股关节；STG. 半腱肌 – 股薄肌腱；TF. 胫股关节；

*. 除非另有说明，发生率来源于 X 线检查评估

中度 OA：IKDC C 级（异常）、Kellgren-Lawrence 3 级或 Ahlback 2 级

严重 OA：IKDC D 级（严重异常）、Kellgren-Lawrence 4 级或 Ahlback 3 级

†. 所有自体移植物，除非另有说明

多年来，资深作者一直遵循一系列的手术规则来预防和治疗手术感染，总结见表 7-21。

（三）移植物污染

2014 年，Khan 和同事[29] 对受污染的 ACL 移植物的处理进行了系统回顾。作者通过检索发现了 6 项实验室研究，共包含 495 个移植物样本。最成功的灭菌方法是使用氯己定或用多黏菌素 B 杆菌肽溶液进行机械搅拌，这样能使组织无菌率达到 100%。氯己定浸泡和普通杆菌肽浸泡也有效，分别能使 97.5% 和 97% 的样品达到无菌。聚维酮碘和多黏菌素杆菌肽抗生素浸泡是最无效的方案。

Plante 和同事[233] 最近调查了掉到手术室地板上的 STG 移植物的细菌污染情况及移植物的去污方法。在移植物掉落后 5s（33%）内拾取和 15s 内拾取（23%），细菌培养的阳性率之间没有显著差异。尽管对照组（移植物未掉落）没有一名患者术后出现临床感染，但是其移植物检测阳性率仍为 23%。共鉴定出 16 种独特的微生物，其中金黄色葡萄球菌最为常见。使用杆菌肽溶液或 4% 的氯己定溶液清洗过的移植物在 30 种培养物中只有一种结果是阳性的。

2005 年，Izquierdo 和同事[118] 对 196 名骨科医生处理污染的 ACL 移植物的情况进行了调查研究。57 位外科医生在他们的职业生涯中至少处理过一次受污染的移植物。大多数（75%）清洗了移植物并进行了重建。其他医生（18%）采用了不同的移植物或使用了同种异体移植物。没有感染的报道。对移植物清洗处理的医生使用的是氯己定（Regent Medical）或葡萄糖酸氯己定，依据不同的方法进行清洗。作者提醒，应该考虑移植物清洗的潜在不良反应，包括多形核粒细胞毒性增加、噬菌细胞受损、出现关节内反应性滑膜炎和软骨溶解、术后发病率的增加。

Molina 和同事[178] 对术中掉落的 ACL 移植物浸泡处理后的细菌培养阳性率进行了检测，分别使用三种抗菌溶液浸泡，一种是新霉素和多黏菌素 B，第二种是 10% 聚维酮碘溶液，第三种是葡萄糖酸氯己定溶液。60% 掉落的样品培养阳性，其中大多数培养结果为无毒性细菌。按照处理方案，检测标本的阳性率显示：抗生素溶液为 6%，聚维酮碘溶液为 24%，葡萄糖酸氯己定溶液为 2%。与抗生素溶液相比，尽管葡萄糖酸氯己定方法的培养阳性率没有显著差异，但作者仍推荐使用葡萄糖酸氯己定来灭菌。

根据我们的经验，更换其他自体移植物可能优于清洗掉落的移植物。在同种异体移植手术中，通常丢弃污染的同种异体移植物，然后更换另一条同种异体移植物。

（四）液体渗出

多年前，资深作者和 Spievack[215] 进行了一项尸体研究，明确了关节镜手术过程中关节外积液的细微机制。髌上囊或半膜肌滑囊组织薄弱，在中度关节内压力下会破裂，而膝关节屈曲会明显增加这种压力。建议外科医生要时刻注意关节内的压力、液体的流入和流出、大腿张力的增高，以及关节镜手术中关节的充盈降低。在手术过程中注意间歇性触诊腘窝和小腿，以检查因腘窝囊肿的意外破裂而引起的液体渗出[215]。

十二、病例示范

病例 1

一名 47 岁男子滑冰时左膝损伤，伤后 6 周就诊。体格检查发现膝关节中度肿胀，膝关节活动严重限制，活动度 0°～30°，股四头肌中度萎缩。X 线

表 7-21 术后感染的预防及治疗规则

- 术前了解患者的健康和饮食情况，对营养状况和是否需要补充维生素进行总体评估（包括维生素 C）。既往耐甲氧西林金黄色葡萄球菌感染史，需要感染性疾病专科会诊（如术前鼻拭子）
- 术前做好准备，避免术后贫血伴低血红蛋白、月经问题。考虑适当的血清铁、铁结合能力检查等
- 进行皮肤评估，避免皮疹或压疮。患者术前 3 天使用氯己定洗液清洗身体，术前 1 天晚上和手术当天早晨使用抗菌洗液从脚趾到腹股沟进行清洗。在麻醉前准备房间使用理发器（而不是剃刀）清理毛发
- 在手术前 1h 使用抗生素，在"暂停"阶段（需要手术重建的肢体由外科医生签字确认阶段）确认患者相关信息，根据抗生素半衰期对手术时间较长的病例重复使用抗生素（大多数头孢类抗生素半衰期约为 4h）。在复苏室静脉重复应用抗生素，如果允许的话，要使用超过 24h
- 按照生产厂商的建议谨慎选择皮肤准备药物及封闭皮肤的敷料

（续表）

- 参考先前手术切口，仔细计划当前膝关节皮肤切口，避免皮瓣坏死或延迟愈合。在筋膜下层仔细分离皮瓣，不要直接分离皮下组织，以保护血液供应。避免皮肤过度紧张和收缩，避免用镊子夹住皮肤，使用钝性牵开器而不要使用锋利的耙钩，在止血带放气后观察皮肤活性。只在需要时使用止血带。仔细缝合术区，不要在皮肤胶布上施加张力，以防止术后水肿时形成水疱

- 手术技术要点：锐性切开软组织，并小心轻柔地处理，避免"钝手指"或用"海绵"进行钝性分离。限制手指"戳"入伤口的次数，使用工具代替手指。去除失活软组织，将剥离范围限制在手术部位。谨慎止血，维持组织血供，电凝止血仅限用于直接手术部位。尽量少用不可吸收缝线，只缝合需要的部位，关闭所有死腔。关闭术区前止血带放气，并与训练有素的人员配合，以缩短手术时间

- 手术室工作人员要点：工作人员要反复检查手术器械包的无菌标记，避免手术室用于一般手术和感染病例（即使经过重新消毒，建立有保证的洁净手术室）。每月检查手术室内感染的发生率或不当感染的发生情况。记录住院过程以发现远期感染，与外科医生和医院感染委员会共享信息。限制进出手术室。盖住所有的头发，当膝关节屈膝超过床时，术者应穿长型手术服，密切监测无菌术中任何遗漏之处（任何违反无菌原则的情况）

- 术后敷料：双棉双弹性绷带（Robert Jones 敷料）提供牢固均匀的加压，除非出现问题，否则避免重新包扎。如果敷料松弛，需重新包扎，保持 48～72h，然后用弹力袜和附加弹力绷带增加压力。目的是在不影响皮肤血液循环的情况下防止血肿和软组织肿胀。使用商用送冰系统冷敷，保持肢体抬高，避免肢体踩地下垂。避免使用引流管，除非有特别指征。反复检查小腿张力，进行深静脉血栓评估

- 术中对关节内任何出血部位仔细止血。术后第 1 天抽取膝关节积血，或者后期关节张力高、疼痛或超过约 50ml 时，再抽取积血

- 术后第 1 天：患者主动收缩股四头肌，腘肌协同收缩，必须见到肌肉的主动收缩，每小时重复 1 次。患者将一只手放在大腿上，以监测股四头肌的紧实度和饱满度。清醒时，每小时练习踝泵动作

- 患者应在白天和晚上测量口腔温度并记录结果。如果体温达到 38.3℃，应当立即通知医生。如果患者持续低体温或关节持续疼痛、发红、发热和肿胀，也应当告知医生

- 每周对伤口进行一次仔细的评估，检查是否存在红肿或其他感染迹象。对任何提示感染的异常体征，如低体温、关节持续肿胀、发红或发热，以及术后 2～3 周内膝关节未达到干性关节，都应进行膝关节穿刺和液体分析（细胞、革兰染色、糖、培养）。必要时重复血液检查（使用红细胞沉降率、C 反应蛋白检验，尽管这些指标通常术后 4～6 周会因手术而自然升高，没有太大帮助）。仅凭临床表现就足以进行紧急关节镜冲洗和软组织培养，如下所述

- 术后感染发生
  - 应当立即进行关节镜下冲洗和镜下的失活组织清理术，当组织培养和革兰染色确诊后，将静脉抗生素转换为药敏培养敏感的抗生素。获取组织标本进行培养和抽取积液。在冲洗前进行 MRI 检查，以评估软组织脓肿、窦道和腘窝囊肿，这些可能会形成封闭的脓肿
  - 第一次冲洗和清创：移植物和固定物保留在原位，如果后期需要进行关节镜冲洗或培养高毒性组织，则应考虑去除移植物和内固定物
  - 判断冲洗频率，距上次冲洗后 48h 需要重复冲洗
  - 为了保持膝关节的活动，不要停止缓慢屈曲和加压伸直练习（包括髌骨的活动）；否则，会迅速形成关节纤维化
  - 开放获取移植物的切口或半月板修复的切口：如果发现任何局部感染的迹象，多数情况下不需要开放这些伤口
  - 应当认识到反复感染的原因可能是由于存在腘窝囊肿或其他需要开放引流的软组织脓肿。MRI 重复检查有助于抵抗力强的患者诊断
  - 当与 ACL 重建同期进行的内侧或外侧重建手术涉及感染时，如果有感染的迹象，需要打开伤口并进行清创。按照二期闭合规则，允许肉芽组织形成，应当考虑皮肤的缝合张力（以防止皮肤异常挛缩）和伤口引流切口
  - 仔细检查任何涉及的软组织区域，使其开放能够从关节内引流。这种情况需要紧急治疗和用软组织关闭关节，对严重的患者必要时使用肌肉瓣关闭关节
  - 密切随访感染患者，监测进展情况，使用适当的血液检查，必要时重复抽取积液，监测复发情况。对于骨隧道中保留内固定的患者，应当仔细监测骨髓炎情况，可以通过复查 MRI 进行检测，骨髓炎的 MRI 表现为水肿信号强度增加
  - 根据组织和体液培养情况，静脉注射抗生素的使用时间通常为 4～6 周，随后口服抗生素 6 周。这些方法通常是经验性的，同时也是根据外科医生和感染性疾病团队的评估得出的

片显示胫股关节间隙正常（图 7-60A）。患者接受了 2 个月的物理治疗，以改善他的膝关节运动和肌肉力量。此后患者希望恢复运动的生活方式，并接受了 B-PT-B 自体移植物 ACL 重建手术。在麻醉下，屈膝 25° 时内侧关节间隙张开增加 5mm，在 0° 时内侧关节间隙没有增加，轴移试验Ⅲ度。术中同时对外侧半月板复杂的双纵向断裂进行了修复。患者髌骨下表面有广泛的 2B 级关节软骨损伤。

术后患者没有任何问题，恢复了网球、壁球和滑雪运动。术后 11 年，查体显示膝关节活动范围正常，无外侧间室疼痛，轴移试验阴性，屈膝 25° 时内侧关节间隙开口增加 2mm，在 KT-2000 检测中 AP 移位无增加。然而，X 线片显示外侧胫股关节间隙严重狭窄（图 7-60B）。

术后 14 年患者滑倒并摔伤左膝，患者之前的情况一直很好。MRI 显示双侧半月板断裂，患者进行了部分内侧和外侧半月板切除术。当时在股骨外侧髁上发现广泛的 3A 级损伤（骨外露）。

评论：该患者在初次 ACL 手术前，由于肌肉萎缩和运动受限，需要进行 2 个月的康复治疗。因为其轴移试验Ⅲ度，所以选择了 B-PT-B 自体移植物，而没有使用 STG 自体移植物或同种异体移植物。不幸的是，外侧半月板的修复并没有为关节软骨提供长期保护。

病例 2

一名 44 岁女子在打羽毛球时扭伤右膝，伤后 5 周就诊。膝关节轻度肿胀，活动度 0°～120°，内侧关节间隙严重疼痛，轴移试验Ⅱ度，在 KT-2000 测试中 AP 移位增加 8mm。患者接受了 1 个月的非手术治疗，并希望继续参加娱乐性的垒球和排球运动。于是进行了关节镜下 B-PT-B 自体移植物 ACL 重建手术。无半月板断裂，但髌骨下表面有明显的软骨裂隙和碎裂。

术后 1 年，患者诉胫骨固定物及隐神经疼痛。于是手术取出胫骨界面螺钉，并切除瘢痕组织。术中未见神经瘤。该手术成功地解决了患者疼痛，使其恢复了正常的垒球运动。

在最近的随访评估中，术后 11 年，患者的膝关节活动范围正常，无积液，无关节间隙疼痛，轴移试验阴性，在 KT-2000 测试中 AP 移位增加 3mm。X 线片显示胫股关节内侧和外侧间隙存在（图 7-61）。在低强度活动中，患者没有症状，其对膝关节整体

状况评级为良好。

评论：本例为 ACL 重建后 11 年，半月板完整，无关节炎征象，与半月板切除术后患者长期进展为关节炎形成鲜明对比。

病例 3

一名 18 岁的男性大学生运动员在打篮球时右腿膝关节严重扭伤，伤后 2 周就诊。膝关节轻度肿胀，内侧和外侧关节间隙疼痛，轴移试验Ⅱ度，KT-2000 测试 AP 移位增加 13.5mm。4 个月后，他接受了 B-PT-B 自体移植物 ACL 重建手术，以及双侧半月板双纵向断裂修复手术。术中发现股骨内侧髁软骨广泛裂开、碎裂，术后正常康复，恢复了娱乐性篮球运动，无任何不适。

5 年后，患者左膝 ACL 和内侧半月板损伤，在外院进行了 B-PT-B 自体移植物 ACL 重建和内侧半月板切除手术。术后 10 年患者回到我们中心，主诉日常活动中左膝胫股关节内侧间室疼痛。屈膝 45° 站

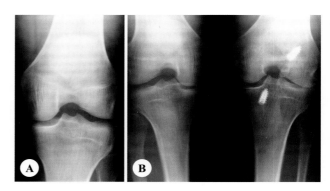

▲ 图 7-60　病例 1

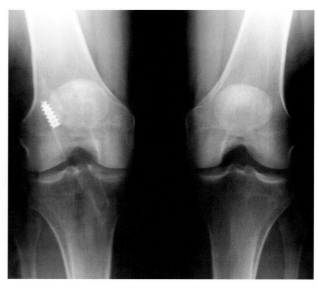

▲ 图 7-61　病例 2

立 PA 片显示承重线通过胫骨平台 28% 处。AP 位 X 线片显示双膝内侧间室间隙中度狭窄（图 7-62A 和 B）。右膝无任何症状。患者左膝进行了开放楔形截骨，并用自体髂骨移植物和锁定钢板固定（图 7-62C）。术中发现 ACL 移植物缺失（图 7-62D）。纠正内翻对线，并将承重线调整至胫骨平台 60% 处（图 7-62E）。

在最近的随访评估中，右膝 ACL 重建术后 14 年、左膝 HTO 术后 7 个月，患者双侧膝关节活动范围正常。右膝 Lachman 试验和轴移试验检查结果为阴性。左膝轴移试验 II 度，前抽屉试验增加 5mm。双膝均无内侧或外侧间室疼痛。患者日常活动无症状，已不再进行剧烈运动，因此，未再进行左膝 ACL 翻修术。

病例 4

一名 43 岁的男子在打篮球时左膝非接触性损伤，伤后 4 个月就诊。患者在日常活动中出现过 3 次打软腿。查体：轻度关节肿胀，膝关节活动度 0°～120°，内侧关节间隙中度疼痛，轴移试验 II 度，外侧或内侧关节间隙无张开，Lachman 试验胫骨前移位增加 7mm。X 线检查显示承重线经过胫骨平台 32% 处，内侧胫股间室中度狭窄（图 7-63A）。患者日常活动时膝关节疼痛，只能坚持行走 20min。

患者进行了开放式楔形截骨术、应用 STG 移植物的 ACL 重建手术、内侧半月板水平断裂修复手术。术中发现股骨内侧髁软骨 3A 级损伤，髌骨下表面软

骨 2B 级损伤。由于外侧胫股间隙开放试验正常，未进行 PL 手术。

术后随访 2 年，患者活动范围正常，无积液，轴移试验 I 度，KT-2000 检查移位增加 4.5mm。承重线经过胫骨平台 52% 处（图 7-63B）。患者日常活动没有任何问题，并且对膝关节整体状况评级为非常好。

评论： 该病例膝内翻（原发性内翻）但外侧间隙无异常张开。因此，在截骨的同时只进行了 ACL 重建。内侧半月板水平断裂通常不适于缝合修复，但为了尽量保留半月板的一些功能，本例进行了修复。资深作者更倾向于进行开放式楔形截骨术，并应用锁定钢板和螺钉固定（见第 26 章）。为了将移植物定位于胫骨和股骨中心的理想位置，本例使用了双切口技术应用 STG 进行 ACL 重建。

病例 5

一位 54 岁女性滑雪时左膝因过伸损伤，伤后 1 周就诊。膝关节中度肿胀，内侧胫股间室轻度疼痛，膝关节活动范围正常。在 KT-2000 测试中显示 AP 移位增加 13.5mm，轴移试验 III 度，屈膝 25° 时关节外侧开口增加 12mm，0° 屈曲时关节外侧开口未增加，并且胫骨外旋增加 15°。患者尝试非手术治疗了 5 个月，但对膝关节功能不满意，日常活动有打软腿，希望能恢复滑雪运动。

患者左膝关节进行了 B-PT-B 自体移植物的 ACL 重建和 PL 复合体的近端提升手术（图 7-64A）。术中探查外侧发现 PL 完整但被拉长，因此未进行外侧移植物重建（见第 17 章）。术中未见半月板断裂或明显的关节软骨损伤。在术后 9 年里，患者恢复很好，恢复了滑雪运动，未出现任何问题。

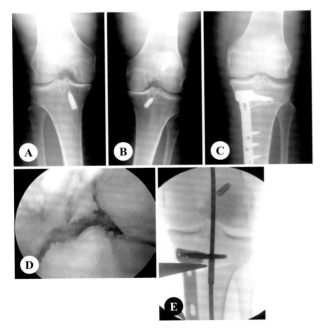

▲ 图 7-62　病例 3

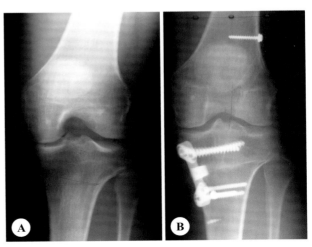

▲ 图 7-63　病例 4

患者现在 63 岁，滑雪时右膝损伤，再次就诊。查体发现膝关节无肿胀，外侧和内侧关节间隙中度疼痛，屈膝 25° 时内侧关节张开增加 5mm，轴移试验阴性，AP 移位增加 7mm。患者接受了 3 个月的非手术治疗，但仍有疼痛和打软腿症状。由于患者喜欢运动的生活方式且打软腿问题持续出现，所以其接受了 B-PT-B 自体移植物的 ACL 重建治疗（图 7-64B）。手术时，胫股关节内侧间隙开口 12mm，因此同时进行了 MCL STG 重建，关节面软骨和半月板完好无损。

随访时，左侧 ACL 重建 10 年，右侧 ACL 重建 1 年，双膝活动范围正常，关节间隙无疼痛或摩擦音，无积液，双膝轴移试验 I 度。患者日常活动中没有任何症状。

评论：本例患者成功治疗 ACL 断裂合并 PL、内侧韧带损伤。即刻恢复活动范围和密切监督下进行康复是避免多韧带手术后并发症的关键。B-PT-B 自体移植物是严重不稳定的膝关节 ACL 重建时的首选移植物，特别是在本例患者同时进行其他韧带重建的情况下。在严重不稳定的膝关节中，自体 STG 移植物是第二选择，并且优于同种异体移植物。

病例 6

一名 19 岁男性在高中足球比赛中右膝损伤，伤后 5 年就诊。患者在外院进行了关节镜检查和外侧半月板部分切除术。他一开始恢复很好，但后来出现 2 次打软腿，最近还出现了 1 次过伸性损伤。查体膝关节无肿胀，伸直轻度受限，轴移试验 II 度，屈膝 25° 时外侧关节开口增加 7mm。

患者进行了 B-PT-B 移植物 ACL 重建、PL 复合体近端提升手术（图 7-65）、内侧半月板复杂断裂、外侧半月板外周断裂的修复手术。股骨内侧髁及胫骨平台关节软骨损伤为 2B 级。

术后随访 3 年，患者膝关节无肿胀，活动范围正常，胫股间室无疼痛，无摩擦音，轴移试验阴性，屈膝 25° 时外侧关节开口增加 2mm，在 KT-2000 试验中 AP 移位未增加。患者进行篮球运动没有不适，并且对膝关节整体状况评级为正常。

评论：对 ACL 断裂同时合并 PL 韧带损伤的治疗需要不同的方法（见第 17 章）。在该病例中，术中 FCL 和 PL 表面正常，表明先前损伤为韧带间质断裂并随后愈合。因此，通过一个更简单的近端提升手术恢复了 PL 的稳定性。

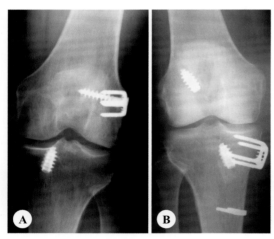

▲ 图 7-64 病例 5

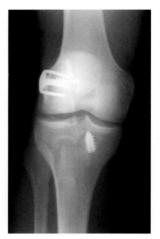

▲ 图 7-65 病例 6

第 8 章　前交叉韧带翻修重建：移植物选择与临床结果

Anterior Cruciate Ligament Revision Reconstruction: Graft Options and Clinical Outcomes

Frank R. Noyes　Sue D. Barber-Westin　著

王　琪　译

一、适应证

很多因素都会对前交叉韧带（ACL）手术失败产生影响[3, 26, 47, 60, 66, 73-75, 77, 78, 84, 86, 100, 101, 103]。ACL 重建失败主要表现为 Lachman 试验和轴移试验中，膝关节不稳复发，内、外侧胫股间室前移增加并出现半脱位。外科医生必须确定导致之前重建失败的原因，可能包括 ACL 移植物被错误地垂直放置、移植物愈合及整合不良、外侧或内侧相关韧带功能不全、内翻或外翻力线不良，或术后康复不当导致残留肌力减弱，以及神经肌肉控制问题（表 8-1）。在很多病例中，还存在其他与膝关节相关的严重问题，包括膝关节因疼痛和僵硬出现活动受限、因康复不当导致的肌肉萎缩、关节软骨损伤、半月板切除术及其对关节症状和功能的影响、未诊断出的下肢力线不良、后外侧或内侧韧带缺失。存在这些问题时，必须在 ACL 翻修之前或翻修期间把每一种病变都处理和解决好。康复的目的是在 ACL 翻修前尽可能使下肢恢复到最佳功能，使翻修手术失败的可能性降到最低。

重要的是，患者和外科医生都必须知晓对翻修手术的预期及其目标，因为此时膝关节因常伴有软骨损伤或既往半月板切除术，需要调整或避免剧烈的、高强度的活动。在许多病例中，患者已经历了多次手术，没有达到预期效果[74, 75, 77]。因此，对于翻修手术能否实现患者的预期目标，必须进行充分讨论[29]。

先前的 ACL 重建手术失败后，许多术前和术中的问题必须予以系统稳妥地解决，以恢复膝关节的功能并获得一个可靠的结果。其中可能包括必要时进行分阶段的手术，通过截骨术来纠正下肢畸形，

表 8-1　ACL 重建失败的可能原因

- 股骨隧道和（或）胫股隧道定位错误
- 内侧、外侧和（或）后交叉韧带功能不全未予以纠正
- 内翻或外翻骨性力线不良未予以纠正
- 创伤性接触性的再损伤
- 康复不当、肌肉力量和神经肌肉控制较差导致一旦重返运动就出现非接触性再损伤
- 同种异体移植组织愈合、整合不充分
- 前交叉韧带损伤的家族史
- 对侧膝关节先前出现过前交叉韧带损伤
- 自体半腱肌移植物较细小
- 肥胖
- 自体移植物组织愈合、整合不充分，存在错误的异常过伸步态

或者对扩大的或错误定位的胫骨和股骨隧道进行植骨填充。患者在手术前可能需要广泛的康复治疗，以恢复正常的关节活动和神经肌肉控制。在计划翻修手术时，所采取的方法是最大限度地改善患者膝关节的各方面情况，不接受任何异常情况，如隧道轻微错位或同时发生的膝关节不稳定。

本书的其他章节论述了纠正下肢力线、关节纤维化和肌肉萎缩，关节软骨缺损的修复手术，半月板移植、后外侧结构（PL）和内侧韧带重建等相关问题。虽然本章针对这些手术的时机进行讨论，但重点还是手术计划和技术决策，因为根据我们的经验，手术计划和技术决策将有助于提高 ACL 翻修的成功率。

ACL 翻修的患者分为三种类型，每种类型的预后不同。最理想的类型是膝关节胫骨或股骨隧道定位错误，半月板和关节软骨完整，没有相关的韧带不稳定。对于这些病例，翻修手术与初次 ACL 重建类似，预期翻修手术使患者获得良好的功能效果。最严重的一类患者是以前膝关节做过半月板切除术，存在关节软骨损伤、相关韧带不稳或下肢力线不良。这些患者的治疗效果将不理想，翻修手术只能达到挽救的效果。处于这两类中间的类型是半月板功能部分或完全丧失，伴有软骨损伤，并且 ACL 手术失败后有轴移现象残留，但没有相关的下肢力线不良或其他韧带不稳。在这些病例中，使膝关节获得稳定性的结果是很好的；但是，随着时间的推移，关节会进一步退变，同时必须建议患者对运动进行调整。某些病例具备关节软骨修复手术和半月板移植手术的适应证。对 ACL 翻修的临床研究通常包含了对这三类患者的选择偏倚，这也解释了研究结果存在的差异。绝大多数研究报道，ACL 翻修结果差于初次重建的结果。通常情况下，翻修手术是在初次重建失败后数月或数年后进行的，在此期间会出现打软腿加重和关节退变，从而影响翻修的最终结果。

使用位置垂直的移植物 ACL 重建后，一个常见的临床表现就是 Lachman 试验阴性或弱阳性并伴有轴移试验阳性，这导致患者抱怨活动时会有残留的打软腿现象。这些患者是 ACL 翻修的候选对象，应当去除整个 ACL 移植物，并对 ACL 移植物重新解剖定位。在极少情况下，可以保留原 ACL 移植物，并将第二移植物置于更合适的解剖位置以提供旋转稳定性，这将在后面讨论。

关键点：适应证

- 明确导致先前 ACL 重建失败的原因
- 翻修术前弄清所有异常原因：下肢力线不良、肌肉萎缩、膝关节活动受限、异常步态、隧道位置错误
- 翻修手术的目的、结果取决于先前关节损伤情况，因此手术所要达到的目标如下
  - 隧道位置错误但半月板和关节软骨完整的膝关节：可以期待最理想的结果
  - 先前行半月板切除手术、存在关节软骨损伤、其他韧带功能不全或内翻力线不良的膝关节：补救性手术
  - 可以选择一些合适的病例同时进行关节软骨修复手术及半月板移植手术

二、禁忌证

那些久坐不动、日常活动中没有打软腿或肿胀发作的患者，以及很少接触剧烈活动或高危活动的患者，应非手术治疗。建议这些患者保持合理的体重，并定期进行膝关节检查。此外，那些愿意调整活动水平以避免高风险膝关节运动（如旋转和剪切运动）的患者可被纳入非手术治疗方案。不能参加术后康复或术后康复依从性差的患者也不适合进行手术治疗。

有症状的髌股关节或胫股关节炎是 ACL 手术的一般禁忌证，因为术后疼痛症状仍然存在。虽然恢复膝关节的稳定性可以减轻疼痛症状，但是严重的关节损伤仍然会限制日常活动。负重 45° 后前位（posteroanterior，PA）像对确定胫股关节内侧或外侧间隙剩余多少毫米很重要。由于患者的症状没有对日常活动产生限制，所以当他们发现关节间隙已经消失或几乎消失时，经常感到很惊讶。对这些膝关节应采取保守措施，直到需要行单髁置换或全关节置换手术。

ACL 缺失、存在内侧胫股关节炎症状和内翻力线不良的患者需要行外翻胫骨高位截骨术进行矫正。因为关节损伤限制了活动，这些患者通常不需要随后进行 ACL 手术[71]。由于截骨术消除了内翻的应力步态，所以这些患者经常反映关节不稳定得到了改善。

患有明显的下肢肌肉萎缩的患者通常需要延迟手术数月，直到肌肉功能充分恢复。这些患者术后并发症的风险增加，包括股四头肌失用、髌骨低位和关节纤维化。在某些情况下，肌肉功能的恢复可能会增加膝关节的稳定性，从而避免 ACL 翻修。

需要通过仔细查体和问诊是否存在烧灼痛、异常皮肤过敏、肢体变色、对寒冷和冰不能耐受，来明确复杂性区域疼痛综合征症状和体征有无残留。即使解决了先前的 CRPS 后，必须认识到，这些膝关节术后再次出现 CRPS 的频率也在增加（见第 40 章）。

需要 ACL 翻修的患者对未来的运动有不切实际的期望，是正常的。对翻修手术的目的应当进行详细审查，同时对患者的教育应包括：建议仅进行娱乐活动和低强度活动，伴有软骨损伤的膝关节应当避免剧烈活动。

BMI≥30 的患者通常不适合行外科手术。既往关节感染继发关节炎病史者，通常禁止行 ACL 翻修手术。相关内科疾病也可能禁行手术。如果需要行截骨矫形力线手术，使用尼古丁产品是绝对禁忌证，强烈建议不要使用。

关键点：禁忌证

- 日常活动没有症状的久坐少动的患者
- 患者愿意调整活动水平，避免高风险的膝关节运动
- 患者不能参加或遵从康复项目
- 膝关节关节间隙明显消失，存在关节炎症状
- 膝内翻畸形进行胫骨高位截骨术后，可能不再需要继续行 ACL 翻修
- 肌肉明显萎缩的患者需先进行大量康复治疗，肌肉功能恢复后可避免 ACL 翻修
- 复杂区域性疼痛综合征
- 对未来的体育运动有不切实际的期望
- 肥胖，先前存在关节感染

三、临床评估

临床评估中，要记录完整详细的病史，包括详细记录所有的膝关节损伤和既往进行的手术过程。在膝关节翻修手术中，要取得先前的手术记录以了解术中情况、关节软骨和半月板的状况、移植物的放置情况。应当进行综合的体格检查，包括评估膝关节屈伸、髌股指数、胫股摩擦音、胫股关节线疼痛情况、肌肉力量、异常步态情况。术者必须确定膝关节所有的异常移动和旋转活动。后抽屉试验诱发内后侧胫股关节后坠活动时，膝关节应当屈膝90°。后交叉韧带（PCL）断裂的膝关节可采用应力X线成像来定量分析胫骨后移程度，以确定是部分断裂的还是完全断裂（见第16章）[41]。可以进行适当的测试来明确 ACL 的完整性，包括在屈曲20°（134N力）时应用 KT-2000（MEDmetric）关节仪测量，来量化总的前后位移情况。轴移试验结果按0～Ⅲ级记录，0级，表示没有轴移；Ⅰ级，滑动或滑移；Ⅱ级，关节明显半脱位时出现错动或关节钝响；Ⅲ级，关节明显半脱位时伴有胫骨平台外侧后面与股骨髁撞击。

屈膝0°和30°时，膝关节内、外翻应力试验可以明确 PL 和内侧韧带结构的功能不良。术者应当评估关节间隙的打开程度，这种打开程度是胫股内外间室从限制胫骨内外旋的初始闭合接触位置，到最大开放位置之间的关节开放量（以毫米计）。关节间隙打开的结果是根据受损膝关节与对侧正常膝关节相比，其胫股间室开口大致增加的毫米数来记录的。异常的内侧或外侧关节开放情况可通过应力X线检查来测量。结果通常在关节镜检查中通过间隙试验

得到证实。屈膝30°和90°时胫骨旋转试验可检测到胫骨外旋增加，这种外旋增加通常是因内侧韧带损伤导致的外侧胫骨平台后向半脱位或内侧平台前向半脱位引起的。需要注意的是，有可能会将胫骨外旋增加误认为 PL 损伤，而忽略内侧韧带损伤的治疗[79]。在仰卧位和站立位膝关节均存在内翻反屈时，应当进行仔细评估。步态分析可以用于检查内翻或外翻应力或者过伸应力。患者常常可以通过股骨外旋来重现轴移现象，从而在站立位膝关节轻度屈曲时表现出膝关节不稳定。患者也会因异常的内、外翻表现出胫股关节开放。

初步检查中，进行X线检查时应包括膝关节0°站立 AP 位，屈膝30°侧位，屈膝45°负重 PA 位，以及髌骨轴位。在临床检查中，对于膝内翻或外翻造成下肢力线不良的，应当拍摄双下肢（从股骨头到踝关节）站立位全长 X 线片。机械轴和承重线的测量将在第26章论述。MRI 可以对隧道位置、关节软骨及半月板的状况提供更多细节。通过快速自旋回波序列和其他 MRI 序列（T_2 成像）可以获得更高质量的关节软骨图像[85]。通过矢状面图像可以观察胫骨隧道的位置，并进行测量以确定隧道是否偏后，对于偏后的隧道通常需要分期植骨手术。

在我们中心，根据 CKRS 评分系统（见第41章），我们对患者完成问卷并进行面谈，以评估患者症状、功能受限情况、运动和职业活动水平，以及患者对膝关节整体状况的感知情况[6]。患者在咨询前可以在网上获得这些表格。

关键点：临床评估

- 详尽记录病史，回顾先前的医疗和手术记录
- 进行综合的体格检查，包括评估膝关节屈伸、髌股指数、胫股摩擦音、胫股关节线疼痛情况、肌肉力量、异常步态情况
- 进行所有稳定性试验检查，记录异常的胫骨移位、旋转和胫股间室移位
- 膝关节活动测量仪检查：134N
- X线检查：膝关节0°站立 AP 位，屈膝30°侧位，屈膝45°负重 PA 位，以及髌骨轴位；双下肢髋-膝-踝力线全长位；根据指征进行侧向和后向应力位像检查
- MRI，包括关节软骨成像技术
- CKRS 评分系统的主观、客观和功能评分

四、术前计划

在 ACL 翻修前或翻修术中，术者必须发现并处理好那些与 ACL 重建失败有关的因素或那些直接导致 ACL 重建失败的因素。前面讨论过，医生应当进行详细的查体，检查相关的韧带失效、下肢外翻或内翻力线不良或步态异常。术者应当确定之前使用的内固定物类型，以确保翻修手术中，在需要时可以用合适的器械取出内固定。如果之前的内固定物不影响新隧道的位置，并且难以取出，可以将其留在体内。

在术前应当了解所有的异常或潜在问题，包括患者的预期、肌肉无力、痛性神经瘤、残留的 CRPS、髌股关节软骨损伤引起的膝前痛。膝关节完全伸直受限会导致一些问题。膝关节在翻修术前恢复全范围活动是非常重要的。膝关节伸直受限也有例外情况，即移植物位置太过偏前或 "独眼征" 损伤，导致机械性阻挡使膝关节不能完全伸直或弯曲。在翻修术中，可以通过充分的髁间窝成形术和移植物的正确定位来消除伸膝时前方髁间的阻挡。这些膝关节活动受限也可能与后关节囊结构密切相关，此时后关节囊结构已经缩短，需要强有力的术后康复方案。如果膝关节伸直受限大于 5°，手术需要分阶段进行，先进行关节镜清理术和 "独眼征" 损伤切除，然后进行严格的康复训练以恢复完全活动，再进行 ACL 翻修重建。

关键点：术前计划

- 确定与 ACL 手术失败相关的所有因素，制订治疗计划
- 确定胫骨和股骨隧道的位置和植骨的必要性
- 确定之前使用的内固定物
- 膝关节恢复完全活动，恢复肌肉力量，充分恢复神经肌肉功能
- 确定是否需要同时进行软骨 / 半月板手术、关节外手术和其他韧带重建以纠正所有的不稳定性
- 与患者针对手术预期和手术目标进行沟通

临床松弛试验呈明显阳性的膝关节通常包括二级韧带功能受限，主要累及 PL。与膝关节松弛试验强阳性相关的内、外侧韧带松弛是内、外侧韧带重建的指征。

对于翻修手术的预期结果和临床效果，医生需

要与患者进行充分的沟通并对患者进行宣教。对于那些先前存在关节炎或丧失半月板功能或需要另外进行大型手术的患者来说，这一点特别重要。几乎一半的膝关节翻修手术中，都需要同时进行一个大型手术修复并发损伤[74]。患者应当了解手术过程中固有的技术困难，同时手术效果通常不如 ACL 初次重建令人满意。术后需要一个外科医生和康复师团队来提供康复指导，以确保患者能成功地完成术后锻炼计划。

五、移植物选择

目前，ACL 翻修重建尚无标准的移植物选择[46, 107]。自体移植物组织来源包括骨 – 髌腱 – 骨、股四头肌腱 – 髌骨和半腱肌 – 股薄肌腱。我们更倾向于 B-PT-B 自体移植物。如果同侧髌腱先前已取过，则对侧髌腱是潜在的移植来源。由于有研究报道术后 7～10 年膝关节 MRI 和移植物形态会持续变化，所以不建议再次切取同侧髌腱[9, 49, 53-55, 58]。如果伴有髌股关节炎（2B 级或 3A 级）（见第 44 章）、膝前痛或有髌骨半脱位或脱位史，不建议使用自体 B-PT-B 移植物。当患者的病情提示患者对更复杂康复计划的接受能力下降，并且患者存在与此移植物相关的初始疼痛时，不要应用自体 B-PT-B 移植物。

第二种选择是从同侧或对侧的膝关节取 QT-PB 移植物，这种移植物会残留髌骨的缺损。股四头肌腱具有最大的横截面积（$100mm^2$），如果之前的隧道位于理想的 ACL 解剖位置，只是稍有扩大，那么股四头肌腱则是翻修的理想选择。

第三种选择是对于骨质量良好且隧道大小正常的膝关节，可以应用 STG 自体移植物，可以应用四股或六股移植物（见第 7 章）。对于业余运动员和更喜欢久坐少动的患者，建议采用四股或六股自体 STG 移植。更新的固定方法提高了成功率，患者的术后康复也更加容易。

如果无法获得自体移植组织或患者拒绝取对侧自体移植物，则建议使用 B-PT-B 或跟腱 – 骨同种异体移植物。对于轴移试验Ⅲ度或 KT-2000 检查中膝关节前后移位增加 10mm 以上的患者，在应用同种异体移植物进行 ACL 手术的同时，建议进行关节外侧髂胫束手术[18]，以降低应用同种异体移植物进行 ACL 翻修的高失败率[45, 77, 94]，同时在同种异体移植

物存在的愈合和成熟延迟状态下维持稳定[4, 43, 44, 110]。不建议应用胫前、后肌腱同种异体移植物[91]。我们希望移植物的一部分带有骨栓，这样可以提高其中一个隧道中移植物的愈合率。

关键点：移植物选择

- 我们更倾向于 B-PT-B 自体移植物；如果以前患侧取过，可以从对侧膝关节取材
- QT-PB 自体移植物是第二选择
- STG 自体移植物（四股或六股）可以用于业余运动员、久坐患者
- 同种异体 B-PT-B 移植物或跟腱 – 骨移植物可用于多韧带手术，还可用于不能取移植物或患者拒绝取对侧自体移植物的特殊情况
- 移植物的获取（见第 7 章）

六、手术技术

（一）患者的准备

在手术前 3 天，包括手术前一晚和手术当天早上，要求患者使用洗必泰清洗手术肢体（"从脚趾到腹股沟"）。用剪刀剪掉下肢的毛发，而不要用剃须刀。术前 1h 开始输注抗生素。非甾体抗炎药使用至术后 72h，术后使用双棉双 Ace 加压敷料（棉、Ace、棉、Ace 分层敷料）固定 72h，均已被证明能够有效减轻软组织肿胀。在复杂的多韧带手术中，抗生素每 4 小时增加 1 次并持续 24h。除非有特殊指征，否则不需留置尿管。在术中和恢复室都应仔细监控患者的排尿量和液体总量（出入量）。在进入手术室前，外科医生应当在一名巡回护士在场的情况下确认膝关节皮肤区域。所有手术人员都要在手术前的"准备"阶段重复确认手术名称、拟施手术、过敏情况、抗生素输注情况和应特别注意事项。所有人员都要达成口头确认同意。

患者的准备和体位、B-PT-B、STG 和 QT-PB 自体移植物的获取技术已在第 7 章进行了详细描述。

应在麻醉诱导后，对伤侧肢体和对侧肢体进行所有的膝关节韧带半脱位试验。胫骨前后平移、内外侧关节开放程度、胫骨外旋的增加量均应记录。应进行全面仔细的关节镜检查，并注意关节软骨面的异常和半月板的情况。必要时进行适当的关节清理、半月板修复或部分切除。

外侧和内侧间隙测试是在关节镜检查中进行

的（见第 17 章）[76]。屈膝 25°～30°，施加约 89N 内翻载荷。用标有刻度的神经探钩测量胫股间室的开口程度（图 8-1）。如果膝关节外周有 12mm 或更大的关节开放程度，或者在胫股间室中点有 10mm 的关节开放程度，则需要进行 PL 或内侧韧带重建手术。

第 7 章讨论了资深作者（F.R.N.）应用于 ACL 重建的一般原则（表 7-8）。

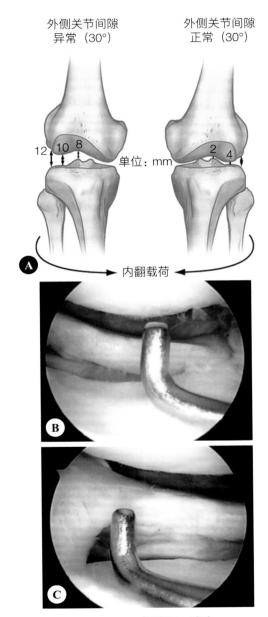

▲ 图 8-1　间隙开口试验

A. 屈膝 25° 测量胫股关节外侧开口量，膝后外侧结构不全者可见外侧胫股间室边缘开口会达到 12mm，间室中部达到 10mm，最内侧边缘达到 8mm；B. 正常间隙试验；C. 异常间隙测试

> **关键点：患者准备**
>
> • 患者术前 3 天用氯己定清洗手术肢体
>
> • 术前 1h 输注抗生素
>
> • 手术当天早上服用非甾体抗炎药，术后持续 5 天
>
> • 术者对需要重建的膝关节进行首次确认，在手术室"准备"阶段再次确认
>
> • 在关节镜检查中，进行内外侧间隙开口试验，以确定是否需要进行并发韧带重建

（二）明确翻修膝关节中胫骨隧道的问题并确定是否需要阶段性植骨

下一步的重点是明确胫骨和股骨隧道能否定位于理想的位置，然后再获取并制备所选择的移植物。只有在确定了合适的胫骨和股骨隧道之后，或者前期已进行了植骨的情况下，才能再进行自体移植物的选择和制备。

通常，在清除软组织和移植物后，于 ACL 止点处找到之前胫骨隧道的关节内开口并不困难。附近的外侧半月板止点可能会被瘢痕组织包裹并被保存下来。PCL、后嵴、胫骨内侧棘、内侧关节软骨均可识别清楚。ACL 胫骨止点后缘距后嵴前方约 8mm。这是一个关键的测量指标，因为许多初次 ACL 重建手术将 ACL 移植物置于 ACL 附着区的后 1/3 处。通常的情况是，在钻取隧道过程中形成了偏后的胫骨隧道，或者通过胫骨隧道建立股骨隧道时，胫骨隧道被向后扩大，超过了原有 ACL 的足印区，并延伸至 RER。这种情况会形成垂直的 ACL 移植物。通常，术者已经意识到这个问题，可以根据术前 MRI 中 ACL 的前后距离测量隧道的位置（图 8-2）。

可能开始时看起来胫骨隧道是可以接受的；然而，去除所有软组织后或胫骨隧道进钻时，术者就会发现胫骨隧道位置偏后并一直向 RER 延伸，或者通过了 RER，这种隧道位置是绝对不能用于翻修移植物的。这些病例是需要分阶段植骨的（图 8-3）。有时，胫骨隧道偏后位于原 ACL 附着区的后 1/3 处，隧道与 RER 之间仅有 5mm 的骨桥。如果胫骨隧道没有扩大，可以钻孔并将胫骨隧道前移约 8mm，重新定位到一个更有利的 ACL 中心附着位置。可以将同种异体皮质骨钉置于隧道内，占据并填充隧道后 1/3 的位置，使移植物保持在理想的中心位置。另一种技术是将同种异体移植物做成翻修用的骨栓，用增大的骨块填充胫骨隧道的后部，并防止移植物的胶原部分向后移位。

第三种技术是进行双束重建，将位置偏后的胫骨隧道作为 PLB 的隧道（前提是移植物定位于原 ACL 胫骨足印区，而不是位于偏后的异常位置）。第二条胫骨前方隧道用于前内侧束。在翻修手术中，使用双束移植物要求股骨隧道位置也要理想，通常这也会存在问题。一个错误定位的股骨隧道可能会妨碍另外两条隧道的正确定位，这些隧道可能会减弱股骨髁的骨质。

我们认为，在 ACL 翻修手术中可能出现的错误是，在单束移植物的手术中会接受位置偏后的胫骨隧道。如果存有任何疑问，如骨质不理想，以及翻修的移植物可能会处于原 ACL 胫骨附着区的后 1/3 时，最好进行阶段性植骨，以防偏后的移植物在较差的骨质中出现"雨刷"效应，继续向后破坏骨质到 RER。以前提出的重建移植物隧道的替代方案仅在骨质良好，而且在先前的胫骨隧道未扩展至原 ACL 附着区以外时才适用。根据我们的经验，大多数翻修病例都存在胫骨隧道位置偏后，隧道经常被增大和扩张。这并不适于骨与翻修移植物的整合，此时就必须进行分阶段植骨。

（三）明确翻修膝关节中先前的股骨隧道并确定是否需要阶段性植骨

经前内侧入路置入关节镜，观察整个外侧髁间窝和髁间窝切迹顶部，清除所有软组织和移植物材料。可以使用不同角度刮匙、带吸引的刨刀清理，有时也可使用射频探头清理。去除髁间窝的骨赘或增生组织，进行有限的髁间窝成形以便于看清外侧髁间窝的最后方的后缘。错误的做法是没有彻底清除股骨外侧髁关节软骨边缘附近的软组织，因为这是确定翻修移植物正确位置的标志。通过先前的垂直隧道或偏前隧道，通常可以标记出原 ACL 附着部，这为移植物的定位提供了重要的识别标志。根据以上描述，绘制出 ACL 足迹区并确定是否能建立理想的解剖中心隧道。

在大多数翻修病例中，移植物都位于垂直的、朝向髁间窝顶部的非解剖位置（图 8-4），此时可以将翻修隧道置于 ACL 解剖附着区的理想中心。我们采用双切口入路，完全远离原垂直隧道，重新定位股骨隧道。有时进行关节镜手术时可能会使用 AM 入路在膝关节过屈时钻取股骨隧道；然而，在大多数翻修手术中，双切口技术更为可取。在股骨后壁爆裂的情况下，通常可以重新定位隧道，并且对移植物的骨性部分予以塑形，以便将骨块置于隧道的后部，从而使移植物的胶原部分位于原 ACL 股骨足迹区内。

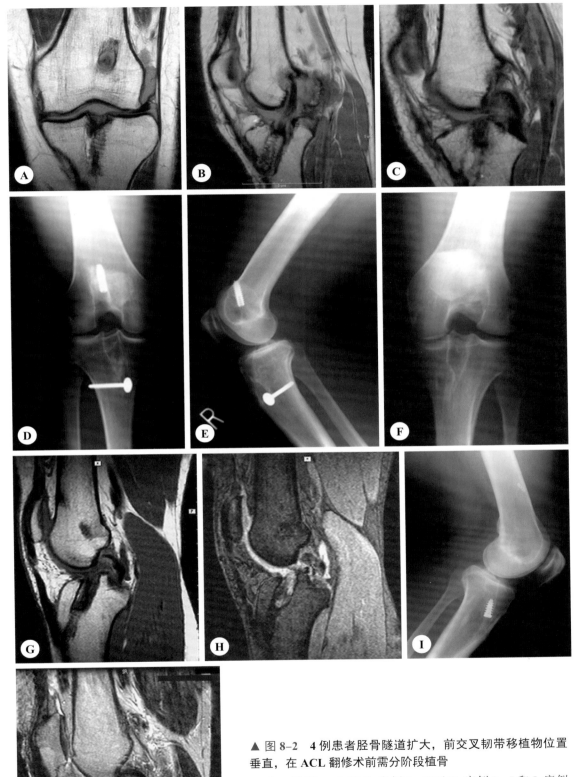

▲ 图 8-2　4 例患者胫骨隧道扩大，前交叉韧带移植物位置
垂直，在 ACL 翻修术前需分阶段植骨

A 至 C. 病例 1；D 和 E. 病例 2；F 至 H. 病例 3；I 和 J. 病例
4。通常，X 线检查会低估需要植骨隧道扩大的程度。如果翻
修时这些胫骨隧道不植骨直接放置移植物，那么移植物的位
置仍然会很偏后，而不在理想的 ACL 止点中心，并且也不能
形成紧密贴附的移植物 - 隧道界面。因此，在翻修手术前所
有病例都需要植骨。ACL. 前交叉韧带

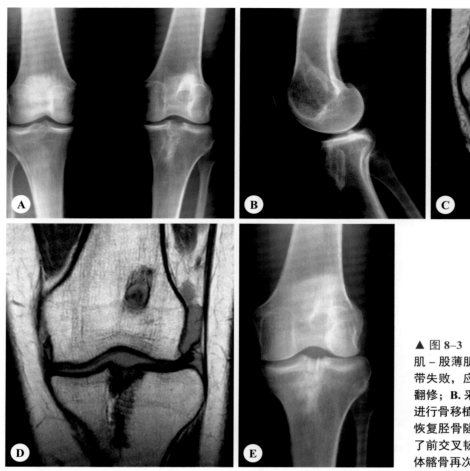

▲ 图 8–3　A. 31 岁女性，左膝应用自体半腱肌 – 股薄肌腱移植物初次重建左膝前交叉韧带失败，应用同种异体移植物胫骨隧道前方翻修；B. 采用同种异体骨对扩大的胫骨隧道进行骨移植植骨；C 和 D. 同种异体骨移植未恢复胫骨隧道，并存在残留骨道扩大；E. 为了前交叉韧带翻修具有优质的骨质，使用自体髂骨再次植骨

关键点：明确翻修膝关节中胫骨和股骨隧道的问题，并确定是否需要阶段性植骨	
• 胫骨隧道 – 在清除软组织和移植物后，于 ACL 止点处找到先前的胫骨隧道开口 – 确定外侧半月板止点、PCL、后嵴、胫骨内侧棘、内侧关节软骨 – 如果胫骨隧道向后扩大一直延伸至 RER，就不能用于容纳翻修的移植物，需要用自体骨进行分阶段植骨 – 如果位置偏后的胫骨隧道位于原 ACL 附着区的后 1/3 处，隧道与 RER 之间有 5mm 的骨桥，并且隧道没有扩大，就可以向前方重新定位 – 应用同种异体皮质骨骨钉填充隧道的后 1/3 处 – 或者进行双束重建。当股骨侧允许两个隧道时，偏后的胫骨隧道可用于 PLB，第二条偏前的胫骨隧道可用于 AMB	• 股骨隧道 – 从 AM 入路置入关节镜，看清全部外侧髁间窝和髁间窝顶部 – 去除所有软组织和移植材料 – 进行有限的髁间窝成形，以便看清外侧髁间窝的最后缘 – 勾划出 ACL 的解剖中心，膝关节置于屈曲 20°～30° – 多数翻修膝关节的 ACL 移植物垂直于髁间窝顶部，这样就为我们在髁间窝外侧壁建立新的隧道提供了空间 – 对于扩大并略有错位的股骨隧道，可以使用两颗堆叠的界面螺钉来为隧道的一侧提供支撑。这种技术只有在股骨隧道接近理想的解剖位置时才可应用。否则应当进行分阶段植骨

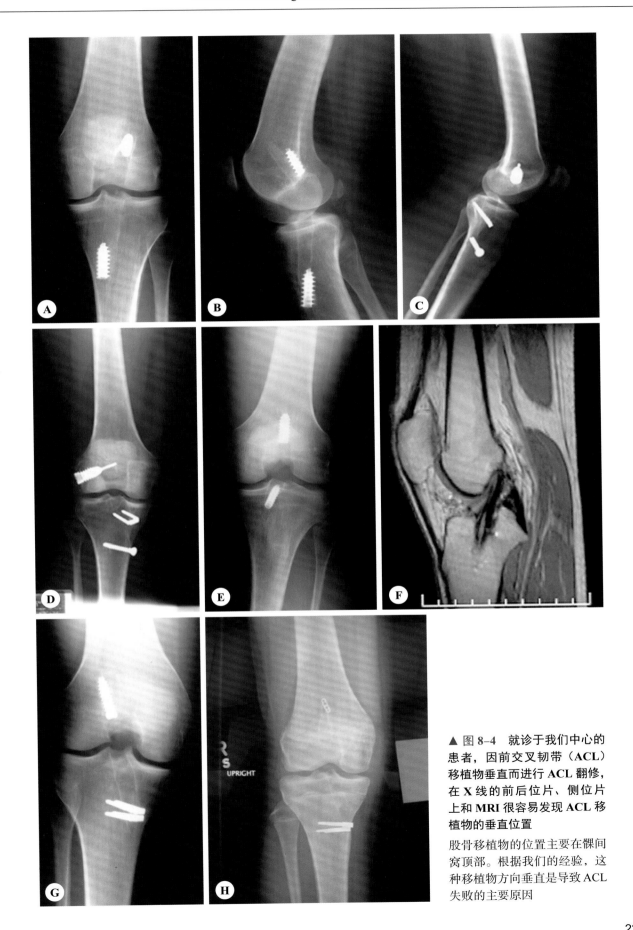

▲ 图 8-4　就诊于我们中心的患者，因前交叉韧带（ACL）移植物垂直而进行 ACL 翻修，在 X 线的前后位片、侧位片上和 MRI 很容易发现 ACL 移植物的垂直位置

股骨移植物的位置主要在髁间窝顶部。根据我们的经验，这种移植物方向垂直是导致 ACL 失败的主要原因

更困难的问题是如何处理一个扩大的并略有错位的股骨隧道，这种隧道会位于原 ACL 附着处，或者可能从原 ACL 附着处延伸几毫米到髁间窝顶部。新的隧道将覆盖原隧道，并产生一个扩张增大的隧道，部分延伸至原 ACL 足印区近侧并超过足印区。有一种技术是使用两颗堆叠的界面螺钉（可吸收或金属）来支撑扩张的隧道的一侧，从而使移植物固定在隧道理想的位置。然而，这种技术只有在股骨隧道接近理想位置，而且堆叠的界面螺钉能真正被用于隧道壁一侧的支撑螺钉时才可行。此时，要求股骨隧道的其余部分不能扩张或扩大，股骨隧道的骨质不存在疏松，并且可以进行移植物固定。另外，移植物的股骨隧道也不能延伸到髁间窝的顶部或股骨关节软骨的边缘。

可能会犯的错误是接受"稍微扩大"的股骨隧道，其中移植物的放置并不理想，例如在股骨外侧壁太偏近侧或太偏前。如有任何疑问，应进行植骨手术，并在 5～6 个月后再进行翻修重建。植骨手术中可以同时进行半月板的修复，来进一步保护半月板，在翻修手术前患肢应当佩戴功能性支具。

（四）胫骨和股骨隧道扩大的植骨手术

在对扩大的隧道进行植骨时，应遵循一些原则（表 8-2）。第一条原则是充分准备移植物置入区域，包括去除所有软组织，应用刮勺清理，以及在皮质骨隧道壁钻取小孔来为骨移植物的愈合提供最理想的界面。对取出的软组织进行培养。很少需要革兰染色和冰冻切片来排除胫骨或股骨隧道内的隐性感染，特别是在使用同种异体移植物的时候。

表 8-2　ACL 翻修手术中胫骨和股骨隧道的植骨原则

- 植骨的目的是为了恢复高质量的骨质，以便进行后一阶段的 ACL 翻修重建。原则是永远不要妥协地接受一个错位或扩大的隧道

- ACL 翻修时，在极少的情况下，可以通过植骨或使用界面螺钉来轻度调整移植物隧道，进而保留隧道；但是，术者必须确保保留的隧道处于正确的位置，而没有扩大，因为错位或扩大的隧道将影响骨愈合及移植物的整合。在大多数 ACL 翻修膝关节中，特别是那些以前使用过同种异体移植物的膝关节，隧道会整体上不断扩大，所以应当对整个隧道进行植骨，以便为下阶段 ACL 翻修恢复充足的骨量（图 8-2）。总之，不值得因骨量不足而导致 ACL 翻修手术失败（会需要再次翻修）

- 在骨移植物选择标准方面，钉榫样同种异体骨的优点是其可以完全填充隧道，为爬行替代和隧道愈合提供完整的基础（图 8-5）。第二种选择是将皮质 - 松质同种异体骨填充到扩张的胫骨或股骨隧道中，尽管资深作者仅将此技术用于钉榫样同种异体骨植骨相邻部位、口袋样骨缺损区的植骨。冷冻干燥的钉榫样同种异体骨的制备过程，使其成为了所有同种异体骨中制备最安全的移植骨之一，同时使用冷干的钉榫样同种异体骨也避免了（在几乎所有情况下）获取自体髂骨移植物，这也是其另一个优点

- 先进入胫骨隧道，去除所有移植物材料，观察有无感染迹象，送病理标本。根据需要扩大隧道，使整个隧道的直径均匀。使用全螺纹钻，而不是橡子头钻，因为橡子钻会在隧道中漂移，不能提供均一的直径

- 按照上述步骤操作股骨隧道，钻取隧道时可以与初次 ACL 手术（经胫骨、前内侧入路或双切口）方向一致

- 使用关节镜检查隧道内部，确保所有材料都被移除。对于硬化的隧道壁，直钻可以提供一种打磨效果，以促进同种异体移植物的愈合

- 通常选择比钻的直径小 1mm 的钉榫样骨移植物（图 8-6A）。如果移植物的贴附匹配有任何问题，可以使用直径比钻小 1/2mm 的钉榫样移植物，以防止移植物滑出隧道进入关节。先填充股骨隧道孔

- 空心钻为钉榫样骨移植物骨钉的中心孔提供了一种理想的工具，能保证其通过隧道（图 8-6B）。由于冻干的同种异体骨易碎，将骨钉打入隧道时只需用温和的压力即可。要通过关节镜检查来确定骨钉与胫骨和股骨关节内隧道齐平

- 在最初掀开骨膜显露隧道时，要保留胫骨隧道口周围表面的组织，手术结束时可缝合该组织来封闭胫骨隧道外入口，防止移植物退出

- 康复时术后 3 周患肢负重 50%，以防止不适当的活动导致植骨移位。然后，恢复完全负重，但不允许进行剧烈活动。术后第 2 天及术后 6 周进行 X 线检查，以确定同种异体骨钉的位置是否正确。根据我们的经验，在术后 20 周时植骨会融合良好，可以在下阶段的 ACL 翻修手术中钻取正确的解剖学隧道

ACL. 前交叉韧带

第二，冻干致密的同种异体松质骨移植物修整后可以紧密地植入剩余的隧道中，是一种理想的骨融合移植物（图 8-5 和图 8-6）。第三，当胫骨后方 RER 缺损时，也可以用同种异体骨移植物来代替。其目的是为了防止新隧道内的翻修移植物因"雨刷效应"在骨质较差时向后方扩大隧道。同样的情况也适用于扩大的股骨隧道，其中隧道的前方较浅的部分用同种异体骨移植物填充可以获得高质量的骨结构。极少使用自体髂骨移植物。然而，在这种情况下，

可以将外侧髂嵴塑形成矩形或圆形的骨钉，楔入扩大的胫骨或股骨隧道，使扩大的隧道几乎被完全填充，并可以在 3～6 个月内进行翻修手术。可以用皮质松质骨条填塞任何残留的缺损。在较大的缺损处，可以用 5～8mm 宽的同种异体松质骨片填充在皮质 - 松质骨条之间。在关节镜辅助下，植骨过程很容易进行，可以根据股骨隧道植骨的需要扩大手术入路。胫骨隧道植骨以逆向方式充填，通过合适的关节镜入口观察移植物的最终位置。骨移植的替代物在市场上是可以买到的，但是，在临床研究中还没有确定它们对自体骨或异体骨的代替作用。

> **关键点：胫骨和股骨隧道扩大的植骨手术**
> - 准备移植物置入区域，包括去除所有软组织，应用刮勺清理，以及在皮质骨隧道壁钻取小孔
> - 对取出的软组织进行培养，可能需要革兰染色和细胞计数
> - 冻干致密的同种异体松质骨移植物可以植入隧道中，当胫骨后方 RER 缺损时，也可以代替 RER
> - 对于罕见病例，可以进行微创取自体髂骨移植手术，仅切除外上部分，不干扰髂棘内板及肌肉止点
> - 对于较大的骨缺损：可以用 5～8mm 宽的同种异体松质骨片填充在皮质 - 松质骨之间

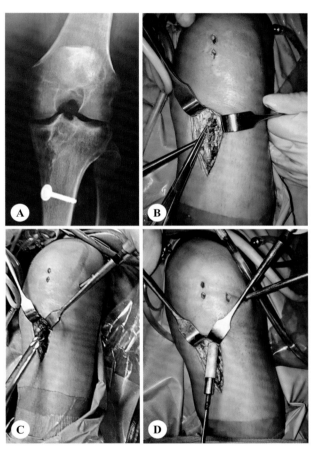

▲ 图 8-5　一名 21 岁足球运动员应用半腱肌 - 股薄肌腱同种异体移植物重建前交叉韧带失败

A. 胫骨和股骨隧道明显扩张和增宽，需要分阶段植骨。B. 胫骨隧道清理。C. 沿前方隧道内的导针钻取胫骨隧道。用常规钻代替橡子钻头，使用完整的长螺纹切割钻头贯通骨隧道，用以形成一个直径恒定的隧道，以便于移植骨插入隧道并紧密贴附。同样清理股骨隧道，并通过胫骨隧道放入导向针进行类似的钻孔过程。这些病例大多涉及经胫骨钻孔技术。如果建立股骨隧道时，采用了前内侧辅助入路，那么股骨隧道植骨时，也可采用类似的技术。D. 股骨隧道植骨后，在关节镜监控下于胫骨隧道植入 12mm 冻干的同种异体柱状骨

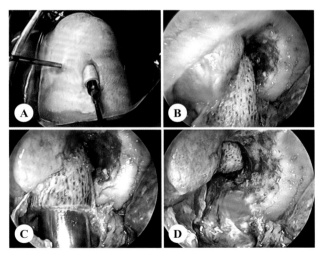

▲ 图 8-6　应用（冻干的）同种异体骨对垂直的股骨隧道进行植骨，以分阶段进行前交叉韧带翻修重建。首先，对胫骨和股骨隧道进行清理并钻至恒定直径

A. 通过现有的胫骨隧道插入骨移植物；B. 在关节镜监控下，小心操作使植骨块进入股骨隧道；C. 将股骨植骨块在隧道内压实；D. 植骨后股骨隧道的最后外观

（五）应用骨 – 髌腱 – 骨移植物翻修前交叉韧带中胫骨端和股骨端的解剖重建技术

单束 ACL 重建手术要求移植物定位于胫骨和股骨的解剖中心（见第 7 章）。膝关节翻修时，移植物的定位特别要避免 ACL 股骨附着部的近端和胫骨附着位点的后方，以此来避免形成垂直的移植物，进而使移植物除了限制胫骨前移之外，还能对抗旋转复合运动（图 8-7）。本部分将介绍使用单束 B-PT-B 自体移植物或异体移植物翻修技术，其他技术在第 7 章描述。我们的临床研究支持应用单束移植物技术进行翻修手术的理念。有一种例外情况会对膝关节应用双束移植物进行翻修，就是先前的 ACL 移植物垂直放置，其仅限制了胫骨前移，需要在冠状位添加第二个移植物以提供另外的限制作用。

1. 胫骨隧道定位 ACL 胫骨附着部的理想中心位于外侧半月板前角止点后缘的前方及其附近。根据解剖参考图，术中可以很容易地将 ACL 附着区勾勒出来，并根据 ACL 附着区的前 – 后和内 – 外界线确定 ACL 的中心位置。ACL 前缘可能会被软组织遮挡，此时 PCL 陷窝的 RER 或后棘间嵴就是重要标志。ACL 的中心位于 RER 或棘间嵴前方 16～20mm 处。因为 ACL 移植物会移到胫骨隧道的后部和外侧，所以可将导针定位在距 ACL 真正中心偏前偏内 2～3mm 的地方[13]。这种偏心定位的隧道会使大部分移植物位于胫骨附着区的理想中心。

确定自体移植物或同种异体移植物的长度很重要，可以确保隧道的关节内长度与移植物长度的相互匹配。最常见的问题是高位髌骨及 B-PT-B 长度大于 100mm。髌腱的长度可以通过术前侧位片确定。以 Linclau 技术[56]为基础（髌骨软骨面长度与胫骨前突的垂直距离的比）（见第 38 章）测量的正常髌骨长度在 35～45mm 范围内，与髌腱长度的比值为 1∶1。关节内 ACL 长度可以通过侧位 MRI 测量，其长度应当与自体或异体移植物相匹配。可以通过调节胫骨隧道的近端使膝关节适应长度较短的髌腱。高位髌骨的髌腱长度大于 50mm，使用时可将移植物的骨性部分在胫骨和股骨隧道中进行调整。双切口技术可以通过股骨隧道近端的提升来适应移植物的长度，同时，当髌腱过长导致移植物不匹配时，双切口技术也是很理想的调整技术。在极少的情况下，对于过长的 B-PT-B 移植物，可以将

胫骨骨栓旋转 180° 至肌腱，缝合骨栓，并重新调整胫骨隧道大小。此时，骨栓的缝线应当系在胫骨柱上。当移植物长度不匹配时，我们不建议通过移除骨栓来缩短移植物的总长度或多次扭转移植物来解决。

理想的胫骨隧道是在冠状面呈 55°～60° 角的放置，隧道长度为 35～40mm。隧道通常位于胫骨结节内侧 15mm 处，胫骨结节髌腱止点最近端以远 10mm 处。

当使用 B-PT-B 或 QT-PB 自体骨移植物时，可以使用空心钻建立胫骨隧道，从而让获得钻芯内的骨栓，用以填充移植物供区的骨缺损。如前所述，空心钻头比实心钻头能提供更合适的植骨材料，可以实现解剖填充骨缺损区，进而使胫骨取材区可以负重，使患者能够下跪。

应当按照移植物的直径钻取隧道，并将隧道的关节内边缘打磨倾斜，以防止移植物磨损。

2. 股骨隧道定位 如前所述，股骨隧道的定位或者通过双切口技术和 FlipCutter（Arthrex）设备，或者通过高屈曲膝关节经 AM 入路（或者通过可弯曲钻孔系统）定位。这些技术在第 7 章进行了说明。Baer 和同事[5]报道了一项尸体研究，经 AM 入路钻取股骨隧道时，膝关节至少需要屈曲 110°（使用不可弯曲电钻），以避免潜在损伤腓神经、外侧髁关节面、腓侧副韧带及腘肌腱。在一些膝关节中，在屈膝 100°～120°、经 AM 入路建立股骨隧道时也会出现问题，如视野显露困难，可能会造成股骨内髁损伤，以及导致股骨隧道较短，这对于使用 B-PT-B 自体移植物，可能就会受到影响。资深术者更喜欢使用可弯曲钻孔系统技术。与任何 ACL 技术一样，术者的经验对取得成功的结果很重要。

在翻修膝关节中，当新的股骨隧道靠近先前的隧道时，双切口手术可以比关节镜手术更精确地放置导针，更精确地控制隧道的分叉角。重要的是，双切口手术技术导致股骨隧道不太理想的风险更小，而应用关节镜手术技术翻修病例中股骨新隧道会打入旧隧道中，导致更复杂的问题。

在双切口技术中，在股骨远端干骺端和髂胫束后 1/3 处做 2～3cm 的外侧切口。髂胫束后 1/3 切开 4～6cm，以允许显露。从股外侧肌后方间隙进入，并保护肌肉。将 S 拉钩置于股外斜肌（vastus

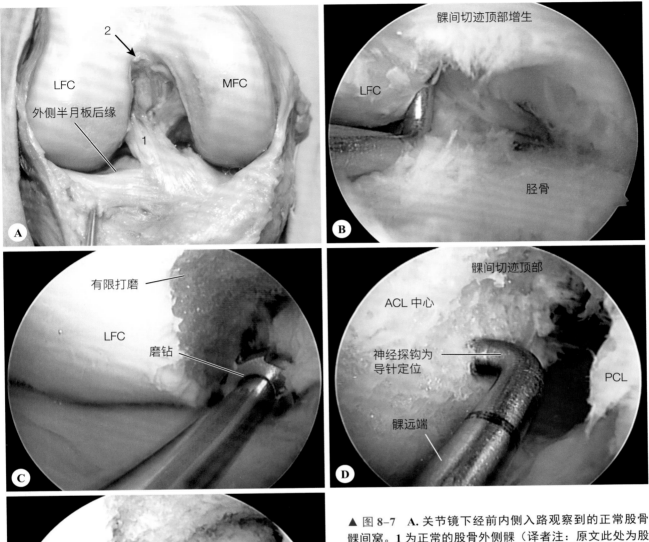

▲ 图 8-7　**A.** 关节镜下经前内侧入路观察到的正常股骨髁间窝。**1** 为正常的股骨外侧髁（译者注：原文此处为股骨内髁，有误，应为股骨外侧髁）与后交叉韧带之间的间隙，该间隙由前交叉韧带所占据。**2** 显示正常的髁间窝前方，不应与移植物撞击。**B.** ACL 移植物失败，进行 ACL 翻修时显示髁间窝外侧和顶部增生，需要进行有限的髁间窝成形术。**C.** 从股骨髁后方软骨到前方软骨整个髁间窝外侧壁都能完全看到。**D.** 勾画出 ACL 股骨附着区，在其中心开一个小孔放置导针。住院医师嵴已被去除。髁间窝前方已无阻挡。**E.** 单束移植物最终定位于胫骨附着区的解剖中心，以及股骨附着区的 **75%** 的区域

ACL. 前交叉韧带；LFC. 股骨外侧髁；MFC. 股骨内侧髁；PCL. 后交叉韧带

lateralis obliquus，VLO）下方，以向前轻柔地抬起肌肉，避免进入近端关节囊。用器械（过顶位定位）直接触摸股骨外侧髁近端边缘，隧道入口定位于这一点的前方而不是远端。在股骨隧道近端入口处切开骨膜 15mm，用剥离器将软组织剥开。另一种方法

是使用 FlipDrill 建立股骨隧道，就像使用 TightRope（Arthrex）技术时一样（见第 7 章）。

在大多数翻修膝关节中，在股骨髁间窝有软骨过度生长和骨赘形成，需要进行髁间窝成形术来预防 ACL 移植物撞击。在 20 世纪 80 年代中期，资深

作者讲授了髁间窝成形术的规则，已在第 7 章进行了详细描述。根据已经介绍的骨性标志勾画出 ACL 股骨附着区。ACL 股骨隧道中心的导针定位方法见第 7 章。导针放置在 ACL 附着区的中心，位于髁间窝外侧顶部和远端关节软骨边缘的中点（2:00—2:30 位置），距关节软骨后缘 8mm。表盘定位法实际上是对隧道位置的一种不准确的描述[22, 23]。对于股骨隧道中央，隧道后壁厚 3～4mm，移植物占 ACL 足迹的 2/3～3/4。通常保留 3～4mm 的隧道后壁，可使移植物不被放置在过于偏后的位置。移植物定位过于偏后时，随着膝关节伸直，移植物进入胫骨隧道的张力会增加，并且可能会阻碍膝关节完全伸直。导针定位于 ACL 股骨附着区的中心，距后方关节软骨 8mm，在使用直径 8mm 的移植物时会形成一个 4mm 后壁的隧道。导针距后方关节软骨 10mm，在使用直径 10mm 的移植物时会形成一个 5mm 后壁的隧道。确定 ACL 附着区的一个关键是屈膝 20°～30°，经 AM 入路勾画出椭圆形的 ACL 附着区和中心点，测量其到后方关节软骨的距离。资深作者更喜欢这种在部分屈膝时的勾画技术，而不是在屈膝 90° 下进行操作。一旦选择了理想的中心点，膝关节就可弯曲到需要的位置。膝关节屈曲时在垂直平面观察并标记出 ACL 股骨附着区比在水平面更容易。应当钻取直径合适的隧道，以便移植物与隧道紧密贴附。隧道的边缘应当打磨倾斜，以防止移植物磨损。

3. 移植物穿入隧道、调节及固定　移植物是以逆行的方式穿入隧道的（译者注：原作者将移植物从胫骨隧道引入股骨隧道定义为逆行，即由远及近），有两种方法，一种是在关节镜技术中借助 Beath 针（经 AM 入路）将移植物逆行穿入，另一种方法是在双切口技术中从股骨向胫骨隧道穿入一根 20 号的环形钢丝将移植物逆行引入隧道。应将移植物轻柔拉入胫骨隧道，并用神经探钩引导其进入股骨隧道。引入隧道前对移植物的骨 - 腱连接处进行标记，以调整移植物在两条隧道内的长度，引入时将其向近端拉升，直到骨性部分与胫骨齐平。在大多数膝关节中，移植物的股骨部分位于股骨隧道近端或接近隧道近端。移植物股骨端的骨栓用金属或可吸收型界面螺钉固定。移植物的调节方法是，对移植物远端缝线施加大约 44N 张力，使膝关节 0°～135° 做 30～40 次的屈伸周期。置入关节镜检查验证移植物的位置理

想，并检查过伸位时移植物对股骨外侧髁或髁间窝没有撞击。必要时进行适当的髁间窝成形术。移植物固定时，将膝关节屈曲 20°，将移植物上的张力降低到 10～15N，避免过度限制胫骨移位。一根手指放在胫骨前方，以保持胫骨向后的重力位。另一种方法是在 0° 位时用更大的张力固定移植物；然而，资深作者认为，在半屈曲位能更好地控制移植物的张力。置入界面螺钉。如果界面螺钉固定不理想或拧入螺钉时阻力较小，则可将缝线系在缝线柱上。将关节镜放入关节内，对移植物进行最后的检查。固定完成后应进行 Lachman 试验检查，胫骨前后总平移量 3mm，则提示移植物未过紧。如果移植物像“弓弦”样，外观紧绷，检查时胫骨几乎没有前移，则需要调整移植物远端张力并再次固定，固定时应对移植物施加更小的张力。

4. 应用其他移植物的技术　对于其他的移植物可以使用相同的手术方法，但除了以下的例外情况。在应用 STG 移植物的双切口技术中，通常使用股骨缝线柱技术，即将缝线系在股骨侧的缝线柱（35mm，4.0mm 松质骨带垫圈自攻螺钉）上。如果移植物与隧道间的界面不紧密，则增加可吸收界面螺钉。在胫骨侧，首先置入界面螺钉，然后再通过缝线柱固定。联合使用界面螺钉和缝线柱技术固定移植物可以为康复提供足够的固定强度，起到与 B-PT-B 移植物同样的效果。QT-PB 的骨性部分通常放置在股骨隧道中。然而也可以翻转移植物，将骨栓放入胫骨隧道中并调整至适当位置，用以填充扩大的胫骨隧道。

根据术者的偏好，有多种股骨和胫骨固定技术可供选择，前文已进行了详细描述（见第 7 章）。胫骨固定通常是最弱的，可能需要缝线柱技术。不建议单独应用界面螺钉固定 STG 移植物或同种异体软组织移植物。

术后康复方案将在第 11 章进行描述。因为麻醉药对关节软骨存在不良反应，所以我们术前或术中不在关节内注射麻醉药物[39, 48, 87]。

（六）可选的其他手术方法

ACL 重建的其他方法，包括使用 FlipCutter 或可弯曲电钻和导针钻取股骨隧道，以及使用 FlipCutter 和 TightRope 设备，通过全内重建技术进行 ACL 移植物重建，第 7 章已经进行了详细介绍。

关键点：应用骨 – 髌腱 – 骨移植物翻修前交叉韧带中胫骨端和股骨端的解剖重建技术

- 胫骨隧道定位
  - 明确 ACL 的中心通常位于 RER 或棘间嵴前方 16～20mm 处
  - 标记 ACL 中心通常位于外侧半月板前角止点后缘的前方及其附近
  - 将导针定位在距 ACL 真正中心偏前偏内 2～3mm 的地方
  - 通过 MRI 确定髌腱移植物的长度
  - 双切口技术可以通过股骨隧道近端的提升来适应移植物的长度
  - 在冠状面呈 55°～60° 角建立胫骨隧道，隧道长度为 35～40mm
  - 隧道起点接近 MCL 浅层，距胫骨结节内侧 15mm 处，胫骨结节髌腱止点最近端以远 10mm 处
  - 使用空心钻建立隧道，从而获得骨质良好的骨栓，用以填充移植物供区的骨缺损
  - 钻取隧道，并将关节内隧道口边缘打磨倾斜
- 股骨隧道定位
  - 使用双切口技术（切开或使用可翻转钻头），或者膝关节屈曲 120° 时通过前内侧入路建立股骨隧道
  - 双切口技术：顺向或逆向进钻建立隧道
  - 进行股骨髁间窝成形，避免移植物撞击
  - 屈膝 20°～30°，从前内侧入路观察，明确 ACL 止点

- 将导针置于 ACL 附着区的中心。通常保留 3～4mm 的隧道后壁，使移植物不能过于偏后。在 ACL 股骨中心附着区定位导针时，将导针定位于距关节软骨后缘 8mm 处，这样直径 8mm 的移植物就会有 4mm 厚的隧道后壁
- 钻取股骨隧道，将关节内隧道口边缘打磨倾斜
- 移植物穿入隧道、调节及固定
  - 在关节镜辅助下，将移植物轻柔地逆向穿入关节
  - 将移植物向近端拉升，直至骨块与胫骨齐平
  - 移植物的股骨部分位于股骨隧道近端或接近隧道近端
  - 应用界面螺钉固定移植物股骨端的骨栓
  - 对移植物远端缝线施加 44N 张力，使膝关节以 0°～135° 做 30～40 次的屈伸周期，从而调节移植物
  - 关节镜下验证移植物的位置，确定无撞击
  - 将膝关节置于屈曲 20° 位，降低移植物的张力到 10～15N
  - 胫骨端应用界面螺钉固定。如果需要的话应用另外的缝线固定于缝线柱上
  - 进行 Lachman 试验，确保没有过度紧张
  - 对于 STG 移植物，股骨端固定：如果需要，应用缝线柱和可吸收界面螺钉。胫骨端固定：界面螺钉加上缝线柱

（七）髂胫束关节外重建手术

临床研究（Noyes 和 Barber[70]、Ferretti 及同事[27]）表明，在慢性膝关节损伤和需要翻修的膝关节中，存在关节严重失稳和次级外侧限制结构功能丧失，手术时同时进行关节外重建手术，能够额外限制胫骨异常内旋，进而显著改善膝关节的轴移试验结果[18]。其目的是重建 ITB 在股骨 – 胫骨后方的附着部，这是限制胫骨异常内旋的重要方法。术中可以使外侧关节囊纤维（简称为前外侧韧带[12]）重叠。对前外侧韧带（ALL）移植物重建手术的论述见前外侧韧带重建。

关节外侧结构重建的主要指征是膝关节查体中轴移试验Ⅲ级，提示 ALL 和 ITB 的胫股的骨与纤维连接处的功能丧失（见第 3 章）。资深作者成功地将该方法应用于严重不稳的翻修膝关节，术中增加了外侧限制以对抗外侧间室的异常前移，降低了重建的 ACL 移植物所受到的应力。使用同种异体物或自体 STG 移植物时，进行关节外重建也很有帮助，因为同种异体物或自体 STG 移植物是较弱的 ACL 重建结构，

此时进行关节外重建可以为移植物提供额外的保护措施。在我们的研究中[70]，与未同时进行 ITB 关节外重建的膝关节相比，ITB 关节外重建显著降低了 ACL 同种异体移植物重建的失败率（分别为 3% 和 16%；$P < 0.05$）。需要注意的重点是，累及 FCL 和其他外侧关节外结构的损伤提示后外侧复合体功能不全，术中需要进行后外侧重建（见第 17 章）。尽管关节外重建可能在慢性、严重不稳定的翻修膝中更常见，但 ITB 肌腱和 ALL 移植物重建的作用尚未得到临床确定，也不建议在急性、初次 ACL 重建中进行关节外重建。

在膝关节外侧正中做 8～10cm 的外侧切口，从 Gerdy 结节延伸至股骨外侧髁近端。在皮肤切口下方分离皮下组织，以增加皮肤的移动性，同时缩短切口有利于美容。从髂胫束后 1/3 由近至远切取一条带状 ITB，宽 12mm，长 18～20mm，同时胫骨止点完整（图 8-8）。

移植物股骨附着区的等长点位于股骨外侧髁的近端和后方，并在此位置定位导针并进行测试（图 8-8D）。这个位置通常就位于肌间隔外侧的远端，外

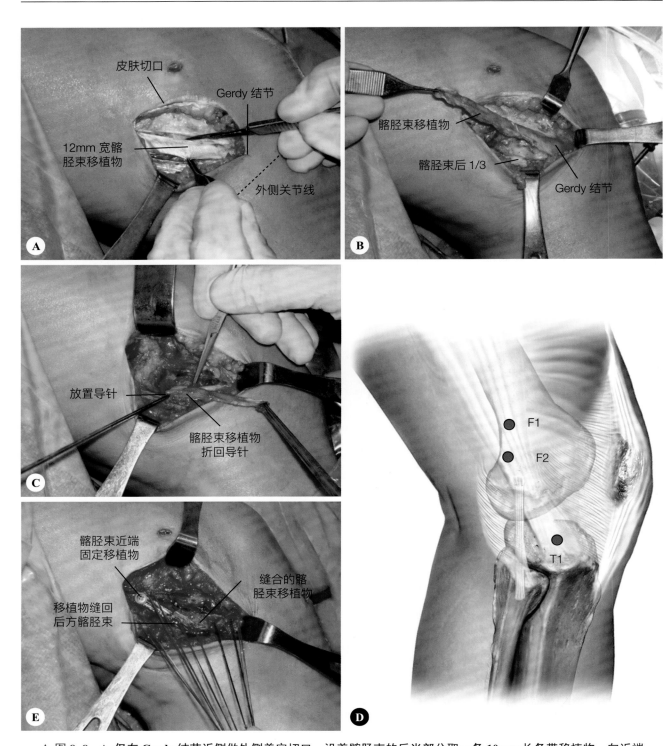

▲ 图 8–8　**A.** 仅在 Gerdy 结节近侧做外侧美容切口。沿着髂胫束的后半部分取一条 10mm 长条带移植物。向近端潜行分离皮下组织，获取 20cm 长移植物。**B.** 将 ITB 移植物（10cm 宽）向远端分离至 Gerdy 结节，保留其胫骨止点完整。**C.** 将导针定位于外侧肌间连接远端和腓侧副韧带止点近端，将 ITB 移植物环绕回导针。将膝关节 0°～135° 弯曲，保持胫骨旋转中立位（译者注：原作者通过这种方法来测量导针的定位点是否为等长点）。**D.** 在关节外重建手术中，这种移植物止点的"等长点"的测量方法是由 Kurosawa 等提出的。T1–F1 点随膝关节屈曲长度变化最小（最大应变百分比为 **11.6%±3.0%**）。当膝关节屈曲时，如果应变百分比较 **T1–F1** 增加，**T1–F2** 点提供了第二种选择。**E.** 将移植物绕过软组织螺钉和垫圈，移植物两尾端相互缝合，同时与残留的 ITB 后缘缝合。这形成了一个坚强的股骨 – 胫骨结构，既包含了移植，又重建了 ITB 后方在股骨和胫骨的正常止点。膝关节要保持胫骨旋转中立位，应当**避免移植物过度张紧**

侧髁的近端和后方，以及腓肠肌结节外侧止点的前方。不能将 ITB 移植物放置过于偏前，否则会阻碍膝关节屈曲，并限制胫骨内旋。将 ITB 移植物后置可使其在膝关节伸直时承受逐渐增大的张力。可以用刮匙清除该区域的软组织，来使 ITB 条带与其所覆盖的骨相接触。

Kittl 和同事也对关节外移植物止点进行了报道 [52]。这些作者发现，止于股骨外侧髁近端并在 FCL 深层走行的移植物也提供了良好的功能效果。此外，在股骨外侧髁前方固定的移植物随着膝关节的屈曲表现出了不良的张力和被拉长。遗憾的是，本研究报道的移植物长度变化仅与膝关节屈曲和伸直有关，而未评估胫骨内外旋转的影响。

当拉紧 ITB 移植物时，不能过度限制关节，不能阻碍正常的胫骨内旋。ACL 手术完成后，再进行关节外拉紧和固定。固定时将膝关节置于屈曲 30° 和旋转中立位。ITB 条带绕过软组织垫圈（图 8-9）和松质螺钉进行固定，然后尾端绕回到 Gerdy 结节。螺钉应当避开 ACL 隧道与其向前成角。ITB 移植物以轻微张力与自身缝合。缝线穿过移植物和剩下完整的 ITB 后 1/3。这对胫骨的异常内旋和前移具有很强的限制作用。缝合后对膝关节胫骨进行正常的内外旋转，以确保手术对胫骨内旋无异常限制。检查膝关节屈曲至 135°，通常膝关节屈曲增加会增加移植物的张力。对于膝关节屈伸和胫骨旋转运动，移植物的股骨止点没有真正的等长点。进行关节外手术时，可能采取了

预防措施来避免对膝关节活动产生过度限制，但即使如此，膝关节仍然可能难以恢复完全的屈曲活动。

用可吸收缝线将 ITB 条带的取材区缝合。在屈膝 30° 时内推髌骨，以确保 ITB 关闭时不限制正常的髌骨活动。当用手向内推动髌骨时，应至少有 10mm 的内侧滑移程度。如果髌骨内侧活动受到异常限制，应当进行小的外侧松解。ITB 的前方纤维，包括了与髌骨相邻的外侧支持带，可以根据所需的长度切断，以缓解关闭 ITB 缺损区时对这些软组织造成的不良张力，从而也避免了对股外侧肌腱的松解。

在 20 世纪 80 年代，当使用关节外手术时，将 ITB 移植物在 FCL 下切除，然后在 Gerdy 结节处与自身缝合（Cooker-Arnold 手术）是很常见的手术方法。然而，这代表了 ITB 移植物的非解剖定位。此外，还有人担心软组织结构包绕 FCL 可能会导致 FCL 被拉长，从而导致关节外侧开放增加。如前所述，我们建议将 ITB 移植物固定在股骨的附着区，并避免移植物环绕 FCL。

我们实验室最近进行了机器人研究，研究关节外重建对限制外侧胫股间室胫骨前移的影响（图 8-10）。在模拟轴移试验（载荷条件、100N 前移、内旋 1N·m、外翻 5N·m）中，重建对减少外侧间室平移增大有统计学意义。

总之，我们的临床研究表明，ITB 肌腱固定术的手术技术已被证明是成功的，特别是对轴移试验Ⅲ度、非常不稳定的慢性和需要翻修的膝关节。

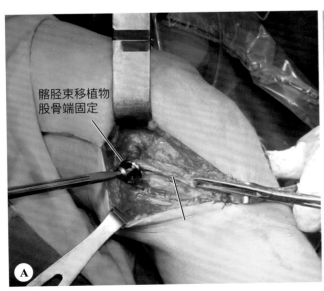

髂胫束移植物股骨端固定

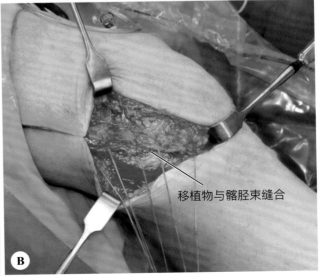

移植物与髂胫束缝合

▲ 图 8-9　A. 显示的是第二例患者术中，关节外髂胫束缠绕在软组织螺钉和缝合锚周围；B. 最后将全部残留的 ITB 缝合到环状的 ITB 移植物上

要点：ITB 关节外肌腱固定术

- 在膝关节外侧正中做 8～10cm 的外侧切口，从 Gerdy 结节向近端延伸
- 切取条带状 ITB，宽 12mm，长 18～20mm，同时胫骨止点保持完整
- 识别 ITB 股骨止点：深层纤维止于股骨，确定螺钉置入的股骨等长点
- 固定时将膝关节置于屈曲 30° 和胫骨旋转中立位
- 将 ITB 条带绕过软组织垫圈和松质螺钉，尾端绕回到 Gerdy 结节。在股骨侧固定移植物
- 将 ITB 移植物以轻微张力与自身缝合，包括后方的 ITB 纤维
- 对膝关节胫骨进行正常的内外旋转，以确保手术对正常旋转无限制
- 用可吸收缝线将 ITB 条带的取材区缝合
- 检查髌骨内侧能否向内正常滑移活动，不要缝合或过度紧缩髌骨外侧组织

（八）前外侧韧带重建手术

Sonnery-Cottet 和同事[93] 介绍了对 ALL 缺损进行的重建手术。该手术采用了 2 个小切口，与之前所述的开放性 ITB 肌腱固定术相比，创伤更小。关于这项技术的适应证和结果还没有足够的临床数据；然而，其似乎与我们已经使用的开放性肌腱固定术有相似的手术条件和适应证。Sonnery-Cottet 和同事[93] 进一步描述了 ALL 重建手术的适应证，包括高水平的体育活动、参加扭转运动、存在慢性 ACL 断裂、同时伴有 Segond 骨折、轴移试验 I 度或 II 度患者在 X 线片上存在股骨外侧切迹征。作者们报道了 92 例单束 ACL 重建联合 ALL 重建的短期结果。1 例手术失败，另有 7 例对侧 ACL 断裂。83 例患者术后平均随访 32±4 个月，其中 76 例轴移试验 0°，7 例 I 度。所有患者都能重返运动，其中 24 例仅参与低水平运动。作者们认为，还需要长期研究和临床对照研究来确定这种联合重建是否一定能改善 ACL 重建的效果。

Dodds 和同事[19]、Kennedy 和同事[50] 在解剖学研究中报道说，ALL 起于股骨外上髁的近端和后方。斜行走行于胫骨近端前外侧，附着于外侧半月板，包绕膝下外动静脉。其止于胫骨前外侧、Gerdy 结节与腓骨头顶点之间的中点，与 ITB 相分离。

因为半腱肌的横截面积、长度和极限载荷具备

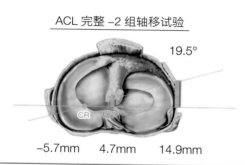

ACL 完整 -2 组轴移试验

19.5°

-5.7mm　4.7mm　14.9mm

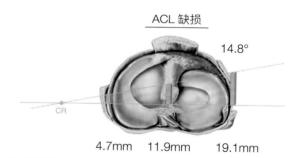

ACL 缺损

14.8°

4.7mm　11.9mm　19.1mm

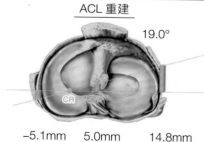

ACL 重建

19.0°

-5.1mm　5.0mm　14.8mm

前外侧韧带缺损

19.1°

-4.7mm　5.5mm　15.5mm

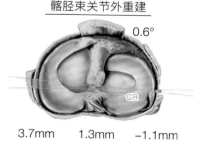

髂胫束关节外重建

0.6°

3.7mm　1.3mm　-1.1mm

▲ 图 8-10　在体外机器人的研究中，以右膝关节标本为代表，在轴移载荷条件下（**100N 前向，1N·m 内旋，7N·m 外翻**）间室的平移和胫骨旋转情况

应注意 ACL 完整和缺失状态时的差异，图中显示了全部三个间室平移的主要增加情况。ACL 重建中，将骨 - 髌腱 - 骨移植物定位于股骨和胫骨解剖中心，能使间室恢复至正常状态。切断前外侧韧带后，间室移位无明显差异。髂胫束重建手术（图 8-9）在限制外侧室前移方面有显著效果。本手术的适应证在正文中有更详细的论述。CR. 胫骨旋转中心

了足够的解剖学和力学性能，因此半腱肌自体移植可用于 ALL 的重建。其作为移植物的最小长度为8～9cm，一端可用 0 号或 2-0FiberWire loop 缝线锁边缝合 15mm。移植物的锁边缝合端可以编织成锥形，

以便于移植物插入股骨。手术过程的描述见图 8-11。

　　资深作者对该技术的改进建议如下。将股骨导针（图 8-11C）定位于股骨髁中心后方 6～8mm、近侧 4mm 处，此定位很重要，可以使移植物在膝关

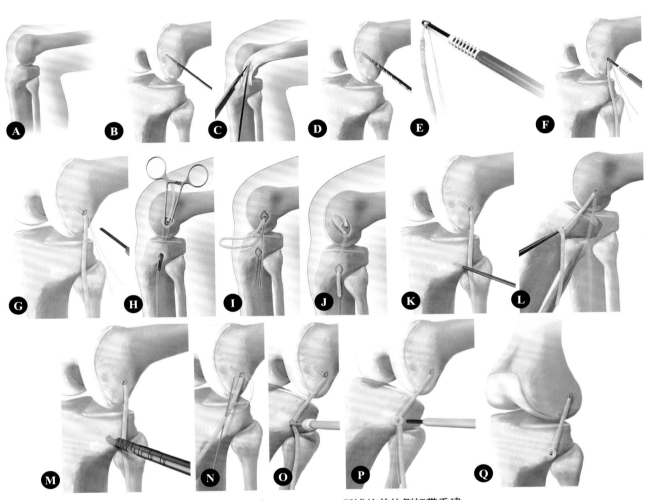

▲ 图 8-11　如 Steven Claes 所述的前外侧韧带重建

A. 股骨切口位于外上髁后方，胫骨刺伤切口位于 Gerdy 结节与腓骨头中心之间的中点。B 和 C. 在股骨端，用 2.4mm 导针在略靠近外上髁近端，在外上髁后方 6～8mm 处拧入 4.75mm SwiveLock（Arthrex）建立隧道。方向要略向前及近侧，以避免钻入 ACL 重建的股骨隧道。导针钻入后，用手术刀将导针周围的髂胫束劈开，以便于 SwiveLock 的拧入。D. 用 4.5mm 的钻头穿在导针上进钻，钻到 20mm 的深度。E. 将移植物尾端的锁边缝线穿过 4.75mm SwiveLock 的 PEEK 眼孔。F 和 G. 将 SwiveLock 置入钻孔。确保 PEEK 眼孔完全插入底部，以使 SwiveLock 锚钉的螺纹开始接触骨质。握住 SwiveLock 的翼部，转动把手置入锚钉。拆除 SwiveLock 缝线。H 至 J. 用止血弯钳分离 ITB 下方组织，形成一个从股骨切口到胫骨切口的平面。用止血钳从远端到近端引入一根牵引缝线。用牵引线将移植物引入胫骨侧。K. 在 Gerdy 结节后 22mm 处、关节线远端 10mm 处将一根 2.4mm 导针钻入。这大约为 Gerdy 结节和腓骨头中心之间的中点。L. 将移植物绕过导针，并在膝关节活动范围内活动下肢，以此来检查移植物的等长情况。移植物应在屈膝 30°～90° 时是等长的。当膝关节完全伸直时，移植物应稍微有松弛。M. 用 7mm 的空心钻沿导针钻至 20mm 深度。N. 将移植物拉至钻好的孔处，并在该位置做标记。用 2 号 FiberLoop 从标记点远端锁边缝合移植物。这能使移植物的锁边端进入 SwiveLock 的钻孔，增加移植物的拉出强度。O. 将 7mm 叉状 Tenodesis SwiveLock 置于移植物上。将分叉的一端推入隧道，通过对移植物的牵拉来调节张力。重要的是不要过度拉紧 ALL。P. 在屈膝 60° 和旋转中立位固定锚钉。锚定到位后，拆除缝合线。在胫骨隧道口切除移植物的末端。Q. ALL 重建后的外观（图片由 Arthrex, Inc.，Naples，Florida 提供）

ACL. 前交叉韧带；ALL. 前外侧韧带

节屈曲时不产生异常张力。如果导针在此位置前方定位，屈膝时移植物将承受较大的张力载荷，这将使移植物在术后早期膝关节运动时面临被拔出的风险。在这一点上，资深作者使用缝线穿过导针，并将缝线置于选择的胫骨止点，来确定移植物的等长点（图 8-11L）。这种方法在必要时可以对移植物的股骨固定点进行重新定位。对于因失用而导致骨质减少的膝关节或翻修性膝关节，可能需要更大直径的 SwiveLock（Arthrex）（8mm）进行充分的固定。此时，钻头应根据需要相应地加大尺寸。在骨质缺乏的膝关节中，可能需要对胫骨准备和固定进行改进，将缝线放置在经胫骨的牛骨钉中，以便使用全螺纹界面螺钉时，能够紧张移植物。资深作者在屈膝 60° 和胫骨旋转中立位时，在很低的载荷（8～10N）下固定移植物。术中，还要在非常低的张力下，使膝关节在旋转中立位进行 0°～120° 范围的活动。在膝关节内旋时移植物的张力会相应增加，胫骨外旋时则无张力。

七、我们对前交叉韧带翻修的临床研究

我们对前交叉韧带翻修进行了 3 项前瞻性研究，用以确定先前 ACL 重建手术失败的原因、不同类型移植物的翻修效果、联合进行其他韧带重建手术的效果、关节损伤对患者预后的影响[74, 75, 77]。这些研究共纳入了 145 例患者，其中 141 例（97%）术后 2～7 年在我们中心进行了正式研究随访。在所有患者的移植物都被放置在 ACL 股骨解剖足印区和胫骨足印区的前中部。我们使用 CKRS 和 KT-2000 测试评估患者预后。第 4 次调查对大量到我们中心就诊的需要进行翻修手术的患者进行研究，用以确定 ACL 重建失败的原因[61]。

（一）应用股四头肌腱 - 髌骨自体移植物进行前交叉韧带翻修

2006 年，我们报道了一项前瞻性研究的结果，研究中对 22 名患者应用 QT-PB 自体移植物进行 ACL 翻修重建，同时进行了其他手术[75]。21 例患者（95% 随访）术后平均随访 4.1 年（2.1～6.9 年）。在翻修手术前共进行了 60 次手术，包括 32 次 ACL 手术。其中 5 例膝关节进行了 6 次 PL 手术，除 1 例之外，其余都失败了。在翻修前平均 4.1 年（4 个月～13 年），有 4 例膝关节在我们中心和 1 例膝关节在其他地方进行了 HTO 手术。有 15 例膝关节同时进行了

其他手术，包括 5 例膝关节进行了 PL 重建手术和 2 例膝关节进行了 HTO 重建手术。10 例膝关节存在关节软骨面异常。

先前 ACL 重建失败涉及多种因素，包括股骨或胫骨隧道位置错误、ACL 移植物垂直放置、未进行 PL 手术或 PL 手术失败、未处理骨性内翻力线不良。本研究中对 7 例膝关节进行了关节镜下翻修手术（图 8-12），对 14 例膝关节进行了双切口手术（图 8-13）。

疼痛、肿胀和打软腿的平均评分的显著改善有统计学意义（表 8-3）（$P < 0.0001$）。在翻修前，有 14 例膝关节（67%）在日常生活活动中存在中度或

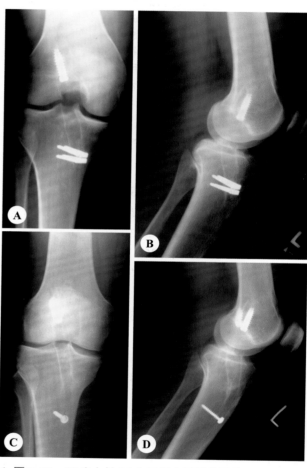

▲ 图 8-12　18 岁女性 26 个月前应用同种异体跟腱移植物进行右膝前交叉韧带重建后失败

A. 右膝正位 X 线片。B. 侧位 X 线片。注意股骨隧道的前方定位。C 和 D. 应用自体股四头肌腱 - 髌骨翻修术后 50 个月的前后位（C）和侧位（D）X 线片。翻修术中对初次重建的股骨松质螺钉予以保留，以避免形成过大的股骨隧道。新股骨隧道的建立是通过关节镜技术完成的（引自 Noyes FR, Barber-Westin S.D. Anterior cruciate ligament revision reconstruction: results using a quadriceps tendonpatellar bone autograft. *Am J Sports Med*. 2006;34:553-564.）

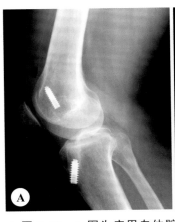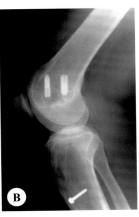

▲ 图 8-13　A. 图为应用自体髌腱移植物对一名 46 岁男子进行前交叉韧带重建失败 12 个月后的右膝侧位 X 线片，显示股骨和胫骨隧道位置偏前。B. 应用股四头肌腱 – 髌骨自体移植物翻修术后 18 个月的侧位 X 线片，术中对胫骨和股骨附着部的正确解剖位置进行了重建。将移植物的髌骨骨块置入股骨隧道，将股四头肌腱置入位于胫骨附着部中心的新隧道。初次重建中的股骨螺钉位置较深，因此未取出

引自 Noyes FR, Barber-Westin SD. Anterior cruciate ligament revision reconstruction: results using a quadriceps tendon-patellar bone autograft. *Am J Sports Med*. 2006;34:553-564.

严重疼痛，而随访时只有 4 例膝关节（19%）存在这样的疼痛。随访时患者对膝关节整体状况的评分（1～10 分）由术前的（2.7±1.3）分提高到（6.2±2.6）分（$P<0.0001$）。18 例（86%）患者认为膝关节情况好转，3 例患者认为膝关节情况与术前相同（图 8-14）。

平均 AP 平移值由术前（8.4±3.1）mm 下降至术后随访时的（2.1±2.2）mm（范围 -4.0～5.0mm）（$P<0.001$）。随访时，21 例移植物中 8 例被评为正常，9 例被评为接近正常，4 例被评为失败（表 8-4）。

本研究的样本量太小，无法形成明确的结论；然而，这些已发表的数据和我们随后在其他膝关节翻修中的经验表明，QT-PB 移植物是一种重要的自体移植物，可以考虑用于该手术。QT-PB 是一个横截面积很大的移植物，几乎是 B-PT-B 的 2 倍，可以允许术者根据胫骨或股骨端隧道骨缺损情况，将移植物的骨性部分应用于胫骨或股骨隧道的任何一端。然而，这些膝关节翻修的总体结果不如我们以前报道的初次 ACL 重建的结果[72]。90% 的膝关节有一个或多个复合问题，包括关节软骨损伤、半月板切除、内翻畸形和其他韧带损伤，这些都会影响治疗效果。

（二）应用骨 – 髌腱 – 骨自体移植物进行前交叉韧带翻修

我们报道了一项前瞻性连续研究，对 57 例患者应用 B-PT-B 自体移植物进行了 ACL 翻修重建[74]。术后对 55 例患者进行了随访，平均随访时间为 2.8 年（范围为 2～6.2 年）。这些膝关节之前共进行了 218 例手术，包括 60 例 ACL 手术。有 35 例膝关节（64%）采用双切口技术进行翻修。通常会同时进行其他手术，包括对 17 例膝关节（31%）的 PL 或内侧副韧带缺损进行重建手术。在翻修术中，我们发现有 28 例膝关节（57%）有明显的关节软骨损伤。

术后患者的疼痛（图 8-15）（$P<0.0001$）、日常生活活动功能（$P<0.05$）、运动功能（$P<0.001$）、患者对整体膝关节状况的感知（$P=0.0001$）、整体评分（$P=0.0001$）均有显著改善。术前有 19 例（39%）患者参加体育活动时有症状或功能受限。在随访时，有 30 名患者（61%）恢复了运动而没有症状。另有 7 名患者因违反我们的建议导致体育活动时出现不适症状。

随访时，患者感知评分由术前平均（4.2±2.8）分明显提高至（6.4±2.0）分（$P=0.0001$）。46 例膝关节（94%）的随访结果显示，与术前问卷相比，患者的总体状况至少改善了一个点（图 8-16）。在随访时，两名患者对整体状况的评价相同，另一名患者对膝关节状况的评价更差。

AP 移位由术前平均（11.6±3.9）mm 显著降低至随访时的平均（1.2±4.0）mm（$P=0.0001$）。随访时，60% 的移植物被评为正常，16% 被评为接近正常，24% 被评为失败。

按照与 ACL 翻修重建同时进行的手术进行人群分类，以确定这些手术对治疗结果的影响（表 8-5）。在移植物失败方面，在 32 例仅行 ACL 翻修重建的膝关节中有 5 例（16%）失败，在翻修前进行 HTO 手术的 9 例膝关节中有 2 例（22%）失败，同时进行其他韧带手术的 14 例膝关节中有 6 例（43%）失败。单纯翻修组和翻修前 HTO 组的膝关节功能差异有统计学意义。接受 HTO 治疗的患者（通常表现为更严重的内侧关节病）在随访时的患者感知平均评分和总体评分更差（$P<0.05$）。

切取移植物未发生并发症。关节软骨面异常的 31 例膝关节（56%）与关节面正常的膝关节在扭转和转身活动及恢复剧烈活动能力的评分上有统计学差异（$P<0.05$）。研究表明，应用 B-PT-B 自体移植

表 8-3　应用 QT-PB ACL 翻修重建前后的症状和功能限制

因　素	分值范围	术前（均值 ± 标准差）	随访（均值 ± 标准差）	*P* 值
疼痛	0～10	2.8 ± 1.5	5.6 ± 2.7	<0.001
肿胀	0～10	2.9 ± 1.4	6.1 ± 2.7	<0.001
打软腿	0～10	4.3 ± 2.6	7.3 ± 2.9	<0.001
患者感受	1～10	2.7 ± 1.3	6.2 ± 2.6	<0.001
行走	0～40	30 ± 10	34 ± 10	0.02
爬楼梯	0～40	24 ± 14	31 ± 12	0.002
下蹲	0～40	9 ± 15	19 ± 16	0.05
跑步	40～100	49 ± 14	70 ± 24	0.003
跳跃	40～100	46 ± 11	59 ± 22	0.007
扭转	40～100	48 ± 13	65 ± 24	0.003

ACL. 前交叉韧带；QT-PB. 股四头肌腱 – 髌骨

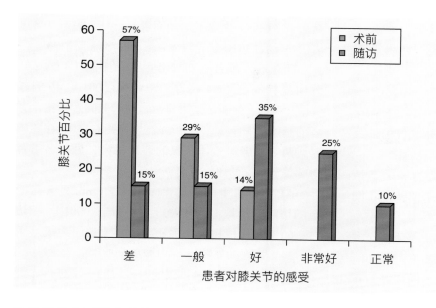

◀ 图 8-14　术前及随访时患者膝关节情况评分分布

评分之间差异显著（*P*<0.000 1）（引自 Noyes FR, Barber-Westin SD. Anterior cruciate ligament revision reconstruction: results using a quadriceps tendon-patellar bone autograft. *Am J Sports Med.* 2006;34:553-564.）

物的膝关节可提高膝关节稳定性，避免了应用同种异体移植物导致的感染风险升高和费用增加。

（三）应用骨 – 髌腱 – 骨同种异体移植物进行前交叉韧带翻修

我们对 66 例应用 B-PT-B 同种异体移植物进行 ACL 翻修重建的患者进行了前瞻性研究，其中 65 例（98% 随访）术后平均随访 3.5 年（范围为 2～6.5 年）[77]。通常需要同时进行其他手术，包括 FCL 重建（7 例膝关节）、PL 复合体加强（11 例膝关节）、MCL 重建（4 例膝关节）和 PCL 重建（2 例膝关节）。40 例同种异体移植物已用辐照灭菌（25 000Gy），26 例为新鲜冷冻移植物。

随访时，患者的疼痛、肿胀、打软腿、行走、爬楼梯、跪地、跑步、跳跃和扭转 / 转体等方面均有明显改善（*P*<0.000 1）。42 名患者（65%）恢复了大部分低强度运动，没有出现任何问题。

研究发现 37 例膝关节（56%）表面软骨明显退变。在随访中，我们发现这些膝关节与表面软骨正常的膝关节在疼痛（图 8-17）、爬楼梯、跪地、跑步、跳跃、扭转 / 转体、运动水平和总体评分方面存在显著差异（表 8-6）。

术前所有 65 例膝关节的 CKRS 整体评分由（54 ± 10）分明显改善至随访时的（77 ± 13）分（*P*<0.000 1）。除 1 例患者外，所有患者评分均有改善，平均提高了（23 ± 11）分。

表 8-4　翻修的 ACL 重建临床研究总结：膝关节测量数据和最终失败率

研究者	例数，随访时长	移植物类别，同种异体移植物，灭菌方法	术前，前后方向平移量（mm）（均值，范围）	随访时前后方向平移量（mm）（均值，范围）	随访时前后方向平移量分类（I-N）（%）			最终失败率*（%）
					<3mm	3~5mm	>5mm	
Noyes 和 Barber-Westin[75]（2006）	21,2~7 年	QT-PB，自体移植物	8.4±3.1（4.0~15.0）	2.1±2.2（-4.0~5.0）	42	37	21	19
Noyes 和 Barber-Westin[74]（2001）	55,2~6 年	B-PT-B 自体移植物，联合所有方法	11.2±3.9（5.0~21.0）	2.2±4.9（-6.0~15.5）	64	15	21	24
		只进行翻修手术，未进行其他手术（32）	10.9±4.3（5.0~21.0）	0.7±3.6（-3.5~10.5）	82	7	11	16
		胫骨高位截骨术后分期翻修（9）	10.7±2.1（8.5~13.0）	4.8±5.9（-1.0~15.0）	33	33	33	22
		进行了翻修及其他韧带手术（17）	11.9±4.0（6.0~18.5）	4.1±5.8（-6.0~15.5）	38	23	38	35
Noyes 和 Barber-Westin[77]（1994）	66,2~6.5 年	B-PT-B 同种异体移植物，辐照（40）	9.3±3.1（5.5~19.0）	4.1±4.7（-4.0~17.5）	44	32	24	26
		新鲜冰冻（26）	9.1±2.8（5.5~15.0）	1.8±3.2（-3.0~5.0）	52	39	9	8

*. 失败：AP 总位移增加 >5mm 或轴移试验 II 度或 III 度。ACL. 前交叉韧带；B-PT-B. 骨 - 髌腱 - 骨；I-N. 受累与不受累膝关节；QT-PB. 股四头肌腱 - 髌骨

随访时，43% 的移植物被评为正常，21% 被评为接近正常水平，36% 被评为失败。由于 66 个同种异体移植物中有 40 个接受了辐照（2.5mrad），因此考虑辐照对本研究的失败率似乎有影响。由于研究

发现同种异体移植物的失败率（不包括辐照效应）增加、成本较高、存在传播疾病的风险（尽管罕见），所以我们在 1997 年建议将自体移植物作为 ACL 翻修重建的主要移植物来源[72]。同种异体骨移植则应用于缺乏合适的自体组织的膝关节或需要进行多韧带重建的膝关节。

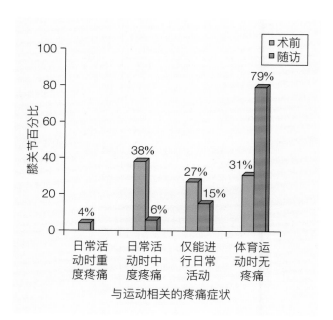

▲ 图 8-15　术前及随访时患者对疼痛评分量表反应情况的分布

评分改善显著（*P*=0.000 1）。该量表显示了患者在不出现疼痛的情况下可能达到的最高活动水平（引自 Noyes FR, Barber-Westin SD. Revision anterior cruciate ligament surgery with use of bone-patellar tendon-bone autogenous grafts. *J Bone Joint Surg Am*. 2001;83:1131-1143.）

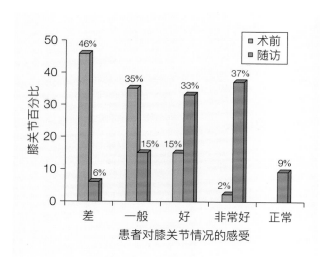

▲ 图 8-16　术前及随访时患者对膝关节整体状况感知情况在评分表上的分布

评分改善显著（*P*=0.000 1）（引自 Noyes FR, Barber-Westin SD. Revision anterior cruciate ligament surgery with use of bone-patellar tendon-bone autogenous grafts. *J Bone Joint Surg Am*. 2001;83:1131-1143.）

表 8-5　附加手术对应用 B-PT-B 进行 ACL 翻修重建结果的影响

手术	疼痛（分数）			患者感受（分数）			移植物失败率（%）	总体评分（分数）		
	术前	随访	*P* 值	术前	随访	*P* 值		术前	随访	*P* 值
仅翻修未进行其他大型手术（*n*=32）	4.1 ± 1.7	5.7 ± 0.7	0.000 1	3.2 ± 1.6	7.1 ± 1.6	0.000 1	16	64 ± 10	64 ± 10	0.000 1
胫骨高位截骨术后分期翻修（*n*=9[†]）	2.9 ± 1.4*	4.9 ± 2.0	0.05	2.0 ± 1.4	4.3 ± 1.9*	0.03	22	53 ± 9*	81 ± 10*	0.000 4
翻修并进行其他韧带手术（*n*=17[†]）	3.5 ± 1.7	4.7 ± 2.3	0.05	3.2 ± 1.9	4.8 ± 2.2	0.02	35*	53 ± 9*	84 ± 12*	0.000 1

*. 与进行翻修但未行其他主要手术的亚组相比较，差异有统计学意义（*P*＜0.05）

†. 3 例膝关节进行了胫骨高位截骨术和其他韧带手术

ACL. 前交叉韧带；B-PT-B. 骨 – 髌腱 – 骨

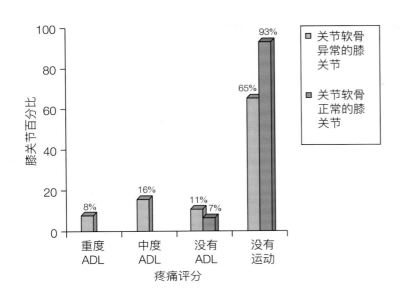

◀ 图 8-17　28 例关节软骨正常的膝关节与 37 例关节软骨异常的膝关节在近期随访中疼痛评分的比较

组间差异有统计学意义（$P < 0.05$）。剧烈日常生活活动（ADL），ADL 时伴有严重疼痛（持续，没有减轻）；中度 ADL，ADL 伴有中度疼痛（频繁，受限）；没有 ADL，ADL 时无疼痛，但任何体育活动会伴有疼痛；没有运动，运动无疼痛（引自 Noyes FR, Barber-Westin SD, Roberts CS. Use of allografts after failed treatment of rupture of the anterior cruciate ligament. *J Bone Joint Surg Am*. 1994;76:1019-1031.）

表 8-6　应用同种异体移植物进行 ACL 翻修重建时关节软骨状况对最新随访检查主观评分和综合评分的影响

变　量	分　数	关节软骨正常的患者 * （均值 ± 标准差）	关节软骨异常的患者 （均值 ± 标准差）	*P* 值
疼痛	0～6	5.9 ± 0.5	4.6 ± 2.1	0.03
肿胀	0～6	5.8 ± 0.6	5.2 ± 1.4	NS
部分打软腿	0～6	5.9 ± 0.4	5.2 ± 1.5	NS
打软腿	0～6	6.0	5.5 ± 1.4	NS
行走	0～40	38 ± 4	34 ± 8	NS
爬楼梯	0～40	36 ± 5	29 ± 11	0.01
下跪	0～40	28 ± 14	21 ± 14	0.01
跑步	40～100	84 ± 18	61 ± 21	0.001
跳跃	40～100	78 ± 21	57 ± 22	0.01
扭转与转向	40～100	73 ± 21	55 ± 20	0.01
整体评分	0～100			
随访		85 ± 9	71 ± 12	0.0001
比术前改善情况		26 ± 10	21 ± 11	NS

*. 异常指的是直径达 15mm 或以上的裂缝和碎裂，并延伸至受累表面的一半以上或任何裸露的软骨下骨区域
ACL. 前交叉韧带；NS. 无意义

（四）前交叉韧带重建失败的膝关节中移植物非解剖定位的发生率

我们分析了 122 名到我们中心就诊的、进行了一次或多次 ACL 重建失败的患者，以确定 ACL 移植物非解剖定位的发生率[61]。该人群中有 63 例患者在外院进行了初次重建和失败的翻修手术。我们通过 X 线检查、MRI 和手术报告来确定移植物的位置，当移植物定位偏离原自体 ACL 胫骨和股骨止点的 50% 或以上时，被认为是非解剖的。ACL 重建失败后对患者评估平均 8.3 年。所有患者存在轴移试验 Ⅱ 度或 Ⅲ 度，同时 77% 的患者将自身膝关节整体状况评定为一般或较差。

关键点：我们对前交叉韧带翻修的临床研究

应用股四头肌腱 – 髌骨自体移植物

- 21 例患者（95% 随访）术后平均随访 4.1 年（范围为 2.1～6.9 年）
- 先前进行过 32 次失败的 ACL 手术
- 疼痛、肿胀和打软腿的平均评分的显著改善
- 86% 的患者认为膝关节情况好转
- 81% 的移植物被评定为正常或接近正常，19% 评为失败
- QT-PB 自体移植物可用于 ACL 翻修

B-PT-B 自体移植物

- 55 例患者术后平均随访时间为 2.8 年（范围为 2～6.2 年）
- 先前进行过 60 次失败的 ACL 手术
- 术后患者的疼痛、日常生活活动功能、运动、患者对整体膝关节状况的感知、整体评分均有显著改善
- 94% 的患者认为膝关节情况好转
- 76% 的移植物被评定为正常或接近正常，24% 评为失败
- 移植物失败率：仅进行 ACL 翻修重建的失败率，16%；翻修前进行过 HTO 手术的失败率，22%；进行其他韧带手术的失败率，43%
- 关节软骨损伤对功能评分和症状都有显著影响

B-PT-B 同种异体移植物

- 65 例（98% 随访）术后平均随访 3.5 年（范围为 2～6.5 年）
- 术后患者的疼痛、日常生活活动功能、运动、整体平均评分均有显著改善
- 64% 的移植物被评定为正常或接近正常，36% 评为失败
- 同种异体骨移植适用于缺乏合适的自体组织的膝关节或需要较多移植物进行重建的膝关节
- 可以考虑应用同种异体移植物进行 ITB 关节外手术来提高手术成功率

前交叉韧带重建失败的膝关节中移植物非解剖定位的发生率

- 研究了 122 例 ACL 重建失败的患者
- 对患者手术失败后评估平均 8.3 年
- 107 例膝关节（83%）的移植物非解剖定位
- 83% 的膝关节应用了经胫骨技术
- 92 例进行了翻修；73 例采用双切口技术，18 例进行了分期植骨

研究中发现 107 例膝关节（83%）的移植物为非解剖定位。83% 失败的初次 ACL 手术和 70% 失败的 ACL 翻修手术均采用了经胫骨入路技术。与对照组相比，移植物在冠状面和矢状面位置的平均值向垂直方向显著增加（$P<0.01$）。在该 107 例膝关节中，有 42 例进行了一次或多次 ACL 翻修，但未纠正移植物隧道位置的错误，因此这些手术也都失败了。

共有 92 例膝关节在我们的中心进行了解剖翻修。其中 73 例是采用双切口独立钻孔技术建立了股骨和胫骨隧道。18 例患者行分期植骨。因此我们得出的结论是，经胫骨隧道钻孔技术可能导致移植物方向垂直，并导致最终失败。在翻修膝关节中，应当使用双切口或前内侧入路技术，按原自体 ACL 止点独立钻取新的移植物隧道（见第 7 章）。

八、其他作者的临床研究

（一）前交叉韧带重建失败的风险因素

已经进行了许多研究来确定与 ACL 重建失败有关的因素（表 8-7）。大多数研究表明年龄是一个重要的危险因素，特别是在 20 岁以下的患者[47, 57, 59, 60, 84, 89, 91, 99–101]。与 B-PT-B 自体移植物相比，STG 自体移植物，尤其是直径小于 8mm 的 STG 自体移植物，有更高的失败率[37, 60, 62, 83, 84]。同种异体移植物的失败率高于自体移植组织[10, 24, 25, 40, 57, 82, 100]，其受到的辐照可能会产生额外的退变效应[65]（第 7 章也讨论了这个问题）。有几项研究发现，股骨隧道位置过于偏前和（或）胫骨隧道位置偏向原 ACL 位置的后内侧，均会导致移植物位置不良，进而成为移植物失败的主要因素[42, 67, 86, 97]。

大多数研究发现性别并不是导致 ACL 重建失败的重要危险因素[57, 59, 60, 62, 83, 84, 86, 100, 101]。此外，大多数人认为身高、体重、BMI、软骨损伤和半月板损伤不是危险因素[3, 57, 59, 60, 83, 86, 100, 101]。患者术后恢复活动的水平和恢复运动的时间对重建失败的影响尚存在不同意见。

随着研究变得越来越复杂，源于大样本的所有可能的因素（如多中心骨科结果网络研究）都可以在多变量统计模型中评估，以确定哪些因素（单独或联合）最有可能导致手术失败。我们避免对年轻的、活跃的患者使用同种异体移植物，并且不允许恢复不受限制的体育运动，直到患者恢复了正常的神经肌肉指数和其他在第 11 章中详细讨论的因素。

表 8-7　ACL 重建失败的危险因素

研究者	人群	失败率	显著危险因素	非显著因素
Andernord 等[3]（2014）	1205 例 B-PT-B 同种异体移植物；15 725 例 STG 自体移植物；F/U, 2 年	1.82%	年龄 13—19 岁（P<0.001）；足球运动员（男性，P=0.009；女性，P=0.04）	性别，身高，体重，BMI，吸烟
Persson 等[84]（2014）	3248 例 B-PT-B 自体移植物；9215 例 STG 自体移植物；F/U, 4 年	B-PT-B: 2.1%；STG: 5.1%	年龄 15—19 岁和 20—29 岁（P<0.001）；STG 移植物（P<0.001）；年龄 15—19 岁和 STG 移植物（P=NP）	性别
Webster 等[101]（2014）	561 例（97%STG 自体移植物）；F/U, 4.8 年	ACL 移植物：4.5%；对侧 ACL: 7.5%	年龄<20 岁（P<0.0001）；初始损伤的接触机制（P=0.005）；重返剪切/扭转运动（P<0.05）（P=0.01），ACL 损伤家族史	性别，慢性损伤，半月板切除术，移植物直径，先前对侧 ACL 损伤史
Kamien 等[47]（2013）	98 例 STG 自体移植物，>2 年	15.3%	年龄≤25 岁（P=0.009）	移植物大小，Tegner 活动分级
Maletis 等[60]（2013）	4014 例同种异体移植物；3012 例 STG 自体移植物；2791 例 B-PT-B 自体移植物；F/U, 1.5 年	同种异体移植物：1.74%；STG: 1.56%；B-PT-B: 1.18%	年龄：1 岁增量（P<0.001）；调整年龄、性别、种族、BMI 后，与 B-PT-B 自体移植物相比，同种异体移植物风险高 3 倍（P<0.001），STG 移植物风险增加 1.8 倍（P=0.02）；西班牙语裔和"其他族裔"与白种人相比（P<0.05）	性别，BMI，种族（黄种人、黑种人，美洲原住民与白种人相比）
Mariscalco 等[62]（2013）	263 例 STG 自体移植物；F/U, 2 年	5%	移植物直径<8mm（P<0.05）	性别
Park 等[83]（2013）	296 例 STG 自体移植物；F/U, 4.5 年	4%	移植物直径<8mm（P<0.05）	性别，年龄<30 岁 vs. ≥30 岁，身高，体重，BMI，运动员与非运动员，半月板切除术，半月板修复术，软骨损伤
Rahr-Wagner 等[86]（2013）	1646 例 STG 自体移植物，183 例 B-PT-B 自体移植物；F/U, 2 年	8%	应用 STG 自体移植物经前内侧建立股骨隧道技术（P=NP）	性别，年龄，软骨损伤，半月板损伤
Wasserstein 等[100]（2013）	11 605 例自体移植物；676 例同种异体移植物；F/U, 5 年	自体移植物：2.6%；同种异体移植物：3.7%	年龄 15—19 岁（P<0.0001）；同种异体移植物（P=0.02）；专业医院（P<0.001）	性别，半月板切除术，半月板修复术，造成软骨损伤的手术
Hosseini 等[42]（2012）	16 例自体移植物翻修；7 例同种异体移植物翻修；F/U, NA	NA	胫骨隧道置于原 ACL 止点后内侧，股骨隧道置于原 ACL 止点的前方	NA
Lind 等[57]（2012）	12 193 例初次 ACL 重建；1099 例 ACL 翻修；F/U, 5 年	初次：4.1%；翻修：5.4%	初次 ACL 重建年龄<20 岁；同种异体组织用于翻修（P<0.01）	性别，损伤机制（运动/非运动）

（续表）

研究者	人群	失败率	显著危险因素	非显著因素
Magnussen 等[59]（2012）	256 例 STG 自体移植物；F/U, 1.2 年	7%	年龄<20 岁（$P<0.0001$）；移植物直径≤7mm（$P<0.05$）	性别，股骨隧道建立技术，身高，体重，BMI
Morgan 等[67]（2012）	276 例翻修；70% 自体移植物；F/U, NP	NA	股骨隧道位置错误：47%	NA
Pallis 等[82]（2012）	61 例 B-PT-B 自体移植物；45 例 STG 自体移植物；16 例同种异体移植物；F/U, 1.6~1.8 年	B-PT-B：11%；STG：13%；同种异体移植物：44%	同种异体组织（$P<0.001$）	自体移植组织
Ellis 等[24]（2012）	70 例 B-PT-B 自体移植物；2 例 B-PT-B 同种异体移植物（BioCleanse 或 low-dose irradiation）；F/U, 4.2 年	自体移植物：3%；同种异体移植物：35%	同种异体组织（$P=0.001$）	性别，年龄，软骨损伤治疗，半月板治疗
van Eck 等[99]（2012）	206 例同种异体移植物；F/U, 2.5 年	13%	年龄≤19 岁（$P<0.05$）；早期重返运动（$P=0.007$）；体重（$P<0.05$）；身高（$P<0.05$）	单束或双束重建
Trojani 等[97]（2011）	200 例翻修 B-PT-B 自体移植物；87 例翻修 STG 自体移植物；6 例翻修 QT 自体移植物；F/U, 2.5 年	NA	技术问题（股骨隧道位置偏前，胫骨隧道位置错误，固定方式）	NA
Mehta 等[65]（2010）	173 例 B-PT-B 自体移植物；17 例 B-PT-B 同种异体移植物，新鲜冰冻；14 例 B-PT-B 同种异体移植物，辐照；F/U, 4.1 年	NA	同种异体移植物辐照（$P=0.02$）	NA
Borchers 等[10]（2009）	5 例失败的自体移植物；16 例失败的同种异体移植物；对照组 42 例年龄和性别相配对；F/U, NP	自体移植：3.7%；同种异体移植物：8.56%	同种异体移植组织（$P=0.009$）；术后活动水平（$P=0.03$）；Marx 评分≥13 分	初次损伤时的活动水平
Shelbourne 等[89]（2009）	1415 例 B-PT-B 自体移植物；F/U, ≥5 年	重建侧膝关节：4.3%；对侧膝关节：5.3%	所有损伤者年龄（$P<0.0001$），女性对侧膝关节（$P=0.004$）	术后<6 个月重返运动
Singhal 等[91]（2007）	69 例胫前肌腱同种异体移植物；F/U, 4.6 年	23%	年龄≤25 岁（$P=0.004$）	NA

ACL. 前交叉韧带；BMI. 体重指数；B-PT-B. 骨 – 髌腱 – 骨；F/U. 随访；NA. 不可用；NP. 不可提供；STG. 半腱肌 – 股薄肌腱

（二）骨 – 髌腱 – 骨自体移植物

B-PT-B 是 ACL 翻修重建常用的自体移植物（表 8-8）。失败率为 0%～15%，与初次 ACL 重建相比，其主观结果往往略差。然而，这通常是由于翻修的膝关节先前的半月板和软骨损伤所致。先前已经取过同侧髌腱的膝关节可以取对侧髌腱，尽管这种手术后很少有临床结果发表[38, 49, 90]。

（三）再次获取骨 – 髌腱 – 骨自体移植物

尽管早期一些研究的作者[8, 14, 15, 81, 105] 推测从同侧再次获取髌腱进行翻修重建是可行的，但其他人不同意[9, 49, 53-55, 58]。Liden 和同事[54] 随访了从同侧再次获取髌腱移植物进行 ACL 翻修手术的 11 例患者。术后 10 年，MRI 显示与对侧相比，髌腱供区肌腱厚度出现显著增加 [分别为（6.4±1.3）mm 和（4.5±1.3）mm；各组 P=0.02]，同时供区出现了明显的间隙。9 名患者的 IKDC 分数被评为不正常或严重异常。

Kartus 和同事[49] 比较了通过从同侧再次获取髌腱移植物进行 ACL 翻修重建的 12 个膝关节和应用对侧髌腱移植物的 12 个膝关节。术后 2 年，各组间髌骨韧带长度、宽度、厚度及供区间隙的 MRI 检查结果无差异。然而，从同侧再次获取髌腱移植物的膝关节功能评分更低，并发症发生率更高，包括术后 1 例髌骨骨折和 1 例髌骨韧带断裂。

（四）STG 自体移植物

多项研究已证明应用 STG 进行翻修重建的结果是可接受的[16, 27, 28, 31, 32, 63, 68, 80, 88, 94, 95, 102, 109]。Ferretti 和同事[27] 对应用 STG 自体移植物进行 ACL 翻修并同时进行关节外 ITB 肌腱固定术的 30 例膝关节进行了随访。其失败率为 10%。在另一项研究中，Ferretti 和同事[28] 对使用同侧 STG 进行初次 ACL 重建失败后的 12 例患者应用对侧 STG 进行翻修。术后平均随访 3 年，1 例患者出现移植物失败。其他患者 IKDC 客观评估为 A 级或 B 级。

Salmon 和同事[88] 随访了 50 例接受该手术的患者，记录的失败率为 10%。然而，根据 IKDC 评级，只有 56% 的膝关节被评为正常或接近正常。主观结果和功能预后较差与关节（关节软骨）损伤程度有关。Weiler 和同事[102] 报道了应用四股 STG 移植物进行 ACL 翻修的 62 例患者，移植物失败率为 6.5%。但与应用 STG 进行初次 ACL 重建组相比，翻修组患者主观膝关节功能较差。大部分翻修膝关

节都曾接受过半月板切除术，这可能导致了更差的结果。

Muneta 和同事[68] 研究了采用双束技术、应用多束半腱肌移植物进行 ACL 初次重建和翻修重建的结果。进行翻修手术的 21 例患者术后平均随访时间为 3.3 年，进行初次重建手术的 86 例患者术后平均随访时间为 2.7 年。两组间轴移试验结果有显著性差异，22% 的膝关节翻修组阳性率为 22% 和初次重建组阳性率为 10%（P<0.05）。然而，KT-1000 平均测量值或 Lachman 试验结果没有差异。翻修的膝关节平均 Lysholm 评分更差（P<0.000 1）。

（五）阶段性植骨

Thomas 和同事[95] 报道了 49 例分阶段 ACL 翻修手术的结果，为了实现 ACL 解剖重建，该手术需要先进行胫骨隧道植骨。34 例应用 STG 自体移植物，15 例应用 B-PT-B 自体移植物；所有患者术后平均随访 6.2 年。研究结果与一组进行 ACL 初次重建患者的年龄、性别、移植物类型和随访时间进行比较。翻修组患者显示半月板断裂更多，髌股关节软骨和外侧胫股关节间室软骨损伤明显更多（P=0.015；P<0.001），IKDC 主观和客观评分较 ACL 初次重建明显更低（P=0.006；P=0.035）。应用设备对松弛度的检查结果无差异。研究结果表明，如果 ACL 翻修的膝关节只是存在移植物隧道异常，而没有较大的失稳，同时骨量恢复良好，那么在实现术后稳定性方面会有良好的成功率。翻修组有 2 例失败，ACL 初次重建组有 1 例失败。该结果适用于二级限制结构完整的膝关节，因为需要额外的内侧或外侧韧带重建的膝关节已经被排除，同时 49 例膝关节中有 9 例（18%）在手术前胫骨前移位仅增加 3～4mm。

Franceschi 和同事[31] 对应用 STG 移植物进行 ACL 翻修重建的 30 名患者先进行了股骨隧道的阶段性植骨。所有患者在先前应用 B-PT-B 自体移植物进行 ACL 重建后，均存在创伤后膝关节不稳。尽管认为股骨和胫骨隧道位置正确，但作者仍将股骨固定物取出，并从胫骨干骺端前方获取自体骨移植填充到股骨隧道的较大缺损（直径 8～11mm，长度 20～30mm）中，以"恢复股骨髁的完整性。"术后平均 6.7 年，患者都未出现移植物失败，27 名患者 IKDC 评分正常或接近正常。

表 8-8 应用自体移植物前交叉韧带翻修重建的临床结果

研究者	观察/进入研究的患者例数	随访	移植物应用	失败率*	主观及功能结果	作者评价
Ferretti 等[28] (2013)	12/12	平均 3 年	STG 双束 + 关节外修复；对侧	8%	IKDC 客观评分：NL/几乎 NL，92%；异常，8% IKDC 主观评分：平均，(95.4±7) 分	手术对既往 STG 重建失败的患者有效
Franceschi 等[31] (2013)	30/30	平均 6.7 年（5~9 年）	STG 四折；均采用两阶段手术，对股骨隧道进行植骨	0%	IKDC 总分：NL/接近 NL，90%；异常 10% Lysholm 评分：术前平均，(65±8) 分；F/U (90±8) 分	所有患者均已再次损伤；作者尝试在翻修前用自体胫骨骨栓恢复股骨髁的完整
Gifstad 等[36] (2013)	56	平均 7.5 年（2.7~13.2 年）	B-PT-B	15%	Lysholm 评分：平均，(80±15) 分 KOOS 评分：平均，(70±21) 分	结果显著低于初次 ACL 重建组
Mayr 等[64] (2012)	14/17	平均（5.7±0.5）年	B-PT-B	0%	IKDC 总分：NL/接近 NL，100% IKDC 主观评分：(90±8) 分	B-PT-B 自体移植物与新鲜冷冻同种异体移植物的预后无差异
Trojani 等[96] (2012)	163/163	平均 3.6 年（2~10 年）	B-PT-B: 83 STG: 64 QT: 16	B-PT-B: 10% STG 和 QT: 12%	IKDC 总分：NL/接近 NL，72%；异常/严重异常，28%	51% 患者增加了关节外修复，轴移试验阴性的膝关节显著者更多，但 IKDC 分级 NL 和接近 NL 的无差异
Muneta 等[68] (2010)	18/21	平均 3.3 年（28.2 年）	ST 双束	9%	Lysholm 评分：平均 (88±7) 分 IKDC 韧带评分：NL/接近 NL，91%；异常，9%	在效果评分及轴移试验阳性方面，结果低于 ST 双束初次重建
Niki 等[69] (2010)	20	平均（2.8±0.9）年	B-PT-B	0%	IKDC 总分：NL/接近 NL，70%；异常，30%	结果与初次 ACL 重建相似
Diamantopoulos 等[17] (2008)	107/148	平均 6.1 年（3~9.2 年）	STG: 45 例 B-PT-B: 41 例 QT: 21 例	6.6%	IKDC 主观评分：NL/接近 NL，65%；异常，35% IKDC 症状评分：NL/接近 NL，80%；异常，20%	早期翻修有较好的结果，半月板和软骨病变与较差的结果相关
Denti 等[16] (2008)	58/58	平均 3.5 年（2~6 年）	B-PT-B: 27 例 STG: 37 例	B-PT-B: 11% STG: 13%	IKDC 总分：NL/接近 NL，89%B-PT-B，77%STG；异常，11%B-PT-B，23%STG	结果与初次重建相似，对爱运动的患者进行了翻修

（续表）

研究者	观察/进入研究的患者例数	随访	移植物应用	失败率*	主观及功能结果	作者评价
Weiler 等[102]（2007）	50/55	平均（2.5±1.8）年	STG 四折	6.5%	Lysholm 评分：术前平均（65±17）分；F/U（90±9）分	相较于应用 STG 进行 ACL 初次重建主观结果更差；在膝关节稳定性上没有差别
Ferretti 等[27]（2006）	28/30	平均 5 年（2~8 年）	STG 双束 + 关节外修复	10%	IKDC 主观评分：NL/接近 NL，93%；异常，7%	与应用 STG 初次 ACL 重建患者相比，IKDC 接近正常类患者较少；STG 和关节外修复是首选翻修技术
Salmon 等[88]（2006）	50/57	平均 7.4 年（5~9 年）	STG4 股	10%	IKDC 总分：NL/接近 NL，50%；异常/严重异常，50%；IKDC 症状评分：NL/接近 NL，63%；异常/严重异常，37%	11 例患者为对侧 ACL 断裂，关节软骨损伤与更差的结果相关
Garofalo 等[33]（2006）	28/31	平均 4.2 年（3.3~5.6 年）	QT	3%	93% 重返伤前运动水平；NL/接近 NL，93%	QT 是翻修可选用的移植材料
Thomas 等[95]（2005）	49/49	平均 6.2 年（3~11 年）	STG：34 例 B-PT-B：15 例 所有患者经过两阶段胫骨隧道植骨手术	4%	IKDC 主观评分：平均（61.2±19.6）分	分阶段手术对恢复稳定性有效，主观和功能结果不如初次重建
O'Neill 等[80]（2004）	48	平均 7.5 年（2~13 年）	B-PT-B：23 例 STG：25 例	6%	IKDC 评分：NL/接近 NL87%；体育锻炼，88%STG；异常，13%；严重异常，9%；体育锻炼，12%STG	体育锻炼失败与关节镜技术相关；需要较高的学习型曲线，也需要长期随访
Fules 等[32]（2003）	29	平均 4.1 年（1~8.1 年）	STG：26 例 QT：2 例 B-PT-B：1 例	4%	IKDC 评分：接近 NL，76%；异常，17%；严重异常，7%	1 例内侧骨骺炎，1 例关节纤维化，1 例短暂性 RSD；大多数翻修都是由于移植物韧带失效
Shelbourne[90]（2002）	31/61 临床客观，51/61 主观	平均 3.5 年（2~9.1 年）	B-PT-B：取自对侧	3%	69% 可完成 I 级体育竞赛；18% 可完成 I 级休闲运动	较低的得分与关节病相关
O'Shea 等[81]（2002）	8/11	平均 4.1 年（2.1~5.6 年）	B-PT-B：再次切取	0%	只提供了均值	

*. 如果存在或术不存在 KT-1000>5mm 或 Lachman 试验/轴移试验 IKDC 等级 C 级或 D 级，则认定失败

B-PT-B. 骨 - 髌腱 - 骨；IKDC. 国际膝关节文献委员会；KOOS. 膝关节损伤和骨关节炎结果评分；NA. 不可用；NL. 正常；RSD. 反射性交感神经营养不良；STG. 半腱肌 - 股薄肌腱；ST. 半腱肌腱；QT. 股四头肌腱

（六）股四头肌腱 - 髌骨自体移植物

很少有研究者对应用 QT-PB 自体移植物进行 ACL 翻修重建的结果进行报道[17, 33, 96, 104]。Garofalo 及同事[33]对 28 例患者术后进行了 3.3～5.6 年的随访，其间 25% 的患者轴移试验 I+度，仅有 1 例移植物失败。患者满意度很高，93% 的患者认为他们的膝关节状况正常或接近正常。Trojani 和同事[96]使用 QT-PB 自体移植物翻修了 16 例膝关节，术后随访平均 3.6 年。研究人员报道，在 IKDC 的整体评分中，73% 的人被评为正常或接近正常，12% 的人被评为失败。由于 B-PT-B 取材后供区部位会有病变，使用这些作者在 STG 或 B-PT-B 自体移植物失败后更愿意使用 QT-PB 自体移植物。

（七）同种异体移植物

尽管在以往的一些 ACL 翻修重建的研究中使用了同种异体移植组织[30, 35, 38, 45, 92, 94, 98]，但近年来由于外科医生似乎更倾向于自体移植组织[63]，因此同种异体移植组织的报道较少[7, 11, 51, 64]。一些研究已经解决了移植物辐照的问题，使用新鲜冷冻组织的移植物通常比使用辐照组织的移植物稳定性更好。例如，Mayr 和同事[64]进行了回顾性的对照研究，对应用新鲜冷冻的 B-PT-B 同种异体移植物的 15 例患者的治疗结果与应用 B-PT-B 同自体移植物的 14 例患者进行了比较，术后平均随访 5.7 年。平均 IKDC 主观评分、Tegner 评分或 Lysholm 评分均无显著差异。平均 KT-1000 评分也无差异，并且所有患者胫骨前移不超过 5mm。作者认为，这一结果是因为同种异体移植物没有被辐照或化学消毒处理所致。Fox 等[30]对应用新鲜冷冻 B-PT-B 同种异体移植物的 32 例患者术后随访了 2～12 年。术前，在膝关节活动仪检查中，只有 9% 的患者胫骨前移超过 5mm。随访时，84% 的患者获得了功能性重建，9% 的患者获得了部分功能重建，6% 的患者失败。

相比之下，Kievit 和同事[51]对接受新鲜冰冻同种异体移植物（13 例胫骨肌腱，15 例跟腱，2 例 B-PT-B）进行翻修手术的 25 例患者进行了术后平均 5 年的随访。与一组应用 STG 移植物进行初次重建的患者相比，翻修组轴移评分显著更差，16% 的患者试验结果为 2+，而仅有 4% 的初次重建膝关节结果为 2+（P=0.007）。翻修膝关节的 KOOS 评分也显著更低，其中包括了疼痛、症状、日常生活活动、运动和生活质量等方面。

Johnson 和同事[45]报道，对应用经过辐照的同种异体移植物进行 ACL 翻修重建的患者进行术后平均 2.5 年的随访中，36% 的患者胫骨前移增加超过 5mm，88% 的患者经 IKDC 准则评定为异常。

（八）小结

大多数作者认为 ACL 翻修重建的结果不如初次 ACL 重建的结果，这通常是由于先前存在的关节软骨损伤和半月板缺损所致[7, 34, 106, 107]。Wright 和同事[107]最近对 21 项包括 863 名患者的研究进行了系统性回顾，发现 ACL 翻修重建的失败率（13.7%）几乎是以前发表的 ACL 初次重建失败率（2.9%～5.8%）的 3～4 倍[106, 108]。

已发表的研究中存在的问题包括：患者样本量小、使用的移植物和（或）同时进行其他手术的人群混杂、分类不一致[1, 7, 17, 95]，以及缺乏一致的对照组等，这些都妨碍了对膝关节的最佳治疗方案得出明确的结论。受辐照的同种异体移植物和小号 STG 自体移植物的似乎失败率高于 B-PT-B 自体移植物。虽然 QT-PB 自体移植物似乎是一种合理的移植物选择，但发表的有关 ACL 翻修重建后结果的资料很少。

九、病例示范

病例 1

一名 19 岁男子应用 B-PT-B 自体移植物 ACL 重建失败后 2 年就诊。在一场曲棍球比赛中患者左膝受伤，出现了完全的打软腿和疼痛的症状。伤后 16 个月进行了手术治疗。虽然患者术后完成了严格的康复方案，但他打软腿的症状仍然存在。他已经放弃了所有的体育活动，同时发现日常活动会引起全身疼痛。查体：无积液，膝关节可以全范围活动，轴移试验 III 度，KT-2000 测试中 AP 移位增加 16.5mm。患者在屈膝 25° 时，外侧关节开口增加 5mm，但胫骨外旋无增加。行走时患者双膝出现内翻应力，同时左膝反屈增加。全站位 X 线片显示双侧内翻畸形，承重线在受累的左膝的 20% 处（图 8-18A），承重线在对侧右膝的 40% 处。

患者进行了 HTO 手术，4 个月后采用 B-PT-B 自体移植物进行双切口 ACL 重建。在手术过程中，测试外侧胫股间隙正常，表明不需要行后外侧手术。B-PT-B 移植物取自对侧膝关节。为了在外侧壁将移植物解剖定位，在之前的隧道旁建立了一个新的股骨隧道。在近端和远端应用界面螺钉完成固定。患者股骨内侧髁关节软骨损伤为 2A 级，外侧半月板断裂稳定，不需要治疗。

在最近的随访评估中，术后 10 年，患者无积液，膝关节活动范围正常，轴移试验 0°，在 KT-2000 试验中 AP 移位增加 1mm。患者轻度娱乐活动没有症状，并且认为膝关节的整体状况是好的。在屈膝 45°时的站立 PA 片显示未受累膝关节（图 8-18B）和受累的膝关节（图 8-18C）无差异，仅内侧胫股关节间隙轻度狭窄。

评论： 在膝关节翻修手术中，我们更倾向于自体移植物，因为自体移植物比同种异体移植物的成功率更高。从对侧获取移植物可以降低术后发病率，应注意仔细处理好髌骨和胫骨缺损区的软组织并进行植骨。在本例中，我们进行了胫骨和腓骨颈的闭合式楔形截骨术，以保护近侧胫腓关节和腓侧韧带的近端止点。我们赞成开放式楔形截骨术，它不需要进行腓骨截骨（见第 27 章）。

病例 2

一名 40 岁男子应用 B-PT-B 同种异体移植物重建右膝 ACL 失败后 5 年就诊。手术过程包括一期修复内侧副韧带、修复内外侧半月板、髌骨近端的力线调整。在右膝关节术后 2 年，患者左膝应用同种异体移植物进行了 ACL 重建。在最初的评估中，患者描述了右膝的松弛感，这种感觉是逐渐开始的，尽管没有出现完全的打软腿，但最近症状变得更明显。他已经放弃了所有的体育活动，但渴望积极运动的生活方式。查体可见膝关节可以完全活动，轴移试验Ⅲ度，外侧胫股间室有中度摩擦音。轴向力线正常，没有外翻力线，不需要截骨矫形。

患者接受了应用 B-PT-B 自体移植物翻修建右膝 ACL，并对内侧半月板红白交界处的复杂纵向断裂进行了修复。术中取出同种异体移植物和韧带增强

装置，由于先前骨隧道处于正确的解剖位置，所以将自体骨移植物仍置于先前的骨隧道中。股骨隧道近端采用界面螺钉（双切口技术）固定，胫骨隧道远端采用界面螺钉和小门型钉固定，并将骨栓缝线固定在小门型钉上。股骨外侧髁有明显的关节软骨损伤（2B 级）。

在最近的术后第 11 年的随访评估中，患者膝关节没有疼痛，也没有打软腿。患者参加了一些低强度活动，并认为右膝整体状况良好。体格检查显示轴移试验Ⅰ度，并有固定的止点，膝关节活动范围正常，外侧关节线轻度压痛，无积液。X 线检查显示外侧关节间隙缩小 2mm，同时骨隧道扩大（图 8-19）。建议患者继续进行低强度活动，并在外侧胫股关节症状加重时复查。

评论： 这个病例表明，修复内侧半月板可能具有的长期作用，因为 X 线片上内侧关节间隙明显获得了保留。

病例 3

一位 27 岁的女医生在 2 次 ACL 重建失败后就诊，包括初次重建、应用同种异体移植物和韧带增强装置的翻修重建。同种异体移植物因在低能量创伤中再次损伤而失败。查体显示轴移试验Ⅲ度，无止点感，KT-1000 测试中 AP 位移增大 16mm，膝关节可以全范围活动。她在日常活动中没有症状，但已经放弃了所有运动，在工作中时疼痛，并有打软腿症状。

我们对该患者采用双切口由外向内入路、应用 B-PT-B 自体移植物进行了 ACL 翻修重建。术中取出同种异体移植物及韧带增强装置，由于先前的骨隧道为正确的解剖位置，所以将移植物置于先前的骨隧道内。近端采用界面螺钉固定，远端采用界面螺钉和缝线柱（骨栓缝线固定柱）固定。髌骨下表面及股骨内侧髁存在轻度关节软骨损伤（2A 级）。半月板完整。

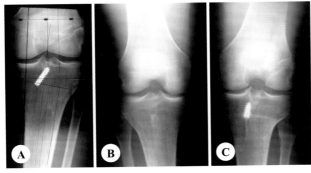

▲ 图 8-18　病例 1

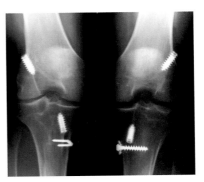

▲ 图 8-19　病例 2

在最近的随访评估中，术后 12 年，患者恢复良好，可以参加低强度活动，工作时无明显症状，患者认为膝关节整体状况良好。查体：无积液，膝关节活动度正常，无关节线压痛，轴移试验 I 度，KT-2000 测试中 AP 位移增加 4mm。X 线片显示没有关节间隙减小（图 8-20）。

评论：在大多数膝关节翻修中，双切口、由外向内的股骨入路，有助于将移植物充分定位于股骨外侧髁侧壁的解剖足印区。在关节镜下，膝关节高屈曲位时通过前内侧入路，根据先前的股骨隧道位置建立股骨隧道是另一种可用技术。

病例 4

一名 21 岁女性患者经历过 2 次左膝 ACL 手术失败，包括关节外 ITB 手术和应用 B-PT-B 自体移植物重建手术。患者 2 次重建后打软腿症状复发。在第一次 ACL 手术后，她还进行了内侧半月板切除术。患者的主诉为疼痛，以及日常活动中出现打软腿。患者已经放弃了所有的体育活动，并且认为膝关节的整体状况很差。查体：膝关节可全范围活动，轴移试验 III 度，KT-2000 检查中 AP 移位增加 9mm，外侧关节开放增加 8mm，胫骨外旋增加 10°。

我们对患者应用 B-PT-B 自体移植物进行 ACL 重建手术和后外侧复合体近端提升手术。采用外 – 内技术在外侧壁上建立新的股骨隧道，以实现移植物的解剖定位。取出先前的界面螺钉，并在先前的隧道中置入新螺钉，防止新隧道塌陷。前交叉韧带近端和远端均采用界面螺钉固定，患者髌骨下表面、股骨内侧髁、胫骨平台内侧关节软骨损伤为 2A 级。外侧半月板完整。

在最近的随访评估中，术后 13 年，患者剧烈活动无症状，包括摩托车比赛，她认为她的膝关节整

体状况良好。查体：轴移试验阴性，应力 X 线显示外侧关节开放未增加，KT-2000 检查 AP 位移增加 4mm，膝关节活动度正常，髌股关节及外侧胫股关节存在中度摩擦音。X 线片显示内侧胫股间室中度狭窄，外侧胫股间室严重狭窄（图 8-21）。建议患者避免高强度活动，并监测今后髌股关节和胫股关节的疼痛情况。

评论：本病例显示了在 ACL 翻修的膝关节中，先前进行过半月板切除术会导致关节炎进展，这一点经常被报道。外侧间室的进展已经超出了进行同种异体半月板移植的范围，但幸运的是，患者功能良好。患者遵循了一套非手术的关节炎治疗方案，该方案旨在通过延长时间来减慢动作，并保持娱乐性活动。

病例 5

一位 32 岁的女性理疗师在外院经历了总共 22 次右膝手术后就诊。手术史包括 4 次 ACL 手术失败（1 次关节外 ITB 手术、2 次 B-PT-B 自体移植物和 1 次 STG 自体移植物重建手术）、7 次后外侧手术失败（4 次后外侧复合体近端提升手术、1 次同种异体移植物 FCL 重建和 1 次 B-PT-B 自体移植物 FCL 重建，1 次股二头肌腱转位手术），2 次失败的 HTO 手术，以及 1 次在先前截骨部位远端进行的去旋转截骨术。患者日常活动中有中度疼痛、肿胀和打软腿症状。查体：轴移试验 III 度，无止点感，屈膝 25° 时外侧关节开放增加 15mm 而无止点感，胫骨外旋增加 10°，过伸 15°，行走时存在内翻应力、内翻反屈，KT-2000 测试 AP 移位增加 12mm。下肢全长度 X 线片显示右下肢承重线位于平台 75% 处，而左下肢承重线位于平台 56% 处。

我们对患者采用对侧 B-PT-B 自体移植物进

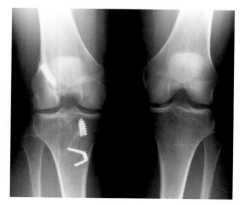

▲ 图 8-20　病例 3

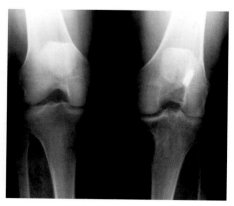

▲ 图 8-21　病例 4

行 ACL 重建。对新的股骨和胫骨隧道实现解剖定位。隧道近端和远端用界面螺钉固定。此外，使用 B-PT-B 自体移植物解剖重建后外侧结构（见第 17 章）并取代 FCL，使用半腱肌腱自体移植物代替胭肌腱和胭腓韧带，并对后外侧关节囊向近端提升（图 8-22A 和 B）。ITB 和后内侧关节囊进行了提升。患者髌骨下表面、滑车和股骨内侧髁都有明显的关节软骨损伤（2B 级）。

在最近的随访评估中，术后 10 年，患者主诉低强度活动无影响。她认为自己膝关节的整体状况非常好，滑雪时只有轻微不适。查体：轴移试验阴性，应力 X 线显示外侧关节开放无增加（图 8-22C 和 D），在 KT-2000 检查中 AP 位移增加 5mm，胫骨外旋未增加，外翻下肢力线整体外翻。屈膝 45° 时负重 PA 位 X 线片显示外侧间室早期狭窄（图 8-22E）。建议使用免负重支具，并继续避免有强度的活动。

病例 6

一名 27 岁男性 3 次 ACL 重建失败后就诊，包括应用同侧 B-PT-B 自体移植物、应用对侧 B-PT-B 自体移植物、应用同侧（再收获）B-PT-B 自体移植物。患者还接受了内侧半月板切除术。历史和医疗记录显示，重建失败的原因是移植物的股骨定位偏前、未纠正骨性内翻力线、未修复后外侧结构缺损。查体：轴移试验 III 度，在 KT-2000 测试中 AP 移位增加 15mm，外侧关节开口增加 5mm，承重线位于平

台 15% 处。患者主诉所有活动具有症状和行走时存在内翻应力。

我们对患者行闭合楔形 HTO 和后外侧结构近端提升手术，随后应用 QT-PB 自体移植物进行 ACL 重建。建立了新的股骨隧道来实现 ACL 移植物中央解剖定位，先前垂直定位的股骨隧道内的固定螺钉予以保留。近端采用界面螺钉、远端采用界面螺钉及移植物缝线柱固定。髌骨下表面及股骨内侧髁存在明显的关节软骨损伤（2B 级）。

在最近的随访评估中，术后 6 年，患者双侧轴移试验 I 度，在 KT-2000 测试中 AP 移位增加 1.0mm，外侧关节间隙或胫骨外旋均未增加，膝关节活动正常，外翻力线已矫正。X 线片显示内侧间室关节间隙狭窄（图 8-23）。患者拒绝进一步手术，如半月板移植。患者能够参加一些低强度的活动，并且在他的地板安装工作中仅有轻微问题。他认为膝关节的整体状况良好。我们告知患者其膝关节的远期预后较差。

评论：本例显示了一个延长的治疗过程，包括先前 2 次 ACL 翻修手术失败，部分原因是由于移植物的垂直定位。此外，内翻力线没有得到纠正，导致行走时产生疼痛和明显的内翻应力。在进行外翻截骨和后外侧重建后，与应用同种异体移植物相比，应用 QT-PT 自体移植物能降低第 3 次 ACL 翻修手术失败的可能性。使用 QT-PT 移植物时，少部分病例确实发生了胫骨隧道的扩大，在本例中，胶原肌腱部分放置在胫骨隧道内，髌骨骨栓放置在股骨隧道内。QT-PT 移植物的骨栓可以选择放在胫骨隧道内或股骨隧道内，这取决于术中移植物的最佳匹配情况。

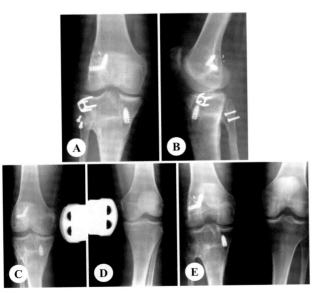

▲ 图 8-22　病例 5

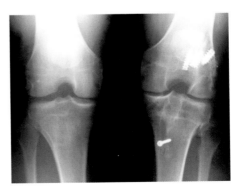

▲ 图 8-23　病例 6

第9章 骨骼发育未成熟患者的前交叉韧带重建手术
Anterior Cruciate Ligament Reconstruction in Skeletally Immature Patients

Edward M. Wojtys　Kelly L. Vander Have　著

梁勇健　王琪　译

一、前交叉韧带损伤现状

当前,对骨骼发育未成熟的运动员前交叉韧带(ACL)体部损伤的认识呈增加趋势。据报道,伴有急性关节血肿的儿童膝关节损伤中,ACL损伤占10%~65%。发病率的升高主要是由于年轻运动员的活动方式发生了改变。参加体育运动的人数不断上升,年轻运动员开始专业训练的年龄更早并且全年训练。同时,对年轻运动员巅峰状态的需求在不断增加,而年轻运动员正处于主要生理变化和神经肌肉尚未发育完全的年龄,这也可能是年轻运动员ACL损伤增加的原因。

目前关于儿童ACL损伤的最佳治疗方法仍在争论,对于早期非手术治疗还是手术重建尚未形成明确共识。儿童的年龄和骨骼相对成熟程度都会影响治疗方案。虽然非手术治疗避免了打开骺板形成的医源性损伤性,但当前的文献呈现出支持早期手术治疗的趋势,早期手术治疗能够恢复膝关节的稳定性,并能防止半月板和软骨形成不可逆的损伤。

这一年龄组ACL重建的最佳手术方法也一直存在争论。对儿童进行ACL重建可能会造成医源性生长障碍,这种担忧使得在成人中已经成功使用的、常规ACL解剖重建方法不能用于儿童。在过去的10年里,治疗骨骼发育不成熟者ACL损伤的手术技术设备不断增多。可供选择的手术治疗方法包括:一期修复、关节外重建术、全经骨骺关节内重建术、经骺板关节内重建术。虽然这些损伤发生的频率越来越高,但有助于指导最佳治疗方法的长期研究仍然缺乏。

二、手术适应证

历史上对于骨骼发育未成熟患者,非手术治疗ACL功能不全的建议主要基于对骨骺损伤相关并发症的担忧。然而,大多数接受非手术治疗的活跃患者都无法恢复运动,会出现有症状的膝关节不稳、持续性半月板断裂,并形成关节软骨损伤的长期后遗症。不幸的是,对于进展为创伤性膝关节炎的年轻患者来说,选择的余地非常有限。因此,膝关节不稳(打软腿)必须进行治疗。如果改变活动方式能成功消除不稳症状,则非手术治疗可以作为一种选择。如果膝关节不稳定持续存在,那么非手术治疗的永久性后遗症似乎比骨骺损伤更难处理。

Graf和同事[9]报道8名骨骼发育未成熟患者ACL损伤后15个月出现了较差的结果,患者伤后均未接受重建手术,其中7例患者出现新的半月板断裂和关节不稳症状。同样,在对一组18名骨骼发育未成熟的、ACL完全断裂平均51个月的患者进行研究后,Mizuta和同事[31]发现,所有患者均存在症状,其中6例有半月板断裂,11例出现影像学改变。McCarroll和同事[26]报道,青春期前和初级中学的患者ACL完全断裂后手术治疗效果明显优于非手术治疗。其中在16例接受非手术治疗的青春期前的患者中,9例停止了所有的体育活动,4例至少出现了1次再损伤,只有3例能够恢复运动[26]。在对另一组75例初中运动员ACL体部断裂的研究中,McCarroll和同事[27]发现,38例早期接受非手术治疗的患者中,37例存在膝关节不稳症状,27例(71%)进展出现半月板断裂。总体来说,92%(55/60)接受ACL重建手术治疗的患者重新恢复了体育运动[27]。从损伤至重建手术之间长时间的拖延与半月板的不可逆损伤具有相关性。Lawrence 和同事[21] 报道了一组 29 例患者，他们在损伤 12 周或更长时间才接受 ACL 重建术。他们发现损伤到重建的时间与软骨损伤和内侧半月板断裂的严重程度有显著相关性[21]。Henry 和同事[13] 比较了两种不同的方法治疗骨骼发育未成熟患者的 ACL 断裂，第一组在儿童医院行骨骺保护型重建术。第二组患者在骨骼发育成熟后在成人医院进行延迟重建手术。他们发现第二组内侧半月板断裂率更高（41% vs. 16%），同时半月板切除率也更高[13]。

在最近对非手术治疗和手术治疗的 Meta 分析中，Ramski 和同事发现，与非手术治疗或延迟治疗相比，多种趋势支持早期手术治疗恢复关节稳定。非手术治疗或推迟重建的患者其膝关节会更不稳定，并且其无法恢复到先前的运动水平[33]。

同样，Vavken 和 Murray 对 48 项研究进行了系统性回顾[41]，研究包括了对 ACL 完全断裂的发育不成熟患者进行手术和非手术治疗，研究发现非手术治疗会导致较差的临床结果，其继发性半月板和软骨损伤的发生率也较高。研究者认为，通过手术恢复膝关节稳定应作为优先的治疗方法。

关键点：适应证

- 在过去，建议非手术治疗的主要原因是考虑到手术可能造成骨骺损伤
- 大多数运动活跃的患者在非手术治疗后都无法恢复运动，进展为有症状的关节不稳，存在半月板断裂，最终导致长期的关节软骨损伤
- 如果关节不稳定持续存在，那么非手术治疗的永久性后遗症可能比骨骺损伤更难处理

三、手术禁忌证

存在打软腿症状的患者禁止采用非手术治疗，因为打软腿症状会导致半月板断裂或关节软骨损伤。如果选择手术治疗，对骨骼发育未成熟患者不应采用自体髌腱移植物进行重建，因为获取自体髌腱会损伤胫骨近端的骨性突起，并可能导致胫骨反张。将骨块置入穿过股骨或胫骨骨骺的隧道，确实会导致生长停滞，必须避免这种操作。同样，对生长板周围骨膜（软骨膜环）的破坏也会影响骨骼生长。对于青春期患者，可预料到其即将处于最后的生长高峰，此时可以使用软组织移植物进行重建。

关于骨骼发育不成熟的运动员 ACL 重建术后、出现生长障碍的临床报道很少。Herodicus 协会的一项调查发现 15 例生长障碍的患者[17]。相关的危险因素包括穿过骺板的固定装置、宽骨道（≥12mm）、关节外的外侧肌腱固定、LaCroix 软骨膜环近侧切开和胫骨结节周围的缝合[17]。Yoo 和他的同事[42] 报道了 43 例患者的回顾性研究，对这些患者应用软组织移植物经骨骺进行 ACL 重建手术，术后通过 MRI 随访平均 16 个月。5 例出现局部骨桥，4 例累及胫骨骺，1 例累及股骨骺。尽管在随访中骺板的角度在冠状面或矢状面都没有明显改变。但股骨远端和胫骨近端骺板在骨折后造成生长抑制的概率很高（30%～50%）。因此，如果家长不愿意接受骺板损伤对孩子造成的危害，则应选择推迟手术，直至骺板闭合。

四、临床评估

（一）病史

ACL 的断裂可由膝关节直接暴力引起，但更常见的是由非接触性扭伤或摔伤造成。应注意记录受伤的时间，用以判断急性或慢性损伤，以及记录任何先前的膝关节损伤。膝关节积液、疼痛和负重能力是诊断 ACL 断裂的重要因素。还需记录患者在受伤时是否听到有"嘭"的声响。如果出现急性关节血肿，特别是伤后 6～12h，应优先考虑 ACL 损伤。Stanitski 和同事[37] 发现，47% 伴有膝关节肿胀的青春期前的患者有 ACL 损伤。急性髌骨脱位可能出现类似的机制和症状。先天性肢体缺损的儿童，如胫腓骨半肢畸形、先天性股骨短小或股骨近端局部缺如等，是另一类 ACL 缺损患者。这些儿童可能在很小的时候就出现膝关节不稳，而且无膝关节外伤史。这些案例更为复杂，必须进行个体化评估。

（二）损伤的危险因素

1. 髁间窝容积 先前的研究已经证明大学生运动员股骨髁间窝狭窄与 ACL 损伤之间的存在相关性[20]。在最近的一项研究中，Swami 和同事[38] 运用 MRI 来比较骨骼发育未成熟患者的髁间窝容积与 ACL 断裂与否与的关系。他们的研究结果表明，ACL 断裂膝关节的髁间窝容积比对照组明显更低。女性的髁间窝容积也明显小于男性[38]。髁间窝容积

减少意味 ACL 更小，其先天强度也就越小。

2. 摔倒机制 已有研究表明，冠状面的膝关节运动和力矩是女性运动员非接触性 ACL 损伤风险的重要预测因素。视频分析研究也表明了女性冠状面"外翻塌陷"的损伤机制。研究发现，与男性相比，女性摔倒时的膝关节外翻角峰值明显更大。由于膝关节韧带间的载荷分配很复杂，冠状面和矢状面载荷的机制可能都会导致非接触性 ACL 损伤。第 13 章详细讨论了风险因素。

（三）体格检查

诊断儿童膝关节损伤的最重要部分是体格检查。应注意关节是否肿胀。应对关节线和股骨远端及胫骨近端的骺板进行触诊。还应记录膝关节主动和被动运动情况。应在膝关节完全伸直位和屈膝 30° 位，分别对膝关节内、外翻松弛度进行检查。Lachman 试验应按照阳性分级进行记录，如果儿童有自我保护，在急性情况下完成的轴移试验结果可能不准确。所以当 Lachman 试验呈强阳性时，轴移试验可以推迟进行，如果选择手术治疗，可在患儿麻醉状态下再次进行检查。各项查体结果通常与对侧未受伤膝关节进行比较。应当记录未受伤侧膝关节的过伸度数和胫骨移位程度，进而评估患儿是否存在全身韧带松弛的情况。

（四）诊断检查

常规拍摄膝关节正、侧位 X 线片，并对胫骨棘和股骨髁间窝形态进行评估。先天性肢体缺陷的儿童，通常伴有胫骨棘缺失和股骨外侧髁发育不全。此外，ACL 损伤后股骨髁间窝也会变小[7]。如果怀疑患者存在骺板损伤，可以选择拍摄健侧和患侧应力位片进行比较。对于查体困难的患者，MRI 有助于检查 ACL 断裂，以及相关的半月板病变和软骨损伤。然而，在评估年轻患者病情时，查体比 MRI 更为敏感和精确。当然 MRI 有助于评估年轻患者关节内的其他病理改变，包括胫骨棘骨折、关节周围（骨骺）骨折和先天性 ACL 缺如等。

> **关键点：临床评估**
>
> - 诊断儿童膝关节损伤的最重要部分是体格检查
> - MRI 有助于检测 ACL 断裂以及相关的半月板病变和软骨损伤。然而，MRI 无法确定膝关节平移或旋转异常
> - 有必要检查对侧膝关节和全身松弛度

五、术前准备

（一）骨骼发育情况

术前应当明确患者的骨骼发育情况。一般认为女性骨骼生长到 14 岁，男性骨骼生长到 16 岁。然而，年龄并不是判断发育情况的唯一指标。女性的生长高峰出现在 10—11 岁，而男孩则出现在 13—14 岁。在标准的骨盆 X 线片（图 9-1）上可以看到三叉形软骨闭合，这通常标志着生长峰值的结束。还可以按照 Tanner 和 Davies[39] 提出的一些生长标志对患者进行生理评估。Slough 和同事[36] 进行的一项研究表明，骨科医生进行术前 Tanner 分期具有较大的观察者间差异性，可能不可靠。孩子可以分为青春期前和青春期两类。青春期前患者的生理学表现符合 Tanner1 期和 2 期，以及骨龄小于 12 岁的男性和骨龄小于 11 岁的女性。青春期患者的生理学表现符合 Tanner3 期和 4 期，以及骨龄为 13—16 岁的男性、骨龄 12—14 岁的女性。对于女性来说，月经开始时的年龄具有参考价值。月经初潮后，女孩进入生长减速阶段，通常在初潮后 18 个月达到骨骼成熟。家族身高也可以用于大概估计生长潜力。

可以通过骨盆 X 线片上的 Risser 标志来评估确定患者的骨骼发育情况。Risser 标志是根据 X 线片上髂骨骨骺的骨化程度得出的影像学测量结果，髂骨骨骺的骨化是从外侧面向内侧面进行的（图 9-2）。据此将髂骨骨骺分为四个等份，Risser 标志从 0（无骨化）到 4，这四个等份表示骨骺的骨化情况。Risser0 或 1 代表患者仍有较大的生长潜能，而 Risser4 代表患者骨骼已经发育成熟。骨龄可以根据手部和腕部的 X 线检查并将其与 Greulich 和 Pyle 图集[10] 的标准相比较来确定。"三分法"指的是在剩余的发育时间里，股骨远端和胫骨近端平均每年能够增长 0.9cm 和 0.6cm。通过机械轴位 X 线片能够客观

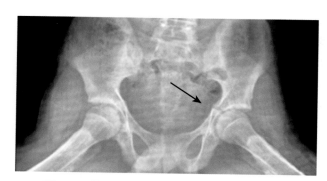

▲ 图 9-1 骨盆 X 线片显示三叉形软骨的闭合（箭）

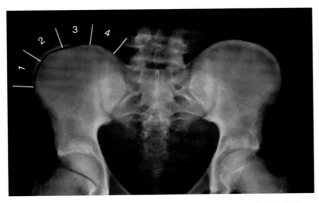

▲ 图 9-2　X 线片上髂骨骨骺骨化情况的四分位测量

骨骼发育情况可通过骨盆 X 线片上的 Risser 标志来评估，Risser0 表示很少或没有骨化（骨骼发育未成熟），而 Risser4 表示骨骺完全骨化（骨骼发育成熟）

测量出患者肢体长度和双下肢力线情况，更多见于青春期女性的膝外翻，通常也与 ACL 损伤有关。

关键点：术前准备

- 术前应当明确患者的骨骼发育情况
- 可以通过生理指标（Tanner 分期）和影像学结果来评估患者，使用 Risser 标志或骨龄来确定骨骼发育情况

（二）相关关节内病变

先前的研究表明，20%～100% 的儿童 ACL 损伤患者伴有半月板损伤。尽管外侧半月板断裂更常见于急性损伤，但 Millett 和同事[30] 发现，慢性 ACL 缺损导致内侧半月板断裂的发生率显著增加。在 22 例 ACL 损伤后超过 6 周才接受手术治疗的患者中，72% 伴有半月板断裂。如果患儿存在不稳定的半月板断裂，则应当采取更为积极治疗方法挽救半月板。但对这一年龄阶段的儿童采用半月板切除术后往往预后不佳。Manzione 和同事[25] 对 20 例平均年龄 15 岁（5—15 岁）的患者进行了半月板部分切除术与完全切除术，并对治疗效果进行临床评估。通过 6 年的随访，16 例膝关节出现了 I 度骨关节炎，4 例膝关节出现了 II～III 度改变。对于合并有骨软骨损伤的患者，可能需要在 ACL 重建术中，对膝关节进行清理、钻孔和（或）固定。

六、术中评估

在患者麻醉后，应当对患肢膝关节重新进行完全查体，检查松弛程度，包括 Lachman 试验、轴移试验等，并再次将检查结果与健侧进行对比。如果在麻醉状态下对患者的查体结果不能确定，则应当在韧带重建之前，可以应用关节镜检查评估 ACL 断裂的性质是部分断裂还是完全断裂。判断 ACL 部分断裂应当根据残留韧带功能和膝关节不稳定的程度进行确定。Kocher 和同事[16] 对 45 例部分 ACL 断裂的青少年进行了研究。其中 1/3 的患者随后接受了 ACL 重建手术。与非手术治疗失败相关的危险因素主要包括 ACL 断裂超过 50%、轴移试验阳性、年龄更大及骨龄更高[16]。

七、手术技术和临床结果

由于最近的研究针对骨骼发育不成熟的患者已经具有了独特的考量，所以对膝关节 ACL 缺损的治疗方法也在进展。当前的文献趋向于手术治疗来恢复膝关节稳定性和预防半月板和（或）关节软骨的损伤，但对于骨骼发育未成熟患者 ACL 重建的最佳方法仍有争议。常规应用于成人的 ACL 重建技术用于儿童患者时，存在因骺板损伤导致医源性生长障碍的潜在风险。用于骨骼发育未成熟患者的手术技术包括一期修复、关节外肌腱固定、不经骺板技术、部分或完全经骺板重建技术等。在选择术式时，骨龄、活动水平、相关损伤、报道的成功率、移植物的预期寿命都是应当予以考虑的因素。

（一）一期修复

DeLee 和 Curtis[6] 报道了一期修复的 3 例患者，均采用缝线穿过骺板来一期修复 ACL。在随后 21 个月的随访中，所有患者均出现了膝关节松弛症状，其中 2 例出现打软腿症状。Engebretsen 和同事[8] 回顾了 8 例 3—8 岁进行一期修复的患者；他们发现，所有患者均出现了运动水平的下降，其中 5 例在临床检查中表现出膝关节不稳定。Grontvedt 和同事[11] 也指出，对骨骼发育未成熟患者一期修复 ACL 效果不佳，这一点与成人患者相似。

虽然人们认为一期修复不是一种治疗选择，但基础科学研究表明，其可能成为一种可行的选择而在未来持续存在。最近，一项大型动物模型的 ACL 修复研究显示了很有前景的效果，该研究以凝块的形式使用生物活性和生物相容性支架可以促进 ACL 断裂断端的细胞增殖和生物合成，能够得到很好的效果。这项技术在任何临床应用之前，必须进行人体临床试验研究[40]。

（二）不经骨骺重建术

早期不经骺板的关节内重建术是指在重建术时保留自体腘绳肌腱移植物的远端止点，将腘肌移植物近端从内侧半月板下方穿入膝关节，并使用门型钉将其在股骨的过顶点位固定于股骨外侧髁上（图9-3）。这种技术是非解剖性的重建，因此无法恢复膝关节和韧带的正常运动学。一项对 9 例患者进行的研究报道，术后 36.5 个月随访时，所有患者都有Lachman 试验 I + 度和前抽屉试验 1+ 的评分[4]。9 例患者中有 6 例已恢复体育运动，但必须佩戴支具并采取相应的保护措施。但没有生长障碍的报道[4]。

最近，Chicorell 和同事[5] 对 Micheli 技术进行了描述，这种技术是一种使用自体髂胫束作为移植物的关节内外联合重建术，并不侵犯骺板。该技术是从外侧关节线到 ITB 上缘作斜形切口。将 ITB 移植物近端游离，保留远端在 Gerdy 结节的附着部，然后将游离端锁边缝合。从标准膝关节镜入口置入关节镜。将移植物的游离端放入膝关节股骨后方的过顶点位。在胫骨内侧近端做第二切口。向深层分离至骨膜，将弯钳通过切口进入关节腔，放置在半月板间韧带下方。将移植物经半月板间韧带下方向前方穿过膝关节，再通过胫骨切口穿出膝关节。在屈膝 90° 时外旋胫骨，用缝线将移植物固定在股骨外侧髁的外侧肌间止点处。在胫骨侧，屈膝 20° 时拉紧移植物，将其与胫骨近端、骺板以远的骨膜进行缝合（图 9-4）。

术后 6 周内患者可拄拐行走，但只能用脚趾触地负重。术后早期可以在膝关节铰链式支具辅助下

在 0°～90° 范围做屈伸活动，2 周后逐步过渡到完全活动。

Micheli 和同事[29] 报道了 17 例行此手术的患者，患者平均年龄 11 岁，平均骨龄 10 岁（2—13 岁）。平均随访 66 个月。所有患者自觉膝关节稳定，客观上 KT-1000（MEDmetric）膝关节活动仪测试也表明稳定。没有患者出现生长障碍。尽管该手术最初被认为是一项折中的方法，当患者骨骼成熟后再使用成人技术进行重建，但 Kocher 和同事[18] 对 44 例骨骼发育未成熟（Tanner1 期或 2 期）、平均年龄为10.3 岁（平均骨龄 10.1 岁）的患者进行随访研究表明，该手术方法具有极好的效果。术后对患者膝关节功能结果、移植物生存情况和生长障碍情况评估

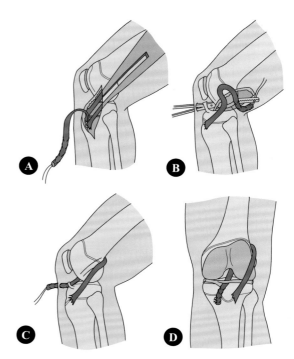

▲ 图 9-4 **Physeal sparing combined with intraarticular and extraarticular reconstruction using an autogenous iliotibial band for prepubescent patients.**

A, The iliotibial band graft is harvested free proximally and left attached to the Gerdy tubercle distally. B, The graft is brought through the knee in the over-the-top position posteriorly. C, The graft is brought through the knee and under the intermeniscal ligament anteriorly. D, The graft is fixed to the intermuscular septum on the femoral side and to the periosteum of the proximal part of the tibia on the tibial side. [Modified from Kocher MS, Garg S, Micheli LJ. Physeal sparing reconstruction of the anterior cruciate ligament in skeletally immature prepubescent children and adolescents. Surgical technique. *J Bone Joint Surg Am.* 2006;88(suppl 1 pt 2):283-293.]

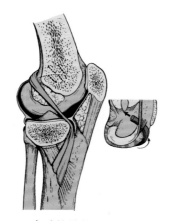

▲ 图 9-3 **左膝的横截面显示了移植物轨迹**
插图显示胫骨平台，以及移植物从内侧半月板前角下方穿行（改编自 Brief LP. Anterior cruciate ligament reconstruction without drill holes. *Arthroscopy*. 1991;7:350-357.）

平均 5.3 年（2～15.1 年）。结果显示，Lachman 试验正常 23 例，接近正常 18 例，异常 1 例。术后 4.7 年和 8.3 年，仅 2 例患者因移植物失效需要进行翻修。经临床和影像学检查证实没有患者出现肢体成角畸形或不等长。我们强烈推荐将这种技术用于青春期前（Tanner1 期和 2 期）的 ACL 重建。

（三）经骨骺重建术

不经骨骺重建技术中对移植物非解剖、非等长的定位引起了对移植物生物力学的关注，以及由此对其使用寿命的关注。虽然经骨骺 ACL 重建术通常遵循的是成人 ACL 重建原则，但由于不穿过胫骨或股骨的骺板，所以最大限度地降低了骺板损伤的风险。

患肢保持在屈髋 20° 位。将手术床旁 X 线透视仪放置在患膝对侧，在对患肢进行消毒、铺单之前，应当确认股骨和胫骨生长板的平面位置。在腘肌腱对应的皮肤处做一斜形切口，获取半腱肌 - 股薄肌腱并对折。按照标准方式将膝关节镜置入关节腔，在外侧 C 臂透视下将导针放置于 ACL 足印相对应的股骨外侧髁皮肤表面。做一个小的切口。沿其长轴方向分离 ITB。将导针穿过股骨骨骺，用 C 臂确认导针没有与前后和上下成角。此时关节镜下在髁间窝可以看到导针在股骨足印区进入关节内。从胫骨前内侧骨骺水平置入第 2 根导针，经胫骨结节前方于外侧半月板胫骨游离缘处进入关节（ACL 足印的中心）。使用肌腱筛选器确定自体移植物的直径，并选择合适的最小号扩髓钻和合适的 EndoButton（Smith&Nephew）固定装置。在缝线的牵引下将 EndoButton 和肌腱拉入胫骨隧道，并从股骨侧隧道拉出。在 EndoButton 套上垫圈并拉紧移植物，将 EndoButton 及垫圈拉至外侧股骨髁表面。屈膝 10°，将移植物远端固定在螺钉上，将螺钉置于胫骨结节内侧和胫骨骺板远端（图 9-5）。

共有 2 组关于骨骼未发育成熟患者经骨骺 ACL 重建的报道。Guzzanti 和同事[12] 报道了 5 例 ACL 损伤的青春期前患者（Tanner1 期）。术中保留了腘肌移植物胫骨侧止点，使用经胫骨骨骺隧道，将移植物绕过 ACL 股骨止点的门型钉将其在股骨侧固定。这组病例术后随访至少 4 年，KT-1000 测试仪显示患侧与健侧膝关节平均差异为 1.8mm。Anderson[1] 也报道了他对 12 例患者（Tanner1～3 期）应用该技术获得的结果。平均随访 4.1 年（2～8.2 年），KT-1000 测

量仪显示患侧与健侧膝关节平均差异为 1.5mm。在这两组病例报道中，随访时间不少于 4 年，均没有出现骨骺生长异常，也没有主客观证据表明有膝关节不稳出现。

Lawrence 和同事[22] 报道了一项改进的技术，术中使用 O 臂（Medtronic）对青春期前、骨骼发育未成熟患者的骨道进行定位。他们在术中使用 CT 三维重建来对股骨和胫骨的骨骺隧道进行精确定位。股骨隧道完全在股骨外侧髁的骨骺上。胫骨隧道使用逆行钻从内向外钻至胫骨骨骺的水平面。通过从胫骨逆行打入界面螺钉和股骨顺行打入界面螺钉来固定软组织移植物。Lawrence 和同事[22] 报道了 3 例10—12 岁男孩（Tanner1 期）的研究结果，平均随访 1 年。Lachman 试验和 KT-1000 检测仪的客观结果显示 3 例患者膝关节均稳定。所有患者没有出现生长障碍，使用定制的 ACL 支具恢复了体育运动。

（四）部分经骺板重建术

部分经骺板重建术是一种混合技术，移植物胫骨侧置于经胫骨骺板的隧道内，而股骨侧则固定在股骨过顶位。移植物的胫骨隧道直径 6～8mm，隧道穿经骨骺板。隧道位置应当更趋近于垂直，以降低损伤骺板的风险。将移植物固定在股骨的过顶位时，应当注意在固定过程中不要损伤股骨远端的骺板。

Lipscomb 和 Anderson[23] 报道了 24 例（男性 21

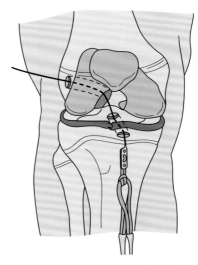

▲ 图 9-5　**The semitendinosus and gracilis tendons are pulled up through the tibia and out the lateral femoral condyle with use of a No. 5 suture in the EndoButton fixation device.**

Modified from Anderson AF. Transepiphyseal replacement of the anterior cruciate ligament in skeletally immature patients. A preliminary report. *J Bone Joint Surg Am*. 2003;85:1255-1263.

例，女性 3 例）采用该术式的患者，年龄在 12—15 岁，11 例骺板完全未闭合，13 例部分骺板闭合，该报道未记录骨龄情况。将自体腘绳肌腱作为移植物，在胫骨侧通过隧道穿过胫骨骺板（隧道 6.4mm），在股骨骨骺穿出。此外，为了膝关节的旋转稳定，常规在关节外侧行关节外重建术。在平均 35 个月的随访中，与健侧对比，患肢的 Lachman 试验差异平均值为 1.8mm，所有患者否认关节肿胀或打腿软症状。其中 1 例患者由于固定移植物时门型钉跨越了股骨和胫骨骺板，出现了 2cm 的双下肢不等长 [23]。

Andrews 和同事 [2] 使用 7mm 同种异体阔筋膜或跟腱作为移植物为 8 例青少年实施了部分经骺板 ACL 重建术，将移植物从胫骨骺板中心穿过，并将其在股骨过顶位固定。患者骨骼成熟后，未发现双下肢不等长（图 9-6 和图 9-7）。

Lo 和同事 [24] 报道了 5 例接受了经骨骺型重建术患者，平均年龄为 12.9 岁（8—14 岁），使用的移植物为自体腘绳肌腱或髌腱，移植物从胫骨骺板中心（6mm）穿过，固定于股骨过顶位。术后随访平均 7.4 年，扫描后未发现成角畸形或肢体不等长。

Kennedy 和同事 [15] 对三种不同的不经骺板重建术进行生物力学比较，以确定哪种方式可以最好地恢复膝关节的运动学。在使用全骨骺、部分经骺板（经胫骨过顶位）和使用髂胫束不经骨骺三种术式重建 ACL 后，分别测算胫骨相对于股骨的位移和旋转情况。尽管所有不经骺板的重建技术都恢复了膝关节部分稳定性，但使用髂胫束不经骨骺重建术能够最好地恢复平移和旋转稳定性。

（五）完全经骺板重建术

完全经骺板重建术是采用标准的骨隧道穿过胫骨侧和股骨侧骺板。该技术与成人常规 ACL 重建术相同，可使用自体移植物或同种异体移植物。Aronowitz 和同事 [3] 报道了 19 例 11—15 岁的骨骼未成熟的患者，他们选择同种异体移植物经过股骨远端和胫骨近端隧道进行韧带重建（图 9-8）。所有患者的骨龄至少 14 岁。术后随访平均 25 个月（12～60 个月），根据骨扫描、胫骨和股骨的 AP 位及侧位片，没有发现明显的肢体不等长和成角畸形。膝关

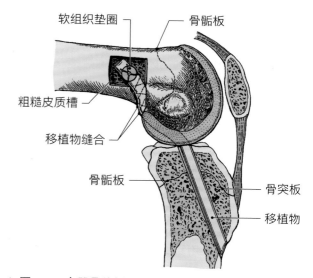

软组织垫圈　　　骨骺板
粗糙皮质槽
移植物缝合
骨骺板　　　骨突板
　　　　　　移植物

▲ 图 9-6　在股骨外侧髁过顶位呈 H 型掀起骨膜，并将其下方股骨皮质区打磨成粗糙面

改编自 Andrews M, Noyes FR, Barber-Westin SD. Anterior cruciate ligament allograft reconstruction in the skeletally immature athlete. *Am J Sports Med*. 1994;22:48-54.

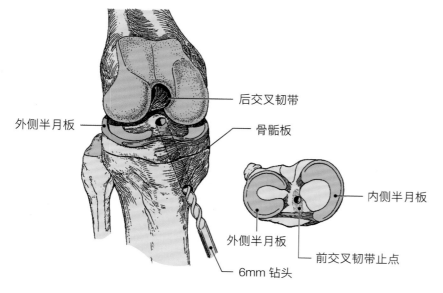

后交叉韧带
外侧半月板　　　骨骺板
内侧半月板
外侧半月板
前交叉韧带止点
6mm 钻头

◀ 图 9-7　采用 7mm 钻头经胫骨前内侧（约 3cm）向近端钻入，于骺板中心垂直穿过，并于前交叉韧带胫骨侧解剖止点后方轻柔穿出

改编自 Andrews M, Noyes FR, Barber-Westin SD. Anterior cruciate ligament allograft reconstruction in the skeletally immature athlete. *Am J Sports Med*. 1994;22:48-54.

节 Lysholm 评分的平均值为 97 分（范围为 94～100 分），与健侧膝关节 KT-1000 的测试值差值为 1.7mm（范围为 0～3.0mm）。所有患者均对手术结果满意，19 例患者中有 16 例患者恢复了伤前的体育项目[3]。

McIntosh 和同事[28] 报道了 16 例（11 名男性，5 名女性）经骺板 ACL 重建术的患者，对每位患者随访至骨骼发育成熟，临床随访平均时间为 41.1 个月（范围为 24～112 个月）。随访结束时，他们双下肢长度差为平均 0.62cm（范围为 0.2～1.5cm），所有患者均未出现下肢对线不良的临床或影像学证实。在随访中改良膝关节 Lysholm 评分平均为 98.8 分（范围为 94～100 分），大多数患者（87.5%）恢复到了伤前的运动水平[28]。

Shelbourne 和同事[35] 报道了对 16 例骨骺未闭的患者采用自体髌腱经骺板进行 ACL 重建手术。手术时，7 例患者为 Tanner3 期，9 例为 Tanner4 期。术中将骨栓小心地置入骺线近侧，同时避免移植物张力过高。临床随访（术后平均 3.4 年）显示，没有患者出现骺板生长障碍、成角畸形或肢体不等长，所有患者术后均恢复了运动[35]。

最近，Kocher 和同事[18] 报道了 59 名骨骼发育未成熟的青春期青少年（Tanner3 期）的 61 例膝关节情况，患者均采用自体胭绳肌肌腱移植物、经骺板 ACL 重建术和干骺端固定。术后平均 3.6 年对患者的

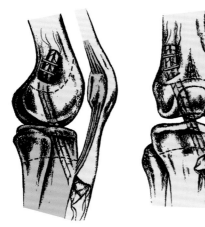

▲ 图 9-8　Lateral (left) and anteroposterior (right) views illustrating the technique of passing an Achilles tendon allograft through drill holes across the open physis of both the proximal tibia and distal femur. The graft is press-fitted on the tibial side before fixation with two staples on the femoral side.

From Aronowitz, E, Ganley TJ, Goode JR, et al. Anterior cruciate ligament reconstruction in adolescents with open physes. *Am J Sports Med*. 2000;28:168-175.

功能效果、移植物生存率和生长障碍情况进行了评估。2 名患者因移植物失败而进行翻修手术，51 例膝关节 Lachman 试验恢复正常，8 例膝关节恢复接近正常，无患者出现轴移试验阳性，术后平均身高增加 8.2cm（1.2～25.4cm），临床上未发现成角畸形或肢体长度不等。

这些研究和其他临床报道均支持对青春期（Tanner3 期和 4 期）的青少年患者使用经骺板 ACL 重建术。总的来说，经骺板重建术后很少有生长障碍的报道。Koman 和 Sanders[19] 报道了 1 例 14 岁男性患者，在使用半腱肌自体移植物经骺板重建术后，出现股骨远端外翻畸形，需要行截骨和对侧骨骺固定术治疗。该患者的骨龄在报道中未提及，胫骨隧道直径也未提及，但报道了股骨隧道为 9mm。移植物的松质骨块分别放置在股骨侧和胫骨侧隧道内，移植物的肌腱部分用一枚筒状螺钉固定于股骨外侧髁[19]。

在骨骼发育不成熟的患者中，经骺板隧道应当更接近垂直，尤其是股骨侧。Shea 和同事[34] 使用计算机辅助建立三维模型，在 10 例儿童膝关节中使用不同直径的钻建立 ACL 股骨隧道。他们的结果显示，使用这种方法去除的平均骺板体积在 3.7%～6.5%。因此在 ACL 重建过程中，建立解剖隧道会对股骨远端骺板产生不可接受的大范围损伤。

（六）移植物选择

在 ACL 重建中使用自体移植物还是同种异体移植物仍存在争议。最近的一项研究评估了移植物的选择与移植物失败的相关风险[14]。无论使用自体移植物还是同种异体移植物，年龄在 10—19 岁的患者移植物失败率最高。此外，同种异体移植物的失败率是自体移植物的四倍。

尽管有大量研究报道应用关节外技术、关节内不经骨骺技术和经骨骺技术进行 ACL 重建，但对于骨骼发育未成熟患者，并没有前瞻性的随机对照研究来比较移植物的种类、移植物的放置或移植物的固定之间的临床成功率。目前发表的文献包含的研究样本量相对较小，同时有各种各样的结果测算方法，因此很难对他们进行比较。更遗憾的是，一些报道中没有清楚的记录患者的性别、年龄、骨龄或手术时的骨骼成熟度。这些研究还包括了不同年龄阶段（即 8—15 岁）的患者，因此其结果难以解释。尽管存在以上的局限性，但在目前文献报道的研究中，对于骨骺未闭合的患者进行 ACL 重建术，无论

是否侵及骺板，都没有出现明显的生长障碍（下肢不等长或成角畸形）。

关键点：手术技术和临床结果

- 常规应用于成人的技术用于儿童患者时，存在因骺板损伤导致医源性生长障碍的潜在风险
- 用于儿童的手术技术
  - 一期修复
  - 不经骨骺技术
  - 经骨骺重建术
  - 部分经骺板重建术（仅胫骨）
  - 完全经骺板重建术
- 移植物的选择存在争议；对于骨骼发育未成熟患者，没有前瞻性的随机对照研究来比较移植物的种类、移植物的放置或移植物的固定之间的临床成功率

八、建议

最近的一项系统性回顾证实了对骨骼发育未成熟的患者进行 ACL 重建的优势和安全性[41]。目前的治疗方案是根据患者的骨骼情况、年龄、生理年龄、ACL 的断裂程度来制订。对于断裂程度低于 ACL 直径 50% 的部分断裂可以进行非手术治疗，包括活动矫正、物理治疗和支具保护。患者的膝关节在查体和应力检查中都恢复临床稳定后，患者可以在伤后 3～6 个月恢复体育运动。即使对于年龄非常小的患者，ACL 完全断裂也应进行手术治疗。对于青春期前的患者（即 Tanner1 期和 2 期）（骨龄：男性＜12 岁，女性＜11 岁），选择自体髂胫束移植物，应用不经骨骺技术并联合关节内和关节外重建技术是首选方法[29]。对于还在发育期的并且生长期超过 1 年的青春期患者，采用自体腘绳肌腱作为移植物、进行部分经骺板重建手术（胫骨隧道垂直穿过骺板，股骨止点位于过顶位）是首选方法。对于剩余发育时间最短的青春期患者（即 Tanner3 期和 4 期；骨龄：男性 13—16 岁，女性 12—14 岁）来说，可采用自体四股腘绳肌腱或股四头肌腱，进行完全经骺板重建手术，其中隧道半径应该更小、隧道更趋于垂直，同时在干骺端进行固定。对于骨骺即将闭合（即 Tanner5 期）的年龄更大的青春期患者（骨龄：男性＞16 岁，女性＞14 岁），采用自体四股腘绳肌腱移植物或自体骨－髌腱移植物，应用成人 ACL 解剖重建技术，并用界面螺钉或缝隙固定作为首选治疗。

术后 6 周，患者需佩戴关节活动度（range-of-motion，ROM）支具。应用髂胫束进行 ACL 重建的患者在 6 周内仅限脚趾触地负重，而接受经骺板重建术的患者在恢复对肢体肌肉的控制之前，也仅限脚趾触地负重。术后 3 个月采用渐进式康复治疗，包括增加关节活动度的训练、股四头肌闭链训练、腘绳肌强化练习、髌骨活动度练习，以及各种方式的训练。根据膝关节活动度、肌肉力量以及肢体功能的恢复情况，在术后 3～5 个月开始直线慢跑和爆发力训练。如果所有力量和功能指标恢复良好，包括对称性等，在术后 6～8 个月可以考虑完全恢复屈伸和旋转活动及体育运动。

关键点：建议

- 儿童期患者：选取自体髂胫束，应用不经骺板技术联合关节内外重建技术
- 骨骺未闭、发育期超过 1 年以上的青春期患者：选取自体腘绳肌腱移植物，应用部分经骺板重建术
- 发育期最短的青春期患者：选取自体四股腘绳肌腱或股四头肌腱移植物，行完全经骺板重建术，其中隧道半径应该更小、隧道更趋于垂直，并在干骺端进行固定
- 骨骺即将闭合、年龄大一些的青春期患者：选取自体四股腘绳肌腱或骨－髌腱作为移植物，应用成人 ACL 解剖重建技术，并用界面螺钉或缝隙固定

九、损伤的预防

神经肌肉训练

经过认真设计的损伤预防方案能够降低运动员（尤其是女性）ACL 损伤的风险。这些预防方法尝试通过神经肌肉和本体感觉训练来改变胫股关节的动力载荷。其强调正确的着地技巧和侧切技术，包括前足轻柔着地、向后足过渡、使膝关节和髋部屈曲，以及尽量双脚着地。训练运动员避免膝关节过度动态外翻，并在做侧切运动时注意"膝关节在脚趾上方的位置"。

研究表明使用训练方案，包括注重着地技巧、平衡训练、力量训练和灵活性训练，可以降低下肢的损伤率。进行损伤预防性训练能够有效减少青春期女性运动员的膝关节失控，这表明其很可能会降低这类人群 ACL 损伤的风险[32]。在 ACL 康复期间也应实施预防方案，随后还需要实施维持方案。

第 10 章　前交叉韧带自体重建后康复训练的理论基础

Scientific Basis of Rehabilitation After Anterior Cruciate Ligament Autogenous Reconstruction

Sue D. Barber-Westin　Frank R. Noyes　著

李　伟　宋佳凝　译

一、前交叉韧带重建后的康复情况

近年来，前交叉韧带（ACL）完全断裂的治疗和重建方法方面取得了长足的进展。这些包括手术适应证的把握更加合理和手术前达到的目标标准，如解决膝关节运动受限、肌肉萎缩、步态异常、疼痛和关节积液等问题[24, 58, 65, 66, 170, 171, 229, 244, 255, 284]。移植物的选择、取腱方法、植入物张力和固定方法也对患者术后的功能状态的恢复有着重要的作用[8, 181, 286]。ACL 损伤术后康复的主要目标是预防纤维化、关节再损伤和其他等并发症的发生，并协助患者恢复正常的膝关节功能。而正常的膝关节功能必须包括正常的膝关节运动范围、髌骨活动度、运动生物力学特征、下肢肌肉力量、协调能力、本体感觉和神经肌肉功能等。更为重要的是，在康复方案的制订中，不应对 ACL 移植物、髌股关节或胫股关节间隙产生不适当的应力，也不应导致慢性关节积液。同时，我们还应该注意对健侧肢体的康复训练，以恢复肌肉力量和神经肌肉功能的对称性。

影响 ACL 重建后初期和长期康复效果的因素有很多（表 10-1）[58]。ACL 很少出现单纯的断裂，其中约 80% 的患者可同时伴有骨挫伤[78, 138]，约 60% 的患者会伴有半月板损伤[204, 207]。我们的研究还发现，若在膝关节运动受限、肌肉萎缩、肿胀和疼痛的情况下进行 ACL 重建手术时会严重影响术后的康复效果[34, 187]，甚至会引起并发症的出现[229, 248, 285]。因此，本文认为在膝关节功能恢复正常后再进行重建手术是非常重要的[229, 238, 249, 291]。当然也有例外的情况，如桶柄状半月板断裂等原因造成的膝关节伸直功能的障碍[246]。在这种情况下就需要早期进行手术来修复半月板断裂，从而恢复膝关节的正常活动度。在这些情况下，ACL 重建可与半月板修复同时进行。因此，手术医生和康复治疗师之间的沟通是至关重要的，这样康复治疗师才能真正了解具体的手术过程（特别是多种手术同时进行），以及半月板和关节软骨表面的损伤情况，从而制订更加合理的康复训练计划。

表 10-1　影响前交叉韧带重建术后恢复的因素

- 术前膝关节活动度、肌肉萎缩、步态异常、疼痛和膝关节积液的问题
- 前交叉韧带的移植物选择、取腱、替代、固定、愈合和重建过程
- 患者对手术的反应，包括疼痛、积液和肌肉萎缩情况等
- 患者的心理因素，如手术动机、信念、依从性、自我效能和对再次受伤的恐惧等
- 软骨的状况
- 骨挫伤是否存在和严重程度
- 手术操作熟练程度：如半月板修复或移植、其他韧带重建、髌股关节力线、关节软骨修复程序
- 术后肌肉力量和神经肌肉功能的下降情况
- 髌股关节是否疼痛或周围是否发生肌腱炎
- 膝关节稳定性的恢复程度
- 是否存在前交叉韧带重建失败的经历

除此之外，术后康复训练目标是否应该根据术后的时间或明确的、可测量的标准来管理和进行是

一个非常重要但是存在争议的问题。例如有些方案允许在患者在术后 6 个月进行完全恢复训练，而有些方案则认为不管术后时间多久，只有在达到特定的肌肉力量和功能才可以进行下一步的康复训练[11, 12]。目前，对于确定患者恢复运动训练的标准，以及哪些因素的影响最大，也尚未达成共识[246]。但是，当患者过度担心 ACL 重建后膝关节再次损伤或健侧 ACL 再损伤风险时，往往会影响康复的效果[12]。

目前的研究显示，ACL 自体移植物重建的失败率通常在 5%～15%[35, 47, 126, 152, 203]。而我们认为，与健侧肢体相比，矢状位位移增加 6mm 以上，或轴移试验阳性（2 级或 3 级以上）则定义为 ACL 重建手术失败。当然，手术后移植物是可以适当被牵伸延长的，从而导致 3～5mm 的 AP 位移或产生轴移试验轻度阳性（1 级）的结果，这种情况的发生率会在 5%～50%[80, 89, 106, 110, 142, 267]。按照这种标准，目前总的手术失败率并不高，但是一些学者也认为，即使很小的胫骨 AP 异常移位，在长时间下也会对膝关节造成损伤[26, 222]。移植物的伸长可能是很多原因造成的，例如手术技术、构建的胶原和骨成分成熟的不一致、康复计划不合理或者这些因素的组合共同造成的。

目前的研究已经证实，ACL 重建后的运动生物力学特征、肌肉力量和神经肌肉功能特征都会出现不同程度的改变。ACL 重建后对本体感觉的影响依然存在着争议，之前的研究认为，ACL 重建后会出现本体感觉的缺陷[15, 31, 166, 174]，但是近年来的研究又推翻了这些发现[4, 28, 123, 168, 194, 218, 232]。即便如此，我们依然认为肌肉和神经肌肉功能的改变会对患者恢复运动时造成一定的影响，而这些功能的改变可能造成更严重的再损伤[11, 240, 289]。

> **关键点：早期膝关节活动、负重、支具的使用**
>
> - 有理论依据支持的 ACL 重建后早期关节活动的训练，包括髌骨活动度练习
> - 术后早期应用超载荷方案治疗膝关节活动度受限问题
> - 早期部分负重是安全的，对 ACL 移植物无危害
> - 没有高质量的证据支持术后支具的使用，但支具有保护和安抚患者的作用

本章主要回顾了当前 ACL 自体重建后的康复理论证据，包括早期的膝关节活动度训练、早期负重、肌力和神经肌肉功能训练的方法、训练内容制订的

标准等。本文的 ACL 术后康复方案是根据科研文献和 30 多年的临床经验制订的，具体内容见第 11 章。

二、早期膝关节活动度训练、早期负重、护具保护下训练

ACL 重建后早期进行关节活动度训练已经有了十分夯实的理论基础[25, 118, 131, 132, 154, 205]。早期膝关节运动可减少疼痛和术后关节积液的发生，有助于预防瘢痕组织的形成和关节囊挛缩，减少肌肉损伤，维持关节软骨营养，并有利于 ACL 移植物的愈合[46, 229, 257]。目前普遍认为，术后对膝关节的制动可能导致膝关节的永久活动受限、肌肉萎缩、髌骨移位和关节软骨退化[46, 208-210, 224]。膝关节运动范围不全可能会导致关节运动学异常、髌股关节和（或）胫股关节的接触压力增加、髌股骨关节炎，以及较差的功能恢复[48, 199, 250, 291]。Shelbourne 和 Gray[250] 注意到在 3°～5° 的膝关节伸直受限与影像学关节炎的发生（不正常或严重不正常评级，IKDC 评级）之间存在显著的相关性。

我们的研究中心从 1981 年就开始采用 ACL 重建术后立即进行膝关节活动度训练（范围为 0°～90°）的方法了[206]。髌骨滑动训练是这个方案中的最重要的组成部分，其可以防止髌骨、内侧和外侧支持带，以及脂肪垫附近瘢痕组织的过度形成。我们中心还对 443 例行 ACL 损伤骨 – 髌腱 – 骨自体重建的膝关节进行了研究，以评价该术式在恢复正常膝关节运动中的效果[205]。这项研究的康复方案内容包括术前确定训练目标，早期对膝关节屈伸受限进行评估和训练。术后第 1 周未能达到 0°～90° 屈曲度的患者开始采用超载荷方案（图 10-1）。如果效果不佳，我们还可以使用膝关节伸展石膏进行辅助（图 10-2）；在极少的情况下，我们还可以进行关节镜下瘢痕组织清理（图 10-3）。在所有患者中，尽管有 23 例膝关节进行了干预治疗，但最终均达到了正常的膝关节运动范围。在随访中（平均术后 25 个月）发现，共有 436 例膝关节（98%）恢复到了正常活动范围；7 名拒绝干预治疗的患者中出现了 5° 左右的轻度伸膝功能受限；3 例患者需要在硬膜外麻醉进行关节镜下松解粘连，但是最终也成功解决了运动受限的问题。在 ACL 重建过程中需要一期处理的问题主要包括：内侧副韧带修复占 22%，髌骨重建占 18%，半月板修复占 8%，单独 ACL 重建占 6%。

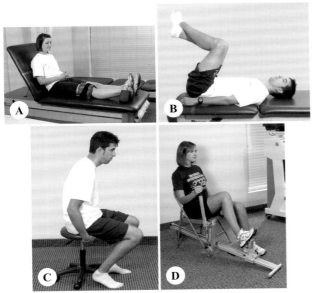

▲ 图 10-1　超载荷训练方案用于膝关节伸直受限（A）和屈曲受限（B 至 D）

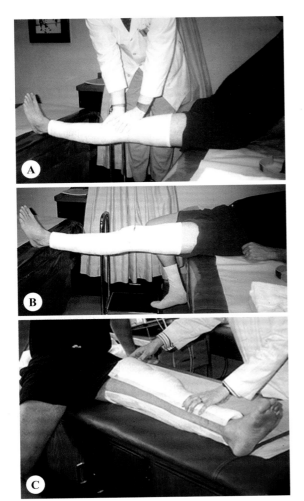

▲ 图 10-2　长管石膏固定的应用在初期进行加压定型（A）；随后固定 48h（B），再分裂并转化为夜间夹板（C）

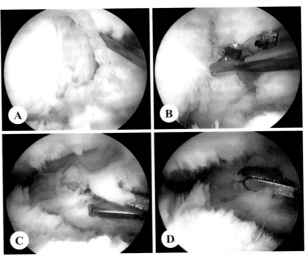

▲ 图 10-3　关节镜下瘢痕组织清创术

尽管很多学者建议在 ACL 重建后立即进行早期的部分或全部负重，但是很少有研究证实这一因素对短期和长期康复效果的影响[282, 295]。对于膝关节软骨明显受损或需要进行手术修复的患者，早期负重对其预后的影响也不清楚。此外，术后早期负重是否会由于疼痛、膝关节积液和肌肉无力的存在导致步态异常也尚未被研究过。根据文献[28, 90, 107, 243] 和我们的经验[14]，早期的部分负重对 ACL 移植物的愈合是安全的。

Ohkoshi 等[212] 在多年前就建议 ACL 重建后进行早期负重。其研究使用了一个分析模型来计算在不同躯干和膝关节屈曲角度站立时在胫骨上的剪切力（图10-4）。所有位置下的剪切力均指向后方，并且随着屈曲角（膝关节屈曲角 30° 和 60°）的增加而增加。在所有的膝关节和躯干屈曲角度位置都观察到了股四头肌和腘肌的共同收缩。随着躯干屈曲角度的增加，腘肌的活动增加。同时还发现，膝关节屈曲、躯干向前弯曲的站立姿势，如半蹲，不仅是安全的，而且有助于增加肌肉力量、耐力、本体感觉和减少骨萎缩。

手术和功能支具对疼痛、膝关节活动度、并发症、运动表现、平衡和本体感觉的影响已被许多研究者评估过[154, 169, 183, 294]。大多数的研究报道表明，功能支具在以下功能恢复中的作用并不大：①正常膝关节运动；②下肢肌肉力量等速运动；③稳定性；④单腿单跳测试中下肢对称性；⑤功能膝关节评分和活动水平评分[30, 107, 119, 131, 132, 185, 237, 294]。此外，很多的系统性综述[24, 154, 169, 183, 294] 和专家共识[246] 也没有发现高质量的证据来支持 ACL 术后功能支具使用的必

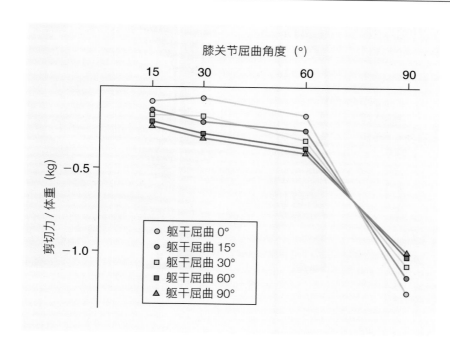

膝关节屈曲角度 (°)

◀ 图 10-4　在膝关节和躯干不同屈曲角度站立时的剪切力 / 体重（kg）

引自 Ohkoshi Y, Yasuda K, Kaneda K, et al. Biomechanical analysis of rehabilitation in the standing position. *Am J Sports Med*. 1991;19:605–611.

要性。但根据我们的经验，术后功能支具对患者术后早期的保护性和舒适性是有益的，我们将在第 11 章详细描述。

三、术后下肢肌肉萎缩无力

　　ACL 韧带重建后下肢肌肉萎缩和力量下降是一个尚未解决的难题。研究人员发现，股四头肌的术后力量不足范围为 5%～40%[54, 63, 120, 141, 148, 150, 191, 273]，腘肌的范围为 9%～27%[54, 120, 141, 146]。而术后肌肉力量的不足可能会引起当时或术后多年后出现膝骨关节炎[49, 145, 214, 220, 279]。最近的一项研究发现[227]，在一个对 15 名患者术后随访平均 4.5 年的研究中，在自诉残疾障碍中的变异为 61%（根据 IKDC 主观膝关节量表）。

　　影响 ACL 重建后肌肉大小和力量下降之间的相关因素至今仍不清晰。对患者的年龄、术前术后的活动水平、术后时间、韧带移植物、康复计划、手术过程，以及用来判定肌肉大小和功能方法上面研究结果的差异很大。例如，在最近的一项研究中，研究人员对 15 名接受韧带重建的患者（重建后 2～15 年）与健康对照组进行了比较，所有受试者都是介于 19—38 岁的"活跃"人群（Tegner 活动量表评分为 ≥4）[153]，结果显示，无论用于韧带重建的移植物类型如何，肌肉萎缩的问题似乎都会发生，并且经常在双侧肢发生[221]。目前认为，导致股四头肌术后肌肉力量不足原因可能如下。

> **关键点：术后下肢肌肉萎缩和无力**
>
> - 尚未解决的问题是，研究报道显示股四头肌的力量减退比为 5%～40%，腘肌的力量减退比率为 9%～27%
> - 萎缩和肌力减退的几种理论，可能会在双侧同时出现
> - 肌纤维组成改变，伽马环功能异常；关节源性肌肉抑制

- 1 型纤维的选择性萎缩[105]。
- 肌纤维尺寸的减少[299]。
- 快肌纤维肥大[17, 68]。
- 主动收缩过程中肌肉的非理想状态[172]。
- 韧带感受器的丢失导致伽马循环异常（降低）[135-137, 147, 149, 259, 263, 264]。
- 关节源性肌肉抑制，抑制的肌肉组织受到关节积液和软组织损伤造成膝关节和肌肉萎缩的传入输出改变[109, 122, 221, 261]。
- 股四头肌纤维结果的变化，包括慢性萎缩、肌腱纤维的弹性成分顺应性变化、结构和纤维类型的改变[153]。
- 萎缩诱导信号细胞因子的变化，例如肌生长抑制素和 TGF-β 水平升高[188]。
- 神经通路的改变[167]。
- 以上所有因素并存。

　　无论是何种原因引起的肌肉萎缩和无力，制订合理的康复计划，并以一个可控制的、有效的、安全

的方式进行纠正是至关重要的。治疗师可以根据一些理论依据来达到这一目标，这些理论依据会很根据患者在整个过程中的训练进展而调整。我们可以根据表10-1 中列出的因素进行修正。足够的肌肉力量是发挥更高级别的神经肌肉锻炼的基础，并最终恢复特定运动项目的活动。在我们看来，术后 24h 患者就应该开始进行初始的肌肉强化训练和膝关节运动训练。

四、恢复肌肉力量的训练方案

（一）髌股关节的保护

值得注意的是，在康复过程中尝试增加肌肉力量训练的同时，应避免对髌股关节施加过大的力。韧带移植重建后出现的膝关节前方疼痛就是一个棘手的并发症[91, 142]，因此，治疗师必须了解运动练习对髌股关节的影响。术后出现髌股关节症状的患者必须予以细心随访，并根据需要更改康复计划，以免髌股关节承受过大压力。我们建议避免在 0°～30°的膝关节屈曲范围内使用伸肌训练（开链运动），以及在术后前 3 个月涉及深蹲、跪膝位（超过 50°角）、爬梯等涉及高屈膝角度的运动。多年前，在我们实验室进行了尸体研究，首次提出了避免在低角度下进行膝关节屈曲伸展的建议，该研究测量了开链运动时膝关节伸展运动过程中作用在伸肌上的力[104]。结果显示，伸膝时所需的股四头肌力，在屈膝 15°～60° 保持恒定，随后迅速上升。少量的阻力（31N）加倍伸膝所需的股四头肌力量，从而对髌股关节施加了很大的力。

关键点：恢复肌肉力量的训练方案

- 保护髌股关节，避免膝关节 0°～30° 的伸展，运动涉及抬高膝关节屈曲角度（深蹲、楼梯）
- 选择 0°～50° 范围内的闭链练习，使髌股受压最小化
- 控制关节积液，以防股四头肌反射性抑制
- 电刺激、生物反馈是术后早期的良好辅助手段
- 术后初期使膝关节伸展 50°～100° 范围内进行，如单腿和两腿下蹲、靠墙蹲、弓步、椭圆机、骑固定自行车
- 单腿下蹲、直腿抬高、提踵、单腿站立，对前交叉韧带移植物的愈合是安全的
- 离心训练有益于康复，需要进一步的研究以确定安全性
- 运动想象应在术后早期进行探索应用，以增强肌肉的激活

Steinkamp 等[266]测量了 20 名健康的受试者在闭链（closed kinetic chain，CKC）运动腿部推举运动和开链腿部伸展运动中膝关节屈曲 0°、30°、60° 和 90°时的髌股关节的反作用力。结果显示，在 0° 和 30°时，开链腿部伸展运动的反作用力明显大于腿部推举运动（P<0.001）（图 10-5）；在大角度屈膝时则相反，压力明显更大的是腿部推举运动。作者的结论是，在功能性 ROM（低膝关节屈曲角度）中，腿部推举动作对髌股关节的压力最小。

髌股关节的压力不仅取决于所施加的负重，而且还取决于髌骨和股骨在任一角度下可能接触的表面积。在膝关节屈曲 0° 时，髌骨与滑车之间没有或仅有极少接触（图 10-6）[33, 88]。当膝关节有微小屈曲（20°）时，首先是髌骨远端与近端滑车的接触；当膝关节进一步屈曲时，接触点向髌骨的近端移动，而在 45° 时，接触点位于髌骨的中央部分。Borotikar 和

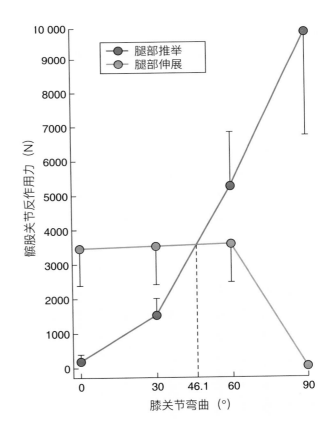

▲ 图 10-5　髌股关节在四个屈曲角度上的反作用力（均值 ± 标准差）

引自 Steinkamp LA, Dillingham MF, Markel MD, et al. Biomechanical considerations in patellofemoral joint rehabilitation. *Am J Sports Med*. 1993;21:438-444.

Sheehan[33] 使用动态 MRI 技术测量了膝关节屈伸时股骨和髌骨的接触面积，并总结为在 10° 屈曲时，平均值为 125mm^2；40° 屈曲时的平均值为 229mm^2；在 90° 时，髌骨的上部分与滑车接触。最大的压力发生在屈曲 60°～90°[103, 300]。调查人员预测，髌股关节的负重范围为：上楼梯时是体重的 3 倍，蹲起时是体重的 7 倍，再到跳起时是体重的 20 倍[233, 258]。

关于上楼梯训练，Goudakos 等[100] 的研究发现，与地面水平行走相比，这种活动可导致更大的髌股平均压力和峰值压力（$P=0.01$）、髌骨接触面积（$P=0.02$）和髌骨倾斜度（$P=0.02$），而这些差异在膝关节达到 30° 屈曲时出现。当在较低的膝关节屈曲角度时（12°），爬楼时髌骨压力峰值明显升高，髌骨外侧倾斜，滑车一侧力的分布明显增加（$P=0.01$）。而本文的作者也认为，他们的发现解释了上楼活动与髌股关节疼痛之间的关系。

Doucette 和 Child[60] 测量了症状明显的髌骨外侧撞击综合征患者在下肢放松、膝关节保持开链伸展姿势和保持闭链练习姿势时髌骨位置的一致性。其发现，在这三种情况下，随着膝关节屈曲，髌骨位移的一致性逐渐改善。因此，作者认为，由于髌骨在膝关节屈曲时向滑车内移动稳定性增加，故在屈曲 30° 时股四头肌收缩对髌骨运动轨迹的影响小于屈曲 0° 时。在膝关节活动度较低的情况下，由于髌骨外侧撞击综合征患者的髌骨定位得到了改善，因此关节刺激减小，所以闭链运动是更加妥当的训练方法。这一发现在 Harvie 和同事对在髌股关节疼痛适应练习的系统性回顾研究中得到了证实[113]。目前

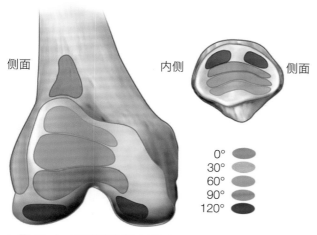

▲ 图 10-6　不同屈膝程度髌骨和滑车 / 股骨髁的接触表面积

常用的一些训练方法包括半蹲（膝关节弯曲 45°）、靠墙静蹲（弯曲 50°）、侧向踏步和向前踏步[42]。Escamilla 等[74] 在闭链式靠墙蹲起运动中测量了健康受试者的髌股压力，结果发现，膝关节屈曲度在 0°～50°，力的范围为 75～1400N；在 60°～90°，力的范围为 2100～3650N，这与行走过程中的髌股关节所承受的压力形成明显的对比。Escamilla 和同事[70, 71] 也通过一系列的研究提出了在膝关节屈曲 0°～50° 范围内进行闭链训练，可以使髌股关节和交叉韧带所承重的力量达到最小这一建议。

（二）控制膝关节积液

膝关节积液可能抑制股四头肌反射，并导致力量不足和萎缩[53]。一些研究人员证明，股四头肌肌肉抑制发生膝关节积液之后，且在行走、慢跑和跳跃着地时导致正常功能的改变[134, 219, 277, 278]。因此，必须避免或尽快治疗膝关节积液，以减轻对股四头肌功能的影响。抽吸积液、冷冻治疗、神经电刺激和压迫是有效的治疗措施，同时也可以谨慎、短期地使用非甾体抗炎药。

（三）神经肌肉电刺激和生物性反馈

在目前的 ACL 术后康复方案中，神经肌肉电刺激（electrical muscle stimulation，EMS）和生物反馈会在术后早期被推荐采用（见第 11 章）[114, 221, 291]。几年前进行的研究表明，在恢复股四头肌力量和正常步态力学方面，EMS 结合主动运动比单独主动运动更有效[56, 260, 262]。Fitzgerald 和同事[82] 报道了在韧带重建 16 周后，当 EMS 训练方案被纳入 21 名患者的术后康复计划时，股四头肌等距峰值矩得到了适度改善（影响大小值 0.48）。术后 12 周，实验组股四头肌等长收缩的峰值力矩明显高于未接受 EMS 训练的对照组（75.9 ± 16.8）和（67.0 ± 19.9）（$P<0.05$）。然而，在术后 16 周这些组之间没有显著差异。与对照组相比，接受 EMS 训练的受试者在 16 周时开始敏捷性训练的比例更高（分别为 62% 和 32%；$P<0.05$）。尽管缺乏高水平研究，Wright 和同事[296] 建立在系统回顾的基础上得出结论，高强度的 EMS 可能有助于在韧带移植重建后提高股四头肌的力量。在最近的一篇综述中，Imoto 和他的同事[128] 得出结论，在常规锻炼中加入 EMS 可能对术后 2 个月的肌肉力量和恢复有明显效果。

生物反馈治疗已被认为是一种有效的治疗术后早期肌肉抑制的治疗技术[221]。这种疗法帮助患者训练和

提高他们对肌肉收缩的自主控制力[45, 61, 62]。然而，仍旧没有高水平的研究来判定韧带重建后生物反馈在增加肌力和（或）减少股四头肌萎缩方面的有效性。

（四）开链和闭链运动练习

在负重和运动过程中，ACL 移植物的成熟和愈合过程被认为受到施加在下肢的张力和压力的影响。虽然目前普遍认为适当的张力在促进韧带愈合过程中是必要的[26]，但是多大的力才是安全的，并且能够促使移植物的愈合却并不清楚。在过去的 20 年里，研究人员试图通过分析或直接测量的方法评估在康复过程中常见的开链和闭链运动对 ACL 产生的作用力和张力。在闭链训练中，患者脚固定在一个平台或表面上，膝关节的运动伴随着髋关节和踝关节的主动运动，整个肢体承重，例如在腿部推举或下蹲时。在开链运动中，脚是活动的，而不是在一个面上固定不动，膝关节运动与髋关节和踝关节的活动独立分开，常见的例子包括腿部伸展和腘肌收缩练习。

1. 前交叉韧带在韧带拉伸时的受力计算　几年前，二维数学模型被用来计算在等距和等速锻炼中的肌力、胫股的剪切力和压缩力[10, 129, 143, 173, 200, 201, 212, 280, 297]。这些分析模型没有让学者分析出在各种运动中产生的韧带力的大小的依据。在各种开链和闭链运动中，实验性生物力学模型也被用来估算韧带伸展力或张力[70, 71, 73, 75, 76, 79, 226, 252, 253, 290]。

研究者对人体活动过程中产生的韧带张力进行了直接测量[21-23, 27, 84, 85, 87, 117]。Beynnon 等[23, 27, 84, 86, 115]进行了一系列研究，其中霍尔效应传感器在关节镜下被植入到志愿者正常前交叉韧带的前内侧束。患者以不同的膝关节屈曲角度进行开链和闭链运动，包括等长收缩[23]、蹲[27]、骑车[85]、上楼梯[84]和冲刺跑[115]。这些研究中报道的韧带平均峰值张力见表 10-2[26]。在这些研究中评估 3 对 ACL 产生最低张力的活动，包括：①腘肌等长收缩的运动中最低；②屈膝 30°、60°、90° 时股四头肌和腘肌的协同收缩；③屈膝 60° 和 90° 股四头肌等长收缩；④膝关节被动屈伸。产生最高值的韧带张力的活动，包括：①膝关节屈曲 15°，伸展力矩 30N·m；②无阻力蹲起；③45N 负重引导下膝关节主动屈伸。作者强调，对于 ACL 张力的安全性和对 ACL 移植物的愈合无害的限度尚不清楚。虽然术后早期应避免过度载荷，但仍需控制一定的负重量来促进移植物的愈合和恢复。

Escamilla 和同事[72]最近总结了来自多个实验性生物力学模型和韧带应变力和拉力测量的数据。结果显示，开链膝关节伸展运动保持在 50°～100° 的角度，并保持等长和等速的膝关节屈曲运动时，对术后早期移植物的愈合是安全的。此外，术后初期恢复阶段推荐闭链式的单腿和双腿深蹲（有阻力和无阻力），前向和侧向弓步，腿部推举动作和自行车训练。

2. 胫骨前位移　有研究报道，手术后早期加入某些开链训练并不会对胫骨向前移位产生影响[28, 29, 90, 131, 225]。这些训练内容主要包括：①下肢在 45°～90° 的范围伸展[28, 29, 90, 116, 189]；②股四头肌 0°～30° 短弧伸展运动[29]；③股四头肌在 0° 位的等长收缩[28, 29, 245]；④股四头肌 - 腘肌在 0° 位置的共同收缩[28, 29, 131, 245]。Beynnon 和同事[28]对 24 名进行早期开链训练的患者的胫股关节移位和旋转进行了立体摄影分析，并与 18 名参加非加速训练的患者进行了比较。在基线（术后立即）和 2 年随访评估期间，发现试验组胫骨向前移位显著增加（P<0.0001），内外翻及内外旋转角度显著增加（P=0.03）。因此，研究人员得出结论，"两项康复计划的参与者的整个膝关节松弛度都增加了"，而且这些增加发生在移植骨愈合的前 6 个月。

Tagesson 等[271]用计算机测角系统对 ACL 重建 5 周后的 Lachman 试验中发生的胫骨前移位进行了 7 次运动下的分析。结果显示，伸直膝关节（脚跟抬高，单腿站立，伸直腿抬高）的胫骨前移位明显少于需要较大膝关节运动的胫骨前移位（表 10-3）。然而，当这些训练仅仅与 Lachman 试验相同的膝关节屈曲角度进行评估时作比较，它们产生的胫骨前移较少（P<0.001）。因此，作者的结论是，所有评估的运动都可以在韧带重建后早期推荐应用，同时他们认为，单腿深蹲和直腿抬高在韧带移植张力方面是最安全的。但是需要注意的是，在韧带移植重建后，开链或闭链运动对胫骨前移的周期性影响，在临床研究中尚未探讨。

3. 肌肉激活形态　在健康受试者中，开链和闭链运动中发生的肌电图活动形态已在几项研究中得到测量（表 10-4）[9, 19, 20, 67, 79, 158, 159, 184, 268, 271, 290]。值得注意的发现包括：①在闭链单腿深蹲、单腿提升和腿部推举动作中，股四头肌的激活水平和平衡力较高[20, 268, 271]（表 10-5）；②与其他闭链运动的单腿深蹲运动相比，开链单腿深蹲运动的肌肉效率最高[9]；③前弓步运动中躯干位置对肌肉活动模式产生影响；

表 10-2　健康受试者前交叉韧带平均峰值和变化值的比较

训练项目	开链或闭链	前交叉韧带峰值变化比（%）
屈膝 15° 等长股四头肌收缩（30N·m 伸展力矩）	开链	4.4
运动绳蹲坐	闭链	4
主动屈伸（45N 重力靴）	开链	3.8
屈膝 30°Lachman 试验（150N 前剪切载荷）		3.7
无阻力下蹲	闭链	3.6
屈膝 15° 腓肠肌等长收缩（15N-m 跖屈力矩）	开链	3.5
主动屈伸，无阻力	开链	2.8
屈膝 15° 股四头肌和腘肌收缩	开链	2.8
屈膝 5° 腓肠肌等长收缩（15N-m 跖屈力矩）	开链	2.8
单腿起立坐下训练	闭链	2.8
屈膝 30° 等长股四头肌收缩（30N-m 伸直力矩）	开链	2.7
爬楼梯	闭链	2.7
反复上下台阶	闭链	2.5
屈膝 20° 负重		2.1
屈膝 20° 腿部推举（40% 体重）	闭链	2.1
屈膝 90° 前抽屉试验（150N 前剪切力载荷）		1.8
弓步	闭链	1.8
固定自行车	闭链	1.7
屈膝 15° 腘肌等长收缩（10N-m 屈曲力矩）	开链	<1.0
在屈膝 30° 股四头肌和腘肌共同收缩	开链	<1.0
腓肠肌等长收缩 30°（15N-m 跖屈力矩）	开链	<1.0
被动屈伸	开链	<1.0
屈膝 60° 和 90° 等长股四头肌收缩（30N-m 伸直力矩）	开链	0
屈膝 45° 腓肠肌等长收缩（15N-m 跖屈力矩）	开链	0
屈膝 60° 和 90° 时共同收缩股四头肌和腘肌	开链	0
腘肌在屈膝 30°、60° 和 90° 时等长收缩（10N-m 屈曲力矩）	开链	0

④平衡性股四头肌 - 腘肌共收缩发生在单腿蹲举、单腿横（旋转）跳、单腿侧跳、横向行走和侧步绑带练习（表 10-6）[19]。

Tagesson 等[271] 对 11 名男性和 8 名女性进行了术前和术后（5 周）ACL 重建后的肌肉活动模式的问题进行了研究。其通过在几个训练项目中的肌电

图测试发现，术后检查均无膝关节疼痛出现；然而，在膝关节屈曲（平均 16°；范围为 3°～55°）和伸展中（平均 6°；范围为 0°～13°）却存在一些不足。与健侧下肢的术前值相比，在许多活动中患侧的腘肌和腓肠肌的肌电活动更加活跃（表 10-7）。因此，研究人员认为患者需要配合更强大的腘肌活动，以增

表 10-3　在前交叉韧带重建术后 5 周时，7 个训练的最大胫骨前移程度

训练项目	健侧腿（mm）	ACL 重建腿（mm）
90N 的 Lachman 试验	5.3 ± 1.3	5.6 ± 1.4
坐位伸膝 0°～100°	5.4 ± 2.7[*†‡]	5.2 ± 1.3
水平步行	5.0 ± 2.2[‡]	5.0 ± 1.8
单腿下蹲至 60°	6.0 ± 2.9[*†‡]	4.9 ± 1.8
双腿下蹲至 75°	5.5 ± 3.0[*†‡]	4.6 ± 1.6[**]
提踵	3.8 ± 2.1[§‖¶]	4.3 ± 1.6[**]
单腿站立	3.4 ± 2.9[§¶]	4.1 ± 1.9[§**]
直腿抬高	3.2 ± 2.0[§‖††]	4.0 ± 1.3[§**]

引自 Tagesson S, Oberg B, Kvist J. Tibial translation and muscle activation during rehabilitation exercises 5 weeks after anterior cruciate ligament reconstruction. *Scand J Med Sci Sports*. 2010;20(1):154–164.

*. 训练与蹲举具有显著性差异（$P < 0.05$）

†. 训练与单脚站具有显著性差异（$P < 0.05$）

‡. 训练与直抬腿具有显著性差异（$P < 0.05$）

§. 训练与坐位伸膝具有显著性差异（$P < 0.05$）

‖. 训练与单腿蹲具有显著性差异（$P < 0.05$）

¶. 训练与双腿蹲具有显著性差异（$P < 0.05$）

**. 训练与 Lachman 试验具有显著性差异（$P < 0.05$）

††. 训练与步态具有显著性差异（$P < 0.05$）

ACL. 前交叉韧带

强关节强度，进而保护韧带移植物。

关于早期开链训练对恢复四头肌和腘肌力量的影响，目前依然存在着争议。一些研究表明，早期的开链训练对下肢对称性跳跃测试、最终肌力、本体感觉和膝关节功能性结果评分没有有益的影响[28, 29, 90, 116, 131, 225]。尽管如此，一些研究者还是建议使用早期的开链锻炼，因为它有可能在术后早期增加股四头肌的力量[28, 90]。

（五）离心肌肉训练

离心训练是一种有效增强 ACL 重建后肌肉横截面积（cross-sectional area，CSA）、体积和力量的训练方式[37, 93-96, 161]。这种训练被很多学者认为优于向心训练，是因为这种训练有可能使肌肉超载荷收缩，从而产生更大的肌肉围度和力量，可以起到更好的训练效果。Gerber 等[93]在 ACL 重建后 3～15

周内对 16 例患者进行了渐进式离心训练。研究结果显示，完成训练方案的患者与仅接受标准康复计划的患者相比，股四头肌的 CSA、体积和力量增加了 2 倍。腘肌的体积和 CSA 改善之间没有显著差异。Brasileiro 等[37]对 9 名接受 ACL 重建术后 9～10 个月的患者使用等速训练设备进行了 6 周的离心训练后，发现等速测试的峰值力矩和股四头肌 CSA 明显改善。但 ACL 重建后进行高强度的离心训练可能诱发肌肉损伤或影响移植物的愈合，需要注意保护。目前仍需要更多的研究来证明离心肌肉训练对于前交叉重建患者的作用。

（六）运动想象

一些学者已经探索了在 ACL 重建后早期使用运动想象（motor imagery，MI）对功能恢复的作用效果[50, 163]。MI 是一种认知过程，不需要通过实际运动完成，患者仅要求在心理上完成某些可视化的动作，因此不会导致脊髓运动神经元产生任何可测量的输出信号。但由于初级运动皮质的参与，就可能涉及对侧，以及双侧的皮质活动。MI 策略分为动觉运动想象（kinesthetic motor imagery，KMI）或视觉运动想象（visual motor imagery，VMI）[269]。KMI 指想象做对应动作时的感觉，而 VMI 指在心理上进行视觉化对应的动作。在一项涉及上肢运动想象的研究中，研究人员发现，KMI（而非 VMI）是调节皮质运动兴奋性的主要因素[269]。

Cupal 和 Brewer[50]进行了一项随机试验，对 10 例 ACL 重建大约术后 2 周的患者进行了标准物理疗法和一个包括放松和 MI 的训练方案。该小组参加了 10 次训练，每隔 2 周 1 次，所有的训练都从呼吸辅助放松技术开始，然后进行到 VMI。术后 24 周发现，与安慰剂组和对照组相比，治疗组的膝关节等速肌力显著增强，对再次损伤的焦虑和疼痛程度明显减轻（$P < 0.001$）。Lebon 等[163]进行了一个包括 7 例 ACL 重建患者的 MI 的有效性研究，受试者在术后 7～12 天开始完成了 12 次 MI 疗程。该课程每 2 天进行 1 次，并与传统康复一起进行。在最后一课结束后，通过对股四头肌的肌电图分析显示，与对照组相比，MI 组的肌肉激活水平更高（$P < 0.05$）。但疼痛或膝关节活动范围在两组之间无显著差异。此外，两组的股四头肌肌肉围度以相同的速度减小。这些发现使作者得出结论，MI 可以影响神经调节，但不影响结构调节，可以成为标准康复之外，可靠且具

表 10-4　在开链和闭链过程中的肌肉激活和募集训练过程中的肌肉激活和募集

研究者	健康受试者数	方法，测试肌肉	结　果	评　价
Wilk 等[290]（1996）	10 名男性	伸膝，腿部推举，深蹲：RF，VMO，VL，BF，ST，SM，腓肠肌	最大的四头肌激活发生在 56°~70° 的膝关节延长期间，股四头肌和腘肌的共同收缩在 0°~30° 深蹲时效果最好	深蹲是最好的评估股四头肌、腘肌共同收缩的运动；腿部推举：股四头肌激活性 39%~52% MVC，腘肌激活性最小
Beutler 等[20]（2002）	11 名男性7 名女性	单腿深蹲，上台阶：RF，VMO，VL	股四头肌 MVC 激活峰值：深蹲 201%±66%，上台阶 207%±50%	股四头肌激活性高且持续，这些运动都可以有效地增强股四头肌
Stensdotter 等[262]（2003）	3 名男性7 名女性	30° 等长伸膝，模拟 OKC，CKC 活动：RF，VMO，VML，VL	CKC 运动时，所有股四头肌肌肉全部同时激活；OKC 时，VL 激活略早于其他部分	股四头肌激活性 CKC 最平衡
Ayotte 等[9]（2007）	17 名男性7 名女性	单腿靠墙蹲，单腿半蹲，向前上台阶，侧向上台阶：GMAX，GMED，VMO，BF	4 块肌肉在所有训练中的标准化平均 EMG 值都有差异；靠墙蹲可以引起最大程度的激活	所有运动对增强都有效；靠墙蹲最有效
Ekstrom 等[67]（2007）	19 名男性11 名女性	侧向上台阶，弓箭步：VMO，ST，SM，GMAX，GMED	两种训练都可以激活 VMO 75% 以上	这两种运动对股四头肌增强都有效
Farrokhi 等[79]（2008）	5 名男性5 名女性	前弓步：躯干竖直，躯干前倾，躯干后倾：GMAX，BF，VL，腓肠肌	躯干前倾可以明显提高峰值屈髋角度，伸髋肌群和跖屈肌群的输出功率，GMAX 和 BF 的 %MVC	躯干姿势可以有效增强训练效果，前倾姿势可以提高髋伸肌群的活动，其他姿势不能改变 EMG 结果
Tagesson 等[271]（2010）	11 名男性8 名女性	7 个训练：VMO，VL，腘肌，腓肠肌，比目鱼肌	股四头肌最高激活度：单腿深蹲，坐位伸膝；这些运动都不能很好地激活腘肌	坐姿伸膝的胫骨前移幅度最大
Begalle 等[19]（2012）	12 名男性15 名女性	9 个 CKC 训练：VMO，VL，ST，SM，BF	最平衡的共同激活比值：单腿硬拉，单腿横跳，单腿侧跳，横向弹力带辅助行走；这些运动都不能很好地激活腘肌	股四头肌主导的运动：单腿深蹲，横向弓箭步，外侧弓箭步，前向弓箭步

BF. 股二头肌；CKC. 闭链运动；EMG. 肌电图；GMAX. 臀大肌；GMED. 臀中肌；MVC. 最大自主收缩；OKC. 开链运动；RF. 股直肌；SM. 半膜肌；ST. 半腱肌；VL. 股外侧肌；VML. 股内侧肌长头；VMO. 股内斜肌

有高性价比的辅助治疗手段。仍需要进一步研究以确定 MI 的短期和长期潜在影响。

五、恢复神经肌肉功能训练

（一）本体感觉和姿势稳定性

ACL 重建后恢复正常的神经肌肉功能对于最终回归生活、恢复体育锻炼至关重要。膝关节本体感觉器是神经肌肉功能的重要组成部分，其功能的恢复对于患者重返体育锻炼是至关重要的[194, 291]。ACL 损伤后，由于关节机械感受器和肌肉传入神经受到损害，其本体感觉会也发生改变，可能进一步产生损害而并发半月板断裂[178, 180]。研究显示，在 ACL 重建后 1~2 年均会有本体感觉的下降[15, 31, 166, 174]。

有趣的是，近几年的研究[4, 28, 142, 168, 194, 218, 254] 则对先前关于 ACL 重建后本体感觉缺陷现象提出了质疑。最近一篇系统综述的作者就质疑了通常用于发

表 10-5　无损伤下肢的 7 种运动的标准化肌电信号幅度（%MVIC）的对比

训练项目	股内侧肌	股外侧肌	腘　肌	腓肠肌	比目鱼肌
水平行走	$114 \pm 212^{a, b}$	$25 \pm 13^{c, d, e, f}$	$26 \pm 24^{b, e}$	$59 \pm 47^{b, c, d, e, f}$	$78 \pm 30^{b, c, d, e, f}$
单腿深蹲至 60°	110 ± 83^{b}	$61 \pm 38^{a, b, g}$	16 ± 13	$32 \pm 26^{a, f, g}$	$47 \pm 24^{c, e, f, g}$
坐姿伸膝 0°~100°	94 ± 53	$82 \pm 50^{a, b, e, g}$	18 ± 12	$12 \pm 12^{a, g}$	$16 \pm 23^{a, b, d, g}$
直腿抬高	90 ± 49	$78 \pm 33^{a, b, g}$	20 ± 14^{b}	$7 \pm 4^{a, d, g}$	$13 \pm 11^{a, b, d, g}$
双腿深蹲至 75°	73 ± 32	$54 \pm 31^{a, b, c, g}$	12 ± 6^{g}	$19 \pm 24^{a, f}$	$19 \pm 17^{a, d, g}$
提踵训练	28 ± 22^{g}	$20 \pm 11^{c, d, e, f}$	20 ± 14^{d}	$74 \pm 28^{b, c, d, e, f}$	$61 \pm 36^{b, c, e, f}$
单腿站立	$12 \pm 8^{d, g}$	$10 \pm 5^{b, c, d, f}$	$7 \pm 8^{a, f, g}$	$21 \pm 18^{a, g}$	$36 \pm 18^{a, c, f, g}$

引自 Tagesson S, Oberg B, Kvist J. Tibial translation and muscle activation during rehabilitation exercises 5 weeks after anterior cruciate ligament reconstruction. *Scand J Med Sci Sports*. 2010;20(1):154-164.

a. 运动与提踵训练有显著性差异（$P < 0.05$）

b. 运动与单腿站立有显著性差异（$P < 0.05$）

c. 运动与坐位伸膝有显著性差异（$P < 0.05$）

d. 运动与单腿深蹲有显著性差异（$P < 0.05$）

e. 运动与双腿深蹲有显著性差异（$P < 0.05$）

f. 运动与直腿抬高有显著性差异（$P < 0.05$）

g. 运动与步态有显著性差异（$P < 0.05$）

MVIC. 最大等长自主收缩

表 10-6　无损伤下肢在九种运动中股四头肌和腘肌标准化肌电信号幅度（%MVIC）和股四头肌、腘肌共同激活比例的对比

训练项目	股内侧肌	股外侧肌	腘　肌
前弓步	$128.42 \pm 57.32^{*}$	15.20 ± 7.98	$9.70 \pm 5.90^{†}$
侧弓步	$141.42 \pm 55.07^{*}$	15.08 ± 7.37	$9.30 \pm 5.53^{†}$
横向弓步（旋转）	$123.73 \pm 51.06^{*}$	$20.99 \pm 9.09^{‡}$	7.78 ± 5.51
单腿蹲	$113.27 \pm 38.49^{*}$	$22.24 \pm 8.42^{‡}$	5.52 ± 2.89
单腿前跳	75.87 ± 58.77	14.66 ± 7.58	5.26 ± 4.43
侧向弹力带辅助行走	45.27 ± 19.01	10.69 ± 6.05	$3.64 \pm 1.57^{§}$
单腿侧跳	67.84 ± 42.18	17.97 ± 8.79	$3.83 \pm 3.51^{§}$
单腿旋转跳	48.46 ± 40.04	16.47 ± 10.29	$3.77 \pm 3.51^{§}$
单腿硬拉	65.71 ± 29.40	$24.15 \pm 8.51^{‡∥}$	$2.87 \pm 1.77^{§}$

引自 Begalle RL, Distefano LJ, Blackburn T, Padua DA. Quadriceps and hamstrings coactivation during common therapeutic exercises. *J Athl Train*. 2012;47(4):396-405.

*. 与侧向弹力带辅助行走、单腿硬拉、所有跳跃运动相比，该项训练能更好地激活股四头肌（$P < 0.01$）

†. 比率显著大于所有其他练习（$P < 0.01$）

‡. 运动比侧向弹力带辅助行走有更大腘肌激活性（$P < 0.001$）

§. 比率显著小于其他三项弓步练习（$P < 0.01$）

∥. 运动比侧向弹力带辅助行走、向前跳跃、侧弓步、前弓步（$P < 0.01$）的腘肌激活效果更好

MVIC. 最大自主等长收缩

表 10-7 前交叉韧带重建术后 5 周 7 种运动的标准化肌电信号幅度（%MVIC）的对比 *

训练项目	股内侧肌		股外侧肌		腘绳肌		腓肠肌		比目鱼肌	
	%MVIC	和无损伤侧对比	%MVIC	和无损伤侧对比	%MVIC	和无损伤侧对比	%MVIC	和无损伤侧对比	%MVIC	和无损伤侧对比
水平行走	73 ± 83[a]	NS	38 ± 22[b, c]	0.05	115 ± 132[a, b, d, e, g]	0.003	67 ± 59[a, b, d, e, g]	NS	98 ± 64[a, b, d, g]	NS
单腿深蹲至 60°	85 ± 39[a, e]	NS	70 ± 31[a, e, g]	NS	68 ± 45	0.001	56 ± 40[a, e, d, g]	0.02	75 ± 50[a, b, d, g]	0.003
坐姿伸膝 0°～100°	75 ± 89[a, e]	NS	74 ± 49[a, e, g]	NS	39 ± 29[g]	0.003	40 ± 30[a, g]	0.001	12 ± 6[c, e, g]	NS
直腿抬高	49 ± 37	0.001	55 ± 24[a, e]	NS	19 ± 10[g]	NS	13 ± 9[b, c, g]	0.004	11 ± 9[c, e, g]	NS
双腿深蹲至 75°	58 ± 31	NS	54 ± 23[a, e]	NS	28 ± 23[g]	0.001	24 ± 15[c, g]	NS	28 ± 19[c, e, g]	0.02
提踵训练	28 ± 22[b, c]	NS	29 ± 17[b, c, d, g]	NS	41 ± 30[g]	0.001	96 ± 30[a–d, f, g]	NS	71 ± 27[a, b, d, g]	NS
单腿站立	17 ± 13[b, c, g]	NS	18 ± 11[b, c, d, g]	0.002	34 ± 3[g]	0.001	28 ± 13[c, g]	NS	38 ± 15[c, e, g]	NS

引自 Tagesson S, Oberg B, Kvist J. Tibial translation and muscle activation during rehabilitation exercises 5 weeks after anterior cruciate ligament reconstruction. *Scand J Med Sci Sports*. 2010;20(1):154-164.

*. 无损伤侧腘相关测量值见表 10-4.

a. 运动与坐姿伸膝有显著性差异（P<0.05）

b. 运动与步态有显著性差异（P<0.05）

c. 运动与单腿深蹲有显著性差异（P<0.05）

d. 运动与双腿深蹲有显著性差异（P<0.05）

e. 运动与提踵训练有显著性差异（P<0.05）

f. 运动与单腿站立有显著性差异（P<0.05）

g. 运动与直腿抬高有显著性差异（P<0.05）

MVIC. 最大自主等长收缩；NS. 无显著性

现 ACL 重建膝关节（术后至少 1 年）与健康对照膝关节在动态位置感准确性和中枢神经系统处理时间上没有差异。这些结果与患者的膝关节功能和损伤的认知存在矛盾，膝关节功能和损伤程度明显低于对照组。因此，很多学者认为[98, 174]，本体感觉以外可能存在其他变量影响 ACL 前交叉韧带重建后膝关节功能的感知。Gokeler 等[98] 在对 24 项研究的回顾中发现，本体感觉与股四头肌等速肌力、膝关节松弛度、单腿跳跃测试中的肢体对称性和患者自评结果之间没有关联。本体感觉一般由标准的关节位置感知和检测被动运动测试的阈值来衡量。这可能是由于现代的康复计划有效地弥补了本体感觉的缺陷。

关键点：恢复神经肌肉功能

- 膝关节本体感觉和动态姿势控制可能因前交叉韧带断裂而改变，需要在术后早期恢复
- 关节重新定位，重心转移，跨杯步行和（或）跨锥步行，半蹲，单腿站立，弓步，从稳定进阶到不稳定的表面
- 正常的神经肌肉功能可能在术后数月或数年内无法恢复
- 前下台阶、侧下台阶、单腿平衡训练、治疗师辅助下渐进扰动训练、在不稳定的表面上使用弹力带进行各种方向的弓步运动。进阶到跑步，超等长运动
- 在所有的练习中，必须教会患者以正确的姿势进行运动

动态姿势控制或动态稳定性是 ACL 重建后必须恢复的另一重要方面。平衡需要根据肌肉活动位置和姿势位置不断调整，并且受到中枢神经系统感觉运动信息整合，以及由此产生的运动动作的影响。姿势稳定性的削弱与本体感觉的缺陷有一定的关系[1, 97]。姿势控制能力可以通过患者在固定力台上进行静态测试时，重心在矢状面和额叶面的位移（cm）来测量。动态测试可以在倾斜或平移的平台上一起使用，平台的倾斜程度以度为单位，或者与更简单的临床方法［例如，星际平衡测试（Star Excursion Balance Test，SEBT）］一起使用。SEBT 要求患者通过平衡一只脚来保持稳定的同时伸出另一只脚，并在各个方向上尽可能地接触地面[13]。

Howells 等[124] 回顾了 10 项对 ACL 重建患者的研究，发现受试者的姿势控制能力均有所下降，这一情况在与实际体育活动更相关的动态任务中尤为明显。随后，其他研究也证明了运动员动态姿势稳定性的下降现象[55, 190, 198, 287]。但这些缺陷在再损伤风险和不良预后方面的临床意义尚不清楚，需要进一步研究。即便如此，研究还是鼓励患者在恢复运动之前[190, 198] 和之后[55]，继续在专业人员监督下进行神经肌肉训练以改善动态姿势控制能力。

一般认为，ACL 术后康复计划应包括手术后尽快提高本体感觉和体位稳定性的练习，并逐步提高难度。例如，关节重定位训练（与治疗师合作）[139]、重心转移、跨杯步行和（或）跨锥步行、稳定和不稳定表面上的半蹲（屈膝 25°～30°）、侧向或对角线弓箭步训练等。Cappellino 等[40] 设计了一种独特的神经认知训练方案，最初包括 MI 训练以提高运动技能的恢复。其初步结果显示，该方案可使得患在站立时步态和下肢对称性得到改善。Brunetti 等[39] 对 15 例术后 1 个月患者的股四头肌进行了振动肌肉刺激（低振幅，高频率，同时伴有肌肉自主收），结果显示，与其他 15 例未接受治疗的患者相比，治疗 3 天后，受试者的单腿站立平衡和伸肌扭力立即显著改善，并且在 9 个月后疗效仍保持不变（$P < 0.05$）。

（二）高级神经肌肉功能训练

在复杂的运动任务中恢复正常的神经肌肉功能和纠正肢体不对称是 ACL 重建和术后康复的最终目标。但是，最近的研究显示，很多年轻的运动人群均未达到该目标就重返了运动项目（表 10-8）[41, 52, 55, 57, 99, 176, 211, 216, 217, 235, 272, 298]。由于这些是相对较新的研究成果，我们只能推测康复训练可以改善持续性神经肌肉损伤。例如，Delahunt 等[55] 总结道，"根据我们的研究结果，我们将提倡使用动态稳定训练，并且重点需要结合专项技术进行各运动平面上髋和膝关节控制训练"。Nyland 等[211] 对 70 例患者（术后 5 年）的研究显示，即使患者在单腿跳跃试验中的膝关节伸肌力量和肢体对称性均在正常范围之内，他们也会形成特殊的神经肌肉和生物力学适应性代偿的策略，这些包括下肢着陆力降低，股内侧肌激活减少和臀大肌激活增加等。因此，研究人员建议，只要患者需要继续参加高风险的体育活动，就必须继续进行神经肌肉功能的长期训练。

表 10-8 前交叉韧带重建后高级神经肌肉活动损伤

研究者	受试者数	测试方法	结 果	评 价
Dai 等[52]（2013）	23 个 ACLR 术后的青年患者，术后 5～7.6 个月，未重返运动	纵跳，预设 35° 切边训练，双侧 GRF 对比，垂直面的膝关节动力学对比	24%～34% 的膝关节伸展峰值、平均力矩、总膝关节力矩、功的不对称性 垂直跳动时 GRF 的不对称性为 11%～23%，侧切时 <11% 峰值膝关节力矩的不对称指数与 GRF 不对称指数相关	两种运动的垂直 GRF 中的不对称性可以预测膝关节动力学的不对称性（11%～19% 估计错误范围） 局限性：无对照组
Roos 等[235]（2014）	21 个 ACLD 患者，伤后 3～240 个月 23 个 ACLR 患者，术后 7～36 个月 20 个对照组受试者	单腿跳，损伤侧腿落在力板上，等速测试膝关节伸肌 90°/s，髋关节外展 - 内收肌群 45°/s	ACLR 明显降低了跳跃距离，峰值伸膝力矩（P<0.001） 跳跃距离和肌肉力量相关（P<0.01）	ACLR 和 ACLD 的冠状面流畅性（内外侧膝关节控制）降低
Delahunt 等[55]（2012）	14 个 ACLR，平均术后 4.4 年 14 个对照组受试者，全部为女性运动员	双腿 35cm 跳伸练习	ACLR 提高髋内收（P=0.01）、内旋（P<0.05）峰值，降低膝内收（P<0.05）、屈曲（P<0.01）角度 在 IC 相，保持 ACLR 外翻膝位置，控制膝内翻姿势	ACLR 多维运动学缺陷
Castanharo 等[41]（2011）	12 个 ACLR，平均为术后 37 个月 12 个对照组受试者，男性，有运动习惯	纵跳，深蹲	跳跃任务中，膝关节损伤侧峰值功率比未损伤侧低 13%（P<0.05） 深蹲任务中，髋 / 膝关节损伤侧功率比未损伤侧高 15%（P<0.05）	ACLR 不对称性说明了需要康复训练的重要性
Madhavan 等[176]（2011）	12 个 ACLR，平均为术后 3.7 年 12 个对照组受试者，女性	股四头肌、腘肌在单腿深蹲 30° 时对于意外扰动的 LLR	ACLR 有更多的过冲误差，膝关节速度增加，LLR 反应增强，降低整体参与度，短延时反射，自主股四头肌运动	ACLR 降低了股四头肌活动性，提高了 LLR
Ortiz 等[217]（2011）	13 个 ACLR，平均为术后 1～16 年 15 个对照组受试者，女性	单腿双侧跳，髋和膝关节角度 / 力矩，EMG	ACLR 更大的膝外展力矩	落地力学，除膝外展力矩以外，肌肉活动度都相似
Yosmaoglu 等[298]（2011）	20 个 ACLR 患者，术后 6 个月或 12 个月	目标跟踪能力，等速肌力 60°/s，180°/s，单腿跳	等速肌力和术后 6 个月时跳跃测试成绩的明显下降，12 个月时成绩有所提高 术后 6 个月、12 个月向心、离心运动协调性的明显下降	即使肌肉和跳跃表现都已经有所提高，但术后 12 个月仍遗留明显的协调缺陷
Deneweth 等[57]（2010）	9 个 ACLR（6 名男性，3 名女性），术后 4 个月	单腿前跳和落地	在 IC 时，重建侧膝关节伸展角度、胫骨外旋角度和胫骨向内侧位移程度都比对侧高（P<0.05）	患者胫股关节活动有明显改变，故术后 4 个月仍需要小心训练

（续表）

研究者	受试者数	测试方法	结　果	评　价
Gokeler 等[99]（2010）	9 个 ACLR（6 名男性，3 名女性），术后 6 个月 11 名对照组受试者	单腿跳，EMG	除了股内侧肌，ACLR 的所有肌肉启动时间都明显比未损伤侧早（$P<0.05$）脚离地时有明显的膝关节屈曲的减少，IC 时跖屈增大（$P<0.05$）伸膝力矩明显降低（$P<0.05$）	术后 6 周的肌肉激活时间提前，运动模式改变
Nyland 等[211]（2010）	70 个 ACLR（35 名男性，35 名女性），平均术后 5.3 年	单腿纵跳	ACLR 降低了下肢着地作用力（$P<0.01$），减少了股内侧肌激活性（$P=0.01$），提高臀大肌（$P<0.0001$）和腓肠肌（$P<0.0001$）激活性	患者采取保护性措施减少膝关节负重
Orishimo 等[216]（2010）	13 个 ACLR（9 名男性，4 名女性），平均术后 4～12 个月	单腿跳	脚离地：损伤侧膝关节角度明显减小（$P<0.01$），峰值伸膝力矩降低 40%（$P=0.01$），膝峰值功率降低 38%（$P<0.01$）	在脚跟离地时，膝关节力矩和功率降低，髋关节力矩和功率代偿性增高 在脚跟着地时，膝关节功率降低，踝关节功率缓冲代偿性增高

ACLD. 前交叉韧带断裂；ACLR. 前交叉韧带重建；EMG. 肌电图；GRF. 地面反作用力；IC. 首次触地；LLR. 长延时反射

在第 11 章和第 12 章将要详细介绍促进神经肌肉功能的训练方法，其中包括向前下台阶训练、侧向下台阶训练、单腿平衡训练、渐进扰动训练，以及使用弹力带或不稳定平面在不同方向进行弓箭步训练等。指导患者进行这些练习时需要纠正患者姿势，包括避免下肢内翻或外翻以保证下肢良好的力线，保持膝关节弯曲以防止膝关节过伸，避免髋关节内收和内旋以保证在整个运动过程中的平衡保持，有控制地完成整个运动，还有落地轻柔以降低地面反作用力。这些训练逐渐进阶到跑步、旋转和（或）变向、超等长训练。重返正常训练的进度需要根据接下来讨论的标准而决定。

六、开始运动训练、恢复正常活动的标准

（一）已发布标准

目前专业人员之间在就患者进行高强度训练并重返体育活动的客观和主观标准上缺乏共识[51, 69, 133, 246, 276]。我们进行了一个系统的回顾，以确定在 ACL 重建后，何时恢复无限制运动是合适的[11]。我们检索了 2001—2011 年间的文献，其中

264 篇文章是原创性的研究报道（涉及所有证据水平），研究内容包括初次 ACL 重建至少术后 12 个月的患者的随访。其中有 105 篇（40%）没有提供任何术后恢复运动的标准；在 84 项研究中（32%），术后时间是允许患者重返体育活动的唯一标准；在其他 40 项研究（15%）中，提供了时间以及其他一些主观标准（无法衡量）作为衡量标准。

> **关键点：开始运动训练、恢复正常活动的标准**
>
> - 对 264 篇文章的综述显示，只有 13% 列出了重返运动的客观标准
> - 使用膝关节检查、等速肌力测试、单腿单跳测试、膝关节动度计测试，在允许进展到下一阶段之前需完成该阶段的所有训练（表 10-9）
> - 大部分的康复计划是在家里完成的，但治疗师必须积极参与所有阶段

只有 35 项研究（13%）列出了重返运动所需的客观标准，包括肌肉力量（25 个研究）、膝关节积液程度和（或）膝关节活动度（15 个研究）、单腿跳跃对称性（10 个研究）和膝关节稳定性（8 个研

表 10-9　前交叉韧带自体重建后训练进阶和恢复运动的建议

术后时间	可以进行的活动	要　求
9～12 周	直线跑	• 等速测试等长模式股四头肌、腘肌：差异≤30% • 没有疼痛、肿胀、髌股骨擦音 • Lachman，KT-2000（MEDmetric）测试：位移增加不超过 3mm
13～26 周	转向运动，基础快速收缩复合运动	• 等速运动测试 300°/s 股四头肌、腘肌：差异≤25% • 没有疼痛、肿胀、髌股骨擦音 • Lachman，KT-2000（MEDmetric）测试：位移增加不超过 3mm • 单腿跳测试：差异≤25%
27 周后	进阶快速收缩复合运动	• 等速运动测试 180° 和 300°/s 股四头肌、腘绳肌：差异<15% • 没有疼痛、肿胀、髌股骨擦音 • Lachman，KT-2000（MEDmetric）测试：位移增加不超过 3mm • 单腿跳测试：差异<15% • 可以完成跑动训练 • 可以完成初级超等长训练
如所显示	完全恢复训练	• 等速运动测试 180° 和 300°/s 股四头肌、腘绳肌：差异≤10% • 没有疼痛、肿胀、髌股骨擦音 • Lachman，KT-2000（MEDmetric）测试：位移增加不超过 3mm • 单腿跳测试：差异<15% • 可以完成进阶超等长训练 • 视频跳深测试中膝关节分开距离>60% • 单腿深蹲测试中无膝外翻或内外侧移动

究）。股四头肌和腘绳肌等速测试的肌肉力量应达到 80%～90% 以上。目前依然还没有关于腘绳肌 / 股四头肌比值或其他肌群要求的研究。

还有 2 项研究对膝关节功能进行了多因素分析[111, 182]，发现有 3～4 个条目可以成为判断患者是否可以重返运动的因素。Hartigan 等[111]认为，在股四头肌力量指数，四种单腿跳测试（单跳、三跳、交叉跳、计时跳），Knee Outcome Survey 中的日常生活部分和膝关节功能总体评分达到 90% 及以上时才可重返运动。而 Mascarenhas[182] 等则建议，腿部伸展测试和跳跃和（或）跳跃测试（虽然没有提供具体的测试）达到至少 90%，并且全范围膝关节活动度，以及无积液才可恢复运动。

Van Grinsven 等[284]对康复文献进行了系统的回顾，以设计有循证支持的 ACL 术后恢复方案，使患者可在 6 个月内恢复运动水平。这些作者推荐以下恢复运动的标准：全范围膝关节活动度；与对侧腿相比，至少达到 85% 的肌肉力量（股四头肌和腘肌）；

与对侧腿相比较的单腿跳测试，腘肌 / 股四头肌力量比值差异不超过 15%；不因运动而引起的疼痛或肿胀，并且在运动状态下保持膝关节稳定。

（二）我们的建议

我们建议采用表 10-9 中所示的标准，以便进行高级培训，并开展不受限制的体育活动[114]。其他需要考虑的测试包括多阶段的体能测试以确定最大耗氧量[230]确定多阶段适应性测试以测定最大耗氧量的、60s 仰卧起坐测试及其他核心力量测试[215]。如果没有等速测试设备但有重量锻炼室，我们建议测定单次最大座椅推举或腿部推举重量，并配备经验丰富的测试管理员以安全地进行这些测试[151, 234]。如果运动员希望尽快重返高风险活动，医疗专业人员则应注意运动员的旋转和侧切技术。该技术可以证明其具有将上半身保持在膝关节和脚趾上方的能力，足够的膝关节和髋部屈曲，以及双侧肢体对称性。

（三）家庭治疗与临床治疗

在一些研究中，研究人员将家庭康复与临床物理治疗计划进行了比较[18, 81, 101, 102, 121, 241]。研究发现不同的训练方案之间的结果相似，大多数作者都认为，成功实施家庭治疗方案的基本要素是术前对患者的宣教，对练习的全面介绍和视觉描述，以及治疗师对患者进展的定期随访。然而，这些调查并没有提供一个严格的分析，即患者返回体育活动时的身体状况（无论是无症状的还是有症状的），其方案终期功能进展的详细信息（例如超等长训练）或长期结果。目前的研究仍存在一些方法学问题，例如样本量小和随机化不足，难以得出结论[3]；尚不清楚参与家庭计划的患者在神经肌肉功能的恢复方面是否能够实现与接受监督的患者具有相同的效果。

七、二次损伤的风险因素

手术和康复过程的重要部分是了解恢复活动后再次受伤的风险。在长期调查[35, 64, 126, 130, 144, 162, 196, 213, 228, 240, 292]和短期调查中[140, 177, 223]，研究人员报道了对ACL重建后再损伤率的关注（表 10-10）；然而，导致此问题的最主要因素仍然不清楚。对侧膝关节也有发生 ACL 断裂的危险，许多研究表明这种损伤的发生率高于重建侧 ACL 的膝关节[35, 126, 162, 196, 213, 223, 228, 240, 270]。

关键点：二次损伤的风险因素

- 根据已报道的再损伤率，双膝都涉及
- 可能影响再损伤率的因素包括患者年龄、活动水平、家族史、异体肌腱的使用
- 许多运动员双下肢神经肌肉指数可能未恢复正常，过早地进行体育活动也是再次受伤的潜在因素

研究人员分析了再受伤的潜在危险因素，包括患者年龄、性别、体育活动水平、移植物类型和遗传易感性[32, 35, 126, 140, 177, 197, 228, 240, 251, 283]。患者年龄越小，再受伤风险就越高[126, 140, 177, 228, 240, 251, 283]。Shelbourne等[251]的研究结果显示，18 岁以下的患者（任一膝）的再损伤率为 17%，18—25 岁的患者为 7%，而 25岁以上的患者为 4%。18 岁以下的患者约有 72% 在平均术后 4.6 个月就恢复了运动。ACL 再损伤的发生率也并非总是与患者年龄相关，但重返高水平[239]或高风险运动，例如足球[251]、篮球[251]和团体手球[197]也与受伤率增加相关。

Bourke 等[35] 报道女性和 ACL 损伤家族史（对任何一种性别）与随后的 ACL 再损伤具有显著相关性。Borchers 等[32] 在一项病例对照研究中发现，在 322 名术后 2 年随访的患者中有 21 名患者发现再次损伤，使用同种异体移植材料和恢复高水平的运动是 ACL 重建失败的重要危险因素。其他研究者也报道了 ACL 同种异体移植重建后的失败率和翻修风险会增加，特别是在年轻、运动活跃的人群中[16, 186, 231, 256, 286]。Paterno 等[223] 对 43 名 ACL 重建术后 1 年运动员的研究中发现，在跳高训练和姿势稳定性测试中的髋、膝关节的神经肌肉控制能力可以预测 ACL 重建患者恢复运动后再次损伤的风险。而在这项调查中，再次损伤的 13 例患者中有10 例是对侧膝关节的损伤。研究人员在研究中特别分析了对侧 ACL 损伤断裂的患者，发现活动强度较高、年龄<21 岁、髁间窝宽度小、关节广泛松弛，以及 ACL 损伤家族史也是造成损伤的潜在危险因素[2, 108, 193, 228, 239, 247, 265]。

遗憾的是，研究人员评估可能导致再损伤因素的研究时，并未常规考虑运动员恢复运动后的力量、稳定性、神经肌肉控制和一般膝关节状况。有可能许多运动员的下肢功能并没有恢复到正常的指标，过早开始不受限制的活动可能是再次受伤的一个因素。ACL 重建后的高级神经肌肉训练对降低再损伤率的影响仍然不清楚。

需要注意的是，ACL 重建后再损伤也可能会由于损伤以外的其他原因而导致。其中包括移植物放置不当[181]，移植物未能完成愈合（血供重建）过程，未能纠正下肢力线，以及未能恢复膝关节其他韧带的稳定性等。这些问题在第 8 章中进行了详细讨论。

八、可能对功能恢复产生影响的心理因素

患者的心理特征也是可能影响患者预后的重要因素[6, 7, 36, 59, 77, 83, 112, 157, 160, 165, 179]。研究人员测试了恐惧 - 回避模型和自我效能感的基本心理学理论。害怕再次受伤是患者无法恢复到伤前运动水平的最常见原因之一[5, 7, 43, 59, 83, 157, 281]。自我效能感是对一个人完成一项任务的潜在能力的判断。在进行 ACL 手术后，具有较高自我效能感的患者将比低自我效能感的患者会付出更多的努力，并有更大的决心恢复其期望的活动水平。

表 10-10　重建侧膝关节的再损伤／移植失败率和对侧前交叉韧带损伤情况

研究者	随访（年）	人数, ACL 材料*	ACL 材料, 再损伤率/失败	轴移, Lachman, IKDC 分级	对侧 ACL 损伤情况	与再次损失和失败相关的因素
Inderhaug 等[130]（2013）	10	83, STG	4%	20%	NA	无
Kamien 等[140]（2013）	2	98, STG	15%	NA	NA	年龄≤25 岁
Bourke 等[35]（2012）	15	314, B-PT-B 359, STG	11%	NA	14%	女性，家族 ACL 损伤史，对侧膝 B-PT-B 修复
Magnussen 等[177]（2012）	0.5~3.9	256, STG	7%	NA	NA	年龄<20 岁，移植物小
Murray 等[196]（2012）	13	96, B-PT-B	4%	15%	7%	无
Hui 等[126]（2011）	15	90, B-PT-B	8%	8%	24%	冠状面移植物倾斜角<17°（垂直放置），年龄<18 岁
Wipfler 等[292]（2011）	8.8	29, B-PT-B 25, STG	11%	NA	NA	NA
Oiestad 等[213]（2010）	10~15	181, B-PT-B	8%	25%	14%	NA
Borchers 等[32]（2009）	2	135, 自体移植物 187, 异体移植物	3.7% 8.6%	NA NA	NA NA	异体移植，高运动水平
Shelbourne 等[251]（2009）	5	1415, B-PT-B	4.3%	NA	5.3%	年龄<18 岁，女性
Lebel 等[162]（2008）	10	101, B-PT-B	9%	9%	14%	无
Pinczewski 等[228]（2007）	10	90, B-PT-B 90, STG	8% 13%	8% 13%	22% 10%	重建侧膝关节 ACL 松弛度上升，年龄<21 岁
Keays 等[144]（2007）	6	29, B-PT-B 27, STG	0% 7%	0% 7%	7% 11%	无
Salmon 等[240]（2006）	5~13	67, B-PT-B	13%	7%	22%	年龄<21 岁，同时进行半月板切除术
Drogset 等[64]（2006）	16	45, 一次修复 42, 重修 +LAD 42, B-PT-B	NA NA NA	51% 36% 8%	2% 12% 12%	无

ACL. 前交叉韧带；B-PT-B. 骨－髌腱－骨；LAD. 韧带增强器；NA. 不可用；STG. 半腱肌－股薄肌腱
*. 如未作其他说明，移植物为自体肌腱

关键点：可能对功能恢复产生影响的心理因素
• 害怕再次受伤是不能恢复到受伤前活动水平的最常见原因之一
• 自我激励、自我效能和乐观主义的量度可以预测对康复训练的依从性、恢复运动的程度和自我评估的膝关节功能
• 患者损伤前活动水平、年龄、损伤时间和性别影响自我效能感
• 模拟技术可能会有效地提高术后早期自我效能并增强遵从康复治疗的动机
• 进一步的工作需要改善术后自我效能感，并研究适当的术前心理筛查方法，以精准确定需要额外支持和咨询的患者

可用于 ACL 心理学研究的量表包括：①前交叉韧带损伤后恢复运动量表（12 项）[288]；②膝关节自我效能感量表（22 项）（表 10-11）[274]；③由 Kvist 及其同事改良 Tampa 运动恐惧症量表（17 项）（表 10-12）；④ Tampa 运动恐惧症量表的简化版 [92, 293]；⑤运动员对伤害问卷的情绪反应（28 项）[192]；⑥运动康复控制中心量表（9 个）[195]。

Everhart 等 [77] 最近进行的系统性文献综述发现，自我激励、自我效能感和乐观度的量度可以对患者是否在康复训练中有良好依从性，对恢复运动和自我评估膝关节功能有预测价值。Ardern 等 [6] 则发现，术前的心理反应可以预测术后 12 个月能否恢复到损伤前的运动状态。这些因素包括重返运动的准备程度、受试者对重返运动所需时间的估计、自身的控制能力。控制能力是指患者是否相信自己的运动能力是受自己的行为和信念所控制，还是受命运或偶然情况所影响 [36]。Chmielewski 等 [44] 则研究了 ACL 重建后前 12 周的 77 例患者的自我效能感，发现害怕运动或再次损伤的心理社会因素的纵向变化。与初始评估相比，所有方面均取得了积极的改善。更重要的是，在康复训练的高自我效能感得分和膝关节疼痛的改善之间发现了关联。自我效能感得分高，并且担心运动或再受伤的得分低，均与膝关节功能的改善呈相关性。

Brand 和 Nyland[36] 认为，自我效能感是影响 ACL 重建结果的最重要的心理因素之一。该特征受患者损伤前活动水平、年龄、慢性损伤程度、性别的影响。男性、年轻患者、急性损伤患者和活动水平较高的患者往往具有较高的自我效能感水平 [275]。

表 10-11　膝关节自我效能评估表

分　类	项　目
日常生活	现在，尽管有疼痛或不适，您可以完成哪些运动： • 在森林里散步 • 上下山或楼梯 • 外出跳舞 • 从船上跳上岸 • 跟随儿童跑 • 追电车或公共汽车 • 在花园里工作
体育和休闲活动	• 长途骑行 • 越野滑雪 • 骑马 • 游泳 • 在山里徒步旅行
体育运动	• 蹲 • 从一条腿侧向跳到另一条腿 • 努力锻炼 • 用伤的腿做单腿跳 • 在摇摆的小船中走动 • 快速扭转
未来膝关节功能	您对以下活动的感受： • 您可以恢复与受伤前相同的运动强度吗？ • 您不会再遭受膝关节的损伤吗？ • 您的膝关节不会"断"吗？ • 您的膝关节不会比手术前恶化吗？

引自 Thomee P, Wahrborg P, Borjesson M, Thomee R, Eriksson BI, Karlsson J. A new instrument for measuring self-efficacy in patients with an anterior cruciate ligament injury. *Scand J Med Sci Sports*. 2006;16(3):181–187.
所有项目的回答基于 Likert scale 完成，分为 0（完全不确定）~10 级（非常确定）

模仿技术可能会有效地提高术后早期的自我效能感和康复训练的依存性 [175]。Maddison 等 [175] 成功使用了两个模仿视频，以减轻 ACL 术后患者的焦虑和疼痛，并提高了术后自我效能感和功能效果。患者术前观看了第一个视频，介绍了术后前 2 周的康复期计划。第二个视频集中于 2~6 周的时间段，其中包括访谈和与患者当前正在进行的训练相同的动作模拟。在该领域进一步深入研究是非常必要的，以提高（测量）低水平患者的术后自我效能，并研究适当的术前心理筛查方法，以确定需要额外咨询和心理支持的患者。

表 10–12　用于前交叉韧带损伤研究的 **Tampa** 运动恐惧量表

1. 害怕锻炼会伤害自己

2. 如果我要克服它，我的痛苦就会加重

3. 我的身体在告诉我，我有了危险的问题

4. 如果我运动的话，膝关节的不适可能会减轻

5. 人们对我的病情不够重视

6. 我的损伤使我的身体终生处于危险之中

7. 疼痛总是意味着我受伤了

8. 仅仅因为某些事情加剧了我的膝关节不适，但并不意味着它很危险

9. 害怕会意外伤害自己

10. 为了避免受伤的腿恶化，最安全的做法就是小心或不要让我进行任何不必要的动作

11. 如果我的身体没有问题，我的膝关节本不应有这么多的问题

12. 尽管我的膝关节状况很不好，但如果我参加运动，情况会更好

13. 疼痛让我知道什么时候停止运动，以免伤害自己

14. 对于患有像我这样疾病的人来说，进行体育锻炼确实是不安全的

15. 我不能做普通人做的所有事情，因为我很容易再次受伤

16. 即使我受伤的膝关节给我造成了很大的痛苦，但我不认为这是危险的

17. 任何人受伤时都不应该锻炼

引自 Kvist J, Ek A, Sporrstedt K, Good L. Fear of re-injury: a hindrance for returning to sports after anterior cruciate ligament reconstruction. *Knee Surg Sports Traumatol Arthrosc*. 2005;13(5):393–397.

所有项目的回答基于 4 分制 Likert 量表完成，分为 1（非常不同意）～4 分（非常同意）。总分 0～51 分，分数越高表示越害怕

第 11 章　前交叉韧带损伤初次及再次重建的康复方案

Rehabilitation of Primary and Revision Anterior Cruciate Ligament Reconstruction

Timothy P. Heckmann　　Frank R. Noyes　　Sue D. Barber-Westin　　著

李　伟　宋佳凝　译

一、临床概念

本章中描述的两种前交叉韧带（ACL）术后康复方案是和第 10 章中介绍的客观评估支持下的科学运动概念相结合。也就是说，康复方案需要依据评估结果制订，方案的进阶也需要评估结果支持，并且参考相关解剖学、生理学、生物力学和外科手术原理[4, 5, 20, 44, 55]。ACL 重建和康复的总体目标如下。

- 膝关节稳定性恢复正常：膝关节测试时，前后位移增加不到 3mm，轴移试验阴性。
- 关节疼痛，肿胀和血栓形成的控制。
- 恢复正常的膝关节活动范围。
- 恢复正常的步态和神经肌肉控制。
- 恢复正常的下肢肌肉力量。
- 恢复正常的本体感觉、平衡、协调和神经肌肉控制能力以完成所需的活动。
- 根据骨科临床目标和患者个人目标实现最佳功能恢复。

通过结合患者的运动习惯和职业目标，制订符合患者个人情况的康复方案；同时参考关节表面、半月板和其他膝关节韧带损伤的状况，使用的移植物类型，术后愈合和患者的术后反应情况，以及移植物修复和重建的生物学原理等对方案进行修改。该方案根据术后时间分为 7 个阶段（例如，第一阶段为术后第 1 周和第 2 周）。每个阶段都有四个主要方面需要康复治疗师评估并且要求患者进行训练。

- 对患者一般状况的观察。
- 评估和测量特定指标，并为每个指标确定训练目标。

- 根据频率和持续时间进行治疗和锻炼计划。
- 进入下一阶段需要达到的康复目标。

第一个方案是为首次接受 ACL 损伤骨 – 髌腱 – 骨自体重建并希望在手术后尽快恢复高强度运动或工作活动的患者设计的。应提前告知所有患者，在术后早期恢复剧烈活动有导致 ACL 重建侧的膝关节再次受伤或对侧膝关节再次受伤的风险，但目前暂无科学证据对这种风险进行预测。同时，治疗师会告诫患者需小心地恢复高强度运动，并且需要避免任何会出现疼痛、肿胀或不稳定感的活动。建议术后出现并发症的患者，例如膝关节运动范围受限、慢性积液、髌股关节疼痛或髌腱炎等，减少运动强度直到症状消失。而以下情况患者不适用上述方案。

- 伴随 ACL 重建手术同时进行了其他结构的手术，例如复杂的半月板修复或移植、其他韧带重建、髌股关节复位、关节软骨修复和截骨术。
- ACL 重建失败翻修。
- 肌肉萎缩伴慢性不稳定。
- MRI 或关节镜检查证实严重的骨挫伤或关节软骨损伤。

第二种方案旨在延迟对膝关节和移植物施加载荷的时间，适用于接受 ACL 翻修重建（同种异体或自体组织）、首次 ACL 同种异体移植或使用半腱肌 – 股薄肌腱自体重建、复杂的骨 – 髌腱 – 骨的自体重建（指在 ACL 重建手术过程中同时进行了其他的手术，或发现了明显的关节软骨病变）的患者。该方案中，延后了恢复全负重的时间，同时延后了部分体能训练、跑步和敏捷性训练、重返赛场的时间。该方案可以很好地保护愈合中的半月板或韧带修复或同种异体移植组织，避免加重关节软骨的损伤及相关症状。

关键点：临床治疗

该方案的制订是基于评估的结果，同时结合解剖学、生理学、生物力学和外科原理来决定是否进阶

目标
- 恢复正常的膝关节稳定性
- 控制关节疼痛、肿胀和关节内出血
- 恢复正常的膝关节活动范围
- 恢复正常的步态模式
- 恢复正常下肢肌力
- 恢复正常的本体感觉、平衡、协调和神经肌肉控制能力
- 根据骨科和患者的职业目标实现最佳的功能恢复

方案按术后时间分为 7 个阶段，每个阶段有 4 个方面
- 对患者一般状况的观察
- 评估和测量特定指标，并为每个指标确定训练目标
- 根据频率和持续时间进行治疗和锻炼计划
- 进阶需要达到的康复目标

第一个治疗方案针对 ACL 损伤患者 B-PT-B 重建的患者（自体重建和希望回归高强度运动或术后需要尽快重返工作活动）

第二个治疗方案针对 ACL 同种异体移植、STG 自体移植重建、在重建时同时进行了其他手术，或在术中发现明显的关节软骨损伤的患者

两个方案都包含了家庭自我管理的部分

所有要回到高风险活动的患者都应进行神经肌肉再训练方案

术后第 1 周对所有患者都至关重要：控制疼痛和肿胀，充分的股四头肌收缩，膝关节活动度训练，适当的肢体抬高训练

在这两个康复方案中都需要参考制订的评估标准，以确定患者是否可以进阶到下一个阶段康复。两种方案结合了家庭自我管理计划及物理治疗师的诊疗（表 11-1）。对于大多数患者来说，预计总共进行 11～21 次术后治疗就可以产生理想的结果。对于未来需要恢复高强度运动的患者，可能需要在术后第 6～12 个月再进行一些督导训练。我们提倡所有需要重返高危活动的患者进行特定的神经肌肉再训练计划（见第 14 章）。对于所有患者，术后都会连续监测以下体征：关节肿胀程度、疼痛、步态、膝关节运动、髌骨活动度、肌肉力量、柔韧性和膝关节前后向位移等。如在训练进阶过程中发现有困难或出现并发症的患者，需要重新回到临床管理路径。

表 11-1 预计前交叉韧带重建术后物理治疗次数

阶　段	术后周数	最少次数	最大次数
1	1～2	2	4
2	3～4	2	4
3	5～6	1	2
4	7～8	1	2
5	9～12	1	2
6	13～26	2	3
7	27～52	2	4
共计		11	21

术后第 1 周的目标是控制患者膝关节疼痛和肿胀，进行适当的股四头肌肌肉收缩，膝关节活动度训练，以及保持适当的肢体抬高。前 48h 需使用加压敷料，然后根据需要将其转换为加压袜。如果有需要，可以额外加用弹性绷带。鼓励患者在前 5～7 天保持仰卧，并将肢体抬高到心脏平面以上，仅在进行锻炼和清洁个人卫生时才会坐起。每天服用 1 片阿司匹林，持续 10 天，预防深静脉血栓形成。每天进行 6～8 次（在拐杖支撑下的）下床活动，患者清醒时每小时进行踝泵训练，并由治疗师和外科医生密切观察下肢情况。膝关节如有血肿需要抽吸，术后至少服用非甾体抗炎药 5 天，可以适当使用镇痛药以缓解疼痛，以保证运动方案的顺利进行。

二、初次前交叉韧带骨 – 髌腱 – 骨自体重建的康复方案：术后尽早恢复高强度运动

（一）康复方案

术后 1～3 天，需要控制膝部积液以避免股四头肌抑制现象[14]。可以使用电刺激或高强度的肌肉电刺激来增强冰敷、压迫和抬高患肢的控制肿胀效果[31, 59, 75]。此治疗是依据排斥电荷的概念理论。积液或肿胀带有负电荷，因此在膝关节处使用负电极，在大腿后侧或大腿对侧使用正（分散）电极将有助于将积液转移并促进重吸收。治疗时间约为 30min，强度设置为患者耐受范围内，治疗频率是每天 3～6 次。一旦控制了关节积液，就可以开始功能性电刺激进行肌肉训练和股四头肌功能恢复（表 11-2）。

表 11-2 辛辛那提运动医学与骨科中心前交叉韧带重建方案：早期恢复剧烈运动

	周					月			
	1~2	3~4	5~6	7~8	9~12	4	5	6	7~12
支具：用于患者舒适的固定装置	×	(×)							
ROM 范围目标									
0°~110°	×								
0°~120°		×							
0°~135°			×						
负重									
50% 体重	×								
100% 体重		×							
髌股关节活动度训练	×	×							
理疗									
EMS	×	×	×						
疼痛 / 肿胀管理（冷冻疗法）	×	×	×	×	×	×	×	×	×
拉伸：腘绳肌，腓肠肌 – 比目鱼肌，髂胫束，股四头肌	×	×	×	×	×	×	×	×	×
力量训练									
股四头肌等长训练，直腿抬高训练，主动伸膝训练	×	×	×	×					
闭链运动：步态训练，脚趾抬起，靠墙蹲，半蹲	×	×	×	×	×				
屈膝（90°）	×	×	×	×	×	×	×	×	×
伸膝，股四头肌训练（90°→30°）	×	×	×	×	×	×	×	×	×
髋关节内收 – 外展	×	×	×	×	×	×	×	×	×
腿部推举（70°→10°）	×	×	×	×	×	×	×	×	×
平衡 / 本体感觉训练									
重心转移，跨杯步行，Biodex 平衡系统	×	×	×	×					
Biodex 平衡系统，生物力学脚踝平台，扰动训练，平衡板训练，小型蹦床				×	×	×	×	×	
体能训练									
UBC	×	×	×						
固定自行车		×	×	×	×	×	×	×	×
水中项目		×	×	×					
游泳				×	×	×	×	×	×

（续表）

	周					月			
	1~2	3~4	5~6	7~8	9~12	4	5	6	7~12
步行				×	×	×	×	×	×
攀爬机			×	×	×	×	×	×	×
滑冰机			×	×	×	×	×	×	×
椭圆机				×	×	×	×	×	×
跑步：直线					×	×	×	×	×
转弯：外侧转弯，8 字转弯						×	×	×	×
增强式训练						×	×	×	×
全运动参与							×	×	×

第一阶段：术后 1~2 周	
综合观察	双拐 50% 负重： • 术后疼痛可控 • 血肿范围可控 • 股四头肌可主动收缩
评估项目（目标）	疼痛（可控范围内） 血肿（轻度） 髌骨活动度（良好） ROM（最小达到 0°~110°） 股四头肌收缩和髌骨位移程度（良好） 软组织挛缩程度（无挛缩） 关节动度测量（<3mm）

活　动	频　率	时　间
ROM 训练	每天 3~4 次，每次 10min	
被动（0°~90°）		
髌骨活动度		
踝泵（使用弹力带进行踝背屈）		
拉伸：腘绳肌，腓肠肌 – 比目鱼肌		5 次 × 30s
力量训练	每天 3 次，每次 15min	
直腿抬高训练（屈，伸，内收，外展）		3 组 × 10 次
主动股四头肌等长训练（充分伸膝）		1 组 × 10 次
屈膝（主动，0°~90°）		3 组 × 10 次
伸膝，股四头肌训练（90°→30°）		3 组 × 10 次
多髋关节运动		3 组 × 10 次
腿部推举（70°→10°）		3 组 × 10 次

（续表）

第一阶段：术后 1～2 周		
活　动	**频　率**	**时　间**
闭链运动：半蹲（0°～45°，50% 负重）		3 组 × 20 次
平衡训练	每天 3 次，每次 5min	
两侧和前后向重心转移		5 组 × 10 次
有氧体能训练		
UBC	每天 1～2 次，每次 5min	
理疗	根据个人需求	
EMS		20min
冷冻疗法		20min
目标	• ROM 达到 0°～110° • 足够强度的股四头肌收缩 • 有限的感染和渗出 • 50% 负重	

第二阶段：术后 3～4 周		
综合观察	单拐全负重时： • 不服用镇痛药时疼痛也在可控范围内 • 有限的血肿 • ROM 达到 0°～100° • 肌肉在全活动范围内有控制地运动	
评估项目（目标）	疼痛（轻度） 血肿（轻度） 髌骨活动度（良好） ROM（最小达到 0°～110°） 股四头肌收缩和髌骨位移程度（良好） 软组织挛缩程度（无挛缩） 关节动度测量（<3mm）	
活　动	**频　率**	**时　间**
ROM 训练	每天 3～4 次，每次 10min	
被动（0°～120°）		
髌骨活动度		
踝泵（使用弹力带进行踝背屈）		
拉伸：腘绳肌，腓肠肌 – 比目鱼肌		5 次 × 30s
力量训练	每天 2～3 次，每次 20min	
直腿抬高训练（屈，伸，内收，外展）		3 组 × 10 次
多角度等长训练（90°，60°，30°）		1 组 × 10 次

（续表）

第二阶段：术后 3～4 周		
活　　动	频　　率	时　　间
踮脚 / 提踵训练		3 组 ×10 次
屈膝（主动，0°～90°）		3 组 ×10 次
伸膝训练（主动，30°～90°）		3 组 ×10 次
闭链运动		
靠墙蹲		5 次
半蹲		3 组 ×20 次
多髋关节运动（屈，伸，内收，外展）		3 组 ×10 次
腿部推举（10°～70°）		3 组 ×10 次
平衡训练	每天 3 次，每次 5min	
前后向重心转移		5 组 ×10 次
双腿平衡板		
跨杯步行		
单腿站立（水平面）		5 次
有氧体能训练	每天 2 次，每次 5min	
UBC		
水下行走		
固定自行车（注意髌股关节）		
理疗	根据个人需求	
EMS		20min
冷冻疗法		20min
目标	• ROM 达到 0°～125° • 肌肉控制 • 关节测量＜3mm • 有限的感染和渗出 • 100% 负重	
第三阶段：术后 5～6 周		
综合观察	独立步行时： • 有限的疼痛 • 有限的血肿 • ROM 达到 0°～120° • 肌肉在全活动范围内有控制地运动	

（续表）

第三阶段：术后 5～6 周		
评估项目（目标）	疼痛（无复杂性区域疼痛综合征） 血肿（范围很小） 髌骨活动度（良好） ROM（最小达到 0°～135°） 肌肉控制（4/5） 炎症反应（无） 步态，对称性	
活　动	**频　率**	**时　间**
ROM 训练	每天 3 次，每次 10min	
被动（0°～135°）		
髌骨活动度		
拉伸：腘绳肌，腓肠肌 – 比目鱼肌		5 次 × 30s
力量训练	每天 1～2 次，每次 20min	
直腿抬高训练（踝部负重＜10% 体重）		3 组 × 10 次
直腿抬高训练（弹力带辅助）		3 组 × 10 次
多角度等长训练（90°，60°，30°）		2 组 × 10 次
踮脚 / 提踵训练		3 组 × 20 次
屈膝（主动，0°～90°）		3 组 × 10 次
伸膝训练（主动抗阻，90° → 30°）		3 组 × 10 次
闭链运动		
靠墙蹲		5 次
半蹲		3 组 × 20 次
多髋关节运动（屈，伸，内收，外展）		3 组 × 10 次
腿部推举（70° → 10°）		3 组 × 10 次
平衡训练	每天 3 次，每次 5min	
平衡板训练，双腿支撑		
侧向上台阶（5～10cm）		
有氧体能训练	每天 2 次，每次 10min	
UBC		
水下行走		
固定自行车		
攀爬机（低阻力，短冲程）		
滑冰机（短步幅和坡度，低抗阻）		
理疗	根据个人需求	
EMS		20min

（续表）

第三阶段：术后 5～6 周		
活 动	频 率	时 间
冷冻疗法		20min
目标	<ul><li>ROM 达到 0°～135°</li><li>有限的炎症反应和血肿</li><li>能认识到并发症的存在（活动范围的缺失，复杂性区域疼痛综合征，前后向位移增加）</li><li>肌肉耐力的提高</li><li>认识到髌股关节的改变</li><li>全负重，步态正常</li></ul>	

第四阶段：术后 7～8 周		
综合观察	<ul><li>无渗出</li><li>全活动范围内无痛（0°～135°）</li><li>关节稳定性</li><li>日常生活活动能力</li><li>全负重</li><li>可以在无痛情况下步行 20min</li></ul>	
评估项目（目标）	徒手肌肉测试（腘绳肌，股四头肌，所有的髋关节附近肌肉；4/5） 肿胀（无） 8 周时的关节测量（<3mm） 髌骨活动度（良好） 骨擦音（无 / 很少）	
活 动	频 率	时 间
ROM 训练	每天 2 次，每次 10min	
腘绳肌，腓肠肌 – 比目鱼肌拉伸		5 次 × 30s
力量训练	每天 1～2 次，每次 20min	
直腿抬高训练（弹力带辅助）		3 组 × 30 次
屈膝（主动，0°～90°）		3 组 × 10 次
抗阻伸膝训练（90° → 30°）		3 组 × 10 次
腿部推举（70° → 10°）		3 组 × 10 次
多髋关节运动（屈，伸，内收，外展）		3 组 × 10 次
闭链运动		
靠墙蹲		5 次
半蹲		3 组 × 20 次
动态髋关节和核心训练		
平衡训练	每天 3 次，每次 5min	
平衡板训练，双腿支撑		

（续表）

第四阶段：术后 7～8 周		
活　动	频　率	时　间
单腿支撑站立		
弹力带步行		
重复抛球训练		
扰动训练		
有氧体能训练	每天 1～2 次，每次 15～20min	
固定自行车		
水下行走		
游泳（踢腿）		
步行		
攀爬机（低阻力，短冲程）		
滑冰机（短步幅和坡度）		
椭圆机（低阻力）		
理疗	根据个人需求	
冷冻疗法		20min
目标	• 提高肌肉力量和耐力	

第五阶段：术后 9～12 周		
综合观察	• 无渗出，全活动范围内无痛（0°～135°），关节稳定 • 可以进行日常生活活动，可以在无痛情况下步行 20min • 全负重	
评估项目（目标）	徒手肌肉测试（4/5） 12 周进行等长测试，股四头肌和腘肌的平均力矩差＜30% 肿胀（无） 12 周时的关节测量＜3mm 髌骨活动度（良好） 骨擦音（无 / 很少）	
活　动	频　率	时　间
ROM 训练	每天 2 次，每次 10min	
腘绳肌，腓肠肌 - 比目鱼肌拉伸		5 次 ×30s
力量训练	每天 2 次，每次 20min	
直腿抬高训练（弹力带辅助）		3 组 ×30 次
屈膝（主动，0°～90°）		3 组 ×10 次
抗阻伸膝训练（90°→30°）		3 组 ×10 次
腿部推举（70°→10°）		3 组 ×10 次

（续表）

第五阶段：术后 9～12 周		
活　动	频　率	时　间
多髋关节运动（屈，伸，内收，外展）		3 组 × 10 次
闭链运动		
靠墙蹲		5 次
半蹲		3 组 × 20 次
侧向上下台阶（5～10cm 高）		3 组 × 10 次
动态髋关节和核心训练		
平衡训练	每天 3 次，每次 5min	
平衡板训练，双腿支撑		
单腿支撑站立		
弹力带步行		
重复抛球训练		
扰动训练		
有氧体能训练（注意髌股关节）	每周 3 次，每次 15～20min	
固定自行车		
水下行走		
游泳（踢腿）		
步行		
攀爬机（低阻力，短冲程）		
滑冰机（短步幅和坡度，低阻力）		
椭圆机（低阻力）		
跑步练习（直线）	每周 3 次，每次 10min	
慢跑		400m
步行		200m
倒走		20m
理疗	根据个人需求	
冷冻疗法		20min
目标	• 提高肌肉力量和耐力	

（续表）

第六阶段：术后 13～26 周		
综合观察	<ul><li>无渗出</li><li>全活动范围内无痛</li><li>关节稳定</li><li>可以进行日常生活活动</li><li>可以在无痛情况下步行 20min</li></ul>	
评估项目（目标）	等速测试（等长 + 力矩 300°/s，每月测试股四头肌和腘绳肌的差异百分比） 肿胀（无） 关节测量（<3mm） 髌骨活动度（良好） 骨擦音（无 / 轻度） 单腿功能性测试（跳跃距离，计时跳，健患侧的百分比对比）	

活　动	频　率	时　间
ROM 训练	每天 2 次，每次 10min	
拉伸：腘绳肌，腓肠肌 – 比目鱼肌		5 次 ×30s
力量训练	每天 1 次，每次 20～30min	
直腿抬高训练（弹力带辅助）		3 组 ×30 次
屈膝（主动，0°～90°）		3 组 ×10 次
抗阻伸膝训练（90°→30°）		3 组 ×10 次
腿部推举（70°→10°）		3 组 ×10 次
多髋关节运动（屈，伸，内收，外展）		3 组 ×10 次
动态髋关节及核心训练		
平衡训练	每天 3 次，每次 5min	
平衡板训练，双腿支撑		
不稳定平面单腿支撑站立		
有氧体能训练（注意髌股关节）	每周 3 次，每次 20～30min	
固定自行车		
水下行走		
游泳（踢腿）		
步行		
攀爬机（低阻力，短冲程）		
滑冰机（短步幅和坡度，低阻力）		

（续表）

第六阶段：术后 13～26 周		
活　动	频　率	时　间
椭圆机（低阻力）		
跑步练习（直线）	每周 3 次，每次 15～20min	
慢跑（从 1/2 全速逐渐进阶到 3/4 再到全速）		400～1600m
步行		200m
倒走		20m
转弯训练（外侧，交叉步，8 字转弯）	每周 3 次	20m
功能性训练	每周 3 次	
超等长训练（双腿跳箱，平跳）		15s，4～6 组
专项训练		
理疗	根据个人需求	
冷冻疗法		20min
目标	• 提高肌肉力量和耐力	

第七阶段：术后 27～52 周		
综合观察	• 无渗出 • 全活动范围内无痛 • 关节稳定 • 可以进行日常生活活动 • 可以在无痛情况下步行 20min	
评估项目（目标）	等速测试（力矩 180°/s 和 300°/s，每月测试股四头肌和腘绳肌的差异百分比） 肿胀（无） 关节测量（<3mm） 髌骨活动度（良好） 骨擦音（无 / 轻度） 单腿功能性测试（跳跃距离，计时跳，健患侧的百分比对比）	
活　动	频　率	时　间
ROM 训练	每天 2 次，每次 10min	
拉伸：腘绳肌，腓肠肌 - 比目鱼肌		5 次 ×30s
力量训练	每天 1 次，每次 20～30min	
直腿抬高训练（弹力带辅助）		3 组 ×30 次
屈膝（主动，0°～90°）		1～2 组 ×（8～12）次
抗阻伸膝训练（90° → 30°）		1～2 组 ×（8～12）次
腿部推举（70° → 10°）		1～2 组 ×（8～12）次

（续表）

第七阶段：术后 27～52 周		
活　动	频　率	时　间
多髋关节运动（屈，伸，内收，外展）		1～2 组 ×（8～12）次
动态髋关节和核心训练		
平衡训练	每天 3 次，每次 5min	
平衡板训练，双腿支撑		
双重任务下单腿不稳定平面站立		
有氧体能训练（注意髌股关节）	每周 3 次，每次 20～30min	
固定自行车		
水下行走		
游泳（踢腿）		
步行		
攀爬机（低阻力，短冲程）		
滑冰机（短步幅和坡度，低阻力）		
跑步练习（直线）	每周 3 次，每次 20min	
间歇性训练		20m，40m，60m，100m
行走 / 休息训练 （休息：行走时间 =3：1）		20m
背向跑		20m
转弯训练（外侧，交叉步，8 字转弯）	每周 3 次	20m
功能性训练	每周 3 次	
超等长训练（双腿跳箱，平跳）		15s，4～6 组
专项训练		
理疗	根据个人需求	
冷冻疗法		20min
目标	• 提高肌肉力量、耐力和功能 • 重返运动	

EMS. 神经肌肉电刺激；ROM. 关节活动度；UBC. 上半身循环

　　EMS 在促进和增强股四头肌充分收缩的应用是基于对股四头肌和 VMO 肌张力的评估。一个电极放置在 VMO 上方，第二个电极放置在股四头肌腹部的上 1/3 的中央到侧面的范围内（图 11-1）。治疗时间为 15～20min。患者在机器刺激的同时主动收缩股四头肌。对于肌肉评分较差的患者，可能需要家用便携式 EMS 机，持续进行 EMS 治疗直到肌肉等级被

定为良好 [10, 59]。如果患者由于膝关节疼痛或肌肉痉挛而难以完全伸直膝关节，则可以使用生物反馈促进腘绳肌放松。可以将表面电极放置在特定肌肉上，从而向患者和临床医生提供有关股四头肌主动收缩情况的反馈（图 11-2）。或在患者进行关节活动范围训练的同时将电极放置在腘绳肌肌腹上。

　　ACL 重建后使用最广泛的理疗方法是冷冻疗法，

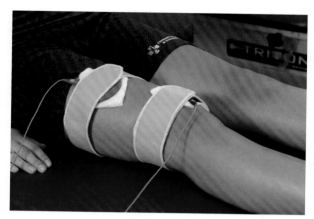

▲ 图 11–1　使用肌肉电刺激来进行术后早期股四头肌收缩训练

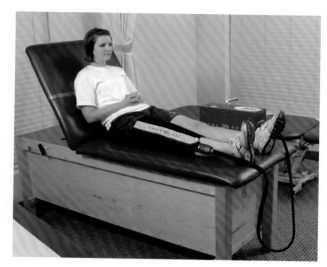

▲ 图 11–3　使用电动冷却装置进行冷冻疗法

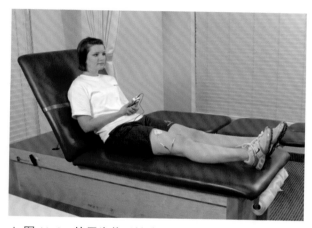

▲ 图 11–2　使用生物反馈疗法来进行术后早期股四头肌收缩训练

该疗法会在手术后的恢复期立即开始。冷冻疗法的费用合理和患者的依从性高是其成功控制术后疼痛和肿胀的两个主要因素。冷疗的标准方法是使用冰袋或商用冷敷袋，使用前一直需要保存在冰箱。根据经验，患者更喜欢电动冷藏箱（图 11–3）。这些设备可保持恒温并通过垫子循环冰水，故控制疼痛效果突出。但是，与电动冷却器相比，这些设备的温度维持更加困难。这种装置可以通过重力来控制温度、倒流和排水，并根据需要使用新鲜的冰水重新填充袖带。冷冻疗法的频率应从每天 3 次，每次使用冷冻疗法 20min，逐渐增加到每小时 1 次，具体时间取决于疼痛和肿胀的程度。在某些情况下，由于在皮肤和设备之间使用的缓冲液的厚度需要延长治疗时间。电动冷藏箱包含一个恒温器，对长时间使用冷疗会很有帮助。血管气动设备（Vasopneumatic）为冷冻疗法提供了另一种选择。借助 Game Ready 设备，临床医生可以根据患者的承受能力设置温度，以及四个不同压力级别。这种方法主要应用于临床治疗，但也可以在家中使用。冷冻疗法通常在运动后或需要控制疼痛和肿胀时进行，并在整个术后康复方案中需要持续进行。

（二）术后固定设备的使用

在 ACL 重建后是否使用固定设备是有争议的 [7, 30, 34, 37, 74]。对不同患者的性格、疼痛耐受性和程序依从性进行筛查，可以为了解术后是否需要进行支具固定提供证据依据。我们认为，支具的主要作用是在跌倒的时候，在负重过程中为患者提供保护，并让患侧在术后最初的几周内提早开始更安全、舒适地负重。支具本质上应该是刚性的，并且膝关节最初保持在 0° 位（图 11–4）。根据康复方案的进展逐渐放开支具，以允许患者在活动时正常屈膝。治疗师必须对支具及其在腿上的位置进行定期评估，以确保膝关节在适宜的范围内活动。对于按照本方案治疗的患者，在 ACL 重建后恢复完全活动范围之前，我们通常不会开具去旋转或功能性膝关节矫正的处方。

（三）膝关节活动的范围

术后第 1 周的目标是达到 0°～90° 的活动度。我们不需要或规律性地使用持续性被动关节活动训练机。患者可以在坐姿下进行被动和主动膝关节活动度训练，每次 10min，每天 4～6 次（图 11–5）。

随后我们需要很快达到被动的全关节活动度，以防止髁间窝和后关节囊组织过度瘢痕化。如果患者在术后 7 天之内难以恢复伸膝 0° 的活动度，则需

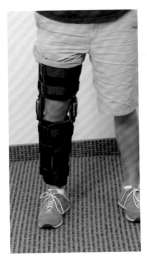

▲ 图 11-4　使用术后长腿铰链式膝关节支具
支具可为愈合的组织提供保护和支撑，并在此期间帮助患者减少不适感

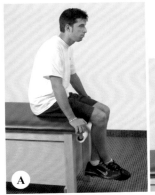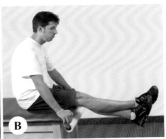

▲ 图 11-5　坐姿下被动（A）和主动（B）关节活动范围运动

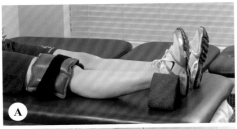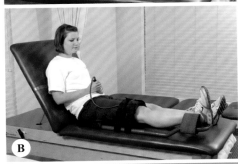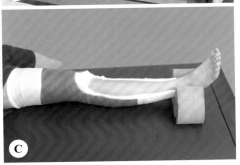

▲ 图 11-6　超载荷伸直训练
A. 负重锻炼；B. 伸直板（ERMI 伸膝关节器）；
C. 断裂式石膏

要开始加大训练量。脚和脚踝放置在毛巾或其他装置上，以抬高腘绳肌和腓肠肌，使膝关节能够下降至伸直的位置（图 11-6A）。保持该姿势 10min，每天重复 4～6 次。可以在大腿远端和膝关节上增加一个 10 磅（4.5kg）的重物，以提供载荷来拉伸后关节囊。术后第 2 周应完全伸膝。如果不能达到该范围，或者如果临床医生感觉到明显的终末端感，则加大训练量至每天 6 次并使用伸直板（图 11-6B）或额外增加 15～20 磅（6.8～9.1kg）的重量。如果仍然无效，则进行连续对膝关节伸展进行加压，持续 24～36h（图 11-6C）。目标是获得 0° 至 2°～3° 的过伸，这是膝关节正常的活动度极限。对于具有生理性双侧膝关节过伸的患者，我们建议，在重建的膝关节中逐渐恢复 3°～5° 的过伸，使其和对侧膝关节过伸的角度基本一致。但是，我们不建议患者恢复超过 5° 的过伸，因为可能会给移植物的愈合产生破坏。

术后第 3～4 周膝关节屈曲需逐渐增加至 120°，术后第 5～6 周膝关节屈曲逐渐增加至 135°。让患者最初在传统的坐姿下进行被动屈膝运动，使用对侧下肢提供载荷。其他有助于实现 >90° 屈曲的方法包括滚椅训练（图 11-7A）、墙壁滑动（图 11-7B 和 C）、膝关节的屈曲装置（图 11-7D）和被动股四头肌拉伸练习。到第 4 周难以达到 0°～90° 屈曲度的患者需要采取其他治疗干预措施以减轻运动中关节的疼痛，例如适当的药物治疗、局部神经阻滞，以及在麻醉状态下改善膝关节的活动度（而不是暴力治疗）（见第 38 章）。

（四）髌骨松动

恢复正常的髌骨活动度对于恢复膝关节的正常运动范围至关重要。髌骨活动度的丧失通常与关节

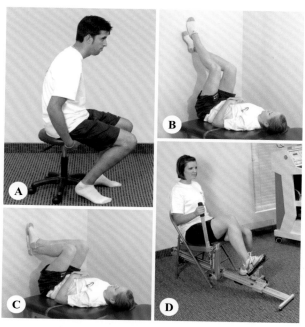

▲ 图 11-7　超载荷屈曲训练

A. 滚动凳练习；B 和 C. 墙壁滑动练习；D. 超载荷屈曲装置（膝关节屈曲器）

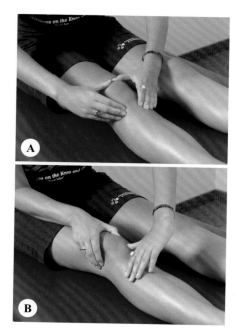

▲ 图 11-8　术后第 1 天开始的髌骨在所有四个平面上的滑动

A. 前后向；B. 内外向

内的纤维化有关，在少数情况下也可能与髌骨位置过度下移有关[56, 57, 60]。一般情况下，在术后第 1 天就应对髌骨在四个方向上进行松动（上、下、内侧和外侧），持续加压时间至少维持 10s（图 11-8）。在进行 ROM 练习之前，需进行此练习 5min。如果检测到伸肌滞后，则应谨慎行事，因为这可能与髌骨上移不良有关，表明需要进一步进行此项练习。术后大约 6 周需进行髌骨松动术。

（五）承重

只要疼痛和肿胀得到控制，并且股四头肌可以主动收缩，就可以进行部分负重训练了。最初，可以使用双侧拐杖，并将 50% 的体重放在患侧。患侧负重的重量随着训练的进行不断增加，以保证在术后第 3~4 周达到完全负重。重要的是，我们强调患者在训练时使用正常的步态模式，这样可以避免膝关节的锁定位置，并在整个步态周期中鼓励膝关节正常弯曲。这可以使患者完成从脚跟到脚趾的步行模式、支撑相中期股四头肌的收缩、步态周期中的髋关节和膝关节的屈曲。这种股四头肌步态模式可以有效地避免步行中膝关节的锁定。

（六）灵活性训练

ACL 重建后的第 1 天就需要开始进行腘绳肌和腓肠肌 – 比目鱼肌的灵活性练习。持续静态拉伸

30s，重复 5 次。最常见的腘绳肌拉伸是改良的跨栏拉伸（图 11-9），而最常见的腓肠肌 – 比目鱼肌拉伸是毛巾协助下的拉伸（图 11-10）。当膝关节保持在屈曲位置时，这些练习有助于控制腘绳肌反射引起的疼痛。毛巾协助下的拉伸可以帮助减轻小腿、跟腱和脚踝的不适。这些拉伸是膝关节活动度训练的关键组成部分。放松这两个肌肉群对于完全实现膝关节活动度来说是必不可少的。

进行股四头肌（图 11-11）和髂胫束（图 11-12）的柔韧性练习，可以帮助实现膝关节的完全屈曲并控制髋关节外侧和大腿的紧张程度。下肢的完整评估可以显示应纠正的弹性不足区域。故当设计灵活性训练时，治疗师应充分考虑患者期望返回的运动模式，以及该活动的位置或身体要求。在患者出院后也应继续进行灵活性训练。

（七）力量训练

ACL 重建术后患者下肢肌肉的萎缩和乏力代表了一个困难的且未解决的问题[15, 17, 23, 28, 59, 67, 70]。因此，我们的力量训练项目在术后首次随访时就开始了。术后早期重视股四头肌的自主收缩，对于成功且安全的重返功能活动至关重要。以小时基准进行股四头肌的等长收缩练习，遵循重复原则，每次收缩坚持 10s，每组 10 次，每天 10 组训练。治疗师和患者都要充分评估股四头肌的收缩。患者可以通过用眼

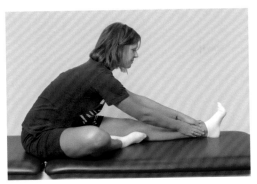

▲ 图 11-9　改良腘绳肌的跨栏伸展

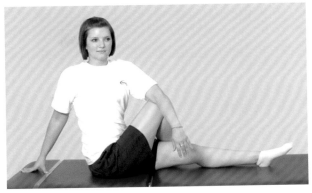

▲ 图 11-12　髂胫束伸展

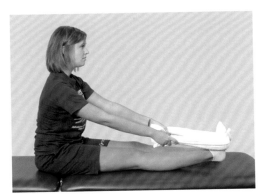

▲ 图 11-10　腓肠肌 - 比目鱼肌毛巾辅助拉伸

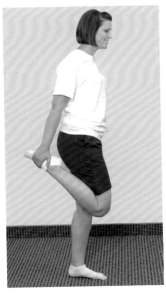

▲ 图 11-11　股四头肌拉伸

看用手触摸来确保肌肉的收缩，并与对侧腿的收缩进行对比。患者也可以评估在肌肉收缩的过程中髌骨上移的情况，正常情况下大约为 1cm 左右，在肌肉放松时也会出现髌骨下移的情况。在进行等长收缩练习时患者要确保不让膝关节过伸，相反要使膝

关节在整个训练过程中处于屈曲的状态。如果必要，可通过生物反馈训练加强股四头肌的良好收缩。

术后第 1 天，髋关节需要在各个平面上进行直腿抬高训练，例如内收直腿抬高训练就可以对 VMO 进行加强训练。仰卧位直腿抬高必须保证股四头肌有足够的等长收缩能力以使得股四头肌能在这个训练中得到锻炼，而其他两个平面上的直腿抬高时的近端稳定性也很重要。当这些锻炼对于患者不再有很大的难度时，还可以通过增加脚踝部的负重增强肌肉训练的效果。最初可以使用 1~2 磅（0.45~0.9kg）的重量，只要不超过患者体重的 10% 即可，最后添加的重量不可超过 10 磅（4.5kg）。如果在等长收缩期间观察到肌肉张力异常，则可以使用主动 - 辅助的 ROM 练习以促进股四头肌训练。这些练习主要在术后的前 8 周内使用，这期间的重点是控制疼痛和肿胀，恢复全部 ROM，实现早期股四头肌控制和近端稳定，并恢复正常步态。

闭链运动也应从术后第 1 周就开始，当患者可以耐受疼痛时，进行角度 0°~45° 逐渐增大的半蹲练习（图 11-13A）。最初，一般将患者的自身重量用作阻力，之后可逐渐加用弹力带以增加阻力（图 11-13B）。快速、平稳、有节律地高位或高频下蹲可以使肌肉疲劳。在这期间，治疗师应特别注意髋关节位置以保证股四头肌完全收缩。

术后第 2 周就应开始使用提踵练习来锻炼腓肠肌 - 比目鱼肌，并控制股四头肌进行靠墙静蹲练习。靠墙静蹲练习的目的是通过训练肌肉来改善股四头肌收缩（图 11-14A）。如果膝关节前侧出现疼痛，可以改变膝关节屈曲角度或在不超过 10° 的范围内轻微调节脚尖向外 / 内向角度来减轻疼痛。该训练也可以适当地调整以得到对股四头肌更佳的训练效

果。当患者训练后达到最大膝关节屈曲角度（通常为 30°～45°）时，则能判定为患者可有效地控制、完成股四头肌主动收缩。患者需要一直保持这种肌肉收

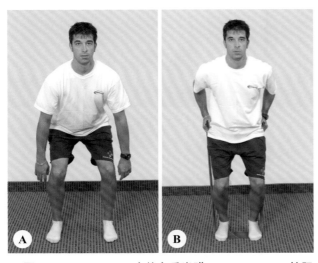

▲ 图 11-13　A.0°～45° 内的自重半蹲；B.TheraBand 抗阻半蹲

缩和屈膝姿势，直到出现肌肉疲劳为止，然后重复进行 3～5 次锻炼。同时，还可以在大腿远端之间夹一个球，以诱发髋关节内收肌收缩和更强的 VMO 收缩（图 11-14B）。同时，患者也可以手持哑铃以增加体重，从而促进股四头肌更强的收缩（图 11-14C）。最后，患者可以将逐渐将体重转移到患侧，以刺激单腿收缩。这是一项很好的运动方式，患者可以每天在家中进行 4～6 次训练，在安全的屈膝角度范围内使股四头肌收缩至力竭，并注意不应引起异常的胫骨前移。

当患者可以完全负重时，就应开始进行侧向台阶训练（图 11-15）。

台阶的高度应根据患者的耐受性逐渐增加。在开始的几周内，使用尼龙搭扣脚踝负重开始俯卧弯腿训练，最终发展为负重器械训练（图 11-16）。负重器械训练的优点是可以进行独立的肌肉训练，因为器械本身就是为了提供更强大的膝关节稳定性。患者可以进行单侧训练或者双侧同时训练。如果机

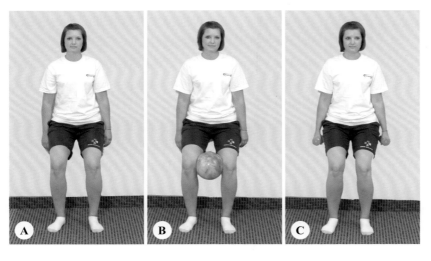

◀ 图 11-14　A. 靠墙蹲直到肌肉疲劳；B. 挤压大腿远端之间的球引起髋关节内收肌收缩和更强的股内侧肌收缩；C. 使用哑铃重量增加体重会促进股四头肌更强地收缩

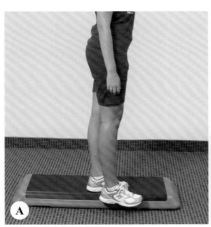
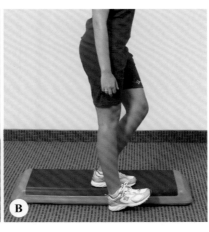

◀ 图 11-15　侧向台阶练习

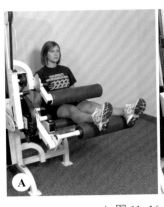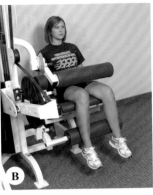

▲ 图 11-16　腘肌卷曲

器上最轻的重量也会因为太重而使得患者无法单独抬起时，则可进行离心运动进行训练（患者用双腿抬起重量，之后用患侧缓慢放下）。离心收缩也需用于后期的力量训练，因为腘绳肌的力量恢复对于康复目标的完成至关重要，因为其在膝关节的动态稳定性中发挥着重要的作用。负重训练在整个进阶方案中都始终存在，并在重返运动和维持阶段持续增加。

　　患者在前几周内也可以进行开链运动，以进一步训练股四头肌的肌肉力量。由于这些训练可能对愈合的移植物和髌股关节产生影响，故应当谨慎。第 1 周，90°→30° 的抗阻伸膝运动可以通过使用尼龙搭扣的脚踝负重进行。在训练中应避免膝关节完全的伸直，因为这可能对髌股关节和 ACL 移植物产生额外的压力。髌股关节的疼痛、肿胀和髌股关节异响都是运动中必须监测的内容，以避免髌股关节软骨损伤进一步发生髌骨移位。当外科医师发现患者髌股关节存在异常情况时，应及时将损伤情况告知治疗师。

　　全面的下肢训练方案对于康复目标的早期和长期完成是十分重要的。康复训练的同时也应注意对其他肌肉群的训练，其包括髋外展肌、髋内收肌、髋屈肌和髋伸肌等。这些肌肉群可以在多项或髋部外展肌 / 内收肌机器上进行训练（图 11-17）。腓肠肌 - 比目鱼肌的力量是早期步行和跑步的关键因素。此外，上肢和核心肌群锻炼对于安全高效地重返工作或运动也是很重要的。在结合运动专项特异性的基础上设计的训练方案，可以最大程度地发挥训练的效果。2009 年，美国运动医学学院（American College of Sports Medicine，ACSM）[2] 更新了他们对肌肉力量、肌肉围度、爆发力和耐力训

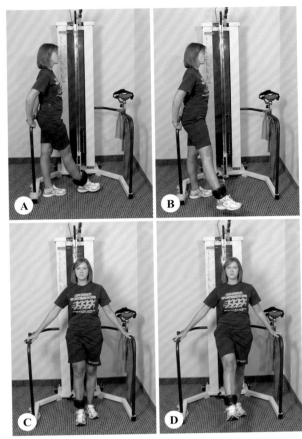

▲ 图 11-17　多缆绳训练系统

练的建议（表 11-3 至表 11-6）。运动专项的体能训练和技巧训练不在本章介绍范围之内。治疗师应与患者、相应的教练一起合作确定患者的个人训练计划。

（八）平衡、本体感觉和扰动训练

　　ACL 重建后恢复正常的神经肌肉功能对于最终进行运动并完成完整运动过程是至关重要的。而膝关节本体感觉的恢复是神经肌肉功能恢复的关键要素 [16, 22, 38, 40, 42, 73]。术后第 1 周就应开始进行平衡和本体感觉训练。最初，患者只需保持站立，将重心从一侧转移到另一侧，以及重心从前向后的移动。这项活动可以增强人们对患侧腿部承重训练的信心，并训练提高膝关节的位置觉恢复。

　　当患者实现肢体完全负重（图 11-18）时，便可开始进行跨杯步行训练，以改善患侧和健侧肢体的平衡对称性。这项运动有助于在步态中改善髋关节和膝关节屈曲运动，以及股四头肌的控制能力，以防止膝关节的过伸。另外，跨杯步行还可以在步行中期刺激髋部和骨盆的运动控制能力，在下蹲时提

表 11-3　美国运动医学学院的力量训练进阶建议

	初　级	中　级	高　级
肌肉动作	离心，向心，等长收缩	离心，向心，等长收缩	离心，向心，等长收缩
练习选择	单侧和双侧运动；单关节和多关节运动	单侧和双侧运动；单关节和多关节运动	单侧和双侧运动；单关节和多关节运动
练习顺序	先大肌群再小肌群 先多关节再单关节 强度先高后低	先大肌群再小肌群 先多关节再单关节 强度先高后低	先大肌群再小肌群 先多关节再单关节 强度先高后低
载荷	60%～70% 1 RM	60%～70% 1 RM	80%～100% 1 RM
训练量	1～3 组 ×8～12 次	多组，每组 8～12 次	多组，每组 8～12 次
休息间隔	核心 1～2min，其他 2～3min	核心 1～2min，其他 2～3min	核心 1～2min，其他 2～3min
速度	慢速到中速	中速	慢速到快速
频率	每周 2～3 天	每周 3～4 天	每周 4～6 天

引自 American College of Sports Medicine: Progression models in resistance training for healthy adults. *Med Sci Sports Exerc.* 2009;41:687–708.

1 RM. 一次最大重复力量

表 11-4　美国运动医学学院的肌肉增加训练进阶建议

	初　级	中　级	高　级
肌肉动作	离心，向心，等长收缩	离心，向心，等长收缩	离心，向心，等长收缩
练习选择	单侧和双侧运动；单关节和多关节运动	单侧和双侧运动；单关节和多关节运动	单侧和双侧运动；单关节和多关节运动
练习顺序	先大肌群再小肌群 先多关节再单关节 强度先高后低	先大肌群再小肌群 先多关节再单关节 强度先高后低	先大肌群再小肌群 先多关节再单关节 强度先高后低
载荷	70%～85% 1 RM	70%～85% 1 RM	70%～100% 1 RM，重点训练 70%～80% 1 RM 重量区间
训练量	1～3 组，每组 8～12 次	1～3 组，每组 8～12 次	3～6 组，每组 1～12 次，常用 6～12 次
休息间隔	1～2min	1～2min	2～3min：大重量核心训练 1～2min：其他训练
速度	慢速到中速	中速	慢速、中速、快速
频率	每周 2～3 天	每周 4 天	每周 4～6 天

引自 American College of Sports Medicine: Progression models in resistance training for healthy adults. *Med Sci Sports Exerc.* 2009;41:687–708.

1 RM. 一次最大重复力量

表 11-5 美国运动医学学院的爆发力训练进阶建议

	初 级	中 级	高 级
肌肉动作	离心，向心收缩	离心，向心收缩	离心，向心收缩
练习选择	多关节运动	多关节运动	多关节运动
练习顺序	先大肌群再小肌群 复杂运动到简单运动 强度先高后低	先大肌群再小肌群 复杂运动到简单运动 强度先高后低	先大肌群再小肌群 复杂运动到简单运动 强度先高后低
载荷	30%～60% 1 RM：上肢 0%～60% 1 RM：下肢	70%～80% 1 RM：力量训练 30%～60% 1 RM：速度 / 技巧训练	>85% 1 RM：力量训练 30%～60% 1 RM：速度训练
训练量	1～3 组 ×3～6 次	1～3 组，每组 3～6 次	3～6 组，每组 1～6 次
休息间隔	核心训练：2～3min 其他训练：1～2min	核心训练：2～3min 其他训练：1～2min	核心训练：2～3min 其他训练：1～2min
速度	中速	快速	快速
频率	每周 2～3 天	每周 3～4 天	每周 4～5 天

引自 American College of Sports Medicine: Progression models in resistance training for healthy adults. *Med Sci Sports Exerc.* 2009;41:687–708.

1 RM. 一次最大重复力量

表 11-6 **American College of Sports Medicine Recommendations for Progression During Endurance Training**

	Novice	**Intermediate**	**Advanced**
Muscle action	Eccentric and concentric	Eccentric and concentric	Eccentric and concentric
Exercise selection	Unilateral and bilateral; single and multiple joint	Unilateral and bilateral; single and multiple joint	Unilateral and bilateral; single and multiple joint
Exercise order	Variety	Variety	Variety
Loading	50%～70% 1RM	50%～70% 1 RM	30%～80% 1 RM
Volume	10～15reps	10～15reps	Multiple sets × 10～25 reps or more
Rest intervals	1～2min for high reps <1min for moderate reps	1～2min for high reps <1min for moderate reps	1～2min for high reps <1min for moderate reps
Velocity	Slow for moderate reps Moderate for high reps	Slow for moderate reps Moderate for high reps	Slow for moderate reps Moderate for high reps
Frequency	2～3days/wk	3～4days/wk	4～6days/wk

From American College of Sports Medicine: Progression models in resistance training for healthy adults. *Med Sci Sports Exerc.* 2009;41:687–708.

1 RM, 1 Repetition maximum.

高腓肠肌和比目鱼肌的控制能力，并且还可以训练髋关节的运动幅度。步态控制的这些组成部分对于康复的早期阶段至关重要，可以减少对移植物的作用力。

术后早期的双腿、单腿站立平衡训练是非常有用的。在单腿站立时，脚向前方，膝关节弯曲20°～30°，手臂向外水平伸展，躯干直立、肩膀、臀部、脚踝在一条垂直线上（图 11-19A）。该训练主要是使患者保持在该位置，直到平衡状态被打破为止。可以使用小型蹦床或不稳定的平台增加训练难度，因为与站立在稳定的表面上相比，这些设备可激活更大的动态肢体控制能力（图 11-19B）。为了提升难度，患者可以采取单腿站立姿势，并朝着倒置的小型蹦床投球、接球（图 11-20），直到出现疲劳为止。

对于平衡训练，还需从术后第 7～8 周加入扰动训练的内容。治疗师站在患者身后，并定期打破患者身体姿势平衡状态，以增强动态膝关节稳定性。这些技术包括与患者的直接接触（图 11-21A）或干扰患者站立的平台（图 11-21B）。

在平衡训练中，半圆泡沫轴也可以用作步态训练和平衡训练的一部分（图 11-22）。这项运动可帮助患者保持平衡，并提高保持直立姿势所需的动态神经肌肉控制能力，使患者能够从球的一端走到另一端。这种训练有助于帮助患者找到平衡中心，提高四肢对称性，提高股四头肌在站立中期的控制能力、改善患者的姿势位置控制能力。单腿支撑和双腿支撑下的踝关节平衡训练系统［BAPS 板（AliMed）］训练也是另一种有效的平衡和本体感觉运动系统（图 11-23）。

使用训练设备进行康复训练可以给本体感觉训练增加效果，并且可以客观地记录患者的平衡和动态控制能力。两个较常见的仪器为 Biodex Medical Systems（图 11-24）和 NeuroCom（Natus Balance & Mobility）的平衡系统。

（九）体能训练

康复期间体能训练计划的制订需要考虑的一个重要因素就是在不损害膝关节的情况下给心血管系统施加压力。当患者可以使用上肢测力计且充分耐受直立位置时，便可以开始心血管系统的训练了。训练时应将患侧肢体抬高，以最大程度减少下肢肿胀程度，同时需要注意的是这项运动需要在耐受范围内进行。其训练的内容包括，术后第 3 周开始单车练习；手术切口完全愈合后，可以进行水中步行练习等。这些训练的早期目标主要是使患者恢复完全的ROM、步态再训练和心血管功能训练。为了提高心血管耐力，每周至少进行 3 次训练，每次 20～30min，并且运动时最少应达到最大心率的 60%～85%。这是因为目前通常认为，以更高的最大心率百分比进行锻炼可获得更好的心血管功能和耐力。

术后第 5～6 周可以允许使用越野滑雪和攀爬机进行训练。强烈建议在该阶段应避免髌股关节承受高压力。在骑行过程中，座椅高度需根据患者的自身水平调整到最高水平，并且从低阻力水平开始训练。攀爬机需调整为短距离且阻力小的模式。

有效的心血管锻炼计划是康复后期阶段的重要组成部分。除了前面描述的练习方式以外，还应鼓励进患者行水上运动，包括使用自由泳或自由泳式打腿、水中行走、水中有氧运动和深水跑步。具体使用哪种心血管运动，取决于患者本人对特定设备

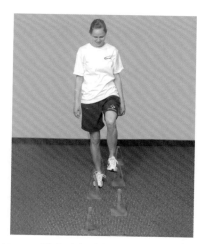

▲ 图 11-18　跨杯步行来提高双侧肢体步行对称性

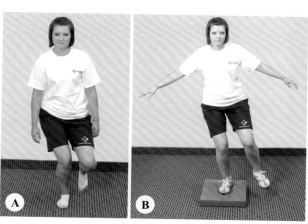

▲ 图 11-19　首先在稳定的表面（A）上进行的单腿平衡运动，然后在不稳定的表面（B）进行的单腿平衡运动

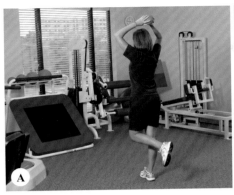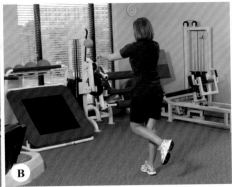

◀ 图 11-20　单腿平衡训练

患者朝着倒置的小型蹦床投掷并接住返回的球

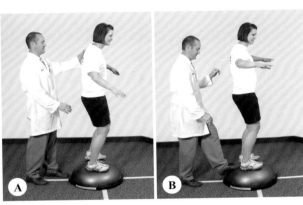

▲ 图 11-21　扰动训练

与患者直接接触（A）和干扰患者的站立平台（B）

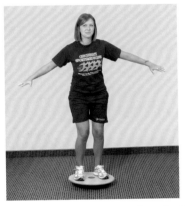

▲ 图 11-23　生物力学脚踝平台系统 [BAPS（AliMed）] 的双腿/单腿站立训练

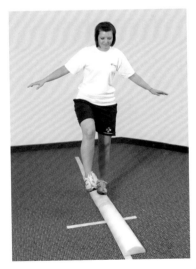

▲ 图 11-22　使用半圆形泡沫轴进行步态和平衡再训练

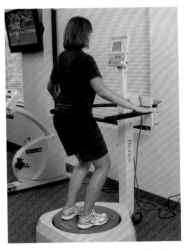

▲ 图 11-24　Biodex 平衡系统（Biodex Medical Systems）可用于平衡训练，同时也可用于平衡和动态控制能力客观评估

的使用感和偏好。

（十）跑步与灵活性训练

跑步训练开始之前，患者必须达到等速测试中股四头肌和腘绳肌的平均力矩差不超过 30%；关节

测试中关节的 AP 位移的增加不超过 3mm，时间上至少为术后 9 周。大多数患者在手术后 16～20 周开始跑步。仅在某些特殊情况下，例如肌肉力量已经恢复正常，无关节积液、疼痛，术中除了重建以

外没有任何其他并行的手术（例如复杂的半月板修复或其他韧带重建），才可在此时间段之前开始跑步训练。

跑步训练是根据患者的运动目标设计的，特别是有训练项目或身体素质要求的群体。例如，有需求要回到短时、高强度活动的患者在此之前应参加短距离训练项目，而不是长距离的耐力项目。跑步训练的频率应该为每周 3 次，与力量训练相间隔。由于刚开始时跑步训练可能无法达到有氧水平，因此可以使用交叉训练来提高心血管功能。同时，交叉训练计划可与力量训练在同一天执行。

第一阶的训练可由直行的走、跑训练组合构成。向前和向后的跑动距离分别为 20 码（18m）、40 码（37m）、60 码（55m）和 100 码（91m）。初始跑步速度为患者正常速度的 1/4～1/2，然后逐渐发展为全速的 3/4。采用间隔训练 - 休息法，其中休息阶段是训练阶段长度的 2～3 倍。在患者能够全速向前奔跑之后，开始侧向奔跑和交叉跑动。短距离（如 18m）常用于提高速度和灵敏性。侧向跑动可用于促进本体感觉。在这个时间段可以引入专项设备以改善运动技能发展（例如，让足球运动员进行运球和传球活动）。这些变化有助于激励患者，并最大程度地减少训练的乏味。

跑步训练的第三级包含 8 字跑动训练。最初使用 18m 以上的长而宽的运动轨迹来减缓转弯角度。随着速度和个人信心的提高，距离减小到大约 9m。此阶段的进度过程与上述横向并排训练中使用的进度类似。强调速度和灵敏性性，并可引入训练设备以发展专项技能。

跑步训练的第四阶段涉及了转向策略，包括在 45° 和 90° 角转向时的策略，使患者急转的能力得到提升。

（十一）超等长训练

一旦完成跑步训练，便可以开始进行超等长训练了，以最大程度地减少神经肌肉功能和本体感觉的双侧差异。美国运动医学会建议使用综合超等长训练和阻力训练，以提高垂直跳高能力。进行超等长训练时要考虑的重要因素包括地面情况、穿着的鞋类和热身训练的情况等。跳跃训练应在牢固而又宽容的地面上进行，例如木制的健身房地板。应避免使用非常坚硬的表面，例如混凝土地面。穿训练鞋或跑步鞋，以提供足够的足稳定性和缓冲。检查

穿着和鞋底磨损将有助于避免过度使用造成的损伤。超等长训练是从单项训练中开始，这种方式与间歇训练的方式类似。最初，休息时间从运动时间长度的 2～3 倍，逐渐减少到 1～2 倍。同样，每周进行 2～3 次，与力量训练、心血管耐力训练一起进行。

在各种跳跃过程中，应指导患者将体重保持在脚掌上，并在膝关节弯曲且与肩同宽的情况下起跳和着陆，避免膝关节过伸和下肢呈外翻姿势（图 11-25）。患者应了解这些练习是反应和敏捷训练，也就是说，尽管强调速度，但在整个训练过程中必须保持正确的身体姿势。

第一个练习是使用双腿在水平面上跳格子。用胶带在地板上创建一个四个大小相等的格子组成的四方形网格。指示患者首先从框 1 跳到框 3（从前到后），然后从框 1 跳到框 2（从一侧到另一侧）（图 11-26）。第二级将这两个方向都合并为一个序列，并且包括在左右两个方向上的跳跃（例如，框 1 到框 2 到框 4，然后再到框 2 到框 1）。第三级进阶到对角跳（图 11-27），第四级包括 90° 和 180° 的旋转跳（图 11-28）。一旦患者可以进行双腿四级跳跃，就可以再进行相同的单腿训练。下一阶段将合并垂直高度的跳箱。

患者训练能力的提升是通过计算在定义的时间段内的跳数来衡量的。初始时间一般为 15s，要求患者在 15s 内完成尽可能多的跳跃次数。对两个方向各进行 3 组测试，并记录跳跃次数。随着跳跃次数的增加，患者的信心也会随之提高。

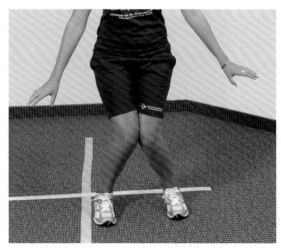

▲ 图 11-25　在超等长训练中，指导患者将体重保持在脚掌上，起跳和落地时保持膝关节弯曲并且分开，与肩同宽，以避免膝关节过伸和下肢外翻姿势

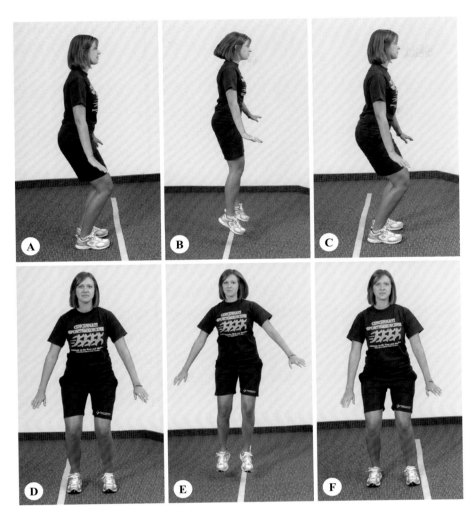

◀ 图 11-26 最初的超等长训练包括使用双腿在水平面上前后跳跃（A 到 C）和左右跳跃（D 到 F）

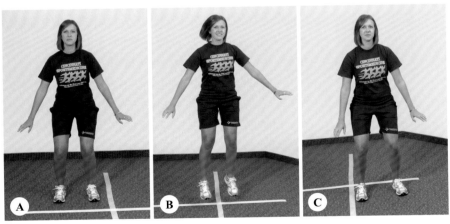

◀ 图 11-27 前后对角线方向的跳跃训练

　　我们建议患者提前完成运动计量学（Sportsmetrics）的训练课程，以减少重返高强度运动前非接触的再损伤风险。此训练方案可以教会运动员如何控制上肢、躯干和下肢的位置，在运动时通过增加髋关节和膝关节的屈曲度来降低重心，并提高肌肉力量和落地技术来减少地面反作用力。此外，还要求

运动员在落地之前预先放置躯干和下肢在正确的位置上，以得最大化膝关节稳定性和刚度。该训练方案包括动态热身、超等长训练、力量训练、有氧训练、敏捷性和风险意识训练。训练每周 3 次，持续 6 周。本书在第 14 章中对这个方案进行了详细描述。

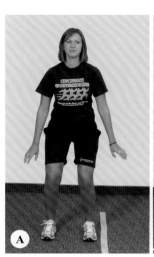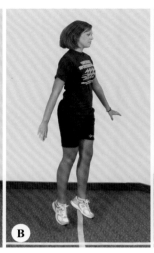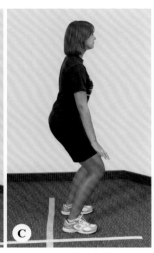

◀ 图 11-28 **90° 和 180° 的旋转跳跃训练**

（十二）重返体育活动

重返体育活动是在成功完成跑步和功能训练、超等长训练的情况下并达到以下标准[4, 5]。

1. 膝关节检查

- ROM：IKDC 正常或接近正常的评级。
- Lachman 测试：IKDC 评级为正常或接近正常。
- 轴移测试：IKDC 等级为正常或接近正常。
- 髌骨疼痛：无。
- 积液：无。

2. KT-2000（MEDmetric）[13, 76]

- 术侧与健侧相比差异＜3mm（如果正常），AP 总移位为 134N。

3. 股四头肌和腘绳肌的肌肉力量和耐力测试

与对侧相比，在以下设备上的测试结果差异小于 10%。

- 等速 180°/s 和 300°/s[8, 9, 18, 21, 26, 32, 33, 39, 61, 66, 77]。
- 便携式等长固定或手持测功机：股四头肌在膝关节 60° 屈曲，腘绳肌在膝关节 60° 或 90° 屈曲的情况下分别测试，每个测试重复 3 次，使用平均值[69, 71, 72]。
- 如果没有等速设备或等长设备但是有举重设备的情况，建议使用一个最大可重复的卧推和腿部推举重量来评估肌肉恢复情况，但与此同时需要一位经验丰富的测试员和足够的时间保证测试安全地进行[29, 65]。

4. 单腿跳测试

单跳和三重交叉跳测试的下肢对称性差异小于 15%（可以录像以提供对平衡和着陆位置的主观分析）[3, 6, 18, 33, 35, 36, 45, 77]。

5. 视频拍摄下的跳深练习[43, 54, 63, 68]

- 如果有软件，则标准化膝关节分离距离应为 60% 或更大。
- 如果没有可用的软件，请使用视频记录，然后进行落地位置（内翻、外翻、中性）分析：是否为无外翻、屈膝、有控制地着陆。

6. 单腿下蹲，重复 5 次

- 无膝外翻，中外侧运动或骨盆倾斜[1, 11, 24, 25]。

7. 视频运动分析

在髋关节和膝关节高度屈曲、直立姿势和无外翻的主观评分[12, 27, 41]（该测试应按照 Pollard 等描述的方式进行，患者跑到地面用胶带标记的指定位置 5m 处，在重建的腿上做标记，然后进行 45° 侧切。如果右腿重建了，应该向左侧侧切。可以设置侧切位置，引导患者执行 45° 的转角）。

在患者进行无限制运动之前要考虑的其他测试结果，包括多阶段体能测试、最大有氧运动能力测试、60s 仰卧起坐测试和其他核心力量测试。单腿垂直跳跃可以确定在患侧下肢和健侧下肢之间是否存在差异。

我们鼓励进行功能性测试，在测试中监测患者的膝关节肿胀、疼痛，是否有过度使用及无控制的运动情况。一些运动员在返回剧烈运动后会发生短暂的膝关节肿胀，应向他们普及处理方法，以及减少活动直至肿胀消退的重要性。如果肿胀持续存在，建议运动员减少运动 2~6 周，还可以考虑使用非甾体抗炎药，并使用冰敷和抬高肢体的方法减少肿胀。成功恢复运动后，鼓励患者继续进行训练计划。在赛季期间，建议每周进行 2 次体能锻炼。在非赛季或赛季前，该训练应每周执行 3 次，以最大程度地提高柔韧性、力量和心血管耐力。

三、膝关节 ACL 重建术后翻修、同种异体移植肌腱重建、复杂的膝关节韧带损伤手术后的康复方案

该方案针对 ACL 重建术后翻修[48, 52]、同种异体移植[51]、同时伴有其他手术（复杂的半月板修复或移植、其他韧带重建、关节软骨修复程序、髌股复位术或截骨术）或明显关节软骨损伤的膝关节 ACL 损伤患者设计[47, 49]，包括了恢复负重和屈膝的延迟时间；进行 ACL 翻修后的力量训练、体能训练、跑步和敏捷性训练的启动时间和重返无限制运动的时间（表 11-7）。本文认为，此类患者在术后 2 周内只允许进行脚趾触地负重训练。在这段时间之后，允许的负重强度取决于术中其他的手术操作，术后疼痛和肿胀的程度，股四头肌的控制能力和膝关节活动度的情况。大多数患者在术后第 6～8 周时，可以脱离拐杖完全负重。

膝关节屈曲 135° 以上的功能训练时间应根据术中其他并发症的情况而适当推迟。后外侧重建手术需佩戴双瓣长腿石膏支具 4 周（见第 18 章）[50]。患者每天取下支具进行几次 ROM 训练，并需达到 0° 伸展度，但要避免过伸的发生。同时进行了近端髌骨复位的患者在术后的前 2 周可在 0°～75° 范围内屈曲训练。在第 8 周时，屈曲角度可以增加到 135°。

在后交叉韧带重建[46]（见第 18 章）和（或）复杂的半月板修复（见第 25 章）的患者中，最初的膝关节屈曲角度也应进行适当的限制[19]。

对于膝关节过伸（≥10°），多发韧带松弛（0°～5°）的患者，膝关节 0° 位固定应持续 3 周以便韧带达到充分的愈合。

除接受后外侧手术的患者外，在此方案中的患者应使用铰链式膝关节支具固定 8 周。支具可为组织愈合提供保护和支撑，并在此期间帮助患者减少不适感。

而力量训练、体能训练和高强度运动训练应根据术中同时进行的其他手术的情况而定。要恢复运动至少要等到术后 6 个月，认为这时才能使所有修复和重建的组织愈合，并恢复关节和肌肉的功能。我们认为与自体韧带重建相比，同种异体移植的成熟时间明显延迟（见第 5 章），并且在术后功能恢复方面也会有一定的时间限制。评估是进行功能康复训练的关键部分，其中包括症状评估及膝关节运动、肌肉力量和韧带稳定性的评估。评估的结果不仅仅是一个参数，而是决定能否恢复运动的决定因素。适用于本训练方案的患者，在术后第 9～12 个月才可返回到正常的运动项目。需要注意的是，完全恢复运动并不能保证恢复到受伤前状态运动水平。对于 ACL 翻修、多韧带重建或术后与健侧对比 AP 方向位移超过 3mm 的患者应考虑使用功能性支具。另外，对返回剧烈活动有顾虑或在运动中有不稳定感的患者也应考虑使用功能性支具。

表 11-7　辛辛那提运动医学与骨科中心前交叉韧带重建方案：翻修膝关节手术，异体肌腱和其他复杂膝关节手术

	术后周数					术后月数			
	1～2	3～4	5～6	7～8	9～12	4	5	6	7～12
支具：用于患者舒适的固定装置	×	×	×	×	（×）			×	×
ROM 范围目标									
0°～110°	×	×							
0°～120°			×						
0°～135°				×					
负重									
垫脚	×								
25%～50% 体重		×							

（续表）

	术后周数					术后月数			
	1～2	3～4	5～6	7～8	9～12	4	5	6	7～12
75%～100% 体重			✕						
髌股关节活动度训练	✕	✕	✕	✕					
理疗									
EMS	✕	✕	✕	✕					
疼痛 / 肿胀管理（冷冻疗法）	✕	✕	✕	✕	✕	✕	✕	✕	✕
拉伸：腘绳肌，腓肠肌 – 比目鱼肌，髂胫束，股四头肌	✕	✕	✕	✕	✕	✕	✕	✕	✕
力量训练									
股四头肌等长训练，直腿抬高训练，主动伸膝训练	✕	✕	✕	✕	✕				
闭链运动：步态训练，脚趾抬起，靠墙蹲，半蹲	✕	✕	✕	✕	✕	✕			
屈膝（90°）			✕	✕	✕	✕	✕	✕	✕
伸膝，股四头肌训练（90°→30°）			✕	✕	✕	✕	✕	✕	✕
髋关节内收外展			✕	✕	✕	✕	✕	✕	✕
腿部推举（70°→10°）			✕	✕	✕	✕	✕	✕	✕
平衡 / 本体感觉训练									
重心转移，跨杯步行，Biodex 平衡系统	✕	✕	✕	✕					
Biodex 平衡系统，生物力学脚踝平台，扰动训练，平衡板，小型蹦床					✕	✕	✕	✕	✕
体能训练									
UBC		✕	✕	✕					
固定自行车			✕	✕	✕	✕	✕	✕	✕
水中项目			✕	✕	✕	✕	✕	✕	✕
椭圆机				✕	✕	✕	✕	✕	✕
游泳				✕	✕	✕	✕	✕	✕
步行									
攀爬机					✕	✕	✕	✕	✕
滑冰机					✕	✕	✕	✕	✕
跑步：直线								✕	✕
转弯训练：外侧转弯，8 字转弯									✕
超等长训练									✕
全运动参与									✕

（续表）

第一阶段：术后 1～2 周		
综合观察	足尖着地到负重 25% 体重时： • 术后疼痛可控 • 血肿范围可控 • 股四头肌可主动收缩 • 伸膝 0°	
评估项目（目标）	疼痛（可控范围内） 血肿（轻度） 髌骨活动度（良好） 关节活动度（最小达到 10°～80°） 股四头肌收缩和髌骨位移程度（良好） 软组织挛缩程度（无挛缩）	
目标	ROM（取决于手术术式） 股四头肌主动收缩 炎症和渗出的控制	
活　动	**频　率**	**时　间**
ROM 训练	每天 3～4 次，10min	
被动（0°～90°）		
髌骨修复（复杂手术），MCL，翻修，EA=0°～90°，髌骨重对线 =0°～75°，后外侧手术 =0°～90°（除非测试显示伪高弹性组织，术后 2 周可达到 15°～70°）		
髌股活动		
踝泵（使用弹力带进行踝背屈）		
拉伸：腘绳肌，腓肠肌 – 比目鱼肌		5 次 ×30s
力量训练	每天 3 次，15min	
直腿抬高训练（屈）		3 组 ×10 次
主动股四头肌等长训练（取决于 ROM 限制）		1 组 ×10 次
伸膝（主动辅助）		3 组 ×10 次
理疗	根据个人需求	
EMS		20min
冷冻疗法		20min

（续表）

第二阶段：术后 3～4 周		
综合观察	50% 负重时： • 疼痛可控 • 血肿可控 • 可控制主动收缩股四头肌	
评估项目（目标）	疼痛（可控） 血肿（轻度） 髌骨活动度（良好） 关节活动度（最小达到 0°～90°） 股四头肌收缩和髌骨位移程度（良好） 软组织挛缩程度（无挛缩） 关节测量，3 周，9.1kg（＜3mm）	
目标	ROM 达到 0°～110° 可控的感染和渗出 股四头肌收缩 50% 负重	

活　动	频　率	时　间
ROM 训练	每天 3～4 次，每次 10min	
被动（0°～90°）		
髌骨活动度		
踝泵（使用弹力带进行踝背屈）		
腘绳肌，腓肠肌 – 比目鱼肌拉伸		5 次 × 30s
力量训练	每天 2～3 次，每次 20min	
直腿抬高训练（屈，伸，内收，外展）		3 组 × 10 次
等长训练		
多角度（0°，60°）		1 组 × 10 次
主动股四头肌收缩（完全伸膝状态下）		
EMS 下股四头肌 / 腘绳肌共同收缩		
踮脚 / 提踵训练		3 组 × 10 次
伸膝（90° → 45°，无抗阻）		3 组 × 10 次
屈膝（主动，0°～90°）		3 组 × 10 次
多髋关节运动（屈，伸，内收，外展）		3 组 × 10 次
腿部推举（70° → 10°）		3 组 × 10 次
闭链运动		
半蹲（0°～45°，50% 负重）		3 组 × 20 次
靠墙蹲		直至疲劳

（续表）

第二阶段：术后 3～4 周		
活　动	频　率	时　间
EMS 辅助下靠墙蹲		
有氧体能训练	每天 2 次，10min	
UBC		
理疗	根据个人需求	
EMS		20min
冷冻疗法		20min

第三阶段：术后 5～6 周	
综合观察	完全负重时： • 不使用尼古丁也可以控制疼痛 • 有限的血肿 • ROM 达到 0°～100° • 肌肉在全活动范围内有控制地运动 • 内外翻动态控制
评估项目（目标）	疼痛（中等） 血肿（最小范围） 髌骨活动度（良好） ROM（最小达到 0°～120°） 肌肉控制（3/5） 炎症反应（无） 关节测量，6 周，13.6kg（＜3mm）
目标	• ROM 达到 0°～125° • 有限的炎症反应和血肿 • 可控制的肌肉活动 • 全负重 • 早期意识到并发症的存在（活动范围的缺失，复杂性区域疼痛综合征，前后向位移增加）

活　动	频　率	时　间
ROM 训练	每天 3 次，每次 10min	
被动（0°～120°）		
髌骨活动度		
踝泵（使用弹力带进行踝背屈）		
腘绳肌，腓肠肌 – 比目鱼肌拉伸		5 次 ×30s
力量训练	每天 1～2 次，每次 20min	
直腿抬高训练（踝部负重，＜10% 体重）		3 组 ×10 次

（续表）

第三阶段：术后 5～6 周		
活　动	频　率	时　间
多角度等长训练（90°，60°，30°）		2 组 × 10 次
踮脚 / 提踵训练		3 组 × 20 次
腿部推举（主动，0°～90°）		3 组 × 10 次
伸膝训练（主动抗阻，90° → 45°）		3 组 × 10 次
闭链运动		
靠墙蹲		直至疲劳，5 组
半蹲		3 组 × 20 次
弓步（不抗阻）		
多髋关节运动（屈，伸，内收，外展）		3 组 × 10 次
腿部推举（70° → 10°）		3 组 × 10 次
平衡训练	每天 3 次，每次 5min	
两侧和前后向重心转移		5 组 × 10 次
平衡板训练，双腿支撑		
跨杯步行	每天 1～2 次，每次 5min	
稳定平面单腿支撑站立		5 次
有氧体能训练	每天 2 次，每次 10min	
UBC		
水下行走		
固定自行车（注意髌股关节）		
理疗	根据个人需求	
EMS		20min
冷冻疗法		20min

第四阶段：术后 7～8 周	
综合观察	当满足以下情况时可以独立行走： • 有限的疼痛 • 有限的血肿 • ROM 达到 0°～120° • 肌肉在全活动范围内有控制地运动 • 内外翻的动态控制

（续表）

第四阶段：术后 7～8 周		
评估项目（目标）	疼痛（无 CRPS） 肿胀（最小） 髌骨活动度（良好） ROM（0°～135°） 肌肉控制（4/5） 炎症反应（无） 步态（对称） 关节测量，8 周（<3mm）	
目标	• ROM 达到 0°～135° • 全负重，正常步态 • 有限的炎症反应和血肿 • 肌肉耐力训练 • 早期意识到并发症的存在（活动范围的缺失，复杂性区域疼痛综合征，前后向位移增加，髌股关节改变）	

活　动	频　率	时　间
ROM 训练	每天 2 次，每次 10min	
腘绳肌，腓肠肌 – 比目鱼肌拉伸		5 次 × 30s
力量训练	每天 2 次，每次 20min	
直腿抬高训练（踝部负重，<10% 体重）		3 组 × 10 次
弹力带负重直腿抬高		3 组 × 30 次
等长训练：多角度（90°，60°，30°）		3 组 × 20 次
踮脚 / 提踵训练		3 组 × 10 次
屈膝（主动，0°～90°）		3 组 × 10 次
伸膝（90° → 45°，抗阻）		3 组 × 10 次
腿部推举（70°～10°）		3 组 × 10 次
闭链运动		
靠墙蹲		直至疲劳，3 次
半蹲（0°～30°，弹力带抗阻）		3 组 × 20 次
多髋关节运动（屈，伸，内收，外展）		3 组 × 10 次
动态髋关节和核心训练		
平衡训练	每天 3 次，每次 5min	
平衡板训练，双腿支撑		
侧向上步：2～4 英寸（5～10cm）		
有氧体能训练（注意髌股关节）	每天 2 次，每次 10min	

（续表）

第四阶段：术后 7～8 周		
活 动	**频 率**	**时 间**
UBC		
固定自行车		
水下行走		
游泳（踢腿）		
攀爬机（低阻力，短冲程）		
滑冰机（短步幅和坡度，低阻力）		
椭圆机（低阻力）		
理疗	根据个人需求	
冷冻疗法		20min

第五阶段：术后 9～12 周		
综合观察	• 全负重 • ROM（0°～135°） • 无渗出，全 ROM 内无痛，关节稳定 • 可以进行日常生活活动，可以在无痛情况下步行 20min	
评估项目（目标）	徒手肌肉测试（腘绳肌，股四头肌，髋关节外展肌 / 内收肌 / 屈肌 / 伸肌） 肿胀（无） 关节动度，12 周（<3mm） 髌骨活动度（良好） 骨擦音（无 / 轻微）	
目标	提高肌肉力量和耐力	
活 动	**频 率**	**时 间**
ROM 训练	每天 2 次，每次 10min	
拉伸：腘绳肌，腓肠肌 - 比目鱼肌，股四头肌，ITB		5 次 ×30s
力量训练	每天 2 次，每次 20min	
直腿抬高训练（弹力带辅助）		3 组 ×30 次
屈膝（主动，0°～90°）		3 组 ×10 次
伸膝训练（90° → 45°，抗阻）		3 组 ×10 次
腿部推举（70° → 10°）		3 组 ×10 次
闭链运动		
靠墙蹲		直至疲劳，3 次
半蹲（0°～40°）		3 组 ×20 次

（续表）

第五阶段：术后 9～12 周		
活　动	**频　率**	**时　间**
弓步		
多髋关节运动（屈，伸，内收，外展）		3 组 × 10 次
动态髋关节和核心训练		
平衡训练	每天 3 次，每次 5min	
平衡板训练，双腿支撑		
单腿在不稳定平面支撑站立		
扰动训练		
有氧体能训练（注意髌股关节）	每周 1～2 次，每次 15～20min	
固定自行车		
水下行走		
游泳（踢腿）		
步行		
攀爬机（低阻力，短冲程）		
滑冰机（短步幅和坡度，低阻力）		
椭圆机（低阻力）		
理疗	根据个人需求	
冷冻疗法		20min

第六阶段：术后 13～26 周		
综合观察	• 无渗出，全活动范围内无痛，关节稳定 • 可以进行日常生活活动，可以在无痛情况下步行 20min • ROM 达到 0°～135°	
评估项目（目标）	等长测试（股四头肌和腘肌差异的百分比）（30%） 肿胀（无） 关节测量（＜3mm） 髌骨活动度（良好） 骨擦音（无 / 轻度）	
目标	提高肌肉力量和耐力	
活　动	**频　率**	**时　间**
ROM 训练	每天 2 次，每次 10min	
拉伸：腘绳肌，腓肠肌 – 比目鱼肌，股四头肌，ITB		5 次 × 30s

（续表）

第六阶段：术后 13～26 周		
活　动	频　率	时　间
力量训练	每天 2 次，每次 20min	
直腿抬高训练（弹力带辅助，高速）		3 组 ×30 次
屈膝（主动，0°～90°）		3 组 ×10 次
伸膝训练（90°→45°，抗阻）		3 组 ×10 次
腿部推举（70°→10°）		3 组 ×10 次
闭链运动		
靠墙蹲		直至疲劳，5 次
半蹲		3 组 ×20 次
侧向上步：2～4 英寸（5～10cm）		3 组 ×10 次
多髋关节运动（屈，伸，内收，外展）		3 组 ×10 次
动态髋关节和核心训练		
平衡训练	每天 3 次，每次 5min	
平衡板训练，双腿支撑		
不稳定平面单腿支撑站立		
重复抛球训练		
扰动训练		
椭圆机（低电阻）		
跑步练习（6 个月后，直线，等长测试差异＜30%）	每周 3 次，每次 10min	
慢跑（从 1/2 全速逐渐进阶到 3/4 再到全速）		1/4 英里（402m）
步行		1/8 英里（201m）
倒跑		20m
理疗	根据个人需求	
冷冻疗法		20min

第七阶段：术后 27～52 周	
综合观察	• 无渗出，全活动范围内无痛，关节稳定 • 可以进行日常生活活动，可以在无痛情况下步行 20min
评估项目（目标）	等长测试（等长＋力矩 300°/s，测试股四头肌和腘肌的差异百分比）（15%～30%） 肿胀（无） 关节测量（＜3mm） 髌骨活动度（良好） 骨擦音（无 / 轻度） 单腿功能性测试（跳跃距离，计时跳，健患侧的百分比对比）（≤15%）

（续表）

第七阶段：术后 27～52 周		
目标	提高功能，力量和耐力 恢复先前的运动状态	
活　动	频　率	时　间
ROM 训练	每天 2 次，每次 10min	
拉伸：腘绳肌，腓肠肌 – 比目鱼肌，股四头肌，ITB		5 次 × 30s
力量训练	每天 1 次，每次 20～30min	
直腿抬高训练（弹力带辅助）		3 组 × 30 次
屈膝（主动，0°～90°）		3 组 × 10 次
抗阻伸膝训练（90° → 45°）		3 组 × 10 次
腿部推举（70° → 10°）		3 组 × 10 次
多髋关节运动（屈，伸，内收，外展）		3 组 × 10 次
动态髋关节和核心训练		
平衡训练	每天 3 次，每次 5min	
平衡板训练，双腿支撑		
双重任务下单腿不稳定平面站立		
扰动训练		
有氧体能训练（注意髌股关节）	每周 3 次，每次 20～30min	
固定自行车		
水下行走		
游泳（踢腿）		
步行		
攀爬机（低阻力，短冲程）		
椭圆机（低阻力）		
跑步练习（直线）	每周 3 次，每次 15～20min	
慢跑：间歇性训练		20m，40m，60m，100m
行走 / 休息训练（休息：行走时间 = 3∶1）		20m
背向跑		20m
转弯训练（外侧，交叉步，8 字转弯，等速测试差异＜20%）	每周 3 次	20m

（续表）

第七阶段：术后 27～52 周		
活　动	频　率	时　间
功能性训练（等速测试差异小于 10%～15%）	每周 3 次	
超等长训练（双腿跳箱，跳台阶，平跳）		4～6 组
专项训练（等速测试差异 10%～15%）		
理疗	根据个人需求	
冷冻疗法		20min

EMS. 肌肉电刺激；ITB. 髂胫束；MCL. 内测副韧带；ROM. 关节活动度；UBC. 上半身循环

第 12 章 前交叉韧带重建后的神经肌肉训练
Neuromuscular Training After Anterior Cruciate Ligament Reconstruction

Kevin E. Wilk　Todd R. Hooks　著
张　浩　译

一、历史回顾

在过去的 20 年里，前交叉韧带损伤和手术后的康复方案得到了发展，最初的方案是固定 6~8 周、限制关节活动范围和强化运动，推迟重返运动直至手术后 9~12 个月。而目前的治疗方案则是立即进行膝关节运动[53, 54]、负重、功能训练，以及本体感觉和神经肌肉控制的训练[43, 66]，以改善患者的整体疗效，从而促进功能动态稳定性的早期恢复，并使患者早日重返体育活动。

尽管在 ACL 损伤和手术后在手术和康复方面有巨大进展，但患者恢复到损伤前活动水平的效率仍非常低。Arden 和同事[2] 在对 5770 名患者的 Meta 分析中显示，有 63% 的患者恢复到损伤前的运动水平，但只有 44% 的患者重新回到了竞技运动中。患者不能恢复到伤前的运动水平其最常见的原因是害怕再次受伤。调查人员发现，19% 的患者害怕再次受伤，其中 13% 的患者称他们膝关节结构的完整性存在问题。正如 Chmielewski 和同事[16] 描述的，这种对再次受伤感到恐惧的概念被称为运动恐惧症。根据 Lentz 等[41] 最近的报道，有 45%ACL 重建的患者无法恢复到损伤前的运动水平。而在这些患者中，有 45% 的人出现了运动恐惧症，有 68% 的人感到膝关节不稳。我们认为，康复项目在本体感觉和神经肌肉控制的练习和训练中具有显著疗效，这有助于预防患者运动恐惧症的出现，确保他们对膝关节的状态产生信心并使膝关节的功能得到改善。

Fitzgerald 和他的同事[24] 对参与强调本体感觉和微扰动训练康复项目的 ACL 损伤患者的功能改善结果进行了报道。Shelbourne 和 Nitz[61] 首先报道了 ACL 重建术后早期进行功能活动训练的患者的临床结果。这些研究的结果强调了对术后患者的神经肌肉训练。在本章中，我们对本体感觉和神经肌肉控制进行了定义，讨论了 ACL 手术可能带来的影响，并描述了恢复功能动态稳定性并且能使患者恢复到伤前功能水平的常用治疗技术。

二、术语

本体感觉、运动觉和神经肌肉控制是经常交替使用来描述在治疗中实施的训练技术的术语；然而，这些术语有独特的定义。本体感觉是对人体对自身关节所在位置的认知能力，而运动觉是对自身关节运动方式的认知[43]。神经肌肉控制被定义为对传入信息的传出反应[65]，从而为动作和体育活动提供功能组件，也称为关节动态稳定性的功能组件。

肌肉、关节囊和韧带中的机械感受器［尼氏小体、Ruffini 终末、肌梭和高尔基腱器官（Golgi tendon organs，GTO）］向中枢神经系统（central nervous system，CNS）提供感觉输入。这些机械感受器共同作用，通过传入神经向 CNS 提供关节位置、运动、加速度和应力的感知。CNS 进行传出反应到周围的关节肌肉系统，从而引起所需的反应。

对关节机械感受器影响关节稳定性机制有几种描述。外源性肌肉僵硬通过以下两种机制进行介导：①由 GTO 提供的力反馈[34]；②由促进运动的肌梭被刺激所得到的长度反馈[47, 48]。

此外，关节机械感受器通过两种可能的机制来促进关节的稳定性。韧带肌肉直接保护反射是前交叉韧带和腘绳肌之间的一种反射，可抑制股四头肌反射并促进腘绳肌反射，从而减少前交叉韧带所受到的张力。另一个增强关节稳定性的潜在机制是受体通过预先调节对动态关节稳定性的间接作用[36]。这些受体有助于肌肉紧张度和动态稳定性的预先调节，这对于减速和急停运动的准备是必不可少的。

三、损伤对本体感觉的影响

损伤后由于关节内发生的变化，周围肌肉组织的正常募集和时相规律受到损害。人们针对这一机制提出了两种理论，包括肌梭与 GTO 动作比率的变化导致本体感觉通路的干扰。关节积液也被认为是肌肉收缩能力减弱，从而降低本体感觉。30ml 的膝关节积液可导致在单腿落地过程中股内侧肌和外侧肌的激活明显降低[56]。

关节损伤后神经肌肉系统内的相互作用随着周围感觉受体传入神经阻滞而受到干扰，导致本体感觉和运动减弱，肌肉活动模式异常[19]，关节动态稳定性降低[6, 7, 42]。有报道指出，本体感觉的变化发生在受伤后 24h 内[43]，并可能持续长达 6 年[22]。此外，Hooks 和同事[33] 报道了在 ACL 损伤后 24～48h，对侧肢体同样会有本体感觉减弱。因此，康复计划应包括双侧运动和本体感觉训练，以尽量减少损伤后本体感觉的丢失。

有报道指出，与前交叉韧带完整的膝关节相比，前交叉韧带损伤的膝关节胫骨向前移位，导致股四头肌、腘绳肌和腓肠肌的肌肉激活时间和募集相显著减少[71]。由于肌肉组织具有稳定作用，肌肉募集的延迟可能导致膝关节稳定性下降。据报道，对 ACL 损伤的膝关节施加 100N 向前的剪切应力可以将腘绳肌反射性激活[7]。Paterno 和他同事[57] 报道了在重建前交叉韧带 27 个月后，术侧膝关节的垂直跳跃产生的力量相比于对侧有显著性差异。

由于 ACL 损伤后患者经常表现出 "股四头肌回避步态模式"，所以会出现患者步态异常[1, 8]。患者出现膝关节弯曲而导致步态模式的改变，而患者膝关节的弯曲是由于腘绳肌运动量增加而股四头肌的肌电图（electromyography activity，EMG）波动变小或消失。这种异常的步态模式可以持续几个月，如果在康复过程中不加以治疗纠正，患者将出现保护性的神经肌肉适应性反应。

关于手术后本体感觉和神经肌肉控制的损害持续时间，有研究指出，这个时间窗的长短因人而异。Harrison 和同事[29] 发现，在手术后 10～18 个月时，患者在单腿支撑期患侧和健侧的下肢的姿势摆动（眼睛睁开和闭合）没有显著差异。然而，其他研究者报道，在 ACL 受伤后，之前所提到的损伤时间更长。Fremerey 和同事[27] 在术前和手术后连续测量患者的关节位置觉，并指出在术后 6 个月时关节屈伸范围末的位置觉基本恢复。然而，本体感觉在手术后 6 个月膝关节运动活动范围中段受损，有些患者受损时间持续长达 3.5 年。本体感觉的长期受损可能会影响运动员的运动能力和（或）存在再损伤的可能性，在大多数的运动中出现损伤的位置是在关节活动范围中段，而动态稳定性在其中是至关重要的。

对患者 ACL 损伤后的长期随访研究表明，他们膝关节骨关节炎的发病率比正常人高出 10 倍，在术后 7～12 年的发病率为 40%～90%[25, 44, 59]。Carey 和他的同事[14] 报道说，尽管 80% 的跑卫和接球员回到了美国橄榄球联盟重返赛场，但是他们的场上表现却下降了 1/3。同样，Busfield 和其同事[13] 在研究中提到，在 ACL 重建后重返赛场的美国国家篮球队队员的场上表现下降了 44%，这些都是通过各项统计和效率评分来测定的。Barber-Westin 和 Noyes[5] 进行了系统回顾和至少 2 年随访，报道 ACL 重建后膝关节的再损伤率为 0%～24%，而对侧膝关节的损伤率为 2%～15%。Arden 和同事[2] 的报道称，63% 的运动员能够恢复到受伤前的运动水平，但只有 44% 的运动员能够回到竞技体育运动。作者研究发现，担心再次受伤（19%）是运动员不参加体育活动的首要原因，有 13% 的人报告说自己身体有结构性或功能性的问题。如上所述，害怕运动和（或）再损伤（运动恐惧症）在临床中是一个常见的问题，应该采取适当的干预措施来提高患者的自信，从而改善膝关节的功能[17, 21, 70]。

四、临床意义

ACL 损伤后的康复计划应确保在患者 ACL 重建后立即着手开始恢复神经肌肉的控制，防止关节的神经传入阻滞。治疗师应当防止神经肌肉训练时对损伤愈合组织施加的不良应力，同时确保治疗方案逐步改善至先进的技术。因此，临床医师在整个康复计划中都会监督训练量和先进康复技术的进展。

五、运动技能发展阶段

我们描述了运动技能发展的三个阶段：运动认知阶段、运动联想阶段和自主运动阶段[15]。当患者开始一个新的任务或训练时，运动认知阶段就出现了，由于患者会出现很多错误的动作，以及僵硬的动作，所以需要延长训练时间来学习这些动作。接下来是运动联想阶段，在该阶段中改善训练动作所需的时间较少；但是，它仍然不是自主性运动的。最后一个阶段是自主运动阶段，患者的训练动作变得自主、高效和熟练。这个阶段运动技能提升需要进行技巧性体育活动，例如挥动高尔夫球杆或打棒球。此外，当人们将任务/训练细化到更高的完善程度时，患者的训练就进入了细化阶段。

当学习一种新的运动技能时，患者将经历四个阶段：移动阶段、稳定阶段、运动控制阶段和技能获得阶段[64]。移动阶段是指患者拥有足够的关节活动度将肢体摆成相应的姿势或摆到相应的位置，并且有能力招募到足够的运动单位用于启动这个动作。稳定阶段是通过肌肉的共同收缩以产生紧张性收缩。在这之后运动控制被添加到姿势稳定性训练里面。技能的获得是最高水平的运动控制，通常是指在不稳定的环境中执行任务的运动功能和能力，例如踢足球或打橄榄球。

六、神经肌肉训练项目

神经肌肉训练，就像其他任何形式的治疗训练一样，应该根据患者的神经肌肉状态、对治疗效果的期望目标和当前治疗的康复阶段（急性、亚急性、末期和重返运动）进行调整并下达处方。虽然可以被纳入训练计划中的神经肌肉训练技术有很多，但临床医生也应确保患者的治疗进度合适，包括需要患者有一定的运动技能水平和单独/联合运动的能力。此外，因为研究表明个人学习新技能时会有50%～60%的失败率，所以临床医生应给予患者足够的训练难度[23, 50]。因此，临床医生应密切监测患者的训练过程，以确保充足训练的同时不会对愈合组织造成不必要的压力。

临床医生可以根据目前的治疗阶段和患者的具体情况给其进行各种训练。这些练习分为关节重定位训练、平衡训练、干扰训练、超等长训练和技巧训练。在整个训练过程中，通过口头指导、技巧指导和视觉反馈（如镜子或力量平台）向患者提供反馈。这些技术和反馈可能对调整和掌握运动的训练有所帮助。

Lephart 和同事[42, 43]描述了关节重定位训练，医生将患侧关节被动定位到预定的关节角度，然后被动活动将膝关节回复到起始位置。临床医生指导患者以主动运动的形式将膝关节重新定位到之前的角度。该训练可以作为测试项目或康复训练技术来应用。

平衡训练练习利用姿势控制训练来改善和减少训练中的姿势摇摆。患者根据所需要的难度在不同的训练面上进行练习。在急性期阶段，测力平台可以用来测定接收到的重量大小和训练时力的分布（图12-1）。平衡训练可以在平坦的地面上整合上肢和（或）下肢的运动（图 12-2）。在不稳定的表面上，如泡沫、空气床垫和摆动板（图 12-3），也包括在训练计划中，从而进一步加强训练难度。此外，平衡训练装置（图 12-4）可以进一步锻炼神经肌肉系统，并为患者提供视觉上的反馈。

干扰训练是由临床医生施加外力来制造姿势性干扰，引发反应性的运动响应。Wilk 和同事[66]强调了对女性 ACL 患者进行干扰训练的重要性，并强调了这些训练对确保运动员能成功回归体育运动极为重要。Fitzgerald 及其同事[24]检测了在 ACL 损伤的膝关节康复中干扰训练的效能，他们认为，这种训

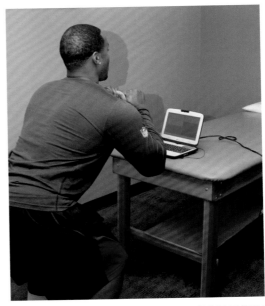

▲ 图 12-1　站立在测力计上的同时进行平衡训练，给患者反馈其重量分布

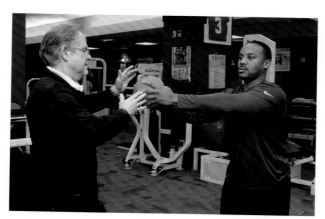

▲ 图 12-2　单腿站立同时进行上肢和下肢的活动，从而练习更大的姿势干扰

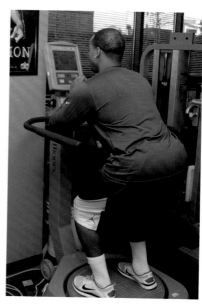

▲ 图 12-4　在 Biodex 稳定系统上进行稳定性训练

性运动员力量和下肢落地时的力学变化的影响。他们报道了通过训练运动员在着陆的过程中，最大地反力减少了 22%，并且膝关节冠状面上运动减少了 50%。腘绳肌的等速肌力、腘绳肌与股四头肌的力量比例和垂直跳跃高度也显著增加。此外，Hewett 和他的同事[31] 前瞻性地分析了这个超等长训练计划在预防 ACL 损伤方面的效果，他们注意到，与对照组相比，实验组膝关节韧带损伤率出现统计学上显著降低。

Wilk 和他的同事[69] 称之为"反应性神经肌肉训练"，它是在康复高级别阶段开始的来提高患者运动能力。进行超等长训练是为了提高患者的运动能力并减少受伤的概率，因此患者在整个训练过程中应当重视适当的运动技巧和身体的力学因素。这些训练从双腿练习到单腿练习，以及从平地上跳到箱子上的来回跳跃运动（图 12-5）。

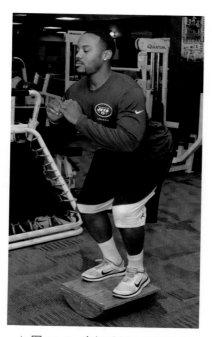

▲ 图 12-3　在摆动板上进行半蹲

练的疗效令人满意，并且可以降低关节打软的发生频率。Chmielewski 和他的同事[16, 18] 注意到，ACL 损伤患者在干扰训练后股四头肌 – 腘绳肌协同活动增加，并且膝关节运动能力得到了恢复。Wilk 及其同事[66, 67, 69]、Synder-Mackler 及其同事[62] 强烈建议将干扰训练纳入 ACL 损伤的康复。

可以通过进行超等长训练来促进膝关节的动态稳定性和神经肌肉控制。这些练习用于训练下肢发力和放松，以避免通过使用肌肉的伸缩能力产生肌肉最大程度的同心收缩，从而导致肌肉组织快速离心收缩而产生的损伤[68, 69]。Hewett 和他的同事[32] 进行了一个为期 6 周的研究，检测超等长训练计划对女

训练的最后阶段是技巧训练，包括体育专项训练和运动能力训练。患者进行训练如跑动和急停、减速训练和从跳跃状态着陆的训练。有报道称，运动技巧训练可以减少 ACL 的损伤[49]。Mandelbaum 和他的同事[45] 报道说，对于那些参加了强调适当的运动技巧的预防性训练项目的足球运动员来说，其ACL 损伤的概率有所减低。体育计量学项目（见第 14 章）强调从强化跳跃中获得正确的落地技术，如果在技术纠正后没有进行适当的练习，则指示患者重复练习[32, 52]。

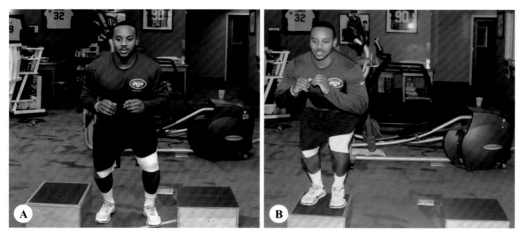

▲ 图 12-5　患者开始从一个箱子跳下来，双膝轻微弯曲（A）着地，然后跳到第二个箱子上，再次双膝轻微弯曲着地（B）

七、术后康复项目

自 20 世纪 90 年代中期以来，ACL 重建术后的康复方案经历了一次演变。此前，建议术后使用拐杖至 8~12 周，并且膝关节固定 6~8 周[11, 12, 58, 63]。建议避免早期单独使用股四头肌活动，以保护重建的膝关节[11, 12, 30, 37, 38, 73, 74]。然而，对于传统的康复计划文献中报道了许多并发症，例如关节纤维化、股四头肌无力、伸肌机制功能障碍[28, 35, 37, 58, 60]。Shelbourne 和 Nitz[61] 首次报道了与保守的康复方案相比，采用加速治疗方案的患者的临床结果更佳。当前康复项目强调即时运动、膝关节被动伸直、直接负重、即时肌肉训练、闭链练习和功能锻炼，以改善患者的整体治疗效果。使用自体骨 - 髌腱 - 骨移植重建前交叉韧带后的康复计划见表 12-1。

（一）第一阶段：急性期

手术即刻在疼痛、肿胀和股四头肌恢复正常的基础上，立即开始最基本的本体感觉训练。关节被动 ROM 训练可用于术后早期急性期的康复，这有利于刺激关节的机械感受器。这个训练可以发展为被动 / 主动感觉再现技术，以进一步提高本体感觉（图 12-6）。

康复的早期阶段可以在安全的情况下开始负重训练。在内外侧和对角线方向上进行重量转移训练，半蹲训练也是一样（0°~40° 膝关节屈曲）。这些训练可以在测力平台上进行，这样可以测量患侧与健侧肢体的重量分布。术后使用的弹力带可改善关节的位置觉和本体感觉，同时也可以提供感觉输入[9, 10, 39]。

此外，术后 5~7 天的主要目标之一是建立负重的动态稳定性。这是通过锻炼来实现的，使患者膝关节在 30°~45° 的屈曲下站立，并且试图保持稳定。在进行该训练时，首先是静态稳定性，在静态稳定下接球练习，然后练习手臂活动情况下的稳定。

患者需要在不稳定的表面（如倾斜板或泡沫垫）上进行半蹲训练。患者屈膝蹲至约 30°，在倾斜板上保持稳定的同时保持这个位置 2~3s。Wilk 和同事[67] 报道，在下蹲训练中，股四头肌和腘绳肌最大量的肌肉收缩发生在膝关节屈曲大约 30° 时。Baratta 和他的同事[3] 在报道中说，股四头肌腱力量失衡会导致膝关节韧带损伤的风险增加。Markolf 和他的同事[46] 证明，周围肌肉的收缩可以减少膝关节出现内翻和外翻松弛。

在术后第 2 周开始步态活动，例如跨过圆锥体障碍物。这些训练可以进行横向运动（图 12-7）或前后运动（图 12-8），以促进步态的训练，增强动态稳定性，并训练髋部控制和减小膝关节处的力量。指导患者将大腿抬高至髋部水平，并跨过一系列的锥体标志物，以改善脚跟 / 脚趾的步态。这些圆锥体训练可以以不同的运动速度进行，以提高下肢稳定性和对力量的控制。

患者起初的训练是在稳定的表面没有阻力的情况下进行侧方弓箭步。指导患者站立时轻微地弯曲膝关节（30°），利用跟腱和股四头肌的共同控制来提高患者的动态稳定性（图 12-9）。步态训练可以使用弹力带环绕患者大腿进行练习，以提高髋部的肌肉力量（图 12-10）。

表 12-1 前交叉韧带损伤后的康复

目　标	支　具	负　重	训　练	肌肉电刺激	神经肌肉、本体感觉训练	冷冻疗法	患者宣教
消除炎症、肿胀、疼痛	使用弹性绷带包裹或护膝以减少关节肿胀	可承受时使用或不用支撑物	踝泵训练，被动伸膝至 0°	练习股四头肌主动运动（每天 4～6h）	消除股四头肌失用步态	每小时冰敷 20min	复习术后康复训练
恢复正常膝关节活动度，尤其是伸膝的活动度		被动屈曲膝关节至可忍受的程度			倒走训练	在完全伸膝的情况下抬高腿	复习指导视频（可选），选择合适的手术日期
恢复肌肉自主运动		直腿抬高（髋关节屈曲、外展、内收）			关节角度重定位训练	膝关节必须比心脏高	
为患者提供术前教育		股四头肌闭链运动：半蹲，弓步，起身			在 90°、60° 和 30° 被动 / 主动运动时进行重新定位训练 CKC：下蹲 / 弓步时进行重新定位训练		

CKC. 闭链运动

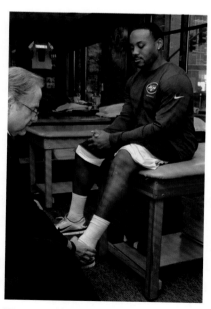

▲ 图 12-6　被动 / 主动地重新定位关节位置
医生将患者的下肢置于规定的关节活动范围内的某一处。临床医生将下肢恢复到休息时的位置，并要求患者主动将下肢重新定位到之前的位置上

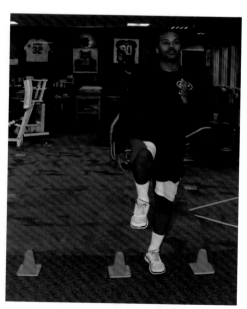

▲ 图 12-7　侧身绕锥体标志物行走有利于训练髋关节的稳定
每一种方式患者锻炼 3 次：①以正常速度运动；②以较快的速度运动；③以较慢的速度来重点进行膝和髋关节的弯曲训练

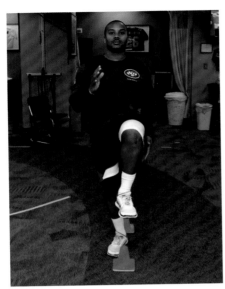

▲ 图 12-8　向前和向后跨圆锥标志物行走
患者通过训练来改善脚跟 / 脚趾的步态。患者也可以进行横向跨圆锥标志物行走的三种不同方式的训练

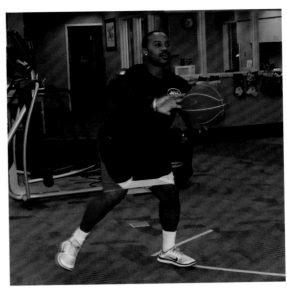

▲ 图 12-10　在髋部周围使用弹力带（**Hygenic Corporation**）进行行走训练，从而使髋部的肌肉产生更大的收缩，着重训练髋部肌肉的稳定性

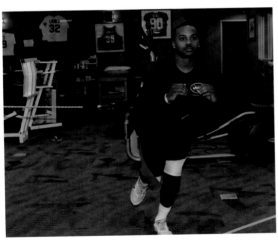

▲ 图 12-9　患者单侧着地并保持单腿站立以改善平衡功能和稳定功能时，可以在运动绳索的阻力下在平面上正向进行侧弓箭步训练

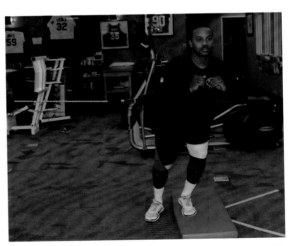

▲ 图 12-11　利用运动绳索在对角面上进行侧向弓箭步训练，一侧下肢需要落到泡沫垫上

（二）第二阶段：运动稳定性训练

第二阶段允许患者在适应了先前训练的难度和复杂性的基础上过渡到联合运动的模式。同时，必须确保患者掌握了前一阶段的特定技巧和运动。

采用侧方弓箭步的功能性方式进行训练，从在平面上侧向弓箭步开始，进行多平面 / 对角面的弓箭步训练，以及进行侧方弓箭步旋转训练。最后，在泡沫表面上进行侧方弓箭步训练（图 12-11）。随着患者训练的进行，可以增加抛球训练以进一步挑战下肢的预备稳定性，同时减少患者的主观意识干预。

治疗性训练项目中应包括前后方向的踏阶练习和侧方的踏阶练习。这些训练可以逐渐过渡到包括踝关节训练策略（图 12-12），即让患者站在半圆形的泡沫垫上，并且同时进行接球练习。Chmielewski 和他的同事[20] 比较了 ACL 损伤和 ACL 重建术后患者膝关节的几种负重活动，他们发现，患者膝关节功能评分和患者的满意度、进行前后方向上的踏阶能力之间具有强相关性。这个阶段患者可以在一个不稳定的表面上进行深蹲训练，例如在 BOSU 球上训练（图 12-13）并进行股四头肌和腘绳肌的神经肌

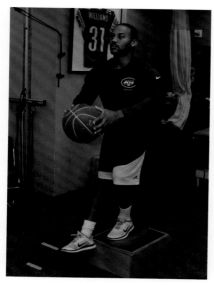

▲ 图 12-12　站在半圆泡沫塑料上接球的同时进行向前的跨阶训练

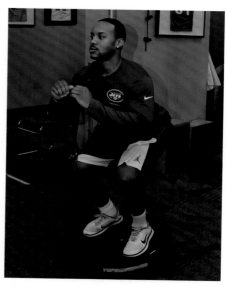

▲ 图 12-13　在平衡半球上进行的下蹲训练

肉共同控制训练。患者可逐步开始局部肌肉耐力训练。局部肌肉耐力对患者很重要，因为一旦关节疲劳，其本体感觉会显著降低 75%[40, 55, 72]。Wojtys 和同事[72] 报道，在疲劳后，股四头肌、腘绳肌和腓肠肌的反应速度明显减慢。

单腿平衡练习是通过整合上肢和健侧下肢的运动来进行的，其目的是改变患者的重心。训练时患者站立在一个稳定的表面上，稳定性好的患者可以用泡沫垫（图 12-14），膝关节轻微弯曲，并在持有重量球的情况下进行上肢的屈曲、上抬、外展、内收和对角线运动（图 12-15）。或者，患者可以在单腿站立的同时进行健侧下肢的活动。这些训练逐渐过渡到单侧下肢站立时进行包括上肢和下肢的联合运动（图 12-16），旨在改变患者的重心，以增加动态稳定性。

（三）第三阶段：神经肌肉控制训练

该计划的第三阶段使患者在功能运动平面上进行设计好的随机运动，并将膝关节稳定训练与体育专项训练结合起来。干扰训练是在一个倾斜板上进行的，首先从双腿下蹲开始（图 12-17），并发展为 30° 屈膝的单腿站立，再到单腿蹲，然后到屈膝 30° 单腿站立并使用一个 1～2kg 的医用球进行抛球练习（图 12-18）。指导患者在倾斜板上保持稳定，并做出反应接住重量球来承受其突然所产生的动量。此外，医生可以用脚轻敲倾斜板来人为制造干扰使患者受到突然的姿势干扰，这时要求患者通过动态肌肉的收缩来使倾斜板保持稳定（图 12-19）。此外，医生可

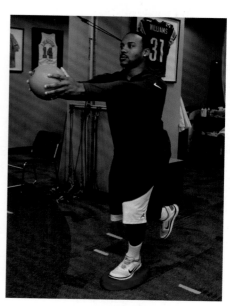

▲ 图 12-14　单腿站立在泡沫垫上，同时使用重量球进行上肢运动训练

以触碰患者的髋部或躯干以制造近端和远端来同时进行干扰训练。神经肌肉训练可以让患者在稳定性装置上（如震颤装置）进行弓箭步训练（图 12-20）。在这一阶段可以让患者开始超等长训练，首先让患者开始双下肢腿推举来进行超等长训练。指导患者进行包括协调和本体感觉训练在内的腿推举超等长训练（图 12-21）。跳跃训练已被证明[31] 能降低运动员的 ACL 损伤概率，故应在 ACL 损伤或手术后纳入康复项目。值得注意的是，ACL 损伤后医生应推迟超等长跳跃训练，直到骨挫伤消退，膝关节恢复正

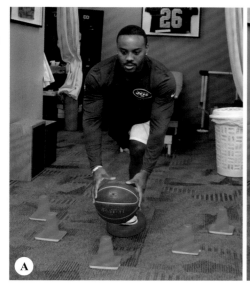
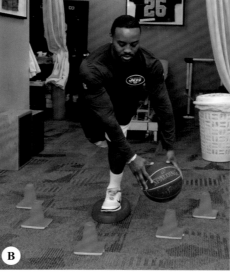

◀ 图 12-15　单腿屈曲站立在泡沫垫上，同时双侧上肢使用一个重量球进行对角线传递运动

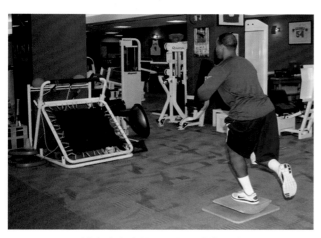

▲ 图 12-16　站立在倾斜板上的同时使用球（练习工具）进行投掷训练

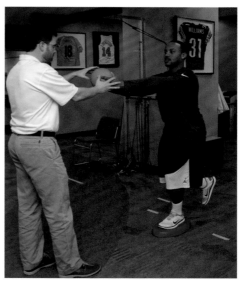

▲ 图 12-18　在泡沫垫上单腿站立的同时用负重球进行上下肢运动，医生通过触碰上肢进行平衡干扰训练

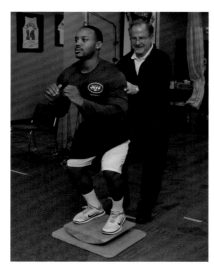

▲ 图 12-17　在倾斜板上半蹲的同时，医生通过敲击倾斜板进行平衡干扰训练

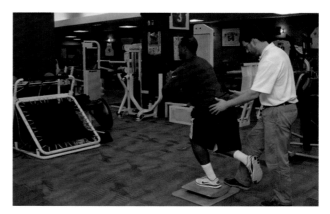

▲ 图 12-19　单腿站立在倾斜板上进行投球的同时进行平衡干扰训练

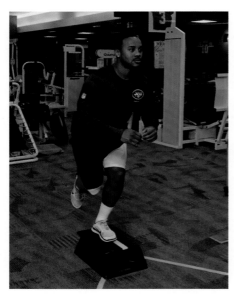

▲ 图 12-20　在震颤板上进行弓步姿势保持训练

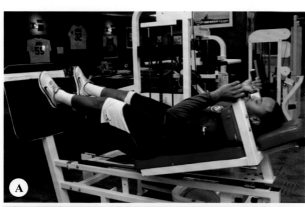

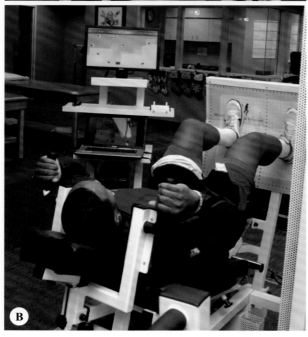

▲ 图 12-21　利用双下肢腿推举进行超等长训练

常状态。这是为了防止现有关节软骨的进一步损伤，以及早期膝关节炎的出现。

（四）第四阶段：功能性活动和技巧训练

康复计划的最后阶段是恢复患者的功能技巧，从而使之恢复正常活动的阶段。在这个阶段中要整合全部 4 种类型的神经肌肉训练项目：干扰训练，超等长训练，技巧训练，体育专项训练。超等长训练从腿推举开始到平地半蹲训练（图 12-22），再到跳格子运动。跳格子运动最开始使用一个箱子，然后使用到 2 个格子，最后是 4 个格子。

跑步训练项目是从倒步跑开始，使膝关节屈曲和肌肉共同激活。倒跑运动也使股四头肌和腘肌产生比正向跑更高的 EMG 活动[26]。患者的训练逐渐过渡到横向动作训练，包括横向移动和交叉步舞蹈动作，之后进行正向跑步训练。让患者进行跑步和减速训练，最终等患者可以正常进行正向跑步后再进行跑步和急停训练。

在患者成功完成跑步训练项目之后，可以开始体育专项训练项目。这些训练的整个过程都需要仔细监督患者，在医生的保护下患者进行运动技巧训练并促进相应的技巧。另外可以使用单腿跳试验来检查两侧肢体对称性发展[4, 51]。

小结

膝关节 ACL 损伤后，由于关节周围的肌肉的活动方式改变，其静态和动态稳定结构明显受损。ACL 手术后的康复训练项目必定是恢复正常的膝关节运动、关节稳定性和肌肉力量，同时保护 ACL 移植物再生。此外，治疗项目必须包括神经肌肉训练，以促进功能上完全恢复活动。神经肌肉系统是膝关节 ACL 损伤患者康复项目的重要组成部分。

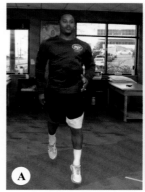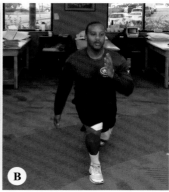

▲ 图 12-22　在平地上进行剪刀脚增强跳跃训练

第四篇

前交叉韧带损伤的性别差异
Gender Disparity in Anterior Cruciate Ligament Injuries

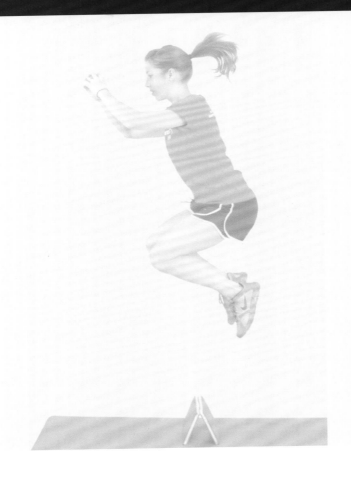

第13章　女性运动员前交叉韧带损伤的风险因素
Risk Factors for Anterior Cruciate Ligament Injuries in the Female Athlete

Sue D. Barber-Westin　　Frank R. Noyes　著

傅仰木　译

一、前交叉韧带损伤的性别差异

大家都知道，女性运动员和军队新兵从事同样运动时，非碰撞性前交叉韧带（ACL）损伤发生率比男性高。我们单位 1994 年 [144] 发表的一项研究首次认识到，在女性足球运动员在射门时，发生严重膝关节叉韧带损伤的性别差距，约为男性运动员的 6 倍（$P<0.1$）。2007 年，Prodromos 团队 [212] 对 33 篇文章进行 Meta 分析，发现在篮球、足球和手球运动中，女性运动员 ACL 损伤平均发病率明显高于男性（$P<0.001$，全对照组）。多项研究从国家大学运动协会（National Collegiate Athletic Association，NCAA）的编辑数据也有同样得分发现。例如，Hootman 团队 [110] 分析了 NCAA16 年的数据报道，与男性运动员相比，女性篮球和足球运动员 ACL 损伤的发病率高出 3 倍。最近，Beynnon 团队 [25] 从 8 个高校和 18 个中学的非碰撞性 ACL 损伤数据分析，女性运动员在这些研究组里损伤风险最高。发病率总是女性比男性高（RR=2.10），同时大学生运动员比中学生运动员发病率高（RR=2.38）。

根据美国军队中 ACL 损伤相关数据，Gwinn 团队 [89] 报道，1991—1997 年美国海军学院见习女船员和他们同年级高校男性同行在足球、篮球和橄榄球相关运动比较，发病率约为男性的 4 倍（$P=0.006$）。此外，女性在跑步障碍课程中，ACL 断裂的发病率约为男性的 11 倍（$P=0.04$）。Mountcastle 团队 [171] 报道，在美国西点军校一项超过 10 年的研究中发现，在非碰撞性 ACL 损伤中女性 / 男性比例，健身运动中为 4.95，障碍课程测试中为 3.72，篮球运动中为 3.01，手球运动中为 1.71，足球运动中为 1.27。

一些研究人员发现，尽管 ACL 断裂临床表现严重，导致几个月时间都不能训练；但是女性运动员相对于其他损伤（如踝关节扭伤）的发病率很低 [3, 110]。Hootman 团队 [110] 得出结论，"使用标准<0.5 作为小概率事件，ACL 损伤的实际发生可能性可以被认为是小概率事件"。我们最近系统地回顾了 8 项关于前交叉韧带损伤预防计划的研究发现 [179]，女性青少年运动员前交叉韧带损伤率存在显著差异，范围从每 1000 名运动员接触前交叉韧带损伤率的 0.03~0.08，到每 1000 名运动员接触前交叉韧带损伤率的 0.21~0.49。3 项神经肌肉再训练干预项目显著减少了 ACL 损伤的发病率：运动指标，预防损伤和加强训练，膝关节损伤预防项目。在这些项目中，需要训练和预防 ACL 损伤的运动员数量为 70~98 人不等，相关风险从 75% 减少到 100%。尽管需要治疗的运动员数量有点多，但我们的经验是许多患者可以参与一整年训练，很少休息。在几年的时间里，他们（在练习和比赛中）接触到大量的前交叉韧带损伤的危险。这在那些在非常年轻时候就参加竞赛的运动员中更加明显。对于年纪很小就开始参加比赛的运动员来说，尤其如此。对于这些运动员来说，到他们上高中的时候已经参与超过 1000h。大量累积的暴露率证实了 ACL 神经肌肉干预计划。

尽管对非接触式 ACL 断裂的潜在危险因素进行了许多研究，但是对于男性或女性关于许多因素会使一个运动员造成这种严重损伤，尚未达成定义性结论。研究者尝试使用膝外翻运动、活动范围、体重、胫骨长度、股四头肌 / 腘绳肌比例制造风险 – 筛选模型 [100]。然而，其他人有更进一步的发现。在一项研究中，研究者在一项 5047 个中学生和大学生运动员对照研究中，发现着地错误评分系统不能预测 ACL 损伤[248]。这个系统在一个 17 点平台评估身体力学和垂直跳 – 跑技术，获得了较高分显示差的着地技术，它在其他研究也显示了 ACL 载荷和损伤风险的各项相关措施[186, 191]。

女性运动员损伤比男性运动员损伤发病率更高的原因，目前并没有科学定义[240]。目前出版的许多研究中，研究者调查了每个性别的小样本（因此这些研究不能有力地避免Ⅱ型统计误差[86]），聚焦一个或一些潜在风险因素，或者研究对照实验组的神经肌肉特征，而不是更多的运动中现实条件。对照实验研究有些变异因素，可能会影响结果，例如穿不穿鞋进行训练任务，或者训练中上臂有没有参与。大的对于这种损伤的潜在风险因素见表 13-1。本章综述了这些风险因素的相关研究，强调了这些研究结果在 ACL 损伤发生率的性别差异可能起作用。我们发现，Elliot 团队[71] 提出了其他潜在风险因素，这些需要进一步研究。这些包括生活习惯和心理因素可能影响女性运动员，例如慢性失眠导致疲劳、营养不佳和饮食不规律、药物使用或滥用、过度训练、压力和抑郁症。

二、遗传学

无论性别，多年来一直存在一个关于 ACL 撕裂的潜在遗传易感性的问题。在撰写本文时，已有 5 项研究调查了前交叉韧带损伤的家族史。Webster 团队[275] 指出，ACL 半腱 – 股薄韧带移植断裂和对侧 ACL 断裂与 ACL 损伤的家族史（一级亲属）之间存在显著的相关性。在他们的队列研究中，561 个接受 ACL 重建的膝关节中，有 26 个手术失败。在这些患者中，8% 有家族史，4% 没有家族史（OR=2.4，95%CI 1.1～5.3，P=0.04）。41 例患者对侧 ACL 断裂，其中 13% 有家族史，7% 没有家族史（OR=2.2，CI 1.2～4.4，P=0.02）。

Bourke 团队[30] 评估了 755 例 ACL 重建手术，术后随访至少 15 年。前交叉韧带断裂家族史阳性者 ACL 移植物或对侧 ACL 断裂概率为家族史阴性者的 1 倍（P=0.003）。这种情况发生和性别或移植物类型（髌腱或自体腘绳肌腱）没有关系。

关键点：遗传学

- ACL 可能存在家族性倾向的证据
- 作为 ACL 损伤的遗传风险因素，可能存在胶原基因变异
- 变异可能改变韧带特性，可能与膝关节反屈、膝关节前方松弛和多发关节松弛有关
- 在这一领域需要继续研究

Flynn 团队[76] 对 171 名发生接触性或非接触性 ACL 断裂的患者进行了一项以问卷为基础的研究，以确定他们的损伤是否存在家族性倾向。根据年龄、性别和主要运动，这些患者与 171 名未受伤的对照受试者进行了对比。ACL 损伤的患者是对照组也有 ACL 断裂的患者 1 级、2 级、3 级的 2 倍。Posthumus 团队[210] 注意到了他们自己报道的韧带损

表 13–1　女性运动员 ACL 损伤的假设风险因素

分 类	风险因素	内 容
遗传学	家族史，胶原基因变异	目前基因效应不确切，与性别无关的相关性可能存在
外在因素	鞋子，气候条件，比赛台，膝关节预防支具	目前基因效应不确切，大多数研究针对男性
解剖	髁间窝几何，ACL 尺寸，胫骨平台几何，足内翻，骨盆倾斜，股四头肌角度，BMI，多发关节松弛，膝关节前方松弛	没有基因效应证据或结果差异太大，无法得出结论
激素	月经周期，激素循环效应对韧带力学特性的效应，肌肉力量，神经肌肉指数	没有强相关证据，由于 ACL 损伤发生时难以准确判断其所处的阶段
神经肌肉 /生物力学	肌肉力量，关节僵硬在着地、剪切、敏捷性任务导致膝关节和髋关节角度和力矩的改变，肌肉激活的运动类型	存在许多性别差异（表 13-2）

ACL. 前交叉韧带

伤家族史的显著差异，在 38 名女性前交叉韧带损伤患者和 84 名对照组中（分别为 50% 和 21.5% 的发生率；P=0.01）。在他们的调查研究中，在男性前交叉韧带损伤患者和对照组在家族史上并没有明显的差异。Harner 及其同事[92] 对 31 例非接触性双侧 ACL 断裂患者中的一小部分进行了研究，发现与对照组相比，患有 ACL 损伤的直系亲属的患病率显著增加（分别为 35% 和 4%；P<0.01）。

最近，研究人员研究了胶原蛋白的基因型变异作为膝关节韧带损伤的内在危险因素的潜力[18, 54, 75, 128, 153, 182, 209, 210, 213, 214]。COL1A1、COL5A1、COL12A1 和 COL12A1 分别编码构成胶原蛋白 I、V 和 XII 的主要 α 链[208]。研究发现，这些基因中的序列变异被认为与白种人南非患者[209, 210]、瑞典患者[128]、波兰 / 东欧患者中的 ACL 损伤有关[75]。目前这些变异假设可改变韧带的结构和行为（机械特性）[18, 53, 135]。此外，它们可能与膝下翻、前膝松弛和全身关节松弛相关[18]。Posthumus 及其同事[208] 建议在开始进行 ACL 损伤风险的基因检测之前，应在这一领域进行进一步的工作。

三、外部因素：鞋类、运动场地、气候条件

ACL 伤害的外部风险因素包括鞋类、运动场地和气候条件。通过计算鞋面相互作用来评估鞋的效果，鞋面相互作用是以运动员的鞋与其接触的表面之间的摩擦力大小定义的［用摩擦系数（coefficient of friction，COF）量化］[66]。改变鞋与鞋面相互作用的 COF 会导致运动员改变其运动技术（本质上是其生物力学）以适应 COF 的变化。鞋的类型、运动表面和气候条件都会影响鞋表面相互作用的 COF。迄今为止，所有关于鞋子特性和天气状况及其与 ACL 损伤的关系的主要研究仅在男性运动员中进行。

运动场地有很多不同的类型，包括天然草皮、人造草皮（第一代、第二代、第三代和第四代）、木地板和人造橡胶地板。一般来说，人造草皮的 COF 高于天然草，人造橡胶地板的 COF 高于木地板[66]。研究人员报道说，第三代和第四代人造草皮比赛的女足球运动员的 ACL 损伤率没有差异[79, 80, 251, 256]。但是，两项研究的研究人员报道说[185, 200]，在人造橡胶地板上打地板球或手球的女运动员的 ACL 损伤率明显高于在木地板上打球的女运动员。Dowling 和 Andriacchi 假设，"涂橡胶地板的 COF 很高，并且可能是女运动

员在该种地板上 ACL 损伤显著增加的原因"[66]。

另一个外在危险因素是使用预防性护膝预防 ACL 损伤。但是，有关该主题的研究很少公开[5, 202, 246]，并且所有这些研究都涉及男性足球运动员，使用这些保护性措施降低女性运动员 ACL 损伤率的潜在益处尚无结论。重要的是，迄今为止，尚未进行任何调查来考虑其他危险因素（例如激素或神经肌肉因素），以及可能混淆结论的外在因素。

关键点：外部因素

鞋类、运动场地、气候条件

- 迄今为止，所有关于鞋子特性和天气状况及其与 ACL 损伤的关系的研究仅在男性运动员中进行
- 比赛场地：女性运动员在人造橡胶地板上的 ACL 损伤率高于木地板
- 目前尚无关于预防女性运动员潜在影响的研究
- 没有调查考虑其他风险因素（例如激素或神经肌肉），以及可能混淆结论的外在因素

四、解剖结构

许多作者提出，男女之间固有的解剖学差异是造成非接触性 ACL 损伤率差异的原因或部分原因。他们指出，这些解剖学危险因素包括股四头肌角（Q 角）、脚前旋、髁间窝大小、ACL 大小、胫骨坡度和表面几何形状、前关节和全身关节松弛度、BMI[40, 41, 45, 64, 164]。但是，没有研究表明，任何解剖因素单独导致女运动员非接触性 ACL 损伤的风险增加。主要的问题是，迄今为止，尚无研究将解剖学指标、激素和神经肌肉因素输入适当的统计模型，以确定所有这些潜在的重要危险因素对 ACL 损伤率的影响。

（一）髁间切口和前交叉韧带的几何形状

髁间窝和前交叉韧带的几何形状与髁间窝的宽度和体积，以及与 ACL 的横截面积和体积之间存在相关性[45, 57, 64, 254]。很多作者报道或暗示，窄髁间窝或狭窄缺口与 ACL 破裂发生率增加之间存在关联[72, 111, 138, 149, 233, 245, 252, 253, 257, 269, 289]。在 2013 年发表的对该主题的 Meta 分析中，Zeng 及其同事[289] 发现，髁间窝宽度指数（16 个研究的合并数据，0.02；CI −0.04～−0.01；P<0.001）和切口宽度在统计学上有显著差异（−2.15；CI −3.09～−1.21；P<0.001）。在患有 ACL 损伤的受试者和对照组中，无论测量方法如何，都可以找到这些结果。一些调查[99, 147, 226, 259]

驳斥了这些发现。这很可能是由于用于确定切口大小的技术（普通无负重和负重 X 线、MRI、CT 和摄影技术），研究的切口指数（外侧髁宽度、总宽度、切口宽度、2/3 的切口宽度、切口宽度指数和切口角度），以及用于确定结果的统计方法之间存在差异。当在射线照片上测量时，切口宽度指数不一定与切口体积（总切口大小）相关，这一发现使得一些作者[8, 269]提醒，不要使用 X 线检查来预测 ACL 撕裂的风险。在测量软骨间切迹、ACL 大小和几何指数方面，新的 MRI 技术优于普通的 X 线检查[49, 64, 72, 245]。

凹槽区域或凹槽形状与 ACL 损伤之间的关联似乎与性别无关[7, 49, 65, 72, 120, 138, 233, 245, 253, 267, 289]。人们普遍猜测[9, 45, 64, 87, 172]，一个小的凹槽包含一个小的 ACL，由于强度特性下降，该 ACL 容易撕裂。此外，狭窄或狭窄的凹槽可能增加 ACL 撞击和随后撕裂的风险[7, 64, 81, 172]。Hoteya 和同事[111]在 25 例双侧 ACL 损伤患者、30 例单侧 ACL 损伤患者、20 例健康受试者的冠状 MRI 扫描中测量了股骨 ACL 附件附近的切口宽度指数。与单侧损伤和对照组相比，双侧 ACL 损伤的患者的切口明显狭窄。作者得出的结论是，当切口宽度小于 0.25（双侧 ACL 断裂 OR=22.667）时，ACL 受伤的风险"非常高"；没有进行性别比较。其他作者提出了不同的凹槽宽度值，这些值可能与 ACL 损伤风险增加（不论性别）有关，包括 0.18[267]、0.19[138] 和 0.24[65]。

许多研究人员报道根据MRI[9, 45, 57, 64, 254, 282]证据和尸体标本[40, 41, 145, 172]，未受伤受试者的 ACL 截面积、质量和体积存在性别差异。Dienst 及其同事[64]研究了男女的平均 ACL 截面积［分别为（45.4±10）mm²和（68.4±20）mm²；P=0.003］、平均切口面积（分别为 537mm² 和 634mm²；P=0.008）、使用 MRI 测量的平均 ACL 切口面积指数（分别为 0.33 和 0.45；P=0.02），发现在三个平面中，ACL 的横截面积与缺口面积之间存在显著相关性。Staeubli 及其同事[254]报道说，在 MRI 交叉处，ACL 的绝对宽度在男女之间有显著差异［分别为（6.1±1.1）mm 和（5.2±1.0）mm；P<0.01］。男性的髁间嵴宽度也明显更大，身高、体重和双股骨宽度也是如此。

Chandrashekar 及其同事[40, 41]研究了 20 具尸体（10 例男性，10 例女性，年龄 17—50 岁）膝关节中 ACL 的长度、面积、质量、体积和材料特性。男性标本的 ACL 长度［分别为（29.82±2.51）mm 和

（26.85±2.82）mm；P=0.01］、中部物质面积［分别为（83.54±24.89）mm² 和（58.29±15.32）mm²；P=0.007］、质量［分别为（2.04±0.26）g 和（1.58±0.42）g；P=0.009］和体积［分别为（2967±886）mm³ 和（1954±516）mm³；P=0.003］明显大于女性。女性标本的机械性能明显低于男性标本，包括30% 的破坏载荷，22.49% 的弹性模量，14.3% 的破坏应力，9.43% 的破坏能密度，以及 8.3% 的应变。作者得出的结论是，女性较小的韧带尺寸和机械性能可能会导致其非接触性 ACL 撕裂率增加。重要的是，要认识到所报道的机械性能，包括失效时的载荷［男性为（1818±699），女性为（1266±527）；P<0.05］，可能会低估年轻运动员的预期较高数值。Lipps 和同事[145]在一项最近的尸体研究中，模拟了高度和重量匹配的样本在枢轴着陆期间 ACL 前内侧区域远端 1/3 的应变。这些研究者得出的结论是，女性 ACL 的该区域在着陆时会比男性 ACL 产生更大的应变，这是因为其横截面面积和胫骨外侧倾斜较小。

> **关键点：解剖**
>
> - 没有研究证明在女性运动员中，任何单独解剖因素是导致女性非接触性 ACL 损伤风险增加的原因
> - 不分性别，狭窄的髁间或狭窄切迹和 ACL 断裂的发生率增加
> - 女性 ACL 具有较小的横截面积、质量、体积和材料性能
> - 不分性别，ACL 非接触性损伤与胫骨外侧近端的后倾增加之间可能存在关联
> - 不分性别，过度足内旋、骨盆前倾可能是 ACL 损伤的危险因素
> - 女性固有的关节松弛程度更大，但没有证据表明这一点因素会增加他们发生 ACL 损伤的风险
> - 没有证据表明 BMI 或股四头肌角是 ACL 断裂的风险因素

（二）胫骨平台几何

几年前，一些研究人员推测，胫骨平台的表面几何形状（例如其侧面呈凸形）与 ACL 缺陷型膝关节临床不稳定之间存在潜在联系[60, 132, 155]。最近进行的研究使用 X 线、CT 和 MRI 测量了许多解剖学指标，包括胫骨表面的相对长度、宽度、凹度和深度。多项研究表明，ACL 非接触性损伤与胫骨外侧近端后倾斜度增加之间可能存在关联[23, 26, 32, 94, 95, 127, 154, 160, 245, 258, 264]，

尽管少数人驳斥了这些发现[114, 165]。在健康受试者中，两种倾斜度均发现了性别差异[94, 114]。然而，许多研究未能发现 ACL 受伤的膝关节在胫骨后斜坡的性别差异[32, 95, 127, 258, 264, 268]。最近的一项研究人员研究了膝关节外侧腔室关节表面的径向几何形状[272]，该研究表明，ACL 损伤的男性患者和所有女性受试者（ACL 损伤和对照）的胫骨股骨外侧几何形状相对较短，并且相对较矮，胫骨关节表面更加凸出，以及存在更大的股骨表面凸度。在另一项研究中，Beynnon 及其同事[23] 发现，女性的胫骨外侧平台斜率每升高 1°，非接触性 ACL 损伤的风险增加 21.7%，但男性并不是如此。其他研究人员[105, 260, 268] 还发现，胫骨后倾斜增加仅是女性的危险因素。

该领域的最新工作涉及体内评估膝关节解剖结构变化对动态活动（例如从跳跃着陆）过程中膝关节力和力矩的影响。McLean 及其同事[159] 在单腿划地任务中检查了 20 位女运动员的 6 个解剖学指标。在一些发现中，胫骨外侧倾斜度的增加与着陆时前膝关节峰值反作用力的增加有关。观察到的力大小在 100～130N，远低于 ACL 断裂所需的载荷。即使如此，作者推测胫骨斜度的增加可能会影响其他导致 ACL 损伤的关节力学。Shultz 和 Schmitz[239] 对 23 名女性进行了双腿跳跳运动进行了类似的研究。着陆时胫骨外侧倾斜度增加与髋关节内部旋转增加之间的相关性，以及胫骨后外侧胫骨倾斜度降低与着陆时膝关节内部旋转增加之间的关联。胫骨平台的几何形状不能预测髋关节内收、髋关节外旋、膝内翻或膝关节内旋关节力矩。迄今为止，还没有研究者检查过膝关节解剖指数对男性运动员动态活动的影响，因此目前尚无性别比较。

（三）脚内旋，骨盆倾斜

足内旋过度（旋前）[6, 16, 98, 148, 283] 和骨盆前倾[98, 148, 266] 被认为是 ACL 损伤的潜在危险因素。但是，即使这些因素确实增加了风险，但性别差异似乎并未发挥作用。作者推测，过度内旋会导致胫骨内旋转增加[16, 55, 263]，而骨盆前倾可能与髋内旋转增加有关，这两者都可能使 ACL 受到伤害[98]。

足内旋通过舟骨下垂试验测量[34]。在 4 项调查中，研究人员报道称，持续 ACL 断裂的患者的足舟骨下垂值明显高于相匹配的对照组：一项研究中平均为 6mm[16]，两项研究中为 2～2.5mm[6, 283]，另一项研究为 1.6mm[98]。研究人员报道说，舟骨下垂、跟

骨校准和胫骨前平移（合并时）是运动员分为 ACL 损伤和 ACL 非损伤组的预测指标，因为 87.5% 的女运动员和 70.5% 的男运动员在他们的调查中被正确分类。Hertel 和同事[98] 报道，无论性别如何，增加的舟骨下垂和骨盆前倾度都是 ACL 损伤史的预测指标。这些研究人员测量了 20 例有 ACL 损伤史的患者和 20 例对照受试者的舟骨下垂、Q 角、腿长、髋关节内外旋转、骨盆倾斜。舟骨下垂大于 8mm 的患者断裂 ACL 的可能性是小于 6.3cm 的患者的 20 倍（P=0.01）。

在仅由女运动员组成的研究中，发现姿势性"错误"组合对 ACL 损伤的预测价值高于单个问题（例如过度内旋）[148]。膝关节过伸，舟骨下垂和距下关节的组合与 20 名对照受试者相比，关节内旋能明显识别出患者（P=0.0001）。

重要的是需要注意，其他研究未能发现足底旋前与 ACL 损伤风险之间的相关性。Jenkins 及其同事[122] 在一组 16 名 ACL 受伤的运动员中，未发现距下关节中立位置与舟骨下垂和 ACL 损伤之间的关联。Smith 和他的同事[250] 也没有发现过度内旋与非接触性 ACL 损伤之间存在关联。这些作者告诫，内旋的静态测量可能无法代表动态状况，并且未来的研究不仅应包括动态分析，还应包括其他解剖学危险因素。

（四）关节松弛度

一些作者报道说，女性似乎比男性具有更大的固有关节松弛度和胫骨前移[22, 216, 217, 225, 237, 265, 267]。Huston 和 Wojtys[119] 报道说，女性的胫前胫骨平移明显大于男性（分别为 6.5mm 和 5.8mm；P<0.05），Rozzi 和同伴[219] 也是如此［分别为（6.05±1.46）mm 和（4.80±1.53）mm；P=0.02］。Seckin 等[230] 报道说，女高中学生普遍的关节过度活动的发生率明显高于男生（分别为 16.2% 和 7.2%；P<0.0001）。Remvig 和同事[216] 在文献中发现了大量证据，表明女性运动过度的发生率正在增加。一些研究检查了胫骨旋转和内翻 - 外翻角的性别差异，结果不一[113, 197, 238]。

尽管女性可能比男性天生具有更大的关节松弛度，但没有强有力的证据表明该因素在非接触性 ACL 损伤风险增加中起作用[267, 270]。Uhorchak 及其同事[267] 报道说，不论性别，广泛的关节松弛是 ACL 损伤的重要危险因素，因为根据 Beighton 评分将至少五个区域分类为松弛的受试者发生 ACL 破裂的可能性高 2.8 倍。Ramesh 及其同事[215] 报道了 169 例 ACL 缺陷型膝关节（137 例男性和 32 例女

性）与对照组 65 名受试者（分别为 42.6% 和 21.5%；$P<0.01$）普遍存在关节松弛（Beighton 评分＞6 分），ACL 缺陷型膝关节占 78.7%，而对照膝关节占 37%（$P<0.001$），但未进行性别比较。研究人员仅评估了女运动员的 2 项研究发现，膝关节过伸增加与 ACL 损伤之间存在关联[148, 173]。

（五）BMI、Q 角

目前没有证据支持仅 BMI 过量是非接触性 ACL 损伤的危险因素。Ostenberg 和 Roos[189] 发现，BMI 不是女性足球运动员膝关节受伤的危险因素，Knapik 和同事[130] 在与女性新兵军事训练有关的伤害中的研究也没有发现。与狭窄的股骨髁间窝和广泛的关节松弛相结合时，BMI 大于平均值的 1 个标准差的确有助于预测 Uhorchak 和同事[267] 所进行相关系列的非接触性 ACL 损伤研究，尽管 Q 角常被引用为 ACL 损伤的潜在独立危险因素，但尚无临床证据支持该观点[98, 117, 148]。

五、激素

一些研究者提出，女性性激素（即雌激素、孕激素和松弛素）的存在及其在月经周期中的波动会影响女性肌肉和神经肌肉指数，以及女性 ACL 的物质和机械特性[22, 59, 70, 102, 146, 198, 199, 204, 235, 237, 241, 285]。一些研究人员假设，激素的影响可能会增加女性运动员 ACL 损伤的风险[1, 24, 146, 279, 285]。但是，已发表的研究方法发现了一些问题，无法得出明确的结论[208, 249, 271]。其中包括难以准确识别受伤时的循环阶段，以及各个阶段的分类不一致[208, 249]。

以往已经使用了两种基本方法来识别 ACL 受伤时的循环阶段。这些包括在 ACL 损伤当天或之后分析单个生物样本和（或）收集回顾性自我报告的月经史问卷。这些方法由于以下几个原因不能准确地验证当前的周期长度[249, 271]：没有经过验证的结果测量可以单独使用生物样本（血清、尿液或唾液）的浓度，也不能结合使用月经周期历史来准确预测发生 ACL 是所处在的月经周期时间[249]。正如 Vescovi[271] 总结的那样，女性之间及女性内部的月经周期长度和激素谱存在显著差异。Vescovi 建议，不要假设所有女性都存在 28 天周期，也不要假定女性内部存在一致的周期长度。卵泡期和黄体期的长度（分别为 9～23 天和 8～17 天）及整个周期的长度（22～36 天）有很大差异，在运动活跃的女性中尤其如此。

Vescovi[271] 还指出，月经不调、月经频繁发生的女运动员不一定具有正常的性类固醇激素水平。这一事实否定了正常的卵巢内分泌功能与定期发生的月经密切相关的假设。

多项研究表明，月经周期的相位对被动膝前胫骨平移没有影响[17, 38, 97, 104, 204]。这些发现使性激素浓度对膝关节松弛的作用产生了疑问。在一项调查中，发生在整个月经周期的激素循环似乎并未影响高风险动作时膝关节上的载荷［臀部和（或）膝关节力矩或膝关节屈曲角度］[48]。然而，另一项研究发现[241]，多平面膝关节松弛（前、膝关节反曲、外翻、内外翻和内外旋转）变化的受试者间变异确实影响了跳跃的运动学模式。尚未发现使用口服避孕药可以预防 ACL 损伤[4, 220]。需要在这一领域进行更多研究，以确定月经周期阶段、激素浓度和 ACL 损伤风险之间是否存在联系。

关键点：激素

- 研究人员假设激素的影响可能增加女性运动员 ACL 损伤的风险
- 已发表的研究方法中，发现的问题排除了最终结论
- ACL 损伤后单一生物样本的分析和（或）回顾性自诉月经史问卷的收集在预测周期阶段方面不准确
- 月经周期对被动膝前胫骨移位无影响
- 未发现口服避孕药可预防 ACL 损伤

六、神经肌肉 / 生物力学

（一）膝关节的肌肉保护：下肢、臀部、核心力量

各种研究者均假设一些神经肌肉和生物力学因素在非接触性 ACL 损伤率的性别差异中起主要作用（表 13-2）。在实验室中受控的预先计划和反应条件下，已证明男女运动员在肌肉力量和刚性、各种体育活动过程中出现的运动方式和身体位置方面存在差异。通过录像对非接触式 ACL 损伤的分析表明，女运动员的某些下肢姿势和特征为运动过程中运动方式差异可能在此问题中起作用的理论提供了支持[29, 131, 184]。与男性相比，女性倾向于在运动中表现出较少的膝关节和髋部屈曲，股四头肌活动更多，腘绳肌活动减少，膝关节伸肌力矩增加、膝外翻角度和力矩增加。几项研究发现，男性比女性具有更大的力量[9, 12, 31, 101, 108, 119, 142, 170, 203, 232] 和膝关节刚

关键点：神经肌肉 / 生物力学

- 在实验室和对比赛损伤的录像分析中，已经证明了男女运动员在肌肉力量和刚度、运动模式和各种运动活动中出现的身体姿势方面的差异
- 与男性相比，女性更倾向于在屈膝和髋关节更少、股四头肌活动更大、大腿肌肉活动减少、膝伸肌力矩更高、膝外翻角度增加、髋内收和膝外展/内收力矩增加的情况下进行运动性动作（跳跃落地、变向）
- 女性下肢力量和膝关节僵硬程度低于男性
- 无论性别，疲劳似乎都会影响着陆力学

性[84, 85, 278, 280]。膝关节的矢状面剪切刚度代表软组织（被动和主动）响应胫骨前平移力而施加的阻力[175]。从技术上讲，它是指肌肉中力量变化与长度变化的比率[162]。较高的肌肉僵硬度可防止肌肉因胫骨前移而伸长，从而在理论上降低 ACL 损伤的可能性[27]。Blackburn 及其同事[27] 报道说，与腘绳肌刚性较低的运动员相比，腘绳肌刚性较高的人表现出较小的冠状面膝关节力矩，较小的胫骨前侧剪切力，以及从跌落落地着陆时较大的膝关节屈曲度。在这项研究中，使用阻尼振荡技术对腘肌刚性进行了量化，并

标准化为体重。高刚度组〔（25.81 ± 4.61）N·m/kg〕由 5 名男性和 7 名女性组成，而低刚度组〔（14.52 ± 1.51）N·m/kg〕由 7 名男性和 5 名女性组成。

重要的是简要回顾下肢，臀部和核心中的肌肉在保护运动员免受非接触式 ACL 损伤中的作用。下肢的主要肌肉是股四头肌、腘肌和腓肠肌 – 比目鱼肌。许多研究者描述了股四头肌高力量与非接触性 ACL 损伤之间的关系[52, 61, 88, 273]。股四头肌高力量在膝关节伸展的最后 30° 产生前剪切力。Grood 及其同事[88] 报道说，在膝关节伸展运动中，伸展膝关节所需的股四头肌力量在 50°～15° 之间保持在 177N 恒定值，但随后在 0° 迅速上升至 350N（图 13-1）。阻力的增加使伸展膝关节所需的股四头肌力量增加了 1 倍，从而在 ACL 和髌股关节上产生了很大的力量。

DeMorat 及其同事[61] 报道说，在 20° 屈曲的尸体膝关节中模拟的高股四头肌载荷（4500N）产生了明显的胫骨前平移（平均 19.5mm）。作者得出结论，股四头肌可作为非接触性 ACL 损伤的主要内在力量。Wall 和同事[273] 在尸体膝关节中显示，尽管施加到膝关节的轴向压力（例如从跳跃着陆时产生的压力）可能会损伤 ACL，但是增加股四头肌的力量可以显著

表 13-2　女运动员非接触性前交叉韧带损伤假设的神经肌肉和生物力学危险因素

类　别	危险因素	假设的性别差异
肌力，激活，募集模式	- 下肢肌肉力量与活动 - 臀部肌肉力量 - 下肢肌肉募集模式 - 疲劳 - 核心稳定性	和男性相比，女性： - 较弱的股四头肌和腘绳肌肌肉峰值力矩 - 达到下肢肌肉峰值力矩的时间较慢 - 运动演习期间股四头肌活动增加，腘绳肌活动减少 - 臀肌较弱 - 较差的核心稳定性 - 预先计划和非计划运动任务期间的不同肌肉激活模式 - 更容易疲劳 - 响应被动前胫骨平移力的不同肌肉募集模式
膝关节稳定性		和男性相比，女性： - 膝关节固有被动和主动稳定度降低
运动模式	- 膝关节和髋关节屈曲 - 胫骨旋转 - 膝外展 - 髋关节内旋外展 - 膝外展和（或）内收力矩 - 膝关节和髋关节屈曲	在高风险运动中，相比于男性，女性： - 膝关节和髋关节屈曲角度较小 - 胫骨内旋减少 - 较大的膝关节外展角度 - 较小的髋外展角 - 髋内收、膝外展和（或）内收力矩增大 - 较小的髋伸肌、屈肌及膝屈肌力矩

降低破坏韧带所需的轴向压力阈值。

Colby 和同事[52] 测量了 9 名男大学生运动员和 6 名女大学生运动员在侧跨步、横切步、停止和落地过程中的腘绳肌和股四头肌肌肉激活和膝关节屈曲角度。股四头肌的高水平激活发生在足部撞击前，并在中偏心运动中达到高峰。腘绳肌的激活在足部撞击时及之后是第二大的。Colby 和他的同事得出结论，在这些动作中，在偏心收缩时，股四头肌的高水平活动、腘绳肌的低水平活动和膝关节的低屈曲角度的结合可以产生胫骨的显著前移。

腘绳肌是稳定膝关节的重要力量，因为它起着关节压缩和抑制胫骨前移位的作用[151, 169]。许多年前，当研究者发现半腱肌的功能依赖于膝关节的屈曲角度和胫骨的外旋角度时，他们就进行了评估[181]（图 13-2）。例如，在膝关节屈曲 90° 时，腘绳肌的屈曲力最大。随着膝关节的伸展，肌腱插入角相对于胫骨变得更加小，导致肌肉的机械优势降低，随

后膝关节的弯曲力矩减小。在 0° 伸展时，屈曲力降低到 90° 弯曲时测得的 49%。据报道，腘绳肌的旋转力在屈膝 90° 时最大（图 13-3）。在图 13-4 所示的四个屈膝位置，随着胫骨外旋的增加，腘绳肌的旋转力（在相同的肌肉载荷下）增加。胫骨外旋转 15° 时产生的旋转力大约是胫骨外旋转 0° 时的 2 倍。结果表明，腘绳肌通过向后稳定膝关节，防止膝关节过伸和胫骨前半脱位，积极对抗伸直。此外，这些肌肉积极地对抗胫骨外旋。

主要的抗重力臀肌是臀大肌（髋伸肌）和臀中肌（髋外展肌）。臀大肌有一个大的横截面积和长的肌肉纤维，允许它在高速下产生大量的力。它也有能力作为髋外展肌和外部旋转在髋关节屈曲的小角度。臀中肌的作用是在单腿站立时稳定骨盆和限制髋关节内收。这两种肌肉对跳跃和着陆时的总能量产生和吸收都有显著的贡献。臀中肌使用不足（由于固有的肌肉无力或着陆策略不当）可能会预先安排运动员在运动过程中以更大的髋内收或内旋着地，这反过来可能导致膝外展角和力矩增加，从而使 ACL 有受伤的风险[106, 121, 140]。来自研究髋关节肌肉力量和膝关节生物力学之间关系的数据并不一致[109, 168, 201, 242, 261]。Powers[211] 认为，除髋关节力量以外的其他因素，如运动控制受损，可能与增加前交叉韧带损伤风险的运动模式有关。Walsh 和同事[274] 报道说，股四头肌和臀大肌的高水平激活，以及腘绳肌和腓肠肌的低水平激活，导致从下坠落地着陆时屈膝角度较小。

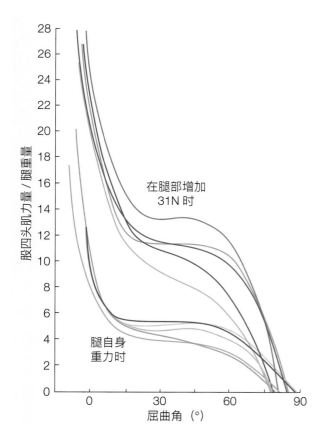

▲ 图 13-1　5 个样本，股四头肌力量与腿重量之比作为屈曲角的函数

下组曲线显示测量的是将腿伸直对抗自身重量的力量。上组曲线显示了当 31N 被放置在脚下时，测量得到的力

膝关节屈曲

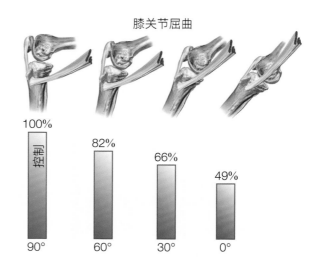

▲ 图 13-2　鹅足屈曲力量

膝关节伸直可降低鹅足和胫骨之间止点的角度。由此产生的机械优势损失表现为伸直过程中屈曲力的减少（$P < 0.05$）

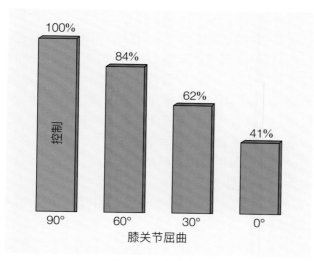

▲ 图 13-3　鹅足旋转力

膝关节伸直带来的机械优势的降低伴随着相应旋转力的减少（$P < 0.05$）

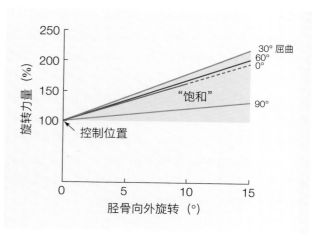

▲ 图 13-4　旋转上链力

在每个胫骨外旋屈曲位置测试时，相同肌肉载荷下，旋转力量显著增加（$P < 0.05$）

Homan 和他的同事[109]发现，在跳高任务中，髋外展肌和外旋肌力量差的个体比髋力量高的个体更能激活臀中肌和臀大肌的肌肉。髋关节高强度和低强度受试者的前平面髋关节和膝关节运动学没有差异。他们假设，较弱的运动员对臀肌使用更大的神经驱动力，以达到与强壮的人相同的落地姿势。

身体的"核心"包括躯干和骨盆在活动中稳定脊柱和骨盆所需的所有肌肉。核心稳定性可以定义为"在受到干扰后，核心或腹部和下背部肌肉保持或恢复躯干相对位置（或轨迹）的能力"[47]。核心为加强下肢控制提供了稳定的基础，导致人们认为核心力量或躯干位置差（例如骨盆前倾过大）可能使前交叉韧带有损伤的危险[133, 134, 286]，但是，需要进一步研究核心力量和稳定性与前交叉韧带损伤之间的关系。

（二）下肢肌肉力量和硬度的性别差异

青少年和成年男女运动员在股四头肌和腘绳肌等速峰值力矩（表 13-3）、腘绳肌 / 股四头肌比率（表 13-4）、达到峰值力矩的时间[119, 178]和胫骨内外旋转[178]方面的显著差异在许多研究中都有记录。Huston 和 Wojtys[119]几年前报道说，大学女生的股四头肌和腘绳肌的力量和耐力明显弱于男生，屈膝肌达到峰值的时间也慢于男生。他们还报道了对胫骨前移位力的反应，在肌肉恢复顺序上的性别差异。女运动员倾向于先招募股四头肌，然后是腘绳肌和腓肠肌。男性运动员倾向于先招募腘绳肌，然后是股四头肌和腓肠肌。

迄今为止，对 9—17 岁的女性和 177 名男性进行的一项最大的研究表明，14 岁时下肢力量的性别差异变得明显（图 13-5）[12]。这项研究表明，女性在 11 岁时似乎达到了腿部力量的峰值，女孩在 11—17 岁

表 13-3　等速股四头肌和腘肌力量的性别差异

研究者	研究对象	测试程序	男性（均值 ± 标准差）	女性（均值 ± 标准差）	*P* 值
Holm 等[108]（2008）	31 名女性，28 名男性，运动员，年龄 12 岁	腘绳肌腱 PT 240°/s（N·m）	56 ± 11	52 ± 13	> 0.05
Claiborne 等[51]（2006）	15 名女性，15 名男性，健康成年人	股四头肌 PT ECC60°/s（N·m）	196	160	<0.05 对所有对照组
		股四头肌 PT CONC60°/s（N·m）	176	116	
		腘绳肌腱 PT ECC60°/s（N·m）	117	86	
		腘绳肌腱 PT CONC60°/s（N·m）	122	81	

（续表）

研究者	研究对象	测试程序	男性（均值 ± 标准差）	女性（均值 ± 标准差）	P 值
Bowerman 等[31]（2006）	27 名女性，27 名男性，大学生运动员	股四头肌 PT 60°/s（N·m）	253 ± 65	167 ± 28	＜0.000 1
		腘肌腱 PT 60°/s（N·m）	132 ± 40	87 ± 14	＜0.000 1
Barber-Westin 等[12]（2006）	206 名女性，16 名男性，运动员，年龄 14 岁	股四头肌 PT 300°/s（N·m）	92 ± 24	71 ± 15	0.001，所有对照组
		腘肌腱 PT 300°/s（N·m）	65 ± 15	49 ± 13	
	175 名女性，37 名男性，运动员，年龄 15 岁	股四头肌 PT 300°/s（N·m）	116 ± 34	77 ± 15	
		腘肌腱 PT 300°/s（N·m）	81 ± 23	54 ± 12	
	209 名女性，56 名男性，运动员，年龄 16—17 岁	股四头肌 PT 300°/s（N·m）	128 ± 35	85 ± 19	
		腘肌腱 PT 300°/s（N·m）	90 ± 19	59 ± 13	
Noyes 等[180]（2005）	27 名女性，27 名男性，运动员，年龄 14—17 岁	腘肌腱 IR 180°/s（N·m/BW）	30 ± 9	25 ± 7	0.05
		腘肌腱 IR 120°/s（ms）	234 ± 84	323 ± 168	0.02
Salci 等[223]（2004）	8 名女性，8 名男性，大学生运动员	股四头肌 PT 60°/s（%mass）	302 ± 91	195 ± 23	＜0.05
		腘肌腱 PT 60°/s（%mass）	128 ± 27	95 ± 21	＜0.05
Pincivero 等[203]（2003）	20 名女性，19 名男性，业余运动员，年龄 20—28 岁	股四头肌 PT 180°/s（N·m）	172 ± 27	87 ± 13	＜0.001
		腘肌腱 PT 180°/s（N·m）	100 ± 14	53 ± 9	＜0.001
Wojtys 等[278]（2002）	13 名女性，10 名男性，包括从久坐不动的个体到精英运动员	股四头肌 PT 60°/s（ft·lb/lb BW）	89 ± 10	69 ± 14	0.001
		腘肌腱 PT 60°/s（ft·lb/lb BW）	45 ± 7	37 ± 8	0.02
Lephart 等[142]（2002）	15 名女性，15 名男性，大学生运动员	股四头肌 PT 60°/s（N·m）	271 ± 59	222 ± 31	0.01
		腘肌腱 PT 60°/s（N·m）	131 ± 22	11 ± 23	0.04
Anderson 等[9]（2001）	50 名女性，50 名男性，高校运动员	股四头肌 PT 60°/s（%BW）	85	79	＜0.01
		股四头肌 PT 240°/s（%BW）	53	42	＜0.000 1
		腘肌腱 PT 60°/s（%BW）	51	44	＜0.000 1
		腘肌腱 PT 240°/s（%BW）	32	28	0.02
Huston 和 Wojtys[119]（1996）	40 名女性，60 名男性，大学生运动员；20 名女性，20 名男性，非运动员	股四头肌 PT 60°/s（%BW）	82	77	＜0.05，所有对照组
		腘肌腱 PT 60°/s（%BW）	48	41	
		股四头肌 PT 60°/s（ms）	408	420	
		股四头肌 PT 240°/s（ms）	153	158	
		腘肌腱 PT 60°/s（ms）	328	430	
		腘肌腱 PT 240°/s（ms）	150	169	

BW. 体重；CONC. 同心；ECC. 偏心；PT. 峰值力矩；SD. 标准差

没有在这一因素中发现存在显著差异（图 13-6）。许多实验室报道，14 岁以下男孩和女孩的等速肌力值没有差异[62, 63, 107, 231]。

一些研究者报道了膝关节刚性的性别差异（表 13-5）。Wojtys 等[278] 使用一个用表面肌电图记录胫骨前移和肌肉活动的试验装置测量膝关节的被动和主动前剪切刚度。尽管在被动抗剪刚度方面男女之间没有显著差异，但在最大共同控制期间，男性的主动抗剪刚度值显著高于女性。在另一项调查中，Wojtys 和同事[280] 报道表明，参与旋转运动的女运动

表 13-4　等速腘绳肌 / 股四头肌比率的性别差异

研究者	研究对象	测试程序	男性（均值 ± 标准差）	女性（均值 ± 标准差）	P 值
Holm 和 Vollestad[108]（2008）	165 名女性，144 名男性，运动员	8 岁，240°/s	65 ± 14	54 ± 12	<0.01
		9 岁，60°/s	61 ± 12	55 ± 11	<0.05
		10 岁，60°/s	61 ± 12	53 ± 09	<0.01
		11 岁，60°/s	68 ± 11	51 ± 09	<0.05
		12 岁，60°/s	58 ± 08	53 ± 10	<0.05
		12 岁，240°/s	64 ± 12	55 ± 13	<0.05
Anderson 等[9]（2001）	50 名女性，50 名男性，高校运动员	60°/s（%BW）	62	57	<0.01
Moul[170]（1998）	25 名女性，23 名男性，大学生运动员	180°/s，右侧大腿，偏心：偏心	89	46	0.01
		180°/s，左侧大腿，偏心：偏心	93	52	0.01
Hewett 等[101]（1996）	11 名女性，9 名男性，高校运动员	优势腿 60°/s	62 ± 8	55 ± 9	<0.05
		劣势腿 60°/s	67 ± 7	47 ± 8	<0.05

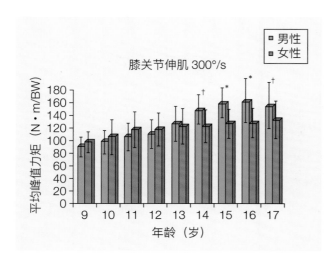

▲ 图 13-5　9—13 岁年龄组，伸直肌的平均峰值力矩比值，女性和男性之间无显著差异。然而，14—17 岁年龄组，男性的平均伸肌峰值力矩比值显著高于女性

*. P<0.000 1；†. P=0.001；BW. 体重

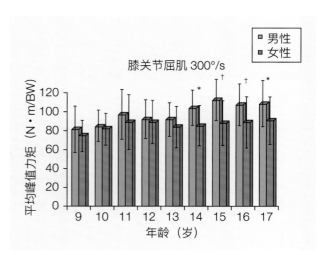

▲ 图 13-6　9—13 岁年龄组，男女平均屈肌峰值力矩比值无显著差异。然而，14—17 岁年龄组，男性的平均屈肌峰值力矩比值明显高于女性

*. P<0.001；†. P=0.000 1；BW. 体重

员在内旋转载荷条件下的膝关节扭转刚度增加明显小于男运动员。运动员的年龄、身高、体重、BMI、鞋号和活动水平是匹配的。Granata 及其同事 [84, 85] 报道，在膝关节等长屈伸和跳跃任务中，女性活动性肌肉刚性与男性相比显著降低。在较高载荷下，性别差异增大，导致研究人员得出结论，这一发现对功能性载荷任务期间的潜在损伤有影响。迄今为止公布的髋关节力量数据在性别差异方面存在矛盾。研究已经评估髋关节的强度，无论是在非负重

条件下用测力计等距地评估髋关节的强度，还是在被动或主动条件下用表面肌电图评估髋关节的强度。Leetun 及其同事 [141] 测量了 79 名女大学生运动员和 60 名男大学生运动员的髋外展和外旋等长肌力、腹部肌肉功能、背部伸肌和腰方肌耐力。男性运动员的髋关节等长外展和外旋力量、外侧核心力量均大于女性运动员（表 13-6）。然而，Brophy 和同事 [35] 测量了等长髋关节外展，发现 54 名男性和 44 名女性足球运动员在调整肢体长度、体重和身高时没有性

表 13-5　膝关节稳定性的明显性别差异

研究者	研究对象	测试程序	男性（均值±标准差）	女性（均值±标准差）	P 值
Lyle 等 [150]（2014）	14 名女性，14 名男性，高中足球运动员	单腿落地（N·m/kg）	304.8 ± 54.9	395.7 ± 101.6	0.008
Blackburn 等 [28]（2004）	15 名女性，15 名男性，业余运动员，年龄 18—28 岁	主动等长收缩，30° 屈曲（N·m/rad）	223.7 ± 40.2	160.7 ± 23.2	＜0.05
Wojtys 等 [280]（2003）	26 名女性，26 名男性，大学生运动员，非旋转和旋转运动	增加主动旋转关节刚度（增加百分比）			＜0.001
		30° 弯曲，旋转运动	275 ± 39	159 ± 13	
		60° 弯曲，旋转运动	258 ± 40	171 ± 18	≤0.02
		30° 弯曲，所有运动员	218 ± 22	178 ± 9	0.01
		60° 弯曲，所有运动员	231 ± 21	185 ± 12	≤0.02
Wojtys 等 [278]（2002）	13 名女性，10 名男性，久坐不动的精英运动员，年龄 19—31 岁	矢状剪切刚度（N/mm）	70.9	40.7	0.005
		与被动相比增加刚度状态 %	379	212	0.003
Granata 等 [84]（2002）	11 名女性，12 名男性，业余运动员，年龄 21—31 岁	双腿垂直跳频（kN/m）			
		2.5Hz	31 ± 8	24 ± 5	＜0.01
		3.0Hz	43 ± 8	35 ± 7	＜0.01
		受试者自己的比率	26 ± 9	19 ± 8	＜0.01
Granata 等 [85]（2002）	11 名女性，12 名男性，业余运动员，年龄 21—33 岁	股四头肌，无干扰（N·m/rad）	97.6 ± 31.1	72.2 ± 30.3	＜0.05
		股四头肌，6kg 干扰（N·m/rad）	262.2 ± 78.3	170.1 ± 29.0	＜0.05
		股四头肌，20%MVE 干扰（N·m/rad）	326.9 ± 105.9	182.5 ± 43.2	＜0.05
		腘绳肌腱，无扰动（N·m/rad）	73.3 ± 25.1	53.6 ± 16.2	＜0.05
		腘绳肌腱，6kg 扰动（N·m/rad）	196.8 ± 36.9	130.5 ± 22.2	＜0.05
		腘绳肌腱，20%MVE 扰动（N·m/rad）	159.1 ± 51.0	94.0 ± 22.0	＜0.05

MVE. 最大自主运动；SD. 标准差

别差异。女性的非显性髋关节中有明显较弱的髋外展肌，而男性则没有。在大多数已经测量了髋关节和核心力量的研究中，测量是在单腿下蹲和单腿跳跃落地等活动中进行的。

（三）单腿运动中力量、下肢功能和力线的性别差异

一些研究人员报道了在单腿下蹲过程中，在肌肉力量和下肢对齐方面的性别差异[11, 51, 277, 288]。Zeller 和他的同事[288] 报道说，女性运动员的踝关节背屈、踝关节内翻、髋关节内收和髋关节屈曲的角度明显大于男性，股四头肌的活动也明显大于男性（表 13-6）。女性开始运动时外翻量较大，整个蹲姿都保持这个姿势。Clairborne 和同事[51] 发现，男性比女性拥有更大的臀部和下肢力量；但是，在额状面运动学值（包括膝关节外翻角度峰值）方面没有性别差异。髋外展、髋内旋、膝关节屈曲和膝关节伸展强度是预测前额平面膝关节运动的指标。这些作者推测，单腿下蹲可能不会产生在膝关节正面运动中产生显著差异所需的外部力矩。Willson 和他的同事[277] 报道说，在深蹲的最深角度，女性比男性具有更大

的外翻位置（图 13-7）。髋关节外旋强度与前平面位置角有关。Baldon 和同事[11] 发现，女性比男性有更大的对侧骨盆凹陷、股骨内收和膝外展。女性受试者的髋关节外展力量偏心与股内收和膝外展运动有关。这些作者的结论是，与男性相比，女性肌肉群的虚弱可能在改变下肢整体排列方面起到更大的作用。

在单腿落地[67, 129, 150, 163, 174, 188, 195, 221, 228, 234, 276, 287] 和前跳中着陆[93, 112, 121, 192, 193] 时，对肌肉的激活方式和下肢的对准进行了广泛的研究。在这些操作的各个阶段，包括着陆前、着陆和着陆后，都注意到了明显的性别差异（表 13-7），尽管研究中得出的结论因研究方法的不同而有所不同。Shimokochi 及其同事[234] 发现，着陆时下肢对准的 10 位男性和 10 位女性运动员之间的差异很小。然而，作者指出，与以前倾姿势着陆的人相比，以"直立"姿势着陆的人的垂直地面反作用力（ground reaction forces, GRF），峰值膝关节伸肌力矩和股四头肌肌肉活动增加。通常，在单腿运动中，与男性相比，作者发现女性的肌肉无力和（或）失衡。与男性运动员相比，女性运动员

表 13-6　髋关节和核心力量的显著性别差异

研究者	研究对象	测试程序	结 果
Baldon 等[11]（2011）	16 名女性，16 名男性，业余运动员	单腿下蹲至 75°，膝关节屈曲三维运动分析，2 个平面等速偏心髋外展肌（侧卧），偏心髋外侧旋转肌（坐位）	男性髋关节外展肌较大，外侧旋转肌较大强度（标准化为质量；$P<0.001$）
			女性膝关节外展较大，髋关节较大内收，股骨内收偏移（$P<0.01$）
Willson 等[277]（2006）	22 名女性，24 名男性，大学生运动员	单腿蹲，等长躯干屈伸，躯干外侧屈曲，髋关节外展，髋关节外旋，膝关节屈曲，膝关节伸展，手持式测力计	男性躯干屈曲强度较大，外侧躯干屈曲，髋关节外展，髋关节外旋，膝关节屈曲，膝关节伸展（$P<0.05$）
			女性移向更大的外翻位置（$P=0.056$）
Claiborne 等[51]（2006）	15 名女性，15 名男性，健康成年人	单腿蹲到 60° 膝关节屈曲，三维运动分析额平面等速髋关节外展、内收、屈曲、伸展、内旋、外旋和膝关节屈曲，伸展强度 60°/s（标准化质量）	男性有更大的力量，同心髋关节内收和屈曲，偏心髋关节伸展，同心膝关节屈伸（$P<0.05$）
Leetun 等[141]（2004）	79 名女性，60 名男性，大学生运动员	髋关节外展肌：等长（侧卧，%BW）髋关节外旋转器：等长（坐，%BW）侧核（腰方）：侧桥	外展肌：男性，32%；女性，29%；$P=0.04$ 外旋：男性，21%；女性，18%；$P<001$ 横向核心：男性，84.3s；女性，58.9s；$P<001$
Zeller 等[288]（2003）	9 名女性，9 名男性，大学生运动员	5 次单腿下蹲以最大屈曲表面肌电图	女性股直肌有更大的平均肌肉活动（$P<0.05$）女性髋关节屈曲、外旋、内收，膝内翻/外翻，踝背屈和内旋方面偏移较大（$P<0.05$）

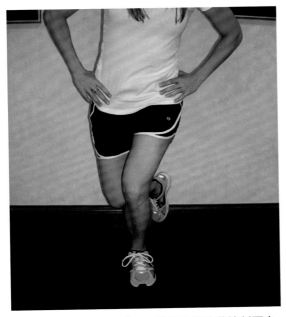

▲ 图 13-7　单腿深蹲显示臀部和膝关节控制不良
引自 Barber-Westin SD, Noyes FR: Testing for neuromuscular problems and athletic performance. In: Noyes FR, Barber-Westin SD, editors: *ACL Injuries in the Female Athlete: Causes, Impacts, and Conditioning Programs.* Heidelberg: Springer-Verlag; 2012:235-272.

在着陆时似乎具有更高的股四头肌活动水平，倾向于以总体外翻姿势着陆，具有更大的垂直 GRF 着陆，并且髋部和膝部屈曲角度减小。对 27 项测量着陆性别差异的研究[39] 进行系统回顾的作者发现，与男性相比，女性中有 45% 的女性从单腿运动着陆时膝关节外展角增加。

（四）两腿落地过程中力量，下肢功能和力线的性别差异

许多调查人员报道了两腿落地时的性别差异，与刚才描述的单腿落地时相似（表 13-8）。多年前在我们的实验室进行的一项研究[101] 是第一个证明排球障碍跳跃使两腿着地时肌肉力量和运动方式的性别差异之一，其提出了这样的假设：男性运动员最有可能使用与女性运动员不同的机制来补偿高着陆力和膝关节处的力矩。

几项研究的研究人员评估了两腿从一次跳跃中着陆时的性别差异（图 13-8）。Huston 及其同事[118] 认为，女性单位体重的 GRF 可能比男性高，因为女性是以膝关节直立状态跳下着陆。Decker 及其同事[58] 发现，与男性相比，女性在受到最初的撞击

表 13-7　单腿着地有显著的性别差异

研究者	研究对象	测试程序	肌肉激活，地面反作用力	膝关节，髋关节屈曲角度	膝关节和髋关节力矩
Lyle 等[150]（2014）	14 名女性，14 名男性，高校足球运动员	单腿落地，30cm 高度，优势侧	女性出现峰值垂直 GRF 的时间明显提前	性别之间没有差异	NA
Orishimo 等[188]（2014）	40 名女性，40 名男性，舞蹈演员和团队体育运动员	单腿落地，30cm 高度表面肌电图	没有性别或运动差异	女性运动员峰值膝外翻角度大于其他所有运动员（P=0.007）	女性舞者髋关节内收力矩峰值低于其他所有舞者（P=0.003）
Howard 等[112]（2011）	30 名女性，15 名男性，业余运动员	单脚前跳着地等距髋关节外展，ER 测力计	NA	女性髋内收增加（P<0.001），膝外展（P<0.05），膝内翻（P<0.01）偏移	NA
Weinhandl 等[276]（2010）	17 名女性，16 名男性，业余运动员	单腿落地，根据研究对象，最高跳跃高度	NA	女性髋膝关节矢状面活动范围较小（P<0.05）	None
Kiriyama 等[129]（2009）	81 名女性，88 名男性，高校学生	单腿落地，20cm 高处跳下等轴测 IR/ER 测功机	女性较弱的 IR、ER 强度和 ER/IR 比值（P<0.001）	落地女性有更大的 IR（P<0.01）	NA

（续表）

研究者	研究对象	测试程序	肌肉激活，地面反作用力	膝关节，髋关节屈曲角度	膝关节和髋关节力矩
Palmieri-Smith 等 [193]（2008）	11 名女性，10 名男性，业余运动员	单脚前跳着地表面肌电图	女性共同控制内侧肌较弱（股内侧肌 / 内侧腘绳肌）（P=0.008）女性股外侧比股内侧更活跃，男性无差异	NA	NA
Pappas 等 [195]（2007）	16 名女性，16 名男性，业余运动员	单腿落地，40cm 高处跳下表面肌电图	女性以较大的垂直 GRF（1BW）着陆（P＜0.001）	落地，女性增加膝外翻（4.5°，P＜0.001）	NA
Jacobs 等 [121]（2007）	15 名女性，15 名男性，健康成年人	单脚前跳着地表面肌电图，等长髋外展肌（侧卧）力量和耐力	女性髋外展肌较弱（P＜0.01）	落地，女性更大外翻（P＜0.05）	NA
Hart 等 [93]（2007）	8 名女性，8 名男性，大学生运动员	单腿前跳落地表面肌电图	女性臀中肌活动较弱（P＜0.01）	NA	NA
Nagano 等 [174]（2007）	19 名女性，18 名男性，大学生运动员	单腿落地，30cm 高处跳下表面肌电图	女性术前股直肌和股四头肌比值大于 % 的 MVC（P＜0.001）	落地，女性胫骨内旋转较大（P＜0.05）	NA
Schmitz 等 [228]（2007）	14 名女性，14 名男性，业余大学生运动员	单腿落地，30cm 高处跳下	女性着陆时的平均垂直 GRF 峰值较大（P=0.004）	落地时，女性髋、膝关节总屈曲位移减少，达到最大屈曲的时间缩短（P＜0.05）	NA
Russell 等 [221]（2006）	16 名女性，16 名男性，健康研究对象	单腿落地，60cm 高处跳下表面肌电图	无	初次接触，女性落地外翻，男性内翻（P＜0.01）	NA
Zazulak 等 [287]（2005）	13 名女性，9 名男性，大学生运动员	单腿落地从 30.5cm 和 45.8 cm 高处跳下表面肌电图	女性触地后臀下部最大峰值和平均肌肉激活（P=0.01）女性大股直肌峰值预接触（P=0.03）	NA	NA

BW. 体重；EMG. 肌电图；ER. 外转；GRF. 地面反作用力；IR. 内旋转；MVC. 最大自愿收缩；NA. 不适用

时会以更直立的姿势降落。最近，Joseph 和他的同事 [124] 在调查的基础上得出结论，男女运动员使用"完全不同的运动学着陆 / 跳跃策略"，因为女性着陆并塌陷成外翻对准的速度比男性快。Sigward 及其同事 [243] 发现了青春期前、青春期、青春期后和年轻成年运动员之间的性别差异。在着陆的减速阶段，女运动员的膝关节内收肌力矩明显更高，并且其膝部

伸肌的使用程度大于髋部伸肌（膝部 / 髋部伸肌的力矩比）。Stearns 和同事 [255] 对此表示同意，并且还发现，在此阶段中，女性的膝关节和髋部屈曲角度更低，膝关节的内收角和膝关节外展力矩增加。对 27 项测量着陆性别差异的研究 [39] 进行的系统评价的作者发现，与男性相比，有 72% 的女性在双腿任务中着陆时膝外展角增加。

表 13-8　两腿落地的显著性别差异

研究者	研究对象	测试项目	肌肉激活/计时	膝关节、髋关节屈曲角度	膝关节和髋关节力矩
Butler 等[36]（2013）	14 名女性，14 名男性，业余足球运动员，年龄 18—30 岁	两个着陆点：向前停止跳跃，反向垂直移动	两种着陆方式的垂直 GRF 峰值均存在性别差异。男性从第一次着陆到第二次着陆的增长幅度较大（$P<0.01$）	男性髋关节屈曲峰值较女性下降 19%（$P<0.05$）	与女性相比，男性的最大伸膝力矩增加了 20%（$P<0.01$）
Stearns 等[255]（2013）	20 名女性，20 名男性，业余运动员	• 从 36cm 高处跳下 • 等距强度试验	女性膝/髋伸肌比例较高（$P<0.001$）	女性膝关节和髋关节屈曲角峰值较高（$P<0.001$）	• 女性膝内收肌力矩较高（$P<0.001$），膝关节和髋关节伸肌较低 • 伸肌力矩（$P<0.001$）和较高的膝/髋伸肌力矩比（$P<0.001$）
Norcross 等[176,177]（2013）	41 名女性，41 名男性，身体活跃者	从 30cm 高处跳下	• 女性后 GRF 峰值和胫骨前切力峰值较大（$P<0.05$） • 女性使用着陆策略的可能性是男性的 3.6 倍，并且具有更大的前平面初始碰撞阶段能量吸收	女性膝外翻角度较大（$P<0.05$）	女性膝关节最大伸直力矩和膝最大内翻力矩较大（$P<0.05$）
Sigward 等[243]（2012）	60 名女性，59 名男性，运动员，年龄 9—22 岁	从 36cm 高处跳下	女性膝/髋能量吸收率较高（$P<0.001$）	NA	女性膝内收肌力矩较大（$P<0.005$），膝/髋力矩比值较大（$P=0.001$）
Joseph 等[124]（2011）	10 名女性，10 名男性，大学生运动员	从 31cm 高处跳下	女性髋关节、膝关节、踝关节前平面运动发生在站立阶段，早于男性。女性膝关节外翻角速度增加	女性在最大屈膝前髋内收、膝外翻和踝外翻减速	
Hughes 等[116]（2010）	6 名女性，6 名男性，大学生运动员	排球扣杀起跳（正面和反面）	无	• 女性初次接触外翻位置较大，对跳位置最大（$P<0.05$） • 女性对跳时膝关节屈曲较大（$P<0.05$）	NA
Beutler 等[21]（2009）	1046 名女性，1707 名男性，军校学员	从 30cm 跳下，分数更低，使用手持测功机和标准化体重进行等轴强度测试	• 女性股四头肌、腘绳肌、髋关节 IR 和 ER、臀大肌和臀小肌较弱（$P<0.001$） • 女性得分较低（$P<0.001$）	女性在初次接触时髋关节和膝关节屈曲较小，膝外翻较多，整个着陆阶段屈位移较小（$P<0.001$）	NA

（续表）

研究者	研究对象	测试项目	肌肉激活/计时	膝关节、髋关节屈曲角度	膝关节和髋关节力矩
Shultz 等[236]（2009）	39 名女性，39 名男性，成年人	• 从 45cm 高处跳下 • 表面肌电图等距测力计	女性股四头肌和腘绳肌峰值扭力较弱（$P<0.001$）	女性膝关节和髋关节屈曲偏移角较小（$P<0.05$）	NA
Hughes 等[115]（2008）	6 名女性，6 名男性，大学生运动员	排球扣杀跳跃	NA	女性膝关节最大外翻角度和外翻活动度较大（$P<0.01$）	NA
Pappas 等[196]（2007）	16 名女性，16 名男性，业余运动员	• 从 40cm 高处跳下 • 表面肌电图	女性着陆时垂直 GRF 增加（$P<0.001$）	女性着陆时膝外翻增加（$P<0.001$）	无
Kernozek 等[126]（2005）	15 名女性，15 名男性，业余运动员	从 60cm 高处跳下	女性的垂直和后部 GRF 峰值更大（$P<0.05$）	女性在落地时有更大的踝关节背屈、脚内旋和膝外翻角度（$P<0.05$），以及更大的踝关节背屈、脚内旋 ROM 和踝额平面内翻 ROM（$P<0.05$）	女性膝内翻力矩峰值较低（$P<0.05$）
Salci 等[223]（2004）	8 名女性，8 名男性，大学生运动员	钉鞋扣杀后落地 40cm 和 60cm	女性有更大的标准化垂直 GRF（$P<0.05$）和较弱的股四头肌和腘绳肌峰值力矩，标准化为 BW	女性膝关节和髋关节屈曲角度较低（$P<0.05$）	NA
Decker 等[58]（2003）	9 名女性，9 名男性，业余运动员	从 60cm 高处跳下	女性膝关节和踝关节的能量吸收大于髋关节（$P<0.05$）。男性从所有关节吸收的能量相等。女性髋关节负功减少 34%，膝关节负功增加 30%，踝关节负功增加 52%（$P<0.05$）	女性在初次接地时，膝关节伸展和踝足底屈曲角度较大（$P<0.05$）	NA
Ford 等[77]（2003）	47 名女性，34 名男性，高校运动员	从 31cm 高处跳下	NA	女性在着地时有较大的外翻肢体排列（$P<0.01$）	NA

BW. 体重；EMG. 肌电图；ER. 外转；GRF. 地面反作用力；IR. 内旋转；LESS. 落地错误评分系统；MVC. 最大自愿收缩；NA. 不适用

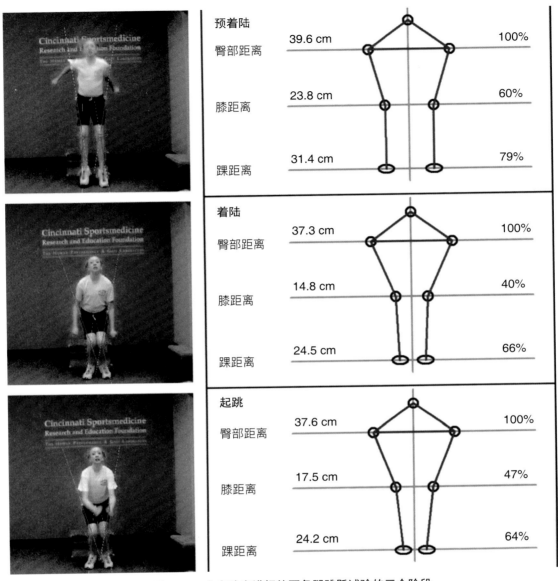

预着陆
臀部距离　39.6 cm　100%
膝距离　23.8 cm　60%
踝距离　31.4 cm　79%

着陆
臀部距离　37.3 cm　100%
膝距离　14.8 cm　40%
踝距离　24.5 cm　66%

起跳
臀部距离　37.6 cm　100%
膝距离　17.5 cm　47%
踝距离　24.2 cm　64%

▲ 图 13-8　在实验室进行的两条腿跳跃试验的三个阶段

距离臀部、膝关节和脚踝之间以厘米为单位计算，膝关节和脚踝分离正常化（sep.）距离（根据髋关节分离距离）。图中是一名 14 岁女性的结果

相比之下，一些研究并未发现两腿任务时的性别差异，或者反驳了有关股四头肌激活与下肢对齐着地位置之间关系的早期发现 [37, 56, 73, 96, 187, 190, 222]。例如，Shultz 及其同事 [236] 发现，女性受试者在着陆时高水平的股四头肌与下髋和膝部屈曲角度或更大的膝部伸肌力矩之间处于较高水平。Afifi 和 Hinrichs [2] 在比较两腿跳跳动作和两腿反跳动作时在力学上存在一些差异，并警告说，"如果研究着陆的目的是从一次跳跃中概括出现实世界中的着陆，那么从箱子上跳到地面可能不是最好的方法"。

（五）跑步、变向、跳跃动作中的力量，下肢功能和力线方面的性别差异

在直行跑步过程中，腓骨长肌、胫前肌、腘绳肌、腓总肌、股外侧肌和股外侧肌的激活存在性别差异 [13, 50, 68, 137, 152]。髋关节和膝关节角度和力矩的比较也显示了男女运动员之间的差异（表 13-9）。这些性别差异与前交叉韧带损伤风险的关系尚不清楚。

关于男女运动员在三维运动学和动力学上的性别差异，已经研究了许多不同类型的转向动作（表 13-10）。这些措施包括预先计划的侧方变向 [19, 69, 91, 152, 157, 158, 161, 183, 207, 244]，预先计划的跳箱变向操作 [183]，

表 13-9 跑步过程中的显著性别差异

研究者	研究对象	测试程序	肌肉激活 / 计时	膝关节，髋关节屈曲角度	膝关节和髋关节力矩
Chumanov 等[50]（2008）	17 名女性，17 名男性，业余运动员	直道 1.2m/s、1.5m/s、1.8m/s，表面坡度为 0%、10%、15% 表面肌电图	在所有条件下，女性的臀大肌活动度都较大（$P<0.001$）	在所有情况下，女性站立时髋关节内旋峰值（$P<0.05$）、内收峰值（$P<0.001$）和骨盆侧倾偏移峰值（$P<0.001$）	NA
Landry 等[136]（2007）	21 名女性，21 名男性，精英成年运动员	• 在准备和变向前直行 0.5s • 表面肌电图	• 与男性相比，女性的腘绳肌活动度较低，股四头肌活动度较高（$P<0.01$），腓肠肌活动度较高（$P<0.002$） • 女性腓肠肌外侧活动大于内侧活动（$P=0.02$）	女性的髋内收角更大（$P=0.01$）	女性着陆时髋关节外旋力矩较大（$P<0.05$），膝关节伸展力矩较大（$P=0.01$）
Ferber 等[74]（2003）	20 名女性，20 名男性，业余运动员	直道跑	NA	女性有较高的髋内收（$P<0.05$）、膝外展（$P<0.05$）和髋内旋（$P=0.01$）角度	NA
Malinzak 等[152]（2001）	9 名女性，11 名男性，业余运动员	• 直道跑 • 表面肌电图	女性在站立阶段的股四头肌激活程度较高，而腘绳肌激活程度较低（$P<0.001$）	女性站立时膝关节屈曲角度较小，膝外翻角度较大（$P<0.001$）	NA

EMG. 肌电图；NA. 不适用

表 13-10 变向过程中的显著性别差异

研究者	研究对象	测试程序	肌肉激活 / 计时	膝关节，髋关节屈曲角度	膝关节和髋关节力矩
Miranda 等[166]（2013）	5 名女性，5 名男性，业余运动员	45° 侧跳台阶	女性垂直 GRF 峰值较大（$P<0.001$），达到峰值力的时间早于男性（$P=0.02$）	女性膝关节屈曲角总偏移较小（$P=0.002$）	NA
Bencke 等[19]（2011）	12 名女性，12 名男性，手球运动员	• 受试者首选腿的侧切 • 表面肌电图	女性具有较低的腘绳肌预活动性（脚趾下降前 50ms；$P<0.01$）和较低的腘绳肌 / 股四头肌预活动率（$P<0.01$）	NA	NA
Ebben 等[69]（2010）	12 名女性，12 名男性，大学生运动员	• 侧切，8mm 进行助跑，45° • 表面肌电图	女性接触后的腘绳肌活动较低（$P<0.05$），股四头肌活动较长（$P<0.05$）	NA	NA
Beaulieu 等[15]（2009）	15 名女性，15 名男性，大学生运动员	• 随机提示 45° 变向 • 表面肌电图	• 女性外侧腓肠肌活动大于男性 • 外侧腓肠肌活动大于股内侧肌	女性髋关节外旋（$P=0.01$）、膝关节外展角（$P=0.05$）和踝关节内旋（$P<0.05$）增加	NA

（续表）

研究者	研究对象	测试程序	肌肉激活/计时	膝关节，髋关节屈曲角度	膝关节和髋关节力矩
Hanson 等[91]（2008）	20 名女性，20 名男性，大学生运动员	• 侧切 60° 到非优势腿上 • 表面肌电图	女性在接触和站立阶段（P=0.001）和更大的臀中肌激活站立阶段（P=0.01）之前具有更大的股外侧肌激活	NA	NA
Beaulieu 等[14]（2008）	15 名女性，15 名男性，大学生运动员	• 随机提示 45°变向 • 表面肌电图	• 男性在初次接触（P=0.01）和转向周期的站立阶段（P<0.05），股四头肌活化程度较高 • 初次接触时女性的外侧腘绳肌频率较低（P<0.05）	女性在初始接触时具有较大的膝外翻角（P=0.04）和峰值膝外翻角（P=0.01）	NA
Landry 等[136]（2007）	21 名女性，21 名男性，优秀青少年运动员	• 意外的横向变向（向右变向），35°~60° 角 • 表面肌电图	女性具有更大的外侧腓肠肌活性（P<0.001），股直肌活性（P<0.001）和较弱的腘绳肌活性（P=0.05）	女性髋关节屈曲角度减小（P=0.01），踝关节外翻角度增加（P=0.002）	女性在整个站立过程中髋关节屈曲力矩减小（P=0.003），膝关节伸展力矩增加（P<0.05）和膝关节内收力矩增加（P<0.05）
Landry 等[137]（2007）	21 名女性，21 名男性，优秀青少年运动员	• 意外的横向变向（向右变向），35°~60° • 表面肌电图	女性具有较大的腓肠肌（P<0.01）和股直肌活动（P=0.05）	女性髋关节屈曲减少（P=0.01），髋关节外旋增加（P<0.05）	女性髋关节屈曲力矩较小（P<0.05）
Pollard 等[207]（2007）	15 名女性，15 名男性，大学生运动员	从右腿到左腿侧切 45°	NA	在早期减速期间，女性具有更大的髋部 IR（P=0.01）和减少的髋部屈曲（P=0.05）	女性具有较大的髋内收肌力矩（P<0.05）和髋伸肌力矩减小（P=0.04）
Sigward 和 Powers[244]（2006）	15 名女性，15 名男性，大学生运动员	• 从右腿到左腿侧切 45° • 表面肌电图	女性拥有更好的股四头肌活性（P=0.02）	无	女性膝关节屈肌力矩较小（P=0.05），膝关节早期减速期间的内收力矩较大（P<0.01）
McLean 等[157]（2005）	10 名女性，10 名男性，大学生运动员	侧方变向 35°~55°	NA	女性髋关节 IR 和膝外翻角度较大（P<0.05）	女性具有较大的膝外翻峰值时刻（P<0.05）
McLean 等[158]（2004）	8 名女性，8 名男性，研究对象	从右腿到左腿，30°~40°，有和没有模拟防御对手	无	女性具有较大的膝外翻峰值和后足内旋角度，较小的髋关节屈曲峰值，髋关节外展，髋关节 IR，膝关节屈曲和 IR 角度（P<0.01）	NA
Pollard 等[205]（2004）	12 名女性，12 名男性，大学生运动员	随机提示 45° 侧方变向	NA	在站立阶段的膝关节屈曲的前 40° 期间，女性具有较少的髋关节外展峰值（P=0.03）	无

（续表）

研究者	研究对象	测试程序	肌肉激活 / 计时	膝关节，髋关节屈曲角度	膝关节和髋关节力矩
Malinzak 等[152]（2001）	9 名女性，11 名男性，业余运动员	• 侧方（8m 助跑，优势腿到非优势腿）45° • 横切（8m 助跑，仅优势腿）45° • 表面肌电图	站立期女性股四头肌活化程度较高，胭绳肌活化程度较低（$P<0.001$）	在站立阶段，女性的膝关节屈曲角度较小，膝关节外翻角度较大（$P<0.001$）	NA

EMG. 肌电图；IR. 内旋转；NA. 不适用

随机提示或意外的 45° 变向[14, 15, 78, 183, 205, 206]，意外的横向变向[136]，以及意外的侧变向[137]。大多数研究报道了在肌肉激活方式，臀部和膝关节屈曲角度，以及关于臀部和膝关节的瞬间。例如，Beaulieu 及其同事[14, 15]报道，与男性运动员进行随机提示的 45° 变向相比，女性运动员的髋关节外旋，膝关节外展角度和踝关节内旋增加。此外，女性受试者比男性的腓肠肌外侧活动能力更大，并且其腓肠肌外侧肌比其腓肠肌内侧肌收缩更多。作者得出结论，这种肌肉失衡可能是女性与男性相比膝关节被影响的原因更多。Chaudhari 和同事[46]观察到了额状面下肢对齐和膝关节力矩之间的相关性，因为在 90° 侧滑至转向动作中假定下肢外翻位置的受试者的膝外展力矩明显高于下肢中立或内翻位置的受试者（$P<0.01$）。在 21 名受试者中，67% 的女性出现下肢外翻，而男性为 22%。

在三个跳跃动作中膝关节动力学的性别比较中（图 13-9），研究者发现，与男性相比，女性有更大的近端前切力、伸展力矩（图 13-10）[44]。Chappell 和他的同事[44]认为，观察到的近端剪切力的增加是由于股四头肌肌力高、胭肌肌力低、着地时的直膝姿势，或者是所有这些因素的综合作用。Chappell 和他的同事[43]也评估了在急停动作中疲劳对膝关节动力学的影响。在非疲劳和疲劳状态下，女性受试者的胫骨近端前切力峰值明显大于男性，胫骨近端前切力峰值处的膝关节伸展力矩更大，膝关节屈曲角度更小（$P=0.001$，所有比较）。女性受试者胫骨近端前切力峰值处的平均外翻力矩，从非疲劳状态增加到疲劳状态，增加了 96%。男性受试者在两个测试条件之间的平均外翻时间减少了 43%。Chappell 和

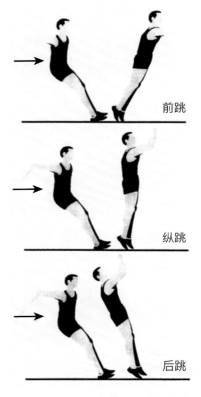

▲ 图 13-9　3 个停止 - 跳跃任务

他的同事[42]得出结论，女性疲劳比男性更容易增加 ACL 损伤的风险。在 Chappell 及其同事的第三次调查中，42 名女性运动员在放松情况下准备着地时表现出比男性运动员更少的膝关节和髋关节屈曲、更少的髋关节外旋和更多的髋关节外展。作者假设，运动员在这项任务的最后一步的飞行阶段"预先编程"了这些下肢运动。

Yu 和同事[284]研究了 11—16 岁足球运动员在一次跳远任务中的下肢运动学。12 岁以上的女运动员着陆时膝关节和髋关节屈曲角度比男运动员下降。

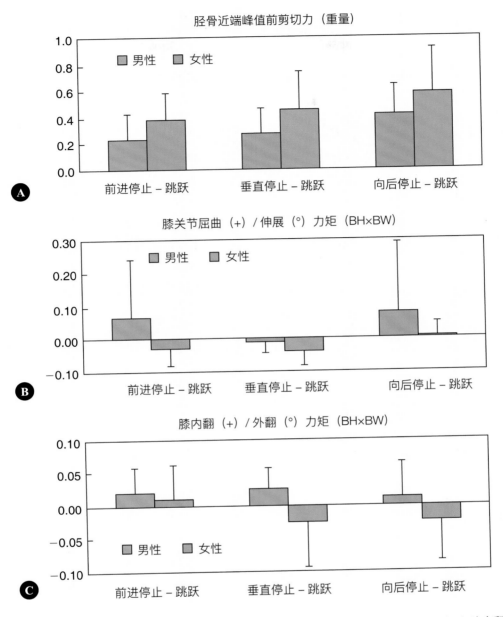

▲ 图 13–10　在 3 次停止 – 跳跃任务着陆阶段，胫骨近端前剪切力（A），膝关节屈伸力矩（B）和膝内翻力矩（C）的峰值比较

结果按体重（峰值剪切力）或身高 × 体重（膝关节屈伸力矩和内外翻力矩）标准化。BH. 身高；BW. 体重（改编自 Chappell JD, Yu B, Kirkendall DR, Garrett WE. A comparison of knee kinetics between male and female recreational athletes in stop-jump tasks. *Am J Sports Med.* 2002;30: 261–267.）

女性运动员的膝外翻运动量随着年龄的增加而增加。然而，12 岁以上的男性运动员在初次接触时表现出膝内翻。作者承认小样本是研究的局限性。

Sell 等[232] 对高中篮球运动员进行了一项调查，其中计划性和反应性停止 – 跳跃动作都是垂直、水平向左和水平向右执行的。在反应性任务中，女性的最大膝关节屈曲角度低于男性（P=0.001），最大膝外翻角度大于男性（P＜0.05），最大前向剪切力大于男性（P＜0.05），最大后向剪切力大于男性（P＜0.05）。在向左侧水平跳跃过程中，女性的最大膝关节屈曲角度显著低于男性（P=0.007），后 GRF 处膝关节屈曲角度较低（P=0.006），在后 GRF 处膝外翻较大（P＜0.05）。作者假设这些差异会对女性 ACL 造成更大的压力。

七、疲劳因素

许多 ACL 损伤发生在比赛的后期，一些研究者已经研究了疲劳对运动控制性能[123, 281]、神经肌肉控制[281]、膝关节[218, 281] 和本体感觉[103, 139, 167, 247] 等因素的影响。关节角度和关节力矩（表 13-11）。但是，其他几项研究也未能根据肌肉力量或身体力学的变化来识别性别差异[20, 33, 43, 143, 262]。总体而言，似乎大多数疲劳方案都会影响着地生物力学，而不论性别如何[20, 33, 43, 143]。在对疲劳研究的系统评价中，Santamaria 和 Webster[224] 建议制订标准化的疲劳方案，确认所有受试者均已达到疲劳，再进行突发的单腿着地运动，并评估疲劳前后肢体和核心的所有关节。

八、不足与展望

为了确定哪些非接触性前交叉韧带断裂的危险因素是显著的，并且哪些作用可以忽略不计，未来的研究必须包括更大的样本量，包括所有主要类别（解剖学、环境、激素和神经肌肉）的因素分析，跟踪运动员至少一个完整的运动赛季。必须遵循流行病学上合理的研究方法，包括跟踪损伤暴露和进行功率分析，以避免 II 型统计错误。应当包括来自多个运动项目的运动员，以确定在受伤风险方面某些因素是否特定于运动项目。未来的研究需要整合反应性任务，因为在这些条件下，运动和肌肉激活模式似乎与控制性预先计划的动作有着显著差异。随着技术的进步，这些研究可能能够脱离实验室，并在实际比赛条件下测量神经肌肉指数。

表 13-11 疲劳方案后的显著性别差异

研究者	研究对象	测试项目	肌肉激活 / 计时	膝关节、髋关节屈曲角度	膝关节和髋关节力矩
Liederbach 等[143]（2014）	40 名女性，40 名男性，芭蕾舞演员，团队体育运动员	单腿跳跃 30cm；多组步行和跳跃任务，直到最大垂直跳跃高度降低 10%	女芭蕾舞演员比运动员更容易疲劳（$P=0.02$）	所有受试者髋关节外旋角均降低（$P<0.01$），膝关节屈曲角均升高（$P<0.001$）	所有受试者膝外翻峰值力矩增加（$P<0.05$），髋内收峰值力矩减少（$P<0.05$），髋内旋力矩增加（$P=0.001$）
Thomas 等[262]（2010）	12 名男性，13 名女性，高校业余运动员	单腿前跳，优势侧；重复 5 次股四头肌-腘绳肌最大自愿同心收缩，直至力矩下降小于基线的 50%	股四头肌和腘绳肌减少了 15% 的力矩产生。对性别没有影响。女性运动员的垂直 GRF 峰值较大（$P<0.05$）	所有受试者在初次落地时髋关节内旋转增加。女性落地时髋关节屈曲更大，男性有更大的髋外展。所有受试者都增加了膝关节伸展和外旋。女性屈膝着地	所有受试者的伸膝力矩增加，屈膝力矩和外旋力矩减少。女性着陆时髋部外展较少
Brazen 等[33]（2010）	12 名女性，12 名男性，高校运动员	单腿落地 0.36m；课程包括 4 个阶梯钻、左右跳、小型蹦床跳跃、迷你跨栏跳跃和垂直跳跃	所有受试者前后稳定时间增加，表明姿势稳定性降低。所有受试者着陆时的垂直峰值 GRF 均较大（$P=0.002$）	所有受试者均能增加踝关节和足底的屈曲角度（$P=0.01$）。膝外翻角度没有变化	NA
Gehring 等[82]（2009）	13 名女性，13 名男性，业余运动员	两腿跳远 52cm；每重复 1 次，以上次最大值的 50% 压腿，直到不能达到这个载荷	女性降落时膝关节屈曲速度增加（$P<0.01$），外侧腘绳肌和股外侧肌活动延迟（$P<0.05$）	女性膝外展角较大（$P<0.01$）	NA

（续表）

研究者	研究对象	测试项目	肌肉激活 / 计时	膝关节、髋关节屈曲角度	膝关节和髋关节力矩
Benjaminse 等[20]（2008）	15 名女性，15 名男性，活跃人群，年龄 18—30 岁	单腿；跑步机跑最大努力到筋疲力尽	疲劳时间无性别差异	所有受试者在初次落地时均降低了最大膝外翻和膝关节屈曲角度	NA
Kernozek 等[125]（2008）	14 名女性，16 名男性，业余运动员	单腿跳远 50cm；平行蹲坐；Smith 机械以其最大 1 次的 60% 重复进行操作，直到无法执行 4 次	女性的膝关节前切力比男性大（$P=0.01$）	男性着陆时膝关节屈曲角度高于女性（$P<0.05$）	无
McLean 等[156]（2007）	10 名女性，10 名男性，大学生运动员	两腿跳远 50cm，连续跳远训练 4min	NA	女性落地时踝 - 足底屈曲开始增加，然后膝外展、膝关节内旋和踝后旋角度达到峰值（$P<0.001$）	女性膝外展和内旋力矩增加（$P<0.01$），女性踝关节背屈力矩减小（$P=0.001$）
Pappas 等[196]（2007）	16 名女性和 16 名男性，业余运动员	两腿跳高 40cm，连续 100 次越过障碍物和最大 50 次垂直跳跃	女性以较高的标准化垂直 GRF 着地（$P=0.003$）	女性落地时膝外翻较大（$P=0.001$）	NA
Chappell 等[43]（2005）	10 名女性和 10 名男性，业余运动员	3 次停止 - 跳跃任务；无限次重复 5 次垂直跳跃，然后进行 30m 短跑，直到筋疲力尽肌肉激活 / 计时	胫骨近端峰值剪切力均增加（$P<0.01$）。在疲劳状态和任务上，女性比男性具有更大的剪切力	所有受试者的膝关节屈曲角度均降低（$P=0.03$）。女性在疲劳状态和任务中的膝关节屈曲角度较小	所有受试者的膝外翻力矩均增加（$P=0.03$）。女性膝外翻力矩增加了 96%。膝关节伸展力矩没有影响

GRF. 地面反作用力；NA. 不适用

第 14 章　降低女性运动员前交叉韧带损伤的风险
Decreasing the Risk of Anterior Cruciate Ligament Injuries in Female Athletes

Sue D. Barber-Westin　Frank R. Noyes　著

张 浩 译

一、Sportsmetrics 神经肌肉再训练项目研究的科学依据与文献支持

本章介绍了对于膝关节韧带损伤患者的预防性神经肌肉训练计划的 Sportsmetrics 科学原理、支持数据和具体实施方式。自 1996 年由资深作者（F.R.N.）和同事首次将 Sportsmetrics 引入医学界以来[25]，至少有 50 种所谓预防前交叉韧带（ACL）损伤的主要针对女性运动员的训练计划随之诞生[5]。现已进行了大量研究来确定这些方案在降低 ACL 损伤率[16, 24, 31, 33, 38, 43, 54-56, 63, 68]、改善膝关节运动[7-9, 14, 17, 21-23, 25, 28, 30, 34, 35, 40-42, 44, 47-50, 57, 61, 66, 69, 70, 73]、提高运动功能指标方面的有效性[4, 8, 9, 13, 21-23, 25, 26, 34, 35, 44, 47-50, 62, 64, 66, 67, 69, 70, 72, 73]。

研究人员发现，ACL 损伤的干预训练计划在频率、强度、持续时间和组成部分方面存在一定的差异。其中的一个问题是，如果有计划的热身持续时间相对较短（10～20min），但总训练时间较长（例如一个赛季），是否可以通过有计划的热身来减少受伤的概率。这与季前的训练计划形成了对比，季前的热身训练计划持续 6～8 周，但每次训练需要60～120min。第二个问题是，ACL 损伤的干预训练是否应该根据运动员的年龄和运动能力进行适当调整。第三个问题是，运动员能否被判定为具有高度非接触性 ACL 损伤的风险，他们是否应该接受那些损伤风险较低的运动员的训练计划。根据第 13 章讨论的所有潜在危险因素，至今还没有一个精确的 ACL 损伤的预测模型。

我们最近回顾了所有已发表的 ACL 神经肌肉再训练计划，以确保其能够显著降低女性青少年运动员非接触性 ACL 损伤的发生率（表 14-1）[46]。只有 8 项研究发现，根据运动员暴露量（athlete exposures，AE）[24, 31, 33, 38, 53, 56, 63, 68] 评估这些运动员的非接触性 ACL 损伤率，发现预防损伤、提高运动功能[38]、预防膝关节损伤[33] 这三个项目对减少非接触性 ACL 损伤有效。不幸的是，一些训练[16, 31, 43, 53-56, 63, 68] 未能在减少 ACL 损伤方面发挥作用。这些调查结果通常可能是由运动员训练依从性差、发生的 ACL 损伤太少，从而出现了无法避免的 II 型统计学错误导致的。一般来说，在排除了哪些项目有效、哪些无效的明确答案后，迄今为止公布的 ACL 损伤的干预训练存在方法学问题。这包括缺乏随机对照，由于自曝 ACL 损伤的人数较少，被统计到的数据有限，未能根据 AE 确定 ACL 损伤的发生率，对训练的依从性差，接触性和非接触性 ACL 损伤的记录不足，以及调查过程中研究方法出现了变化。

Sportsmetrics 训练计划在促使女性运动员神经肌肉指数发生变化这方面被证明是有效的，因为研究表明，在跳高测试中，下肢的对线方面有所改善[7, 47-50]，腘绳肌力量增加[25, 47, 70]，着陆时膝关节屈曲角度增加[25, 58]，同时也减少了可能导致损伤的外展和内收力矩，以及落地时产生的反作用力[25]。Sportsmetrics 训练显著降低了参加篮球和足球运动的女性运动员非接触性 ACL 损伤的风险[24, 46]。此外，该训练还提高了女子足球[50]、篮球[49]、排球[48] 和网球[4] 运动员的运动成绩。

本研究以高中女排运动员为实验对象，探讨运动量训练对落地力学及下肢力量的影响[25]。对照组由 9 名身高、体重和年龄匹配的男性受试者组成。每

表 14-1　干预训练的方案显著降低了女青少年运动员前交叉韧带的损伤率

训练项目（年份）	运动员训练组				运动员对照组				P 值	相关风险的减少（95%CI）	需要被治疗的数量*（95%CI）
	人数（n）	NC ACL（n）	AE（n）	NC ACL 损伤概率	人数（n）	NC ACL（n）	AE（n）	NC ACL 损伤概率†			
Sportsmetrics[24]（1999）	366	0	17 222	0	463	5	23 138	0.22	<0.05	100（NA）	93（50~722）
Sportsmetrics[46]（1999, 2012）	700	1	36 724	0.03	1120	13	61 244	0.21	0.03	88（6~98）	98（59~302）
PEP[38]（2005）	1885	6	67 860	0.09	3818	67	137 448	0.49	<0.0001	82（58~92）	70（52~105）
KIPP[33]（2011）‡	485	2	20 345	0.10	370	6	12 467	0.48	0.04	75（−25~95）	83（38~503）

*. 正面价值有益，负面价值有害
†. 按每 1000 名运动员接触量计算
‡. 与资深作者个人交流提供的资料
ACL. 前交叉韧带；AE. 运动员暴露；CI. 置信区间；KIPP. 膝关节损伤预防训练；NC. 非接触；PEP. 预防损伤和提高功能训练

周训练 3 次，持续数周。在训练前后，运动员要以 360°/s 的速度完成等速肌肉测试和力量分析测试，并分析在进行打排球的跳跃和着陆动作时的运动动作和地反力。

经过 6 周的训练，打排球时跳起的最大落地的力量下降了 22%（ P=0.006），平均为 456N（图 14–1）。膝内收和外展力矩减少约 50%（图 14–2）。减少外展或外展力矩可降低股骨内侧或外侧髁突然的抬起风

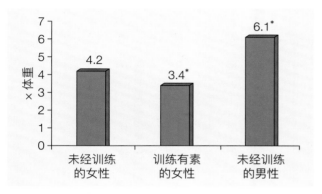

▲ 图 14–1　与年龄和体重匹配的男性运动员相比，女性受试者在训练前后着陆力的峰值随着训练而降低

*. P<0.01（引自 Hewett TE, Stroupe AL, Nance TA, Noyes FR. Plyometric training in female athletes: decreased impact forces and increased hamstring torques. *Am J Sports Med*. 1996; 24:765–773.）

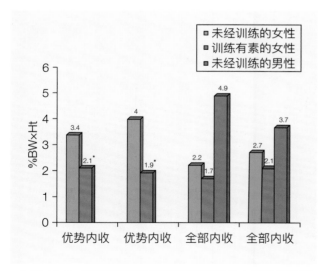

▲ 图 14–2　训练前后着陆时膝内收和外展力矩峰值数据

女性受试者按优势侧（内收或外展）分组，所有女性受试者分组。*. 与未经训练的女性相比，P<0.05；BW. 体重；Ht. 身高（引自 Hewett TE, Stroupe AL, Nance TA, Noyes FR. Plyometric training in female athletes: decreased impact forces and increased hamstring torques. *Am J Sports Med*. 1996;24:765–773.）

险，提高胫骨股骨接触的稳定性[39]，降低膝韧带损伤的风险。此外，与训练前相比，女运动员落地的力量要比男运动员低，内收和外展力矩要小。非优势侧的腘绳肌和股四头肌峰值力矩比增加 26%，优势侧增加 13%，纠正了两侧的失衡。

第二项研究是在高中女运动员中进行的，目的是确定 Sportsmetrics 训练是否改变了跳远运动中落地时下肢运动的精准性，以及是否提高了下肢的等速肌力[47]。在训练前，80% 的女运动员在跳起着陆时下肢存在外翻的情况。在训练后，34% 的女性表现出这种趋势（ P<0.0001）。在训练后，膝关节优势和非优势侧屈曲峰值的力矩出现显著增加（ P<0.000 1）。

Sportsmetrics 训练已被证明能显著降低女性青少年运动员非接触性 ACL 损伤发生的概率。我们的研究机构[24, 46]跟踪了 700 名接受了 Sportsmetrics 训练的女性，以及找到了 1120 名女性对照组和 434 名男性对照组运动员。所有运动员在整个运动季都会被跟踪调研以获取其受伤的记录。训练组 AE 的总数为 36 724 例，女性对照组为 61 244 例，男性对照组为 21 390 例。发生非接触性 ACL 损伤的运动员中，训练组女运动员出现 1 例，对照组女运动员出现 13 例，对照组男运动员有 1 例。训练组女运动员膝关节损伤发生率为 0.03，对照组女运动员膝关节损伤发生率为 0.49，男运动员膝关节损伤发生率为 0.09（ P=0.03）。

我们最近对参加各种体育活动的 1000 名 13—18 岁的女运动员进行了 Sportsmetrics 训练的有效性审查。在向下跳跃的试验中，冠状面小腿整体的对齐度（effect sizes，ES）有了明显的改善（ P<0.0001；ES=0.97）。在训练前，79% 的人在着陆时出现了小腿外翻对齐现象。该训练计划有效地改善了 75% 的运动员的腿部对齐度。在平均跳跃距离（33cm；P<0.0001；ES=0.47）的训练中，单腿三次交替的跳跃动作有了显著改善。此外，13% 的人在训练前出现肢体对称性异常，而在完成训练后，只剩下 2% 的人被评定为肢体对称性异常。对齐度的 t 检验（ P<0.0001；ES=0.64）和多等级适应性测验（multistage fitness test，MSFT）出现了显著改善（ P<0.0001；ES=0.57）。腘绳肌等速肌力出现了显著提高（ P<0.0001；ES=0.57 优势侧，ES=0.61 非优势侧），股四头肌肌力出现显著提高（ P<0.01；ES=0.27 优势侧，ES=0.35 非优势侧）。垂直起跳测试和仰卧起坐测试较之前出现了显著的改

善，但 ES 较低。

　　我们还比较了 700 名接受过训练的运动员与 700 名未经训练的运动员之间非接触性 ACL 损伤率的差异，这些运动员年龄、运动专业和 BMI 符合标准。与对照组相比，700 名受过训练的运动员组的非接触性 ACL 损伤的发生率（根据 AE）显著降低。训练组有 36 724 例 AE 和 1 例 ACL 损伤，而对照组有 61 244 例 AE 和 13 例 ACL 损伤（发生率分别为 0.03 和 0.21/1000AE；P=0.03）。

　　第 13 章讨论了可能会增加 ACL 损伤概率的危险因素。膝关节在着陆、旋转和移位后的最终位置受上半身和下肢躯干重心的影响。同样重要的还有躯干－髋关节的内收或外展、足踝的旋转和双足的分开距离等因素。这些影响使膝关节额外产生一个内翻或外翻的力矩，必须通过下肢肌肉来进行平衡。如果运动员失去平衡或与另一名运动员接触，则可能会出现躯干和下肢失去肌肉控制和保持姿势的能力，膝关节这时可能会过伸或外翻。虽然 ACL 损伤有许多潜在的机制，但据推测，膝关节过度的外翻力矩及随后的胫骨近端的切力可能是女性出现损伤最常见的情况之一[18, 27, 37]。过度的外翻载荷可能导致胫腓骨关节面的接触面稍少，或髁突出现脱离现象[39]，并减少正常的关节接触法的几何面积，从而帮助膝关节保持稳定。在这个位置，再加上股四头肌高度激活，产生最大的剪切力，膝关节在较低屈曲角度（0°～30°）[10, 20, 52] 和腘绳肌激活度相对股四头肌不够高的情况下，可能会导致 ACL 的断裂。腘绳肌的功能取决于膝关节的屈曲角度和胫骨的外旋角度[51]。这些肌肉力学的优势随着膝关节的弯曲度的增加而增加，因为在 0° 拉伸时产生的屈伸力仅为屈膝 90° 时产生的屈伸力的 49%。Withrow 等[71] 预测，可能在跳跃着陆的膝关节屈曲阶段，通过加强髋关节的屈曲来减少 ACL 受到的应力，原理是这么做增加了腘绳肌的张力。

　　ACL 断裂发生的时间估计在初次接触地面后 17～50ms[32]。这说明运动员在感觉到膝关节的损伤即将发生时，没有足够的时间来改变躯体或下肢的位置来预防这种损伤。为了减少非接触性 ACL 损伤的发生率，训练的目的是教导运动员如何在运动中控制上半身、躯干和下身的位置；在运动中通过增加髋关节和膝关节的屈曲角度来降低身体重心；锻炼肌肉的力量和运动技巧，降低下肢收到的地面反作用力。运动员应在初次与地面接触前，先对身体和下肢的位置进行预先调整，从而使膝关节能达到稳定性和刚度最大的位置。这些措施包括：避免突然减速和移位，以及一个导致股四头肌剧烈收缩的膝关节旋转。该计划应包括运动热身、跳远训练、强化训练、灵活性训练、有氧运动训练、风险意识训练[19]。

二、运动损伤测试

　　我们开发了一个运动损伤测试（sports injury test，SIT），用来收集每个运动员在 Sportsmetrics 训练前后的个人信息。在测试开始前，收集了运动员有关膝关节和踝关节损伤的病史记录。在训练开始前收集一次，在训练 1 周后再收集一次。SIT 测试包括：① 在远程视频测试中从起跳到着陆时膝关节和踝关节的位置；② 对下肢的对称性[2, 45] 和单腿跳跃控制能力的一般评估（图 14-3）；③ 腘绳肌腱的柔韧性；④ 垂直跳高（反重力运动并双脚起跳）。参加 Sportsmetrics 的特定运动训练的运动员要根据其运动的要求进行额外的灵活度、速度和有氧测试。这些测试包括 37m 短跑、18m 短跑、MSFT、仰卧起坐测试和 1 英里（1609m）跑[48-50]。网球运动员在球场上进行一系列测试，包括"自杀式"冲刺，到发球区、

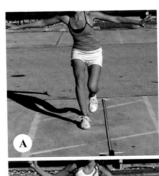
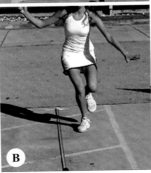
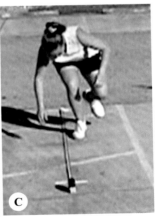

▲ 图 14-3　通过远距离视频可以对运动员在单腿跳起后着陆时上下肢的姿势控制能力进行定性评估，这些视频可被评定为良好（A）、一般（B）或完全失败、摔倒（C）

底线的速度和敏捷度测试，在其他地方还有掷药球测试。

三、Sportsmetrics 训练的基本组成

Sportsmetrics 训练基础有四个基本组成部分：运动热身训练、肌力增强跳跃训练、力量强化训练和灵活性训练。在休赛期或赛季开始前建议进行这些训练。训练每隔 1 周进行 3 次，为期 6 周。如果运动员或团队需要，可以将特定的速度和敏捷性训练添加到训练计划中。在正式的 Sportsmetrics 训练计划完成后，可执行保护性训练计划〔通过 Sportsmetrics 热身预防运动损伤（Warm-up for Injury Prevention and Performance，WIPP）〕，以使运动员持续温习在运动季节学到的运动技能和技巧。训练可在被我们基金会认证的培训教员的带领下进行，或是观看系列 DVD 循序渐进地学习。鼓励运动员在镜子前或与同伴一起进行训练，以便使运动员发现姿势和身体精准控制方面的错误并纠正自己的不足。有认证的讲师和网站列表可在 www.sportsmetrics.org 上搜索浏览。

（一）动态热身

动态热身通过使用特定的基础功能性动作让身体做好运动准备。其目的是提高身体核心体温，增加心率，加快血液流动，改善身体的灵活性，改善身体平衡和协调能力。热身结束后，运动员的身体就已经做好了应对训练的准备。这些练习都应该在球场或球场大小的场地进行，所需时间为 20～30s。

- 运动员使用脚趾走路。运动员用脚尖走路，双腿伸直。脚跟不可接触地面，臀部始终保持中立位。
- 脚跟行走。运动员使用脚跟着地行走，双腿伸直，脚尖不要接触地面，膝关节不要锁紧，臀部保持中立位。直腿行走。
- 运动员走路时双腿伸直，尽可能高的交替抬腿，但不能有压迫感。膝关节保持挺直，姿势直立，身体不应向后倾斜。手臂反向摆动。
- 单腿托举训练（图 14-4）。运动员向前走，保持整个身体笔直，保持中立。一条腿向前屈曲，膝关节弯曲。膝关节向外旋转，脚掌向内旋转。单腿站立时，用双手握住小腿，保持 3s。把腿放下后，用另一条腿重复练习。
- 模仿狗的横跨训练（髋关节旋转）和模拟在灌

木中的行走训练（图 14-5）。运动员被要求假装正前方有障碍物。运动员面朝前，肩膀和臀部保持挺直。一侧腿臀部伸展，膝关节轻轻弯曲。另一侧腿臀部向外旋转，膝关节弯曲到大约 90°。腿部旋转太高，越过障碍物，然后放回地面。用另一条腿重复这个练习。

- 膝关节抬高跳跃。运动员开始跳跃时，一条腿膝关节尽可能向上抬高，另一条腿则跳离地面。当运动员落地时，另一侧进行立即重复刚才练习。另一侧手臂在空中摆动以帮助增加跳跃高度。
- 膝关节抬高。运动员开始向前慢跑。每走一步，都要用短促而起伏的步子，并使膝关节尽可能地抬高。运动员要保持面朝前，在整个训练过程中保持肩膀和臀部的平直。
- 臀大肌蹬踢。运动员开始向前慢跑。每走一步，

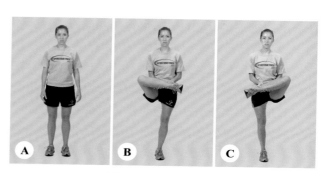

▲ 图 14-4　单腿托举训练

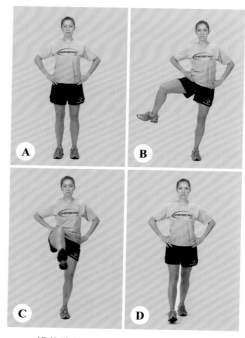

▲ 图 14-5　模仿狗的横跨训练和模拟在灌木中的行走训练

运动员都会用短促而起伏的步伐将脚往回踢，就像用脚跟踢臀大肌一样。运动员要保持面朝前，在整个训练过程中都要使肩部和臀部保持平直。

- 大步走。运动员以大幅度的跑步姿势开始向前慢跑。膝关节尽量抬高，脚向后踢，好像要用腿画一个完整的大圆圈。运动员在整个运动过程中应保持使用脚掌着地。

- 全力冲刺。运动员在保持适当的运动技术和跑步姿势的同时，以最快的速度向前冲刺。

(二) 肌肉增强 / 跳跃训练

肌肉增强训练有助于提升肌肉的力量和控制能力，是降低膝关节韧带损伤风险的关键。众所周知，这些锻炼可以增加肌肉的力量、增加垂直跳跃的高度、增加加速度和跑步速度[29, 36, 59, 60, 65]。然而，如果只是简单地做做，肌肉增强训练将不会对降低非接触性 ACL 损伤的风险产生有益的影响。因此，在 Sportsmetrics 训练中，肌肉增强训练和跳跃训练部分的理念是，在整个 6 周的训练中强调正确的跳跃动作和运动技巧。具体的训练和指导用于教导运动员在着陆时和加速或减速时预先将身体摆成一个安全的位置。训练的选择和进行需要神经肌肉的再训练，从简单地使用两条腿的跳跃训练（逐步训练的正确方式）到多个方向的单脚跳跃训练和强调快速变向的肌肉增强训练（添加模仿特定运动的动作）。跳远训练分为三个为期 2 周的训练过程。每 2 周都会有一个不同的训练重点，训练方式也会相应地改变（表 14-2）。

第一阶段，即运动技巧的发展阶段，旨在为运动员提供 8 种不同的跳跃形式和技术，强调 4 项基本技术：在整个跳跃过程中运动员应保持正确的运动方式和身体姿势（脊柱保持直立、双肩后展、胸部高于膝关节）；直接向上跳跃，不要有过多的左右方向或前后方向的移动；落地轻缓，前足步的震动，膝关节弯曲；立即为下一次的跳跃做反跳准备。这些运动技巧是直接由老师口头教授的，例如"踮起脚尖"、"像箭一样身体笔直"、"像羽毛一样轻"、"减轻震动"和"像弹簧一样反跳"。老师需要对运动员的动作做出实时反馈，如果可能的话，在训练过程中可以使用镜子来为运动员提供直接的视觉反馈。在每节课中，训练应随着运动持续的时间或重复的次数的增加而增加。如果运动员感到疲劳，不能使

用适当的运动技巧完成跳跃，应建议其停下来休息。每次的锻炼之间允许大约 30s 的休息时间。

在第二阶段，即基础阶段，着重于正确的运动技巧和完成度高的跳跃动作。从第一阶段开始的 5 种跳跃训练继续进行，但训练持续时间比之前更长。新增加的 4 种有难度的跳跃训练也应包括在内。

在第三阶段，运动增强阶段，增加跳跃训练的数量和速度，从而真正地进行肌肉增强训练。鼓励运动员以正确的运动方式尽可能多地完成跳跃，而且每次跳跃应达到规定的高度。

- 模拟跳墙训练（第 1～6 周）。这也被称为踝关节弹跳，在进行弹跳时膝关节稍微弯曲，双臂举过头顶（图 14-6A）。从这个位置，运动员用前足的力量上下弹跳（图 14-6B）。膝关节应该放松，臀部、膝关节和踝关节保持中立。这个跳跃主要是为了让运动员做好心理上和身体上的准备，以便后续进行肌肉增强训练。其次方便了指导者对运动员的观察和及时反馈指导。

可能需要被纠正的错误有：松散的姿势，膝关节弯曲过度，眼睛盯着脚看。运动员应该被告知保持抬头眼睛向上看，膝关节轻微弯曲，保持身体中立位。

- 屈膝跳跃（第 1～6 周）。运动员躯体保持中立位的姿势，两脚分开与肩同宽（图 14-7A）。运动员跳起来时，两侧膝关节弯曲，使大腿尽可能地向胸部靠近（图 14-7B）。

可能需要被纠正的错误有：不要让运动员主动把胸部放低靠近膝关节，而是将膝关节抬高至胸部，在起跳或落地时将膝关节并拢在一起，在跳跃期间使用双腿进行弹跳，在肌肉控制不到位的情况下会产生响亮的落地声。应该提醒运动员将膝关节抬到胸前，控制肌肉并保持落地平稳、脚掌着地，落地时膝关节弯曲，立即进行下一次跳跃，膝关节和踝关节始终保持和肩部、臀部同宽，保持背部挺直，双肩靠后，在每次跳跃时保持抬头眼睛向上看。

- 下蹲跳起训练（第 1～6 周）。运动员从一个完全下蹲的姿势开始运动，这个姿势要蹲的既深又舒服（图 14-8A）。保持膝关节和脚尖向前，与臀部对齐。上身挺直、扩胸。双手接触脚跟外侧或触到地面。运动员起跳时，应尽可能地达到能够跳到的最高点（图 14-8B），然后恢复蹲姿，双手向后伸向脚跟（图 14-8C）。

表 14-2　**Sportsmetrics 神经肌肉训练：跳跃训练成分**

阶　段	跳跃训练	持续时间		强调，目标
1. 运动技巧发展阶段		第 1 周	第 2 周	每一个跳跃训练的形式和运动技巧合适
	模拟跳墙训练	20s	25s	保持正确的姿势，在每个跳跃过程中的身体对齐
	屈膝跳跃训练	20s	25s	直接跳起不要带有过度的侧向或前后向的移动
	下蹲跳起训练	10s	15s	弯曲膝关节并使用脚掌均匀受力，从而轻柔地落地
	跨障碍物的左右侧跳训练	20s	25s	膝关节深度屈曲
	跨障碍物的前后跳跃训练	20s	25s	跳跃时的即时反冲准备
	躯体旋转 180° 直立跳跃训练	20s	25s	
	跳远训练（停止后保持 5s）	5 次	10 次	
	原地弹跳训练	20s	25s	
2. 功能性训练阶段		第 3 周	第 4 周	使用合适的运动技巧为力量、敏捷性打下基础
	跳跃训练	25s	30s	重点是更好、更高质量地完成跳跃
	模拟跳墙训练	25s	30s	与第一阶段训练形式一样，但时间更长
	连续 3 次跳远后运抵垂直起跳训练	5 次	8 次	用新的、更难的跳跃训练来加强运动技能
	下蹲跳起训练	15s	20s	
	跨障碍物单腿侧跳训练	25s	30s	
	跨障碍物前后跳跃训练	25s	30s	
	弓步跳跃训练	25s	30s	
	单腿跳跃训练	5 次	5 次	
	远距离单腿跳跃训练	1 圈	2 圈	
3. 运动表现阶段		第 5 周	第 6 周	在前两个阶段加强基础技能和肌肉控制能力
	模拟跳墙训练	20s	20s	增加跳跃的数量和速度，动作更规范，完成质量更好
	跳跃后 180° 垂直旋转跳跃训练	5 次	10 次	
	下蹲跳起训练	25s	25s	
	在垫子上跨障碍物的侧跳训练	30s	30s	
	在垫子上的前后跳跃训练	30s	30s	
	连续 3 次单腿跳跃保持静止姿势的训练	5 次	5 次	
	从双腿跳到单腿跳的转换训练	3 圈	4 圈	

可能需要被纠正的错误有：身体和（或）膝关节向前和（或）失去平衡，在起跳或着地时膝关节应做到同步，以及在缺乏肌肉控制不足的情况下产生响亮的落地声。应提醒运动员保持手向后伸向脚跟（而不是向前），在起降时保持膝关节在臀部以下，训练过程中始终保持膝关节和踝关节与肩膀、臀部同宽，保持背部挺直和肩膀向后，每次跳跃时保持抬头眼睛向上看。

- 障碍物左右跳跃（第 1 周和第 2 周）。使用 6～8 英寸（15～20m）高的栅栏或圆锥体障碍物。

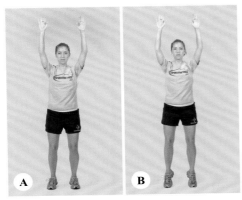

▲ 图 14-6　模拟跳墙训练

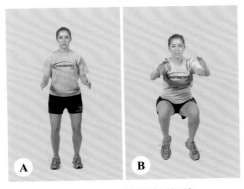

▲ 图 14-7　屈膝跳跃训练

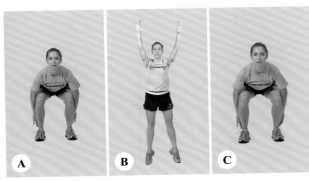

▲ 图 14-8　下蹲跳起训练

运动员使用修正后的下蹲姿势作为起始位（图 14-9A）。运动员双脚并拢从障碍的一边跳到另一边（图 14-9B），落地时膝部屈曲角度与起始位置相同（图 14-9C）。

可能需要被纠正的错误有：落地或起跳时膝关节僵直或晃动，快速左右跳跃而整个身体没有越过障碍物，起跳和落地时双脚未并拢。应提醒运动员越过障碍物膝关节保持弯曲，平稳地用脚掌落地，手向后摆动至脚跟，控制落地姿势，以便运动员能够立即再次起跳，保持背部挺直，肩膀向后，保持头部位置，每次都向正上方跳跃。在起跳和落地时要保持膝关节在臀部以下、脚趾朝向前方并保持两脚的平行。

- 跨障碍物的前后跳跃训练（第 1 周和第 2 周）。使用高度 6～8 英寸（15～20m）的锥体或障碍物。运动员以调整后的下蹲姿势面向障碍物（图 14-10A）。运动员使用脚掌的力量向前和向后跳跃（图 14-10B），落地时膝关节屈曲角度与起始位置相同（图 14-10C）。

可能需要被纠正的错误有：落地或起跳时膝关节僵硬、伸直或不稳定；快速向前和向后跳跃时，没有让整个身体越过障碍物；同时使用双脚落地和起跳；分开双脚以清除障碍物。应提醒运动员越过障碍物时将膝关节抬到胸前，足弓平稳落在地上，

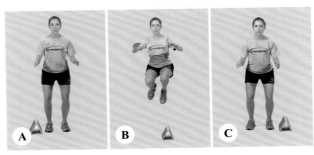

▲ 图 14-9　跨障碍物的左右跳跃训练

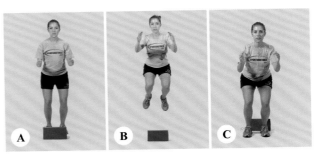

▲ 图 14-10　跨障碍物的前后跳跃训练

双手向后摇晃至脚跟，控制着落地，以便运动员能够立即再次起跳，保持背部挺直，双肩向后，每次跳跃时保持抬头眼睛向上，使膝关节维持在臀部下方，脚尖在训练过程中会始终向前。

- 躯体旋转 180° 直立跳跃训练（第 1 周和第 2 周）。运动员从一个直立体位开始训练，双脚与肩同宽（图 14-11A）。运动员直接用双脚的力量跳向空中，在落地前在半空中做 180° 转身（图 14-11B）。落地停顿 2s，然后反方向重复跳跃训练（图 14-11C）。

可能需要被纠正的错误有：躯体旋转过度或旋转不足；不将身体旋转 180°；身体不做整体旋转；落地声音大或者下肢笔直、僵硬地落地，双脚交错或先后着地；总是朝着同一个方向跳（成一个圆圈）；以最小的高度跳跃高度进行训练；双脚分开距离超过训练所需的"双足与肩部和（或）臀部的宽度"。应提醒运动员垂直向上跳跃，并将身体作为一个整体进行旋转；膝关节稍微弯曲；轻柔地落地。训练时应往相反的方向进行跳跃（一次朝右肩的方向跳，另一次朝左肩的方向跳）；起跳和落地时膝关节的运动保持在臀部的下方；使膝关节和踝关节与肩膀和（或）臀部保持同宽；背部挺直，肩关节向后；每次跳跃时保持抬头眼睛向前看。

- 跳远训练（第 1 周和第 2 周）。运动员从直立体位开始训练，尽可能向前双脚起跳（图 14-12A 和 B）。运动员的双脚应同时着地，然后保持深蹲姿势（图 14-12C）5s，然后重复进行跳跃训练。

可能需要被纠正的错误有：落地后没有停顿，在落地和起跳时膝关节向内并拢，双腿着地时僵直。应提醒运动员在起跳和落地时膝关节保持在脚跟以上并在臀部以下运动，用柔软的足弓和脚跟落在地上，膝关节弯曲，保持落地持续 5s。

- 原地跳跃训练（第 1 周和第 2 周）。运动员单腿起跳，另一条腿向后弯曲。当运动员停留在一个地方时，腿的位置通过使后侧的那条腿向前上方运动进行交替运动。在整个运动过程中，运动的节奏和高度逐渐增加（图 14-13）。

可能需要被纠正的错误有：仅仅膝关节交替运动、慢慢地跑了起来，落地声音大或膝关节不稳。应提醒运动员，使用手臂做一个反向运动，以增加高度和力量，驱动膝关节向上，并轻柔地使用膝关节和足弓、脚跟配合着陆。

- 连续 3 次跳远后原地垂直跳跃训练（第 3 周和第 4 周）。运动员以深蹲的姿势起跳，完成连续 3 次跳远。然后，运动员完成最大程度的垂直跳跃，并回到深蹲姿势，保持 5s。

可能需要被纠正的错误有：在起跳和落地时膝关节向内翻，在垂直跳跃时身体向前而不是向上。应提醒运动员在起跳和落地时膝关节要保持在脚跟以上和臀部以下运动，完整的足部落地，膝关节弯曲，垂直起跳时要向正上跳跃。

- 跨障碍物单腿侧跳训练（第 3 周和第 4 周）。第一阶段使用圆锥或其他障碍物，运动员应使用单腿越过障碍物，而不是用双腿（图 14-14）。

可能需要被纠正的错误有：落地或起跳时膝关节僵直或不稳；快速地左右跳跃而没有让整个身体

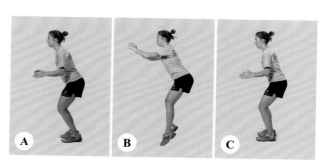

▲ 图 14-12 跳远训练

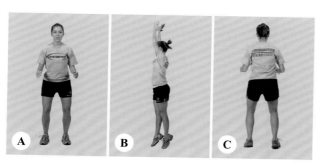

▲ 图 14-11 躯体旋转 180° 直立跳跃训练

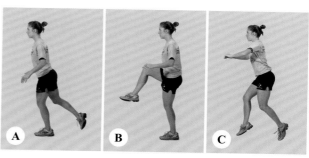

▲ 图 14-13 原地跳跃训练

越过障碍物；再次起跳时，应该告诉运动员屈膝以越过障碍；用脚掌平稳地着地，用脚跟后移；控制落地的姿势后才能立即再次起跳；保持背部挺直，肩膀向后，每一次跳跃都要抬头眼睛平视前方；保持膝关节在臀部以下运动；在起跳和落地时保持脚尖向前。

- 跨障碍物前后跳跃训练（第 3 周和第 4 周）。使用与第一阶段相同的圆锥或其他障碍物，运动员应使用单腿越过障碍，而不是使用双腿进行前后跳跃（图 14-15）。

可能需要被纠正的错误有：落地或跳跃时膝关节僵直或不稳；快速向前和向后跳跃时没有让整个身体越过障碍物；双腿未同时落地。运动员应弯曲膝关节以越过障碍物，使用整个足部平稳地落地；控制着地时的姿势，以便运动员能够立即再次起跳；保持背部挺直，肩膀向后，每次跳跃时目视前方；保持膝关节在臀部以下运动；在起跳和落地时保持脚尖向前。

- 弓步跳跃训练（第 3 周和第 4 周）。运动员以长弓步的姿势开始，膝关节弯曲于踝关节上方（图 14-16A）。运动员前腿发力，笔直地跳到空中（图 14-16B），另一条腿前屈着地（图 14-16C），使两腿位置进行交替。

可能需要被纠正的错误有：膝关节不稳或膝关

节伸展超过踝关节，以最小的高度跳起来并交替双腿，而没有在身体正下方切换双腿，只是简单地切换双腿而没有力量，着地声音大，腿着地时僵直，脚交错着地，或者先一只脚着地另一只脚再着地。应提醒运动员用使用前腿的力量起跳，达到最大高度，控制腿弯曲地着地，膝关节向前与踝关节平齐，保持后背挺直，保持肩膀向后，每次跳跃时目视前方，每次起跳和着地时保持脚尖向前。

- 单腿跳跃训练（第 3 周和第 4 周）。这一跳跃的动作和跳远一样，只是运动员的起跳和落地用的都是同一条腿。运动员以深蹲姿势落地，每 5 秒一次，然后换腿重复跳跃（图 14-17）。

可能需要被纠正的错误有：落地后膝关节不稳定，膝关节伸直着落地，膝关节深屈着落地，快速地站起来。起落时，要让运动员保持膝关节高于脚跟并在臀部以下运动，完整的足部落地，膝关节和踝关节弯曲，保持 5s（比距离更重要）。

- 远距离跳跃（第 3 周和第 4 周）。运动员开始原地跳跃前进，在保持膝关节高度的前提下，每一次跳跃都增加一定的距离。

可能需要被纠正的错误有：膝关节交替抬起或高膝慢跑，落地声音大或膝关节不稳，膝关节高度低没有将其抬起。应提醒运动员使用手臂做一个反向动作来增加跳跃高度和力量，同时要使膝关节向

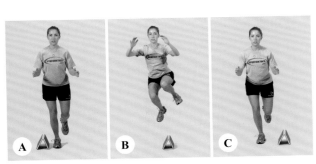

▲ 图 14-14　跨障碍物单腿侧跳训练

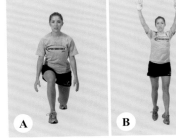
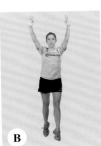
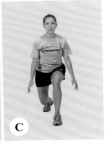

▲ 图 14-16　弓步跳跃训练

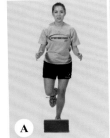
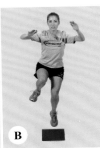
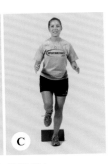

▲ 图 14-15　跨障碍物前后跳跃训练

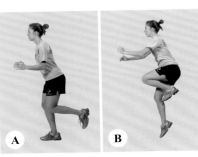
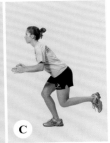

▲ 图 14-17　单腿跳跃训练

前上方运动。垂直向上、下的跳跃、180°的旋转跳跃训练（第 5 周和第 6 周）。跳上一个 6～8 英寸（15～20cm）高的箱子或堆叠垫。运动员以深蹲姿势落地，然后立即从跳台上跳下（深跳）。运动员再次以深蹲姿势着陆，并立即进行 180° 旋转跳跃。着陆时，运动员达到最大程度的垂直跳转，并再次深蹲落地，保持 5s。

可能需要被纠正的错误有：每次起跳都采用直立体位，或直腿或单脚着地的姿势。应该提醒运动员每次跳跃都要进行深蹲，使膝关节和踝关节弯曲，双脚同时着地。

- 在垫子上跨障碍物的侧跳训练（第 5 周和第 6 周）。圆锥体或其他障碍物被放置在 2～3 英寸（5～7cm）深的缓冲表面上。运动员需要从一侧跳到另一侧（图 14-18）。

可能需要被纠正的错误有：落地时膝关节不稳或膝关节向内翻，着地时连跳 2 次，双脚交错着地，或者一脚在另一脚前着地。应提醒运动员落地时双脚并拢再起跳，控制落地姿势，以便运动员能够再次立即起跳越过障碍物，双脚应保持平行。

- 在垫子上的前后跳跃训练（第 5 周和第 6 周）。锥体或其他障碍物放置在 2～3 英寸（5～7cm）深的缓冲表面上。运动员需要向前和向后跨障碍物进行双足的跳跃训练（图 14-19）。

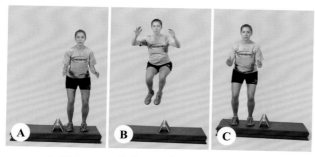

▲ 图 14-18　在垫子上跨障碍物的侧跳训练

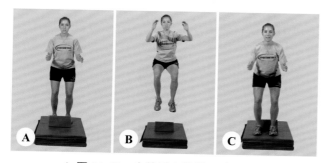

▲ 图 14-19　在垫子上的前后跳跃训练

可能需要被纠正的错误有：落地时双膝不稳定或膝关节向内翻，着地时连跳 2 次，双脚交替着地或一只脚放在另一只脚前面着地。应该提醒运动员双腿同时着地和起跳，控制着地姿势，以便运动员能够立即再次越过障碍物，并保持双脚平行。

- 连续 3 次单腿跳跃（第 5 周和第 6 周）。运动员连续进行 3 次单腿跳远，最后着陆后保持 5s 不动。

可能需要被纠正的错误有：膝关节不稳或膝关节向内，膝关节和踝关节屈曲角度不够，身体呈直立位，最后一个动作膝关节保持屈曲时间不足。应该告诉运动员在跳起和着地时膝关节保持在脚跟以上、臀部以下，整个脚掌着地，落地时膝关节弯曲需保持 5s（比跳跃距离更重要）。

- 双腿跳跃转单腿跳跃训练（第 5 周和第 6 周）。运动员使用双脚向前跳，用一条腿着地，另一条腿向后弯曲，然后继续开始跳跃。

可能需要被纠正的错误有：仅改变膝关节的高度或抬高膝关节进行慢跑，落地声音大或膝关节不稳，膝关节抬得不够高。应提醒运动员应控制跳跃姿势着陆，并再次立即开始跳跃，利用手臂进行反向运动增加向前上方的力量，并将膝关节向前上方移动，就好像要进行垂直跳跃。

（三）力量训练

力量训练主要用来提升核心的力量和整体肌肉的使用效率。运动员可以通过使用可靠的等速运动器材或自由举重器材来进行训练。下肢需要训练的肌群以股四头肌、腘绳肌、臀肌和腓肠肌为主。运动员每组肌肉的训练重复 12～15 次。当运动员可以重复 15 次时，训练器材就需要增加重量。上半身需要训练的肌群包括三角肌、胸肌、肱三头肌、背阔肌、腰背肌和腹肌。最初的训练建议重复 10～12 次；当运动员可以重复训练 12 次时，就可以增加负重。鼓励运动员在开始力量训练时，最多使用第一次重复训练力量的 70%，避免过度负重。对于没有等速运动器材或自由举重器材的运动员，可以使用身体的重量和弹力带进行力量训练。

- 使用弹力带进行的半蹲训练。运动员站在弹力带的中心，双脚与肩同宽（图 14-20A）。运动员握住带子的两端，将双手拉到腰部，使带子绷紧。运动员下蹲，在髋关节和膝关节进行 70°弯曲，通过降低身体来抵抗弹力带的阻力（图

14–20B）。膝关节保持在踝关节的上方。这项运动在第 1～3 周训练时间位为 30s，在第 4～6 周的训练时间为 60s。

要纠正的错误可能有：重心和（或）膝关节的前倾，姿势松散，在弹力带松弛。应提示运动员在整个运动过程中前脚掌着地进行支撑，保持背部挺直，抬头向前看，膝关节在踝关节上方平齐。

- 弓步向前行走训练。这项运动类似于运动员运动热身时所做的弓箭步，但运动范围更大和动作更慢。运动员在保持身体向前的同时，尽可能轮流使用单腿进行训练。大约膝关节弯曲，将后腿向地面放低，在膝关节与地面保持微小的距离。前侧膝关节应在踝关节上方。运动员伸前腿抬起身体，使身体上升到站立的位置。后腿放在前腿的旁边，然后用另一条腿重复这个训练。这个练习在第 1～3 周的训练需要持续 30s，在第 4～6 周的训练需要持续 60s。

要纠正的错误可能有：膝关节前倾超过前脚趾，膝关节不稳或上身控制力不足，移动速度过快，使用后侧腿用力起到杠杆作用。运动员应该被告知保持直立姿势，用前腿的臀肌和四头肌抬起，缓慢而有意识地移动。

- 俯卧时在同伴的协助下进行的腘绳肌训练。运动员俯卧躺平，收紧腹部和臀部肌肉，同伴按压臀部使其无法抬离地板。当运动员抗阻时，同伴均匀地向下给小腿加阻，运动员屈膝使脚跟向臀肌方向发力，而不将臀部抬离地面。运动员在同伴施加均匀向下的压力的同时，在姿势可以控制的情况下继续弯曲被伸直的腿部。在第 1～3 周，每条腿重复进行此练习持续 30s，在第 4～6 周，每条腿重复进行此练习持续 60s。可能需要被纠正的错误有：上身抬起，将臀

部抬离了地面，以及同伴不加阻挡使运动员产生了离心收缩。运动员应知臀部需要被压入地面，保持上身的放松，并在整个关节活动范围内进行腿部运动。

- 仰卧时腘绳肌的桥式伸展训练。当运动员仰卧时，运动员弯曲一侧膝关节，使脚跟尽可能接近同侧的臀大肌。另一条腿伸向空中（图 14–21A）。运动员通过脚跟在地面上推动，进行小幅度的托举动作，通过每一次的推动将臀部从地面抬起，并将腿伸到更高的水平（图 14–21B）。腹部和上背部应该在中间位置。手臂应放松的抱在前方。在第一阶段，每条腿重复这个练习 30s。

可能需要纠正错误包括：只是简单地在空中来回摆动腿，而不是将臀大肌抬离地面，在空中的腿部弯曲，通过脚趾向上推而不是脚跟，并用手臂或手将身体固定地上。运动员应使用脚跟接触地面，保持腹部肌肉紧绷，下背部保持在中立位置，抬起大腿直立在空气中，使用脚向上推，保持脚跟接近臀肌大肌，腿部缓慢抬起保持控制。

- 桥式单腿腘绳肌交替训练。这项练习与仰卧的腘绳肌桥式伸展训练相似，但不是像之前那样直接伸展一条腿的膝关节。运动员双侧脚跟尽可能靠近臀大肌。这项训练运动员的一条腿几乎伸直，脚跟保持与地面接触。腿回到起始位置换腿并重复动作进行训练。在第二阶段，每条腿需要重复这个练习 30s。

需要纠正的错误：不能将臀部抬离地面，不能使腿在整个关节活动范围内移动，不要锁定膝关节。运动员需要放松双肩，保持头部着地，有控制地缓慢进行运动，并保持腹部紧绷。

- 桥式双腿腘绳肌训练。这个练习类似于桥式单腿腘绳肌交替训练。运动员的两个脚跟尽可能地接近臀肌大肌。两腿向下滑，直到几乎伸直，然后回到起始位置。这个练习在第三阶段需要重复持续 30s。

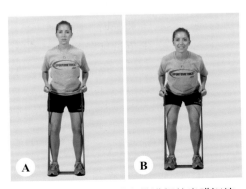

▲ 图 14–20　使用弹力带进行的半蹲训练

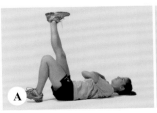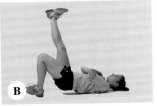

▲ 图 14–21　仰卧时腘肌的桥式伸展训练

可能需要被纠正的错误有：不要将臀部抬离地面，没有将双腿移动到几乎伸直的位置，膝关节锁定。运动员放松肩膀，保持头部着地，有控制地缓慢进行运动，并保持腹部紧绷。

- 使用弹力带进行手臂的摆动训练。运动员站在弹力带的中心，双脚与肩同宽。当握住弹力带的两端时，运动员将弹力带拉到最高水平，使弹力带拉紧，肘部呈 90° 角（图 14–22A）。运动时手臂保持 90° 角（图 14–22B），从臀部到耳边交替摆动，模仿跑步模式（图 14–22C）。这个练习在第 1～3 周需要持续 30s，在第 4～6 周需要持续 60s。

可能需要被纠正的错误有：手臂没有保持在 90° 角，没有在整个关节活动范围内活动，不能锁定膝关节，不能扭转躯干。运动员应该被告知保持抬头、肩膀向后，保持脊柱直立，保持躯干中立；保持腹部紧绷。

- 模仿超人姿势的训练（手脚交替）。运动员面朝下躺着，将前额放在一只手的手背上。另一只手臂伸直。腹部肌肉收紧，上半身抬高以抬起伸直的手臂，同时，从臀部的臀大肌发力，伸臂对侧的腿抬高。抬起的脚趾和手指伸展。腹部仍然绷紧。这项运动在第 1～3 周需要进行 30s，在第 4～6 周需要进行 60s。

可能需要被纠正的错误有：抬起头，过度拱起背部，抬起另一侧的腿。运动员应尽可能地保持脊柱中立，视线放在正下方的垫子和（或）地面上；从躯干抬起；腿和手臂仅仅抬到下背部的张力点即可；保持腹部紧绷。

- 腹部训练（Russian 旋扭训练）。运动员躺在地上，屈膝，脚跟放在地板上。运动员是臀部弯曲而不是腰部弯曲，使上身呈 45° 角并保持这个姿势。以躯干作为整体进行运动，运动员旋

转上半身至对侧，每次旋转时允许手接触髋关节旁边的地面（图 14–23）。这个练习每周训练 1 天，第一阶段持续 30s，第二阶段持续 60s，第三阶段持续 90s。

需要纠正的错误有：松散的姿势，前倾的肩膀，只扭肩膀而不扭躯干。运动员应背部挺直，肩膀放松，上身保持 45° 角，躯干作为一个整体移动，确保双手每次旋转都接触到地面。

- 腹部训练（平板支撑）。运动员面朝下躺着，前臂放在地板上（图 14–24A）。双腿分开，脚趾弯曲。运动员将身体举到肘部和脚趾上（图 14–24B）。保持中立的姿态。这个体位用紧绷的腹部维持。这个练习每周进行 1 次，第一阶段持续 30s，第二阶段持续 60s，第三阶段持续 90s。

可能需要被纠正的错误有：腹部保持松散或弯曲，把头放低使下巴放在胸前，肘部和（或）脚趾靠得太近。运动员应保持中立的姿势，保持颈部和肩部放松，保持身体与地面平行，保持头部在中间位置，并始终保持腹部紧绷。

- 腹部训练（蹬自行车式踢腿训练）。运动员仰卧，膝关节屈曲靠近胸膛，手放在脑后。上身抬离地面，直到肩膀不再接触地面，然后保持这个姿势。这个训练时一个循环动作，一侧脚跟靠近臀大肌，另一侧的腿伸展到离地面很近的地方

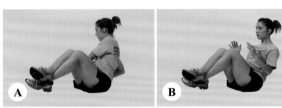

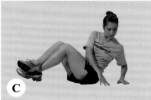

▲ 图 14–23　腹部训练（Russian 旋扭训练）

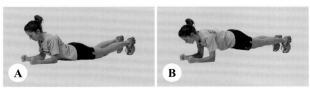

▲ 图 14–24　腹部训练（平板支撑）

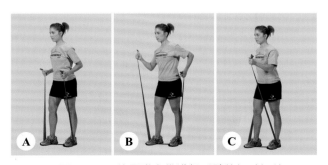

▲ 图 14–22　使用弹力带进行手臂的摆动训练

（图 14-25）。这个练习每周进行 1 天，第一阶段持续 30s，第二阶段持续 60s，第三阶段持续 90s。

可能需要被纠正的错误有：上半身没有离地，上半身出现了旋转，蹬腿时靠近身体。运动员应保持胸部张开，腰部抬起，保持肘部张开，上身静止，双腿运动时完全弯曲和伸直，并贴近地面。

- 使用弹力带的屈髋踢腿训练。运动员将弹力带的一端绑在踝关节周围，另一端放在同伴的踝关节上或固定在静止的物体上。转身背向伙伴或静止物体，运动员向前迈步使弹力带中产生中等的弹力，同时绑有弹力带的腿髋关节伸展大约 15°（图 14-26A）。然后，运动员向前移动，最大限度地抵抗弹力带的阻力，直到大腿与地面平行（图 14-26B）。每次用力后，腿会恢复到轻微伸展的位置。这个练习包括两组重复 10 次的训练，每组之间休息 30s。第 3 组在第一阶段重复 20 次，第二阶段重复 30 次，第三阶段重复 40 次。

可能需要被纠正的错误有：腿上下进行摆动，抬高臀部和移动躯干。运动员应保持头部和颈部挺直，保持肩关节和髋关节呈直角，保持上身静止，并且在再次向前踢之前，始终将运动的腿恢复到之

前那样稍微伸展的位置。

- Steamboats（髋关节屈曲训练）。运动员在大腿部分，臀部和膝关节的中间放置一个弹力带。运动开始时，双脚与肩同宽，单膝微微弯曲，使脚离开地面。运动员在地面上的一条腿上保持平衡，另一条腿通过髋关节屈伸向前和向后踢。上身保持静止，不摇晃。这项运动在第 1~3 周每条腿进行 30s，在第 4~6 周进行 60s。它可以代替使用髋屈肌的弹力带踢腿训练。

可能需要被纠正的错误有：膝关节屈曲角度过大或伸直，仅仅通过屈伸膝关节而没有使用髋关节的屈曲进行训练，踢腿动作时上身来回摆动，不要向前或向后踢得太远来使自己感觉到弹力带的阻力。运动员应保持背部挺直，肩膀向后，面向前方和眼睛向上看；始终保持双膝轻微弯曲；保持上身静止；在整个关节活动范围内来回踢腿；始终保持髋关节水平；不要随着运动使髋关节抬高。

- 使用弹力带在髋关节外展时进行踢腿训练。运动员将弹力带的一端绑在踝关节周围，另一端绑在同伴的踝关节上或固定在静止物体上。运动员与固定的物体站成一条直线，使绑有弹力带的腿位于其远侧（图 14-27A）。运动员侧身跨步，使弹力带产生适度的张力，在弹力带的阻力作用下（图 14-27B）进行侧向踢腿，然后再回到起始的位置。本练习由两组 10 次的重复训练组成，各组间休息 30s。第三组在第一阶段中进行 20 次重复，第二阶段重复 30 次，第三阶段重复 40 次。此训练每周进行 2 天。

可能需要被纠正的错误有：在没有控制的情况下内外摆腿，并在踢腿时将上半身向一侧倾斜。运动员应保持头部和颈部挺直，向前看，保持肩膀和髋关节呈直角，保持上身静止，有控制的进行缓慢的运动。

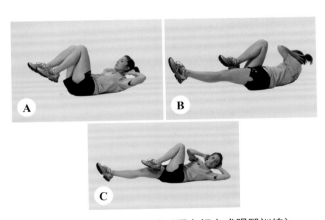

▲ 图 14-25 腹部训练（蹬自行车式踢腿训练）

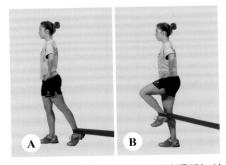

▲ 图 14-26 使用弹力带的屈髋踢腿训练

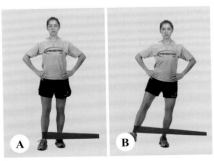

▲ 图 14-27 使用弹力带在髋关节外展时进行踢腿训练

- 使用弹力带进行的横向行走训练。运动员在大腿的周围，臀部和膝关节中间放置一个弹力带。运动开始时双脚与肩同宽。运动员相侧方向踏出 2～3 英尺。在控制下，运动员缓慢地使用另一条腿跟随，以恢复双脚与肩同宽的分开位置。完成后，运动员会调转方向，使用另一只脚引导运动。这个练习在第 1～3 周需要重新进行 30s，在第 4～6 周需要持续进行 60s。它可以取代髋关节外展弹力带踢腿训练。

可能需要被纠正的错误有：让脚在两步之间并拢到一起，让后面的腿回到起始位置，行走时膝关节锁定并保持伸直，腰部向前弯曲，肩膀前倾，向下看脚和地面。运动员应保持背部挺直，肩膀向后，抬头眼睛向前看；保持步与步之间的距离，以便在整个活动过程中对腿部进行控制；保持动作缓慢并始终处于控制之下；确保所有运动都是由髋关节和下肢进行的。

（四）柔韧度训练

被动拉伸是在训练结束时进行的，每次拉伸需保持 20～30s，每侧重复进行 2 次。为了使肌肉能达到最大长度，拉伸被认为是必不可少的，如此肌肉才有能力进行完整的关节活动范围的运动。起主要作用的肌肉群是腘绳肌、髂胫束、股四头肌、髋屈肌、腓肠肌 - 比目鱼肌、三角肌、肱三头肌、肱二头肌、胸肌和背阔肌。

- 腘绳肌拉伸训练。运动员处于坐位时，伸直右腿并弯曲左腿，将脚内侧沿贴近左小腿（图 14-28A）。背部挺直，胸部朝膝关节方向靠近。运动员双手伸向脚趾（图 14-28B）。手要么放在腿上，要么抓住脚趾。

可能需要被纠正的错误有：在伸展身体时弯曲肩膀，伸展身体时将下巴靠近胸部，让地上腿的膝关节弯曲，快速地拉伸。运动员应在拉伸运动中前倾时保持背部挺直，腰部向前屈曲，在拉伸的过程中保持肩膀向后和抬头向前看。

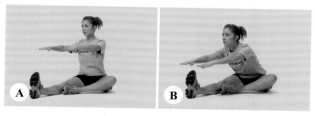

▲ 图 14-28　腘肌拉伸训练

- 髂胫束拉伸训练。坐位时，运动员右膝屈曲，将右脚平放在地板上。左脚和踝关节放在右侧大腿的膝关节上方。双手放在髋关节后面的地板上，胸部向膝关节和脚的方向靠近。上身、颈部和肩部保持中立位并打开，上背部不要屈曲（图 14-29）。这种拉伸可以在仰卧时进行，这样可以使脊柱和颈部得到支撑。

- 股四头肌拉伸训练。站立时，运动员抓住脚或踝关节，将其放置到身体的后面。小腿和脚被轻轻地向上拉，在大腿的正后方，没有向内或向外旋转（图 14-30）。拉伸保持 20s，放松，并重复训练。

可能需要被纠正的错误有：让脚放在屁股上，向内或向外拉动腿和（或）脚，以及锁定用于平衡的腿的膝关节。运动员应该被告知在脚和腿上垂直地拉动，保持背部挺直，肩膀向后，抬头眼睛向前看。

- 髋屈肌拉伸训练。运动员站立时双脚呈弓箭步姿势，前膝微微弯曲。运动员后侧脚的前脚掌发力。髋关节向前倾，同时收紧臀部，直到感觉到髋关节前部有拉伸感。上身保持直立位，并以髋关节的正上方为中心（图 14-31）。

可能需要被纠正的错误有：上身向前倾，而不是髋关节向前压，以及快速地拉伸。运动员应保持上身直立位，并以髋关节正上方为中心，向前压或屈曲髋关节以开始拉伸，保持背部挺直，肩膀向后，

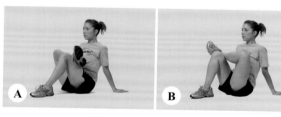

▲ 图 14-29　髂胫束拉伸训练

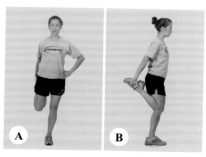

▲ 图 14-30　股四头肌拉伸训练

抬头眼睛向前看。

- 腓肠肌拉伸训练。运动员以长弓箭步姿势站立，前膝略微弯曲，但不能超过踝关节。双手放在大腿前部，身体前倾，后腿保持伸直。后脚跟向下压（图 14-32）。这种拉伸也可以通过双手扶墙向前倾斜身体来完成。拉伸保持 20s，放松，并重复进行训练。

可能需要被纠正的错误有：让后脚跟抬离地面，快速地进行拉伸，后腿膝关节弯曲，没有保持上身姿势。运动员应背部挺直，肩膀向后，抬头眼睛向前看；后腿伸直；脚跟始终踩在地面上。

- 比目鱼肌拉伸训练。运动员一只脚向前，一只脚向后以短弓箭步姿势站立。两个膝关节屈曲，要求运动员髋关节的重心压到后脚跟，大部分体重放在后腿上（图 14-33）。脚跟放在地板上。

这种拉伸可以通过双手扶墙保持平衡来完成。

- 三角肌拉伸训练。运动员无论是站着还是坐着皆可，将左臂放在身体前侧，肘部靠近胸部。左手手掌面向后方。手臂在肘部扣住，跨过身体轻轻地给予压力（图 14-34）。双侧肩关节都应保持放松和放低。头部、颈部和脊柱都保持中立。

- 肱三头肌、背阔肌拉伸训练。运动员无论是站着还是坐着皆可，将右臂伸出头顶。手肘在头后弯曲，手掌向上背部的中心移动。用左手抓住右手肘部，轻轻地向下和向后压（图 14-35）。

- 胸大肌、肱二头肌拉伸训练。在站立位时，运动员将双手紧握置于背后。肩膀和颈部放松，肘部拉伸，胸部张开，双手向上抬起。姿势应保持直立位和中立位，膝关节略微弯曲（图 14-36）。

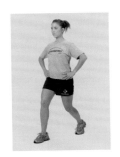

▲ 图 14-31　髋屈肌拉伸训练

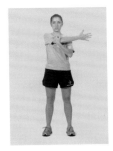

▲ 图 14-34　三角肌拉伸训练

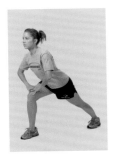

▲ 图 14-32　腓肠肌拉伸训练

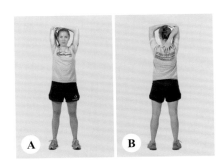

▲ 图 14-35　肱三头肌、背阔肌拉伸训练

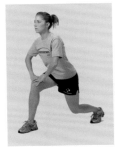

▲ 图 14-33　比目鱼肌拉伸训练

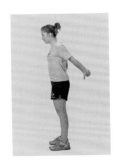

▲ 图 14-36　胸大肌、肱二头肌拉伸训练

- 下背部肌肉拉伸训练。运动员跪在地板上，双手靠近臀部。运动员向前弯腰，手臂完全伸直，伸向地板。头部放在两臂之间，前额靠近地板或放在地板上。手逐渐远离身体，运动员的臀部不能离开脚跟（图 14-37）。

四、Sportsmetrics 训练计划的选择

（一）Sportsmetrics 热身训练

作为一项持续性的计划，WIPP 建议在完成正式的 Sportsmetrics 训练后，继续向运动员灌输整个运动赛季所学的技能和运动技巧。在训练或比赛之前，这项训练是在正常的训练中进行的，持续大约 20min。该训练集成了从 Sportsmetrics 的四个基本组成部分的元素，并着重于控制上身、躯干和下半身在着陆时的基本训练概念；在着陆时增加髋关节和膝关节屈曲角度，以及轻柔地着陆以减少地面反作用力的运动技巧（表 14-3）。

（二）Sportsmetrics 的足球训练、篮球训练、排球训练、网球训练

进行 ACL 损伤预防训练有一个常见问题，许多运动员、家长和教练只对能够提高运动成绩的训练计划感兴趣。此外，无论是在季前赛还是在赛季中，教练们通常都不希望仅仅为了预防伤病而放弃其他训练。因此，我们创建了一些适用于特定于运动的 Sportsmetrics 训练，其中包括了 Sportsmetrics 的基本成分，以及旨在改善动态平衡、敏捷性、速度、力量和有氧调节的附加训练。这些训练从前面描述的运动热身和肌肉增强训练开始。然后，进行特定的敏捷性、速度和有氧调节训练，接着进行力量和柔韧性练习。Sportsmetrics 的足球训练[50]、篮球训练[49]、排球训练[48] 和网球训练[3, 4] 提高了运动员神经肌肉和运动功能的指数，与标准的 Sportsmetrics 计划相比，这些训练计划更被教练和运动员所青睐。在所

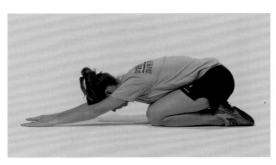

▲ 图 14-37 下背部肌肉拉伸训练

有这些训练项目中，运动员都要学习敏捷性和运动反应的技巧性训练，这些技巧被认为可以降低非接触性 ACL 损伤的风险[1, 6, 12, 15, 38, 69, 73]。这些技术如下。

- 无论向哪个方向运动，第一步都要短。保持脚趾向前。
- 在整个训练过程中保持对身体重心的控制。
- 直立站位，保持躯干平稳，避免骨盆过度前倾，肩平展。
- 抬起头眼睛直视前方。
- 保证体重均匀分布在脚掌上。
- 在训练中髋关节、膝关节和踝关节屈曲中保持相同的角度，包括在方向的改变中。膝关节屈曲应大于 30°。
- 避免下肢外翻。
- 膝关节在踝关节上方，不要让膝关节超过脚趾。
- 减速时，用三小步减速，而不是用一步减速。
- 在侧跨步训练过程中，将脚放在中线上，保持躯干直立，不旋转，脚指向运动员希望移动的大致方向[11]。
- 在运动员进行训练时，对其进行录像，以查看需要纠正的运动技巧。
- 使用外部标记点提醒自己，如圆锥标志物，教导运动员正确的敏捷性 / 反应性、加速度 / 速度 / 耐力、附加跳跃和力量训练的形式（表 14-4 至表 14-7）。其他地方已经详细描述了这些训练成分[6]。所有这些项目在改善运动员的神经肌肉和运动功能指标方面的效果已经经过了报道，下面将简要介绍。所有的训练都是由经过认证的 Sportsmetrics 训练师完成的。此外，在 Sportsmetrics 的网球训练项目中，还拥有一名获得美国网球协会（精英级）认证的网球专业人士作为训练师。

对 Sportsmetrics 的足球训练项目的有效性进行了两个阶段的测试[50]。第一阶段由 62 名高中女运动员组成，她们在训练前后接受了录制视频的跳远测试、敏捷性 t 测试、两次垂直跳远测试和 37m 短跑测试。第二阶段由其他运动员组成，他们在训练前后接受了 MSFT 测试。跳高测试中，膝关节和踝关节分离距离的平均绝对毫米数、标准化膝关节分离距离都有显著改善（表 14-8）。敏捷性 t 检验、MSFT 评估中运动员的最大有氧能力、短跑测试和两步入路垂直跳动测试也有显著改善。

表 14-3　通过 Sportsmetrics 热身训练来预防损伤和进行功能性训练

项　目	训练方式	持续时间（s）	注　释	训练间的过渡时间（s）
运动热身	直腿前进	20		5
运动热身	用手走路	20		10
运动热身	摇篮漫步	20		5
运动热身	髋关节旋转走路	20		20
跳跃训练	折叠跳	30		10
跳跃训练	蹲跳	30		10
跳跃训练	180° 跳跃	30		10
跳跃训练	剪刀跳	30		10
跳跃训练	从一边跳到另一边	30	每条腿 15s	75
力量训练	Steamboats	60	每条腿 30s	10
力量训练	侧台阶	60	每个方向 30s	40
力量训练	臀桥	60	每条腿 30s	15
力量训练	腹部练习	60		10
力量训练	改良平板	60		15
柔韧性训练	腘肌拉伸	40	每条腿 20s	15
柔韧性训练	髋屈肌拉伸	40	每条腿 20s	15
柔韧性训练	股四头肌拉伸	40	每条腿 20s	25
柔韧性训练	小腿拉伸	40	每条腿 20s	20
敏捷性训练	快步练习	60	每个方向 30s	20
敏捷性训练	Nebraska 练习	60	每次跑 30s	—

对 57 名女子高中运动员进行了 Sportsmetrics 的篮球训练测试，她们在训练 6 周前后分别进行了录制视频的跳远测试、MSFT 测试、垂直跳远测试和 18m 短跑测试[49]。她们在跳远测试在膝关节分离距离的平均绝对毫米数、正常膝关节分离距离、最大持续时间和垂直跳跃测试（表 14-9）都有显著改善。91% 的受试者在标准化膝关节分离距离、89% 的 MSFT 和 70% 的垂直跳跃测试中都有改善。

Sportsmetrics 的排球训练测试由 34 名高中女运动员完成，她们在训练前后接受了录制视频的跳远测试、MSFT 测试、垂直跳远测试和仰卧起坐测试[48]。经过 6 周的训练，这些运动员在所有测试中的表现都有显著改善（表 14-10）。73% 的受试者在 MSFT 测试和 68%

的受试者在垂直跳跃和仰卧起坐测试中发现了改善。

对 42 名运动员［31 名女性，11 名男性；平均年龄：（14 ± 2）岁］进行了 Sportsmetrics 的网球训练测试[3]。进行的所有试验都在统计学上有显著改善（表 14-11）。一场测试中的"自杀式"冲刺、腹部耐力、发球和单腿跳跃、基线测试和单腿三级交叉跳跃测试的得分分别为 98%、90%、76%、69% 和 74%、59% 和 65%。在任何一项测试中，男女在绝对或百分比改善方面没有差异。一个由 15 名球员组成的小组自愿参加了一个以上的训练计划，为高中锦标赛做准备。在这些运动员中，在第一次、第二次和第三次训练后，速度、敏捷性和腹部耐力测试中均出现了统计学意义上的显著改善和大或中等的 ES（表 14-12）。

表 14-4 运动指标·足球

组成部分	课　程	练　习	时　间
敏捷，反应	1～3	蛇形跑	1/4 场地，3 次
	1～3	车轮练习：听从教练指挥	30s，2 次
	4～6	修改后的往返运动	1/4 场地，3 次
	4～6	冲刺 / 停脚：听	30s，2 次
	7～9	方形练习	30 英尺 ×30 英尺（9m×9m）箱子，2 次
	7～9	冲刺 / 快脚：听	45s，2 次
	10～12	Nebraska 练习	30 英尺（9m）长，4 次
	10～12	反应训练：观察教练点	45s，2 次
	13～15	Illinois 练习	15 英尺 ×10 英尺（4.6m×3.0m），4 次
	13～15	反应镜练习，按压	60s，2 次
	16～18	敏捷性 t 测试：5-10-5	4 次
	16～18	高级车轮操：听从教练指挥	60s，2 次
加速，速度，耐力	1～3	伙伴推举，保持 5s	5 次
	1～3	冲刺 / 后蹬	1/2 场地或 45.7m，5 次
	1～3	慢跑	绕场 4 圈（1170m）
	4～6	用弹力带加速	走到 9m
	4～6	触地冲刺 / 后蹬	场地或 45.7m，5 次
	4～6	91.4m 往返跑	3×100（274m），4 次
	7～9	伙伴推举，保持 10s	5 次
	7～9	短距离冲刺，慢跑回来	1/2 场地或 45.7m，6 次
	7～9	45.7m 往返跑	向上和向后 ×3（274m），4 次
	10～12	用弹力带加速	走到 18m
	10～12	箱体训练，冲刺 / 90° / 后蹬	1/2 场地，3 次
	10～12	45.7m 锥体训练，9m 后退，18m 后退，27.4m 后退，36.6m 后退，45.7m 后退	4 次
	13～15	伙伴推举，保持 15s	5 次
	13～15	冲刺 / 180° / 后蹬	1/2 场地或 45.7m，7 次
	13～15	Jingle-jangle 练习，18m	向上和向后 ×5（183m），5 次
	16～18	用弹力带加速	走到 27.4m 线上
	16～18	冲刺 / 360° / 冲刺	1/2 场地或 45.7m，7 次
	16～18	Jingle-jangle 练习，9m	向上和向后 ×5（91m），6 次

（续表）

组成部分	课　程	练　习	时　间
过人，快速脚步，附加跳跃	1～3	过人：上－上，后－后	2 次
	1～3	带球：双腿跳	5 次 ×3
	4～6	阶梯：脚尖触地	2 次
	4～6	带球：增加分腿跳	5 次 ×3
	7～9	过人：外脚掌进入	2 次
	7～9	带球：增加 180° 分腿跳	5 次 ×3
	10～12	过人：进－进，出－出	2 次
	10～12	带球：增加单腿跳	5 次 ×3
	13～15	过人：向上－向上和向后－向后	2 次
	13～15	带球：所有跳跃的组合	5 次 ×3
	16～18	过人：一脚向前，一脚向后	2 次
	16～18	带球：所有跳跃的组合	5 次 ×4
力量训练	1～18	弹力带：深蹲 弹力带：长跑 单腿提踵 俯卧腘绳肌，伙伴阻力 仰卧腘绳肌桥 腹肌选择练习 髋关节屈伸：与伙伴进行弹力带膝关节驱动 髋关节内收：与伙伴进行弹力带踢腿 弹力带：摆臂 靠墙蹲	所有练习 30s：第 1～6 节 所有练习 45s：第 7～12 节 所有练习 60s：第 13～18 节

（三）Sportsmetrics 重返赛场的训练

Sportsmetrics 重返赛场训练计划是作为一个结束阶段的组成部分，主要是为遭受了 ACL 损伤或进行了 ACL 重建的康复中的运动员准备的。以下是需要进行重返赛场训练的训练指标。

- 轴移试验阴性。
- Lachman 试验增加胫骨前移位 3mm 或以下。
- 等速运动试验中<20% 的扭力峰值。
- 重建腿和对侧腿之间的跳跃距离差异大于 20%：距离测试用单腿跳跃，距离测试用单腿三跳。
- 能够成功地完成跑步计划，中间没有出现没有疼痛、肿胀或停止。
- 能够与治疗人员成功完成开始时的肌肉增强训练：从前到后和从左侧到右侧使用双腿的水平

面跳箱训练，使用双腿的对角线跳箱训练，垂直跳箱的单腿跳箱训练。

在这个项目中，运动员使用教学录像带在家里进行 Sportsmetrics 训练，但这必须在训练开始前进行，在第二阶段开始前 2 周进行 Sportsmetrics 训练，然后在第三阶段训练开始前 2 周进行 Sportsmetrics 训练。通过这种方式，治疗师可以观察和指导运动员每次跳跃的正确方法和姿势。

五、神经肌肉训练实施策略

（一）广泛开展神经肌肉训练

预防 ACL 损伤的训练项目的广泛实施需要胫骨多层次、多学科的努力。我们确定以下方面是能否取得成功的重要因素。

表 14–5　运动指标·篮球

组成部分	课　程	练　习	时　间
敏捷性，反应	1～3	穿梭训练	2 次
	1～3	迷宫训练	3 次
	4～6	技巧训练	3min
	4～6	4 字练习	2 次
	7～9	方形练习	2 次
	7～9	四点式练习，1/4 鹰式练习	3 次
	10～12	防御性滑步	45s，3 次
	10～12	投篮和冲刺	3 次
	13～15	排队投篮	4min
	13～15	爱尔兰 "D" 练习	4 次
	16～18	敏捷性 t 测试：5-10-5	4 次
	16～18	除草练习	2min
加速，速度，耐力	1～3	爬山运动	10s，5 次
	1～3	冲刺 – 后蹬	5 次
	1～3	"自杀式" 训练	2 次
	4～6	爬山运动	15s，5 次
	4～6	冲刺 – 后蹬	7 次
	4～6	"自杀式" 训练：向前和向后	2 次
	7～9	爬山机	20s，5 次
	7～9	1/4 鹰式冲刺 – 后蹬	5 次
	7～9	"自杀式" 训练：防御性滑步	2 次
	10～12	爬山运动	25s，5 次
	10～12	触地冲刺	5 次
	10～12	全场接力	5 次
	13～15	爬山运动	25s，5 次
	13～15	冲刺 / 180° / 后蹬	5 次
	13～15	冲刺 / 快步	30s，2 次
	16～18	爬山运动	30s，5 次
	16～18	冲刺 / 360° / 后蹬	5 次
	16～18	动力篮板球接力	1 个

（续表）

组成部分	课　程	练　习	时　间
运球过人，快步，附加跳跃	1～3	运球过人：高抬腿	4 次
	1～3	高膝抛球过障碍物	45s，2 次
	1～3	带球上篮：双腿跳	5 次 ×2
	4～6	运球过人：向上 - 向上，向后 - 向后	4 次
	4～6	抛球双高抬腿	2 次
	4～6	带球上篮：增加分腿跳	5 次 ×2
	7～9	运球过人：外脚掌进入	4 次
	7～9	跳台跳	每条腿 10 次 ×2
	7～9	带球上篮：增加 180° 分腿跳	5 次 ×2
	10～12	运球过人：进 - 进，出 - 出	4 次
	10～12	教练指点	45s，2 次
	10～12	带球上篮：增加单腿跳	5 次 ×3
	13～15	运球过人：剪刀跳	4 次
	13～15	教官指点，双脚快速起落	45s，3 次
	13～15	带球上篮：全跳	5 次 ×3
	16～18	运球过人："Ickey shuffle"	4 次
	16～18	单腿下蹲跳和 180° 剪刀跳	每跳 20s
	16～18	带球上篮：所有跳跃	5 次 ×3
力量训练，在球场上	1～18	用弹力带深蹲 用弹力带的弓箭步蹲举 单腿抬高脚跟 俯卧腘绳肌：伸髋屈膝 仰卧位腘绳肌桥 腹肌选择练习 髋关节屈伸：Steamboats 髋关节内收：侧向行走 用弹力带摆动手臂 与同伴一起用弹力带做内旋运动 用弹力带进行外旋 用弹力带进行肱二头肌收缩 用弹力带进行肱三头肌伸展 用弹力带行进 俯卧撑	所有练习 30s：第 1～6 节 所有练习 45s：第 7～12 节 所有练习 60s：第 13～18 节 周一和周五做下肢练习 周三做上肢练习

表 14-6 运动指标·排球

组成部分	课 程	练 习	时 间
敏捷性，反应	1～3	排球穿梭运动	3 次
	4～6	排球小球练习	2 次
	7～9	方形练习	3 次
	10～12	Nebraska 练习	4 次
	13～15	Illinois 练习	5 次
	13～15	与伙伴一起进行甩手传球	1 组
	16～18	敏捷性 t 测试：5-10-5	4 次
	16～18	与伙伴一起做甩手动作	1 组
加速，速度，耐力	1～3	伙伴推举，保持 5s	5 次
	1～3	冲刺，后退	5 次
	4～6	用弹力带加速冲刺，保持 5s	5 次
	4～6	冲刺，后退	7 次
	7～9	爬山运动	6 次
	7～9	短距离冲刺跑：听从教练的安排	6 次
	10～12	伙伴推举，保持 5s	6 次
	10～12	前进短跑，触地	5～7 次
	13～15	用弹力带加速短跑	15s，5 次
	13～15	冲刺／180°／后蹬	7 次
	16～18	爬山运动	5～7 次
	16～18	冲刺／360°／后蹬	5～7 次
运球过人，快步，附加跳跃	1～3	运球过人：高抬腿	4～6 次
	1～3	车轮练习，听从教练的安排	30s，2 次
	1～3	"自杀式"训练／排球场 ×2	2 次
	1～3	带球上篮：双腿跳	5 次 ×3
	4～6	阶梯：上举／后退	4～6 次
	4～6	冲刺／停脚／听从教练指挥	30s，2 次
	4～6	"自杀式"训练／前进／后退，排球场 ×2	2 次
	5～7	带球上篮：增加分腿跳	5 次 ×3
	7～9	运球过人：外脚掌进入	4～6 次
	7～9	冲刺／快步／听从教练指挥	30s，2 次
	7～9	"自杀式"训练／侧向洗牌，排球场 ×2	2 次
	7～9	带球上篮：增加 180° 的跳跃	5 次 ×3
	10～12	运球过人：内进外出	4～6 次

（续表）

组成部分	课 程	练 习	时 间
运球过人，快步，附加跳跃	10～12	反应练习 / 观察教练点	45s，2 次
	10～12	Jingle-jangle 练习	9m，仰卧起坐，4～6 次
	10～12	带球上篮：增加单腿跳	5 次 ×3
	13～15	运球过人：交叉	4～6 次
	13～15	反应镜训练 / 同伴按压	45s，1 次
	13～15	Jingle-jangle 练习	18m，仰卧起坐，4～6 次
	16～18	运球过人："Ickey shuffle"练习	4～6 次
	16～18	反应教练指点 / 快步＋上 / 下俯卧撑	45s，2 次
	16～18	力量篮板接力	1 组
力量训练，在球场上	1～18	带弹力带的深蹲 强力下蹲（脉动式） 单腿抬高脚跟 仰卧腘绳肌桥，单腿 坐姿肩胛骨回缩 用带弹力带的坐位背阔肌拉练 用带弹力带的坐位肩胛骨伸展运动 用带弹力带的坐位外旋 用带弹力带的伙伴内旋运动 腹肌选择练习 髋屈肌，与同伴一起，用弹力带踢腿 Steamboats（髋关节屈伸） 髋关节内收肌，与同伴一起，用弹力带踢腿 用弹力带的侧向行走	所有练习 30s：第 1～6 节 所有练习 45s：第 7～12 节 所有练习 60s：第 13～18 节

表 14-7 运动指标·网球

组成部分	课 程	练 习	时 间
敏捷，反应	1～3	影子摆动底线：正手，反手	2 组 × 每边 10 次
	1～3	短球和深球交替进行：正手，反手	1 组 × 每边 10 次
	4～6	短球和深球交替进行：正手，反手	2 组 × 每边 8 次
	4～6	弹力带，正手和反手	1 组 × 每边 10 次
	7～9	短球和深球交替进行：正手，反手	2 组 × 每边 8 次
	10～12	快速落点喂球：正手，反手	2 组 × 每边 8 次
	13～15	正手、反手反应：面对球网	2 组 × 每边 8 次
	13～15	正手、反手反应：面对围网	2 组 × 每边 10 次
	13～15	快速回击发球进球：正手，反手	2 组 × 每边 8 次
	16～18	上举，后退，冲刺到地面的动作，冲刺至排球（正手、反手）	每边 90s

（续表）

组成部分	课 程	练 习	时 间
加速，速度，耐力	1～3	"自杀式"训练，1 个球场	2 次
	4～6	网前 Z 字形	2 次
	4～6	伙伴推举	5s，5 次
	7～9	正手、反手宽幅连续击球	8-6-6-8 次，重复
	7～9	网前 Z 字形	3 次
	7～9	伙伴推举	10s，3 次
	10～12	基线随机送球：正手，反手	1min，2min
	10～12	网前 Z 字形	3 次
	10～12	冲刺 / 快步走 / 听从教练指挥	60s，2 次
	13～15	"自杀式"训练，1 个球场	2 次
	13～15	"自杀式"训练，2 个球场	1 次
	13～15	冲刺 / 快步走 / 听从教练指挥	60s，3 次
	16～18	正手、反手大范围连续击球	6-4-4-6 次，重复
	16～18	"自杀式"训练，1 个球场	4 次
	16～18	"自杀式"训练，2 个球场	1 次
运球过人，附加跳跃	1～3	上升，后退，冲刺到锥体，后退	2 次
	4～6	模式 1 和 2	各 25s
	7～9	上升，后退，冲刺至锥体，后退	3 次
	7～9	模式 3 和 4	各 25s
	10～12	上升，后退，冲刺至锥体，后退	2 次
	10～12	模式 5 和 6	各 25s
	13～15	上升，后退，冲刺到锥体，后退	3 次
	13～15	模式 7 和 8	各 25s
	16～18	模式 9 和 10	各 25s
力量训练，在球场上	1～6	健身球正手	2 组 ×8
	1～6	健身球反手	2 组 ×8
	1～3	健身球过头	2 组 ×8
	4～6	健身球向后，在两腿之间	2 组 ×8
	4～6	ETCH- 正手和反手摆动	1 组 × 每边 10 次
	7～9	ETCH- 正手、反手、发球摆动	2 组 × 每边 15 次
	16～18	医学球扭动式肺活量	2 组 ×16 次

（续表）

组成部分	课 程	练 习	时 间
力量训练，在球场上	1～18	向后弯腰，增加手部重量，第4天	1个全场 ×（2～4）个动作
	1～18	单腿脚尖抬高，增加手部重量，第4天	3组 × 每条腿10～20次
	1～18	坐姿俯卧撑	10～20次
	1～18	普通推举或墙式推举	3组 ×（10～20）次
	1～18	靠墙蹲	3组 ×（45～60）s
	1～18	仰卧起坐，球压在两腿之间	3组 ×（45～60）s
	1～18	腹肌选择练习	150～300次
	1～18	弹力带髋关节外展、内收	2～3组 × 每边10～15次
	1～18	网球小圆圈练习	每臂30～60圈
	1～18	健身球高空运球	30～60次
	1～18	健身球靠墙侧向核心抛投	2组 × 每边10～15次

表 14-8 **Sportsmetrics** 足球训练计划的结果

测 试	训练前 均值 ± 标准差	训练后 均值 ± 标准差	差异 均值 ± 标准差	P 值	效果尺寸
视频跌落 – 跳跃试验					
膝关节绝对分离距离（cm）	14.6 ± 3.6	23.1 ± 6.4	8.5 ± 6.2	<0.000 1	0.63
踝关节绝对分离距离（cm）	27.3 ± 6.34	34.6 ± 6.0	7.3 ± 6.3	<0.000 1	0.51
归一化的膝关节分离距离（%）	35.9 ± 7.4	54.2 ± 13.7	18.3 ± 13.8	<0.000 1	0.64
敏捷性 t 测试（s）	12.05 ± 0.87	11.31 ± 0.69	0.75 ± 0.75	<0.000 1	0.43
多阶段体能测试（估计 VO_{2max}）[*]	37.9 ± 4.5	40.1 ± 4.7	2.2 ± 4.0	<0.000 1	0.23
37m 冲刺（s）	6.11 ± 0.43	5.99 ± 0.38	0.12 ± 0.39	0.02	0.14
垂直跳跃（cm）					
两步法	40.7 ± 8.9	42.1 ± 8.3	1.3 ± 5.1	0.04	0.08
逆向运动	32.9 ± 6.7	32.6 ± 25.8	−0.3 ± 4.6	NS	0.02

*. 以每分钟每千克的毫升数计
NS. 无意义；VO_{2max}. 最大耗氧量

- 向与运动员有直接关系的个人，包括教练、体育教师、运动训练员、力量训练专家、学校管理人员、初级保健医生和儿科医生，传播和整合关于 ACL 干预计划的信息，包括从地方俱乐部和学校到国家体育组织层面的整个体育等级分级。

- 以体育组织的管理机构为目标，促进或规范预防 ACL 损伤的训练原则与常规的团队实践的结合。
- 向主要体育组织、体育产业营利性公司、体育医学组织、国家骨科和体育医学研究组织、个人慈善家请求财政援助。

表 14–9　**Sportsmetrics 篮球训练计划的结果**

测　试	训练前 均值 ± 标准差	训练后 均值 ± 标准差	差异 均值 ± 标准差	*P* 值	效果尺寸
视频跌落 – 跳跃试验					
膝关节绝对分离距离（cm）	18.5 ± 7.4	31.8 ± 10.36	13.2 ± 11.8	<0.000 1	0.59
归一化的膝关节分离距离（%）	44.9 ± 17.2	74.2 ± 18.8	29.2 ± 26.2	<0.000 1	0.63
多阶段体能测试（VO_{2max}）[*]	34.6 ± 4.5	39.5 ± 5.7	4.9 ± 4.6	<0.000 1	0.43
垂直跳跃（cm）	26.2 ± 12.3	28.5 ± 12.0	2.3 ± 3.4	<0.000 1	0.09
18m 冲刺（s）	3.54 ± 0.30	3.53 ± 0.42	−0.01 ± 0.29	NS	0.01

*. 以每分钟每千克的毫升数计
NS. 无意义；VO_{2max}. 最大耗氧量

表 14–10　**Sportsmetrics 排球训练计划的结果**

测　试	训练前 均值 ± 标准差	训练后 均值 ± 标准差	差异 均值 ± 标准差	*P* 值	效果尺寸
视频跌落 – 跳跃试验					
膝关节绝对分离距离（cm）	21.1 ± 8.2	25.9 ± 5.2	4.7 ± 7.7	0.002	0.70
归一化的膝关节分离距离（%）	56.3 ± 19.1	63.3 ± 12.7	6.9 ± 18.2	0.04	0.43
多阶段体能测试（VO_{2max}）[*]	39.4 ± 4.8	41.4 ± 4.0	2.2 ± 3.2	<0.001	0.45
腹部力量（次）	37.7 ± 5.3	40.5 ± 5.9	2.7 ± 4.8	0.03	0.50
垂直跳跃（cm）	40.1 ± 7.1	41.5 ± 4.5	1.2 ± 5.2	0.05	0.24

*. 以每分钟每千克的毫升数计
VO_{2max}. 最大耗氧量

- 以保险和医院组织为目标，参与那些旨在减少其所在服务社区的膝关节损伤的地方性预防计划。
- 继续研究危险的因素，并利用多站点协作研究的成果建立高风险生物力学模型，制订可用于常规的筛查程序。

为了实现 Sportsmetrics 训练的广泛实施，我们的机构设计了一个正式课程，以教育和认证那些希望在其社区进行培训的医疗保健专业人员和教练。13h 的正式课程教授以下内容。

- 女性运动员膝关节韧带严重损伤发生率高于男性的理论。
- Sportsmetrics 的科学基础。
- 神经肌肉训练的必要性与屈肌功能增强训练。

- 教导训练着陆和身体体位变化所需的语言提示和方法。
- Sportsmetrics 训练和其他神经肌肉训练项目之间的差异。
- 营销策略和在社区实施培训的方法。
- 进行运动损伤测试和产生研究数据的必要性。
- 对于那些康复门诊的患者，在 ACL 重建后实施 Sportsmetrics 训练作为康复的一部分。

参与者将得到每一个跳跃训练的详细演示，并花几个小时进行跳跃练习，并为教师进行模拟指导。每一位参与者都要经过 SIT，并在视频跳跃测试中得到指导 [47]。进行正式的笔试，以确定参与者对膝关节解剖、力量训练和肌肉增强训练的概念有足够的了解。进行了一次实际测试，参与者培训当地运动

表 14-11　Sportsmetrics 网球训练计划的结果

测　试	训练前 均值 ± 标准差	训练后 均值 ± 标准差	差异 均值 ± 标准差	P　值	效果尺寸
一招"自杀式"训练（s）	18.55 ± 1.68	16.04 ± 1.23	−2.51 ± 1.18	<0.000 1	1.70
腹部耐力（s）	87 ± 56	162 ± 98	74 ± 75	<0.000 1	0.94
基线反手（#次数）	8.5 ± 0.9	9.2 ± 0.7	0.7 ± 0.7	<0.000 1	0.88
基线正手（#次数）	8.6 ± 1.0	9.3 ± 0.8	0.7 ± 0.9	<0.000 1	0.77
基线反手距离（m）	42.8 ± 4.6	46.3 ± 3.6	3.5 ± 3.8	<0.000 1	0.85
基线正手距离（m）	43.2 ± 5.1	46.8 ± 4.2	3.6 ± 4.7	<0.000 1	0.77
服务线（#代表）	22.4 ± 2.9	24.5 ± 2.2	2.1 ± 2.6	<0.000 1	0.82
服务线距离（m）	89.4 ± 11.8	97.8 ± 8.9	8.4 ± 10.9	<0.000 1	0.80
单腿跳，右腿（cm）	128.2 ± 28.5	141.8 ± 22.8	13.7 ± 21.3	0.000 4	0.53
单腿跳，左腿（cm）	129.5 ± 27.1	138.3 ± 26.0	8.9 ± 14.6	0.000 7	0.33
单腿三周跳，右腿（cm）	340.7 ± 71.9	373.6 ± 70.1	32.8 ± 68.9	0.006	0.46
单腿三周跳，左腿（cm）	340.5 ± 77.6	374.3 ± 78.4	33.8 ± 67.2	0.004	0.43

正值表示改进，但单场"自杀式"训练除外，负的差异平均值表示速度的改进

表 14-12　完成了多项训练项目的运动员在速度、敏捷、腹部耐力方面的提升

训练 场次	一场"自杀式"训练			底线正手球			底线反手球			发球线			腹部耐力		
	均值 ± 标准差	P　值	效果 大小	均值 ± 标准差	P　值	效果 大小	均值 ± 标准差	P　值	效果 大小	均值 ± 标准差	P　值	效果 大小	均值 ± 标准差	P　值	效果 大小
第一场	2.56 ± 1.17	<0.000 1	1.63	4.6 ± 3.9	0.000 4	1.01	4.8 ± 3.2	<0.001	1.07	12.3 ± 11.3	<0.001	1.30	84 ± 98	0.005	1.02
第二场	1.11 ± 1.07	0.000 3	1.36	2.6 ± 3.5	0.01	0.73	1.6 ± 4.2	NS	0.46	3.2 ± 9.9	NS	0.32	70 ± 89	0.01	1.20
第三场	0.96 ± 0.032	0.004	0.73	3.8 ± 2.9	0.02	1.33	2.7 ± 2.3	0.02	0.89	11.6 ± 10.8	0.03	0.73	111 ± 86	0.02	0.95

表中数据代表在每一项训练项目开始前和结束时，检测数据的差异。正值代表提高，除了一场"自杀式"训练以外，差异平均值为负值代表速度的提升

NS. 不显著

员，向我们的工作人员证明他们了解正确的语言提示和训练方法，以使运动员能够达到正确的身体体位和着陆力学的预期结果。有关本课程的信息，请访问 www.sportsmetrics.org。

（二）遇到的问题和建议的解决方案

根据我们的经验，年轻运动员很容易被说服参与提高成绩的训练。然而，除非他们或他们认识的人经历了严重的膝韧带损伤，否则他们根本不理解这种损伤的后果。卫生保健专业人员需要付出相当大的努力来教育和激励运动员接受 6 周的训练（每周 3 次）以防止受伤。以类似的方式，教练也很难被说服，除非他们因为 ACL 损伤失去了一些运动员。专

门针对特定运动的 Sportsmetrics 训练项目的开发，以及它们在提高运动成绩方面的有效性，使用的营销策略包括对这些改进的解释，以及与预防 ACL 损伤的附加好处，帮助解决了这一方面的问题。

因为并非所有运动员都能接触到经过认证的教练，所以我们推出了两卷教学 DVD 和详细的训练手册。第一卷的重点是教导运动技巧和正确的身体体位和着陆的形式。第二卷提供了训练程序的逐步分析，包括运动热身、跳跃和柔韧性训练。

致谢

我们感谢 Stephanie Tutalo Smith 和 Thomas Campbell 在俄亥俄州辛辛那提市接受培训；Tina Garrison 在洛杉矶亚历山大市接受培训；Alex Hermeto 和 Michael Stamps 在佛罗里达州迈尔斯堡接受培训；Debbie Conley 在明尼苏达州罗杰斯接受培训。

第五篇

后交叉韧带和后外侧韧带结构
Posterior Cruciate and Posterolateral Ligament Structures

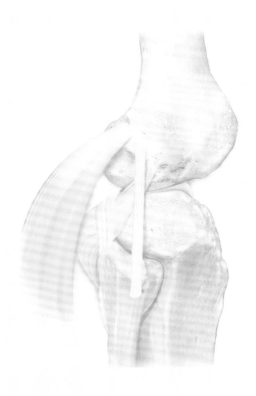

第 15 章　后交叉韧带和后外侧韧带结构的功能
Function of the Posterior Cruciate Ligament and Posterolateral Ligament Structures

Frank R. Noyes　Sue D. Barber-Westin　著

傅仰木　译

本章总结了从我们的出版物和其他关于后交叉韧带（PCL）和后外侧结构（PLS）的研究中获得的重要生物力学原理。膝关节的主要 PLS 是腓侧副韧带（FCL）和腘肌 – 肌腱 – 韧带复合体（PMTL），包括腘腓韧带（PFL）和后外侧关节囊（posterolateral capsule，PLC）。其他可能受伤并需要修复的 PLS 是髂胫束股骨和胫骨附件、半月板胫骨和股骨附件（包括束状物）、豆腓韧带和侧关节囊，包括前外侧韧带。所有这些结构都在第 2 章进行了说明。来自这些研究的数据为诊断单个和复合韧带损伤中异常的膝关节运动限制提供了基础，并允许外科医生计划恰当的韧带修复和重建步骤。

一、切断后交叉韧带和后外侧结构对膝关节运动限制的影响

使用验证测试仪器在尸体膝关节上进行了一系列研究以测量在特定力和力矩下的前后移位、胫骨内 – 外旋转和内翻 – 外翻旋转（使用六自由度电测角仪）的界限[10, 29, 30, 36, 75, 115]。

15 个膝关节的 PCL 和 PLS，先单独，然后联合，以测量由此产生的异常膝关节运动限制，以模拟单独和复合韧带断裂[30]。本次调查的 PLS 包括 FCL、PMTL 和 PLC。施加 100N 的力来确定 AP 限制，5N·m 用于内、外旋转限制，20N·m 用于 0°～100° 膝关节屈曲的内收 – 外展（内翻 – 外翻）限制。

在这些韧带切断实验中，将腘肌腱从股骨附着处切开，有效地去除了整个腘肌腱和 PFL 的静态功能。在将要描述的其他实验中[78]，PFL 进行独立于腘肌腱附着的切断，以研究该韧带的个体功能。FCL

和其后方的所有软组织结构被切除，以确保个别软组织成分被移除。这包括除 PLC 外，其他损害股二头肌短头的豆腓韧带和关节囊臂的组织成分。

关键点：切断后交叉韧带和后外侧结构对膝关节运动限制的影响

在尸体研究中测量前后位（AP）平移、胫骨内 – 外旋转、内翻 – 外翻旋转在特定力和力矩下的限制 0°～100° 屈曲膝关节用 100N 的力来确定 AP 限制，5N·m 用于内 – 外旋转限制，20N·m 用于内收 – 外展（内翻 – 外翻）限制

对伸膝限制的影响

- 结构协同工作对过伸没有主要限制：整个膝关节后囊、OPL、腘腓韧带、PCL 和 ACL

对限制 AP 平移的影响

- 在整个膝关节屈曲过程中，PCL 对胫骨后移位起主要的限制作用
- 与 PLS、内侧韧带结构损伤相关的屈曲 30°～45° 的后方位移增加

对胫骨内外旋限制的影响

- 不增加胫骨外旋的 PCL 单独切断
- PLS 主要约束低屈膝位的胫骨外旋，测试屈曲 20°～40°
- 胫骨外旋转增加到 90° 表明 PLS 和 PCL 损伤

对内收 – 外展旋转限制的影响

- PLS 主要约束内收（内翻）旋转限制
- 缺失 PLS 将两个交叉韧带转换为主要限制内翻载荷
- 联合断裂的 PCL/PLS 需要手术修复所有结构
- 关节镜下内侧或外侧关节异常开放（间隙试验）：同时进行内侧或外侧韧带重建

（一）对于限制过伸的影响

正常完全伸直膝关节姿势平均为 5.6°±3.8°。单独切断 PCL 或 PLS 后，仅注意到轻微和临床上不显著的过伸状态的增加（例如切断 PLS 时的 2.6°±0.09°）。当同时切断 PCL 和 PLS 时，过伸能增加 4.0°±1.4°。

数据表明，膝关节中没有抵抗过伸的主要约束。许多结构协同工作以抵抗过伸，因此切断 PLS 或 PCL 仅导致少量增加也就不足为奇了。其他解剖定位以抵抗过伸的结构包括整个膝关节后囊（股骨-半月板胫骨附件）、斜腘韧带、豆腓韧带，以及 PCL 和前交叉韧带的后部。重建步骤在第 17 章描述为严重的膝关节过伸。这个步骤在是除外其他必需的韧带重建进行的。

（二）对前后位移限制的影响

正常的前后位移节极限见图 15-1A。当 PCL 被切断时，这些极限的增加见图 15-1B，当 PLS 也被切断这些极限的进一步增加见图 15-1C。运动极限增加的数值见表 15-1。

数据显示，在整个膝关节屈曲过程中，PCL 是限制胫骨后移位的主要因素，但当切断 PLS 时，伸直时后移位略有增加。临床发现膝关节屈曲 30°～45° 后移量增加，类似于 90° 后移限制（图 15-2），表明 PLS 和内侧结构相关损伤。

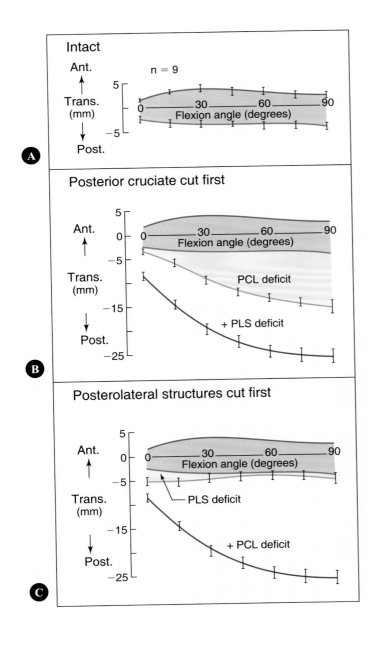

◀ 图 15-1　Limits of anterior (*ant.*) and posterior (*post.*) translation (vertical axis) when a 100–N anteroposterior (AP) force is applied.

A, Intact knees. The curves show the average limits of motion and the standard deviation for nine knees. The range of total AP translation of the intact knee is shaded green. B, The posterior cruciate ligament (PCL) is cut first. The increase in posterior translation after cutting the PCL is shown in the area shaded in orange (PCL deficit). The limit of posterior translation, and therefore the amount of increase, is controlled by the remaining intact structures. The unshaded portion (+ posterolateral structure [PLS] deficit) shows the added increase when the PLSs (fibular collateral ligament, capsule, popliteus muscle-tendon-ligament) were cut after the PCL had first been removed. A concurrent external rotation took place with this cut. C, The PLSs are cut first. There was only a small increase (PLS deficit) in the posterior limit near full extension when the posterolateral structural elements were cut first. A concurrent external rotation was also present. (From Grood ES, Stowers SF, Noyes FR. Limits of movement in the human knee: effect of sectioning the posterior cruciate ligament and posterolateral structures. *J Bone Joint Surg Am.* 1988;70: 88-97.)

表 15-1　与正常活动相比，在指定的结构被切断时发生的活动度增加

	屈曲角度				
	0°	15°	30°	60°	90°
前方限制（mm）					
全部切断	0.5 ± 0.8	0.6 ± 0.6	0.7 ± 0.7	0.4 ± 1.3	0.8 ± 1.0
后方限制（mm）					
切断 PCL	1.0 ± 1.6	3.6 ± 1.6	6.4 ± 1.5	9.6 ± 1.3	11.4 ± 1.9
切断 PLS	3.1 ± 0.7	1.9 ± 0.8	1.4 ± 1.1	0.7 ± 0.8	0.5 ± 0.7
全部切断	6.6 ± 2.7	11.3 ± 3.1	15.8 ± 3.0	20.7 ± 3.4	21.5 ± 3.4
外侧旋转限制（°）					
切断 PCL	0.4 ± 0.5	0.2 ± 0.5	0.2 ± 0.6	0.4 ± 0.9	0.6 ± 1.2
切断 PLS	8.5 ± 2.6	11.8 ± 3.0	13.0 ± 2.3	5.2 ± 9.0	5.3 ± 2.6
全部切断	10.5 ± 4.0	14.2 ± 3.7	18.0 ± 3.8	21.0 ± 3.1	20.9 ± 2.8
内翻角度限制（°）					
切断 FCL	2.5 ± 0.4	4.5 ± 0.4	5.7 ± 0.2	5.5 ± 0.6	4.3 ± 0.9
切断 PCL	0.4 ± 0.6	0.4 ± 0.6	0.4 ± 0.6	0.8 ± 0.6	1.4 ± 0.6
切断 PLS	6.4 ± 2.3	7.9 ± 2.0	9.0 ± 2.0	8.3 ± 3.7	6.8 ± 4.5
全部切断	8.1 ± 2.5	11.3 ± 3.0	14.2 ± 3.3	18.9 ± 3.4	21.2 ± 3.0
外翻角度限制					
切断 PCL	0.3 ± 0.6	0.3 ± 1.0	0.5 ± 1.7	0.7 ± 1.9	0.5 ± 1.0

所有值均以均值 ± 标准差的形式给出

FCL. 腓侧副韧带；PCL. 后交叉韧带；PLS. 后外侧结构（FCL、关节囊、腘肌 – 肌腱韧带）

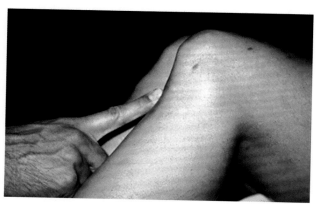

▲ 图 15-2　严重的胫骨后半脱位表现在慢性后交叉韧带损伤的膝关节，这要么是由于剩余的次级约束生理性松弛造成的，要么是由于创伤造成的

应该注意的是，对位移限制的完整描述需要胫骨上的解剖可测量点，该点是在胫骨的中心冠状点处选择的。后方位移对内侧和外侧胫股关节的限制将在随后的研究中描述 [75]。

PCL 和 PLS 联合损伤的膝关节在整个屈曲过程中，异常的胫骨后移量至少是正常限制的 4～5 倍。

（三）对胫骨内外旋极限的影响

正常膝关节活动对胫骨内旋和外旋的限制见图 15-3A。单独切断 PCL 时，胫骨外旋没有增加（图 15-3B）。这一发现表明，PLS 是整个膝关节屈曲过程中限制胫骨外旋的主要因素。当仅切断 PLS 时，胫骨外旋发生增加（图 15-3C），在膝关节屈曲 30°

时最大。膝关节屈曲时胫骨外旋量减少，显示 PLS 切断后 PCL 对限制胫骨外旋的影响。

这些数据表明，PLS 在膝关节低屈曲位置对胫骨外旋提供了主要的约束，因此应该在这个范围内（屈曲 20°~40°）进行测试。胫骨外旋转 90° 增加表明 PLS 和 PCL 均有损伤，这与钟面试验一致（见第 17 章）。这些数据与 90° 屈曲时后外侧抽屉试验的经典解释不一致，表明仅对 PLS 有损伤有意义。FCL、腘肌腱和 PFL 的拮抗功能在本章后面提到的单独研究中进行了描述。

Gollehon 和合作者[26] 报道了类似的结果，显示在 30° 屈曲位切断 PLS 后 20° 屈曲的胫骨外旋增加。将 PCL 与 PLS 一起切断并未进一步显著增加胫骨外旋（图 15-4）。

（四）对内收 – 外旋限制的影响

内收和外旋的正常限制见图 15-5A。对 PCL 进行离断在这些限制中产生非常小的变化见图 15-5B。当 PLS 单独被切断时，内收大量增加（图 15-5C），表明这些结构是对膝关节运动的主要限制。一旦取出 PLS，PCL 就成为主要的约束，内收限度随着膝关节的屈曲而大幅增加。

在分割 FCL、PLS（PMTL 和 PLC）和所有结构（PCL、FCL、PMTL 和 PLC）后，内收限度（内翻角度）见图 15-6[30]。数据表明，FCL 是侧向关节开口的主要约束，其余 PLS 被切断后，FCL 进一步延长。

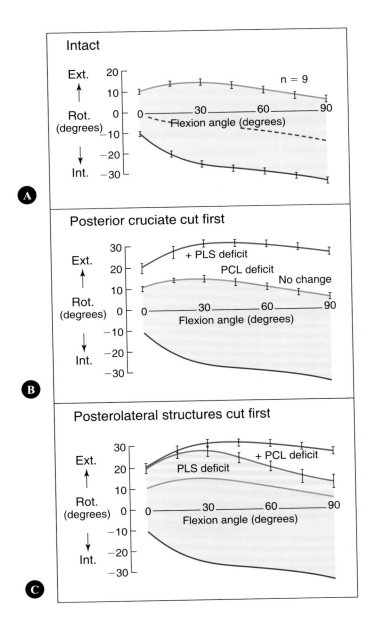

◀ 图 15–3 The limits of internal (*int.*) and external (*ext.*) rotation (*rot.*) of the tibia when a 5–N torque is applied. The fully extended position, measured in the intact knee, was used as the zero-rotation reference. A, Intact knees. The upper curve shows the limit of external rotation. The dashed line shows the average position of the knee during passive flexion with the tibia hanging freely. The range of tibial rotation in the intact knee is shaded. B, The posterior cruciate ligament (PCL) is cut first. No change was found in external tibial rotation. C, Posterolateral structures (PLS; fibular collateral ligament, capsule, popliteus muscletendon-ligament) are cut first. Increases in external tibial rotation occurred at low flexion angles. With added PCL sectioning, the increase in external tibial rotation occurred at high flexion angles.

From Grood ES, Stowers SF, Noyes FR. Limits of movement in the human knee: effect of sectioning the posterior cruciate ligament and posterolateral structures. *J Bone Joint Surg Am.* 1998;70:88-97.

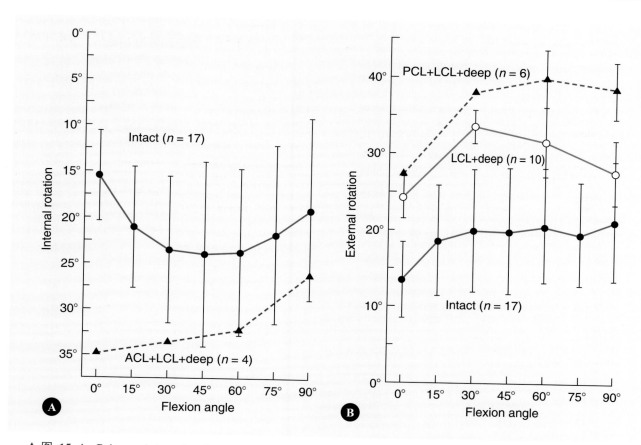

▲ 图 15–4　**Primary internal and external tibial rotations resulting from 4.5 N-m of internal and external tibial torque in intact knees and after ligament sectioning.**

A, Increased internal rotation occurred only with combined section of the lateral collateral ligament (LCL), deep structures, and anterior cruciate ligament (ACL). B, Increased external rotation occurred at all angles of flexion with combined section of the LCL and deep structures, with additional increases at 60 degrees and 90 degrees when the posterior collateral ligament (PCL) was sectioned. The dashed lines indicate a lack of statistical difference from the adjacent curve unless otherwise stated. (From Gollehon DL, Torzilli PA, Warren RF. The role of the posterolateral and cruciate ligaments in the stability of the human knee. A biomechanical study. *J Bone Joint Surg Am.* 1987;69:233–42.)

　　Markoff 等[63] 在尸体膝关节上开发了一套体外系统，在该系统中，载荷传感器被用来测量不同载荷情况下的 ACL 和 PCL 的力量。切断 FCL 和其他 PLS 后，在内翻载荷作用下，交叉韧带的抗拉力显著增加（图 15–7），在胫后载荷和胫骨外力矩作用下，交叉韧带的抗拉力显著增加（图 15–8）。这些发现与以前的研究是一致的，因为 PLS 的缺失将两个交叉韧带转换为内翻载荷的主要约束，在这种情况下，韧带的位置不佳，使用小杠杆臂来抵抗这一运动。

　　许多研究已经证明了 PLS 和 PCL 载荷分担的重要性，这加强了在合并 PCL-PLS 骨折的膝关节中也进行后外侧重建手术的必要性。在关节镜检查中，内侧或外侧关节开口（间隙试验）对内翻或外翻载荷的异常提示有必要同时重建内侧或后外侧韧带。否则，大部分的力都会施加在 ACL 或 PCL 移植物上，这些移植物可能会在术后伸展或失效。目的是恢复正常的载荷分担，即大多数内翻外翻载荷和内外旋转力矩都施加在内侧和外侧结构上，而不是交叉韧带上。

　　在尸体研究中，测量韧带切断后的膝关节活动限制的一个问题是，由此产生的内侧和外侧胫股间室前移或后移（半脱位）毫米数不作测量或描述。例如，当在切断 PLS 后测量到胫骨外旋增加了 15° 时，由此产生的胫骨外髁后移的异常毫米数是未知的。这是因为还需要测量和计算胫骨旋转的中心，以确定胫骨外旋角度的增加对胫股外侧和内侧骨室平移或位置的影响。关于在膝关节韧带受伤后内侧和外侧间隔室的胫骨平移或半脱位（旋转半脱位）有限的已发表的数据，将在本章中进一步详细讨论[75]。

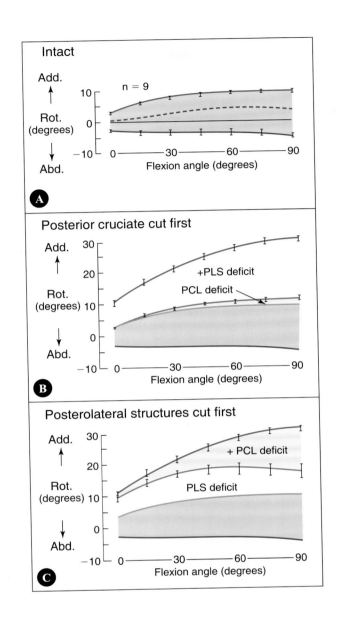

◀ 图 15-5 The limits of adduction (*add.*) and abduction (*abd.*) rotation (*rot.*) when a 20 N-m moment is applied. The fully extended position, measured in the intact knee, was used as the zero-rotation reference.

A, Intact knees. The upper curve shows the limit of adduction rotation, and the lower curve shows the limit of abduction rotation. The dashed line shows the amount of adduction when the knee is passively flexed, with the tibia upside down to ensure tibiofemoral contact in both the medial and lateral compartment. B, The posterior cruciate ligament (PCL) is cut first. C, Posterolateral structures (fibular collateral ligament, capsule, popliteus muscle-tendon-ligament) are cut first. (From Grood ES, Stowers SF, Noyes FR. Limits of movement in the human knee: effect of sectioning the posterior cruciate ligament and posterolateral structures. *J Bone Joint Surg Am.* 1998;70:88-97.)

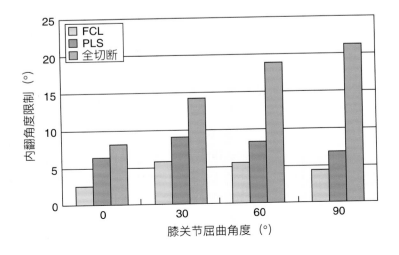

◀ 图 15-6 在切断腓侧副韧带、后外侧关节囊（胭肌腱韧带和后外侧关节囊）和所有结构（PCL、FCL、PMTL 和 PLC）后，内收限度（内翻角度）增加

结果表明，FCL 是关节外侧开口的主要约束因素，切除剩余的后外侧结构后，关节外侧间隙进一步增大。FCL. 腓侧副韧带；PLS. 后外侧结构（引自 Grood ES, Stowers SF, Noyes FR. Limits of movement in the human knee: effect of sectioning the posterior cruciate ligament and posterolateral structures. *J Bone Joint Surg Am.* 1998;70:88-97.）

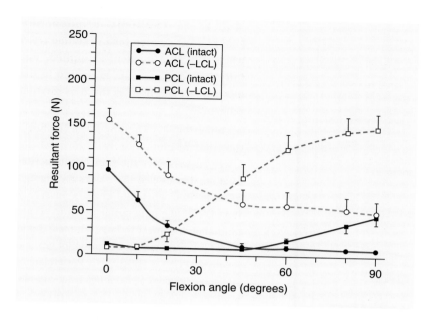

◀ 图 15-7 The forces generated in the anterior cruciate ligament (ACL) and posterior cruciate ligament (PCL) by 10.0 N-m of applied varus bending moment before (intact) and after sectioning of the lateral collateral ligament (LCL). The increases in the mean force in the ACL after ligamentous section were significant at all angles of flexion; the increases in the mean force in the PCL were significant from 45 to 90 degrees of flexion. The mean values for eight specimens are shown; the error bars indicate the standard error of the mean.

From Markolf KL, Wascher DC, Finerman GA. Direct in vitro measurement of forces in the cruciate ligaments. Part II: the effect of section of the posterolateral structures. *J Bone Joint Surg Am*. 1993;75:387-94.

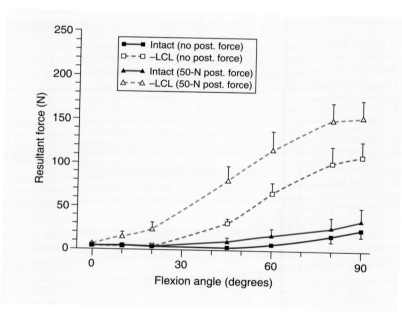

◀ 图 15-8 The forces generated in the posterior cruciate ligament (PCL) by 50 N of posterior (*post.*) tibial force, with the tibial rotated externally by 7 N-m of applied tibial torque. Application of the 50-N posterior tibial force had no significant effect on the mean force in the PCL in the intact specimens (intact). After ligamentous section (lateral collateral ligament [LCL], fibular collateral ligament), the posterior tibial force increased the mean force in the PCL at all angles except full extension. The mean values for eight specimens are shown; the error bars indicate the standard error of the mean.

From Markolf KL, Wascher DC, Finerman GA. Direct in vitro measurement of forces in the cruciate ligaments. Part II: the effect of section of the posterolateral structures. *J Bone Joint Surg Am*. 1993;75:387-94.

二、后斜韧带的作用

Petersen 和同事[80] 在尸体研究中使用机器人测试系统，检查了内侧副韧带浅层、内侧副韧带深层、后斜韧带和后内侧关节囊在 PCL 切开后抵抗胫骨后移位中的约束作用。图 15-9 所示的数据显示了内侧和后内侧结构连续韧带切断后胫骨后移位的增加。作者得出结论，在抵抗胫骨后移位和胫骨内旋方面，POL 比 SMCL 和 DMCL 的作用大得多。应该指出的是，这两个结构都是先离断的，但当 POL 先离断时没有进行任何研究。这表明研究中可能有人为解剖被引入。尽管如此，从股骨内侧髁到胫骨以抵抗胫

骨内旋和胫骨后移位（PCL 切开后）的后内侧斜囊纤维就在 SMCL 的后面，这些作者得出结论，离散的斜形肌纤维构成了 Hughston 和 Eilers[41] 描述的 POL 的中臂。在这项尸体研究中引起兴趣的是，发现接近膝关节伸展的膝关节外翻载荷（伴有 PCL 缺损）导致伴有 POL 和 PMC 缺失的胫骨内侧间隙胫骨后移位增加。

Robinson 和他的同伴[85] 对内侧和后内侧结构进行了尸体研究，没有发现明显单独的 POL 结构，但他们确实发现了 PMC 的一个斜行部分，纤维可以在胫骨内旋载荷下被拉紧。Robinson 和同事[84]、Haimes 及同事[36] 研究了包括 POL 的 PMC 的贡献。

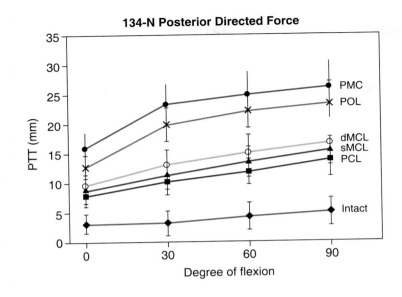

◄ 图 15-9　**Posterior tibial translation (PTT) in response to a posterior load of 134 N (mean ± standard deviation). The effect of sectioning the secondary medial restraints resulted in a marked increase in posterior tibial translation.**

From Petersen WJ, Loerch S, Schanz S, et al. The role of the posterior oblique ligament in controlling posterior tibial translation in the posterior cruciate ligament deficient knee. *Am J Sports Med.* 2008;36:495-501.

Robinson 和他的同事[84] 报道，当胫骨在伸展的膝关节中自由旋转时，PMC 可以抵抗 28% 的胫骨后方载荷，而当胫骨受到内旋转时，PMC 可以抵抗 42% 的胫骨后部载荷。这些作者得出结论，接近伸直时 PMC 抵抗胫骨后移，而膝关节屈曲时则不那么明显，甚至使 PMC 放松。膝关节屈曲时，SMCL 抵抗胫骨后移位。

对于慢性 PCL 不稳并伴有内侧和后内侧韧带和关节囊损伤的膝关节，应恢复所有结构的完整性。胫骨内旋增加通过钟面试验进行评估。问题是 PCL 缺乏胫骨后方下沉，很难判断额外的胫骨后半脱位对胫骨内旋的影响，从而检验 PMC 的作用（包括 POL）。

三、腘肌 - 肌腱 - 韧带复合体的功能和作用

PMTL 包括：① 胫骨肌起点；② 腓骨起点（PFL）；③ 这两个部分与伸入股骨外侧髁的腘肌腱汇合；④ 形成腘窝裂孔的上下半月板肌束；⑤ 附着于外侧半月板和胫骨后的软组织。需要手术重建的 PMTL 的静态稳定功能一直存在争议[48, 70, 78]。我们实验室的研究提出了一个假设，即 PFL 具有次要作用在于它提供了腘肌腱与腓骨的功能性连接。然而，只要股腘肌腱和胫骨附着部保持完整，移除腓骨附着部对活动限度的影响就很小[78]。这一假说质疑在后外侧旋转不稳定的情况下，只重建 PFL，而不考虑 FCL 或股腘肌腱骨和胫骨附着部，后外侧旋转不稳的手术能否成功[65, 90, 98]。

> **关键点：腘肌 - 肌腱 - 韧带复合体的功能和作用**
>
> **PMTL 包含：**
> - 胫骨肌肉起点
> - 腓骨起点（PFL）
> - 这些假体与股骨髁外侧的腘肌腱植入术的融合
> - 下部和上部的腱膜束形成了腘肌腱裂孔
> - 软组织附着于外侧半月板和胫骨后
>
> 所有 PLS 都能约束胫骨外部旋转。
> PFL 起次要作用，摘除对活动范围影响不大（腘肌腱、股骨和胫骨附着部完好无损）。
>
> **在外科重建中的应用**
> - FCL、PMTL，后外侧关节囊膜结构作为一个整体起到抵抗胫骨外旋转和内翻旋转的作用
> - FCL、PMTL 在中低屈曲位置共同行动
> - 如果 FCL 有缺陷，只重构 PMTL 可能会导致失败
> - 如果 PMTL 有缺陷，只重建 FCL 可能会导致失败

如前所述，Grood 和合著者[30] 报道了胫骨外旋（胫骨后半脱位外侧平台）的增加，这高度依赖于 PLS 的切割顺序。通常，在其他主要和次要约束被切断后，最后剩余的 PLS 节段将在增加膝关节活动限制方面提供最大的效果。因此，类似于韧带离断的实验设计可能会导致对软组织结构的主要约束作用的伪影和错误分配。Shahane 和同伴[90] 在一项尸体研究中得出结论，PMTL 是胫骨外旋的主要限制因素和 FCL 是一个次要的限制因素。然而，他们的研究没有包括首先离断 FCL 以确定在离断 PMTL 之前是否

发生了胫骨外旋的增加。相反，Veltri 和同伴 [108, 109] 报道说，离断 PFL（在第一次离断 FCL 后，腘肌腱完好无损）只会导致胫骨外旋小幅和轻微的增加。

在他们的尸体研究中，Pasque 和同伴 [78] 实施了一个类似于已经描述的实验系统 [29, 30]，在这个实验系统中，一个仪器化的膝关节空间连接和载荷使用 100N 的后力，10N·m 的内翻力，以及 0°～120° 的膝关节屈曲的 5N·m 的外力矩。采用其他方式离断 PLS，以更精确地确定单个结构的约束功能。结果见图 15-10 和图 15-11。在完整的膝关节中切断 PFL 在活动限制上没有统计学上的显著变化，而同时切

断腘肌腱和 PFL（去除 PMTL 的功能）产生了 3°～5° 的轻微的外旋增加。

在另一组膝关节中，首先对 PCL、FCL 和 PLC 进行离断，然后是 PFL，接着是腘肌腱。只要腘肌腱附着部保持完好，在离断 PFL 后只有少量的增加。

在另一项单独的研究中，Wroble 和同伴 [115] 报道了在 ACL 缺乏的膝关节中，当仅切断腘肌腱时（图 15-12），以及仅切断 FCL 与髂胫束和外侧关节囊（图 15-13）时，对胫骨外旋的影响。与先前讨论的研究一致，当单独 PLS 被切开时，胫骨外旋只有小幅增加被发现。

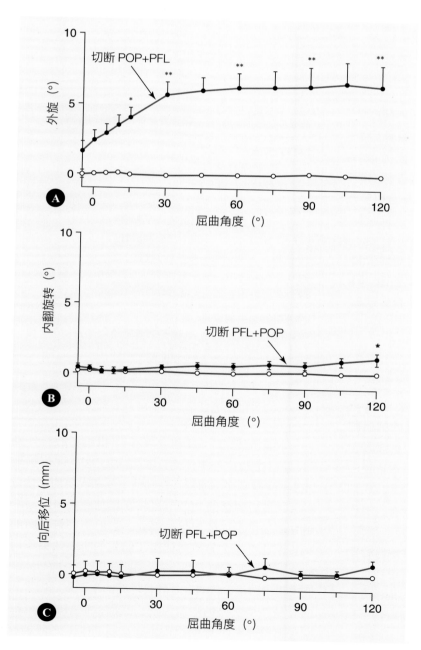

◀ 图 15-10　切断胫腓韧带和腘肌腱时，完整膝关节的外旋（A）、内翻（B）和后移（C）增加

数据以均值 ± 标准差表示，*. $P < 0.05$，**. $P < 0.001$，经多重比较校正后的单尾检验。PFL. 胫腓韧带；POP. 腘肌腱（引自 Pasque C, Noyes FR, Gibbons M, et al. The role of the popliteofibular ligament and the tendon of popliteus in providing stability in the human knee. *J Bone Joint Surg Br*. 2003;85:292-298.）

所有的 PLS 都对胫骨外旋提供了重要的约束，而 PFL 在为 PMTL 提供腓骨起点方面起到了次要的约束作用。在急性膝关节损伤中，除 FCL 移植重建外，所有软组织结构，包括这个腓骨附着部都应该修复（见第 17 章）。FCL 起着限制胫骨外旋的作用，特别是在膝关节低屈角度时，是后外侧损伤的重要重建结构。Sugita 和 Amis[99] 在尸体膝关节上测量了 FCL 和 PFL 的定位，并报道 FCL 随着膝关节屈曲的增加而松弛，在屈曲 70° 时达到了垂直位置，这降低了其抵抗胫骨外旋的能力。PTML 保持倾斜方向，随着膝关节屈曲的增加，可有效抵抗胫骨外旋，提示重建 PTML 功能的重要性。

LaPrade 等[49] 进行了一项体外尸体膝关节研究，在该研究中，一个特别设计的扣式换能器被连接到 FCL、腘肌腱和 PFL 上。膝关节承受 AP 力（67N）、内外翻力矩（12N·m）和内外旋转力矩（6N·m）。发现载荷分担与膝关节屈曲之间存在倒数关系，因为 FCL 在低屈曲位置有较高的载荷抵抗外旋力矩，在屈膝 60° 和 90° 时，腘肌复合体的载荷较高（图 15-14）。尽管扣式换能器在真实测量韧带抗拉载荷方面存在固有的问题，但结果表明，这三种结构在抵抗胫骨外旋载荷方面都很重要，当这些结构缺损时，解剖重建也很重要。

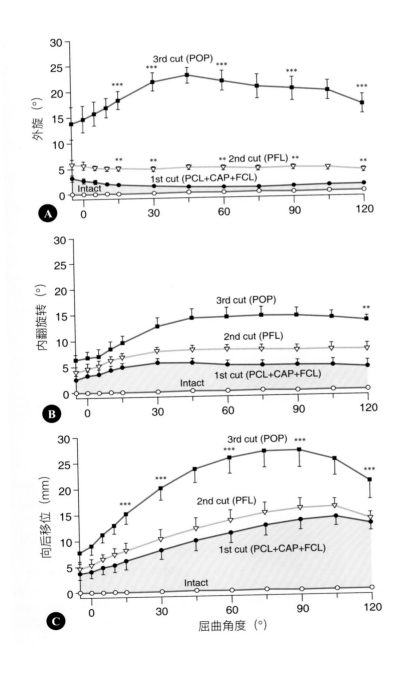

◀ 图 15-11　外旋（A）、内翻（B）和后平移（C）后完整膝关节的运动极限增加
空圆圈代表完整的膝关节。实心圆表示切断后交叉韧带（PCL）、腓侧副韧带（FCL）和后外侧关节囊（CAP）。这表明多个韧带已经被切断，只留下了腘腓韧带和腘肌腱结构。在 PFL 被切断（三角形）后，只注意到小幅增加。随后对腘肌腱（POP）（正方形）的切断导致活动极限的大幅增加。数据以均值 ± 标准差的形式给出。*. $P \leq 0.01$；***. $P \leq 0.001$，经多次比较校正后（单尾 t 检验）；1st cut（PCL+CAP+FCL）.先切断后交叉韧带（PCL）、腓骨副韧带（FCL）和后外侧囊（CAP）；2nd cut（PFL）.再切断腘腓韧带（PFL）；3rd cut（POP）.最后切断腘肌腱（POP）；Intact. 正常膝关节（引自 Pasque C, Noyes FR, Gibbons M, et al. The role of the popliteofibular ligament and the tendon of popliteus in providing stability in the human knee. *J Bone Joint Surg Br.* 2003;85:292-298.）

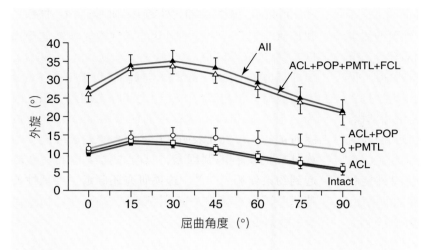

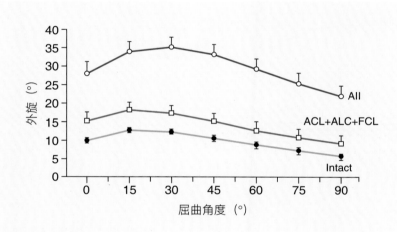

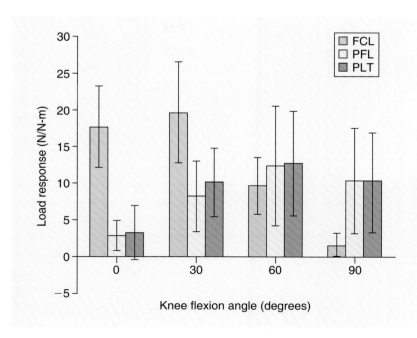

◀ 图 15-12 完整标本和离断结构的 5N·m 力矩的外旋转限制

"全部"（All）包括前交叉韧带（ACL）、腘肌腱（POP）、腘肌–肌腱–韧带复合体（PMTL）、腓侧副韧带（FCL）、髂胫束和前外侧关节囊。在前屈 60° 或更高时，ACL+POP+PMTL 切断状态的外旋有统计学意义的增加。在所有屈曲角度下，ACL+POP+PMTL+FCL 和"全部"切断状态的外旋转均有统计学意义的增加。在 ACL+POP+PMTL 切断后，完整的 FCL 限制所有屈曲角度的外旋转（引自 Wroble RR, Grood ES, Cummings JS, et al. The role of the lateral extraarticular restraints in the anterior cruciate ligament-deficient knee. *Am J Sports Med*. 1993;21:257-263.）

◀ 图 15-13 完整标本和切断前交叉韧带 + 髂胫束、前外侧关节囊 + 腓侧副韧带和"全部"结构（ACL+ALC+FCL+PMTL+POP）的外旋在 5N·m 力矩下的限制

两种离断状态的所有屈曲角度均有统计学意义的增加。ACL+ALC+FCL 曲线与"所有"曲线的差异代表了 PMTL 和 POP 向外旋转的约束作用。请注意，在所有屈曲角度都会增加。ACL. 前交叉韧带；ALC. 前外侧关节囊；All. 全部；FCL. 腓侧副韧带；PMTL. 腘肌–肌腱–韧带复合体；POP. 腘肌腱（引自 Wroble RR, Grood ES, Cummings JS, et al. The role of the lateral extraarticular restraints in the anterior cruciate ligament-deficient knee. *Am J Sports Med*. 1993;21:257-263.）

◀ 图 15-14 **Forces in the fibular collateral ligament (FCL), popliteus tendon (PLT), and popliteofibular ligament (PFL) during application of an external rotation torque of 6 N-m.**

From LaPrade RF, Tso A, Wentorf FA. Force measurements on the fibular collateral ligament, popliteofibular ligament, and popliteus tendon to applied loads. *Am J Sports Med*. 2004;32:1695-1701.

在外科重建中的应用

这些研究为外科医生提供了手术恢复 PLS 急慢性损伤功能的重要原则。FCL、PMTL 和 PLC 在抵抗胫骨外旋和内翻旋转中起着联合作用。因此，任何单个结构都不是抵抗这些运动的主要制约因素。PLC 随着膝关节的屈曲而松弛，对抵抗这些活动的贡献较小。FCL 和 PMTL 提供了重要的贡献，并在中低屈曲位置共同发挥作用。FCL 对内翻旋转的贡献较大，而 PMTL 对膝关节屈曲时抵抗胫骨外旋和胫后移位提供了更大的贡献。

我们遇到过失败的后外侧手术需要翻修的膝关节，在手术中只重建了 PMTL，留下了部分或完全不足的 FCL。异常的侧向关节开口对 PMTL 施加了很高的拉力，它的设计不能抵抗内翻力矩（在没有功能性 FCL 的情况下）。类似的是，在 PMTL 完全断裂的膝关节中只进行 FCL 重建会使 FCL 移植物受到胫骨外旋的影响，而不会增加 PMTL 的载荷分担。手术中仅重建 FCL 或 PMTL 可能存在恢复稳定性的错觉，初步消除关节外侧开口和胫骨外旋的异常活动。然而，如果没有其他 PLS 的载荷分担，单一的重建将受到更高的活体载荷条件的影响，失败的风险增加，膝关节不稳定的复发也会增加。第 17 章描述了 PLS 的解剖重建（目的是恢复 PLC 和半月板附件、PMTL 和 FCL）。

所有的生物力学研究都表明，在一定的力矩下 PLS 在限制最大内外旋转的效果。在这一活动范围内，FCL 和其他 PLS 的抵抗作用变化如前所述，取决于许多因素，包括内外旋转度，屈膝时 AP 的胫股移位，导致股腓骨附着长度增加或减少、韧带结构紧缩或松弛的外加载荷。胫腓关节位置的正常解剖变异可能发生在腓骨更后方的位置，增长 FCL 的定位。这些变异在尸体研究中判断 FCL 功能中产生细微的差异，并解释了通常发现的较大的标准偏差。

四、胫股内侧和外侧室后半脱位

离断 PCL 和 PLS 之后胫股内侧和外侧室后半脱位的毫米数在前面描述的测试设备中对整个尸体下肢进行测量[75]。胫骨平台外侧和内侧的位置由 3 个参考点确定：位于每个平台中心的 AP 移位点，以及位于胫骨边缘和关节中心之间中心点的内外侧点。

本研究的目的是，首先确定在膝关节屈曲 30° 和 90° 时，当施加已知的外旋力矩时胫骨内、外侧平台的 AP 移位；其次测量单独切断 PLS 并联合 PCL 后，胫骨内、外侧平台的移位如何变化，以及这种变化的幅度（半脱位）。板股前韧带韧带（anterior meniscofemoral ligament，AMFL）和板股后韧带（posterior meniscofemoral ligament，PMFL）也在显露时被切断。研究表明，这些结构不是胫骨后移位或外旋的主要限制因素，只有在摘除 PCL 后才能起到约束作用[34, 39, 50]。这项研究还确定了生理性关节松弛或先前存在的韧带松弛在单独切断 PLS 和与 PCL 联合切断之后，对胫骨旋转半脱位程度的影响。

关键点：胫股内侧和外侧室后半脱位

切开 PCL、PLS 后测量胫股内侧和外侧半脱位
仅切断 PLS：平均增加外侧胫骨平台后移，比完整状态增加 8.0mm（屈曲 30°）

胫骨后移位

- 切断 PCL 和 PLS：增加胫骨平台内侧和外侧的后移位（屈曲 30°、90°）
- 切断 PLS：显著增加胫骨外旋（屈曲 30°、90°）
- 切断 PCL 和 PLS：进一步增加胫骨外旋（屈曲 30°、90°）

胫骨外旋

- 旋转性半脱位的分类基于胫骨内侧和外侧平台在规定载荷条件下的最终位置（移位，mm）
- 正常膝关节（胫骨外旋 5N·m，后方力 100N，屈曲 30°）外侧胫骨平台移位平均（7.5±2.9）mm。PLS 切片：进一步增至（15.5±3.5）mm
- PCL、PLS 切断：平均后移位（25.3±5.2）mm

生理性松弛的影响

- 在临床测试中，"紧关节"与"松关节"的膝关节有实质性的差异。确定在其他次级韧带约束阻止进一步关节移位之前的移位量
- 一些"紧张"的膝关节可能会对 PLS 造成实质性的损害，证明由于 PCL 提供的次级阻力，胫骨外旋转时胫骨后外侧半脱位的增加幅度很小
- 在生理性松弛的膝关节中，由于 PCL 提供的阻力很小，单独的 PLS 断裂后可能会检测到胫骨后平台半脱位的大量增加
- PLS 损伤的诊断依据是胫骨外侧平台的最终后方位置，而不是胫骨外旋的程度
- 检查员触摸胫骨内侧和外侧平台的位置，确定胫骨旋转时胫骨内侧和外侧平台的前后位置

（一）胫骨后移位

完整膝关节和切断 PLS 和 PLS/PCL 后的 AP 移位和胫骨外旋的平均值见图 15-15。单纯切断 PLS 后，胫骨外侧平台后移位在屈曲 30° 时较完整状态平均增加 8.0mm（$P<0.01$），而在屈曲 90° 时仅增加 2.7mm。在这两种屈曲角度下，胫骨内侧平台的后移均无明显增加。膝关节屈曲 30°（图 15-16）和 90°（图 15-17）都有大范围的胫骨后半脱位。

切断 PCL 和 PLS 后，胫骨内、外侧平台在屈曲 30° 和 90° 时的后移均显著增加（$P<0.01$），屈曲 30° 和 90° 时，胫骨外侧平台后移量较完整状态平均分别增加 17.8mm 和 23.5mm。在屈曲 30° 和 90° 时，胫骨内侧平台的后移比完整状态分别平均分别增加 7.6mm 和 12.3mm。

（二）胫骨外旋

完整膝关节和切开 PLS 和 PLS/PCL 后胫骨外旋转限度的平均值见表 15-2。在屈曲 30°（平均增加 13.0°）和 90°（平均增加 5.4°）时，切断 PLS 导致胫骨外旋显著增加（$P<0.01$）。切断 PCL 和 PLS 导致在屈曲 30°（不显著平均增加 5°）和 90°（不显著平均增加 15.1°，$P<0.01$）胫骨外旋的进一步增加。在屈曲 30°（图 15-13）和 90°（图 15-14）时，测量的胫骨外旋量在标本之间存在相当大的变异性。

在这些数据的基础上，基于两个概念设计了旋转半脱位的分类系统：在规定的载荷条件下（例如在规定的屈膝角度下胫骨内旋或外旋），下胫骨内、外侧平台的最终位置和每个平台的位置。每个平台有三种可能的位置：前半脱位、正常位置或后半脱位。对于胫骨外侧平台的每一个位置，胫骨内侧平台都有三个相应的位置（图 15-18）。

结果表明，正常膝关节在胫骨外旋（5N·m）和屈曲 30° 后方力（100N）条件下，胫骨外侧平台平均位移（7.5±2.9）mm。切断 PLS 后，胫骨外侧平台

完整	后外侧结构切断	后外侧结构 + 后交叉韧带切断
平均位移屈曲角度 =30°		
3.9 −1.8 −7.5 (mm)	3.4 −6.0 −15.5 (mm)	−3.7 −14.5 −25.3 (mm)
18.2°	31.2°	36.2°
平均位移屈曲角度 =30°		
0.3 −5.2 −10.7 (mm)	0.7 −6.4 −13.4 (mm)	−12.0 −23.1 −34.2 (mm)
17.4°	22.8°	37.9°

开始位置　　最终位置

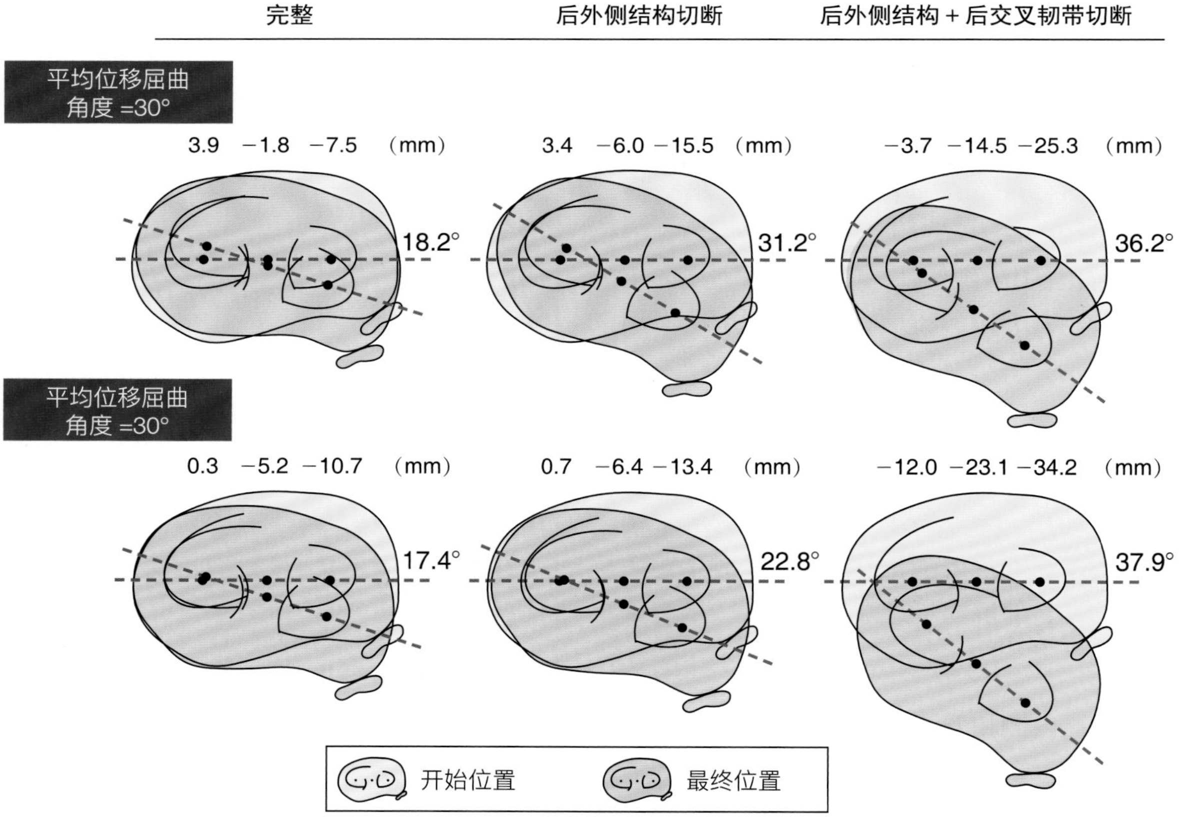

▲ 图 15-15　在施加于膝关节的预定载荷（**100N 后方载荷，外旋力矩 5N·m**）下，显示膝关节屈曲 **30° 和 90°** 时胫骨内侧、中间和外侧参考点的胫骨外旋平均值和胫骨前后位移植

中立位（0° 旋转，0mm AP 移位）是通过允许胫骨通过自身重量垂直悬挂在完好的膝关节中确定的（引自 Noyes FR, Stowers SF, Grood ES, et al. Posterior subluxation of the medial and lateral tibiofemoral compartments. An in vitro ligament sectioning study in cadaveric knees. *Am J Sports Med.* 1993;21:407-414. ）

后半脱位进一步增加至（15.5±3.5）mm，较正常胫骨外侧平台后半脱位增加 8mm。这是临床医生在胫骨外侧旋转时，在 PLS 断裂的膝关节（与对侧膝关节相比）可以触摸到的胫股外侧移位的数量。切断 PCL 后（除 PLS 外），平均后移（25.3±5.2）mm，较正常增加 17.8mm。

在相同的载荷条件下，在屈曲 90° 时，仅切断 PLS 导致胫骨外侧平台后移量增加很小（2.7mm）。这些数据与先前报道的胫骨外侧膝关节运动限度一致[30]，PLS 切断后胫骨外旋在 90° 时微小和无关紧要的增加。切断 PCL 时，胫骨外侧平台出现严重的后半脱位，平均后移量为（34.2±3.5）mm（距正常 23.5mm）。

（三）生理性松弛的影响

在切断 PLS 时，生理性松弛程度较大的正常膝关节（胫骨后移位和外旋程度较大）的胫骨外侧平台后半脱位较多。值得注意的是，胫骨外侧平台后半脱位在屈曲 30° 时为 10～18mm，在屈曲 90° 时

为 9～18mm。这代表了收紧 PCL 以抵抗胫骨外侧平台进一步后半脱位所需的位移。在胫骨后位移值较小的完整膝关节中，切断韧带导致后半脱位略有增加，通常低于正常"生理性松弛"膝关节的测量值。

从临床角度来看，由于 PCL 提供的次级阻力，正常情况下后半脱位数值较低且对 PLS 有实质性损害的膝关节在胫骨外旋转时可能仅表现出轻微的胫后半脱位增加。相反，在生理性松弛的膝关节中，由于 PCL 提供的阻力很小，单独的切断 PLS 可能会检测到胫骨后平台半脱位的大量增加。这一发现解释了对每个患者进行个性化检查并确定他或她的松弛状况的重要性。外科医生应该预料到"紧关节"和"松关节"膝关节在韧带应力测试中的显著差异，这决定了在其他次级韧带约束阻止进一步的关节移位之前的移位量。

本实验中的数据证实切断 PLS 后胫骨平台后半脱位在屈膝 30° 时显著增加，而在屈膝 90° 时没有

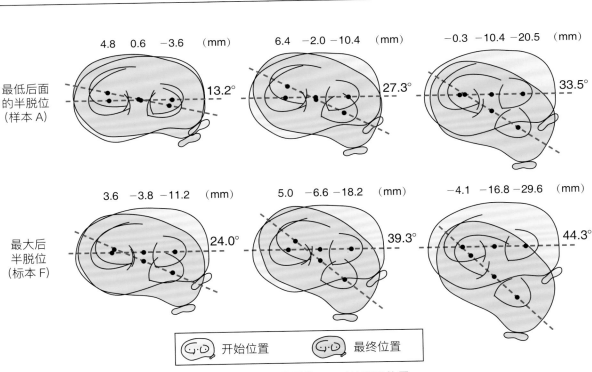

▲ 图 15–16　膝关节屈曲 30° 时的胫股位置
显示了两个样本的外旋度数和内侧、中、外侧点的前后移位毫米数，一个胫骨后半脱位最小，一个胫骨后半脱位最大（后载荷 100N，外旋力矩 5N·m）（引自 Noyes FR, Stowers SF, Grood ES, et al. Posterior subluxations of the medial and lateral tibiofemoral compartments. An in vitro ligament sectioning study in cadaveric knees. *Am J Sports Med.* 1993;21:407-414.）

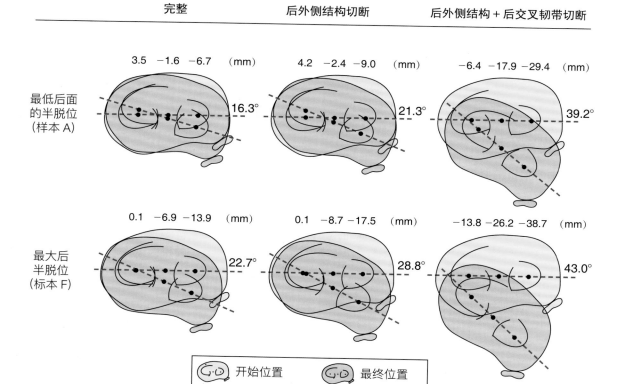

▲ 图 15–17　屈膝 90° 时的胫股位置

显示了两个样本的外旋度数和内侧点、中央点和外侧点的前后移位毫米数，其中一个样本的胫骨后半脱位最小，另一个样本的胫骨后半脱位最大（引自 Noyes FR, Stowers SF, Grood ES, et al. Posterior subluxations of the medial and lateral tibiofemoral compartments. An in vitro ligament sectioning study in cadaveric knees. *Am J Sports Med.* 1993;21:407-414.）

表 15–2　外部旋转限制（100N 后方力，5N·m 外部力矩）

弯　曲	外旋（°）（均值 ± 标准差）
30°	
完整	18.2 ± 3.9
切断 PLS	31.2 ± 5.0
切断 PLS，PCL	36.2 ± 4.7
90°	
完整	17.4 ± 3.5
切断 PLS	22.8 ± 5.0
切断 PLS，PCL	37.9 ± 3.0

PCL. 后交叉韧带（以及在 PLS 和 FCL 基础上切断的 Humphry 和 Wrisberg 韧带）；PLS. 后外侧结构，包括腓侧副韧带

明显增加。另外，数据显示 PCL 切断后胫骨外旋角度无明显增加，PLS 完好无损。数据还证实，PLS 损伤的诊断是基于胫骨外侧平台的最终后位，而不是胫骨外旋的程度。这是因为当内侧韧带结构受损时，胫骨内侧平台前半脱位可能会增加胫骨外旋。

在先前的研究中，资深作者和其他人[73] 报道，当胫骨外旋转增加是由内侧副韧带损伤引起时，临床医生可能诊断为后外侧韧带损伤。为此，在临床进行胫骨旋转性半脱位的拨盘试验时，检查者必须触摸胫骨内、外侧平台的位置，以定性地确定胫骨外旋转时是否出现内侧平台的前位或胫骨外侧平台的后位。这是为何拨盘试验需要患者处于仰卧位（而不是俯卧位），如资深作者描述的允许使检查员能够观察和触诊胫骨内、外侧平台在屈曲 30° 和 90° 时的相对退步情况。尽管如此，在 PLS 损伤的情况下，胫骨平台后半脱位的数量可能很难量化，还需

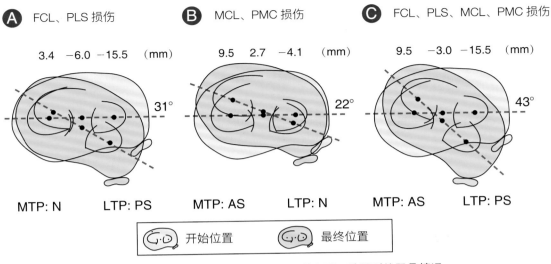

A FCL、PLS 损伤　　B MCL、PMC 损伤　　C FCL、PLS、MCL、PMC 损伤

| 3.4　－6.0　－15.5　（mm） | 9.5　2.7　－4.1　（mm） | 9.5　－3.0　－15.5　（mm） |

31°　　　　22°　　　　43°

| MTP: N　　LTP: PS | MTP: AS　　LTP: N | MTP: AS　　LTP: PS |

开始位置　　　最终位置

▲ 图 15-18　随着胫骨外旋增加，观察到三种类型的胫骨情况

A. 胫骨外侧平台后移位异常（在研究中描述的载荷条件下膝关节屈曲 30°）；B.5N·m 载荷下（屈膝 30°）胫骨内侧平台前移异常，并且胫骨内侧平台前移异常。C. 切开内外侧韧带结构后，胫骨外侧平台后移异常，并且胫骨内侧平台前移异常。AS. 前半脱位；FCL. 腓侧副韧带；LTP. 胫骨外侧平台；MCL. 内侧副韧带；MTP. 胫骨内侧平台；N. 正常位置；PLS. 后外侧结构（FCL，PMTL）；PMC. 后内囊；PMTL. 腘肌 - 肌腱 - 韧带复合体；PS. 后半脱位（引自 Noyes FR, Stowers SF, Grood ES, et al. Posterior subluxations of the medial and lateral tibiofemoral compartments. An in vitro ligament sectioning study in cadaveric knees. *Am J Sports Med*. 1993;21:407-414.）

要额外的如内翻载荷下的外侧关节开放检查以确认诊断。

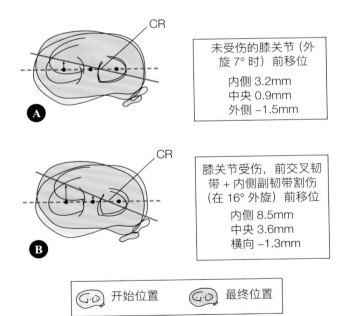

> **关键点：后交叉韧带及后外侧重建对恢复正常膝关节运动限制的影响**
>
> • 研究表明，后外侧重建依赖于功能性 PCL 或 PCL 重建
> • 如果并存的 PLS 损伤没有得到诊断和手术处理，PCL 重建可能会失败
> • 手术时应恢复后外侧结构的所有功能部件

图 15-19 显示了在上述条件下用 5N·m 载荷用三维测角器测量的尸体膝关节的外旋拨盘试验[73]。正常膝关节的胫骨内侧平台的外旋极限和前移增加，然后在切断 ACL 和 SMCL 之后。胫骨旋转从 7° 增加到 16°，并与胫骨旋转轴的侧移有关。这导致胫骨内侧平台前移从 3.2mm 增加到 8.5mm（前内侧半脱位）。在这项研究中，11 名经验丰富的膝关节外科医生对尸体膝关节进行了检查，他们对分段的韧带不清楚，并要求明确诊断。超过一半的外科医生将胫骨外旋增加误解为 PLS 的损伤。这表明膝关节旋转性半脱位的检查受限于定量确定内侧或外侧胫股关节在外部旋转载荷下的 AP 移位毫米数的能力，检查者之间的可变性是可以预期的。

CR

未受伤的膝关节（外旋 7° 时）前移位
内侧 3.2mm
中央 0.9mm
外侧 -1.5mm

CR

膝关节受伤，前交叉韧带 + 内侧副韧带割伤（在 16° 外旋）前移位
内侧 8.5mm
中央 3.6mm
横向 -1.3mm

开始位置　　　最终位置

▲ 图 15-19　正常未损伤膝关节（A）和切断前交叉韧带和内侧副韧带（B）后的外旋拨盘试验

胫骨外旋从 7° 增加到 16°，同时增加了胫骨内侧平台的前移和胫骨旋转轴的移位。CR. 旋转中心（引自 Noyes FR, Cummings JF, Grood ES, et al. The diagnosis of knee motion limits, subluxations and ligament injury. *Am J Sports Med*. 1991;19:163-171.）

五、后交叉韧带和后外侧结构重建对恢复正常膝关节运动极限的影响

（一）孤立性后交叉韧带重建术

但目前研究较少、资料不全，无法完全指导外科医生对单束和双束 PCL 移植的零时运动学研究（表 15-3）。正如已经讨论过的，考虑到天然 PCL 附着部的总横截面积，由于需要大量的胶原材料，所以使用两个 PCL 移植物在理论上是有优势的。此外，第二个移植物减少了单个移植物所受的总力，因为两个移植物都分担了载荷（尽管百分比不同）。所提供的数据显示了放置在 PCL 附着部远端 2/3 处的两个移植物与放置在远端和近端的移植物在载荷分担方面的差异。其他悬而未决的问题涉及 PCL 移植物的张力大小和适当的膝关节屈曲角度。

表 15-3 后交叉韧带重建术对生物力学强度和膝关节运动限制的影响

研究者	样本号，患者年龄	移植物，位点如何确定	结　果	结　论
Benedetto 等[5]（2014）	5 对，65—85 岁	QT-PB，关节镜嵌体。解剖的 PCL 胫骨足印被标记，残留的纤维附着部完好无损。A 组：胫骨足印位于残端近缘中心（ALB）。B 组，足印中心位于残端最远边缘（PMB）	在 5、500、1000 个循环中，移位没有差异。抗屈强度（N）有显著性差异：A 组 201±35，B 组 500±186。失效载荷（N）：A 组 338±130，B 组 564±212。僵硬度（N/mm）：A 组 74±16，B 组 56±13（P<0.05，所有比较）	与胫骨平台中心隧道位置相比，在胫骨后平台后缘复制解剖 PCL 足印可获得更高的拔出强度。B 组增加支持固定的偏倚
Kennedy 等[45]（2014）	9，29—63 岁	AT 同种异体移植，单链，经胫骨。胫骨隧道：胫骨粗隆内侧 1cm，关节线远端 6cm。ALB 股骨足印，居中，固定在 75°、90°、105°	三种固定方法后移位无差异，但残端均较完整（5.3~5.4mm）增加。三种固定方法在 IR、ER、外翻旋转方面无差异	与完整组相比，所有固定角度均使后移位明显减少，但存在残端移位
Kennedy 等[46]（2014）	9，29—63 岁	同种异体胫骨前肌（PMB）、AT（ALB）。两股。固定选项（PMB/ALB）：0°/75° 0°/90° 15°/75° 15°/90° 15°/105°	所有方法均明显减少后移位，平均残端松弛 1.5mm。在后方、IR、ER、外翻旋转载荷下，15° 固定 PMB 的移植物力量明显大于 0° 固定。ALB 固定在 75° 时比固定在 90° 和 105° 时产生更大的力	将 PMB 固定在 0°，ALB 固定在 90°~105°，以减少后方移位至完整状态，并且不会导致移植物载荷增加
Tompkins 等[100]（2013）	10 对，年龄未知	OI 与 IO 股骨钻孔。CT 扫描用于比较两种技术；目的是将股骨隧道孔放置在解剖性股骨 PCL 足印内，确定隧道在股骨内侧髁内的方向	OI 技术将 70.4% 的隧道置于天然股骨足印内；IO 技术将 79.8% 置于隧道内。IO 技术使股骨隧道具有更多的垂直和前向性	这两种技术都可以使用，但在钻孔过程中膝关节过度弯曲的 IO 技术可能会产生"更温和的移植物弯曲角度"
Tsukada 等[112]（2012）	8，52—77 岁	双股重建（2 个股骨隧道，2 个胫骨隧道）与单股 AL 重建和单股 PM 重建的比较。用于 AL 的 STG，用于 PM 的 ST。AL 固定在胫骨屈曲 90°，PM 束固定在 0°	在 60° 和 90° 时，后移位单链 PM 重建明显大于其他两种重建，但在屈曲 0° 和 30° 时无明显差异。三种重建方式在所有屈曲角度下的后部载荷 +ER 均无差异	推荐双束重建；但是，"不能确认优越性"

（续表）

研究者	样本号，患者年龄	移植物，位点如何确定	结　果	结　论
Weimann 等[113]（2012）	10，55—78 岁	单链 STG。用 ST 移植重建 MCL 和 POL。后载荷 134N，外翻力矩 10N·m，内旋力矩 5N·m，屈曲 0°、30°、60°、90°。PTT 测量机器人系统	PCL+ 后内侧结构切断，PTT 各屈曲角度均显著增加。PCL+PM 损伤的膝关节 PTT 较单纯 PCL 降低；然而，仍残留异常 PTT（约 5mm）	重建 POL 有助于使合并 PCL-PM 损伤的膝关节 PTT 正常化。然而，残端异常 PTT 的实验偏差
Markolf 等[61]（2010）	10，21—45 岁	单股，2 股（窄隧道分离），2 条股骨隧道，1 条胫骨隧道；2 股（宽隧道分离），2 条股骨隧道，1 条胫骨隧道；AT 同种异体移植	隧道间隔距离在平均松弛度、移植物力量、胫骨旋转方面无差异。PM 移植物由 30° 变紧至 0°，并形成较高的移植物力量	是否需要 PM 移植物受到质疑；0° 的高移植物张力可能会导致随时间的延长。隧道间骨桥小于 3mm 时，双股重建无生物力学优势
Ahn 等[2]（2009）	20，49—78 岁	单束 AT。前内侧皮质胫骨隧道（针尖导针指向胫骨粗隆下方 2.5cm）与 AL 皮质胫骨隧道（胫骨粗隆外侧 1.5cm）。均采用经胫骨隧道技术，10mm 扩孔器钻至胫骨 PCL 植入部位	平均皮质隧道角：前内侧 47.5°±9.3°，AL 28.3°±7.4°（$P<0.01$）。前内侧平均长隧道直径（10.6±1.0）mm，前内侧平均长隧道直径（14.0±1.5）mm（$P<0.01$）。失效时最大载荷前内侧为（385.4±139.7）N，前外侧为（225.1±144.1）N（$P<0.05$）	前外侧入路的隧道入口更宽，皮质 – 隧道夹角更尖锐，失败时的最大载荷更低。可能需要额外的固定
Schoderbek 等[88]（2009）	8，42—65 岁	三种股骨隧道技术比较：OI，IO 为 90°，IO 为 120°	平均移植物 – 股骨隧道角：OI 34.4°±14.4°；IO 屈曲 120°，52.3°±14.1°；IO 屈曲 90°，74.4°±11°。角度较小的 OI 技术与两种 IO 技术相比，差异有统计学意义（$P<0.05$）	IO 为 90° 时，移植物 / 股隧道角度较高。OI 产生了最低的临界转角

AL. 前外侧；ALB. 前外侧束；AT. 跟腱；ER. 外旋转；IO. 自内向外；IR. 内旋转；MCL. 内侧副韧带；OI. 自外向内；PCL. 后交叉韧带；PM. 后内侧；PMB. 后内侧束；POL. 后斜韧带；PTT. 胫后移位；QT-PB. 股四头肌腱 – 髌骨；STG. 半腱肌 – 半膜肌腱

Kennedy 和他的同事[45] 对 9 个尸体膝关节进行了单束前外侧 PCL 重建的生物力学研究，其中移植物被拉伸到 88N，固定在 75°、90° 和 105°。施加 134N 的后载荷，在 0°～120°、5N·m 外旋力矩、5N·m 内旋力矩和 10N·m 外翻旋力矩下测定膝关节松弛程度。每个固定角度都有类似的零点载荷；然而，残留的平均后移量为 4.1mm。作者没有提供选择 88N 初始移植物张力的理由，而且观察到更高的初始移植物张力很可能是必要的，如已发表的数据所示。关于初始移植物张力的方法学上的差异是重要的。另一种方法不是选择任意的移植物张力，

而是将移植物拉伸到特定的膝关节屈曲角度（例如 90°），该角度提供了恢复零时稳定性所需的移植物张力量的数据，然后检查不同屈膝位置的移植物受力的变化。

在第二项研究中，Kennedy 和他的同事[46] 进行了解剖学上的双束 PCL 重建，以检查零点的植骨力量。在这项研究中，研究人员使用了较高的移植物总张力（初始张力前内侧束为 88N，后外侧束为 67N，总共 135N），并报道了在屈曲 90° 时平均残余后平移 1.5mm。将这些结果与前面描述的单前外侧束 PCL 数据（总移植物张力为 88N）进行比较时会

出现困难，因为双束研究中的移植物张力总体较高。这项研究建议后外侧束移植物在 0° 而不是 15° 拉伸，前外侧束移植物在 90°～105°（与 75° 相比）拉伸，以最大限度地减少屈膝时较高的移植物张力。

在两项尸体膝关节研究中[57, 61]，Markolf 及其同事报道说，单束 PCL 移植物放置在股骨前外侧附着处，可产生更好地复制正常膝关节的松弛轮廓，具有更好的移植物等距性，并产生比双束重建更低的 PCL 植入力（图 15-20）。后内侧移植物使膝关节从 30° 过度约束到 0°（图 15-21），并且在较高屈曲角度下不能抵抗胫骨后移位。请注意，与 Kennedy 及其同事[45, 46]的研究不同，Markolf 和同事使用一种 PCL 移植物张紧技术，即在测量的载荷下对移植物

进行拉伸，以将膝关节后移位恢复到 90° 屈膝时的正常值。从实验室运动学和临床的角度来看，未来需要对 PCL 移植物的定位和牵拉进行更多的结论性研究。

（二）后交叉韧带 – 后外侧结构联合重建术

Sekiya 和他的同事[89]使用机器人测试系统进行了一项体外尸体研究，其中 PCL 用双股结构（跟腱和半腱肌腱）重建，PFL 用股薄肌腱重建，腘肌腱重新连接到其股骨起始处。在机器人测试系统中，PCL 被重建为双股结构（跟腱和半腱肌腱），PFL 被重建为股薄肌腱，并将腘肌腱重新连接到其股骨起始处。标本在多个屈曲角度下分别承受 134N 胫骨后方载荷和 5N·m 胫骨外力矩。作者报道，在后外侧移植物中的力明显高于在天然 PLS 中的力。后外侧重建载

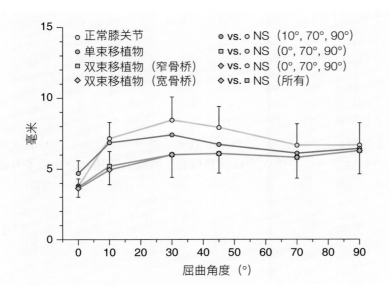

图 15-20 完整膝关节的平均前后松弛（±100N）与膝关节屈曲角度的关系，以及采用窄和宽骨桥的单束重建和双束重建后的平均前后松弛（±100N）与膝关节屈曲角度的关系。显示平均松弛度，误差条指示 1 个标准偏差。除非 NS 注明（不显著），否则每个屈曲角的平均值都有显著不同

NS. 无统计学意义（引自 Markolf KL, Jackson SR, McAllister DR. Single- versus double-bundle posterior cruciate ligament reconstruction. Effects of femoral tunnel separation. *Am J Sports Med*. 2010;38:1141-1146.）

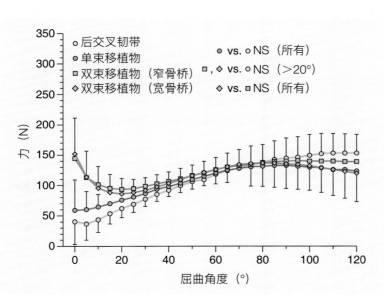

图 15-21 完整的后交叉韧带、单束前外侧移植和双束移植窄骨桥和宽骨桥的胫后力 100N 与膝关节屈曲角的平均曲线；样本标准偏差由误差条表示。所有的平均植骨力都与相应的 PCL 力有显著差异，除非用 NS 表示（不显著）

NS. 无统计学意义（引自 Markolf KL, Jackson SR, McAllister DR. Single- versus double-bundle posterior cruciate ligament reconstruction. Effects of femoral tunnel separation. *Am J Sports Med*. 2010;38:1141-1146.）

荷增加的一个可能解释是，双股 PCL 重建没有恢复正常的胫骨后移位，因为与完整的膝关节相比，屈曲 0°～90° 的胫骨后移位显著增加。PCL 移植物被拉伸到一定的载荷，但没有达到减少胫骨后移位到正常所需的载荷，因此重建后的 PCL 重建力很低。为此，在后外侧移植物上施加了额外的载荷。

Sekiya 及其同事[89] 和随后的研究[37] 的调查数据表明，后外侧重建对功能性 PCL 重建的依赖性。Harner 和同事[37] 研究了 PLS 缺失对 10 例尸体膝关节 PCL 跟腱移植重建的影响。作者报道切断 PLS 后功能性 PCL 重建 [胫骨后移位恢复到距完整膝关节（2.4±1.4）mm，屈曲 90°]，胫骨后移度明显增加 [30° 时为（6.0±2.7）mm，90° 时为（4.6±1.5）mm；$P<0.05$]。此外，在胫骨后载荷、胫骨外力矩、后外联合力矩和内翻力矩方面，PCL 移植物的受力显著增加。这些数据支持其他研究，在这些研究中研究人员得出结论，如果 PLS 的并发损伤没有得到诊断并同时进行手术治疗，PCL 重建可能会延长或失败[63, 71]。

LaPrade 和他的同事[48] 对解剖后外侧重建进行了生物力学分析，在该重建中，用双移植物技术取代了 FCL、腘肌腱和 PFL。在 10 例 62—74 岁的尸膝关节上使用跟腱 – 骨支架进行重建（图 15–22）。应该注意的是，在 LaPrade 和他的同事[48] 描述的重建中，PFL 在正常的解剖连接时没有附着在腘肌腱上，因此这代表着对腘肌腱和 FCL 的解剖学重建。膝关节在 5N·m 内翻力矩和 5N·m 外旋力矩作用下进行测试，第一次是在 PLS 完好的情况下，第二次是在切断 FCL、腘肌腱和 PFL 的情况下，第三次是后外侧重建后。在 0°、60° 或 90° 屈曲时内翻移位或 0°、30°、60° 或 90° 屈曲时胫骨外旋方面，完整膝关节和重建膝关节之间没有显著差异。作者的结论是，该技术恢复了静态稳定性，并为患者预后研究提供了科学依据。我们同意这一结论，因为重建了腘肌腱（静态附着部）和 FCL。

Apsingi 和他的同事[3] 报道了合并 PCL 和后外侧韧带缺损的尸体膝关节的运动学。作者使用单束和双束 PCL 重建，并结合股骨 – 腓骨移植物重建 PLS。PCL 和后外侧联合重建将所有松弛限制恢复到正常，双束 PCL 重建术没有报道优于单束重建术。重要的是，非解剖性股腓骨重建包括两个股骨隧道，移植物从前到后穿过腓骨。两个股骨隧道的位置是通过选择股骨外侧髁上的等距点来确定的，而不是两个

移植臂连接到任何特定的解剖位置。通过两个股骨隧道的两个移植物止点分别被单独拉伸，以使内收和外旋限制恢复到正常。前肢在屈曲 20° 时被拉紧，以匹配完整膝关节的松弛程度以适应内翻载荷。后肢在屈曲 90° 时拉伸，以使完整的膝关节运动限制与外部旋转力矩相匹配。每个移植物臂直径只有 5mm。这项研究和其他关于股腓骨重建的数据可能表明，对于后外侧功能不全，只需要更简单的股腓骨重建，而不是资深作者（F.R.N.）和 LaPrade 等[48] 推荐的更复杂的解剖重建。的确，在一项零时尸体研究中，一股适当张力下的移植物可以使内翻和外旋运动限制恢复到正常水平。

有两点值得强调。首先，Apsingi 等[3] 没有测量股骨 – 腓骨重建对减少或摆脱 PCL 移植物的影响。Markolf 和助手[60] 表明，仅行 FCL 重建不足以减少或摆脱 PCL 移植物的力量。Markolf 和助手[60] 的数据为在手术时恢复 PLS 的所有功能组件的概念提供了额外的支持。其次，穿过腓骨并固定在股骨髁部的小直径移植物可能不足以抵抗术后发生的大内收和外旋载荷。Noyes[72] 和 LaPrade[48] 倡导的解剖学重建在各自 PLS 的股骨、腓骨和胫骨附着部放置了两个更大直径的移植物。因此，移植物的功能不只依赖于腓骨附着部位，而是通过胫骨远端隧道腘肌腱移植物。

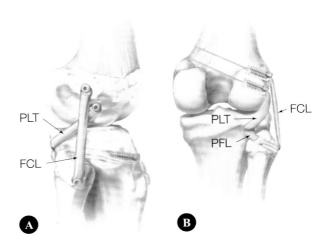

▲ 图 15–22　LaPrade 描述的膝关节后外侧重建术

A. 侧视图，右膝。B. 后视图，右膝。FCL. 腓侧副韧带；PFL. 腘腓韧带；PLT. 腘肌腱（引自 LaPrade RF, Johansen S, Wentorf FA, et al. An analysis of an anatomical posterolateral knee reconstruction.An in vitro biomechanical study and development of a surgical technique. *Am J Sports Med.* 2004;32:1405-1414.）

生物力学研究应用于临床病例的第三点涉及是否选择股骨上的等距点用于 FCL 和腘肌腱[60, 94]，或者像一些作者所描述的那样，选择解剖附着部以恢复原始解剖[48, 72]。Sigward 及同伴[94] 在尸体膝关节研究的基础上报道了股骨固定位置用于后外侧重建的等距映射。一个横跨股骨外侧髁的坐标网格系统允许在股骨上放置 21 个孔，间隔 5mm，用于测量缝合长度随膝关节屈曲的变化。作者确实计算了 FCL 和腘肌腱附着部的平均位置；然而，股骨等长点显示出膝关节之间的主要差异。样本之间的这种广泛的变异性表明对于正在接受手术的膝关节来说理想等距测点的一个平均值用于移植物放置很可能是不正确的。未来的临床研究是必要的，以确定膝关节的理想成功率，其中要么在手术中选择等距点，要么选择解剖附着部。在这些研究可用之前，我们建议解剖附着部和解剖重建治疗后外侧不稳(见第 17 章)。

六、PCL 缺陷膝关节胫骨后半脱位的临床疗效

Morrison[69]、Denham 和 Bishop[19] 估计，在水平行走过程中，PCL 的力量会达到体重的 50%。在爬楼梯、上楼梯和下楼梯时，还计算出了更高的 PCL 力[6]（有关活动中估计的 PCL 力的其他研究，请参见第 18 章）。在我们实验室进行的一项研究中，涉及 10 名 PCL 完全性断裂的患者，测量了双倍间距站立静态下蹲试验中发生的胫骨后移量[12]。双下肢侧位 X 线片，用来计算 PCL 缺损膝关节和正常膝关节的胫骨后移量和矢状面作用力。在 11kg（108N）的后方力作用下拍摄应力 X 线片，以提供 PCL 缺损膝关节与对侧正常膝关节相比的后平移量的客观测量。在低屈膝角度下，10 个膝关节中只有 3 个在下蹲试验中发生了后半脱位（5～9mm）。然而，在高屈膝位置，9 个膝关节出现异常的胫骨后半脱位 [平均（5.9±2.8）mm，范围为（3～12）mm]。

Logan 和他的同事[52] 使用了开放式 MRI 系统，该系统允许 6 名单纯性 PCL 断裂患者完全负重（下蹲），并测量了 0°～90° 屈曲的胫股运动（表 15-4）。调查发现，在整个膝关节运动过程中胫骨内侧半脱位显著增加，持续性后半脱位(约 5mm)。作者认为，股骨内髁"固定"前半脱位和胫骨平台后半脱位可以解释 PCL 缺陷膝关节内侧间隙骨关节炎的临床观察。

在几项调查中研究人员发现，使用 MRI 和双透

表 15-4 后交叉韧带缺损的体内效应

研究者	主 题	方 法	结 果	结 论
Chandrasekaran 等[13]（2012）	单纯性 PCL 损伤膝 10 例，对照 10 例	仰腿按压，负重 150N，MRI 矢状面图像 0°～90°。胫股接触，胫骨后皮质测量屈曲平面中心	内侧间室 PCL 缺损组的接触模式（最大的差异出现在 4mm 的 75° 屈曲和 5mm 的 90° 屈曲）和屈曲平面中心（3mm 的 75° 屈曲）与对照组比较均有显著性差异（$P<0.01$）	单纯性 PCL 损伤患者 TF 关节矢状面关节内侧间隙差异有统计学意义。在 PCL 缺损的膝关节屈曲时，TF 接触和屈曲平面中心在胫骨上移动得更靠前
von Eisenhart-Rothe 等[110]（2012）	单纯性 PCL 损伤膝 12 例，对照 20 例	MRI 平卧，有无等长肌肉收缩，屈曲 0°～90°	90° 时，股骨前部与胫骨的关系、髌骨倾斜度和髌骨移位在 90° 时有显著性差异。与肌肉松弛相比，等长肌肉收缩导致股骨前移	在单纯性 PCL 缺损＞30° 屈曲的患者中，TF 和髌股关节运动学发生了显著的变化，这可能解释了 OA 的发展
Goyal 等[27]（2012）	单纯性 PCL Ⅱ 级损伤膝关节 9 例，对侧正常膝关节	水平跑动，上楼梯。动态立体 X 线，由 CT 扫描创建的 3D 重建膝关节解剖。基于模型的追踪用于将 X 线与 CT 骨骼模型对齐	上楼梯：末端摆动和早期站立阶段，PCL 缺损的胫骨向后 4mm 半脱位。在足部打击与地面反作用力峰值时间之间，胫骨相对于股骨前移，速度是对侧膝关节的 3～4 倍	在上楼梯过程中膝关节运动学的重大变化可能会导致高剪切力，这可能会使关节暴露在潜在的破坏力中

（续表）

研究者	主 题	方 法	结 果	结 论
Gill 等[25]（2009）	单纯性 PCL 损伤膝关节 7 例，对侧正常膝关节，PCL 术后 2 年同种异体移植单束重建术	使用单腿弓步、MRI 和双透视创建一系列膝关节模型，以评估 0°～120° 屈曲范围内的胫股和髌股运动学	TF：屈曲 75°～120°，PCL 缺损和 PCL 重建膝关节均显著增加胫骨外侧移位、髌骨异常旋转和倾斜	单束重建恢复了正常的前后移位，但不能恢复正常的胫骨内侧移位（小变化，1～15mm）、髌骨旋转和髌骨倾斜
Kozanek 等[47]（2009）	单独性 PCL 损伤膝 14 例，对侧正常膝	单腿弓步、MRI 和双透视用来创建 0°～120° 的一系列膝关节模型。根据模型测量的后外侧结构的长度	前交叉韧带长度在 120° 时最大 [损伤，（51.6±6.1）mm；正常，（48.2±6.1）mm]，PMT 单元在屈曲 30° 时最大 [损伤，（110.4±10.2）mm；正常，（101.2±9.3）mm]	PCL 缺损增加了负重屈曲时 FCL、PMT 的长度形态
Van de Velde 等[104]（2009）	单独性 PCL 损伤膝 14 例，对侧正常膝	使用单腿弓步、MRI 和双透视建立了一系列膝关节模型，以评估 0°～120° 屈曲的胫股间软骨变形峰值的位置和大小	内侧间隙：与正常膝关节相比，屈膝 75°～120° 时胫骨平台软骨变形峰值位置更靠前、更靠内。在屈曲 75°～120° 时，内侧间隙软骨变形较大。外侧间室没有差别	PCL 缺损导致 TF 接触移位和超过 75° 屈曲的 TF 内侧间隙软骨变形增加
Van de Velde 等[105]（2009）	单纯性 PCL 损伤膝关节 10 例，对侧正常膝关节	使用单腿弓步、MRI 和双透视创建一系列膝关节模型，以评估髌股运动学和软骨接触，范围为 0°～120° 屈曲角度	屈膝 90°～120° 有显著差异：髌骨屈曲角度（平均 10.7°），外侧移位减少（平均 −1.9mm），髌骨倾斜减少（平均 −2.7°），外翻旋转减少（平均 −1.8°）。髌股软骨接触的显著变化：远端（平均 −3.3mm）和内侧（平均 2.7mm）移位	屈曲 90° 和 102° 之间存在显著差异，这可能使髌股关节容易退变。PCL 缺损的患者应避免深蹲
Li 等[51]（2008）	单纯性 PCL 损伤膝关节 8 例，对侧正常膝关节	单腿弓步、MRI 和双透视用于创建一系列膝关节模型，以评估 0°～105° 屈曲的移位和旋转	≥90°PCL 损伤的膝关节有显著较少的胫骨前移（3.5～4.3mm）、更多的胫骨外侧移位（1.1mm）、更低的内翻旋转（平均 0.6°）。屈曲角度均 >30°，胫骨后移度增加	PCL 在负重屈曲时约束胫骨后移位、胫骨外侧移位和胫骨旋转的功能
Logan 等[52]（2004）	单纯性 PCL 损伤膝关节 6 例，对侧正常膝	负重蹲（0°、20°、45°、90° 屈膝）和非负重（屈膝 90°）图像，垂直开放双圆环 MRI 配置	负重：在整个屈曲弧中，5mm 使胫骨内侧平台后半脱位和股骨内侧髁前半脱位增加	负重过程中，胫骨半脱位于股骨内侧间隙

FCL. 腓侧副韧带；MRI. 磁共振成像；OA. 骨关节炎；PCL. 后交叉韧带；PMT. 腘肌 - 肌肉 - 肌腱；TF. 胫股关节

视建立的膝关节模型在运动过程中，膝关节屈曲角度较高时进行单腿弓步，在 PCL 缺陷和对侧正常膝关节之间膝关节运动学存在显著差异[25, 47, 104, 105, 110]。例如，Gill 和他的同事[25]报道说，与正常膝关节相比，PCL 缺陷的膝关节在屈曲 60° 和 120° 之间的胫后平移显著增加 [平均差（3.5±1.1）mm；$P<0.05$]。在膝关节屈曲 75°～120°，PCL 缺陷的膝关节和正常膝关节之间的髌骨旋转和倾斜也明显减少。

这些数据支持这样的观点，即在日常生活活动中，PCL 缺陷的膝关节在高屈膝位置时会发生胫骨后半脱位，而在低屈位时通常不会发生，因为低屈位存在较小的后部剪切力。在剧烈活动中，如突然停止、减速或走下坡道，预计会发生胫骨后半脱位。如果半脱位达到 8~10mm，半月板功能最小（特别是内侧半月板），胫股应力可能增加。随着膝关节屈曲，胫骨变得更加垂直，股四头肌和髌腱力量的增加导致胫股压缩力的增加。然而，增加的胫股压缩力不足以克服胫骨后方剪切力，因此会发生异常的胫骨后方移位。

正如 Daniel 及其同事[17] 所指出的，股四头肌中立角是髌腱走向垂直于胫骨关节面的膝关节屈曲角度。中立膝关节屈曲角度为 60°~90°，平均 71°。在这个角度以下，髌腱位于胫骨结节的前面，并产生胫骨后方的剪切力。相反，在较大的屈曲角时，髌腱有一条活动路线在附着于胫骨结节之后，产生胫骨前部剪切力。股四头肌中立角在不同膝关节间变化很大，不能作为诊断胫骨后半脱位的客观测量指标。然而，膝关节 PCL 缺损的患者在试图从坐位站立时，经常注意到胫骨从其后半脱位位置向前移位，这在临床上很容易得到证实。

实验研究表明，PCL 切断后，胫股内侧和髌股内侧间隙的接触压力显著增加[24, 53, 96]。Skyhar 和他的同事[96] 报道说，在所有膝关节屈曲角度下，PCL 切断导致胫股内侧间隙的接触压力与完整标本相比显著增加［分别为（29.1±11.6）Pa 和（19±3.4）Pa；$P<0.05$］。髌股间隔部的接触压力仅在屈曲 60° 时显著升高。Gill 及相关人员[24] 分析了 PCL 切断和 PCL 重建尸体膝关节（跟腱单束同种异体移植）在模拟肌肉载荷下的髌股接触压力。在股四头肌单独载荷（400N）和股四头肌和股后肌肌群联合载荷（400N/200N）下，PCL 缺损膝关节的峰值接触压力明显高于完整膝关节。PCL 重建的膝关节也有升高的压力，这与 PCL 缺损样本中的测量结果没有显著差异。膝关节屈曲角度对这些结果没有影响。

最近，Van de Velde 和他的同事测量了 14 例单纯性 PCL 缺损症患者在单腿弓步期间胫股间室关节软骨变形的位置和程度[104]。膝关节的骨骼和软骨的三维模型从 MRI 序列中衍生出来，并用于在体内复制膝关节 0°~120° 屈曲的位置。在屈曲 75°~120°，PCL 缺损的膝关节软骨变形峰值的位置和大小发生了显著改变。胫骨平台软骨变形位置前方［平均（2.4±0.4）mm］和内侧［平均（1.9±0.4）mm］明

显，并且变形量增加。胫股外侧间隙的这些值没有显著差异。在 Van de Velde 及其同事[105] 的另一项研究中，测量了 10 名单腿冲刺中单纯性 PCL 断裂患者髌股关节运动学和软骨变形的变化。在屈曲 90°~120°，PCL 缺损的膝关节髌骨屈曲角显著增加（平均 10.7°），外侧移位明显减少（平均 –1.9mm），髌骨倾斜减少（平均 –2.7°），外翻旋转减少（平均 –1.8°）。膝关节屈曲 75°~120° 时，软骨附着的远端（平均 –3.3mm）和内侧（平均 2.7mm）移位。Chandrasekaran 和同事[13] 报道说，在 150N 的仰卧腿部压力下，10 个 PCL 缺损膝关节的内侧间隙接触点和屈曲小关节中心（从胫骨后皮质测量）与健康膝关节相比有显著差异。PCL 缺损膝关节胫股接触点和屈曲小关节中心前移，45°~90° 屈曲角度较健膝明显增大。屈曲 90° 时，胫股接触点平均相差 5mm，屈曲小关节中心平均相差 2mm。

> **关键点：后交叉韧带缺损型膝关节胫骨后半脱位的临床疗效**
>
> - 在水平行走过程中 PCL 力高达体重的 50%
> - 较高的 PCL 力发生在爬楼梯、上楼梯和下楼梯的过程中
> - 在日常生活活动中，PCL 缺损的膝关节在高屈膝位置时会发生胫骨后半脱位，而在后方剪切力较小的低屈位时，则不会发生胫骨后半脱位
> - 高 PCL 力发生在 60°~120° 屈曲的单腿弓步动作中
> - 股四头肌中立角可从 60° 至 90° 不等，胫骨后半脱位不能客观地测量诊断
> - PCL 缺损患者在试图从坐姿站立时，随着胫骨从半脱位位置向前移动，经常会注意到胫骨前移
> - 在 PCL 缺损的膝关节中，胫股内侧和髌股内侧间隙的接触压力显著增加

七、板股韧带

Gupte 和他的同事[33] 对涉及 1022 个尸体膝关节的 16 个解剖学研究进行了分析，报道说 91% 的人至少有一个半月板股骨韧带（meniscofemoral ligament, MFL），简称板股韧带。AMFL 被发现的膝有 390 例（48%），PMFL 被发现的膝有 569 例（70%），AMFL 和 PMFL 均有的膝有 257 例（32%）。重要的是，要识别 AMFL 和 PMFL（当存在时），以确定用于移植的 PCL 解剖足印，特别是当使用双链植骨结构时[35]。

AMFL 的解剖附着部位于 PCL 附着部的远侧（图 15-23），这给人以 PCL 附着部与关节软骨相邻的外观，而实际上，真正的 PCL 附着部在近端多几毫米。

AMFL 的横截面面积范围为 6.8～7.8mm²，PMFL 的横截面面积范围为 6.7～12.7mm²[33]。对于外科医生来说，这表明在 PCL 手术时会遇到这些结构。据报道，AMFL 和 PMFL 的平均极限载荷分别为（265±152）N 和（443±287）N[43]。不可能对 MFL 和 PCL 的极限强度进行比较，因为公布的尸体数据来自于在低于预期的破坏载荷下进行测试的较老的测试。

Gupte 和他的同事[33] 回顾了关于 MFL 功能的众多理论和进化观点并得出结论，没有足够的数据支持这些结构在人体的功能作用。在绵羊、马和狗等

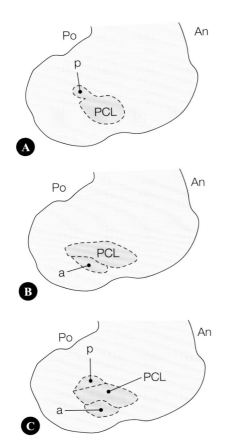

▲ 图 15-23　与后交叉韧带插入相关的板股韧带的股骨插入。左侧股骨髁在矢状面上的图解显示了它的前后两个方面

A. 板股后韧带样本和 PCL；B. 板股前韧带和 PCL 标本；C.PCL 标本，前后半月板股骨韧带并存（引自 Gupte CM, Bull AM, Thomas RD, Amis AA. A review of the function and biomechanics of the meniscofemoral ligaments. *Arthroscopy*. 2003;19:161-171.）

动物中，外侧半月板后角通过 PMFL 附着，没有单独的胫骨后部附着。在人类，外侧半月板的后角有两个独立的附着部进入胫骨，当存在 PMFL 时，还有一个额外的附着部进入股骨。在极少数情况下，后外侧半月板胫骨附着缺失，仅由股骨 PMFL 附着，必须通过任何外科手术（如 PCL 重建）来保留。Wrisberg 型盘状外侧半月板可能只有 PMFL 附着，没有胫骨后附着。Gupte 和同事[33] 注意到，PMFL 在伸膝和深屈膝都很紧。据推测，PMFL 在屈曲时可能会将外侧半月板拉入关节，导致咔嗒声和折断症状，并导致半月板退化[20]。在胫骨最大外部旋转期间，PMFL 可能对外侧半月板后角的后移位提供额外的阻力；然而，这一点尚未得到实验证明。

> **关键点：板股韧带**
>
> - 大多数膝关节至少有一个 MFL
> - 1/3 的膝关节有双 MFL
> - 没有足够的数据来支持这些结构的功能作用
> - 鉴别 AMFL 和 PMFL（当存在）以确定用于移植物放置的真实 PCL 解剖足印
> - 在一些单纯性 PCL 断裂的膝关节中，包括 MFL 结构在内的次级韧带约束可以抵抗胫骨后半脱位，特别是在低屈膝角度时
> - 膝关节屈曲 90°，胫骨中性旋转最佳位置，以测试最大后移位
> - 由次级约束确定的后移位量将根据生理松弛程度的不同而有所不同

Gupte 和他的同事[32] 在尸体膝关节上研究了 MFL 对胫骨后移位的次级约束作用。作者推测，MFL 在抵抗胫骨后移位方面为 PCL 提供了一种"协同强化"。在这项研究中，首先划分 PCL 并测量胫骨后移位的增加，然后划分 MFL（图 15-24 和图 15-25）。数据显示，在膝关节屈曲 90° 时，MFL 贡献了 28% 的约束力，对旋转性半脱位没有任何约束。PCL 的部分或孤立断裂可能部分由完整的 MFL 结构支撑，导致整体胫骨后移位减少。这提示在手术中尽可能保留 MFL 功能的潜在好处，这在双束 PCL 重建中通常是困难的。这也为保护单纯性 PCL 断裂的膝关节提供了理论基础，术后使用带小腿垫的全伸展支架 4 周，以便进行初步愈合。次级韧带约束在伸直时保持正常的胫股关节位置，保持正常的 PCL 胫股附着距离。

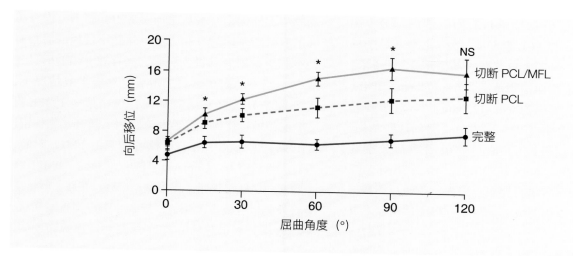

▲ 图 15-24　后交叉韧带分离对完整膝关节后松弛的影响，以及 PCL 缺损膝关节半月板股骨韧带分离的影响
分离 PCL 导致完整膝关节在所有屈曲角度的后移位增加（配对 t 检验和方差分析；$P<0.005$）。MFL 的分离导致 PCL 缺损的膝关节在屈曲 15°～90° 的后移位增加（*$P<0.005$）。栅栏是均数标准误。MFL. 板股韧带；PCL. 后交叉韧带；NS. 不重要（引自 Gupte CM, Bull AM, Thomas RD, Amis AA. The meniscofemoral ligaments: secondary restraints to the posterior drawer. Analysis of anteroposterior and rotatory laxity in the intact and posterior cruciate-deficient knee. *J Bone Joint Surg Br.* 2003;85:765-773. ）

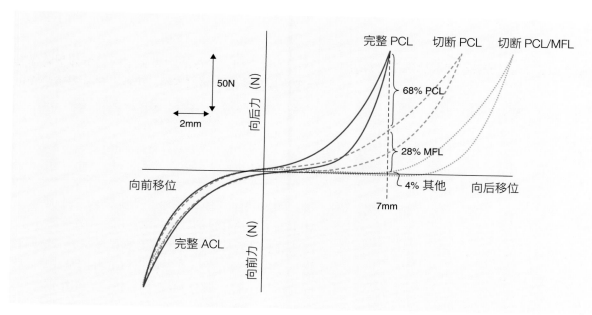

▲ 图 15-25　在 90° 屈曲时测试后交叉韧带完整、缺损和 PCL/ 半月板股骨韧带缺损膝关节的平均载荷 – 移位曲线
请注意前后抽屉周期的滞后效应，还要注意 PCL 和 MFL 在移位 7mm 时抵抗后抽屉的相对百分比。交叉的细线标记假设的 AP 中位和零载荷。MFL. 板股韧带；PCL. 后交叉韧带（引自 Gupte CM, Bull AM, Thomas RD, Amis AA. The meniscofemoral ligaments: secondary restraints to the posterior drawer. Analysis of anteroposterior and rotatory laxity in the intact and posterior cruciate-deficient knee. *J Bone Joint Surg Br.* 2003;85:765-773. ）

Bergfeld 和他的同事 [7] 在 20 个膝关节上进行了一项尸体研究，在切断 PCL 和 MFL 后，测量了四个不同屈曲角度下的总 AP 位移。胫骨在中立、内旋和外旋（5N·m 力矩）状态下进行测试。胫骨内、外旋转时，胫骨后移位显著减少（图 15-26 和表 15-5）。作者认为，膝关节屈曲 90°，胫骨中性旋转是测试最大后位移的最佳体位，在胫骨内、外旋转的情况下，内侧和外侧次级约束被拉紧以减小后方

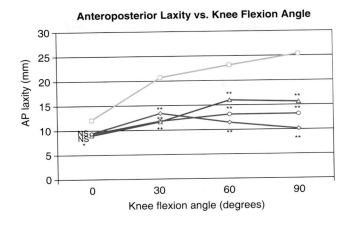

▲ 图 15-26 Anteroposterior (AP) laxity with the knee in 0, 30, 60, and 90 degrees of flexion. The test was performed under four conditions: with the posterior cruciate and meniscofemoral ligaments intact (diamonds), with the ligaments transected and the tibia in neutral rotation (squares), with the ligaments transected and the tibia in internal rotation (circles), and with the ligaments transected and the tibia in external rotation (triangles). **Significant difference at P ≤ .001; *significant difference at P ≤ .05; NS indicates no significant difference (P > .05) compared with the laxity measured with the ligaments transected and the tibia in neutral rotation.

From Bergfeld JA, McAllister DR, Parker RD, et al. The effects of tibial rotation on posterior translation in knees in which the posterior cruciate ligament has been cut. *J Bone Joint Surg Am.* 2001;83:1339-1343.

表 15-5 在每个膝关节屈曲角度的每种情况下的前后松弛

前后松弛（mm）				
条 件	0°屈曲	30°屈曲	60°屈曲	90°屈曲
完整 PCL 和 MFL	9.4	13.5	11.5	10.2
横断 PCL 和 MFL 中立位胫骨旋转	12.1*	20.8†	23.3†	25.5†
横断 PCL 和 MFL 胫骨内旋	9.3*‡	11.8*‡	13.2*§	13.2§¶
横断 PCL 和 MFL 胫骨外旋	9.0*	11.7*	16.1†	15.7†

*. 与完整状态相比，P＜0.05

†. 与完整状态相比，P＜0.001

‡. 与韧带切断、胫骨外旋试验相比，P＞0.05

§. 与韧带切断、胫骨外旋试验相比，P＜0.05

¶. 与完整状态相比，P＜0.05

MFL. 板股韧带；PCL. 后交叉韧带

限制。因为 MFL 被切断，其他结构限制了胫骨内旋转时的后移位，而不是先前报道的 MFL[14]。在第 3 章中，注意到切断 PCL 后，胫骨后移量增加了（12.1±0.6）mm，22 个标本中有 15 个增加了大于

10mm。这表明，由次级约束决定的后位移量将随其生理松弛程度的不同而不同。因此，经常报道的大于 10mm 后位移的值，表明不能使用次级约束的损伤来说明。次级约束可能由于生理松弛或损伤而松弛。

Gupte 和他的同事[31]在关节镜检查中引入了"半月板拖拽测试"的概念，该测试包括用神经钩将张力施加在 AMFL 上，并观察外侧半月板后角的运动。AMFL 在 68 个膝关节中被检出的占 88%，而 PMFCL 的检出率仅为 9%。作者总结说，这项测试可以用来区分 PCL 和 MFL 的纤维，这有助于避免部分 PCL 断裂和完全性 PCL 断裂的误诊。

八、孔膜束附着部

Staubli 和 Birrer[97]对腘肌腱及其束进行了解剖学解剖，并描述了它们与尸体膝关节外侧半月板附着部的关系。这些作者还比较了 107 名正常对照组和 68 名急慢性前交叉韧带断裂患者腘外侧半月板附着部的关节镜检查。约 19% 的对照膝观察到腘半月板附着部的结构性损伤，而前交叉韧带缺陷的膝关节只有 86%～95%。作者的结论是，外科医生应该在 ACL 重建时确定是否存在前半脱位和外侧半月板附着部断裂，需要手术修复。

> **关键点：腘半月板束附着部**
>
> - 与一项研究中 86%～95% 的前交叉韧带缺损的膝关节相比，在约 19% 的对照膝关节中观察到了腘肌系统的结构性损伤
> - 腘半月板束有助于外侧半月板的稳定，在关节镜检查时很难客观地确定异常的半月板位移
> - 外科医生确定是否存在后角外侧半月板前半脱位，并伴有半月板附着部部分断裂，需要手术修复。这在 ACL 断裂时很常见

在一项尸体研究中，Simonian 和他的同事[95] 横切了前下束和后上束，以确定这些结构对外侧半月板稳定性的贡献。在 10N 载荷作用下，半月板的平均侧向运动为 3.6mm。切断前下束后，外侧半月板后角前移增加 1.8mm（50%），切断双束半月板后角前移增加 2.8mm（78%）。作者总结说，腘半月板束有助于外侧半月板的稳定，并承认在关节镜手术时客观确定半月板的异常位移是困难的。第 23 章讨论了关节镜手术时外侧半月板异常移位的检查和腘韧带束的修复。

九、后交叉韧带纤维功能：胫股位置放置后交叉韧带移植物的科学依据

1 个多世纪以来，交叉韧带的解剖学一直被定性地描述为有两个主要的束或带。Weber 兄弟在 1836 年[111]、Fick 在 1911 年[23] 发表了一些最早的 ACL 和 PCL 的解剖学描述；然而，这些作者并没有进行生物力学研究来支持他们的描述。PCL 被经典地描述为由屈膝收紧的前外侧束和伸膝收紧的后内侧束组成的结构。这一命名至今仍在使用；然而，我们提出的概念是，这一经典描述没有描述 PCL 纤维的功能，也没有为外科医生提供足够的数据来确定 PCL 移植物的位置（见第 16 章）。

Inderster 及相关人员[42] 将 PCL 分为三束：前外侧、后内侧和后斜。这些作者报道，前外侧束和后内侧束的股骨到胫骨的距离随着膝关节屈曲 0°～90° 而增加，而后斜束的长度保持不变。因此，他们建议在后斜束的股骨附着处进行 PCL 重建，位置更靠后。作者没有在胫骨上诱导后部载荷来确定载荷条件下股骨 - 胫骨长度的变化，也没有测量 PCL 重建后的胫骨位移。

> **关键点：后交叉韧带纤维功能**
>
> **胫股位置放置后交叉韧带移植物的科学依据**
>
> - PCL 经典描述：屈曲时前外侧束紧绷，伸展时后内侧束紧绷。没有描述 PCL 纤维的功能，给外科医生提供了不充分的数据来确定 PCL 移植物的位置和张力
> - PCL 韧带长度模式高度依赖于股骨附着部从近端到远端的方向
> - PCL 股骨附着部近端 1/3 处的移行区，距关节软骨远端约 11mm，从顶部向后延伸约 10mm
> - PCL 的大部分随着膝关节的屈曲而延长，约 1/3 的后部纤维随着膝关节的伸展而延长
> - 放置在 PCL 附着部内的移植物部分将沿着移植物直径每 2～3mm 经历不同的伸长，沿近端到远端方向进行
> - 尸体调查中，在 PCL 股骨足印内的三个不同位置附着的单股和双股重建。使用胫骨中央隧道
>   - 一股（远端和中端）将后方移位限制恢复到正常
>   - 一股（深部和近端）后移位异常增加
>   - 两股（远端位置，90° 牵拉）分担施加的载荷
>   - 两股（一股在前，一股在近端）：相互载荷关系
>   - 单股 PCL 移植物的张力在屈膝时几乎翻了一番
>   - 将第二股移植物放置在远端或中间位置最理想
> - 所有移植物结构能够将后移位限制恢复到正常。然而，这些结构通过在移植物中诱导可能有害的高张力来做到这一点，最终产生移植物的伸长

Covey 及其同事[15, 16] 描述了 PCL 的纤维连续体，由四个区域组成：前、中、后纵和后斜。Makris 和他的同事[54] 根据 24 具尸体膝关节的纤维方向和骨性附着部的可视化情况，确认了这四种纤维区的分类。前纤维区附着部位于股骨附着部的最前部，并插入胫骨附着部的前部。中央纤维区是最宽的部分，代表股骨附着部的中部，并插入胫骨附着部的中部和稍外侧。前部和中央部纤维区占 PCL 的近 80%，后部纤维区占其余的 15%～20%。后纤维区由胫骨内侧后纵附着部和胫骨外侧后斜附着部组成。

在这些调查中，研究人员报道说，在手术条件下，大多数 PCL 的附着部位表现出不等长的行为。只有小的后部纤维附着部（占 PCL 的 15%）[54] 表现出近等距。此外，Covey 和他的同事[15] 报道说，与空载状态相比在膝关节屈曲角度小于 75° 的情况下，股四头肌力使大多数 PCL 纤维明显松动。胫骨内旋使伸展时某些纤维（前、中）松弛，但在屈曲时显著

收紧其他纤维（中、后）。作者认为，关节角度和作用于膝关节的载荷类型对 PCL 的四个纤维区产生不同的功能作用。

许多研究人员已经报道了定量数据，他们使用各种技术来确定 PCL 纤维在载荷条件下的长度 - 拉伸行为。这些测量条件包括使用测力传感器[4, 58, 63]、电缆[21]、水银应变仪[22, 44] 和摄影测量技术[18, 101, 106, 107]。Ahmad 和同事[1] 分析了 PCL 束长度和定向角度随膝关节屈曲和伸展的变化。观察到随着膝关节屈曲的增加，前外侧束变得更加垂直，而后内侧束变得更加水平。因此，由于其水平位置，后内侧束具有更好的方向来抵抗胫骨后移位。研究数据与其他研究一致，表明 PCL 纤维的长度随着膝关节的屈曲和伸展而发生显著的变化，这是基于它们的股骨附着部。

在要测量的韧带内，根据胫股附着位置和距离（纤维长度）随膝关节运动的变化，施加关节载荷（随后数字化胫骨和股骨表面以及韧带连接位置）时使用仪表化的空间连杆允许离散纤维束或区域的长度[28, 38, 87]。此信息是确定胫股长度随膝关节屈曲变化最小的移植物附着部位置所必需的，或者确定纤维长度变化最大的移植物附着部位置。外科医生应选择胫股长度变化最小且张力最小的移植物附着部，在膝关节屈曲位置移植物长度最长（因此具有功能性）。例如，如果移植物在胫股纤维长度最短的膝关节屈曲角度拉伸，移植物最初将限制膝关节的屈曲或伸展，随着移植物结构（胫股距离）的进一步屈膝或伸展而延长，移植物将失败。

PCL 韧带长度模式高度依赖于股骨附着部的近端 - 远端方向，而不是先前讨论前外侧 - 后内侧束概念所提出的前后方向。在图 15-27 中，显示了许多穿过 PCL 股骨附着部的近端到远端位置的胫股分离距离。图中显示了与旋转中心相邻的过渡区（长度变化＜2mm）。A-A 线远端的所有附着部随着屈膝而延长，而该线近端的所有纤维随着屈膝而缩短。在图 15-28 中，沿着股骨附着部的三个位置显示了胫股分离的平均长度。两个部位位于 PCL 股骨附着部内部，一个位于 PCL 附着部外部。这些数据表明，在 PCL 附着部内，纤维长度在从前到后的方向上变化很小。这些实验结果得到 Sidles 及其同事[93]、Ogata 和 McCarthy[76]、Trus 及其他同伴[102] 的证实。

胫骨附着部位置的改变对胫股分离距离的影响很小（图 15-29）。如果假设 PCL 纤维沿着附着部之间的直线路径，则这些实验条件是有效的。自然 PCL 纤维不遵循直线路径，但可能具有由其他纤维诱导的曲率。到目前为止，还没有对纤维解剖学的描述表明 PCL 纤维从一个附着部到另一个附着部的主要曲率。

简化的平面模型可以用来解释股骨附着部与胫骨附着部相比对 PCL 纤维长度变化的更大影响。该模型见图 15-30，其中胫骨是静止的，股骨绕固定中心旋转。股骨位于 45°，胫股距离相对于旋转中心的变化显示为膝关节伸展和屈曲至 90°。平面模型不能描述真实的 PCL 纤维的三维行为，因为更加复杂。然而，该模型确实显示了纤维长度的变化是如何依赖于其相对于股骨旋转中心的股骨附着部的，这一点被简化为固定点。有关 ACL 和 PCL 纤维功能的详细信息，请参阅第 3 章。

图 15-31 以平面方式显示了 PCL 纤维基于其股骨附着部 0°～90° 的长度变化的等高线图。先前的一项研究显示，放置在非等长位置的移植物，正好位于移行区的远端，显示出随着膝关节的屈曲，胫股距离增加了几毫米，比放置在所谓的等长区的移植物能够更好地控制胫骨后方移位[28]。这些数据表明，放置在 PCL 附着部内的任何移植物，在移植物横截面区域内，每隔 2～3mm 就会有不同的伸展部分，沿着从近端到远端的方向进行。

在我们实验室的第二次调查中[87]，研究了位于 PCL 股骨附着部周围的近端和远端起始处的附着部。外周附着部起源于 PCL 近端（前、中、后、后斜）和远端（前、中、后）。四肢负重 100N，膝关节屈曲 0°～120°。这是首批检测膝关节屈曲角度大于 90° 时 PCL 纤维长度变化的研究之一。选定的七个外周附着部的胫股长度变化见图 15-32。这些数据证实了近端的 PCL 纤维随着膝关节的伸展而延长，而远端的纤维随着膝关节的屈曲而延长。在图 15-33 中，为每个附着部绘制了纤维长度伸长最小的屈曲角（在最大长度的 5% 范围内，因此也就是功能区）。作为一个整体，数据显示 PCL 附着部内与膝关节渐进性屈曲从远端到近端纤维的渐进性载荷。从前到后影响较小。这些数据与对 PCL 纤维功能的描述相矛盾，后者将 PCL 分为前外侧束（屈曲收紧）和后内侧束（屈曲收紧）。

外科医生可以选择在 PCL 股骨附着部的不同区域放置 PCL 移植物束，以确定移植物屈膝的功能范

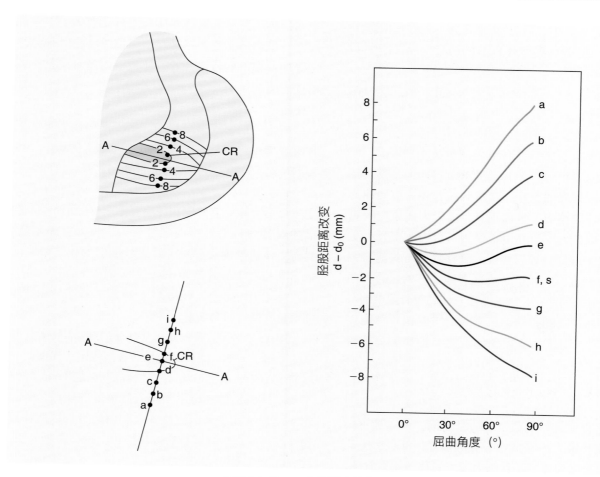

▲ 图 15-27　一个典型膝关节的等高线图

每条等高线上的数字表示最大长度变化的大小。A-A 线代表最等距的线，几乎沿前后方向延伸。CR 点表示最佳屈曲轴与股骨内侧髁外侧表面的交点。请注意，A-A 线在 CR 点附近通过。右侧的曲线显示了所选股骨附着部的胫股分离距离的变化。等长线近端的附着部在 90° 时比伸直时短。在 90° 时，连线远端的附着部较长。沿 A-A 线的附着部的长度在 90° 时与其 0° 的长度几乎相同（引自 Grood ES, Hefzy MS, Lindenfeld TN. Factors affecting the region of most isometric femoral attachments. Part Ⅰ: the posterior cruciate ligament. *Am J Sports Med.* 1989;17:197-207.）

围和使移植物收紧的屈膝位置。这是在我们实验室的第三个尸体研究中对 12 个尸体膝关节进行的研究（图 15-34）[55]。单股和双股重建附着在 PCL 股骨足迹内的三个不同位置（图 15-35 至图 15-37）。使用 B-PT-B 移植物提供牢固的固定和防止固定器的滑脱。移植物的浅缘距关节软骨边缘 2mm。深处近端股中心距 PCL 附着部近端边缘 1～2mm。在股骨隧道内，选择移植方向将纤维放置在隧道的浅侧或远端，而骨则沿深侧放置。选择胫骨中央隧道。单股重建时胫骨后方受力为 50N，双链 PCL 重建时后方受力为 100N，单股重建时胫骨后方受力为 50N，双链 PCL 重建时胫骨后方受力为 100N。调整移植物的张力，使后移位恢复到离完整膝关节 ±1mm 以内。除近端（深）移植物在屈膝 30° 时收紧外，其余所有移植物均在屈

膝 90° 时收紧。这样做是为了保持与先前关于放置在该位置的移植物胫股分离距离增加的数据一致。

在图 15-38 中，膝关节屈曲时移植物张力的增加与后移位极限一起显示。单股移植物使膝关节恢复到正常的后移位制限，膝关节屈曲时移植物张力增加 1 倍以上［最大，（118±15）N；$P<0.001$］。在图 15-39 中，放置在远端和中部（S_2）位置的单股重建显示出与膝关节屈曲相似的张力关系，并且也将膝关节后方移位限制恢复到正常。相反，单股移植物放置在更深更近的位置（图 15-40）显示整体移植物拉伸载荷较小，膝关节屈曲时后移位异常增加。这两种浅层移植物的行为有显著差异（$P<0.001$）。更近端的移植物位置和移植物张力不能恢复正常的后移限制，因此不推荐用于 PCL 重建的选点。

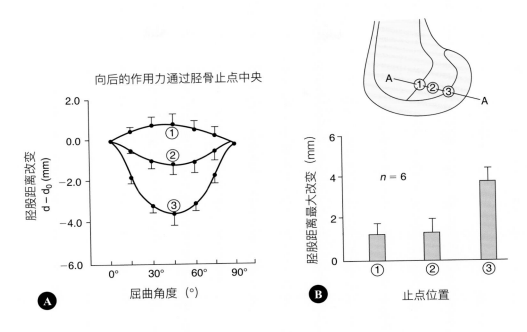

▲ 图 15-28　**A.** 位于最等长线的三个股骨附着部的平均胫股分离距离与屈膝距离；**B.** 三个股骨附着部最大和最小胫股分离距离之差的平均值和标准差（以条表示）

引自 Grood ES, Hefzy MS, Lindenfeld TN. Factors affecting the region of most isometric femoral attachments. Part I: the posterior cruciate ligament. *Am J Sports Med.* 1989;17:197-207.

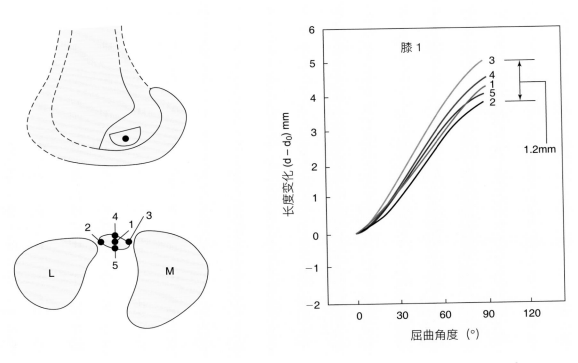

▲ 图 15-29　一个典型膝关节五个胫骨附着部胫股分离距离变化与完全屈伸角度的关系

引自 Grood ES, Hefzy MS, Lindenfeld TN. Factors affecting the region of most isometric femoral attachments. Part I: the posterior cruciate ligament. *Am J Sports Med.* 1989;17:197-207.

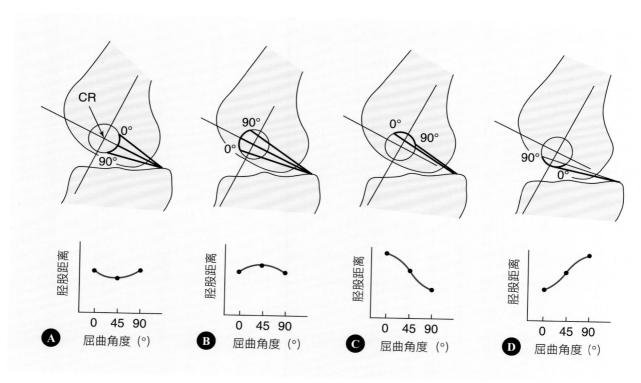

▲ 图 15-30 支配后交叉韧带内纤维长度模式对其股骨附着部敏感的机制

A. 纤维附着在旋转中心的后面，并且具有凹形长度图案；B. 纤维附着在 CR 的前面，并且具有凸起的长度图案；C 和 D. 股骨附着部位于 CR 近端和远端的纤维长度模式，近端附着的纤维（C）在屈曲时变长，而远端附着的纤维（D）在屈曲时变短。CR. 旋转中心（引自 Grood ES, Hefzy MS, Lindenfeld TN. Factors affecting the region of most isometric femoral attachments. Part Ⅰ: the posterior cruciate ligament. *Am J Sports Med.* 1989;17: 197-207. ）

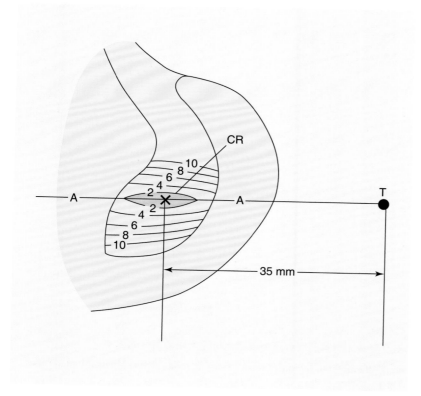

◀ 图 15-31 从单铰链模型获得的等高线图，在该模型中，膝关节绕单个旋转轴旋转

在分析中使用距该轴 35mm 的胫骨附着部（T）。每条轮廓线上的数字表示膝关节从 0° 旋转到 90° 时发现的最大长度变化的大小。A-A 线代表"最等距"的线。这条线除了是等高线图的对称轴外，当膝关节位于屈曲限制的中间时，它穿过旋转中心和胫骨附着部。阴影部分表示发现最大长度变化小于 2mm 的区域。CR. 旋转中心（引自 Grood ES, Hefzy MS, Lindenfeld TN. Factors affecting the region of most isometric femoral attachments. Part Ⅰ: the posterior cruciate ligament. *Am J Sports Med.* 1989;17:197-207. ）

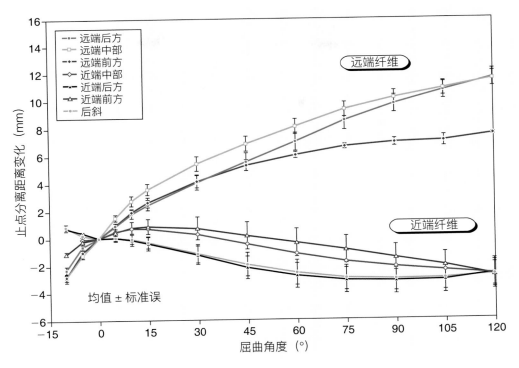

▲ 图 15-32　附着部分离距离的变化（以毫米为单位）是在 **100N 后方载荷下通过渐进式膝关节屈曲来测量的**
远端纤维随屈膝而延长，近端纤维随屈膝而缩短（引自 Saddler SC, Noyes FR, Grood ES, et al. Posterior cruciate
ligament anatomy and length-tension behavior of PCL surface fibers. *Am J Knee Surg*. 1996;9:194-199.）

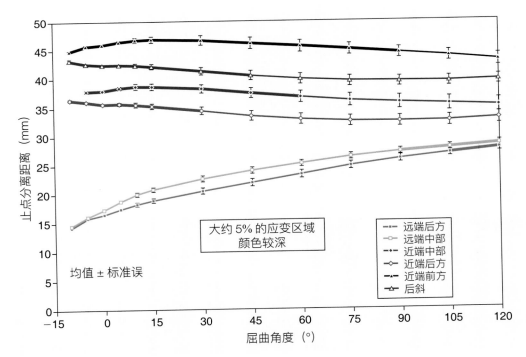

▲ 图 15-33　附着部分离距离曲线的变化已经平移到从测量的每根纤维的绝对长度开始
每条曲线的较暗区域表示每根纤维的 5% 应变。从理论上讲，这代表了每根纤维的膝关节屈曲功能范围。请注意，
该模型预测近端前部纤维将在最长的功能范围内发挥作用（引自 Saddler SC, Noyes FR, Grood ES, et al. Posterior
cruciate ligament anatomy and length-tension behavior of PCL surface fibers. *Am J Knee Surg*. 1996;9:194-199.）

已执行测试	测量
Ⅰ. 膝关节完整（N=12） 　a. 50N 后力 　b. 100N 后力	六度自由膝关节运动学
Ⅱ. PCL 和 MFL 切除（N=12）和Ⅰ一样	和Ⅰ一样
Ⅲ. 单股 PCL 重建 　S₁（N=12） 　S₂（N=7），D（N=5）50N 后向力	六度自由膝关节运动学链条张力
Ⅳ. 双股 PCL 重建 　S₁–S₂（N=7） 　S₁–D（N=5）100N 后向力	六度自由膝关节运动学双股链条张力

▲ 图 15–34　使用六自由度膝关节运动学进行的测试和测量，包括三个旋转（屈曲 / 伸展、内收 / 外展和外部 / 内部）和三个移位（前 / 后、内侧 / 外侧和近侧 / 远侧）

引自 Mannor DA, Shearn JT, Grood ES, et al. Two-bundle posterior cruciate ligament reconstruction. An in vitro analysis of graft placement and tension. *Am J Sports Med*. 2000;28:833–845.

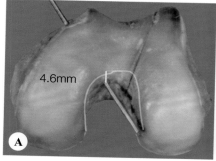
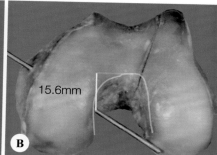
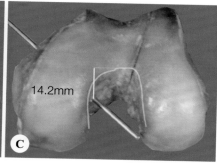

▲ 图 15–35　三个股骨隧道位置的横切面

测量从滑车沟与髁间切迹交汇处向后进行（引自 Mannor DA, Shearn JT, Grood ES, et al. Two-bundle posterior cruciate ligament reconstruction. An in vitro analysis of graft placement and tension. *Am J Sports Med*. 2000;28:833–845.）

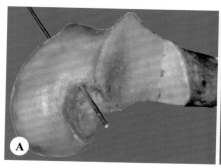
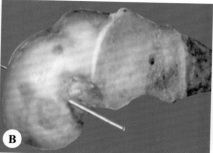
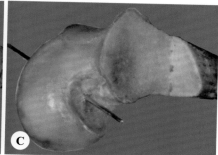

▲ 图 15–36　三个股骨隧道位置的斜视图

引自 Mannor DA, Shearn JT, Grood ES, et al. Two-bundle posterior cruciate ligament reconstruction. An in vitro analysis of graft placement and tension. *Am J Sports Med*. 2000;28:833–845.

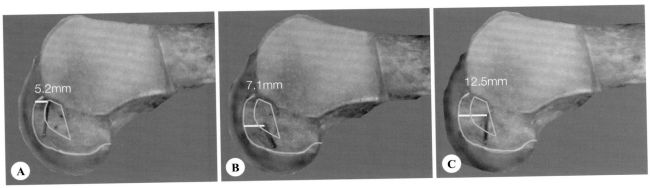

▲ 图 15-37　三个股骨隧道位置的矢状面

引自 Mannor DA, Shearn JT, Grood ES, et al. Two-bundle posterior cruciate ligament reconstruction. An in vitro analysis of graft placement and tension. *Am J Sports Med.* 2000;28:833-845.

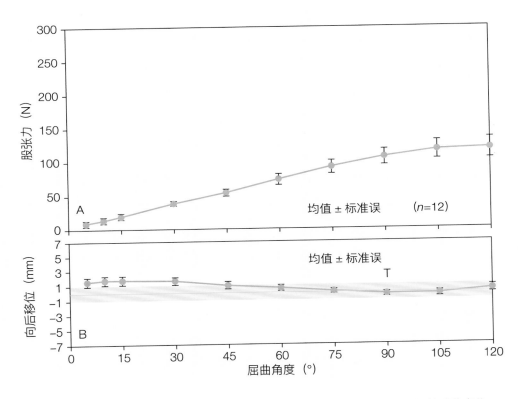

▲ 图 15-38　在后力位 50N 的 S_1 单股重建中，股张力（A）和完整（B）的后移变化

T 表示纤维被牵拉的屈曲角。后移位的阴影区域表示完整膝关节 ±1mm 的移位（引自 Mannor DA, Shearn JT, Grood ES, et al. Two-bundle posterior cruciate ligament reconstruction. An in vitro analysis of graft placement and tension. *Am J Sports Med.* 2000;28:833-845.）

双链 PCL 重建更复杂的行为见图 15-41，在图中两条链都被放置在更远的位置，并以 90° 的角度拉伸。两股均分担应用的荷载。相反，两股结构中一股放在前面，另一股放在更近的地方，导致载荷分担方面的显著差异，两股之间存在相互的载荷关系（图 15-42）。在这两种情况下，后移限制都恢复到正常。

Carson 和他的同事[11] 也报道了类似的结果，他们使用双束（两个股骨隧道）和胫骨嵌体移植物对尸体膝关节进行了体外研究，并测量了前外侧束和后内侧束中的力。当前外侧束放在股骨旋转中心的前面，后内侧束放在股骨旋转中心的后面时，报道了一种相互负担的模式。这些作者建议将前外侧束和后内

415

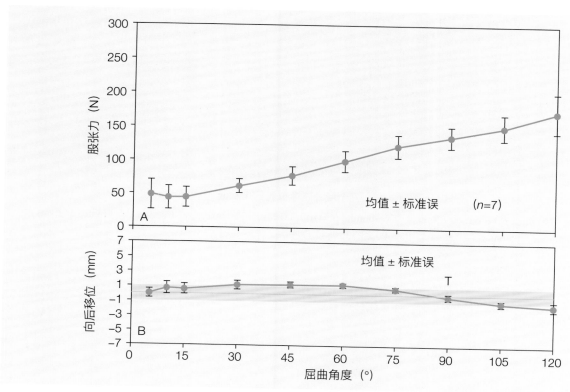

▲ 图 15-39　在后力为 50N 的 S₂ 单股重建术中，股张力（A）和完整（B）后移变化

T 表示纤维被牵拉的屈曲角。后移位的阴影区域表示完整膝关节 ±1mm 的移位（引自 Mannor DA, Shearn JT, Grood ES, et al. Two-bundle posterior cruciate ligament reconstruction. An in vitro analysis of graft placement and tension. *Am J Sports Med.* 2000;28:833-845.）

侧束分别以 90° 和 0° 进行拉伸和固定。

　　为了进一步研究这些发现，对 19 条下肢进行了第四次尸体研究，以确定在不同的双股 PCL 移植物结构中产生的张力[91]。移植束结构的测试条件见图 15-43。进行单股 PCL 重建，并将测量的移植物张力与三种不同的双束、股重建进行比较。单股和双股结构的位置见图 15-44。单股移植物放置在 PCL 股附着部的前 1/3 和中部。在双股 PCL 移植重建中，一股被放置在股前区（AD₂），另一股被放置在 PCL 附着部的远、中或近 1/3 处。对重建的膝关节进行拉伸（使用定制设计的器械空间连接）以恢复完整膝关节的后移至 ±1mm（屈曲 90°，100N 后方载荷）。除近端股被拉紧以承载 20% 载荷和前束被拉紧以承载 80% 外，两股移植物均被拉伸以分担载荷。在膝关节运动过程中，按照前面描述的方法，使用应变式压力传感器直接测量每条移植物束的张力[91]。

　　移植股在 PCL 股骨附着部内的放置与移植股的张力和功能的关系见表 15-6。在图 15-45 中，单股

PCL 移植物的张力在膝关节屈曲时几乎增加了 1 倍。在 100N 的后部载荷下，移植骨的张力达到 200N 以上。这一翻倍的拉伸载荷是施加的后方载荷的数倍，在实验室研究中进行的许多实验都显示了这一点。当膝关节屈曲 90° 时，PCL 从 AP 矢状面抬高约 60°。在这个屈曲位置，PCL 几乎能抵抗所有（95%）施加的后方作用力。在这项研究中，恢复正常后移位限制所需的移植物张力在 230~300N。

　　双链 PCL 重建的移植物束张力见图 15-46 至图 15-48。将第二股移植物置于远端或中段，并能分担后方限制载荷的双股重建术，平均张力和峰值张力均降低（表 15-7）。这代表了两股移植物的最理想排列，特别是当第二股移植物放置在 PCL 附着部的中间 1/3 处时。相反，将第二股移植物束放置在更近的位置会导致两股移植物之间的往复载荷行为，与其他双股结构相比，施加在前移植物股上的载荷更高。

　　本实验中的数据支持先前研究的结论，即 PCL 附着部内从近端到远端方向移植物位置的微小变化

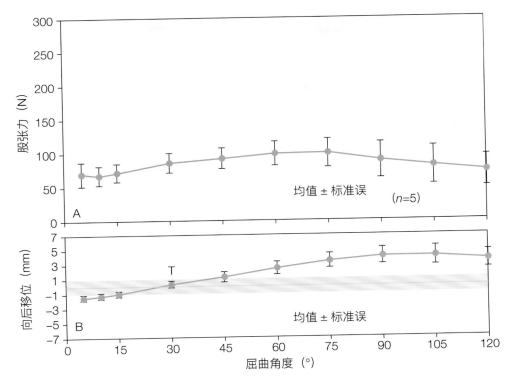

▲ 图 15-40 在后力为 50N 的远端单束重建，股张力（A）和完整（B）的后移变化

T 表示纤维被牵拉的屈曲角。后移位的阴影区域表示完整膝关节 ±1mm 的移位（引自 Mannor DA, Shearn JT, Grood ES, et al. Two-bundle posterior cruciate ligament reconstruction. An in vitro analysis of graft placement and tension. *Am J Sports Med*. 2000;28:833-845. ）

对移植物张力行为有显著影响。本研究的假说是，双股 PCL 重建术之间的载荷分担在长期的移植物功能方面更为理想，可以预防屈膝增加时胫骨后半脱位的发生。此外，载荷分担结构中较低的移植物束的载荷将更好地防止较高载荷下预期发生的有害的移植物延伸。值得注意的是，在实验条件下，所有的双股重建都将后移限制恢复到完整膝关节的 ±1mm 以内，而单链重建导致了 2mm 的轻微过度约束（发生在 30° 屈曲位置）（图 15-49）。

在一项尸体研究中，Petersen 和他的同事[79] 使用自动测试系统检查了双束 PCL 重建的股骨隧道位置的影响。这些作者报道了股骨隧道位置对纤维拉伸行为的显著影响。两个隧道的前位（距股骨关节软骨前外侧 7mm，后内侧 4mm）是推荐的。不建议将隧道放置在更靠后（更深）的位置。一个应该注意的问题是，PCL 重建（膝关节屈曲 90° 时张力为 80N）导致残余的胫骨后移位（膝关节屈曲 90° 时为 7~10mm）。生物力学实验更倾向于收紧移植物直到异常的后平移被消除，而不是任意的移植物张力，

就像在本研究中那样。

Markolf 及其同事[56] 进行了一项尸体研究，其中进行了单束和双束 PCL 重建，以确定放置在后部位置（两个位置，中心和近端 PCL 足迹）的第二条移植物是否在移植物纤维之间的拉伸载荷分担方面提供了优势。放置在后方的移植物提供了对胫骨后移位的抵抗力，在膝关节低屈曲范围内产生了张力，并且比 PCL 重建前测量的正常 PCL 力更大。研究中没有解释的一个问题是，在 100N 胫骨后方载荷下，PCL（作为斜位的主要约束）将发展到接近或大于 100N 施加的后力。在实验结果中，PCL 在 20°~40° 的屈曲范围内只产生了 30~50N 的力，这比预期的要低得多。因此，很难解释这些数据，因为 PCL 和移植物力比预期的要小。

Race 和 Amis[82] 研究了尸体膝关节在载荷条件下前外侧 PCL 束（APCL）和后内侧 PCL 束（PPCL）的不同功能。结果显示，接近膝关节伸展时，韧带约束而不是 PCL 对胫骨后移位有显著的抵抗作用（图 15-50）。随着膝关节屈曲程度的增加，APCL

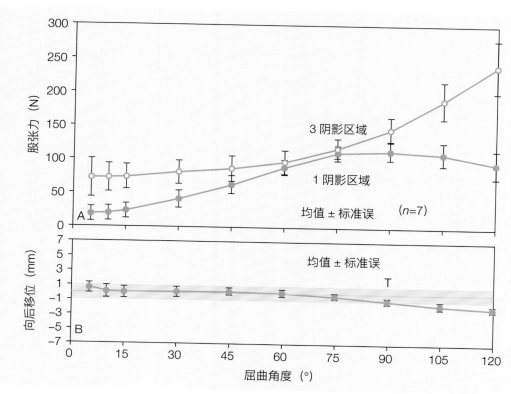

▲ 图 15-41　在后力为 100N 的 S_1-S_2 双链重建中，股张力（A）和完整（B）的后移变化

T 表示纤维被牵的屈曲角。后移位的阴影区域表示完整膝关节 ±1mm 的移位（引自 Mannor DA, Shearn JT, Grood ES, et al. Two-bundle posterior cruciate ligament reconstruction. An in vitro analysis of graft placement and tension. *Am J Sports Med.* 2000;28:833-845.）

和 PPCL 提供后方阻力。这些结果质疑了传统的观念，即 PPCL 提供接近膝关节伸展的后方阻力，因为 PPCL 被放置在几乎垂直于后方载荷的方向。此外，随着膝关节的屈曲，PPCL 定位在更有利的位置，因为在抵抗胫骨后移位方面，PPCL 的垂直度较小。如前所述这些数据支持资深作者的数据[55]。此外，在第 3 章保险杠模型的类比中，手术重建膝关节在低屈曲角时有明显的后方不稳定，意味着损伤了内侧结构和 PLS。

Race 和 Amis[81] 在一项尸体研究中证明，单靠单前外侧束重建并不能防止在高屈曲角度下出现异常的胫骨后移位。Markolf 和他的同事[57] 在尸体研究中评估了单个 PCL 移植物放置在 PCL 股骨足迹内的三个隧道（前、中和后）的效果。他们报道说，如果使用单一的移植物，中心位置为 PCL 提供了最佳的匹配。前外侧和后外侧隧道位置不能控制胫骨后移位，并受到潜在的有害的高作用力。实验设计中的一个问题是，后内侧移植物在膝关节屈曲 90°（其最短位置）时被收紧，因此在膝关节接近伸直时承受非

常高的拉伸载荷。在手术中，重要的是要确定移植物结构的长度变化（屈膝－伸膝时的胫股分离距离），这将在后面讨论。

在一项尸体研究中，Wiley 和同事[114] 检查了单束和双束 PCL 移植物的效果，并报道双束重建具有统计上较低的胫骨后移位。两种移植物结构都被放置在远端 2/3 或更浅的部位。PCL 股骨附着部（避免植入后方或深层移植物），两种移植物均在膝关节屈曲 90° 时张紧。单束 PCL 重建术放置在 PCL 附着部的更近端。

这些研究的初步结论是，大多数移植物结构能够在 PCL 切断后将后移位限制恢复到正常。然而，这种结构是通过在移植物中诱导高张力来做到这一点的，这可能是有害的，并导致移植物的延长和失效。在体外数据适用于体内移植物功能的程度上，外科医生可以选择第二条移植物结构的位置，以引起载荷分担或相互载荷。将两条移植物束放置在中间区域可避免胫股分离和由此产生的移植物张力，这些问题会影响放置在 PCL 附着部外围的移植物。这些

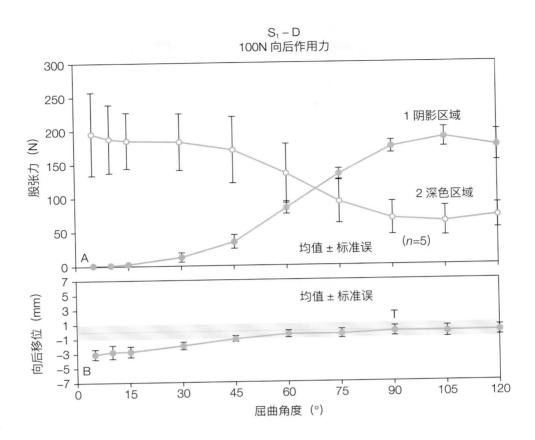

▲ 图 15-42　在后力为 100N 的 S_1–D 双股重建中，股张力（A）和完整（B）的后移变化

T 表示纤维被牵拉的屈曲角。后移位的阴影区域表示完整膝关节 ±1mm 的移位（引自 Mannor DA, Shearn JT, Grood ES, et al. Two-bundle posterior cruciate ligament reconstruction. An in vitro analysis of graft placement and tension. *Am J Sports Med*. 2000;28:833–845.）

测试的配置	测量
I . 完整膝关节（N=14）	屈曲角度，AP 移位
II .PCL 和 MFL 切断（N=14）	和 I 一样
III . 单股 PCL 重建 AD_1（N=5）	屈曲角度，AP 移位，链条张力
IV . 双股 PCL 重建 AD_2–MD（N=5） AD_2–MM（N=5） AD_2–MP（N=4）	和 III 一样

▲ 图 15-43　检测膝关节结构并进行测量

AD_1. 单股前 – 远端；AD_2–MD. 双股前 – 远、中 – 远端；AD_2–MM. 双股前 – 远、中 – 中；AD_2–MP. 双股前 – 远、中 – 近端；MFL. 板股韧带；PCL. 后交叉韧带（引自 Shearn JT, Grood ES, Noyes FR, Levy MS. Two-bundle posterior cruciate ligament reconstruction: How bundle tension depends on femoral placement. *J Bone Joint Surg Am*. 2004;86: 1262–1270.）

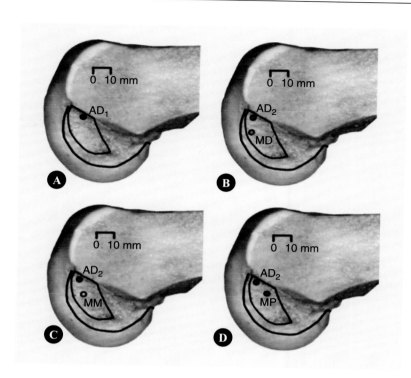

◀ 图 15-44 屈曲 90° 时股骨的矢状面

A. 单股前-远端重建术。AD₁ 附着部距滑车沟 6.7mm，距软骨缘 10.6mm。B. 双股 AD，中-远端重建。AD₂ 附着部距滑车沟 5.2mm，距软骨缘 6.3mm。C. 双股 AD，中-中重建。中-中附着部（MM）距滑车沟 14.8mm，距软骨缘 9.5mm。D. 双股 AD，中-近端重建。中-近端附着部距滑车沟 12.1mm，距软骨缘 13.3mm（引自 Shearn JT, Grood ES, Noyes FR, Levy MS. Two-bundle posterior cruciate ligament reconstruction: how bundle tension depends on femoral placement. *J Bone Joint Surg Am*. 2004;86:1262-1270.）

表 15-6 移植物紧张下的后移位

重建方式	膝关节数量	后移位变化（mm）*	前-远纤维张力（N）	第二条纤维张力（N）	所有纤维张力（N）
单股（前-远）	5	−0.7 ± 0.3	230.3 ± 23	NA	230.3 ± 23
双股（前-远、中-远）	5	−0.1 ± 0.3	123.3 ± 6	152.3 ± 14	275.6 ± 19
双股（前-远、中-中）	5	−0.1 ± 0.4	148.0 ± 12	155.1 ± 15	303.1 ± 22
双股（前-远、中-近）	4	0.6 ± 0.5	246.9 ± 20	40.8 ± 16	287.7 ± 25

数据是屈曲 90°，胫骨近端施加 100N 的后力。这些值是作为均值 ± 标准差给出的
*. 与完整的膝关节相比
NA. 不可获得

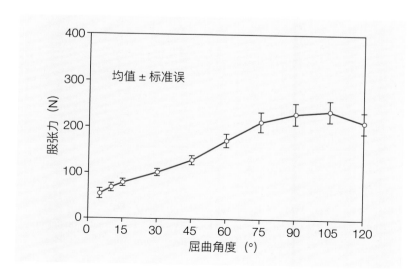

◀ 图 15-45 单股重建的纤维张力

引自 Shearn JT, Grood ES, Noyes FR, Levy MS. Two-bundle posterior cruciate ligament reconstruction: how bundle tension depends on femoral placement. *J Bone Joint Surg Am*. 2004;86:1262-1270.

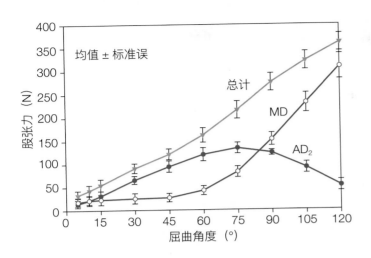

◀ 图 15–46 纤维张力用于前 – 远端、中 – 远端重建

AD₂. 双股前 – 远端；MD. 中 – 远端（引自 Shearn JT, Grood ES, Noyes FR, Levy MS. Two-bundle posterior cruciate ligament reconstruction: how bundle tension depends on femoral placement. *J Bone Joint Surg Am*. 2004;86:1262–1270.）

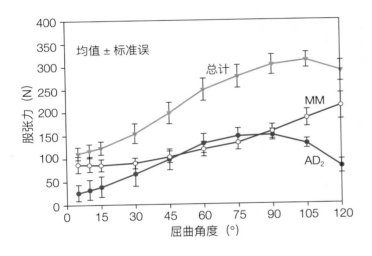

◀ 图 15–47 纤维张力用于前 – 远端、中 – 中段重建

AD₂. 双股前 – 远端；MM. 中 – 中端（引自 Shearn JT, Grood ES, Noyes FR, Levy MS. Two-bundle posterior cruciate ligament reconstruction: how bundle tension depends on femoral placement. *J Bone Joint Surg Am*. 2004;86:1262–1270.）

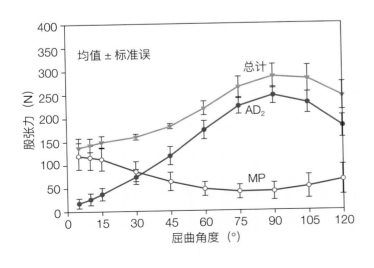

◀ 图 15–48 纤维张力用于前 – 远端、中 – 近端重建

AD₂. 双股前 – 远端；MP. 中 – 近端（引自 Shearn JT, Grood ES, Noyes FR, Levy MS. Two-bundle posterior cruciate ligament reconstruction: how bundle tension depends on femoral placement. *J Bone Joint Surg Am*. 2004;86:1262–1270.）

表 15-7 前束张力

重建方式	平均张力（N）	峰值张力（N）	峰值张力时的角度	倾斜度*（N/30 屈曲度数）
单股（AD）	149.3 ± 11	236.2 ± 23	105°	49.9 ± 4
双股（AD-MD）	74.7 ± 7	133.9 ± 12	75°	18.9 ± 4
双股（AD-MM）	88.6 ± 9	148.0 ± 12	90°	25.7 ± 5
双股（AD-MP）	133.2 ± 14	246.9 ± 20	90°	60.0 ± 6

* 均值 ± 标准差

AD. 前 – 远端；AD-MD. 前 – 远端，中远端；AD-MM. 前 – 远端，中 – 中段；AD-MP. 前 – 远端，中 – 近端

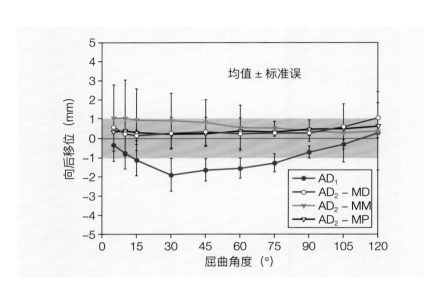

◀ 图 15-49 与完整的膝关节相比，后移位的变化

灰色阴影区域表示在完整膝关节的 ±1mm 范围内的移位。AD$_1$. 单股前 – 远端重建；AD$_2$ – MD. 双股前 – 远、中 – 远端重建；AD$_2$ – MM. 双股前 – 远、中 – 中重建；AD$_2$ – MP. 双股前 – 远、中 – 近端重建（引自 Shearn JT, Grood ES, Noyes FR, Levy MS. Two-bundle posterior cruciate ligament reconstruction: how bundle tension depends on femoral placement. *J Bone Joint Surg Am*. 2004;86:1262-1270.）

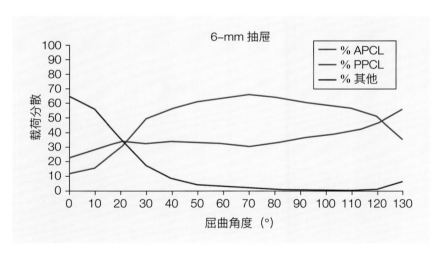

◀ 图 15-50 前外侧后交叉韧带（APCL）、后内侧后交叉韧带（PPCL）及联合其他结构（*n*=9）抵抗后移位对屈曲角的平均贡献率曲线图

引自 Race A, Amis AA. Loading of the two bundles of the posterior cruciate ligament: an analysis of bundle function an A-P drawer. *J Biomech*. 1996;28:873-879.

发现与建议将第二条移植物放置在 PCL 附着部的远端或近端的其他研究相矛盾 [82, 83]。尽管外科医生可能会选择更理想的移植物放置，以实现移植物线条之间的载荷分担，或者选择更理想的单束移植物结构的位点，但数据显示，由于移植物的直径，将会有不对称的移植物载荷，部分移植物在外径处经

历不同于其他部分的伸长和拉伸。这让任何移植物束难以再现 PCL 的复杂微观几何形状，其中随着膝关节的屈曲，不同长度的胶原纤维被带入载荷序列。

目前还没有来自临床研究的数据来确定双束 PCL 移植物在恢复胫骨后移位方面是否比单束 PCL

移植物更成功。在同等载荷分担结构和相互载荷分担（近端移植物）结构下植入的双束 PCL 移植物没有临床数据比较。这些都是今后提高 PCL 重建成功率的重要研究领域。

十一、单股和双股后交叉韧带移植物构件的循环疲劳试验

植入后 PCL 移植物失败有几种可能的机制，设计手术技术和术后康复方案在可能的情况下减少高张力是很重要的。由于 PCL 是胫骨后半脱位的主要约束，任何涉及高屈膝或激活腿肌的活动（下楼梯、走坡道、下蹲）都可能导致有害的移植物拉力 [6, 12, 62, 77]。术后早期，在移植物成熟之前，股四头肌产生足够肌力够抵消这些力量之前，可能会发生移植物延长或失败。所有横跨膝关节的肌肉都参与了增加关节接触力的过程，允许正常的膝关节几何形状降低胫骨的高剪切力（见第 18 章）[12, 59, 68]。当移植物随着膝关节的屈曲或伸展而伸长时，不适当的移植物张紧（在最短的膝关节位置）将产生高张力。胶原纤维与骨隧道的磨损是移植物变薄和断裂的已知原因 [8, 64, 92]。

PCL 植入后的循环疲劳只有很少的研究报道 [8, 64, 92]。循环疲劳的失效机制涉及载荷的不均匀分布。例如，单股移植物放入屈伸膝关节的 PCL 股骨附着部中，会使单个移植物纤维受到不同的收紧和延长。原生 PCL 具有不同的纤维长度，这些长度被引入到载荷轮廓；但是，固定长度的单一直径移植物不能起到原生 PCL 纤维的作用。这意味着，在某些时期，单个纤维将承载大部分施加的载荷，可能会导致过载和移植物纤维延长。已经发表的生物力学研究表明，移植物位置从近端到远端 2~3mm 的改变会导致移植物张力 – 长度关系的显著改变。此外，PCL 移植物在骨植入部位可能会受到成角（弯曲）或扭转力的影响。天然韧带有两个纤维软骨区 [74]，这是由于广泛的区域上弥散的插入力和防止应力集中效应的硬度降低所致。据推测，置入骨隧道的移植物胶原纤维不会重塑以恢复正常的附着部位 [9, 112]，因此应力集中效应总是存在的，特别是在当活动恢复时体内载荷较高的情况下。有证据表明，骨 – 肌腱连接处确实通过 B-PT-B 移植物重塑为正常附着部位 [86]。

在移植 PCL 移植物后的循环疲劳测试研究中，研究人员报道了这种载荷对过早的移植物失效的显著影响。在三项研究中，移植物结构的屈曲角是固定的，并以循环方式施加载荷来测试单束 B-PT-B 移植物 [8, 64, 66]。就理解移植物的循环疲劳特性而言，这种类型的载荷不太理想，因为单一的拉伸载荷不能再现移植物在屈曲 – 伸展运动中所承受的载荷分布。Mehalik [67] 研究了膝关节单股跟腱移植物在屈曲 90° 时的循环行为，并报道在 1000 次循环后，后移位增加了约 1.7mm（后载荷，50N；屈曲极限，105°）。

Markolf 和他的同事 [64] 使用胫骨隧道和胫骨嵌体技术对 B-PT-B 同种异体移植物进行了循环载荷研究。2000 个循环后，嵌体法和隧道法的移植长度分别增加了 5.9mm 和 9.8mm（载荷水平，50~300N）。作者总结说，两种固定技术都能使移植物变薄并增加长度。胫骨隧道内成角移植物较胫骨嵌体移植物有更大的变薄和退化作用。例如，在 2000 个循环之前，31 个移植物中有 10 个（32%）在胫骨附着部的锐角处失败，而所有 31 个胫骨嵌体移植物都在测试过程中保存下来。这些数据表明，对于 PCL 重建，采用隧道或嵌体技术的 10mm 宽的 B-PT-B 移植物替代物可能会导致载荷外形不可接受的移植物延长。然而，循环载荷行为与移植物的其他力学特性之间的关系尚未研究，可能是显著的弃用和老化效应导致延长率增加或过早失效。

Bergfeld 和他的同事 [8] 在尸体上比较了胫骨隧道移植技术和胫骨嵌体移植技术，该技术使用了 10mm 的中央第三个 B-PT-B 移植物。两种重建均将后方移位限制恢复到 2mm 以内（150N 载荷）。在股骨部位的 PCL 移植物上施加 89N 的拉伸载荷。72 个周期后（0°~90°），两种重建的"松弛"均因移植物伸长而增加，在胫骨隧道出口处可见移植物变薄，但在胫骨嵌体组中未见。作者承认，张力条件可能会使嵌体组中的膝关节被过度约束。

在我们实验室完成的一项研究中 [92]，报道了使用尸体膝关节在 100N 后方载荷下 5°~120° 循环，PCL B-PT-B 移植物的循环行为。实验的条件已经描述过了，图 15-43 显示了所使用的四种移植物结构。正常 PCL 在循环载荷下的行为见图 15-51，其中，在 2048 次循环时，载荷下的后移增量小于 1mm。表 15-8 显示了四种 PCL 重建技术 2.5mm 后移位的回复。所有的移植物结构对循环载荷都表现出明显

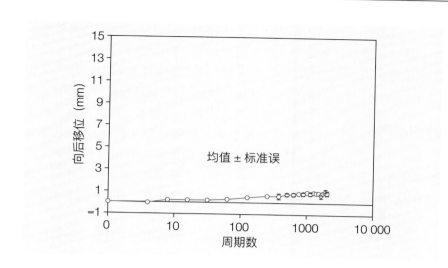

▲ 图 15-51　对于完整的膝关节，在 90° 屈曲的循环疲劳试验中，后移位增加（循环次数为 384、640、896、1152、1408、1664、1920 次；*n*=8；其他循环次数，*n*=12）

引自 Shearn JT, Grood ES, Noyes FR, Levy MS. One and two-strand posterior cruciate ligament reconstructions: cyclic fatigue testing. *J Orthop Research.* 2005;23:958-963.

表 15-8　重建膝关节的周期性数据

重建方式	数　量	到 2.5mm 的循环次数	恢复 2.5mm 的后移位概率*	到 7.5mm 的循环次数	恢复 7.5mm 的后移位概率*
AD₁	4†	137 ± 44	2.3 ± 0.7	267 ± 52	2.5 ± 0.4
AD₂ – MD	4	171 ± 15	1.5 ± 0.2	347 ± 63	2.1 ± 0.5
AD₂ – MM	4†	158 ± 21	1.5 ± 0.1	694 ± 188	1.2 ± 0.3
AD₂ – MP	4‡	80 ± 10	3.1 ± 0.5	176 ± 14	4.0 ± 0.4

*. 均值 ± 标准差，单位为毫米 /100 周期

†. 排除在 7.5mm 组之外的样本

‡. 排除在 2.5mm 组之外的标本

AD₁. 单股前 – 远端；AD₂ – MD. 双股前 – 远端，中 – 远端；AD₂ – MM. 双股前 – 远端，中 – 中端；AD₂ – MP. 双股前 – 远端，中 – 近端

的敏感性。后移位 7.5mm 的回复在周期数上也较低。只有一条前移植物束和另一条移植物束置于中间构型的双束结构显示移植物失败的周期数增加了 2～3 倍（图 15-52）。即便如此，除非采取适当的措施限制屈伸循环或最大 120°，否则在康复的前 2 周内就会达到失败的循环次数。结果显示，76% 的移植物在股骨附着区或其附近失败（19/25），其中 20%（5/25）位于中位移植物，4%（1/25）位于胫骨附着部（*P*<0.001）。

Hiraga 和他的同事[40] 报道了在尸体膝关节上对四种类型的 PCL 重建的循环载荷测试结果。膝关节在 0～100N 循环 1000 次。胫骨后移位的增加归因于移植物的滑动和（或）移植物结构的永久延长。膝关节的位置为屈曲 90°，循环载荷包括重复的 AP 位移。这与 Shearn 和他的同事[92] 的研究形成了鲜明对比，其中，膝关节在 0°～120° 的屈曲之间循环。重要的

是，要了解循环载荷技术的不同，因为在后方载荷和膝关节屈伸下的循环载荷在诱导移植物延长或失败方面比单向载荷更有害。Hiraga 和他的同事[40] 报道，在降低到 100N 的载荷下，没有移植物失败；然而，在所有重建组中，仅 100 个循环后胫骨后方移位都有增加。使用 EndoButton（Smith&Nephew）固定的 STG 移植物增加幅度最大，低于使用挤压螺钉和 EndoPearl 装置（ConMed Linvatec）固定的 STG 移植物。在 B-PT-B 胫骨隧道和 B-PT-B 胫骨嵌体重建之间没有差异，据报道，隧道和嵌体移植物的残余后移位增加了约 3mm。

这些体外结果在一定程度上适用于体内 PCL 移植物，这些数据表明在术后初期有可能需要保护 PCL 移植物。体外数据代表了 PCL 移植物最糟糕的情况，因为 PCL 结构被载荷到 100N，膝关节最大屈曲 120°，预计会导致已经报道的 200～300N 的移植

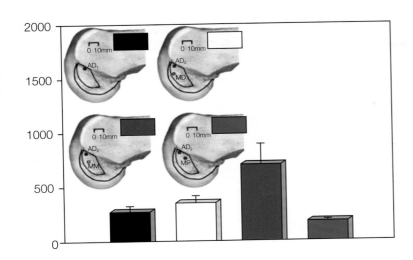

◀ 图 15-52　与 7.5mm 后移位增加相对应的周期数

AD_1. 单股前 - 远端；AD_2. 双股前 - 远端；MM. 中 - 中端；MD. 中 - 远端；MP. 中 - 近端（引自 Shearn JT, Grood ES, Noyes FR, Levy MS. One and two-strand posterior cruciate ligament reconstructions: cyclic fatigue testing. *J Orthop Research.* 2005;23:958-963.）

物拉伸载荷。此外，与体内使用的更大直径的移植物相比，使用了 5mm 的 B-PT-B 移植物，这无疑需要更多的周期才能最终失败。对于这些变量的影响，体内外生物力学和临床数据不足，无法科学构建合理的治疗方案。我们强调，外科医生需要根据术后治疗康复方案选择经验性规则。

关键点：单股和双股后交叉韧带移植物的循环疲劳试验

- 设计减少高张力的手术方法和术后康复方案
- 膝关节高屈曲度活动，腿部肌腱激活（下楼梯、走坡道、下蹲）会产生有害的移植物拉力
- 在术后早期，在足够的股四头肌肌力能够抵抗力之前，可能会发生移植物延长或失败
- 固定长度的单直径移植物起不到原生 PCL 的作用
- 移植物位置从近端到远端仅几毫米的改变会导致移植物张力 - 长度关系的显著变化
- PCL 移植物的循环疲劳测试显示出显著的效果，在几百次屈膝循环后，移植物过早失效
- 所有移植物结构对循环载荷都表现出明显的敏感性
- 只有双股结构（一股前股，一股中央股）时移植失败的周期数增加了 2～3 倍
- 除非采取适当措施限制后移位载荷和屈伸周期数，否则在康复的前 2 周将达到失败的周期数
- 体外数据表明，需要在方案中加入措施，以保护术后早期的 PCL 移植物

第 16 章　后交叉韧带损伤：
诊断、手术技术和临床结果
Posterior Cruciate Ligament Injuries: Diagnosis, Operative Techniques, and Clinical Outcomes

Frank R. Noyes　Sue D. Barber-Westin　著

管　豫　白晓伟　译

一、适应证

后交叉韧带（PCL）完全断裂占普通人群中所有膝关节韧带损伤的 2%～3%[131, 213]。然而据报道，PCL 断裂的发生率在所有急性膝关节韧带损伤的 1%～44%[192]。这些损伤可分为低速损伤，如在运动中与另一球员接触而发生的损伤，或高速损伤，如机动车事故中的仪表盘损伤。运动员 PCL 断裂的机制通常是屈膝且足部跖屈时摔倒或膝关节过度屈曲[192, 235]。高速度的损伤经常涉及脱臼和多条韧带断裂，需要立即进行治疗。与交通事故有关的损伤，似乎比与运动有关的损伤在应力放射学上产生的胫骨后移值更大[193]。在本章中，详细描述了不同类型的 PCL 重建技术，以便外科医生选择最适合特定膝关节损伤的手术。此外，还讨论了急性 PCL 断裂的初步诊断和处理。

对 PCL 完全断裂的正确处理需要对解剖学、诊断、外科修复和康复概念有全面的了解。由于手术在完全恢复膝关节稳定性方面的局限性，以及在长期症状、功能限制和关节炎风险方面的自然史尚未明确，单纯 PCL 断裂治疗的某些方面是有争议的。尽管一些（包含大比例的 PCL 部分缺失患者的）研究报道过患者在非手术治疗时表现良好[177, 199, 200]，其他调查指出了受伤后显著的症状及功能限制。由于关节压力的增加和胫髌骨运动学的改变，许多 PCL 完全断裂的膝关节随着时间的推移出现关节软骨退化，通常发生在股骨内侧髁和髌骨表面[32, 60, 61, 64, 65, 73, 79, 106, 121, 172, 212, 217, 218, 222]。由于内侧半月板功能丧失且关节接触应力增加，在 PCL 断裂后，后侧胫骨的半脱位和活动对膝关节有

类似于切除了内侧半月板的消极影响。由于外侧半月板保留了承重功能，因此对胫骨股骨外侧区的消极影响较小。后侧胫骨的半脱位与负重活动导致正常关节运动功能的丧失[64, 218]，以及胫骨外旋与关节载荷的耦合。因此，PCL 断裂预计会对丧失内侧半月板的膝关节产生更有害的影响，尤其是对于希望恢复剧烈运动的大体格运动员来说。所有这些因素单独或共同造成了胫股内侧的巨大载荷及关节恶化的风险。

> **关键点：适应证**
>
> - 损伤机制，低速与高速
> - 完全性 PCL 断裂通常与其他韧带损伤有关
> - 孤立性 PCL 断裂代表严重损伤，功能恶化的机会，随着时间的推移，可能出现功能恶化及关节炎
> - 慢性孤立性完全性 PCL 断裂的适应证：疼痛和不稳定伴有田径或其他活动后肿胀，胫骨向后移位增加≥10mm（90° 屈曲）
> - 慢性膝关节的 PCL 重建结果不如关节炎，症状持续存在

膝关节处慢性孤立性 PCL 完全断裂的手术指征是疼痛和运动或其他活动时膝关节的不稳定、肿胀，以及屈曲 90° 时胫骨后移增加 10mm 或更多（图 16-1）。PCL 重建最常用于因前交叉韧带、内侧副韧带（见第 19 章）或后外侧结构（见第 17 章）的其他韧带损伤而导致严重不稳定的脱位膝关节。急性孤立性 PCL 断裂的手术指征在后面的章节中讨论。

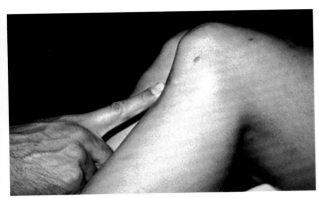

▲ 图 16-1　膝关节慢性后交叉韧带缺失时，严重的胫骨后移，正常的胫股关节前侧凸起消失

如果出现有症状的半月板断裂或早期髌股关节或胫股关节软骨损伤，建议尽早进行 PCL 重建，目的是减少关节的长期恶化。慢性断裂的膝关节进行 PCL 重建的结果不如因急性损伤进行重建的效果好。这是因为慢性断裂的患者经常出现关节恶化带来的疼痛和肿胀，即使重建后膝关节的稳定性得到改善，这种情况往往会持续存在。

二、禁忌证

PCL 重建的禁忌证包括急性部分断裂和完全孤立性断裂，通过非手术治疗可以愈合并恢复部分功能。晚期有症状的髌股关节或胫股关节的关节炎为常见的禁忌证之一。不幸的是，许多慢性 PCL 缺失的患者都出现了严重的相关关节炎。区分关节不稳定症状和症状性关节炎是很重要的，在这种情况下，韧带重建几乎不会带来任何好处。

患有慢性 PCL 断裂、外翻成角和早期胫骨股内侧关节炎的患者，或外侧关节开放度增加和相关的后外侧功能不全的患者，在 PCL 重建前需要进行胫骨高位截骨术。

膝关节脱位需要初步观察，血管评估（踝臂指数），可能的动脉造影、早期保护运动范围，以及在 PCL 重建前进行康复治疗以恢复肌肉功能。我们不鼓励使用外固定器来初步稳定膝关节，因为使用这些装置经常导致关节纤维化和针道感染，限制了韧带重建的能力。重要的是用侧位 X 线片记录胫骨 - 股骨的缩小情况，并且不存在残余的后方脱位。

此外，有严重肌肉萎缩、膝关节运动丧失或步态异常过伸的慢性 PCL 缺失患者，在重建前需要大量的康复和步态再训练（见第 29 章）[165]。

一组特定的病态肥胖患者在极小的创伤下遭受严重的膝关节脱位。保护性肌肉功能的缺乏和不正常的体重给韧带重建带来了过大的拉伸载荷，预计后交叉韧带重建的失败率很高。这些患者的首选治疗是短期石膏固定（有时是外固定）以使软组织愈合，然后进行康复治疗以恢复肌肉功能和膝关节活动。只有在特殊情况下才需要对这些患者进行（急性或慢性）手术修复，但在适当减轻体重后应考虑进行手术重建。

> **关键点：禁忌证**
>
> - 急性部分的 PCL 断裂和完全孤立性 PCL 断裂会愈合并恢复部分功能
> - 晚期有症状的髌股或胫股关节炎
> - 膝内翻成角的早期内侧胫股关节炎；在 PCL 重建前需要进行截骨
> - 膝关节脱位：在 PCL 重建前进行血管评估，保护膝关节活动范围，并恢复肌肉功能
> - 膝关节活动障碍；股四头肌无力；过伸步态异常；需要在 PCL 重建前进行大量的康复和步态再训练

三、后交叉韧带的解剖学

PCL 附着在胫骨关节内上表面后方的凹陷处，并在 ACL 后面的前内侧走向股骨内侧髁的外侧表面（图 16-2）（见第 2 章）。Anderson 及其同事[9] 的插图显示了 PCL 的前部（图 16-3）和后部（图 16-4），以及其插入的特征。PCL 的平均长度为 38mm，平均宽度为 13mm（表 16-1）[63, 220]。PCL 的横截面积是可变的，从胫骨到股骨插入处的横截面积增加[76]。它在股骨起源处比 ACL 大 50%，在胫骨插入处比 ACL 大 20%。

在股骨和胫骨的连接部位及 PCL 的表面已经发现了游离的神经末梢和机械感受器[96, 191]。机械刺激感受器类似于高尔基肌腱器官，被认为在膝关节有本体感觉功能[98]。

在对尸体膝关节的 PCL 进行的组织学研究中，Katonis 和同事[96] 报道了与 ACL 相似的神经支配。具体来说，PCL 包含 I 型或 Ruffini 小体，对压力变化的阈值较慢，II 型（Vater-Pacini）小体作用较快，IV 型（自由神经末梢）小体负责接收疼痛。机械感受器位于每个韧带的骨质附着处和 PCL 的表面。

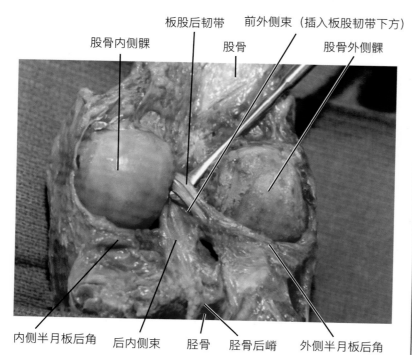

股骨内侧髁　　板股后韧带　　前外侧束（插入板股韧带下方）
　　　　　　　　　　　股骨　　　　股骨外侧髁

内侧半月板后角　　后内侧束　　胫骨　　胫骨后嵴　　外侧半月板后角

▲ 图 16-2　后交叉韧带股骨和胫骨附着处，注意凸出的板股后韧带和宽大的胫骨后附着部

关键点：后交叉韧带的解剖学

- PCL 起源于胫骨关节内上表面后方的陷窝，向前内侧走行于 ACL 后方，止于股骨内侧髁的外表面
- 包含 I 型、II 型和IV型机械感受器
- 91% 的膝关节至少有一条半月板股骨韧带
- PCL 复杂的解剖结构由长度和止点特征均不同的纤维连续组成
- PCL 止点从髁间窝的高点延伸向下（11:30—5:00，右膝）
- PCL 止点前部距离关节软骨边缘不足 2~3mm
- PCL 后 1/3 距离关节边缘 5mm
- PCL 近侧边缘呈直形或椭圆形，止点沿其后部的宽度方向呈锥形
- 可使用三分法描述 PCL 股骨止点，将其分为近端 – 中间 – 远端 1/3（在股骨窝中由深至浅），以及前部 – 中间 – 后部 1/3
- 股骨附着部位置对移植物的张力、重建后恢复后方稳定性的能力影响极大。PCL 纤维随着膝关节屈曲，从近端到远端发生长度变化，进而发挥作用

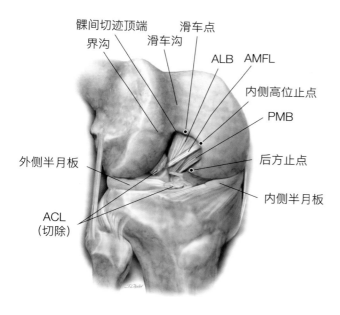

髁间切迹顶端　　滑车点
界沟　　滑车沟
　　　　　　ALB　AMFL
　　　　　　　内侧高位止点
　　　　　　　PMB
外侧半月板
　　　　　　　后方止点
ACL
（切除）　　　内侧半月板

▲ 图 16-3　右膝关节屈曲至 90° 的前视图，后交叉韧带完好，显示了股骨髁间切迹软骨边缘的特征形态

图示还显示了滑车、内弓、后点，以及髁间切迹顶点和滑车沟。ACL. 前交叉韧带；ALB. 前外侧束；AMFL. 板股前韧带；PMB. 后内侧束（改编自 Anderson CJ, Ziegler CG, Wijdicks CA, Engebretsen L, LaPrade RF. Arthroscopically pertinent anatomy of the anterolateral and posteromedial bundles of the posterior cruciate ligament. *J Bone Joint Surg Am.* 2012;94:1936-1945.）

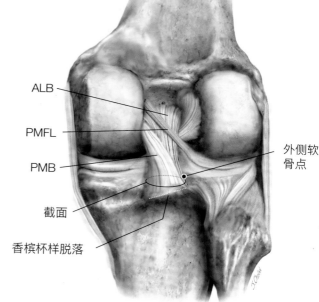

ALB
PMFL
PMB
　　　　　　外侧软骨点
截面
香槟杯样脱落

▲ 图 16-4　后交叉韧带完整的右膝后侧示意

示意图显示了纤维方向。ALB. 前外侧束；PMB. 后内侧束；PMFL. 板股后韧带（改编自 Anderson CJ, Ziegler CG, Wijdicks CA, Engebretsen L, LaPrade RF. Arthroscopically pertinent anatomy of the anterolateral and posteromedial bundles of the posterior cruciate ligament. *J Bone Joint Surg Am.* 2012;94:1936-1945.）

表 16-1　后交叉韧带解剖相关研究

研究者	方法	样本数量	后交叉韧带足迹、附着部止点	解剖标志	结论
Narvy 等[149]（2014）	尸体和放射学研究的系统回顾；10 年		放射学参数：ALB 中心距离股骨前表面 40%，PLB 中心距离股骨前表面 56%。尸体资料：ALB 中心距软骨边缘 8mm（27.5%），PLB 中心距前关节面 11.9mm（42.5%）	Blumensaat 线，关节软骨表面，内侧髁间嵴	回顾 38 项关于 PCL 股骨止点解剖学的研究
Hatsushika 等[77]（2013）	ALB 和 PMB 分离成约 20 个小束（直径 1mm），附着位保留；照片、插图	$n=12$，年龄未知	股骨附着模式相似；每个小束在伸展时平行地向胫骨附着，在屈曲时互相交叉。胫骨附属体呈抛物线型和横线型	NA	首次研究描述了胫骨中 ALB 和 PMB 附着的两种模式
Van Hoof 等[21]（2013）	CT 图像三维模型；给出了最佳拟合圆柱和中心轴的概念；插图	$n=9$，66—97 岁	平均足印面积：胫骨 189.1mm²，股骨 293.3mm²。骨髓道平均最佳匹配直径 10.5mm。胫骨止点平均覆盖率 76.5%，股骨止点平均覆盖率 46.5%	NA	研究证实胫骨和股骨足印存在较大差异。最合适的 10mm 隧道只覆盖 50% 的股骨止点，股骨侧解剖不考虑单束 PCL
Westermann 等[231]（2013）	CT 图像三维模型；插图	$n=7$，年龄未知	股骨止点：中心从前面到后整个股骨内侧髁的 38%，在正常侧视图上平行于 Blumensaat 线，在正常止点视图上平行于切迹顶部髁突高度 25%	NA	为将研究使用先进成像技术进行 PCL 植入的研究提供测量标准。不适用于定位 ALB 或 PMB
Johannsen 等[89]（2013）	正位 X 线片，附着中心用不透光球标记，附着区域用硫酸钡标记；插图	$n=20$，21—59 岁	侧视图：ALB 中心位于股骨髁前皮质线后近 17.4mm，PMB 中心位于股骨髁前皮质线后近 23.9mm。ALB 胫骨中心位于胫骨后近端 8.4mm，PMB 中心位于胫骨后近端 2.5mm，PCL 中心位于胫骨后近端香槟杯样脱落处 5.5mm	侧位片：Blumensaat 线和关节前皮质线，胫骨近端香槟杯样脱落	最重要的发现是侧位片。测量 Blumensaat 线和附着中心量 PCL 附着中心脱落。测量未包含尺寸含百分比分比。影像学标志不同于关节镜下的软骨标志
Anderson 等[9]（2012）	用于勾画结构轮廓，测量纤维束中心与解剖标志之间距离的电磁跟踪系统；照片、插图、关节镜视图	$n=20$，21—49 岁	股骨附着部：平均面积 PCL192mm²，ALB 112mm²，PMB 60mm²，AMFL35mm²，PMFL31mm²，PCL 面。胫骨附着部：平均面积 PCL，219mm²，PCL 面积 291mm²，ALB 88mm²，PMB105mm²	胫骨：外侧平台关节软骨，内侧半月板附着，分离前外侧和后内侧束的骨嵴	用了两个股骨隧道，一个胫骨隧道。股骨 AL 隧道中心应根据香槟牛点，内侧点和内侧分支发起进行三角剖分。远端边缘应放置在关节软骨附近。股骨 PM 隧道应从后点和内弓点等距，刚好含于内髁的远端（中心距关节软骨边缘平均 8.6mm），位于 PCL 关节前束前上方，胫骨隧道中心位于束脊前内侧，距关节前束平均 8.6mm（中心距关节软骨边缘平均 9.8mm），距内侧沟 5mm

（续表）

研究者	方 法	样本数量	后交叉韧带足迹、附着部止点	解剖标志	结 论
Osti 等[173]（2012）	高分辨率数字图像，两个网格系统（16 个矩形区域），AP 和侧位 X 线片	$n=15$，（82 ± 8）年	PCL 胫骨足迹中外侧 10.37mm，上下 9.58mm。ALB 长度 31.79mm，股足迹中外侧 7.85mm，前后 8.51mm，上下 8.56mm。PMB 长度 32.42mm，股骨足迹中外侧 6.84mm，前后 8.82mm，上下 8.83mm	软骨边缘、髁间顶、股骨内侧髁用于两种测量网格系统	为关节镜视图和 X 线图像提供股骨测量网格系统
Greiner 等[66]（2011）	CT，用塑料标记的插入物；照片，CT 图像，插图	$n=10$，60—85 岁	股骨插入平均表面积 232mm²。胫骨止点呈梯形，平均表面积 154.8mm²	股骨插入中心距切口顶部平均距离 8.9mm；前关节软骨表面 18.7mm。胫骨止点位于脊柱后表面胫骨后缘 9.1mm 处，低于关节软骨平面 1.6mm	研究证实了股骨和胫骨特定 CT 标记的附着部
Lee 等[117]（2010）	胫骨足迹的四个角用钻头标记，每个角以 1cm 的间隔在后皮质与胫骨隧道对齐处插入螺钉。正位和横向 X 线，CT 片	$n=10$，34—61 岁	胫骨从正位 X 线片上的关节线插入，到 PCL 近端（5.9 ± 1.1）mm，到 PCL 远端（17.4 ± 2.4）mm。胫骨在侧位 X 线片上从关节线插入的平均位置，到 PCL 近端有（2.2 ± 1.2）mm，到 PCL 远端有（12.3 ± 1.5）mm	PCL 切面与定位钉的影像学标志一致。侧位 X 线片上 PCL 从关节线插入胫骨平均位置高于正位 X 线片。识别到后髁间窝与胫骨隧道。PCL 插入髁后 48% 的区域直至后皮质	侧位 X 线片上 PCL 从关节线插入胫骨的平均位置高于正位 X 线片，识别到后髁间窝和后皮质与胫骨隧道对齐
Jeong 等[88]（2010）	基于三维 CT 的膝关节模型。股骨附着分为四段。胫骨附着分为六段；24 个虚拟 PCL 包；插图	$n=10$ 名活体受试者，双膝健康，扫描 0°，90°，135°	在 0° 和 90° 时，长度变化最小的束是 PMB 插入股骨后段和胫骨远段。与其他胫股骨附着点相比，变化没有什么不同		任何模拟的 PCL 束中都没有等轴测。识别后康复期间高屈曲。避免术后康复期间高屈曲
Tajima 等[214]（2009）	宏观观察，三维激光摄影；照片，插图	$n=21$，42—93 岁	PCL 胫骨附着部平均面积 243.9mm²，AL 附着部平均面积 93mm²，PM 附着部平均面积 150.8mm²	髁间后骨：ALB 附着于上外侧（斜面），PMB 附着于下内侧（斜面）。在 AL 和 PM 斜率之间观察到 >10° 的变化	胫骨插入复合体，AL 和 PM 的插入部位位于不同平面上，形状和位置一致

（续表）

研究者	方　法	样本数量	后交叉韧带足迹、附着部止点	解剖标志	结　论
Lopes 等[127]（2008）	宏观观察，三维激光照片；照片，插图	n=20，57—93岁	PCL 股骨止点平均面积 209mm²，平均 ALB 118mm²，PMB 90mm²。AL 中心(7±2)mm(10:20方向)，PM 中心距关节软骨（10±3）mm（8:30方向）	股骨止点：近端常见骨突起（内侧髁间嵴）。一些膝关节 ALB 和 PMB 之间有小的骨性突起	股骨止点通常存在内侧髁间嵴
Moorman 等[147]（2008）	观察，组织学，X线检查	n=14 岁，年龄未知	平均 PCL 胫骨插入 AP（15.6±1.1）mm。胫骨中心插入后皮质平均为7mm。大部分纤维插入 PCL 小关节后半部	PCL 截面	PCL 中心的隧道位置可沿 PCL 小平面测量，在真实侧位 X 线片上可见
Edwards 等[47]（2007）	观察，高分辨率数码照片；插图	n=39，60—80岁	胫骨附着部占据髁间后窝。平行股骨长轴：AL 9:00—12:00方向（中心，10:20）；(7±2) mm 距软骨边缘（范围为4～12mm）。PMB7:30—10:30方向（中心，8:30），距软骨边缘（10±3）mm（范围为6～19mm）	髁间后窝，Blumensaat 线，关节软骨边缘	胫骨附着部保持在髁间后窝的形态。需要一个以上的测量系统测量股骨附着

ALB. 前外侧束；CT. 计算机断层扫描；AMFL. 板股前韧带；PMFL. 板股后韧带；NA. 不可用；PCL. 后交叉韧带；PMB. 后内侧束

板股韧带（MFL）与 PCL 的距离很近。它们起自于外侧半月板的后角，并在股骨内侧髁上的 PCL 止点附近附着[76]。板股前韧带（Humphrey 韧带）位于 PCL 的前方，板股后韧带（Wrisberg 韧带）在 PCL 后方斜向走行。通常情况下，板股前韧带与股骨髁内侧的 PCL 纤维附着处相互交接（图 16-5）[144]。91% 的膝关节中至少有一条板股韧带，在年轻人中 50% 的膝关节中可能有两条韧带[72, 76, 144]。第 23 章将

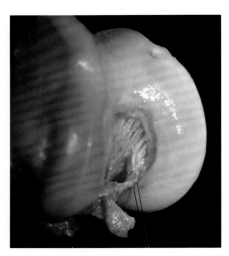

▲ 图 16-5 板股前韧带（**Humphrey** 韧带）附着在股骨与后交叉韧带远端纤维间

引自 Mejia EA, Noyes FR, Grood ES. Posterior cruciate ligament femoral insertion site characteristics. Importance for reconstructive procedures. *Am J Sports Med*. 2002;30:643-651.

详细讨论半月板 - 股骨韧带的生物力学功能。

传统上将 PCL 分为独立的前外侧束（anterolateral bundle，ALB）和后内侧束（posteromedial bundle，PMB）的做法过度简化了 PCL 纤维的功能。PCL 是一个复杂的解剖结构，由不同长度和附着特性的连续纤维组成。抵抗胫骨后移（膝关节屈曲）的纤维的长度 - 张力行为主要由股骨附着区控制[40, 55, 69, 132, 133, 189, 197, 203]。远端纤维随膝关节屈曲的增加而延长，近端纤维随膝关节屈曲而缩短[144, 189]。对 PCL 长度 - 张力行为的详细描述见第 15 章。

对 PCL 股骨附着部的解剖结构进行了广泛的研究（表 16-1）[144, 189]。膝关节之间的连接形状存在差异，从常见的椭圆形到更圆、更厚的形状（图 16-6）[144]。人们提出了不同的测量系统来描述股骨附着部。最常见的方法是使用时钟参考位置（图 16-7），测量线与关节软骨边缘垂直，测量线与股骨轴平行（图 16-8）。钟点法是一个一般性的指导，准确性不高；因此，应查看整个 PCL 的足迹以及与其他结构的关系描述。

一般来说，PCL 附着部从切口的高处（右膝 11:30—5:00 位置）沿股骨髁内侧切口延伸。PCL 附着的前部在关节软骨边缘的 2～3mm 范围内，逐渐向凹槽深处退去，直到在 5:00 位置，后部 1/3 距离关节边缘 5mm。因此，PCL 股骨附着部的远端边界并不像其他人[63, 219]报道的那样与关节边缘平行，而是离软骨边缘最远的后部。

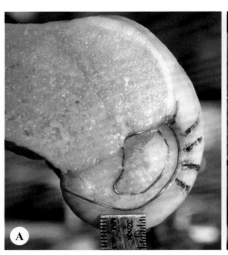
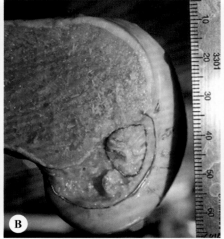
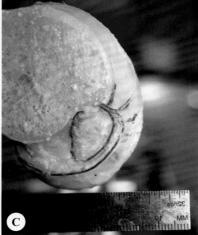

▲ 图 16-6 不同后交叉韧带（PCL）插入部位的侧视

在从椭圆形到椭圆形 PCL 轮廓样本中发现了变化。注意 PCL 足迹的前后和近端到远端尺寸的差异。PCL 外表轮廓最常见的形状是椭圆形。A. 注意纤维近端插入髁间顶，PCL 的止点前后的尺寸较小；B. 注意凸出的板股后韧带；C. 椭圆形的 PCL 附着部从近端至远端的宽度较大（引自 Mejia EA, Noyes FR, Grood ES. Posterior cruciate ligament femoral insertion site characteristics. Importance for reconstructive procedures. *Am J Sports Med*. 2002;30:643-651.）

PCL 股骨附着部的远端和近端测量值见表 16-2，测量值因所选方法的不同而不同。PCL 的近端边缘通常是直的或部分是椭圆形的，附着的宽度沿其后部逐渐变细。

平行于髁间顶的 PCL 附着处测量值见表 16-3。从髁间顶延伸出来的径向测量线的长度见表 16-4。这种方法提供了一种测量 PCL 中段和下段的方法，并提供

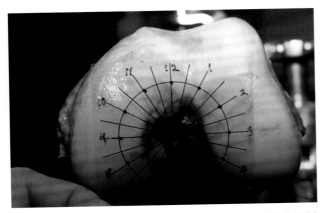

▲ 图 16-7　在膝关节屈曲 90° 时，从透明醋酸胶片上投射到股骨内侧髁上的钟形标记

引自 Mejia EA, Noyes FR, Grood ES. Posterior cruciate ligament femoral insertion site characteristics. Importance for reconstructive procedures. *Am J Sports Med.* 2002;30:643-651.

了从最低软骨边缘到 PCL 附着部最后部的距离信息。

使用垂直于软骨边缘的测量线是描述 PCL 远端附着部的首选方法（图 16-8）。这个系统的缺点是 12:00 方向和通常 1:00 方向的测量不能与股骨轴平行，而必须与软骨垂直（图 16-9）。

因此，需要一个以上的测量系统来描述 PCL 股骨起源的前部、中部和后部部分。在切口中间的钟面中心位置很难确定，但对于确定绘制 PCL 股骨附着部所需的地标至关重要。这个位置应该在膝关节屈曲 90° 的情况下确定。理想情况下，需要对矢状位、前后位和切口进行描述，以在解剖学上代表整个 PCL 的附着处。

清楚了解原生 PCL 的解剖结构对于确定韧带的哪一部分将被重建至关重要。术语"高"、"低"、"浅"和"深"只是一般的描述词。因为在 PCL 重建过程中，关于股骨移植隧道的位置可能会有相当大的混淆，PCL 股骨附着的描述是使用三分法（图 16-10）来定义近端 – 中端 – 远端的三分法（在股骨切迹中从深到浅），以及前 – 中 - 后端的三分法（从高到低），在矢状面有一小部分正斜面[144, 151]。这为确定移植股的隧道位置提供了一个网格，并且是资深专家（F.R.N.）的首选。

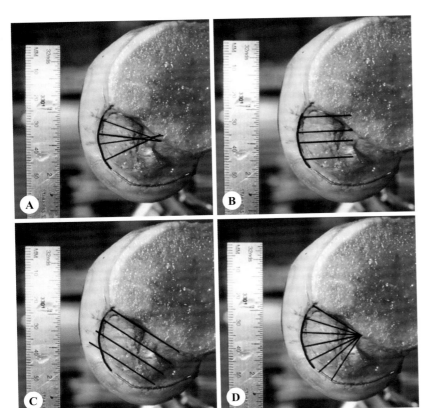

◀ 图 16-8　垂直于软骨边缘的测量线

A. 参考的测量线垂直于软骨边缘的钟面。这些参考线代表后交叉韧带（PCL）附着远端边缘的最短距离。B. 参照的测量线平行于股骨干的钟面。C. 参考的测量线平行于髁间顶棚的钟面（5mm 增加）。D. 测量线从髁间顶径向参考。这些线从位于 PCL 附件最近端的中心指向髁间切迹的顶部。该点平均位于屋顶深度的 60% 左右。该线从 12:00 位置（顶行）前进到 6:00 位置（底行）（引自 Mejia EA, Noyes FR, Grood ES. Posterior cruciate ligament femoral insertion site characteristics. Importance for reconstructive procedures. *Am J Sports Med.* 2002;30:643-651.）

表 16-2　股骨髁关节软骨时钟系统对后交叉韧带股骨附着部的测量

测　量	远端（mm）	近端（mm）	厚度（mm）
垂直于软骨			
12:00 方向	2.54 ± 1.0	12.92 ± 2.8	10.38 ± 2.8
1:00 方向	2.38 ± 0.7	14.33 ± 2.2	11.96 ± 2.0
2:00 方向	2.38 ± 0.5	14.79 ± 1.8	12.42 ± 1.7
3:00 方向	2.54 ± 0.5	14.83 ± 2.0	12.50 ± 1.7
4:00 方向	2.71 ± 0.7	13.92 ± 2.4	11.21 ± 2.2
平行于股骨干			
12:00 方向	2.54 ± 1.0	12.75 ± 2.8	10.25 ± 2.8
1:00 方向	2.38 ± 0.7	13.75 ± 2.8	11.38 ± 2.8
2:00 方向	2.46 ± 0.7	14.63 ± 2.0	12.17 ± 1.9
3:00 方向	2.63 ± 0.8	13.42 ± 2.2	10.83 ± 2.2
4:00 方向	3.78 ± 1.0	11.06 ± 2.6	7.39 ± 2.9

引自 Mejia EA, Noyes FR, Grood ES. Posterior cruciate ligament femoral insertion site characteristics. Importance for reconstructive procedures. *Am J Sports Med*. 2002;30:643–651.

表 16-3　测量平行于髁间顶点的线长度

线的位置（mm）	远端（mm）	近端（mm）	厚度（mm）
0	3.50 ± 1.7	13.82 ± 2.8	10.36 ± 3.3
5	2.50 ± 0.7	16.96 ± 2.5	14.54 ± 2.0
10	3.67 ± 1.3	15.21 ± 3.7	11.46 ± 3.7
15	4.25 ± 1.1	13.25 ± 3.9	9.00 ± 4.9

引自 Mejia EA, Noyes FR, Grood ES. Posterior cruciate ligament femoral insertion site characteristics. Importance for reconstructive procedures. *Am J Sports Med*. 2002;30:643–651.

表 16-4　测量径向到髁间顶点的线长度

	远端（mm）	近端（mm）	厚度（mm）
0	3.17 ± 1.9	12.92 ± 4.7	9.75 ± 4.2
1	2.33 ± 0.7	15.00 ± 2.5	12.67 ± 2.0
2	2.63 ± 0.7	14.96 ± 2.0	12.33 ± 1.8
3	2.54 ± 0.5	14.04 ± 1.7	11.50 ± 1.9
4	2.75 ± 0.9	12.88 ± 1.8	10.13 ± 1.9
5	3.08 ± 0.9	1.46 ± 2.1	8.38 ± 2.1
6	3.21 ± 1.1		

引自 Mejia EA, Noyes FR, Grood ES. Posterior cruciate ligament femoral insertion site characteristics. Importance for reconstructive procedures. *Am J Sports Med*. 2002;30:643–651.

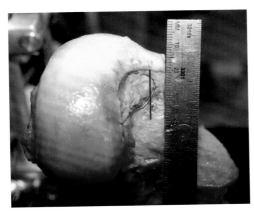

▲ 图 16-9　参考线在 **12** 点位置，弯曲的后交叉韧带附着延伸到髁间顶部

引自 Mejia EA, Noyes FR, Grood ES. Posterior cruciate ligament femoral insertion site characteristics. Importance for reconstructive procedures. *Am J Sports Med*. 2002;30:643-651.

众所周知，PCL 移植的股骨连接位置对移植的张力和重建的能力有很大影响，以恢复后方的稳定性[12, 56, 189, 197]。Grood 和同事[68]、Sidles 和同事[203] 的调查表明，股骨附着位置决定了移植物在膝关节屈伸时的胫骨分离距离，比胫骨附着位置更重要。移植物的股骨近端 - 远端位置对附着分离距离的影响比股骨 AP 位置更大，这也是三分法的基础（图 16-10B）。放置在远端和中间 1/3 处的移植物会随着膝关节的屈曲而拉长，而放置在近端 1/3 处的移植物会随着膝关节的伸展而拉长。这些概念被用来选择 PCL 移植的位置和张力。

Anderson 及其同事[9] 描述了 20 个未配对的尸体膝关节，PCL 股骨和胫骨的 ALB 和 PMB 附着部，为外科医生提供了放置 PCL 移植物的标志。图 16-3 显示了股骨 PCL 附着部，图 16-11 显示了关节镜下的视角。ALB 和 PMB 的中心离关节软骨边缘的平均距离分别为 7.9mm 和 8.6mm，这与以前提出的数据非常一致（表 16-1）。可以理解的是，研究之间几毫米的差异反映了测量技术和尸体标本的不同。即便如此，这些集体研究的数据允许合理定义手术时的 PCL 附着部。AL 部分向远端延伸至股骨关节软骨边缘或边缘 2mm 内，PM 部分向远端延伸至股骨关节软骨边缘 4~6mm。这种分析允许 PCL 移植物在股骨远端放置，比以往建议的位置更远，这一点将在下文讨论。

图 16-4 显示了 PCL 胫骨后端连接的图示。图 16-12 显示了 PCL 胫骨附着的标志。内侧半月板附

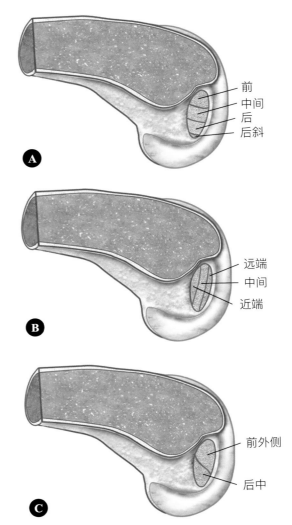

▲ 图 16-10　**A.** 三分法则：后交叉韧带（PCL）的止点分为前 1/3、中 1/3 和后 1/3。前 1/3 延伸超过中线（12:30 方向，左膝），后 1/3 延伸到 5:00 方向。图中也可见 PCL 止点较小的后斜部分。PCL 止点在大多数膝关节是椭圆形的，但也存在变化。**B.** 三分法则：PCL 止点进一步分为远、中、近三部分。这使得 PCL 重建过程中移植物的放置更加精确。远端 2/3 的 PCL 纤维随关节屈曲而延长，而近端纤维则缩短。伸膝时与之相反。**C.** 前外侧束和后内侧束的典型划分描述了通常状况下 PCL 纤维长度变化。随着膝关节屈曲，前外侧纤维延长，后内侧纤维缩短

着处有光泽的纤维在手术中很容易看到。胫骨后嵴处的后囊附着部以开口形式显示，以显示腘肌的接近。这个后关节囊附着部总是被保留下来，在手术中不会被破坏。

四、血管解剖和变化

交叉韧带的血管供应主要由膝关节中动脉提供，它是穿透膝关节后囊的腘绳肌动脉的一个分支[10, 190]。

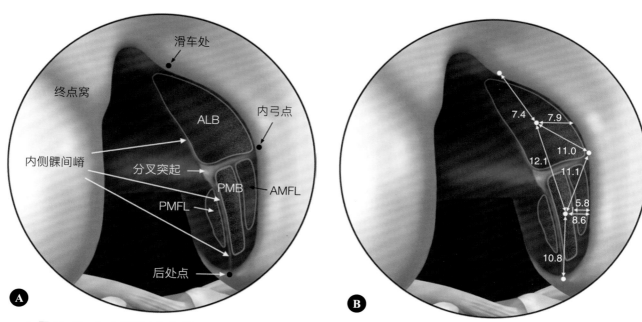

▲ 图 16-11　**A.** 右膝后交叉韧带（**PCL**）股骨连接的关节镜视图，显示了相关的标志物；**B.** 图中显示了 **PCL** 股骨附着的定量测量。这些值是以毫米为单位报告的

ALB. 前外侧束；AMFL. 板股前韧带；PMB. 后内侧束；PMFL. 板股后韧带（引自 Anderson CJ, Ziegler CG, Wijdicks CA, Engebretsen L, LaPrade RF. Arthroscopically pertinent anatomy of the anterolateral and posteromedial bundles of the posterior cruciate ligament. *J Bone Joint Surg Am.* 2012;94:1936-1945.）

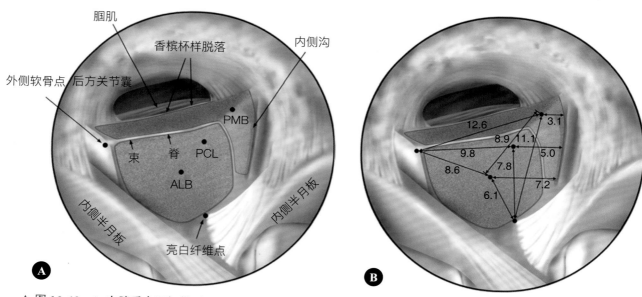

▲ 图 16-12　**A.** 右膝后交叉韧带（**PCL**）胫骨附着的关节镜视图，显示了相关的标志；**B.** 显示 **PCL** 胫骨附着的定量测量。数值以毫米为单位报告

ALB. 前外侧束；PMB. 后内侧束（引自 Anderson CJ, Ziegler CG, Wijdicks CA, Engebretsen L, LaPrade RF. Arthroscopically pertinent anatomy of the anterolateral and posteromedial bundles of the posterior cruciate ligament. *J Bone Joint Surg Am.* 2012;94:1936-1945.）

膝关节韧带上有一个血管发达的滑膜套，有助于其血液供应。PCL 的远端部分也接受来自膝下动脉和腘绳肌动脉的囊状血管的一些血管供应。

需要详细了解膝关节后内侧解剖结构，特别是血管结构，以避免在使用胫骨内侧方法进行 PCL 重建时出现并发症（见第 2 章）。腘窝动脉起源于内收肌裂隙，并通过腘窝。在通过比目鱼肌上方的纤维弓深处之前，它在腘肌的远端分为胫前动脉和胫后动脉。

在膝关节近端，有几个肌肉分支产生，供应内收大肌和腘绳肌。在髁上嵴处，有上内侧和上外侧的膝关节动脉。

在膝关节中分布着四条主要动脉：内侧和外侧的硬脊膜动脉，小隐静脉和并行的皮支负责供应浅层组织，以及中间的膝中动脉。最后，内侧和外侧的膝下动脉存在于膝关节的远端。

关键点：血管解剖和变化

- 血管供应主要由膝中动脉提供
- 腘血管起源于内收肌裂孔，穿过腘窝，在腘肌远端分为胫前动脉和胫后动脉
- 膝关节水平的四条主要动脉：腓肠内侧动脉和腓肠外侧动脉，一条与小隐静脉一起走向为浅表组织供血的皮支，即膝中动脉
- 膝下内侧和外侧动脉仅在膝关节远端发出
- 正常血管形态 88% 的膝关节，解剖改变 5%～7%，胫前动脉穿过腘肌的前部和近端
- 腘动脉：可能有解剖结构改变，表现为腘动脉卡压综合征
- 胚胎发育解释了异常的血管模式

有两个分支值得特别注意。膝下内侧动脉产生于腘绳肌动脉远端的内侧，向内侧运行，深达腓肠肌的内侧头，距离腘肌的上表面 2～3mm。其继续环绕胫骨近端内侧，深达内侧副韧带浅层。膝关节中动脉在关节线附近的股骨髁水平产生，向前方穿过，穿透斜腘绳肌和后关节囊，供应交叉韧带。

据报道，这种"正常"的血管模式发生在大约 88% 的病例中 [42, 140]。在 5%～7% 的病例中，腘动脉会在腘肌的近端至少 2cm 或更远的地方破裂 [38, 42, 140]。略低于一半病例在腘动脉高度分裂的情况下胫前动脉通过腘肌腹的前方而不是后方。根据 Mauro 和同事 [140] 的研究，胫前动脉的变化数量见图 16-13。因此，在胫骨内侧入路时，切口总是在腘肌的近端，并且技术要细致，因为胫骨前动脉在 3%～4% 的膝关节中存在横断的风险。

血管模式的一个不寻常的变化是腘绳肌动脉先通过内侧然后是腓肠肌内侧头的下方。这种异常模式的各种亚型已被描述。异常的血管模式在临床上

可能表现为腘绳肌动脉卡压综合征，其特点是血管性跛行症状 [112, 185, 207]。动脉供血不足最常见于动脉深陷腓肠肌内侧的情况，但当动脉深陷于腘肌（动脉腹侧成分持续存在）或深陷于腓异常的腓肠肌副头时也会发生。如果有下肢活动时疼痛且在休息时消失的病史，特别是对于年轻患者，外科医生要注意可能存在异常的血管模式。可能需要通过血管造影进行进一步评估 [54, 128]。

胚胎发育的过程有助于解释这些异常的血管形态。在胚胎中，下肢血液供应来自坐骨或轴动脉（髂内动脉的一个分支）及股动脉（髂外动脉的一个分支）。坐骨神经近端动脉退行，而坐骨神经中端和远端动脉持续存在以形成明确的腘窝动脉和腓骨动脉。

胫前动脉作为腘动脉的一个分支产生，最初在腘肌的前方行进。在人体中，早期的胫前动脉被腘绳肌浅动脉取代，并通过腘肌的后方，然后产生胫前动脉。此外，在胚胎期，腓肠肌的内侧头会向内侧和颅内迁移。正是由于这种迁移，腘肌动脉可以被截住并随肌肉向内侧行进 [140, 185]。

五、临床评估

（一）体格检查

需要对膝关节进行全面检查，以发现所有的异常情况。第一，这包括评估髌股关节和髌腱 - 胫骨结节对位（Q 角），当后外侧韧带损伤伴随 PCL 断裂时，由于胫骨外旋增加，Q 角可能增加；第二，髌骨和胫骨的骨擦音能表明关节软骨的损伤；第三，在行走和慢跑过程中评估步态的异常情况（过度伸直或弯曲推力）；第四，与对侧膝关节的异常运动限制和半脱位进行比较 [167]。

有经验的临床医生知道 PCL 和后外侧结构慢性缺失的患者可能会出现异常的步态，其特点是在站立阶段膝关节过伸 [165]。在日常活动中膝关节不稳定和摆动，并且同时伴有严重的股四头肌萎缩的患者常常伴随这种步态异常。在进行任何韧带重建之前，对表现出异常的膝关节过伸模式的患者需要进行步态分析和再训练（见第 29 章）[165]。如果术后恢复异常步态，不这样做可能导致重建的韧带失败。

（二）临床诊断试验

在胫骨后移试验中，在屈膝 90° 时内侧胫骨后移。由于生理性松弛或次要的后外侧或内侧软组织束缚的损伤，胫骨后移的量在孤立性 PCL 断裂的膝

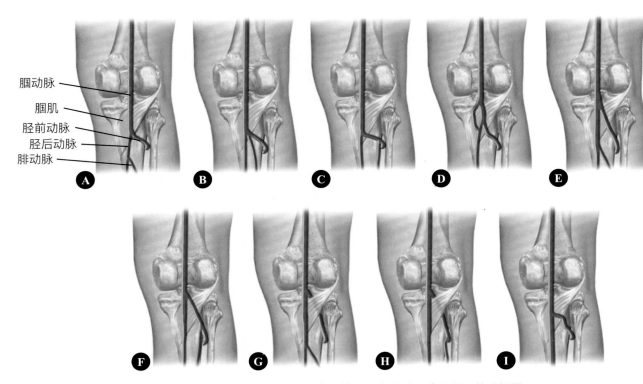

腘动脉
腘肌
胫前动脉
胫后动脉
腓动脉

▲ 图 16-13   腘动脉及其分支的解剖变异，各图为腘窝和腘肌的后视图

A. 正常；B. 三分叉腘动脉；C. 腓骨动脉起源于胫骨前下动脉；D. 岛状腘动脉（非常罕见）；E. 胫前高位，经腘肌浅表；F. 同 E，由胫骨前动脉产生腓骨动脉；G. 与 E 相同，为胫前动脉深至腘肌；H. 与 F 相同，只是胫前动脉深至腘肌；I. 胫骨后动脉缺失。值得注意的是，在从 D 到 H 胫前动脉在腘肌近端初次剥离时存在危险（引自 Mauro MA, Jacques PF, Moore M. The popliteal artery and its branches: embryologic basis of normal and variant anatomy. *AJR Am J Roentgenol.* 1988;150:435-437.）

关节之间会有所不同。后胫骨平移随着继发性约束的损伤而逐渐增加。确定异常的内侧或外侧关节开放和胫骨内外旋转增加的重要性非常重要，因为如果不能纠正这些相关的半脱位，PCL 移植重建术后将处于很高的体内力和移植失败的风险下[157]。诊断测试及其解释将在第 15 章讨论。

准确确定 PCL 断裂的程度（部分或完全）是很困难的，但从治疗的角度来看是至关重要的。临床上的后牵拉试验可能是非常主观的，因为所施加的力量变化太大，无法准确判断 PCL 的状态。MRI 在诊断 PCL 部分断裂时不一定准确（图 16-14）。通常情况下，该检查可能表明韧带完全断裂；然而，韧带的连续性可能仍然存在，其中一些部分的功能限制了胫骨后部的下移，使其仅为几毫米。Patten和他的同事[178] 报道过 MRI 通过识别韧带不连续的焦点区域来区分完全和部分 PCL 断裂的灵敏度只有 67%。

因此，定量测量 PCL 断裂或重建的膝关节的胫

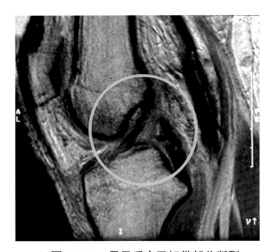

▲ 图 16-14   显示后交叉韧带部分断裂

即使 MRI 显示完全断裂，仍有残余的后交叉韧带纤维抵抗胫骨后半脱位

骨后移是重要的。膝关节测量仪是测量 PCL 损伤和重建后胫骨后移最常用的设备。然而，膝关节测量仪往往低估了几毫米 PCL 缺损和重建膝关节的真正

后移量[80, 134, 208]。应力 X 线是目前最准确和可重复的技术[46, 80, 134, 181, 193]。我们建议在 PCL 临床研究中加入应力射线技术，以提供一个更有效的胫骨后移的测量值（图 16–15）。为了纠正胫骨旋转可能会产生的测量误差，X 线检查应尽可能接近纯侧位，两个股骨髁叠加在一起。一条水平线穿过胫骨内侧平台，一条垂直线确定每个股骨髁的后方位置。对内侧和外侧胫骨平台的最后方位置进行类似测量。胫骨移动量是这两个测量值的平均值。另一种技术是测量 Blumensaat 线的后部范围和 PCL 胫骨窝的近端，这样可以避免胫骨旋转产生的误差[85]。

前交叉韧带的完整性是由 Lachman 试验和轴移试验确定的。轴移试验的结果记录在 0～Ⅲ级的量表上，0 级表示没有移动；Ⅰ级表示滑移或滑行；Ⅱ级表示有明显半脱位或弹响；Ⅲ级表示有严重半脱位，胫骨平台外侧的后方对股骨髁有撞击。可以在 20° 的屈曲（134N 力）下做 KT-2000 关节测量仪测试，以量化总的前后位移。

内侧和外侧韧带不完整可以通过在膝关节屈曲 0° 和 30° 时进行的内翻和外翻压力测试来确定。外科医生估计每个胫骨股骨室的初始闭合接触位置（以避免胫骨内旋或外旋的约束方式进行）和最大打开位置之间的关节打开量（以毫米为单位）。根据受影响膝关节的胫骨股骨区与对侧正常膝关节相比的增加情况来记录结果。

做 30° 和 90° 的胫股旋转拨动试验是为了确定胫骨外侧平台后移时是否存在胫骨外旋的增加（见第 17 章）[167]。

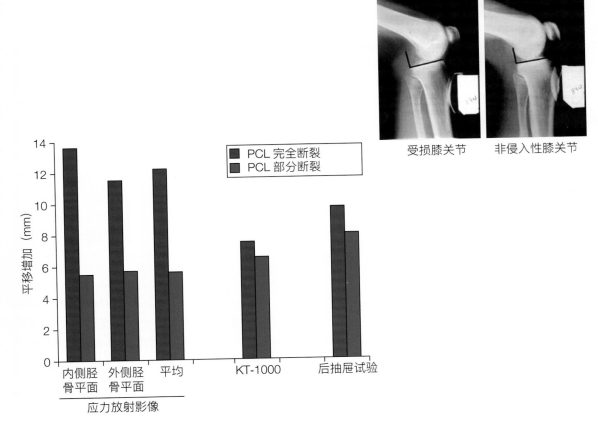

受损膝关节　　　非侵入性膝关节

▲ 图 16–15　本文报道了 20 例后交叉韧带（PCL）损伤患者（9 例完全断裂，11 例部分断裂）的侧向应力放射影像结果 胫骨平台内侧（Tib.Plat.）完全性和部分性 PCL 断裂的测量差异。胫骨外侧平台和两个平台的平均值具有统计学意义（P<0.01）。完全和部分 PCL 断裂的 KT-1000 和后抽屉试验测量值差异不显著。屈曲 70° 的 KT 测量低估了 PCL 完全断裂时胫骨后半脱位的程度（引自 Hewett TE, Noyes FR, Lee MD. Diagnosis of complete and partial posterior cruciate ligament ruptures. Stress radiography compared with KT-1000 arthrometer and posterior drawer testing. *Am J Sports Med*. 1997;25:648-655.）

关键点：临床评估

体格检查
- 髌股关节、伸肌结构对齐不良
- 髌股关节和胫股关节的骨擦音
- 步态异常
- 膝关节活动异常，半脱位

临床诊断试验
- 屈膝 90°，后抽屉试验
- 轴移试验，Lachman 试验
- KT-2000，膝关节 20° 屈曲，189N 的力（可选）
- 反向轴移试验
- 内侧胫股关节开口 0°，膝关节屈曲 30°
- 外侧胫股关节开口 0°，膝关节屈曲 30°
- 胫股外旋试验，膝关节屈曲 30° 和 90°

影像学评估
- 正位
- 侧位，膝关节屈曲 30°
- 后前位，负重，膝关节弯曲 45°
- 髌股关节的轴位
- 后部施压，90° 屈曲，胫骨承受 89N 后压力
- 内侧或外侧施压，胫骨中性旋转，胫骨无约束，89N 内翻力
- 双工位测量机械轴和重量轴承线

使用辛辛那提膝关节评分系统评估活动时症状和功能限制
- 体育活动与功能形式
- 职业评分量表
- 症状评分量表

在仰卧位和站立位都要仔细评估是否存在屈曲畸形。由于某些人存在固有的生理性松动，这些测试结果的差异必须在受伤和对侧正常膝关节之间进行。

（三）影像学评估

初次检查时拍摄的 X 线片包括正位、膝关节屈曲 30° 时的侧位、膝关节屈曲 45° 时的负重后前位和髌骨轴位图。

后侧压力 X 线检查是在胫骨近端施加 89N 力的情况下进行的[80]。每个膝关节在屈曲 90° 时拍摄侧位片。肢体处于自然旋转状态，胫骨不受约束，股四头肌放松。记录重建的膝关节和对侧膝关节之间的胫骨后位移的差异。在压力测试中，胫骨后移位增加 8mm 以上，表明 PCL 完全断裂，增加 12mm 以上，表明后外侧结构可能受伤[193]。

可能需要对双膝进行内侧或外侧进行应力性摄片检查。患者坐着（膝关节屈曲 20°），胫骨自然旋转，胫骨不受束缚。施加大约 89N 的外翻或内翻力，比较膝关节内侧或外侧胫骨室开口的毫米数。

对于在临床检查中发现下肢弯曲的膝关节，要做从股骨头到踝关节的双下肢全立位 X 线检查。测量力学轴和承重线，以确定在 PCL 重建前是否需要 HTO（见第 26 章）[45, 163]。如果不纠正外翻错位，由于外翻推力和同时增加的外侧关节开口产生高移植张力载荷，有可能导致 PCL 或 ACL 移植失败[157]。

根据辛辛那提膝关节评分系统，患者完成问卷调查并接受访谈，以评估症状、功能限制、运动和职业活动水平、患者对整体膝关节状况的看法[13]。

六、术前计划

（一）后交叉韧带的急性断裂

对于孤立的中段完全性 PCL 断裂的治疗存在争议，主要是由于缺乏一个科学证明的手术方法，可以预测地恢复后方稳定性和 PCL 功能。相比之下，在骨性撕脱伤或直接在 PCL 附着部位剥离伤的情况下，重新连接原生 PCL 的手术方法具有更可预测的愈合率[36, 67, 232, 245]。在 PCL 直接在附着部位破裂的情况下，通常有足够的韧带物质可以直接进行修复。在某些情况下，使用半腱肌腱进行增生可能有助于 PCL 修复。对部分 PCL 断裂的扩增是有争议的[6, 44, 92, 93, 103, 114, 115, 239, 241, 248]，只适用于高等级的断裂。后应力 X 线在确定是否存在胫骨后方平移≥10mm 的异常增加起着重要作用，可表明 PCL 功能的丧失。部分韧带断裂的非手术治疗方法是使用伸展支架和后小腿垫或双壳铸件，以保持潜在的 PCL 愈合。

图 16-16 所示为急性 PCL 断裂患者的治疗原理。该算法根据 PCL 断裂（部分、完全、或与其他韧带破裂合并）分为三个主要部分。10mm 的划分并不规范。如前所述，应力 X 线有助于确定胫骨后移的增加量。治疗部分或急性孤立性 PCL 断裂的规则在前两周内看到损伤时使用；在这段时间之后，该方案就不再实施了。该方案的细则如下。

- 在全膝关节伸直支架或双壳圆柱形石膏中固定 4 周，以保持胫骨胫骨的愈合[4, 87, 95]。进行股四头肌等长运动、肌肉电刺激、抬腿和 25% 负重。

- 获得正位和侧位 X 线片，以排除可能发生在高达 50% 的膝关节中的胫骨后部或侧位脱位。

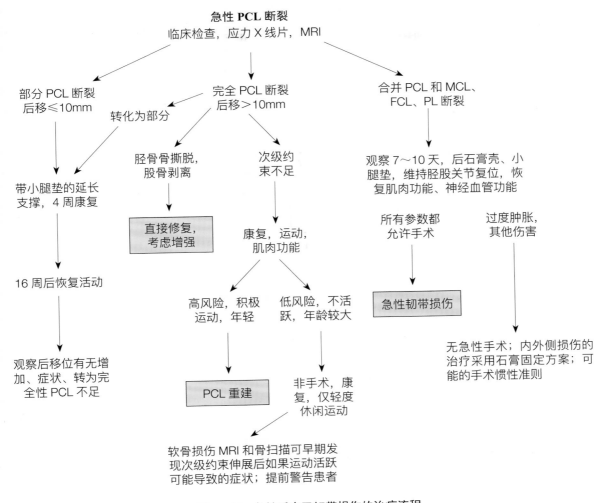

▲ 图 16-16　急性后交叉韧带损伤的治疗流程
FCL. 腓侧副韧带；MCL. 内侧副韧带；PCL. 后交叉韧带；PL. 后外侧结构

- 在第 2 周时治疗师开始进行 0°～90° 的关节活动，以保持患者胫骨前移的载荷。患者必须佩戴支具睡觉且不允许在没有监督的情况下进行膝关节运动，以防止胫骨后移。
- 在第 4 周时，允许患者在支架外进行主动股四头肌伸展，在拐杖支持下进行 50% 的负重且维持在由支架的保护状态。
- 在第 5～6 周时，患者可脱离支具和拐杖支持，允许全膝关节屈曲，并遵循康复方案（见第 18 章中）以保护愈合的 PCL 纤维。

根据我们的经验，4 周的保护可让完全的 PCL 断裂初步愈合且很可能恢复部分 PCL 的功能，检查显示胫骨后部只残存不到 5～7mm 的脱位。最初 PCL 在愈合过程的抗拉强度较低，建议再进行 4～6 周的保护，包括避免田径运动、跑步、下坡行走、下楼行走或其他对 PCL 有载荷的膝关节的高屈活动。即使是 PCL 完全断裂且胫骨后移超过 10mm 的膝关节，断裂的 PCL 纤维仍可能发生愈合，但仍会有几毫米的胫骨后移残留（有硬性止点）。对这些部分 PCL 功能已经恢复的膝关节应进行随访观测，并在 6 个月及未来几年内重复拍摄应力 X 线以检查 PCL 功能。这些部分 PCL 的断裂很少需要重建。用快速自旋回波软骨序列 MRI 检查[182]能确定关节软骨的完整性，并在指导患者进行体育活动以减少未来关节炎的风险中提供重要信息。

在一些完全孤立性中段 PCL 断裂的病例中（胫骨后移位增加 >10mm），患者在受伤后才就诊，无法实施之前讨论的方案。对于运动员和从事剧烈运动的患者，治疗方法之一是在继发性伸直受限与后续再损伤之前进行 PCL 移植重建。我们认为，PCL

关键点：术前计划

急性损伤

- 原发 PCL 骨撕脱伤再附着，PCL 附着处直接剥离伤，治愈率可预测
- 选择膝关节，半腱肌腱增强可促进 PCL 修复，增加术后保护
- 部分或急性孤立性 PCL 断裂
  - 在全膝关节伸展支架或双壳圆柱形石膏中固定 4 周
  - 侧位片检查不存在胫骨后半脱位
  - 2 周：0°～90° 运动，维持胫骨向前平移载荷。患者带着支架睡觉，没有无人监督的膝关节活动
  - 4 周：主动股四头肌伸出支架，50% 负重，拐杖支撑，保持支架保护
  - 5～6 周：脱离支撑和拐杖支持，康复
- 伴有内侧或后外侧结构破裂的急性 PCL 损伤：推迟重建手术，直到神经血管变化和其他损伤得到解决且主要膝韧带手术可以安全地进行
  - 相关后外侧破裂：瘢痕形成前 14 天内需要进行急性解剖修复

部分运动员在次级约束伸展前进行 PCL 移植物重建，随后再损伤，关节炎

PCL 和多发韧带损伤

- 急性损伤：延迟重建以解决其他损伤
- 后外侧损伤：如有可能，在 14 天内进行解剖修复
- 半月板断裂移位：尽快修复，全内技术
- 膝关节脱臼：大多数采用分期入路治疗，手术延迟，膝关节保护以防止胫骨后半脱位
- MCL 损伤在 7～10 天的石膏固定后，将石膏分为前后两部分，以便进行治疗师辅助下的活动

慢性损伤

- 评估患者的症状、目标、运动需求：可能表明需要 PCL 重建
- 内翻对线不对称：PCL 重建前截骨术
- PCL 合并内侧或后外侧韧带损伤复杂且不稳定，通常预备手术
- 严重关节病：PCL 重建基本无效
- 非手术方法慢性 PCL 断裂：告知患者重返运动会带来不良预后，最终可能会导致关节疾病
- 考虑骨骼扫描、MRI 软骨序列
- 开始康复，对患者进行教育，避免膝关节高屈曲活动

重建手术已经发展到更可预测预期结果的阶段，借此能恢复足够的 PCL 功能并防止胫骨后部严重脱位。研究表明，至少在短期内，大多数急性 PCL 断裂的患者在接受重建治疗后能够恢复到各种体育活动的水平[122, 154]。在决定对完全孤立 PCL 断裂进行早期手术时，需要权衡的其他因素包括运动目标、体重、内侧半月板损伤、胫股关节损伤、髌股关节损伤和弯曲错位。这些因素在增加膝关节载荷和随后的关节恶化中增加了残余后半脱位的影响。未来的长期临床研究将证实这些因素在早期恢复 PCL 功能的手术决定中的重要性，这些人是活跃的年轻个体，在运动或工作活动中使膝关节受到很大的力量。PCL 完全断裂且后移 10mm（屈曲 90°）的静止患者不可作为手术的候选者，他们将按照以前的描述进行治疗。

（二）后交叉韧带和多发韧带损伤

PCL 断裂和其他韧带损伤的患者有明显的胫骨后移，在后抽屉测试（胫骨后移≥10mm）中没有确定的硬性止点。在几乎所有这些膝关节中都可检测到内侧或外侧关节开放或胫骨外旋的一些增加，尽管这些迹象可能很微小。其他韧带结构可能存在生理性松弛，但没有实际可导致胫骨后部严重脱位的损伤（见第 3 章）。

对于出现 PCL 和内侧或外侧结构急性断裂的膝关节应推迟重建，直到在评估神经血管状态和其他损伤后确定可安全地进行膝关节韧带手术。对于伴有后外侧断裂的膝关节，应尽可能在 14 天内进行急性解剖修复，以免出现瘢痕并失去对这些结构进行解剖修复的能力（见第 17 章）。内侧韧带结构也存在类似的情况；但是，如果不能在理想的时间段内进行手术，这些组织更容易在以后进行解剖修复的重建。

若可能已经存在移位半月板断裂则需要早期治疗。值得注意的是，移位的半月板应在前 3 周内恢复到胫骨股关节内，以避免半月板的缩小和瘢痕的形成影响未来的修复，导致半月板功能丧失。即使在有明显的软组织肿胀和水肿的膝关节中主要韧带重建是禁忌的，也可以采用全内侧手术进行半月板修复，将半月板恢复到正常的胫骨股关节位置。错误的做法是期望在 6 周后或更晚时可以进行半月板修复。

在急性情况下对脱位的膝关节进行主韧带的手术常常导致关节纤维化，影响手术效果。考虑到有成熟的技术可以在以后更理想的条件下重建断裂的韧带，应该谨慎选择急性多韧带修复的患者。急性合并 PCL 与后外侧断裂的手术包括使用适当的移植物以恢复外侧稳定性，并允许早期保护性膝关节活

动范围的康复方案（见第 17 章）。

大多数急性膝关节脱位应采取分阶段治疗：首先治疗急性损伤，然后确定是否应在 10～14 天的范围内进行或推迟韧带重建。当早期手术不可取时，正如已经描述的急性孤立 PCL 断裂中，在前 4 周内需保护膝关节以防止胫骨后移。将膝关节置于后部石膏中，并在小腿下方放置一个软垫，以防止胫骨后部脱位，获得 AP 和侧位片。囊膜组织在 7～10 天内愈合，应提供足够的稳定性以防止脱位复发。

在伴有 MCL 和后内侧关节囊的破坏的情况下选择非手术方法应遵循相同的方案，将下肢置于圆柱形石膏中，以使内侧软组织"粘连"。因为软铰链支架即使保持 0° 伸展也不能提供足够的保护，因此石膏固定是必要的以保持内侧关节线的闭合，使内侧组织的破坏得以愈合。在 7～10 天时，将圆柱形石膏分成前后壳，治疗师协助患者在 4 字位置进行 0°～90° 的活动，并使髋关节外旋以保护内侧组织的愈合。这种对相关内侧韧带损伤的"主动"的非手术

治疗方案将在第 20 章进一步详细描述。

在多韧带膝关节损伤中，制订深静脉血栓方案包括评估危险因素，如家族或个人的深静脉血栓史和女性使用雌激素产品的情况。手术前要进行下肢超声检查。术后护理包括最初使用压迫性小腿装置、脚踝泵，以及早期动员和移动以避免不必要的卧床休息。在没有特定风险因素需要化学预防的情况下，我们常规采用每天 2 次服用一片阿司匹林（325mg）的方法，并密切关注深静脉血栓的迹象。

（三）后交叉韧带的慢性损伤

治疗 PCL 慢性损伤的策略见图 16-17。症状和临床检查结果决定了功能限制，特别是对于胫骨内侧或髌骨外侧关节炎而产生的症状，因为这些问题在手术恢复后很可能持续存在。慢性 PCL 断裂的膝关节可主观上分为三类：有内翻的骨性错位（很少有外翻的错位），必须考虑截骨；孤立性 PCL 断裂可能需要也可能不需要重建；有明显的并发韧带损伤，需要重建。

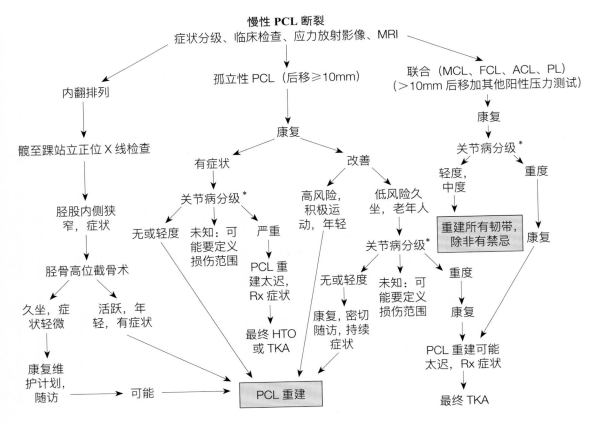

▲ 图 16-17　慢性后交叉韧带损伤的治疗流程

*. 关节病分级：站立 45° 胫股关节和髌股关节视图或 MRI 特殊软骨序列。ACL. 前交叉韧带；FCL. 腓侧副韧带；HTO. 胫骨高位截骨术；MCL. 内侧副韧带；PCL. 后交叉韧带；PL. 后外侧；TKA. 全膝关节置换术

患者在必要时采用标准的康复方案以纠正肌肉无力和与步态有关的问题（过伸）。必须准确地确定关节炎的数量。使用 X 线（Merchant 位，PA 位 45° 站立）和 MRI 关节软骨快速自旋回波序列获取有价值的信息。

对于没有或只有轻微关节软骨损伤的膝关节，患者的目标和运动愿望的评估结果可能表明需要进行 PCL 重建。对于产生复杂不稳定模式的综合韧带断裂来说，需要仔细的临床评估以发现所有的关节半脱位和韧带缺损情况。

有晚期关节炎的膝关节预计没有韧带重建的效益。在这些膝关节中，胫股内侧隔室经常存在骨质区的显露，同时髌股关节内也有弥漫性软骨碎裂。这些人由于轻微的剧烈运动也会加重这些人关节炎的症状，因此要避免剧烈运动。患者最初的康复经和以往所需运动的限制能够提供有关关节炎的数量和可能是永久性的关节症状的重要信息。

如果选择了非手术的方法，临床医生应该告知患者恢复体育活动可能会有不确定的预后：虽然在短期内可以恢复运动，但某种关节炎最终会随之而来。因此，定期随访患者是很重要的。骨扫描可用于检查一些血流动力学的异常；然而，根据我们的经验，疼痛和肿胀的出现通常表明关节损伤已进入晚期，PCL 重建后的预后不佳。快速自旋回波序列[182]MRI 提供了 1～2 年的重复研究的基础。慢性 PCL 损伤的非手术治疗方案包括教育患者避免一些活动包括慢跑和其他增加胫骨后移的高膝关节屈曲活动[32, 61, 64]。

七、术中评估

嘱咐患者在手术前 3 天、手术前一天晚上和手术当天早上用洗必泰擦洗身体，重点是手术肢体（"从脚趾到腹股沟"）。下肢毛发用剪刀剪掉，不要用剃刀。手术前 1h 开始输注抗生素。手术当天早上起床后，患者用水口服非甾体抗炎药（除非有特殊的用药禁忌，否则将持续到术后第 5 天）。事实证明，使用非甾体抗炎药和术后坚实的双棉、双 Ace 加压敷料 72h（棉、Ace、棉、Ace 分层敷料包裹）对所有膝关节手术病例减轻软组织肿胀均非常有效。对于术前或术后出现软组织肿胀的特定膝关节，可能需要谨慎使用静脉注射皮质类固醇 2～3 天。这对肌肉发达的患者尤其重要，因为他们的整个下肢都可能发生

术后肿胀。在复杂的多韧带手术中，抗生素在 4h 后重复使用并持续 24h。除非有特殊指征，否则不使用留置导尿管。在手术过程中和恢复室里仔细监测患者的尿量和总体液体的情况。

> **关键词：术中评估**
>
> - 患者和工作人员确定手术程序，"暂停"，手术部位由外科医生签字
> - 在麻醉下重复所有膝关节韧带半脱位查体试验
> - 对所有关节软骨表面进行评级
>   - 正常
>   - 1 级，关节软骨软化
>   - 2A 级，裂缝和碎裂＜关节面 1/2 深度
>   - 2B 级，裂开和碎裂＞关节面 1/2 深度
>   - 3 级，软骨下骨显露
> - 关节镜下进行内侧和外侧间隙试验
>   - 膝关节屈曲 30°
>   - 用校准的神经拉钩测量胫股关节间隔室开口的毫米数

在进入手术室前，外科医生要对膝关节皮肤区域进行初步处理，并有护士观察该过程。在手术前，所有手术人员都要重复确认过程，以核实患者的姓名和出生日期、接受手术的膝关节、手术过程、过敏情况、抗生素输注情况、适用的特殊预防措施。所有人员需口头同意。

所有的膝关节韧带半脱位测试都是在受伤肢体和对侧肢体麻醉诱导后进行。记录胫骨前移、胫骨后移、关节外侧和内侧开放，以及胫骨外旋的增加量。在急性膝关节损伤中，关节镜压力保持在较低的设定值并随时有足够的流出量以防止液体外渗，这需要在接下来的手术中详细监测。应进行彻底的关节镜检查，记录关节软骨表面的异常情况，以及半月板的状况。

关节镜检查时要做胫骨内侧和外侧间隙试验（见第 17 章）[161]。膝关节屈曲 30°，施加约 89N 的屈曲和外翻载荷。用校准的神经钩来测量胫骨股骨室的外侧和内侧的开放量。关节腔外围若有 12mm 或更多的关节开口则表明需要进行外侧或内侧韧带的联合重建手术以保护和解除 PCL 重建的载荷。出现 10mm 的开口是一个灰色地带，在某些情况下可能需要同时进行手术。目标是将所有韧带结构的功能恢复到正常或接近正常，不给膝关节留下残留的缺损

韧带。这也适用于在 PCL 手术时对前交叉韧带进行重建。

根据需要进行适当的关节镜手术，包括半月板修复或部分切除、清创和关节软骨手术。

八、手术技术

PCL 手术技术在不断发展，而临床结果研究仍然有限，无法对一种手术方法与另一种手术方法根据确切建议做出准确的决策。本章出于不断发展的治疗方案详述了资深作者推荐的手术方法和每种方案的相对优势和劣势（表 16-5）。

表 16-5　推荐的外科手术方法

全内技术

- 胫骨单隧道方法
  - PCL 附着处的骨隧道（与嵌入技术相同，隧道除外）
  - 避免后路剥离，节省手术时间
  - 预测结果与胫骨嵌体相似
- 股骨双隧道方法
  - 沿着 PCL 附着部椭圆形区域提供更好的解剖定位
  - 与单个大直径移植物相比，更有利于移植物的融合
  - 自外向内隧道，带缝合柱的移植物干扰螺钉
  - 第二种选择：单个股骨隧道用于多韧带重建，因为单个隧道能够保证手术时间和复杂性需要
- 胫骨骨块嵌入技术
  - 保留用于翻修膝关节以绕过错位的胫骨隧道（可能需要分期骨移植）

移植物的选择

- 单独的 PCL 损伤
  - 自体股四头肌腱 – 髌骨移植，同侧（很少对侧）
  - 同种异体骨 – 髌腱 – 骨移植
  - 同种异体跟腱 – 骨移植
- PCL 合并其他韧带损伤
  - 使用上述同种异体移植
  - 避免通过胫骨隧道进行大直径同种异体软组织移植
  - 骨塞置于胫骨隧道后方
  - 同侧膝关节不能使用自体移植物

第一，全内技术的手术方法被采用。大多数外科医生已经用现代全内关节镜技术完全取代了开放性胫骨镶嵌术的使用。后面将完整介绍胫骨镶嵌术，它在 PCL 胫骨撕脱性骨折、罕见的翻修病例或关节镜技术不适用时仍有一定作用。

> **关键点：手术技术**
> - 全内手术技术
> - 与软组织移植物相比，QT-PB 或 AT-B 移植物提供更安全的固定，愈合效果更好
> - 将移植物的骨部分置于胫骨后附着处
> - 选择大直径的移植物，将覆盖大部分的股骨和胫骨解剖止点足迹
> - 对于体重较大的患者，在股骨附着处使用双隧道技术
> - 移植骨固定：采用高强度方法
> - 运动需求高的患者在单一 PCL 损伤重建中应用 QT-PB 自体移植物
> - 多韧带损伤时使用同种异体移植物

关节镜全内技术用于决定在使用股四头肌腱 – 髌骨或跟腱 – 骨（achilles tendon-bone，AT-B）移植时移植的骨部分。我们十分建议使用具有肌腱 – 骨结构的移植物，因为与骨隧道中出现的肌腱移植愈合延迟相比，骨部分的愈合是可预测且迅速的。我们首选的方案是模拟胫骨骨块嵌入的方法将 PCL 移植物的骨部分直接放在 PCL 在胫骨后方的附着处。这也允许在单股或双股移植结构中使用一个或两个股骨隧道，这一点将在后面讨论。

根据我们的经验，由于移植物结合延迟，在大的胫骨隧道放置软组织移植物会增加失败的风险，再者可能导致翻修手术和必须进行分阶段骨移植。在骨隧道中，移植物外围经常形成一条硬化线，移植物中心区域的骨质经常生长有限或不存在生长。相反，当移植的骨部分放置在胫骨上并在股骨部位放置一或两根胶原移植线时，PCL 重建的成功率会提高。但仍有许多文献描述了以往在股骨部位放置骨塞的技术（内向外或外向内隧道），并通过单一胫骨隧道放置胶原部分，其中最常使用 AT-B 异体移植。这种技术也许是最容易掌握的，因为将移植物的骨部分通过胫骨隧道比较困难，所以当手术时间是一个问题时可以使用。

第二，选择一个大直径的移植体以填补大部分解剖学上的股骨和胫骨印迹。在股骨 PCL 连接处，对于较大的患者首选双通道技术；然而对于较小的患者，也可以使用单个大直径的通道。无论采用哪种技术，可能都只能覆盖股骨连接部位的 75%。错

误的做法是在选择一种移植结构后较小直径的移植物覆盖较少的印迹。

第三，选择自体移植或异体移植结构。正如已经讨论过的，与不含骨塞的软组织移植相比，其在一端有骨塞，可以更安全地固定和更好地愈合。重要的是，要使用高强度的移植物固定方法来承受术后预期的巨大力量。例如，使用单一的软组织干扰螺钉来固定 PCL 移植体所提供的固定强度很弱，需要用缝合线来增加移植体的固定强度的预备处理过程。

第四（资深作者推荐），自体 QT-PB 移植用于运动型患者的孤立性 PCL 手术，理由是与异体移植相比成功率和愈合率更高。目前在前交叉韧带移植的临床结果研究中普遍认为，异体移植的失败率会高 4~6 倍，并且没有明确的不适用 PCL 移植的解释。完全静止的患者是一种例外情况，他们不会在体育活动中对膝关节进行载荷。在多韧带膝关节损伤中，有必要使用异体组织，尽管在少数情况下可以从对侧获取自体移植物。在联合韧带重建中，QT-PT 自体移植不从同一膝关节取出，因为这增加了手术过程的发病率。

（一）胫骨附着技术的选择：关节镜下的全内技术与开放式胫骨骨塞嵌入技术的比较

关节镜辅助下放置胫骨隧道或窝，避免了胫骨后内侧入路所增加的手术时间和复杂性。外科医生必须有丰富的关节镜经验才能安全地进行全内手术，以确定 PCL 胫骨后侧的附着部位，避免穿透后关节囊之后对神经血管结构的损伤，并将胫骨隧道放置在解剖学上的 PCL 胫骨足迹下。有专门设计的器械、带安全挡板的导针和钻头，可以减少器械不慎穿透后方和损伤神经血管结构的严重风险。

全内关节镜技术对于有多个韧带损伤需要修复和重建的膝关节特别有利。在这些膝关节中，使用高强度移植物来重建 PCL 和 ACL，对其进行适当的拉伸和固定，使胫骨股关节降低到正常 AP 位置。内侧或外侧手术方法用于同时进行内侧和后侧韧带和软组织修复或重建。前交叉韧带、后交叉韧带、内侧副韧带联合损伤需要用全关节镜的方法修复前交叉韧带和后交叉韧带，然后进行部分内侧剥离以修复内侧组织和半月板附着。

联合韧带损伤，特别是涉及内侧韧带和肌肉组织的损伤，术后运动问题和关节纤维化的发生率很

高。在这些膝关节中，通过使用全内侧关节镜方法，可以避免开放性胫骨后部嵌体入手术和腘窝剥离。例外之一是 PCL 从胫骨附着处撕脱性骨折，另一个是 PCL 翻修膝关节之前使用了胫骨隧道，需要胫骨嵌体移植以绕过该隧道。在这些病例中，可能存在胫骨后部 PCL 附着处正常骨质结构的缺失，需要进行胫骨嵌体骨移植。然而，在胫骨隧道扩大的 PCL 翻修病例中，在关节镜控制下更多采用分阶段的骨移植手术，移除被破坏的胫骨隧道移植物，并放置冻干的核心异体移植物。只有在特殊情况下才需要自体髂嵴移植，由于在这种情况下有大量的骨丢失（见第 26 章）。

从历史的角度来看，开放式胫骨后内侧嵌体技术确实具有将胫骨嵌体移植物牢固地放置在 PCL 胫骨后部附着部位的优势。当只有 PCL 需要重建时，通常会选择这种方法。胫骨嵌体移植提供了理想的移植固定和早期愈合。带有两个股骨隧道的双股自体 QT-PB 移植曾被报道过，并发表了临床结果[152, 153]。

> **关键点：胫骨附着技术的选择**
>
> **关节镜下的全内技术与开放式胫骨骨塞嵌入技术的比较**
>
> - 最好在关节镜辅助下制作胫骨隧道，需要丰富的关节镜经验
> - 全内关节镜技术在脱位、多韧带重建方面具有优势
> - ACL+PCL 联合损伤：全关节镜入路 ACL 和 PCL，用于内侧或外侧修复的有限解剖
> - PCL 撕脱性骨折或翻修膝关节可能需要胫骨骨塞嵌入术
> - 采用关节镜全内技术可减少胫骨后隧道和股骨止点的移植物磨损问题

全内技术的理论上的一个缺点是，移植物的胶原部分可能会对成角度的胫骨后隧道产生磨损。一些手术技术旨在减少这一问题，包括在胫骨前外侧钻出一个更斜的胫骨隧道，并仔细倒角隧道出口。具有较大横截面积和直径的胶原蛋白移植物比具有较小面积和直径的移植物更受欢迎，因为后者的任何磨损都会影响移植物的强度。为了减少胫骨隧道处软组织移植物的磨损，移植物的骨部分可以放置在与隧道出口直接相邻的胫骨隧道中，或放置在全内侧的胫骨窝中，借此配合胫骨嵌体入路手术的有益效果，使骨性愈合迅速。

在我们这里进行的 PCL 重建的生物力学研究表明，在股骨止点处有可能出现移植物的磨损和失败[198]。在胫骨和股骨止点部位都需要保护移植物失败和磨损的手术技术，并且在术后早期限制膝关节的重复运动，这一点将在之后被叙述。

（二）后交叉韧带股骨附着技术的选择：双隧道与单隧道的比较

从技术角度来看，在 PCL 股骨止点从外向内放置两个位置良好的股骨隧道并不困难，这也是推荐掌握的首选技术。由外向内的技术采用限定的前内侧肌腱下或肌肉分离的方法使移植物拉紧，将一个长的股骨隧道用于肌腱移植的整合，并且用界面螺钉和缝合线固定移植物。后内侧移植物通常比前外侧移植物短 15mm。由外向内的隧道可以准确地拉紧、固定，并在膝关节屈曲时可以看到移植体的长度变化。这使外科医生能够确定移植体固定的理想膝关节屈曲位置。这是我们使用自体移植或异体移植的首选技术。

当选择单股骨移植时，股骨隧道可以从内向外或从外向内钻入。由内向外的方法会增加斜度；然而，在任何一种情况下，隧道的后部或深部都需要更加平滑，以减少移植体的磨损效果。可以选择磨钻（Arthrex）来创建股骨窝，带襻钢板 TightRope（Arthrex）固定可以与软组织干扰螺钉一起使用。这避免了股内斜肌（VMO）的切口，维持了股内侧皮质的完整性，并且创伤较小。

另一种技术中，PCL 移植物上的骨块被放置在股骨部位，矩形股骨槽技术具有理论上的优势。骨塞是用一种内面向外的关节镜技术固定的。矩形骨槽技术将骨放置在 PCL 股骨止点。尽管两种技术都可以使用，这种技术比单一的大直径隧道更理想。我们主张只用一条胫骨隧道来移植胶原蛋白部分。在 PCL 翻修手术中，可能存在一个错位的股骨隧道，其中移植物的骨质部分需要充分的股骨移植放置和固定，而不是仅有一个或两个软组织股骨移植隧道。

从内向外的前外侧口钻出的股骨单隧道更困难，由于髁间窝狭窄、股骨外侧髁接近、隧道放置在 PCL 止点内以及需要准确放置以避免移植物的部分位于 PCL 止点外的原因。因此，外科医生可以选择最合适的技术；然而，对于大直径股骨移植单隧道，由外向内的钻孔方法或 FlipCutter 方法往往更有利[21]。

关键点：后交叉韧带股骨附着技术的选择

双隧道与单隧道的比较

- PCL 股骨止点内有两个放置良好的股骨隧道，从外侧进入，掌握最理想的技术
- 单根股骨套筒：除界面螺钉外，FlipCutter 可用于创建钢丝固定
- 替代技术：将移植物的骨部分放置在股骨部位，采用矩形股骨槽技术或环形隧道（FlipCutter）
- 由于髁间窝狭窄，靠近股骨外侧髁，单个股骨隧道从内到外的入路更加困难
- 有利于选择移植物固定方法，提供移植物结构的最大抗拉强度

表 16-6 和表 16-7 给出了移植体固定的研究，可以推断得出移植体的 PCL 骨部分的固定。在股骨连接部位固定软组织移植物的技术仅使用界面螺钉仅得到一种较弱的固定结构[82]，导致较低的连接强度（表 16-8 和表 16-9）。类似于带襻钛板 EndoButton 配置的锁扣带襻钛板 TightRope 固定方法也可以被采用。PCL 重建处于较高体内载荷下，选择能提供移植结构高抗拉强度的移植固定方法是有利的[30, 136, 205]。

（三）单束与双束后交叉韧带移植物结构的选择

表 16-10 总结了单束与双束 PCL 移植技术的优点和缺点。增加第二束的目的是将额外的胶原组织放置在 PCL 止点内以增加移植物的横截面积，并更使再生更接近原生 PCL 连接。这种理论上的优势有时被称为在 PCL 止点内增加额外胶原蛋白的"质量作用效应"。与单束移植相比，双股移植结构的稳定性和临床成功率的提高还没有从临床的角度得到证实[106]。有临床研究显示，接受单束 PCL 移植重建的患者与接受双束 PCL 手术的患者得到的治疗结果相似[49, 101, 104, 122, 202]。

加入第二条移植束理论上具有优势，即提供额外的胶原组织来分担载荷，减少胶原纤维的应力，增加移植强度并减少移植结构的循环疲劳[198, 233]。两条移植束在手术中被拉紧以分担载荷，与单一 PCL 移植结构相比降低了载荷。大多数（但不是全部[135]）比较单束和双束移植结构的生物力学研究都表明了这一点。研究报道称，放置在 PCL 股骨止点远端 2/3 处的两束移植物随着膝关节屈曲度的增加将起到抵抗胫骨后移的作用（见第 15 章）。另外，当两束移植物被放

表 16-6　股骨移植物固定的选择

研究者	固定结构	失效（n）	刚度（N/mm）	失败原因
Martin 等[137]（2002）	金属界面螺钉	710 ± 224	298 ± 36	未报道
Pena 等[180]（1996）	金属界面螺钉	640 ± 201	未报道	拔出与骨块骨折
Steiner 等[210]（1994）	关节镜界面螺钉	588 ± 282	33 ± 14	骨塞骨折，股骨螺钉拔出，骨腱断裂
Johnson 等[90]（1996）	生物可降解界面螺钉	565	未报道	骨塞皮质骨与松质骨之间的断裂
Caborn 等[27]（1997）	金属内镜界面螺钉	558 ± 68	未报道	股骨固定失败，骨栓骨折，移植物断裂
Brand 等[21]（2000）	带襻钛板	554 ± 276	27 ± 13	胫骨骨块骨折或缝线断裂，胫骨侧固定失败
Caborn 等[27]（1997）	关节镜生物界面螺钉	552 ± 56	未报道	股骨固定失败，骨栓骨折，移植物断裂
Brand 等[21]（2000）	Mitek 装置	511 ± 350	18 ± 8	髌腱断裂，胫骨骨块骨折，骨块断裂
Johnson 等[90]（1996）	金属界面螺钉	436	未报道	皮质骨与松质骨之间的骨塞断裂
Steiner 等[210]（1994）	自外向内的界面螺钉	423 ± 175	46 ± 24	螺钉周围拉出
Pena 等[180]（1996）	生物界面螺钉	418 ± 118	未报道	骨块拖出
Brand 等[21]（2000）	压配装置	350 ± 48	37 ± 16.3	胫骨骨栓拔出，胫骨骨块骨折，髌腱断裂
Brown 等[23]（1993）	关节镜界面螺钉	256 ± 130	70 ± 29	骨块拉出，骨块骨折
Brown 等[23]（1993）	自外向内界面螺钉	235 ± 124	83 ± 30	骨块拉出，骨块骨折

尸体研究具有不同的结果，特别是当使用不新鲜的样本时，骨质下降影响固定强度

表 16-7　固定胫骨骨移植物的选择

研究者	固定结构	失效（n）	刚度（N/mm）	失败原因
Gupta 等[71]（2009）	两种生物可吸收聚乳酸螺钉	638 ± 492	106 ± 44	胫骨止点，胫骨螺钉处骨折
Gupta 等[71]（2009）	两个不锈钢螺钉	461 ± 231	116 ± 22	胫骨止点，胫骨螺钉处骨折
Campbell 等[29]（2007）	两个 4.0mm 松质骨拉力螺钉	762 ± 343	89.8 ± 18.9	骨块旋转，向上移动，肌腱附着部分或胫骨窝部分断裂
Gerich 等[59]（1997）	9mm 界面螺钉	758 ± 139	49 ± 2	肌腱断裂或骨栓滑脱
Kohn 等[109]（1994）	9mm 界面螺钉	678	68	肌腱断裂，滑出骨塞
Kurosaka 等[110]（1987）	9mm 界面螺钉	476 ± 111	58 ± 4	移植物从隧道中取出
Kohn 等[109]（1994）	7mm 界面螺钉	461	47	肌腱断裂，滑出骨塞
Brand[20]（1999）	9mm 可生物降解螺钉	293	42	骨塞滑脱，肌腱断裂
Kurosaka 等[110]（1987）	6.5mm AO 界面螺钉	215 ± 39	23 ± 3	移植物从隧道中取出
Steiner 等[210]（1994）	界面螺钉和缝合桩	674 ± 206	50 ± 21	骨栓断裂，胫骨螺钉周围拔出，缝线断裂
Campbell 等[29]（2007）	两个 5 号 Ethibond 缝合线系在纽扣钛板上	582 ± 126	85.1 ± 12.6	骨块旋转，向上移动，肌腱附着部分或胫骨窝部分断裂
Kurosaka 等[110]（1987）	5 号缝合线系在纽扣钛板上	248 ± 40	13 ± 2	纽扣失效，缝线穿过骨塞

（续表）

研究者	固定结构	失效（n）	刚度（N/mm）	失败原因
Steiner 等[210]（1994）	缝合桩	396 ± 124	27 ± 13	骨腱断裂，骨栓骨折，胫骨拔出
Kurosaka 等[110]（1987）	钉住髌腱	129 ± 16	11 ± 2	移植物在钉下滑动
Gerich 等[59]（1997）	槽中髌腱的双钉	588 ± 62	86 ± 16	移植物在钉下滑动，27% 的骨块断裂

尸体研究具有不同的结果，特别是当使用不新鲜的样本时，骨质下降影响固定强度

表 16-8　骨隧道内软组织移植物股骨固定的选择

研究者	固定结构	失效（n）	刚度（N/mm）	失败原因
Brand 等[21]（2000）	QHT 与 EndoButton 和 三个 5 号缝合线	699 ± 210	30.2 ± 8.5	种植体穿骨，胫骨固定失败，缝合失败，肌腱失败
Martin 等[137]（2002）	QHT 与 EndoButton 和 Endotape	644 ± 91	182 ± 20	胶条断裂
Martin 等[137]（2002）	带有 EndoButton 和连续环路 20mm 的 QHT	1345 ± 179	179 ± 39	胶条断裂
Rowden 等[187]（1997）	半腱肌内固定胫骨柄	612 ± 73	47 ± 19	没有报道
Martin 等[137]（2002）	QHT 与骨覆盖	977 ± 238	257 ± 50	与螺钉连接处的尖端弯曲
Steenlage 等[209]（1999）	QHTBioScrew，0.5mm 移植束	530 ± 186	未报道	移植体滑动
Martin 等[137]（2002）	带有 Trans-Fix 的 QHT	934 ± 296	240 ± 74	交叉销与松质骨反应，销弯曲，肌腱脱落
Brand 等[21]（2000）	带有 EndoButton 的 QHT，mersilene 胶带	520 ± 50	34.8 ± 22.3	胶条断裂
Brand 等[22]（2005）	QHT BioScrew	485 ± 224	71 ± 28	从骨隧道中拉出
Martin 等[137]（2002）	QHT 与 Mitek	687 ± 129	230 ± 32	在孔眼销交界处断裂
Brand 等[22]（2005）	QHT 与 RCI 钛螺钉	246 ± 99	29 ± 12	从骨隧道中拉出
Caborn 等[26]（1998）	QHT 与 BioScrew	341 ± 163	没有报道	移植体滑动
Caborn 等[26]（1998）	QHT 与 RCI 钛螺钉	242 ± 90.7	没有报道	移植体滑动

尸体研究具有不同的结果，特别是当使用不新鲜的样本时，骨质下降影响固定强度

表 16-9　固定胫骨软组织移植物的选择

研究者	固定结构	失效（n）	刚度（N/mm）	失败原因
Ruberte Thiele 等[188]（2010）	AT 同种异体移植物，直径 12mm 的圆柱形骨塞，一个 2 号 FiberWire 环绕骨塞，绑在胫骨前皮质上，一个 2 号 FiberWire 船穿过 AT 缝合，穿过骨塞孔	580 ± 161	93 ± 30	肌腱撕脱骨或骨塞骨折
Ruberte Thiele 等[188]（2010）	同种异体骨移植，8 号骨塞 12mm× 18mm，一个 2 号纤维线环绕骨塞，绑在胫骨前皮质上	586 ± 142	88 ± 24	大多数缝合线通过胫骨平台断裂

（续表）

研究者	固定结构	失效（n）	刚度（N/mm）	失败原因
Lee 等[118]（2009）	QHT 或 Bio-TransFix（Arthrex）装置的双链胫骨同种异体移植物	570.8 ± 96.9	58.1 ± 17.1	有或没有移植物拔出或断裂的变形
Lee 等[118]（2009）	QHT 或双股胫骨同种异体移植 10mm 生物界面螺钉	371.3 ± 106.2	27.6 ± 16.7	胫骨固定部位的移植物拔出
Lim 等[123]（2009）	在同种异体骨移植与两个交叉销骨块	917.8 ± 102.4	302.3 ± 52.9	固定骨折
Lim 等[123]（2009）	同种异体骨移植 10mm 界面螺钉固定骨块	514.58 ± 148.4	193.5 ± 12.1	拔出
Lim 等[123]（2009）	在同种异体移植物与两个交叉销的软组织与备用固定（6.5mm 松质骨螺钉与尖峰垫圈）	1023.75 ± 94.4	341.5 ± 64.9	移植断裂，固定失败
Lim 等[123]（2009）	同种异体移植物干扰螺钉固定软组织与备用固定（6.5mm 松质螺钉与尖刺垫圈）	816.81 ± 115.3	223.5 ± 38.1	拔出
Magen 等[130]（1999）	QHT 洗板	905 ± 291	273 ± 56	没有报道
Selby 等[195]（2001）	QHT 带锥形 35mm 螺丝	825	76	移植物滑过螺旋隧道
Nyland 等[171]（2004）	双胫骨前同种异体移植物与生物可吸收界面螺钉	825 ± 124	71 ± 18	隧道拉出
Steiner 等[210]（1994）	QHT 带螺丝和软组织垫圈	821 ± 219	29 ± 7	肌腱拉伸或胫骨螺钉拉出
Caborn 等[25]（2004）	QHT 与 Intrafix 设备	796 ± 193	49 ± 22	从胫骨隧道拔出
Caborn 等[25]（2004）	带有锥形生物可吸收界面螺钉的 QHT	647 ± 269	65 ± 22	隧道拉出
Selby 等[195]（2001）	QHT 带 28mm 螺丝	595	66	移植物滑过螺旋隧道
Steiner 等[210]（1994）	QHT 缝合和后期	573 ± 109	18 ± 5	缝合肌腱伸展，后拉出
Magen 等[130]（1999）	QHT 与 RCI 钛螺钉	350 ± 134	248 ± 52	没有报道
Steenlage 等[209]（1999）	QHT 采用可生物降解界面螺钉 0.5mm 移植物	308 ± 207	没有报道	移植物滑倒在胫骨螺钉周围
Brand 等[22]（2005）	QHT 与生物型螺钉	289 ± 205	40 ± 33	从骨隧道中拉出
Brand 等[22]（2005）	QHT 与 RCI 钛界面螺钉	252 ± 88	32 ± 15	从骨隧道中拉出
Steenlage 等[209]（1999）	QHT 带生物可降解界面螺钉 1mm 移植物套	222 ± 75	没有报道	移植物滑倒在胫骨螺钉周围
Brand 等[21]（2000）	QHT 与 RCI 钛螺钉	214 ± 79	9 ± 7	肌腱拉出或滑动
Kurosaka 等[110]（1987）	钉合半腱肌	137 ± 23	9 ± 1	肌腱从钉中拔出

尸体研究具有不同的结果，特别是当使用不新鲜的样本时，骨质下降影响固定强度

QHT. 四股腘绳肌腱移植物

表 16-10　选择单束和双束后交叉韧带重建的基础

项　目	单　束	双　束
更大的面积	−	+
载荷分担（每个移植束中的拉力减小）	−	+
操作复杂性	+	−
循环疲劳	−	+
临床结果（残余胫骨后平移）*	未知	未知

*. 经客观测量证实，膝关节屈曲 90° 时的应力放射成像
+. 相对优势；−. 相对劣势

置在 PCL 止点的近端和远端（深和浅）时，移植物的载荷以对等的方式发生，移植束承受更高的载荷，这种情况是不理想的。如前所述，移植物的长度和张力变化在很大程度上受股骨连接的制约，远端 2/3 处的任何移植物纤维随着膝关节的屈曲受到越来越大的张力和伸长[68, 203]。

在第 15 章中，对单束和双束 PCL 移植物的功能进行了详细描述。通常描述的 PMB 在伸膝时抵抗张力，ALB 在屈膝时抵抗张力，这过度简化了 PCL 纤维的行为。在本章中，三分法则（图 16-10）被用来描述手术中 PCL 移植的位置，这一点已经讨论过[16, 17, 74, 133, 197]。

增加第二束 PCL 的理由是在临床研究中观察到单束 PCL 重建后，在膝关节高位屈曲时有残留的胫骨后移[106, 154]。目前的 PCL 手术方法并不能在术后统一产生正常关节运动学和稳定性的功能恢复。这个问题将在本章的临床研究部分详细讨论。值得关注的是，残留的胫骨后移改变了胫骨接触位置（在胫骨上更靠前），软骨压力改变且较高，内侧半月板的功能下降[126, 179, 204]。髌骨 – 股骨接触压力的增加也有报道[60]。

文献中报道了许多不同类型的双束 PCL 移植结构。一种类型包括将两束独立的移植物放入两个独立的股骨和胫骨隧道，或者是有两个独立的股骨隧道且两束移植物通过一个胫骨隧道。为了使两束移植物在膝关节屈曲时分担不同的载荷，两个独立的股骨附着部和一个胫骨附着部被认为避免了两个胫骨隧道的必要性和手术的复杂性。

关键点：单束与双束后交叉韧带移植物结构的选择

- 第二束的目标：在 PCL 足迹内放置额外的胶原组织，增加移植物的横截面积，更紧密地复制原生 PCL 附着。减少胶原纤维中的应力，增加移植物的强度，减少移植物结构的循环疲劳

- 第二束置于止点远端 2/3 处，以抵抗胫骨后移，同时增加膝关节屈曲

- 生物力学研究证明，双束重建可将胫骨后移恢复到正常值

- 首选技术：QT-PB。胫骨隧道放置骨塞，肌腱放置在股骨连接处，分成两束，分别张紧

- 由于临床数据不足，在放置良好的单链和双链移植物之间存在争议

- 我们的观点：在临床可行的情况下，有合理的理论理由保证双链 PCL 重建

- 多韧带重建需要对单链 PCL 移植物结构进行修改

当选择 AT-B 异体移植物时，重要的是检查移植物不包含紧邻骨附着处的狭窄肌腱部分。QT-PB 异体移植物是一种更合适的 PCL 替代品，因为肌腱的横截面积较大；但是，这种移植物必须有足够的长度，而且更难从组织库中获得。应该注意的是，在一些患者中，（自体）股四头肌腱部分的移植物不够强健，无法产生两束移植物。在这些情况下，使用相当于大直径移植物的单个移植物。

未来需要对单束和双束 PCL 重建进行多中心随机对照试验，为选择一种 PCL 重建技术而不是另一种提供更科学的依据。目前外科医生面临的是之后描述的 4 级证据的小型临床试验。由于这个原因，多种 PCL 技术被介绍并就他们的技术问题提出了建议，以最大限度地提高临床效果。我们给出了首选的 PCL 移植程序以及选择的理由和依据。

综上所述，在临床可行的情况下，确实有合理的理论原因支持双束 PCL 重建（表 16-10）。当进行双束 PCL 移植所需的额外时间并非手术时间和复杂性的禁忌证时，这些情况包括孤立性 PCL 重建。在多条韧带重建中，主要目标是修复和重建所有破裂的韧带。增加第二条股骨隧道并拉紧和固定两条移植线对已经很复杂的重建手术来说是很耗时的。因此，外科医生应做好准备，在需要时根据手术结果修改术前的计划。在某些多韧带损伤的膝关节中，单束 PCL 移植结构可以提供恰当的机会来恢复功能稳定性（图 16-18）[135]。鉴于复杂的 PCL 纤维微几

何构造，单束或双束移植结构仍然是一种不完美的替代物，在控制关节运动和半脱位方面仅能提供检查与控制的作用。

（四）根据生物力学特性选择后交叉韧带移植物

通常用于重建 PCL 的移植物的机械性能见表 16-11。PCL 手术的目标是选择一种尽可能符合 PCL 结构特性的移植物。问题是，PCL 是一个高度复杂的韧带，由不同长度的纤维组成，根据膝关节屈曲和胫骨旋转位置组成荷载结构。数据显示，移植体最初的机械性能在其植入和体内重塑后将会下降。因此，没有肌腱替代品能匹配 PCL 复杂的微观几何形态。

Race 和 Amis[184] 的调查了年龄 53—98 岁的尸体情况。资深作者[166] 和其他人[237] 以前的调查表明，韧带单位的强度和刚度特性随着年龄的增长明显下降。举例来说，一项研究[166] 记载，虽然年轻尸体（16—26 岁）的前交叉韧带 - 骨移植的最终断裂的载荷平均为 1730N，但在年长的尸体（48—86 岁）中，这一数值下降到平均为 734N。Race 和 Amis[184] 推测，PCL 重建应该设计成与原生 PCL 相匹配的为 4000N 的强度，而不是表 16-11 中显示的大约 2000N（两个束的组合）。

Harner 和他的同事[76] 在对 14 个尸体 PCL 标本（平均年龄 52 岁，范围为 30—83 岁）的研究报道

了 ALB 的平均极限载荷约为 1200N，PMB 为 400N。这表明整个 PCL 在 1600～1700N 的极限破坏载荷远远低于预期，这个情况很可能是因为尸体标本的年龄过大。

以类似的方式，通过仪器在不会诱发过早的软组织失效的提取方式测量出的强度和刚度数据可能存在很大的差异。例如，表 16-11 中所示的股四头肌腱结构的强度为 2353N；但是，平均横截面积为 65mm^2。使用不同的方法用于测量这些横截面积会影响结果的数值。资深作者以前曾描述过一种方法，即用低水平的压迫力将软组织压缩成一个有明确尺寸的块状物，从而提供一个准确的横截面积测量。表 16-11 中显示的数据来自于不同面积测量系统的研究结果，因此很难对其进行比较。

（五）股四头肌腱 - 髌骨自体移植物的制备

将止血带充气至 275mmHg，通常这是在重建过程中唯一使用止血带的时刻。在髌骨上端内侧做一个切口并向近端延伸 5～6cm（图 16-19）。该切口可进入股骨内侧髁和 VMO 的前内侧，以便将股骨隧道置于股肌下。采取美容学技术，在切口周围进行皮下剥离以使皮肤在上、下两端被调动起来，然后提取移植物。采用这种技术不需要在髌骨上做切口。

关键点：股四头肌腱 - 髌骨自体移植物的制备

- 切口刚好位于髌骨上极内侧，向近端延伸 5～6cm
- 美容方法，皮肤切口周围的皮下解剖
- 股四头肌腱≥70mm，22～24mm 髌骨塞可用于合适的移植
- 移植物取自中央肌腱，宽度和厚度为 10～12mm
- 在中线切开髌前支持带，解剖至移植物的宽度，为骨移植髌骨缺损的后期闭合提供保护
- 将髌骨块宽度与股四头肌宽度匹配。骨块长 22～24mm，全厚 8～10mm
- 根据尺寸和选择单股或双股技术制备移植物
- 用 1-0 或 2-0 纤维环或纤维丝缝合线仔细缝合移植股线
- 闭合股四头肌腱（Z 字成形术）和滑膜，提供流体密封闭合，允许关节扩张
- 髌骨缺损，随后用扩孔器取骨移植

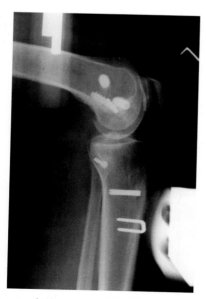

▲ 图 16-18　自体股四头肌腱髌骨单股后交叉韧带移植术后 2 年患者的后应力片显示胫骨后移仅增加 **2mm**
患者曾发生膝关节脱位，并接受了前交叉韧带 - 骨 - 髌腱 - 骨同种异体移植重建和解剖后外侧重建

在肌腱上标记移植物的长度和厚度并避免标记到近端肌肉和肌腱交界处而削弱伸张机制。股四头肌腱在近端出现狭窄并且注意不要切除超过 1/3 的肌

表 16–11　完整的前后交叉韧带和各种移植物构建体的结构特性

交叉韧带结构	最大强度（*n*）	刚度（N/mm）	横截面积（mm²）	长度（mm）	尸体年龄（岁）
完整的 ACL	2160 ± 157[*]	242 ± 26[*]			22—35[*]
	1725 ± 269[†]		44 ± 4.6[†]	27 ± 1.1[†]	20—32[†]
				38[‡]	NA[‡]
			31[§]		48—77[§]
完整的 PCL					
整个股骨 PCL 胫骨单位			41[§]		48—77[§]
AL 束	1620 ± 500[¶]	347 ± 140[¶]	43 ± 11.3[¶]	35 ± 3.4[¶]	53—98[¶]
	1120 ± 362[§]	120 ± 37[§]			30—83[§]
PM 束	258 ± 83[¶]	77 ± 32[¶]	10 ± 1.3[¶]	34 ± 3.2[¶]	53—98[¶]
	419 ± 128[§]	57 ± 22[§]			30—83[§]
移植物构造					
B-PT-B（10mm）	3057 ± 351[∥]	455 ± 56[∥]			21—34[∥]
B-PT-B（10mm）	2376 ± 152[**]	621 ± 122[**]	37 ± 5.7[**]	52 ± 4.8[**]	19—32[**]
B-PT-B（14mm）	2900 ± 260[†]		50 ± 2.8[†]	49 ± 3.8[†]	20—32[†]
QT（10mm）	2353 ± 495[**]	326 ± 70[**]	65 ± 8.4[**]	86 ± 9.0[**]	19—32[**]
STG 四股	4090 ± 295[††]	776 ± 204[††]	53 ± 5[††]		37—88[††]
两股股薄肌	1550 ± 369[††]	370 ± 108[††]			37—88[††]
两股半腱肌	2640 ± 320[††]	534 ± 76[††]			37—88[††]
一条半腱肌	1216 ± 50[†]		14 ± 0.5[†]	37 ± 3.1[†]	20—32[†]

[*]. 引自 Woo SL-Y, Hollis JM, Adams DJ, et al. Tensile properties of the human femur-anterior cruciate ligament-tibia complex. The effects of specimen age and orientation. *Am J Sports Med.* 1991;19:217–225.

[†]. 引自 Noyes FR, Butler DL, Grood ES, et al. Biomechanical analysis of human ligament grafts used in knee-ligament repairs and reconstructions. *J Bone Joint Surg Am.* 1984;66:344–352.

[‡]. 引自 Girgis FG, Marshall JL, Monajem AL. The cruciate ligaments of the knee joint. Anatomical, functional and experimental analysis. *Clin Orthop.* 1975;106:216–231.

[§]. 引自 Harner CD, Zerogeanes JW, Livesay GA, et al. The human posterior cruciate ligament complex: an interdisciplinary study. Ligament morphology and biomechanical evaluation. *Am J Sports Med.* 1995;23:736–745.

[¶]. 引自 Race A, Amis AA. The mechanical properties of the two bundles of the human posterior cruciate ligaments. *J Biomech.* 1994;27:13–24.

[∥]. 引自 Cooper DE, Deng XH, Burstein AL, Warren RF. The strength of the central third patellar tendon graft. A biomechanical study. *Am J Sports Med.* 1993;21:818–824.

[**]. 引自 Staubli H-U, Schatzmann L, Brunner P, et al. Quadriceps tendon and patellar ligament: cryosectional anatomy and structural properties in young adults. *Knee Surg Sports Traumatol.* 1996;4:100–110.

[††]. 引自 Hamner DL, Brown CH Jr, Steiner MF, et al. Hamstring tendon grafts for reconstruction of the anterior cruciate ligament: biomechanical evaluation of the use of multiple strands and tensioning techniques. *J Bone Joint Surg Am.* 1999;81:549–557.

ACL. 前交叉韧带；AL. 前外侧束；B-PT-B. 骨 – 髌腱 – 骨；NA. 无效；PCL. 后交叉韧带；PM. 后内侧束；QT. 股四头肌腱；STG. 半腱肌 – 股薄肌腱

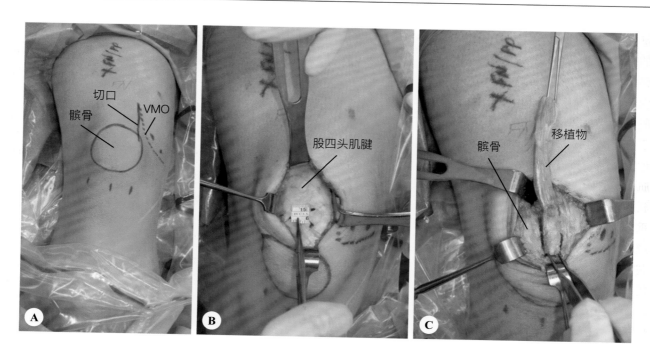

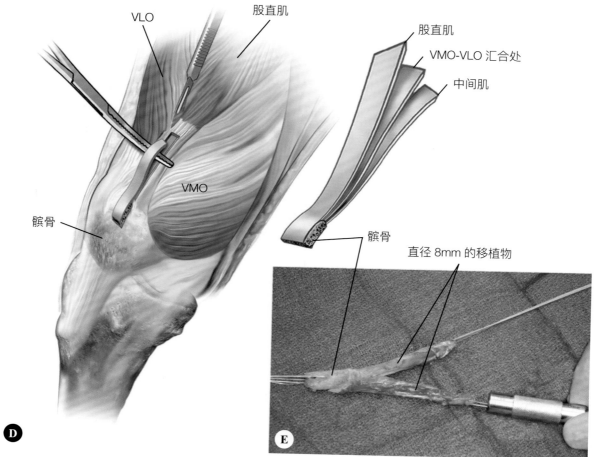

▲ 图 16-19　股四头肌腱 – 髌骨自体移植

A. 内侧切口；B. 股四头肌腱被小心地标记为仅去除其宽度的 30%，并且不延伸到肌腱连接处；C. 中央 11～12mm 宽的全厚股四头肌腱移植收获，随后闭合缺损以维持关节镜下关节扩张；D. 移植物收获说明；E. 制备了带髌骨的双股 8mm 肌腱移植物。VLO. 股外斜肌；VMO. 股内斜肌

腱。在极少数情况下，存在一个不适合收获的缩短的股四头肌腱；术前将告知患者需其同意采用自体移植或异体移植的方法。合适的股四头肌腱至少需为 70mm，并且不包括 22～24mm 的髌骨骨塞。全层股四头肌腱移植取自中央肌腱，宽度和厚度这取决于肌腱的整体大小，分别为 10～12mm。由于肌腱的近端可能会有一些狭窄，一般取中间部分约 30% 的肌腱。股四头肌腱由三层组成：直肌腱、VMO-VLO 联合肌腱和中间肌腱。采取精细的技术用新刀片以垂直的方式切开全部的三层组织。尽量不提取深层或让刀片呈现一个斜面，而不是垂直面。在肌腱收获部位的近端，一个弯曲的器械被放置在三个肌腱层的后面以保护下面的关节滑膜。如果进入滑膜则与剩余的股四头肌腱闭合一起关闭使保持关节膨胀，以便进行关节镜手术。

在肌腱的三个末端放置一个 Ellis 钳以保持张力。要小心股四头肌腱与髌骨的连接处，因为肌腱连接处位于髌骨近端和前 1/3 处。在这一点上有一个平面存在在股四头肌腱附着部的后面，以保护后方的滑膜附着部和邻近的软组织。这些组织为髌骨的骨移植提供了一个优越的支撑以闭合缺损，并固定骨移植。

髌骨骨块与股四头肌宽度相匹配。骨块长度为 22～24mm，深度为 8～10mm。用 Steri-Strip 在薄动力锯片标出 10mm 的深度，以防止深层穿透。在所有的开口处使锯子与髌骨前表面保持垂直。在进行前部骨切开后，在股四头肌腱的连接部位将其向前方提起。骨块的后部在股四头肌腱附着处下方的横向平面上切割，深度为 8～10mm。这个操作可以使得骨块被轻轻地移除，便于准备移植。使用止血带止血。

根据单束或双束技术的选择来制备移植物。肌腱部分宽和厚必须是 11～12mm，以便能够形成直径为 7～8mm 的移植束。在较小的患者中，单个 10mm 的股四头肌腱厚度较小，不能提供足够的肌腱来进行稳固的双束移植，因而必须选择单束结构。使用 1-0 或 2-0FiberLoop 或 FiberWire 缝线（Arthrex）对肌腱移植股进行细致的缝合。移植体的适当直径根据要钻的隧道的大小来确定。在髌骨的远端通过两根 2-0 纤维线缝合。在移植物周围包裹一块浸过血的海绵以提供保护且保持组织湿润，并可能保持一些细胞的活力。

在可选的将髌骨块放入 PCL 股骨附着处的全内侧技术中包含了将移植束穿过胫骨隧道的单束或双束技术。将两束移植物分别拉紧在理论上是有优势的；但是，这方面的临床结果数据不足。

股四头肌腱和滑膜缝合后可使液体紧闭，以允许关节膨胀。股四头肌腱缺损用不可吸收的零缝线松散地缝合。肌腱以 Z 字成形方式缝合，其中股四头肌腱层的部分被带到一起，以避免通过所有三个肌腱层的紧密缝合处。这种技术减少了伸肌机制的内侧到外侧的张力。

髌骨缺损后，在准备股骨移植隧道时用取心铰刀获得骨，以细致的方式用其进行骨移植。重点是要获得能完全填充缺损的骨移植，因为从隧道准备中获得的骨屑是不够的。手术结束后，经过精心移植的骨缺损部位在愈合后不会出现明显的髌骨缺损，并减少了提取移植物处疼痛的发生率。

（六）跟腱 – 骨异体移植物的制备

AT-B 异体移植物的制备方式与上述 QT-PB 的制备方式类似，是最常用的单束结构。需要将肌腱近端宽大的扇形部分装管或滚动。在所述的可选技术中，将骨塞放入长方形的股骨部位进行全内侧置入或采用外侧置入技术，通过 VMO 肌肉分离的方法，将直径为 10～11mm 的移植物放入单束骨隧道内。

关键点：跟腱 – 骨异体移植物的制备
• 单股或双股移植物的每一部分都是管状的，跟腱近端呈宽扇形 • AT-B 移植物用于单个胫骨或股骨隧道

（七）前内侧入路和股骨外侧隧道的手术技术

若使用两个股骨隧道与肌肉分离法相比创伤较小，则选择股骨隧道，其中被分离的 VMO 应为 5～6cm 以获得适当的视觉效果。此外，这种方法可以很好地观察移植和缝合固定后的情况。当选择单股骨隧道时使用受限的肌肉分离方法。在膝关节附近的前内侧股内侧肌近端做一个 3～4cm 的垂直皮肤切口，正好在股四头肌腱的内侧。当制备同侧 QT-PB 时，使用相同的皮肤切口（图 16-20）。

前内侧方法的关键是确定 VMO 前部与内侧网膜的连接，并在此平面上进行解剖，从而避开肌肉，实现 VMO 的血管下抬高。注意不要切开 VMO 与髌骨的连接处，也不要切开内侧的髌股韧带。只需要

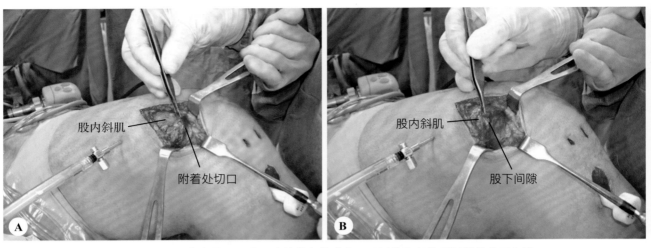

▲ 图 16–20 　在自体股四头肌膝关节翻修术中，肌腱获取部位采用股骨头下入路

A. 在股内斜肌－支持带附着处做切口；B. 在关节囊外钝性剥离中，股内斜肌在近端轻微反射。如果选择单个股骨隧道，则采用较小的皮肤切口和肌肉切开入路

有限的血管显露。VMO 下方的滑膜被保护起来使其不被进入。近端 VMO 的神经支配不受干扰。穿过 VMO 下缘的上膝动脉分支受到保护。

> **关键点：前内侧入路和股骨外侧隧道的手术技术**
>
> - 当使用两个股骨隧道时，选择比肌肉切开法创伤小的方法
> - 单根股骨隧道，有限的肌肉切开入路或 FlipCutter
> - 垂直皮肤切口，3～4cm
> - 关键：确定 VMO 与内侧支持带的前附着，并在此平面上避免肌肉解剖，实现 VMO 的股下抬高
> - 只需要有限的股骨头下显露
> - 移植物股骨隧道入口外 1:00 方向，用钻导标识
> - 将导针放置在股骨内侧髁关节软骨近端 12mm 处，从内侧滑车边缘向后内侧等距放置
> - 隧道与 PCL 移植物的倾角一致
> - 距内侧关节软骨边缘 12mm 的 4:00 方向设置移植物股骨隧道，位于股骨上髁正前方

用钻导引针确定 1:00 方向的股骨隧道入口的外部位置。将导针放置在股骨内侧髁的关节软骨的近端 12mm 处和内侧距股骨内侧边界等距离处。仔细触诊关节软骨边界。更远的股骨隧道处移植隧道在关节内入口处的角度减少。隧道应与 PCL 移植的斜度一致，但不要位于邻近关节软骨的远端，以防止隧道突破到股骨远端髁上。为了在两个隧道的入口和出口处保持足够的骨桥，4:00 方向股骨隧道的位置同样距离内侧的关节软骨边缘 12mm，正好在股骨

上髁的前面。

在移植体固定时，外科医生使用头灯来观察隧道内的移植物。当膝关节屈曲时观察移植体的长度，以确定产生移植体长度最大时膝关节屈曲角度。此外，头灯为放置界面螺钉和移植缝合法提供了充分的视觉效果，使稳固性增加。对于 VMO 网膜附着和皮下组织，常规用可吸收的缝合线进行缝合。

（八）对外科医生选择后交叉韧带手术技术的建议

外科医生可选的手术技术需要专家水平的关节镜的经验和知识。PCL 重建技术有一定的难度，并且已有文献反映了外科医生在手术选择和移植物选择方面存在明显的差异。根据资深作者的经验，提供一些建议供该选择过程中考虑。

从最初的手术复杂性开始，软组织移植（无骨部分）是最容易准备的，可以进入膝关节，并固定在位置良好的股骨和胫骨隧道内。有各种各样的固定方法可供选择。因为异体组织重塑延迟，植入后缺乏自体组织所出现的有益的移植肥大，资深作者对异体组织表示了一定程度的担忧，特别是在运动型患者中。此外，仅使用软组织界面螺钉提供的附着固定强度相对较低。

更复杂的是一端连接有骨的 PCL 移植物，如 AT-B 异体移植物。将肌腱部分放在胫骨隧道内并用股骨隧道内骨塞的界面螺钉完成安全固定，这样有机会轻松通过。肌腱首先通过一个扩大的入口进入膝关节，然后进入胫骨隧道。这使得接下来移植的

关键点：对外科医生选择后交叉韧带手术技术的建议
• PCL 重建选择的困难程度，外科医生在选择的技术和移植物方面的显著差异
• 初始水平：所有软组织移植物。运动员移植组织存在问题；界面螺钉的低强度固定。不推荐
• 下一级：一部分带骨移植（AT-B 同种异体移植）。肌腱部分置于胫骨隧道内，骨塞固定于股骨隧道内。胫骨移植物易于通过
• 下一级：胫骨隧道骨段的放置。在修改案例中有明显的优势。增加了移植物固定和愈合的安全性
• 下一级：在 PCL 止点较大的患者中增加第二股骨隧道
• 下一级：在运动员患者中收获 QT-PB 自体移植，一股或两股股骨头隧道，骨头位于胫骨隧道中

骨部分可以进入关节，通过股骨隧道内的主导缝线对接，并用界面螺钉固定。胫骨隧道内的肌腱部分可以用干扰螺钉和后备缝合柱进行双重固定。这是外科医生推荐的移植结构，并且可能是最经常使用的 AT-B 或 QT-PB 移植的移植结构之一。

将自体移植或异体移植物的骨部分放置在胫骨隧道内更加难度，因为骨的部分通过一个扩大的入口进入膝关节，然后由引导缝线（总是在骨的末端）和神经钩引导进入胫骨隧道。这要求骨塞的角度接近直角以便进入胫骨隧道入口。胫骨隧道被扩大，比移植的骨部分大 2mm。随着经验的积累，骨塞在胫骨隧道内温和对接的技术是成功的。在骨塞进入胫骨隧道后，肌腱部分被带入关节，并容易进入股骨隧道。这使得整个移植物可以从近端向远端移位，以便在隧道中获得适当的移植物长度并最终固定。资深作者认为，骨塞在胫骨隧道内的固定的优势显而易见。我们中心的临床经验表明（在翻修病例中），大直径的胫骨隧道内大型异体移植的愈合能力相对较差。骨塞是用界面螺钉和后备缝合法固定的。因此，这代表了本章中推荐的首选技术。此外，两个胫骨隧道并不是获得成功的必要条件，因此在所有 PCL 手术病例中都也选择一个位置良好的胫骨隧道。

最复杂的是增加第二个股骨隧道，不过，关于双移植结构的建议已经介绍过了。总之，主要的适应证是较大的患者，有相应较大的 PCL 股骨附着部且单个移植物可替代 50% 或更少的股骨附着区。未

来有必要对足够数量的患者进行精心设计的一级研究，以解决这些争议；然而，本章所讨论的建议目前看来是有必要的。

（九）后交叉韧带全内技术：使用股四头肌腱 - 髌骨自体移植的单束和双束移植重建（运动员患者的首选技术）

我们使用全内侧技术进行孤立 PCL 重建时，首选 QT-PB 自体移植物，根据股四头肌腱的大小，使用单束或双束股骨放置。这种方法建议用于运动型患者。在透视控制下，将骨塞直接放置和固定在胫骨后部隧道的后部入口处（表 16-12）。操作目的是与胫骨嵌体手术的结果相匹配，使用斜面隧道将骨塞直接放置在 PCL 后方的附着处，而不是使用需要开放后内侧的胫骨嵌体。对于久坐的患者或多韧带膝关节损伤，可选择 AT-B 移植，将骨塞置于股骨或胫骨隧道内。这些手术步骤将在以下章节描述。根据所选择的移植物，还有其他 PCL 手术、胫骨和股骨放置和隧道的其他可能的选择（表 16-13）。

1. 患者体位与姿势　在麻醉状态下进行检查并确认诊断，仔细比较受伤的膝关节和相应的正常膝关节。重要的是在两个膝关节屈曲 90° 时触诊胫骨股内侧的塌陷。在手术中，PCL 移植物将在膝关节屈曲时被拉紧，胫骨股内侧步距被用来验证异常的后移是否得到纠正。

患者仰卧在手术台上，并有适当的衬垫（图 16-21）。手术台放置在 15° 的反射位置以防止脊柱过伸，并产生轻微的髋关节屈曲以缓解左右股神经的过度紧张。患者膝关节部分的床弯曲到 70°。大腿止血带放置在石膏垫上。对侧肢体放置在泡沫腿架中，臀部略微弯曲。在对侧肢体上放置一个大腿高压软管。在进行适当的包扎后，在手术的大腿下方放置一个 4 英寸（10cm）的平垫，以保护组织并在手术过程中让膝关节能够弯曲。手术过程中膝关节屈曲 60°～90°。然而，通过调整手术台或使用额外的大腿垫可以进一步屈曲膝关节。在手术过程中，不应该对大腿后部和坐骨神经施加不当的压力。出于这个原因，通常不使用关节镜下的大腿支架。在长时间的手术情况下，刚性大腿支架可能对大腿后部造成异常压力，从而损害神经血管结构。通过尽可能地避免不适当的后部压力，可以防止大腿后部肌肉缺血和腓胫神经损伤。

表 16-12　全内技术后交叉韧带移植物的选择

	双束移植物	单束移植物
首选	QT-PB 自体移植 1. 单胫骨隧道：后隧道出口骨塞 2. 股骨：两束，两个隧道或一束，一个隧道取决于移植物的大小	QT-PB 自体移植 1. 胫骨隧道：后隧道出口骨塞 2. 股骨隧道：一股 FlipCutter 股骨套筒钢丝加界面螺钉
替换	股骨止点双隧道 QT-PB 同种异体移植 AT-B 同种异体移植	QT-PB 同种异体移植 AT-B 同种异体移植
原则	• 同种异体移植成功率低，愈合延迟 • 与所有软组织移植物相比，骨移植塞提供了安全的固定、更快的愈合和更高的移植物结构拉伸强度 • 异体移植延迟了康复和恢复活动 • 避免单个小直径 B-PT-B 自体移植，第二次移植需要达到自然 PCL 宽度 • 在进行随机对照临床试验之前，移植物选择规则仍然是经验性的	• 异体移植在多韧带重建、膝关节不稳方面提供了可接受的结果，因为手术的复杂性和时间需要单通道手术 • 选择胫骨后隧道骨塞以避免大直径软组织移植物通过胫骨隧道导致隧道中移植物不愈合

AT-B. 跟腱 – 骨；B-PT-B. 骨 – 髌腱 – 骨；PCL. 后交叉韧带；QT-PB. 股四头肌腱 – 髌骨

需要进行半月板修复时，使用上述的患者和肢体体位进行由内而外半月板修复技术，用关节镜大腿支架使关节充分开放。床的膝关节位置根据需要进行弯曲。在进行半月板修复后，移除大腿支架，并根据需要放置适当的大腿后垫。

膝关节镜检查首先采用一种压力调节泵，该泵被调整为提供轻度关节扩张并防止液体外渗。需要用泵来保持关节的扩张尤其是在胫骨隧道的钻孔过程中，以便液体将后囊推出到术野之外。现代的压力和容量调节泵可以通过控制流入和流出保持安全压力。此外，保持足够的液体流入，以便在手术过程中仅需选择性地使用止血带。

创建常规的关节镜下前内侧、前外侧和超外侧入口（图 16-22）。在 PCL 重建过程中，需要一个经髌骨的中央门户。许多外科医生建议使用后内侧入口清除 PCL 胫骨纤维，并观察 PCL 胫骨附着情况。资深作者采用了一种技术，在大多数情况下不需要使用后内侧口。使用三个前入口是有好处的，可以避免不慎将液体渗入腘窝，这可能会限制后囊膨胀和胫骨隧道钻孔时的可视化。

进行标准关节镜检查。在膝关节屈曲 20° 的情况下，施加屈曲和外翻的压力，用间隙试验来评估外侧和内侧的关节开放度。任何半月板修复或部分切除、清创或其他关节镜手术时进行。

关键点：后交叉韧带全内技术

患者体位与姿势

• 两膝触诊胫股内侧离断（90° 屈曲），用于检查手术结束后异常后移的纠正情况
• 手术台 15° 反射位，膝关节部分弯曲至 70°。在大腿下面放一个 4 英寸（10cm）的平板靠枕
• 使用压力调节泵开始关节镜检查：维持关节扩张所需
• 常规关节镜检查前内侧、前外侧和上外侧入路
• 通过间隙测试测量弯曲 20° 的外侧和内侧关节开口。根据需要进行半月板修复或切除、清创或其他关节镜手术
• 取下腿托进行 PCL 重建，避免大腿后部压力增加

---

2. 胫骨隧道的构建　手术过程中最困难的部分是胫骨隧道（位于 PCL 远端连接位置）的构建，而同时不伤及腘窝神经血管结构。为了保持关节的扩张和充分显现，使止血带充气并操作压力调节的关节镜泵，在准备好胫骨隧道后完成股骨隧道和同移植物的提取。

表 16–13　后交叉韧带全内技术

手术过程	优　势	不　足	选　项
QT-PB 双束自体移植物 * 隧道间缝合　IF 螺丝　股骨长隧道　骨塞　IF 螺丝　缝合柱	替代股骨止点，安全固定，拉紧两束（我们对运动型患者的偏好）	自体移植物收获增加了时间和术后疼痛	单链骨移植，股骨窝翻转钢丝固定，胫骨隧道入口，胫骨结节外侧
QT-PB 同种异体移植物 IF 螺丝　骨塞　双移植束　IF 螺丝　缝合柱	全内股内窝，FlipCutter，IF 螺钉，单胫骨隧道，拉紧两束	同种异体移植延迟愈合	胫骨张力单股移植物，矩形骨塞，胫骨隧道入口，胫骨结节外侧
QT-PB，AT-B 同种异体移植物 狗骨扣　IF 螺丝　IF 螺钉　缝合柱	全内股内窝，钢丝代替缝合桩，单胫股隧道，骨固定胫隧道	同种异体移植延迟愈合	胫骨窝全内固定 FlipCutter
QT-PB 双束自体移植物胫骨镶嵌技术 缝合柱　双股隧道　IF 螺丝　胫骨嵌体	替换股骨足迹，固定牢靠，拉紧两束	开放后内侧入路，时间和复杂性	单股隧道，QT-PB，AT-B 同种异体移植物，全内技术关节镜手术

*. 我们更倾向于运动员患者。AT-B. 跟腱 – 骨；IF. 界面；PCL. 后交叉韧带；QT-PB. 股四头肌腱 – 髌骨

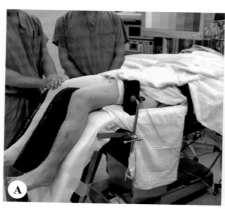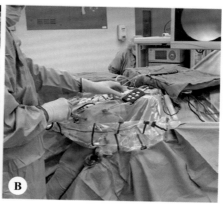

◀ 图 16-21 患者膝关节弯曲至 70° 的姿势

注意床身弯曲以保持臀部弯曲。腘窝后间隙没有压力。另一条腿垫得很好。根据需要调整膝关节屈曲角度

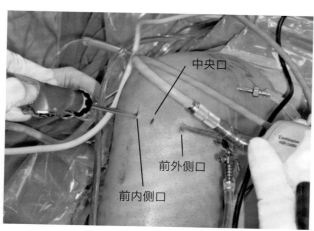

▲ 图 16-22 关节镜下通过前内侧、中间和前外侧入路准备胫骨和股骨后交叉韧带移植物位置

膝关节处于 70° 的屈曲状态，以防止对腘窝结构的向后压力，并在大腿近端用垫子抬高大腿。这使得后部神经血管结构从膝关节的后方脱落。Matava 和同事[139] 报道，屈曲 0°～100°，PCL 与腘窝动脉的平均距离在轴向为 7.6mm，在矢状面为 7.2mm；然而，膝关节之间可能存在个体差异。在手术过程中，外科医生要不断注意关节压力、液体流入和流出、大腿张力增加及任何缺乏关节扩张的情况。在手术过程中对腘窝和小腿区域进行间歇性的触诊，以检测可能出现的后囊穿刺引起的液体外渗[169]。

当交叉韧带完整时，胫骨隧道的准备更为困难。首先需要确定前交叉韧带附近残留的 PCL 纤维，用剃刀或篮钳通过前内侧口用前外侧口关节镜切除。电凝使膝中动脉进入到 PCL 的近端。留下一些 PCL 纤维在股骨附件上，以便以后识别和放置移植隧道。如果存在股骨前韧带和股骨后韧带，则进行鉴别。通常可以保留 PMFL。如果这些结构阻碍可视化，只要外侧半月板有一个确认的后角连接到胫骨后部，

并且不是解剖学变异，即后角是板骨间连接的，就可以将其切除。

关键点：后交叉韧带全内技术
胫骨隧道的构建 • 膝关节弯曲 70°，以保护神经血管结构 • 外科医生监测关节压力、液体流入和流出、大腿张力增加、关节是否扩张 • 去除股骨附着处残留的 PCL 纤维，一些纤维留作以后识别和放置移植物隧道 • 30° 关节镜置入前内侧口，高置于 PCL 股骨附件附近的切口 • 通过弯曲吊卡，轻轻释放剩余 PCL 纤维后面的囊膜空间 • 保护内侧和外侧半月板，靠近 PCL 胫骨窝的胫骨后附着部 • 移除 PCL 残端 • 查看整个后 PCL 胫骨窝，以确定胫骨隧道的正确位置 • 不要破坏胫骨棘处的远侧关节囊附着

接下来将 30° 关节镜置入前内侧入路，并将其放置于 PCL 股骨附着处附近的切口中。这样就可以看到后囊隐窝和胫骨附着处剩余的 PCL 残端，并将器械传递到 ACL 的内侧。

一个关键步骤采用弯曲的 Cobb 提升器或市售的弯曲 Acufex（Smith&Nephew 内镜）PCL 提升器（图 16-23）。它具有 90° 的曲线，用于轻轻释放剩余 PCL 纤维后面的囊腔。在一些膝关节中，后囊会与 PCL 纤维粘连。PCL 提升器是用来将囊轻轻地从 PCL 纤维上拨开，避免后囊破裂。这一步需要用轻柔的方法将后囊向远端推到远端 PCL 和囊膜附着的水平，即胫骨后方台阶的水平。需再次强调的是，这一步

是防止神经血管结构受损的关键步骤，因为 PCL 胫骨附着部后面的后囊袋被修复了。这使得 PCL 提升器在胫骨钻孔时可以被放置在胫骨附着部后这个靠后的位置。

如果后关节囊受到侵犯，需要降低泵压并建立一个大的前部液体出口。密切监测任何流向腘窝和小腿的液体外渗。在低压条件下的操作通常是安全的；但是，如果有任何关于可视化和腘窝空间扩充的问题，则推迟手术过程，以允许囊肿恢复。

用 30° 关节镜通过前内侧入路放置在股骨内侧髁附近，观察 PCL 胫骨窝邻近的内外侧半月板后胫骨附着处。在胫骨隧道的准备过程中，内侧半月板的亮白色附着部清晰可见，相邻的外侧半月板附着部也始终受到保护。这些半月板附着部位于 PCL 附着部的几毫米范围内。在胫骨隧道钻孔时，如果过于靠近或与 PCL 窝的内外侧成一定角度，可能很容易损坏。

用外科医生偏好的关节镜器械切除 PCL 残端。有各种弯曲的器械，包括篮钳、剃刀和刮刀，都很有效。资深作者更倾向于使用电凝烧灼器，将其手动弯曲成 45° 的曲线，最初烧灼 PCL 处的最近端的

PCL 纤维，即紧靠 ACL 胫骨附着后方处。这将直接在皮质骨上形成一个安全的平面，然后继续向远端延伸至 PCL 的主要附着部。有时会有剩余的 PCL 纤维附着在后囊上，这些纤维被单独留下，或者它们很容易向后移位，在胫骨后部香槟杯样脱落处显露骨性 PCL 远端到关节囊的连接处。为了防止液体外渗到腘窝内不改变囊附着结构。完成这些步骤后，观察整个 PCL 胫骨后窝（至后关节囊附着的水平）以确定胫骨隧道的正确位置。

3. 胫骨隧道钻孔技术　在胫骨结节内侧 1cm 处做一个 3～4cm 的内侧皮肤切口。隧道开口位于胫骨结节的内侧或外侧（图 16-24）。从理论上讲，隧道在胫骨结节外侧开口可能有一定的优势，即减少隧道移植的后方角度。不过，隧道的任何一个位置都是可以接受的。资深作者通常更倾向于在胫骨结节的内侧入口。当使用内侧隧道进行 ACL 重建时，PCL 移植物通过胫骨结节外侧的隧道放置。

关节镜放置在前内侧入口处，并将其置于高于切口的位置，以观察胫骨 PCL 附着在关节囊上的后方情况。在大多数情况下，30° 关节镜可以提供一个很好的视野。有时，需要使用 70° 关节镜。正如已经讨

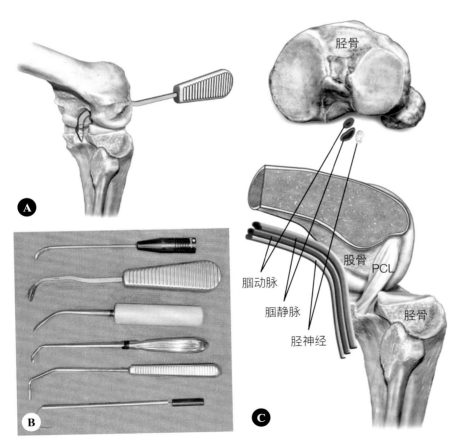

◀ 图 16-23　胫骨部分的准备

30° 关节镜通过前内侧入口放置。将内镜放置在靠近内侧髁的切口处，以观察关节的后部。器械通过前交叉韧带内侧的中央门放置，小心地保护韧带。A. Acufex 后交叉韧带（PCL）吊卡通过切口插入，小心地释放后囊，并在 PCL 后面重建正常的囊隐窝，此步骤原因是囊可能附着在破裂的 PCL 纤维上。这一步可以使囊膜向后移位，同时液体扩张保护神经血管结构。B. 胫骨 PCL 残端在直接可视化下使用弧形剃刀、篮钳、Cobb 吊卡和射频仪器移除。后内侧和外侧半月板附着始终受到保护。C. 解剖图显示了腘窝神经血管结构的密切关系

图中标注：胫骨、腘动脉、腘静脉、胫神经、股骨、PCL、胫骨

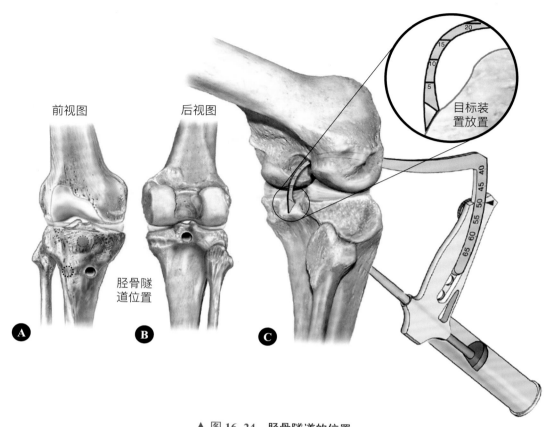

前视图

后视图

胫骨隧道位置

A

B

C

▲ 图 16-24　胫骨隧道的位置

A. 隧道位置可在胫骨结节内侧或外侧（点圆），距关节线 3~4cm。隧道位置为 50° 或更大角度，以减少胫骨后部的锐角。B. 远端后交叉韧带（PCL）附着部位的胫骨后隧道。C. Acufex Director PCL 胫骨瞄准器通过中央门放置，导杆尖端靠在后囊插入物上，靶点距离 PCL 脚印远侧 5mm。这使得胫骨足够接近隧道，以防止移植物前移

论过的，另一种方法是将关节镜置于后内侧入口，通过前内侧入口查看放置的钻孔导管；然而这种情况是很少需要的，而且可以避免可能的后方液体外渗。

胫骨隧道的钻孔见图 16-25。钻孔定位器经中央的髌腱入口放置。放置导向器的尖端，使导向针在胫骨后囊插入水平的近端 6mm 处拔出，刚好位于胫骨后部的台阶结构前。这是关键的一步，因为如果导针直接放置在骨性胫骨棘上，就会使大直径的钻头进入到关节囊附着的远端并进入腘窝。在任何时候，钻针和钻头都在 PCL 窝的远端囊状附着处附近。另一个错误是将导针放在 PCL 窝近处，这将产生一个近乎垂直的 PCL 移植物，其抵御胫骨后移的能力有限。操作目标是将导针放在 PCL 窝的远端中央部分，距离 PCL 窝的近端入口 20~25mm。这就留下了 15mm 的后窝，以保持后部移植物的位置，防止垂直 PCL 移植物。这是该手术的一个关键步骤。钻头导向器的角度为 50°~55°，以产生一个斜的胫骨

隧道，从而减少移植物成角的影响。

下一步是使用钻头导向器的安全停止系统（Acufex）。这是钻头导向系统的一个独特功能。夹紧导向针，与安装在钻孔导针上的安全制动块保持固定距离。无论 PCL 胫骨瞄准器的角度或位置如何，安全制动块都能控制导针进入胫骨的深度，并防止导针超出导针尖端而损伤神经血管结构。

将导针钻入选定的胫骨隧道位置。在钻孔过程中，测量导针的深度并用于确定钻孔的深度。查看导针的最终位置，再次确认导针在 PCL 窝的远端。建议用荧光透视镜确认导针的位置。

使用安全程序将胫骨隧道钻到所需的直径。市面上有一种 PCL 导针保护器（Acufex），其形状较宽，在其顶端 5mm 处有一个中央凹槽，以便在钻孔过程中与胫骨导针接合。在用关节镜进行钻孔的过程中，可以随时看到导针的尖端。该工具可以防止导针和钻头的后移。钻孔过程涉及使用带钻头的钻

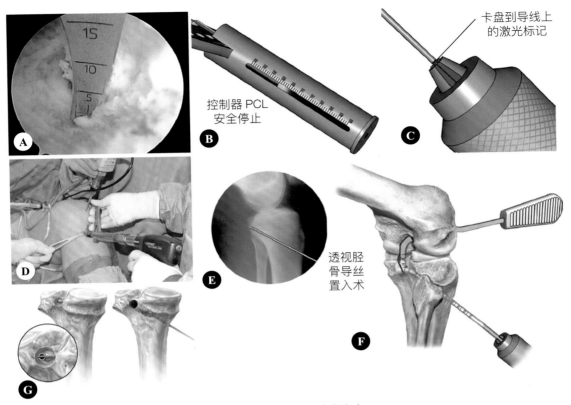

▲ 图 16-25 胫骨隧道钻孔

A. 在后交叉韧带（PCL）远端附着处钻孔导向，邻近后囊插入；B. Acufex 导向销安全止动块连接在钻导上；C. 导丝夹在电钻上，到达激光标记，即从安全止动块到钻头导尖的最大长度，这样可以防止导丝在穿过后皮质后超出钻导；D. 手术中使用钻导系统放置导针；E. 透视检查导丝位置；F. 胫骨隧道钻孔与 PCL 升降器 / 钢丝抓取以保护后方神经血管结构；G. 另一种技术是使用"翻转钻"制作胫骨后窝作为 PCL 移植骨塞。四条纤维丝缝合线穿过塞子，进入胫骨前部进行植骨固定

子，而不是延长钻头长度的麻花钻。钻头尖端只延伸 10mm，柄部光滑。钻头是以缓慢的方式推进的。钻头的穿透深度是由校准钻头和先前的钻头导针测量出来的。当钻头尖端到达后皮质时，会有明显的阻力。此时，钻头是缓慢推进的，不会突然穿透。第二种选择是移除电源，在钻子上放置一个手夹头，以完成穿越胫骨后部皮质的隧道。对于 PCL 窝处胫骨后皮质较厚的年轻患者，可采用两个阶段的钻孔过程，先用 8mm 的钻头，然后采取 11mm 或 12mm 的钻头。

当选择 FlipCutter（Arthrex）技术时，最初使用一个 4mm 的钻头来建立胫骨隧道。在关节镜下推进 FlipCutter，使其离开胫骨后部隧道。将钻头翻转并顶住胫骨后皮质，以逆行方式小心地将隧道钻到所需深度，该深度由 FlipCutter 的测量长度决定。PCL 扩张器始终保持在后方，以使后囊远离钻孔过程，防止不慎穿透后囊。这种技术需要练习，更重要的是，需要扩大后囊隐窝，以便钻头在第一次接合时

不与囊膜组织接触。

总而言之，这种技术有特定的安全程序来保护神经血管结构。第一，使用带有安全停止装置的钻头导引系统，并控制导引针的穿入深度，导引针放在后囊远端 5mm 的近端。第二，缓慢钻入导针保护器，以便直接观察导针。第三，最后钻入胫骨后部皮质，后方有完全的保护，以防止不慎钻入深部。

胫骨隧道的近端边缘用锉刀仔细切角，以减少移植体的磨损效应（图 16-26）。去除所有剩余的 PCL 纤维，使胫骨隧道入口处没有软组织限制移植物的通过，并确保移植物将平放在 PCL 胫骨窝上。同样，必须有 15mm 的胫骨后窝和隧道近端完整的胫骨内后部区域。这可以保持 PCL 移植物从胫骨附着处到股骨附着处的角度，以防止垂直移植物并减少移植物隧道扩大（雨刷效应）。最常见的技术错误是将胫骨隧道放置在 PCL 窝的近端入口处，也就是原生 PCL 胫骨附着处的近端。

关键点：后交叉韧带全内技术

胫骨隧道钻孔技术

- 内侧皮肤切口距离胫骨结节内侧 3～4cm 或外侧 1cm
- 将关节镜置于前内侧入口，将其置于切口的高处，以便向后观察
- 经髌骨处放置钻导
- 导针不要太靠近 PCL 窝，以免产生垂直 PCL 移植物
- 将导针放置在 PCL 窝的远侧部分，距离远侧关节囊附着胫骨棘近 5～6mm
- 斜角钻导 50°～55°，形成斜胫骨隧道
- 夹头导向销固定距离，安全挡块安装在钻头导轨上
- 测量导向销的深度，以确定钻孔穿透深度，并通过透视进行确认
- 钻头仅延伸 10mm，柄部光滑，缓慢推进。当钻头到达后皮质时，缓慢前进。对于致密的皮质骨，使用直径较小的钻头
- 另一种选择是 FlipCutter 技术，但这需要更多的组织显露和经验
- 胫骨隧道近端边缘磨棱

4. 股骨移植技术 成功的 PCL 重建的一个重要方面是清楚地了解 PCL 的解剖结构，以及纤维长度和张力随膝关节屈曲的变化，如前所述。用解剖学上的"三分法"来描述 PCL 的附着，可以帮助外科医生确定原生 PCL 的前后平面和近远平面（图 16-10A 和 B）。

关键点：后交叉韧带全内技术

股骨移植技术

- 解剖三分法则用于定义原发性 PCL 的前后平面和近端到远端平面
- PCL 止点沿着关节软骨，前部在其边缘 2～3mm
- 在 4:00 位置，PCL 附件距离关节软骨边缘 4～5mm
- 如果存在前半月板股骨韧带，止点大致距离软骨边缘 1～2mm
- 股骨附着部的解剖变异性，利用剩余的 PCL 纤维定位所需的移植物位置

如前所述，PCL 附着部呈椭圆形，从远端内侧髁的凹槽高处延伸，在 11:30—5:00 的位置（左膝）。PCL 止点紧贴关节软骨，前部在其边缘的 2～3mm，具体取决于所使用的参考系统[144]。在 4:00 位置，

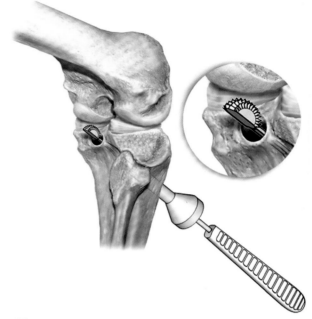

▲ 图 16-26 用锉刀对胫骨隧道进行磨棱以减少移植物磨损效应

有在后交叉韧带足迹上方的胫骨后窝保留 15mm 长度的骨，以防止移植物通过胫骨

PCL 的附着部距离关节软骨边缘 4～5mm[189]。然而，如果有 AMFL 存在，观察止点将距软骨边缘 1～2mm。PCL 的正常近端和远端宽度在解剖学上存在差异，在一些膝关节中，由于 PCL 附着部中间 1/3 的宽度增加，因此存在更多的椭圆形外观。由于 PCL 股骨附着处的解剖学变化，有必要利用剩余的 PCL 纤维绘制出附着处，在三分法所代表的 PCL 附着网格中找到所需的移植位置。用于描述 PCL 附着的参考系统轴方向从远到近，从前部到后部，膝关节处于伸直状态。然而，外科医生在膝关节屈曲的情况下观察 PCL，将移植物的位置描述为在股骨髁内侧的股骨切迹中的深或浅，高或低也是有帮助的。

有两种主要技术用于 PCL 移植股骨的放置和固定。第一种技术（我们的首选）是将两个独立的股骨隧道与两个独立的移植束结合起来。第二种技术是由于手术时间和复杂性的因素，或者当无法制备两个独立的移植束时，采用单一股骨隧道。

5. 单、双隧道和移植物通道的股骨置入技术 图 16-27 显示了股骨放置两个隧道和移植物通道的技术。用校准过的探针和电凝法绘制 PCL 止点。在股骨内侧髁上做 12:00、1:00 和 4:00 位置的标记。目标

是在原生 PCL 附件的远端 2/3 处创建两个独立的股骨隧道。这将放置一个横截面面积约为 100mm² 的移植物，占据 75% 及以上的 PCL 附着。

关键点：后交叉韧带全内技术

单、双隧道和移植物通道的股骨置入技术

- 绘制 PCL 股骨止点图，标记 12:00、1:00 和 4:00 位置
- 在远端 2/3 的原生 PCL 附着部中有两个单独的股骨隧道
- 前隧道位于 1:00 中心，距关节软骨 6～8mm 深
- 后部隧道位于 4:00 中心，距关节软骨边缘近端（深）8mm
- 隧道置于前后方向，以容纳 2～3mm 的骨桥
- 采用股骨头下技术在股外侧钻取股骨隧道
- 用于 1:00 方向的隧道的核心铰刀（用于骨移植髌骨缺损）
- 20 号钢丝穿过胫骨隧道前外侧入口
- 22 号钢丝穿过单独的股骨隧道，在前外侧入口外
- 胫骨骨塞通过关节，协助神经钩引导移植物进入胫骨隧道
- 通过两根股骨移植物股线，确认正确放置
- 通过透视方法、关节镜确认骨塞的放置
- 将缝线系在胫骨缝合柱上。透视控制下的最终界面固定螺钉

如果 PCL 移植物放置得太远或在切口处太浅，它将在膝关节屈曲时受到高拉力，导致屈曲受限，甚至可能移植失败。如果移植物放置在缺口的近端或深处，移植物将随着膝关节的屈曲而松弛，导致胫骨后部脱位。图 16-27 显示了在 PCL 止点内的推荐位置，其中移植体取代了 PCL 远端 2/3 的位置，其功能是在膝关节屈曲时抵抗胫骨后半脱位。

两个独立的股骨隧道使用 PCL 导板，以防止重叠。前部隧道位于 1:00 位置，根据移植物的大小和止点，深入关节软骨 6～8mm，移植物隧道进入关节软骨边缘的 1～2mm。后方隧道居中位于 4:00 的位置，距离关节软骨边缘近端（深）8mm。用烧灼器在每个隧道的中心位置做一个标记，然后用刮刀或尖锥从前外侧入口处穿过。PCL 附件下面的骨质很密，需要为两个钻头导针开一个明确的小入口孔。按照这种技术，第一条隧道位于 PCL 附着处的前半部分，并在近端到远端方向的 2/3 处。第二条隧道位于 PCL 附件的后半部，也在远端 2/3 处。隧道按从前到后的

方向小心放置，以便在隧道之间留出 2～3mm 的骨桥。两条隧道的这种放置方式确保两股移植物都能在膝关节屈曲时抵抗胫骨后移，分担载荷，并且不会在切口内放置太深。

两条股骨隧道采用之前介绍的外进式胸骨下技术进行钻取。1:00 方向的隧道入口在股骨关节软骨边界的近侧 12mm 处，并在滑车的内侧。4:00 方向的隧道入口也在股骨上髁的前方关节软骨边界的近端 12mm 处。1:00 方向的隧道使用扩孔器，以获得髌骨缺陷的骨移植（QT-PB 移植）（图 16-28）。对隧道边缘进行仔细的磨棱，以减少移植物的磨损。用一把灵活的尺子穿过胫骨和股骨隧道，以测量两股移植体的关节内长度。

移植体的通过是逐步进行的（图 16-29）。一根 20 号钢丝穿过胫骨隧道，并从前外侧口引出，该口被充分扩大至能够接受 PCL 移植物。一根 22 号钢丝分别穿过两个股骨隧道，用抓紧器或神经钩将两根钢丝带出同一前外侧口。在 1:00 和 4:00 方向的钢丝上做标记。

首先将胫骨隧道骨塞放入膝关节，关节镜置于前内侧入口。一个神经钩便于在交叉韧带附近和内侧通过并进入胫骨隧道。重要的是，胫骨隧道周围的所有软组织都已被移除，胫骨隧道比移植物大 2mm，以方便通过。使用神经钩来调整骨头的角度，以方便最初进入胫骨隧道。将两股股骨移植物通过扩大的前外侧入口，并通过前内侧入口查看，以便在 1:00 和 4:00 的隧道内有正确的方向。最好是先通过 4:00 方向，然后是 1:00 方向的移植。

荧光透视镜用于确认骨塞在胫骨隧道中的最终位置（图 16-30）。在胶原纤维 – 骨交界处对移植物进行标记，并在关节镜下观察，以确认骨塞完全在胫骨隧道内，并直接放置在胫骨后隧道入口处。缝合线系于胫骨缝合物上。在胫骨隧道处使用可吸收的界面螺钉（比隧道直径小 1mm）进行骨塞固定，并通过荧光透视检查进行验证。接下来在股骨部位进行移植体的最终张紧。

在选择使用单一的股骨隧道后，将技术如下修改。股骨隧道使用 FlipCutter，其中心位于 2:00 位置，横跨 PCL 附着中心 2/3。这是在距离关节软骨边缘约 8mm 的地方，以产生一个与软骨边缘相距 1～2mm 的移植隧道。移植的肌腱部分使用 TightRope（Arthrex）固定装置。在与 TightRope 相连接的移

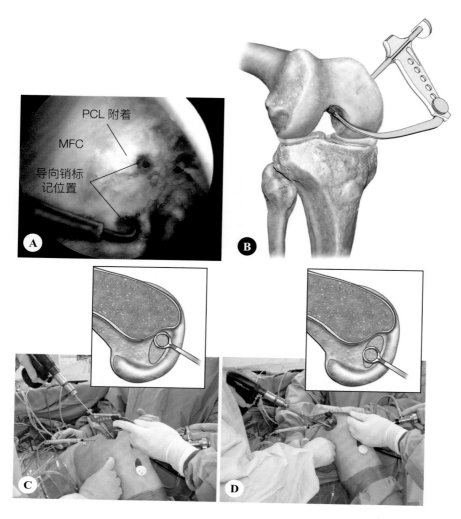

◀ 图 16–27　两个股骨隧道的放置

A. 两个后交叉韧带（PCL）附件的关节镜视图显示 1:00 和 4:00 的导向销标记，距关节软骨 6～7mm；B. PCL 引导关节软骨外缘近端 15mm；C. 1:00 隧道的位置；D. 4:00 隧道的位置。MFC. 股骨内侧髁

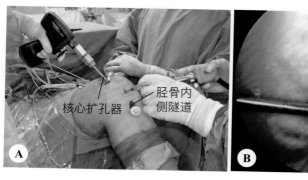

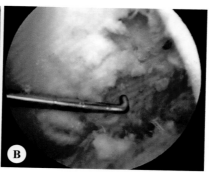

◀ 图 16–28　A. 使用中心铰刀获得髌骨缺损的骨移植；B. 关节镜显示两个股骨移植物隧道的最终外观

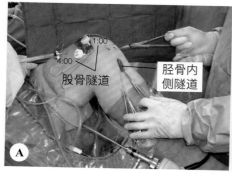

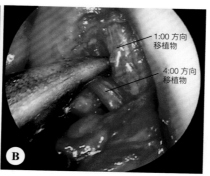

◀ 图 16–29　A. 股四头肌双股移植物通过扩大的前外侧口；B. 股骨隧道内双股移植物的最终外观

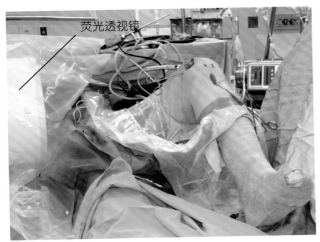

▲ 图 16-30　透视证实髌骨骨塞直接位于胫骨后隧道出口处

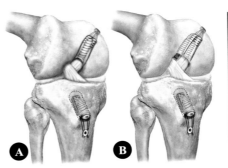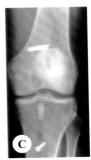

▲ 图 16-31　A 和 B 显示了两种股骨技术，为外科医生单个隧道（A）或两个隧道（B）的首选使用方法；C. 后交叉韧带单胫骨隧道重建前后位片，将骨塞（虚线）放置在后隧道出口处，并用可吸收界面螺钉和缝合柱固定

植体末端，将三条 2 号 FiberLoop（Arthrex）缝线以锁紧缝合的方式穿过。移植体的通道与上述相同，骨部分进入胫骨隧道，TightRope 缝线通过股骨隧道。

6. 移植物的张紧和固定　所有移植物的张紧和固定步骤都是一样的。对于将骨块置于胫骨隧道的移植物，首先在胫骨处进行固定（如前所述），最后在股骨部位进行张紧和固定。对于放置在股骨部位的骨块，首先在股骨部位进行固定，然后在胫骨部位进行最后的拉伸和固定（图 16-31）。

在股骨或胫骨部位初步固定移植物后，由助手将胫骨向前移动以分担腿的重量并保持关节复位，在此情况下全范围运动膝关节。

通过确定移植线最长的屈曲角度（功能区）来检查移植固定的膝关节的屈曲位置，以确保移植束不会在最短的位置张紧后使关节过度紧张而导致移植失败。在从股骨或胫骨隧道出来的每一组移植束缝线上放置一个无锯齿的止血钳，并沿周向将线缠绕在夹子上。用夹子对每条移植线施加 10 磅（44N）的载荷。通过使膝关节处于 0°～120° 的屈曲状态来调节移植束。将膝关节置于 90° 的屈曲状态，触摸并确认胫骨股骨内侧步距正常。施加胫骨前部的力通过助手对小腿施加大约 44N 的压力来实现（假设交叉韧带是完整的）。再次让膝关节做全范围的运动，并注意两根移植物的长度变化。随着膝关节屈曲度的增加，张力会增加，当达到 90° 位置时，缝合线和夹子被拉入隧道的长度只有 0～2mm。

关键点：后交叉韧带全内技术

移植物的张紧和固定

- 胫骨隧道内的骨塞：胫骨处的初始固定，股骨处的最终张紧和固定
- 股骨部位的骨塞：股骨部位的初始固定，胫骨部位的最终张紧和固定
- 初始固定后，在移植物一端，膝关节进行全范围运动
- 通过确定移植物股线最长的弯曲角度，检查移植物固定的膝关节弯曲位置
- 调节移植物 0°～120° 屈曲
- 确认胫骨内侧距离在 90° 处正常
- 将每个移植物的缝线系在股骨或胫骨桩上，验证胫股内侧关节的最终位置。增加了可吸收界面螺钉
- 使用关节镜下放置的神经钩确认 PCL 移束的张力
- 合并 ACL 重建
  - 张紧 PCL 移植物，避免胫骨前半脱位
  - 验证胫股关节在 0° 和 90° 的位置、带伸屈的移植物张力
  - 确认关节镜下正常的股骨髁、前内侧和外侧半月板的关系

这些都是经验性的载荷曲高角时移植体最长，是为移植体固定选择的位置。在大多数膝关节中，70° 的屈曲角具有与 90° 相同的移植长度，因此选择这个位置。有市售的移植物张紧装置[53]（如用于 ACL 重线），提供可测量的长度 - 张力数据，可用于测量移植物张紧的载荷。每个移植股的缝合线系在股骨或胫骨上，保持 44N 的移植载荷和 44N 的胫骨

前部载荷。这些是经验性的载荷剖面。

再次验证胫骨股骨内侧关节的最终位置。在固定上添加一个可吸收的界面螺钉。再次放置关节镜，用神经钩确认 PCL 移植物的张力。膝关节进行 0°～110° 的屈曲。

尽管文献中描述了将第二条后方隧道放置在更深、更近的位置的技术，但我们建议将隧道放置在所述 PCL 附件的中间和远端 2/3 的位置。这样可以使两根移植物链共享载荷，因此，两个移植物的张力都在 70° 的屈曲位置。

应该注意的是，如果一个或两个股骨隧道太近（切口深处），移植股的长度随着膝关节的屈曲而减少（后半脱位），因为在接近伸直时移植束最长。在这种情况下，最后的移植固定是在更伸展时完成的。更近的移植股将发挥相反作用，并且不能实现移植体之间的理想载荷分担。另外，如果在膝关节屈曲 45°～60° 时移植物胫股连接长度较长，由于移植物随着膝关节屈曲被拉入隧道，股骨隧道将过远（浅）。

这不是一个合适的位置，重新配置股骨隧道，去除隧道近端的 5mm 以使移植物占据一个更深的位置。股骨界面螺钉被放置在股骨隧道的远端，以确保移植物处于更近（深）的位置。在放置股骨隧道的技术中，进行这种移植隧道调整是不普遍的。

在接受前交叉韧带重建的膝关节中，重要的是尽可能准确地确定胫骨内外侧关节的中性 AP 位置（不增加胫骨内旋或外旋）。过度拉紧 PCL 移植束，有可能会使胫骨移位到一个不正常的前部位置。当前交叉韧带完好无损时，移植物的力量使胫骨前移，在低载荷下拉动前交叉韧带。当前交叉韧带强度不足时，为了防止胫骨前移，要进行以下步骤。

- 将膝关节置于伸直状态，每个移植物上有 44N 的力（单移植为 88N），小腿上有足够的前部载荷以克服腿部的重力效应。当一或两个内侧或纤维副韧带同时存在时，这就达到了胫骨股关节位置的降低。
- 将膝关节屈曲至 90°，保持小腿上的近似移植载荷和前向载荷不变。在 90° 时，胫骨前倾（与 0° 相比）将异常增加胫骨 – 股骨连接部位的距离，可以观察到移植体进入胫骨隧道。从本质上讲，移植体在 0° 和 90° 屈曲时的胫骨位置应

基本相似。

- 触摸正常的胫骨 – 股骨阶梯，并在关节镜下观察内侧和外侧半月板的前部与各自股骨髁的正常前缘关系。如果有任何疑问，可以在术中做侧面透视或 X 线检查。这对大的肢体特别有帮助，因为中立正位很难准确地确定。

7. 股骨单隧道的置入：由外而内的技术　将钻导引入前内侧入口，找到所需的股骨隧道位置。关节镜被放置在前外侧口。目标是将隧道放置在 PCL 连接的中间 2/3 处，避免放置得太近。导针入口在 2:00 的位置，距离关节软骨边缘约 8mm。这应该产生一个距离关节软骨边缘 2mm 的隧道。需要注意的是，有一种趋势是将钻头隧道放置得太近（在股骨切迹深处），超出 PCL 股骨脚印，产生的移植物只能在低屈曲角度下发挥作用。仔细确定患者膝关节内原生 PCL 脚印的能力对于正确的隧道放置非常重要。在大多数膝关节中，首选股骨隧道为 11～12mm。如果钻头直径较大，移植物的部分将在切口中过深，并超出正常 PCL 的足迹。

在外进技术中，导针的入口位置在股骨上髁和股骨颈之间的中间位置，至少在关节软骨边缘的近端 12mm。如果导针放置得更近，会增加进入关节的隧道角度，并有可能增加移植物的磨损效果。

做一个小的皮肤切口和 VMO 肌肉分叉切口。不需要较大的切口，因为骨块固定是用松质骨螺钉完成的，没有附加固定装置。套入导向针或者使用取芯铰刀来获取骨移植。对进入膝关节的隧道入口进行磨棱处理，以限制植骨的磨损效应。

关键点：后交叉韧带全内技术
股骨单隧道的置入：由外向内的技术
- 在前内侧入口钻孔，定位所需的股骨隧道位置
- 导针入口：2:00 位置，距关节软骨边缘 8mm
- 隧道尺寸：11～12mm
- 皮肤小切口，VMO 肌肉切开法或使用从外到内放置的 FlipCutter
- 通过铰导向销或使用取芯铰刀获取植骨
- 进入膝关节的倒角通道入口
- 移植物通道：由内向外
- 股骨移植物固定，张力采用钢丝调节，通过前外侧门放置界面螺钉

这种技术的一个改进是用 FlipCutter 从外向内

代替导针，从内向外钻出股骨窝（图 16–32）。这是一种比通过前外侧入口放置股骨隧道更容易的技术。当用 FlipCutter 放置股骨或髋关节时，该技术涉及过度钻取髋关节的深度，以便可以进行移植定位和张紧。

在移植物通过时，使用由内向外的通道（首先，扩大的前外侧门用于移植物进入膝关节）或由外向内的通道（逆行导丝从胫骨隧道通过股骨隧道出来）。移植物在隧道中的定位、移植物的调节和胫骨隧道的固定过程与前面描述的相同。使用 TightRope 调节张力可以很容易地进行股骨移植物固定，还可以通过前外侧入口放置一个界面螺钉（通常直径为 8mm，比隧道直径小 2～3mm）。用 VMO 肌肉分割方法，除了在股骨侧用干扰螺钉和增加的缝合柱进行外，最终张力是一样的。外科医生使用头灯和适当曝光，将界面螺钉推进到股骨隧道的前部，用于移植固定。关节镜检查证实螺钉没有推进到膝关节内。

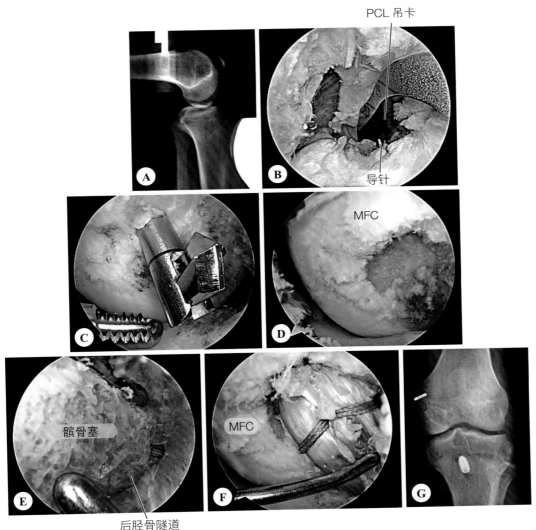

▲ 图 16–32　一名 19 岁男性运动员出现慢性后交叉韧带（PCL）断裂和退路症状。由于患者的运动状况，选择了股四头肌腱 – 髌骨全内移植物
A. 应力片显示胫骨后半脱位异常。B. 放置在前内侧门的关节镜可以看到 PCL 窝。PCL 吊卡靠在胫骨后嵴处的后囊附着部上。这表明通过前内侧门可以获得良好的曝光，而不需要后内侧门。导针位于后囊附件上方 5mm 处。C. 对于单个隧道结构，FlipCutter（Arthrex）放置在股骨 PCL 附件的中心。D. 股骨 PCL 隧道至少占 PCL 附着部的 75%。E. 骨塞通过扩大的前外侧门进入胫骨隧道。F. QT 通过一个 30mm 长的股骨隧道，使用钢索缝合结构。软组织干扰螺钉也用于增加股骨部位的固定强度。G. 术后 X 线片。MFC. 股骨内侧髁

有出版物描述了在股骨连接处进行全内侧单一隧道钻孔。然而，股骨隧道首选由外向内的方法或由内向外的 FlipCutter。从技术角度看，由于外侧髁状软骨和前交叉韧带的接近，大直径隧道的钻探困难，而且存在着隧道入口明显向远端倾斜的趋势。根据作者的经验，采用外进式方法可以获得一个更精确、角度更小的隧道。

（十）替代性后交叉韧带全内技术

股骨隧道放置矩形（椭圆形）骨塞 描述了一种使用 QT-PB 自体移植或异体移植或 AT-B 异体移植的全内固定技术，其中在股骨部位放置骨塞，通过胫骨隧道放置软组织移植物。这种手术的优点是软组织移植物容易通过胫骨后隧道。在考虑手术时间因素的情况下，这种方法可用于选定膝关节。此外，在翻修膝关节时，可能有股骨隧道的移位，在股骨部位骨塞可以提供更稳定的固定。如前所述，资深作者更倾向于在胫骨后隧道处用骨塞进行反向移植。

关键点：替代性后交叉韧带全内技术

股骨隧道放置矩形（椭圆形）骨塞
- 使用矩形股骨槽或股骨隧道在股骨部位放置骨塞，通过胫骨隧道放置软组织移植物
- 当手术时间是一个因素时使用，修正膝关节
- 目标：创建 9mm × 13mm 矩形槽，在 PCL 附着的远端 2/3 处从 1 点延伸至 4:00 方向
- 在股骨内侧髁上标记 12:00 和 4:00 位置
- 2.4mm 导针穿过前外侧门，膝关节弯曲 90°，并穿过股骨内侧髁 25mm 深
- 放置第二个导向销，用内镜钻头强烈照射
- 当钻头进入膝关节时，避免外侧股骨髁关节软骨
- 单个股骨隧道：考虑 FlipCutter
- 股骨卵圆孔的磨棱和锉刀远端
- 股骨固定：界面螺钉
- 胫骨固定：软组织界面螺钉和缝合桩

患者的体位和初始手术方法与所述的全内技术相似。移除后部 PCL 残端，并为一个胫骨隧道准备 PCL 胫骨附着。

股骨 PCL 移植体骨部分的连接技术包括使用一个矩形股骨槽或股骨隧道。矩形槽的全内技术有一个理论上的优势，即在 PCL 股骨止点内放置更多的移植物，其中约 75% 的止点被移植物占据。

目标是创建一个 9mm × 13mm 的矩形槽，在

PCL 止点的远端 2/3 处从 1:00 方向延伸至 4:00 方向。12:00 方向和 4:00 方向的标记是在股骨内侧髁上做的。同样，导针标记距离股骨内侧髁的关节软骨 7～8mm，用于前部和后部的隧道（图 16-33），通过观察 PCL 脚印和脚印远端 2/3 处的两个隧道进行验证。用小刮刀或锥子穿透并确定每个隧道的导孔。将一个 2.4mm 的导针通过前外侧口放入前隧道位置，膝关节屈曲至 90°，根据髌骨长度，将导针穿过股骨内侧髁，约 25mm 深。

第二根导针被放置在第二个标记位置。用内镜钻头将导针套入（图 16-34），形成一个长方形的隧道入口，其深度与移植骨相对应。当钻头进入膝关节时，要注意避开股骨外侧髁关节软骨。用刮刀或毛刺将剩余的中央骨桥去除。

使用 PCL 扩张器（图 16-35）产生一个 9mm × 13mm 的椭圆形，大约比移植的骨部分大 1mm。在扩张矩形槽时要注意使用较小力量，以避免股骨髁的骨折。根据资深作者的经验，还没有这方面的报道；但这也是一个值得注意警示。PCL 扩张器的手柄上有一个移植物尺寸槽，用于准备 9mm × 13mm 的移植骨块。股骨椭圆开口的远端被磨棱和磨光，以创造一个平缓的斜坡，避免移植体的磨损。

移植体的通过（图 16-36）、调节和最终固定与前述相同。首先用干涉螺钉固定股骨，然后用软组织干涉螺钉和缝合柱固定移植物的胫骨部分（图 16-37）。可以选择在胫骨隧道中使用两束移植物分别张开；但是，没有数据确定是否需要这样做。

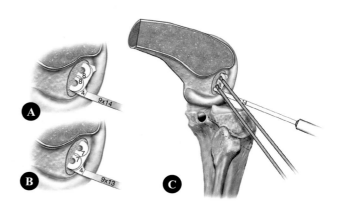

▲ 图 16-33 **A** 和 **B.** 均在股骨隧道内；**C.** 后交叉韧带股骨模板（Acufex）通过前内侧口放置，关节镜位于中央口，确定两个重叠的 7mm 或 8mm 隧道的位置。模板上缘距关节缘 2mm，下缘距关节缘 4mm。这使前隧道中心距关节软骨边缘 6～7mm，后隧道中心距关节软骨边缘 8mm

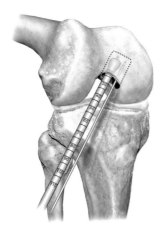

▲ 图 16-34　放置导向销，然后用内镜钻孔机将其过渡照射至 25mm 的深度，避免钻孔机穿过股骨皮质。用刮匙去除中心骨桥

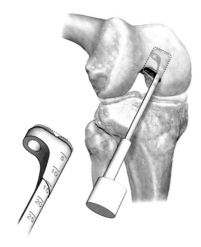

▲ 图 16-35　PCL 扩张器（Acufex）用于轻轻地使股骨椭圆足迹符合 9mm×13mm 和适当的深度。9mm×13mm 的 PCL 扩张器手柄上有一个匹配的椭圆形开口以确定骨块的大小

（十一）后交叉韧带关节镜辅助开放性胫骨嵌体技术

1. 患者的体位和姿势　在麻醉状态下对双膝进行检查，以确认术前诊断结果并排除任何细微的不稳定。注意在胫骨后载荷下，胫骨内侧屈曲 90° 出现台阶结构，将关节恢复至正常，并与未受累的膝关节进行比较。缩小的位置和正常的胫骨股骨内侧台阶跨度将在以后的移植手术中复制再现。如前所述，对关节进行半脱位内翻 – 外翻和胫骨旋转试验，并在受损和未受损的膝关节之间进行比较，因为并发的韧带损伤是经常发生的，特别是后外侧结构的损伤，需要重建。

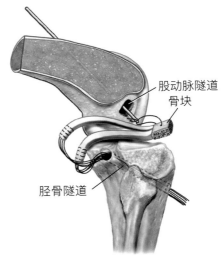

▲ 图 16-36　全内移植物通道

一根 20 号钢丝穿过胫骨隧道，通过前外侧关节切开术向前抓住。移植物的胫骨部分通过单个胫骨隧道。针穿过前外侧入口进入股骨隧道。骨块穿过扩大的前外侧门，小心地定位到正确的位置，松质骨表面定位在椭圆形开口的深处

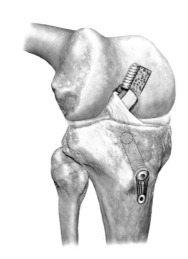

▲ 图 16-37　单隧道技术的最终配置

患者取仰卧位，放在一个充气豆袋椅上（图 16-38）。豆袋椅的远端放置在臀部皱褶处，这样就不会影响止血带和胫骨后内侧置入法时下肢的外旋。豆袋椅是充气的，并与患者的胸腔和骨盆相适应。在后内侧入路期间，当手术台外旋时，放置一个安全带和肾托以进一步将患者固定在手术台上（手术侧向下）。放置大腿止血带在石膏垫上，只在移植手术和后内侧入路期间间歇性地短时使用。桌子中点处翻转以减少脊柱过伸，产生轻微的髋关节屈曲，并防止髋关节过伸位置对股神经造成的压力。对侧肢体

放置在大腿高处的压缩软管和后方的软垫腿支撑中，以避免在手术过程中髋部过伸或大腿后部的异常压力。

如上所述，应特别强调手术肢体的正确定位。在长时间的关节镜辅助手术中，大腿后部的压力可能会干扰肱二头肌和腓肠肌神经的血管供应，虽然罕见，但也有肌肉坏死和神经损伤的报道。除非需要进行半月板修复，否则不使用腿部支架，这时最初使用腿部支架以使胫股关节充分开放，然后在手术的剩余时间内移除。

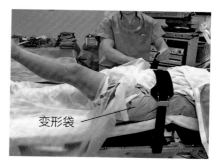

▲ 图 16–38　患者定位

患者采用仰卧姿势，带一个充气变形袋、安全带和肾托（未显示），将患者固定在手术台上

关键点：后交叉韧带关节镜辅助开放性胫骨嵌体技术

- 与未受累膝关节相比，注意胫股内侧在胫骨后部载荷的情况下，屈曲 90°，将关节降至正常
- 患者仰卧在豆袋椅上，充气并与患者的胸部和骨盆成等高线
- 在后内侧入路时，使用安全带和腿托，手术台外旋（手术侧朝下）
- 在移植物收获和后内侧入路期间短期使用大腿止血带
- 强调正确的定位和衬垫，不使用腿托
- 进行初步关节镜检查，用关节镜泵调节压力，并持续监测关节扩张
- 确定 PCL 股骨附着部，移植物位置与所有内部技术相同
- 股骨隧道采用 VMO 入路外入法
- 将 22 号钢丝穿过股骨隧道，进入邻近 PCL 窝的膝关节后部，以便稍后移植物通过
- 患者仰卧，部分四膝体位（髋关节外旋 45°，膝关节屈曲 45°）
- 7～8cm 纵向切口，膝关节屈曲折痕近端 2cm，腓肠肌内侧头上方远端，半腱肌腱后缘
- 保护缝匠肌后方的隐神经和穿过缝匠肌的髌下支
- 沿半腱肌腱后缘和腓肠肌内侧缘切开筋膜
- 解剖半膜肌和腓肠肌腱

- 保持背部显露，避免对腓肠肌和下面的神经肌肉结构产生不适当的收缩力
- 远端 PCL 窝骨膜下剥离腘肌
- 进入关节近端和半膜肌腱上方，避免内侧半月板附着
- 使用 Richardson 牵开器收缩内侧腓肠肌。替换为两个 Steinmann 针，放置在 PCL 窝的外侧和远端
- 取下胫骨后槽进行嵌体手术
- PCL 移植物的放置、位置调整
- 回收导丝，从 1:00 开始通过绞线
- 移植股带出各自的股骨隧道，位置调整近端 – 远端方向
- 胫骨固定带两个 4.0mm 空心松质骨螺钉的移植骨
- 关节镜检查确认两股移植物的正确放置
- 移植条件、张力和确认等轴测，如全内固定技术所述
- 将每条缝线绑在每个移植股上 44N，弯曲 70°～90°，胫骨前载荷 44N，以产生正常的胫股内侧台阶
- 软组织干扰螺钉增加了每个隧道
- 关节镜检查确认张力、固定和稳定性恢复
- 移植髌骨缺损
- 软铰链膝关节支撑，弯曲 5° 锁定，小腿近端后面有一个 3 英寸（7cm）的棉卷

如果要进行多次手术并延长麻醉时间，则采用全身麻醉并放置导尿管。尽管所有膝关节脱位都有血管会诊和踝肱动脉指数研究，但如果有任何脉搏或血管供应减弱的问题，要用无菌塑料袋包扎脚，以便在手术过程中触诊脉搏和观察颜色。

最初关节镜手术是为了膝关节处的彻底检查，包括髌骨 – 股骨追踪，关节软骨病变，以及胫骨 – 股骨内侧和外侧关节开放"间隙试验"，以排除相关的韧带损伤。在这个时候，根据需要进行清创或半

月板手术。一个流入和流出压力调节的关节镜泵是必要的，关节扩张由外科医生持续监测。关节镜泵被设置为最低的压力和容量，以利于观察，这就避免了对止血带的要求。

自体移植物的制备过程或异体移植物的准备按所述完成。

2. 股内斜肌入路　在前面的全内侧双隧道技术部分已经描述了股骨 PCL 附着的识别。股骨隧道的准备与使用 VMO 外向型方法相同。通过关节镜观察，

在 PCL 胫骨附着处后方放置两根 22 号钢丝，随后通过后内侧关节囊膜切口带出。

　　3. 后内侧入路　患者取仰卧位，将手术台旋转至 25°，手术侧处于俯卧位以查看膝关节的后内侧[151, 160, 168]。止血带充气。采取部分 4 字形膝关节姿势（髋关节外旋 45°，膝关节屈曲 45°）。抬高手术肢体，将脚放在有垫子（枕头）的 Mayo 支架上，使膝关节远离手术台。在手术过程中，一名助手使脚外旋并控制下肢在 Mayo 支架上的位置。外科医生和助手坐在手术台的一侧，直接观察膝关节整个后内侧。使用手术头灯。

　　另一种方法是外科医生坐在患者的下肢之间，弯曲手术台的膝关节部分，将非手术肢体抬高到屈曲和外展的位置。资深作者认为没有必要使用这种姿势。对两个模式中的任何一个肢体来说都必须有一个人专门负责将手术肢体维持在安全的抬高和外旋位置，并由带垫的 Mayo 支架支撑。

　　已经描述了许多能够接触到腘窝 PCL 胫骨附着处的手术方法[1, 14, 15, 24, 143, 145, 215]，这些方法使用 S 形腘窝切口[14]、L 形腘窝切口[24, 145] 或内侧切口[119, 148]。资深作者建议采用所述的内侧切口，以避开腘窝神经血管结构。

　　从膝关节屈曲皱褶近端约 2cm 开启一个 7~8cm 的纵向切口，向远端穿过腓肠肌内侧头和半腱肌腱后缘（图 16-39）。与 S 形腘绳肌切口相比，后内侧直切口避免了腘绳肌水平皮肤皱褶，所需的皮肤回缩及可能造成的伤口破裂较少[145]。

　　通过皮肤和皮下组织迅速向下切开，注意保护缝匠肌后方的隐神经和浅层穿过缝匠肌的髌下分支。隐静脉和膝降动脉的隐静脉分支沿着隐神经的走向也要加以保护。腓肠肌和半腱肌位于缝匠肌深处，可进行触诊。

　　此种方法的第一个关键是沿半腱肌后缘切开毗邻腓肠肌的内侧边界筋膜[228]。将三条肌腱向前方牵拉（牵拉隐神经），并观察半腱肌腱的情况（图16-40）。

　　手术的第二个关键是半膜肌和腓肠肌腱之间的剥离。了解膝关节后内侧角和半膜肌的解剖结构对于进行下一部分的解剖中通过调动半膜肌腱获得良好的显露是很重要的。剥离腓肠肌内侧边界和半膜肌总腱后侧边界之间的间隔。为了调动半膜肌的内侧来提高显露度，切开肌腱鞘的延伸部分使半膜肌

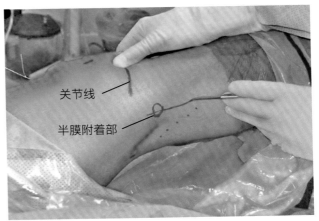

▲ **图 16-39**　左膝术中照片，下肢处于 **4** 字位置

纵向切口开始于膝关节弯曲折痕近 2cm 处。切口位于腓肠肌内侧头和半腱肌腱后缘的远端（引自 Noyes FR, Medvecky MJ, Bhargava M. Arthroscopically assisted quadriceps double-bundle tibial inlay posterior cruciate ligament reconstruction: an analysis of techniques and a safe operative approach to the popliteal fossa. *Arthroscopy.* 2003;19:894-905.）

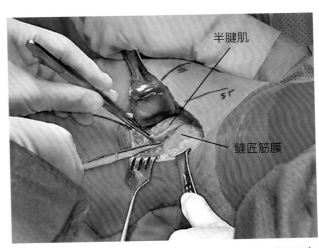

▲ **图 16-40**　手术显露的左膝显示了半腱肌腱和腓肠肌气腹之间的间隔

缝匠筋膜沿半腱肌腱的后边缘切开。钳子在半腱肌腱上。在浅层解剖时，注意保护隐神经的主干和浅支。隐神经的髌下支在表面穿过缝匠肌时易受损伤（引自 Noyes FR, Medvecky MJ, Bhargava M. Arthroscopically assisted quadriceps double-bundle tibial inlay posterior cruciate ligament reconstruction: an analysis of techniques and a safe operative approach to the popliteal fossa. *Arthroscopy.* 2003;19:894-905.）

腱充分调动（图 16-41）。在半膜肌的前方，从半膜肌腱的附着处切开后斜韧带以增加组织显露。这些囊状附着部随后在手术结束时修复。随着内侧腓肠肌的回缩，观察到半膜肌腱鞘向腘肌的内侧扩张，

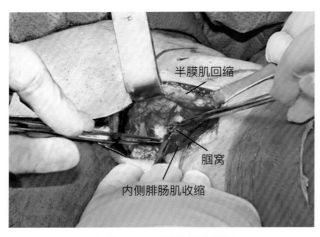

▲ 图 16-41 手术显露腘肌

腓肠肌腹侧回缩，半膜肌和半膜肌通过 S 形牵开器从腘窝处回缩，露出后交叉韧带束。由于神经血管结构没有得到充分的保护，牵开器不应放置在腓肠肌腹的深处，因此必须小心地进行腓肠肌的侧向收缩（引自 Noyes FR, Medvecky MJ, Bhargava M. Arthroscopically assisted quadriceps double-bundle tibial inlay posterior cruciate ligament reconstruction: an analysis of techniques and a safe operative approach to the popliteal fossa. Arthroscopy. 2003;19:894-905.）

并从其与半膜肌总腱后缘的附着处进行解剖。这样，肌腱直接插入胫骨后内侧的部分就显露出来了。

第三个关键是保持后方显露，避免对腓肠肌和底层神经肌肉结构产生不适当的牵拉。在半膜肌腱和股骨内侧髁之间的关节外放置一个 S 形牵开器，并向前方撬动，使半膜肌腱和腓肠肌腱及肌腹得以向前牵开。用 Richardson 牵引器小心地将腓肠肌的内侧头向侧面牵引，以便显露胫骨后部的腘肌肌腹。在此过程中，必须小心谨慎，因为不适当的牵拉会破坏腘绳肌动脉的分支。

神经血管结构不可见，仍然位于腓肠肌的内侧（内侧头）。胫前动脉可能直接位于 PCL 窝上方的腘绳肌上，或者如前所述在 PCL 窝的远端刺穿腘绳肌（图 16-13）。

手术的第四个关键是对腘肌进行骨膜下剥离。注意在远端方向轻轻地解剖腘肌上缘，以更好地在骨膜下显露胫骨后部和 PCL 窝，以便以后放置移植的胫骨嵌体。膝下内侧动静脉位于腘肌上缘，在此步骤中易于识别和保护，因为解剖位于膝动脉前方和深部的骨膜下平面。

4. 胫骨后部的后交叉韧带附着部的识别　在胫骨近端干骺端、两个胫骨髁之间的中线凹陷处可触诊到 PCL 的胫骨附着部。PCL 的宽度约为 15mm[63]，

PCL 的远端范围有一个小的嵴（胫骨后台阶结构），与腘肌的近端边界相吻合[183]。

显露的第五个关键是在半膜肌腱的后面进入关节近端，避开内侧半月板附着处。触诊胫骨近端后坡和 PCL 窝，并从股骨内侧髁的近端和上端开始锐利切开后囊和 OPL。很容易进行股骨内侧髁后部触诊。在股骨内侧髁的外侧切开后囊。直接从股骨内侧髁的内侧进入关节，以建立从近端到远端的安全解剖平面（图 16-41 和图 16-42）。在中线上直接在 PCL 窝上方进行囊膜的剥离，在关节线处注意避免损伤后内侧半月板胫骨连接。这个关节囊切口向远端延伸，并与腘肌骨膜下显露处相连，在手术结束后将其缝合。整个 PCL 胫骨附着部位很容易被识别。剩余的 PCL 残端被移除。

显露的第六个关键是用 Richardson 牵引器牵引内侧腓肠肌，在直视下用两个 Steinmann 针代替放置在 PCL 窝的外侧和远端。在胫骨镶嵌过程中使用销钉进行良好的显露，并避免手术助理对神经血管结构进行不适当的侧向牵拉和施压。

第七个关键是拆除胫骨后槽进行嵌体手术。用一个 10mm 的骨刀在胫骨近端 PCL 窝内切开一个矩形槽。此槽从正常 PCL 附着处远端 1cm 处开始，这样可以使移植物的近端骨块和胶原部分处于正常解剖位置，并保留 PCL 窝的近端 15mm。为防止 PCL 移植的垂直方向，在 PCL 窝的近端保留了胫骨棘间后骨。矩形骨移植体被平齐地放置在嵌体中，避免出现开槽过深导致的垂直的 PCL 移植。

第八个关键是放置和调整 PCL 移植的位置。从关节内的后内侧关节囊状凹陷处取回先前定位的导丝。确定下垂分叉的两束移植物（外侧臂，1:00 方向的通道；内侧臂，3:00 方向的通道），并从 1:00 方向的移植物开始分别通过（图 16-43）。要注意清除软组织或原生 PCL 纤维，以便移植股直接位于胫骨后 PCL 窝的正常解剖位置。

将两股移植物从各自的股骨隧道取出，通过观察股骨隧道中的移植物束，将整体移植物的位置调整 5～10mm（VMO 方法）。在近端-远端方向上调整移植位置，以确保胶原蛋白移植股在股骨隧道中具有适当的长度。在另一种手术中，当使用骨-髌腱-骨移植时（非 QT-PB 移植），胫骨嵌体的位置太近会使骨塞从股骨隧道近端凸出，影响干扰螺钉的固定。如果胫骨嵌体的位置太远，可能会缩短股骨

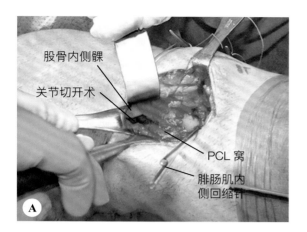

股骨内侧髁

关节切开术

PCL 窝

腓肠肌内侧回缩针

后内侧关节囊　后关节囊　近端后囊膜臂　腘斜韧带

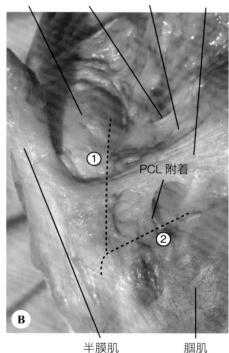

① PCL 附着 ②

半膜肌　腘肌

▲ 图 16-42　A.手术为股骨内侧髁内侧的后关节囊切开术。从关节内取出穿过缝线的金属丝。关节切开时要小心，以免损伤内侧半月板。骨膜下剥离被带到后交叉韧带窝的外侧嵴，以便在解剖的后交叉韧带（PCL）附着部位形成胫骨槽。S 形牵开器有助于将半膜组织定位在手术野之外，从而更好地显示 PCL 窝。胫骨膜下皮瓣的建立增加了一层额外的保护，并提供了一个更安全的显露，因为血管解剖变异可能存在。两个骨圆针允许腘肌和腓肠肌收缩。B. 解剖标本显示切口线进入后内侧关节囊和高于腘肌显露 PCL 胫骨附件

引自 Noyes FR, Medvecky MJ, Bhargava M. Arthroscopically assisted quadriceps double-bundle tibial inlay posterior cruciate ligament reconstruction:an analysis of techniques and a safe operative approach to the popliteal fossa. *Arthroscopy.* 2003;19:894-905.)

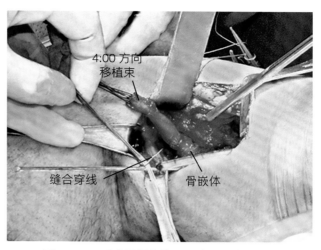

4:00 方向移植束

缝合穿线　骨嵌体

▲ 图 16-43　手术显露自体股四头肌腱移植的位置

移植物的矩形骨部分已用两个 4.0mm 部分螺纹取消螺钉固定在胫骨近端。内侧和外侧移植束上的缝线将通过缝线穿过钢丝在关节内牵引。移植股直接靠在胫骨后部，重建正常解剖的后交叉韧带胫骨附着部（引自 Noyes FR, Medvecky MJ, Bhargava M. Arthroscopically assisted quadriceps doublebundle tibial inlay posterior cruciate ligament reconstruction: an analysis of techniques and a safe operative approach to the popliteal fossa. *Arthroscopy.* 2003;19:894-905.）

隧道内的移植物，也会影响股骨移植的固定。用股骨隧道外侧的方法观察移植物的两束，可以进行近端到远端的移植物定位和最终固定。

移植骨的胫骨固定是通过两个 4.0mm 的空心松质骨螺钉实现的。空心钻头的导丝向远端倾斜，以避免关节内穿透，尤其是当膝关节处于屈曲位置时。术中可拍摄侧位片以确认螺钉的位置。螺钉的长度通常为 30～35mm，保证购入充足。

关闭胶囊切口，取出骨圆针，修复后内侧关节囊切口和 OPL（图 16-44）。止血带放气并确认止血。如果发现膝下内侧动脉或其他出血源，可使用血管夹。在这个阶段，皮下组织和伤口没有缝合，以便在手术的最后关节镜部分允许全部液体外渗。移植物固定后，后内侧的伤口以常规方式缝合。

5. 移植物的调节、拉伸和固定　关节镜下观察移植物，确认固定前两股移植物的正确位置。移植体的张紧和固定步骤已在之前的全内侧技术中详细描述过。在股骨隧道的近端放置一个钉柱。通过在每条移植线上用大约 44N 的力量进行缝合固定，在 70°～90° 的屈曲状态下，用 44N 的胫骨前部载荷来产生正常的胫骨股骨内侧台阶结构，这一点已经得到确认。每个隧道都要加装一个可吸收的软组织界

面螺钉（图 16-45）。关节镜下对移植物的评估确认张力、固定和恢复的稳定性。

如上所述，用来自核心铰刀的骨精细移植髌骨缺损。关闭前内侧和后外侧通道。用无菌加压敷料小心地垫高膝关节。将下肢置于软铰链式膝关节支架中，锁定为 5° 屈曲，在小腿近端后面放置一个 3 英寸（7cm）的棉卷，以防止胫骨后部下垂。在离

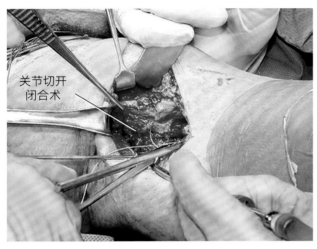

▲ 图 16-44　手术显露半膜鞘闭合和后关节切开术

此时皮肤切口仅部分闭合，以允许在关节镜检查的最后一部分中有潜在的液体外渗（引自 Noyes FR, Medvecky MJ, Bhargava M. Arthroscopically assisted quadriceps double-bundle tibial inlay posterior cruciate ligament reconstruction: an analysis of techniques and a safe operative approach to the popliteal fossa. *Arthroscopy*. 2003;19:894-905.）

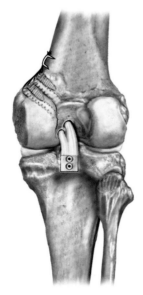

▲ 图 16-45　股四头肌腱 - 髌骨双股移植物胫骨和股骨的最终固定

开手术室之前确认神经血管状况正常。

（十二）后交叉韧带撕脱骨折

PCL 的撕脱性骨折较为罕见，治疗方案取决于骨折的类型、大小、移位、粉碎和碎片的方向[67, 234]。这些损伤通常发生在胫骨附着处，可能涉及附着处后部的一个小或大区域，向前延伸到 PCL 附着之外。Griffith 及其同事[67] 报道，在他们处理的一系列的 PCL 撕脱性骨折中，所有 19 名骨骼成熟的患者的整个插入区都存在撕脱。通常常规 X 线检查显示撕脱性骨折是很明显的。偶尔也需要电脑断层扫描或 MRI 来确定延伸到关节的主要撕脱性骨折的具体范围[28, 67]。文献中曾报道过股骨部位的撕脱或剥离性 PCL 损伤，但比较少见[62, 125, 176, 186, 232]。

存在小的部分 PCL 撕脱性骨折的患者，后方平移试验在膝关节屈曲 90° 时是阴性的，应将其在支架上锁定在伸直状态并保持部分负重 4 周，以使伤口愈合。如第 18 章所述，移除支架进行安全运动范围（避免胫骨后移）的股四头肌锻炼。总的来说，这些病例的愈合和 PCL 功能的预后是良好的，甚至是非常好的[246]。

关键点：后交叉韧带撕脱骨折

- 根据骨折类型、大小、移位和碎片方向进行治疗
- 小的部分撕脱骨折，膝关节屈曲 90° 时负后平移：支架锁定伸直，保护运动，部分负重 4 周以允许愈合
- 完全性撕脱骨折：外科修复。根据经验使用关节镜或开放技术
- 大中型撕脱骨折：关节镜下入路，空心螺钉固定
- PCL 胫骨撕脱伤伴小骨碎片：考虑开放性胫骨后内侧入路
- 从股骨附着部剥离 PCL 破裂：通过小钻孔缝合修复 PCL 附着，在仍然打开时避免使用植骨板
- 我们的首选技术：关节镜辅助入路，修复 PCL 纤维，使其接近宽椭圆形股骨附着
- 术后由治疗师进行早期活动，最大限度地保护缝合修复

胫骨处的 PCL 附着处完全撕脱，以及较少见的股骨附着处撕脱（剥离性撕脱）并伴有胫骨后移，是手术修复的一个指征。有作者报道了胫骨附着部的 PCL 撕脱性骨折的开放复位和内固定的良好临床效果为 2～8 年[8, 84]，并注意到手术后侧向差异较小

（<5mm，KT-2000）。大多数膝关节显示出轻微的残余膝关节后移（平均，3.0mm）。在 PCL 纤维内可观察到异常的 MRI 信号强度，表明部分断裂伴随着胫骨撕脱。

最近，一些作者描述了 PCL 胫骨撕脱性骨折的关节镜技术[28, 36, 70, 81, 105, 201, 225, 240, 246]。Gui 和他的同事[70] 使用两个后内侧入口和一个胫骨隧道治疗 28 名患者，以方便缝合通道和骨性碎片的就位。膝关节由石膏固定 2 周，若同时存在胫骨平台骨折，则需要固定 4 周。骨折在术后平均 2.8 个月痊愈。术后 1 年，20 个病例中有 4 个出现了关节纤维化，其中 2 个进行了关节镜下松解。除一个膝关节外，所有膝关节的后抽屉试验均为阴性。在 20 个病例中 IKDC 评分系统[78] 的结果是正常的，在 4 名患者中接近正常。

Zhao 及其同事[246] 治疗了 29 名 PCL 胫骨撕脱性骨折的患者。在关节镜下用缝线固定 PCL 和骨质碎片，缝线通过 Y 型骨隧道拉出并固定在钛扣上。在最初的 4 周内可以在支架上立即进行膝关节运动和部分负重。4 名患者在术后 3 个月需要进行屈曲限制的治疗。在随访中（术后 2 年以上），除 1 名患者外，所有患者的后抽屉试验均为阴性；除 2 名患者有 5° 的屈曲限制外，其他患者均恢复了膝关节的全部运动。28 名患者的 IKDC 结果正常，1 名患者几乎正常。

Zhang 和他的同事[245] 用微创后内侧入路和缝合锚钉治疗了 16 名患者（平均年龄 43 岁）的孤立性 PCL 胫骨撕脱性骨折。这些患者都有超过 1cm 的移位骨折，骨折碎片直径小于 2cm。使用了 4～6 周石膏夹板。术后平均 18 个月，所有病例都显示出不错的复位和骨性愈合，除 1 名患者外，所有患者都恢复了以往的工作。

Chen 和同事[36] 治疗了 36 名 PCL 胫骨撕脱性骨折（骨片向上移位＞3mm）和 II 级或以上的后膝关节不稳定患者。通过两个胫骨隧道，在关节镜下完成骨片的缩小和缝合固定。术后第 1 周，膝关节被固定在支架上，然后在第 2～4 周进行 0°～60° 的运动，到第 8 周进行 120° 的运动。所有的骨折都在 3 个月内愈合。术后平均 3 年，除 3 名患者外，所有患者都进行了剧烈或中等程度的活动，92% 的患者将其膝关节功能评为正常或接近正常，3 名患者（8%）因膝关节屈曲受限而被评为不正常。

术后膝关节立即运动的概念在第 18 章详细阐述。治疗师在术后第 1 周内开始早期保护性的膝关

节运动，应用前向载荷以保护相对薄弱的固定缝合。术后前 4 周需要在支具中谨慎定位并使用小腿后部垫子，直到发生有效愈合。缝合或销钉固定的膝关节具有相对较低的抗拉强度修复，需要专业的术后康复。

外科医生应根据经验选择关节镜或开放技术来治疗胫骨撕脱性骨折。一般来说，对于大、中型撕脱性骨折，使用关节镜方法进行空心螺钉固定是比较简单的。对于需要骨固定的结合来进行小骨片的 PCL 胫骨撕脱的缝合，资深作者倾向于采用胫骨后部开放的方法，因为它能提供良好的显露并能进行安全的固定。

从股骨附着处剥离型的 PCL 断裂属于膝关节过伸损伤，例如 Mayer 和 Micheli[142] 报道的在蹦床上跳跃的儿童或因车祸创伤的患者的情况[37, 176]。这种直接在股骨附着处的 PCL 断裂可能发生在纤维软骨交界处，对 PCL 纤维的大部分有轻微的相关损伤。PCL 附着处很容易进行缝合，通过小钻孔并避开近端骨骺生长板进行修复。一些作者描述了关节镜治疗 PCL 股骨软组织撕脱的方法[62, 176, 186, 232]，但临床数据仍然很少。Ross 和他的同事[186] 描述了一种关节镜下修复急性股骨剥离性断裂的方法。三条 2 号不可吸收的缝线穿过 PCL，在 PCL 止点通过股骨隧道，并在内侧皮质上打结。Park 和 Kim[176] 报道了一种关节镜技术，使用两个经股骨隧道进行前股的缝合，两个后股隧道进行后股的缝合修复。这些作者指出，股骨撕脱伤是非常罕见的。

资深作者对股骨剥离或近端 PCL 修复的首选是关节镜辅助法，在 PCL 足迹的前部和后部，远端到组织的地方，放置 2～3 个导针隧道（用于缝合的小口径），以使 PCL 纤维附着成扇形。使用 VMO 疏通方法，将各自的缝线带入膝关节。通过限制的内侧关节切开术，用头灯的直接观察，在 PCL 纤维的适当位置放置多个不可吸收的棒球环缝线以接近宽椭圆形的股骨 PCL 附着。小型关节切开术的发病率较低，外科医生可小心地将多个缝合线放入宽阔的 PCL 纤维中。在断裂的 PCL 纤维的解剖位置实现安全的固定。

对于远离股骨附着部并涉及 PCL 纤维近端 1/3 的 PCL 损伤，更倾向于采用扩大增生术（假设生长板已关闭）。考虑到修复的抗拉强度低，直接缝合修复的术后方案需要最大限度的保护。膝关节保持完

全伸直，治疗师在术后前 4 周内帮助膝关节轻柔运动。在这段时间内，只允许用脚趾接触的负重。患者可以进行到 50% 的负重，支架锁定在伸直状态。术后 6 周时，在支具中进行负重，膝关节活动范围扩大到 0°～90°。支架在 8 时被移除。

（十三）后交叉韧带扩大术的方法和技术

在某些膝关节中，PCL 急性断裂可能发生在股骨近端第三节附着处（而不是穿过股骨中段）。相当大的 PCL 附着仍然存在，可以修复到股骨附着处，例如已讨论的"剥离"类型的断裂。在这些情况下，值得在附着部位增加移植物增生，这可以在关节镜辅助下进行（假设生长板已关闭）。在理想的需要 PCL 纤维移植增量的部位放置一个 8mm 的股骨隧道，通常位于股骨附着部附近。

如前所述，使用缝合线将更远端的纤维修复到股骨附着处。必须选择得当的 8mm 胫骨隧道的位置，不能干扰 PCL 附着部位。隧道放置在胫骨 PCL 附着部的内侧，小心避开内侧和外侧半月板附着部。不使用胫骨外侧隧道，因为 PCL 纤维部分附着于后外侧半月板胫骨附着处。我们更倾向于使用三束或四束半腱肌 –STG 自体移植，但也可以考虑使用异体移植 [6, 44, 93, 115, 226]。需要将其缝合固定在股骨或胫骨柱上，在成人中也可使用可吸收的胫骨和股骨螺钉。

对于骨骼尚未成熟的膝关节，Kocher 和他的同事 [107] 报道了一个避开骺板，通过股骨远端和近端骨骺放置，进行小直径的移植方法。增生移植的优点是在术后早期的愈合期保持胫骨股骨的恢复，并防止胫骨后半脱位。

关键点：后交叉韧带扩大术的方法和技术

- 适应证：第三股骨近端附件处的急性 PCL 断裂。PCL 附着大部分仍然存在，可以修复
- 8mm 股骨隧道，通常位于股骨连接的近端。8mm 胫骨隧道，刚好位于胫骨 PCL 附件内侧（闭合性骨骺）
- 首选 3 束或 4 束 STG，可考虑同种异体移植
- 罕见的慢性 PCL 病例，MRI 上 PCL 表现正常，残余 PCL 延长：远端推进类似于胫骨嵌体

在非常特定的膝关节中，如果先前有 PCL 断裂和异常的胫骨后半脱位，尽管有残留的延伸组织，剩余的 PCL 纤维可能出现愈合或是保持完整。很少有作者对胫骨 PCL 附着处进行远端延伸。只有在

MRI 显示 PCL 纤维信号正常且关节镜检查显示 PCL 外观正常时，才会考虑。手术方法与胫骨镶嵌术相似，只是将原生 PCL 胫骨附着部向远端延长，以恢复后方的稳定性。由于 PCL 股骨附着处对 PCL 纤维功能有明显的影响，所以避免在股骨插入处进行近端延长（缩退）。

九、临床研究

在本部分中，报道了对 130 个膝关节 PCL 缺损的临床调查分析。所有的研究都是前瞻性的连续患者组成，每项研究的最低随访时间为 2 年，结果由临床研究人员并非外科医生评估。所有患者都被纳入研究，然后通过连续的随访进行追踪。研究结果是通过后方应力放射摄影和（或）膝关节测量仪测试，以及两种有效的膝关节评级工具（CKRS[13] 和 IKDC 评分系统[78]）来确定。更具体的临床结果细节在参考文献部分提供，本部分对结果和结论进行了简要总结。

（一）后交叉韧带 – 股四头肌腱 – 髌骨 – 胫骨嵌体双束自体移植重建技术

我们[153] 对 20 名连续接受两股 PCL QT-PB 自体移植重建并采用胫骨镶嵌技术的患者进行了跟踪调查。除了一名居住在美国以外的患者无法回国进行随访外，所有患者都被纳入研究。因此，研究组由 19 名患者组成，术后平均随访 2.9 年（范围为 2～7 年）。PCL 重建是在原膝关节受伤后平均 3.6 年（范围为 0.3～18 年）完成的。在 9 个膝关节中，之前的 PCL 手术是在其他地方进行但失败的。胫骨镶嵌法在这些翻修膝关节中是有优势的，因为避免了先前的胫骨隧道而且不需要骨移植。相关手术包括 5 个膝关节的后外侧手术，2 个膝关节的 ACL 重建，2 个膝关节的 MCL-STG 重建，以及 1 个膝关节的半月板移植[162]。

对于所有 19 个膝关节，应力放射学显示了胫骨后移的平均增长（与对侧膝关节相比），从术前的（11.6 ± 2.9）mm 改善到随访时的（5.0 ± 2.6）mm（均值 ± 标准差；$P<0.000\ 1$）（图 16–46）。关节测量仪测试的 AP 位移平均增加量在屈曲 20° 时从术前的（10.8 ± 3.0）mm 改善到随访时的（2.0 ± 2.2）mm（$P=0.005$）；在屈曲 70° 时，从术前的（10.4 ± 2.9）mm 改善到随访时的（2.3 ± 2.2）mm（$P=0.004$）（图 16–47）。所有相关的膝关节韧带手术在随访时都获得了为 A 级或 B 级的 IKDC 评级。

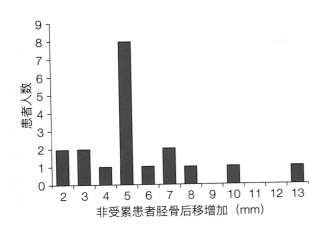

▲ 图 16–46　后交叉韧带 – 股四头肌腱 – 髌骨 – 胫骨嵌体双股自体移植重建术后平均 2.9 年膝关节屈曲 90° 时胫骨后移残余分布

引自 Noyes FR, Barber-Westin SD. Posterior cruciate ligament replacement with a twostrand quadriceps tendon-patellar bone autograft and a tibial inlay technique. *J Bone Joint Surg Am.* 2005;87:1241–1262.

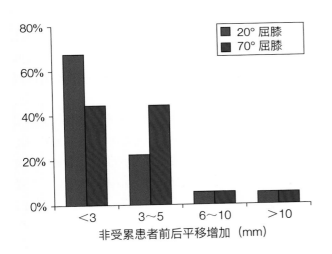

▲ 图 16–47　采用后交叉韧带 – 股四头肌腱 – 髌骨 – 胫骨嵌体双束自体移植重建术后平均 2.9 年，KT-2000 测试的残余全前后平移分布

引自 Noyes FR, Barber-Westin SD. Posterior cruciate ligament replacement with a two-strand quadriceps tendon-patellar bone autograft and a tibial inlay technique. *J Bone Joint Surg Am.* 2005;87:1241–1262.

手术前，11 名患者（58%）有日常活动时的疼痛，但随访时只有 1 名（5%）有这种疼痛。18 名患者（95%）对膝关节状况的评价为改善。症状和日常及体育活动的限制都有明显的改善（表 16–14）。11 名患者（58%）在随访时参加了低强度的运动，无困

难，2 名患者参加了较剧烈的运动，无困难。2 名患者未听取建议，在有症状时参加运动。3 名患者因为膝关节疾病而没有恢复运动，1 名患者因为与膝关节疾病无关的原因而没有恢复运动。

关键点：临床研究

后交叉韧带 – 股四头肌腱 – 髌骨 – 胫骨嵌体双束自体移植重建技术

- 19 个膝关节连续术后平均随访 2.9 年（范围为 2～7 年）
- 原发性膝关节损伤后 PCL 重建平均 3.6 年（范围为 0.3～18 年）
- 先前在其他地方进行的 PCL 手术有 9 个膝关节失败
- 相关修复：5 个后外侧修复，2 个 ACL 重建，2 个 MCL 重建，1 个半月板移植
- 结果评估：压力摄影、KT-2000 测试、辛辛那提膝关节评分系统、IKDC 评分系统
- 应力 X 线：术前平均（11.6 ± 2.9）mm，随访后结果为（5.0 ± 2.6）mm（P < 0.0001）
- KT-2000（70°）：术前，平均（10.4 ± 2.9）mm；随访，（2.3 ± 2.2）mm（P = 0.004）
- 术前，所有膝关节按 IKDC 等级评定为 C 级或 D 级。随访时，2 膝（10%），A 级；12 膝（63%），B 级；3 膝（16%），C 级；2 膝（10%），D 级
- ADL 疼痛：术前，58%；随访，5%
- 58% 的人重返低冲击运动
- 42% 的患者关节软骨表面异常
- 软骨正常的患者和软骨异常的患者在全膝下蹲、跑步的平均得分上的差异
- 无感染，永久性膝关节活动受限，供区问题，髌骨骨折
- 74% 的关节软骨损伤，既往半月板切除术，附加韧带手术或截骨术。建议 PCL 破裂应考虑早期手术治疗
- 对后路稳定性的客观评估显示，与单束 PCL 同种异体移植相比，后路稳定性的评估结果更好

手术中发现 8 个膝关节的关节软骨表面异常：2 个为膝关节的髌骨股骨区，7 个为膝关节的胫骨股骨内侧区，1 个为膝关节的胫骨股骨外侧区。正常软骨的患者和异常软骨表面的患者在患者对整体膝关节状况的评分［分别为（7.3 ± 1.5）分和（5.4 ± 2.2）分；P = 0.05］、下蹲［分别为（29 ± 11）分和（10 ± 14）分；P = 0.005］和跑步［分别为（82 ± 21）分和（57 ± 25）分；P < 0.05］方面存在差异。

表 16-14　采用胫骨嵌体技术进行 19 例膝关节 PCL QT-PB 双束重建前后的症状和功能限制

原　因	等级得分	术前 *	随访结果 *	P 值
疼痛	0～10	3.4 ± 1.8	6.6 ± 2.6	＜0.0001
肿胀	0～10	4.3 ± 2.3	7.4 ± 2.4	＜0.001
打软腿、无力感	0～10	5.6 ± 3.1	8.3 ± 2.6	＜0.001
患者本体感觉	1～10	3.2 ± 1.2	6.5 ± 2.1	0.0001
行走	0～40	29 ± 8	37 ± 9	＜0.01
爬楼梯	0～40	29 ± 7	34 ± 10	＜0.05
下跪、下蹲	0～40	10 ± 14	21 ± 16	0.05
跑步	40～100	44 ± 11	72 ± 25	＜0.001
跳跃	40～100	43 ± 10	62 ± 25	＜0.01
摔跤	40～100	44 ± 11	64 ± 26	＜0.01

引自 Noyes FR, Barber-Westin SD. Posterior cruciate ligament replacement with a two-strand quadriceps tendon-patellar bone autograft and a tibial inlay technique. *J Bone Joint Surg Am*. 2005;87:1241–1262.

*. 均值 ± 标准差

PCL. 后交叉韧带；QT-PB. 股四头肌腱 – 髌骨

11 名患者进行了单独的 PCL 置换，8 名患者进行了额外的膝关节韧带重建。在这些亚组中，在应力放射学测量的胫骨后移的平均毫米数没有差异。在随访中，各亚组的平均疼痛或患者感觉评分也基本没有差异。

没有出现感染、膝关节运动的永久性限制、供体部位问题或髌骨骨折。1 名患者需要通过关节镜溶解粘连来解决膝关节运动受限的问题。

除一人外，所有患者都认为他们的膝关节状况得到了改善。然而，仍存在的症状使大多数人无法恢复剧烈运动。14 个膝关节（74%）有关节软骨损伤、先前的半月板切除术、额外的韧带手术或截骨术等复合问题。结果肯定了对 PCL 断裂考虑早期手术治疗的建议，因为在需要对日常活动的症状进行手术重建时，关节炎的损伤可能会使膝关节症状无法通过重建得到改善。

本研究中对膝关节屈曲 70° 时后方稳定性的客观评估表明，作者的方法与单束 PCL 异体移植研究相比有更好的效果[154]。应力放射检查显示，68% 的膝关节胫骨后移位增加不超过 5mm，而同种异体移植人群中的结果为 37% 的膝关节（有慢性 PCL 断裂）。尽管如此，在急性损伤情况下或需要多种韧带重建手术的脱位膝关节中，同种异体移植可能更适合。

（二）双束后交叉韧带 – 股四头肌腱 – 髌骨 – 自体胫骨隧道移植技术

我们[159] 对 29 名采用全内侧胫骨隧道技术进行双束 PCL QT-PB 自体移植重建的患者进行了随访。所有患者术后均接受了前瞻性随访，平均为 3.6 年（范围为 2～7 年）。18 名患者因慢性断裂进行了 PCL 重建，11 名患者因急性损伤进行了 PCL 重建。6 名患者之前有 PCL 重建失败的情况。15 个膝关节需要进行相关的韧带重建，包括 9 个膝关节的 ACL 重建，6 个膝关节的 MCL 修复或重建，5 个膝关节的后外侧手术，以及 1 个膝关节的半月板异体移植。

用应力放射学测量的胫骨后移的平均增幅从术前的（10.5 ± 2.9）mm 提高到随访时的（6.5 ± 4.3）mm（P=0.06）。术前，应力放射学数据显示所有膝关节的 IKDC 评级为 C 级或 D 级。随访时，3 个膝关节（10%）被评为 A 级，7 个膝关节（24%）为 B 级，17 个膝关节（59%）为 C 级，2 个膝关节（7%）为 D 级。

术前，KT-2000 的总 AP 位移值在屈曲 20° 时为（9.6 ± 3.9）mm，屈曲 70° 时为（9.8 ± 3.1）mm。随访时，屈曲 20° 时的总 AP 位移为（2.2 ± 2.0）mm（P＜0.0001），屈曲 70° 时为（3.3 ± 2.9）mm（P=0.0001）。所有相关的韧带重建都被评为 A 级或 B 级，只有一个 ACL 重建被评为 C 级。

手术前，87% 的慢性 PCL 断裂患者有日常活动疼痛，但随访时只有 11% 有这种疼痛。疼痛、肿胀、走动、走路、上楼梯、跑步、跳跃和扭动 / 转身等方面都有统计学意义的改善（$P<0.01$）。94% 的人对膝关节状况的评价是改善。在所有 29 名患者中，15 人（52%）恢复了低强度的运动，7 人（24%）顺利参加了剧烈运动。1 名患者未听取意见，带症状参加运动，6 名患者因为膝关节状况而没有返回。没有出现感染或髌骨骨折的情况。2 名患者反映了在髌骨供体部位有残留的疼痛。

关键点：临床研究

双束后交叉韧带 – 股四头肌腱 – 髌骨 – 自体胫骨隧道移植技术

- 29 例，术后平均随访 3.6 年（2～7 年）
- PCL 慢性 18 例，急性 11 例
- 相关程序：9 个 ACL 重建，6 个 MCL 修复，重建，5 个后外侧程序，1 个半月板移植
- 应力 X 线：术前，平均（10.5 ± 2.9）mm；随访，（6.5 ± 4.3）mm（$P=0.06$）
- 术前，所有膝关节按 IKDC 评分标准评定为 C 级或 D 级。随访时，3 膝（10%），A 级；7 膝（24%），B 级；17 膝（59%），C 级；2 膝（7%），D 级
- KT-2000（70°）：术前，平均（9.8 ± 3.1）mm；随访，（3.3 ± 2.9）mm（$P=0.0001$）
- 疼痛 ADL：术前，87%；随访，11%
- 94% 的评分膝关节改善
- 52% 的人重返低冲击运动，24% 的人重返剧烈运动

（三）后交叉韧带重建失败的原因

我们进行了一项分析导致 PCL 手术失败的潜在因素的研究[157]。在 1989 年 6 月—2003 年 7 月期间，40 名患者的 41 个膝关节在 52 次 PCL 手术失败后转到本中心治疗。患者在 PCL 手术失败后平均 3.4 年（范围为 1 个月～23.7 年）接受了评估。其中包含了 24 名男性和 16 名女性，初次 PCL 手术的平均年龄为 30 岁（范围为 11—51 岁）。最初的 PCL 手术 15 例是针对膝关节的急性损伤，26 例针对膝关节的慢性缺损。

41 个膝关节共进行了 155 次手术。有 31 例做了 PCL 移植重建，14 例做了初级修复，4 例做了合成替代，3 例做了热塑。32 个膝关节做了一次 PCL 手术，7 个膝关节做了 2 次手术，一个膝关节做了 3 次手术，一个膝关节做了 4 次手术。只有 4 个膝关节（10%）进行了单独的 PCL 重建，没有进行相关的或进一步

的手术。

27 个膝关节（66%）进行了其他膝关节韧带的重建。这涉及 14 个膝关节的 21 个 FCL 或后外侧复合手术，16 个膝关节的 19 个 ACL 重建，以及 9 个膝关节的 9 个 MCL 手术。

关键点：临床研究

后交叉韧带重建失败的原因

- 40 名患者，52 例 PCL 手术失败
- PCL 手术失败后平均 3.4 年（1 个月～23.7 年）的患者评估
- 共 155 例 PCL 术前手术：31 例移植物重建，14 例一期修复，4 例人工合成置换，3 例热塑性成形
- 其他韧带手术：后外侧韧带 21 例（失败 16 例），前交叉韧带 19 例（失败 9 例），内侧副韧带 9 例
- 最常见的失败原因：相关的后外侧缺损（40%），移植物隧道放置不当（33%），相关内翻对线不良（31%），一期缝合修复（25%）
- 71% 的 ADL 疼痛
- 75% 不可能运动

本研究审查了医疗记录、手术记录、X 线和 MRI 扫描，并进行了全面的膝关节检查。在 52 例手术中，有 23 例（44%）被确认为手术失败为单一因素，29 例（56%）（表 16–15）被确认为多重因素。最常见的可能导致失败的原因包括相关的后外侧缺损（40%），移植物隧道放置不当（33%），相关的外翻错位（31%），以及初次缝合修复（25%）。

21 个先前的后外侧手术中有 16 例（76%）失败，19 个先前的交叉韧带重建中有 9 例（47%）失败。29 例膝关节（71%）出现了日常生活中的疼痛。34 个膝关节（83%）有关节炎、先前的半月板切除术、相关的韧带缺损或弯曲错位等复合问题。

在患者对自己的膝关节状况的评价中，20 人（49%）对膝关节的评价为差，12 人（29%）为一般，9 人（22%）为好。31 名（75%）患者完全放弃了体育活动，10 名患者在参与时有明显的限制和症状。19 名（46%）患者在行走时发现明显的功能限制，37 名（90%）患者在下蹲时发现明显的功能限制。

22 个膝关节（54%）进行了 PCL 修复重建。19 个膝关节（46%）没有进行翻修。这 19 个膝关节中的 11 个已经发展到晚期膝关节炎，在 X 线片上有明显的关节空间损失（胫骨股骨区只剩下几毫米），无法进行 PCL 翻修。8 名患者拒绝了进一步的手术治疗。

表 16-15　我中心 52 例后交叉韧带手术失败原因分析

	单因素 （23/52 手术）	多个因素 （29/52 手术）	总　　数
伴有膝关节其他韧带损伤			
外侧副韧带	1	20	21
前交叉韧带	0	12	12
内侧副韧带	0	3	3
骨髓道位置不佳			
股骨后隧道	1	6	7
胫骨前隧道	2	4	6
股骨近端和胫骨前方隧道	0	4	4
骨性结构对线不良	1	15	16
首次修复	7	6	13
人工合成移植物的热塑形	1	6	7
肥胖	0	7	7
创伤再次损伤	1	4	5
隧道骨溶解（同种异体移植物）	0	4	4
术后感染	0	3	3
固定失败，胫骨骨量减少	0	2	2
血管再生失败，同种异体移植物移除	0	1	1
未知			1

引自 Noyes FR, Barber-Westin SD. Posterior cruciate ligament revision reconstruction. Part 1: causes of surgical failure in 52 consecutive operations. *Am J Sports Med.* 2005;33:646–654.

未能恢复相关的韧带不稳定性和错误的隧道放置是导致 PCL 手术失败的主要因素。结果表明，移植隧道位置的初始重建需要更多重视，需要纠正相关的韧带不稳定，以及纠正弯曲的骨质错位。经常遇到同时进行的后外侧复合重建失败的情况，这表明需要更高强度的增生手术或解剖移植替代（见第 17 章）。2012 年，Lee 和同事验证了这项研究的结

果[116]，他们在 28 例 PCL 重建失败的膝关节队列中发现，最常见的失败原因是后外侧缺损和移植隧道放置不当。Kim 和他的同事[100] 报道指出，与不存在此种松弛的患者相比，普遍的关节松弛（Beighton 和 Horan 标准）的单束 PCL 重建失败的风险增加［24 名患者中有 9 名（37.5%），29 名患者中有 6 名（20.7%）］。

（四）后交叉韧带翻修双股四头肌腱 – 髌骨自体移植重建

1995 年 6 月—2002 年 1 月，对 15 个之前手术失败后转院至此的膝关节进行了双束 QT-PB 自体移植的 PCL 翻修重建[158]。有 10 名男性和 5 名女性，他们在进行 PCL 修复时的平均年龄是 29 岁（范围为 17—49 岁）。所有患者术后平均随访 3.7 年(范围为 2～7 年)。

在这 15 个膝关节中，共有 21 次失败的 PCL 手术，包括 12 次移植重建，5 次初级修复，2 次合成移植替代，以及 2 次热塑手术。11 个膝关节做过一次 PCL 手术，4 个膝关节做过两次或两次以上 PCL 手术。从 PCL 手术失败到翻修，平均 3.8 年（范围为 0.3～15.6 年）。在上述一个较大的膝关节系列中，曾介绍过 PCL 重建失败的可能原因；这 15 个膝关节是该研究的一个亚组。

其他膝关节韧带的重建已在 9 个膝关节中完成。7 个膝关节做了 ACL 手术，3 个膝关节做了 FCL 或后外侧复合手术，3 个膝关节做了 MCL 手术。在 PCL 翻修重建之前，有 3 个膝关节需要进行分阶段的 HTO，有 1 个膝关节在之前的移植隧道中进行了自体骨移植。

9 个膝关节采用了胫骨镶嵌技术，6 个膝关节采用了胫骨隧道技术。6 个膝关节在 PCL 翻修时有一个或多个同时进行的韧带重建手术。4 个膝关节同时进行了前交叉韧带异体移植重建。1 个膝关节因慢性不稳定进行了 MCL 自体移植重建。4 个膝关节做了后外侧重建：3 个做了后外侧复合体的近端推进，1 个做了 FCL、腘肌和腘肌的自体移植重建[160]。

应力放射学检查胫骨后移值从术前的（11.7 ± 3.0）mm 改善到随访时的（5.1 ± 2.4）mm（ $P < 0.001$ ）。在 20° 时，KT-2000 总的 AP 位移值从术前的（9.1 ± 3.3）mm 改善到随访时的（2.7 ± 3.1）mm（均值 ± 标准差，$P < 0.001$ ）。70° 时，位移值从术前的（8.9 ± 2.5）mm 改善到随访时的（3.3 ± 3.9）mm（ $P < 0.01$ ）。翻修前，根据应激放射学数据，所有膝关节都被评为 C 级或 D 级。随访时，1 个膝关节被评为 A 级，9 个膝关节为 B 级，4 个膝关节为 C 级，1 个膝关节为 D

级。相关的膝关节韧带重建手术恢复了前部、中部和后外侧的稳定性。

关键点：临床研究

后交叉韧带翻修双束四头肌腱 - 髌骨自体移植重建

- *n*=15，术后平均随访 3.7 年（范围为 2～7 年）
- PCL 手术失败和翻修之间平均 3.8 年（范围为 0.3～15.6 年）
- 3 个膝关节需要进行阶段性 HTO，1 个膝关节在 PCL 翻修前进行自体骨移植
- 胫骨嵌体 9 膝，胫骨隧道 6 膝
- 伴随程序：4 个 ACL 重建，4 个后外侧，1 个 MCL 重建
- 应力 X 线：术前，平均（11.7±3.0）mm；随访，（5.1±2.4）mm（P<0.001）
- KT-2000（70°）：术前，平均（8.9±2.5）mm；随访，（3.3±3.9）mm（P<0.01）
- 翻修前，根据 IKDC 系统，所有膝关节评级为 C 级或 D 级。随访时，1 膝，A 级；9 膝，B 级；4 膝，C 级；1 膝，D 级
- 87% 的额定膝关节状况得到改善
- 53% 的人重返低冲击运动
- 疼痛改善 80%，患者感知评分改善 87%
- 结果不如原发性 PCL 重建，多数是抢救膝关节

疼痛、功能和患者的感觉评分都有明显的改善（表 16-16）。87% 的人认为术后整体膝关节状况有所改善。然而，主观和功能上的结果比初级急性 PCL 重建后的结果更差，只有 53% 的人在没有问题的情况下恢复了轻度运动。

在这组复杂的膝关节中，QT-PB 双股重建提供了合理的结果；然而，这是一个小型的 PCL 重建病例系列，不能因此得出明确的结论。15 个膝关节中的 13 个（87%）有关节软骨损伤、先前的半月板切除术、需要进行相关的韧带手术，或有胫骨内侧隔间损伤的弯曲错位等复合问题。80% 的患者的疼痛得到改善，87% 的患者对膝关节状况的感觉得到改善。然而，由于大多数患者是在抢救膝关节的情况下，其结果不如初级 PCL 重建术。翻修人群的目标是减少日常活动的症状，约 50% 的人期望能够恢复轻微的娱乐活动。

（五）后交叉韧带单束同种异体移植重建

历史上，关节镜辅助下的单股 PCL 异体移植重建的结果是在 25 名患者中确定的[154]。所有患者术后平均随访 3.7 年（范围为 2～6.1 年）。10 名患者单独进行了异体移植重建（B-PT-B 或 AT），15 名患者

用韧带增强装置增强了异体移植。10 名患者因急性 PCL 断裂接受手术，15 名患者因慢性断裂接受手术。12 个膝关节做了额外的手术；1 个需要修复 MCL 断裂，11 个做了后外侧复合体的近端推进[155]。

关键点：临床研究

后交叉韧带单束同种异体移植重建

- 25 例患者术后平均随访 3.7 年（2～6.1 年）
- 急性 10 例与慢性 15 例的 PCL 研究
- 11 个相关的后外侧近端移位
- KT-2000（70°）随访：>5.5mm 发现 40% 急性病例，63% 慢性病例
- 急性病例的所有症状和功能评分均明显较高
- 大多数患有慢性 PCL 破裂的患者建议术后避免剧烈运动，因为之前存在关节软骨损伤
- 无感染、移植排斥反应或疾病传播

随访时的 KT-1000（MED 度量）测试显示，在膝关节屈曲 20° 和 70° 时，单纯异体移植的患者和异体移植 –LAD 复合的患者在总的 AP 位移方面没有区别。急性 PCL 断裂的患者在屈曲 20° 时的平均 AP 位移值与慢性断裂的患者没有明显区别［分别为（0.6±1）mm 和（1.4±2.3）mm］。在这个膝关节屈曲角度，所有膝关节都恢复了后稳定性（图 16-48）。在膝关节屈曲 70° 时，40% 的急性膝关节和 63% 的慢性膝关节检测到 AP 位移增加超过 5.5mm；这些亚组之间的平均值没有明显差异［分别为（5.8±2）mm 和（6.5±4）mm］。

对慢性 PCL 断裂进行手术的患者，在随访时疼痛、肿胀和给力程度（P<0.001），以及行走、爬楼梯和下蹲 / 跪地（P<0.05）的平均得分都有明显改善。然而，急性 PCL 断裂的患者在所有症状和功能分析中的得分都明显较高（表 16-17）。除 1 人外，所有急性 PCL 断裂的患者都能顺利返回体育活动，而 15 名慢性 PCL 断裂的患者中只有 2 人返回体育活动。大多数慢性 PCL 断裂的患者在术后被建议避免进行剧烈运动，因为之前存在关节软骨损伤。

LAD 对膝关节后部的稳定性和功能的恢复没有明显作用。单股异体移植重建在膝关节屈曲 20° 时恢复了后方稳定性，但在屈曲 70° 时并不均匀。从以往角度看，在高屈曲角时后方下移的增加导致我们对双股 PCL 重建的生物力学和临床分析，目的是为了实现改善稳定性。

表 16-16　翻修前后症状及功能局限性：QT-PB 双束 PCL 重建 15 膝

原　因	等级得分	术前 *	随访结果 *	P 值
疼痛	0～10	2.7 ± 1.8	5.3 ± 2.4	0.0001
肿胀	0～10	3.2 ± 2.5	6.4 ± 2.8	0.002
打软腿、无力感	0～10	4.7 ± 3.3	7.3 ± 2.7	0.01
患者本体感觉	1～10	2.8 ± 1.4	5.2 ± 1.9	0.05
行走	0～40	25 ± 12	35 ± 7	0.0002
爬楼梯	0～40	23 ± 13	32 ± 11	0.004
下跪、下蹲	0～40	5 ± 12	17 ± 15	0.009
跑步	40～100	44 ± 11	59 ± 26	0.04
跳跃	40～100	44 ± 11	53 ± 22	NS
摔跤	40～100	44 ± 11	55 ± 23	NS

引自 Noyes FR, Barber-Westin SD. Posterior cruciate ligament revision reconstruction. Part 2: results of revision using a 2-strand quadriceps tendon-patellar bone autograft. *Am J Sports Med.* 2005;33:655-665.
* 均值 ± 标准差
NS. 不显著；PCL. 后交叉韧带；QT-PB. 股四头肌腱 – 髌骨

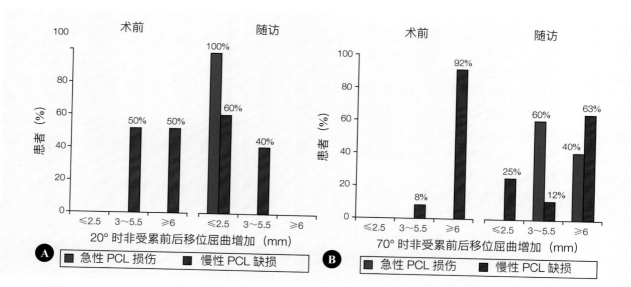

▲ 图 16-48　同种异体 PCL 单链移植重建术后膝关节屈曲 20°（A）和 70°（B）KT-1000 关节测试随访结果
引自 Noyes FR, Barber-Westin S.D. Posterior cruciate ligament allograft reconstruction with and without a ligament augmentation device. *Arthroscopy.* 1994;10:371-382.

十、其他临床研究的结果

（一）孤立性后交叉韧带单束重建

单股分离式 PCL 重建后，在恢复正常胫骨后移和膝关节功能方面的结果不一致（表 16-18 和表 16-19）。一般来说，大多数研究报道了膝关节症状和活动水平的改善，尽管不一定能恢复正常的稳定性[122, 150, 223, 224]。目前不可能科学地分析各种移植材料或手术技术对孤立的单束 PCL 重建结果的影响。Kim 和他的同事[106] 对孤立的 PCL 单束经胫骨重建研究进行了系统回顾，其中有 10 项符合纳入标准。78% 的膝关节使用自体移植，22% 选择异体移植。仅有一项调查进行了应力 X 线检查。在 6 项研究中

表 16-17 **25 个膝关节急慢性 PCL 断裂行同种异体 PCL 单束重建术后症状及功能评分**

原 因	等级得分	慢性 PCL 损伤（n=15）	急性 PCL 损伤（n=10）	t 检验 P 值
疼痛	0～10	6 ± 2	9 ± 1	0.001
肿胀	0～10	7 ± 2	9 ± 1	0.01
偶尔打软腿	0～10	7 ± 3	10	0.01
经常打软腿	0～10	8 ± 2	10	0.01
行走	0～40	32 ± 7	40	0.001
爬楼梯	0～40	28 ± 11	39 ± 3	0.005
下跪、下蹲	0～40	15 ± 15	33 ± 5	0.0001
跑步	40～100	55 ± 19	94 ± 10	0.0001
跳跃	40～100	52 ± 20	92 ± 10	0.0001
摔跤	40～100	51 ± 21	90 ± 11	0.0001

引自 Noyes FR, Barber-Westin SD. Posterior cruciate ligament allograft reconstruction with and without a ligament augmentation device. *Arthroscopy.* 1994;10:371–382.

PCL. 后交叉韧带

完成的 IKDC 膝关节客观评价表显示，75% 的膝关节在随访时被评为正常或接近正常。作者总结说，该手术将后牵拉试验平均提高了一个等级，但没有可靠地恢复正常的膝关节稳定性。

在撰写本文时，只有两项研究直接比较了单束经胫骨隧道法和单束胫骨镶嵌法的结果[129, 196]。这两项调查都发现在膝关节评分和稳定性方面没有明显差异。遗憾的是，这两项研究都不是随机的，而且都是小群组。以往许多研究使用 KT-2000 来量化 PCL 重建的结果。尽管膝关节测量仪是测量膝关节屈曲 20° 时总的 AP 平移的有效工具，但它低估了膝关节屈曲 70° 时 PCL 缺损和重建膝关节的胫骨后方平移的真实值。应力放射摄影是测量胫骨后移的首选方法。

很少有作者描述孤立的双股 PCL 重建的结果[33, 58, 146]。Min 和他的同事[146] 对 21 名患者进行了经胫骨前部异体移植的经胫骨两束重建，术后平均随访 4.1 年。移植物通过两个股骨隧道进入一个胫骨隧道，作者将此称为单线法。随访时，报道的 KT-2000 90° 屈曲值平均为（3.4 ± 0.8）mm（范围为 1.6～6.3mm）。三个膝关节有 II 级后方不稳定。总的来说，38% 的 IKDC 等级评估是正常的，38% 接近正常，19% 异常，5% 严重异常。Chen 和 Gao[33] 对 19 名患者进行了双束 PCL 重建，其中使用四束半腱肌移植来替代 PCL 的 ALB，使用四束格拉西肌腱移植来重建 PMB。缝合悬吊技术被用于固定。平均后方压力 X 线从术前的（10.6 ± 2.0）mm 改善到术后的（2.0 ± 1.2）mm（P<0.001）。IKDC 主观评分从术前的（65.6 ± 5.1）提高到（92.1 ± 3.7）（P<0.001）。有一个膝关节进行了 II 级后方牵引试验。

（二）后交叉韧带单束与双束重建的比较

对单束和双束 PCL 手术进行了比较，在最近的研究中，稳定性和膝关节功能几乎没有差异（表 16-20 和表 16-21）[49, 101, 104, 122, 202]。在撰写本报道时，为数不多的研究通常证据水平较低，而且不是随机进行的[49, 82, 101, 104, 202, 227]。Li 及其同事[122] 进行了一项前瞻性随机研究，其中 50 名患者被随机分配接受单束或双束胫骨前部异体移植。在术后平均 2.4 年时，与单束组相比，双束组在 KT-1000 测试中的平均后移量明显较低［分别为（2.2 ± 1.3）mm 和（4.1 ± 1.3）mm；P<0.05］。平均后方平移 1.9mm 的差异，其临床应用值得怀疑。作者没有提供这项测试的范围，也没有提供 II 级或 III 级后方平移的膝关节数量。与单束组相比，双束组中 IKDC 膝关节检查总分正常 / 接近正常的患者比例明显更高（分别为 92% 和 82%；P<0.05）。此外，与单束组相比，双束组的平均 IKDC 膝关节主观评分更高［分别为（72 ± 7）分和（65 ± 8）分；P<0.05］。

表 16-18　单股后交叉韧带单独重建的稳定性结果

研究者	数量	急性、慢性	随访时间（年）	移植物	PCL 重建类型	膝关节测量结果（mm）	应力 X 线结果（mm）
Boutefnouchet 等[18]（2013）	15	急性和慢性	1~9	STG 自体移植物	经胫骨隧道	• <3：73% • 3~5：27%	未完成
Lin 等[124]（2013）	59	慢性	3~6.2	B-PT-B 自体移植物（25）、腘绳肌自体移植物（34）	经胫骨隧道	• 股四头肌中立的角度 • 平均 B-PT-B 2.8±1.6（范围为 1~6.5）；腘绳肌 2.6±1.5（范围为 1~7.5）	未完成
Yoon 等[243]（2013）	37	慢性	2	AT 同种异体移植物	经胫骨隧道	未完成	• 术后支具组 4.8±2.4 • 石膏组 2.5±1.9（P=0.007）
Lahner 等[111]（2012）	33	慢性	2（平均 1~2.8）	STG 自体移植物	AL 束重建	未完成	平均 5.0±2.5，76%≤5mm
Zayni 等[244]（2011）	21	急性和慢性	2.4（平均 1~4）	QT-PB 自体移植物	AL 束重建	未完成	• 术前平均 11.9±3.3（范围为 8~15） • F/U，3.6±2.2（范围为 0~7）
Hermans 等[79]（2009）	22	急性和慢性	9（平均 6.5~12.6）	B-PT-B 或 STG 自体移植物	AL 束重建	• 30°，股四头肌中立夹角 89N，平均 1.6±1.4 • 股四头肌中立夹角，平均 2.1±1.6	平均 4.7±2.8
Wong 等[236]（2009）	55	慢性	3~7.1	STG 自体移植物	AL 束经胫骨隧道重建（27），前内侧经胫骨隧道（28）	平均前外侧 3.3±2.8（范围为 1~10），前内侧 2.8±1.6（范围为 1~6）	未完成
Jackson 等[186]（2008）	26	慢性	10~11.7	STG 自体移植物	关节镜辅助	• 30°，股四头肌中立夹角 89N，平均 1.1±1.9 • <3：17/20 患者测试	未完成
Adachi 等[2]（2007）	29	慢性	3.5（平均 2~6.5）	STG 自体移植物		89N，术前平均 9.3±2.2，F/U3.7±2.4	术前平均 9.8±2.3，F/U，3.5±2.7
Wu 等[238]（2007）	22	慢性	5.5（平均 4.9~6.3）	QT-PB 自体移植物		• 70°，手动最大值 • <3：10（45%） • 3~5：8（36%） • >5：4（18%）	未完成

（续表）

研究者	数量	急性、慢性	随访时间（年）	移植物	PCL 重建类型	膝关节测量结果（mm）	应力 X 线结果（mm）
MacGillivray 等[129]（2006）	20	慢性	5.7（平均 2～15）	胫骨隧道： • B-PT-B 自体移植物（9） • B-PT-B 同种异体移植物（2） • AT 同种异体移植物（2） 胫骨镶嵌技术： • B-PT-B 同种异体移植物（5） • B-PT-B 自体移植物（2）		经胫骨隧道： • <3: 33% • 3～5: 25% • >5: 42% 胫骨镶嵌术： • <3: 14% • 3～5: 43% • >5: 43%	未完成
Seon 和 Song[196]（2006）	43	慢性	2～6.7	胫骨隧道：STG 自体移植物（21） 胫骨镶嵌技术：B-PT-B 自体移植物（22）		未完成	• 90°, 89N • 隧道平均 3.7±2.1 • <3: 9% • 3～5: 67% • 6～10: 24% • 平均 3.3±1.6 镶嵌术 • <3: 14% • 3～5: 68% • 6～10: 18%
Sekiya 等[194]（2005）	21	急性和慢性	5.9（平均 2.6～11）	AT 同种异体移植物	AL 束重建	30°, 肌四头中立位；完成 14 例平均修正 4.5（范围为 2～10；平均边－边 1.96（范围 -1～6）	未完成
Ahn 等[7]（2005）	36	慢性	2～4.6	STG 自体移植物（18）, AT 同种异体移植物（18）		未完成	术前平均 14(10～20),F/U, 2.6（0～7）
Jung 等[94]（2004）	11	急性和慢性	4.3（平均 2～6.7）	B-PT-B 自体移植物	胫骨镶嵌技术	• 70°, 150N 手动最大值 • <3, 64% • 3～5: 36%	• 70°, 150N • <3: 36% • 3～5: 45% • >5: 18% • 平均 3.4±2.4

AT. 跟腱；AL. 前外侧；B-PT-B. 骨－髌腱－骨；F/U. 随访；PCL. 后交叉韧带；QT-PB. 股四头肌腱－髌骨；STG. 半腱肌－股薄肌腱

表 16–19　单股后交叉韧带重建的主观和功能结果

研究者	评分量表	主观 IKDC，功能	症状 / 运动	整体 IKDC	其他量表的结果
Boutefnouchet 等[18]（2013）	IKDC, Lysholm, Tegner	没有提及	Tegner 水平： • 1～4：3 • 5～6：2 • 7～8：10	• A：10（67%） • B：4（27%） • C：1（6%）	Lysholm 平均 95（范围为 15～100）
Lin 等[124]（2013）	IKDC, Lysholm	没有不稳定、肿胀	• 跪着疼痛：32%B-PT-B 组，3% 腘绳肌组 • 蹲疼痛：24%B-PT-B 组，3% 腘绳肌组 • 膝前痛：36%B-PT-B 组，3% 腘绳肌组	B-PT-B 组： • A：4（16%） • B：17（68%） • C：4（16%） 腘绳肌组： • A：12（35%） • B：20（59%） • C：2（6%）	• Lysholm，平均 B-PT-B 组，术前 63±9，F/U，92±4 • 腘绳肌组，术前 60±11，F/U，93±4
Yoon 等[243]（2013）	IKDC, Lysholm, Tegner	• 平均 F/U 支具组 73 • 石膏组 75	Tegner 平均得分，两组均为 6 分	• A：14（38%） • B：13（35%） • C：10（27%）	Lysholm 平均术前 52，F/U，88～92
Lahner 等[111]（2012）	IKDC, Tegner	• 平均术前 41±11 • F/U，69±11	• Tegner 平均术前 2.8±0.8 • F/U5.9±1.2	• A：15% • B：57% • C：24% • D：3% • 27% 没有改善	无
Zayni 等[244]（2011）	IKDC, Lysholm, Tegner	• 平均术前 39±21 • F/U，74±18	33% 活动时膝关节前侧疼痛；81% 的中等或高强度运动，71% 的旋转运动，接触运动	• A：8（38%） • B：9（43%） • C：4（19%）	Lysholm 平均术前 41±18，F/U，82±10
Hermans 等[79]（2009）	IKDC, Lysholm, VAS, Tegner	• 平均术前 38±17 • F/U，65±24	Tegner 平均术前 7.2±1.8，F/U，5.7±2	• A：1（4%） • B：8（36%） • C：13（59%）	术前 50±23，F/U，75±20
Wong 等[236]（2009）	IKDC, Lysholm, Tegner	平均 F/U 前外侧 74±12，前内侧 73±11	Tegner 平均前外侧 5（范围为 3～9），前内侧 4.4（范围为 2～8）	前外侧 / 前内侧： • A：6（22%）/4（14%） • B：12（44%）/15（54%） • C：4（15%）/4（14%） • D：5（19%）/5（18%）	Lysholm 平均得分前外侧 91（范围为 71～100），前内侧 88（范围为 60～100）
Jackson 等[86]（2008）	IKDC, Lysholm	• 平均 F/U，87±14 • 92% 认为正常 / 接近正常，8% 认为不正常	96% 在中度或剧烈活动时无疼痛或无力，100% 无肿胀；88% 剧烈或中度 IKDC 活动水平	没有提及	Lysholm 平均术前 64±15，F/U，90±14
Adachi 等[2]（2007）	Lysholm	没有提及	没有提及	没有提及	Lysholm 平均术前 69±6，F/U，95±4

（续表）

研究者	评分量表	主观 IKDC，功能	症状 / 运动	整体 IKDC	其他量表的结果
Wu 等[238]（2007）	IKDC，Lysholm，Tegner	82% 认为正常或接近正常	• 82% 的人适度或剧烈活动时无疼痛 • 82% 剧烈或中度 IKDC 活动水平	• A 和 B：82% • C 和 D：18%	Lysholm 平均术前 67，F/U，89
Chan 等[31]（2006）	IKDC，Lysholm，Tegner	85% 为正常或接近正常	• 95% 的中度或剧烈活动时无疼痛 • 90% 达到剧烈或中度 IKDC 活动水平	• A：5（25%） • B：12（60%） • C：2（10%） • D：1（5%）	Lysholm 平均术前 63，F/U，93
MacGillivray 等[129]（2006）	AAOS，Lysholm，Tegner	经胫骨组满意 92%，胫骨嵌体组满意 86%	经胫骨组未发生膝关节无力 54%，胫骨嵌体组未发生膝关节无力 43%，两组 Tegner 均值评分均为 6	没有提及	• Lysholm 平均得分，F/U，经胫骨组 81，胫骨嵌体组 76 • AAOS 得分均值，F/U，经胫骨组 90，胫骨嵌体组 77
Seon 和 Song[196]（2006）	Lysholm，Tegner	没有提及	Tegner 均值 F/U 隧道组 5.6，嵌体组 6.1	没有提及	Lysholm 平均得分，F/U，隧道组 91，嵌体组 93
Sekiya 等[194]（2005）	IKDC，SF-36，KOS	57% 为正常 / 接近正常，33% 为异常，10% 为严重异常	• 71% 的人在日常活动中没有疼痛 • 62% 的人活动水平正常或接近正常	没有提及	日常生活活动平均得分 79，体育活动平均得分 72
Ahn 等[7]（2005）	IKDC，Lysholm	没有提及	没有提及	• A：25% • B：58% • C：14% • D：3%	Lysholm 评分：术前平均 68，F/U，89
Jung 等[94]（2004）	IKDC，OAK	没有提及	没有提及	• A：4（36%） • B：7（64%） • C：0 • D：0	OAK 术前平均 72，F/U，92.5（$P<0.01$）

AAOS. 美国骨科医师学会；B-PT-B. 骨 – 髌腱 – 骨；F/U. 随访；IKDC. 国际膝关节文献委员会；KOS. 膝关节结果调查；OAK. 骨科膝关节工作组；VAS. 视觉模拟评分

（三）后交叉韧带重建与相关韧带不稳定

由于孤立性完全 PCL 断裂是罕见的，大多数临床研究都描述了所有或大多数患者都有相关韧带不稳定的症状（表 16-22 和表 16-23）。在这些研究中，STG 自体移植和各种异体移植是最常使用的替代交叉韧带和后外侧结构的移植物。迄今为止发表的大多数调查都是短期随访，通常为 2～4 年，而且不同系列的病例调查之间的无法进行比较。大多数作者报道了胫骨后部平移的一些改善，尽管恢复正常值在不同的研究中有所不同。

（四）后交叉韧带增生及残余部分保留

结合通常的单束 PCL 移植，已经进行了一些保留 PCL 残余部分方法调查，以追求比移植重建更好的效果（表 16-24 和表 16-25）。最近，Del Buono 和同事[44]进行了一项系统回顾，以确定 PCL 增强和 PCL 重建的研究在功能和稳定性结果方面是否存在明显差异。该综述包括 24 项研究，涉及 623 例 PCL 重建和 158 例 PCL 增生（保留残余）手术。总的来说，两种手术技术在 IKDC 评分、Lysholm 评分、KT-1000 和应力射线测量方面的结果基本相似。例如，在接受 PCL 增量手术的患者中，平均有 89.8% 的患者的 IKDC 总体评价分数为正常或接近正常，而在进行 PCL 重建的患者中，有 80.1% 的患者的 IKDC 总体评价分数为正常或接近正常。在 PCL 增强术后，后方应力 X 线的侧向差异平均改善了（8.6±1.6）mm［从术前的（11.1±1.4）mm 到术后的（2.5±0.4）mm］，在 PCL 重建术后平均改善了（8.0±5.8）mm［从术前的（11.5±2.2）mm 到术后的（3.5±1.3mm）］。有人表示，该研究缺少长期的数据的担心，因为这会使随后的关节炎发生率仍然未知。

（五）后交叉韧带翻修重建

除了我们刚才描述的研究外，在撰写本报道时，只有一项关于 PCL 翻修重建的调查已经发表。Lee 和他的同事[116] 对 22 名患者进行了改良双束胫骨镶嵌手术，术后平均 3.3 年时进行了 AT 异体移植。17 个膝关节同时进行了后外侧重建，1 个膝关节进行了 MCL 重建，1 个膝关节进行了 HTO。压力 X 线检查显示的胫骨后移平均从术前的（9.9±2.8）mm 改善到术后的（2.8±1.8）mm。2 名患者的位移增加了 5mm 以上。73% 的患者主观 IKDC 评分为正常或接近正常；18% 为异常，9% 为严重异常。

（六）结论

到目前为止，确定双束与单束技术适应证、在不同情况下选择最有利的移植、自体移植和异体移植的失败率方面长期和高度循证的数据仍太少[83, 106, 108, 141, 174, 175, 229]。由于单个研究中心很少有足够数

表 16-20　单束与双束后交叉韧带重建稳定性结果比较研究

研究者	数　量	急性，慢性	随访（年）	PCL 重建移植物类型	膝关节测量结果（mm）	应力 X 线结果（mm）
Li 等[122]（2014）	25 单束，25 双束	急性	2～3	胫骨前同种异体移植物	术前单线均值 9.6±0.9，F/U，4.1±1.3；两股平均术前 9.6±1.5，F/U，2.2±1.3	未完成
Fanelli 等[49]（2012）	45 单束，45 双束	急性和慢性	2～6	AT 同种异体移植物，胫前同种异体移植物，经胫骨隧道，所有重建相关韧带	• 单束平均 F/U，1.91，PCL 扫描，2.11 矫正后，0.23 纠正前 • 双束平均 F/U，2.46，PCL 扫描，2.94 矫正后，0.15 矫正前	142N，平均 F/U 单束 2.56（范围为 0～8），双束 2.36（范围为 0～10.6）
Kim 等[101]（2011）	23 单束，19 双束	慢性	2～5.8	• 单束：AT 同种异体移植物；双束：同种异体胫骨后肌腱移植物 • 全部采用 PLC 胫骨后肌腱异体移植物	未完成	术前单束平均 12.4，F/U，4.2；22%>5 两束平均术前 12.7，F/U，3.9；21%>5
Shon 等[202]（2010）	14 单束，16 双束	急性和慢性	5.3～7.5	B-PT-B 同种异体移植物（10），AT 同种异体移植物（20），胫骨嵌体	未完成	20N，平均 F/U 单束 3.0±1.1，双束 2.6±0.5
Kim 等[104]（2009）	8 单束经胫骨隧道，11 单束胫骨镶嵌技术，10 双束胫骨镶嵌技术	慢性	2.4～3.9	AT 同种异体移植物	未完成	155N，平均 F/U 单束经胫骨隧道 5.6±2.0，单束胫骨嵌体 4.7±1.6，双束胫骨嵌体 3.6±1.4

AT. 跟腱；B-PT-B. 骨 – 髌腱 – 骨；F/U. 随访；PLC. 后外侧复合体

量的 PCL 病例用于统计分析和明确建议，现在非常需要设计良好的多个中心试验。通常比较各种技术结果的研究力度不足，无法提供明确的结论[82, 104, 202, 227, 229]。

十一、病例示范

病例 1

一名 16 岁的女运动员在踢足球时左膝受伤。曾做过 PCL 重塑手术，但失败了，9 个月后她被转到我们中心，考虑进行重建。患者诉说所有的运动功能都受到限制，并且无法重返足球场。体检显示，胫骨后移增加 10mm（90°），外侧关节开放增加 7mm（30°），胫骨外旋增加 30°。后方压力 X 线片显示胫骨后方平移增加了 11mm。该患者是一名潜在的大学足球奖学金候选人。

患者接受了双束股四头肌腱 – 髌骨 PCL 重建，采用胫骨镶嵌技术（图 16-49）。用后外侧复合体的近端推进来治疗后外侧缺损。图 16-49 中的箭显示了股骨内侧髁上的两个隧道的位置。

表 16-21　比较单股和双股后交叉韧带重建术主观和功能结果的研究

研究者	评分量表	Lysholm 评分	运动水平	整体 IKDC	其他量表的结果
Li 等[122]（2014）	IKDC，Lysholm，Tegner	• 单束术前 63±4，F/U，88±4 • 双束术前 65±4，F/U，90±4	Tegner 水平 F/U：单束 5～8，双束 5～9	单束： • A：10（45%） • B：8（36%） • C：3（14%） • D：1（5%） 双束： • A：13（54%） • B：9（38%） • C：2（8%）	平均 IKDC 主观 F/U 单束 65±8，双束 72±7（P<0.05）
Fanelli 等[49]（2012）	Lysholm，Tegner，HSS	• 单束 F/U，90（范围为 72～100） • 双束 F/U，88（范围为 68～97）	TegnerF/U 单束 5.0（范围为 2～9），双束 4.6（范围为 2～8）	未完成	• HSSF/U 单束 86（范围为 52～99） • 双束 83（范围为 60～92）
Kim 等[101]（2011）	IKDC，Lysholm	• 单束术前 60±11，F/U，85±7 • 双束术前 58±12，F/U，88±7	IKDC 运动 F/U • 单束：6（26%）Ⅰ级，4（17%）Ⅱ级，9（40%）Ⅲ级，4（17%）Ⅳ级；59% 的人恢复到伤前水平 • 双束：5（26%）Ⅰ级，4（21%）Ⅱ级，7（37%）Ⅲ级，3（16%）Ⅳ级；60% 恢复到伤前水平	单束 • A：7（17%） • B：23（55%） • C：9（21%） • D：3（7%） 双束 • A：3（16%） • B：11（58%） • C：4（21%） • D：1（5%）	无
Shon 等[202]（2010）	Lysholm，Tegner	• 单束：术前 43±7，F/U，88±7 • 双束：术前 45±5，F/U，89±9	Tegner 水平 F/U：单束 5～9，双束 6～10	未完成	无
Kim 等[104]（2009）	Lysholm	F/U 平均：单束经胫骨 87±7，单束胫骨嵌体 80±12，双束胫骨嵌体 84±10	未完成	未完成	无

F/U. 随访；IKDC. 国际膝关节文献委员会

表 16-22 后交叉韧带与其他韧带联合重建的稳定性结果

研究者	数量	急性，慢性	随访时间(年)	PCL 重建移植物类型	其他韧带重建	膝关节测量结果(mm)	应力 X 线结果（mm）
Adler 等[3] (2015)	16	未知	23±3	单束 QT 自体移植物	PL 腘窝旁路术（7）或再固定术（9）	25°：5.2±4	平均后侧 90°：3.7±3.1 旁路，8±2.4 再固定 平均内翻：0.4±2.3 旁路，-0.5±2.6 再固定
Weber 等[230] (2014)	12	急性和慢性	3±0.8	双束同种异体 AT 或自体 AT 移植，均为关节镜下胫骨嵌体	ACL+FCL（6），FCL/PLC（3），ACL+MCL+FCL（1），ACL（1），ACL+MCL+LCL/PL（1）	未知	90°，89N：平均 F/U 5.1±3.3
Ahn 等[5] (2013)	30	慢性	3.9 (2.1~5.2)	单束，经胫骨，交叉钉胫骨后侧固定，自体或异体胫骨移植	PL 重建（8）	未知	150N，平均 13.4±3.1（范围为 10~20），F/U，3.2±1.5（范围为 1~7）
Zorzi 等[249] (2013)	19	急性和慢性	3.2	同种异体单束胫前肌移植	ST 同种异体移植，后臂 PFL，前臂 FCL	90°：• <3：74% • 3~5：26%	未知
Kim 等[102] (2013)	65	慢性	（34±11）个月	同种异体单束，经胫骨	FCL 同种异体解剖胫骨后肌腱移植	未知	• 90°，150N • <3：26% • 3~5：65% • 6~10：9%
Fanelli 和 Edison[51] (2012)	28	未知	2~18	未知	所有 ACL，MCL，PL	90°PCL 扫描 2.02（范围为 0~7），70°校正后 2.48（范围为 0~9）	90°，142N，平均值 2.35（范围为 -2~8）
Maruyama 等[138] (2012)	30	急性和慢性	1~13	单束 B-PT-B 或 STG 自体胫骨移植	STG PLC 自体移植（4），髂胫束重建（2）	未知	B-PT-B 与 STG 无差异；数值未给出毫米单位
Jung 等[91] (2011)	64	急性和慢性	5.2 (2.8~9.2)	单束自体移植	PL STG 重建（42），ACL（4），ACL+PLC（12）	未知	女性平均术前 12.9，F/U，6.0；男性术前 13.2，F/U，7.8

（续表）

研究者	数量	急性、慢性	随访时间(年)	PCL 重建移植物类型	其他韧带重建	膝关节测量结果(mm)	应力 X 线结果(mm)
Spiridonov 等[206] (2011)	31	急性和慢性	2.5 (2~4.3)	双束 AT 和 STG 同种异体移植	MCL (9), PLC (7), ACL (1), ACL+MCL (3), ACL+PLC (10), PLC+MCL (1), ACL, PLC, MCL (1)	未知	术前平均15.0±4.1, F/U, 0.09±2.0; 全部≤5
Kim 等[99] (2009)	60	急性和慢性	2~7.6	同种异体单束移植，同种异体胫骨后肌腱移植或自体 B-PT-B 移植；前内侧隧道 (23)、前外侧隧道 (37)	PLC 解剖 (6), 肱二头肌改道 (33), 半腱肌腱固定 (6)	未知	前内侧隧道平均 F/U 为 3.98 (1.8~7.8), 前外侧隧道平均 F/U 为 2.87 (1.4~6.8); 5名患者>5
Zhao 等[247] (2008)	21	急性和慢性	>2	双束自体移植	ACL STG 自体移植	• 70°, 平均 17±2.4, F/U, 2.1±1.7 • <3: 76% • 3~5: 19% • 6~10: 5%	未知
Chen 等[35] (2006)	52	急性和慢性	4.5 (范围为 4~5.9)	单束自体移植	PL 重建 (12)	• 70°, 134N • <3: 62% • 3~5: 19% • >5: 19	未知
Strobel 等[211] (2006)	17	慢性	3.4 (范围为 2~5.5)	自体单束 STG 移植，经胫骨	ACL STG, PLC ST	20°, 最大值，平均 F/U, 2.0±2.23 (范围为 -4~7)	• 90°, 147N, 术前平均 15.06±4.68 (范围为 8~22), F/U, 7.12±3.37 (范围为 2~14) • <5: 29% • 6~10: 59% • >10: 12%
Fanelli 等[52] (2005)	15	急性和慢性	2	同种异体单束，经胫骨	AT 同种异体前交叉韧带移植 (15), MCL 修复或同种异体移植 (9), PLC ST 同种异体移植 (11)	• 平均 PCL 扫描: 1.6 • 后测平均: 1.6 • 前侧平均: 0.5	90°, 142N • <3: 67% • 4: 27% • 7: 7%

（续表）

研究者	数量	急性、慢性	随访时间(年)	PCL重建移植物类型	其他韧带重建	膝关节测量结果(mm)	应力X线结果(mm)
Yoon 等[242]（2005）	27	急性和慢性	2.1（范围为1~4）	双束同种异体移植	同种异体前交叉韧带胫前肌移植（9）	未知	• 术前平均12.7（范围为10~26），F/U. 2.4（范围为0~8） • <3: 67% • 3~5: 22% • 6~10: 11%
Cooper 和 Stewart[39]（2004）	41	急性和慢性	3.2	单束胫骨嵌体B-PT-B同种异体移植（25），B-PT-B自体移植（16），一期（35），翻修（6）	ACL（17），MCL（11），PLC（17）	未知	• 245N，平均值4.11 • <3: 34% • 4~5: 39% • 6~8: 15% • 10: 12%
Harner 等[75]（2004）	31	急性和慢性	3.7（范围为2~6）	单束同种异体移植	所有多韧带重建	• 70°，股四头肌中立角，纠正胫骨后移，25个测试 • <3: 60% • 3~5: 28% • >5: 12%	未知
Chen 等[34]（2004）	29	急性和慢性膝关节脱位	3.8（范围为3~5.8）	单束QT-PB自体移植	PLC ST 自体移植（6）	• 70°，134N • 总AP平移 • <3: 41% • 3~5: 45% • >5: 14%	未知
Fanelli 和 Edson[50]（2004）	41	慢性	2~10	单束同种异体移植	全部肱二头肌肌腱固定，PL囊移位	• 平均扫描：1.80 • 后侧扫描平均：2.11	142N，平均值2.26（范围为-1.0~7.0）

ACL. 前交叉韧带；AP. 前后位观；AT. 跟腱；B-PT-B. 骨－髌腱－骨；FCL. 腓侧副韧带；PCL. 后交叉韧带；MCL. 内侧副韧带；PFL. 腘腓韧带；PL. 后外侧观；PLC. 后外侧复合体；QT. 股四头肌腱；QT-PB. 股四头肌腱－髌骨；ST. 半腱肌腱；STG. 半腱肌腱－股薄肌腱

表 16-23　后交叉韧带和其他韧带联合重建的主观和功能结果

研究者	评分系统	主观 IKDC，功能	症状，运动	总体 IKDC	其他量表结果
Adler 等[3]（2015）	IKDC，WOMAC，KOOS，Lysholm，Tegner	平均 F/U42（范围为 12~84）	• 平均 Tegner 损伤前 7（范围为 4~10）；F/U，4（范围为 2~10） • 平均 WOMAC 症状 F/U，40（范围为 14~68） • 平均 KOOS 运动 F/U，51（范围为 0~100）	A：0% B：31% C：44% D：25%	平均 F/U Lysholm68，WOMAC 疼痛等级 26，KOOS 生活质量 44
Weber 等[230]（2014）	IKDC，Lysholm	平均 F/U，72 ± 19	未知	A：0% B：67% C：25% D：8%	Lysholm 平均 F/U，79 ± 16
Ahn 等[5]（2013）	IKDC，Lysholm	平均术前 63 ± 11，F/U，87 ± 4	未知	A：37% B：57% C：6%	Lysholm 平均术前 61，F/U，88
Zorzi 等[249]（2013）	主观 IKDC	平均 F/U，86 ± 11	平均 F/U Tegner6（范围为 4~9）	未知	未知
Kim 等[102]（2013）	Lysholm，IKDC	平均术前 57~60，F/U，84~88	未知	A：15% B：63% C：18% D：3%	未知
Fanelli 和 Edison[51]（2012）	Lysholm，Tegner，HSS	未知	平均 F/U Tegner4（范围为 2~9）	未知	平均 F/U Lysholm84（范围为 58~100）；平均 F/U HSS79（范围为 56~95）
Maruyama 等[138]（2012）	Lysholm	未知	未知	未知	Lysholm 平均：PT 组术前 53，F/U，88；STG 组前 55，F/U，87
Jung 等[91]（2011）	IKDC	未知	未知	A：3（5%） B：24（43%） C：23（41%） D：6（11%）	未知
Spiridonov 等[206]（2011）	主观 IKDC，改良辛辛那提膝关节评分系统	平均术前 39 ± 19，F/U，74 ± 23	辛辛那提平均分数： • 症状术前 14 ± 13，F/U，35 ± 15 • 功能术前 21 ± 10，F/U，38 ± 13	未知	未知
Kim 等[100]（2009）	IKDC，Lysholm	未知	未知	A：16（27%） B：41（68%） C：3（5%）	Lysholm 平均术前 63~64，F/U，88

（续表）

研究者	评分系统	主观 IKDC，功能	症状，运动	总体 IKDC	其他量表结果
Zhao 等[247]（2008）	主观 IKDC, Lysholm, Tegner	平均 F/U, 85 ± 6	19% 返回至未损伤前运动水平	未知	Lysholm 平均 92 ± 4
Chen 等[35]（2006）	IKDC, Lysholm	83% 比例正常或接近正常	• 13%疼痛，10%肿胀，8%完全放弃中等或剧烈运动 • IKDC 活动水平：58% 中等或剧烈，25% 轻度，12% 久坐	A：58% B：23% C：15% D：4%	Lysholm 平均术前 54，F/U, 91
Strobel 等[211]（2006）	IKDC	未知	运动时疼痛41%，日常活动时疼痛18%，运动时不稳定29%，日常活动时不稳定24%，活动时肿胀41%	B：5（29%） C：10（59%） D：2（12%）	未知
Fanelli 等[52]（2005）	Lysholm, Tegner, HSS	未知	Tegner 平均 F/U, 4.5（范围为 2～7）	未知	Lysholm 平均 F/U, 87（范围为 69～95）；HSS 平均 F/U, 85（范围为 65～93）
Yoon 等[242]（2005）	Lysholm	未知	未知	未知	Lysholm 平均术前 60，F/U, 92
Cooper 和 Stewart[39]（2004）	主观 IKDC	平均 F/U, 75（范围为 22～100）	未知	未知	所有患者膝关节评级提升
Harner 等[75]（2004）	IKDC, Lysholm, Myers, 膝关节结果调查	ADL 平均 F/U, 89（范围为 64～99）；急性平均91，慢性平均84	体育活动平均F/U, 82；急性平均89，慢性平均69	A：0 B：11（35%） C：12（39%） D：8（26%）	Lysholm 平均 F/U 急性 91，慢性 80；Myers 评级：10 优秀，13 良好，5 及格，3 较差
Chen 等[34]（2004）	IKDC, Lysholm	86% 比例正常或接近正常	• IKDC 正常或接近正常：疼痛83%，肿胀86%，完全放弃90% • IKDC 运动水平：剧烈48%，中等17%，轻微21%，没有14%	A：10（34%） B：14（48%） C：3（10%） D：2（7%）	Lysholm 平均术前 57，F/U, 90
Fanelli 和 Edson[50]（2004）	Lysholm, Tegner, HSS	HSS 平均术前 50，F/U, 88	Tegner 平均术前 2.7，F/U, 4.9，所有都到达了"理想水平"	未知	Lysholm 平均术前 65，F/U, 91

ADL. 日常生活活动；F/U. 随访；HSS. 美国特种外科医院；IKDC. 国际膝关节文献委员会；KOOS. 膝关节损伤和骨关节炎结果评分；OAK. 骨科膝关节工作组；WOMAC. 西安大略和麦克马斯特大学骨性关节炎指数

表 16-24　保留残肢后交叉韧带重建术的稳定性结果

研究者	数　量	急性，慢性	随访（年）	PCL 重建移植物种类	其他韧带重建	膝关节测试结果（mm）	应力 X 线结果（mm）
Eguchi 等[48]（2014）	19	慢性	2～4.7	单束自体移植	无	30°，平均 F/U，1.0 ± 1.8	术前： • 6～10：53% • >10：47% F/U： • <3：63% • 3～5：37%
Lee 等[114]（2014）	92	慢性	4	单束，胫骨前或后同种异体移植物，经胫骨	PL 胫骨前或后移植（47）	90°，平均术前 10.6 ± 1.9，F/U，1.3 ± 1.2	150N，术前平均 12.1 ± 2.5，F/U，2.7 ± 1.3
Lee 等[113]（2013）	20	慢性	2.6～7.7	同种异体移植时的单束	无	无	90°，术前平均 10.8（范围为 9～13）；F/U，3.2（范围为 1～5）
Kim 等[103]（2012）	53	急性和慢性	2～7.9	单束同种异体移植，残余组织保存（30），不保存（23）	同种异体胫骨后肌腱移植	无	• 150N • <3：43% • 3～5：28.5% • >5：28.5%
Yang 等[239]（2012）	58	慢性	5	同种异体单束或自体腘绳肌腱 + 同种异体胫前肌移植	无	无	• 20N，术前平均 12.6 ± 1.4，F/U，3.5 ± 2.1 • <5：90% • >5：10%
Lee 等[115]（2011）	70	慢性	3（范围为 2～8）	单束 STG 自体 AL 移植，改良胫骨嵌体	PL-STG 重建 65 例，同种异体胫骨移植 5 例	70°，手动最大，平均术前 8.4 ± 2.2，F/U，2.0 ± 1.4	• 150N，术前平均 10.3 ± 2.4，F/U，2.2 ± 1.5 • <3：57% • 3～5：37% • >5：6%
Yoon 等[241]（2011）	53	急性和慢性	2～3.6	单束（25），双束（28），同种异体移植	无	无	150N，单束术前平均 12.0 ± 2.0，F/U，4.5 ± 2.3；双束术前平均 12.2 ± 3.2，F/U，3.1 ± 2.4
Jung 等[92]（2010）	20	急性	2～4.3	自体单束 STG 移植，经胫骨	同种异体胫骨后段移植（4）	• 70° 手动最大 • <3：50% • 3～5：40% • >5：10%	• 150N，术前平均 10.4 ± 2.1，F/U，3.0 ± 2.6 • <3：45% • 3～5：45% • >5：10%
Zhao 等[248]（2008）	18	慢性	2	两束、四束 ST AL 束；四束股薄肌用于 PM 束	无	手动最大，平均术前 9.3 ± 1.4，F/U，0.7 ± 0.9；1 个膝关节 5mm	无

（续表）

研究者	数　量	急性，慢性	随访（年）	PCL 重建移植物种类	其他韧带重建	膝关节测试结果（mm）	应力 X 线结果（mm）
Jung 等[93]（2006）	49	慢性	2～6.5	单束自体 STG 移植，B-PT-B 自体移植，AT 同种异体 AL 移植，改良胫骨嵌体	PL 重建，不同方法（35）	• 70° 手动最大，平均术前 8.2±1.5，F/U，1.9±1.0 • <3：73% • 3～5：27%	• 150N，术前平均 10.4±2.1，F/U，2.2±1.0 • <3：70% • 3～5：30%
Ahn 等[6]（2006）	61	慢性	2～7	自体单束 STG 移植，同种异体，经胫骨	同种异体移植的 PL（17）	• 70° 手动最大 • <3：53% • 3～5：44% • 5～10：3%	无

AL. 前外侧；AP. 前后；AT. 跟腱；B-PT-B. 骨 – 髌腱 – 骨；F/U. 随访；PCL. 后交叉韧带；PL. 后外侧；PLC. 后外侧复合体；PM. 后内侧；ST. 半腱肌腱；STG. 半腱肌 – 股薄肌腱

该患者能够顺利返回足球场。术后 2 年，她在屈膝 90° 的应力 X 线上有 4mm 的胫骨后移，在屈膝 20° 的 KT-2000 测试中没有增加，侧向关节开放和胫骨外旋没有增加。她对自己的膝关节的总体状况评价为非常好。

评论：正如所讨论的那样，将骨塞置于关节镜下放置的胫骨隧道内的全内侧 PCL 重建术已经取代了开放的胫骨镶嵌术，其临床效果基本相同。

病例 2

一名 45 岁的男子在一次休闲篮球比赛中 PCL 完全断裂，接受了 PCL 跟腱 – 骨异体移植重建术。1 年后，他来到我们中心，主诉日常活动时有中度疼痛，行走、爬楼梯和下蹲时有严重困难。他无法工作。放射性照片显示，胫骨隧道近端和前端放置，两个隧道扩大，有明显的胫骨后部脱位（图 16–50）。体格检查显示，胫骨后移增加了 10mm（90°），外侧关节开放增加了 6mm（30°），并有中度的髌骨蠕动感。患者有胫骨神经麻痹，正在改善。压力 X 线片显示胫骨后移增加了 12mm。

根据手术时的进一步评估，治疗建议是分阶段进行自体股骨移植手术，然后再进行 PCL 修复后外侧重建。患者拒绝了进一步的手术治疗。

评论：初次 PCL 移植的放置不当是失败的最常见原因之一，特别是在胫骨前部放置产生垂直的 PCL 移植。在 PCL 重建中，大约 60% 的膝关节有未被发现的后外侧韧带缺损，需要同时进行手术治疗。

病例 3

一名 36 岁的女性因工受伤，接受了单束后交叉韧带骨 – 髌骨肌腱 – 骨异体移植重建手术。患者的手术史还包括用半腱肌移植的内侧副韧带重建和髌骨近端重组。1 年后，她来到我们中心，主诉有严重的疼痛和所有日常活动的功能限制。矢状位、冠状位和轴位 MRI 扫描显示股骨和胫骨隧道扩大（图 16–51）。体格检查显示，胫骨后移增加 12mm（90°），内侧关节开放增加 5mm（30°），以及中度的髌骨和胫骨移动。

治疗建议是分阶段进行自体股骨和胫骨移植手术，然后再进行 PCL 修复重建。患者拒绝 3 年后因疼痛未得到解决而接受了全膝关节置换手术。

评论：这个病例显示了同种异体术的不良反应，隧道严重增宽，这在我们使用自体移植组织的经验中是没有的。

病例 4

一名 28 岁的男子在一次工伤中造成 PCL 和后外侧韧带完全断裂，接受了单束 PCL 异体移植和腓侧副韧带异体移植重建手术。14 个月后，他以严重疼痛和日常活动受限为由前来就诊。由于他的膝关节症状，他一直无法返回工作岗位。放射性照片显示潜在的弯曲骨错位和后外侧结构的严重缺损（图 16–52）。体格检查显示，胫骨后移增加 10mm（90°），外侧关节开放增加 15mm（30°），Ⅲ级枢轴移位，胫骨外旋增加 25°。有一个外翻的骨性错位（重力线，在站立的髋 – 膝 – 踝 X 线片显示为 34%，侧室关闭）。患者

表 16–25 保留残肢后交叉韧带重建的主观和功能结果

研究者	评分系统	主观 IKDC	症状、运动	整体 IKDC	其他量表结果
Eguchi 等[48]（2014）	Lysholm	未知	未知	未知	Lysholm 术前平均 63±13，F/U，94±4
Lee 等[114]（2014）	IKDC，Lysholm，Tegner	术前平均 53±10，F/U，86±6	Tegner F/U，5±1	未知	Lysholm 术前平均 57±7，F/U，89±7
Lee 等[113]（2013）	IKDC，Lysholm，Tegner	术前平均 62（范围为 30～73），F/U，85（范围为 65～95）	Tegner F/U，4～8	A：40% B：60%	Lysholm 术前平均 70（范围为 53～81），F/U，89（范围为 85～95）
Kim 等[103]（2012）	IKDC，Lysholm，Tegner	术前平均 41～42，F/U，64～70	Tegner F/U，2～7	A：14（26%） B：28（53%） C：9（17%） D：2（4%）	Lysholm 术前平均 58～60，F/U，82～84
Yang 等[239]（2012）	IKDC，Lysholm，Tegner	85% 膝关节功能评级正常或接近正常	患者在中高强度运动时的症状：疼痛（2）、肿胀（4）、无法运动（2）；Tegner F/U，6（范围为 4～9）	A：19（32%） B：31（53%） C：7（12%） D：1（2%）	Lysholm 术前平均 47±7，F/U，89±5
Lee 等[115]（2011）	IKDC，OAK	术前平均 50±17，F/U，80±13	未知	A：30（43%） B：34（48%） C：6（9%）	OAK 术前平均 63±10，F/U，89±7
Yoon 等[241]（2011）	IKDC，Lysholm，Tegner	平均 F/U 单束 79，双束 82	Tegner F/U，4～7	单束 / 双束 A：6（24%）/15（54%） B：12（48%）/9（32%） C：6（24%）/4（14%） D：1（4%）/0	Lysholm F/U 平均单束 89，双束 91
Jung 等[92]（2010）	IKDC，OAK	术前平均 46±15，F/U，85±10	未知	A：7（35%） B：10（50%） C：2（10%） D：1（5%）	OAK 术前平均 62±13，F/U，88±9
Zhao 等[248]（2008）	IKDC，Lysholm，Tegner	术前平均 64±3，F/U，96±3	Tegner F/U，6.0	A：16（89%） B：2（11%）	Lysholm 术前平均 59±4，F/U，95±4
Jung 等[93]（2006）	IKDC，OAK	平均 F/U，87±9	未知	A：10（20%） B：33（67%） C：6（12%）	OAK 术前平均 63±8，F/U，91±7
Ahn 等[6]（2006）	IKDC，Lysholm	46% 膝关节功能评级正常，54% 接近正常	未知	A：33（54%） B：26（43%） C：2（3%）	Lysholm 术前平均 66±11，F/U，93±3

F/U. 随访；IKDC. 国际膝关节文献委员会；OAK. 骨科膝关节工作组

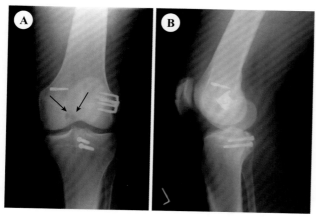

▲ 图 16-49　病例 1

引自 Noyes FR, Barber-Westin SD. Posterior cruciate ligament replacement with a two-strand quadriceps tendon-patellar bone autograft and a tibial inlay technique. *J Bone Joint Surg Am.* 2005;87:1241-1262.

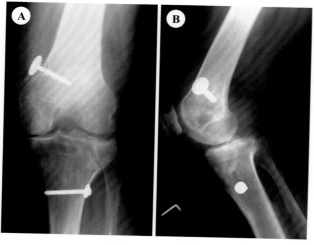

▲ 图 16-50　病例 2

引自 Noyes FR, Barber-Westin SD. Posterior cruciate ligament revision reconstruction, part Ⅰ. Causes of surgical failure in 52 consecutive operations. *Am J Sports Med.* 2005;33:646-654.

的 BMI 为 32，表明属于肥胖状态。他还患有严重的髌股关节炎和压迫性疼痛。

由于患者的年龄，治疗建议是实施减重计划（目标量有待说明），然后进行开口楔形高胫骨截骨术。截骨术后恢复后，如文中所述，进行了双束 PCL 修复重建和解剖性后外侧重建。

评论：这个病例显示了在膝外翻的情况下成功进行后外侧重建的难度，特别是对于体型较大，引起后外侧结构过度拉伸载荷的患者。该患者的另一个选择，尽管有争议，是不进行急性手术，允许后

外侧结构愈合，并接受在更理想的条件下和胫骨截骨矫形术后，有必要进行慢性重建手术。

病例 5

一名 40 岁的男子在一次跌倒时右膝受伤，胫骨前部受到直接打击，2 个月后就诊。伤势最初在其他地方接受了非手术治疗，没有进行物理治疗或支撑治疗。患者主诉，他的膝关节在日常活动中出现肿胀和不稳定，对他的膝关节的整体状况评价很差。体检显示有中度渗出，膝关节屈曲受限 110°，股四头肌中度无力，应力 X 线显示胫骨后移增加 11mm（图 16-53A）。

患者接受了康复治疗以恢复膝关节运动和肌肉力量，然后接受了关节镜辅助下的两股股四头肌腱 - 髌骨后交叉韧带重建。他的髌骨下表面、股骨沟和股骨内侧髁都有明显软骨损伤。

在术后 6 年的最近一次随访评估中，没有积液产生，膝关节活动范围正常，屈曲 90° 的应力 X 线检查显示，胫骨后移增加了 4mm（图 16-53B），在屈曲 20° 的 KT-2000 测试中，胫骨后移没有增加。在进行低强度的体育活动、徒步旅行或从事机械师职业时没有症状。他对自己膝关节的整体状况评价为正常。

病例 6

一名 23 岁的男子在一次机动车事故中遭受左膝关节脱位 2 年后被转诊。他进行了 PCL B-PT-B 异体移植重建和 FCL 筋膜自体移植重建，这两项手术都失败了。患者前交叉韧带已经断裂，但没有进行手术处理。

体检显示胫骨后移增加了 10mm（90°），枢轴移位测试为 Ⅲ 级，KT-2000 测试时 AP 位移增加了 9mm，外侧关节开放增加了 20mm（30°），胫骨外旋增加了 20°（30°）。患者在受伤时有明显的腓肠神经麻痹，这种麻痹一直存在。AP（图 16-54A）和侧位（图 16-54B）X 线片显示胫骨前隧道放置了 PCL 移植。患者在日常活动中出现了严重的打软腿症状。

患者接受了 PCL 两股股四头肌腱 - 髌骨自体移植重建（胫骨镶嵌法，移植物采自对侧膝关节）、解剖性 FCL 半腱肌自体移植重建、PLC 的推进、ACL B-PT-B 异体移植的治疗。

在术后 4 年的随访中，患者的侧向关节开放度和胫骨外旋没有增加。膝关节屈曲 90° 时的应力 X 线片显示恢复了后方稳定性（图 16-54C）。他的枢轴移位试验为 Ⅰ 级，应力 X 线上的外侧关节开口增加了

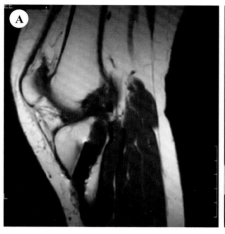
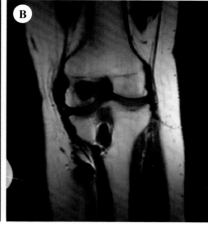
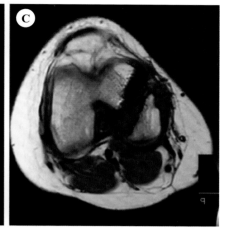

▲ 图 16-51　病例 3

引自 Noyes FR, Barber-Westin SD. Posterior cruciate ligament revision reconstruction. Part Ⅰ: causes of surgical failure in 52 consecutive operations. *Am J Sports Med*. 2005;33:646-654.

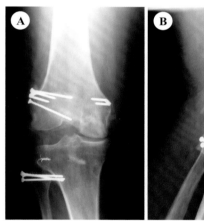
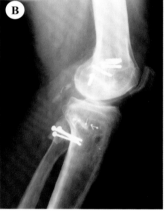

▲ 图 16-52　病例 4

引自 Noyes FR, Barber-Westin SD. Posterior cruciate ligament revision reconstruction. Part Ⅰ: causes of surgical failure in 52 consecutive operations. *Am J Sports Med*. 2005;33:646-654.

5mm。患者在没有症状的情况下参加了低强度的活动，对其膝关节的整体状况评价为良好。

病例 7

一名 42 岁的女性在摔倒后 3 周就诊，诉说左膝关节疼痛、肿胀和不能负重。患者在工作中行走时曾经历过一次不寻常的过伸扭伤。体检时，患者的左膝有轻微肿胀。虽然患者对检查相当慎重，但她似乎在前部、后部、内侧和外侧方向都有明显的不稳定。神经血管检查正常，没有证据表明腓肠神经分布有局部或局灶性麻木。MRI 显示前交叉韧带、后交叉韧带、腓侧副韧带和内侧副韧带完全断裂的证据。

患者接受了最初的康复训练、保护性膝关节运

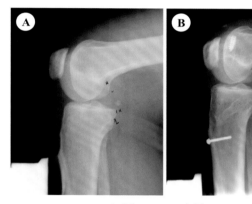

▲ 图 16-53　病例 5

动和肌肉再教育。2 周后，决定对外侧和后外侧断裂的结构进行急性修复和重建。她接受了关节镜辅助下的前交叉韧带重建，采用骨 – 髌腱 – 骨异体移植；PCL 重建，采用单股股四头肌腱 – 髌骨异体移植；FCL 重建，采用 B-PT-B 异体移植，并修复了后外侧关节囊和腘肌腱。髌骨和小腿根部的关节软骨损伤明显（2B 级）。

在最近一次评估中，即术后 2 年，患者对日常活动没有任何不适。体格检查显示，枢轴移位呈阴性，Lachman 没有增加，内侧或外侧关节开口没有增加。神经感觉检查正常，没有渗出物。应力 X 线片显示胫骨股关节外侧张开 4mm，而对侧膝关节为 12mm（图 16-55A 和 B）。与对侧膝关节相比，压力 X 线上没有发现后方平移的增加（图 16-55C 和 D）。

评论：这名患者对最初的保护性康复疗程作出了反应，从而可以及早进行手术治疗。否则，就会

进行延迟的慢性重建。术后治疗是在本中心进行的，立即进行膝关节活动以减少关节纤维化的风险。由于手术时间的原因，只使用了同种异体，以减少术后疼痛和膝关节运动的限制。FCL 的 B-PT-B 重建提供了一个强大的侧向移植，允许术后膝关节 0°～90° 的运动。然而，为了防止侧方关节的异常开放和移植物的破坏，仍然需要使用双瓣圆柱形石膏 6 周时间。

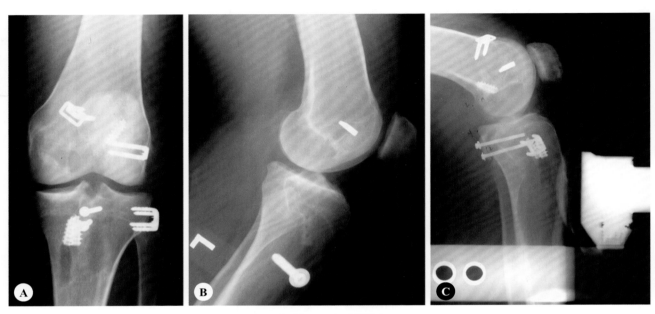

▲ 图 16–54 病例 6

引自 Noyes FR, Barber-Westin SD, Albright JC. An analysis of the causes of failure in 57 consecutive posterolateral operative procedures. *Am J Sports Med*. 2006;34:1419–1430.

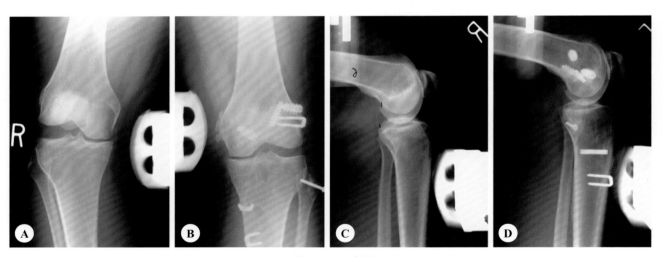

▲ 图 16–55 病例 7

第 17 章　后外侧韧带损伤：诊断、手术技术和临床结果

Posterolateral Ligament Injuries: Diagnosis, Operative Techniques, and Clinical Outcomes

Frank R. Noyes　Sue D. Barber-Westin　著

周　密　译

一、适应证

膜关节后外侧的主要软组织稳定结构为腓侧副韧带（FCL）和腘肌 – 肌腱 – 韧带复合体（PMTL），包括腘腓韧带和后外侧关节囊（PLC）（图 17–1）。这些结构共同作用抵抗关节外侧开口（lateral joint opening，LJO）、胫骨旋转时外侧胫骨平台后方半脱位、膝关节过伸和内翻反屈 [13, 14, 38, 39, 55, 64]。

损伤机制可能是接触性的，也可能是非接触性的，通常合并关节的内翻和过伸移位。如果损伤累及后外侧结构（PL），必须清楚局部的复杂解剖、可能存在的变异、主要软组织稳定结构的功能、正确的诊断技术，并选择适当的重建手术技术，才能正

确处理。孤立 PL 损伤很罕见，偶尔会出现股骨附着部撕脱骨折，需要内固定 [29]。PL 损伤通常伴有前交叉韧带（ACL）或后交叉韧带（PCL）断裂 [1, 3, 9, 28]。

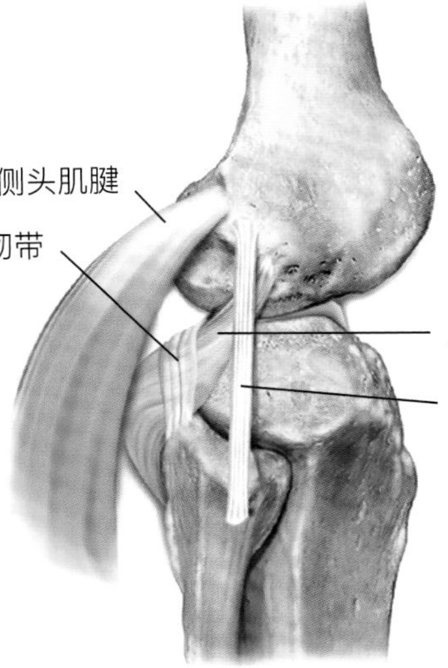

关键点：适应证

- 屈曲 20° 胫股关节外侧开口增加 6～10mm
- 屈曲 30°、90°，胫骨外旋增加 ≥15°
- 站立和仰卧时出现或未出现内翻反屈
- 出现或未出现过伸异常步态
- 截骨术后双重或三重膝内翻
- 急性损伤后可内固定治疗的骨性撕脱

尽管 PL 损伤的发生率尚不清楚（由于误诊或漏诊），但 PL 损伤后不予治疗却会产生非常明显的后果。PL 的慢性失效可能是交叉韧带重建失败的一个因素 [43, 44, 49]，也可能造成步态异常和打软腿 [50, 52, 60]。发现和正确处理上述问题至关重要，如果未能正确处理全部病变会影响疗效。患者会抱怨在站立相出现内翻型不稳定并有 LJO，下肢呈中立或外翻对线。站立相的异常 LJO 通常比内翻应力试验的 LJO 要严重。患者站立时可通过向膝关节施加内翻载荷来表现异常 LJO。

符合双重内翻或三重内翻诊断标准的膝关节［骨性内翻畸形合并 LJO 增大、胫骨外旋、内翻反屈和膝关节过伸（见第 26 章）］[47] 首先要进行胫骨高位截骨术，随访约 6 个月后，正确完成 PL 重建。在许多病例中，会同时存在 ACL 或 PCL 失效，应在 PL 重建时一同处理。

腓肠肌外侧头肌腱
腘腓韧带
腘肌腱
腓侧副韧带

膝关节外侧韧带

▲ 图 17–1　后外侧结构的解剖关系

急性膝关节损伤、膝关节脱位伴多发韧带损伤、慢性膝关节损伤、膝关节翻修手术都有不同的术式。本章后面将详细讨论正确选择 PL 手术的决策过程。

二、禁忌证

PL 重建的禁忌证是胫股 LJO 绝对增加值小于 12mm，以及胫骨外旋绝对增加值小于 15°。这些情况通常见于存在骨性内翻畸形的膝关节（双重内翻膝），适合进行 HTO（见第 26 章）[40]。

不接受 HTO 手术的内翻畸形患者，如合并 PL 慢性失效，不能进行 PL 手术。未处理骨性内翻畸形是导致 PL 重建失败的常见原因[46]。在许多病例中，会同时存在膝关节过伸步态异常，必须在术前通过专门的步态再训练计划予以纠正，具体见第 29 章[50]。过伸步态异常如未纠正，重建术后负重时会使 PL 软组织承受过大张力，增加手术失败风险。步态再训练通常能将膝关节过高的伸直和内收力矩降至正常范围[50]。

有关节感染病史或肥胖（BMI>30）的患者不适合进行 PL 重建。下肢肌肉萎缩的患者 PL 重建术前应接受积极的康复训练。

膝关节如出现胫股外侧间隙消失，在 45° 后前位负重片上剩余不到 2mm，通常不适合进行 PL 重建。

关键点：禁忌证

- 屈曲 20° 胫股关节外侧开口增加<5mm
- 屈曲 30°、90° 胫骨外旋增加<10°
- 双重内翻膝行外翻截骨及后续的后外侧结构适应性训练，能够降低松弛度，消除异常的胫股关节外侧开口及胫骨外旋
- 三重内翻膝未矫正内翻畸形
- 先前有关节感染
- 不能接受康复训练、扶拐行走和限制负重
- 过伸步态异常未接受术前步态再训练
- 严重关节炎，关节间隙剩余<2mm

三、临床评估

当过度内翻伴胫骨外旋和过伸力作用于下肢时，PL 会受损伤。体育运动中胫骨前内侧受到撞击，是最常见的损伤机制之一。此类损伤经常伴发其他膝

关节韧带结构的损伤，使诊断变复杂。孤立的 PL 完全断裂颇为罕见，常会伴随 ACL 或 PCL 断裂。在一些病例中，PL 仅部分断裂，不需要手术修复。要正确评估受伤侧膝关节术前和术中的 LJO、胫骨外旋、过伸的增加量（与对侧膝关节相比），这一点很重要。手术修复 PL 的指征包括膝关节运动范围异常、关节半脱位和组织结构断裂。

未处理 PL 失效造成 ACL 或 PCL 重建失败，这种现象比较常见。另一种现象是慢性骨性内翻畸形，并伴潜在的 ACL 失效，随着时间的推移，PL 出现间质拉长和松弛[40, 47]。在这些病例中，HTO 可消除 PL 软组织的载荷，一些膝关节可使 PL 达到生理重塑和短缩的程度，这样就不需要进行重建了[47]。

需要进行全面的体格检查，包括评估膝关节屈伸运动、髌股指数、胫股骨擦音、胫股关节线疼痛和步态异常。骨性内翻畸形增加的压力会导致内侧胫股间室疼痛。PL 软组织疼痛可能由软组织张力增加引起，内翻冲刺步态会产生这种张力。膝关节异常过伸包括矢状面伸直角度增加，通常伴有冠状面上的内翻对线，即内翻反屈对线。如果还有骨性内翻畸形，则称为三重膝内翻（见第 26 章）。慢性 PL 失效患者会有不同程度的步态机制改变及膝过伸。有些患者可能会出现明显的步态异常，严重妨碍行走。其他患者变化可能不太明显，因为只有在长时间行走和肌肉疲劳后，异常膝关节过伸才会出现。异常步态的特征为站立相膝过伸，通过步态再训练，开始正常站立相屈曲，会有帮助（见第 29 章）。有这种步态异常，患者会抱怨日常生活中打软腿，伴随着严重的股四头肌萎缩。

医生必须找出膝关节所有的异常移位和旋转。导致膝关节过伸和内翻反屈的韧带损伤不仅包括 PL，也包括其他韧带和关节囊结构。第 15 章讲述了该如何从生物力学和运动学角度去解释手法应力测试，并做出诊断。

PL 损伤后 LJO 和胫骨外旋的增加量只是临床估测的近似值（表 17-1）。重要的是，如果 LJO 只增加了很少几毫米（2~5mm），只能说明 FCL 完全断裂，而增加 5~9mm 则说明全部 PL（FCL、PMTL 和 PFL）都发生完全断裂。上述数值是从第 15 章讲述的生物力学研究中得出的。LaPrade 及其同事[24]进行了一项尸体研究，完整标本载荷 12N·m（在实验仪器上）后拍摄侧位应力片，记录 LJO 值。另有

表 17-1　膝关节全面体格检查

名　称	操　作	图　示	分　级	意　义
30° 钟面试验	仰卧位，触摸胫骨前方凸起，内侧和外侧关节线，最大限度外旋，外侧胫骨半脱位，内侧胫骨前方位置（前内半脱位）		双膝比较外旋程度	胫骨外旋 PL 半脱位。FCL 断裂增加 3°～5°；FCL 断裂，部分 PMTL 断裂增加 6°～10°；FCL、PMTL、PLC 断裂增加 ≥15°
90° 钟面试验	最大限度外旋，明确 PL 胫骨半脱位		双膝比较外旋程度	在 30° 和 90° 时增加意味着 PCL 和 PLC 损伤。PCL 损伤时，由于胫骨后沉，外旋角度难以估计
PL 外旋试验	膝关节屈曲 90°，在胫骨上施加后向和外旋载荷，触摸外侧胫股关节后方半脱位		90° 定性检测 PL 胫骨半脱位(不如屈曲 30° 精确)	类似于钟面试验但足部保持稳定。钟面试验需要胫骨完全外旋，可以更好地评估增加的胫骨旋转角度。PCL 和 PLC 联合损伤时屈曲 90°PL 半脱位
后抽屉试验	膝关节屈曲 90°，胫骨近端后向载荷，无胫骨旋转，触摸内侧胫股关节台阶感		部分 PCL 损伤，移位增加 0～9mm；完全 PCL 损伤，移位增加 >10mm	应力片更精确，增加 >10mm 意味着次级限制结构断裂或生理性松弛（联合损伤）
股四头肌主动试验	屈曲 70°～90°，检查者固定足，患者用足踩床面或试图伸膝来主动收缩股四头肌		定性。观察、触摸胫股关节位置	在休息位确定 PCL 损伤后胫骨后方半脱位。膝关节屈曲 >70° 收缩股四头肌会产生前移
Lachman 试验（屈曲 30° 的前抽屉试验）	胫骨近端前向载荷		观察胫骨前移，与对侧比较	估计前移增加的毫米数。出现软性终点说明 ACL 不能抵抗前移，表示有 ACL 损伤。ACL 断裂增加 3～5mm；ACL 加次级限制结构断裂 >5mm
轴移试验	屈曲 10°～30° 胫骨施加前向载荷，轻度内旋（半脱位），接着后向载荷，轻度外旋（复位）		定性。Ⅰ度滑动；Ⅱ度复位时有"砰"或"喀喇"声；Ⅲ度外侧胫股关节严重前向半脱位，前方撞击胫骨限制复位	Ⅰ度生理性松弛，无或部分 ACL 断裂；Ⅱ度 ACL 断裂；Ⅲ度 ACL 断裂伴次级限制结构松弛

（续表）

名　称	操　作	图　示	分　级	意　义
反轴移试验	施加载荷类似于轴移试验		外旋后 PL 半脱位易与轴移试验复位相混淆。无胫骨异常前向半脱位	后向和外旋载荷下可观察到明显的胫骨 PL 半脱位。钟面试验更为精确
内翻应力试验	大腿支撑在检查桌上，膝关节位置在 0°、30°。内翻载荷无胫骨内外旋，触摸外侧关节线开口		30° 会增加一些 LJO，2~4mm 为完全 FCL 断裂，如有 PLC 损伤，会进一步增加 LJO	应力 X 线更为精确。30° 屈曲时 FCL 断裂会增加 2~4mm LJO，完全 PLC 断裂会增加 5~9mm（也可进行外翻应力试验）
外旋反屈试验	抓握住双足并提离床面，允许膝关节在重力下过伸		定性观测。由于后外侧关节开口，造成胫骨外旋内翻姿态	过伸，预示 PLC 损伤，＞10° 通常伴随韧带损伤（ACL，PCL）
站立反屈试验	患者站立，双足将双膝推向后侧至过伸姿态，双膝比较		定性分析。观察内翻过伸姿态，可用量角器测量。仰卧反屈时增加载荷可产生畸形	PLC 断裂后出现 10° 过伸伴内翻对线，外侧、PL 关节异常开口通常合并 PLC、ACL 断裂，其他检查可证实
站立矢状位对线	站立 0°~5° 屈曲，避免过伸		确认内翻对线，髋-膝-踝 X 线检查有 0°~5° 屈曲	根据各种检查明确初次、双重、三重内翻畸形（见第 26 章）

（续表）

名 称	操 作	图 示	分 级	意 义
膝关节过伸或内翻冲刺步态	对向或背向检查者行走时观察步态		定性。膝关节在站立相处于过伸位置。膝关节在无过伸时处于内翻冲刺状态	两种过伸类型（见第 29 章）。前向躯干位置、无力控制股四头肌、踝关节背屈推离，需要步态再训练。内翻冲刺步态增加内侧间室载荷和外侧韧带张力，可能需要截骨
活动度	被动屈曲 – 伸直活动		正常 3°-0°-135°，过伸到屈曲中立位	10° 过伸，可能后关节囊、ACL 或 PCL 损伤，≥15° 多发韧带损伤
渗出，软组织肿胀，疼痛	触摸关节，检查半月板和韧带附着部肿胀、压痛		定性分析。必要的复杂检查 + 半月板检查	PLC 从部分到全部断裂，FCL 局部压痛，内翻疼痛，钟面试验
髌股关节检查	全面检查，全部测试对线、PF 骨擦音、内侧 / 外侧移位、髌骨高度		见第 35 章	PLC 断裂增加胫骨外旋 30°，胫骨结节异常外侧偏移，Q 角增加
神经血管检查	全面检查双下肢、PT、DP 搏动、下肢肌肉功能			严重 PLC 断裂合并腓神经损伤（10%～30%），多发韧带损伤、脱位要仔细检查动脉情况

ACL. 前交叉韧带；DP. 足背动脉；FCL. 腓侧副韧带；LJO. 外侧关节开口；PCL. 后交叉韧带；PF. 髌股关节；PL. 后外侧结构，PLC. 后外侧关节囊；PMTL. 腘肌 – 肌腱 – 韧带复合体；PT. 髌腱

标本制作成孤立的 FCL 断裂，以及 FCL、PMTL 和 PFL 全部断裂，由医生施加载荷后记录 LJO 值，并进行比较。与结构完好的标本相比，此载荷会导致 LJO 增加 2.7mm（仅 FCL 断裂）和 4.0mm（全部 PL 断裂）。不过，均值显示标本间出现了较大的标准差和变异系数，因此很难推断临床情况。此外，外侧关节间隙测量值的置信区间较宽。孤立的 FCL 断裂平均外侧间隙距离为 10.99mm（CI 7.8～14.3mm）；PL 全部断裂平均距离为 12.2mm（CI 9.3～15.2mm）。数据的重叠区预示可能无法准确地将 PL 全部断裂与孤立的 FCL 断裂区分开。上述结果为临床医生提供了重要且很有帮助的基线数据，可用于解读侧位

应力片。间隙测量是根据关节镜检查中看到的关节软骨分离做出的，而不是根据应力片上胫骨股骨分离做出的。即便如此，该测量结果在某种程度上相当于 PL 损伤后所增加的毫米数。例如，图 17-2 显示关节镜下外侧间室相距最接近的点有 4mm 外侧间隙，这基本正常。如果该间隙增加了 6mm，则最接近点的绝对开口为 10mm，或在外周为 12mm，这个结果被视为间隙测量阳性，说明有 PL 损伤。幸运的是，大多数膝关节的上述数值都较小。如果外侧间隙超出上述数值，说明必须同时进行 PL 重建。

胫骨内侧平台前方半脱位、胫骨外侧平台后方半脱位或两种半脱位同时发生均有可能出现胫骨外旋增加。资深作者（F.R.N.）阐述了钟面试验[54]，可在膝关节屈曲 30° 和 90° 时诊断内侧和外侧胫股间室的胫骨旋转半脱位（表 17-1）。该测试的其他改良方法也已发表[7, 51, 65]。

评估胫骨内侧和外侧平台应在以下体位进行：膝关节屈曲 30° 和 90° 起始位置（胫骨旋转中立位），以及胫骨处于最大外旋的最终位置。检查者触摸内侧和外侧胫骨平台位置，与正常侧膝关节比较，评估内侧或外侧胫骨平台是否存在半脱位（前或后）。胫骨内旋增加可发生于外侧副韧带、内侧副韧带损伤和 PCL 断裂时（见第 15 章）。观察伤侧膝关节胫骨旋转轴，并与正常膝关节进行比较，以检测胫骨旋转过程中的内侧或外侧胫股间室的偏移情况。不建议在俯卧位进行钟面试验，因为不能准确触摸胫股关节，无法区分前内侧与后外侧胫骨半脱位。

临床上不可能确定胫骨内侧和外侧平台相对于股骨髁平移的实际毫米数。可对内侧或外侧胫股关节的前向或后向半脱位进行定性检查。与对侧膝关节相比，PL 损伤后钟面试验时胫骨结节有异常的侧方偏移。

在 PCL 断裂的膝关节做钟面试验需要保持正常的胫股关节解剖位置。应在胫骨外旋时向双膝关节施加前向平移载荷，拉伸 ACL。应采用仰卧位，以便检查者可以触摸胫骨股骨位置[61]。PCL 断裂后，钟面试验不太准确，因为难以与对侧肢体进行比较。其他用于检查 PL 完整性的试验（LJO、关节镜下间隙测量、内翻反屈试验）也需要仔细评估。

胫骨股骨旋转试验发现外侧胫骨平台处于后方半脱位时，必须加做一些检查以确定其他韧带结构的完整性。应确定膝关节屈曲 5° 和 20° 时的 LJO 量，以进一步评估 FCL 和其他次级韧带限制结构的完整性。PCL 损伤后胫骨中央和内侧胫股关节出现后向半脱位，这决定了平移会增加多少，同时也会造成胫骨外旋时外侧间室最大程度后向半脱位有所增加。

仰卧和站立时出现内翻反屈必须仔细评估。通常，患者站立时令其最大限度过伸双膝，可达到内翻反屈最大位置。

在屈曲 20°（134N）时正确检查 ACL 和 PCL 完整性，包括 KT-2000（MEDmetric）关节测量仪，定量评估前后向总体移位。在 0～Ⅲ度范围内（0 度，无轴移；Ⅰ度，滑动或平移；Ⅱ度，嗑喳或咯喇声；Ⅲ度，胫骨平台 PL 面撞击股骨髁产生严重半脱位）记录轴移试验结果。PL 损伤可能导致误判轴移试验

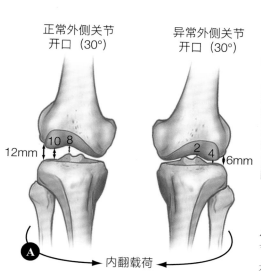

正常外侧关节开口（30°）　　异常外侧关节开口（30°）

12mm　10　8　　　　2　4　6mm

内翻载荷

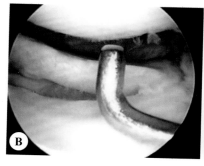

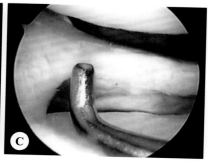

▲ 图 17-2　间隙测试

A. 膝关节在屈曲 25° 时测量外侧胫股关节张口大小。后外侧结构薄弱的膝关节显示外侧胫股间室的外周开口为 12mm，间室中部为 10mm，最内侧边缘是 8mm。B. 测量正常间隙。C. 测量异常间隙

阳性，因为此时在膝关节伸直过程中胫骨外侧平台（从后方半脱位开始）被带到复位位置，之后在屈曲时发生后方半脱位（反轴移试验）。90° 屈曲时进行后抽屉试验，检查内侧后方胫股关节台阶。

初次检查时，拍摄的 X 线片应包括膝关节屈曲 30° 时的前后位、侧位片，膝关节 45° 屈曲时的负重 PA 片，以及髌股轴位片。应拍摄双膝侧方应力片（屈曲 20°，胫骨旋转中立位及 67N 内翻载荷）。以毫米为单位，比较双膝关节的外侧胫股间室开口。

侧位片用于确定 FCL 解剖重建移植物所需的大概长度。测量股骨解剖止点到腓骨解剖止点之间的距离，并调整放大率。如计划进行自体 B-PT-B 移植物重建 FCL，应测量髌腱长度。然而，在大多数膝关节中，作者会使用 B-PT-B 同种异体移植物，后面将会讨论。

PCL 断裂的患者应拍摄后向应力片，特别是在临床检查中难以确定是完全还是部分 PCL 失效时[15]。屈曲 90° 拍摄双侧膝关节的侧位应力片。肢体处于旋转中立位，胫骨不受约束，股四头肌放松，向胫骨近端施加 89N 的力。以毫米为单位测量双膝胫骨后向移位。胫骨后向移位增加 10mm 或以上的膝关节应进行 PCL 重建。

出现下肢内翻的膝关节，要拍摄从股骨头至踝关节的双下肢全长站立位 X 线片。测量力学轴和负重轴以确定是否需要 HTO[11]。

患者完成问卷并接受问诊以评估症状、功能受限、运动和职业活动水平，并根据辛辛那提膝关节评分系统记录患者对整体膝关节状况的评估情况（见第 41 章）[2]。

四、部分甚至完全后外侧结构损伤的分类和治疗

一度、二度和三度急性 PL 损伤的分类和处理详见表 17-2。重要的是诊断出 PL 部分断裂，会出现 LJO 和胫骨外旋轻度至中度增加，要在最初的 3 周内加以保护并维持胫股外侧关节闭合，允许外侧软组织"黏着"和愈合。此方法类似于内侧副韧带断裂后的处理方法（见第 19 章）。

五、术前计划：手术时机

（一）急性损伤

急性损伤后完全断裂的 PL 和半月板附着部应

关键点：临床评估

病史
- 常见的损伤机制为胫骨前内侧受到撞击，导致膝关节严重过伸、胫骨外旋、胫股关节外侧开口
- 大部分后外侧结构损伤会伴随 ACL 或 PCL 断裂

体格检查
- 膝关节屈曲、伸直
- 关节肿胀
- 髌股关节（内侧和外侧半脱位、Q 角、骨擦音、压痛）
- 胫股关节骨擦音、关节线疼痛、压痛
- 反屈（站立位、仰卧）
- 步态（站立相严重过伸）
- 肌力

胫股关节旋转钟面试验
- 要通过外侧胫骨平台的最终位置诊断后外侧损伤
- 膝关节屈曲 30°、90° 时胫骨内侧和外侧平台相应半脱位情况
- 最大限度外旋，观察胫骨内侧和外侧平台相应位置变化
- 定性确定胫骨内侧或外侧平台是否出现前方或后方半脱位

诊断性临床试验
- 外旋反屈
- 膝关节屈曲 5°、20° 时内侧和外侧胫股关节开口
- 轴移试验，Lachman 征
- 反轴移试验
- 膝关节屈曲 90° 时后抽屉试验
- 膝关节屈曲 20°，134N 时的 KT-2000

X 线检查
- 屈曲 30° 时侧位片
- 屈曲 45° 后前负重位片
- 髌股关节轴位片
- 双膝胫骨旋转中立位时的侧位应力片
- PCL 断裂：屈曲 90°，胫骨旋转中立位，后方应力侧位片
- 内翻畸形：全长站立位，测量力学轴和承重线

辛辛那提膝关节评分系统
- 体育运动和功能表格
- 职业评级表格
- 症状评级表格

予修复（图 17-3）。手术时，可观察到这些结构广泛断裂。应仔细分离以确定组织的解剖平面，并保留完整的血管和神经供应。所谓的急性手术修复黄

表 17–2　急性后外侧结构损伤的诊断和分类

	一　度	二　度		三　度*	
解剖病变	微小纤维断裂	部分断裂，1/3～2/3 纤维	FCL 断裂†	FCL 断裂，PMTL、PL 关节囊部分断裂	FCL、PMTL、PL 关节囊断裂
体征	轻微压痛和肿胀	外侧组织压痛和肿胀		外侧组织压痛和肿胀	
外侧关节开口增加量	见第 15 章，增加量与膝关节屈曲角度有关，下肢负重等临床状态下，少量张口可能更不明显				
屈曲 30°	无	无	2～3mm	2～5mm	5～9mm
屈曲 0°	无	无	无	无	3～5mm
增加胫骨外旋（钟面试验，屈曲 30°）‡	无	无	3°～5°	6°～10°	15°
治疗	按症状推进，不扶拐	按症状推进，不扶拐	双层圆筒石膏 3 周；活动度 0°～90° 2 周；支撑支具 3～6 周；弃拐 3～6 周		手术修复、重建，通常同时进行 ACL、PCL 重建

*. FCL 撕脱，腘肌腱；有手术再附着指征

†. 即使 FCL 显示有完全断裂，邻近外侧组织可保持韧带完整性以利于愈合。双层圆筒石膏保护下运动，保持外侧胫股关节闭合

ACL. 前交叉韧带；FCL. 腓侧副韧带；PCL. 后交叉韧带；PL. 后外侧结构；PMTL. 腘肌 – 肌腱 – 韧带复合体

金时间是在受伤后 7～14 天。过了这段时间，瘢痕组织会使组织平面混淆不清，分离和修复都会产生困难。

因为肿胀和软组织破坏，需要在术前对急性膝关节多韧带损伤做下肢静脉超声以明确是否存在需要紧急治疗的隐匿性静脉血栓，如果有就不能进行修复手术。手术应推迟 5～7 天以便观察受伤肢体的神经血管状态、软组织肿胀情况、皮肤完整性，软组织中的积血可以部分吸收。

在此期间，下肢用填充良好的加压敷料包裹，并由软性铰链式全腿支具固定在伸直位。如果膝关节的 PL 和 PCL 损伤严重，可佩戴具有后部石膏壳和后部泡沫小腿垫的双层圆筒石膏，以提供额外的稳定性，并防止胫骨后方半脱位。侧位 X 线片观察胫股关节复位情况。下肢抬高、冰敷和加压很重要。理疗师要指导早期膝关节保护下运动、髌骨活动、主动股四头肌功能锻炼和电肌肉刺激。膝关节

脱位计划手术前需要血管外科会诊，监测踝肱指数（踝肱指数≥90%），如果可能应做动脉造影术排除动脉损伤，即使存在外周动脉搏动，也应完成这几项工作。

急性手术修复的禁忌证是软组织过度肿胀、出血和水肿，经常出现于膝关节脱位合并多韧带断裂。手术操作会加重水肿和软组织肿胀，增加感染、血管问题（包括筋膜间室综合征）和皮瓣坏死的风险。在这些情况下，最好是在组织急性肿胀已消退，肌肉功能和膝关节恢复之后，再进行韧带重建手术。

此外，手术治疗急性膝关节脱位后，膝关节纤维化的发生率也很高，可以通过分阶段治疗减轻。根据我们的经验，大多数膝关节脱位多韧带断裂不适合急诊手术治疗。延迟手术重建可降低膝关节纤维化的发生率并显著改善手术结果。其他明显的禁忌证包括开放性伤口和皮肤擦伤。

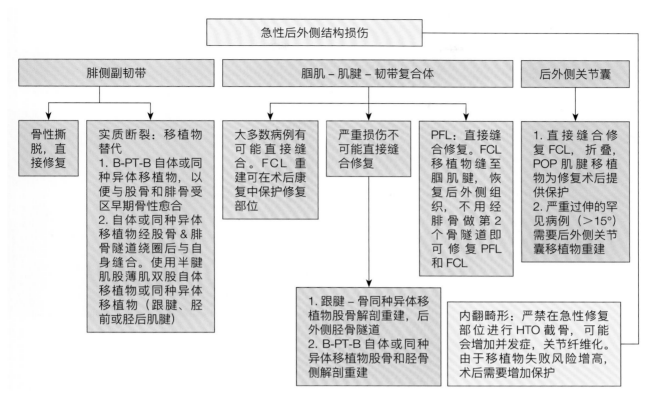

▲ 图 17-3　后外侧结构急性损伤的治疗流程
B-PT-B. 骨 - 髌腱 - 骨；FCL. 腓侧副韧带；PFL. 腘腓韧带；POP. 腘肌

关键点：术前计划	
急性损伤	**慢性损伤**
• 急性手术修复黄金期：伤后 7～14 天	• 肌肉萎缩需要术前康复
• 多韧带断裂下肢静脉超声，血管外科会诊	• PL 重建前过伸步态异常需要进行步态再训练
• 延迟手术 5～7 天，观察血管神经状态、软组织肿胀情况和皮肤完整性	• 骨性内翻畸形在 PL 重建前需要截骨
• 软性铰链全腿支具，填充良好的加压敷料包裹	• 外侧半月板缺失，早期胫股关节炎，考虑外侧半月板移植
• PCL 断裂：带塑料后壳双层石膏，小腿后方加垫	**交叉韧带移植物重建**
• 侧位片确认多韧带损伤后胫股关节复位情况	• 确保 B-PT-B、跟腱同种异体移植物可用
• MRI 确定主要韧带断裂情况	• 决定 ACL 或 PCL 重建的移植物类型
• 保护性膝关节运动，活动髌骨，等长运动	
• 膝关节脱位早期手术的禁忌证：严重软组织肿胀、出血、水肿。延迟重建直至肿胀消退，恢复肌肉功能和膝关节运动	

ACL. 前交叉韧带；B-PT-B. 骨 - 髌腱 - 骨；MRI. 磁共振成像；PCL. 后交叉韧带；PL. 后外侧结构

MRI 可协助诊断韧带断裂、关节软骨损伤和半月板断裂。通常，应在手术前确认损伤部位，包括 FCL、腘肌和肌腱、PFL 和半月板附着部。应注意，PL 组织的水肿和肿胀往往会令医生认为组织损伤和破坏比较严重，而手术中实际遇到的可能没有那么重。

（二）慢性损伤

患有慢性膝关节损伤的患者通常会出现严重的下肢肌肉萎缩，术前需要数月的康复。过伸步态异常的患者必须完成步态再训练[50]（见第 29 章）。除该训练之外，还需进行下肢肌肉强化练习。根据我们的经验，经过 4～6 周的训练，患者会转为较正常的步态模式。

如前所述，骨性内翻畸形必须在慢性 PL 损伤重建之前纠正。如未能解决内翻畸形将大大增加各种 PL 手术失败的风险（图 17-4）。在 PL 解剖重建手术中，韧带手术应在 HTO 愈合后 II 期完成。各种 PL 手术的适应证详见本文其他部分。

接受过外侧半月板切除术的患者及出现早期胫股关节炎的患者可考虑在 PL 重建后进行 II 期外侧半月板移植[48]。

（三）交叉韧带移植物重建

大多数接受 PL 重建的患者需要同时进行 ACL 或 PCL 重建（图 17-5）。应该为交叉韧带手术选择正确的移植物，自体组织骨性固定最好。不过，医生应该确保 B-PT-B 和 AT-B 同种异体移植物在手术当天可用。如果自体组织不可用或不适合于 PL 或交叉韧带手术，会用到同种异体移植物。

六、术中评估

所有膝关节韧带测试都应在麻醉诱导后进行，伤侧和和对侧肢体都应检查。胫骨前移、胫骨后移、LJO 和胫骨外旋的增加量都应记录。全面进行关节镜

检查，记录关节软骨表面异常（见第 44 章）和半月板的状况[53]。

关节镜检查期间进行间隙测试[47]。膝关节屈曲 30°，施加内翻载荷。用带刻度的神经拉钩测量胫股

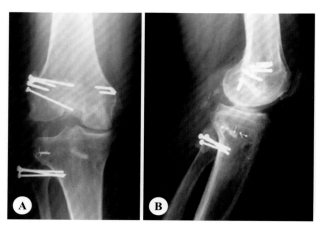

▲ 图 17-4 **28 岁男性后外侧结构急诊修复及后交叉韧带同种异体移植物重建失败 14 个月后到我们中心拍摄的站立正位（A）和侧位（B）片**

患者有潜在的骨性内翻畸形，这可能是韧带重建失败的一个因素。畸形应在翻修术前矫正（引自 Noyes FR, Barber-Westin SD. Posterior cruciate ligament revision reconstruction. Part I: causes of surgical failure in 52 consecutive operations. *Am J Sports Med.* 2005;33:646-654.）

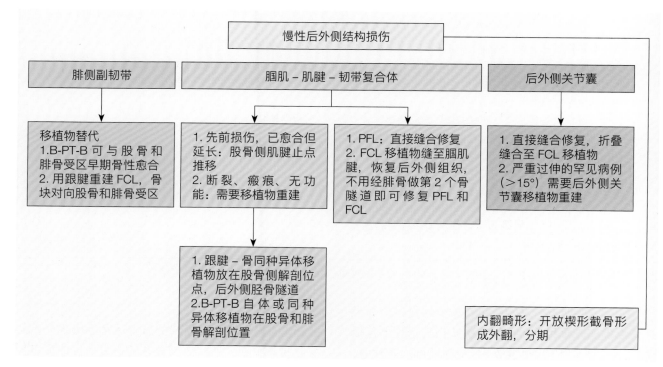

▲ 图 17-5 **后外侧结构慢性损伤的治疗流程**

B-PT-B. 骨-髌腱-骨；FCL. 腓侧副韧带；PFL. 腘腓韧带

外侧间室开口的量（图 17-2）。胫股关节外侧间室外周开口 12mm 或以上的膝关节需要接受 PL 重建手术。

在进行 ACL 重建的膝关节中，ACL 移植物所在髁间窝区关节开口的毫米数是间隙测试中最为重要的距离。由于术后将出现 LJO 增加，因此，ACL 移植物长度也应增加。这个间隙在内翻载荷下通常是 3～5mm。

手术显露后，探查 FCL 及其腓骨头和股骨附着部、PMTL、PL 关节囊和 PFL。确认并探查腘肌远端胫骨附着部和腘肌腱腓骨附着部，确定手术方式。所有的外侧和 PL，包括半月板附着部，按下述的分步方式进行检查。全程辨认清楚并保护腓总神经（common peroneal nerve，CPN）。

关键点：术中评估

- 在麻醉下，双侧肢体重复全部膝关节韧带测试
- 软骨表面异常分级，按病变大小
  - 正常
  - 1 级，软化
  - 2A 级，裂隙和碎裂＜50% 关节面深度
  - 2B 级，裂隙和碎裂＞50% 关节面深度
  - 3 级，软骨下骨显露
- 关节镜术中检查间隙
  - 膝关节屈曲 30°
  - 内翻载荷
  - 用带刻度的神经拉钩测量胫股外侧间室开口的毫米数
- 手术显露检查
  - CPN
  - FCL，腓骨和股骨附着部
  - PMTL、PLC 和 PFL
  - 腘肌，肌腱附着部
  - 半月板附着部

FCL. 腓侧副韧带；PFL. 腘腓韧带；PLC. 后外侧复合体；PMTL. 腘肌 – 肌腱 – 韧带

七、急性后外侧结构损伤的手术治疗

（一）手术安排和患者体位

手术前 3 天和术晨，告知患者用洗必泰肥皂擦洗手术肢体（"脚趾到腹股沟"）。剪刀去除下肢毛发，不用剃须刀。手术前 1h 开始注射抗生素。患者手术当天早上到达医院时，喝一小口水，服用非甾

体抗炎药，服药直到术后第 5 天，除非对此类药物有特殊的禁忌证。术后服用非甾体抗炎药，72h 内使用牢固的双层棉、双层 Ace 加压敷料（Ace、棉花、Ace 分层敷料）已被证明在消除软组织肿胀中非常有效，可用于所有膝关节手术病例。在复杂的多韧带手术中，抗生素每 4 小时重复使用 1 次，持续 24h。不留置导尿管，在手术过程中和恢复室内仔细监测患者的尿量和总液体量。进入手术室前，手术医生在膝关节皮肤区域画标记，护士观察操作过程。手术前"暂停"，所有手术人员再次查对，确认即将接受手术的膝关节、手术方式、过敏史、抗生素输注和采用的特殊措施。所有人员口头确认上述信息无误。

关键点：急性后外侧结构损伤的手术治疗

手术安排和患者体位

- 手术前"暂停"：确认做了手术标记的膝关节、手术方式、过敏史、抗生素输注和特殊措施
- 麻醉下彻底检查膝关节，与对侧膝关节比较
- 急性脱位血管状态可疑：整个下肢都不能有巾单包裹，以便能在手术过程中对足部的胫前和胫后动脉搏动进行检查
- 低灌注压条件下进行关节镜检查，液体可自由或受控流出，以防止出现液体外渗。检查确认关节内的损伤结构，并拍照记录损伤区
- 止血带放在大腿近端，垫好衬垫。开始探查韧带损伤和辨认 CPN 时，止血带充气（275～300mmHg）。在手术修复、重建时放气

患者仰卧在手术台上，垫好衬垫。手术台的膝关节部分弯曲 20°，手术台倾斜到轻度 Trendelenburg 位。大腿后部衬垫放置在大腿近端的后侧，使膝关节屈曲 20°～30°。后方腘窝部不要有压力，以便后方神经血管和腘窝部组织可以向后坠，远离手术入路。常见的错误是在腘窝部垫一个后侧垫，这会将神经血管结构推入手术区域。

在急性脱位的病例中，整个下肢都不能有巾单包裹，以便能在手术过程中对足部的胫前和胫后动脉搏动进行检查。

在低灌注压条件下完成初始关节镜检查，液体可自由或受控流出，以防止出现液体外渗。关节镜检查确认关节内的损伤结构，并拍照记录损伤区。如果使用了大腿固定器，切开手术时要移除。

止血带放在大腿近端，垫好衬垫。开始探查韧带损伤和辨认腓总神经时，止血带充气（275～300mmHg）。通常在手术剩余时间内将止血带放气。手术医生可以选择坐位，直接面对膝关节外侧，用头灯照射，仔细解剖外侧软组织，包括 CPN。

（二）辨认韧带和软组织的断裂类型

以关节线为中心做 10～12cm 皮肤直行切口，切口位于髂胫束胫骨附着部后方 1cm 处（图 17-6A）。仔细牵开皮瓣，显露 ITB、股二头肌腱和外侧结构。

在切开膝关节外侧之前，必须确认 CPN 位置。如果 CPN 不容易触及，并且其行经确定，则有必要在此处沿着膝关节外侧全长显露并辨认神经。不需要把 CPN 从其解剖床上移开，但需要在后续手术中给予保护。

在大多数膝关节，ITB 均完整或仅有部分断裂。有一些病例，ITB 在关节线处完全断裂，或在 Gerdy 结节处发生胫骨附着部撕脱。如果 ITB 完好，沿其后缘做切口，将 ITB 掀起到近侧，可看到所有深层结构（图 17-6B）。

关键点：急性后外侧结构损伤的手术治疗

辨认韧带和软组织的断裂类型

- 以关节线为中心做 10～12cm 皮肤直行切口，位于 ITB 胫骨附着部后方 1cm
- ITB 完好：沿其后缘做切口，将其向前移位，可看到所有深层结构
- 表浅有小滑囊，在 FCL 远侧部前外侧：将其打开以更好显露 FCL 远端附着部
- 后关节囊近 1/3 附着于腓肠肌近侧部分和腓肠豆骨
- 在后关节囊和腓肠肌之间，腓骨上方的间隙进入
- 显露后外侧结构、腘肌胫骨附着部、腘肌腱连接部、PFL、腘肌腱股骨附着部、豆腓韧带

FCL. 腓侧副韧带；ITB. 髂胫束；PFL. 腘腓韧带

之后会看到外侧关节囊组织和半月板附着部。在关节囊前 1/3 处做垂直切口，并延伸到外侧半月板，切口位于前外侧韧带附着部的前方。辨认腘肌腱和半月板股骨腘部凹陷处的附着部。通常，必须修复前下半月板束（图 17-7）和胫骨半月板附着部。膝关节小心施加内翻压力，以便检查外侧半月板附着部和胫骨股骨关节软骨。在一些膝关节，需要附加 ITB 切口以显露深层的解剖结构（图 17-6C）。

下面要观察腓骨头和股二头肌短头和长头附着部（见第 2 章）。长头解剖结构的关键部分包括两个腱性部分（直头和前支），以及一个筋膜部分（外侧腱膜扩张部）。其他筋膜成分包括反折支和前部腱膜性扩张部。

最靠近侧的部分是反折支，起源于腓骨头稍近侧，并向前上升止于 ITB 后缘。直支止点到腓骨 PL 边缘，恰位于腓骨茎突尖端的远侧。前支的一部分止于腓骨头的外侧面，其余部分一直向远侧延伸到 FCL 的外侧面。前支的一部分向前提升，形成外侧腱膜扩张部，附着在 FCL 的后面和外侧面。这里，有一个小滑囊将前支与 FCL 远侧 1/4 分开。前支形成该滑囊的外侧壁（图 2-15）。这是一个重要的手术标志，可在此处做小水平切口，位于腓骨头近侧 1cm，进入滑囊并找到 FCL 止于腓骨头的位置。前支继续向远侧越过 FCL，形成前方筋膜，覆盖小腿的前间室。主要损伤部位是肌腱从腓骨上撕脱，通常带有一个较大的骨性部分，可以进行修复。另外，还要修复前部和外侧的筋膜延长部分。

股二头肌的短头走行于长头腱的深面（或内侧）并位于其前面，其大部分近端的肌肉纤维都止于长头肌腱自身[63]。短头有六个远端附着部，在第 2 章中有详细描述。最重要的附着部是直支、前支和关节囊支。

关节囊支在短头止于腓骨前发出，继续走行于 FCL 深面，止于膝 PL 关节囊和腓肠豆骨。这里，关节囊支纤维继续向远端延伸成为豆腓韧带。在关节囊支稍远侧，由关节囊 - 骨质层形成筋膜与 ITB 汇合（股二头肌 - 关节囊 - 骨性髂胫束融合部）。短头的直支止于腓骨头上，正好在长头肌腱直支的后部和近端。前支继续走行于 FCL 的内侧或深面，部分与胫腓前韧带混合，并止于 Gerdy 结节后方 1cm 的胫骨上。这个部位也是膝外侧关节囊中 1/3 的附着部。短头的外侧腱膜扩张部止于 FCL 的内侧面。FCL 可能在股骨附着部断裂或实质内损伤，或与二头肌腓骨附着部一起撕脱。

继续向后，下一个遇到的结构是腓肠肌外侧头肌腱的股骨附着部，后关节囊的近侧 1/3 附着在腓肠肌近端部分和腓肠豆骨上（骨性或软骨性类似物）。

刚好在入腓骨上方进入后关节囊和腓肠肌腱之间的间隔，类似于外侧半月板修复时的显露。这里可显露腘肌的胫骨附着部、腘肌 - 肌腱连接部、PFL、腘肌腱股骨附着部和豆腓韧带（图 17-6D）。

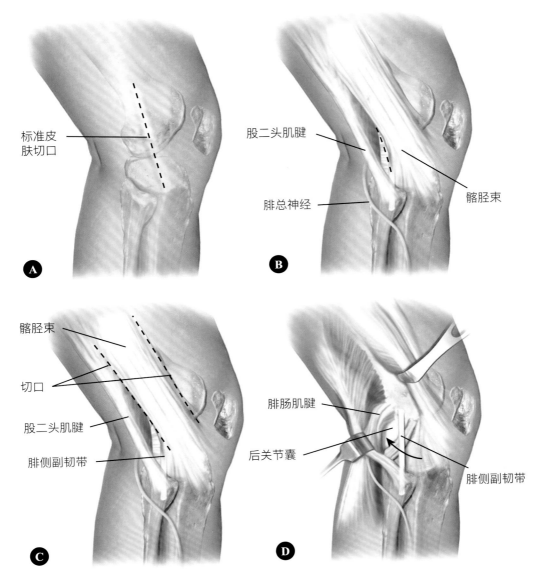

▲ 图 17-6 后外侧手术技术

A. 皮肤切口的位置；B. 切口在髂胫束后缘和股二头肌腱的前缘之间；C. 对于瘢痕严重的慢性病例，可能需要在重建手术中增加一个前切口并将 ITB 拉至后方以更好地显露；D. 将 ITB 向前牵开，可钝性打开腓肠肌外侧头和关节囊 PL 面之间的间隔，恰在腓骨头近侧，不需向近端进入关节囊

在解剖研究中，LaPrade 及其同事[23] 发现，所有标本中都存在豆骨（骨性或软骨性）。该结构是腘斜韧带和豆腓韧带的附着部，后者和后关节囊一起成为限制膝关节过伸的重要约束结构。关节囊广泛断裂后，尽管难以辨认每个关节囊部分和结构，仍应在完成初始切开分离后修复断裂的后关节囊组织，这一点很重要。

（三）辨认腓总神经

在切开分离的初始阶段，触摸并确定 CPN 的位置很重要。要显露 CPN，最安全的办法是从手术显露区的近端开始。用大拉钩拉高股二头肌的肌肉部分，将股二头肌下方的筋膜组织给予少许张力。股二头肌和股外侧肌轻柔拉向上方，是观察和解剖 CPN 的关键，因为这样可以消除 CPN 正常的波动状曲线，呈现更平直的外观（图 17-8）。切开 CPN 表面的小腿包裹筋膜直至腓骨。

不要将 CPN 及其分支从正常解剖位置上移开，以免破坏其脆弱的血液供应，特别是在 CPN 接近并经过腓骨颈的区域。Kadiyala 及其同事[18] 在尸体标本上测量了 CPN 在腘窝和腓骨颈区域的血液供应。

这些研究者猜想，CPN 对损伤敏感或对手术治疗无反应，可能与神经内、外缺少血管供应和吻合支有关。

CPN 近端部分最常见的血供来自于腘动脉的直接分支。该分支分为近端和远端吻合支，走行于神经的结缔组织鞘中，并与胫动脉前返支吻合。位于神经外膜的血管发出许多小血管，直径细小，可在

CPN 实质内延伸 20～30mm。重要的是，不要干扰这些血液供应。Kadiyala 及其同事[18] 指出，CPN 血供稀疏，血管很少。没有发现来自膝状动脉的神经滋养血管，但偶可见来自肌肉分支的血管（图 17-9）。

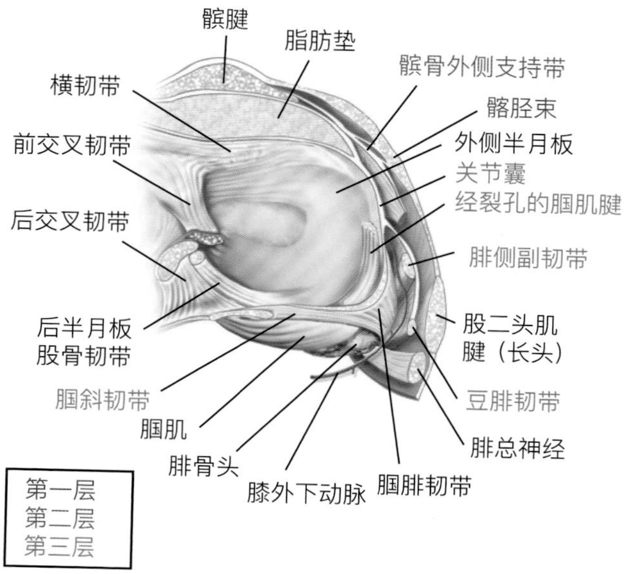

关键点：急性后外侧结构损伤的手术治疗

辨认腓总神经

- 显露的初始阶段：手术显露区的近端，触摸并确定 CPN 的位置
- 轻柔地将股二头肌拉起，观察和分离覆盖在 CPN 表面的筋膜
- 不要将 CPN 及其分支从正常解剖位置上移开，以免破坏其脆弱的血液供应
- CPN 近端部分最常见的血供来自于腘动脉的直接分支。该分支分为近端和远端吻合支
- 位于神经外膜的血管发出许多小血管，直径细小，位于 CPN 内。不要干扰这些血液供应
- Gerdy 安全区：CPN 和前返支形成的一个平均半径 45mm 的弧形区域
- 该区域有利于进行手术探查，可避免对腓神经及其分支造成损伤
- 在部分乃至完全腓神经损伤病例中，应该避免增加神经组织的创伤
- CPN 在腓骨颈部进入腓骨长肌，并进入外侧和前外侧间室，这是神经受压的潜在区域。需要辨认并切开各种筋膜组织束带。应避免进一步分离 CPN

图中标注（图 17-7）：

髌腱　脂肪垫　髌骨外侧支持带　横韧带　髂胫束　前交叉韧带　外侧半月板　关节囊　经裂孔的腘肌腱　后交叉韧带　腓侧副韧带　后半月板股骨韧带　股二头肌腱（长头）　腘斜韧带　豆腓韧带　腘肌　腓总神经　腓骨头　膝外下动脉　腘腓韧带

第一层
第二层
第三层

▲ 图 17-7　腘肌腱及其周围腘半月板束及外侧半月板附着部示意

此处常有损伤，需要修复

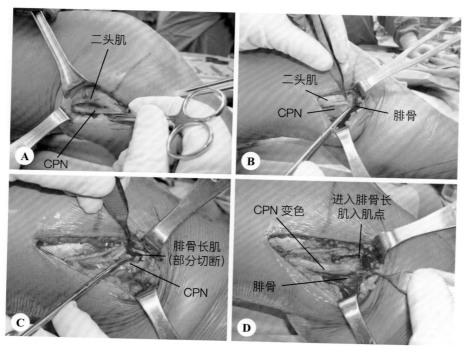

A 二头肌　CPN

B 二头肌　CPN　腓骨

C 腓骨长肌（部分切断）　CPN

D CPN 变色　进入腓骨长肌入肌点　腓骨

◀ 图 17-8　显露腓总神经

A. 在股二头肌长头下方近端显露 CPN；B. 切开腓骨长肌表浅筋膜；C. 邻近 CPN 部分切开腓骨颈处的腓骨长肌；D. 完全显露 CPN 进入前外侧室区域，此处 CPN 显示有明显异常和水肿。不要将 CPN 从其正常解剖位置移开，以保护其血供。CPN. 腓总神经

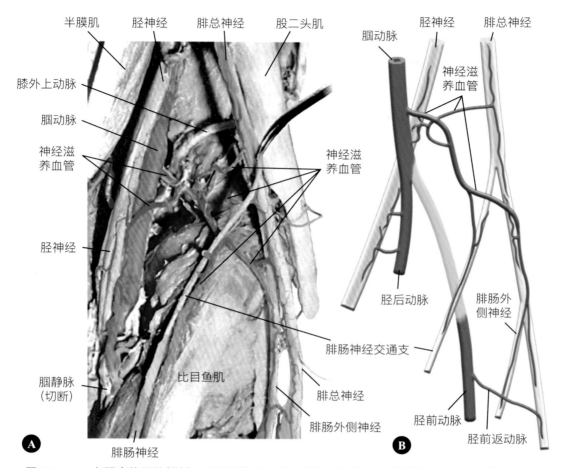

▲ 图 17-9 A. 右腘窝的尸体解剖。从腘动脉分支的血管发出胫神经和腓总神经的神经滋养血管，另有一个分叉至腓肠神经伴随血管，以及与 CPN 一起走行的神经外膜血管。B. 在腘窝中供应 CPN 的主要血管排列

引自 Kadiyala, RK, Ramirez A, Taylor AE, et al. The blood supply of the common peroneal nerve in the popliteal fossa. *J Bone Joint Surg Br.* 2005;87:337–342.

Bottomley 及其同事[4] 回顾了 54 名 PL 广泛创伤性断裂患者的 CPN 解剖位置。他们注意到，18 例二头肌撕脱或伴发腓骨头骨折的患者中有 16 例出现 CPN 偏离正常位置。作者建议，医生在探查有腓骨头骨性或软组织撕脱的膝关节时，应该对神经位置异常有所预判，并小心可能出现的医源性损伤。

Rubel 及其同事[58] 进行了一项解剖学研究。他们在 31 具尸体的下肢，将 CPN 解剖到其入肌点。作者将 Gerdy 安全区描述为 CPN 和前返支形成的一个平均半径 45mm 的弧形区域。以腓骨头和 Gerdy 结节之间的距离来确定安全区的半径。因此应在胫骨近端的这个区域进行手术探查，可避免对腓神经及其分支造成损伤（图 17-10）。CPN 进入前外侧肌肉组织时分为三个支，前返支更靠近腓浅支和腓深支。

Dello 及其同事[10] 报道了 29 具尸体（双侧）腓

骨头处 CPN 的解剖变异，以及 65 例因压迫症状行 CPN 减压患者的解剖变异情况。作者描述了有三种可能的解剖变异需要注意，并在慢性神经病变中应行减压，以获得良好结果。首先，腓骨长肌浅头的浅筋膜可分为近端和远端筋膜断面（30% 的尸体和 78% 的患者）（图 17-8B）。其次，当腓骨颈处的腓骨长肌在靠近和高于 CPN 区域被部分切开时，向前牵开腓骨肌，在前面，可以发现有纤维带需要松解（在 43% 尸体和 20% 的患者中发现了软组织束带）（图 17-8C）。第三，腓骨长肌和比目鱼肌之间可能存在需要分开的纤维连接（见于 9% 的尸体和 6% 的患者）。这些作者建议，CPN 减压后，手术医生的食指应该能够沿着 CPN 轻柔滑动并进入前外侧室（图 17-8D）。

在 CPN 部分乃至完全损伤病例中，应该避免

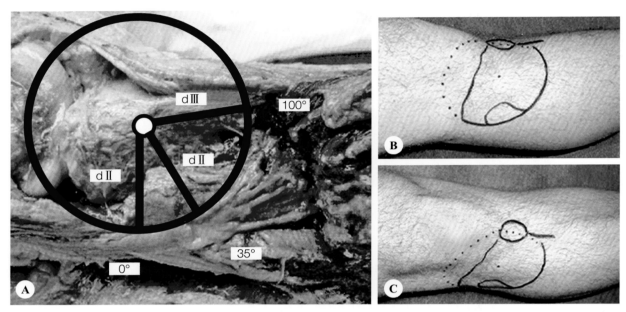

▲ 图 17-10　A, Cadaveric dissection of a fresh tissue specimen shows the circumferential area free of neural structures at the level of the proximal aspect of the tibia. The center of this circumference is located at Gerdy's tubercle with an average radius (and standard deviation) of 45.32 ± 2.6 mm. d II, distance from the most prominent aspect of Gerdy's tubercle to the starting point of the superficial branch of the CPN; d III, distance from the most prominent aspect of Gerdy's tubercle to the anterior recurrent branch of the nerve. B, Gerdy's safe zone marked preoperatively. Note how the marking follows the contour of the surface in a 3-dimensional fashion on the lateral (B) and frontal (C) photographs.

From Rubel IF, Schwarzbard I, Leonard A, Cece D. Anatomic location of the peroneal nerve at the level of the proximal aspect of the tibia: Gerdy's safe zone. *J Bone Joint Surg Am.* 2004;86:1625-1658.

加重神经组织的创伤。目标是在韧带重建过程中看清神经走行，避免进一步损伤。CPN 在腓骨颈部进入腓骨长肌并进入外侧和前外侧间室，此处是神经受压的潜在区域。如前所述，应在此区域看清并切开各种筋膜组织束带。避免进一步分离 CPN。

（四）急性损伤的手术修复与重建

想要恢复损伤的 PL、肌肉附着部和外侧半月板附着部的功能，其关键包括精细解剖分离、看清损伤组织并修复所有损伤结构。PL 损伤后一期修复失败的风险非常高，特别是 FCL，因为术后这些组织承受了过高的外侧张力[59]。因此有必要用自体移植物或同种异体移植物重建一条或多条断裂的 PL。这样可增加组织的完整性和必要的修复强度，可以在术后 4～6 周的初始愈合期抵抗 LJO 和胫骨外旋。

在大多数急性 PL 损伤中，人们会重建 FCL，并一期修复其他 PL 软组织和 PMTL。FCL 移植物重建可阻止胫股外侧间室张开和后外侧半脱位，在初始愈合阶段保护整体修复效果。在更严重的损伤中，有必要采用移植物重建 FCL 和 PMTL。

（五）手术方法和修复顺序

本资深作者喜欢的手术方法包括用 B-PT-B 或 AT-B 同种异体移植物重建 FCL 以稳定膝关节外侧结构。本章后面介绍的股骨 - 腓骨的重建[41] 是次优选择。FCL 重建提供可靠的固定，防止在术后即刻出现异常关节移位，并允许早期保护下膝关节活动。这类手术并不难，因为很容易识别韧带在股骨和腓骨上的附着部。重要的是，移植物可发挥基石作用，在其周围可以修复 PL 软组织结构的剩余部分。B-PT-B 同种异体肌腱移植手术，肌腱移植物长度要 60mm 才合适，有时候可能无法达到。也可选择 AT-B 或胫前肌同种异体移植物。AT-B 的骨性部分可固定在 FCL 腓骨附着处（有利于骨性固定和愈合）或股骨附着部。如果选择软组织肌腱移植物，移植物需通过腓骨隧道（从前向后），肌腱折返后与自身缝合，在股骨固定部位用软组织界面螺钉固定，腓骨侧也常常用界面螺钉固定。

在确定并仔细显露全部解剖结构和损伤部位之后，按照从深到浅的顺序来完成手术修复。急性手术修复示例见图 17–11 和图 17–12。

1. 半月板股骨和胫骨关节囊附着部修复术

- 修复半月板附着部。
- 建立股骨和腓骨隧道重建 FCL，固定移植物。
- 膝关节完全伸直位缝线修复后关节囊。

2. PMTL 修复选项

- 直接缝合修复肌肉肌腱（FCL 重建术可支持其稳定性）。
- PFL 一期修复（组织通常质量较差，可缝合到 FCL 移植物上加固）。
- 腘肌腱股骨附着部：撕脱（虽然罕见）但可修复固定。
- 修复断裂股二头肌附着部：用 ITB 修复远端止点、股骨后关节囊附着部和髌骨支持带。

> **关键点：急性后外侧结构损伤的手术治疗**
>
> **急性损伤的手术修复与重建**
>
> - FCL 一期修复失败的风险非常高，原因是术后外侧张力过高
> - 移植物重建 FCL，其他 PL 软组织和 PMTL 进行一期修复
> - 严重损伤：有必要采用移植物重建 PMTL
> - 手术方法，修复顺序
>   - 最好用 B-PT-B 自体移植物或 AT-B 同种异体移植物重建 FCL
>   - 移植物通过牢固骨性固定，防止异常关节移位，并允许早期保护下膝关节活动
>   - 移植物可发挥基石作用，以修复其他 PL
>   - 手术修复起始于深层结构，再到表浅结构

AT-B. 跟腱 – 骨；B-PT-B. 骨 – 髌腱 – 骨；FCL. 腓侧副韧带；PL. 后外侧结构；PMTL. 腘肌 – 肌腱 – 韧带复合体

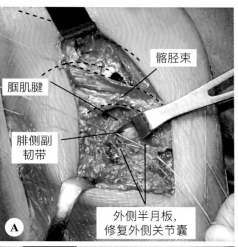
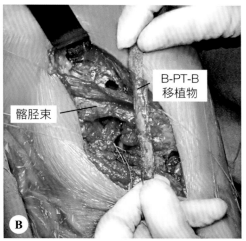
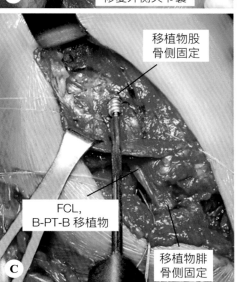
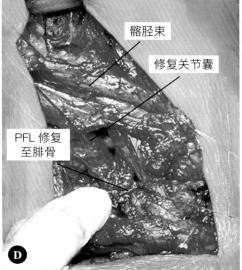

◀ **图 17–11 后外侧结构损伤的急性修复**

A. 外侧入路，在髂胫束上做前方和后方切口。缝合修复外侧半月板胫骨附着部。B. 采用骨 – 髌腱 – 骨同种异体移植物重建腓侧副韧带，将腘腓韧带缝合至腓骨。腘肌腱的股骨附着部完好。C. FCL 移植物在股骨和胫骨解剖附着部固定。D. 修复 PL 关节囊、股二头肌附着部和后方 ITB

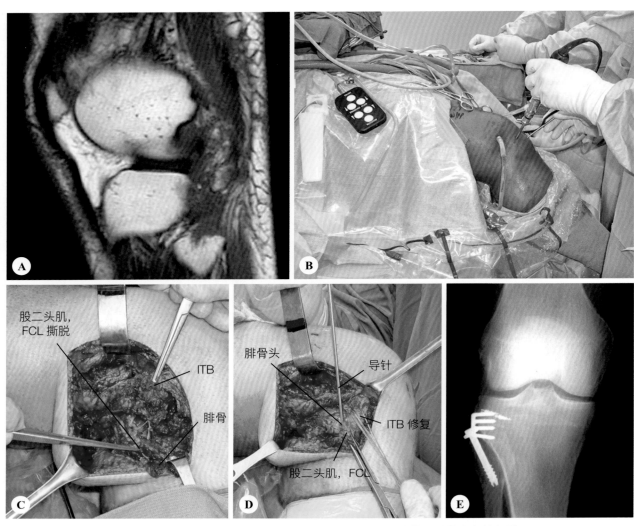

▲ 图 17-12　股二头肌和腓侧副韧带断裂合并后外侧结构从腓骨上急性断裂

A. MRI 显示股二头肌和 FCL 从腓骨头撕脱。B. 受伤后 10 天，在低灌注压力和低灌注容量条件下进行首次关节镜检查。C. 手术探查显示髂胫束从胫骨止点，股二头肌、FCL 腓骨附着部撕脱。确认腓总神经处于正常解剖位置。D. 修复关节囊附着部和 ITB（缝合）。导丝置于腓骨近端，螺钉和垫圈固定股二头肌和 FCL。E. 术后前后位 X 线片显示股二头肌和 FCL 固定于腓骨近端，四叉钉将 ITB 固定于胫骨，软组织锚钉固定深层关节囊

八、慢性后外侧结构损伤的手术治疗

（一）术式选择

　　膝关节 PL 慢性损伤的术式选择，主要基于手术开始分离时，这些组织时的质量和完整性。手术入路与前述的 PL 急性修复相似。如前所述，在任何外侧解剖分离前，都要看清 CPN。切开 ITB 后缘并掀起，可完整显露。慢性不稳定的病例，ITB 可能会变松弛，失去功能。此时 Gerdy 结节处应截骨，手术结束时，应缝合 ITB 近端附着部（外侧肌间隔，股骨后方附着部），ITB 骨性附着部应推向远端并用门型钉固定到胫骨。如前所述，一定要看清半月板附着

部、PMTL 附着部、PL 关节囊结构、股二头肌短头和长头附着部、CPN。

　　Markolf 及其同事[35-37] 报道了一系列关于 PL 韧带非解剖重建的尸体研究，此类手术可能在膝关节屈曲过程中过度限制胫骨内旋和内收。作者得出结论，PL 重建手术的移植物张力无法保持一致。

　　第一种手术方法，也是本章提倡的术式为 FCL 解剖重建。FCL 可能因先前断裂或瘢痕组织替代而失效，后一种情况将无法找到界限清晰的结构。FCL 重建是 PL 重建的基础。

　　本章后面将描述 PMTL 解剖重建。在大多数慢性不稳定的膝关节中，PMTL 远端附着部都会断裂

或被瘢痕组织替代，必需进行 PMTL 的移植物重建。在极少数情况下，PMTL 的远端附着部完整，应将腘肌腱在股骨附着部进行推进并深面固定。

关键点：慢性后外侧结构损伤的手术治疗

手术选择

- PL 的解剖重建
- 不稳定、断裂或瘢痕组织替代的 FCL 和 PMTL 需要移植物解剖重建。如果 PMTL 的远端附着部完整，应推进腘肌腱在股骨附着部并深面固定，修复 PFL 附着部
- 当手术时间有限时（脱位合并多韧带损伤），可行非解剖的股骨 – 腓骨移植物重建
- 向近端推移 PL：一些膝关节无创伤性韧带断裂，但存在慢性拉长和间质损伤

FCL. 腓侧副韧带；PFL. 腘腓韧带；PL. 后外侧结构；PMTL. 腘肌 – 肌腱 – 韧带复合体

　　第二种手术方法是非解剖的股骨 – 腓骨移植物重建偶可用于 PL 的急性或慢性断裂。当 FCL 拉长或失效，并且 PMTL 不需要移植物重建时可采用该术式。当手术时间有限时（如膝关节脱位合并多韧带损伤），或需要相对快速固定的术式时，该手术有优势。然而，在严重的慢性膝关节不稳定病例中，解剖重建并修复 FCL 和 PMTL 非常必要。

　　第三种手术方法是 PL 因轻微外伤（无创伤性韧带断裂）存在慢性失效时，向近端推移 PL。膝内翻伴有骨性畸形，扶拐出现内翻冲刺步态时，经常因慢性间质断裂而出现 PL 失效。在这种情况下，术中可发现 FCL 具有正常宽度和完整性（虽然松弛），PMTL 附着部尽管可能拉长但仍完好。此类膝关节不适合进行 FCL 和 PMTL 的移植物重建。相反，可以向近端推移 PL，手术更简单，可避免复杂的大型移植重建手术和并发症。手术必须仔细检查 PL，如果有瘢痕组织替代、失去正常结构外观（尽管松散），或 PL 远端附着部已破坏，手术就会失败。

　　（二）腓侧副韧带和腘肌 – 肌腱 – 韧带复合体的解剖重建

　　1. 患者体位和手术方法　如前所述，应手术前暂停并确认手术肢体。患者置于手术床上，大腿近端放置止血带。仅在预计修复半月板时使用大腿控制架以控制下肢、打开胫股内侧间室。如不修复，

铺单要显露下肢，大腿近端下部放一个软垫，以便腘窝神经血管结构向后坠离解剖平面。在最初的关节镜评估时，应完成半月板修复，并钻出放置交叉韧带移植物的骨道（见第 7 章和第 17 章）。交叉韧带重建有两种选择，交叉韧带移植物可以在外侧切开后固定远端。如果选择这种方法，最终的移植物拉紧和固定的顺序是：① PCL；② ACL；③ FCL；④ PMTL。其基本原理是在矢状面恢复胫股关节对线，然后对断裂的 PL 组织进行最终的移植物固定和修复。第二个选择是完成交叉韧带重建，然后修复和重建 PL。如果按照这个顺序，手术医生必须在解剖和修复过程中小心控制肢体，千万不要无意中造成外侧胫股关节开口，否则可能会造成交叉韧带移植物固定后断裂。一般来说，第一种选择是最安全的。

关键点：腓侧副韧带和腘肌 – 肌腱 – 韧带复合体的解剖重建

患者体位和手术方法

- 最初的关节镜评估
- 止血带在开始切开分离时充气，在手术剩余时间内放气
- 皮肤切口：以关节线为中心做 10～12cm 长的直行皮肤切口，位于 ITB 胫骨附着部后方 1cm 处
- 切口近端、远端向前后方潜行分离皮肤形成皮瓣
- 浅筋膜下而不是在皮下脂肪层中完成皮瓣分离
- 将辨认、保护 CPN 及其神经分支作为第一要务
- 沿后缘在股二头肌和髂胫束结合部切断 ITB
- 切断 ITB 后方附着部至股二头肌短头
- 轻轻向前牵开 ITB，显露股骨外侧髁的外侧面，以及腘肌、FCL 和腓肠肌外侧肌腱附着部
- 进入关节线处腓肠肌外侧头肌腱前方间隙，此处就在腓骨顶部，避开膝下动脉。观察后关节囊、外侧半月板附着部、腘肌附着部和后方腓肠肌腱后面的空间
- 可能需要第二个 ITB 前方切口来显露
- 轻轻向前拉起 VLO，在肌纤维下面放置一个 S 形拉钩
- 在前外侧关节囊韧带和腘肌腱附着部前方，关节囊上做 2cm 垂直切口。进入关节，探查外侧半月板附着部。在 PL 关节囊上做类似切口，起于其股骨侧止点，检查后方半月板附着部

CPN. 腓总神经；FCL. 腓侧副韧带；ITB. 髂胫束；PL. 后外侧结构；VLO. 股外斜肌

手术医生戴头灯，取坐位，首先仔细分离 CPN，之后是 PL。止血带在开始切开分离时充气，在手术剩余时间内放气。如前所述，以关节线为中心做 10～12cm 长的直行皮肤切口，恰位于 ITB 胫骨附着部后方 1cm 处（图 17-6）。

在切口近端、远端向前、后方潜行分离皮瓣。也可采用美容入路，将皮肤切口转至术区的不同部分，从而缩短皮肤切口长度。浅筋膜下完成皮瓣分离，而不是在皮下脂肪层中，以避免损害皮瓣血供和神经供应。手术医生不要给皮肤和皮瓣边缘过多张力以免皮肤坏死。

2. 分离及观察腓总神经 如前所述，从近端开始分离 CPN。用拉钩拉高股二头肌和股外侧肌的近侧部分，给筋膜组织以张力，轻柔拉长 CPN。切开 CPN 前方的筋膜，小心不要打开周围的神经鞘。在腓骨头处，在腓骨颈处部分将覆盖在 CPN 上的腓骨长肌切开几毫米。如前所述，检查该区域的纤维或筋膜组织，是否存在影响 CPN 进入外侧和前外侧肌肉间室的情况。保护 CPN 周围的黄色脂肪组织。

不要将神经从解剖床上移开，以保护其血供。如果神经周围有瘢痕组织，不要进一步解剖 CPN，由于瘢痕组织会造成安全解剖平面不清晰，因此可能损伤神经。在瘢痕组织的近端和远端看清 CPN，以便在韧带重建过程中保护其位置。

只有在极少数情况下，才会出现接近完全或完全性 CPN 功能损失和压迫性神经病变，由于神经损伤的危险较高，因此从包裹的瘢痕组织中剥离 CPN 并不明智。不管哪种情况，医生都必须全程清楚 CPN 及其分支在术中所处的位置。

在 ITB 后缘和股二头肌腱的前方切开。切开 ITB 附着部至股二头肌短头，轻轻向前牵开 ITB，显露股骨外侧髁的整个外侧面，以及腘肌、FCL 和腓肠肌外侧头肌腱附着部。

FCL 和 PL 上可能覆盖有筋膜组织，需要切开以看清其结构。钳住这些筋膜组织并用解剖剪刀轻轻剥离，保护股二头肌腱附着部和深面后关节囊、FCL。滑囊位于 FCL 远端 1/4 的前外侧，可作为标志。在慢性膝关节损伤中，此处可能会遇到大量瘢痕组织，没法看清全部 PL。

进入关节线处腓肠肌外侧头肌腱前的间隙，此处就在腓骨顶部，避开膝下动脉。观察后关节囊、外侧半月板附着部、腘肌附着部和后方腓肠肌腱后方的空隙。

当全部 PL 都存在严重瘢痕时，可能需要第二个 ITB 前方切口。沿着髂胫束和筋膜结合处的前缘，距离其胫骨附着处 10cm 切开 ITB。将股外侧肌斜头从外侧肌间隔仔细剥离，不要损伤任何穿支血管。轻轻向前拉起 VLO，在肌纤维下面放置一个 S 形拉钩。贴骨膜放置拉钩时应避免进入髌上滑膜囊。偶尔可用 Cobb 剥离器钝性解剖，轻轻移动髌上滑膜囊以放置 S 形拉钩。

在前外侧韧带和腘肌腱附着部前方，关节囊上做大约 2cm 长的垂直切口。进入关节，探查外侧半月板附着部。如有必要，可能需要在 PL 关节囊上做垂直切口，以进一步检查和修复后方半月板附着部。不能向远端延长后方切口，因为腘肌腱穿过腘半月板凹陷。

在前外侧关节囊切口放置一个弯曲的 Kelly 拉钩，穿过腘肌腱和 FCL 下方，牵拉组织以进一步探查。各种 PL 股骨解剖附着部见图 2-1C 和 D，医生应该非常熟悉此处解剖结构，手术的目标是恢复正常的解剖附着部。请注意，FCL 的股骨附着部正好在外上髁的后方和上方，腓肠肌外侧头肌腱的止点位于股骨髁的外侧面。

LaPrade 及其同事[27] 报道，从 FCL 止点到腘肌腱止点平均距离为 18.5mm，认为需要两个独立的移植物来解剖重建 FCL 和腘肌腱股骨附着部。虽然有作者建议在股骨附着处植入单一移植物，将其劈成两股分别重建 FCL 和 PMTL，但此类手术不能复制股骨解剖附着部。因此，FCL 和 PMTL 应使用各自独立的移植物和股骨附着部。

仔细探查，确认 PMTL、PFL 附着部和外侧半月板附着部等结构是否完整，以及应选择的正确手术。腘肌半月板附着部通常会断裂，需要缝合修复。PL 慢性断裂的病例通常表现为 FCL 和 PMTL 严重失效，被瘢痕包裹，需要两组移植物进行解剖重建。解剖分离仅限于要重建的相应结构，以避免软组织损伤和血供破坏。

3. 腓侧副韧带骨 - 髌腱 - 骨重建 FCL 重建的目标是将高强度的移植物，通过骨性结构固定到股骨和腓骨的解剖止点上。这种结构为其他 PL 的修复和重建奠定了基础。用 FCL 移植物来对抗 LJO 和胫骨外旋，术后立即开始保护下的膝关节运动，以预防主要韧带重建术后可能发生的关节活动受限和瘢痕组织增生。

关键点：腓侧副韧带骨 – 髌腱 – 骨重建

- 确认 FCL 在股骨外侧和腓骨头前外侧面的解剖附着点
- 在 FCL 解剖附着部经隧道固定股骨移植物。移植物短 5～8mm，无法在股骨隧道里完全覆盖时采用嵌入法
- 髌腱移植物不算骨块长度：55～60mm
- FCL 的 B-PT-B 同种异体移植物优于软组织移植物，因其能在股骨和腓骨附着部更快地完成骨性愈合
- 建立腓骨和股骨隧道
  - 腓骨前方裸区要显露 20mm，避免解剖外侧，否则可能损伤 CPN
  - 经导丝钻出腓骨隧道，深度为 25mm
  - 避免钻孔过深
  - 股骨隧道距正常 FCL 止点 5mm，以便移植物的胶原部分能占据正常 FCL 解剖位置
- 置入骨 – 髌腱 – 骨移植物
  - 移植物的骨性部分轻轻敲入腓骨隧道，将骨质完全固定在隧道内，与近端腓骨头齐平
  - 理想移植物固定：用 1 枚或 2 枚微型螺钉
  - 移植物近端骨块放入股骨隧道
  - 膝关节 20～30 次循环屈伸来调节移植物
  - 膝关节屈曲 30°，胫骨旋转中立位，22N，界面螺钉固定移植物

B-PT-B. 骨 – 髌腱 – 骨；CPN. 腓总神经；FCL. 腓侧副韧带

（1）腓侧副韧带重建的移植物选择：仔细辨认 FCL 在股骨外侧和腓骨头前外侧面的正常解剖附着部[27]。两个附着端之间放置一根缝线，测量其长度，确定所需的移植物大小。每个移植物末端的骨性部分长度为 22～25mm。用近端腓骨隧道固定腓骨移植物。在解剖附着部建立股骨隧道固定股骨移植物。第二种选择是将移植物的近端骨块在股骨侧嵌入固定，该方法仅在移植物短 5～8mm、无法在股骨隧道里完全覆盖骨块时采用。

髌腱移植物通常必须长 55～60mm，以便完成 FCL 解剖重建；本资深作者术前要保证这种长度的同种异体移植物可用。FCL 平均横截面积为（11.9 ± 2.9）mm²（LaPrade 及其同事报道[22]）。FCL 移植物为（8～10）mm×4mm，面积 32～40mm²。如果患者自己的组织足够长，也可考虑取同侧或对侧髌腱自体移植物。一些病例先前 FCL 同种异体移植重建

失败，应选择自体移植物。一般认为，自体移植物会在腓骨和股骨隧道中愈合，术后阶段移植物的重塑和弱化很轻微。谨慎切取对侧膝关节的 B-PT-B 移植物，并发症如感染、瘢痕形成和供区疼痛等发生率低于 1%[43]。

多韧带重建通常选择同种异体移植物，B-PT-B 同种异体移植物优于软组织移植物，因其能在股骨和腓骨附着部更快地完成骨性愈合。同种异体软组织移植物在骨隧道内愈合时间更长，即使在最好的情况下也会出现不完全重塑[34, 57]。

（2）建立腓骨和股骨隧道：确定腓骨和股骨附着部。腓骨前方裸区要显露 20mm，以免解剖外侧时损伤 CPN。首先经导丝钻出腓骨隧道，深度为 25mm。钻头直径逐渐增加，最终直径为 9mm（图 17–13）。注意避免钻孔过深，钻头可能会在远端腓骨颈处钻穿骨皮质，此处靠近 CPN。不要破坏腓骨头的完整皮质，要保持腓骨附着部周围的皮质固定强度。

股骨隧道距正常 FCL 止点 5mm，以便移植物的胶原部分能占据正常 FCL 解剖位置。在钻股骨隧道之前，将缝线固定到腓骨隧道处，在所需的股骨位置检查移植物等长性。如果股骨位置太偏前，膝关节屈曲时移植物将处于高张力下。如果移植物太靠后，就会发生相反的情况，会在膝关节伸直时过紧。理想目标是移植物在膝关节运动 0° 至 70° 范围内具有张力，替代正常的 FCL 功能。Beath 导针穿过股骨隧道，向前方和近侧成角，膝关节屈曲 30° 时方向与

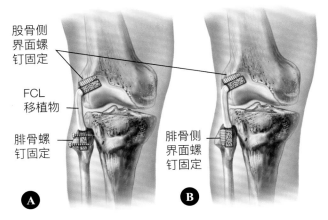

▲ **图 17–13 用骨 – 髌腱 – 骨自体移植物或同种异体移植物解剖重建腓侧副韧带**
腓骨侧移植物固定有两种方法。A. 使用两枚微型螺钉将骨块固定在腓骨近端骨槽中（我们的方法）。FCL 的股骨侧解剖位置用界面螺钉。B. 建立腓骨侧隧道，放入移植物，界面螺钉固定

FCL 纤维成一直线。

如果行 ACL 重建，有必要将 FCL 隧道向前钻，偏离 ACL 隧道，保持两个隧道的完整性。股骨隧道的边缘用锉刀磨平以避免移植物磨损。

ACL 股骨隧道使用 FlipCutter（Arthrex）效果很好，可保持外侧股骨皮质的完整性，特别是在 FCL 和 PTML 移植物重建需要两个股骨隧道时。按作者经验，软组织移植物隧道无法愈合，可能降低股骨外侧髁强度，因此移植物的骨性部分最好用于股骨侧。同种异体移植物的骨性部分可在股骨髁内愈合。

（3）置入骨 – 髌腱 – 骨移植物：移植物的骨性部分轻轻敲入腓骨隧道里，将骨质完全固定在隧道内，与近端腓骨头齐平，保持移植物的长度。用墨水标记腱 – 骨连接处以确定腓骨隧道的正确深度。用 1 枚或 2 枚微型皮质骨螺钉固定移植物腓骨端，通过前外侧裸区将移植物的中央骨部分与腓骨双皮质固定到一起（图 17–14）。螺钉的角度朝向后侧和内侧（绝不向外侧），以保护 CPN。可以用 2.7mm 或 3.5mm 的皮质骨螺钉，具体取决于移植物和腓骨头的大小。前方使用垫片。其他移植物固定方法包括界面螺钉或在腓骨皮质上缝合，但很少用到。

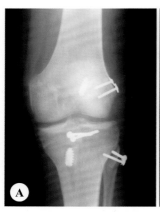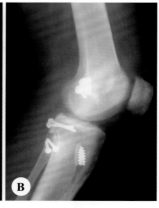

▲ 图 17–14　一名 22 岁男性患者行后交叉韧带重建手术，术式为股四头肌腱 – 髌骨双束自体移植物胫骨嵌入，术后前后位（A）和侧位片（B）

患者还接受了前交叉韧带骨 – 髌腱 – 骨同种异体移植物重建和后外侧重建。图中还显示腓侧副韧带 B-PT-B 同种异体移植物固定。FCL 股骨侧在解剖部位行嵌入固定，腓骨侧用两枚微型螺钉固定，还做了腘肌腱股骨侧推进及腘腓韧带修复（引自 Noyes FR, Barber-Westin SD. Posterolateral knee reconstruction with an anatomical bone-patellar tendon-bone reconstruction of the fibular collateral ligament. *Am J Sports Med*. 2007;35:259–273.）

将移植物近端骨块推进股骨隧道。膝关节 20～30 次循环屈伸来调节移植物。膝关节屈曲 30°，胫骨旋转中立位，经 Beath 导针牵引移植物到膝关节的内侧面，以大约 22N 的力量牵拉缝线，用界面螺钉固定在股骨侧。注意不要过度牵拉移植物，以避免过度限制外侧胫股关节。

4. 移植物重建腘肌 – 肌腱 – 韧带复合体：急性或慢性病例　图 17–15 所示移植物重建 PMTL。AT-B 同种异体移植物较好，移植物的骨性部分放置在股骨解剖止点处，移植物胶原纤维部分通过胫骨隧道。

Gerdy 结节正下方做切口，从腓骨前部裸区到胫骨结节，然后沿着胫骨前外侧向远端切开 3cm。骨膜下仔细解剖显露 Gerdy 安全区内胫骨的前外侧。

在腓肠肌外侧头前方进行后外侧解剖，与外侧半月板修复的间隙相同。拉钩位于腓肠肌外侧头前方，紧贴胫骨后侧，显露腘肌。胫骨后隧道太靠近端是错误的，因为胫骨正常有后凸。另一个错误是胫骨后隧道太靠内。胫骨隧道要偏外侧以增加移植物力矩，抵抗胫骨外旋。避免在腘肌远侧解剖，不要在远端放置拉钩，因为胫前动脉向外走行进入前外侧间室。

最终胫骨隧道 8～9mm，位于胫骨边缘最外侧和关节线远端 15mm 处，穿过腘肌附着部，恰位于胫腓关节内侧（图 17–15）。导针从前到后穿过，拉钩放在后面，保护后部结构，确认钻取隧道位置正确。从股骨到胫骨隧道测量移植物总长度，加上胫骨隧道前口以远皮质上固定的长度。

移植物穿过股骨隧道，然后穿过胫骨隧道并用界面螺钉固定在股骨侧。反复屈伸膝关节调节移植物。膝关节屈曲 30°，胫骨旋转中立位，以大约 22N 的力牵拉移植物，用软组织界面螺钉将其固定于胫骨隧道内。胫骨前外侧用缝线栓桩螺钉加强。

在一定张力并抵抗胫骨异常外旋同时膝关节过伸的条件下完成最终的移植物评估。FCL 和 PMTL 都采用移植物重建时，没有必要在腓骨上额外钻孔进行 PMTL 移植物重建。应在腓骨头水平将 PMTL 移植物直接缝合 FCL 移植物上（图 17–15F 和 G）。屈曲 10°，避免过伸，对 PLC 行折叠缝合，否则将限制正常伸直（图 17–15H 和 I）。

（三）严重内翻反屈后外侧关节囊重建术

如果患者有 15° 或更严重的膝关节内翻反屈和过伸，说明除了可能存在交叉韧带、FCL 和 PMTL 损伤，

关键点：移植物重建腘肌 – 肌腱 – 韧带复合体

- AT-B 同种异体移植较好，骨性部分放置在股骨解剖止点处，移植物胶原部分通过胫骨隧道
- 骨膜下仔细解剖显露 Gerdy 安全区内胫骨的前外侧面
- 拉钩在腓肠肌外侧头前方，显露腘肌
- 移植物从胫骨边缘最外侧面的 8mm 胫骨隧道中拉出，在关节线远端 15mm 处，穿过腘肌附着部至胫骨
- 移植物穿过并固定于股骨隧道内，反复屈伸膝关节来调节移植物。膝关节屈曲 30°，胫骨旋转中立位，以大约 22N 的力牵拉移植物，用界面螺钉固定于胫骨隧道内。胫骨上用缝线栓桩螺钉加强
- 在一定张力并抵抗胫骨异常外旋的同时，膝关节过伸的条件下完成最终的移植物评估
- 在腓骨头水平将 PMTL 移植物直接缝合到 FCL 移植物上

AT-B. 跟腱 – 骨；FCL. 腓侧副韧带；PMTL. 腘肌 – 肌腱 –韧带复合体

整个后关节囊和和胫斜韧带也都严重失效（图 17–16）。对此类严重膝损伤，PMTL 重建和后关节囊重叠缝合无法抵抗严重的内翻反屈畸形。除了重建 PMTL 和 FCL，还需要进行 PLC 重建（图 17–17）。采用 AT-B 同种异体移植物（直径 8～9mm）经胫骨隧道重建关节囊的操作与 PMTL 重建术相同。扩大隧道让两根移植物都通过胫骨。移植物骨性部分位于腓肠肌外侧头肌腱起点附近，可用股骨隧道或嵌入技术固定。同时进行 ACL 重建时，采用嵌入技术，可避免做第二个股骨隧道。股骨附着部固定需要切开部分腓肠肌外侧头肌腱止点（非常宽），以显露 AT-B 移植物固定的位置。用两枚微型松质骨螺钉和垫圈完成嵌入骨块的固定（图 17–18），这样可形成稳定的骨 – 骨连接。如果用股骨隧道，应选择 7mm 的界面螺钉。PLC 重叠缝合，移植物紧贴放置，并通过胫骨隧道。

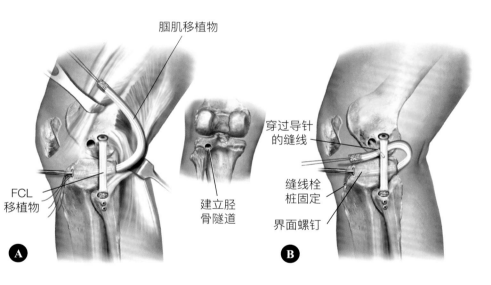

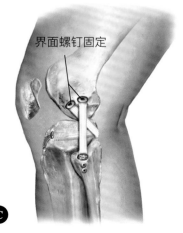

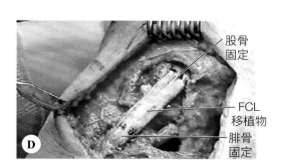

◀ 图 17–15　自体或同种异体骨 – 髌腱 – 骨解剖重建腘肌 – 肌腱 – 韧带复合体和腓侧副韧带

A. 后外侧胫骨隧道的位置，穿过移植物。软组织界面螺钉和缝线栓桩用于腘肌移植物的胫骨侧固定。B. 腘肌移植物从深面穿过 FCL 的 B-PT-B 移植物

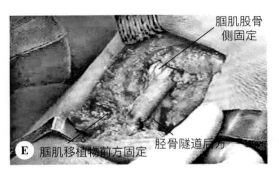

E 腘肌移植物前方固定
腘肌股骨侧固定
胫骨隧道后方

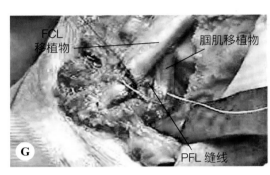

FCL移植物
腘肌移植物
G
PFL 缝线

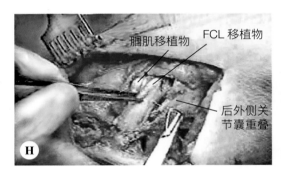

腘肌移植物
FCL 移植物
后外侧关节囊重叠
H

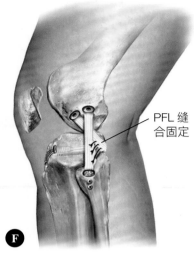

PFL 缝合固定
F

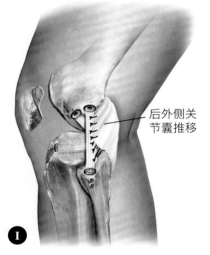

后外侧关节囊推移
I

◀ 图 17-15（续） 自体或同种异体骨 – 髌腱 – 骨解剖重建腘肌 – 肌腱 – 韧带复合体和腓侧副韧带

C 至 E. 最终固定腘肌，FCL 移植物重建；F 和 G. 在腓骨附着处将腘肌移植物缝合到 FCL 移植物的后缘，修复腘腓韧带；H 和 I. 后外侧关节囊重叠缝合到 FCL 移植物的后缘

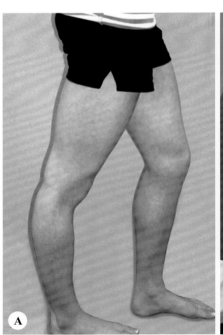

A

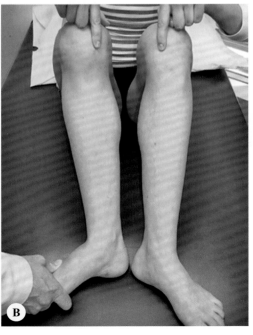

B

◀ 图 17-16　A. 一名 20 岁的体操运动员，慢性后外侧结构失效，主诉竞技运动中出现复发性过伸损伤。前交叉韧带和后交叉韧带完好，但不能排除之前有部分断裂。B. 30° 和 90° 时钟面试验显示右膝胫骨旋转增加

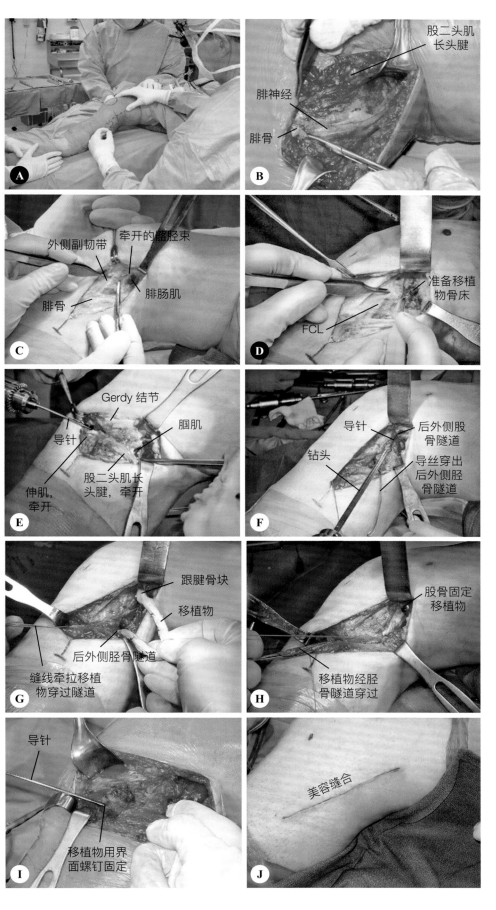

◀ 图 17-17 膝关节严重内翻反屈和过伸，用跟腱 - 骨同种异体移植物重建后外侧关节囊

A. 患者体位；B. 辨识腓骨颈部腓神经；C. 确定腓侧副韧带和腘肌 - 肌腱 - 韧带复合体功能完好；D. 显露腓肠肌外侧头肌腱股骨附着处；E. 胫骨向外侧钻孔，位于关节线远端；F. 股骨钻孔；G. 股骨侧植入带骨栓的 AT-B 同种异体移植物；H. 移植物固定在股骨侧，远端牵拉调节张力；I. 移植物胫骨侧用界面螺钉和缝线栓桩固定；J. 美容缝合

移植物调整张力后，其肌腱部分固定在胫骨，类似于 PMTL 重建。膝关节屈曲 10°，22N 载荷拉紧移植物。膝关节被动伸直到 0°。最终，移植物会拉长几毫米；应允许 0°～−2° 的过伸，并防止膝关节出现过伸和内翻反屈。ACL 经常会断裂，两根韧带移植物（ACL 和 PLC）协同作用可阻止内翻反屈。同时，进行 PCL 重建时也应这么做。

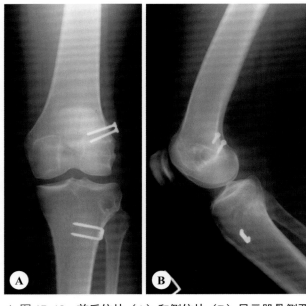

▲ 图 17–18 前后位片（A）和侧位片（B）显示股骨侧两枚 4.0mm 的松质骨螺钉、胫骨侧一枚可吸收界面螺钉和缝线栓桩固定重建后外侧关节囊。股骨侧可以选择骨块嵌入或隧道技术

关键点：严重内翻反屈后外侧关节囊重建

- 适合膝关节过伸 15°、后关节囊、交叉韧带、FCL 和 PMTL 损伤后全部严重失效
- 单独 PMTL 重建无法抵抗严重的内翻反屈畸形
- 采用 AT-B 同种异体移植物经胫骨隧道技术，与 PMTL 重建术相同
- 移植物骨性部分位于腓肠肌外侧头肌腱起点附近，可使用股骨隧道或嵌入技术
- 同时进行 ACL 重建需嵌入技术，以避免做第二个股骨隧道
- 后外侧关节囊重叠缝合，移植物肌腱部分紧贴其上，并通过胫骨隧道。移植物调整张力后，用界面螺钉和缝线栓桩固定在胫骨上
- 目标：达到 0°～−2° 的过伸，阻止膝关节过伸和内翻反屈
- 高度不稳定的膝关节合并全部 PL 严重损伤，可能需要 PMTL 和 PL 移植物重建。胫骨隧道钻至适当直径，将两根移植物穿出，移植物缝线栓桩固定后在胫骨隧道内用软组织界面螺钉再固定

AT-B. 跟腱 – 骨；FCL. 腓侧副韧带；PL. 后外侧结构；PMTL. 腘肌 – 肌腱 – 韧带复合体

（四）股骨 – 腓骨重建

股骨 – 腓骨移植物非解剖重建主要用于修复急性膝关节损伤，提供稳定的移植物基础，在其周围可修复其他软组织。若拟联合进行 PMTL 移植物重建，禁忌使用该技术。在此类膝关节，应进行 FCL 和 PMTL 解剖重建。

股骨 – 腓骨重建时，强大的移植物不仅可以重建 FCL，还可在后方加强 PL。后外侧关节囊可通过重叠缝合的方式重建。腘肌腱重叠缝合到腓侧 FCL 移植物上，以恢复 PFL 功能。这种手术是非解剖性的，因为股骨 – 腓骨移植物的位置邻近，但没有直接固定在 FCL 的股骨和腓骨解剖附着处。

FCL 股骨 – 腓骨重建术有一些优势。移植物通过（从前向后钻 FCL 股骨和腓骨附着部隧道）相对简单，强大的双股移植物便可固定于膝关节外侧面。急性手术修复中，移植物直接缝合到自身可产生侧方稳定性，术后可即时开始保护下膝关节运动。双股 FCL 移植物可为重叠缝合或修复其他断裂 PL 提供基础。

股骨 – 腓骨重建也有缺点。尸体研究发现，如果同时进行 PCL 移植物重建，股骨 – 腓骨移植物不能减轻其载荷，但联合 FCL 和 PMTL 移植物重建则可。此外，虽然单根股骨 – 腓骨移植物可在术后即刻稳定膝关节，但从长远来看，当 PMTL 失效、无法分担载荷时，可能会过度牵拉移植物。如此则所有载荷都被转移到了单根移植物上。PL 修复和重建的目标是恢复所有软组织结构的功能，不仅仅是股骨 – 腓骨部分。有一种改良股骨 – 腓骨重建术式，将移植物交叉放置，即前股骨部置于后方腓骨处部，以恢复 PFL 功能。然而，尚不清楚该方法是否优于两个平行的股骨 – 腓骨移植物分支。

做约 12cm 长外侧直切口，中心在关节线。按前述手术方式进行。切口向远侧延伸显露腓骨头和腓神经，近端显露 FCL 的股骨附着部。在皮下组织和筋膜下分离皮瓣以保护皮肤的血管和神经供应。找到 ITB 附着部。

沿着 ITB 的后部和覆盖股二头肌的附着部做下方切口。向前反折 ITB，这样就可以看到膝关节 PL 面的解剖结构。

在整个手术过程中，要小心保护 CPN，特别是腓骨近端钻孔穿过 FCL 移植物时。如 CPN 行经清楚可识别，通常不需要解剖。如果有问题，谨慎的做法是切开腓骨颈周围神经鞘，以清楚辨识。

向前和向后进行骨膜下分离显露腓骨头。只需显露近端腓骨 12～15mm。小心地在腓骨头的中心钻 6mm 前后向孔，用钻孔导向器保护软组织。用直刮匙从前到后挤压松质骨，扩张 6mm 的皮质骨孔。小心不要伤及上胫腓关节囊，保护关节稳定性。

显露 FCL 的股骨附着处，可用下述两种方法。第一种方法，在 FCL 止点后上做单一的股骨隧道，通过 Beath 针把移植物穿入隧道。第二种方法，从前到后钻 6mm 隧道至 FCL 止点。加深钻孔，前后隧道之间留 10mm 厚的皮质。这一步需要小心保留 FCL 附着部处的外侧股骨皮质。用弯曲刮匙在韧带止点下方做骨隧道而不去除多余骨质，否则会令止点区变薄弱。

准备同种异体肌腱或半腱肌 – 股薄肌自体移植物（直径为 6～8mm）。测量移植物，确保其长度足够（19～20cm），以便环形移植物前支和后支能在后方重叠，这样可以增加关节后外侧面的胶原组织（图 17-19A 和 B）。两根互锁闭环缝线（FiberLoop，Arthrex）缝合移植物的两端。之前要用韧带牵拉装置在 89N 载荷下拉伸移植物 15min。

紧贴 FCL 后面做垂直切口显露 PLC。仔细检查 PLC、PMTL 和 FCL。检查腘肌腱止点到肌腹部。如果 PLC 有过多冗余，可以进行简单的关节囊重叠缝合。通过股骨和腓骨的骨隧道穿入移植物，使其紧贴松弛的 FCL。膝关节保持 30° 屈曲，胫骨旋转中立位，关节外侧闭合（必要时修复半月板附着部），移植物维持轻微张力。在拉紧移植物过程中一定不要内旋胫骨，否则将导致外旋受限。多根缝线间断缝合后方移植物重叠部分（图 17-19C 和 D）。断裂的 FCL 纤维介于环形移植物的前后臂之间，将两个结构水平缝合（图 17-19E 和 F）。将腘肌腱 – 肌腹连接处穿缝线以修复其腓骨附着部（PFL）。如果 PMT 松弛，直接修复可缩短肌腱，或将肌腱在其股骨解剖止点推移和内陷入隧道中，并用可吸收界面螺钉固定。

关键点：股骨 – 腓骨重建

- FCL 失效时适合此手术，需 PMTL 移植重建时不能行此手术
- 用强大移植物重建 FCL，并可利用后方移植物臂加强 PL。重叠缝合 PL 关节囊
- FCL 移植物成为其他 PL 韧带结构重叠或修复的基础。为膝关节多韧带重建术提供外侧稳定性，与解剖重建相比，手术时间和复杂度更少
- 外侧直切口，大约 15cm 长，中心在外侧关节线
- 沿着 ITB 的后部及覆盖股二头肌的附着部做下方切口
- 看清并保护 CPN
- 向前和向后进行骨膜下分离显露近端腓骨头 12～15mm
- 在腓骨头中心小心地在前后向钻 6mm 孔
- FCL 股骨止点下方从前到后钻 6mm 骨孔
- 用弯曲刮匙在股骨止点下方制作骨隧道，而不去除多余骨质
- 自体移植物或同种异体移植物，直径 6～8mm，长度足够（19～20cm），以便后臂的近端和远端能在后方重叠缝合
- 移植物通过股骨和腓骨的骨隧道穿入，断裂的 FCL 位于移植物两臂之间
- 将移植物的前后臂间断缝合
- 将腘肌腱、PFL 缝合至移植物修复 PFL
- 在必要张力下重叠缝合或推进 PL 关节囊，以允许 0° 伸直而无过伸
- 膝关节屈曲 0°～90°，屈曲 30° 时确定能正常内外旋，不要过度限制关节

CPN. 腓总神经；FCL. 腓侧副韧带；PL. 后外侧结构；PFL. 腘腓韧带

膝关节在 0°～90° 伸屈活动，并且膝关节屈曲 30° 时内外旋要正常，以避免过度限制关节。之后在足够的张力下进行 PLC 重叠缝合或推移，使其能 0° 伸直而没有过伸。

股骨 – 腓骨重建有许多不同类型的改良，如前讨论，对移植物的双头进行交叉，或将移植物一股从股骨向后拉至胫骨后方附着部来重建 PMTL。临床数据并不支持哪种方法优于其他方法。

（五）后外侧结构的近端推移

外侧直切口，大约 12cm 长，中心在外侧关节线，按前述进行分离。切口向远端延伸以显露腓骨

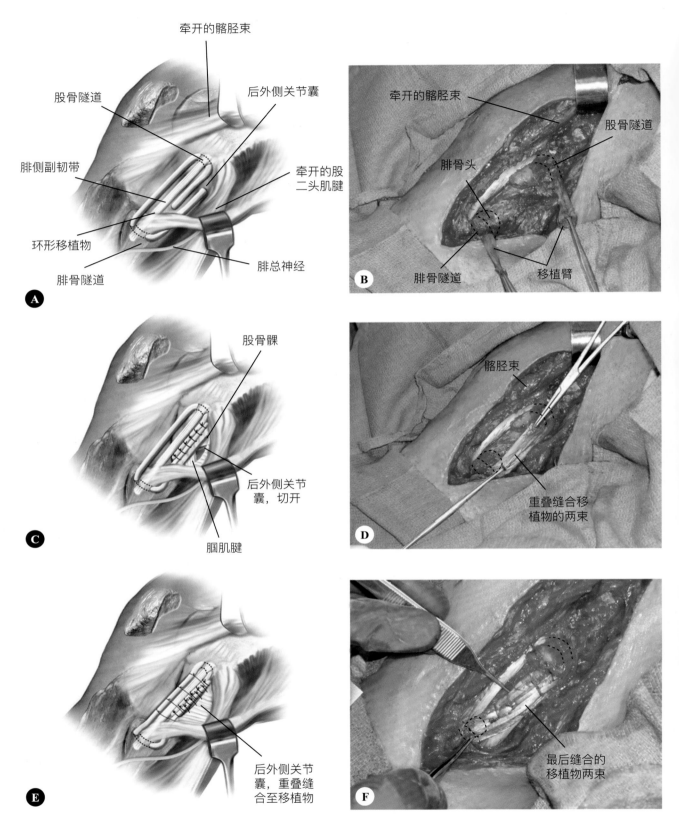

▲ 图 17-19　股骨 - 腓骨重建

A 和 B. 钻出股骨和腓骨隧道，穿入腓侧副韧带移植物；C 和 D. 缝合和拉紧移植物两头；E 和 F. 通过移植物的两个
分支和松弛的 FCL 行多重缝合，将移植物重叠缝合至后外侧关节囊

头，向近端延伸以显露 FCL 股骨附着部。在皮下组织及筋膜层下方游离皮瓣，保护血管和神经供应。找到 ITB 附着部，按前述的初始显露，沿着 ITB 后缘切开并继续向近侧延伸。保留 ITB 的外侧肌间隔附着部。

仔细识别 PL。要看清 FCL 的正常宽度以及是否完整（尽管可能松弛），确定 PL 厚度足够（没有被瘢痕组织替代）。确定腘肌在腓骨（PFL）和胫骨的附着部完好非常重要。如果未能观察到 FCL 的正常外观，或者如果 PL 已被瘢痕组织替代，则需要解剖重建。PL 外观正常，仅有轻度到中度拉长。

在整个手术过程中都要触摸和保护 CPN，不要从其解剖位置上进行分离。在腘肌腱股骨附着部前方 10mm 处垂直切开膝关节囊，保留前外侧关节囊韧带。这样在股骨外侧髁上可看见腘肌腱附着部。用 Kelly 钳穿过关节囊开口处，在腘肌腱、FCL 和腓肠肌外侧头肌腱附着部的前 1/3 下方。紧贴 FCL 附着部近侧在骨膜上从前向后切开。此切口的后部垂直进入 LGT 的前 1/3，其前部紧贴腘肌腱附着部前方。

直骨刀首先在 PL 附着部位切出矩形边缘，然后行弧形截骨，去除 8mm×15mm 的楔形骨块，向关节远侧延伸，避开关节软骨（图 17-20A 和 B）。两把 Alice 钳放在 PL 的截骨块附着部。切断所有残留附着的软组织。沿 PLC 附着部后缘切开 10～15mm，最终固定时拉紧关节囊（图 17-20C 和 D）。

骨膜下切开近侧附着部，用骨刀切出轮廓，去除足量骨质以便截出骨块可嵌入固定，可减少四叉钉和螺钉等固定物的凸出。必须检查腘肌腱在截骨处前部的附着部是否完好，施加张力时会拉紧。膝关节屈曲 30° 和胫骨旋转中立位时，沿着 FCL 近端方向推移 PL 的骨性附着部。不推荐屈曲 90° 位，会造成 PL 向前部和远端附着，在膝关节屈伸活动时会产生很大的力量，并有将 PL 拉出的危险。

手术目标是将 FCL 朝近端方向推进以消除过度松弛，并在正常解剖位置使用门型钉固定。可以随伸膝过程稍微旋转骨附着部位以调节后关节囊组织的张力。用大四叉钉（图 17-20E 和 F）固定，钉的远端边缘贴近 FCL 的解剖附着处以恢复正常 FCL 长度。松质骨螺钉加强固定。

固定后检查 FCL 功能，要确定在内翻应力试验中只有 2～3mm LJO，没有异常胫骨外旋或过伸。拉

紧 PL 组织膝关节应屈曲 5°，此后能抵抗膝关节进一步伸直，在术后康复期逐渐达到 −2°～0° 过伸。检查确定 ITB 紧张。可能（很少）需要将 ITB 胫骨附着处向远端推移，以恢复其正常张力。用可吸收缝线缝合 ITB。为了防止髌骨外侧过紧，所有 ITB 和外侧髌骨支持带的切口都要松散缝合（图 17-21）。

近端推进同时进行全内 PCL 重建的示例见图 17-22。PL 复合体功能完好，但松弛，不需要前述的移植物重建。

关键点：后外侧结构的近端推移

- 外侧直切口，大约 12cm 长，中心在外侧关节线
- 沿着 ITB 后缘切开。保留 ITB 在外侧肌间隔附着部。可能需要 ITB 后方切口
- 仔细识别、看清 FCL 的正常范围和完整性（尽管松弛），确定 PL 厚度足够，没有被瘢痕组织替代
- 触摸和保护 CPN
- 用 Kelly 钳穿过关节囊开口处，位于腘肌腱、FCL 和腓肠肌外侧头肌腱附着部的前 1/3 下方
- 紧贴 FCL 股骨附着部的上方和近侧切开骨膜
- FCL 近侧掀开骨膜，准备 PL 的新附着部位
- 弧形骨刀在 PL 附着部位抬起 8mm×15mm 的楔形骨块，向关节远侧延伸，避开关节软骨
- PL 关节囊附着部向后切开，避开腘肌腱
- 骨膜下切开近侧附着部，用骨刀切出轮廓，去除足量骨质以便截骨块嵌入固定，不使固定钉凸出
- 膝关节屈曲 30°，胫骨旋转中立位，沿着 FCL 近端方向推移 PL 的骨性附着部
- 门形钉下缘位于 FCL 的解剖附着处以恢复正常 FCL 长度
- 固定后检查 PL 功能：2～3mm LJO，没有异常胫骨外旋或过伸

CPN. 腓总神经；FCL. 腓侧副韧带；ITB. 髂胫束；PL. 后外侧结构

九、临床研究

我们采用 CKRS 和 IKDC 系统[2]记录患者情况，并报道了一系列前瞻性临床研究的结果。由一位高级临床研究助理，而不是手术医生本人评估临床结果。

（一）后外侧解剖重建

我们对一组连续患者进行了进行了膝关节 PL 解剖重建，包括 FCL B-PT-B 重建，术后随访 2～13.7

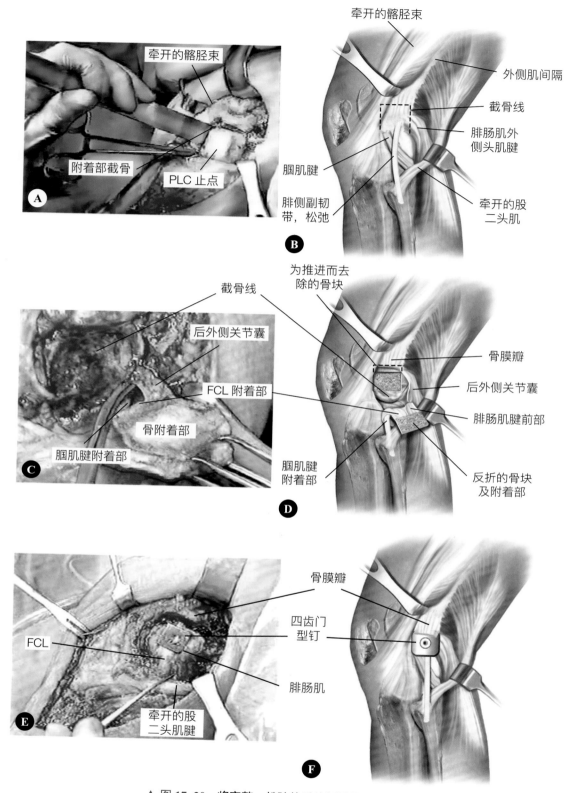

▲ 图 17-20　将完整、松弛的后外侧结构近端前移

A 和 B. 辨认 PL，外观正常但松散，显示腓侧副韧带、腘肌腱和腓肠肌前份的股骨附着部截骨线；C 和 D. 截骨部 8mm 深，可提供足够的骨质来容纳 FCL、腘肌腱、腓肠肌前部肌腱和 PL 关节囊的附着部，PL 关节囊切开长度为 10～15mm；E 和 F. PL 的骨性附着部顺着 FCL 向近端推进，膝关节处于 30° 屈曲，胫骨旋转中立位，通过四叉钉和螺钉固定骨块

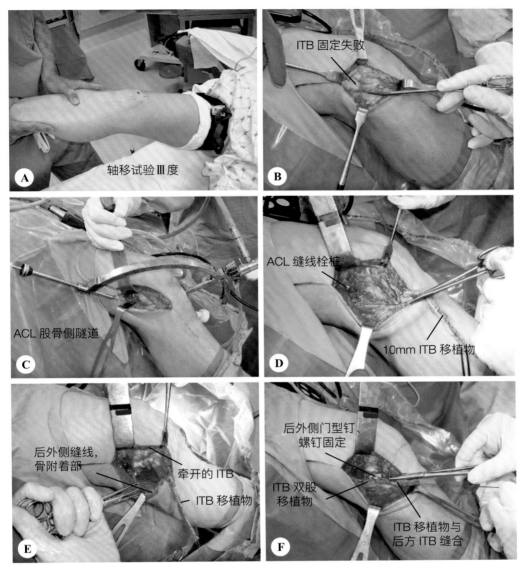

▲ 图 17-21　一名 **38** 岁的女医生，症状性慢性前交叉韧带（**ACL**）断裂，髂胫束（**ITB**）肌腱固定术失败后，到本中心就诊。初次手术中内侧副韧带浅层急性修复成功

A. 轴移试验Ⅲ度。通过先前的内侧切口切取 STG 移植物（未显示）。B. 术中发现前外侧结构失效，确认 ITB 腱固定术失败。C. 从外向内在股骨外侧壁前交叉韧带解剖止点处建立股骨隧道。D. 由于严重的前方不稳定，切取 ITB 进行关节外重建。E. 后外侧结构完好但松弛，30° 屈曲时有外侧关节开口和胫骨外旋异常增加，截骨并推移。F. 近端推移和 EA 重建处行内固定。ITB 移植物被环在门形钉的一个钉叉下，并缝合到自身和残留的 ITB 上，形成次级稳定性。缝合其余的 ITB。该手术成功地恢复了 PL 和前方稳定性

年[45]。所有主要的 PL 韧带结构都按要求进行了手术修复。7 名患者接受一期重建手术，6 名患者接受了翻修。7 名患者中发现 ACL 断裂，5 名患者发现双交叉韧带断裂，全部都进行了重建。

在随访中，14 例 PL 重建中有 13 例（93%）恢复正常或接近正常的 LJO 和胫骨外旋（图 17-23）。11 例膝 ACL 重建正常或接近正常，1 例异常。所有

患者膝关节活动度至少达到 0°～135°，1 例需要轻柔手法松解，1 例进行了关节镜下粘连松解术，术后膝关节达到上述运动范围。

随访中发现以下症状均有显著改善：疼痛（$P=0.0001$）、肿胀（$P=0.02$）、患者对整体膝关节状况的评价（$P<0.001$）、行走（$P<0.05$）和爬楼梯（$P<0.05$）。手术前，12 例患者中有 9 例日常活动

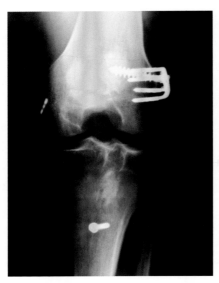

▲ 图 17-22　近端推移，后交叉韧带用股四头肌腱 - 髌骨块行全内重建，股骨用 Tight-Rope（Arthrex）固定

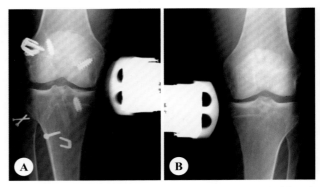

▲ 图 17-23　一名 22 岁男子在术后 2 年的侧方应力放射线片　该患者同时接受了腓侧副韧带骨 - 髌腱 - 骨自体移植物重建，前交叉韧带 B-PT-B 同种异体移植物重建，以及后交叉韧带双股四头肌腱 - 髌骨块重建。重建（A）和对侧（B）膝关节的外侧胫股关节开口的毫米数没有明显差异（引自 Noyes FR, Barber-Westin SD. Posterolateral knee reconstruction with an anatomical bone-patellar tendon-bone reconstruction of the fibular collateral ligament. *Am J Sports Med.* 2007;35:259-273.）

出现中度或重度疼痛，但在随访时，只有 1 名患者有疼痛。手术前，12 名患者有 11 个完全放弃了体育活动，1 人可以无困难参加低强度运动。随访时，11 名患者可以无症状参与大多数低强度运动（游泳、骑自行车），1 名患者不遵医嘱在有疼痛和功能受限的情况下参加了包括旋转和剪切动作的运动。

　　我们的 PL 解剖初次和翻修重建结果相似。唯一一例失败发生于翻修病例中。6 个翻修的膝关节在解剖重建前共进行了 17 次 PL 手术。失败的 PL 手术包括非解剖性移植物加强手术、膝关节慢性 PL 断裂行一期修复或股二头肌腱手术。上述膝关节均未通过一次手术修复全部 PL。此外，翻修手术均未成功完成 ACL 手术，因此都需要在 PL 移植物解剖重建同时进行 ACL 重建或翻修。

（二）股骨 - 腓骨同种异体移植物重建术

　　我们对慢性不稳定的股骨 - 腓骨同种异体移植物重建术进行了两项研究[41]。第一项研究包括 20 例患者，术后随访 2～7.8 年。侧方应力 X 线和全面的膝关节检查显示 16 个膝关节（76%）完成了功能性 FCL 和 PL 重建，5 例失败。随访时，除了 1 个膝关节，所有膝关节都有至少 0°～135° 活动度，没有患者因运动受限需要附加手术。

　　患者在症状和功能受限方面有明显改善（P<0.01）。术前 9 例患者在日常生活中有中度疼痛，7 人参加任何体育活动都有疼痛，4 人在轻度运动中没有疼痛，

但在中度运动中有疼痛（跑步、扭转、转身活动）。在随访时，2 名患者有日常活动疼痛，2 人参加任何体育活动都有疼痛，16 人可以无痛参加大多数轻松的运动。

　　在一组 27 名患者中进行股骨 - 腓骨重建的长期随访。在至少 2 年的随访期前，有 10 名患者重建手术失败。这些病例包括在总失败率中，但不包括在主观和功能分析中。这些患者中有 5 例在股骨 - 腓骨重建之前接受过不成功的 PL 手术。6 例患者进行了 FCL 和 PL 的翻修，2 名慢性疼痛患者接受了全膝关节置换术。1 名患者移除了同种异体移植物。还有 1 名患者在本书撰写时，没有做进一步的手术。

　　其余 17 名患者术后接受了平均 15 年的随访（范围为 4～19 年），结果发现在疼痛、肿胀、打软腿、行走、爬楼梯、跑步和扭转（P<0.05）等方面的评分均有统计学显著改善。手术前，50% 的患者在日常活动中有中度至重度疼痛，但在随访时，只有 13% 有疼痛。手术前，所有的患者要么放弃了全部体育活动，要么在轻微娱乐活动中有严重的功能受限。随访时，63% 的患者可无症状参加低强度运动，如游泳和骑自行车，6% 带一些症状参加运动，31% 没有参加体育活动。在这 17 名患者中，所有接受 FCL 重建的膝关节都被评为正常或接近正常（IKDC 评级、LJO 和胫骨外旋）。12 个患者需要同时进行

ACL 重建，8 例评为正常或接近正常，4 例异常。

我们将手术失败率增加归因于患者的 PL 组织不良，以及之前失败的 PL 手术，因此现在推荐 PL 解剖重建。股骨 – 腓骨手术仅用于 PMTL 功能正常的慢性膝关节损伤，手术目标是加强有缺陷的 FCL。此手术也可用于急性 PL 断裂后恢复 FCL 功能，同时要一期修复剩余的 PL 组织。

关键点：临床研究

后外侧解剖重建
- *n*=14，术后随访 2～3.7 年
- ACL 重建 7 例，ACL 和 PCL 重建 5 例
- 评估：全面膝关节检查，侧方应力片，KT-2000，20°，134N，IKDC，辛辛那提膝关节评分系统
- 结果：
  - 93% 正常或接近正常的外侧胫股关节开口和胫骨外旋
  - 全部膝关节活动度至少达到 0°～135°
  - 疼痛、肿胀、患者分级、行走和爬楼梯有显著改善
  - 11 名患者恢复无症状低强度运动

股骨 – 腓骨同种异体移植物重建术
- *n*=27，平均随访 12.7 年（范围为 2～19 年）
- 评估：全面膝关节检查，侧方应力片，KT-2000，20°，134N，IKDC，辛辛那提膝关节评分系统
- 结果：
  - 64% 正常 / 接近正常的外侧胫股关节开口和胫骨外旋
  - 全部膝关节活动度至少达到 0°～135°
  - 疼痛、肿胀、打软腿、行走和爬楼梯有显著改善
  - 63% 患者恢复无症状低强度运动

ACL. 前交叉韧带；PCL. 后交叉韧带；IKDC. 国际膝关节文献委员会

（三）后外侧结构的近端推移

我们对一组连续 23 名患者进行了 PL 的近端推移，同时进行了交叉韧带重建[42]。1 名患者失随访。第 2 个患者早期失败并要求进行 PL 翻修重建，此结果包含在本研究的总体失败率中。因此，共 21 名患者组成了研究组，术后 2～6.1 年进行随访评估。9 个膝关节还重建了 ACL，11 个膝关节重建了 PCL，1 个膝关节重建了双交叉韧带。

随访时，20 膝（91%）LJO 和胫骨外旋正常或接近正常，2 膝（9%）失败。16 名患者膝关节活动度至少 0°～135°。2 例患者的伸直和屈曲有轻度受限（1°～5°），1 例患者仅有轻微的伸直受限，2 名患者只有轻微的屈曲限制。没有患者因为膝关节活动度丧失而做其他手术。

手术前，8 名患者日常活动有疼痛，8 名患者参加任何体育活动都感到疼痛，5 人可以参加轻度运动，但中度运动（跑步、扭转和转身活动）中有疼痛。随访时，2 名患者日常活动有疼痛，9 名患者参加任何运动活动都感到疼痛，10 名患者能够毫无疼痛地参与低强度运动。总体而言，71% 患者疼痛评分有所改善或轻度运动中无症状。

手术前，所有的患者要么放弃运动，要么在有症状和功能受限的情况下参与运动。随访时，62% 可以无症状参与大多数低强度运动。其他患者由于膝关节问题没有恢复运动。手术时，52% 的患者有关节软骨异常病变（CKRS2A、2B 或 3A＞15mm）。这项研究显示，此类手术适用于 PL 有间质性拉伸，并且先前没有创伤性破坏的患者，可以通过推移恢复正常张力。

关键点：临床研究

后外侧结构的近端推移
- *n*=21，随访 2～6.1 年
- ACL 重建 8 例，PCL 重建 10 例，ACL 和 PCL 联合重建了 4 例
- 评估：全面膝关节检查，侧方应力片，KT-2000，20°，134N，IKDC，辛辛那提膝关节评分系统
- 结果：
  - 91% 正常 / 接近正常的外侧胫股关节开口和胫骨外旋
  - 92% ACL 正常 / 接近正常
  - 62% 的患者毫无问题地恢复了低强度运动

ACL. 前交叉韧带；PCL. 后交叉韧带；IKDC. 国际膝关节文献委员会

（四）后外侧手术操作失败的原因

我们研究了到我院就诊的一组患者，涉及 30 个膝关节、57 次 PL 手术失败的可能原因（30 例初次，27 例翻修）[46]。13 个膝关节因急性膝关节损伤进行了初次 PL 手术（受伤后平均 3 周；范围为 1～11 周），17 个膝关节慢性失效在初次受伤后平均 56 个月手术（范围为 4～312 个月）。

> **关键点：临床研究**
>
> **后外侧手术失败的原因**
> - 30 个膝关节中有 *n*=57 个手术失败
> - 评估：由独立外科医生对病历进行回顾，全面膝关节检查，侧位应力片，KT-2000，20°，134N，PCL 应力 X 线，IKDC，辛辛那提膝关节评分系统
> - PL 失败的原因：
>   - 93% 与交叉韧带失效相关（未治疗或重建手术失败）
>   - 77% 为非解剖 PL 手术（缝合修复、髂胫束增强、股二头肌腱移位术）
>   - 37% 为内翻骨性畸形（三重内翻膝）未治疗
> - 结论：
>   - 在初次手术中，强调 PL 解剖重建，同时重建所有断裂的交叉韧带
>   - 如果存在内翻骨性畸形，在 PL 重建前进行截骨矫形

PL. 后外侧结构；PCL. 后交叉韧带；IKDC. 国际膝关节文献委员会

所有病例的病历都由一名独立的外科医生回顾，其不参与患者的诊治。初始评估要进行全面的膝关节检查，拍摄侧位应力 X 线。膝关节 ACL 断裂时进行 KT-2000 检查。膝关节 PCL 断裂时拍摄后向应力 X 线。

总体来看，在全部 57 例失败的 PL 手术中，23 个膝关节（77%）（表 17-3）接受了移植物非解剖重建手术。解剖重建的定义是将移植物置于韧带的解剖附着部，并进行牢固内固定。因此缝合修复、关节外 ITB 增强和股二头肌腱移位术（图 17-24）均不属于解剖重建手术。

在 21 例（37%）失败的 PL 手术中，或在 30 个膝关节中的 10 个（表 17-4 和表 17-5）中发现内翻畸形未治疗。患者表现为 PL 失效和内翻骨性畸形，诊断为三重膝内翻。在 27 个膝关节（93%）中发现 ACL、PCL 或双交叉韧带失效。在 57 例失败的 PL 手术中，有 41 例（72%）确认 ACL 失效，15 例（26%）失败的 PL 手术中发现 PCL 失效。

表 17-3　57 例后外侧结构手术失败的相关因素

因素	急性亚组		慢性亚组	
	初次 PL 手术 * 膝关节（*n*）	翻修 PL 手术 † （*n*）	初次 PL 手术 ‡ 膝关节（*n*）	翻修 PL 手术 § （*n*）
未治疗的内翻畸形	4	3	6	8
移植物非解剖重建	10	4	7	14
内固定不坚强	0	2	1	3
感染	4	1	0	0
慢性组织失效一期修复	0	0	8	1
创伤性再损伤	1	0	1	0
不清楚	0	1	0	1
ACL 断裂	6	2	9	14
PCL 断裂	2	1	3	0
ACL 断裂和 PCL 断裂	4	0	3	2

*. 13 个膝关节中有 5 个发现了一个以上的因素

†. 3 个膝关节确定了不止一个因素

‡. 17 个膝关节中有 7 个发现了不止一个因素

§. ACL 和（或）PCL 断裂：未治疗或未充分恢复；手术失败

ACL. 前交叉韧带；PCL. 后交叉韧带；PL. 后外侧结构

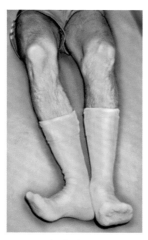

▲ 图 17–24　一名患者股二头肌腱固定术治疗后外侧不稳定，手术失败后患者左侧胫骨不能主动外旋。不建议采用此手术

PL 失效后，活动时会出现异常的外侧胫股关节开口，让 ACL 和 PCL 移植物受到过度拉伸载荷。几项体外研究报道切断 PL 后，膝关节 ACL 和 PCL 移植物上的载荷显著增加（见第 15 章），进一步说明 ACL 或 PCL 重建后，如果 FCL 和 PMTL 功能不全，会产生有害影响。

本研究的不足之处与其他研究相似，即如何确定韧带重建失败的原因。很难以回顾方式确定准确的失败原因。有几个存在的理论因素，但通常无法检测或测量，包括移植物不能完全重建或愈合、腘肌和 FCL 广泛损伤后组织质量差、反复手术和血供减少造成的软组织愈合潜力不足、骨量减少无法有效固定和研究者不了解的术后过伸步态异常。

表 17–4　21 例急性后外侧损伤手术失败合并交叉韧带断裂和内翻畸形的治疗分析

失败的 PL 手术	交叉韧带				内翻畸形	
	交叉韧带断裂数目	断裂或失效，未治疗	重建并做了 PL 手术，之后失败	重建并做了 PL 手术，功能性	未治疗	胫骨高位截骨
初次（n=13）	18*	5	11	2	4	0
第一次翻修（n=6）	7†	3	0	4	2	1
第二次翻修（n=2）	2	0	0	2	1	0
总计	27	8	11	8	7	1

*. 5 名患者的双交叉韧带断裂分别按 ACL 手术和 PCL 手术计入 2 次
†. 1 名患者的双交叉韧带断裂分别按 ACL 手术和 PCL 手术计入 2 次
ACL. 前交叉韧带；PCL. 后交叉韧带；PL. 后外侧结构

表 17–5　36 例慢性后外侧损伤手术失败合并交叉韧带断裂和内翻畸形的治疗分析

失败的 PL 手术	交叉韧带				内翻畸形	
	交叉韧带断裂数目	断裂或失效，未治疗	重建并做了 PL 手术，之后失败	做了 PL 手术，功能性	未治疗	胫骨高位截骨
初次（n=17）	20*	3	15	2	6	0
第一次翻修（n=10）	12†	5	4	3	3	1
第二次翻修（n=6）	5	4	1	0	2	0
第三次翻修（n=2）	2	1	1	0	0	2
第四次翻修（n=1）	1	1	0	0	1	0
总计	40	14	21	5	12	3

*. 3 名患者的双交叉韧带断裂分别按 ACL 手术和 PCL 手术计入 2 次
†. 2 名患者的双交叉韧带断裂分别按 ACL 手术和 PCL 手术计入 2 次
ACL. 前交叉韧带；PCL. 后交叉韧带；PL. 后外侧结构

此外，由于研究期超过 20 年，PL 损伤及相关的异常的诊断和处理有所进展，因此，这些问题的治疗也有所改变。本组中所出现的一些手术已不再常规施行。即便如此，仍要依据这项研究着重强调：初次手术有必要对一个或多个 PL 进行移植物解剖重建、重建所有断裂的交叉韧带并矫正内翻畸形。长期以来，我们一直主张对急性高能损伤和 PL 广泛损伤的患者，PL 解剖重建优于缝合修复。通常至少有一个 PL 需要移植物重建，几乎所有病例中都是 FCL。

十、其他手术技术和结果

几位作者报道了 PL 重建手术的临床结果数据（表 17-6）。LaPrade 及其同事[26] 报道了 PL 解剖重建手术（图 17-25A 和 B）。该技术的生物力学研究显示可恢复正常的膝关节运动，但胫骨外旋和 LJO 受限。该手术恢复了 FCL 和腘肌的解剖附着部，并可在这两个结构之间的分担载荷，这比单一的股骨 - 腓骨移植物重建有明显优势。54 例患者报告了这项手术的临床结果，其中 18 例是孤立的后外侧重建，其他需要同时进行交叉韧带重建[25]。术后平均 3 年，IKDC 评定 50 例的内翻开口和胫骨外旋（30°）为 A 或 B，4 例为 C。IKDC 的主观平均得分为 62.6 分（范围为 20～100 分），总体改良辛辛那提评分为 65.7 分（范围为 20～100）。3 名患者因不稳定复发需要后外侧翻修重建。

Tardy 及其同事[62] 回顾了 20 名接受 PL 联合交叉韧带重建的患者术后平均 3.2 年的结果。PL 手术采用自体腘绳肌腱移植物来重建 FCL、腘肌腱和 PFL。利用膝关节松弛度旋转测量装置 Rotameter 静态测量胫骨内外旋[33]，在 30°、5N·m 力矩时测量钟面试验。测量重建侧和对侧膝关节之间差异。比较 20 名健康对照者的双侧差异。手术组双膝外旋（−1.0°±4.1°）的平均差异不显著，手术组和对照组（2.5°）之间的平均差异也不显著。然而，手术组与对照组胫骨内旋有 17.15° 的显著差异（P<0.05）。作者报道，与对照组的 95%CI 相比，65% 的患者在旋转方面有所改变，要么胫骨内旋增加，要么外旋增加。

Buzzi 及其同事[5] 采用半腱肌腱自体移植物重建 FCL。一组 13 名患者术后平均随访 5 年，所有患者术后均恢复正常或接近正常的 LJO 和胫骨外旋。Cooper 和 Stewart[8] 报道两种手术方案治疗 PL 断裂。第一个包括 FCL 和 PFL 的联合重建（用一根半腱肌腱自体移植物）及关节囊重叠缝合。第二个方案在膝关节 FCL 完好时，

只重建 PFL。在一组 19 名 PCL 和 PL 均断裂的患者中，术后患者外旋均未超过 10°，LJO 增加未超过 1+ 或以上。

Stannard 及其同事[59] 随访了 57 名患者，分别接受了一期修复急性断裂 PL，或移植物重建慢性失效的 FCL、PFL 和腘肌腱结构。术后平均 2.7 年，37% 的一期修复与 9% 的移植重建病例失败。作者的结论是，FCL 的一期修复只适用于可行内固定的骨性撕脱伤。否则应采用 FCL 的移植物重建，特别是当术后将采用即刻膝关节运动程序时。

Larson 和 Belfie[30] 报道的自体半腱肌手术技术（图 17-25C），手术旨在恢复 FCL 功能，如急性手术病例。但该手术不修复 PMTL 复合体，可能需要后期 PL 重建。Lee 和同事[31] 报道了 70 例慢性 PCL 和 PL 失效采用该术式的结果。研究者对 2 级 PL 损伤患者采用了这种手术，3 级 PL 损伤的患者留待解剖重建。术后平均 3.3 年，20% 的患者胫骨外旋过度受限，71% 受限，9% 松弛。97% 的 LJO 评为 0 级，1 级为 3%。作者没有给出过度受限、受限和松弛的定义。Zorzi 及其同事[69] 为 19 例患者完成了该手术，还进行了单束 PCL 重建。术后平均 3.2 年，17 名患者钟面试验和内翻应力试验阴性，14 名患者后方台阶为 0 级。膝关节屈曲度平均减少 10°。该研究中未拍摄应力 X 线。

图 17-25D 中展示的技术可避免钻两个股骨隧道，因为可能会降低股骨外侧髁的强度。该方法适用于膝关节先前有骨隧道，例如 ACL 翻修手术。医生不想再打其他隧道，因此采用骨嵌入技术固定单根移植物的股骨侧。Kim 及其同事[21] 采用另一种技术，以单根移植物替代 FCL 和腘肌腱（图 17-25E）。在一组 46 名患者中对该技术与二头肌腱移位固定术进行了比较[19]。术后 2 年，FCL 重建在 30° 和 90° 屈曲外旋的双侧平均差异（差异分别为 4°±1° 和 7°±1°，P=0.02）显著低于肌腱固定术。FCL 重建后，76% 的膝关节 IKDC 的整体膝关节检查评级为 A 或 B，相比之下肌腱固定术的膝关节为 40%。

十一、病例示范

病例 1

对先前多次失败的 ACL 和 PL 手术进行挽救性翻修。一名 28 岁男子因 4 次 ACL 重建失败就诊，包括关节外髂胫束手术、一次 B-PT-B 自体移植物重建和两次 B-PT-B 同种异体移植物重建。最近在外院做的手术包括 ACL B-PT-B 同种异体移植物重

表17-6 后外侧重建的临床结果数据

研究者	数目	急性或慢性	随访[年，(范围)]	后外侧手术	其他韧带手术	客观评级标准	胫骨外旋结果*	外侧关节开口结果*	其他韧带结果
Cartwright-Terry 等[6] (2014)	25	急性和慢性	7 (5.8~10.7)	劈开股二头肌腱固定	全部用STG或B-PT-B重建ACL	• 30°、90°AP位 • Rolimeter检查	30°、90°屈曲时除了1例，其他都<5°	未给出	• 30°：平均受累侧（11.3±2.0）mm 未受累侧，（9.7±2.7）mm • 90°：平均受累侧，（6.3±1.1）mm 未受累侧，（7.4±2.0）mm
Tardy 等[62] (2014)	20 (20例对照)	急性和慢性	3.2	用STG重建FCL、腘肌腱和PFL	PCL(9),ACL(3), ACL+PCL(8)	• IR和ER30°，5N·m力矩（钟面试验） • Rotameter检查	• 患者平均差异：IR, 2.5°±3.7° ER, −1.0°±4.1° • 患者与对照的平均差异：IR, 17.14° ER, 2.58° 65%患者与对照差异明显	IKDC: A, 9 (45%) B, 7 (35%) C, 4 (20%)	• IKDC轴移试验：A, 15 B, 4 C, 1 • IKDC后方：A, 15 B, 4 C, 1
Yang 等[66] (2013)	60	急性和慢性	3 (2~5.4)	胫前肌同种异体移植单根腓骨悬吊	STG自体移植重建ACL(9)，单根胫前肌同种异体移植重建PCL(42)，ACL+PCL(3)	• 0°，150N内翻应力X线，90°，150N后方应力X线	屈曲30°：0°: 42 (70%) <15°: 16 (27%) >20°: 2 (3%)	0级: 46 (77%) 1级: 12 (20%) 2级: 2 (3%)	PCL应力X线：(4.06±1.40) mm
Kim 等[20] (2013)	46	急性和慢性	2.8	胫前肌同种异体移植重建FCL、腘肌腱	PCL(24)	• 30°内翻应力X线，90°后方应力 • X线，量角器测钟面试验	• 屈曲30°：PL孤立损伤，4.00°±1.83° PL+PCL, 4.04°±1.30° • 屈曲90°：PL孤立损伤，3.64°±1.18° PL+PCL, 3.67°±1.37°	内翻应力X线：• PL孤立损伤，1.55±0.78 • PL+PCL, 1.35±1.00	PCL应力X线：• <5mm, 26 • >5mm, 23

研究者	数目	急性或慢性	随访[年,（范围）]	后外侧手术	其他韧带手术	客观评级标准	胫骨外旋结果*	外侧关节开口结果*	其他韧带结果
Kim 等[19]（2011）	46	急性和慢性	2	胫后肌同种异体移植物重建FCL，胭肌腱（25），股二头肌腱移位固定（21）	全部PCL	• 30°内翻应力X线，90°后方应力X线，量角器测钟面试验	• 屈曲30°：解剖 0~5°，13（62%）6~10°，7（33%）11~15°，1（5%）• 股二头肌腱固定术：0~5°，5（20%）6~10°，6（24%）11~15°，9（36%）>15°，5（20%）	内翻应力X线：• 解剖<3mm，20（95%）3~5mm，1（5%）• 股二头肌腱固定术：<3mm，16（64%）3~5mm，9（36%）	PCL应力X线：• <3mm，11（24%）• 3~5mm，23（50%）• 6~10mm，12（26%）
Geeslin 和 LaPrade[12]（2011）	26/29	急性	2.4（2~3.9）	多种技术重建或修复	ACL（11），PCL（3），ACL+PCL（5）	20°内翻应力X线，90°后方应力X线	• 屈曲30°：IKDC A~B，100% • 屈曲90°：IKDC A~B，100%	内翻应力X线：• 平均0.1mm（范围为1.5~5mm）• IKDC：A，25（96%）B，1（4%）	PCL应力X线：平均1.2mm（范围为0~4mm）
Lee 等[32]（2011）	70	慢性	3.3（2~8）	STG自体移植物悬吊重建，腓骨头隧道（Larson）	全部PCL	• 90°，150N后方应力X线 • KT-1000最大手动	• 过度受限：14（20%）• 受限：50（71%）• 松弛：6（9%）	IKDC：• 0级：68（97%）• 1级：2（3%）	PCL应力X线：• <3mm，40（57%）• 3~5mm，26（37%）• >5mm，4（6%）
Yoon 等[67]（2011）	32	急性和慢性	2~5.2	解剖重建FCL，胭肌腱（17），无胭肌腱重建（15）	ACL（6），PCL（16），ACL+PCL（6）	30°内翻应力X线，90°后方应力X线	组间无差异：0级，20（62%）1级，12（38%）	组间无差异：0级，24（75%）1级，7（22%）2级，1（3%）内翻应力X线：0.2~6.4mm	PCL应力X线：0.5~8.5mm

研究者	数目	急性或慢性	随访[年, (范围)]	后外侧手术	其他韧带手术	客观评级标准	胫骨外旋结果*	外侧关节开口结果*	其他韧带结果
LaPrade 等[25](2010)	54	急性和慢性	4.3 (2~7.2)	AT-骨块同种异体移植物劈开重建FCL，腘肌腱	ACL (22)，PCL (14)	无	屈曲30° IKDC: A~B, 50 C, 4	IKDC: A~B, 50 C, 4	NA
Rios 等[56] (2010)	21	慢性	3.2 (2~6.7)	ST自体移植物或胫前肌，胫后肌同种异体移植物，双股骨隧道，经胫骨隧道	ACL (12)，PCL (7)，ACL+PCL	20°内翻应力X线，90°后方应力X线，KT-2000	IKDC: A, 18 (86%) B, 3 (14%)	内翻应力X线: <3mm: 20 (95%) 3~5mm: 1 (5%)	PCL应力X线: <3mm, 8 3~5mm, 3 6~10mm, 6
Jakobsen 等[16] (2010)	27	急性和慢性	3.8 (2~7.2)	STG悬吊技术双股重建FCL，单股骨重建腘肌腱	无	KT-1000	IKDC: A, 76% B, 19% C, 5%	IKDC: A, 89% B, 7% C, 4%	KT: <3mm, 62% 3~5mm, 33% >5mm, 5%
Lee 等[32] (2010)	44	急性和慢性	4.1 (25.7)	STG自体移植物悬吊重建，腓骨头重建（Larson）	全部ACL	前方应力X线，内翻应力X线，KT-1000最大手动	钟面试验: 0级, 9% 1级, 9%	内翻应力X线: (0.4±0.8) mm 0级, 93% 1级, 7%	KT平均1.5±1.2mm 轴移: 0级, 89% 1级, 11%
Jung 等[17] (2008)	39	慢性	2.9 (25.8)	• 组1: STG或AT同种异体移植物经胫骨隧道重建PL • 组2: STG或AT同种异体移植物腓骨隧道法	• 全部采用单根STG自体移植物重建PCL	90°后方应力X线，70°KT-1000最大手动	30°和90°屈曲: 组1: <5°, 63%; "松弛", 37% 组2: <5°, 85%; "松弛", 15%	• 组1: 0mm, 84% <5mm, 11% 5~10mm, 5% • 组2: 0mm, 95% <5mm, 5%	PCL应力X线: • 组1, (2.1±1.1) mm • 组2, (2.2±0.9) mm

研究者	数目	急性或慢性	随访[年,(范围)]	后外侧手术	其他韧带手术	客观评级标准	胫骨外旋结果*	外侧关节开口结果*	其他韧带结果
Zhao 等[68] (2006)	28	慢性	2~4	股二头肌腱滑移用于重建FCL、PFL、PMT	PCL STG 自体移植物重建（18），ACL ST 自体移植物重建（3），ACL+PCL: STG 自体移植物重建（6），ACL+PCL+PMC STG 自体移植物重建（1）	外旋装置（Magnetic Angle Finder）	30°屈曲: 0级, 25（89%）, <5°, 3（11%）	• 内翻旋转0°屈曲: 全部患者0°, 30° • 屈曲: 0mm: 25（89%）, <5mm: 2（7%）, 7mm: 1（4%）	• 没有给出ACL, PCL • 总体IKDC评级: A, 58%, B, 33%, C, 9%
Stannard 等[59]（2005）	57	急性和慢性	2.7 （2~4.9）	一期修复PL（35），胫前肌、胫后肌同种异体移植物重建FCL, PFL, 腘肌（22）	ACL+PCL（35），ACL（14），PCL（4）; 移植物类型 NA	KT-2000 30°, 70°, 总体AP	• 修复组: <5°, 21; 5°~10°, 2; 10°~15°, 5; >15°, 7 • 重建组: <5°, 19; 5°~10°, 1; >15°, 2	• 修复组: 0mm, 19; 5mm, 4; 10mm, 5; >10mm, 7 • 重建组: 0mm, 14; 5mm, 6; 10mm, 1; >10mm, 1	• 没有给出ACL, PCL • PL 失败率: 37%修复, 9%重建

* 所有数据均将受累膝关节与健侧膝关节进行对比。ACL. 前交叉韧带；AP. 前后；AT. 跟腱；B-PT-B. 骨－髌腱－骨；ER. 外旋；FCL. 腓侧副韧带；IKDC. 国际膝关节文献委员会；IR. 内旋；NA. 不可用；PCL. 后交叉韧带；PD. 后抽屉；PFL. 腘腓韧带；PL. 后外侧结构；ST. 半腱肌；STG. 半腱肌－股薄肌腱

542

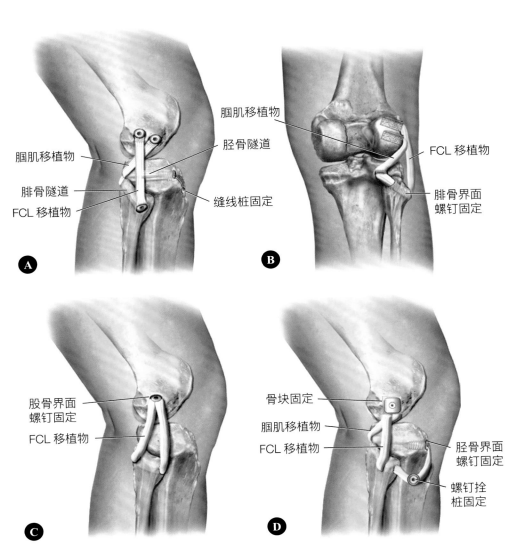

前面观

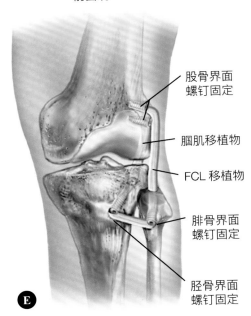

◀ 图 17-25　后外侧结构重建的替代技术

A 和 B. LaPrade 及其同事[26] 描述的后外侧结构（PL）解剖重建，用跟腱－骨同种异体移植物。A. 移植物的骨性部分固定在腓侧副韧带（FCL）和腘肌腱的股骨侧止点处。B. 腘肌移植物穿过胫骨 PL 隧道。FCL 移植物穿过腓骨隧道。C. Larson 和 Belfie[30] 描述的 PL 技术使用半腱肌自体移植物。D. 此技术采用单根跟腱－骨同种异体移植物，骨块嵌入于 FCL 股骨止点处。该技术避免制作两个股骨隧道，因为双隧道可能会降低股骨外侧髁强度，因此，对于先前已有前交叉韧带隧道的膝关节，该技术具有优势。E. Kim 及其同事[21] 报道用单一移植物的技术重建 FCL 和腘肌腱。移植物近端用生物可吸收螺钉固定

建和半腱肌移植物重建 PMTL。FCL 没有手术处理。患者抱怨日常活动有疼痛和打软腿，初次受伤后无法工作。体检发现轴移试验Ⅲ级，外侧关节开口增加了 12mm，胫骨外旋增加了 10°。

ACL 翻修和 PL 手术前进行诊断性关节镜检查发现外侧胫股间隙试验异常（图 17-26A）、PMTL 失效（图 17-26B），以及髌股、内侧胫股和外侧胫股间室关节软骨裂缝和碎块（2B 级损伤）（见第 44 章）。

患者接受了 ACL 股四头肌腱 - 髌骨块自体移植物重建，我们采用髁间窝入路是因为拟建隧道贴近先前未完全愈合的股骨隧道（但不需要植骨）。此外，还进行了 FCL B-PT-B 同种异体移植物解剖重建、修复胭腓韧带、胭肌腱推移、后外侧角推移（图 17-26C 和 D）。

评论：本病例治疗过程漫长，之前三次 ACL 重建失败，原因是没有发现 PL 失效。此外，发现 PL 失效后，外院进行了胭肌腱重建，但没有解决 FCL 失效问题，这很可能导致所有手术失败。要重视手术重建 FCL 和 PMTL。

病例 2

内翻成角膝关节 ACL 和后外侧联合失效治疗失

败。一名 35 岁的男子在 PL 股二头肌腱移位和 ACL B-PT-B 自体移植物重建术失败后 5 个月就诊。AP（图 17-27A）和侧位片（图 17-27B）显示股骨和胫骨隧道异常扩张，ACL 移植物呈垂直走向。体格检查发现，轴移试验Ⅲ级，KT-2000 测试时的 AP 位移增加 7mm，LJO 增加 10mm。全长站立 X 线片显示负重力线在 42% 的位置。初次受伤以来，患者一直无法恢复工作，并且在日常活动中有中度疼痛。

患者分阶段接受矫正治疗，闭合楔形胫骨高位截骨术 4 个月后进行 PL 解剖重建术，包括腓侧副韧带 B-PT-B 同种异体移植物重建、PMTL B-PT-B 同种异体移植物重建和 PL 关节囊重叠缝合。此外，还绕过先前垂直植入的移植物，进行 ACL 四头肌腱 - 髌骨块自体移植物翻修重建（图 17-27C）。在最近术后 4.4 年的随访评估中，LJO 或胫骨外旋没有增加，轴移试验阴性。患者恢复了无症状恢复工作和轻度娱乐性运动。

评论：本病例表明在内翻成角的膝关节进行 PL 重建，失败率会增加。初次 ACL 重建术将 ACL 移植物放在垂直的股骨髁间窝顶部，在正常 ACL 股骨附着部外面。

病例 3

膝关节脱位多次后外侧手术失败的治疗。一名 21 岁的男子足球比赛中膝关节脱位 2 年后就诊。他经历了三次失败的 PL 手术，包括股二头肌腱重建，FCL 同种异体移植物重建和胭肌腱同种异体移植物重建。ACL 失效未经手术治疗。第一次手术中修复了内侧副韧带。

体格检查发现轴移试验Ⅲ级，KT-2000 测试中 AP 位移增加 8mm，LJO 增加 12mm，胫骨外旋增加 20°。应力 X 线片显示 LJO 明显增大（图 17-28A）。

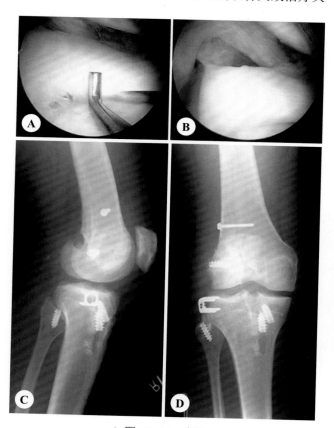

▲ 图 17-26 病例 1

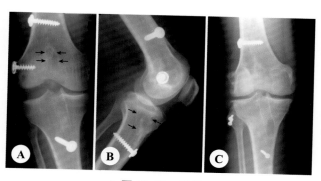

▲ 图 17-27 病例 2

引自 Noyes FR, Barber-Westin SD, Albright JC. An analysis of the causes of failure in 57 consecutive posterolateral operative procedures. *Am J Sports Med.* 2006;34:1419-1430.

该患者的关节内侧开口也增加了 5mm，胫骨后方平移增加 5mm。患者抱怨日常活动时疼痛和打软腿，并将其膝关节的整体状况评级为差。

该患者接受了 FCL B-PT-B 自体移植物（取自对侧膝关节）解剖重建，以及腘肌腱的近端推移。ACL 的股四头肌腱－髌骨块自体移植物固定于胫骨和股骨的解剖止点（图 17-28B）。全部三个间室均可见软骨裂隙和碎片（2A 级病变）。

在最近术后 13.7 年的随访检查中，患者的 LJO 或胫骨外旋没有增加，KT-2000 测试中 AP 位移增加了 3mm。患者可以无症状地参加低强度活动。

评论： 在 PL 翻修病例中，有必要按照上述方法处理所有 PL。此膝关节经历了 3 次 PL 手术失败，因此用对侧的 B-PT-B 自体移植物恢复稳定性。

病例 4

一位 50 岁的男性医生在踢足球侧身铲球时右膝脱位，5 个月后就诊。非手术治疗后患者的日常和工作中的症状渐增。体格检查显示下肢内翻畸形，力学轴呈 5° 内翻，轴移试验Ⅲ级，LJO 增加 12mm，胫骨后方平移增加 10mm。患者期望通过手术重建恢复积极的生活方式，包括滑雪和爬山。

患者接受了开放楔形胫骨高位截骨术，5 个月后进行了多韧带重建，包括 ACL B-PT-B 同种异体移植物重建、股四头肌腱－髌骨块自体移植物 PCL 双束重建、B-PT-B 同种异体移植物腓侧副韧带重建、PMTL 重建。外侧半月板进行了修复。值得注意的是，患者存在髌骨下表面和内侧胫股关节软骨损伤（2B 级）。

术后 4 年随访时，患者恢复了全范围的膝关节活动度，无肿胀，轴移试验 0 级，KT-2000 试验前后位移（膝关节屈曲 20°）增加 5mm，后方应力片显示胫骨后方平移增加 2mm（图 17-29A 和 B）。侧方应力片上 LJO 没有增大（图 17-29C 和 D）。他成功地恢复了无症状滑雪和爬山运动，跑了一场马拉松，并将其膝关节整体状况被评定为非常好。

病例 5

一名 15 岁男性在踢足球时右膝受接触性外伤后 2 周就诊。体格检查显示中度肿胀，膝关节活动度 0°～110°，外侧关节线中度压痛，轴移试验Ⅱ级，LJO 增加 12mm，胫骨后方移位增加 5mm。MRI 显示 FCL、腘肌腱和 ACL 完全断裂，PCL 部分断裂。

在康复及保护性膝关节运动 1 周之后，患者接受了 ACL B-PT-B 自体移植物（从对侧膝切取）重建、FCL B-PT-B 自体移植物重建，PMTL 和后关节囊复合体直接修复，以及外侧半月板修复。

在术后 4 年的随访中，患者的膝关节活动度正常，KT-2000 测试前后位移增加 3mm，应力片外侧关节开口没有增加（图 17-30A 和 B），轴移试验 0 级。患者恢复了篮球、棒球和足球运动，无症状也不受限，并将其膝关节的整体状况被评定为正常。

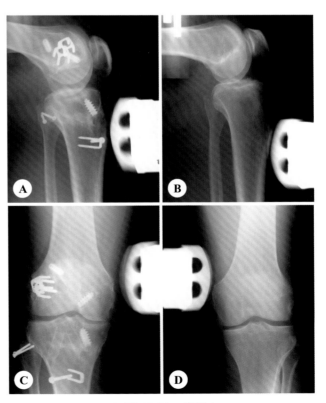

▲ 图 17-29　病例 4

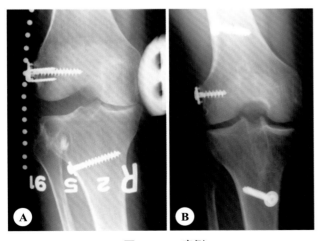

▲ 图 17-28　病例 3

引自 Noyes FR, Barber-Westin SD, Albright JC. An analysis of the causes of failure in 57 consecutive posterolateral operative procedures. *Am J Sports Med.* 2006;34:1419-1430.

病例 6

一名 35 岁男子在汽车事故中双侧膝关节受伤 2 年后就诊。右膝最初用自体 B-PT-B 移植物重建 ACL，修复了 MCL 和内侧半月板。左膝最初接受了 ACL 和 FCL 修复。第二次手术包括左膝 ACL STG 自体移植物重建和 FCL B-PT-B 自体移植物重建。第三次手术包括左侧胫骨高位截骨和股二头肌腱移位术。患者左膝日常活动出现中度疼痛、肿胀和外侧打软的症状，无法工作。

体格检查显示左膝无肿胀，活动度正常，轴移试验 2 级，LJO 增加 25mm，胫骨外旋增加 10°。患者左下肢外翻，承重线在 74% 位置；然而，由于外侧韧带不稳定，患者会在无载荷体位下表现为内翻位。股二头肌无功能。

患者首先接受了股二头肌重建术和 CPN 松解术。在这次手术中，关节镜显示在髌骨、滑车和股骨内侧髁的下表面有 2A 级关节软骨损伤。5 个月后，他接受了 ACL B-PT-B 同种异体移植物重建，FCL B-PT-B 自体移植物解剖重建，后外侧关节囊近端推移，以及髂胫束的远端推移。

术后 12 年的随访中，患者的膝关节活动度正常，无肿胀，KT-2000 测试时的前后位移增加 4mm，受累的左膝应力 X 线（图 17–31A）与右膝（图 17–31B）相比，LJO 增加 2mm，轴移试验 0 级。与对侧肢体相比，负重后前位片（图 17–31C）显示双侧胫股关节间隙存在。患者参加低强度竞技运动及工作均无症状，并将其膝关节的整体状况被评定为良好。

病例 7

一名 15 岁的男性在足球比赛中膝关节脱位 3 周

后就诊。患肢支具固定，但伤势没有得到进一步的治疗。体格检查显示中度肿胀，活动度只有 20°，小腿及足部外侧感觉丧失，足完全下垂，0°～5° 背屈，踇趾 0°～5° 背伸。患肢血管状况好。MRI 显示 ACL、PCL、FCL 和 PL 断裂。患者在指导下进行了 2 个月的理疗。进行分阶段的全部重建，首先是 ACL B-PT-B 同种异体移植物重建和关节镜下 PCL 双股 B-PT-B 同种异体移植物重建。1 周后，行 FCL B-PT-B 同种异体移植物重建，以及胭腓韧带和胭肌腱重建（图 17–32A 和 B）。

术后 3 年，患者轴移试验阴性，胫骨前移没有增加，胫骨外旋无增加，内侧或 LJO 无增加。患肢神经血管状况完好，膝关节可以全范围活动。侧位（图 17–32C）和后方（图 17–30D）应力片显示没有 LJO，胫骨后移无增加。患者恢复了无症状休闲篮球和跑步运动。患者将其膝关节的整体状况评定为正常。

评论： 患者进行了关节镜下 ACL 和 PCL 重建，当时出于手术时间的考虑，决定 1 周后行 PL 解剖重建。在该周中，要求不能出现异常 LJO，否则可能会牵拉 ACL 和 PCL 移植物，导致失败。

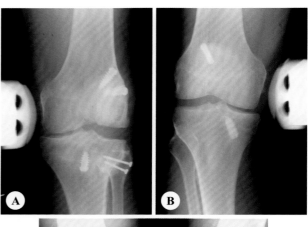

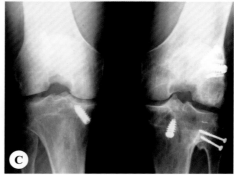

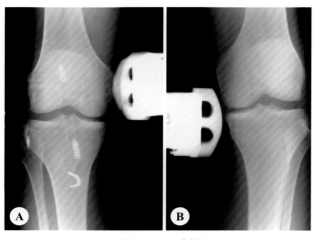

▲ 图 17–30　病例 5

▲ 图 17–31　病例 6

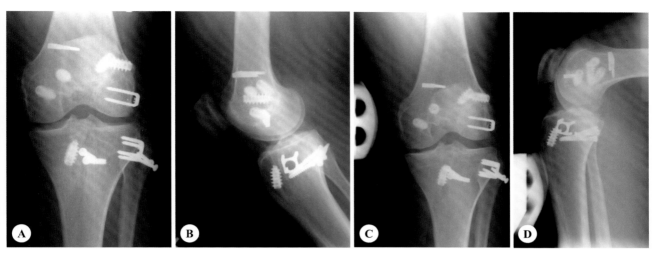

▲ 图 17–32 病例 7

第18章 后交叉韧带修复和后外侧重建手术
Rehabilitation of Posterior Cruciate Ligament and Posterolateral Reconstructive Procedures

Frank R. Noyes　Sue D. Barber-Westin　Timothy P. Heckmann　著

张 浩 译

一、临床概念

关于后交叉韧带（PCL）和后外侧结构损伤的康复治疗，文献中缺乏相关信息。后外侧结构包括腓侧副韧带和腘肌腱韧带单元，包括腓侧韧带和后外侧关节囊。最近的一项系统性综述[36]未能发现针对这些损伤的保守或手术治疗的康复方案的高水平证据研究。本章描述的康复方案包括仔细结合生物力学和临床数据支持的运动概念[3-7, 9, 11-13, 15-17, 30, 31, 33, 35, 43, 44]和超过3年的患者的经验[19-26, 28]。目标是以考虑到关节表面和半月板的状况、肌肉功能的恢复和下肢的控制、术后移植物的愈合和重塑，以及运动和职业目标的速度使患者进步。如果在手术期间发现明显的关节软骨恶化，则可能需要对术后运动程序进行修改。

PCL重建方案是针对高强度股四头肌腱 – 髌骨自体移植或跟腱同种异体移植而开发的，其中螺钉固定了骨和软组织部分（以及缝线）（见第16章）。后外侧重建方案可在第17章中详细描述的各种手术方法之后使用，包括解剖重建、股腓骨重建和后外侧结构的近端推进技术。

在有监督的康复计划中，总是每天进行家庭锻炼。治疗师必须在诊所例行检查患者，以实施和推进适当的治疗方案。治疗程序和方式是成功康复所必需的。对于大多数患者，术后11～21次物理治疗就诊有望产生理想的结果。对于某些希望恢复剧烈运动以接受进一步训练的患者，可能需要在术后第6～12个月再进行几次就诊。

对于所有患者，术后持续监测关节肿胀、疼痛、步态、膝关节运动、髌骨活动度、肌肉力量和柔韧性。

在术后6个月内，患者应避免任何对胫骨施加高后向剪切力的运动或活动，例如下斜坡或下蹲。此外，患者还需注意的是，术后早期恢复剧烈活动有可能造成重复性损伤，或有可能加重原发性损伤。这些风险并不总是可以科学预测的，因此提醒患者在术后9～12个月内避免剧烈活动，避免产生疼痛、肿胀或不稳定感的活动。如果发现胫骨后移位增加，这些患者在术后通过后抽屉试验和应力放射照相术进行监测。

术后第4～8周，当负重和断拐时，特别提醒进行后外侧重建的患者，避免过伸、内翻或胫骨内旋转位置，这些位置可能会对后外侧结构施加高张力[29, 32]。重要的是，患者表现出良好的下肢控制能力和适当的肌肉力量，以维持胫股关节的压迫，并避免将破坏后外侧重建的胫股关节剥离。

关键点：临床概念

- 用高强度双股移植（股四头肌腱 – 骨、骨 – 髌腱骨）重建骨膜 PCL
- 使患者在运动和职业目标、关节表面和半月板状况、恢复肌肉功能、术后愈合和重建方面取得进展
- 监督康复计划，每天进行家庭锻炼
- 监测术后关节肿胀、疼痛、步态、膝关节运动、髌骨活动度、肌力和柔韧性
- 术后6个月，避免任何在胫骨上发生高后剪力的运动或活动，例如，向下行走、下蹲或腿部屈曲卷曲器
- 9～12个月内避免剧烈活动和产生疼痛、肿胀或不稳定感的活动
- 后外侧重建：过早恢复负重对移植物的愈合有害

二、后交叉韧带临床生物力学

许多研究表明，在高屈膝位的日常生活中，PCL缺陷型膝关节发生胫骨后半脱位，但通常不存在低后屈力的低屈位。在突然停止，减速或下坡道等活动中，预期会发生胫骨后半脱位。

使用 MRI 和双荧光透视技术创建的膝关节模型，最近的一些研究发现，在 PCL 缺失和对侧正常膝关节的单腿弓步期间，在较高的膝关节屈曲角度下，膝关节运动学有显著差异[8, 14, 40-42]。例如，Gill 等[8] 报道说，与正常膝关节相比，PCL 缺陷型膝关节在 60° 和 120° 屈曲之间的胫骨后平移明显增加［平均差异，为（3.5±1.1）mm，$P<0.05$］。膝关节屈曲度

关键点：后交叉韧带临床生物力学

- 等速屈曲运动施加适度的后剪切力，PCL 重建后慎用

- 在躯干的前屈站立期间，后剪切力显著增加

- 静力下蹲：胫骨高位平移的显著增加发生在高膝屈曲角度

- 在慢跑、上升和下降楼梯中存在较大的后剪切力

- 开链运动（OKC）屈曲练习产生超过 30° 膝关节屈曲的后切力

- 闭合动力学链腿部推举机比 OKC 屈曲产生明显的后部剪切力。股四头肌和腘绳肌共收缩发生在 CKC，最大在 30° 和 60° 膝关节屈曲

- CKC 下蹲锻炼后的后切力 0°～45° 膝关节屈曲相对较低。股四头肌和腘绳肌的挛缩发生在 0°～30° 的屈曲

- OKC 膝关节伸展产生 60°～100° 膝关节屈曲的后切力，但这些力低于 CKC 腿部推举和下蹲运动时测得的力

- 腿部屈曲导致最小的腘绳肌活动

- 在膝关节屈曲时，在膝关节屈曲中，在一个孤立的腘绳肌腱载荷下，在 90° 屈曲度达到最大值时，在 PCL 中的原位力显著增加。模拟股四头肌和腘绳肌的共同控制减少了 PCL 中的原位力

- 等速伸展运动在膝关节屈曲角度小于 70°，术后早期安全

- PCL 重建后应尽量避免等速屈曲和深蹲

- 腘绳肌载荷显著增加 15°～120° 膝关节屈曲的 PCL 力

- 当膝关节弯曲超过 60° 时，在前后方向施加胫骨力矩会增加 PCL 力。孤立的腘绳肌活动（胫骨力矩）进一步增加 PCL 的力量

和倾斜度在膝关节屈曲度为 75° 至 120° 的正常膝关节也显著下降。

Castle 和同事[5] 使用侧面 X 线测量了 PCL 缺陷型膝关节患者静态双腿下蹲期间的胫骨后半脱位。结果显示，在高屈膝角度下，与对侧膝关节相比，受伤膝关节的胫骨后移平均增加 5.9mm（$P<0.05$），具有统计学意义。在低屈曲角度下，平均胫骨后移的增加幅度仅为 2.1mm。胫股关节的剪切力比胫股关节的压缩力小。

二维和三维生物力学模型已用于预测运动过程中，以及站立时膝关节屈曲角度不同时产生的力。Kaufman 和同事[13] 使用三维生物力学模型预测在 60°/s 和 180°/s 等速运动中产生的髌股和胫股动力。在等速伸展过程中，在 40° 或更大的膝关节屈曲角度处检测到后剪切力。最大后剪切力发生在膝关节屈曲 70°～80° 时，在 60°/s 时为（0.5±0.1）体重，在 180°/s 时为（0.6±0.1）体重。在整个屈曲运动中，在所有膝关节屈曲角度都产生后剪切力，在膝关节屈曲 75° 时达到峰值，为（1.7±0.8）（60°/s）～（1.4±0.5）（180°/s）体重。作者得出结论，等速运动施加了适度的后切力，在 PCL 破裂和重建后应谨慎使用。

Ohkoshi 及其同事[35] 使用二维模型来计算 21 位健康受试者在各种屈膝角度站立时施加在胫骨上的剪切力。在躯干的直立位置和膝关节屈曲角度为 15°～90° 时发现后剪切力（图 18-1）。在 30° 和 60° 时，躯干的前屈会显著增加后剪切力。

Berchuck 及其同事[3] 在步态分析过程中计算了 5 个正常受试者的慢跑、上楼梯和下楼梯活动的较大后剪切力（图 18-2）。Lutz 等[15] 使用二维生物力学模型和闭合肌力链腿部推举练习，等距开链运动（open kinetic chain，OKC）延伸过程中的腘绳肌和股四头肌的肌电图评估了胫股关节的剪切力和压缩剪切力运动，以及 OKC 屈曲运动。在 30°、60° 和 90° 的屈膝度下获得最大肌肉收缩的测量值。OKC 等距屈曲练习在所有屈膝角度（图 18-3）下产生的后向剪切力，范围从屈膝 30° 的（−939±174）N 到屈膝 90° 的最大（−1780±699）N。CKC 练习在 60° 和 90° 屈曲时产生的后切力明显较低（−538N，$P<0.05$）。这些发现与 Smidt[38] 在等距膝关节伸展和屈曲练习中报道的发现相似（图 18-4）。在 OKC 锻炼期间，在 90° 屈曲时（最大收缩的 82%±15%），检测到

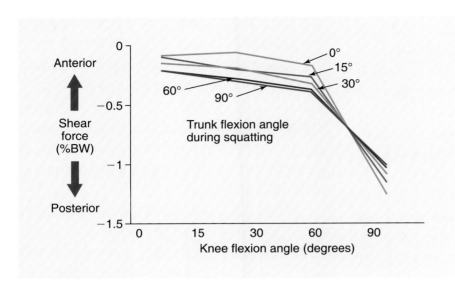

◀ 图 18-1 **Calculated shear force (kilograms) per body weight (BW) (kilograms) while standing on both legs at various flexion angles of the knee and trunk.**

From Ohkoshi Y, Yasuda K, Kaneda K, et al. Biomechanical analysis of rehabilitation in the standing position. *Am J Sports Med*. 1991;19:605-611.

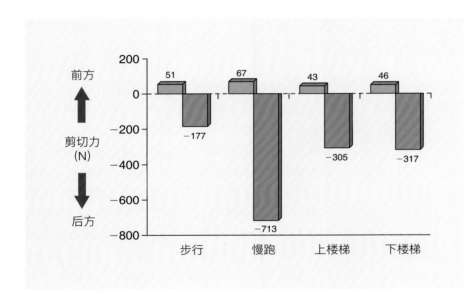

◀ 图 18-2 活动期间的胫骨股骨剪切力计算值

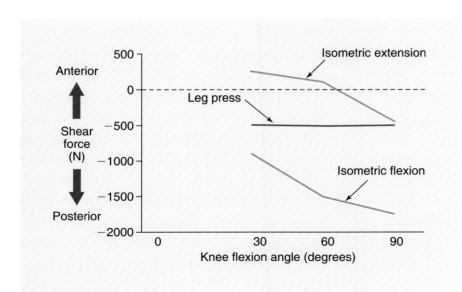

◀ 图 18-3 **Average tibiofemoral shear forces observed during the closed kinetic chain leg press, the open kinetic chain extension, and the open kinetic chain flexion exercise.**

From Lutz GE, Palmitier RA, An KN, Chao EY. Comparison of tibiofemoral joint forces during openkinetic-chain and closed-kinetic-chain exercises. *J Bone Joint Surg Am*. 1993;75:732-739.

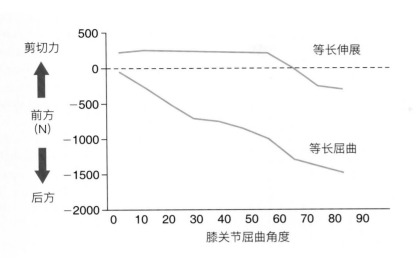

◀ 图 18-4 在等距膝关节伸展和屈曲期间计算的胫股剪切力

最大的腘绳肌肌电活动。在此运动中，在所有膝关节屈曲角度下，拮抗肌肉的活动度最小。相反，在 CKC 锻炼过程中观察到股四头肌和腘绳肌的共同收缩，在 30° 和 60° 屈曲时最大。作者得出的结论是，与 OKC 锻炼相比，CKC 锻炼产生的胫股骨剪切力明显更低（ $P < 0.05$ ）。

Wilk 和他的同事[43] 评估了 OKC 伸展和 CKC 腿部推举和深蹲运动过程中股四头肌、腘绳肌和腓肠肌的胫股剪切力和肌电活动，两次 CKC 练习均产生后剪切力。但是，在下蹲期间，0°~45° 的膝关节屈曲度，这些力相对较低（245~565N）。45°~72° 屈曲，后切力迅速增加。此外，股四头肌和腘绳肌的共收缩发生在屈曲 0°~30°。

Wilk 及其同事[43] 还发现，膝关节伸展运动产生的膝关节屈曲力为 60°~100°。但是，这些力低于两次 CKC 练习中测得的力。腿部推举引起的腘绳肌活动最小。

Hoher 和同事[11] 报道说，PCL 中的原位力随着膝部屈曲而显著增加，以应对单独的腘绳肌载荷，在屈曲 90° 时达到最大值。这些发现与其他作者[6, 44] 一致，他们也报道了膝关节屈曲导致 PCL 应力增加。增加 200N 的股四头肌载荷（模拟股四头肌和腘绳肌的共同收缩）可减少 PCL 中的原位力。

Toutoungi 及其同事[39] 将非侵入性实验测量结果与下肢的几何模型相结合，以计算出等距运动、等速运动和深蹲运动中的韧带力。数据表明，在 PCL 重建术后早期，膝关节屈曲角度小于 70° 的等速伸展应该是安全的。但是，应避免等速屈曲和深蹲。在等速屈曲期间，只有 PCL 载荷，并且在 90° 屈膝

时，峰值力可能会达到患者体重的 4 倍。在下蹲过程中，高膝关节弯曲角度下 PCL 力可能达到体重的 3.5 倍。可以考虑将屈膝角度保持在 50° 以下的浅蹲。

Markolf 及其同事[16] 研究了当膝关节受到外力和力矩时肌肉载荷对交叉力水平的影响。将称重传感器安装到尸体膝关节中，以记录 5 种载荷条件下 ACL 和 PCL 中的力。重复这些力的测量，对股四头肌腱施加 100N 的载荷，对股二头肌和半膜肌 - 半腱肌腱施加 50N 的载荷。

在没有施加胫骨力的情况下，施加腘绳肌载荷会使膝关节屈曲的平均 PCL 力从 15° 增加到 120°（图 18-5）。通过施加 100N 的后胫骨力，增加腘绳肌载荷可显著增加屈曲 30°~105° 的平均 PCL 力（图 18-6）。当施加 5N·m 的外部胫骨力矩时，增加腘绳肌载荷会显著增加平均 PCL 力，使其超过屈膝 75°（ $P < 0.05$ ）。在 5N·m 的内部胫骨力矩下，施加腘绳肌载荷也显著增加了屈曲 60°~100° 的平均 PCL 力（ $P < 0.05$ ）。作者得出的结论是，一般而言，腘绳肌在引起交叉韧带力量水平变化方面更为有效。当膝关节弯曲大于 60° 时，在向前或向后方向施加胫骨力矩会增加 PCL 力，而分离的腘绳肌活动（伴随胫骨力矩）会进一步增加 PCL 力。

三、部分或急性孤立性后交叉韧带断裂的处理方法

该程序不适用于可能需要手术的 PCL 撕脱，以及部分 PCL 断裂且胫骨后平移增加 5mm 或更小。完全 PCL 破坏（在 90° 屈曲时增加 8~10mm 的后胫

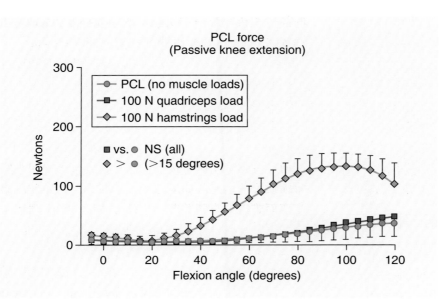

◀ 图 18–5 Posterior cruciate ligament (PCL) forces from 0 to 120 degrees of knee flexion with no tibial force. Application of a 100–N hamstring load significantly increased mean PCL force at flexion angles greater than 15 degrees.

From Markolf KL, O'Neill G, Jackson SR, McAllister DR. Effects of applied quadriceps and hamstrings muscle loads on forces in the anterior and posterior cruciate ligaments. *Am J Sports Med*. 2004;32:1144-1149.

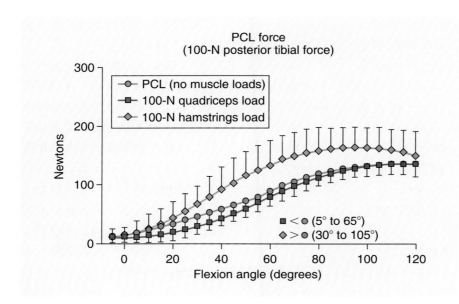

◀ 图 18–6 Posterior cruciate ligament (PCL) forces from 0 to 120 degrees of knee flexion under a constant 100–N posterior tibial force. Application of a 100–N hamstrings load significantly increased mean PCL force at flexion angles between 30 and 105 degrees.

From Markolf KL, O'Neill G, Jackson SR, McAllister DR. Effects of applied quadriceps and hamstrings muscle loads on forces in the anterior and posterior cruciate ligaments. *Am J Sports Med*. 2004;32:1144-1149.

骨平移）的目的是使 PCL 愈合并减少异常的后胫骨平移。重要的是，这包括在整个膝关节伸展或膝关节弯曲时保持正常的股骨接触。在康复的早期阶段，由治疗师在运动过程中产生的前抽屉可保护愈合的 PCL 纤维。这种针对急性 PCL 破裂的保护性程序已经被我们使用了 20 多年。治疗部分或急性孤立性 PCL 断裂的规则如下。

- 患者在受伤后 14 天内。
- 用支撑带和后小腿垫（图 18–7）或双瓣圆筒式石膏保护全膝伸直 6 周，以保持胫股复位。使用肱四头肌等轴测图，电刺激肌肉，抬腿和 25% 的负重。

- 获得 X 线检查以确认不存在胫骨后半脱位，这种情况最多可发生在 50% 的膝关节中。
- 在 2 周时，治疗师开始 0°～90° 运动，并在进行膝关节运动时保持胫骨前平移载荷。患者必须睡在支架上，并且不得在无监督的情况下进行膝关节运动。仅允许治疗师进行被动屈曲。
- 在第 4 周时，允许患者在没有支撑的情况下进行主动股四头肌伸展，使用 50% 的重量支撑并带有拐杖支撑，并继续保护支撑。
- 在 5～6 周时，将患者从支架和拐杖支撑处断离，并开始进行康复方案。应该注意的是，有些中心使用 Jack PCL Brace（Albrecht，Germany）为

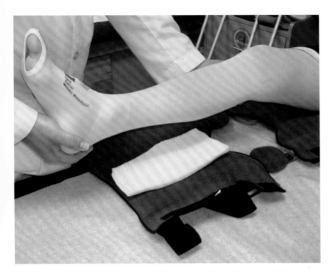

▲ 图 18-7　伸膝支具（带小腿后垫）维持胫股复位

胫骨后半脱位提供额外的保护，如果解决了失眠问题，可以考虑使用。

• 6 个月后，与对侧膝关节相比，后应力射线照相确定胫骨后平移的量。

四、后交叉韧带重建修复方法

（一）术后立即处理

术前指导患者参加康复计划。他们在术后第1 天对双侧腋下拐杖进行物理治疗，并在术后敷料中放置了一条长腿支架，并用后侧小腿垫伸直（表18-1）。更改术后绷带和敷料，以允许使用大腿高压力袜和压力绷带。早期控制术后积液对于疼痛控制和早期股四头肌再教育至关重要。除了压缩外，在这段时间内，冷冻疗法也很重要。

指导患者在第 1 周内尽可能多地保持下肢抬高。在最初 2 周内对手术和进展的最初反应为康复计划的初始阶段定下了基调。常见的术后并发症包括过度疼痛或肿胀、股四头肌关闭，以及运动范围受限。对这些问题的早期认识和治疗对于成功取得成功至关重要。

接受 QT-PB 自体移植的患者因屈膝和股四头肌收缩而疼痛加剧。他们需要在术后的前 4 周给予更多关注，以确保达到康复目标。

（二）形式

评估需要使用 PCL 重建后的治疗方式。如果患者表现出股四头肌或 VMO 肌肉的评分为中等或较差，则启动 EMS。将电极放置在 VMO 上方，以及股四头肌上腹部 1/3 的中央到外侧。患者在机器刺激的同时积极收缩股四头肌。治疗会持续 20min。便携式神经肌肉电刺激器（例如 Empi Continuum 或 Phoenix）（服装设备，DJO Global）可能对肌肉评级不佳的人有所帮助。这些设备每天使用 4～6 次，每次使用 15min，直到肌肉等级被评定为良好。

生物反馈疗法在促进股四头肌肌肉收缩方面也非常有用。将表面电极放置在选定的肌肉组件上，以向患者和临床医生提供有关主动或自愿股四头肌收缩质量的信息。如果患者由于膝关节疼痛或肌肉痉挛而难以伸直膝关节，这种方式可以增强腘绳肌的放松。当患者进行关节活动度（romge of motion，ROM）练习时，电极被放置在腘绳肌肌腹。

手术后在恢复室开始冷冻治疗。在诊所和家庭环境中都可以使用几种不同的方式。临床上，诸如 Game Ready 冷冻治疗机之类的设备用于与冷程序同时提供压缩。对于大多数患者，冷冻疗法可通过冰袋或商用冷敷袋完成。患者还可以使用商用冷却装置，每天在家中使用 4～8 次。其他市售的冷疗设备包括机动冷却器设备，该设备可保持恒定的温度并通过可提供出色疼痛控制的垫子循环冰水。重力流单位还提供有效的疼痛管理；但是，使用这些设备很难保持恒温。可以通过重力控制温度来倒流和排水，并根据需要用新鲜的冰水重新填充袖带。标准治疗时间为 20min，根据疼痛和肿胀的程度，每天进行 4 次至醒来后的每小时，时间为 20min。在某些情况下，可以根据在皮肤和设备之间使用的缓冲液的厚度来延长治疗时间。冷冻疗法通常在运动后或需要疼痛和肿胀控制时使用，并在整个术后康复方案中得到维持。

（三）支撑支具

对于没有同时进行后外侧手术而进行 PCL 重建的患者，在手术后的前 6 周要佩戴带后小腿垫的长腿铰链术后支架。每天 24 小时（包括在睡眠过程中）都要佩戴护具，以避免可能突然发生的膝关节屈伸运动。最初，支架在最初的 3～4 周伸直，然后打开 0°～90°。对于评估为生理性关节松弛或下肢肌肉控制不佳的个体，在术后长达 12 周使用支架。

在此阶段，还可以对患者的功能性 PCL 支架进行测量，这被指示用于更高级别的职业或体育活动。对于恢复较低活动水平或出现髌股关节症状的患者，髌股关节套可用于长时间站立和行走活动。

表 18-1　后交叉韧带重建后的康复协议

	周					月			
	1~2	3~4	5~6	7~8	9~12	4	5	6	7~12
术后长腿铰链支架	×	×	×						
髌骨保护带				×	×	×	×		
功能支架								×	×
最小运动范围目标（°）									
0°~90°	×								
0°~110°		×							
0°~120°				×	×				
0°~135°					×				
负重									
25% 的体重	×								
50% 的体重		×							
100% 的体重			×						
髌股 ROM 训练	×	×	×	×					
理疗									
EMS	×	×	×	×	×				
疼痛 / 肿胀管理（冷冻疗法）	×	×	×	×	×	×	×	×	×
拉伸：腘绳肌，比目鱼肌 – 腓肠肌，髂胫束，股四头肌	×	×	×	×	×	×	×	×	×
力量训练									
股四头肌等长训练，直腿抬高训练，主动伸膝训练	×	×	×	×	×				
闭链运动：步态训练，脚趾抬起，靠墙蹲，半蹲			×	×	×	×	×	×	
屈膝，腘绳肌训练 *						×	×	×	×
伸膝，股四头肌训练 *		×	×	×	×	×	×	×	×
髋关节内收 – 外展						×	×	×	×
腿部推举（70° → 10°）				×	×	×	×	×	×
平衡 / 本体感觉训练									
重心转移，跨杯步行，BBS			×	×					
BBS，BAPS，扰动训练，平衡板训练，小型蹦床				×	×	×	×	×	×
体能训练									
UBC	×	×	×	×	×				

（续表）

	周						月		
	1~2	3~4	5~6	7~8	9~12	4	5	6	7~12
固定自行车			×	×	×	×	×	×	×
水中项目						×	×	×	×
游泳（踢腿）						×	×	×	×
行走					×	×	×	×	×
攀爬机						×	×	×	×
滑冰机						×	×	×	×
椭圆机						×	×	×	×
跑步：直线								×	×
转弯：外侧转弯，8 字运动									×
增强式训练									×
全运动参与							×	×	×

第一阶段：术后 1~2 周（随访 2~4 次）	
综合观察	脚趾接触 25% 负重 支撑
评估项目（目标）	疼痛（控制） 关节炎（轻度） 髌骨活动度（良好） ROM 最小值（0°~90°） 股四头肌收缩和髌骨移位（良好） 软组织挛缩（无）
活动	ROM 0°~90° 股四头肌充分收缩 控制炎症、渗出 预防软组织挛缩 插入点韧带重建的保护

活　动	频　率	持续时间
ROM 训练	每天 3~4 次，每次 10min	
0°~90°（主动伸展 / 被动屈曲，4.5kg，前抽屉运动）		20 个周期
髌骨活动度		10 次，30s
踝泵（使用弹力带进行踝背屈）		
拉伸：腘绳肌，腓肠肌 – 比目鱼肌		5 次，30s
力量训练	每天 3 次，每次 15min	
直腿抬高训练（屈，0~2.7kg，脚踝重量）		3 次，10s

（续表）

第一阶段：术后 1～2 周（随访 2～4 次）		
活　动	频　率	持续时间
主动股四头肌等长训练		1 次，10s
伸膝（主动，90°→30°）		3 次，10s
有氧体能训练	每天 1～2 次，每次 10min	
UBC		
理疗	按要求	
EMS		20min
冷冻疗法		20min
ADL		
膝部支撑，避免入睡时膝关节突然弯曲		

第二阶段：术后 3～4 周（随访 2～4 次）		
综合观察	在下列情况下，用一根拐杖承受 50% 的重量： • 疼痛得到控制 • 控制了关节炎 • 整个 ROM 的肌肉控制 支撑	
评估项目（目标）	疼痛（控制） 渗出（最小） 髌骨活动度（良好） ROM 最小值（0°～110°） 股四头肌收缩和髌骨移位（良好） 软组织挛缩（无）	
活动	ROM 0°～110° 控制炎症、渗出 肌肉控制 预防软组织挛缩 插入点韧带重建的保护	
活　动	频　率	持续时间
ROM	每天 3～4 次，每次 10min	
被动（0°～110°，4.5kg，前抽屉运动）		20 个周期
髌骨活动度		10 次，30s
踝泵（使用弹力带进行踝背屈）		
拉伸：腘绳肌，腓肠肌 – 比目鱼肌		5 次，30s
力量训练	每天 2～3 次，每次 20min	
直腿抬高训练（屈、伸、内收、外展）		3 组 ×10 次

（续表）

第二阶段：术后 3～4 周（随访 2～4 次）		
活　动	频　率	持续时间
多角度等长训练（0°，60°）		1 组 × 10 次
伸膝训练（主动，90°→0°，0～3.4kg 重量）		3 组 × 10 次
有氧体能训练	每天 2 次，每次 10min	
UBC		
水下行走		
固定自行车（注意髌股关节）		
理疗	按要求	
EMS		20min
冷冻疗法		20min
ADL		
膝部支撑，避免入睡时膝关节突然弯曲		

第三阶段：术后 5～6 周（随访 1～2 次）		
综合观察	在下列情况下全重承载： • 无须麻醉药就能控制疼痛 • 控制了关节炎 • 整个 ROM 的肌肉控制 支撑	
评估项目（目标）	疼痛（轻微 / 无 CRPS） 渗出（最小） 髌骨活动度（良好） ROM（0°～120°） 肌肉控制（3/5） 炎症反应（无） ROM，6 周，89N 时 20°，89N 时 70°（＜3mm）	
活动	ROM 0°～120° 控制炎症、渗出 肌肉控制 对并发症（运动丧失、CRPS、前后移位增加）的认识	
活　动	频　率	持续时间
ROM 训练	每天 3 次，每次 10min	
被动（0°～120°）		
髌骨活动度		
拉伸：腘绳肌，腓肠肌 - 比目鱼肌		5 次，30s

（续表）

第三阶段：术后 5～6 周（随访 1～2 次）		
活 动	频 率	持续时间
力量训练	每天 3 次，每次 15min	
直腿抬高训练（屈曲，外展，内收，踝部负重<10% 体重）		3 组 ×10 次
多角度等长训练（90°，60°，30°）		2 组 ×10 次
伸膝训练（主动，90°→0°）		3 组 ×10 次
闭链运动		
踮脚 / 提踵训练		3 组 ×20 次
靠墙蹲		5 次
平衡训练	每天 3 次，每次 5min	
两侧和前后向重心转移		
平衡板训练，双腿支撑		
跨杯步行		
单腿站立		
有氧体能训练（注意髌股关节）	每天 2 次，每次 10min	
UBC		
固定自行车		
理疗	按要求	
EMS		20min
冷冻疗法		20min
ADL		
膝部支撑，避免入睡时膝关节突然弯曲		

第四阶段：术后 7～8 周（随访 1～2 次）	
综合观察	全承载 支撑
评估项目（目标）	疼痛（轻微 / 无 CRPS） 渗出（最小） 髌骨活动度（良好） ROM（0°～135°） 炎症反应（无） ROM，8 周，89N 时 20°，89N 时 70°（<3mm）
活动	负重，步态正常 控制炎症、渗出 肌肉控制 ROM 0°～120°

（续表）

第四阶段：术后 7～8 周（随访 1～2 次）		
活　动	频　率	持续时间
ROM 训练	每天 3 次，每次 10min	
被动（0°～120°）		
髌骨活动度		
拉伸：腘绳肌，腓肠肌 – 比目鱼肌		5 次 × 30s
力量训练	每天 3 次，每次 15min	
直腿抬高训练（屈曲，外展，内收）		3 组 × 30 次
直腿抬高训练（弹力带辅助）		3 组 × 30 次
伸膝（主动，90°→0°）		3 组 × 10 次
屈膝（主动，0°→90°）		3 组 × 10 次
闭链运动		
靠墙蹲（0°→40°）		5 次
半蹲（弹力带辅助，0°→30°）		3 组 × 10 次
腿部推举（70°→10°）		3 组 × 10 次
平衡训练	每天 3 次，每次 5min	
平衡板训练，双腿支撑		
单腿支撑站立		
有氧体能训练（注意髌股关节）	每天 2 次，每次 10～15min	
UBC		
固定自行车		
理疗	按要求	
EMS		20min
冷冻疗法		20min
ADL		
膝部支撑，避免入睡时膝关节突然弯曲		

第五阶段：术后 9～12 周（随访 1～2 次）		
综合观察	无积液，无痛 ROM，关节稳定 ROM 0°～135° 可选支架 进行日常生活能力测试，可以行走 20min 而不感到疼痛	

（续表）

第五阶段：术后 9～12 周（随访 1～2 次）		
评估项目（目标）	疼痛（最小） 手部肌肉测试（腘绳肌、股四头肌、髋外展肌 / 内收肌 / 屈肌 / 伸肌）（4/5） 肿胀（无） 关节测量，12 周，134N 时 20°，89N 时 70°（3mm） 髌骨活动度（良好） 关节运动时有骨擦音（无 / 轻微） 步态（对称）	
活动	增强力量和耐力 ROM 0°～135° 恢复正常步态	

活　动	频　率	持续时间
ROM 训练	每天 3 次，每次 10min	
拉伸：腘绳肌，比目鱼肌 – 腓肠肌，股四头肌，ITB		5 次 × 30s
力量训练	每天 2 次，每次 20min	
直腿抬高（增加伸展）		3 组 × 10 次
直腿抬高训练（弹力带辅助）		3 组 × 30 次
屈膝（90° → 30°）		3 组 × 10 次
伸膝（主动，0° → 90°）		3 组 × 10 次
闭链运动		
靠墙蹲		疲劳 × 3 次
半蹲		3 组 × 20 次
侧向上步：2～4 英寸（5～10cm）		3 组 × 10 次
平衡训练	每天 2 次，每次 5min	
平衡板训练，双腿支撑		
单腿支撑站立		
有氧体能训练（注意髌股关节）	每天 1 次，每次 15～20min	
UBC		
固定自行车		
步行		
理疗	按要求	
EMS		20min
冷冻疗法		20min
ADL		
避免下蹲，下山和斜坡，跑下楼梯，突然减速		

（续表）

第六阶段：术后 13～26 周（随访 2～3 次）		
综合观察	无积液，无痛 ROM，关节稳定 进行日常生活能力测试，可以行走 20min 而不感到疼痛 ROM 0°～135° 可选支架	
评估项目（目标）	疼痛（最小） 手动肌肉测试（5/5） 肿胀（最小） 关节测量（＜3mm） 髌骨活动度（良好） 关节运动时有骨擦音（无 / 轻微） 步态（对称） 等长试验（股四头肌和腘绳肌之间的差异 %）（30）	
活动	增强力量和耐力	

活　动	频　率	持续时间
ROM 训练	每天 2～3 次，每次 10min	
拉伸：腘绳肌，腓肠肌 – 比目鱼肌，股四头肌，ITB		5 次 ×30s
力量训练	每周 3 次，每次 20～30min	
抗阻屈膝训练（0°→90°）		3 组 ×10 次
抗阻伸膝训练（90°→30°）		3 组 ×10 次
多髋关节运动（屈曲，伸展，外展，内收）		3 组 ×10 次
腿部推举（70°→10°）		3 组 ×10 次
闭链运动	每周 3 次，相对天数（机器）	
半蹲（0°→40°）		3 组 ×20 次
靠墙蹲		疲劳 ×3 次
侧向上步：2～8 英寸（5～20cm）		3 组 ×10 次
平衡训练	每天 1～2 次，每次 5min	
平衡板训练，双腿支撑		
不稳定平面单腿支撑站立		
有氧体能训练（注意髌股关节）	每天 1 次，每次 20min	
固定自行车		
水下行走		
游泳（踢腿）		
步行		
攀爬机（低阻力，短冲程）		
椭圆机（低阻力）		

（续表）

第六阶段：术后 13～26 周（随访 2～3 次）		
活　动	频　率	持续时间
理疗	按要求	
冷冻疗法		20min
ADL		
避免下蹲，下山和斜坡，跑下楼梯，突然减速		

第七阶段：术后 27～52 周（随访 2～3 次）		
综合观察	无积液，无痛 ROM，关节稳定 进行日常生活能力测试，可以行走 20min 而不感到疼痛 可选支架	
评估项目（目标）	等速测试（等速 + 力矩 300°/s，股四头肌和腘绳肌之间的百分比差异）（10～15） 肿胀（无） 关节测量（3mm） 髌骨活动度（良好） 关节运动时有骨擦音（无 / 轻微） 单腿功能测试（9 个月：跳跃距离，定时跳跃，% 参与 vs. 未参与）（不超过 15%）	
活动	增加功能 保持力量和耐力 返回上一活动级别	

活　动	频　率	持续时间
ROM 训练	每天 1 次，每次 10min	
拉伸：腘绳肌，腓肠肌 – 比目鱼肌，股四头肌，ITB		5 次 × 30s
力量训练	每周 3 次，每次 20～30min	
抗阻屈膝训练（0°→90°）		3 组 × 10 次
抗阻伸膝训练（90°→30°）		3 组 × 10 次
多髋关节运动（屈曲，伸展，外展，内收）		3 组 × 10 次
腿部推举（70°→10°）		3 组 × 10 次
闭链运动	每周 3 次，相对天数（机器）	
半蹲（0°→40°）		3 组 × 20 次
靠墙蹲		疲劳 × 3 次
侧向上步：2～8 英寸（5～20cm）		3 组 × 10 次
平衡训练	每天 1 次，每次 5min	
平衡板训练，双腿支撑		

（续表）

第七阶段：术后 27～52 周（随访 2～3 次）		
活　动	频　率	持续时间
不稳定平面单腿支撑站立		
有氧体能训练（注意髌股关节）	每周 3 次，每次 20～30min	
固定自行车		
水下行走		
游泳（踢腿）		
步行		
攀爬机（低阻力，短冲程）		
滑冰机（短步幅和坡度，低阻力）		
椭圆机（低阻力）		
运行程序（直线，30% 缺陷等速试验）	每周 3 次，每次 15～20min	
慢跑		1/4 英里（402m）
步行		1/8 英里（201m）
倒走		18m
转弯训练（等速测试差异 20%，9 个月）	每周 3 次	
外侧，交叉步，8 字转弯		18m
功能性训练	每周 3 次	
超等长训练：双腿跳箱，跳台阶，平跳（等速测试差异 20%，9 个月）		4～6 次，15s
专项训练（等速测试差异 10%～15%）		
理疗	按要求	
冷冻疗法		20min

*. 有关膝关节运动限制，请参见每个阶段的文本。ADL. 日常生活活动；BAPS. 生物力学踝关节平台系统（Patterson Medical）；BBS. Biodex 平衡系统；CRPS. 复杂性区域疼痛综合征；EMS. 电刺激；ITB. 髂胫束；ROM. 关节活动度；UBC. 上半身循环

标准的软铰接支架不足以保护涉及 PCL 和后外侧结构的复杂重建。在术后最初 4 周内使后外侧重建处于危险之中，这些支架不能防止过大的侧向力（关节张开）。在这些膝关节中，双瓣式石膏被用于限制步行和日常生活活动期间侧向关节的张开。在控制的条件下，每天 2 次将双瓣型石膏去除，并在坐姿下进行主动膝关节伸展和被动膝关节屈曲。在步行活动中仔细重新使用石膏，以保护膝关节。术后最初 4 周后，外侧韧带重建手术应充分治愈合，患者置长腿子铰接式支架中。

（四）膝关节活动度

术后允许 0°～90° 的被动膝关节运动。完全膝关节弯曲恢复到 135° 会为 PCL 重建提供高剪切力，何时可以安全地获得这种弯曲量是未知的。因此，该计划的设计最初 8 周恢复 120°，最终弯曲逐渐实现在 10～12 周。除非存在运动或职业适应证，否则不鼓励膝关节弯曲大于 135°。前 4 周，每天膝关节运动周期的总数限制在 60 次（20 个周期，每天 3 次），以限制

在骨质和股骨隧道的 PCL 移植物过度磨损[19, 37]。

尽快恢复膝关节伸展对避免髁间切迹过度瘢痕化或后囊挛缩很重要。在术后第 7 天未能达到延长目标的患者将进入超压程序。脚和脚踝支撑在毛巾或其他装置上，提升腘绳肌和腓肠肌，让膝关节伸直。这个练习进行 10min，每天重复大约 6 次。可在大腿和膝关节远端增加 4.5kg 的重量，以拉伸后囊（图 18-8）。应注意保持悬吊体重远离胫骨近端以避免后剪应力。术后 3～6 周膝关节伸直度为零。如果这没有完成，或者如果临床医生注意到一个硬抵抗的结束感觉，可能需要一个连续铸造程序（见第 38 章）。避免过伸以保护愈合的 PCL 移植物。

在坐姿下进行被动屈膝运动，使用前部手动力提供胫骨近端支撑，以防止后退。在被动屈膝过程中，胫骨近端保持 4.5kg 的前抽屉（图 18-9），因为屈曲 70° 后 PCL 力显著增加。膝关节屈伸运动在最初的 6 周内主要是被动的，然后再主动。必须注意避免激活腘绳肌。其他有助于屈曲的超压技术包括椅子滚动（图 18-10）、使用相反肢体墙壁滑动（图 18-11）、商用器械（图 18-12）、股四头肌被动拉伸练习。

（五）承重

在术后的前 1～2 周，允许患者承受其体重的 25%。缓慢地进行负重，并且通常在术后第 6 周停用拐杖。一旦支架松开，就可以使用正常的步态技术进行负重，限制膝关节的锁定位置，并在整个步态周期中鼓励正常的屈曲。这使得脚跟到脚下的行走、腰部股四头肌收缩、步态周期中的髋部和膝关节屈曲都可以正常进行。由于可能出现股四头肌回避步态模式，因此避免了长时间的锁定膝关节位置。

一旦患者完全负重，就应警告他们避免下蹲、走下坡路或坡道或任何突然的减速运动，这些运动可能会对 PCL 移植物施加较大的力。这些预防措施

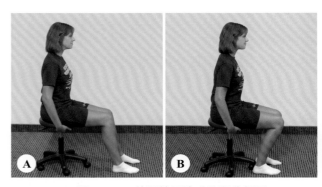

▲ 图 18-10　使用椅子滚动的屈曲超压

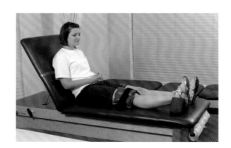

▲ 图 18-8　使用悬挂砝码的扩展超压

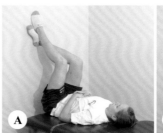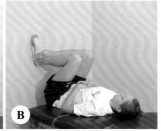

▲ 图 18-11　使用壁滑技术的弯曲超压

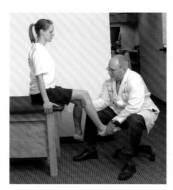

▲ 图 18-9　膝关节屈曲运动练习，
使用胫骨前压力防止胫骨后退

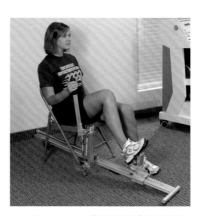

▲ 图 18-12　商用屈膝超压装置

至少要在术后 6 个月内保持。

（六）髌骨松动

髌骨的活动对促进膝关节的全方位运动很重要。髌骨活动性的丧失通常与膝关节运动并发症有关，在极端情况下，还会导致髌骨下移[34]。髌骨滑动在所有四个平面（上下和内外侧）进行，持续加压至适当的髌骨边界至少 10s（图 18-13）。这个练习在 ROM 练习完成前进行 5min。如果检测到伸肌迟滞，需要谨慎，因为这可能与髌骨上移不良有关，表明需要进一步强调这项运动。术后约 8 周进行髌骨松动。

（七）灵活性

腘绳肌和腓肠肌灵活性运动是在术后第 1 天开始的。持续静态拉伸 30s，重复 5 次。改良跨栏跑伸展运动是最常见的腘绳肌运动，而毛巾牵引是最常见的腓肠肌伸展运动。这些练习有助于控制疼痛的发生，因为当膝关节保持弯曲的位置时，腘绳肌会产生反射反应。同样，毛巾牵引运动可以帮助减轻小腿、跟腱和脚踝的不适。这些伸展是 ROM 程序的关键组成部分，因为放松这些肌肉群的能力对于实现完全被动的膝关节伸展是必不可少的。必须指导患者不要进行剧烈的、有攻击性的拉伸，这可能导致腘绳肌肌肉的激活。PCL 重建术在任何时候都有一个后腿软垫保护，保持膝关节伸展。

髂胫束牵拉开始于术后第 9 周。这些练习有助于实现全膝关节屈曲和控制侧髋和大腿紧度。当设计一个灵活性程序时，治疗师应该确定个体希望返回的特定运动或活动，以及该活动的位置或物理要求。患者在正式护理后，应继续实施弹性计划。

（八）强化

强化计划在术后第一次随访时开始。早期强调股四头肌群对于安全恢复功能活动和防止在膝关节弯曲超过 50° 的活动中发生胫骨后半脱位至关重要。在这一阶段的康复，开始一个良好的主动股四头肌

收缩奠定了基调，为加强计划的进展。

股四头肌等长收缩每小时进行 10s，10 次重复，每天 10 次。治疗师和患者对收缩的评估是至关重要的。患者可以通过视觉或手动方式监测收缩，将收缩质量与对侧肢体的收缩质量进行比较。他或她还可以评估髌骨在收缩过程中的优越迁移，大约是 1cm，在收缩初期放松时髌骨的下移位。

术后立即进行的其他运动包括仰卧直腿抬高和主动辅助膝关节伸展（术后 1 周和 2 周 70° 至 0°，然后 90° 至 0°）。患者必须在腿部抬高的情况下实现充分的股四头肌等长收缩，以利于股四头肌。最初，使用 0.45～0.9kg 的脚踝重量；最终，只要不超过患者体重的 10%，使用 4.5kg 的脚踝重量。

如果在等长收缩过程中观察到张力不良，主动辅助伸展运动可促进股四头肌。术后 3～4 周，合并内收外展直腿抬高。特殊情况是膝关节同时进行后外侧手术，其外展腿抬高延迟至术后 7～8 周。术后第 9 周开始伸直（俯卧）抬腿。这些运动至少持续到术后第 12 周。

一旦开始部分负重，CKC 练习就开始了。第一项 CKC 运动是跨杯步行，这是一项旨在在步态中间阶段促进股四头肌充分控制以防止膝关节过伸的活动（图 18-14）。当患者体重从 50% 增加到 75% 时，开始抬脚加强腓肠肌 - 比目鱼肌，控制股四头肌靠墙蹲等长运动，加强股四头肌。靠墙蹲的目的是通过进行肌肉疲劳训练来改善股四头肌的收缩。这项运动可以修改，以减少髌骨疼痛或增加对股四头肌

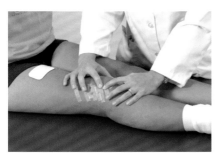

▲ 图 18-13　髌骨松动

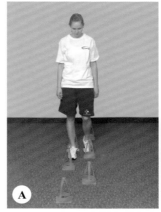 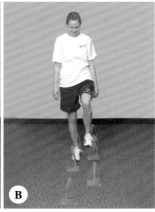

▲ 图 18-14　术后早期使用跨杯步行，以发展手术和对侧肢体之间的对称性，髋关节和膝关节屈曲，在中间的股四头肌控制，在中间的髋关节和骨盆控制，以及推腿时的腓肠肌 - 比目鱼肌控制

的压力。髌骨疼痛可通过改变坐姿的膝关节屈曲角度或通过细微地改变趾向外 / 趾角度不超过 10° 而减小。

靠墙蹲时股四头肌的附加应力可以通过几种方法来完成。首先，患者可以自动设置四头肌一旦达到最大膝关节屈曲角度，通常在 30°～45°。这种收缩和膝关节屈曲位置一直持续到肌肉疲劳发生，并且运动重复 2～3 次，每天重复 8 次。在第二个修改中，患者通过挤压大腿远端之间的球来进行髋内收缩。这一修改促进了 VMO 的收缩。在第三种变化中，患者用手握住哑铃以增加体重，从而促进股四头肌更强烈的收缩。最后，患者可以将体重转移到相关侧，以刺激单腿收缩。这些练习是非常有益的，并导致患者经历真正的肌肉锻炼，因为每次重复被保持到最大股四头肌疲劳，这通常不是在这一点与其他练习。理想情况下，每台设备应执行 2 次，每天重复 4 次。

最后一个 CKC 练习是半蹲。最初，患者的体重被用作抵抗力。治疗管或手术管逐渐被用作抵抗机制（图 18-15）。控制下蹲深度以保护髌股关节。快速、平稳、有节奏的下蹲动作以高固定 / 高重复的节奏进行，促进肌肉疲劳。髋关节的位置是重要的监测，以强调股四头肌。躯干弯曲增加有助于增加腘绳肌牵缩[35]，因此必须仔细监测，以避免腘绳肌腱收缩至少 3～6 个月。

由于举重机提供的肌肉群隔离优势，OKC 练习被纳入康复计划。最初，如果机器上最轻的重量太重，不能单独由受累的肢体举起，则指示患者用双

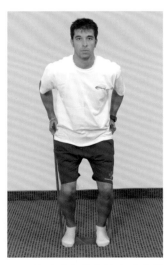

▲ 图 18-15　使用弹力带会使半蹲变得更加困难

腿抬起重量，并用受累的一侧降低重量。如果出现肌腱炎或过度使用综合征，偏心收缩也可用于力量训练的晚期。体重训练用于康复的后期阶段，并在患者恢复活动后继续进行。

开始伸展、髋关节、腿部推举和大腿弯曲 OKC 练习的时间见表 18-1。膝关节屈曲腿部收缩和髋外展内收练习推迟到第 4 个月后，以避免过度的后剪切力。术后第 8 周允许腿部推举（范围为 50° 至 0°）。由于膝关节伸展 OKC 练习可能会对愈合的移植物和髌股关节造成潜在的问题，因此需要谨慎。许多患者由于在伸展末期（0°～30°）不适当的训练而导致持续的前膝或髌股关节疼痛，其结果不令人满意。因此，这种运动最初可以延迟以保护 PCL 移植物（避免较低的屈曲角度）相对于保护髌骨（不进入终端延伸）。膝关节伸展运动的建议包括强调髌股保护（监测疼痛、肿胀和皱纹的变化）和逐渐增加体重以避免过度使用综合征。

一个完整的下肢强化计划对康复计划的长期成功至关重要。腓肠肌力量是早期步行和跑步的重要组成部分。此外，上肢和核心力量项目对于安全重返工作或运动非常重要。这些练习作为一般条件反射的一部分，并强调一般力量训练的概念。体育和位置特异性是考虑到设计程序，以最大限度地发挥其效益。

（九）平衡、本体感觉和扰动训练

当患者部分负重时，术后 4～6 周开始平衡和本体感觉训练。第一个练习包括从一边到另一边和从前面到后面的重量转移。这项活动有助于患者对腿部承受负重压力的能力的信心，并启动对膝关节位置感的刺激。第二个练习是跨杯步行，它的目的是提高力量和发展之间的手术和未涉及的肢体的对称性。跨杯步行有助于发展髋关节和膝关节屈曲，在中间的股四头肌控制，在中间的髋关节和骨盆控制，以及推腿时的腓肠肌 - 比目鱼肌控制，并控制用臀部步行。

当完全负重完成后，另一个有助于平衡控制的活动是单腿平衡练习。站立姿势是使这个练习有益的关键。患者被指示将脚向前伸直，膝关节弯曲 20°～30°，双臂向外伸展至水平方向，躯干直立，肩膀在臀部以上，臀部在脚踝以上。这项活动的目的是站在一个位置，直到平衡被打破。一个小的或不稳定的表面可以用来使这个练习更具挑战性。在柔

软的表面上产生的不稳定位置需要比在平面上更大的动态肢体控制（图 18-16）。

在完全独立负重的早期阶段，半泡棉卷被用作步态再训练计划的一部分。在半滚轮上行走有助于患者发展平衡和动态肌肉控制，以保持直立的位置，并能够从滚轮的一端走到另一端。额外的步态和平衡活动可能包括带步行为前进、后退、横向和怪物步行（对角线前进步行）。这些活动挑战单腿平衡和近端腿部控制。发展一个平衡中心，四肢对称，股四头肌控制在中间，姿势定位是这种类型的训练获得的好处。

术后第 7～8 周开始采用微扰训练技术。治疗师站在患者身后，定期干扰患者的身体姿势和平衡，以增强膝关节的动态稳定性。这些技术包括与患者直接接触（图 18-17）或破坏患者所站的平台（图 18-18）。

另一种有效的本体感觉性运动是平衡板，患者先采用双腿站立，随着力量和平衡的增强，最终采用单腿站立。为了提供更大的功能挑战，患者可以采用单腿站立的姿势，将一个加重的球扔 / 接住一个倒置的小型蹦床，直到出现疲劳。

使用更复杂的设备为本体感觉程序增加了另一个维度，因为某些单元客观地试图记录平衡和动态控制。有许多可用的平衡系统，成本差异很大。两个比较常见的单位包括 Biodex 平衡系统和 Neurocom 平衡系统。虽然这些系统可以提供客观的信息，但需要更多的研究来证明每个单元的成本和可靠性。

（十）条件

在整个康复方案中，调节程序的首要考虑是在

不损害关节的情况下对心血管系统施加压力。根据可行性，在术后第 3～4 周可以使用上肢肌力计开始心血管计划。手术肢体应抬高，以减少下肢肿胀。这个练习是在能忍受的情况下进行的。

术后第 5～6 周开始固定骑自行车。在骑自行车的时候，座位的高度根据患者的身体大小调整到最高水平，在锻炼时使用低阻力水平。脚趾夹应避免减少腘绳肌受累。术后第 9～12 周，逐渐合并滑冰机、椭圆机和攀爬机。对于有症状或关节软骨恶化的患者，强烈提倡保护髌股关节免受高应力。如果允许使用攀爬机，则应鼓励使用短步和较低的阻力水平。监测心率将确保工作水平足以改善心血管健康。

早期训练的目标包括促进全 ROM、步态再训练和心血管再训练。为了提高心血管耐力，该计划应

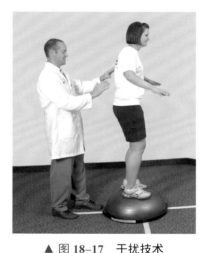

▲ 图 18-17　干扰技术
治疗师站在患者后面间歇地触摸患者的背部以打破平衡

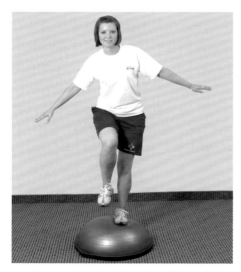

▲ 图 18-16　单腿站立在不稳定平台上

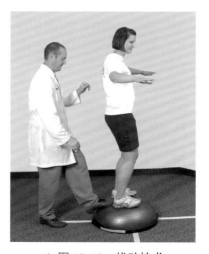

▲ 图 18-18　扰动技术
治疗师站在患者后面间歇轻敲不稳定平台，干扰平衡

每周至少进行 3 次，每次 20～30min，并至少进行 60%～85% 的最大心率的运动。一般认为，在较高水平的最大心率百分比的表现取得更大的心血管效率和耐力。

完整的心血管锻炼计划是康复后期的重要组成部分。除了前面描述的练习，水中项目包括自由泳或扑打腿部的膝关节练习、水中步行、水中有氧运动和深水跑步。决定哪种心血管运动是适于患者的。评估的因素包括伴随的手术程序、继发性损伤、获得特定设备、个人偏好和先前的经验。

（十一）运行与敏捷性程序

目前的研究不允许预测 PCL 移植物的强度恢复；因此，保守的估计关于回到激烈的活动是必要的。为了启动运行程序，患者必须在等距测试中显示不超过股四头肌和腘绳肌平均力矩的 30%，在关节镜测试中前后位移增加不超过 3mm，术后至少 6 个月。我们的临床研究发现，在理想的条件下，在一名优秀运动员身上进行自体股四头肌腱 - 髌股骨移植是安全的，不会导致移植物拉伸或胫骨后侧移位。然而，大多数业余运动员直到手术后 9～12 个月才开始这项计划。何时为同种异体移植引入更剧烈的跑步和转向活动的规则还没有科学的建立。一般来说，一个谨慎的原则是为移植物的愈合和重建提供额外的时间，并等待 12 个月，尽管公认的是同种异体移植物的愈合被进一步延迟。跑步计划是根据患者希望回到的运动，以及特定的位置或活动的身体要求而设计的。例如，一个人回到短时间、高强度的活动中参加短跑项目，而不是长距离耐力项目。

开始阶段的运行程序是首先执行的直走 / 运行组合。跑步距离为 18m、37m、55m 和 91m，包括向前和向后的距离。最初，跑步速度是患者正常速度的 1/4～1/2，然后逐渐发展到 3/4 到全速。当休息阶段的长度是训练阶段长度的 2～3 倍时，应用间隔训练 - 休息方法。跑步计划每周进行 3 次，时间与力量计划相反。由于跑步项目最初可能达不到有氧水平，交叉训练项目被用来促进心血管健康。交叉训练和力量训练在同一天进行。

在患者能够全速向前直跑后，程序进展包括横向跑和交叉跑。短距离，如 18m，用来提高速度和灵活性。侧对侧跑过杯子可以用来促进本体感觉。在这个时候，体育专用的设备被引入来提高技术发展（例如，一个足球运动员的运球和传球活动）。这些

变化是有用的，以激励患者和尽量减少无聊的训练。

第三阶段的跑步计划包含了 8 字跑步训练。这些训练以长而宽的动作模式开始，以鼓励微妙的转向。训练距离最初为 18m；随着速度和信心的提高，距离减少到大约 9m。这个阶段的进展类似于刚刚描述的侧对侧训练。强调速度和灵活性，并引入设备，以发展体育专项技能。

运行程序的第四阶段介绍了转向模式。这些模式包括 45° 和 90° 角度的方向变化，允许患者从细微的转向进展到急剧的转向。

（十二）增强式训练

增强式训练是在成功完成跑步计划后开始的，以最小化双侧神经肌肉功能和本体感觉的改变。这项训练在术后第 9 个月后开始，以满足那些希望恢复剧烈运动的患者。同样，当使用 PCL 同种异体骨移植时，这种训练应该以经验为基础推迟 12 个月。在等速测试中，患者股四头肌和腘绳肌的损伤不应超过 20%。进行增强式训练时，重要的参数是表面、鞋和热身。跳跃训练应该在坚固的表面上进行，例如木制的健身地板。应避免混凝土等非常坚硬的表面。应该穿交叉训练或跑步鞋，以提供足够的减震，以及足部足够的稳定性。检查磨损模式和外部鞋底磨损将有助于避免过度使用的伤害。

在跳跃中，患者要求保持身体重量在脚掌上，跳跃和着陆时膝关节弯曲，与肩同宽，避免膝关节过伸和整体外翻下肢位置（图 18-19）（见第 14 章）。患者应该明白这些是反应和敏捷性的练习，虽然强调速度，但在整个练习过程中必须保持正确的身体姿势。

第一个练习是用两条腿在水平面上跳方块。我们用胶带根据四个同样大小的箱子在地板上创建了一个方形网格。指导患者先从 1 号方块前后跳到 3 号方块，然后从 1 号方块左右跳到 2 号方块。第二层次合并这两个方向成一个序列，还包括向右和向左两个方向跳跃（例如，3 号、4 号、2 号、1 号的顺序）。第三层次发展到对角跳，第四层次包括在 90° 和 180° 方向跳跃。一旦患者可以进行第四层次双腿跳跃，单腿也可以进行同样的练习。下一阶段包含垂直的箱式跳线。

重要的是要强调增强式锻炼是紧张的，充分的休息必须包括在计划中。个人训练可以以类似间歇训练的方式进行。最初，休息时间是运动时间的

2～3 倍，然后逐渐减少到 1～2 倍。增强式训练每周进行 2～3 次。

改进是通过计算在定义的时间段内的跳跃次数来度量的。最初的锻炼时间是 15s。患者被要求在 15s 内完成尽可能多的方块间的跳跃。对每个方向和记录的跳数进行三组操作。随着跳跃次数的增加和患者信心的增加，项目也在进展。

对于那些希望恢复高风险运动（包括跳跃、转向、扭转和旋转）的运动员，我们建议他们在恢复这些运动之前完成一个 Sportsmetrics 训练课程，以降低再次受伤的风险[27]。虽然最初是为了预防女性运动员前交叉韧带损伤而开发的，但我们从经验上认为，该程序适用于 ACL 和 PCL/ 后外侧韧带重建术后的

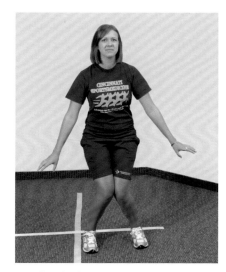

▲ 图 18-19 增强式跳跃练习时外翻下肢，整体位置不正确

末期康复。因为这个项目教运动员控制上半身、躯干和下半身的位置；活动时增加髋部和膝关节的屈曲，降低重心；发展肌肉力量和技术以减少地面反作用力。此外，在第一轮接触前，运动员要预先确定身体和下肢的位置，以获得最大的膝关节稳定性和刚度。该计划包括一个动态热身、增强式跳跃训练、强化练习、有氧训练、敏捷性和风险意识训练。培训每周进行 3 次，每周 3 天，共 6 周，详细内容见第 14 章。

（十三）重返体育活动

PCL 重建后的出院标准基于患者的运动和职业目标、症状评分、压力 X 线（90° 屈曲）、KT-2000（MEDmetric）测试、肌力测试和单腿单跳功能测试（表 18-2）。首先，患者完成辛辛那提运动量表和职业评定量表，提供术后所需的运动和职业水平。完成治疗方案后，疼痛、肿胀和给药方式按辛辛那提症状分级表进行评分[2]。患者在出院前不得经历他或她希望参加的活动量。

应力 X 线是按照先前的描述进行的[10]，在建议恢复剧烈运动之前，两膝之间的差值必须在 5mm 以内。

肌肉强度测试使用 Biodex 等速测力计（Biodex）进行，以确保在开始增强式、跑步和转向程序之前存在足够的强度。在最终出院前，至少完成了 2 次单腿单跳功能测试，并计算出了先前描述的肢体对称性[18]。

如前所述，希望恢复涉及跳跃、转向和旋转

表 18-2 后交叉韧带重建后出院康复标准

想要开展的运动	职业等级	症状分级 *，疼痛，肿胀	应力 X 线，70°，89N（mm）	KT-2000，70°，总 AP，I-N（mm）	生物等距测试（%Defcit I-N）	单腿单跳功能测试对称性（%）
跳跃，旋转，转向 ‡‡	重度 / 严重	10 级	<3	<5	≤15	≥85
跑，转，扭	中度	8 级	<5	<5	≤20	≥85
游泳，骑自行车	轻度	6 级	<8	5～7	≤30	≥75
无，日常活动	非常轻度	4 级	<8	5～7	>30	<75

*. 见第 41 章

†. 10 级，膝关节正常，无剧烈运动及跳跃症状；8 级，无中度工作 / 运动症状，可跑步、转身、扭转；6 级，轻微运动，如游泳、骑自行车无症状；4 级，日常活动无症状

‡. 也可以考虑在回到这些活动之前完成一个运动指标课程

I-N. 受累与不受累肢体

等高风险运动的运动员，应在返回这些运动之前完成一门 Sportsmetrics 训练课程，以减少再次受伤的风险。

鼓励对患者进行功能试验，以监测其是否出现过度使用症状或给予方式发作。在成功恢复活动后，鼓励患者继续进行维护计划。在赛季中，建议每周进行 2 次训练。在淡季或季前赛，这个项目应该每周进行 3 次，以最大限度地提高灵活性、力量和心血管耐力。

五、后外侧重建术后的康复方案

慢性后外侧结构断裂的患者可能会随着时间的推移而改变步态，其中膝关节过伸发生在站立阶段（见第 29 章）。对这些患者实施术前步态再训练计划，

因为未能纠正这个问题会增加任何后外侧重建手术失败的风险。

后外侧结构断裂有多种手术选择（见第 17 章）。康复方案包括立即保护膝关节运动，但强调最大限度的保护，以防止过度的关节载荷，防止拉伸和失败的后外侧移植物或进展程序（表 18-3）。患者被警告要避免过伸和活动，将招致内翻载荷的关节。延迟完全屈膝、完全负重、开始某些强化和调节练习、跑步和完全恢复运动活动都被纳入。

通过人工检查外侧关节开口和胫骨外旋来监测后外侧重建。任何患者如果在治疗过程中遇到困难或出现并发症，都需要在正式的临床环境中进行额外的监督。

术后即刻处理与 PCL 重建相似。术后 4 周采用

表 18-3　膝关节后外侧重建术后的康复方案

		周					月			
		1~2	3~4	5~6	7~8	9~12	4	5	6	7~12
支具	双瓣铸铁支具	×	×							
	自定义内侧卸载器或铰链式软组织支撑			×	×	×	×	×	×	×
最小运动范围目标（°）	0°~90°	×	×							
	0°~110°				×					
	0°~120°					×				
	0°~130°					×				
负重	无	×								
	垫脚，25% 体重		×							
	25%~50% 体重			×						
	100% 体重，拐杖支撑				×					
	100% 体重					×				
髌股 ROM 训练		×	×	×	×					
理疗	EMS	×	×	×	×					
	疼痛/肿胀管理（冷冻疗法）	×	×	×	×	×	×	×	×	×
拉伸：腘绳肌，腓肠肌-比目鱼肌，髂胫束，股四头肌		×	×	×	×	×	×	×	×	×
力量训练	股四头肌等长训练，直腿抬高训练	×	×	×	×	×				

（续表）

		周					月			
		1~2	3~4	5~6	7~8	9~12	4	5	6	7~12
力量训练	主动伸膝训练	×	×	×	×	×				
	闭链运动：步态训练，脚趾抬起，靠墙蹲，半蹲			×	×	×	×	×	×	
	屈膝（90°）						×	×	×	×
	伸膝（90°→30°）			×	×	×	×	×	×	×
	多髋关节运动（外展，内收）						×	×	×	×
	腿部推举（70°→10°）						×	×	×	×
平衡/本体感觉训练	重心转移，跨杯步行，BBS				×	×				
	BBS，BAPS，扰动训练，平衡板训练，小型蹦床						×	×	×	×
调节	UBC		×	×	×					
	固定自行车			×	×	×	×	×	×	×
	水中项目						×	×	×	×
	游泳（踢腿）						×	×	×	×
	步行						×	×	×	×
	攀爬机						×	×	×	×
	滑冰机						×	×	×	×
	椭圆机						×	×	×	×
跑步										×
转弯训练（外侧，交叉步，8字转弯）										×
增强式训练										×
全运动参与										×

第一阶段：术后 1~2 周（随访 2~4 次）

综合观察	无重量轴承，最大限度的保护 双瓣铸铁支具 必须避免过伸、内翻载荷、侧关节开口
评估项目（目标）	疼痛（控制） 关节积血（轻微） 髌骨活动度（好） ROM 最小（0°~90°） 股四头肌收缩和髌骨迁移（良好） 软组织挛缩（无）

（续表）

第一阶段：术后 1～2 周（随访 2～4 次）		
目标	ROM 0°～90° 保护韧带重建 足够的股四头肌收缩 控制炎症，积液	

活　动	频　率	持续时间
ROM 训练	每天 3～4 次，每次 10min	
被动，0°～90°，4.5kg 外力		
髌骨活动度		
踝泵（使用弹力带进行踝背屈）		
拉伸：腘绳肌，腓肠肌 – 比目鱼肌		5 次，30s
力量训练	每天 3 次，每次 15min	
直腿抬高训练（屈）		3 组 ×10 次
主动股四头肌等长训练		1 组 ×10 次
伸膝（主动，90°→30°，屈膝控制）		3 组 ×10 次
理疗	根据需要	
EMS		20min
冷冻疗法		20min

第二阶段：术后 3～4 周（随访 2～4 次）		
综合观察	不负重，最大限度保护 双瓣铸铁支具 必须避免过伸，内翻载荷，侧关节开放	
评估项目（目标）	疼痛（控制） 积液（轻度） 髌骨活动度（良好） ROM 最小值（0°～90°） 股四头肌收缩和髌骨移位（良好） 软组织挛缩（无）	
目标	ROM 0°～90° 保护性韧带重建 控制炎症，渗出 肌肉控制	

活　动	频　率	持续时间
ROM 训练	每天 3～4 次，每次 10min	
被动，0°～90°，外翻力 4.5kg		
髌骨活动		
踝泵（使用弹力带进行踝背屈）		

（续表）

第二阶段：术后 3～4 周（随访 2～4 次）		
活　动	**频　率**	**持续时间**
拉伸：腘绳肌，腓肠肌 – 比目鱼肌		5 次，30s
力量训练	每天 2～3 次，每次 20min	
直腿抬高（屈曲）		3 组 × 10 次
多角度等长训练（0°，60°）		1 组 × 10 次
膝关节伸展（主动辅助，90°→30°，前屈控制）		3 组 × 10 次
有氧体能训练	每天 2 次，每次 10min	
UBC		
理疗	根据需要	
EMS		20min
冷冻疗法		20min

第三阶段：术后 5～6 周（随访 1～2 次）		
综合观察	部分（25%～50%）承重时： • 疼痛在没有麻醉药的情况下得到控制 • 关节出血得到控制 • ROM 0°～100° • 肌肉控制整个 ROM 自定义内侧卸载支撑或铰链式软组织支撑 避免过伸，内翻载荷	
评估项目（目标）	疼痛（轻度 / 无 C 反应蛋白） 积液（最小） 髌骨活动度（好） ROM 0°～110° 肌肉控制（3/5） 炎症反应（没有）	
目标	ROM 0°～110° 控制炎症，积液 保护韧带重建 肌肉控制 并发症的早期识别（运动异常、CRPS、髌股关节改变） 50% 的负重	
活　动	**频　率**	**持续时间**
ROM 训练	每天 3 次，每次 10min	
被动，0°～110°		
髌股 ROM 训练		
拉伸：腘绳肌，腓肠肌 – 比目鱼肌		5 次，30s

（续表）

第三阶段：术后 5～6 周（随访 1～2 次）		
活 动	频 率	持续时间
力量训练	每天 2 次，每次 20min	
直腿抬高训练（屈曲，脚踝负量＜10% 体重）		3 次，10s
等距训练：多角度（90°、60°、30°）		2 次，10s
伸膝（90°→30°）		3 次，10s
闭链		
半蹲		3 次，20s
踮脚 / 提踵训练		3 次，20s
有氧体能训练（注意髌股关节）	每天 2 次，每次 10min	
UBC		
固定自行车		
步态训练（恢复负重后拉伸重建的高风险）		
肌肉控制，股四头肌和腘绳肌		
脚趾向外步态行走，避免脚趾内翻		
观察任何内翻或过伸的步态		
平稳姿态相位屈曲模式		
理疗	根据需要	
EMS		20min
冷冻疗法		20min

第四阶段：术后 7～8 周（随访 1～2 次）	
综合观察	拐杖承受全部重量 • 疼痛得到控制 • 关节出血得到控制 • ROM 0°～120° • 实现股四头肌自主收缩 自定义内侧卸载支撑或铰链式软组织支撑
评估项目（目标）	疼痛（轻度 / 无 C 反应蛋白） 积液（最小） 髌骨活动度（好） ROM 0°～120° 肌肉控制（4/5） 炎症反应（没有）

（续表）

第四阶段：术后 7～8 周（随访 1～2 次）		
目标	完整负重 肌肉控制 保护韧带重建 控制炎症、积液 ROM 0°～120°	
活　动	**频　率**	**持续时间**
ROM 训练	每天 2 次，每次 10min	
0°～120°		
髌股 ROM 训练		
拉伸：腘绳肌，腓肠肌 – 比目鱼肌		5 次，30s
强度	每天 2 次，每次 2min	
直腿抬高训练（屈，伸，外展，内收）		3 次，10s
直腿抬高训练（弹力带）		3 次，30s
伸膝（90°→30°）		3 次，10s
闭链运动		
靠墙蹲		至疲劳，×3
半蹲（弹力带，0°→30°）		3 次，20s
踮脚 / 提踵训练		3 次，20s
平衡训练	每天 3 次，每次 5min	
跨杯步行		
平衡板训练，双腿支撑		
有氧体能训练（注意髌股关节）	每天 1～2 次，每次 15min	
UBC		
固定自行车		
步态训练		
进度计划		
继续观察内翻、过伸		
理疗	根据需要	
EMS		20min
冷冻疗法		20min

（续表）

（续表）

第五阶段：术后 9～12 周（随访 1～2 次）		
综合观察	负重（第 12 周）时 • 疼痛和积液得到控制 • 肌肉控制整个 ROM ROM 0°～135° 自定义内侧卸载支撑或铰链式软组织支撑	
评估项目（目标）	疼痛（轻度 / 无 C 反应蛋白） 手动肌肉测试（腘绳肌、股四头肌、髋关节外展肌 / 内收肌 / 屈肌 / 伸肌）(4/5) 肿胀（最小） 髌骨活动度（好） 骨擦音（没有 / 轻微） 步态（对称）	
目标	增加力量和耐力 ROM 0°～130° 正常步态，无内翻，过伸	

活 动	频 率	持续时间
ROM 训练	每天 2 次，每次 10min	
拉伸：腘绳肌，腓肠肌 - 比目鱼肌，股四头肌，ITB		5 次，30s
强度	每天 2 次，每次 20min	
直腿抬高训练，平躺		3 组 ×10 次
直腿抬高训练，弹力带		3 组 ×30 次
伸膝（抗阻，90°→30°）		3 组 ×10 次
腿部推举（70°→10°）		3 组 ×10 次
多髋关节运动（屈，伸，外展，内收）		3 组 ×20 次
闭链运动		
靠墙蹲		至疲劳 ×3 次
半蹲（弹力带，0°→40°）		3 组 ×20 次
侧向上步：2～4 英寸（5～10cm）		3 组 ×10 次
踮脚 / 提踵		3 组 ×10 次
平衡训练	每天 3 次，每次 5min	
跨杯步行		
平衡板训练，双腿支撑		
有氧体能训练（注意髌股关节）	每天 1 次，每次 10～15min	
固定自行车		
理疗	根据需要	
冷冻疗法		20min

（续表）

第六阶段：术后 13～26 周（随访 2～3 次）		
综合观察	无积液，无痛 ROM，关节稳定 执行 ADL，可以行走 20min 不疼 ROM 0°～130° 自定义内侧卸载支撑或铰链式软组织支撑	
评估项目（目标）	疼痛（最小） 肌肉测试 (4/5) 肿胀（最小） 髌骨活动度（好） 骨擦音（没有 / 轻微） 步态（对称）	
目标	增加力量和耐力	

活　动	频　率	持续时间
ROM 训练	每天 2 次，每次 10min	
拉伸：腘绳肌，腓肠肌 – 比目鱼肌，股四头肌，ITB		5 次 ×30s
强度	每周 3 次，每次 20～30min	
直腿抬高训练：弹力带，高速		3 组 ×30 次
屈膝（主动，0°→90°)		3 组 ×10 次
伸膝（抗阻，90°→30°)		3 组 ×10 次
腿部推举 (70°→10°)		3 组 ×10 次
多髋关节运动（屈，伸，外展，内收）		3 组 ×10 次
闭链运动	每周 3 次，相对天数（机器）	
靠墙蹲		至疲劳，×3 次
半蹲（弹力带，0°→40°)		3 组 ×20 次
侧向上步：2～4 英寸（5～10cm）		3 组 ×10 次
平衡训练	每天 1～2 次，每次 5min	
平衡板训练，双腿支撑		
单腿站立		
有氧体能训练（注意髌股关节）	每周 3 次，每次 20min	
固定自行车		
水下行走		
游泳（踢腿）		
步行		
攀爬机（低阻力，短冲程）		

（续表）

第六阶段：术后 13～26 周（随访 2～3 次）		
活 动	**频 率**	**持续时间**
滑冰机（短步幅和坡度，低抗阻）		
椭圆机		
理疗	根据需要	
冷冻疗法		20min

第七阶段：术后 27～52 周（随访 2～3 次）		
综合观察	无积液，无痛 ROM，关节稳定 执行 ADL，可以行走 20min 不疼 自定义内侧卸载支撑或铰链式软组织支撑	
评估项目（目标）	等距测试（股四头肌和腘绳肌的差异 %）（10～15） 肿胀（没有） 髌骨活动度（好） 骨擦音（没有 / 轻微）	
目标	增加功能 恢复到以前的活动水平 保持力量、耐力	
活 动	**频 率**	**持续时间**
ROM 训练	每天 1 次，每次 10min	
拉伸：腘绳肌，腓肠肌 – 比目鱼肌，股四头肌，ITB		5 次，30s
力量训练	每周 3 次，每次 20～30min	
直腿抬高训练：弹力带，高速		3 组 ×30 次
屈膝（0°→90°）		3 组 ×10 次
伸膝（抗阻，90°→30°）		3 组 ×10 次
腿部推举（70°→10°）		3 组 ×10 次
多髋关节运动（屈，伸，外展，内收）		3 组 ×10 次
闭链运动	每周 3 次，相对天数（机器）	
靠墙蹲		至疲劳 ×3 次
半蹲（0°→40°）		3 组 ×20 次
侧向上步：2～8 英寸（5～20cm）		3 组 ×10 次
平衡训练	每天 1 次，每次 5min	
平衡板训练，双腿支撑		
单腿站立		
有氧体能训练（注意髌股关节）	每周 3 次，每次 20～30min	

（续表）

第七阶段：术后 27～52 周（随访 2～3 次）		
活　动	频　率	持续时间
固定自行车		
水下行走		
游泳（踢腿）		
步行		
攀爬机（低阻力，短冲程）		
滑冰机（短步幅和坡度，低抗阻）		
椭圆机		
跑步练习（≥9 个月，直线，等长测试差异 30%）	每周 3 次，每次 15～20min	
慢跑		1/4 英里（402m）
步行		1/8 英里（201m）
倒走		18m
转弯训练（≥12 个月，等长测试差异 20%）	每周 3 次	18m
外侧，交叉步，8 字转弯		
功能性训练（≥12 个月）	每周 3 次	
超等长训练（双腿跳箱，跳台阶，平跳）		4～6 组，15s
专项训练（等速测试差异 10%～15%）		
理疗	根据需要	
冷冻疗法		20min

ADL. 日常生活活动；BAPS. 生物力学脚踝平台系统（Patterson Medical）；BBS.Biodex 平衡系统；CRPS. 复杂性区域疼痛综合征；EMS. 肌肉电刺激；ITB. 髂胫束；ROM. 关节活动度；UBC. 上半身循环

双瓣膜铸型，最大限度地保护膝关节和后外侧结构。在这段时间使用石膏，因为许多软铰链术后支架不能提供足够的保护，防止过度的侧关节开放、可能发生的移动和产生失败的后外侧重建。为了进行被动膝关节运动锻炼，每天要摘除 4 次石膏，这些活动是在坐姿下进行的，为了减少侧方关节力，需要承受 4.5kg 的外翻载荷。如果与 PCL 重建相关，应用前中联合载荷来控制内翻和后载荷。术后 4 周，将下肢铰链双立支具以 10° 屈曲锁定。为了 ROM 练习，支架每天要拆 4 次。术后 6 周，撑杆解锁，支持膝关节屈曲至 110°，允许部分负重。

重要的是要认识到，有时，将有过度的软组织肿胀或皮肤问题，其中双瓣圆柱铸造是禁忌的。市面上有一种可买到的软组织铰链支撑，其设计是铰链支撑和内侧外侧臂更加坚硬，（如果使用得当）提供了一种阻力，防止侧方关节在移动时出现不正常的开口。不建议使用更灵活的铰链式软组织支架。外科医生提供关于后外侧重建的预期强度的信息。例如，双移植物解剖重建提供了相当大的力量，以允许软铰链支撑。单次股骨腓骨移植重建强度较低，术后 4 周需要更多的保护。

在 7～8 周时，随着负重过程的进行和屈曲程度的提高至 120°，将使用自定义的内侧卸载支撑。当患者恢复活动时，支架也被用来防止膝关节过伸和过度内翻载荷。

患者术后立即允许 0°～90°。术后第 5 周屈曲度缓慢升高至 110°，第 8 周为 120°，第 12 周为 130°。患者在进行膝关节屈曲运动时应注意避免内翻张力过大。他们被教导（并鼓励同伴的协助）将一只手放在膝关节外侧，形成 4.5kg 的外翻载荷来保护后外侧结构。

术后 2 周内患者不能负重。在术后第 3~4 周开始承受部分体重（患者体重的 25%）。在第 8~10 周时，可以缓慢地提升到完全承重的程度，这时可以不锁上支架，使用拐杖或拐杖支撑，还需要 3~4 周的时间。患者必须对下肢有良好的控制，并有足够的肌肉力量来维持关节压迫，避免外侧胫股隔室的异常抬高。患者被警告要避免膝关节过伸和可能导致内翻载荷、胫骨内旋或外侧关节开放的活动。

髌骨动员、灵活性练习、情态使用、强化和调理程序均与 PCL 重建方案中描述的类似。

部分运动员在术后第 9 个月开始跑步，第 12 个月开始增强训练和专项运动训练。然而，大多数需要进行多韧带重建手术的患者不愿再进行高强度运动；因此，这种先进的条件和训练通常是不需要的。建议关节软骨损伤的患者恢复低强度活动，以保护膝关节。

外侧和后外侧移植物重建后的出院标准基于患者的运动和职业目标、症状评分、外侧关节开放、肌力测试和功能测试（表 18-4）。侧关节的开放程度是通过应力 X 线或手工测试在 20° 的弯曲。评估的其余部分按照先前描述的 PCL 重建进行。

表 18-4 后外侧重建出院康复标准

想要的运动	职业等级 *	症状分级 * 疼痛、肿胀、退步	外侧关节开口（20°，I-N，mm）	生物等距测试（%Defcit I-N）	单腿单跳功能测试四肢对称性（%）
跳跃，旋转，转向 *†‡	重 / 很重	无，10 级	无	≤15	≥85
跑步，转动，扭动	适度	无，8 级	<3	≤20	≥85
游泳，骑自行车	轻	无，6 级	3~5	≤30	≥75
没有，只有日常活动	很轻	无，4 级	3~5	≤30	≥75

*. 见第 41 章

†. 10 级 . 膝关节正常，无剧烈运动及跳跃症状；8 级 . 无中度工作 / 运动症状，可跑步、转身、扭转；6 级 . 轻微运动，如游泳、骑自行车无症状；4 级 . 日常生活活动无症状

‡. 还考虑在回归这些体育活动之前完成一个 Sportsmetrics 课程

I-N. 受累与不受累肢体

第六篇

内侧副韧带
Medial Collateral Ligament

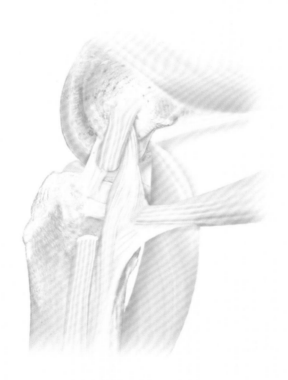

第 19 章　内侧及后内侧韧带损伤：诊断、手术技术及临床结果

Medial and Posteromedial Ligament Injuries: Diagnosis, Operative Techniques, and Clinical Outcomes

Frank R.Noyes　Sue D.Barber-Westin　著

罗　杨　译

一、内侧韧带损伤

膝关节内侧韧带结构损伤是膝关节最常见的损伤之一，大多数不需要手术治疗。其中以单纯的内侧副韧带浅层（SMCL）损伤最常见[60]，很多病例中同时合并前交叉韧带（ACL）损伤，尤其在年轻及运动人群中最常见[10, 14, 22, 49, 58, 71]。

总体而言，SMCL 损伤有四种类型：① SMCL 断裂，几乎总是累及半月板股骨和半月板胫骨附着处［内侧副韧带深层（DMCL）］；②合并后内侧关节囊（PMC）损伤［后斜韧带（POL）］；③合并 ACL 或后交叉韧带（PCL）损伤，以及合并第 1 种或第 2 种损伤类型；④多韧带损伤或膝关节脱位。

内侧韧带结构的损伤机制为膝关节受到外翻应力同时伴有胫骨外旋，这种损伤可由非接触性损伤（旋转或剪切）引起，也可以由接触性损伤（直接打击大腿或膝关节外侧）引起。内侧韧带损伤的治疗取决于整个膝关节损伤的严重程度，包括是否合并膝关节其他韧带的损伤，以及内侧结构和半月板的特殊损伤类型。

根据手术的需要，将内侧结构分为 SMCL、DMCL（包括半月板附着部）和 PMC，其中包括 POL 和半膜肌附着部[32, 68]。内侧韧带损伤的诊断和治疗有赖于对膝关节内侧复杂解剖结构的理解。解剖内容见第 1 章。在图 19-1 中，显示了内侧韧带结构的骨性附着部。图 19-2 显示内侧和后内侧韧带结构我们对此进行了详细讨论。图 19-3 显示了半膜肌附着部与后内侧结构和 POL 的关系。其中包括半膜肌直头及止于关节线远端的前方分支，以及直头沿着半月板后角与冠状韧带连接的小的分支。半膜肌腱鞘组成胫骨远端扩张部，包括内侧和外侧两部分。半膜肌主要附着部形成了后斜韧带，这是一条宽的筋膜带，这个韧带向外走行附着于腓骨、后外侧关节囊和跖肌（见第 1 章，图 1-6）。

对内侧软组织结构的理解和分类至关重要。大多数的急性单纯 SMCL，或 SMCL 合并 PMC 损伤都可以采取非手术治疗。非手术治疗见图 19-4，后文会详细介绍。单纯的内侧结构的完全断裂或者合并前后交叉韧带损伤的患者的治疗本章会在后面详细介绍。

对于慢性内侧韧带损伤的患者，详细的病史采集及客观的功能评分是很重要的。我们使用 CKRS 评分系统进行分析（见第 41 章），以评估患者在多大运动强度时出现打软腿的症状，以决定是否需要采取手术治疗恢复关节稳定性。本章中所指关节不稳是在体格检查中关节活动度超过正常活动范围，但这种判断不能代表打软腿。

二、禁忌证

内侧韧带损伤分为 3 度，即Ⅰ度、Ⅱ度和Ⅲ度，如果膝关节在 0° 和屈膝 30° 外翻应力下内侧间隙没有开口，或者只有轻度到中度开口感时，不需要立即行内侧韧带修复或重建手术。

慢性内侧韧带结构损伤的患者如果存在外翻畸形或外翻行走步态，在未行截骨矫形手术矫正下肢力线的情况下，重建内侧韧带是属于禁忌的。另外，存在膝关节内翻畸形时，理论上有利于减轻内侧韧带结构的张力。

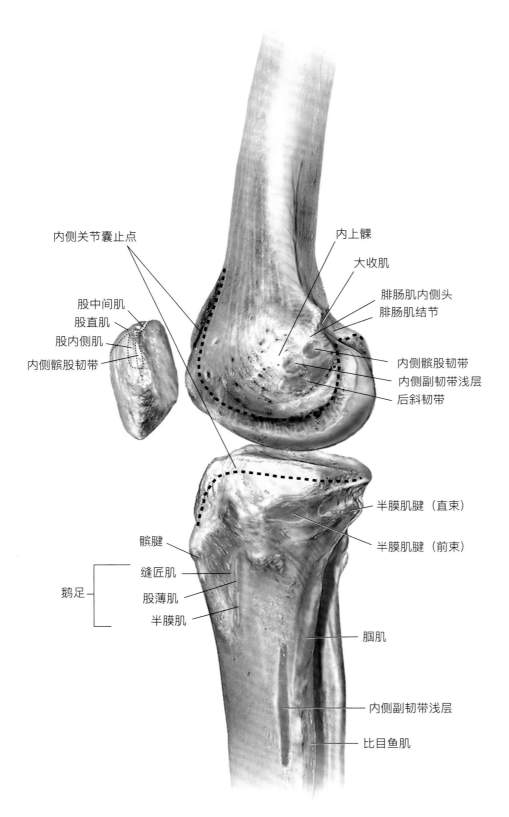

内侧关节囊止点

股中间肌
股直肌
股内侧肌
内侧髌股韧带

内上髁

大收肌

腓肠肌内侧头
腓肠肌结节

内侧髌股韧带
内侧副韧带浅层
后斜韧带

半膜肌腱（直束）
半膜肌腱（前束）

髌腱

缝匠肌
鹅足
股薄肌
半膜肌

腘肌

内侧副韧带浅层

比目鱼肌

▲ 图 19-1　内侧关节囊、韧带及肌肉的胫骨股骨止点
手术修复及重建的目的是要恢复其正常解剖结构及其附着部

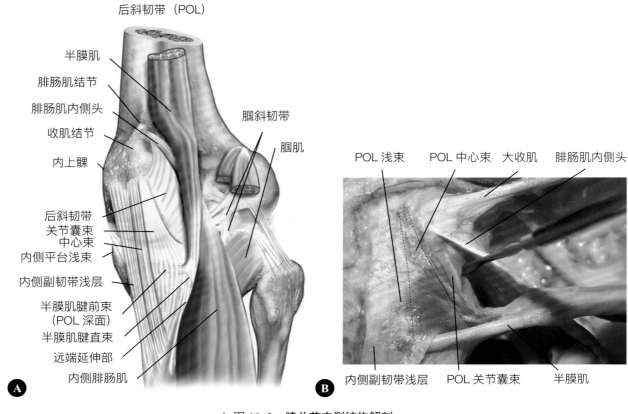

后斜韧带（POL）

半膜肌
腓肠肌结节
腓肠肌内侧头
收肌结节
内上髁

腘斜韧带
腘肌

后斜韧带
关节囊束
中心束
内侧平台浅束
内侧副韧带浅层
半膜肌腱前束
（POL 深面）
半膜肌腱直束
远端延伸部
内侧腓肠肌

POL 浅束　POL 中心束　大收肌　腓肠肌内侧头

内侧副韧带浅层　POL 关节囊束　半膜肌

Ⓐ　Ⓑ

▲ 图 19-2　膝关节内侧结构解剖

后内侧关节囊可分为 3 个功能区域，通常是指后斜韧带

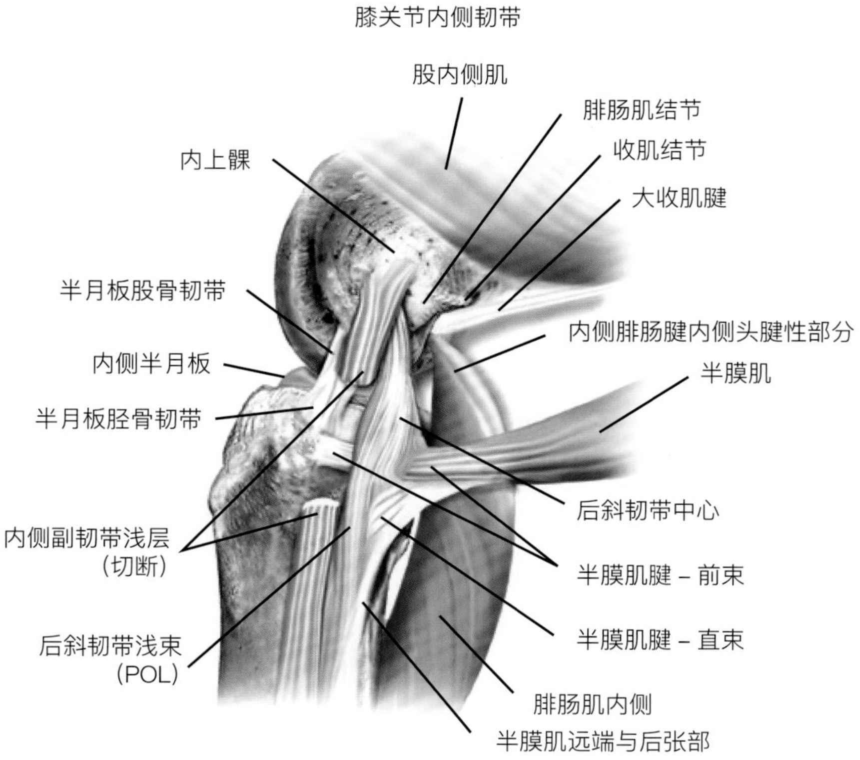

膝关节内侧韧带

股内侧肌
腓肠肌结节
收肌结节
大收肌腱

内上髁

半月板股骨韧带
内侧半月板
半月板胫骨韧带

内侧腓肠腱内侧头腱性部分
半膜肌

内侧副韧带浅层
（切断）

后斜韧带浅束
（POL）

后斜韧带中心
半膜肌腱 – 前束
半膜肌腱 – 直束
腓肠肌内侧
半膜肌远端与后张部

◀ 图 19-3　半膜肌在后内侧
区域的附着部

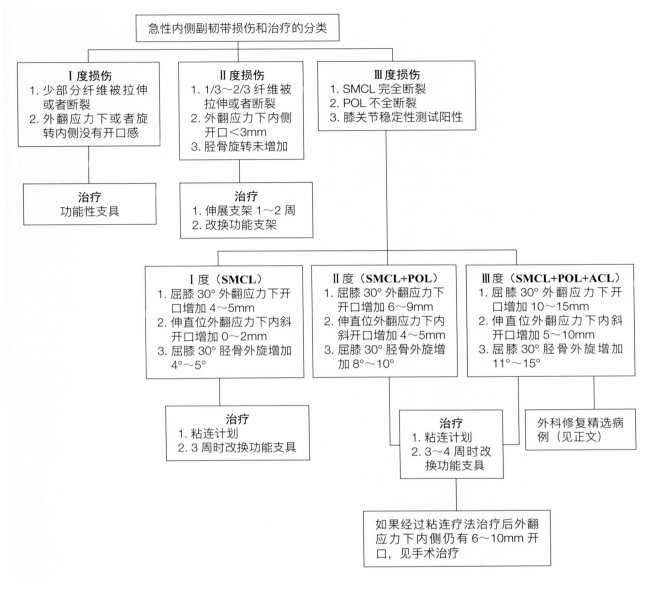

▲ 图 19-4 急性内侧副韧带损伤的治疗流程
ACL. 前交叉韧带；POL. 后斜韧带；SMCL. 内侧副韧带浅层

对于慢性内侧韧带结构损伤的病例，尤其是合并 ACL 或 PCL 损伤的患者，关节可能出现关节炎，并伴有疼痛和肿胀，此时为软组织重建手术的禁忌。患者的要求、是否已经出现骨关节病的症状，都要认真考虑在内。

长时间坐着工作或生活的患者，以及非运动员患者，如果日常活动没有疼痛、肿胀或者打软腿症状，则不需要接受手术治疗，此时要求这些患者保持体重，并建议患者每年复查以评估膝关节状况。

在慢性病例中，有明显下肢肌肉萎缩的患者在恢复足够的肌肉力量之前不适合手术治疗。在这类患者中，术后并发症出现的概率超过手术本身为患者带来的益处，尤其对于发育性髌骨低位、股四头肌失效和关节纤维化的患者。手术后应继续采取物理治疗手段，这有可能需要很长的时间来恢复下肢的肌肉力量及功能，尤其是在多韧带损伤的病例中。

同时合并的医疗问题也可能属于治疗或手术禁忌，包括复杂的区域疼痛综合征、糖尿病、血管功能不全、皮肤损伤、感染性疾病、肥胖或其他内科疾病。

三、临床生物力学

韧带损伤和不稳定的分类

以往的文献从解剖学和功能障碍的角度使用术语对内侧韧带损伤进行描述及分类，在这一方面还有很多分歧（见第 3 章）。我们同意 Hughston 和他的同事[29]的观点，将内侧韧带损伤分为Ⅰ度（少量纤维断裂）、Ⅱ度（纤维部分断裂，无不稳定，内侧关节间隙开口≤3mm）、Ⅲ度（完全断裂）（表 19-1 和图 19-4）。这是基于美国医学会分类提出的最早的分类方法之一[1]。但同时问题随之而来，正如表 19-1 所示，该分类方法已经被很多不同的学者广泛修改，并且其通常不可能对正在接受治疗的膝关节的损伤严重程度进行分类。Ⅰ度不稳（关节间隙开口 0～5mm）可能代表Ⅱ度损伤（关节间隙开口 0～3mm）或Ⅲ度损伤（关节间隙开口 5mm），需要给予保护以促进愈合。这也适用于关节间隙开口 6～9mm 的Ⅱ度不稳，可以采用制动的非手术治疗，而一些其他研究则将其作为手术病例。因此，在文献回顾中，有必要进行本章中已经做过的子集分析，以试图获得正在治疗的损伤的类别或类型以及我们的治疗建议。

本章目的，是阐述图 19-4 所示基于临床体格检查的急性内侧韧带损伤的分类。要注意，内侧韧带损伤分类是源于最早提出的 3 度损伤分类法的。不同类型的损伤表现为内侧关节间隙张口和胫骨外旋增加。一些分类方法是根据与对侧正常肢体相比外翻应力下膝关节内侧间隙开口的大小将其分为Ⅰ、Ⅱ、Ⅲ度，每一度增加 5mm，而 Hughston 和他的同事使用关节开口的绝对值来对伤膝进行分度（以 5mm 为增量表示 1+、2+ 和 3+）（表 19-1）。本章中使用的分类方法为第 1 种，这是由于这种分类方法是在已经发表了的生物力学及运动学研究验证后所提出的。

通过对尸体内侧韧带结构及 ACL 对内侧关节间隙开口的限制，以及对胫骨外旋、内旋限制的生物力学研究（数据见图 19-5，总结见表 19-2[20]，第 3 章有更详细的介绍），结果显示，屈膝 30° 位时内侧间隙开口增加，而伸直位时没有明显的开口增加，说明 SMCL 平行纤维断裂，而 PMC（包括 POL）仍然具有功能。如果进一步伸直位外翻应力下内侧开口增加，则说明合并 PMC 损伤。当 SMCL 和 PMC 完全断裂时，ACL 和 PCL 则起到限制内侧间隙进一步开口的作用。在屈曲 15°～45° 时，MCL/POL 和 MCL/ACL 联合损伤的外展增加程度几乎相同（图 19-5B）。这些损伤之间的主要区别在于，MCL/POL 断裂的膝关节在完全伸直时外展增加。综上所述，膝关节 MCL 和 POL 同时损伤后，胫骨外旋（屈曲 30° 时平均增加 9°）、胫骨内旋（屈曲 30° 时平均增加 9°）、屈曲 0° 和 30° 时的外翻角度（平均分别为 5° 和 7°）均会增加。

图 19-5 所示，内侧间隙开口和胫骨外旋的增加提示合并 ACL 断裂，此时胫骨前移明显增加，轴移试验为Ⅲ度。

结果表明，进行胫骨旋转试验（Dial 试验）（见第 17 章）对判断合并内侧韧带损伤的胫骨内侧平台前半脱位的重要性[18]。MCL/POL 同时损伤后，胫骨内外旋转明显增加（图 19-5 和图 19-6）。

Dial 试验中抵抗外旋转的内侧结构主要是 SMCL，但外旋增加很小（屈曲 30° 和 90° 时为 4.6°～8.7°），临床上可能无法检测到。当 SMCL 和 PMC 同时受伤时，胫骨外旋转增加大约 1 倍（屈曲 30° 和 90° 时为 9°～15°），可检测出阳性 Dial 试验。当合并 ACL 断裂时外旋增加会更明显。值得注意的是，Griffith 和他的同事[18] 曾报道，切断 SMCL 后 Dial 试验可出现明显增加，这表明一些膝关节可能在这种损伤中表现出 Dial 试验阳性。

抵抗胫骨内旋的内侧结构主要涉及两个：PMC/POL 和 SMCL，SMCL 在屈膝 90° 时抵抗力更高，而 PMC/POL 在膝伸直位时的抵抗力较高（图 19-7）[19]。在内旋 Dial 试验中胫骨内旋的大小，在韧带切断的研究中是存在差异的。此外，还没有关于内侧韧带损伤时发生的胫股前或后间室移位量的研究。通常，单独切断 SMCL 或 PMC/POL 仅产生较小的内旋增加，而这两个结构同时切断会导致在屈曲 30° 时内旋增加约 10°，而在屈曲 90° 时内旋增加较小。一项研究显示在屈曲 30° 和 90° 时胫骨内旋增加的程度相似[18]。

SIMS 和 Jacobson[68] 回顾了 93 例手术治疗急性 MCL 损伤的膝关节病例。根据 Hughston 和 Eilers 的描述，结果显示 93% 的病例合并 POL 损伤[32]。作者强调了对 POL、半膜肌关节囊附着部（70%）和内侧半月板周围附着部（30%）损伤认识及修复的重要性（图 19-8）。作者认为，半膜肌止点对于膝关节动态稳定起到一定的作用，但这个理论还没有在实验

表 19–1　已发表的膝关节内侧损伤的分类

研究者	分类系统
Hughston 等[30, 31]（1976，1983）	• 损伤程度 　－Ⅰ度：部分纤维损伤，局部压痛，但是没有关节不稳 　－Ⅱ度：更多的纤维损伤，压痛广泛，但是没有不稳 　－Ⅲ度：韧带完全断裂，并伴有关节不稳 • 不稳程度（内侧关节间隙总的开口大小） 　－1+：内侧关节间隙开口≤5mm 　－2+：内侧关节间隙开口 5～10mm 　－3+：内侧关节间隙开口＞10mm
Fetto 和 Marshall[14]（1978）	• Ⅰ度：解剖结构完整，屈膝 30° 及伸直位外翻应力下没有不稳，有终点感，应力 X 线无内侧开口 • Ⅱ度：部分纤维连续性中断，屈膝 30° 时外翻应力出现不稳，但伸直位稳定。如果是慢性损伤有终点感，急性伤无终点感，应力 X 线内侧间隙部分增宽 • Ⅲ度：解剖完整性完全中断，屈膝 30° 及伸直位外翻应力下均有不稳，没有终点感，应力 X 线下内侧间隙明显增宽
Garrick[16]（2004）	• Ⅰ度：韧带纤维被拉伸，局部压痛，没有关节不稳 • Ⅱ度：更多的纤维断裂，轻度到中度不稳 • Ⅲ度：纤维完全断裂，明显不稳
Bergfeld[6]（1979）	• Ⅰ度：屈膝 20° 没有外翻不稳 • Ⅱ度：屈膝 20° 外翻应力下明确不稳，与对侧相比 5°～15° 松弛，但是终点感明确 • Ⅲ度：外翻角度＞15°，终点感不明显
Shelbourne 和 Patel[66]（1995）	• Ⅰ度：没有松弛，有坚实的终点感 • Ⅱ度：内侧松弛，但终点感明确 • Ⅲ度：内侧副韧带完全断裂，内侧不稳，没有终点感
Petersen 和 Laprell[57]（1999）	• Ⅰ度：外翻应力时出现疼痛，但是没有不稳 • Ⅱ度：外翻应力试验阳性，但有终点感 • Ⅲ度：外翻应力试验阳性，没有终点感
Fanelli 和 Harris[13]（2007）	• A：轴位旋转出现不稳，通常为后内侧关节囊松弛 • B：轴位旋转松弛并伴有外翻松弛，但有终点感，通常为后内侧、内侧及内侧副韧带结构松弛 • C：轴位旋转松弛并伴有外翻松弛，并且没有终点感，通常是由于后内侧及内侧关节囊松弛、断裂或撕脱，并且合并内侧副韧带浅层松弛、断裂或撕脱

室得到证实。尽管一些作者描述了单纯的 POL 损伤（前内侧旋转不稳定）和手术修复技术，但生物力学数据表明，POL 并不是限制内侧间隙开口或胫骨外旋转的主要限制结构。

四、临床评估

（一）病史和体格检查

详细的病史采集包括膝关节既往损伤病史，以及本次膝关节损伤受伤机制。CKRS 用作主观、客观的评价及功能分类。膝关节急性损伤中，膝关节会出现肿胀，并伴有严重膝关节积液及皮肤瘀斑，此时体格检查较困难。然而，如果膝关节出现明显不稳则可能存在多韧带损伤，体格检查同时要进行神经血管检查，包括是否有深静脉血栓（DVT）形成的体征。如果查体困难，则下肢应给予适当制动，并进行适当的处理，如冰敷、加压包扎、患肢抬高、

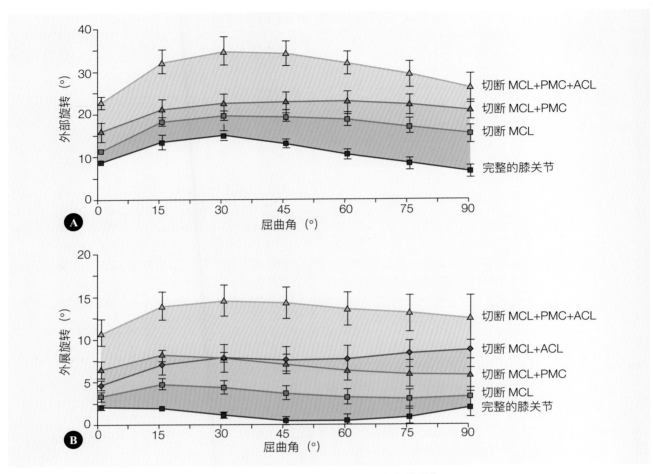

▲ 图 19–5　胫骨外旋限制的生物力学研究

A. 结构完整的膝关节对胫骨外旋的限制曲线。首次外旋增加在膝关节屈膝 30° 时开始（最下面的曲线），随着屈膝角度的增大而减小（11 个供体）。只切断 SMCL 胫骨外旋增加（提高了胫骨外旋的限制门槛）（16 个供体）。进一步切断后内侧关节囊后在膝关节任何屈曲角度下外旋进一步增加，但是屈曲位增加要明显于伸直位。切断 SMCL 及 ACL PMC 进一步增加了胫骨外旋，尤其是在膝关节屈曲 15°～45° 时增加明显（最上方的曲线）。B. 所示完整膝外翻限制曲线（下方曲线，11 个供体），只切断 MCL，在膝关节从屈膝 15°～75° 范围外翻只有轻度增加（2°～4°）。进一步切断 ACL（MCL+ACL）外翻增加（6 个供体），同时切断 MCL、PMC 而保持 ACL 完整，此时比单纯切断 MCL 有轻度的增加（2°～3°）（6 个供体）。与完整的膝关节相比，切断上述结构，在膝关节屈膝 15° 和 30° 时外翻均增加 6°～7°。随后，切断 ACL 会导致所有屈曲角度的外展极限外翻明显增加（9 个供体）。同时切断 MCL+ACL 后膝关节在屈曲 15°、30° 和 45° 时外翻不稳的增加程度与同时切断 MCL+PMC 相同，但是在膝关节伸直位时并没有增加。ACL. 前交叉韧带；MCL. 内侧副韧带；PMC. 后内侧关节囊；SMCL. 内侧副韧带浅层（引自 Haimes JL, Wroble RR, Grood ES, Noyes FR. Role of the medial structures in the intact and anterior cruciate ligament-deficient knee. Limits of motion in the human knee. *Am J Sports Med*. 1994;22: 402-409.）

轻柔的关节活动度练习、早期肌肉主动收缩练习，3～5 天后再次进行系统的体格检查。

　　膝关节全面的体格检查包括膝关节活动度检查；膝关节积液与肿胀；与对侧正常膝关节相比，患侧关节活动受限及半脱位程度；髌股关节力线；髌股关节和胫股关节骨擦音；膝关节内侧区域是否有压痛，以及沿 SMCL 整个走行区域是否有压痛；整个下肢力线；神经血管情况；步态。

　　膝关节内侧区域触诊对于确定 SMCL 断裂是在股骨附着处、弥漫性还是在胫骨附着处尤为重要。这些体格检查的发现与 MRI 检查互相关联。在骨骺没有闭合的年轻运动员中，股骨侧骺板处通常会有压痛，此时通常需要拍摄应力位片以排除骺板骨折。MRI 检查总是有助于确诊。

（二）临床试验检查

　　评估韧带损伤的临床检查见图 19–9。膝关节伸

表 19–2　膝关节特定结构切断后关节活动度增加

关节限制结构	伸直位	屈膝 15°	屈膝 30°	屈膝 60°	屈膝 90°
前向（mm）					
ACL	$5.8 \pm 0.9^*$	$9.4 \pm 1.0^\dagger$	$8.4 \pm 1.9^*$	$4.7 \pm 2.1^\ddagger$	$3.5 \pm 1.6^\ddagger$
ACL 和 MCL	$6.1 \pm 2.0^*$	$10.0 \pm 2.4^*$	$11.0 \pm 2.9^*$	$10.6 \pm 3.5^*$	$10.1 \pm 4.2^\ddagger$
MCL 和 POL/PMC	-0.5 ± 1.1	-0.3 ± 1.1	-0.5 ± 0.9	-0.1 ± 0.7	0.4 ± 1.1
ACL 和 MCL 和 POL/PMC	$8.7 \pm 3.2^\dagger$	$12.8 \pm 4.3^\dagger$	$14.4 \pm 4.9^\dagger$	$14.6 \pm 5.7^\dagger$	$12.5 \pm 5.6^*$
外旋（°）					
ACL	1.2 ± 1.4	0.7 ± 0.8	0.7 ± 0.6	0.7 ± 0.4	0.5 ± 0.5
MCL	$2.5 \pm 1.1^\ddagger$	$3.3 \pm 1.5^\ddagger$	$4.6 \pm 1.3^*$	$8.0 \pm 2.2^*$	$8.7 \pm 3.2^\ddagger$
POL/PMC	1.6 ± 0.9	1.2 ± 1.2	0.9 ± 1.7	0.8 ± 2.5	0.8 ± 2.4
ACL 和 MCL	$2.3 \pm 0.4^\dagger$	$3.2 \pm 1.1^*$	$4.6 \pm 1.6^*$	$7.3 \pm 2.3^*$	$7.5 \pm 2.0^*$
MCL 和 POL/PMC	$6.8 \pm 2.5^\ddagger$	$7.2 \pm 1.9^*$	$9.0 \pm 2.0^*$	$13.6 \pm 3.0^*$	$15.0 \pm 3.6^*$
ACL 和 MCL 和 POL/PMC	$10.9 \pm 5.8^*$	12.7 ± 6.2	$14.7 \pm 6.5^*$	$16.7 \pm 5.9^\dagger$	$15.3 \pm 5.1^\dagger$
内旋（°）					
ACL	$2.9 \pm 1.0^*$	$2.2 \pm 0.9^\ddagger$	0.8 ± 0.9	0.5 ± 0.8	2.0 ± 2.6
MCL	0.5 ± 0.5	1.4 ± 0.7	2.1 ± 1.2	$1.8 \pm 0.3^\dagger$	$1.5 \pm 0.4^*$
POL/PMC	3.4 ± 2.4	4.0 ± 2.3	2.7 ± 1.7	1.3 ± 0.7	1.4 ± 1.4
ACL 和 MCL	$3.6 \pm 1.5^\ddagger$	$3.5 \pm 1.4^\ddagger$	2.3 ± 1.3	$2.4 \pm 0.8^*$	2.1 ± 1.4
MCL 和 POL/PMC	6.3 ± 5.8	$11.6 \pm 3.4^*$	$9.3 \pm 2.2^*$	3.9 ± 2.4	2.9 ± 1.5
ACL 和 MCL 和 POL/PMC	$12.7 \pm 6.5^*$	$13.2 \pm 3.3^\S$	$10.4 \pm 2.1^\S$	$4.5 \pm 1.1^\S$	$3.3 \pm 1.2^\dagger$
外展（外翻）（°）					
ACL	$0.4 \pm 0.2^\ddagger$	0.8 ± 0.5	0.6 ± 0.6	0.1 ± 0.3	0.0 ± 0.3
MCL	1.5 ± 0.9	$3.3 \pm 0.8^*$	$4.1 \pm 0.8^\dagger$	$4.5 \pm 0.8^\dagger$	$3.8 \pm 1.0^*$
POL/PMC	0.4 ± 0.3	0.2 ± 0.6	0.4 ± 0.3	0.0 ± 0.9	0.4 ± 0.5
ACL 和 MCL	$2.5 \pm 1.1^\ddagger$	$5.4 \pm 2.6^\ddagger$	$7.1 \pm 3.6^\ddagger$	$8.1 \pm 4.0^\ddagger$	$7.1 \pm 2.8^\ddagger$
MCL 和 POL/PMC	$4.6 \pm 1.9^\ddagger$	$6.0 \pm 1.4^*$	$6.6 \pm 0.9^\S$	$5.8 \pm 1.2^\dagger$	$4.8 \pm 1.1^*$
ACL 和 MCL 和 POL/PMC	$9.1 \pm 4.6^*$	$12.7 \pm 4.8^\dagger$	$14.4 \pm 5.0^\dagger$	$14.2 \pm 4.5^\dagger$	$12.1 \pm 4.0^\dagger$

*. $P < 0.01$

†. $P < 0.001$

‡. $P < 0.05$

§. $P < 0.0001$

ACL. 前交叉韧带；MCL. 内侧副韧带；POL/PMC. 后斜韧带 / 后内侧关节囊

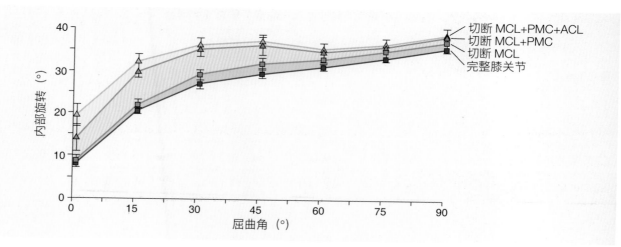

▲ 图 19-6   胫骨内旋限制的生物力学研究

结构完整的膝关节随着膝关节被动屈曲角度的增大，内旋逐渐增加（下方曲线）（11 个供体）。切断 SMCL 内旋只有轻度增加（6 个供体），同时切断 MCL 和 PMC 在膝关节屈膝 15° 至 45° 范围内，内旋角度明显增加（6 个供体）。同时切断 MCL、PMC 及 ACL（上面的曲线），与上述情况相同，膝关节内旋有明显增加（6 个供体）。但是，内旋增加的程度已切断 MCL 和 PMC 相比没有明显的增加。ACL. 前交叉韧带；MCL. 内侧副韧带；PMC. 后内侧关节囊；SMCL. 内侧副韧带浅层（引自 Haimes JL, Wroble RR, Grood ES, Noyes FR. Role of the medial structures in the intact and anterior cruciate ligament-deficient knee. Limits of motion in the human knee. *Am J Sports Med*. 1994; 22:402-409. ）

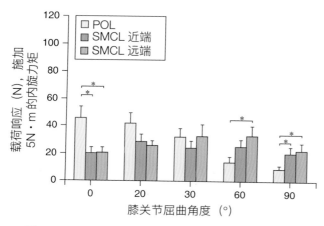

▲ 图 19-7   在施加 5N·m 的内旋力矩时，测量后斜韧带和内侧副韧带浅层近端、远端的受力

*. *P*＜0.05。误差条表示均数标准误（引自 Griffith CJ, Wijdicks CA, LaPrade RF, et al. Force measurements on the posterior oblique ligament and superficial medial collateral ligament proximal and distal divisions to applied loads. *Am J Sports Med*. 2009; 37:140-148. ）

直位和屈膝 30° 时施以外翻应力用于检查 SMCL 损伤。外科医生评估胫股间室的初始闭合位置间隙宽度和应力下开口（避免胫骨内或外旋转）宽度的差异（mm），结果是与正常膝关节相比。伴随 ACL 损伤的病例，内侧关节开口的增加很容易通过间隙试验确认。

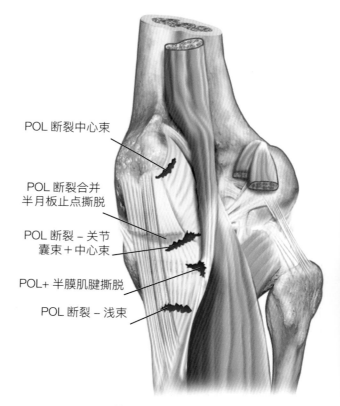

▲ 图 19-8   急性损伤模式

三种受伤形式（对于所有的损伤来说，POL 损伤更常见）：① POL 合并半膜肌断裂；② POL 损伤合并半月板关节囊附着部周围完全断裂；③ POL、半膜肌及半月板关节囊附着部周围损伤。任何一个部位的损伤都会影响半膜肌活动功能[68]

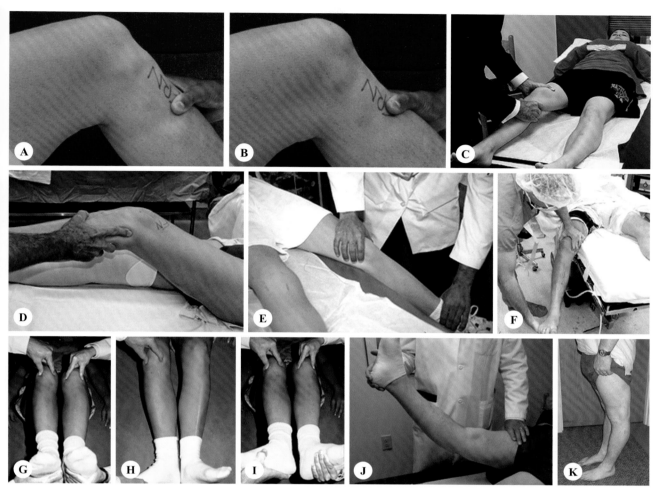

▲ 图 19–9　膝关节稳定实验

A 和 B. 膝关节屈膝 90° 后抽屉试验；C. Lachman 试验；D. 轴移试验；E. 伸直位及屈膝 30° 为下外翻应力试验，并触摸内侧关节间隙开口；F. 伸直位及屈膝 30° 为下内翻应力实验，并触摸外侧关节间隙开口；G 和 I. 内旋 - 外旋试验；G. 初始位置（在膝关节屈膝 30° 及 90° 位上进行）；H. 屈膝 30° 位最大；I. 屈膝 90° 最大；J 和 K. 仰卧位及站立位时膝关节的过伸内旋实验

Lachman 试验和轴移试验用来检查 ACL 的完整性。轴移试验记录为 0～Ⅲ级，0 级为轴移试验阴性；Ⅰ级有滑动；Ⅱ级为膝关节半脱位复位时出现弹跳；Ⅲ级，为明显半脱位，并出现后外侧平台与股骨髁撞击感。屈膝 20° 时使用 KT-2000（134N）来测量胫骨相对于股骨总的位移。屈膝 90° 施以后抽屉试验，检查后内侧胫股关节是否出现台阶。

患者仰卧位屈膝 30° 和 90° 施以胫股旋转试验以判断胫骨外旋是否增加并同时是否伴有内侧胫骨平台向前半脱位（注意不是外侧胫骨平台向后脱位，如果这样则为后外侧韧带损伤）[54]。MCL/POL 损伤胫骨内旋会增加（15°～45°）。在膝关节屈曲 0° 和 30° 时，施加内翻应力以检查外侧和后外侧结构的损伤。

要注意观察患者的站立姿势和步态，以判断下肢力线是否存在外翻，以及行走时是否有外翻。

（三）影像学检查

X 线检查包括前后位、屈膝 30° 位侧位片、屈膝 45° 负重前后位及髌骨轴位。应同时摄取双膝关节应力位片（胫骨中立位，屈膝 20°，67N 外翻应力），并以毫米为单位记录双膝关节内侧开口的大小。在膝关节急性损伤病例中，外翻应力下膝关节会出现剧烈疼痛，因此应力位片多用于慢性损伤的患者。

后向应力位片用于检查 PCL 损伤的病例，尤其用于体格检查不能区分患者 PCL 是部分损伤还是完全断裂时（见第 16 章）[25]。膝关节外侧韧带损伤需要进行外侧应力 X 线检查（见第 17 章）。如果存在下肢内翻或者外翻畸形时，应拍摄双下肢全长负重位 X 线，范围应包括股骨头和踝关节（见第 26 章）。拍片后应测量下肢机械轴和负重力线[12]。值得注意的是，在排除下肢外翻畸形后，如果外翻应力下内侧软组织张力较大，这表明慢性内侧损伤需要进行截骨矫形手术。

MRI 可用于确定韧带损伤的解剖位置，骨挫伤、其他韧带损伤及半月板断裂（图 19-10）。文献报道，MCL 损伤合并外侧半月板断裂的概率很高，这使得 MRI 成为提高诊断准确性的重要工具[52, 65]。韧带撕脱骨折或骨软骨损伤应在韧带损伤后最初 7～10 天内治疗。

五、非手术治疗与手术治疗：原则及计划

（一）急性内侧及后内侧韧带损伤

急性内侧韧带损伤的治疗原则见图 19-4。该原则根据 SMCL 和 PMC/POL 等的损伤程度分为 3 个部分。Ⅰ度和Ⅱ度损伤早期可使用功能性支具、可承受的负重行走和康复治疗（见第 20 章）。一些Ⅱ度损

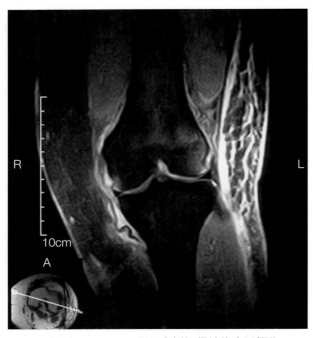

▲ 图 19-10　MRI 所示内侧韧带结构广泛损伤

SMCL 从其近端股骨止点附着部断裂，并且同时伴有半月板附着部及 POL 的断裂。MRI 可以为韧带损伤的严重程度提供重要参考。MRI 显示 SMCL 卷曲，尤其是靠近其止点处，这种情况需要考虑手术治疗，这是由于不能指望着制动能使 SMCL/POL 损伤修复。本病例中，采取切开的方式进行内侧韧带结构修复，并同时重建前交叉韧带。POL. 后斜韧带；SMCL. 内侧副韧带浅层

伤的患者可能会出现内侧明显疼痛和肿胀，针对这些病例，可在损伤后的最初 1～2 周使用伸直位支具制动。

所有内侧韧带Ⅲ度损伤非手术治疗的原则，包括短时间的制动以限制内侧关节间隙张口及限制胫骨外旋，以使内侧韧带结构在最小张力下愈合。此外，如果存在半月板胫骨附着部的断裂时，应该进行保护使其愈合。下肢使用管型石膏以使断裂的内侧软组织"粘连"。玻璃纤维石膏是必要的，因为即使使用软式或者功能支具将膝关节维持固定在伸直位，这两种支具仍旧不能提供维持内侧关节间隙闭合的足够支持，也无法保持半月板附着部的紧密贴合。允许患者使用足尖点地负重，并每小时进行股四头肌等长收缩，触摸肌肉张力，增加大腿肌肉容量。同时可以使用肌肉电刺激，肌肉训练非常重要，因为即使在短期制动的情况下也可能发生大腿肌肉萎缩。

在伤后 7～10 天，管型石膏被分成前托和后托（图 19-11），在理疗康复师的协助下使患侧髋关节外旋，患膝在 4 字位下在 0°～90° 的范围内进行关节活动度练习（图 19-12），以保护受伤的内侧软组织使其愈合（见第 38 章）。康复师要教会患者采用这种保护性的 ROM 练习进行关节活动度的训练，每天 3～4次。下肢于伸直位应用前后分开的石膏托保护 3～4周，然后使用软铰链支具。康复和拄拐负重行走计划详见第 20 章。必须强调的是，一些资深的学者会经常遇到很多 SMCL 完全断裂（POL 部分至完全断裂）的病例采用软式功能支具制动，从而错过了伤后最初几周软组织愈合的黄金时间。对于慢性内侧韧带结构损伤的患者，如果出现内侧间隙，开口增加及胫骨外旋增加，此时要考虑手术重建内侧及后内侧韧带结构。

几乎所有的内侧韧带结构损伤（伴或不伴 ACL 损伤）都可以采取非手术治疗计划。下面的病例将介绍手术治疗。如果 MRI 显示半月板有移位的断裂，则有必要进行半月板修复。如果同时伴有 ACL 断裂，先按照制动方案治疗内侧损伤，择期进行 ACL 重建。对于运动要求较高的运动员，如果 SMCL 和 POL 完全断裂（伴有或不伴有 ACL 损伤），资深学者倾向于重建这些韧带结构以恢复其解剖结构及功能的完整性。此外，如果内侧结构损伤严重，通常还需要修复半月板附着部。在某些急性 SMCL、POL 和 ACL

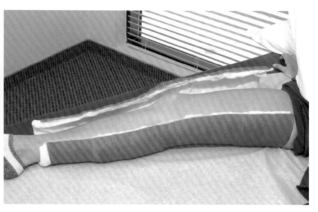

▲ 图 19-11　将管型石膏分成前后两部分，以使患者进行关节活动度练习

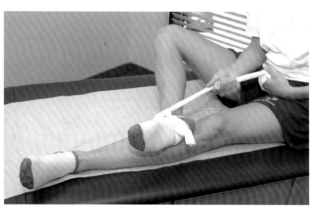

▲ 图 19-12　膝关节内翻，在 4 字位下行关节活动度练习

损伤的病例中，内侧半月板可能部分移位，而远端 SMCL 出现广泛的移位或迂曲导致保护能力降低，此时保护性的制动有助于恢复内侧韧带结构和功能（图 19-10）。根据作者的经验，这种情况下进行膝关节手术比较好。对于 ACL 重建，为了降低自体骨-髌腱-骨并发症的风险，可以选择四股半腱肌-股薄肌作为移植物。第 7 章中详细介绍了作者为何喜欢应用自体移植物而不是异体移植物的原因。

对于某些急性 PCL 伴有严重的 SMCL 及 POL 损伤的病例，如果关节周围软组织肿胀不是很明显，作者推荐使用全关节镜下 PCL 重建联合切开的内侧结构修复术。对于运动较多的年轻患者来说，内侧间隙开口及后向不稳明显时需要手术来恢复其稳定性。对于长时间坐位工作或者生活的患者，可以采用石膏固定使内侧结构修复，并同时于膝关节后方置一棉垫以防止向后半脱位（经侧位 X 线证实）。SMCL 胫骨或胫止点撕脱骨折可以在内侧行小切口进行止点重建的手术。

对于考虑需要手术治疗的病例来说，伤后先进行康复训练 7 天，使关节活动度能达到 90°，并且早期恢复股四头肌肌肉功能。关节及下肢软组织肿胀减轻，术前应常规行静脉超声检查。对于急性内侧韧带结构损伤的病例，通常不需要加强修复手术，这是由于应用手术缝合固定后韧带连续性恢复并愈合过程很快。然而在一些病例中，此加强手术可能是必需的。膝关节的即刻 ROM 训练计划详见第 20 章。内侧韧带近端断裂后如果出现广泛软组织肿胀，术后 2~3 周有出现异位骨化的风险，并影响关节活动度。但是吲哚美辛（消炎痛）并不是常规治疗用药，这是因为吲哚美辛只在术后早期时起作用。

（二）急性韧带损伤伴膝关节脱位

创伤性膝关节脱位导致内侧韧带结构损伤并伴随 ACL 及 PCL 损伤的治疗非常棘手，通常情况下这种病例术后膝关节粘连的风险很高[71]。作者认为，这种情况应经过慎重考虑，先采取非手术治疗，其伴随 ACL 或 PCL 损伤可延期处理。应用下肢管型石膏时小腿后方可以垫一棉垫以防止胫骨后移，固定后可摄取侧位片以确定胫股关节是否复位。2 周后，康复师可以将管型石膏更换成前后石膏托，并开始谨慎进行关节活动度练习，详细内容见第 38 章。对于某些运动员，理想的情况下可以考虑手术治疗，这些患者的膝关节损伤应个体化评估及治疗。有关血管损伤的评估将会在第 22 章讨论。手术延期 7 天进行，并且就像先前叙述的那样，先开始进行康复训练。通过反复的评估及正确的临床检查，如踝臂指数、MRI 及动脉造影来排除血管损伤。静脉检查应用超声检查。手术当中，患者的踝关节所处的体位必须便于血管检查仪器的使用，例如多普勒超声检查，止血带只是在最初手术探查确定损伤类型时应用，进行修复手术时将止血带去掉。

（三）慢性内侧韧带及后内侧韧带结构损伤

如果为慢性损伤的患者，下肢肌肉萎缩明显，在考虑手术重建之前应对患者进行教育并采取康复训练锻炼肌肉力量。通常，进行 MCL 重建手术的患者都会同时进行 ACL 或 PCL 的重建（图 19-13）。手术时要考虑交叉韧带重建的移植物的选择，具体移植物选择详见其他章节，首选自体移植物。然而，如果进行多韧带重建时，医师要确保库存会有 B-PT-B 移植物及带骨块的跟腱，并建议患者采用这两种移植物进行重建手术。

六、术中评估

麻醉后应对所有韧带的稳定性进行检查，包括患侧及对侧肢体，并同时记录胫骨相对股骨的前移度，胫骨相对股骨后向移位程度，内外侧关节间隙开口程度，以及胫骨内旋、外旋程度。合并 ACL 和（或）SMCL/POL 损伤的病例，手术床远端应可弯曲（屈曲髋关节以减轻股神经张力），手术中将患肢置于屈膝位以同时满足关节镜手术及切开手术的需要（图 19-14A）。最初的关节镜下手术及半月板手术时应用大腿支架，以上操作结束后移去大腿支架。如果多韧带及 PCL 损伤需要手术重建，可将下肢连同足部置于 Alvardo 支架上，或者将大腿架起足踝部处于休息位，这样可以使膝关节达到足够的屈曲角度来完成手术操作（图 19-14B）。关节镜手术灌注液压力要维持在较低的压力以防止灌注液外渗导致胸窝及小腿的肿胀，这些情况应予以记录。关节镜检查完成后，应记录下关节软骨及半月板损伤的情况。如果手术中注意，灌注液外渗的情况非常少见，但是这种情况一旦出现，其他的手术应转为开放手术。

关节镜检查时应进行内外侧胫股关节间隙试验。膝关节屈膝 30° 并同时施以约 89N 的外翻及内翻应力。可应用带刻度的神经钩测量内侧及外侧关节间隙张开的大小。如果膝关节内侧或者外侧间隙的开口绝对大小为 12mm 或者更大，那么就意味着所有韧带结构完全断裂。内侧间隙绝对开口 10mm（约相对于对侧肢体开口增加 7mm）同样意味着 SMCL 和 PMC 的严重损伤，如果伴随着胫骨外旋的增加，此时运动员很难做扭转及减速运动。

关节镜手术适应证为半月板的修复或部分切除成形，清理及对损伤的关节软骨进行处理。

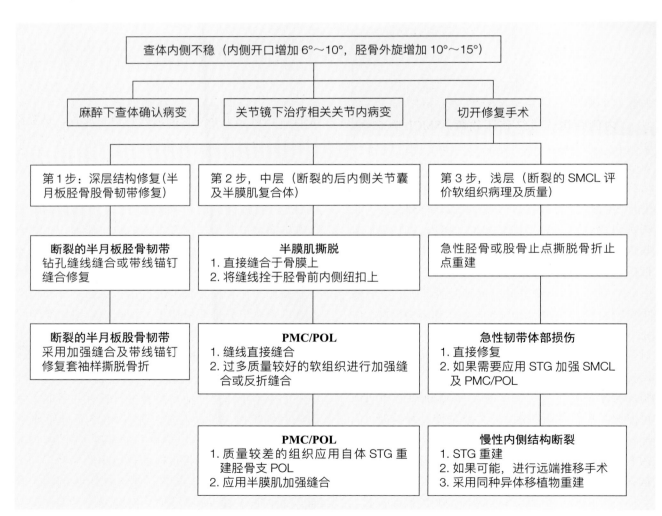

▲ 图 19-13　手术规划

B-PT-B. 骨－髌腱－骨；PMC. 后内侧关节囊；POL. 后斜韧带；SMCL. 内侧副韧带浅层；STG. 半腱肌－股薄肌腱

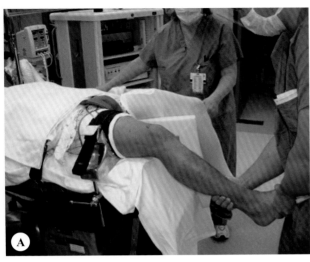
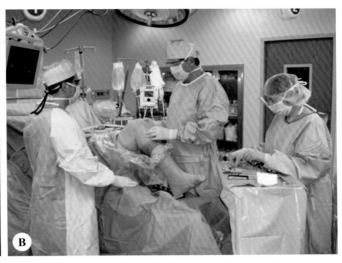

▲ 图 19-14　手术准备

A. 手术室布置及患者体位。应用大腿支架使胫股关节间隙打开，以便于半月板的修复操作。关节镜检后去掉大腿支架。将足部放于手术床上，并维持膝关节屈膝 30° 位，并于大腿近端下面放一软垫以利于手术操作。B. 所示为在多韧带损伤手术中比较喜欢的手术体位，当需要关节镜下重建前后交叉韧带时，膝关节屈膝角度可以控制。内侧韧带重建的手术体位为屈膝 15°～30°，并于大腿后方垫一个软垫

七、内侧韧带重建移植物的选择

Robinson 等 [62] 进行了一项尸体研究，包括 8 个未配对的膝关节（平均年龄 77 岁，范围为 72—89 岁）。内侧结构的最终破坏载荷：SMCL 为 534N，DMCL 为 194N，PMC 为 425N（包括 POL 中心束）。Wijdicks 等 [72] 报道了 20 例未配对的膝关节内侧韧带结构的失效特性（平均 54 岁，范围为 27—68 岁）。平均失效载荷 SMCL 为 557N，MCL 股骨至胫骨近端部分为 88N，DMCL 为 101N，POL 为 256N。这些数据提供了大概的失效载荷条件，这对移植物的选择决策是有用的。

Noyes 等 [53] 首次报道了在高应变率条件下选择阔筋膜和肌腱作为韧带移植物的生物力学研究，研究对象为 18 个年轻供体［平均（26±6）岁］的未配对膝关节。半腱肌腱和股薄肌腱的平均断裂载荷分别为（1216±50）N 和（838±30）N。这些数据表明，与患者自身的 SMCL 相比，半腱肌腱移植物在可以提供足够的载荷能力。但所有这些研究都可能低估了自体 SMCL 的最终破坏载荷，因为单轴肌腱的实验室载荷条件不同，不能模拟活体内载荷条件。从实用的角度来看，我们使用的是 STG 自体移植物。

关于 SMCL 和 POL 重建移植物的固定强度，已经介绍了许多不同的方法 [2, 43, 69, 76]。由于 SMCL 远端附着处缺乏骨松质，所以有学者担心软组织移植物在隧道内固定是否充分。此时可以选择胫骨隧道 Endo Button 技术。另一种方法是将肌腱缝合在远端 SMCL 纤维的中心部分，以保持远端 STG 肌腱的完整性。这避免了非等长的前方移植物放置，是资深医师的首选技术。人类胫骨远端 SMCL 软组织界面螺钉固定强度尚不清楚。在猪模型中，Wijdicks 等 [72] 的研究发现界面螺钉在胫骨远端 SMCL 的固定强度为（445±72）N。

在已发表的文献中，对于 SMCL 和 POL 重建移植物的选择缺乏共识。一些研究人员单独重建了 SMCL。资深学者主张，POL 功能必须通过 Hughston 和 Eilers [28] 描述的紧缩缝合技术来恢复，或者在 POL 组织缺失的情况下通过移植物重建来恢复。单纯重建 SMCL 的研究已经获得了可接受的结果，将在稍后描述（参见其他临床研究的结果）。即便如此，在手术中有机会时仍需要修复或重建所有的内侧韧带结构，因为 POL 功能未恢复，可能会损害整体疗效，不能冒这一风险。在内侧严重不稳定的情况下，通过紧缩缝合术（在轻到中度的损伤中）或移植物替代来恢复 POL 功能是相对简单的。仍然存在争议的是，重建 POL 是否需要单独的股骨移植隧道 [9]，或者用于 SMCL 重建的股骨移植物是否可以固定于单个股骨 SMCL 附着部上，然后转向 POL 胫骨附着部，在那里用缝线、隧道和界面螺钉固定，或用螺钉和

垫圈进行固定。在多韧带重建术中，需要仔细监测手术时间，可以用螺钉和齿状垫圈固定 STG 移植物股骨端，并将剩余的 STG 部分固定在 POL 胫骨附着部（邻近 ST 肌腱的前内侧束），这可以避免双股骨和胫骨隧道的复杂性[41]。

八、手术治疗

（一）急性内侧及后内侧韧带损伤的修复

手术治疗的关键在于完全熟悉膝关节内侧结构的解剖（图 19-1 至图 19-3），这是由于手术时需要确认 SMCL、POL、半膜肌及半月板附着部（DMCL）是否完整，或者是否有损伤。手术的目的在于恢复内侧所有韧带的正常解剖结构及功能。手术显露应按照解剖结构逐层进入[70]，按照第 1 章的介绍进行（图 19-15）。

手术之前，患者、医师及护理人员三方在场的情况下共同确认手术肢体并加以标注。出手术室时应核对患者姓名、手术名称、有无过敏反应、术前抗生素的应用，对于特殊的注意事项，应由外科医生、麻醉师及护理人员达成共识。

手术步骤见表 19-3 和图 19-13。手术操作时要仔细分离以避免损伤软组织的神经血管供应（图 19-16）。根据术前 MRI 检查及有限的组织分离，可以确定最常见的软组织损伤部位，并手术修复。止血带应用在最初伤探查阶段，然后在松止开血带的状态下完成修复手术。有限的胫骨前内侧切口可以很好地显露术野进行 ACL 及内侧韧带结构的修复，并且优于双切口入路（图 19-17）。

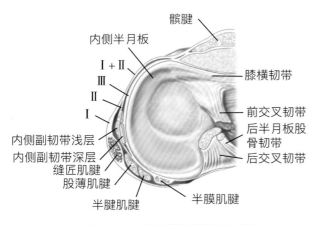

▲ 图 19-15 膝关节内侧组织的分层

膝关节内侧软组织层次，股薄肌腱和半腱肌腱位于 1 层和 2 层之间

手术切口位于缝匠肌筋膜之间，恰位于 SMCL 及筋膜前方，将鹅足肌腱向后反折以便确认内侧结构。SMCL 损伤的部位通常很好辨认，但是对于作为 POL 一部分的 PMC 关节囊束损伤的辨认较困难（图 19-2）。对于没有明确断裂或 POL 有可能从胫骨或者股骨附着部处断裂的囊状组织结构的损伤，此时需要手术重新固定其附着部。手术首要目的在于恢复正常的解剖结构。将 SMCL、POL 及半月板缝合以恢复其解剖止点（表 19-3）。在 DMCL 和 SMCL 修复后，POL 在屈膝 10°~15° 固定，然后将膝关节完全伸直以确定膝关节在伸直情况下内侧张力不会太高，避免术后出现屈曲挛缩。

第二个目的是通过精确解剖重建获得足够的强度，确保膝关节可以进行即刻锻炼，康复方案见第 20 章。目前有很多种韧带固定器械可供选择，较好的有隐形螺钉配合软组织垫圈，或者 4 尖头 U 形钉及螺钉，以及缝线锚钉。有 3~4 股联合可吸收及不可吸收缝线的标准垒球交锁缝线可以提供足够的软组织张力。有时内侧韧带结构损伤非常广泛，以至于需要应用另外的移植物重建 SMCL 和 POL（POL分支 B）（图 19-2），下面将会讨论使用同种异体或者自体 STG 重建的方式治疗慢性内侧韧带损伤。

（二）慢性内侧及后内侧韧带损伤的修复

最初的手术步骤及软组织分离同急性手术。特殊的步骤见表 19-4。

根据内侧韧带结构的损伤程度和完整性，外科医生在术中进行判断时有三种选择：①利用残存组织加强缝合 SMCL 和 POL；②残存组织加强缝合联合 SMCL 及 POL 的移植物重建；③对于严重的内侧韧带断裂病例，不使用残留组织进行 SMCL/POL 移植物重建。

图 19-17 所示，是施行 ACL 和 MCL 重建术患者的内侧皮肤美容切口。标准的 ACL 重建手术切口向近端延伸，以便为内侧韧带手术提供充分的显露。只有当内侧韧带结构有良好的愈合能力、组织完整性良好仅有中度松弛，其他方面完好无损，才使用加强缝合。内侧半月板附着部需要恰当的缝合固定以恢复半月板胫骨附着部稳定性，并将 SMCL 远端加强缝合。对于大面积的慢性内侧损伤，通常需要用 STG 肌腱重建 SMCL。应用 STG 肌腱重建要做到在膝关节屈伸过程中等长收缩。此外，在股骨端固定后，STG 移植物的远端部分可用于 POL 重建。

表 19-3　急性内侧韧带损伤的手术步骤

- 使用有限的内侧入路，仔细分离浅筋膜下皮瓣，但不要过多分离皮下组织以保持皮肤血供
- 入路时避免表层神经结构，保护隐神经髌下支以防止出现术后神经瘤或皮肤感觉丧失
- 前方切口位于缝匠肌筋膜，由内收肌筋膜延伸至 SMCL 前方，分辨出鹅足滑囊，并将鹅足肌腱拉向后方
- 于损伤部位行一小切口，小切口的目的在于保护血管和神经
- 术前 MRI 检查确认 SMCL 损伤部位，术中同时探查 MPFL，MPFL 可能需要同时给予修复
- 通过 MRI 和解剖附着部的手术明确 PMC 的断裂部位。股骨或胫骨附着部可能存在部分断裂或完全断裂
- 探查半膜肌止点部分，尤其是在 POL、半月板止点处的断裂
- 探查深层 MCL 和半月板止点处损伤，可能需要手术修复
- 应用可吸收及不可吸收缝线准确地修复所有断裂的结构，以减小缝线张力。修复顺序由深层至浅层，首先仔细修复半月板附着部，通常使用缝线或者带线锚钉缝合
- 当存在广泛的内侧软组织断裂同时软组织质量较差时，应评估使用 STG 重建 SMCL 和 POL 的必要性，重建可以增加组织强度和膝关节的术即刻活动范围
- 避免因太近固定而缩短胫骨附着部位的 SMCL，目的是恢复正常的解剖附着部
- 避免使用胫骨钉或其他大型金属固定装置，因为这些内固定通常会带来疼痛并需要再次手术
- 下一步修复 POL，通常需要带线锚钉分别修复其断裂的部位。在胫骨及股骨止点修复完成后，将 POL 前方部分缝合于 SMCL 后方。避免限制膝关节完全伸直，这在 POL 修复后进行测试
- 最后在手术台上进行膝关节完全伸直和屈曲，确保所有软组织结构的缝合固定没有限制关节的正常活动
- 内侧髌股韧带和支持带以在屈膝 20° 时缝合修复，目的在于避免张力过紧限制正常髌骨向外 1/4 髌骨宽度的活动度，避免髌股关节出现"捕获"而限制膝关节屈曲活动
- 关闭 SMCL 部分表层筋膜，内侧修复
- 仔细止血，关闭皮瓣深部的间隙以防止血肿出现
- 常规闭合，将膝关节周围垫以棉垫，双层弹力绷带加压包扎，术后佩戴软式铰链支具

MCL. 内侧副韧带；MPFL. 侧髌股韧带；POL. 后斜韧带；SMCL. 内侧副韧带浅层

遵循表 19-4 中所述的手术原则，图 19-18 为慢性 MCL 损伤采用 STG 为移植物行 SMCL 远端加强修补术的病例。图 19-19 为一例更为复杂的内侧韧带重建手术的病例，半月板附着处广泛断裂术中给予修复，并同时使用 STG 作为移植物重建 SMCL 和 PMC。手术治疗为术后减少关节挛缩而早期进行关节活动度练习提供了支持。

STG 作为 SMCL 移植物的正确附着部是股骨和胫骨的天然附着部（图 19-20）。SMCL 股骨附着部平均在内上髁的近端 3.2mm 和后方 4.8mm。SMCL 有两个胫骨附着部（图 19-20）。注意不要让 STG 移植物在 SMCL 胫骨附着处靠前，因为这部分移植物在屈膝时张力增加。将 STG 移植物缝合于 SMCL 的中部。在某些膝关节，可能需要在 SMCL 附着处的远端附加螺钉 / 垫圈进行 STG 的固定。可在股骨附着部放置克氏针，用缝线连接到胫骨远端部位，进行膝关节的全范围屈伸活动，来验证 SMCL 股骨附着部的位置。2～3mm 的长度变化是可以接受的。当

POL 近端或远端发生断裂时，同时将其重新缝合到其固有的股骨或胫骨位置。对于关节囊冗长的情况，可将关节囊折缝于 SMCL 后缘，这样可以为关节囊重建提供稳定的内侧支柱。

图 19-21 显示了应用 B-PT-B 同种异体移植物治疗严重慢性内侧韧带断裂病例。带骨块的跟腱是一种可供选择的同种异体移植物，带骨块一端固定于 SMCL 股骨附着部处，腱性部分用带软组织垫片的螺钉固定于胫骨止点处，并应用垒球缝线缝合。所有这些手术都涉及大量的术后康复，这在第 20 章中有描述。

九、并发症

内侧及后内侧韧带修复手术并发症占膝关节手术的 10%，最初为膝关节屈伸活动受限。术中修复或缝合时不能使 POL 张力过高，修复时使膝关节屈曲 10°～15°，修复手术完成后要确保膝关节能完全伸直。SMCL 加强修复或者重建的固定应在其原始的

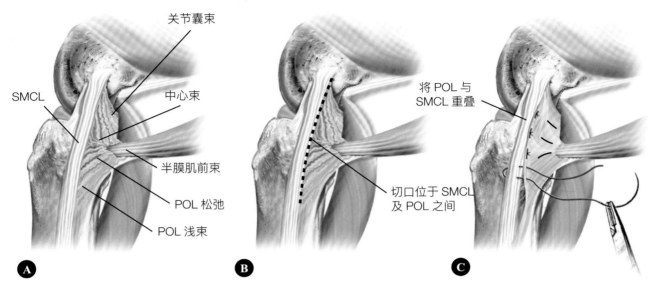

▲ 图 19–16　后斜韧带紧缩缝合术

A. 确认 POL 松弛及冗长部分涉及所有内侧三层结构。在大多数内侧结构损伤的膝关节中存在 SMCL 的松弛，这种情况像描述的那样需要手术重建（未显示）；B. POL 紧缩术的切口恰好位于 SMCL 后方，注意半月板胫骨附着部；C. 紧缩缝合术恢复 POL 张力，在屈膝 20° 位进行操作已避免张力过紧影响膝关节完全伸直。POL. 后斜韧带；SMCL. 内侧副韧带浅层

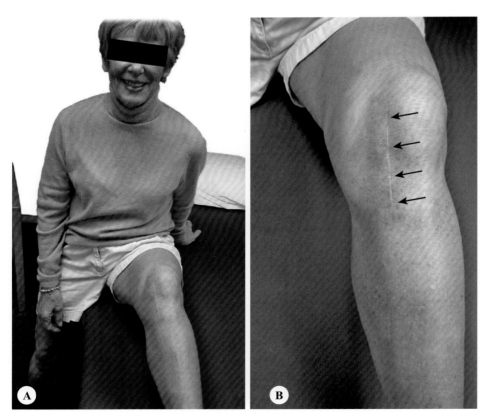

◀ 图 19–17　一名专业滑雪者的膝关节美容切口，此患者 6 个月前接受了自体 **B-PT-B** 前交叉韧带重建和 **SMCL、POL** 及移位的内侧半月板的修复术，并在术后立即开始活动度练习

B-PT-B. 骨 – 髌腱 – 骨；POL. 后斜韧带；SMCL. 内侧副韧带浅层

表 19-4　慢性内侧韧带结构损伤的手术步骤

- 手术初始显露见表 19-3
- 确定残余 SMCL 和 POL 的完整性和愈合情况，选择那些可以将这些结构纳入重建的膝关节，或者选择那些可以完全移植重建 SMCL 和 POL 的膝关节
- 手术切口位于 POL 前缘、SMCL 纤维束后方。探查股骨、胫骨附着处的完整性，并确认是否需要将其重新固定到止点上
- 探查半膜肌止点，确认是否需要修复或重建止点
- 沿 SMCL 前缘行一皮肤切口，确认需要修复的半月板胫骨和股骨附着部
- 在一些膝关节中，当远端 SMCL 有可能向前推进时，应在远端附着区放置固定以便 SMCL 长度不会缩短。首先需要用带线锚钉将半月板胫骨附着部重新固定。术前关节镜检查可提示半月板近端 – 远端移位的情况下，是否需进行修复
- 当股骨和胫骨的关节囊附着处完整且目的是去除关节囊冗余时，可进行 PMC 紧缩缝合手术。PMC 缝合于 SMCL 后束可在膝关节伸展时达到恢复正常 PMC 张力的目的
- 对于经历了损伤和瘢痕替代的内侧韧带结构不良的慢性病例，自体 STG 移植重建 SMCL 和 POL 是资深医师的首选。应用闭合式肌腱取腱器可以保持胫骨附着处完整。将远端 STG 移至 SMCL 中间。用导针和缝线定位股骨等长点，然后用螺钉和带齿垫圈固定。用残余 STG 进行 POL 重建。缝合 STG 移植物到残余的 SMCL 和 POL 上
- 严重的内侧软组织缺失需要应用异体 B-PT-B 进行完全 SMCL 重建，以便在胫骨和股骨附着处获得确实的骨性固定。另一种选择是异体跟腱 – 骨移植重建，将骨放置于股骨附着部，将肌腱部分置于胫骨附着部。还有一种选择是解剖双移植物重建 SMCL 和 POL
- 在膝关节屈曲 30° 时仔细调整内侧髌股韧带和髌股内侧支持带以恢复正常张力，使髌骨可以正常外移
- 伤口关闭见表 19-3

B-PT-B. 骨 – 髌腱 – 骨；PMC. 后内侧关节囊；POL. 后斜韧带；SMCL. 内侧副韧带浅层；STG. 半腱肌 – 股薄肌腱

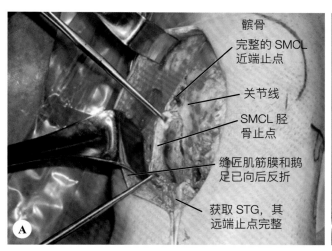
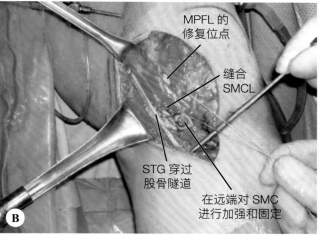

▲ 图 19-18　应用半腱肌 – 股薄肌腱重建加强内侧副韧带浅层的方式治疗慢性内侧副韧带损伤

A. SMCL 从其远端止点处解剖出来，并向近端分离。关节镜显示修复内侧半月板胫骨附着部可恢复内侧半月板稳定性（未显示）；B. 使用不可吸收垒球缝线穿过 SMCL 远端进行远端加强缝合确保安全固定。将 PMC 紧缩缝合于SMCL 后缘。STG 肌腱穿过 SMCL 前方和后方小隧道后与 SMCL 进行加强缝合，肌腱向前与 SMCL 缝合，向后与 POL 缝合。在某些情况下，螺钉和垫圈可用于增加胫骨 POL 附着部的固定。SMCL 残端使用能提供额外的关节稳定性，术后可在保护下早期活动。MPFL. 侧髌股韧带；PMC. 后内侧关节囊；POL. 后斜韧带；SMCL. 内侧副韧带浅层；STG. 半腱肌 – 股薄肌腱

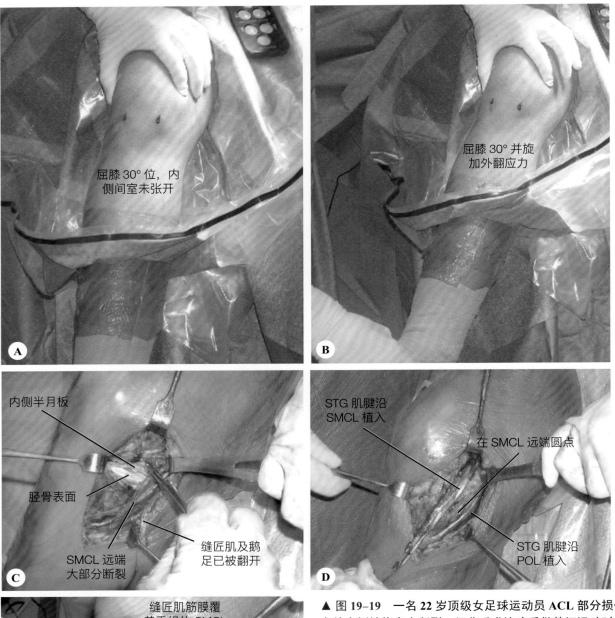

A 屈膝 30° 位，内侧间室未张开

B 屈膝 30° 并旋加外翻应力

C 内侧半月板
胫骨表面
SMCL 远端大部分断裂
缝匠肌及鹅足已被翻开

D STG 肌腱沿 SMCL 植入
在 SMCL 远端圆点
STG 肌腱沿 POL 植入

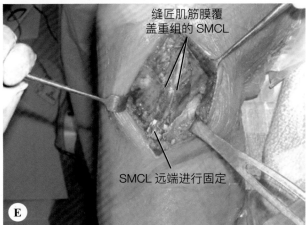

E 缝匠肌筋膜覆盖重组的 SMCL
SMCL 远端进行固定

▲ 图 19–19　一名 22 岁顶级女足球运动员 ACL 部分损伤合并内侧结构完全断裂，经非手术治疗后做剪切运动时仍有一系列的不稳。轴移试验和 Lachman 试验阴性，但是在屈膝 30° 时内侧膝关节间隙开口为 12mm，伸直位时内侧开口为 5mm，钟面试验显示胫骨外旋较对侧增加 10°

A 和 B. 术中施以外翻应力下内侧间隙增大，关节镜观察得到证实；C. 手术中探查，内侧半月板胫骨附着处需要修复，SMCL 近端完整，远端附着部为先前断裂部位；D.STG 肌腱沿 SMCL 走行将 SMCL 远端加强重建于 POL 后缘，做从后向前的骨道，将 STG 肌腱固定；E. 最后伤口关闭，缝匠肌附着部缝合于 SMCL 表层，这样可使 STG 加强 SMCL 远端。ACL. 前交叉韧带；POL. 后斜韧带；SMCL. 内侧副韧带浅层；STG. 半腱肌 - 股薄肌腱

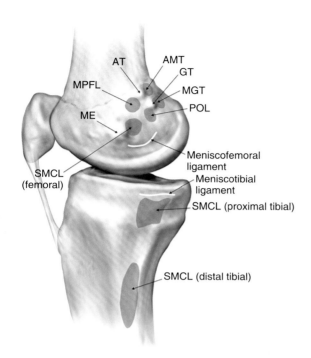

▲ 图 19–20 **The femoral osseous landmarks and attachment sites of the main medial knee structures.**

AMT, Adductor magnus tendon; AT, Adductor tubercle; GT, gastrocnemius tubercle; ME, medial epicondyle; MGT, medial gastrocnemius tendon; MPFL, medial patellofemoral ligament; POL, posterior oblique ligament; SMCL, superficial medial collateral ligament. (From LaPrade RF, Engebretsen AH, Ly TV, et al. The anatomy of the medial part of the knee. *J Bone Joint Surg Am.* 2007; 89:2000–2010.)

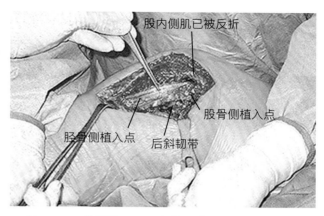

▲ 图 19–21 使用长 25mm 宽的同种异体骨 – 髌腱 – 骨治疗严重的内侧韧带断裂，无内侧副韧带浅层残留

该患者曾接受过全膝关节置换术，表现为 SMCL 完全缺失。移植物的骨部分分别应用松质骨螺钉和小碎片螺钉固定于股骨及胫骨上。并进行后斜韧带紧缩缝合术（手术步骤见表 19-4）。手术很成功，避免了全膝关节翻修术。由于肢体和身体较大，B-PT-B 移植物与 STG 移植物相比可以提供更安全的固定。B-PT-B. 骨 – 髌腱 – 骨；SMCL. 内侧副韧带浅层；STG. 半腱肌 – 股薄肌腱

十、作者的临床研究

作者进行了一项前瞻性研究，研究了 46 个急性 ACL-MCL 合并损伤的膝关节，均接受了 ACL 重建手术，并根据内侧副韧带损伤的严重程度分别给予手术或非手术治疗[52]。入组标准为 ACL 完全断裂，内侧韧带部分或完全断裂，未合并其他膝关节韧带损伤，在伤后 10 周内进行重建手术。

第一组 34 例，SMCL 和 PMC 完全断裂，急诊给予修复并行 ACL 重建术。内侧半月板修复 12 例，外侧半月板修复 7 例。术后随访 2～8.9 年，平均 5.7 年。

第二组 12 例，SMCL/PMC 完全断裂的患者非手术治疗内侧韧带损伤，然后二期 ACL 重建。内侧半月板修复 3 例，外侧半月板修复 6 例。术后随访 2.2～5.6 年，平均 4.1 年。

在随访时，没有患者内侧关节开口增加超过 2～3mm（表 19-5）。手术修复及非手术治疗的内侧韧带完全断裂均显示愈合。ACL 重建效果分析（根据膝关节测量仪和轴移试验），第一组为正常 61%，第二组为 82%；第一组为接近正常 21%，第二组为 18%；第一组有 18% 的患者手术失败。

受伤前，除 1 例患者外，其余患者均参加体育活动（表 19-6）。在随访时，除了第一组的 3 名患

胫骨及股骨止点处，不要使重建或修复的韧带张力过高，因为这样会限制膝关节活动。对于膝关节活动障碍的治疗，髌股关节活动原则及肌肉康复训练见第 20 章。

我们术后连续 5 天给予患者最大剂量的 NSAID 以控制疼痛，用药从手术后当晚开始。术后第 1 周使用双重加压包扎及棉垫，冷疗循环系统，以及患肢抬高。术前术后使用超声检查应仔细检查患者是否有深静脉血栓发生，如果有必要的话，在手术前和手术后对所有急性损伤膝关节进行超声检查。术后使用小腿 A-V 泵促进静脉回流，并每小时进行一次踝泵练习。阿司匹林预防用药（325mg，每天 2 次，连用 7 天）。重要的是要确定没有 DVT 或凝血疾病的家族史，因为遗传性凝血缺陷的发生率为 2%～5%。

术前使用适当剂量的静脉抗生素、仔细处理组织，以及第 7 章中详细描述的其他预防措施，感染的并发症是很少见的。股神经阻滞可用于疼痛控制。

者外，所有患者都恢复了田径运动，尽管超过一半的患者所参加的为相对强度较低的运动。第一组有 7 例患者有明显的蹲起或跪地困难，与第二组相比，第一组患者因运动而出现肿胀和疼痛的人数更多（图 19–22）。

96% 的患者在进行康复训练计划及早期关节活动受限的治疗后，关节活动度至少恢复到 0°～135°。关节活动受限的治疗在 24% 的病例中实施（第一组 26%，第二组 17%），治疗方案详见第 38 章。与关节线远端部分的内侧韧带损伤相比，关节线水平或近端的内侧韧带损伤后关节活动受限的并发症（7/15

例，47%）远高于前者（2/18 例，11%）。Robins 等也报道了类似的发现[61]。

根据 CKRS 进行分级，第一组优 / 良 19 例，可 7 例，差 7 例。第二组优 / 良 10 例，可 1 例。评级为一般或较差的患者中有 7 例同种异体 ACL 重建失败，我们推荐使用 B-PT-B 自体移植物。在研究中，我们使用了经辐射照射的同种异体移植物，正如第 7 章所讨论的，与使用新鲜冷冻同种异体移植物的其他研究相比，辐射照射似乎增加了失败率。这项研究和其他研究[5, 48, 50, 57, 67] 显示，需对 ACL 及内侧韧带合并损伤手术治疗建议进行重新评估。

表 19–5　屈膝 5° 及 25° 时外翻应力下内侧关节间隙张开幅度（mm）

与健侧膝的差值（mm）	第 1 组				第 2 组			
	术前 5°	术前 25°	术后 5°	术后 25°	术前 5°	术前 25°	术后 5°	术后 25°
0～3	0	0	33	33	12	3	11	11
4～5	19	2	0	0	0	6	0	0
6～10	15	27	0	0	0	3	0	0
11～15	0	5	0	0	0	0	0	0

引自 Noyes FR. Barber-Westin SD. The treatment of acute combined ruptures of the anterior cruciate and medial ligaments of the knee. *Am J Sports Med.* 1995;23:380–391.

表 19–6　受伤前及随访时患者所做的体育活动

运动类型	术　前		随访时	
	第 1 组 N（%）	第 2 组 N（%）	第 1 组 N（%）	第 2 组 N（%）
跳跃，轴移，剪切	21（62）	8（67）	9（26）	4（33）
跑步，扭转，转身	9（26）	4（33）	10（29）	5（42）
游泳，骑自行车	3（9）	0	12（35）	3（25）
无任何运动	1（3）	0	3（10）	0
体育运动改变				
同样的运动水平，没有临床症状			8（23）	3（25）
运动量减低，没有临床症状，与膝关节有关			17（50）	6（50）
运动量减低，没有临床症状，与膝关节无关			3（9）	3（25）
有症状			3（9）	0
没有运动，与膝关节有关			3（9）	0
没有运动，与膝关节无关			0	0

引自 Noyes FR. Barber-Westin SD. The treatment of acute combined ruptures of the anterior cruciate and medial ligaments of the knee. *Am J Sports Med.* 1995;23:380–391.

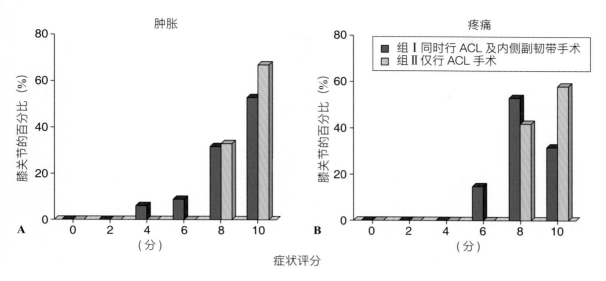

▲ 图 19-22　术后疼痛及肿胀分布评分

0 分．日常活动出现严重症状；2 分．日常活动出现中等程度的症状；4 分．日常活动没有症状，但体育活动时可出现症状；6 分．游泳或者骑自行车没有症状，但是其他运动会出现症状；8 分．跑步、扭转运动或者转向运动没有症状，但是跳跃、轴移运动或剪切运动时出现症状；10 分．跳跃、轴移运动或者剪切运动没有症状（引自 Noyes FR, Barber-Westin SD. The treatment of acute combined ruptures of the anterior cruciate and medial ligaments of the knee. *Am J Sports Med*. 1995;23:380-391.）

十一、其他临床研究

从历史上看，很多研究为 MCL 损伤的治疗提出多种不同的治疗方案。文献分析中得出的一个问题是，内侧韧带损伤的严重程度各不相同，在很多病例中很难诠释，这是由于原来所使用的损伤的分度术语不确定，并且缺少治疗前后膝关节在伸直位及屈膝 30° 位时内侧间隙开口程度的估计（或测量）对比。因此，大多数研究中，具体哪些韧带结构损伤（以及哪些结构完整）是不确切的。鉴于这个问题，研究人员已经开始使用应力 X 线来测量治疗前后膝关节屈曲 20°～30° 时内侧关节间隙的开放程度，这是量化胫股内侧间隙开口的可靠方法[11, 22, 38, 41, 44, 74, 75]。LaPrade 等[40] 报道，在模拟Ⅲ度 SMCL 损伤（与无损伤状态相比）的尸体中，膝关节屈曲 20°（10N 外翻载荷）时，内侧关节间隙开口平均增加 3.2mm。观察者内重复性和观察者间重复性组内相关系数分别为 0.99 和 0.98。

真正的单纯 MCL 损伤是比较少见的，20 世纪 80 年代和 90 年代发表的少数研究表明，通过保护性支具和康复训练（表 19-7）可以获得良好的结果[34, 35, 45, 56, 59]。在这一时期，伴随其他韧带损伤（通常是 ACL）的急性 MCL 断裂由外科医生进行一期缝合修复[3, 4, 15, 26, 29, 61, 64]。还有一些研究报道了 SMCL 损伤的成功的非手术治疗，前提是 ACL 是完整的或已经重建[5, 24, 27, 33, 34, 36, 48, 57, 67]。Halinen 及其同事[22] 发表了迄今为止唯一一项关于急性Ⅲ级内侧韧带断裂（定义为在屈曲 25° 时内侧关节开口增加>10mm，在屈曲 5° 时轻微增加）的研究，患者被随机分为一期修复组或非手术治疗组。研究中的所有 47 名患者都有 ACL 完全断裂，均采用 B-PT-B 自体移植物重建。术后平均随访 2.2 年，应力片显示 SMCL 手术治疗组关节内侧开口平均增加 0.9mm（−0.8～3.6mm），SMCL 非手术治疗组平均增加 1.7mm（−0.5～6.4mm）。非手术治疗的 SMCL 组膝关节屈曲和股四头肌肌力恢复更快[21]。Halinen 及其同事[22] 得出结论，SMCL 断裂不需要手术治疗。

2004 年以来发表的大多数研究建议，由于该韧带的自我愈合能力，对几乎所有急性 MCL 损伤进行初步非手术治疗[17, 23, 46, 48, 63, 73]。例外情况已在本章前面详细讨论过。

MCL 断裂的手术治疗通常用于根据症状[51] 和内侧不稳定的严重程度确定的非手术治疗失败的病例（表 19-8）。对于严重和有症状的内侧不稳定，有多

表 19-7 单纯内侧副韧带损伤治疗结果

研究者	病例数	随访	MCL 分级、内侧开口	MCL 治疗	随访时内侧间隙开口	随访时症状功能活动能力	再次损伤	建议
Lundberg 和 Messner[45]（1996）	38	10 年	I 度：16 II 度：22	早期功能康复，尽早负重	未增加：31 I 度：7	轻度膝关节功能及运动水平降低	4 例 MCL 损伤、2 例 ACL 损伤、5 例对侧膝 ACL 损伤	单纯部分 MCL 破裂无须手术即可成功治疗。继发 ACL 损伤发生率较高（约20%）
Petermann[56]（1993）	102	86 例平均随访 3.6 年	屈曲 30° 1+（≤5mm）：39 例 2+（6～10mm）：41 例 3+（>10mm）：6 例	石膏支具固定 4 周后，10°～90°，可负重，8 周后恢复活动	2 例 2+ 损伤患者存在 1+ 不稳，其余患者张开幅度无增加	97% 恢复到原来活动水平	无	单纯内侧副韧带损伤可通过非手术治疗成功治愈
Reider[59]（1994）	36	34 例完成问卷调查，30 例完善检查，2.5～8 年	III 度（MCL 压痛，外翻异常增加，软性止点）	外侧铰链支具，可负重，关节活动，医师指导下康复	无增加：8 例 <5mm：17 例 6～9mm：5 例	有至少一种症状残留 23 例，有轻微疼痛 18 例，感到松弛 11 例，所有患者恢复伤前运动，7 例活动强度降低	7 例有新发关节损伤，6 例是在足球运动中	早期功能锻炼对于 III 度 MCL 损伤是可行的，但足会残留一些症状，其与再损伤的关系不明确，还需要长期随访
Indelicato 等[34]（1990）	28 名足球运动员	21 例随访 18～72 个月	III 度（屈膝 30° 内侧开口>10mm，软点）	制动 2 周，4 周支具调至 30°～90°，可负重，康复锻炼	无增加：8 例 1+（<5mm）：13 例	18 例平均 9.2 周恢复对抗训练	无	非手术治疗III 度 MCL 断裂不伴 ACL 或半月板损伤的病例可获得成功
Jones[35]（1986）	22 名足球运动员	平均 6 个月	III 度	支具制动 1 周后活动关节，可负重，医师指导下康复	全部为 0～1+ 级	伤后 24～38 天重返球场	无，在最初诊断中有 1 例 ACL 损伤漏诊	非手术治疗单纯III 度 MCL 损伤可获得满意的短期效果

ACL. 前交叉韧带；MCL. 内侧副韧带

种重建手术方式。虽然一些手术方式的有效性还有待临床验证[2, 7, 43, 69]，但许多研究报道了 MCL 功能恢复令人满意，并发症很少（表 19-8）[29, 55]。

同种异体跟腱移植[11, 41, 44, 47]和半腱肌腱[37, 38, 42]或 STG[74] 已用于重建慢性 MCL 功能不全。手术技术包括单独重建 SMCL，或同时重建或修复 POL。更恰当的说法是解剖结构重建，这要好于称为单束或双束重建。这些研究之间的主要区别在于所使用的移植物和股骨端移植物位置的数量（1 或 2），这也提示了进一步临床研究的方向。如前所述，在 SMCL 移植物重建过程中，POL 的紧缩缝合技术仍然发挥着巨大作用。所有损伤或缺损的内侧韧带结构均应修复。

Liu 等[44] 发现同种异体跟腱移植有效地解决了 16 名患者的慢性、症状性外翻不稳定，术后随访 2～5.5 年，应力 X 线显示，与对侧膝关节相比，内侧关节开口平均增加 1.1mm（−1.1～3.2mm）。Dong[11] 在 56 名患者中进行了双侧同种异体 MCL 移植重建，其中 68% 的患者伴有前内侧旋转不稳定。术后随访 6～27 个月，平均内侧关节开口由术前的（10.1±0.05）mm 减少到（2.9±1.2）mm（P<0.05）。单纯 MCL 损伤和 MCL-ACL 联合损伤的结果无差异。Laprade[41] 在 28 名患者中使用了两种同种异体移植物来替代 SMCL 和 POL，两种移植物都被放置在这些结构的解剖附着部处。术后平均 1.5 年，应力位片显示关节内侧开口度平均增加 1.3mm（−1～2mm），较术前平均 6.2mm（3.5～14mm）改善。LaPrade 等[41] 得出结论，重建手术对慢性、症状性Ⅲ度不稳定的患者是有效的。

Lind[42] 和 Kim 等[37] 都使用了 ST 自体移植物重建了 MCL 和 POL，病例的胫骨附着部保持完好。Lind 等[42] 随访了 50 名患者，随访时间为 2.1～5.6 年，除 1 名患者外，其余患者的内侧稳定性恢复正常或接近正常。Kim 等[37] 报道的病例中有 26 名患者，术后进行了 2.1～7.7 年的随访。应力片显示关节内侧间隙开口由术前平均 7.8mm（5～12mm）改善到术后平均 1.1mm（0～5mm）。Yoshiya 等[74] 使用 STG 自体移植物修复了 24 例慢性严重内侧不稳患者的 SMCL 前纵部分，术后随访 2～4 年。应力 X 线显示，随访时平均增加内侧关节开口 0.2mm（−1～2mm），较术前平均 4.1mm（3～6mm）明显改善（P<0.05）。

总而言之，这些研究表明，不同类型的内侧韧带手术成功率非常相似。然而，这些研究是Ⅳ级的，到目前为止还没有足够数量的患者来进行Ⅰ级研究。

十二、病例示范

急性 ACL、PCL、SMCL、POL 联合韧带断裂分期内侧韧带重建

一名 52 岁的房地产经理从梯子上摔下来，导致膝关节脱位伴内侧韧带、ACL 和 PCL 完全断裂，包括 CT 血管造影在内的神经血管检查完好无损。他在伤后 10 天被转诊，体格检查显示肢体中度肿胀，Lachman 阳性，屈曲 90° 时胫骨后移度增加 8mm，屈曲 0° 和 30° 时外翻开口 15mm。在静脉多普勒阴性后，对所有内侧韧带结构进行重建和修复（图 19-23 至图 19-25）。术后第 1 天开始康复（0°～90°，每天 3 次，共 3 周），按第 20 章所述进行。鉴于内侧软组织肿胀和水肿，决定重建所有内侧韧带结构，然后进行一段时间的愈合和康复，并分期重建 ACL 和 PCL。一个例外情况是，如果有严重的后方半脱位，需要在内侧重建的同时进行 PCL 重建。患者术后恢复了完全的关节活动范围，以及正常的内侧韧带稳定性。

表 19-8 慢性内侧副韧带伴前交叉韧带损伤手术治疗结果

研究者	一般资料			韧带损伤		韧带损伤的治疗	随访时内侧间隙开口	随访时重建韧带其他检查	随访时IKDC评分	随访时症状、功能、运动水平	并发症
	n	随访(年)	受伤-手术时间	MCL	其他						
Liu 等[44] (2013)	16	2.8 (2~5.5)	24天~84个月	IKDC: 12C, 4D	12+PCL 5+ACL 7+PL	SMCL: AT-B异体移植物；所有其他韧带重建移植物未获得	应力X线I-N: 平均1.1mm (-1.1~3.2)	KT-1000I-N: 平均1.8mm (1~2.8)；4例轴移试验阴性1例1+；后方应力X线I-N: 平均3.3mm (0.2~5.8)	A, 94% B, 6%	IKDC和Lysholm评分明显改善	3名患者丢失10°屈曲度，1名患者丢失20°屈曲度
Kitamura 等[38] (2013)	30	2~12.6	3~216个月	Ⅲ度	16+ACL 5+PCL 9+ACL, PCL	MCL: 自体双束ST ACL: 自体STG或B-PT-B PCL: 自体STG	应力X线I-N: 平均0.05mm, 87%<3mm, 13%3~5mm	轴移试验: 除1例IKDC C外，其余均为IKDC A/B PCL KT-1000 70° I-N: 平均2.8	A, 30% B, 56% C, 10% D, 3%	没有术前数据；Lysholm评分平均>94分	5名患者丢失6°~15°屈曲度，2名患者丢失16°~25°屈曲度
Dong 等[11] (2012)	56	2.7 (1.5~5)	6~27个月	IKDC: 25%C, 75%D	29+ACL	MCL: 双束同种异体移植 ACL: 双束同种异体移植	应力X线I-N: 平均2.9mm；Slocum试验: 前内侧旋转不稳转发生率9%	未提供	A, 59% B, 36% C, 5%	主观IKDC明显改善；91%恢复正常或接近正常运动水平	4名患者丢失>6°伸展度，2名患者丢失>25°屈曲度；9例患者膝内侧疼痛异常
Marx 和 Hetsroni[47] (2012)	14	2~5.1	2~12个月	分级2+ (6~10mm) 或3+ (>10mm)	12+ACL 1+PCL 1+ACL, PCL, PL	MCL: AT-B同种异体移植；所有其他韧带重建移植物未获得	11例患者没有增加，3例患者达到1+级	除2例轴移验2°外，其他正常	无	5例ACL翻修患者症状及功能低下；7例ACL初次重建患者恢复到损伤前的活动水平；没有术前的数据	2名患者丢失15°屈曲度
LaPrade 等[41] (2012)	28	0.05~3	NA	均为Ⅲ度，压力X线位I-N: 平均6.2mm (3.5~14mm)	8+ACL 9+PCL 9+ACL, PCL	MCL: 2例异体移植重建SMCL及POL	应力X线I-N: 平均1.3mm (-1~2)	交叉韧带重建后没有复发松池	未提供	IKDC主观评分从43.5改善至76.2	1例感染

研究者	一般资料			韧带损伤		韧带损伤的治疗	随访时内侧间隙开口	随访时重建韧带其他检查	随访时IKDC评分	随访时症状、功能、运动水平	并发症
	n	随访（年）	受伤-手术时间	MCL	其他						
Canata 等[8]（2012）	36	3（2~7）	8~136周	II度11例；III度25例	• 屈膝90°，外旋30°阳性；完全ACL断裂	• MCL：微创MCL成形，缝合MCL/POL近端至胫骨内上髁 • ACL：自体B-PT-B	在外翻应力、胫骨外旋的情况下没有增加	IKDC客观评估均为A/B	A，83% B，17%	KOOS评分的明显改善；75%恢复复伤前运动水平；11%害怕运动再次受伤而没有运动；14%与膝关节无关的不运动	无
Lind 等[42]（2009）	50	3.3（2.1~5.6）	>2个月	IKDC为C或D	• 28+ACL • 4+ACL，PL • 3+ACL，PCL • 1+PCL，PL • 1+PCL	• MCL：ST自体移植（保留了胫骨附着端）重建MCL和POL • ACL/PCL/PL：自体或同种异体移植	IKDC A和B，98% C，2%	• MCL：IKDC A和B，98% • ACL：IKDC A，96%	A和B，83%	6例Tegner评分≥6，40例恢复休闲运动，4例日常活动有问题。91%满意	1例感染，1例因关节纤维化再手术，1例行膝关节置换术
Kim 等[37]（2008）	26	4.3（2.1~7.7）	3~53个月	应力X线I-N：平均7.8mm（5~12mm）	• 12+ACL • 6+PC	• MCL：ST自体移植（保留了胫骨附着部）重建MCL和POL • ACL：B-PT-B自体移植 • PCL：AT异体移植	应力X线I-N：平均1.1mm（0~5），92%<2mm	• ACL：IKDC A和B，92% • PCL：IKDC A和B，83%	A，50% B，42% C，8%	Lysholm80~100分，没有术前数据	1例感染
Yoshiya 等[74]（2005）	24	2.2（2~4）	4~204个月	广泛内侧不稳，没有确定的止点	• 12+ACL • 7+PCL • 3+ACL，PCL	• SMCL：STG自体移植 • ACL/PCL：对侧B-PT-B或QT自体移植	应力X线I-N：平均0.2mm（-1~2mm）	• ACL KT-1000：7，<3mm 5，3~5mm • PCL应力X线：1，<3mm 4，3~5mm 2，>5mm	A和B，88% C，12%	3例进行轻度活动时感觉疼痛和不稳	无

断裂的内侧副韧带浅层　　股骨内侧髁　　　　断裂的内侧
　　　　　　　　　　内侧支持带　　　副韧带深层

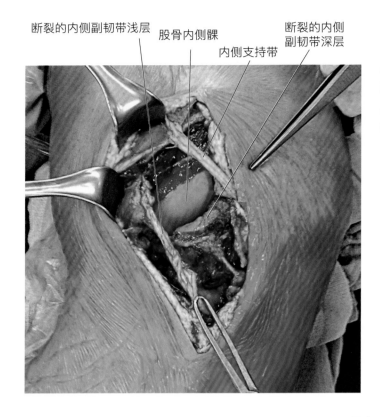

◀ 图 19–23　手术探查示内侧副韧带浅层和内侧副韧带深层断裂

后斜韧带从其胫骨附着处断裂。注意保护的髌下神经

导针（等距位置）　STG 移植物　　　STG 固定（POL）SMCL 固定

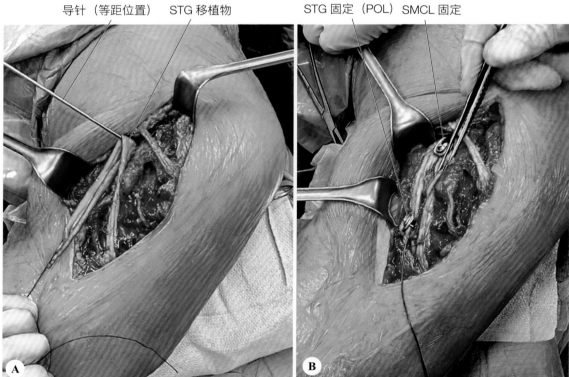

▲ 图 19–24　A. 修复胫骨后斜韧带、内侧副韧带深层和内侧副韧带浅层的残余纤维。将大直径的 STG 移植物穿过内侧上髁近端和略后方的克氏针，以确定等长的股骨止点，然后在屈曲 30°、胫骨旋转中立位的情况下用螺钉和带齿垫圈固定。STG 固定在 SMCL 远端纤维的中间。B. 将剩余的 STG 固定于 POL 胫骨附着部上，在 10° 屈曲、胫骨旋转中立位的情况下进行螺钉和带齿垫圈固定

POL. 后斜韧带；SMCL. 内侧副韧带浅层；STG. 半腱肌 - 股薄肌腱

STG 和 SMCL 缝合

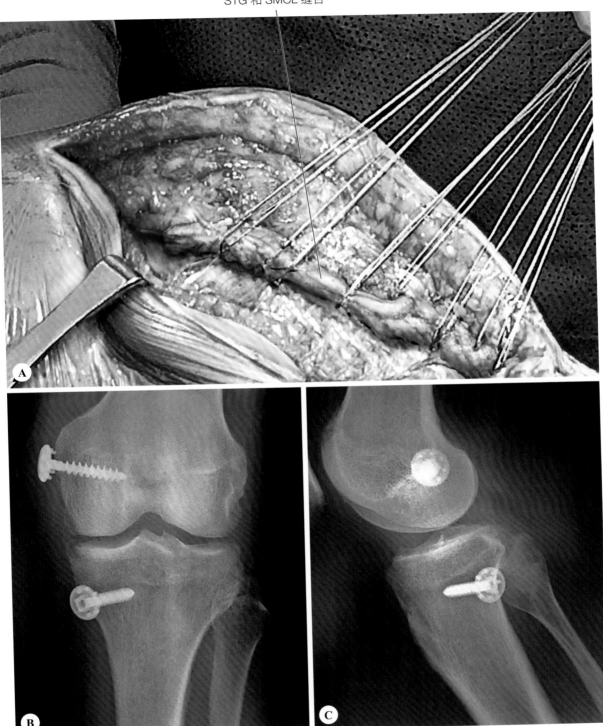

▲ 图 19–25　A.STG 移植、内侧副韧带浅层和后斜韧带重建后，将剩余的 **SMCL** 沿胫骨远端和近端附着部与 **STG** 移植物缝合。缝合的筋膜用拉钩拉开后可见到重建的 **STG**。**B** 和 **C.** 正位（**B**）和侧位（**C**）**X** 线片显示股骨 **STG** 固定和 **POL**-STG 在胫骨处固定

POL. 后斜韧带；SMCL. 内侧副韧带浅层；STG. 半腱肌 – 股薄肌腱

第 20 章　内侧韧带损伤的康复
Rehabilitation of Medial Ligament Injuries

Timothy P.Heckmann　　Sue D.Barber-Westin　　Frank R.Noyes　著

史珊珊　李　伟　译

一、临床概念

内侧韧带损伤是膝关节最常见的损伤之一。虽然单独的内侧副韧带浅层（SMCL）断裂非常常见，但伴随前交叉韧带（ACL）损伤的情况在许多病例中也有发生，尤其是年轻的损伤患者[1, 2, 6]。大多数孤立的急性损伤如仅为 SMCL，或 SMCL 合并后内侧关节囊（PMC）的损伤，均不需要手术治疗[8]。内侧韧带损伤一般可微分三度：Ⅰ度仅涉及部分纤维断裂；Ⅱ度为部分断裂，没有不稳定，内侧缝张开度≤3mm；Ⅲ度为完全破裂，患者在屈曲 30° 时关节内侧开口轻到中度增加，而在 0° 时关节内侧开口没有增加，不需要进行急症内侧韧带重建。这些膝关节的损伤通常采用保守的康复计划进行治疗；如果其他韧带存在合并损伤，则是否重建这些结构取决于损伤程度、患者目标，以及第 7 章、第 16 章、第 17 章所述的其他问题。

急性Ⅲ度损伤包括所有内侧结构的严重破坏〔SMCL、内侧副韧带深层、半月板附着、PMC、后斜韧带（POL）和半膜肌附着〕，单独或合并交叉韧带断裂，通常需要手术干预。在这些膝关节中，30°屈曲时内侧关节开口大量增大，0° 时内侧关节开口至少增大 5mm。此外，内侧半月板附着的修复可以保留半月板的功能。在运动过程中，由于内侧韧带结构的慢性缺陷而导致的部分代偿，可能需要重建。在这些膝关节中，经常可见部分或完整的 ACL 损伤。第 19 章详细讨论了内侧韧带手术的适应证和合适的手术适应证。

二、内侧副韧带损伤的非手术治疗

内侧韧带损伤的康复目标如下。

- 受伤后先提供适当的保护，使断裂的内侧韧带结构"黏着"，使韧带伸长量或异常的内侧关节开口最少。
- 控制关节疼痛、肿胀和关节出血。
- 恢复正常的膝关节活动范围。
- 恢复正常的步态模式和行走时神经肌肉的稳定性。
- 恢复正常下肢肌力。
- 恢复正常的本体感觉、平衡、协调和神经肌肉控制所需的活动。
- 根据骨科和患者的目标实现最佳的功能结果。

急性内侧韧带损伤患者的治疗原则见图 20-1。该原则根据对 SMCL 和 PMC/POL 的损伤程度分为三个主要部分。Ⅰ度和Ⅱ度损伤最初使用长腿铰链支具固定，在可承受的情况下进行负重，康复方案见表 20-1 和表 20-2。一些Ⅱ度损伤可能有较严重的内侧疼痛和肿胀，在这些情况下，在受伤后的最初 1～2 周，支具与辅助移动装置一起被锁定。使用 2～4 周后再打开支架。

（一）Ⅲ度损伤：第 1～3 周

Ⅲ度内侧韧带损伤的治疗包括短时间内固定，通过限制内侧关节开放和胫骨外旋，使内侧韧带结构有时间愈合，伸长率或松弛度最小。将下肢置于圆柱形铸型中，以轻微内翻和内旋的方式放置 1 周，使被破坏的内侧软组织"向下黏附"。需要使用玻璃纤维石膏固定，因为长腿铰链支撑，即使在 0° 锁定，也不能提供足够的保护来保持内侧关节线闭合，从而接近断裂的内侧韧带和半月板附着软组织。患者被指示保持腿在一个抬高的位置，同时支撑肢体以控制下肢肿胀。患者也被指示尽可能远离下肢。此外，为了维持下肢循环，需要进行脚踝运动，每小

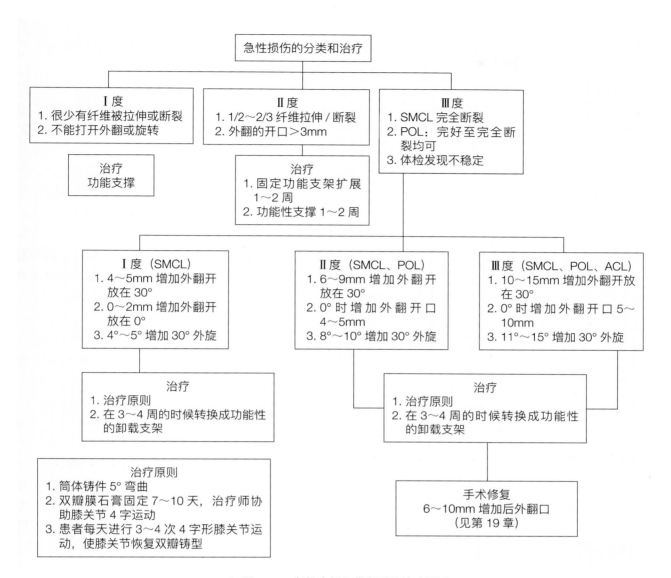

▲ 图 20-1　急性内侧韧带断裂的治疗原则

ACL. 前交叉韧带；POL. 后斜韧带；SMCL. 内侧副韧带浅层

表 20-1　Ⅰ度内侧韧带损伤的非手术治疗

- 如有需要，可配合辅助设备承重
- 功能支具固定，保护 3～4 周后
- 积极的 ROM 练习，以达到能耐受完全的 ROM
- 加强练习：在允许的情况下打开和关闭运动链
- 进展到敏捷，本体感觉，神经肌肉，耐受运动 - 专项活动
- 当力量等于另一侧，所有症状都解决后，再进行充分的活动

ROM. 关节活动度

表 20-2　Ⅱ度内侧韧带损伤的非手术治疗

- 如有需要，可配合辅助设备承重
- 在损伤后，如果内侧腔室过度疼痛和肿胀，功能支具可延长 1～2 周
- 功能支撑在接下来的 4～6 周打开
- 积极的 ROM 练习，以达到完全的 ROM
- 立即开始电刺激肌肉和直腿抬高
- 加强练习：在允许的情况下打开和关闭运动链
- 在容许的情况下，恢复完全负重后，向敏捷性、本体感觉性、神经肌肉性、运动特异性活动的进展
- 当力量等于对侧，所有症状都解决后，再进行充分的活动

ROM. 关节活动度

时进行股四头肌等距测量。EMS 是用来增强随意股四头肌收缩。为了观察电极是否刺激皮肤或确定是否需要更换，可以在铸型上开孔观察电极。EMS 大约每天使用 6 次，每次 15min。在刺激器和患者的自主收缩之间应发生共收缩。腘绳肌和腓肠肌的柔韧性练习也可以促进后肌的放松。

在 7～10 天，圆柱铸模可被分割成前后两部分（图 20-2），最初在治疗师协助下允许患者开始被动活动范围练习。石膏用于额外的 2 周，以允许内侧韧带结构的早期下陷。只要石膏还在，患者可以承受其体重的 25%。ROM 练习以 0°～90° 的 4 字形姿势开始，以避免外翻和外部旋转对愈合韧带的载荷（图 20-3）。一个 4 英寸（10cm）的管状长袜被双包裹在脚和脚踝上，让患者在自己的力量下弯曲膝关节。这个受保护的 ROM 程序每天执行 3～4 次，每次 10～15min。强调股四头肌的强化训练，包括等距运动和屈直腿抬高。对足底屈肌的阻力是用来维持腓肠肌张力的。冰敷、加压和抬高可用来控制疼痛和肿胀。

（二）Ⅲ度损伤：第 4～6 周

在前 3～4 周结束时，停用双瓣石膏，患者根据膝关节积液的程度和内侧软组织压力的残留压痛程度被固定到一个功能支具上。每周大约进行 25% 的负重训练，在第 6 周停止使用拐杖。步态再训练被

鼓励允许返回正常的相互步态模式（充分的推脱在脱趾、中站姿股四头肌收缩、臀部和膝关节弯曲在摆动和一个直立的姿势）。

冷冻疗法和 EMS 继续维持对疼痛和肿胀的控制，以及四头肌再训练。第 4 周的训练包括股四头肌等长运动和屈卧位的直腿抬高。只要有足够的股四头肌控制来限制内翻 / 外翻载荷，就可以开始外展和内收腿抬高。任何的阻力至少在第 6 周保持在膝关节以上。鼓励进行诸如提踵站立和靠墙下蹲等的闭链训练。ROM 以 4 字运动的形式进行，持续到第 4～6 周。

这段时间的重点是韧带保护步态和运动。运动的进展使膝关节运动恢复到正常范围内。肌肉强化包括闭锁和桌式运动（伸直腿）。重点放在髋部和核心控制，以及股四头肌强化的进展（表 20-3）。

（三）Ⅲ度损伤：第 7～9 周

支具保护下的行走训练。步态和 ROM 应正常或接近正常，并尽快恢复正常。疼痛和肿胀应在正常范围内。在这一阶段的治疗重点是使下肢力量恢复正常，并开始训练心血管耐力。平衡和本体感觉练习也是这个阶段的重要组成部分（见第 11 章）。

直腿抬高训练在多个平面与脚踝重量用于臀部控制。4.5kg 的阻力是这些运动的目标。闭链训练的进展包括小腿抬起的边缘的一个步骤或增加重量的阻力。等距墙是做了一个逐步增加的时间，然后手持重量增加。步态训练是可以通过在大腿周围增加一个弹力带来完成的。此外，患者还需要进行机器导向的腿部推举（80°～10°）、膝关节伸展（90°～30°）、坐位腘绳肌收缩（0°～90°）、髋关节外展 / 内收和小腿按压。

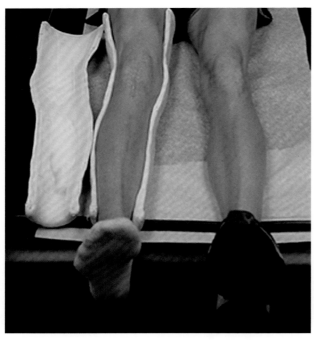

▲ 图 20-2　圆柱铸型可分为两瓣，即前瓣和后瓣

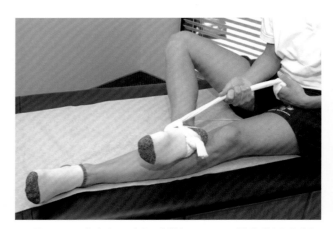

▲ 图 20-3　患者以 4 字运动进行 0°～90° 的关节活动度运动，髋关节外侧旋转以保护愈合的内侧组织

表 20-3 辛辛那提运动医学与骨科中心韧带修复重建方案

		术后周数					术后月份			
		1~2	3~4	5~6	7~8	9~12	4	5	6	7~12
支具	术后长腿铰链支架	×	×	×						
	功能支架				×	×	×	×	×	×
最小运动范围目标（°）	0°~90°	×								
	0°~110°		×							
	0°~120°			×						
	0°~130°				×					
负重	无	×								
	垫脚，25% 体重		×							
	25%~50% 体重			×						
	全部体重				×					
髌股关节活动度训练		×	×	×	×	×				
理疗	EMS	×	×							
	疼痛/肿胀管理（冷冻疗法）	×	×	×	×	×	×	×	×	×
拉伸：腘绳肌、腓肠肌-比目鱼肌、髂胫束、股四头肌		×	×	×	×	×	×	×	×	×
力量训练	股四头肌等长训练，直腿抬高训练	×	×	×	×	×				
	主动伸膝训练		×	×	×					
	闭链运动：步态训练、脚趾抬起、靠墙蹲	×	×	×	×	×	×			
	屈膝（90°）					×	×	×	×	×
	伸膝（90°→30°）		×	×	×	×	×	×	×	×
	髋关节内收-外展					×	×	×	×	×
	腿部推举（70°→10°）				×	×	×	×	×	×
平衡/本体感觉的训练	重心转移，跨杯步行，BBS				×	×				
	生物力学脚踝平台，扰动训练，平衡板训练					×	×	×	×	×
体能训练	UBC		×	×	×					
	固定自行车			×	×	×	×	×	×	×
	水中项目					×	×	×	×	×
	椭圆机					×	×	×	×	×
	游泳（踢腿）					×	×	×	×	×

（续表）

		术后周数					术后月份			
		1～2	3～4	5～6	7～8	9～12	4	5	6	7～12
体能训练	步行					×	×	×	×	×
	攀爬机					×	×	×	×	×
	滑冰机						×	×	×	×
跑步练习 *								×	×	×
转弯训练：外侧，交叉步，8 字转弯 *								×	×	×
增强式训练 *									×	×
全运动参与 *									×	×

第一阶段：术后 1～2 周（随访 2～4 次）		
综合观察	无重量轴承，最大限度的保护 固定在 0°（每天运动锻炼 3～4 次）或石膏 避免外翻载荷，胫骨外旋异常	
评估项目（目标）	疼痛（控制） 关节积血（轻微） 髌骨活动度（好） ROM 最小（0°～90°） 股四头肌收缩和髌骨迁移（良好） 软组织挛缩（无）	
目标	ROM 0°～90° 足够的股四头肌收缩 控制炎症、积液	

活 动	频 率	持续时间
ROM 训练	每天 3～4 次，每次 10min	
被动，0°～90°		
髌股 ROM 训练		
踝泵（使用弹力带进行踝背屈）		
拉伸：腘绳肌、腓肠肌 – 比目鱼肌		5 次，30s
强度	每天 3 次，每次 15min	
直腿抬高训练（屈）		3 组 ×10 次
股四头肌等长训练		1 组 ×10 次
伸膝（主动，90° → 30°）		3 组 ×10 次
理疗	根据需要	
EMS		20min
冷冻疗法		20min

（续表）

第二阶段：术后 3～4 周（随访 2～4 次）		
一般观察	部分负重：脚尖支撑身体重量的 25%；支撑解锁（运动练习 3~4 次 / 天）或石膏；避免外翻负荷，胫骨外旋异常	
评估项目（目标）	疼痛（控制） 积液（轻度） 髌骨活动（良好） ROM 最小（0°～90°） 股四头肌收缩和髌骨移动（良好） 软组织挛缩（无）	
目标	ROM 0°～110° 控制炎症、积液 控制肌肉	

活　动	频　率	持续时间
ROM 训练	每天 3～4 次，每次 10min	
膝关节活动 0°～110°，被动		
髌骨活动度		
踝泵（使用弹力带进行踝背屈）		
拉伸：腘绳肌、腓肠肌 – 比目鱼肌		5 次，30s
力量训练	每天 2～3 次，每次 20min	
直腿抬高训练（屈）		3 组 × 10 次
多角度等长训练（0°，60°）		1 组 × 10 次
伸膝（主动，90° → 30°）		3 组 × 10 次
有氧体能训练	每天 2 次，每次 10min	
UBC		
理疗	根据需要	
EMS		20min
冷冻疗法		20min

第三阶段：术后 5～6 周（随访 1～2 次）		
综合观察	部分（25%～50%）承重时： ● 无麻醉控制疼痛 ● 关节出血得到控制 ● 通过 ROM 进行肌肉控制 ROM 0°～120° 避免外翻载荷	

（续表）

第三阶段：术后 5~6 周（随访 1~2 次）		
评估项目（目标）	疼痛（轻度 /C 反应蛋白正常） 积液（最小） 髌骨活动度（好） ROM（0°~120°） 肌肉控制（3/5） 炎症反应（没有）	
目标	ROM 0°~120° 控制炎症、积液 肌肉控制 并发症的早期识别（运动、CRPS、髌股关节改变） 50% 的负重	

活 动	频 率	持续时间
ROM 训练	每天 3 次，每次 10min	
被动，0°~120°		
膝关节活动		
拉伸：腘绳肌、腓肠肌 – 比目鱼肌		5 次，30s
力量训练	每天 2 次，每次 20min	
直腿抬高训练（脚踝重量≤10% 体重）		3 组 × 10 次
多角度等长训练（90°，60°，30°）		2 组 × 10 次
闭链训练：半蹲练习		3 组 × 20 次
伸膝（主动，90°→30°）		3 组 × 10 次
有氧体能训练	每天 2 次，每次 10min	
UBC		
固定自行车		
步态		
股四头肌和腘绳肌肌肉控制		
脚趾向内走路，避免脚趾向外翻		
观察步态是否有外翻或胫骨旋转的趋势		
平稳姿态相位屈曲模式		
理疗	根据需要	
EMS		20min
冷冻疗法		20min

（续表）

第四阶段：术后 7～8 周（随访 1～2 次）		
综合观察	完整的负重 功能训练 ROM 0°～130°	
评估项目（目标）	疼痛（轻度 / 无慢性区域性疼痛综合征） 积液（最小） 髌骨活动度（好） ROM 0°～130° 肌肉控制（4/5） 炎症反应（没有）	
目标	完整的负重 肌肉控制 控制炎症、积液 ROM 0°～130°	

活　动	频　率	持续时间
ROM 训练	每天 2 次，每次 10min	
0°～130°		
膝关节活动		
拉伸：腘绳肌、腓肠肌 – 比目鱼肌		5 次，30s
力量训练	每天 2 次，每次 20min	
直腿抬高（屈，伸，外展，内收）		3 组 ×10 次
直腿抬高训练（弹力带）		3 组 ×30 次
膝关节伸展（90°→30°）		3 组 ×10 次
闭链训练		
靠墙蹲		至疲劳 ×3
半蹲（弹力带，0°～45°）		3 组 ×20 次
腿部推举（70°→10°）		3 组 ×10 次
平衡训练	每天 3 次，每次 5min	
跨杯步行		
BBC		
有氧体能训练	每天 1～2 次，每次 15min	
UBC		
固定自行车		
步态训练		
进度计划		
观察外翻推力、胫骨外旋		

（续表）

第四阶段：术后 7～8 周（随访 1～2 次）		
活 动	频 率	持续时间
理疗	根据需要	
EMS		20min
冷冻疗法		20min

第五阶段：术后 9～12 周（随访 1～2 次）		
综合观察	完整的负重 功能支具保护 ROM 0°～130°	
评估项目（目标）	疼痛（最小） 肌肉测试（腘绳肌、股四头肌、髋关节外展肌 / 内收肌 / 屈肌 / 伸肌）（4/5） 肿胀（最小） 髌骨的活动度（好） 骨擦音（没有 / 轻微） 步态（对称）	
目标	增加力量和耐力 ROM 0°～130° 正常步态，无外翻或胫骨外旋	
活 动	频 率	持续时间
ROM 训练	每天 2 次，每次 10min	
拉伸：腘绳肌、腓肠肌 – 比目鱼肌、股四头肌、ITB		5 次，30s
膝关节活动		
力量训练	每天 2 次，每次 20min	
直腿抬高训练		3 组 × 10 次
直腿抬高训练（弹力带）		3 组 × 30 次
屈膝（第 12 周，主动，0°→90°）		3 组 × 10 次
伸膝（抗阻，90°→30°）		3 组 × 10 次
闭链运动		
靠墙蹲		至疲劳 × 3
股四头肌训练（弹力带，0°～45°）		3 组 × 20 次
侧向上步：2～4 英寸（5～10cm）		3 组 × 10 次
多髋关节运动（屈、伸、外展、内收）		3 组 × 10 次

（续表）

第五阶段：术后 9~12 周（随访 1~2 次）		
活　动	频　率	持续时间
平衡训练	每天 3 次，每次 5min	
跨杯步行、BBC、BAPS、扰动训练		
有氧体能训练（注意髌股关节）	每天 1 次，每次 15~20min	
水下行走		
椭圆机		
固定自行车		
攀爬机（低阻力、短冲程）		
游泳（踢腿）		
走		
理疗	根据需要	
EMS		20min
冷冻疗法		20min

第六阶段：术后 13~26 周（随访 2~3 次）		
综合观察	无积液，ROM 无痛，关节稳定 进行日常生活活动，行走 20min 无痛苦 ROM 0°~130° 功能卸载支撑	
评估项目（目标）	疼痛（最小） 肌肉测试（4/5） 肿胀（最小） 髌骨的活动度（好） 骨擦音（没有 / 轻微） 步态（对称）	
目标	增加力量和耐力	
活　动	频　率	持续时间
ROM	每天 2 次，每次 10min	
拉伸：腘绳肌、腓肠肌 – 比目鱼肌、股四头肌、髂胫束		5 次，30s
力量训练	每天 2 次，每次 20min	
直腿抬高训练（弹力带、快速）		3 组 ×30 次
屈膝（主动，0° → 90°）		3 组 ×10 次
伸膝（抗阻，90° → 30°）		3 组 ×10 次

（续表）

第六阶段：术后 13～26 周（随访 2～3 次）		
活　动	频　率	持续时间
腿部屈曲（70°→10°）		3 组 × 10 次
多髋关节运动（屈、伸、外展、内收）		3 组 × 10 次
闭链运动：股四头肌训练，半蹲（弹力带，0°～45°）		3 组 × 20 次
平衡训练	每天 1～3 次，每次 5min	
平衡板训练，双腿支撑		
单腿站立		
有氧体能训练（注意髌股关节）	每周 3 次，每次 20min	
固定自行车		
水下行走		
游泳（踢腿）		
步行		
椭圆机		
攀爬机（低阻力，短冲程）		
滑冰机（短步幅和坡度，低抗阻）		
理疗	根据需要	
冷冻疗法		20min

第七阶段：术后 27～52 周（随访 2～3 次）		
综合观察	无积液，ROM 无痛，关节稳定 进行日常生活活动，行走 20min 无痛苦 功能卸载支撑	
评估项目（目标）	等速测试（股四头肌与腘绳肌之差，180°/s，300°/s）（10～15） 肿胀（没有） 髌骨的活动度（好） 骨擦音（没有 / 轻微）	
目标	增加功能 保持体力和耐力 恢复到以前的活动水平	
	频　率	持续时间
ROM 训练	每天 2 次，每次 10min	
拉伸：腘绳肌、腓肠肌 - 比目鱼肌、股四头肌、髂胫束		5 次，30s
力量训练	每天 1 次，每次 20～30min	
直腿抬高训练（弹力带，快速）		3 组 × 30 次

（续表）

第七阶段：术后 27～52 周（随访 2～3 次）		
活　动	频　率	持续时间
屈膝（主动，0°→90°）		3 组 × 10 次
伸膝（抗阻，90°→30°）		3 组 × 10 次
腿部推举（70°→10°）		3 组 × 10 次
多髋关节运动（屈，伸，外展，内收）		3 组 × 10 次
闭链训练：半蹲（弹力带，0°～45°）		3 组 × 20 次
平衡训练	每天 1～3 次，每次 5min	
平衡板训练，双腿支撑		
单腿站立		
有氧体能训练（注意髋股关节）	每周 3 次，每次 20～30min	
固定自行车		
水下行走		
游泳（踢腿）		
步行		
椭圆机		
攀爬机（低阻力，短冲程）		
滑冰机（短步幅和坡度，低抗阻）		
跑步练习（≥5 个月，等速测试差异＜30%）	每周 3 次，每次 15～20min	
慢跑		1/4 英里（402m）
步行		1/8 英里（201m）
倒走		18m
转弯训练（≥5 个月，20% 等速测试）	每周 3 次	
外侧，交叉步，8 字转弯		18m
增强式训练（≥6 个月，完成跑步 / 转弯训练）	每周 3 次	
双腿跳箱，跳台阶，平跳		4～6 组，15s
理疗	根据需要	
冷冻疗法		20min

*. 纳入此原则的患者不包括合并前交叉韧带 / 内侧副韧带损伤；这些都需要较长时间的保护和训练。有关开始这些活动所需的标准，请参阅正文

BAPS. 生物力学脚踝平台系统（Patterson Medical）；BBS.Biodex 平衡系统；CRPS. 复杂性区域疼痛综合征；EMS. 肌肉电刺激；ITB. 髂胫束；ROM. 关节活动度；UBC. 上半身循环

耐力训练包括固定自行车、椭圆机运动、每周至少进行 3 次 20～30min 的水上运动。活动，如跳跃或扭转，使外翻和外部旋转力矩对下肢仍然是有限的。本体感觉和平衡训练包括在摇杆板上进行的单向平衡练习和在摇摆板或平衡板上进行的多向活动。平衡活动从串联平衡定位进展到单腿站立。在特定的患者中，进行等速测试以测量四头肌和腘绳肌的力量。以 180°/s 和 300°/s 的速度进行股四头肌和腘绳肌的双边比较，并以力矩 / 体重比（基于年龄和性别）和股四头肌 / 腘绳肌的比例分别达到 70% 和 60%。

（四）Ⅲ度损伤：第 10～12 周

最后阶段的重点是恢复活动。此时，步态、ROM、日常生活活动、症状应在正常范围内。运动过程提倡在 70% 和 90% 内恢复等速肌力参数，分别用于直行和更剧烈的旋转 / 跳跃练习。交叉训练计划是一个先进的全面运行计划，然后允许体育专项训练。距离和特定方向的跑步和敏捷性训练被纳入。高强度训练是在跑步计划的相应天数进行的。损伤预防和神经肌肉再训练计划包括跳跃训练活动，强调技术、姿势、对齐和重复，详见第 14 章。进行等速测试，目标是在 180°/s 和 300°/s 时，实现股四头肌和股四头肌 90% 的双边比较，力矩 / 体重比（根据年龄和性别进行校正），以及腘绳肌 / 股四头肌比例大于 60%。患者仅在活动时继续使用支架。后续治疗是基于对症状控制和（或）功能进展的需要，以便不受限制地恢复活动。

（五）同时伴有交叉韧带损伤

伴有前交叉韧带损伤和Ⅲ度内侧韧带断裂的患者需要严格地按照康复原则进行。根据内侧韧带损伤的严重程度，需要足够的时间来固定内侧结构，一般是按照 4 字运动的模式进行 ROM 顺利，部分负重也需要在支具保护下进行，并开始早期的股四头肌训练。最初的膝关节运动范围是 0°～90°。一般情况下，患者在进行 ACL 重建前需要 3～6 周的康复治疗。

伴有 PCL 和内侧韧带断裂的患者应立即进行小腿后侧石膏的固定保护，以防止胫骨向后半脱位。石膏在术后 2～4 周时可使用双瓣分裂石膏固定，并在治疗师的监督下进行被动的 ROM 练习。4 字运动的 ROM 运动模式与前抽屉锻炼可以保护这两个韧带。两周后，分裂石膏可以被一个长腿铰链支具和一个后垫石膏替代并继续固定 4 周。负重、ROM 和股四头肌锻炼都需要在评估后进行。最初的膝关节运动目标是 0°～90°，石膏固定到 6 周。此期间可允许完全负重，训练的重点是股四头肌的控制。在最初的 6 周内，腘绳肌收缩是不允许的，在接下来的 6 周可以逐渐进行收缩训练。患者的步态、膝关节运动、股四头肌控制和症状应恢复到正常范围，如果未能达到，则需要考虑进行手术干预。膝关节损伤合并Ⅲ度内侧韧带断裂和 PCL 断裂常需要手术修复，第 18 章描述了具体的术后康复过程。

三、内侧韧带修复 / 重建的术后康复

急性Ⅲ度内侧韧带断裂的外科治疗包括解剖修复以恢复连续性和功能，内侧半月板附件的修复等。患有慢性内侧韧带损伤的患者通常需要用 STG 自体移植物或同种异体移植物来重建。该手术的目的是为重建的内侧组织提供足够的抗拉强度，使膝关节尽快进行运动，恢复早期的肢体功能。术后 4 周应使用支具为患侧膝关节提供最大限度的保护，在手术修复薄弱、损伤面积较大、患者肥胖或对佩戴支架的依从性差的情况下，可使用双瓣石膏固定。在这一阶段之后，随着软组织的愈合为活动提供了足够的力量，康复计划应逐步开展进行。

术后方案（表 20-3）按术后时间分为 7 个阶段（如第一阶段为术后 1～2 周）。每个阶段有四个主要类别，描述由治疗师评估的因素和由患者执行的练习。

- 患者病情的一般观察。
- 评估和测量特定的变量，为每个变量确定目标。
- 根据频率和持续时间制订治疗和训练计划。
- 进入下一阶段必须达到的康复目标。

具体的标准是评估整个康复计划，以确定患者是否准备好从一个阶段的进展到下一个阶段。该方案包括一个家庭自我管理程序，以及正式物理治疗访问的估计数量。对于大多数患者来说，术后 11～21 次随访可达到理想的结果。

术后持续监测以下体征包括：关节肿胀、疼痛、步态模式、膝关节运动、髌骨活动度、肌力、柔韧性、内侧胫股间室开放。任何个体如果在治疗过程中遇到问题或出现并发症，都需要在临床评估正式后进行训练，并需要给予额外的关注。

术后第 1 周主要训练目标是控制膝关节疼痛和肿胀，恢复适当的股四头肌收缩，立即开始 0°～90° 的膝关节运动康复，保持适当的肢体抬高。局部的加

压需要维持 48h，然后可更换为长腿弹力袜或弹力绷带固定。鼓励患者术后第 5～7 天尽量卧床，并将下肢抬高到心脏平面以上。只在进行训练和个人沐浴时才起身。深静脉血栓形成的预防需要口服阿司匹林 325mg/d，连服 10 天。对于年龄较大的患者，阿司匹林可口服每天 2 次，步行（拐杖支持）每天 6～8 次。踝泵训练需要在术后尽早进行。膝关节积血的患者需要给予关节穿刺治疗。术后 5 天内可使用非甾体抗炎药缓解疼痛，并允许执行下面的运动方案。

（一）模式

在术后，应立即控制膝关节积液，以避免股四头肌抑制现象。功能电刺激或神经肌肉电刺激可与冰袋、加压包扎和患者抬高一起使用，以控制膨胀。治疗时间约 20min，强度可根据患者的承受能力而定，治疗频率为每天 3～6 次。

一旦关节积液得到控制，在评估股四头肌张力的基础上，采用功能电刺激对股四头肌进行再训练。在训练时，一个电极置于股内斜肌上，另一个电极置于股四头肌腹上 1/3 的中侧，治疗时间为 20min。患者在机器的刺激下同时主动收缩四头肌。

生物反馈治疗对于术后早期充分的股四头肌收缩训练是非常重要的。将表面电极置于选定的肌肉上，在训练的同时可以向患者和临床医生提供肌肉股四头肌收缩信息的反馈。如果患者因为膝关节疼痛或肌肉痉挛而难以实现全膝关节伸展，生物反馈也有助于促进腘绳肌放松。当患者进行 ROM 运动时，电极被放置在腘绳肌的腹部。

术后应立即进行冷冻治疗。冷敷一般是使用冰袋或商用冷敷袋，平时可放在冰箱内储存。根据以往经验，患者将更喜欢电动冷却装置。这些设备可以保持恒定的温度和循环的冰水进行冷敷，这起到了良好的疼痛控制效果。根据疼痛和肿胀的程度，冷冻疗法每天使用 3 次，每小时可进行 1 次，每次 20min。冷疗通常在运动后或需要控制疼痛和肿胀时进行，并在整个术后康复方案中始终保持应用。

（二）术后支具固定

术后应立即使用长腿铰链式支具，以 0° 延伸锁定 2 周，直至术后疼痛消退，下肢肌肉控制恢复。在这个时候，支架是适当给予一定活动度的，患者可以进行正常的步态训练，在站立阶段弯曲，但负重应低于 25% 的体重。在手术修复后依然薄弱，以及局部软组织质量较差，局部移植重建，以及肥胖的

情况下，双瓣型石膏也应早期应用。石膏一般固定 3～4 周，然后转换成一个功能性的可卸载支具。对于损伤严重需要多次手术以及局部稳定性欠佳的患者，下肢支具可使用 1 年。

（三）负重

患者在最初 2 周内保持无负重。在第 3～4 周内，可以进行负重 25% 体重的脚趾触地训练。当患者的疼痛和肿胀得到控制，并表现出自主的股四头肌收缩时，就允许部分负重下的功能训练。患者应以脚趾落地的步态走路，避免脚趾出现外翻的姿势。治疗师应观察步态周期，观察足外翻或胫骨外旋的程度，并给予立即纠正，以避免对内侧韧带修复或移植物重建造成过度载荷。在第 7～8 周的时候，负重可慢慢地达到极限。

（四）膝关节活动范围

术后第一周的目标是获得 0°～90°。不需要连续的被动训练（continuous passive motion，CPM）。患者可以坐姿下进行被动和主动的 ROM 锻炼，每次 10min，每天 4～6 次。最初，治疗师通过在屈曲时施加少量内翻和胫骨内侧旋转应力减轻内侧腔室压力（图 20-4）。为避免在髁间切迹和后囊组织中产生过多的瘢痕，术后应尽快进行全范围的被动膝关节伸展。值得注意的是，接受 SMCL 修复或重建的患者术后发生膝关节运动问题的风险增加[3]。治疗师对患者的进展进行密切的监督和指导对于避免潜在的关节纤维化反应至关重要。如果患者在术后第 7 天，膝关节伸展依然达不到 0°，则应根据第 11 章和第 38 章的详细描述开展实施超压治疗方案。超压训练和模式一般包括悬挂重量、延伸板和中间有空隙的石

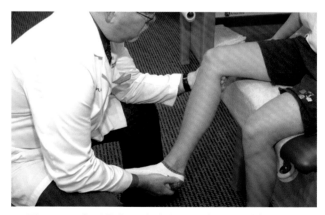

▲ 图 20-4　术后早期，治疗师通过在屈曲时施加少量内翻和胫骨内侧旋转应力来减轻内侧腔室压力，进行活动范围练习

膏（图 20-5）。

在术后的 4~6 周，为了保护愈合的内侧韧带组织（图 20-3），以 4 字运动的姿势进行被动屈膝运动。术后第 7~8 周，膝关节屈曲逐渐增加至 130°。其他可协助实现屈曲的方法包括椅子滚动、墙壁滑动、训练设备（图 20-6）和股四头肌被动拉伸练习。

（五）髌骨活动度训练

维持正常的髌骨活动性对于恢复正常的 ROM 至关重要。髌骨活动性的丧失常常与关节纤维化有关，

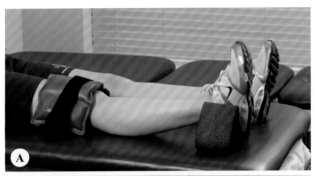

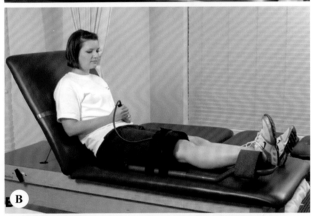

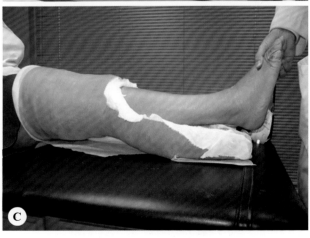

▲ 图 20-5　伸展性超压练习
A. 增减负重训练；B. 延长板训练（ERMI 膝关节延长器）；C. 中空石膏

在极端情况下，还会发展为髌股关节炎 [4, 5, 7]。术后第 1 天开始，就应在所有四个平面（上、下、内、外侧）上进行髌骨活动，持续按压髌骨边界至少 10s（图 20-7）。这个练习在 ROM 训练之前进行 5min。如果检测到伸肌滞后，则应谨慎，因为这可能与髌骨较差的上移位有关，这表明有必要进一步进行这项训练。髌骨活动度训练大约需要进行 12 周。

（六）灵活性

术后第一天就应开始进行腘绳肌和腓肠肌 - 比目鱼肌灵活性训练。持续的静态拉伸保持 30s，重复 5 次。这些练习有助于抑制当膝关节保持弯曲姿势时，腘绳肌产生的反射反应所引起的疼痛。此外，腓肠肌 - 比目鱼肌毛巾拉伤练习可以帮助减轻小腿、跟腱和脚踝的不适。第 9 周开始进行股四头肌和髂胫束灵活性训练。灵活性计划在康复计划的整个过程中始终保持。

（七）力量训练

术后第 1 天就开始肌肉力量训练。早期强调良好随意的股四头肌收缩对安全、成功地恢复功能活动至关重要。等距股四头肌的收缩，加上腘绳肌的收缩，以防止膝关节过伸，每小时完成 1 次，坚持 10s，重复 10 次，每天 10 次。治疗师和患者对股四头肌收缩的充分评估是至关重要的。如有必要，生物反馈也可用于增强良好的随意股四头肌收缩。

术后第 1 天髋关节屈曲平面进行直腿抬高训练。在第 7~8 周，其他三个平面（内收、外展和伸展）的训练也应被加入到这个练习中。随着直腿抬高训练变得容易执行，可增加脚踝部的重量以增强肌肉训练。最初可使用 0.45~0.9kg 的重量，最终可增加到 4.5kg，但不要超过患者体重的 10%。

如果在等长收缩过程中观察到张力不良，主动辅助的 ROM 也可用于促进股四头肌训练。这些运动主要用于术后的前 8 周，重点是控制疼痛和肿胀，恢复全 ROM，实现早期的股四头肌控制和近端稳定，恢复正常步态。

当患者可以承受至少 50% 的体重时，就可以开始进行闭链训练了。在这些运动中，患者被告知避免外翻载荷。这些活动最初包括 0°~45° 的半蹲、抬起脚跟和靠墙静蹲。在靠墙静蹲训练中，患者可使用大腿远端周围的弹力带产生内翻力，以避免损伤内侧组织，或手持哑铃重量增加体重（图 20-8）。患

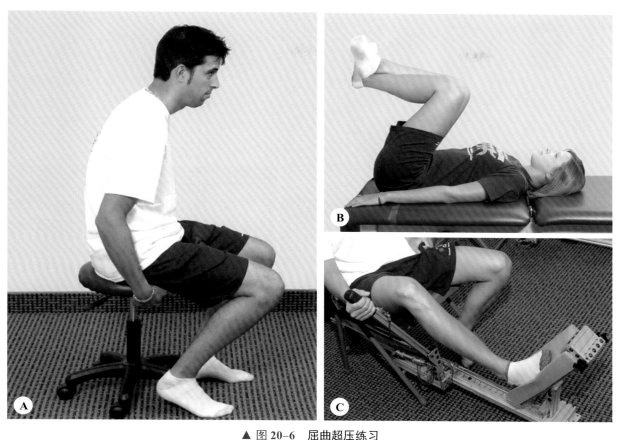

▲ 图 20-6　屈曲超压练习

A. 椅子滚动训练；B. 墙壁滑动训练；C. 商用设备训练（ERMI 膝关节屈伸器）

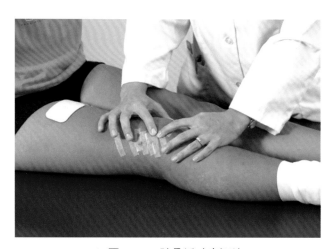

▲ 图 20-7　髌骨活动度训练

者还可以将身体重量移到患侧，以加强单腿收缩。靠墙静蹲训练训练可以保持到最大程度的股四头肌激活。这是一个很好的静态训练股四头肌的方法，可以实现股四头肌肌纤维训练来增强力量。

当患者达到完全负重时，开始逐渐增减患侧的高度。台阶的高度则根据患者的承受力从 2 英寸（5cm）逐渐增加到 8 英寸（20cm）。

在第 9~12 周，开使用尼龙搭扣（Velcro）固定脚踝的重量逐渐训练腘绳肌，并最终发展到举重器械。患者可单独锻炼患肢，同时也同时锻炼双肢。举重训练贯穿整个项目，并在恢复活动和康复的维持阶段继续进行。

在开始几周内也要进行开链训练，以进一步加强股四头肌的力量。由于这些训练可能会对髌股关节造成潜在的损伤，因此需要谨慎。在术后 3~4 周，用尼龙搭扣踝关节 90°~30° 开始抗膝关节伸展训练。由于在伸展的末期可以造成髌股关节的受力，因此必须监测髌股关节的疼痛、肿胀和骨损伤情况，以避免疼痛的髌股损伤发展为关节软骨损伤。如果在手术中观察到髌股关节的损伤，外科医生应通知康复医师和治疗师。在积极的膝关节伸展训练过程中，治疗师应触诊髌股关节，以发现疼痛或软骨损伤的位置。髌股关节炎的症状可发生的受伤的关节，特别是那些已经存在髌股关节损伤的膝关节。对于这些患者，需要修改整个康复计划。

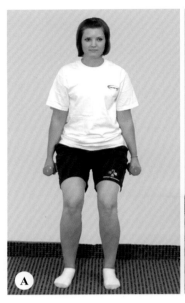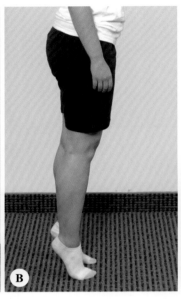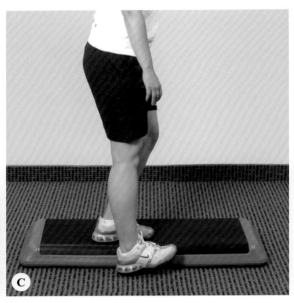

▲ 图 20-8　强化练习

A. 手持哑铃靠墙静蹲训练；B. 脚跟抬起训练；C. 外侧台阶训练

完整的下肢强化计划对于康复计划的早期和长期成功至关重要。其他的肌肉群包括髋外展肌、髋内收肌、髋屈肌和髋伸肌。这些肌肉群可以在多髋关节运动、缆索系统机器和髋外展导联机器上进行训练。腓肠肌 - 比目鱼肌力量是早期移动和跑步的关键因素。此外，上肢和核心力量的加强对于安全有效地重返工作或运动也同样非常重要。

（八）平衡、本体感觉和扰动训练

当患者可承受 50% 的体重时，就应开始进行平衡和本体感觉训练。最初，患者站立并将重心从一侧转移到另一侧，从前方移到后方。这一活动增强了腿部承受负重的信心，并激活了膝关节位置感的反应。进行跨杯步行训练，通过促进早期的股四头肌中段激活和在摆动阶段集中足够的膝关节屈曲角度，来促进手术和非受术者肢体之间的对称性（图 20-9）。

根据患者的耐受性，双腿和单腿站姿平衡练习是非常有用的，并应在第 5～6 阶段开始。在单腿练习中，脚被指向正前方，膝关节弯曲 20°～30°，手臂向外伸展至水平，躯干直立，肩膀高于臀部，臀部高于脚踝。患者保持这个姿势直到平衡被打破。小型的或不稳定的平台可增加这项运动的难度。患者可以采用单腿站立姿势，将一个负重球扔 / 接住一个倒置的小型蹦床，直到疲劳。

扰动训练技术是在平衡练习中必不可少的。治疗师站在患者身后，定期干扰患者的身体姿势和姿势平衡，以增强膝关节的动态稳定性。这些技术包括直接与患者接触或破坏患者所站的平台。

在步态再训练和平衡程序中，也可使用半圆泡沫辊行走。这项活动有助于患者发展保持直立姿势所需的平衡和动态肌肉控制，并能够从翻滚的一端走到另一端。发展一个平衡的中心，肢体对称，股四头肌在中距离的控制和姿势定位可从这类训练中获得的提升。

（九）综合调节

根据可及性，一旦患者能够用上肢肌肉测力计充分忍受直立姿势，心血管训练就应开始了。手术肢体应抬高以减少下肢肿胀。这个练习是在允许的情况下进行的。术后第 5～6 周开始进行骑自行车锻炼。

术后第 9～12 周允许水下行走、游泳和使用椭圆机。越野滑雪和爬楼梯的机器训练也是允许的。强烈建议避免髌股关节的高应力。骑自行车时，座椅高度根据患者体型调整到最高水平，并在开始时使用低阻力水平。爬楼梯的机器训练时需要调整的，以产生一个短的步骤和低的阻力。

为了提高心血管耐力，该计划应每周至少进行 3 次，每次 20～30min，并至少进行 60%～85% 的最大心率的运动。一般认为，在较高水平的最大心率百分比的表现获得更大的心血管效率和耐力。

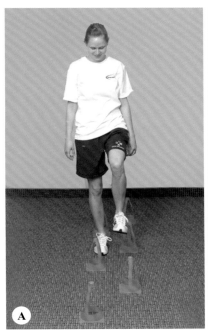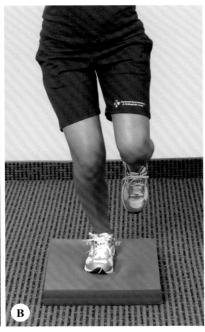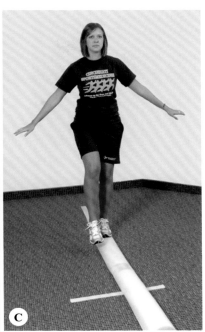

▲ 图 20-9　平衡和本体感觉训练

A. 跨杯步行（或）锥式步行；B. 单腿在不稳定的平台上保持平衡；C. 踩着半圆泡沫辊训练

（十）运行与敏捷性程序

在进行跑步训练之前，患者必须在等速测试中证明股四头肌和腘绳肌的平均力矩不超过 30%，并且内侧关节开口增加不超过 3mm（30° 弯曲）。大多数患者需在术后至少 5 个月进行。

跑步训练计划的制订主要基于患者的运动目标，特别是活动的位置或身体要求，并在第 11 章中详细描述。这个项目每周进行 3 次，在力量项目交叉进行。由于跑步计划最初可能达不到有氧水平，因此采用交叉训练计划促进心血管健康。交叉训练计划在力量训练的同一天进行。运动专项敏捷性训练是重返活动计划的重要组成部分。在跳跃和旋转过程中，必须教导患者正确的身体定位和平衡，以避免异常和潜在的危险力量（见第 14 章）。

（十一）增强式训练

渐进的增强式训练是在患者成功完成跑步计划后开始的，以帮助患者回到高强度的体育活动。进行增强式训练时要考虑的重要参数包括表面情况、鞋的类型和热身。跳跃训练应该在一个坚固的，但具有良好缓冲能力的表面上进行，例如一个木制的健身地板，应避免混凝土等非常坚硬的表面。训练时应必须穿着跑步鞋等，以提供足够的减震和足部的稳定性。检查磨损状况和外部鞋底磨损情况将有助于避免过度的损伤。开始的增强式训练是单独进行的，以类似于间隔训练的方式进行。一开始的休息时间为运动时间的 2～3 倍，随后逐渐减少到 1～2 倍的锻炼时间。除了力量和心血管耐力训练外，增强式训练每周还进行 2～3 次。

增强训练方案一般从水平面跳箱开始。在地板上用胶带创建一个由四个大小相等的箱子组成的四方形网格。患者首先从 1 号格子跳到 3 号格子（前到后），然后从 1 号格子跳到 2 号格子（侧到侧）。这个练习最初是用双腿进行的，身体的重量保持在脚掌上。患者以最快的速度跳跃，膝关节弯曲，并以屈肌着地，以避免膝关节过伸。在这项运动中，患者必须注意肢体的对称性。

最初的运动为 15s，患者在方格之间完成尽可能多的跳跃。对两个方向执行三组，并记录跳数。随着跳跃次数的增加，以及患者信心的提高，该计划也会进展。这个练习有四个层次。如前所述，第一级包括前到后和侧到侧跳跃。第二级将第一级中的两个方向合并成一个序列，并且还包括在右方向和左方向上跳跃（框 1 到框 2 到框 4 到框 2 到框 1）。第三级向对角线跳跃前进，第四级包括 180° 方向的旋转跳跃。一旦患者可以进行四级双腿跳跃，类似的练习就可以通过单腿跳跃来进行。

在不同的跳跃中，患者被要求保持他或她的身体重量在脚掌上。他或她应该在跳跃和降落时膝关节弯曲，与肩同宽，以避免膝关节过伸和整个下肢外翻的位置。患者应该理解这些练习是反应和敏捷性的训练，虽然强调速度，但在整个练习过程中必须保持正确的身体姿势。

对于接受 ACL-SMCL 联合重建的患者，建议在进行剧烈的高风险运动（如足球和篮球）前进行高级增强式训练。我们的体育方案在第 14 章详细介绍并适用于男女运动员。

（十二）回到体育运动

一旦患者完成了跑步和增强式训练计划，就可以根据他们的运动目标进行 45° 和 90° 的特定运动训练和跳跃模式。重返体育活动的基础是成功完成跑步和功能训练计划。

对于接受 ACL-SMCL 联合重建的患者，需要较长时间的保护和训练。虽然这些患者一般在术后 7 个月左右可以完全恢复，但在恢复前仍建议遵循以下具体标准。

- 等速测试 180°/s 和 300°/s 股四头肌，腘绳肌：10% 或更少。
- 无疼痛、肿胀、髌股关节损伤。
- Lachman，KT-2000（MEDmetric）关节仪测试：相对侧增加小于 3mm。
- 负轴移测试。

- 单腿单跳测试：双侧差异不超过 15%。
- 成功完成高级增强式训练。
- 在视频跌落 - 跳跃测试中，大于 60% 的标准化膝关节分离距离。
- 单腿深蹲测试时没有外翻或膝关节内、外侧运动。

鼓励进行功能试验，监测患者的膝关节肿胀、疼痛、过度使用症状和退变症状。有些运动员在恢复剧烈运动后会出现短暂的膝关节肿胀，应该教育他们如何认识到这个问题，以及在肿胀消退之前减少活动的重要性。如果肿胀持续，建议运动员减少运动 2～6 周，考虑使用非甾体抗炎药，并使用冰敷和抬高。成功恢复活动后，鼓励患者继续执行维护计划。在赛季中，建议每周进行 2 次训练。在淡季或季前赛中，这个项目应该每周进行 3 次，以最大限度地提高活性、力量和心血管耐力。

在整个功能训练过程中，治疗师和外科医生应根据原始损伤情况（特别是半月板和关节软骨）、手术步骤和患者的愈合反应来制订个性化的康复方案。建议半月板损伤或关节软骨损伤的运动员不要进行高强度活动，并每年随访以监测关节损伤的进展情况。这些患者在功能恢复过程中经常出现关节肿胀和疼痛，一定要"智慧的运动"，不要过度应用膝关节。

第七篇

膝关节脱位和多韧带损伤
Dislocated Knees and Multiple Ligament Injuries

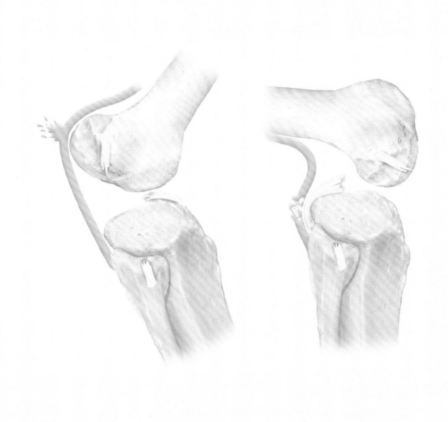

第 21 章　膝关节脱位分类
Classification of Knee Dislocations

Judd R. Fitzgerald　Dustin L. Richter　Daniel C. Wascher　Robert C. Schenck Jr　著
周　密　译

在过去几十年里，膝关节脱位（knee dislocation，KD）的概念发生了明显的变化。1971 年，Meyers 和 Harvey[16] 指出，大多数骨科医生在其全部职业生涯中，最多见到一次的膝关节脱位。不过有证据显示，在一系列因素的作用下，膝关节脱位的发生频率在增加[2, 7]。膝关节脱位是一种复杂损伤，其病例的增多让我们感觉，需要一个分类系统来指导其治疗。这个分类系统应当是简单且可重复应用的，能够为临床医生制订治疗策略提供有益的信息，方便医生对其进行讨论，并且能够评估这些损伤的预后。本章回顾了早期膝关节脱位分类系统的缺点，并提出了一种简单准确、可重复的解剖分类方法[25-27, 35]。

一、膝关节脱位的定义

膝关节脱位的经典定义为胫股关节移位超过100%。体格检查或者 X 线可以发现这种移位。从20 世纪 90 年代开始，一些作者对已复位的膝关节脱位进行了报道。医生发现一些膝关节已经复位，但存在多根韧带损伤（通常包括两根交叉韧带），并且在应力试验中会出现明显不稳定。其中一部分表现为膝关节脱位后发生自发复位。另一些脱位的膝关节则在受伤现场被复位。在所有诊断为脱位的膝关节损伤中，这种已复位的膝关节脱位的发生率可能高达 50%[5, 35, 39]。本研究所的一项研究显示，在已复位的脱位中，血管损伤的发生率与脱位后未复位组相同（图 21-1）[39]。最近的研究显示，在确诊为脱位的膝关节中，动脉损伤的发生率为3%～43%[3, 15, 19, 33, 40]。医生必须要对已复位的膝关节脱位提高警惕，以免漏诊可能会威胁肢体血供的动脉损伤。多韧带损伤的膝关节，如果有明显不稳定，必须当成未复位的膝关节进行治疗。

> **关键点：膝关节脱位的定义**
>
> - 医生必须要对已复位的膝关节脱位提高警惕，以免漏诊可能会威胁肢体血供的动脉损伤
> - 交叉韧带完好的膝关节脱位十分罕见，但确实存在，这会增加了膝关节的稳定性，并改变对此类损伤的处理方式
> - 膝关节脱位分类系统必须既考虑已复位的膝关节脱位，又考虑交叉韧带完好的膝关节脱位

尽管大多数膝关节脱位，都会造成两根交叉韧带［后交叉韧带（PCL）和前交叉韧带（ACL）］的断裂，但也有人报道了交叉韧带完好的膝关节脱位。后交叉韧带完好的膝关节脱位，首先报道于 1975 年[16]。作者发现一些膝关节在 X 线上表现为脱位，但在复位后，体格检查或手术探查中却发现了解剖完整、功能良好的交叉韧带[4, 30]。尽管一些患者存在PCL 部分断裂，但总体来说功能都是好的，可以发挥稳定作用，因此，此类 PCL 完好膝关节脱位的处理方法也有所改变。在大多数 PCL 完好的膝关节脱位中，胫骨会向前撬顶股骨远端（图 21-2）。这时除了 ACL 断裂，通常会有内侧副韧带或后外侧结构的完全断裂。

与之相似，ACL 完好的膝关节脱位也有报道。这些也是极为罕见的损伤。胫骨向后翘顶股骨，会出现 PCL 完全损伤，合并侧副韧带完全损伤。同样，有功能的 ACL 也会发挥稳定作用，其处理也因此会有变化。膝关节脱位分类系统必须既考虑已复位的膝关节脱位，又要考虑交叉韧带完好的膝关节脱位。

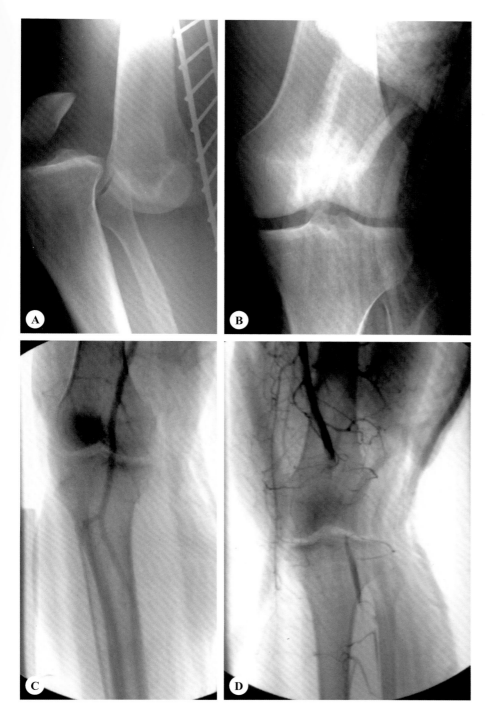

▲ 图 21-1　同一患者的双侧膝关节损伤均诊断为脱位

A. 右膝侧位片显示为前脱位。查体时，发现患者存在前交叉韧带、后交叉韧带、内侧副韧带损伤 [膝关节脱位（knee dislocation，KD）Ⅲ-M]。B. 开始就诊时的左膝正位片显示膝关节已复位。查体时，发现损伤结构包括前交叉韧带、后交叉韧带、腓侧副韧带（KDⅢ-L-C）。C. 右膝关节动脉造影显示通过腘动脉的血流良好。D. 已复位的左膝关节动脉造影显示左侧腘动脉完全闭塞，因此需要血管再通（引自 Wascher DC. High-energy knee dislocations.In:Drez D Jr, DeLee JC, eds. *Operative Techniques in Sports Medicine*, vol 11. Philadelphia:Saunders; 2003:235-245.）

二、位置分类系统

1963 年，Kennedy 第一次对膝关节脱位进行分类 [14]。他以胫骨相对于股骨的位置提出了一种分类系统。例如，膝关节前脱位的意思是，胫骨位于股骨髁的前方。Kennedy 将膝关节脱位分为五种类型：前方、后方、外侧、内侧和旋转脱位。旋转脱位进一步分为四个亚组：前内侧、前外侧、后内侧

和后外侧 [8, 10, 20, 21]。这个分类系统在文献中被广泛使用 [6, 8, 13, 16, 20-22, 29, 31, 32, 34]。

这个分类系统可以帮助医生为膝关节脱位设计复位手法。不过大多数膝关节脱位通过纵向牵引都很容易复位。位置分类系统在提醒医生可能存在的并发损伤方面也很有用。例如研究显示，前脱位中腘动脉损伤的发生率较高 [14]。

关键点：位置分类系统

位置分类系统的基础是胫骨相对于股骨的位置

用途

- 对于后外侧膝关节脱位，位置分类可以提醒临床医生有哪些结构损伤及损伤的治疗方法
- 位置分类系统还是可以帮助医生为脱位的膝关节设计复位手法，虽然大多数膝关节脱位可以轻易地通过纵向牵引实现复位
- 尽管血管损伤可以发生于任何位置的膝关节脱位，位置分类系统仍可以提醒医生并发损伤的可能性及其类型（神经血管）

限制性

- 有多达一半的膝关节脱位不能用这一系统进行分类
- 已复位的膝关节脱位无法在位置分类系统内进行描述
- 除了后外侧脱位，位置分类系统对于由哪些结构（韧带、神经血管）受损，以及需要什么治疗无法给出任何信息

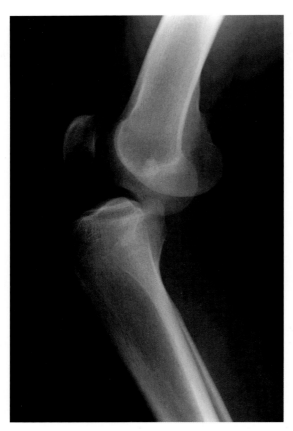

▲ 图 21-2　膝关节脱位患者的后交叉韧带是完整的
注意胫骨向前撬顶股骨远端。根据后面将要讨论的解剖分类系统，这种类型的损伤将被分类为 KD I 型

临床医生如果了解脱位位置，并对膝关节生物力学有所理解，便可能在动脉损伤的类型方面获得更多信息。前脱位通常会导致动脉牵拉损伤，造成内膜断裂，可能会延迟发展为血栓，造成颇具威胁的肢体远端缺血。由于腘动脉近端固定于收肌腱裂孔，而远端被比目鱼肌腱弓固定[7]，因此后脱位预示着腘动脉会出现较大断裂。不过，任何位置的膝关节脱位都可能出现各种类型的血管损伤。医生必须要警惕。任何一个膝关节脱位，不管其脱位位置如何，都要高度怀疑会并发急性或延迟性血管损伤。不过即使这种分类系统能够给医生以帮助，例如让医生明白前脱位会增加血管损伤的风险，以及血管牵拉损伤的临床表现可能会延迟等，它也不能告诉我们何种结构（韧带、血管神经）受伤，以及需要何种治疗。

另一个使用位置分类系统的例子，是很少见但却颇为重要的后外侧脱位（图 21-3）。其损伤机制为膝关节屈曲位受到外展暴力，同时伴有胫骨内旋。暴力会迫使股骨髁进入内侧关节囊的"扣孔"内。MCL 也套入膝关节内部。深陷的股骨髁和 MCL 使膝关节无法闭合复位。后外侧脱位的临床特征是，在膝关节内侧面可看到横行皱沟[10, 21]。此类脱位通常伴有腓总神经瘫痪，理论上是由于行经股骨外侧髁的神经受到牵拉而造成的。也有报道，向内侧脱位的股骨会造成皮肤坏死。对一个后外侧脱位的膝关节，位置分类系统会提醒医生有哪些结构（ACL、PCL 或 MCL）受损，以及治疗损伤的办法（切开复位）。

位置分类系统的主要问题是，多达半数的膝关节脱位不能分类。自发复位的膝关节或者在现场复位的膝关节无法通过这个系统进行描述。医生无法了解受损韧带的状况，也无法评估并存的血管神经损伤。更为危险的是，由于已复位的膝关节并未包括在位置分类系统内，缺乏经验的医生可能不会认为此类损伤存在严重的韧带断裂，也不会采用严格的血管检查手段来探查腘动脉损伤。

三、损伤能量分类系统

也可以通过施加在膝关节上的能量水平，对膝关节脱位进行分类。绝大多数情况下，膝关节脱位都是由高能量创伤造成的，例如汽车翻车、工业事故或者从高处坠落（图 21-4）。高能量膝关节脱位的损伤机制，通常会造成严重的头部、胸部、腹部和肢体损伤，以及受累膝关节周围的软组织损伤。这

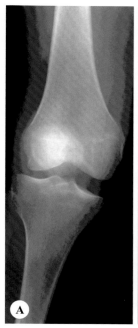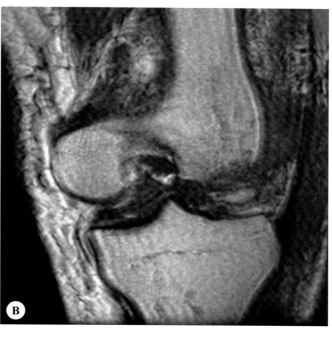

◀ 图 21-3　后外侧脱位患者的正位 X 线片（A）和 MRI（B）
损伤结构包括前交叉韧带、后交叉韧带、内侧副韧带，并包括腓总神经损伤（KD Ⅲ-M-N）

些损伤很多都是威胁生命的，其处理也优先于膝关节韧带。无论损伤能量为何种水平，医生都必须警惕，在任何膝关节脱位中都有可能出现腘动脉损伤。骨科医生必须警惕，膝关节脱位的患者可能存在其他威胁生命的创伤。创伤科医生也必须对所有高能量损伤机制下的伤者进行膝关节稳定性方面的大体评估。在高能量膝关节脱位中，血管和神经损伤的风险会增加[14, 18, 29, 38]。

　　膝关节脱位也可以发生在低能量创伤中，例如

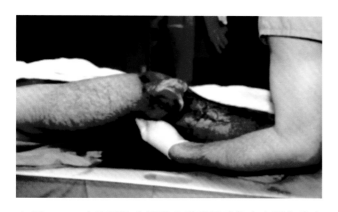

▲ 图 21-4　在高速汽车事故中受到严重仪表盘损伤的患者，表现为严重开放性膝关节脱位
损伤结构包括前交叉韧带、后交叉韧带、腓侧副韧带和后外侧关节囊（KD Ⅲ-L）（引自 Wascher DC.High-velocity knee dislocation with vascular injury:treatment principles.In Miller MD, Johnson DL, eds. Clinics in Sports Medicine: The Dislocated Knee, vol.19. *Philadelphia: Saunders*; 2000:467.)

一些体育活动或从较低的高度轻微摔倒。足球、橄榄球、骑马和滑雪或雪橇板等高山运动体育运动都有可能偶发膝关节脱位。低能量膝关节脱位的患者很少并发其他创伤性损伤。尽管在低能量机制中血管损伤的风险较低，医生仍然必须警惕，应该对所有膝关节脱位进行腘动脉的评估。

　　过去，膝关节脱位被描述为低速损伤或高速损伤[29]。最近，Azar 及其同事[3] 在急诊病房发现了第三组患者，而且其发生率在增高。这些患者都有病态肥胖。他们从站立高度或因笨拙步态摔倒而造成膝关节脱位。作者称此组患者为超低速（ultra-low-velocity, ULV）膝关节脱位[3, 40]。这些患者的 BMI 多大于 48kg/m^2，并且多为女性。由于 $E_k=1/2mv^2$，尽管受伤的速度非常低，但由于质量比较大，仍可以产生足够的能量造成膝关节脱位。报道显示，正是这个患者组使得膝关节脱位后血管损伤的发生率越来越高，这是因为，与高速膝关节脱位相比，这类患者更容易并发血管神经损伤。最近的文献报道显示，在此患者群中，腘动脉损伤和神经损伤的发生率可以高达 43%[3]。最初的体格检查和影像检查（MRI）多会由于患者体型肥胖而难以完成；也由于体型和活动受限，导致术后康复和支具治疗会遇到很大困难。这种类型的患者在就诊和整个治疗期间都会遇到特殊的难题，需要医生非常勤奋仔细，以减少并发症并获得满意的治疗效果。

> **关键点：损伤能量分类系统**
>
> 损伤能量分类系统是基于施加在膝关节上的能量水平而定的。
>
> **用途**
> - 损伤能量分类系统通常说明了脱位膝关节的处理方法（早期还是延迟处理）
> - 尽管各种能量的损伤都可能出现血管损伤，高能量膝关节脱位（例如汽车事故）还是可以提醒医生，其血管和神经损伤的风险更高
> - 超低速膝关节脱位的表现可能更像高能量损伤，血管损伤发生率高，临床结果较差。临床上要保持高度警觉以避免遗漏损伤，并努力使治疗结果最优
>
> **缺点**
> - 损伤能量分类系统对患者分类时有些主观
> - 损伤能量分类系统无法提示骨科医生有哪些膝关节结构（韧带、血管神经）受损，以及需要何种治疗

在我们看来，能量这个词比速度这个词能更准确地描述损伤机制。与脱位膝关节的损伤机制相比，损伤能量对治疗具有更大的决定性作用。高能量脱位的合并伤，会让我们无法对膝关节韧带进行早期治疗。多发伤患者在最初处理膝关节脱位时，一般会用跨膝关节外固定架，将膝关节稳定在复位位置，方便患者后送和摆放体位。使用外固定架来维持复位，也便于软组织愈合，但要注意防止长时间使用可能导致的关节纤维化。高能量脱位的后期治疗通常包括重建两根交叉韧带和侧副韧带。与其相反，低能量脱位通常要进行早期手术干预。侧副韧带一般可以进行初期修复或者重建，效果比后期重建要好。ULV 膝关节脱位的治疗难题更多。这些患者采用非手术治疗往往效果较差。但是他们的体型和内科疾病（糖尿病、外周血管病和心肺疾病）会让手术治疗困难重重，充满风险。ULV 膝关节脱位的患者有更高的手术并发症发生率，包括手术后伤口感染、深静脉血栓、血管性跛行和膝上截肢。除此之外，与低速脱位患者相比，此类患者治疗结果的评分更低 [3]。

损伤能量分类系统有一个问题，就是分组时有一些主观。如果患者在停车场受到低速行驶汽车的撞击而出现膝关节脱位，那么这个脱位是高能量还是低能量的？如果患者从屋顶或者从高塔上坠落，又该如何分类？患者体重多大的时候，ULV 脱位就变成高能量的？尽管我们考虑施加在膝关节上的能

量会有些帮助，但最终还是韧带损伤的类型、出现还是没出现神经血管损伤及整体的临床评估，决定了膝关节脱位的治疗策略。一个有严重精神疾病的病态肥胖的患者，在潮湿的浴室滑倒后造成膝关节脱位（低能量脱位），可以采用外固定架作为最终治疗。与之相反，一个竞技性运动员，由于赛车事故造成孤立的膝关节脱位（高能量脱位），则最好采用早期韧带修复或重建来进行治疗。说到底，损伤能量分类系统不能告诉骨科医生应该修复或重建哪些膝关节结构。

四、解剖分类系统

解剖分类系统的基础是膝关节脱位时有哪些韧带被断裂 [35]。膝关节的韧带解剖很复杂。发生膝关节脱位时可能有很多损伤类型 [26, 27, 39]。从概念上膝关节可以分为四种简单的可分辨的结构，即 ACL、PCL、内侧韧带结构和后外侧角。内侧结构包括表浅和深部 MCL，以及胫斜韧带、半膜肌和后内侧关节囊。后外侧角主要由腓侧（外侧）副韧带、腘腓韧带、腘肌腱和外侧关节囊组成。医生为膝关节脱位设计治疗策略时，如果能够简单地对膝关节解剖进行表述，是很有好处的。

为了对膝关节脱位后受损的解剖结构进行分类，应该对受伤的膝关节进行全面评估，这是非常重要的。医生必须在急诊或诊室内，对刚来就诊患者的伤膝进行全面的体格检查。这些检查至少应包括 Lachmann 征、0° 和 30° 时的内翻和外翻应力检查，以及仰卧和俯卧位下 30° 和 90° 时的旋转或钟面检查。

另外，也要进行仔细的神经血管检查，后面还需要按照一定时间间隔，规律地重复这些检查。以前，人们建议在所有的膝关节脱位中，都要采用血管造影来进行血管评估。动脉造影不仅能发现完全的动脉横断或者闭塞，而且能够确认内膜瓣状断裂。考虑到病情和血管造影的费用，Stannard 及其同事 [33] 建议采用选择性血管造影术。他们提出了一种策略，即在 48h 内，当护理人员和值班医生进行的规律的重复检查时，出现踝肱指数异常或变化 / 不对称，才会考虑进行血管造影检查 [33]。血管筛查程序在确诊有临床意义的动脉损伤方面，灵敏度很高 [9]。很多高能量膝关节脱位的患者会有并发损伤，需要进行 CT 检查，同时给这些患者进行 CT 血管造影来评估腘动脉很方便。传统的金标准是基于导管的动脉造影，有

研究显示，与其相比，多层 CT 血管造影评估受伤下肢动脉的灵敏度和特异度也很不错[12]。

> **关键点：解剖分类系统**
>
> **解剖分类系统是基于受损伤的解剖结构而定的**
> - 解剖分类系统需要对膝关节进行全面的韧带评估和系列神经血管评估，包括三个部分：在创伤诊室或检查室做的初次检查、术前 MRI 检查及手术时的 EUA
> - 解剖分类系统描述了 5 种韧带损伤模式以及相应的神经血管损伤（当适用时）
>
> **优点**
> - 所有的膝关节脱位都可以用解剖分类系统进行描述，甚至已经复位的脱位
> - 不需要判断脱位是属于哪一个群组
> - 解剖学分类系统能够指导临床医生通过简单、准确地识别损伤的组织并规划手术方案
> - 采用解剖分类系统，医生之间可以方便地交流损伤的程度，并可以在膝关节脱位的疾病谱内对相似的损伤进行比较
> - 解剖学分类系统可帮助医生预测膝关节脱位的治疗结果

如果患者有头部创伤，对其进行全面的神经检查可能会有困难，但在大多数病例中，可以完成对胫神经和腓总神经功能的总体评估。只要患者的总体状况允许，我们建议进行膝关节 MRI 检查，以更好地评估韧带损伤的程度和位置。有作者[23] 建议，在评估膝关节脱位韧带损伤情况时使用 MRI。一些损伤（例如，出现 PCL 剥脱样损伤或腘肌腱撕脱）在术前只有 MRI 能做出精确判断。术前明确哪些韧带断裂，并确定有没有撕脱，可以帮助医生计划同种异体移植物的数量和类型，以及必要的固定物，以恢复膝关节功能稳定性[25, 28, 36]。对膝关节韧带功能最终和最重要的评估，是膝关节重建前的麻醉下检查（examination under anesthesia，EUA）。EUA 可以对一些伤情做出最终评估，包括移位程度、韧带应力测试中的韧带终点情况，以及特殊韧带结构的总体功能。MRI 可以确认哪根韧带受伤，EUA 则可对受伤膝关节韧带功能状况给出准确的评估[1, 11, 27, 30, 37]。在膝关节脱位中，部分韧带断裂有时可以进行非手术治疗。总体来说，评估膝关节脱位包括四个部分：在创伤诊室或检查室做的初次检查、血管造影或系列神经血管检查、术前 MRI、手术时的 EUA。

膝关节脱位（knee dislocation，KD）解剖分类是一个简单的系统，主要的关注点是哪些韧带被断裂。它可能产生五种主要损伤模式（表 21-1），通过罗马数字来分类；总体来说，较高数字所代表的创伤大于较低数字。KD Ⅰ 型损伤是交叉韧带完好的膝关节脱位，其中包括 PCL 完好和 ACL 完好的损伤（图 21-2）。KD Ⅱ 型损伤是双交叉韧带损伤，但侧副韧带功能良好（图 21-5）。KD Ⅲ 型损伤是最常见的损伤类型，包括两根交叉韧带和一根侧副韧带损伤。这些损伤可以进一步被分为内侧（KD Ⅲ-M）（图 21-6）或外侧（KD Ⅲ-L）（图 21-7）损伤亚型。KD Ⅳ 型损伤包括四根主要膝关节韧带完全断裂（图 21-8）。最后是 KD Ⅴ 型损伤组，包括膝关节脱位合并严重的关节周围骨折，其他作者也称其为膝关节骨折脱位（图 21-9）[17, 28]。膝关节骨折脱位包括膝关节韧带损伤合并胫骨平台或股骨髁的严重骨折，使得膝关节进一步丧失稳定性。尽管纯韧带性膝关节脱位经常可以看到撕脱性损伤（弓状韧带撕脱骨折、胫骨髁间嵴撕脱骨折或 Segond 骨折），虽然有小骨折块存在，这些损伤仍应当作为韧带性损伤被分进前四类[6, 32]。

表 21-1　膝关节脱位的解剖分类

分　级*	损　伤
KD Ⅰ	PCL 完好或 ACL 完好，侧副韧带损伤情况不同
KD Ⅱ	双交叉韧带断裂，侧副韧带损伤完好
KD Ⅲ	双交叉韧带断裂，一根侧副韧带断裂，有 M 或 L 亚型
KD Ⅳ	四根韧带断裂
KD Ⅴ	关节周围骨折脱位

*. 亚型 C 表示血管损伤，N 表示神经损伤
ACL. 前交叉韧带；KD. 膝关节脱位；L. 外侧；M. 内侧；PCL. 后交叉韧带

解剖分类的最后一部分内容，是用另外一些标记来明确并发的血管神经损伤。C 亚型说明有明显的动脉损伤，并提醒医生需要进行肢体的血管重建手术。N 亚型说明有外周神经损伤，不管是胫神经还是更为常见的腓总神经。N 亚型可以用于任何神经功能缺失，例如神经失用、神经断裂或轴索断裂。例如，

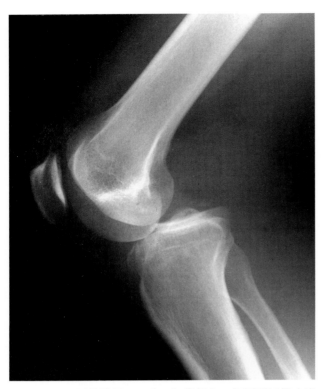

▲ 图 21-5　侧位片显示双交叉韧带损伤，但侧副韧带功能良好（**KD Ⅱ 型**）

一个膝关节脱位出现 ACL、PCL 和后外侧角的完全断裂，合并腘动脉损伤和腓总神经瘫痪，将被划分为 KD Ⅲ-L-CN 亚型。

解剖分类相对于老旧的分类有明显的优势。不同于位置分类，所有膝关节脱位都可以采用解剖分类系统进行描述。即使是已复位的膝关节脱位，也可以在体格检查和 MRI 确认断裂的韧带和相关损伤之后进行分类。与能量分类系统相反，解剖分类不需要决定是否把某例脱位放置到一个特殊组别中。如果韧带受损且功能不全，按照解剖分类系统，它就是"断裂"。不过最为重要的是，解剖分类系统能够指导临床医生做出治疗决策。医生可以很容易地确认受损的结构，进一步可以计划怎样"固定断裂的韧带"才是最好的。采用解剖分类系统，医生之间可以方便地交流损伤的程度，并可以在膝关节脱位的疾病谱内对相似的损伤进行比较。在我们医院，住院医生和主治医生可以方便快捷地将 ACL/PCL/MCL 膝关节损伤描述为 KD Ⅲ-M 型。医生可以很方便地交流损伤的诊断和受累的韧带。解剖分类还有其他一些有用的地方。C 亚型可以快速提醒医生需要对血管进行行急诊手术，以恢复缺血肢体的血流。KD Ⅱ 型损伤的侧副韧带功能良好，无论早期还是后期进

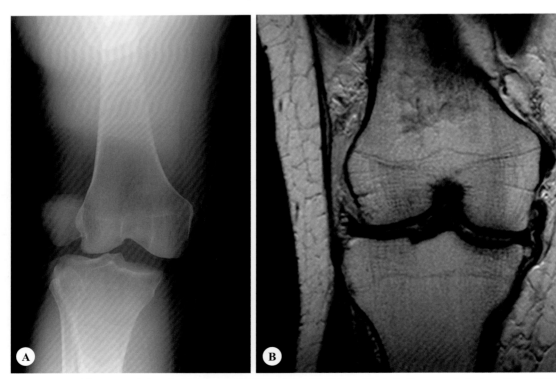

▲ 图 21-6　双交叉韧带和内侧副韧带受累患者的正位 X 线（**A**）和 MRI（**B**）（**KD Ⅲ-M 型**）

行交叉韧带重建均可以获得成功。在损伤程度方面，KD Ⅲ-M 型与 KD Ⅳ 型相比，更常发生深部 MCL 和后斜韧带的完全断裂。这使得医生需要在内侧重建

或非手术治疗中间做出决定[41]。KD Ⅳ 型可以确定膝关节存在严重不稳定，需要在韧带重建之前使用外固定架将关节保持复位状态。

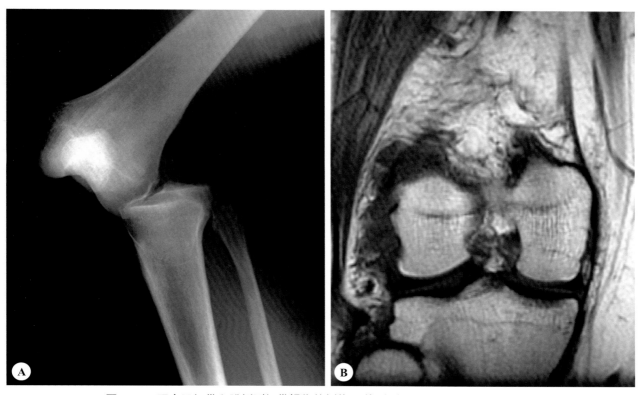

▲ 图 21-7　双交叉韧带和腓侧副韧带损伤的侧位 X 线（A）和 MRI（B）（KD Ⅲ-L 型）

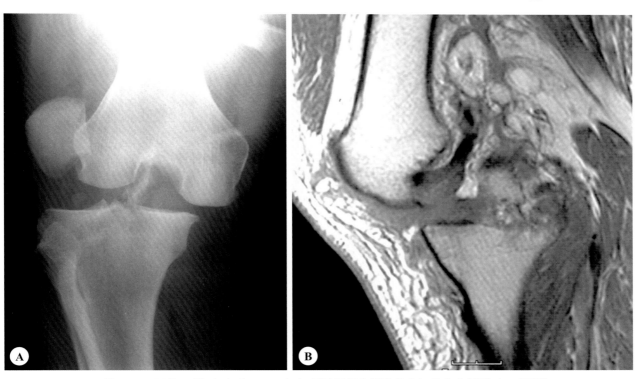

▲ 图 21-8　正位 X 线（A）和 MRI（B）显示四根主要膝关节韧带完全断裂（KD Ⅳ 型）

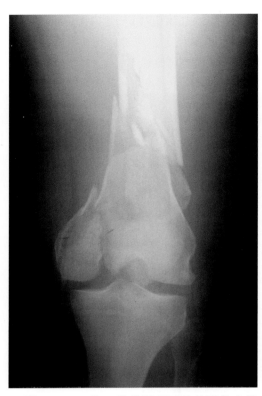

▲ 图 21-9　正位 X 线片显示膝关节脱位合并严重的关节周围骨折（KDⅤ型）。在本病例中，患者有股骨侧骨折脱位，包括内上髁骨折（图片由 Robert Schenck Jr. 提供）

最后一点，解剖分类系统可以帮助医生预测膝关节脱位的治疗结果。平均来看，罗马数字分类较高的膝关节，其治疗结果评分较低。例如，KDⅢ-M 型膝关节比 KDⅣ 型的 Lysholm 评分更高[41]。与之相似，研究显示 KDⅢ-L 型损伤治疗效果要差于 KDⅢ-M[5, 35]。膝关节脱位合并血管神经损伤（C 或 N 亚型）更有可能产生不满意的疗效评估结果。KDⅤ 型损伤的高并发症率，与较高的动脉损伤发生率、骨折没有完全复位或韧带重建结果不满意有关。

结论

成功治疗膝关节脱位需要对膝关节损伤有彻底的理解。早先的分类系统不能对所有膝关节脱位进行分类，无法指导治疗，无法预测治疗结果。在过去 20 年间，我们采用解剖分类方法，在体格检查和影像学检查明确损伤结构的基础上，让医生很方便地对所有膝关节脱位进行分类。这个简单的系统可以帮助外科医生为脱位的膝关节做治疗计划，并可以在发表报道时预测治疗结果。未来，如果膝关节脱位患者能更广泛地使用并报告这种分类系统，可以预见，人们会对那些不常见、但难度很大的损伤的最佳治疗方案有更多的理解。

第 22 章　在手术干预前对急性膝关节脱位的处理
Management of Acute Knee Dislocation Before Surgical Intervention

K. Linnea Welton　Geoffrey A. Bernas　Edward M. Wojtys　著

周　密　译　　薛　静　校

膝关节脱位是一种少见但严重的损伤，不仅对受累肢体构成潜在威胁，而且经常会造成长期疼痛和功能性不稳定。坐在汽车内受到高能量撞击可以造成膝关节脱位，冲撞性运动也可以，而且随着肥胖人群逐渐增加，还变成这类人群的一种常见外伤。尽管在过去几十年中，其诊断和初期处理原则有了一些进展，但最终治疗策略仍存在争议。医生对这类复杂损伤要保持高度警惕，并在初次评估和治疗中采取正确的步骤，这对于治疗结果最优化及避免相关的灾难性并发症来说，是至关重要的。

一、评估

典型的膝关节脱位都是高能量暴力创伤造成的，因此应当采用与多发伤患者相同的初始评估方式。在条件允许的地点，应首先对患者的气道呼吸和循环（airway, breathing, and circulation, ABC）进行评估，这些是主要观察项目。其次应当检查威胁生命的损伤和疾病。多发伤患者需要彻底的神经和血管检查，之后要对胸部、腹部和盆腔进行评估，以及详细的骨骼肌肉检查，包括肢体和脊柱。只要时间允许，应在检查患者常见多发伤状况如低血压、脑震荡的同时，回顾其先前病史。当创伤基本治疗程序开始后，应仔细检查受伤肢体。

下一步应该详细检查至为重要的血管和神经功能。最开始是视诊，应发现所有的开放损伤部位并进行清洗。触摸骨性凸起、软组织肿胀区域及关键的韧带止点，可以有重要发现。如果可能的话，应检查伸膝装置，明确股四头肌和髌腱的状态。如果患者无意识且无法合作，应对这些结构进行 MRI，之后在可能的情况下进行体格检查。最后，采用平移和旋转测试来全面评估韧带情况，评估前交叉韧带（ACL）、后交叉韧带（PCL）、腓侧副韧带（FCL）、内侧副韧带（MCL）、后外侧结构（PL）和后内侧结构（PM）。应力片图像可能会有帮助，但在急性条件下可能并不适用。

关键点：评估

多发伤患者需要彻底的神经 / 血管检查，之后要对胸部、腹部和盆腔进行评估，进行详细的骨骼肌肉检查，包括肢体和脊柱

二、分类

如果患者有两根或多根主要韧带断裂，可能会有膝关节脱位[78]。这个定义不仅包括了在检查时表现为脱位的膝关节，也包括自行复位的膝关节。临床上，医生可能会被韧带破坏的程度误导，因为韧带可能看上去没有完全断裂，特别是在 MRI 上，因此可能会低估这些损伤的严重程度。

如果要对膝关节脱位进行分类和完整描述，以下一些因素是其基础：①脱位的方向；②开放性脱位还是闭合脱位；③高能量创伤还是低能量创伤；④从脱位到就诊的时间[25]。Schenck[72] 也建议韧带损伤的程度应当被纳入膝关节脱位的分类中（见第 21 章）。

脱位的方向可能是一维的（前方、后方、内侧或外侧）或旋转复合脱位。如果脱位已自行复位，分类应基于不稳定的方向[67]。膝关节过伸引起的前脱位最为常见，在 Allen 和 Green 回顾[26] 的 245 例膝关节脱位中占 40%；后脱位通常由高能量仪表盘损伤引起，在上述病例中占 3.3%；在这个病例组中，内

侧和外侧脱位分别占 18% 和 4%。

1963 年，Kennedy 通过尸体生物力学研究[38] 阐明了前脱位和后脱位的机制。研究显示，随着膝关节逐渐过伸，会发生后关节囊断裂，之后是 PCL 断裂，然后是 ACL 断裂。如果没有足够的韧带限制，膝关节会向前方脱位。膝关节屈曲时在胫骨近端施加向后的应力会导致后脱位。

后外侧脱位是旋转脱位中最常见的类型。屈曲和负重的膝关节突然承受旋转扭矩，使得小腿相对于股骨外展并且内旋[65]。这会导致股骨髁通过前内侧关节囊进入一个"扣孔"内，可能是无法复位。检查膝关节会发现，由于内侧关节囊内陷，沿着内侧关节线会有一个横行沟槽。"酒窝征"在试图复位时会变得更加明显，这是不可复性后外侧脱位的病理机制[25, 59, 66, 69, 71]。

膝关节开放性脱位是急诊手术，需要使用抗生素，并在手术室内紧急冲洗和清创。开放性损伤占到膝关节脱位的 19%～35%，最常见的机制是前向机制和后向机制[54, 79]。

关键点：分类

- 患者如果有两根或多根主要韧带断裂，可能会有膝关节脱位
- 韧带牵拉伤可能看上去没有完全断裂，特别是在 MRI 上，因此，可能会低估这些损伤的严重程度

三、血管损伤

膝关节脱位并发动脉损伤会对肢体产生威胁。在膝关节脱位中腘动脉断裂的发生率为 32%～45%[26, 35]。延迟诊断超过 6～8h，会导致截肢率增高[26, 35]。由于血管损伤发生率较高，并且延迟诊断具有灾难性后果，早期确诊血管损伤非常迫切。

有多少血管损伤需要手术，目前还没有确切的统计数据。但是最近有一些研究要试图解答这个问题。基于 1998 至 2011 年间芬兰全国人口的研究，需要手术干预的腘动脉损伤的发生率为 1.6%[80]。该研究采用芬兰医院出院登记和 ICD-10，提取了所有收入芬兰医院的成年男性急性膝关节脱位患者，并根据其表现和接受的手术类型，对这些患者进一步分类。在 14 年期间总共有 837 位主要或次要诊断为膝关节脱位的患者住院，84% 需要某种类型的手术治

疗。其中 1.6%（13 例）的患者的血管损伤需要手术修复，这些病例全都累及腘动脉。所采用的手术包括从股动脉到远端腘动脉搭桥术（9 例），直接修复腘动脉（1 例）以及非特异性桥接手术（3 例）[80]。

关键点：血管损伤

- 与膝关节脱位相关的动脉损伤会对肢体构成威胁。膝关节脱位时腘动脉断裂的发生率为 32%～45%。诊断延迟超过 6~8h，截肢率会升高
- 血管损伤的诊断应综合各种临床和诊断检查结果后做出：体格检查、踝 / 肱指数（ABI）和动脉造影
- 足部温暖且存在动脉搏动并不能保证动脉没有损伤
- ABI 低于 0.90 是不正常的，应考虑行动脉造影。对于急性膝关节脱位，选择性血管造影已经成为血管损伤评估和处理的金标准
- 无论行或未行血管造影术，以下均为紧急手术探查强指征，包括远端脉搏缺失、活动性出血和 / 或搏动性血肿扩张
- 临床医生应意识到，并不是所有的动脉创伤都可以通过动脉造影检测到。动脉造影上可能看不到内膜壁拉伸损伤、小的内膜片撕裂，但随后可能会形成血凝块，并导致动脉闭塞

另一项研究是 Medina 等最近完成的一个系统回顾[51]，结果有所不同。他们先在 Medline 上检索"膝关节脱位"和"多韧带膝关节"，有 15 项研究满足最终纳入标准，总共 862 例患者。血管损伤的发生率为 20%（862 例中的 171 例），其中 84%（160 例中的 134 例）进行了手术干预。76% 的损伤仅累及腘动脉；其他受伤血管包括膝内侧动脉、胫前动脉、胫后动脉、股浅动脉、股总动脉。在 134 例需要手术修复的血管伤中，22 例进行了截肢，腘动脉损伤的患者中截肢率为 12%。截肢中的大多数（73%，22 例中的 16 例）都是因为感染或血管修复失败后的肢体缺血；其他截肢都是由于缺血时间很长，或血管神经完全中断，而在接诊后马上进行的。Schenck 和 Kennedy[38, 74] 膝关节脱位分类系统中，血管损伤最常见于 ACL、PCL 和外侧副韧带（KDⅢ–L，32%）损伤及后脱位（25%）[51]。

尽管需要手术干预的血管损伤，其真实发生率在文献中一直存在分歧，但如果血管检查结果异常，就应马上进行造影和（或）立即手术探查血管。

由于腘动脉解剖位置的特点，发生膝关节脱位时容易受到损伤（图 22-1）。股动脉近端固定于内

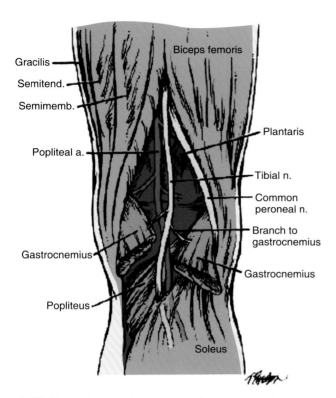

▲ 图 22-1　**Schematic diagram of the sciatic, tibial, and common peroneal nerves and their relationship to the other structures in the popliteal fossa. a, Artery; n., nerve; semimemb., semimembranosus; semitend., semitendinosus.**

From Kim TK, Savino RM, McFarland EG, Cosgarea AJ. Neurovascular complications of knee arthroscopy. *Am J Sports Med.* 2002;30:619-629.

收肌裂孔，远端在比目鱼肌腱弓。该动脉在比目鱼肌腱弓处分成前支和后支。膝动脉在腘窝内部发出，形成侧支循环。如果腘动脉出现堵塞或横断，膝动脉系统一般无法满足肢体的灌注[25, 61]。膝关节前脱位可以使腘动脉受到明显牵拉，造成广泛内膜损伤和（或）血管痉挛（图 22-2）[26]。后脱位可以导致动脉完全断裂（图 22-3）[62]。

　　医生应当在仔细研究一系列临床和诊断检查的基础上，包括体格检查、踝肱指数（ankle/brachial index，ABI）及动脉造影，做出血管损伤的诊断。应当在足的背侧触摸足背动脉，并在内踝后方触摸胫后动脉。即使足部是温暖的，并且上述动脉搏动可以触及，也不能保证不存在动脉损伤。有很多关于动脉远端搏动正常，但血管却存在堵塞或内膜断裂的报道，其发生率在 5%～15%[1, 35, 49, 87]。2004 年，Barneys 及其同事进行了一项 Meta 分析，纳入了 7 项研究中的 284 例膝关节多韧带损伤[6]。52 例患者

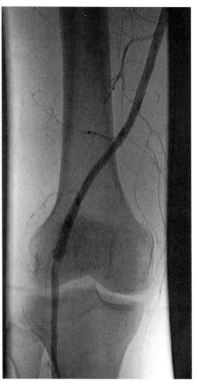

▲ 图 22-2　动脉造影显示腘动脉因为内膜横断出现不规则弥散

在就诊时，动脉搏动正常，其中 7 例需要血管手术。140 例动脉搏动正常的患者进行了血管造影，其中 7 例有非阻塞性内膜缺损，并安全地度过了观察期。异常动脉搏动的灵敏度为 0.79（95%CI 0.64～0.89），特异度为 0.91（95%CI 0.78～0.96），阳性预测值为 0.75（95%CI 0.61～0.83），阴性预测值为 0.93（95%CI 0.85～0.96）。低灵敏度和特异度可能与急性创伤患者血压低有关，内膜损伤开始时可能会表现为正常脉搏。

　　第二个应当使用的诊断工具是踝肱指数，几乎不需要什么特殊技术。其操作简便，容易得到结果，能检测出严重血管损伤，并判断其状况。用多普勒探头和标准血压袖套来测量全部四个肢体的收缩压，以确定 ABI。通过胫后动脉和足背动脉来确定下肢收缩压。之后用较高的肱动脉血压除以踝或足部的最高测量血压，计算出 ABI。ABI<0.9 即为异常，应进行动脉造影。2004 年 Mills 及同事[55] 报道了 11 例 ABI<0.9 的患者，全部需要大隐静脉反向移植以治疗腘动脉损伤（3 例腘动脉横断，6 例腘动脉阻塞，1 例股总动脉和腓动脉栓塞，1 例股浅动脉高度堵塞伴有瓣状内膜、腘动脉血流改变）。27 例 ABI>0.9

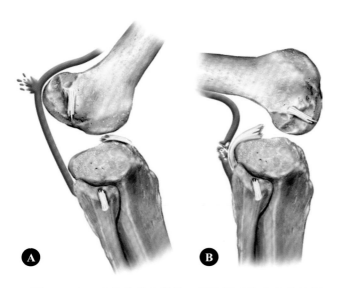

▲ 图 22-3　A. 膝关节前方脱位，显示腘动脉出现牵拉损伤；B. 后方脱位，显示腘动脉出现横断损伤

的患者，通过系列检查或双功彩超均未发现血管损伤。其灵敏度和特异度为 100%，这使得 ABI 成为诊断严重血管损伤和（或）疾病的优秀工具[55]。1998 年。Cole 及其同事[11]评估了连续 70 例受到钝性创伤的患者，其中 ABI＞0.9 患者中没有发现动脉损伤，而 AB＜0.9 的阳性预测率为 88%。Lynch 和 Johansen[46]研究了连续 100 例受到钝性和穿透创伤的患者，发现 ABI＜0.9，预测血管损伤的敏感度为 87%，特异率为 97%，阳性预测率为 91%。

动脉造影术从 20 世纪 60 年代发展起来，改善了此类损伤的治疗结果，减少了阴性探查的病例数。许多作者建议，如果怀疑膝关节脱位，要常规采用动脉造影术以评估肢体状况[1, 13, 26, 37, 38, 44, 48, 49, 94]。由于该检查的使用率相对较低，而腘动脉损伤的发生率较高，以及延迟诊断的灾难性后果，这些均支持常规采用动脉造影检查可疑膝关节脱位[67]。不过临床工作者应当意识到，不是所有的动脉创伤都可以通过动脉造影观测到。内膜壁牵拉损伤或小的内膜瓣状断裂可能无法在动脉造影时观测到，但是可能会形成血凝块并造成动脉堵塞。那些病情恶化的患者通常在前 3 个月内可能会出现这种状况，但伤后 1 周内更常发生。McDonough 和 Wojtys[50]报道了 3 例最初动脉造影正常的患者。其中 2 例在韧带重建手术中，放松止血带后摸不到脉搏，立即进行了血管再通手术，术中发现存在慢性内膜瓣状断裂并有血栓形成。1 例患者发展为假性动脉瘤，患者在术后出现

明显肿胀，于是通过第二次动脉造影确诊[50]。对接受急性手术修复和（或）使用止血带的患者进行评估时，应考虑这些"沉默损伤"。

如果有明显的动脉搏动减退，或必须及时获得正常动脉造影图像、延迟会威胁肢体生存，应当马上在手术室内进行动脉造影。6～8h 的热缺血会明显对下肢造成损害[26]。正规的血管造影操作是先进行股动脉穿刺，之后插入一根尾纤导管。注射入单剂量的对比剂，用血管成像装置获取图像。需要拍摄节段的长度决定了所需要的对比剂的量。可以通过一根 18 号导管注射入 45ml 对比剂，以单胶片曝光[52]或血管成像设备进行术中动脉造影。

不幸的是，动脉成像并非没有风险，也不便宜，而且可能有假阴性结果。文献报道，其并发症率为 1.7%，其中包括血栓、动静脉瘘、出血、肾衰竭、对比剂反应及假性动脉瘤形成[3, 39, 55, 87, 93]。造影结果的假阳性率为 2.4%～7%，可能造成不必要的手术干预[3, 84, 87, 93]。1990 年动脉造影的费用为每次 750～1500 美元；更近期的数字是 2003 年，每次 5240 美元[3, 84, 87]。

Medina 等[51]进行的最新系统回顾和 Meta 分析显示，血管损伤最常用的（61%）诊断手段是选择性血管造影。血管造影的程序取决于所需的观测时间、体格检查的频率、是否使用辅助检查等因素，仍可以排除临床表现明显的血管损伤[37, 47, 56, 57, 84, 87]。许多选择性血管造影术的程序都是这样安排的：在急性膝关节脱位中，如果远端搏动对称，并且 ABI 正常，患者应在院观察至少 24h，并进行一系列体格检查。华盛顿大学和 Harborview 医学中心所采用的方法是现今文献中最常被引用的（图 22-4）[56, 57, 84]。

除了正规血管造影技术，新技术如 CTA 和 MRA 也得到了一定发展。这些技术利用了常见的影像技术，通常会注射单剂量的对比剂，以明确下肢动脉系统状况。Potter 和同事[64]在一个小的患者队列（6 例患者：其中 4 例正常，1 例内膜断裂，1 例血流减缓）中证实，传统血管造影术与 MRA 之间有 100% 的相关性。

双功彩超由于其非侵入性及价格便宜，已经成为血管造影术的一个替代方法，在诊断创伤性血管损伤方面有比较好的准确率，但没有在膝关节脱位中的应用研究[7, 22]。尽管没有专门对血管创伤方面的研究，从总体上看，这种方法在评估病态肥胖患者

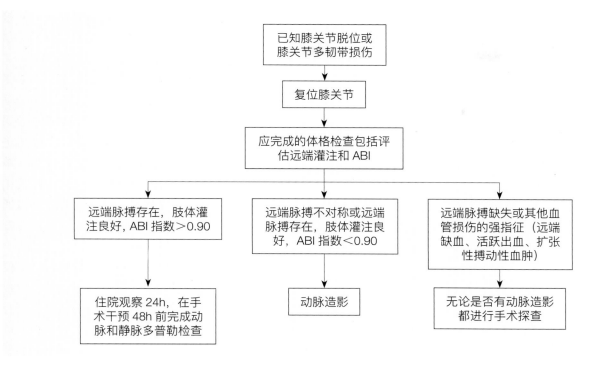

▲ 图 22-4　华盛顿大学和 **Harborview** 医学中心所采用的在膝关节多韧带损伤后诊断血管损伤的方法

ABI. 踝肱指数（引自 Nicandri GT, Dunbar RP, Wahl CJ. Are evidence-based protocols which identify vascular injury associated with knee dislocation underutilized? *Knee Surg Sports Traumatol Arthrosc* 2010;18;1005-1012.）

的下肢血管状况时会受到限制[70]。

四、神经损伤

膝关节脱位中神经损伤的发生率在 16%～40%[2, 82]。伤情会从牵拉伤（神经失用）到完全横断（神经断裂）有所不同。腓总神经最常受到损伤，因为在后外侧脱位时该神经会在腓骨颈处受到牵拉（图 22-5）[23, 68, 86, 88, 94]。腓总神经损伤的常见表现是出现足下垂，以及足背部感觉缺失。胫神经损伤伴发腘动脉损伤也有报道[94]。尽管对双下肢进行彻底神经检查有困难，但仍应在脱位复位之前和之后努力完成检查。建议在治疗期间反复进行检查，因为软组织肿胀和筋膜间室综合征、受压、制动和（或）体位摆放都有可能造成神经损害。

在大腿后中部，坐骨神经分为腓总神经和胫神经（图 22-6）[41]。腓总神经斜行经过腘窝，之后通过一个皮下纤维骨性管道，横行绕过腓骨颈[75, 86]。神经在此位置居于皮下，邻近腓骨，使得该神经易于在运动中受到直接接触，或者在强迫内翻应力的间接损伤中，在腓骨颈处受到牵拉[28]。胫神经在腘窝中位于腘血管外侧，随着血管向远端走行，会穿过血管后部，然后位于血管内侧。该神经经过腓肠肌两个头之间，并在比目鱼肌腱弓前方进入小腿后深间室。在腘窝中，胫神经分出一些分支。腓肠内侧皮神经与腓总神经的腓侧交通支汇聚形成腓肠神经。后关节支穿过后关节囊支配膝关节内部结构。最后，还有一个运动分支支配腘肌[41]。

应当在所有医疗干预措施，包括复位、手术、石膏或支具固定这些措施，实施前和实施后，详细记录腓神经和胫神经的运动和感觉功能，完成彻底的神经检查。腓总神经分为浅支和深支。腓浅神经（L_5、S_1 和 S_2）控制了足部的腓骨肌，可以产生足部外翻。腓浅神经控制了小腿外侧面及足背的感觉。腓深神经（L_4、L_5 和 S_1）控制了胫前肌、伸姆长肌和伸趾长肌。可以手动检测其功能：让患者分别进行踝关节抗阻背伸，以及大姆趾和小姆趾的背伸。腓深神经的感觉功能主要位于足背面，第一跖趾间隙。胫神经（L_5、S_1 和 S_2）支配小腿的后浅间室和后深间室，可以通过足部的抗阻跖屈来测试腓肠肌和比目鱼肌。姆长屈肌和趾长屈肌可以通过弯曲大和小脚趾来进行测试。胫后肌可以通过足的抗阻跖屈和内翻来测试。胫神经的感觉分布位于足的跖面[31]。

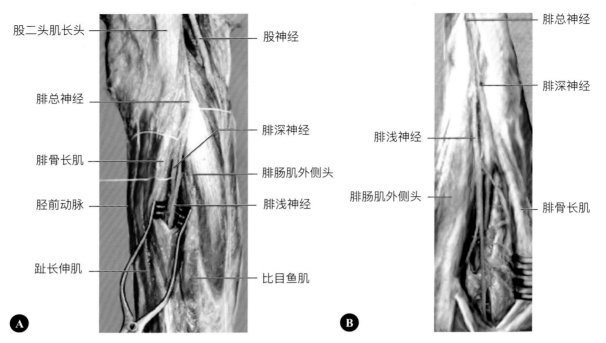

▲ 图 22-5　**A.** 从后外侧观察尸体左侧下肢，显微解剖显示腘窝内的腓总神经和其分支，腓浅神经和腓深神经；**B.** 从外侧观察尸体右侧下肢，显微解剖显示腓深神经肌支支配胫前肌、趾长伸肌、姆长伸肌和第三腓骨肌

引自 Kim DH, Murovic JA, Tiel RL, Kline DG. Management and outcomes in 318 operative common peroneal nerve lesions at the Louisiana State University Health Sciences Center. *Neurosurgery* 2004;54:1421-1428.

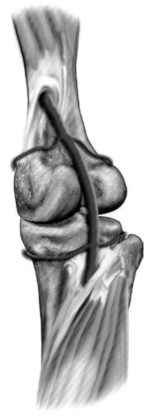

▲ 图 22-6　腘动脉

> **关键点：神经损伤**
>
> - 膝关节脱位中神经损伤的发生率在 16%～40%
> - 腓总神经最常受到损伤，因为在后外侧脱位时该神经会在腓骨颈处受到牵拉
> - 应当在所有医疗干预包括复位、手术、石膏或支具固定这些措施之前和之后，详细记录腓神经和胫神经的运动和感觉功能，完成彻底的神经检查
> - 神经系统检查的进行性恶化可能表明存在筋膜间室综合征或局部缺血
> - 膝关节脱位引起的最常见的神经损伤是牵拉性损伤或连续性损伤
> - 对神经损伤的观察要持续 4～6 个月，以便其自行恢复和（或）确定损伤范围

　　手动肌力测试分为 6 级。0 级，没有肌肉活动；1 级，肌肉活动没有带动关节运动；2 级，可以在无重力下观察到运动；3 级，运动可以对抗重力；4 级，可以对抗次最大强度的阻力；5 级，最大强度的抗阻运动。在血管检查中，应该对患者进行多次神经检查并详细记录。神经检查结果逐渐恶化，可能暗示着缺血或筋膜间室综合征 [67]。在这种情况下应当监测间室压力。

如果体格检查时发现明显的神经功能缺失，需要进一步神经功能检查。其中包括肌电图、神经传导研究（nerve conduction studies，NCS）、超声检查、MRI。MRI 更常用于检查韧带、半月板或关节软骨损伤。超声可能会有所帮助，但很依赖于操作者的水平。肌电图和 NCS 无法区分神经损伤是由神经外还是神经内因素造成的，也无法区分究竟是受损但还连续的神经，还是完全横断的神经。上述检查通常用于亚急性或慢性状况。

超声检查腓总神经时，患者处于俯卧位，膝关节屈曲 20°，踝关节放在一个垫子上，这样可以让探头检查腘窝区域。需要使用一个 12.5MHz、一个 15.7MHz 宽带线性队列传感器及一个硅酮隔离垫。2005 年，Gruber 及同事[28]证实，有经验的技师利用超声波成像可以很容易地证实神经及周围软组织的状态，特别是可以确定病变水平，以及神经周围的所有瘢痕组织或血肿。超声波成像结果与术中所见精确相关。在为脱位合并腓总神经损伤的患者确定治疗程序时，进行超声波成像非常重要[21]。

神经锐性断裂伤应当急诊修复；钝性断裂伤应当延迟 3～4 周，以便准确区分出近端和远端的残端损伤区。最常见的情况是，膝关节脱位后的神经损伤是一种牵拉伤或病变，神经主体是连续的。这种损伤应当观察 4～6 个月，以便其自发恢复和（或）准确分辨出损伤区[40]。在此期间，应当采用支具和专门的神经损伤刺激治疗，以及肌肉训练方案。应使用足踝支具（ankle-foot orthosis，AFO）维持踝关节在中立位，防止跟腱挛缩。早期牵拉练习可以纠正马蹄内翻足，以预防挛缩加重。临床上如果没有出现胫前肌功能恢复的表现，应该在第 6 周时进行基线电诊断检查，在 3 个月时重复检查[86]。

如果一直都没有临床恢复的征象，那就应该进行神经探查[25, 86]。手术时，应评估通过病变部位的神经动作电位。如果显示有传导，应进行神经松解，80%～88% 的人可以恢复到 3 级肌力（腓骨肌和胫前肌收缩可以对抗重力和一些阻力）[39, 40]。如果没有传导通过缺损区，建议进行端对端缝合或神经移植。切断并进行短节段缺损的缝合，同时进行部分腓骨切除术，可以有 84% 的机会恢复 3 级肌力[40]。Kim 及其同事也发现[40]，移植物总体有 42% 可以达到 3 级功能恢复，缺损长度小于 6cm 的患者中有 75% 结

果良好。这个结果强烈依赖于神经损害的程度，以及所使用的手术技术[28]。一个一级创伤中心最近已经发表了一些数据，该中心开发了一个注册系统，以分析膝关节多韧带重建后的结果[51]。患者平均随访 6.2 年，如果随访期短于 2 年，患者便被排除。腓总神经损伤治疗的客观结果显示，有 69% 的患者恢复了抗重力或更好的胫前肌肌力。有 3 例完全神经瘫痪（38%）和 15 例部分神经瘫痪（83%）的患者恢复了抗重力踝关节背屈肌力（P=0.06）。相应的是，1 例完全神经瘫痪（13%）和 13 例部分神经瘫痪（72%）恢复了姆长伸肌的抗重力肌力（P=0.01）。主观评分方面，恢复或没恢复抗重力背屈的患者之间、完全或部分腓总神经瘫痪患者之间的 Lysholm 评分与国际膝关节文献委员会评分，都没有显著差异。这个结果可能说明，在此患者群体中，上述膝关节结果测量工具在检测功能结果时具有局限性。另一项最近 5 年的回顾性综述，关注了影响腓总神经损伤和康复的因素。性别（OR=5.47）、BMI（OR=1.14）、腓骨头骨折（OR=4.77）均与腓总神经损伤有关。该研究中腓总神经完全恢复的比例为 31%，患者较为年轻是腓总神经恢复唯一有利因素。腓总神经功能自发性恢复的平均患者年龄为 22.7 岁[42]。如果没有出现明显的功能恢复，可以采用胫后肌腱的前方转位，或其他可以维持踝关节背屈中立位的技术，降低对 AFO 的需求[18, 30, 34, 63, 81, 89, 90, 92]。

五、韧带损伤

膝关节脱位会造成膝关节软组织稳定结构的破坏。对韧带稳定结构进行体格检查前，应先处理威胁生命和肢体的损伤。在胫骨骨折或股骨骨折的病例中应推迟上述检查。在这种情况下进行查体可能会导致骨折移位，使得韧带的体格检查不那么可靠。疼痛也会对详细体检造成障碍。

应当采用系统性方法来评估膝关节稳定性。确认 ACL 完整性的最精确检查是 Lachman 实验[16]。这个检查是膝关节屈曲 20°～30° 的情况下，对胫骨施加直接前向载荷。在膝关节屈曲 90° 后，后抽屉实验或对胫骨施加后向载荷可以评估 PCL。应仔细评估胫骨的平移和终点情况。评估胫骨近端后坠的程度或股骨内髁相对于胫骨平台的位置，对确认 PCL 损伤也很有帮助。

> **关键点：韧带损伤**
>
> - 确认 ACL 完整性的最精确检查是 Lachman 实验
> - 在膝关节屈曲 90° 后，后抽屉实验或对胫骨施加后向载荷可以评估 PCL
> - 在伸直和屈曲 30° 时，分别施加外翻或内翻应力，可以评估内侧和外侧副韧带
> - 如果屈曲 0° 时关节间隙进一步增大，则确认存在后内侧或后外侧复合体损伤

> **关键点：复位和固定**
>
> - 如果在就诊时膝关节还处于脱位状态，应立即进行复位
> - 对胫骨施加牵引，同时以手法控制近端胫骨在正确的方向上，以完成复位
> - 在复位后应对关节轮廓和血管神经状况进行再次评估
> - 必须在正位和侧位两个平面记录胫骨股骨对线的充分复位和维持情况

在 0° 和 30° 屈曲时，分别施加外翻或内翻应力，可以评估 MCL 和 FCL。在 30° 位时出现内侧或外侧关节间隙开口增大，说明存在侧副韧带损伤。如果 0° 屈曲时关节间隙进一步增大，则确认存在后内侧或后外侧复合体损伤。应通过钟面实验进一步评估后外侧角。如果胫骨外旋增加，即膝关节屈曲 30° 时两侧的大腿 - 足角度大于 10°～15°，则指示存在后外侧角损伤。如果在屈曲 90° 时钟面实验显示外旋进一步增加，则存在 PCL 和后外侧角损伤。Twaddle 及其同事[88] 在 2003 年报道了 60 例患者的 63 例膝关节脱位。作者报道，在 71% 的患者中存在双交叉韧带损伤，84% 的患者存在 ACL 损伤，87% 存在 PCL 损伤，44% 存在 MCL 损伤，62% 存在 FCL 损伤。

六、复位和固定

通常在患者就诊前脱位已经自行复位。如果在就诊时膝关节还处于脱位状态，则应由现场具有相关知识的医务人员对其进行复位。在复位前应对肢体的血管神经状况进行评估。通常采用静脉内辅助用药达到充分麻醉。对胫骨施加牵引，同时以手法在正确的方向上控制近端胫骨，以完成复位。

如果出现酒窝症，说明存在后外侧脱位，是闭合复位的禁忌证。如果可能应尽快完成放射学检查。在复位后应对关节轮廓和血管神经状况进行再次评估[25]。应立即将肢体以长腿石膏或膝关节固定器进行制动。患者离开急诊室之后到手术干预之前的这段时间，最好采用锁定在伸直位的铰链式膝关节支具进行制动。必须在正位和侧位两个平面记录胫骨股骨骨对线的充分复位和维持情况。如果在石膏内无法维持复位，应临时以交叉钢针进行穿关节固定（通过髁间窝）或采用外固定架，直至关节囊充分愈合。另一种可能采用外固定架的指征是出现骨折、血管损伤或皮肤覆盖问题。

七、影像学

所有可疑膝关节脱位都应拍摄膝关节 X 线（图 22-7）。常规 X 线不仅有助于评估关节轮廓，发现潜在的骨折，而且可以帮助确定诊断。在 Edward 等[17] 于 2013 年进行的一组病例报道中，有 4 例肥胖女性因低能量跌倒，在受伤现场及急诊科均没有发现腿部畸形，仅通过 X 线发现膝关节脱位（图 22-8）。可以将临床表现明显的膝关节脱位充分复位后再进行摄片。基本膝关节拍片内容包括正位片和侧位片。对那些骨折明显或可疑的病例，应拍摄膝关节斜位片或应力位片。这些图像可以确定脱位的方向，并可以评估复位的程度，发现任何残留的半脱位。而且骨折确诊后可以直接治疗。通常，股骨和（或）胫

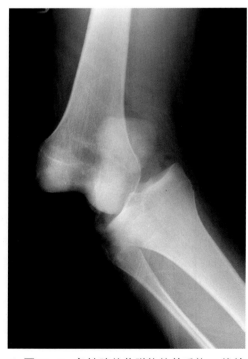

▲ 图 22-7 急性膝关节脱位的前后位 X 线片

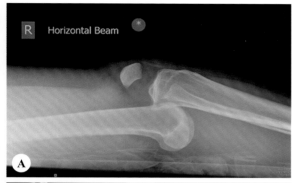

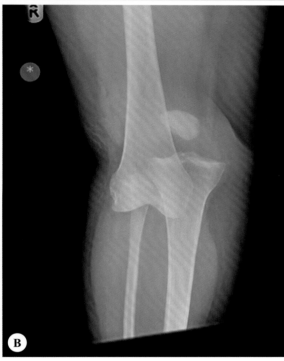

▲ 图 22-8　**33 岁女性患者的侧位和正位 X 线片**
其 BMI 为 35，在自家花园内摔倒［引自 Edwards GA, Sarasin SM, Davies AP. Dislocation of the knee: an epidemic in waiting? *J Emerg Med.* 2013;44(1):68-71, 2013.］

骨骨折，可能在处理脱位之前就需要进行固定。

胫骨髁间嵴骨折及胫骨外侧关节囊骨折（也称为 Segond 骨折），指示存在 ACL 损伤（图 22-9）[8, 15, 76]。胫骨髁间嵴骨折可能是完整的，包括整个 ACL 足印区；或者不完整，主要影响前内侧束[27]。Segond 骨折最容易在前后投照位上观察到，指示存在外侧关节囊韧带中 1/3 断裂，并与 ACL 旋转不稳定有关（图 22-10）。骨折起于胫骨近端外侧皮质，位于 Gerdy 结节的上后方，以及关节面远端 2～10mm[24]。有 Segond 骨折的患者中，75%[11]～100%[24] 会有 ACL 断裂。

在平片上还可以确认 PCL 和后外侧韧带损伤

（图 22-11）。PCL 损伤可以表现为胫骨近端后方撕脱骨折。这些骨折通常累及整个 PCL，可以是粉碎的或在矢状面上劈裂[27]。胫骨平台内侧中部皮质撕脱骨折，即反 Segond 骨折，是由外翻和外旋暴力产生的，对应着 MCL 深层撕脱。这种情况通常伴发 PCL 损伤和内侧半月板断裂。这可能是膝关节脱位 / 多韧带损伤中唯一的放射学表现[18]。

在外侧面，弓状症是指腓骨头包括 FCL、胭腓韧带和腓肠豆骨韧带撕脱骨折。Huang 及其同事[33]发现，13 例有弓状症的患者除了后外侧稳定结构的损伤之外，全部都有 PCL 断裂（6 例胫骨部撕脱骨折，7 例实质中部断裂），以及 MCL 损伤（5 例急性异常，8 例慢性纤维增厚），同时还有内侧和外侧半月板断裂（5 例内侧和 6 例外侧）。

膝关节脱位复位后，患者应进行固定，通过平片确认复位情况，可以在亚急性期拍摄 MRI（图 22-12）。MRI 可以进一步确定软组织和软骨损伤，并协助制订最终治疗护理计划。体格检查对于确定异常移位和旋转程度是最好的，而 MRI 可以帮助确定损伤部位（例如实质部断裂），可以帮助医生决定是采用修复 - 增强还是进行重建。

写报告的放射科医生应当准确描述以下病理变化[36, 64, 91]：所有骨折的位置，特别是韧带撕脱骨折出现的位置，包括骨块的大小形状；骨挫伤及骨软骨损伤，韧带断裂和非骨性撕脱，包括断裂的位置（近端、实质部或远端）及严重程度（部分断裂还是完全断裂）；肌腱损伤（股四头肌、髌腱、股二头肌、胭肌和髂胫束）；半月板断裂，包括断裂半月板移动的位置；软组织损伤程度，例如肌肉断裂和关节囊损伤；血管评估，包括评估血管周围血肿或血管血栓的征象、血管断裂或是否发展为假性动脉瘤；观察描述胫神经和腓总神经，包括信号、形态和位置的改变。无论写报告的放射科医生把 MRI 上的脱位损伤描述得有多精细，骨科医生都必须在把患者带进手术室做手术之前，亲自回顾所有影像学结果。对于脱位膝关节在 MRI 上的病变，观察者自身的描述及观察者之间的描述的可靠性都比较低[5]。

关键点：影像学
• 所有可疑膝关节脱位都应拍摄膝关节 X 线片
• MRI 可以进一步确定软组织和软骨损伤，并协助制订最终治疗护理计划

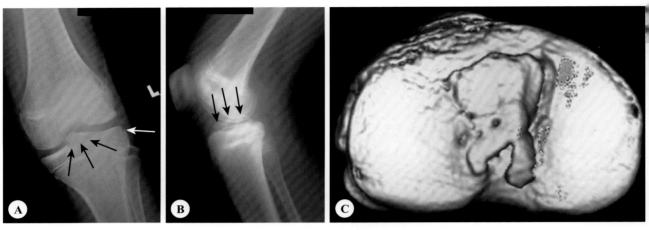

▲ 图 22-9　13 岁男孩，在打篮球时扭伤膝关节

A 和 B. 膝关节前后位（A）和侧位（B）X 线片显示前交叉韧带撕脱了一个大骨块（黑箭），胫骨近端的 Segond 骨折（白箭）；C. 三维 CT 显示该骨折块是一块较大、未粉碎的骨块，位于前交叉韧带胫骨止点区之上，朝向后交叉韧带止点区域，但该区域并未受累（引自 Griffith JF, Antonio GE, Tong CWC, Ming CK. Cruciate ligament avulsion fractures. *Arthroscopy.* 2004;20:803-812.）

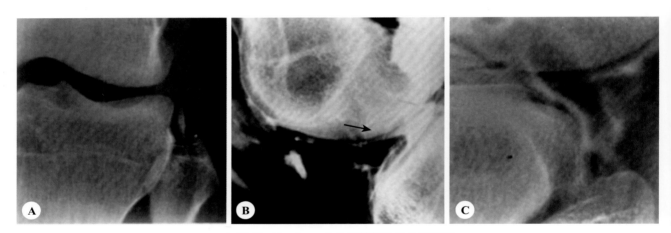

▲ 图 22-10　Segond 骨折特征性的关节造影

就诊前 4 天，这位 26 岁男性在打网球时摔倒。A. 前后位像显示一块 9mm 撕脱骨折从胫骨外侧皮质处掀起，起始点位置在平台下 3mm；B. 双相对比关节造影时，侧位图像过度曝光后显示正常前交叉韧带缺失（箭）；C. 关节造影外侧半月板后角显示正常肌腱鞘压迫（引自 Goldman AB, Pavlov H, Rubenstein D. The Segond fracture of the proximal tibia: a small avulsion that reflects major ligamentous damage. *Am J Roentgenol.* 1998;151:1163-1167.）

八、急诊手术

　　尽管为膝关节脱位的患者确定最适合的治疗策略（手术或非手术）已经超出了本章的范围，但外科手术的时机事实上取决于受伤后体格检查及合并伤。

　　急诊手术的指征是血管损伤、筋膜间室综合征、开放性损伤或不可复位的脱位[67]。血管重建通常采用反向大隐静脉移植，手术应当在伤后 6h 内完成，以尽可能减少肌肉缺血并增加肢体存活的机会。骨科医生可能需要采用外固定架来固定肢体，以便进行肢体血管重建和术后伤口管理。再血管化手术后，

> **关键点：急诊手术**
>
> - 急诊手术的指征是血管损伤、筋膜间室综合征、开放性损伤或不可复位的脱位
> - 急性筋膜间室综合征是指筋膜间室内压力增高到组织灌注减少的水平，这会造成细胞缺氧、死亡及肌肉缺血
> - 应该将全部间室都进行彻底筋膜切开，以紧急恢复灌注并使间室压力正常化

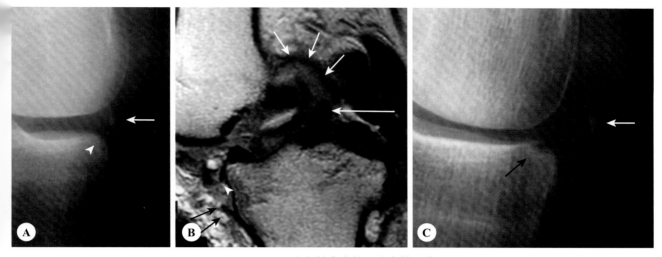

▲ 图 22-11　52 岁女性在高能量汽车撞击中受伤

A. 术中透视下点片的前后位成像显示一小块撕脱骨折（箭）邻近内侧关节线，表现为内侧胫骨皮质中断。B. 质子密度加权快速自旋回声矢状位 MRI 显示后交叉韧带断裂。注意由于韧带不稳定造成的胫骨冠状位图像。后交叉韧带远端（长白箭）是完整的，但是整个近端部分（短白箭）是中断的。可见内侧副韧带浅层（箭头）是中断（黑箭）的。内侧副韧带深层（箭头）也是断裂的。C. 创伤后 6 个月正位片显示有撕脱骨块（白箭），现在皮质化良好。黑箭显示内侧胫骨骨缺损（引自 Escobedo EM, Mills WJ, Hunter JC. The "reverse Segond" fracture: association with a tear of the posterior cruciate ligament and medial meniscus. *Am J Roentgenol*. 2002;178:979-983.）

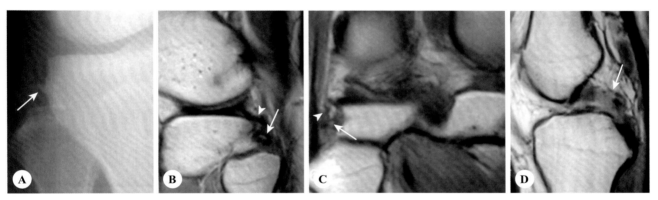

▲ 图 22-12　21 岁男性在汽车撞击中受伤，右膝出现慢性后外侧不稳定

A. 术中前后位像显示腓骨茎突撕脱骨折块（箭）；B. 矢状位自旋回声质子密度加权 MRI（TR/TE，1800/20）显示撕脱骨块（箭头）邻近腘肌腱；C. 冠状位自旋回声质子密度加权 MRI（1800/20）显示外侧副韧带断裂（箭头），以及在腘腓韧带对应区有撕脱骨块（箭）；D. 从内侧到 B 所获得的矢状位自旋回声质子密度加权 MRI（1800/20）显示存在后交叉韧带（箭）断裂。TE. 回声时间；TR. 重复时间（引自 Huang G-S, Yu JS, Munshi M, et al. Avulsion fracture of the head of the fibula [the "arcuate sign"]: MR imaging findings predictive of injuries to the posterolateral ligaments and posterior cruciate ligament. *Am J Roentgenol*. 2003;180:381-387.）

通常需要进行筋膜切开以预防筋膜间室综合征。

急性筋膜间室综合征是指筋膜间室内压力增高到组织灌注减少的水平，这会造成细胞缺氧、肌肉缺血以及死亡。诊断主要依赖于临床检查，筋膜间室压力测量可以协助诊断。筋膜间室综合征的临床征象包括特别严重的疼痛、被动牵拉后疼痛加重、麻木，以及晚期征象包括无脉、瘫痪和苍白。如果

间室压力测量值比舒张压低 20mmHg，或比平均动脉压低 30mmHg，说明存在肌肉缺血。应该将全部间室都进行彻底筋膜切开，以紧急恢复灌注并使间室压力正常化[60]。

如果遇到开放性膝关节脱位，应遵循伤口处理原则。应当紧急进行开放伤口的冲洗和清理。患者应开始适当的抗生素和破伤风免疫治疗。对于开放

伤来说，急性韧带重建手术是禁忌证。软组织问题可能会将重建手术推迟几个月[67]。

不可复的膝关节脱位中，最常见的是后外侧脱位合并酒窝症，需要手术复位以避免血管神经损害。尽管早期手术有可能成功，但韧带重建手术仍应被推迟，直到获得必要的膝关节影像学资料及必要的重建手术资源。

九、确定性治疗

除了那些严重肥胖（BMI≥40）患者的膝关节脱位[4, 95]，文献中的证据强烈支持采用确定性手术来处理这些复杂的损伤[14, 32, 45, 58, 96]。在手术时机、修复还是重建内侧和外侧结构、移植物类型、手术技术及术后康复方面仍存在争议。大部分情况下，当然并非所有医生都这样认为，软组织切开、韧带和关节囊修复，更容易在受伤后 2 周之内的急性条件下完成。不幸的是，这样处理后膝关节通常肿胀明显，活动度很差，肌肉控制肢体的能力降低或缺失。所有上述这些因素都会增加膝关节永久性强直的风险。即使是在收容量很大的膝关节创伤中心[9, 83]，也很难预防多韧带重建后丧失运动能力。因此，上述决策必须将关节强直的风险与其他因素，例如复杂损伤、医疗并发症、努力参与康复的程度、维持膝关节复位的能力、软组织覆盖情况和皮肤条件、患者期望值等纳入考虑范围。即使做了血管手术，外固定架也最好在 10～14 天去除，以允许保护性膝关节运动。血管外科医生和骨科医生应共同做出决定，即何时进行膝关节运动不会威胁到血管修复效果。

在手术时机方面，很多医生建议应早期干预（在

> **关键点：确定性治疗**
>
> - 对那些运动方面要求高的患者，如果使膝关节状态最优化（肌肉功能、活动度和肿胀程度），需依靠重建手术而不是急性修复，可获得更佳的功能结果

2～3 周）[6, 29, 32]。最近一份关于早期还是延迟手术的系统回顾认为，早期手术（在 3 周内）的效果明显更好[45]。关节镜下手术应在伤后至少 10 天进行，以便关节囊能够愈合，这样可以减少液体外渗和继发筋膜间室综合征的风险[73]。一次还是分期进行手术仍然没有一致的观点，这取决于脱位的严重程度，以及可能伴发的骨折类型[12, 20, 53]。绝大多数人都接受重建交叉韧带损伤，因为大量的文献显示单一韧带损伤的重建效果很好。对后外侧角来说，修复与重建手术相比则有明显更高的失败率，重返体育运动的比例也更低[45]。Standard 和同事[83]比较了后外侧角急性修复（3 周以内）与重建手术的效果。上述研究者发现，56 例患者的 57 次后外侧角损伤术后 2 年，修复组（37% 失败率）与重建组（9% 失败率）相比，效果明显更差。因此作者建议采用重建手术，并讲述了很多技术[29, 32, 43, 53]。手术需要多根移植物，移植物类型一般由仍然存在的自体结构和医生的偏好来决定。没有哪种单一移植物类型组合显示出优越性，人们通常采用自体和异体移植物的组合[19, 53, 77, 85]。

总体来看，膝关节脱位是一种严重的损伤，通常仅仅是多发伤患者许多医疗问题中的一种。对膝关节脱位的初始和确定性治疗是骨科医生所遇到的最具挑战性和最复杂的损伤治疗之一。

第八篇

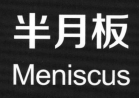

半月板
Meniscus

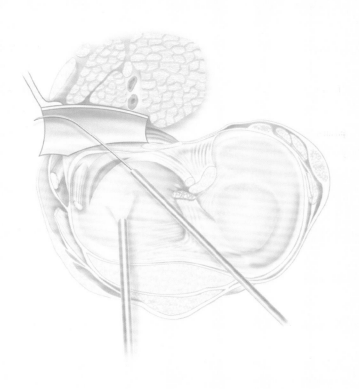

第23章　半月板断裂的诊断、修复技术和临床结果
Meniscus Tears: Diagnosis, Repair Techniques, and Clinical Outcomes

Frank R.Noyes　Sue D.Barber-Westin　著

周　密　译

人们已经充分理解了人类膝关节中半月板所起到的至关重要的作用，其中包括承受载荷、传导载荷、吸收震荡、膝关节稳定性、关节软骨的润滑和营养[120]。半月板切除术通常会造成不可修复的关节损害，包括关节软骨退变、关节面扁平化、软骨下骨硬化。很多研究者都报道，部分或全部半月板切除术后长期临床效果很差[8, 49, 75, 118, 125, 139, 170, 181, 183, 184, 189, 199]。例如，Scheller 及同事[189] 随访了 75 例部分外侧半月板切除术后 5～15 年的患者，发现 78% 在 X 线上显示恶化，出现 Fairbanks 征。Rockborn 和 Messner[181] 报道 30 例半月板切除术后平均 13 年的随访，其中 50%X 线上出现骨关节炎表现。Roos 和同事[184] 发现，与对照组相比，半月板切除术后 21 年，107 例中有 48% 在 X 线出现严重骨关节炎。上述作者报道，X 线出现严重退行性变的相对风险为 14.0。有一点很重要，就是要关注半月板切除自然病史研究中的一些问题，例如，在一组报道病例中同时包括了部分和全部半月板切除患者，没有评估患者体重、运动水平、总体下肢对线对功能结果的影响，没有在评估中纳入负重正位 X 线，并且缺少入组严格的对照组进行比较研究。

前交叉韧带（ACL）损伤中至少一半的患者也有半月板断裂[61, 112, 117]，这一点已引起广泛关注，因为每年全球范围有超过 100 万例的 ACL 损伤[152]。我们进行了一项系统回顾，以确定 ACL 重建同时，对半月板断裂的治疗策略，资料是基于 2001—2011 年发表的研究[153]。在 159 项研究中，共有 11 711 例半月板断裂的报道，其中 65% 进行半月板切除，26% 修复缝合，9% 被遗留在原位。这些结果并不令人满意，因为研究中的大多数患者都是年轻运动员；无论 ACL 重建的效果如何，切除他们的半月板组织都可能会加速骨关节炎的发展。该项研究包括了来自 16 个不同国家的研究，大约 1/3 是来自美国。

Abrams 和同事[1] 比较了 2005 至 2011 年间，美国国内的半月板切除和半月板修复术后情况：在仅有半月板损伤的病例中，半月板缝合修复率增加了 11%；而当同时进行 ACL 重建时，半月板缝合修复率则增加了 48%。大约一半的此类修复手术是在小于 25 岁的年轻患者中完成的，有 20% 的患者年龄在 25—34 岁。上述作者将缝合修复手术率的增长，归功于为保护半月板组织而改进的医生教育、关节镜技术、半月板特异性的康复程序、此类手术的总体舒适度。

一些研究已经报道，半月板修复较直接进行半月板切除的效果更好[90, 166, 199, 228]。而且，我们最近的系统回顾纳入了 1326 例半月板中部 1/3 断裂后修复的病例，总体临床愈合率为 83%[20]。系统回顾中，修复手术要么是通过更加新型的基于缝线的可弯曲全内缝合装置，要么是通过传统的从内到外技术。众所周知，坚硬的全内半月板固定装置，如半月板箭、螺钉和半月板刺会有并发症，效果会逐渐变差[107, 110, 116, 134, 194, 210]。最近，可弯曲的全内缝合装置已经开始市售，它上面的锚钉附着在缝线上，可以穿入半月板边缘[15, 22, 122]。此类植入物如下。

- Ultra Fast-fix 缝合器（Smith&Nephew, Andover, MA）。
- RapidLoc 缝合器（DePuy-Mitek, Raynham, MA）。
- OmniSpan 缝合器（DePuy-Mitek）。

- Meniscal Cinch 缝合器（Arthrex，Naples，FL）。
- Sequent 缝合器（ConMed Linvatec，Largo，FL）。
- MaxFire 缝合器（Biomet，Warsaw，IN）。
- NovoStitch 缝合器（Ceterix Orthopaedics，Menlo Park，CA）。

由于缺乏长期、前瞻性、随机的一级临床研究，因此明确的治疗建议中都没有上述植入物 [15, 116]；不过在我们系统回顾中，大多数单一纵向半月板断裂修复后的短期临床效果都令人满意 [20]。本章重点讨论采用新一代全内缝合植入物的技术和从内到外手术，修复各种半月板断裂，以及已出版的临床效果。术后康复程序的细节见于第 25 章。

一、适应证

（一）患者选择

小于 60 岁的活跃患者适合进行半月板修复，包括骨骼未成熟的儿童和青少年 [105]。体育运动包括突然扭转和转身所造成的创伤，是半月板断裂最常见的病因之一。许多并发于 ACL 损伤的半月板断裂伤，都会扩展到无血供的中 1/3 区域，通过仔细地从内到外缝合是可以进行修复的。MRI 可以协助明确半月板断裂类型，以及能否手术修复以保留功能 [48, 66, 77, 93, 149, 209]。一些膝关节被认为暂时不太可能进行半月板缝合，一定要限制剧烈活动和体育运动，以免进一步损伤关节和半月板，直到可以进行手术。

很少有医生对退行性半月板断裂进行缝合，因为半月板组织质量很差 [135]，并且通常会碎裂成很多小片。偶尔情况下，MRI 会显示有可能进行修复，例如有些病例是较大的水平断裂。通常，年龄较大患者的退行性断裂所产生的胫股关节疼痛等症状会在 6～12 周之后消失，可以进行非手术治疗。其他的患者绞锁和关节肿胀更为持续或严重，需要关节镜手术干预。

半月板缝合通常与其他手术同时进行，例如膝关节韧带重建 [20, 117]。患者下肢内翻、外翻对线不良并发半月板损伤，特别要考虑进行半月板缝合。对线不良会令内侧或外侧胫股间室载荷大幅升高，需要一个有功能的半月板，以预防关节软骨退变。不幸的是，很多内翻或外翻对线肢体的半月板损伤都有自然退变，无法进行修复。

可以进行半月板修复的患者一定是依从性好，并且愿意遵循术后康复程序，包括扶拐支撑 4 周。那些复杂断裂的患者如果要缝合，必须同意在术后 4～6 个月避免剧烈运动和膝关节深度屈曲；否则缝合部位可能会断裂并导致失败。

关键点：适应证

- 半月板断裂伴有胫股关节线疼痛
- 小于 60 岁的活跃患者
- 同时进行膝关节韧带重建或截骨
- 半月板断裂可复位，良好的软组织完整性，修复后在关节内的位置正常
- 半月板断裂可以根据位置、断裂类型、完整性及半月板组织的破坏程度和残留半月板床进行分类
- 外周单一纵行断裂：R/R（红 - 红），单平面，所有病例都是可修复的，成功率高
- 中 1/3 区域：R/W（红 - 白存在血供）或 W/W（白 - 白没有血供）
- 外 1/3 和中 1/3 区域的纵行、放射状、水平断裂：R/W（红 - 白），单平面，通常是可修复的
- 外 1/3 和中 1/3 区域的复杂双重或三重纵行、瓣状断裂：R/W（红 - 白），多平面，修复或切除

（二）半月板断裂的分类

半月板断裂可以根据位置、断裂类型、完整性、半月板组织破坏程度和半月板附着部进行分类 [7, 190]。医生通过分类方法，并且对断裂部位谨慎地进行关节镜探查，便可以确定断裂是不是可以缝合的。半月板体部可以分为前、中体部和后 1/3。除此之外，Anderson 和同事 [7] 提出了一个分类系统，分为 1 区（边缘宽度 <3mm）、2 区（边缘宽度 3～4mm）和 3 区（边缘宽度 >5mm）。断裂位于边缘附着部（半月板股骨和半月板胫骨）或 1 区，被命名为外 1/3 或红 - 红（R/R）断裂。单一纵向断裂通常位于该区域（图 23-1）。这些断裂被称为红 - 红断裂，因为两部分都有内部血液供应，所有病例都可以修复，预期成功率很高。

位于中间 1/3 区域（2 区）的断裂分类为红 - 白（R/W）断裂，位于内 1/3（3 区）的断裂被称为白 - 白（W/W）。红 - 白断裂发生在外部和中间 1/3 区域结合部，距离半月板附着部大约 4mm，血液供应主要存在于断裂的外 1/3。白 - 白断裂的任一部分都没有血液供应。当对这类断裂进行修复时，缝线可能会引入血液供应。此外，磨锉半月板滑膜边缘，可

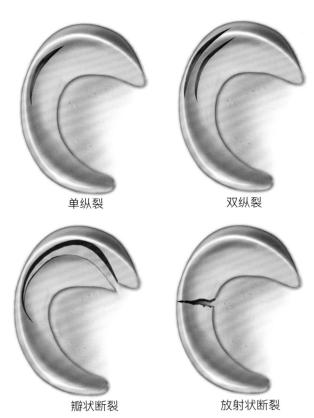

单纵裂　　　　　双纵裂

瓣状断裂　　　　放射状断裂

▲ 图 23-1　半月板常见的复杂和无血供断裂类型
注意单纵裂和放射状断裂的单平面构型，以及双纵向和瓣状断裂的多平面（复杂）构型

以在半月板表面通过滑膜细胞迁移向修复部位提供血液供应[216]。还应该注意，半月板的血液供应，特别是年轻患者仍然需要研究，血供可能延伸入中央区超过 5mm。

　　复杂断裂和延伸到中间 1/3 区域撕的裂修复，需要进行个体化评估。这个区域的断裂类型包括单纵向、双纵向、三纵向、水平、放射状和瓣状断裂。之所以要修复这些断裂，是因为如果切除，基本上相当于半月板全切除术，因为会有大量半月板组织被切除（图 23-2）。这在 20—40 岁的年轻患者，以及所有积极参加体育活动的患者要特别引起关注。如本章后面所述，这些断裂经常可以修复的，而且有很不错的成功率。

　　不管位置如何，单一半月板断裂都发生在一个平面上。这些断裂包括纵向、放射状和横向断裂。这些断裂最常见于后角，通常是可修复的。复杂的断裂发生在多个平面或方向上。这些断裂包括垂直平面（双纵向或三纵向）中的断裂、在垂直和水平平面的断裂或在垂直和放射状平面的断裂（瓣状断裂）。

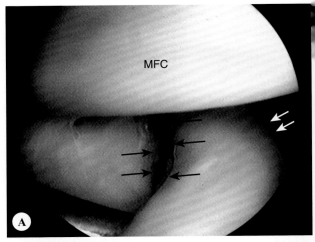

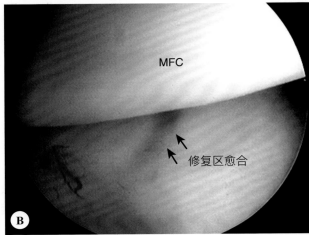

▲ 图 23-2　A. 内侧半月板双纵裂，一个是边缘断裂，另一个断裂在红 – 白交界处，去除红 – 白断裂只修复外周断裂会丢失大量半月板功能，因此修复了两处断裂；B. 1 年后的关节镜检查发现断裂完全愈合

应识别确认断裂的各部分，有的可以修复，有的不可以。

　　需要评估半月板组织的完整性，以及裂伤是创伤性还是退变性的，然后决定是否缝合修复。半月板组织应该看起来基本上正常，没有影响其功能的继发断裂或碎块。应该修剪掉半月板边缘的断裂碎片。水平断裂延伸至半月板边缘是一个负变量，由于水平断裂瓣之间存在内部间隙，所以难以完全修复断裂部位。纤维蛋白凝块有利于此种断裂的愈合，是其一个应用指征。大的瓣状断裂可以复位至接近正常形状，如果患者很活跃而且组织完整性也够好，应考虑修复。如果半月板移位到髁间窝，可能会在 3～4 周发生缩短和收缩，造成无法复位，因此，需要早期关节镜检查和修复。本章下文为很多特殊断裂的修复指征和技术提出了具体建议。人们对纤维蛋白凝块或富含血小板的血浆在促进愈合中的作用仍然知之甚少。目前缺乏这方面的临床研究，因此，外科医生需要根据不同病例作出判断。

二、禁忌证

位于白 - 白区域的半月板断裂不可修复，需要进行清理。慢性退变性断裂通常位于多个平面，属于复杂断裂。手术医生必须仔细评估断裂类型，确定半月板组织仍存在的量和完整性。其中许多断裂是不可修复的（图 23-3）。慢性退变性断裂的组织质量较差，需要进行清理[135]。组织可能会变厚或异常坚硬，形状或长度会发生变化。水平断裂通常会有半月板组织从关节中移位，缝合这种水平断裂瓣不会恢复半月板功能。

长度小于 10mm 的小纵向断裂不可修复。此外，没有延伸到外 1/3 区域的不完全的放射状断裂，要么留下，要么通过最小范围的清理术来处理不稳定的边缘。放射状断裂不应清理有功能的半月板组织，会破坏外周环状纤维，并改变半月板功能。修复放射状断裂的目标是恢复外周和中间区域的功能，因为延伸到内部区域断裂的修复机会非常少。

手术前需要患者教育，复杂的断裂如果延伸到无血供区域，可能有 20%～40% 的失败率，需要再次进行关节镜下半月板清理术。考虑到该手术的目的和失败率，患者教育很重要。参与建筑工作或其他要求很高的职业不应修复复杂或无血供损伤类型。一个更困难的问题是由于职业或运动原因，需要去除可修复的红 - 红断裂。资深作者（F.R.N.）不做这种手术。作者将半月板断裂分为三种不同类型。红 - 红断裂可以修复，在选定的小内侧断裂（15～25mm），可以考虑全内方法。然而，如果医生认为有任何半月板断裂部位需要多针缝合，应该选择由内向外修复。双侧半月板的红 - 白断裂均可以通过附加后内或后外侧入路及多根垂直缝线，采用由内而外的技术完成，这种手术通过 2～4 根全内缝线可以形成更牢固的内固定和愈合机会。所有活跃的患者都应接受该手术，除了运动不多的老年患者（＞50 岁）。延伸到红 - 白和白 - 白区域的复杂断裂的成功率大约有 50%，通常为青少年患者，修复这些难处理的断裂可以保留一些半

月板功能。在其他情况下，则应进行部分半月板切除术。

关键点：禁忌证

- 半月板断裂的中 1/3 区域（白 - 白）
- 慢性退变性断裂组织质量差，不可修复
- 纵行断裂长度 ＜10mm
- 没有延伸入外 1/3 区域的不完全放射状断裂
- 患者 ＞60 岁
- 患者不愿意遵循康复程序

三、临床生物力学

（一）半月板功能

半月板为膝关节提供了几项重要的力学功能。它们充当股骨髁和胫骨之间的间隔物，当没有压缩性承重载荷穿过关节时，会限制关节表面之间的接触。仅仅由于缺少半月板，关节间隙狭窄的量就会在 1～2mm 的范围内。

在静载荷条件下，半月板在胫股关节中承担了很多的承重功能[2, 33, 67, 124, 168]。在 0° 伸直位时，至少 50% 的膝关节压缩载荷通过半月板传递；在 90° 屈曲时，大约 85% 的载荷通过半月板传递[2, 16]。较之于切除半月板的关节，半月板的存在使接触面积增加到 2.5 倍[24]。由于半月板提供了较大接触面积，降低了作用于关节表面的平均接触应力（力 / 单位面积）。去除至少 15%～34% 的半月板，就会使接触压力增加 300% 以上[168, 191]。半月板全切除术后，胫股关节接触面积减少大约 50%，接触力增加 2～3 倍[2, 24, 67, 106, 126, 141, 163, 192, 207, 219]。

Lee 和同事[111]评估了在内侧半月板的后部行一系列半月板切除术的效果。与完整状态相比，内侧接触面积下降为 20%（切除内侧半月板后段的 50%）～54%（半月板全切除术）。内侧接触应力增加为 24%（切除 50% 的半月板）～134%（半月板全切除术）。内侧峰值接触应力从 43%（50% 半月板切除术）增加到 136%（半月板全切除术）。与内侧半月板的中心部分相比，外周部分对增加接触面积和减少接触应力具有更大作用。Muriuki 和同事[145]在尸体膝关节内侧半月板后角的红 - 白部分制造了 15～20mm 的单纵裂，结果最大接触压力显著增加，并且接触面积减少，类似于半月板全切除术。

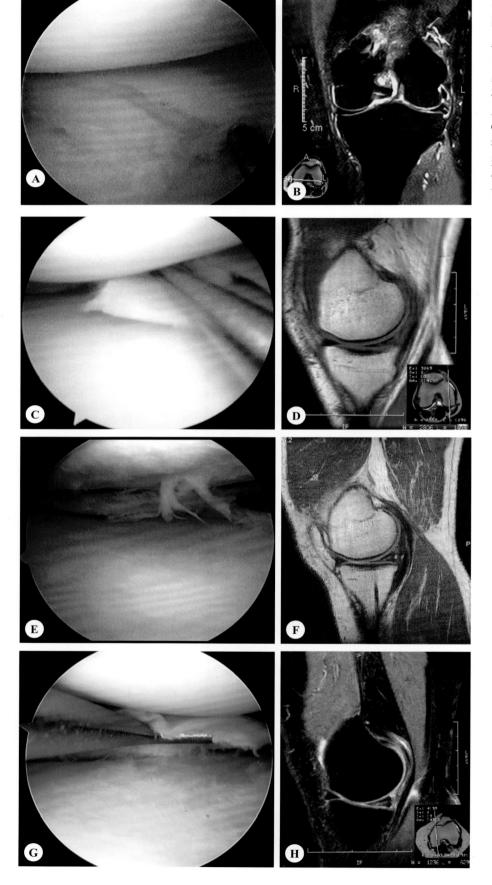

◀ 图 23-3　不可修复半月板断裂的例子

A 和 B. 40 岁男性外侧半月板中 1/3 的复杂纵向断裂；C 和 D. 39 岁男性内侧半月板后角的复杂瓣状断裂；E 和 F. 43 岁男性内侧半月板退行性断裂延伸至下表面；G 和 H. 55 岁女性内侧半月板退行性纵行断裂。MRI 没有提供有关半月板组织断裂和完整性的足够详细的信息，没法确定是否有可能修复复杂断裂

半月板在膝关节屈曲、伸直过程中，能持续与胫骨和股骨的关节面相匹配[208, 229]，并增加膝关节稳定性[144]。与 ACL 完好的膝关节相比，ACL 切断后再进行内侧半月板切除，会在膝关节屈曲 20°～30° 时增加 Lachmann 测试中的胫骨前向平移[6, 57, 113, 146, 196]。因此，ACL 断裂后内侧半月板缺失是个问题，特别是内翻成角的膝关节。Spang 和同事[196] 报道尸体膝关节内侧半月板切除术后，膝关节屈曲 60° 和 90° 时，采用可变磁阻传感器测量 ACL 应变，结果显著增加（$P<0.05$）。还有报道，在实验室中将 ACL 切断后，半月板的应变会增加[86, 165]。在后交叉韧带（PCL）断裂的膝关节中，胫骨后向平移的增加使得胫骨股骨接触面发生改变，半月板后角负重功能减低。这有时被称为 PCL 半月板切除术。该效应在内侧间室更大，内侧半月板相比外侧半月板，前和中 1/3 具有更小的承重功能。

由于胫骨外侧髁正常时存在后凸，外侧半月板为外侧胫股关节提供凹面以匹配其形状，允许关节承重力发挥稳定作用以减少外侧间室前或后平移[121]。与 ACL 完整的膝关节相比，ACL 切断后再进行外侧半月板切除术会导致在膝关节弯曲 30° 时的轴移试验中，胫骨前向平移增加[146]。最近研究显示，在施加联合载荷的轴移试验中，外侧半月板可能是比内侧半月板更重要的限制胫骨前移的因素[146]。据估计，半月板部分切除术在步态站立阶段会使接触压力增加 50%[141]。外侧半月板全切除术导致总接触面积减少 45%～50%，局部接触峰值压力增加 235%～335%[163]。

内侧半月板的缺失导致压力中心更小、更偏内侧。载荷随后通过这个更偏中心的路径，穿过关节软骨和软骨下骨传输到下面松质骨，胫骨内侧皮质的近端面，从而发生应力遮挡。半月板切除术对胫股间室关节软骨的损害在多项实验研究中得到证实[24, 101, 168, 203, 227]。由于这些原因，如果可能的话，在骨性对线内翻的膝关节中，保护半月板功能是至关重要的。

此外，半月板在行走时为膝关节提供特殊的承重功能[141, 201, 224]，理论上也有助于关节表面的整体润滑[144, 220]。即使是部分半月板切除术也会减小膝关节活动范围，并通过增加站立时膝关节内收力矩来影响膝关节动力学[119, 201]。

关键点：临床生物力学

半月板功能

- 间隔物，避免关节表面之间的接触
- 承载载荷
  - 在 0° 伸直位时，50% 的膝关节压缩载荷通过半月板传递
  - 在 90° 屈曲时，85% 的膝关节压缩载荷通过半月板传递
- 增加接触面积，降低接触应力
  - 部分半月板切除术（15%～34%）会使接触压力增加 >350%
- 增加了膝关节稳定性
- 行走时吸收震荡
- 可能会有助于关节表面的整体润滑

缝合修复的生物力学

- 有研究比较了垂直缝合、水平缝合和半月板植入物修复缝的生物力学特性
  - 在载荷失效测试中，垂直缝合较水平缝合和植入物有更好的初始固定强度和刚度
  - 在循环载荷条件下，垂直缝合较水平缝合和植入物具有更小的位移
- 未来研究需要确定循环载荷下，全内缝合植入物的固定强度和性能

（二）半月板缝合修复的生物力学

历史上，有生物力学研究对缝合技术与刚性全内半月板植入物进行了比较[4, 13, 17, 18, 30, 32, 55, 65, 137, 178, 195, 223, 230, 231]。半月板箭、螺钉和半月板锚在实验和临床上都有很好的记录[107, 116, 131, 134, 137, 194, 210]。此外，有几项研究得出结论，在平均失效载荷和最大抗拉强度值方面，垂直缝合均优于水平缝合和半月板箭[13, 14, 17, 23, 25, 30, 32, 35, 55, 59, 65, 171, 178, 195, 197, 223, 230]。

最近，缝合修复技术、缝合材料及全内植入物已经进行了实验测试，以确定它们在循环载荷下的初始固定强度和特性，其结果不尽相同（表 23-1）。迄今发表的大多数研究都是在猪膝关节模型而不是人类模型中进行的。在全内技术中使用的超高分子量聚乙烯基（UHMWPE）缝线，现在可以用于更新一代的全内缝合植入物，如 NovoStitch（Ceterix）、Hi-Fi（Conmed Linvatec） 和 FiberWire（Arthrex）[15, 62, 177]。需要进一步的研究来确定这些用于半月板缝合的缝线和植入物的生物力学特性。由于缺乏实验和临床数据，无法给出当前哪个可选的全内植入物优于其他植入物的明确建议。此外有报

表 23-1 半月板缝合技术和全内植入物的循环载荷研究结果

研究者	缝线或植入物类型	模型	循环次数	结果
Beamer 等[22]（2015）	放射状断裂：一次全内 Ceterix NovoStitch 缝合或一次 2-0Force Fiber 从内到外	猪	100、200、500	失效载荷（N）：95 从内到外，111 全内（P=0.03）；刚度（N/mm）：11.19 从内到外，14.53 全内（P=0.02）；移位（mm）：2.36 从内到外，1.52 全内（P<0.001）。垂直全内技术优于水平从内到外技术
Rampappa 等[177]（2014）	桶柄状断裂：两次连续褥式缝合 Sequent，之后两次垂直褥式缝合，Ultra FasT-Fix，两次垂直缝合 No.0 Hi-Fi 从内到外	猪	100、300、500	失效载荷（N）：138±23 Sequent，140±30 Ultra FasT-Fix，188±42 Hi-Fi 缝线（P<0.001）。三组在刚度上没有差异。循环载荷后 Sequent 组移位最小（P<0.001），但其临床相关性可疑
Feucht 等[64]（2014）	内侧半月板后根断裂*：两根垂直缝线经胫骨拉出修复 TP，或缝合锚钉和两个 SA 修复	猪	100、500、1000	失效载荷（N）：180±45 TP，241±45 SA，862±135 自体内侧半月板后根。各种条件下 SA 的移位都较低（P<0.001），而刚度较高（P<0.05）。与完好的半月板相比，两种手术技术移位都较大，最大失效载荷和刚度都较低（P<0.05）。SA 技术更好；建议缓慢康复
Feucht 等[62]（2013）	内侧半月板后根断裂：TSS 5mm apart，one HMS，MAA，两种改良 LS	猪	100、500、1000	失效载荷（N）：235±39 TSS，250±57 TLS，280±65 HMS，335±59 MMA.MMA 失效载荷最高（P<0.01），循环后移位较低（P<0.05），刚度较高（P<0.05）
Feucht 等[63]（2013）	内侧半月板后根断裂：No.2PDS，Ethibond，FiberWire，FiberTape	猪	100、500、1000	失效载荷（N）：133±35 PDS，146±21 Ethibond，169±43 FiberWire，196±62 FiberTape。上述缝合材料没有哪种性质优于其他
Rosslenbroich 等[186]（2013）	外侧半月板后根断裂：一根缝线或两根缝线的经胫骨技术，分开 3mm，在纽扣上打结	猪	1000	失效载荷（N）：150±24 SS，301±41 双缝线。双缝线技术移位较小、刚度较高，最终失效载荷较大（P<0.05）
Matsubara 等[123]（2012）	放射状断裂：DHS，CS	尸体	500	失效载荷（N）：68±13 DHS，79±19 CS，CS 的最终失效载荷较高，刚度较大，移位较少（P<0.05）
Herbort 等[83]（2010）	放射状断裂：DHS，SS 距离半月板边缘剧烈较宽	猪	1000	与 SS 构型相比，DHS 最大载荷更高（108±12）N，刚度最高，移位最低（P<0.05）

（续表）

研究者	缝线或植入物类型	模型	循环次数	结 果
Chang 等[44]（2009）	单纵裂：以 No.2FiberWire、No.2Ethibone、FasT-Fix、RapidLoc、Meniscal-Dart、BioStinger 单次垂直修复	猪	300	失效载荷（N）：16 Dart，34 BioStinger，41 RapidLoc，68 FasT-Fix，114 No.2Ethibone，175 No.2FiberWire。No.2FiberWire 的失效强度和刚度最大，缝线组的失效载荷更高，移位更小（$P<0.05$）。
Mehta 和 Terry[131]（2009）	单纵裂，25mm：一次 HMS Meniscal Cinch，Ultra FasT-Fix，MaxFire	尸体	100、500	失效载荷（N）：64 MaxFire，86 Ultra FasT-Fix，85 meniscal Cinch. Ultra FasT-Fix 及 Meniscal Cinch 具有更好的生物力学特性（失败率较低，刚度较高，$P<0.05$）。MaxFire 的形成间隙较大，失效载荷较低（$P<0.05$）
Nyland 等[156]（2008）	单纵裂，20mm：两个垂直或水平置入的 FasT-Fix，两个水平置入的 RapidLoc 植入物	尸体，植入物间距 5mm	500	垂直置入 FasT-Fix 移位更小，刚度更大
Kocabey 等[103]（2006）	单纵裂，20mm：两次垂直，水平，斜行缝合	牛，缝线分开 5mm	100	失效载荷（N）：89±8 水平缝合，146±32 垂直缝合，172±26 斜行缝合。斜行和垂直缝合比水平刚度更大，移位之间无差异
Kocabey 等[102]（2006）	单纵裂，20mm：两个垂直或水平置入的 FasT-Fix，两个水平置入的 RapidLoc 植入物	尸体	500	失效载荷（N）：87±13 RapidLoc，90±14 水平 FasT-Fix，125±39 垂直 FasT-Fix。垂直置入 FasT-Fix 移位更小（$P<0.01$）失效载荷更大（$P<0.05$），刚度更大（$P<0.001$）
Chang 等[43]（2005）	单纵裂，20mm：两次垂直褥式缝合，两次 Meniscal Viper Repair 缝合，两次垂直 FasT-Fix 缝合	猪	500	失效载荷（N）：111±30 Meniscal Viper，133±10 垂直褥式缝合，146±9 垂直 FasT-Fix。垂直褥式缝合在循环测试中移位更小，刚度更高（$P<0.001$），作者认为其更有利于愈合

*. 根部断裂：半月板胫骨止点断裂或接近半月板止点处的放射状断裂

CS. 交叉缝合；DHS. 双重水平缝合；HMS. 水平褥式缝合；LS. 环形编织；MAA. 改良 Mason-Allen 缝合；P. 钢板上打结；SA. 垂直缝合；SS. 单次缝合；TSS. 两次分开缝合

BioStinger，No.0Hi-Fi 缝线，以及 Sequent 均由 Linvatec 生产；Ethibond 和 PDS 由 Ethicon 生产；Ethibone、Meniscal Cinch、FiberTape、FiberWire、Meniscal Dart 及 Meniscal Viper 修复系统由 Arthrex 生产；Fast-Fix 由 Smith&Nephew 生产；MaxFire 由 Biomet 生产；No.2RapidLoc 由 Mitek 生产；Ultra FasT-Fix 由 Smith&Nephew 生产

道，大部分此类一根或两根缝线的植入物的载荷失效率很低，因此，应该采用下述的多根缝线从内到外缝合技术。此外，关于恢复完全承重，特别是复杂的半月板修复和根部修复术后，大部分此类植入物由于其较低的载荷失效率和蠕变特性都需要较慢的术后康复程序。目前，尽管在修复上述类型断裂术后的最初 4～6 周，红 – 红连接处的周边纵向断裂显示出充分愈合的迹象，令人欣慰，但什么时候可以安全恢复完全负重或恢复运动，几乎没有科学论证。在第 25 章提供了术后康复建议，其中有一些经验可用于保护半月板缝合部分。

（三）半月板修复后的愈合

关于缝合修复（不包含细胞或生长因子疗法）后已愈合的半月板，承受拉伸载荷的强度或评估其残余缺损和并发症，很少有实验研究发表[89, 137, 138, 148, 180, 182]。1995 年，Miller 及其同事[138] 报道在山羊模型中，外周半月板单一纵裂修复后的愈合率很不错。最近，Miller 及其同事[137] 发现，同一个动物模型上植入 Meniscal Fastners（Mitek，Westwood，MA）、BioStingers（Linvatec）和 Clearfix Screws（Mitek）6 个月后，软骨损伤率高得令人无法接受。作者告诫不要在人体内使用这些刚性全内植入物。2009 年，Hospodar 和同事[89] 报道在山羊体内进行由内向外半月板缝合修复，愈合率优于全内 FasT-Fix 植入物。FasT-Fix 组有较长的残余全层缺损（$P=0.01$），术后 6 个月的残余层厚缺陷（$P<0.001$）也较长。

四、临床评估

完整的病史应该包括对损伤机制、初始和残留症状及功能受限的评估。常见损伤机制有突然扭转、方向改变（剪切）或膝关节深度屈曲。半月板断裂经常发生于 ACL 断裂的膝关节。进行全面的膝关节检查包括膝关节运动评估、髌股指数、胫股关节疼痛和骨擦音、肌肉力量、韧带半脱位测试和步态异常。

关节触诊时存在胫股关节线疼痛是半月板断裂的一个主要指标。其他临床症状包括强迫屈曲时的疼痛、关节受压、弯曲和伸展时半月板的明显移位、不能完全伸直、主动 McMurray 试验结果[127, 140]。要测试所有韧带的稳定性，并要与对侧膝关节进行比较。MRI 可以通过质子密度加权、高分辨率、快速

关键点：临床评估

体格检查
- 胫股关节线疼痛，压痛
- McMurray 试验
- 膝关节屈曲和伸直
- 关节肿胀
- 髌股关节（内侧和外侧半脱位、Q 角、骨擦音、压痛）
- 肌肉力量

MRI
- 质子密度加权、高分辨率、快速自旋回波序列

韧带半脱位测试
- Pivot shift，Lachman
- KT-2000（MEDmetric）膝关节屈曲 20°，134N 载荷
- 膝关节屈曲 90° 时的后抽屉试验
- 膝关节屈曲 30° 和 90° 时的胫骨外旋
- 膝关节屈曲 30° 和 90° 时的胫骨股骨旋转钟面试验
- 外旋过伸
- 膝关节屈曲 5° 和 20° 时的胫骨股骨关节外侧开口
- 反轴移试验
- 膝关节屈曲 5° 和 20° 时的胫骨股骨关节内侧开口

X 线
- 正位
- 膝关节屈曲 30° 的侧位片
- 膝关节屈曲 45° 负重正位
- 髌股关节轴位片

评估运动时的症状、功能受限情况：辛辛那提膝关节评分系统
- 体育运动和功能表格
- 职业评级表格
- 症状评级表格

自旋回波等序列[172, 173] 来确定关节软骨和半月板的状态。这种对膝关节的评估对于可疑退行性断裂[221] 和慢性 ACL 断裂，以及确定半月板囊肿的存在是有帮助的。最近一项研究检查了 MRI 预测半月板全层纵裂的修复能力，报道显示其具有高灵敏度和特异度（总体率分别为 94% 和 81%）[149]。

LaPrade 和 Konowalchuk[109] 描述了一种 4 字测试方法，试图复制外侧半月板的腘半月板附着部断裂的症状。患者仰卧，膝关节屈曲大约 90°，脚放在对侧膝关节上，髋关节外旋。向膝关节增加内翻

载荷，这样会增加后外侧软组织半月板附着部的牵拉载荷。腘半月板附着部断裂的主要症状是活动引起外侧间室疼痛，尤其是体育运动中的转弯和扭转。MRI 结果经常是阴性的。上述作者描述了一种切开修复腘半月板附着部的方法。然而，外周断裂能够如前所述采用由内向外技术进行缝合。

临床检查可能会在关节的后外侧腘半月板附着部的解剖位置上发现触痛。McMurray 试验是膝关节在最大屈曲位，逐步从最大外旋到内旋，然后回到外旋。这个试验可以在外侧面触及啪嗒声，代表最大内旋时外侧半月板后角的前方半脱位。这种弹响由外旋产生，是半月板回复到正常位置造成的。有趣的是，生理性关节松弛和胫骨旋转受限的患者通常会在检查中，双膝都产生这种外侧弹响表现，但并不疼痛。腘半月板附着部断裂的患者只在有症状的膝关节可能有弹响阳性，并会产生后外侧关节疼痛。

最初就诊时应拍摄膝关节屈曲 30° 的侧位片、屈曲 45° 负重正位和髌股关节轴位片。轴位下肢力线是指全长站立髋 – 膝 – 踝负重 X 线[56] 来测量膝内翻或外翻对线。膝关节有后外侧结构的缺陷可能需要外侧应力 X 线。PCL 断裂患者可以拍摄后方应力片。

患者填完病史问卷，要根据 CKRS 评分系统，接受病史询问以评估症状、功能受限情况、运动和职业活动水平，以及患者对整体膝关节状况的认知水平[21]。

五、术前计划

应评估伴发的损伤，可能包括交叉韧带或侧副韧带断裂、伸膝机制损伤或对线不良、软骨骨折、骨对线不良或过度使用综合征。应告知患者康复计划可能根据所采用的术式而变化。膝关节 ACL 或

关键点：术前计划

- 膝关节交叉韧带缺损：应计划重建及半月板修复
- 其他伴发损伤可能包括侧副韧带断裂、伸膝机制损伤、软骨骨折
- 相关的慢性损伤可能包括伸膝机制对线不良、过度使用综合征、内翻骨性对线不良。如果可能，要在上述膝关节中考虑半月板修复

PCL 缺损需要在半月板修复时同期行韧带重建，以达到保持膝关节稳定性并保护半月板修复部位的目的。膝内翻骨对线不良需要截骨术的患者，也可能有慢性内侧半月板断裂，有时需要修复。

六、术中评估

应在麻醉诱导后完成受伤和对侧肢体的全部膝关节韧带半脱位检查。胫骨前移、胫骨后移、外侧和内侧关节开口及内外旋应记录。

进行彻底的关节镜检查，记录关节软骨表面异常情况[155]。从髌下内侧入口插入探钩，以拉紧半月板确定外周缘和前方及后方附着部的完整性。探针放置在半月板下面，以观察整个下表面（图 23-2）。在此期间，可能会通过检查发现不明显的瓣状断裂。

30° 或 70° 关节镜通过前内侧入路检查后内侧半月板区域。前内侧入口要紧邻髌腱的内侧边界。带钝穿刺器的关节镜套管沿着股骨内髁外侧面通过 PCL 附着部远端进入后内侧间室。对半月板 – 滑膜连接部、半月板的外周边缘、滑液囊肿的开口和股骨内髁后关节面进行检查。神经拉钩通过前内侧入口，经半月板顶部进入后内侧隔室。如果不用这个办法，通常无法看到内侧半月板后角的外周附着部[34]。

膝关节的后外侧间室可以通过以下方法检查：通过邻近外侧髁内侧面的髁间窝、ACL 的股骨附着部稍远侧插入关节镜。

半月板断裂类型如前述进行分类。当中 1/3 区域发现纵裂时，需要彻底检查半月板的外周边缘，以确定剩余半月板边缘是否存在双纵裂。

外侧和后外侧关节痛的患者，关节镜检查可能不会发现后上半月板附着部有明显断裂。可能会有明显的腘肌腱裂孔，半月板胫骨附着部周围的下部半月板组织中可能会观察到断裂（图 23-4）。腘肌腱裂孔经常会扩大，并有半月板后角胫骨附着部的间质部微小断裂，这会使后角异常升高并向前移动进入外侧间室。后角的这种位移检查可以在 60°～70° 屈曲时采用 4 字位完成，因为关节间隙增加可以让神经拉钩轻易拉动后角，并显示出附着部的异常松弛。我们经常遇到这样的运动员，先前关节镜检查和 MRI 结果都是阴性，但出现的后角腘半月板附着部断裂，而且需要缝合修复。

> **关键点：术中评估**
>
> - 在麻醉后重复受伤和对侧肢体的全部膝关节韧带半脱位检查
> - 对关节软骨表面异常进行分级
>   - 正常
>   - 1 级，软化
>   - 2A 级，小于关节面深度 50% 的裂隙和碎片
>   - 2B 级，大于关节面深度 50% 的裂隙和碎片
>   - 3 级，软骨下骨显露
> - 采用 30° 或 70° 关节镜经前内侧入路检查后内侧半月板区域
> - 对半月板 - 滑膜连接部、半月板的外周边缘、滑液囊肿的开口和股骨内髁后关节面进行检查
> - 在 60°～70° 屈曲时进行后角的位移检查，以检测半月板胫骨后角附着部细微的间质部断裂情况

七、手术技术

（一）患者准备

通知患者手术的前一天晚上和早上使用 Hibiclens 抗菌肥皂擦洗手术肢体（"从脚趾到腹股沟"）。下肢毛发用剪刀剪下，而不是剃掉。手术前 1h 开始输注抗生素。手术当天起床时给患者一小口水，就可以服用非甾体抗炎药（除非有特殊的禁忌证，否则应持续到手术后的第 5 天）。已经证明使用非甾体抗炎药和术后牢固双层棉包扎、双 Ace 加压敷料 72h（棉、Ace、棉、Ace 分层敷料）在减少软组织肿胀方面对于所有膝关节手术病例都非常有效。在手术过程中和康复室中，患者的尿液流出量和总输液量均受到仔细监控。在进入手术室前，膝关节皮肤区域由患者和外科医生签名，并由护士观察监督。手术前，

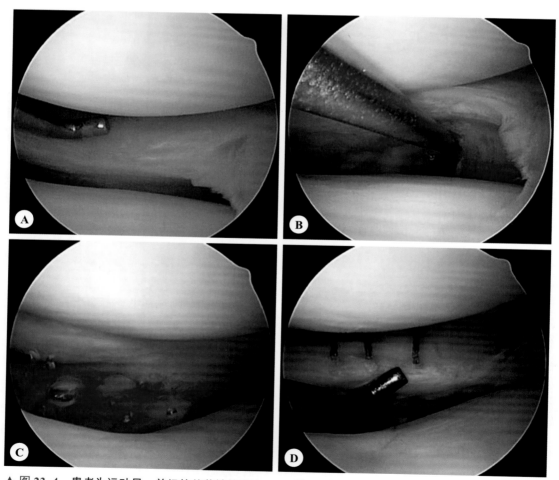

▲ 图 23-4 患者为运动员，曾经的关节镜检查和 **MRI** 结果都是阴性，但有后外侧关节持续疼痛，术中发现后角腘半月板附着部断裂，而且需要缝合修复

A. 正常外观的外侧半月板；B. 腘肌腱裂孔扩大显示半月板胫骨附着部松弛；C. 半月板胫骨附着部变细、组织中断，半月板体部向头侧移位；D. 从内到外多根垂直缝线从上方和下方分开穿出

所有手术人员都用一些时间，重复确认准备手术的膝关节、术式、过敏情况、抗生素输注和特殊预防措施均正确。所有人员都应口头保持一致。

手术时患者仰卧位于手术床上，手术侧的腿抬高（图 23-5）。手术床脚被调整至允许膝关节屈曲 90°。使用止血带和大腿固定器，但仅在开始显露时使用止血带。大腿支架放置在大腿中段，可以让助手以最大张力打开胫股间室，以便观察和进行半月板手术。肢体铺单应便于手术期间摆放体位。靠近髌腱做标准髌骨内侧和外侧关节镜检查入路，用于关节镜诊断。一个常见的错误是将关节镜入路做得相对于股骨髁太偏内侧或外侧，器械通道可能损伤股骨关节软骨。器械通道的安全区域就是切口紧邻髌腱的内侧和外侧，使其进入股骨髁间窝区域。

进行关节镜诊断，根据半月板断裂位置、类型和大小进行分析。磨锉半月板组织和滑膜接合处以刺激半月板滑膜边缘出血[216]。去除松散、不稳定的半月板碎片。在桶柄状断裂中，应先准备半月板边缘，再将移位的半月板复位，因为边缘经常有碎片或部分水平裂隙，会阻止半月板体部紧密贴合到半月板边缘。一旦滑膜边缘和半月板边缘完成粗糙化，半月板断裂应解剖复位。目的是将半月板恢复到其原始大小和形状，以促进愈合并恢复其正常的环向应力和生物力学特性。

由内向外半月板修复技术需要一个辅助后内侧或后外侧切口。这种显露在拉出缝线和打结过程中

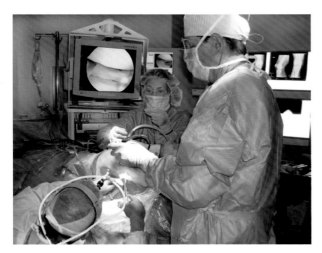

▲ 图 23-5　半月板修复的手术室布局

外侧半月板修复的 4 字体位，助手戴头灯抓持从内到外的缝线

可以保护神经血管结构。我们认为，尽管由外向内的修复可能足以应付前角断裂，但在复杂且无血供区域的修复时，无法精确置入垂直且分散的缝线。

（二）内侧半月板修复的显露

手术医生坐位戴头灯，无菌单包裹好的足部放在手术医生的膝关节上，膝关节弯曲 60°，紧邻内侧副韧带浅层后方做 3cm 垂直皮肤切口（图 23-6）。手术显露时止血带充气。切口中心位于关节线正下方（1/3 在其上，2/3 在其下）以便拉回缝线。避免切口太靠后以保护隐静脉和隐神经。皮下解剖从伤口的上面一直延伸到筋膜。伤口下部必须小心以避免损伤隐静脉和神隐经。两个拉钩用于观察更深层的结构，即小腿筋膜和缝匠肌。

切开缝匠肌前部筋膜，避免损伤缝匠肌。鹅足肌群向后拉开。隐神经髌下支在于该位置，应保护以避免受伤。重新放置牵开器以显露后关节囊和半膜肌鞘及肌腱附着部。关键的一步是切开覆盖在半膜肌腱上的鞘。这将打开一个窗，可观察腓肠肌内侧头的肌腱。通常，在这个间隙会遇到一个小的滑膜腘窝囊肿，很容易切除。钝性分开腓肠肌内侧头的肌腱和后关节囊之间的间隙。在半膜肌腱上方扩展这个平面。这可能很困难，因为半膜肌腱可能部分黏附到后关节囊上。在一些膝关节，应部分切开腘斜韧带到半膜肌的附着部，以允许肌腱向后移位，以便显露和拉回缝线。

用示指钝性分离可以使腓肠肌内侧头的肌腱和后关节囊之间的平面扩张开。插入 Henning 牵开器或拉钩，安全置入缝线和拔针（图 23-7）。麻醉师要放松肌肉，以拉开腓肠肌和半膜肌。如果在这一位置上显露不充分，另一种入路是进一步切开半膜肌腱，向近侧抬高以在肌腱远侧获得显露。这是一种不太理想的方法，因为要避免将缝合线在半膜肌腱胫骨附着部位上方穿过该肌腱。

（三）外侧半月板修复的显露

止血带充气，手术医生坐位，佩戴头灯，无菌单包裹好的足部放在手术医生的膝关节上，膝关节弯曲 60°，紧邻腓侧副韧带后方做 3cm 皮肤切口（图 23-8）。切口中心正位于关节线下方（1/3 在其上，2/3 在其下）以便拉回缝线。分辨并切开股二头肌腱止点和髂胫束之间的间隙，入路位于股二头肌短头肌纤维上方。从腓骨头轻柔地解剖和剥离覆盖在后外侧结构和 FCL 的筋膜。用镊子牵拉切开的筋膜，

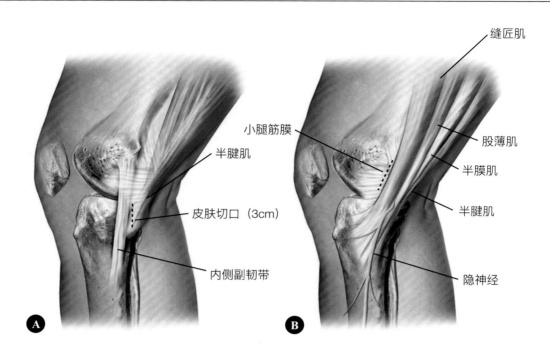

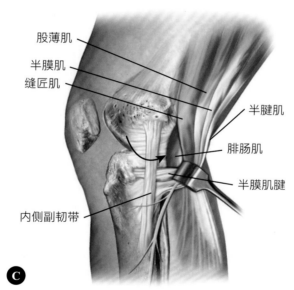

▲ 图 23-6　用于内侧半月板修复的后内侧附加入路

A. 后内侧皮肤切口的位置；B. 图中切口通过缝匠肌筋膜前部；C. 后内侧关节囊与腓肠肌腱之间的间隙被打开，紧靠半膜肌腱近侧（箭）。切开半膜肌腱上的筋膜至其胫骨止点，以便于拉回后方半月板缝线

薄剪刀剥离腓骨头的筋膜组织，保护 FCL。将拉钩置于股二头肌腱和髂胫束之间。深层组织由后关节囊和腓肠肌外侧头肌腱组成。腓肠肌腱近端正常附着于后关节囊，需要用剪刀在关节线处轻轻将肌腱从后关节囊上解剖下来。触诊并保护股二头肌腱下方的腓总神经但不要进行分离。

手术医生必须小心保护 FCL 后面的结构和其他后外侧结构。刚开始进入腓肠肌外侧头肌腱前方时很关键，这一步刚好位于腓骨头上方。这避免了穿刺和打开后关节囊。用示指进一步钝性分开后外侧关节囊和腓肠肌外侧头肌腱之间的空间。使用 Henning 牵开器将血管神经束推向内侧（图 23-9）。在切口下段观察膝外下动脉，如损伤需要电凝（如果可能的话，应避免电凝以保留外侧半月板的血供供

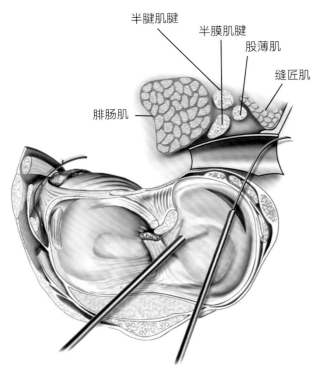

半腱肌腱

半膜肌腱

股薄肌

缝匠肌

腓肠肌

▲ 图 23-7　横断面显示关节囊和腓肠肌内侧头之间的腘窝拉钩

缝线套管通过内侧或外侧入路放置，要小心使针的弧形偏离血管神经结构

应）。拉钩必须始终位于腓肠肌肌肉和肌腱的前方，紧贴后关节囊和后半月板床的后面。拉钩可以阻止缝合针过度向后穿出，防止其损伤腓总神经。在半月板缝合期间，外科医生应经常检查拉钩的位置，始终确保其位于腓肠肌前方。如果拉钩被错误地放在腓肠肌后面，腓神经可能受伤。

（四）从内到外缝合修复的患者体位和设备

助手坐在膝关节内侧或外侧的椅子上，戴头灯观察缝合针由内向外穿出后方半月板和关节囊。助手用针持抓住缝合针和缝合剪刀。倒置的钳子固定在无菌单上，作为该装置的夹持器。在手术医生确定套管位置后，一名洗手护士站在手术医生对面，通过单套管穿入缝线，一次一根。一名助手握住小腿，膝关节弯曲 20°～30°，并施加打开胫股间室的外力。关节软骨要始终受到保护以避免损伤。

除常规关节镜设备外，还需要其他器械，例如一种球头锉，用于磨锉滑膜，Henning 或类似的腘窝拉钩用以保护后方神经血管结构的，单筒直或弯套管用于通过缝线及 10 英寸（25cm）双臂半月板缝线。不可吸收缝线用于半月板体内部断裂。

（五）缝合修复技术

对于内侧半月板修复，膝关节屈曲 30°，施加外展载荷。通过内侧入口放置 30° 关节镜来观察半月板。套管通过外侧入口指向正确的缝线穿入位置。这允许缝合针倾斜避开中线神经血管结构。偶尔，胫骨棘会阻碍缝合套管的进入，手术医生必须将缝合套管从内侧入口置入。选择具有大曲率半径的缝合套管，使缝合针向后倾斜避开中线神经血管结构。第二助手将 10 英寸（25cm）可弯曲针穿过套管。第一助手坐在膝关节的内侧，穿刺针穿过显露的半月板床后用针持夹持住。下一根缝线以同样的方式穿过。第一助手抓持住双臂长针，将缝线拉出。两根缝线之间切开，缝线打五个结。手术医生在关节镜下密切观察半月板体部的复位情况和断裂部位的闭合情况，关节外观察垂直分开的缝线打结的情况。下一根缝线以同样方式穿入。垂直分开的缝线交替穿入，缝线首先穿过上表面以复位半月板，之后穿过下表面闭合半月板下方断裂。

在整个手术中神经血管结构都应以正确的后内侧入路和 Henning 牵开器加以保护。对于完全延伸到后角的内侧半月板断裂，手术医生必须始终将针管插入外侧切口，以使缝线成角度远离神经血管结构。

对于外侧半月板修复，第一助手坐在膝关节外侧，并且将内收应力施加到屈曲的膝关节上。或者，体位和技术与前述内侧半月板修复相同。

采用 10 英寸（25cm）直切针和多根 2-0 不可吸收编织缝线修复所有半月板断裂。缝线通过半月板上表面和下表面，以间断垂直方式在上方和下方闭合半月板断裂。之所以使用垂直缝合，是由于与水平穿入缝线相比，其失效强度更高[179]。此外，垂直缝合方向模拟了半月板内的放射状胶原蛋白纤维的功能，这可以提高其承载载荷能力[37]。

此外，使用单筒直或弯关节镜套管允许沿组织边缘精确置入缝线。不主张使用双管套管，因为双管之间的距离不够，针头控制不佳。缝线的位置取决于前面描述的断裂类型。

（六）单纵裂和双纵裂

对适合的双纵裂，以及有半月板外周关节囊破裂和第二个断裂口位于或靠近红白交界区的病例进行修复。断裂如果完全位于半月板中 1/3，只有 6～7mm 宽，不能修复。偶尔会遇到满足缝合标准的、在外周或者延伸到红白交界区的内侧或外侧半月板前角纵向断裂。资深作者会做一个 2～3cm 的小切口进行切开修复。简单断裂从外向内穿入缝线是次优选择。

双层缝合技术可用于单或双纵裂。这项技术由两层沿着断裂全长、以 3～4mm 的间隔穿入的缝线组成（图 23-10 和图 23-11）。第一层缝线从上方穿过，将半月板固定在它的组织床上，防止半月板在修复过程中向上移动。套管用于在胫骨上控制断裂

的半月板并将其复位。

双臂缝线的第一道要穿过完整部分的半月板 - 滑膜连接处（外周）。第二道在垂直平面上穿过半月板的断裂部分，从而桥接断裂（图 23-12）。接下来把下方缝线穿过垂直平面，采用和上位缝线相同的方式穿过断裂处。这根缝线通过附加切口穿出，并直接打结固定在半月板后方附着部和关节囊上。缝线穿过两个断裂面并确定其已对合，之后打结。打结后关节镜下确定每条缝线的张力。这种双层技术

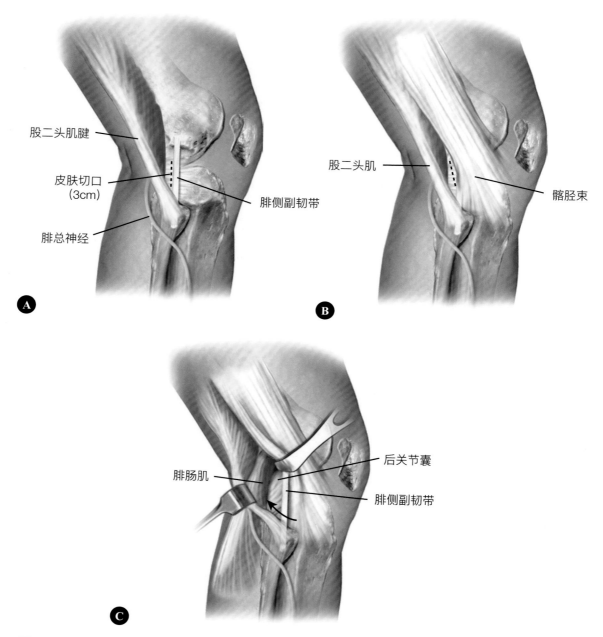

▲ 图 23-8　**A.** 后外侧皮肤切口进行外侧半月板修复的位置；**B.** 切口位于股二头肌腱前缘和髂胫束后缘之间的间隙；**C.** 后外侧关节囊与腓肠肌外侧头之间的间隙被钝性打开，紧靠腓骨头近侧，避免进入关节囊

从两侧为半月板断裂提供了牢固固定，可以在修复部位完全关闭半月板间隙（图 23-13）。

半月板双纵裂需要另加一组缝线。与单纵裂相同，外周断裂采用上下缝线进行修复。纵裂如果位于中间体部，需要用另外两三组缝线修复。小心不要在断裂部位过度穿入缝线以维持半月板的完整性和功能。

（七）放射状断裂

沿断裂处以 2～4mm 的间隔水平穿入缝线，以

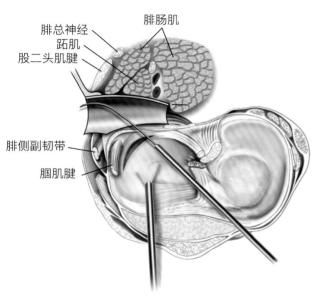

▲ 图 23-9　横断面显示后关节囊和腓肠肌外侧头之间的腘窝拉钩

弯缝线套管使针的弧形偏离血管神经结构

修复放射状半月板断裂。首先穿过内部缝线，牢固系紧，然后在外周进行缝合（图 23-14）。上表面使用 3～4 根缝线，1 根或 2 根缝线用于下表面。首先用针将第一根缝线穿过半月板体部，以便将半月板移向断裂部位，随后将针穿过半月板床。这样可以闭合断裂部位的间隙。只有放射状断裂延伸到半月板体部的外 1/3 可以修复，因为那些局限在血液供应不良的内部和中间区域的断裂不会痊愈。延伸到半月板边缘的放射状断裂破坏了环向应力，相当于完全丧失了半月板功能。偶尔，放射状断裂的边缘会退变，对缝线把持能力差，无法进行修复。创伤性放射状断裂有更好的愈合机会。修复目标是尽可能保留部分半月板功能，因为半月板内 1/3 断裂很少能成功愈合。如表 23-1 所示，水平缝线的载荷失效值较低，因此，需要 4 周的非承重期来防止损伤部位断裂。应告知患者，就提供功能而言，这种修复类型预后偏保守。修复部位可能会愈合，但如果结构不良的纤维组织填充愈合间隙，造成半月板断裂边缘在愈合过程中分离，会使半月板结构变长，并从关节移位。

老年患者内侧半月板后角放射状断裂临床比较常见。这种类型断裂属于没有外伤的退变性断裂，通常伴发内侧间室的骨关节炎。放射状断裂通常广泛分离，因为组织质量差而无法修复[6, 29, 161]。

（八）伴有囊肿的外侧放射状断裂

因为半月板部分切除术和囊肿切除术可能会切除一部分半月板体部并破坏其外周边缘，所以囊肿

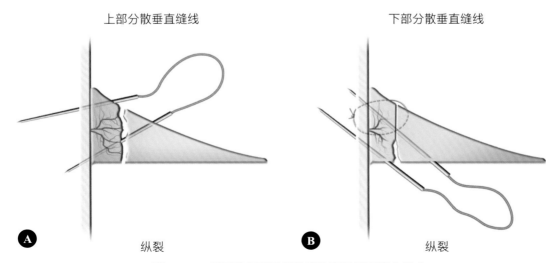

上部分散垂直缝线　　　　　　下部分散垂直缝线

A　纵裂　　　　　　**B**　纵裂

▲ 图 23-10　用于修复半月板纵裂的双层垂直缝合模式

A. 首先穿过上部缝线以闭合上部间隙并将半月板复位至其基底床；B. 然后将下部缝线穿过断裂处，以闭合下间隙

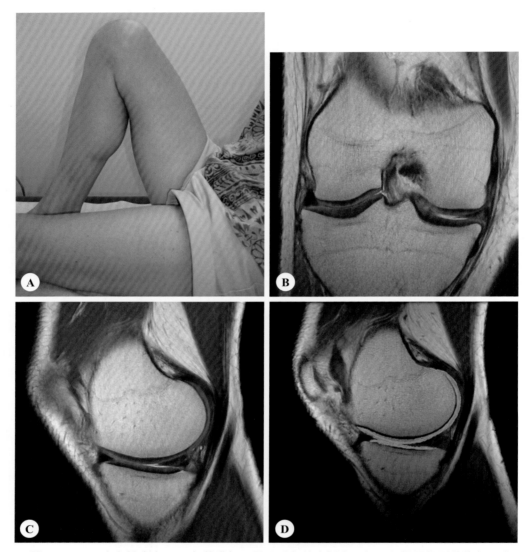

▲ 图 23-11　35 岁女性患者，20 年前进行了累及后角的内侧半月板无血供区纵裂的修复手术，多条垂直缝线以从内到外技术进行了缝合

A. 患者完全无症状并参加娱乐性活动；B 和 C. 3T MRI 显示完整半月板和关节软骨的正常外观；D. T$_2$ 加权软骨成像没有显示明确异常

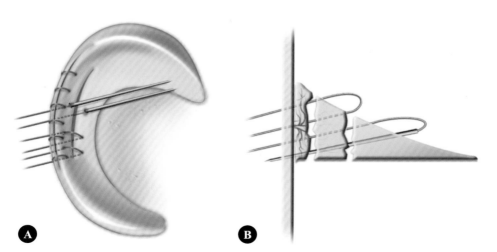

◀ 图 23-12　双纵裂的双层修复技术

A. 首先用上下分散垂直缝线缝合修复周围的断裂；B. 后用同一方式修复内部断裂

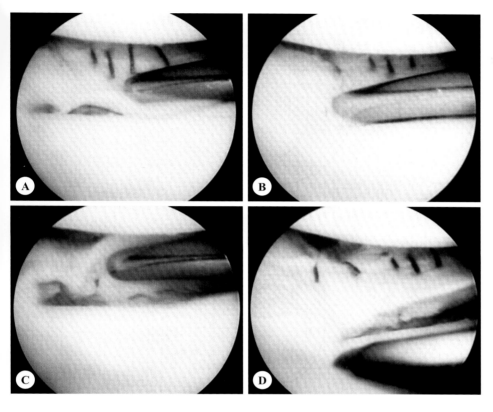

◀ 图 23-13　半月板纵裂下方有一些碎块，需要用多根上下分散垂直缝线使断裂达到解剖复位

引自 Noyes FR, Barber-Westin SD. Arthroscopic repair of meniscal tears extending into the avascular zone in patients younger than twenty years of age. *Am J Sports Med.* 2002;30:589-600.

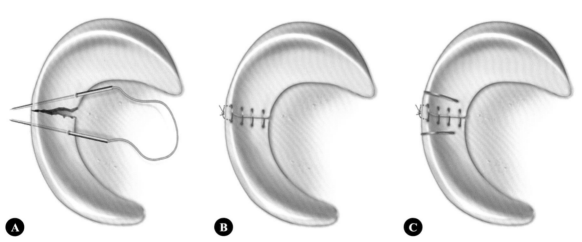

▲ 图 23-14　放射状半月板断裂修复技术

A 和 B. 首先穿过内部缝线（A），然后穿过外周缝线（B）。第一道缝线穿过半月板体部的中间，然后用其施加环形张力来减小断裂间隙，向前推进通过后方半月板床。第二根缝线以类似的方式穿过。这样可以减小放射状间隙，方便穿入后续缝线。通常，3~4 条缝线位于上方，2 条缝线位于下方。C. 偶尔，上方垂直发散缝线可以沿断裂方向穿出，以帮助稳定修复处

应通过有限的开放外侧切口进行切除（图 23-15）。随后用开放技术修复半月板的外周边缘。放射状断裂和任何相关的水平断裂都可以使用上述关节镜技术进行修复。建议不要通过关节内放射状断裂部位来排空囊肿，因为这会损伤半月板组织并影响修复。

外侧半月板囊肿通常并发不可修复的放射状和水平断裂。然而，这在术前很难确定。50 岁或 50 岁以下患者的半月板修复后能保留一些半月板功能，如将其错误切除，会在短时间内发生外侧间室关节炎，特别是在下肢外翻的患者。

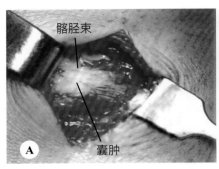
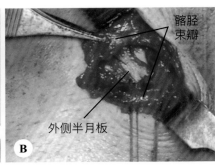
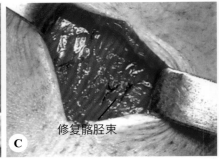

▲ 图 23–15　外侧半月板水平状断裂伴半月板囊肿修复

A. 3cm 外侧关节切口直接置于囊肿上方，显示髂胫束和明显凸出的囊肿；B. 髂胫束从囊肿表面沿着纤维方向劈开一条线并拉开，切除囊肿，残留的半月板缝合到其附着部；C. 在半月板表面闭合髂胫束，垂直缝线通过半月板外周和髂胫束协助稳定修复部位，然后关节镜下从内到外修复半月板断裂处

（九）水平断裂

大多数水平断裂是退变性的，组织质量不良，不可修复。这些不可修复的断裂组织增厚、脂肪沉积、并有部分瓣状断裂。偶尔 50 岁以下的患者会出现水平瓣状断裂，断裂延伸到整个体部，形成上下两片，但半月板组织质量良好，没有移位到胫股间室外，可以修复。在半月板上下滑膜附着部和水平断裂内磨锉半月板。去除微小半月板碎片。使用垂直分散缝线闭合断裂部位。将纤维蛋白凝块添加到修复部位，并置于水平断裂内。然而，这种技术是否能增加修复成功率尚未得到科学证明。

（十）半月板附着部断裂

最近，人们越来越重视半月板附着部的断裂，以及修复这些根部断裂，恢复内侧或外侧半月板功能 [98, 108, 186, 197, 222]。如果不进行缝合修复，半月板功能就会完全丧失，因为在承重载荷下会移动。值得注意的是离半月板根附着部 8～10mm 的断裂通常在性质上是退变的，可能不适合修复。本部分重点介绍如何直接在附着部成功修复半月板。在一项尸体研究中，LaPrade 及其同事 [108] 展示了解剖修复对恢复内侧或外侧半月板根部断裂的重要性。Johannsen 及其同事 [98] 描述了半月板后根附着部关节镜下相关解剖的定量研究结果（图 23–16）。

在手术过程中，需要用大腿支架产生足够的关节缝隙以穿过缝合装置，特别是用于内侧半月板的根部断裂。将 ACL 胫骨导向器直接放置在附着部，制作 4～5mm 胫骨隧道。可以选择不同的缝线套索工具，并且可以通过多重单线缝合、Mason-Allen 缝合、褥式缝合或环状缝合增加抗拉强度。至于哪种缝合固定最适用于根部断裂，仍然存在相当大的分歧。

如表 23-1 所示，所有缝线构型的最大失效载荷都比较低。Anz 及其同事 [9] 完成了一个生物力学测试，比较了半月板后根部断裂四种不同缝合方式。所有缝合都使用 2 号编织聚酯纤维和超高分子量聚乙烯缝线。两条双锁环缝合构型的失效载荷最高 [（368 ± 76）N]，然后是单个双锁环缝合 [（186 ± 43）N]、倒置褥式缝合 [（126 ± 44）N] 和两道简单缝合 [（137 ± 49）N]。这些结果为手术医生提供了可能采用的修复构型最高强度方面的客观数据。Kopf 和同事 [104] 用 43 具尸体标本对天然半月板根部强度进行测试，报道后内侧根部的平均失效载荷为（678 ± 200）N，后外侧根部为（648 ± 140）N。

Feucht 及其同事 [63] 的尸体研究显示，在循环载荷下，某些修复缝线有拉长的趋势。这些研究结果表明，对于任何缝合修复，外科医生都应该对穿入的缝线进行预张力（就像 ACL 移植物）（4.5kg，经验值），并且进行膝关节屈曲 – 伸直以减少整体结构蠕变伸长的可能性。

Starke 及其同事 [197] 进行了尸体研究，对修复后的内侧半月板根部断裂施加拉伸力。最高平均张力发生在胫骨内旋时的（60 ± 20）N 载荷，以及 90° 膝关节屈曲时的 500N 压缩载荷。作者警告，在承重方面，内侧半月板根部修复部位可能出现相当大的张力。这项研究常被引用，为手术时的缝线固定强度提供了一个安全水平。然而，应该指出的是，其载荷预张力仅为 500N，低于患者群体的常见体重，并且远远低于在某些日常生活的活动中产生的 3～5 倍的体重载荷。

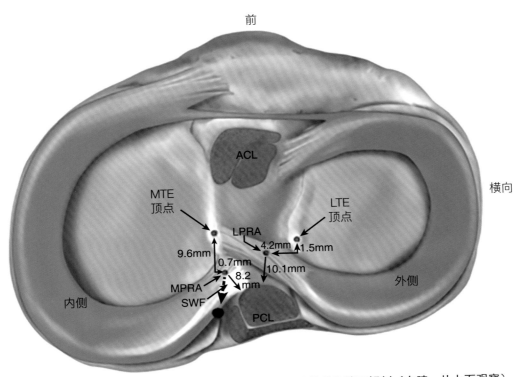

▲ 图 23-16　内侧和外侧半月板后根附着部以及相关的关节镜下解剖（右膝，从上面观察）

ACL. 前交叉韧带；LPRA. 外侧半月板后根附着部；LTE. 外侧胫骨棘；MPRA. 内侧半月板后根附着部；MTE. 内侧胫骨棘；PCL. 后交叉韧带；SWF. 内侧半月板后角发亮的白色纤维（引自 Johannsen AM, Civitarese DM, Padalecki JR, et al. Qualitative and quantitative anatomic analysis of the posterior root attachments of the medial and lateral menisci. *Am J Sports Med*. 2012;40: 2342-2347.）

本文作者更喜欢使用 Novostitch（Ceterix），采用两道环形或褥式缝合。缝线系在胫骨柱上。负重限制如第 25 章所述。

（十一）瓣状断裂

修复瓣状断裂需要两组缝线（图 23-17）。张力缝线首先穿过断裂瓣，穿入完整的半月板边缘，然后将断裂瓣复位入解剖组织床。以类似于放射断裂修复的方式，恢复半月板的纵向纤维。半月板复位后，以纵向断裂的方式，用上下分开的垂直缝线修复剩余断裂。瓣状断裂的放射状部分只能部分愈合；然而，更多的外周纵向断裂可以愈合并保留部分半月板功能。75% 位于周边或红 - 白接合处的半月板瓣状断裂是可修复的。红 - 白区和白 - 白区长度为 10～12mm 的较小瓣状断裂不可修复。

（十二）外侧半月板腘半月板束和附着部的修复

在关节镜检查时，将神经拉钩放在上、下腘肌裂孔处使外侧半月板向前和上方移位。膝关节屈曲 60°～90°，施加 4 字位内翻载荷，打开外侧胫股关节，尽可能让半月板移位（否则会被股骨外侧髁阻塞）。后角可以向前半脱位 8mm 或更大（通常不会卡在关节里），并且会出现 10～12mm 向上 "抬升"，表明半月板胫骨附着部存在松弛。这里经常出现半月板胫骨附着部断裂，此处正常的后下的腘肌裂孔会扩大，伴有半月板附着部薄弱或断裂。腘肌裂孔的正常宽度是 10～15mm，如果宽度增大，特别是向内侧延伸，会让外侧半月板后角发生前方半脱位，即使后上附着部仍完好无损[167, 202]。

修复腘半月板束的束支，需要采用多缝线的从内到外技术仔细完成，以恢复外侧半月板稳定性并缓解临床症状。全内半月板内固定物或仅使用少量缝线，无法形成稳定的结构并完成修复。关节镜通过外侧入口，缝合套管通过内侧入口。磨锉其上方和下方以促进愈合。从内向外半月板修复技术需要多根垂直发散缝线，向上穿过其前下和后上束支附着处（腘肌的任一侧），以便将外侧半月板后角复位到正常胫骨位置，并重建半月板附着部。

有些修复需要在腘下裂孔和半月板胫骨附着处

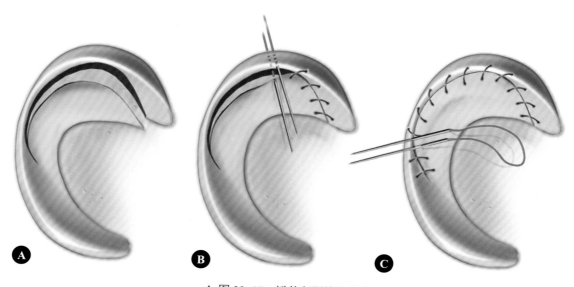

▲ 图 23–17　瓣状断裂修复技术
A. 看清断裂区并复位；B. 水平张力缝线置于断裂的放射状部分进行固定；C. 采用双层缝合技术缝合纵向部分

较低位置进行垂直分散缝合，这个技术更困难一些。这里的组织可能很薄，须通过胫骨附着部水平的下关节囊穿过 4~6 根缝线，然后以垂直方式穿过半月板后角下外 1/3。重要的是，之前穿过的上方垂直缝线可以保持半月板复位，这样在穿入下方缝线不会使半月板发生头侧异常移位。

（十三）刺激半月板修复愈合的技术

半月板对损伤和断裂的最初的血管反应特征是形成富含炎症细胞的纤维蛋白凝块。这种凝块可以发挥支架作用，让细胞从半月板附近的滑膜进行迁移[10, 11]。半月板纤维软骨细胞可以促进内在愈合过程。

一些实验研究已经研发了一些刺激半月板愈合的技术，包括钻孔或血管内生[11, 69, 233, 235]、半月板滑膜区磨挫[41, 81, 147, 159, 180]、滑移植膜蒂[70]、结合纤维蛋白凝块[147, 180]，以及应用生长因子和细胞疗法[26, 78, 84, 85, 96, 99, 169, 200, 213, 214]。尽管实验已经证明，钻孔术或建立血管通路可以促进愈合[11, 180, 234, 236]，但建立这些通路会破坏正常的外周结构和半月板的整体结构[115]。

纤维蛋白凝块与放射状修复部位结合[12, 82, 176, 217]，并修复无血供区半月板断裂，在理论上会有助益，因为可以提供支架来支持修复性细胞并产生趋化和有丝分裂刺激[225]。在初始愈合期，由于纤维蛋白凝块边界不清以及血供供应有限，可能是半月板中 1/3 区域断裂愈合受限的最重要因素。有一个问题，半月板的断裂边缘植入纤维蛋白凝块，会对精细缝合断裂的上下面造成困难。纤维蛋白凝块可能对水平断裂有益，因为凝块放置在上下断裂之间。用玻璃搅拌棒制备凝块，通过一个套管，以预先穿入的半月板缝合针，由捆扎在血块周围的缝线环牵拉入膝关节。

Ritchie 及其同事[180] 发现，磨锉半月板旁滑膜比纤维蛋白凝块更有利于中央半月板修复。滑膜磨锉刺激血管和间充质细胞形成增生的血管翳，可以迁移到修复位置[53, 80, 190]。

几项研究表明，ACL 重建与半月板修复同时完成可以增加成功率，因为重建能恢复膝关节稳定性，保护半月板修复部位，术后关节出血有利于愈合，包括释放生长因子[40, 51, 54, 97, 142, 206]。在大多数没有进行 ACL 重建的半月板修复中，应磨锉（锉磨）半月板滑膜连接处，在髁间凹区域采用微刺形成出血，帮助血小板和纤维蛋白附着到修复部位[158]。在本章中描述了细致的缝线布局，可以稳定断裂并防止在损伤部位形成间隙，使后续修复过程能继续进行。

半月板修复后正常胶原结构的重塑和改造仍然未知。中 1/3 区域的半月板断裂修复后是否有正常的载荷分担能力以及力学和材料性能，以预防关节病仍然没有答案。将来，特异性趋化剂和促有丝分裂剂可能在刺激延伸到半月板无血供区断裂的修复中发挥重要作用。到目前为止，细胞因子、生长因子、富含血小板的血浆和基于细胞的疗法都是实验性的，还没有公开的临床试验来证明其潜在有效性[79, 94, 115, 128–130, 204, 213–215, 225]。

关键点：手术技术	

患者准备

- 使用止血带和大腿固定器，但仅在开始显露时使用止血带
- 根据半月板断裂位置、类型和大小进行分析
- 准备半月板组织和滑膜接合处
- 磨锉半月板 – 滑膜边缘以刺激出血
- 半月板断裂解剖复位
- 由内向外半月板修复技术需要辅助后内侧或后外侧切口

内侧半月板修复的显露

- 膝关节屈曲 60°，紧邻内侧副韧带浅层后方做 3cm 垂直皮肤切口
- 辨认并避免损伤隐神经髌下支
- 钝性分开腓肠肌内侧头的肌腱和后关节囊之间的间隙
- 插入 Henning 牵开器或拉钩，安全穿过缝线，拉出长针

外侧半月板修复的显露

- 膝关节屈曲 60°，紧邻腓侧副韧带后方做 3cm 皮肤切口
- 辨认并切开股二头肌腱止点和后关节囊之间的间隙
- 一直位于腓侧副韧带和其他后外侧结构后方
- Henning 牵开器将血管神经束推向内侧，保护腓总神经
- 位于腓肠肌肌肉和肌腱的前方，紧贴后关节囊和后方半月板床的后面

患者体位和设备

- 助手坐在膝关节内侧或外侧的椅子上，戴头灯观察缝线
- 洗手护士站在手术医生对面，通过单套管穿入缝线，一次一根
- 助手抓住小腿，膝关节弯曲 20°～30°，并施加打开胫股间室的外力

内侧半月板缝合修复技术

- 膝关节屈曲 30°，施加外展载荷
- 通过内侧入口插入 30° 关节镜来观察半月板
- 通过外侧入口插入套管
- 助手将 10 英寸（25cm）可弯曲针穿过套管
- 第一助手抓持住双臂长针，缝线打 5 个结
- 交替穿入垂直分开的缝线，首先穿过上表面以复位半月板，之后穿过下表面闭合断裂
- 对于完全延伸到后角周围的内侧半月板断裂，将缝针套管插入外侧通道，以使缝线成角度远离神经血管结构

外侧半月板缝合修复技术

- 第一助手坐在膝关节外侧并施加内收力
- 缝线以间断垂直方式穿过半月板上表面和下表面
- 采用 10 英寸（25cm）直切针，以及多根 2-0 编织的不可吸收缝线

单纵裂和双纵裂

- 双层缝合技术，两层沿着断裂全长、间隔 3～4mm 穿过缝线
- 双臂缝线的第一道要穿过半月板完整部分的半月板 – 滑膜连接处（外周）
- 双臂缝线的第二道在垂直平面上穿过半月板断裂部分，从而桥接断裂
- 缝线通过附加切口穿出，并直接打结固定在半月板后方附着部和关节囊上
- 打结后关节镜下确认每条缝线的张力
- 半月板双纵裂需要额外的一组缝线

放射状断裂

- 沿断裂处以 2～4mm 的间隔水平置入缝线
- 首先放置内部缝线，牢固系紧，然后在外周进行缝合
- 上表面使用 3～4 根缝线，下表面用 1 根或 2 根缝线

伴发囊肿的外侧放射状断裂

- 囊肿应通过有限的外侧开放切口进行切除
- 开放技术修复半月板的外周边缘
- 使用关节镜技术修复放射状断裂和所有相关的水平断裂

水平断裂

- 在上下滑膜附着部，以及水平断裂内进行磨锉
- 使用垂直分开的缝线关闭断裂部位

半月板附着部断裂

- 使用 Novostitch（Ceterix）或 Scorpion（Arthrex）器械穿过两条环形或褥式缝线
- 需要大腿支架
- 直接在附着部制作 4～5mm 胫骨隧道
- 缝线打结在胫骨骨桥上

瓣状断裂

- 张力缝线首先穿过断裂瓣，穿入完整的半月板边缘进行锚定，然后将断裂瓣复位入解剖组织床
- 长瓣状断裂的其余断裂部分以同样方式修复

外侧半月板腘半月板束和附着部的修复

- 关节镜检查时，将神经拉钩放在上下腘肌裂孔处使外侧半月板向前上方移位
- 膝关节处于 60°～90° 屈曲状态，施加 4 字位内翻载荷，牵开外侧胫股关节，尽可能让半月板移位
- 进行多次从内到外的精细缝合

刺激半月板修复愈合的技术

- 纤维蛋白凝块与修复部位的结合理论上是有益的，可以形成支架以支持修复性细胞并提供趋化性和有丝分裂刺激
- 在半月板断裂边缘植入纤维蛋白凝块对精细缝合上下面造成了困难
- 滑膜磨锉刺激血管和间充质细胞形成增生的血管翳，可以迁移到修复位置
- 特异性趋化剂和促有丝分裂剂可能会在刺激修复过程中发挥重要作用

八、我们的临床研究

（一）79 例红 - 红和红 - 白区半月板修复术的关节镜下评价

我们的研究包括 66 例进行了半月板修复和 ACL 重建手术的患者，术后 6～25 个月进行随访关节镜检查[38]。共进行了 79 次半月板修复：51 次修复了断裂的红 - 红区，28 次是在延伸入红 - 白区的复杂断裂。术后康复计划包括术后第 1 天立即进行膝关节运动和强化锻炼。术后第 1～3 周开始早期的部分负重，并在第 8～10 周过渡到完全负重。对胫骨硬植入物或胫股关节疼痛等症状进行关节镜随访。

术后由一位没有参与患者治疗的外科医生回顾关节镜录像和手术记录。半月板愈合率被分类为完全愈合（没有可见的表面缺陷）、部分愈合（至少 50% 愈合，半月板恢复了稳定性和连续性）或失败（没有可见的愈合）。这三个愈合类别分别进行分析，然后将完全愈合和部分愈合合并成一个类别（保留半月板）并与失败率进行比较。

红 - 红区断裂修复分类为完全愈合的有 94%，4% 为部分愈合，2% 失败（表 23-2）。红 - 白区断裂修复分类为完全愈合的占 54%，部分愈合的占 32%，失败 14%。本研究中分析的其他因素对愈合率没有显著影响。

即时膝关节运动和早期负重对半月板修复愈合无害。这是最早证明红 - 红区或红 - 白区半月板断

关键点：我们的研究

79 例红 - 红和红 - 白区半月板修复术的关节镜下评价

- 79 次半月板修复：51 次红 - 红区断裂，28 次红 - 白区
- 所有患者都进行了半月板修复和前交叉韧带重建手术
- 修复术后 6～25 个月进行了随访关节镜检查
- 愈合率
  - 红 - 红区：94% 愈合，4% 为部分愈合，2% 失败
  - 红 - 白区：54% 愈合，32% 部分愈合，14% 失败
- 对愈合率没有显著影响的因素：半月板断裂的长度，修复所在的胫股间室，患者年龄，从受伤到修复的时间长度，随访长度，关节镜手术还是切开手术
- 采用即刻膝关节运动和早期负重不会破坏半月板修复愈合

裂修复愈合率满意的研究之一，前提是临床证据确定可以手术。作者很关注同时进行 ACL 手术，半月板断裂的愈合率会增加。膝关节进行半月板修复时如果不进行 ACL 手术，股骨髁间窝区域要钻孔以诱导关节出血，可能有助于血液成分沉积在愈合部位，形成早期的纤维蛋白凝块。

（二）198 例红 - 白区半月板修复结果分析

一项前瞻性研究观察了 177 例患者共 198 例延伸

表 23-2　半月板修复愈合率的 6 个影响因素

因　素	完全愈合（n）	部分愈合（n）	失败（n）
边缘宽度			
外 1/3（0～3mm，n=51）	48*	2	1
中 1/3（4～6mm，n=14）	6	5	3
双纵裂（n=10）	6	4	0
瓣状（n=4）	3	0	1
半月板断裂长度			
≤2.5cm（n=43）	34	7	2
>2.5cm（n=36）	29	4	3
半月板类型			
内侧（n=51）	40	6	5
外侧（n=28）	23	5	0
患者年龄			
<25 岁（n=51）	44	5	2
≥25 岁（n=28）	19	6	3
修复间期			
初始，≤8 周（n=37）	33	3	1
延迟，>8 周（n=42）	30	8	4
随访时间长度			
<12 个月（n=55）	35	5	1
≥12 个月（n=24）	28	6	4
开放还是镜下			
开放（n=33）	32	1	0
镜下（n=30）	24	4	2

*. $P<0.01$

到红 – 白区、边缘宽度为 4mm 或更大半月板断裂的临床结果[187]。总共对 180 次修复（91%）进行了评估，其术后临床检查平均 3.5 年（范围为术后 2～9.7 年），初次修复后平均 1.5 年（范围为 2 个月～6.7 年）时对 91 例修复（46%）进行了随访关节镜评估检查。

其中 76 例修复的是急性或亚急性断裂，122 例为慢性断裂。128 名患者有 ACL 断裂。其中，126 例（71%）进行了 ACL 重建，同时进行半月板修复有 96 例患者，术后平均 22 周修复的有 30 名患者。72 个膝关节的 ACL 重建采用同种异体移植物完成，54 个膝采用骨 – 髌腱 – 骨自体移植物完成。手术后，患者立即开始 0°～90° 的运动。术后第 3 周进展到屈曲 125°。纵裂最初 4 周使用拐杖，水平、放射状或复杂的多平面断裂最初 6 周使用拐杖。术后 4～6 个月不允许下蹲或膝关节深度屈曲>125°。6 个月内限制恢复全面运动。

在随访关节镜手术中，半月板修复被分类为愈合的标准是：如果原始断裂出现全层愈合，并且残留断裂不超过原始断裂的 10%。部分愈合的标准是如果原始断裂修复后至少有 50% 愈合，并且探查时是稳定的，并且半月板体部处于其正常胫股关节位置。如果出现以下情况，视为修复失败：原始断裂仍大于 50% 或存在不稳定的碎片需要再次缝合。在临床检查中，应同时采用 McMurray 试验和关节线触诊、压迫来检查胫股关节症状。

因胫股关节症状的总体再手术率为 20%（39 例半月板断裂）。所有出现胫股疼痛的患者都要进行随访关节镜检查。表 23-3 显示了各种断裂类型的再手术率。在单个分类类别中，由于半月板断裂数有限，无法对每个断裂模式的结果做出总结。在检查过的 39 个半月板中，2 人被归类为愈合，13 人被归类为部分愈合，24 人被归类为失败。

共有 91 个半月板修复通过随访关节镜进行了评估：前述的 39 例和另外不是因为胫股关节症状而接受手术的 52 例患者。在这 91 例患者中，23 例（25%）分类为愈合，35 例（38%）分类为部分愈合，33 例（36%）为失败。

作者对影响半月板修复愈合率的 6 个因素进行了评估（表 23-4）。作者发现 3 个因素对治愈率的影响具有统计学显著差异：半月板修复的胫股间室（外侧半月板修复比内侧半月板修复愈合率更高），从修

表 23-3　半月板修复后因胫股关节症状的再手术率

半月板断裂类型	本研究中的完全半月板断裂	再次关节镜手术的人数
单纵裂	92	11（12%）
双纵裂	40	11（28%）
复杂多平面	26	7（27%）
放射状	15	4（27%）
水平	14	4（29%）
瓣状	9	2（22%）
三纵裂	2	0
总计	198	39（20%）

复到随访关节镜检查的间隔（术后≤12 个月评估的患者治愈率比>12 个月时更高），以及胫股关节症状（无症状患者的治愈率比有症状的更高）。

表 23-4　随访关节镜判断各种因素对半月板修复后愈合率的影响

因　素	完全愈合（n）	部分愈合（n）	失败（n）
半月板修复所在的胫股关节*			
内侧（n=47）	8	15	24
外侧（n=44）	15	20	9
从半月板修复到关节镜随访的时间†			
≤12 个月（n=61）	18	27	16
>12 个月（n=30）	5	8	17
ACL 重建的时机			
与半月板修复同时（n=39）	12	18	9
在半月板修复后（n=27）	9	11	7
出现胫股关节症状‡			
有症状（n=39）	2	13	24
无症状（n=52）	21	22	9
初次膝关节外伤到半月板修复的间期§			
≥10 周（n=33）	13	10	10
>10 周（n=58）	10	25	23

（续表）

因 素	完全愈合（n）	部分愈合（n）	失败（n）
患者年龄			
<25 岁（n=44）	13	17	14
≥25 岁（n=47）	10	18	18

*. 外侧成功率明显高于内侧，P=0.008

†. 术后<12 个月进行随访关节镜的成功率明显>12 个月，P=0.002

‡. 有胫股关节症状比没有症状的失败率要高，P=0.000 1

§. 受伤到手术间期<10 周有更高的成功率，P=0.6

ACL. 前交叉韧带

本研究发现外侧半月板修复后的保留率明显更高，这与其他报道一致[142, 185, 190]。内侧半月板修复失败率较高的原因目前未知。研究结果支持对延伸到中 1/3 区域的半月板断裂进行修复，特别是 20 多岁和 30 多岁的患者，以及高竞技性的运动员。这项研究的再手术率不应解释为半月板的愈合率。半月板修复后的长期功能和软骨保护作用仍需确定，这组患者正在进行前瞻性长期评估。

关键点：我们的研究

198 例红 – 白区半月板修复结果分析
- 修复了 177 例患者的 198 例半月板断裂
- 71% 在半月板修复同时或之后进行了 ACL 重建手术
- 91% 在术后 2～9.7 年进行了评估
- 46% 在术后 2 个月～6.7 年进行了随访关节镜评估
- 术后立即开始 0°～90° 的快速康复训练
- 膝关节深度屈曲和全面运动要延迟到 6 个月以后，以保护修复部位
- 因胫股关节症状的总体再手术率为 20%
- 80% 的患者胫股关节无症状，但不能解释为愈合率
- 随访关节镜评估半月板愈合有显著差异
  - 外侧半月板比内侧半月板修复有更高的保留率
  - 在术后≤12 个月时随访关节镜评估的愈合率比 12 个月更高
  - 胫股关节无症状患者的愈合率比关节线有疼痛的更高
- 研究结果支持对延伸到中 1/3 无血管区域的半月板断裂进行修复，特别是 20 岁至 40 岁之间的患者

（三）40 岁及以上患者的 30 例红 – 白区半月板修复的结果

本研究前瞻性地观察了 30 个延伸至红 / 白区的半月板断裂的修复结果，这些断裂均发生于 40 岁及以上患者[150]。ACL 重建与半月板修复同时完成占 72%。10 例为急性膝关节损伤（伤后≤10 周），20 例为慢性损伤。术后平均 2.8 年（范围为 2～5.9 年），对 28 例修复进行了临床评估，术后平均 2 年（范围为 1.3～3 年），对 6 次修复进行了关节镜下评估。

随访时，26 例半月板修复（87%）无胫股关节症状，无须进一步手术。半月板修复在哪个胫股间室、外伤到手术的间期、是否同时进行 ACL 重建及关节软骨条件，对是否出现胫股关节疼痛或是否进行半月板切除，都没有明显影响（表 23-5）。

25 个膝关节在随访中完成了 CKRS 的主观评估量表；3 个膝关节半月板修复失败并需要在随访关节镜时切除，另有 1 例膝关节在术后 2 年进行随访关节镜检查，但不是临床评估，没有纳入在内。在 25 个膝关节中，17 个膝关节有慢性半月板断裂，8 个在确定修复手术前出现急性断裂。19 个同时进行了 ACL 重建。

17 个有慢性症状的膝关节在疼痛、肿胀和打软腿（P<0.01），下蹲（P<0.05），跑步、跳跃和剪切（P<0.000 1）方面的平均得分提高有统计学意义。半月板修复前，12 人放弃了运动，5 人带症状参与并有功能受限。在随访中，12 名运动员顺利重返赛场，1 名运动员带症状参赛，4 人由于膝关节原因没有恢复运动。在患者对膝关节整体状况的评分中，11 例将其膝关节评为正常或非常好，3 例比较好，2 例一般，1 例差。

8 名急性损伤患者中有 7 人可以参加受伤前的运动。唯一没有恢复术前运动的患者恢复了正常的日常活动而没有症状。6 名患者恢复了运动，没有任何问题。仅有 1 例患者报告下蹲有困难，1 例患者跑步、跳跃和剪切步有问题。所有 8 名患者都对他们的膝关节整体状况评级为正常或非常好。没有发生感染、膝关节运动问题、隐神经炎或其他主要并发症。

随着许多患者在中年仍很活跃，手术很重要的目的是要保留伤后的半月板。这项研究证明，修复老年人复杂的断裂是可行的，术后平均 3 年大多数患者胫股关节无症状。在喜欢运动的患者中，半月板修复的指征基于目前和未来的活动水平，作者建议，

表 23–5　四个因素对半月板修复后出现胫股关节症状和二次关节镜检确定为失败的影响

因　素	无症状	胫股关节症状或关节镜下定义为失败	*P* 值
半月板修复的胫股关节间室			
内侧（*n*=19）	17（89%）	2（11%）	0.55
外侧（*n*=11）	9（82%）	2（8%）	
从受伤到半月板修复的时间			
≤10 周（*n*=10）	9（90%）	1（10%）	0.7
>10 周（*n*=20）	17（85%）	3（15%）	
同期进行 ACL 重建			
是（*n*=22）	20（91%）	2（9%）	0.26
否，ACL 完好（*n*=8）	6（75%）	2（25%）	
关节软骨			
正常（*n*=16）	13（81%）	3（19%）	0.35
异常（*n*=14）*	13（93%）	1（7%）	

ACL. 前交叉韧带

*. 异常定义为受累关节面超过一半出现裂缝或碎块，或软骨下骨裸露

关键点：我们的研究

≥40 岁的患者红 – 白区半月板修复的结果

- 29 例患者的 30 个半月板修复
- 72% 在半月板修复的同时进行了前交叉韧带重建手术
- 93% 在术后 2～5.9 年进行了临床评估
- 20% 在术后 1.3～3 年进行了随访关节镜评估
- 87% 双侧胫股关节无症状，不需要进一步手术
- 半月板修复在哪个胫股间室、外伤到手术的间期、是否同时进行前交叉韧带重建以及关节软骨条件，对胫股关节疼痛或半月板切除，都没有明显影响
- 膝关节慢性损伤术后在运动和日常活动的症状、功能受限方面有明显改善
- 患者对膝关节整个状况的评级：76% 正常 / 非常好，12% 比较好，12% 一般 / 差
- 76% 恢复体育运动或规律运动没有问题，4% 恢复体育运动但有症状，20% 没有恢复体育运动
- 半月板修复的指征应基于患者目前和未来所期望的运动水平，而不是年龄

无论年龄大小只要有可能就应保存半月板组织。应该指出的是，大部分 40 岁以上患者的半月板断裂是退变性且不可修复的。根据所提供的标准，这组经选择的患者的断裂已经被归类为可修复的。

（四）20 岁及以下患者的 71 例红 – 白区半月板修复的结果

对一个 20 岁以下的病例组进行前瞻性研究，以明确其临床结果，其中包括 58 例患者的 71 个半月板修复[151]。对 67 例半月板修复术进行了平均 4.2 年（范围为 2～16.3 年）的临床检查，术后平均 1.4 年（范围为 3 个月～5 年）对 36 例进行了随访关节镜评估。

本组有 36 例男性和 25 例女性，半月板修复时的平均年龄为 16 岁（范围为 9—19 岁）。根据股骨远端和胫骨近端的 X 线片，有 54 例膝关节（88%）骨骼成熟度达到骨骺闭合或接近闭合。其中 40 例急性膝关节损伤在伤后 1～12 周进行了半月板修复，另

外 31 例为慢性膝关节损伤。43 个半月板修复（61%）与 ACL 重建同时完成。11 个例膝关节的 14 个（20%）半月板修复是在 ACL 重建前完成的，间隔平均 34 周（中位数，4 周；范围为 4~176 周）。所有进行 ACL 重建的膝关节骨骼均已成熟。

随访时，71 个半月板修复中有 53 个（75%）没有胫股关节症状，随访关节镜检查认为不属于失败。

14 个半月板修复（20%）出现了胫股关节症状；除了 1 个病例，其他都在术后平均 19 个月（3~49个月）进行了关节镜随访。1 例修复愈合，4 例部分愈合。8 例修复失败：2 例需要切除之前的修复部位，3 例需要切除几乎全部半月板，2 例接受了再次修复。有 1 例需要切除几乎全部半月板的患者，接受了同种异体半月板移植。

另外 23 个半月板修复手术因胫股症状外的其他原因，在术后平均 17 个月（范围为 7~60 个月）进行了随访关节镜术。其中 12 例半月板修复愈合了。7 例修复已部分愈合；5 例需要半月板部分除术，2 例半月板断裂被认为是稳定的，将其完整保留。这 23 例半月板修复中有 4 个（3 个膝关节）失败。一个膝关节在修复手术后的 40 个月和 42 个月分别进行了内侧和外侧同种异体半月板移植。一个膝关节进行了二次半月板修复，另一个膝关节需要在先前的修复部位进行部分半月板切除术。

半月板修复在哪个胫股间室、外伤到手术的间期、是否同时进行 ACL 重建，对胫股关节症状或关节镜下定性为手术失败都没有统计学显著影响。体格检查时以胫股关节疼痛把半月板的修复定性为失败，或确定随访关节镜术需要进行部分切除，其灵敏度为 57%，特异度为 93%（表 23-6）。阳性预测值为 92%，阴性预测值为 61%。

在同时进行半月板修复和 ACL 重建的 45 个膝关节中，26 例（58%）无疼痛，34 例（76%）无肿胀，38 例（84%）在随访时，涉及跳跃、剪切步及旋转的体育活动中没有打软腿（图 23-18）。这些膝关节在行走、爬楼梯或下蹲都没有功能受限。40 人（89%）在跑步、跳跃、扭转时没有或仅有轻微问题。

半月板修复前，有 34 名患者参与各种类型的体育活动，11 人由于膝关节问题放弃了体育运动（表 23-7）。在随访中，33 人（73%）恢复了运动，没有症状或功能受限，3 例（7%）不听建议带症状

表 23-6 临床检查发现胫股关节疼痛对判定半月板修复失败的诊断试验率

诊断试验	结果（%）
使用率	58
灵敏度	57
特异度	93
假阳性	7
假阴性	43
阳性预测值	92
阴性预测值	61

参加运动。2 例（4%）由于膝关节问题，没有恢复运动；7 例（16%）由于与膝关节疾病无关的因素而放弃体育活动。在随访中，39 人（87%）将膝关节整体状况评定为正常或非常好，2 例（4%）良好，3 例（7%）一般，1 例（2%）差。

本组没有感染、后内侧或后外侧附加切口疼痛、隐神经炎或关节纤维化。

这项研究的结果建议，当有潜在功能的半月板，如延伸至红 / 白区域的简单或者复杂的半月板断裂，可以进行修复以恢复其稳定性时，应给予修复。这项建议特别适用于年轻活跃的患者，如果切除延伸到中 1/3 区域的半月板断裂将严重丧失半月板功能，未来可能发生关节病。

（五）29 例 20 岁及以下患者红 - 白区域半月板修复术的远期疗效

上述的 71 个半月板修复中，有一组 29 个红 - 白区单纵裂修复的同源队列被选用于研究手术的长期效果和软骨保护效果分析[154]。患者术后平均随访 16.8 年（范围为 10.1~21.9 年）。确定成功率要求一个关键评分系统各部分参数为正常或彼此接近，该系统包括两个经过验证的膝关节评分系统、MRI、45° 负重正位 X 线、膝关节全面检查和 KT-2000 膝关节测试仪。3T MRI 采用具有软骨敏感脉冲序列的扫描仪，T_2 绘图由独立的放射科医师执行。完成 CKRS 和 IKDC 评分。

总成功率为 62%（29 个修复中的 18 个）。失败包括 6 个（21%）需要半月板部分切除术，2 个（无症状）X 线片显示关节间隙消失，3 个（无症状且 X

关键点：我们的研究

71 例<20 岁患者红 – 白区半月板修复的结果

- *n*=71，共 58 例患者
- 61% 在半月板修复的同时进行了前交叉韧带重建手术
- 94% 在术后 2～16.3 年进行了临床评估
- 51% 在术后 3 个月～5 年进行了随访关节镜评估
- 75% 胫股关节无症状，或关节镜下没有被定义为半月板修复失败
- 由于胫股关节症状的再手术率：8% 为单纵裂，33% 为双纵裂，14% 为复杂多平面裂伤
- 以下因素对胫股关节症状或关节镜下定义为手术失败没有影响：半月板修复的胫股间室（内侧或外侧）、外伤到手术的间期、是否同时进行前交叉韧带重建
- 胫股关节疼痛：随访关节镜时确定为修复失败的灵敏度为 57%，特异度为 93%
- 膝关节同时进行了半月板修复和前交叉韧带重建手术
  - 日常生活没有问题
  - 73% 恢复运动没有问题
  - 87% 将膝关节整体状况评定为正常或非常好
  - 没有并发症，如关节病
- 出现胫股关节疼痛并不都意味着半月板修复失败，关节镜手术前应进行 MRI 检查以明确疼痛来源
- 如果条件允许获得稳定的修复结果，建议修复断裂延伸到中 1/3 区域的半月板
- 这项建议特别适用于年轻活跃的个体，如果切除延伸到中 1/3 区域的半月板断裂将导致严重丧失半月板功能，未来可能发生关节病

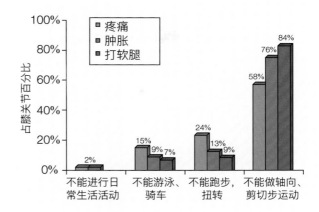

▲ 图 23-18　对 45 个膝关节进行了 ACL 重建和半月板修复手术，随访时症状分析（术后平均 47 个月）

ACL. 前交叉韧带；ADL. 日常生活活动（引自 Noyes FR, Barber-Westin SD. Arthroscopic repair of meniscal tears extending into the avascular zone in patients younger than twenty years of age. *Am J Sports Med.* 2002;30:589-600.）

表 23-7　在半月板修复前和随访时患者的体育运动 *

运动类型	术　前	随　访
跳跃，强力轴向，剪切运动	28	18
跑步，扭转，转身运动	3	10
游泳，骑车	3	8
无	11	9
改变体育运动		
提高水平，没有症状		10
同等水平，没有症状		13
降低水平，没有症状		10
带症状运动		3
因膝关节原因不参加运动		2
因膝关节以外原因不参加运动		7

*. 45 例同时进行关节 MRI 重建和半月板修复

线正常）根据 MRI 标准为失败。

恢复激烈运动、同时进行 ACL 重建及受伤到手术的间期，与半月板修复失败之间没有显著关系。与外侧修复，相比内侧半月板修复失败率更高（*P*=0.05）。本组没有感染、切口疼痛、隐神经炎或关节纤维化。

在初始（4 年）和长期（17 年）随访评估中，疼痛、肿胀、跳跃、患者对膝关节整体分级，或总体分级评分，这几项的平均得分没有显著差异。除了4 个患者，所有人都参加了低冲击的体育活动，在随访中没有问题；4 名患者放弃了运动，原因不是他们的膝关节伤病。所有 18 名同时接受 ACL 重建手术的患者 KT-2000 检查结果分级为正常或接近正常。

这项研究是除了临床检查之外，首次使用负重正位 X 线和 MRI 的长期研究，来确定红 – 白区单纵向修复的愈合率。软骨保护作用在半月板修复愈合的患者中得到证实，考虑到患者手术时的年龄（9.4—20 岁）和并发 ACL 损伤，这对于患者来说尤其重要。未来最有可能需要促进愈合的制剂来增加成功率。

关键点：我们的研究

20 岁及以下患者的 29 个半月板红 - 白区域修复术后远期疗效

- 29 个半月板修复术后随访 10.1～21.9 年
- 通过 MRI、45° 负重的正位 X 线片、两个膝关节评分系统来确定成功率
- 总成功率为 62%（29 个中的 18 个）
- 失败：6 个行半月板部分切除术，2 个 X 线片显示关节间隙消失，3 个根据 MRI 标准
- 恢复紧张运动、同时进行 ACL 重建或损伤到手术的间期，与修复失败之间没有联系
- 4 年和 17 年随访评估中，疼痛、肿胀、跳跃、患者评分这几项没有显著差异
- 软骨保护作用在半月板修复愈合的患者中得到证实

九、其他半月板修复结果的临床研究

总结红 - 白区半月板损伤修复的临床结果的各种研究见表 23-8。半月板其他区域断裂的临床治愈率和将不同区域结合分析的结果见表 23-9。

在使用刚性、全内固定之后，已报道的并发症包括软骨损伤、囊肿形成、慢性渗出、关节刺激、滑膜炎、植入物断裂和游移进入关节外软组织并导致结果恶化 [5, 39, 91, 92, 100, 107, 110, 133, 134, 160, 194, 210]。已报道更新型的可弯曲全内缝合系统（图 23-19）短期内具有可以接受临床治愈率（表 23-8 和表 23-9）。然而，这些植入物需要更长时间定期随访，以确保失败率不会随着时间而增加。此外，大多数外科医生在使用全内系统时只会用 2～3 根缝线。如果将这些装置的固定强度与本章前述的垂直分开缝合进行比较，仍然令人担心。

根据已发表的临床数据，半月板修复是否能有效预防关节恶化仍然没有答案。上述膝关节中经常伴发 ACL 断裂及其他外伤，使人们无法做出科学的判断和回答。然而，部分或全半月板切除术后，一些优秀文献显示，关节损害不可修复，长期临床研究也显示结果很差，因此可以认为，半月板组织对长期保存关节功能是至关重要的。我们认为，半月板修复术的金标准仍然是从内到外细致修复，采用多条垂直分开缝线和一个附加后内侧或后外侧入路，将缝线直接打结在后方半月板附着部。该手术需要的时间和助手都更多。较新的全内植入物更节省时

间，但还需更长期的临床研究。考虑到膝关节长期功能，我们认为半月板修复是重要的，也许比 ACL 重建更重要。手术和手术入路并不难，解剖入路直接向前进入。如果按照本章和其他章节中讨论的手术步骤和康复计划，术中并发症风险如神经损伤和关节纤维化非常低。

我们不同意在 ACL 手术时遗留超过 10mm 的半月板断裂不予处理。如果采用保守的治疗方法并期盼愈合，可能会进一步断裂，后期会丧失半月板功能。不幸的是，一旦某个年轻患者已经接受了半月板切除术，很少有其他办法，甚至半月板移植也不能提供可靠的长期成功效果。在需要半月板移植的患者中，我们经常发现其半月板断裂的初始治疗是无效的；要么遗留一个大断裂没有治疗，要么进行了修复但缝合线太少或者植入物只能提供有限的稳定性，或者延伸到中 1/3 的断裂本来可以缝合，但却被切除。

将来，组织工程可能会提高半月板修复成功率，特别是对延伸到无血管区的断裂 [42, 50, 87, 88, 120, 143, 188, 212]。将半月板纤维软骨细胞、关节软骨细胞或间充质干细胞种植到支架的技术很有希望，生长因子引入修复部位也颇具前景 [58, 76, 95, 162, 213-215, 232]。

十、病例示范

病例 1

一名 30 岁美国军事女教官抱怨右膝外侧疼痛持续 3 年。患者完成 7 英里（11 265m）马拉松后出现症状，逐渐发展到日常活动疼痛。MRI 未显示外侧半月板异常。体检显示外侧胫股关节压痛，但其他测试和 X 线全部正常。所有半月板检查都是阴性，包括单腿站立旋转、McMurray 屈曲旋转和内翻轴向负重试验。

关节镜检查最初显示外侧半月板正常（图 23-20A）。然而，进一步探查显示半月板胫骨附着部有较大断裂（图 23-20B），后角从胫骨向前半脱位并异常抬高（图 23-20C）。采用最大内翻载荷并打开外侧关节来分离胫股关节，让后角半脱位。多重垂直发散缝线以从外向内方式放置在上方和下方，避开腘肌腱（图 23-20D 和 E）。初始的缝线穿过上面以将半月板复位到胫骨上。患者术后 6 个月康复，恢复了体育活动而无疼痛。外观显示 2cm 后外侧入路（图 23-20F）。

表 23-8 缝线修复红 - 白区半月板至少 2 年的临床结果

研究者	修复例数	断裂类型	随访（年）	手术细节	评估方法	临床愈合率	失败相关因素
Haklar 等[74]（2008）	5	外侧放射状	2.5	I-O	体格检查，MRI	100%	NA
Steenbrugge 等[198]（2005）	8	没有提供	9	I-O，ACL 全部缺失或 ACL 完整	体格检查，必要时进行随访关节镜检查	100%	NA
Haklar 等[73]（2013）	112	内侧纵裂	4	I-O，89例进行了 ACL 重建	体格检查，MRI	88%	孤立修复，断裂长度>20mm，全层断裂，吸烟
Vanderhave 等[218]（2011）	33	简单，桶柄状，复杂	2.2	I-O，ACL 重建	体格检查，全部进行随访关节镜检查	94%	NA
Ra 等[176]（2013）	12	放射状	2.5	I-O，2例进行了 ACL 重建	体格检查，MRI，必要时行随访关节镜检查	92%	NA
Ahn 等[3]（2010）	58	单纵裂，双纵裂，桶柄状，复杂裂	3	I-O，所有都进行了 ACL 重建	体格检查，全部进行随访关节镜检查	91%	断裂位置（R/R，R/W 混在一起）
O'Shea 和 Shelbourne[157]（2003）	11	绞锁桶柄状裂	4.3	I-O，ACL 分期重建77天后	体格检查，全部进行随访关节镜检查	91%	NA
Papachristou 等[164]（2003）	10	纵裂	3	I-O	体格检查，必要时进行随访关节镜检查	70%	NA
Biedert 等[27]（2000）	17	水平，实质内	2.1	I-O	体格检查，MRI，X 线	90% 进入通道，43% 纤维疑块	NA
Choi 等[47]（2009）	14	后角纵裂	3	A-I（5）或 I-O（9），全部进行 ACL 重建	体格检查，MRI	100%	NA
Quinby 等[175]（2006）	47	垂直桶柄状，后角复杂裂	2.8	以 RapidLoc 进行 A-I，全部进行 ACL 重建	体格检查，必要时进行随访关节镜检查	91%	垂直桶柄状，复杂裂，断裂长度>2cm

（续表）

研究者	修复例数	断裂类型	随访（年）	手术细节	评估方法	临床愈合率	失败相关因素
Barber 等[16]（2006）	21	纵裂	2.5	以 RapidLoc 进行 A-I，行 ACL 重建	体格检查，必要时进行随访关节镜检查	90%	NA
Billante 等[28]（2008）	28	垂直桶柄状，复杂裂	2.5	以 RapidLoc 进行 A-I，全部进行 ACL 重建	体格检查，必要时进行随访关节镜检查	89%	NA
Barber 等[19]（2008）	26	纵裂	2.5	以 FasT-Fix 进行 A-I，行 ACL 重建	体格检查，必要时行随访关节镜检	85%	NA
Kraus 等[105]（2012）	21	纵裂，桶柄状，放射状裂，复杂裂，水平裂	2.3	A-I 植入物 NA；11 例行 ACL 重建	体格检查，必要时行随访关节镜检查	81%	NA
DeHaan 等[52]（2009）	5	垂直裂	3	以 FasT-Fix 进行 A-I，全部进行 ACL 重建	体格检查，必要时行随访关节镜检	80%	NA
Miao 等[136]（2011）	31	纵裂，桶柄状	2.1	A-I 植入物 NA，全部行 ACL 重建	体格检查，必要时行随访关节镜检查	87%	桶柄状断裂
Kalliakmanis 等[100]（2008）	106	垂直裂，桶柄状，水平裂，复杂裂	2	以 RapidLoc，T-Fix，FasT-Fix 进行 A-I，全部进行 ACL 重建	体格检查，必要时行随访关节镜检查	全部为 85%；FasT-Fix 89%，T-Fix 85%，RapidLoc 80%	无

ACL. 前交叉韧带；A-I. 全内；I-O. 从内到外；MRI. 磁共振成像；NA. 没有获得；R/R. 红 - 红；R/W. 红 - 白

表 23-9 半月板红 - 红或红 - 红 / 红 - 白区联合修复至少 2 年的临床结果

研究者	修复例数	断裂类型	随访（年）	手术细节	评估方法	临床愈合率	失败相关因素
Westerman 等[226]（2014）	233	R/R-R/W, 纵裂, 桶柄状	6	A-I: 208, I-O: 19, O-I: 6, 全部进行 ACL 重建	问卷, 电话随访	A-I: 85%, I-O: 95%, O-I: 83%	无
Bogunovic 等[31]（2014）	75	R/R-R/W, 纵裂, 桶柄状	7	A-I: FasT-Fix, 49 例进行 ACL 重建	问卷, 电话随访	86%	无
Hagino 等[72]（2014）	57	外侧纵裂, 桶柄状	1～4	A-I: Viper	体格检查, 32 例进行随访关节镜检查	86%	NA
Choi 等[45]（2014）	60	R/R-R/W, 纵裂, 斜裂	3.9	用 FasT-Fix 进行 A-I: 25, 缝线: 35, 全部进行 ACL 重建	体格检查, MRI	R/R: 缝线, 91%, FasT-Fix: 92%, R/W: 缝线, 91%, FasT-Fix: 96%	NA
Furumatsu 等[68]（2013）	20	内侧纵裂, R/R	2	A-I: FasT-Fix, UltraFasT-Fix, 全部进行 ACL 重建	体格检查, 全部进行随访关节镜检查	95%	NA
Pujol 等[174]（2013）	31	垂直, R/R-R/W	9.7	A-I: Fast-Fix, ACL 重建	体格检查, X 线	87%	NA
Tucciarone 等[211]（2013）	40	纵裂 R/R-R/W	2	A-I: Fast-Fix, 20 例进行 ACL 重建	体格检查, MRI, X 线	92%	NA
Melton 等[132]（2011）	24	桶柄状裂, R/R	10	I-O; 全部进行 ACL 重建	体格检查	10 年生存分析"最佳病例" 89%	NA
Tengrootenhuysen 等[205]（2011）	54	半月板滑膜连接部, R/R	5.8	I-O; ACL 重建	体格检查	80%	年龄较大, 伤后＞6 周完成修复, 没有同时进行 ACL 重建

（续表）

研究者	修复例数	断裂类型	随访（年）	手术细节	评估方法	临床愈合率	失败相关因素
Choi 等[146]（2010）	14	外侧放射状 R/R-R/W	3	A-I	体格检查，6 个月时 MRI	93%	NA
Stein 等[199]（2010）	16	纵裂，桶柄状裂 R/R-R/W	8.8	I-O	体格检查，X 线	85%	NA
Choi 等[47]（2009）	34	内侧半月板后角纵裂，R/R	3	I-O；全部进行 ACL 重建	体格检查，6 个月时 MRI	100%	NA
Logan 等[114]（2009）	45	桶柄状裂，放射状裂，复杂裂	8.5	I-O；38 例 ACL 重建	体格检查	73%	修复内侧半月板
Feng 等[60]（2008）	67	桶柄状裂，R/R-R/W	2.2	I-O：24 A-I：3 混合：40 62 例 ACL 重建	体格检查，随访关节镜检查	A-I：92% I-O：83% 联合：100% R/R：89% R/W：91%	ACL 重建失败
Bryant 等[36]（2007）	49	半月板滑膜连接部 R/R 到 R/W	2.3	I-O；31 例 ACL 重建	体格检查	78%	NA
Haas 等[71]（2005）	42	纵裂 R/R-R/W	2	A-I：FasT-Fix 22 例 ACL 重建	体格检查	88%	NA

ACL. 前交叉韧带；A-I. 全内；I-O. 从内到外；MRI. 磁共振成像；NA. 没有获得；O-I. 从外到内；R/R. 红 - 红；R/W. 红 - 白；W/W. 白 - 白

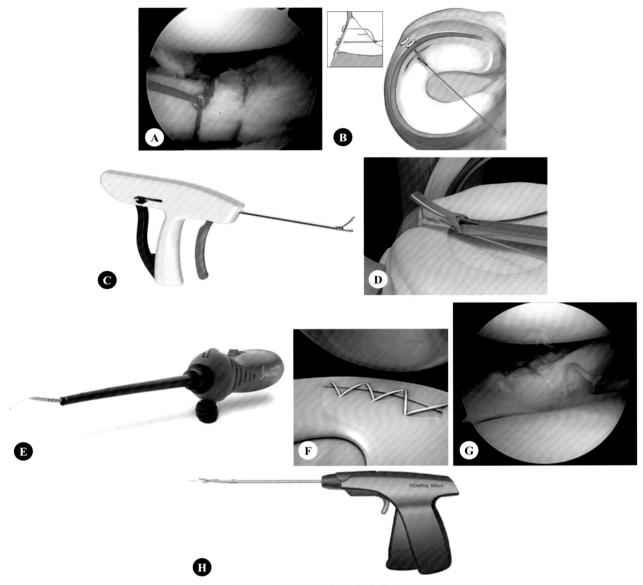

▲ 图 23-19　使用新一代可以拉紧的全内缝合装置修复半月板

这类手术的效果，请参阅已发表的文献。需要仔细选择适合此类技术的半月板断裂类型，一般只使用 2~4 根缝线，其固定强度低于多根垂直发散缝线的强度。正确选择断裂类型，避免在复杂断裂中使用，这些装置似乎可以在简单的红-红和红-白纵向断裂手术中发挥作用。A 和 B.Ultra Fast-Fix；C 和 D.NovoStitch；E 至 G.Sequent；H.Omnispan（ B. 图片由 Accufex，Smith&Nephew，Andover，MA 提供；C 和 D. 图片由 Ceterix Orthopaedics，Menlo Park，CA 提供；E 至 G. 图片由 ConMed Linvatec，Largo，FL 提供；H 图片由 DePuy Synthes Mitek Sports Medicine，Raynham，MA 提供 ）

病例 2

一名 16 岁的男性运动员出现慢性内侧半月板断裂，接受了非手术治疗。体检显示内侧胫股关节疼痛，但所有其他检查和 X 线均正常。在关节镜下，发现一个少见的复合水平半月板断裂，从外周到内侧半月板边缘贯穿整个半月板体部（图 23-21A ）。去除上部或下部断裂部分会对剩余的半月板组织和功能产生严重破坏。磨锉在上下断裂边缘中间的半月板主体。穿入多重垂直发散缝线以闭合上下断裂边缘之间的间隙（图 23-21B ）。

在最近的随访评估中，即术后 4 年，患者没有任何症状，已经恢复了娱乐运动而没有任何问题。

病例 3

一名 18 岁的一级学院冰球运动员 10 个月前小腿

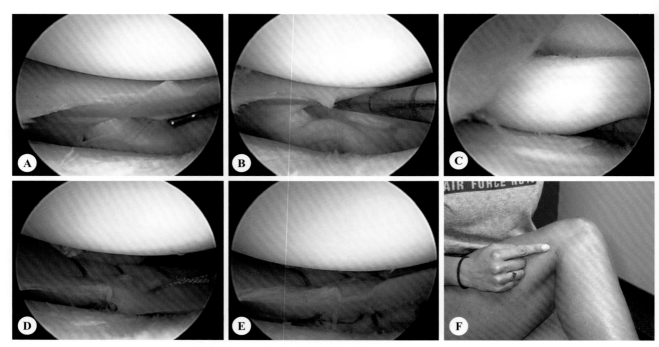

▲ 图 23-20 病例 1

外侧被头盔击中右膝关节受伤。他抱怨下蹲、扭动和转动活动时疼痛。体检证实深度屈曲时外侧关节线压痛，但无其他异常。MRI 未发现外侧半月板断裂。患者接下来的 5 个月里继续抱怨疼痛，并选择接受关节镜检查排除潜在半月板活动异常。术中发现外侧半月板裂孔的大小增加（图 23-22A），并且虽然半月板牢固地附着在关节囊上，但是外侧胫股间室的中央部平移增加了。此外，半月板关节囊的前缘接合处出现磨损（图 23-22B）。采用关节镜监视下由内向外修复外侧半月板，用 8 条缝线成功解决半月板过度运动（图 23-22C）。

患者恢复得很好，回到了大学曲棍球队，未出现任何问题。3 年后，他遭受了同样的膝关节扭伤，ACL 完全断裂且外侧半月板放射状断裂。患者进行了 ACL 自体 B-PT-B 重建。外侧间室显示缝合的半月板前后角已愈合（图 23-22D）。术中发现前 1/3 和中 1/3 的接合处出现一条新的放射状断裂，延伸到关节囊边缘，用 6 条水平褥式缝线修复（图 23-22E）。患者康复后没有并发症。

病例 4

一名 33 岁男子一周前打篮球时左膝受伤。体检显示胫骨前移增加 7mm，内侧关节线压痛严重。患者膝关节屈曲 90° 有轻度肿胀。他接受了为期 4 周

的理疗康复，以恢复正常膝关节活动度和肌肉功能。之后进行了 B-PT-B 自体 ACL 移植，修复了外侧半月板中 1/3 的复杂多平面断裂，并修复了 15mm 的内侧半月板中 1/3 单纵裂（图 23-23A）。患者右膝 PCL 慢性断裂持续了 12 年，接受了非手术治疗。

在最新的随访评估中，术后 15 年，患者右膝没有任何不适。他参加了篮球运动，没有任何症状，并评价膝关节整体状况正常。体检显示 I 级轴移试验，膝关节可以全范围运动，无骨擦音、肿胀或关节线疼痛。所有半月板检查均为阴性。站立正位片显示外侧胫股间室关节间隙与对侧膝关节相比，仅减少 1mm，内侧胫股间室关节间隙没有减少（图 23-23B）。

病例 5

一名 31 岁男子在一场足球比赛中右膝关节扭伤 2 个月，在其他地方进行关节镜诊断。体检显示胫骨前移增加 10mm，内侧胫股关节线中度疼痛，轻度积液。患者接受了 B-PT-B 自体移植物 ACL 重建手术，修复了 20mm 内侧半月板外周断裂（图 23-24A）。术中发现股骨内髁软骨出现裂缝和碎裂（图 23-24B）。患者 9 个月后康复，并恢复了全面体育运动。

在最近的随访评估中，即术后 16 年，患者说他参加了竞技性足球比赛而没有症状或功能限制，直

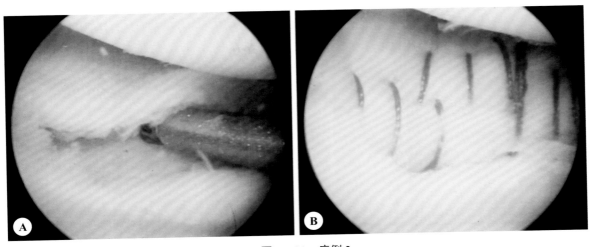

▲ 图 23-21　病例 2

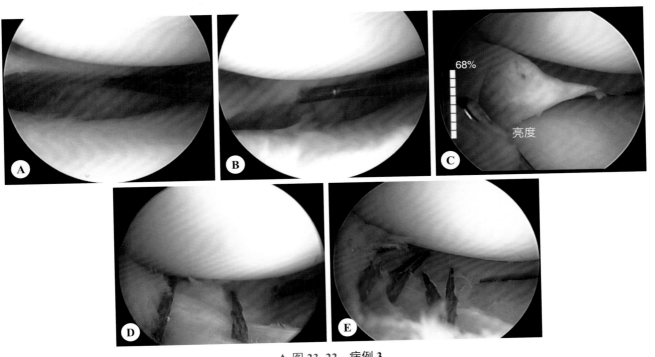

▲ 图 23-22　病例 3

到检查 3 个月前出现了再次损伤。他在其他医院接受了部分半月板切除术。体检显示，KT-2000 测试胫骨前后移位增加了 2mm，无骨擦音，正常活动范围，没有关节线疼痛。患者评价膝关节的总体状况很好。X 线片显示胫股骨内侧间室存在（图 23-24C）。然而，患者被警告，在内侧半月板丢失和股骨内侧髁已存在损伤的情况下，持续的高冲击活动可能会加速内侧间室关节病。

病例 6

一名 18 岁男子右膝在篮球比赛中受伤，2 周后

出现轻度积液，胫骨前移增加 12mm，内侧关节线疼痛，膝关节活动范围几乎正常。他接受了 B-PT-B 自体移植物 ACL 重建和双侧半月板后角双纵裂修复术（图 23-25A）。术中发现股骨内髁有严重的裂隙和碎块（图 23-25B）。他恢复得很好，又打了几年篮球。患者 5 年后左膝受伤，在其他医院进行了 ACL 重建和全半月板切除术。

在最近的随访评估中，即术后 14 年，患者认为他的右膝关节几乎正常，没有任何症状。右膝体格检查显示 Lachman 试验和轴移试验阴性，无半月板病变，

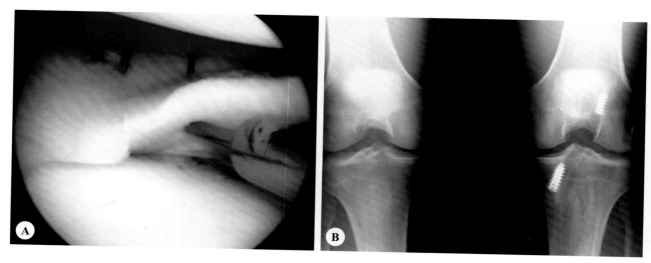

▲ 图 23-23　病例 4

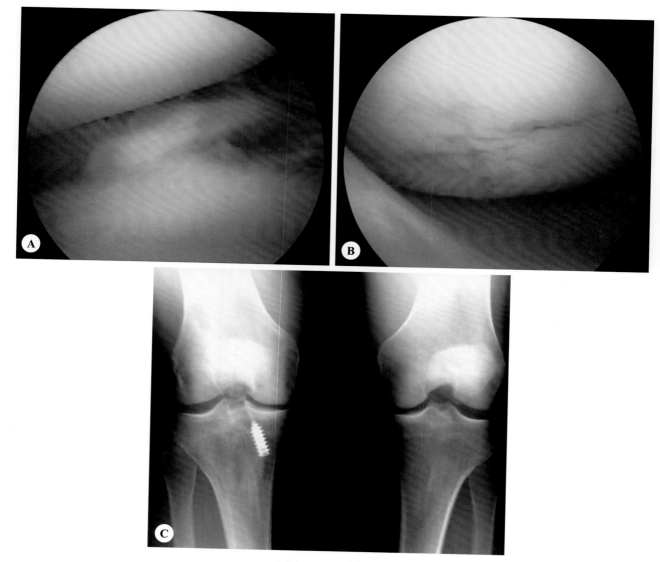

▲ 图 23-24　病例 5

膝关节运动度正常，没有关节积液。左膝因为胫股内侧间室症状，已形成内翻对线不良。X 线片显示右膝内侧和外侧胫股间室关节间隙正常（图 23-25C），但是左膝内侧关节间隙丢失（图 23-25D）。左膝随后进行了胫骨高位开放式楔形截骨术。

病例 7

一名 24 岁男子打排球时右膝受伤 3 天。体检显示中度积液，活动度 10°～70°，股四头肌收缩差，内侧关节线中度疼痛，胫骨前移增加 5mm。他接受了 4 周的理疗，以恢复膝关节活动度和股四头肌肌力。患者接受了 B-PT-B 自体 ACL 重建，修复了 30mm 内侧半月板双纵裂。术中发现股骨内侧髁和外侧髁出现严重的裂隙和碎块。

在最近的随访评估中，即术后 14 年，患者报告没有任何症状，包括绞锁，膝关节总体状况评级为正常。体检轴移试验阴性，KT-2000 测试前后向位移

增加了 3mm，无胫股关节线疼痛，膝关节活动度正常。患者为久坐职业，体重 120kg。X 线检测到内侧胫股间室变窄，2° 内翻对线不良（图 23-26）。MRI 显示内侧半月板退变，只剩下少量残余。基于胫股内侧间室症状，建议患者未来考虑接受胫骨高位截骨术。

病例 8

一名 32 岁男子左膝扭伤，在其他医院接受关节镜检查并切除 ACL 的前内侧束。患者非手术治疗了 7 年，但是逐渐出现症状并前来就诊。MRI 显示内侧半月板出现复杂桶柄状断裂。关节镜发现一个复杂的 20mm 长的纵裂和另一个垂直断裂。术中发现在股骨内髁和髌股关节出现裂缝和碎片。用多条发散缝线修复半月板断裂。

患者术后 1 年恢复得很好，然后出现内侧关节线疼痛和绞锁症状。二次关节镜检查显示内侧半月板

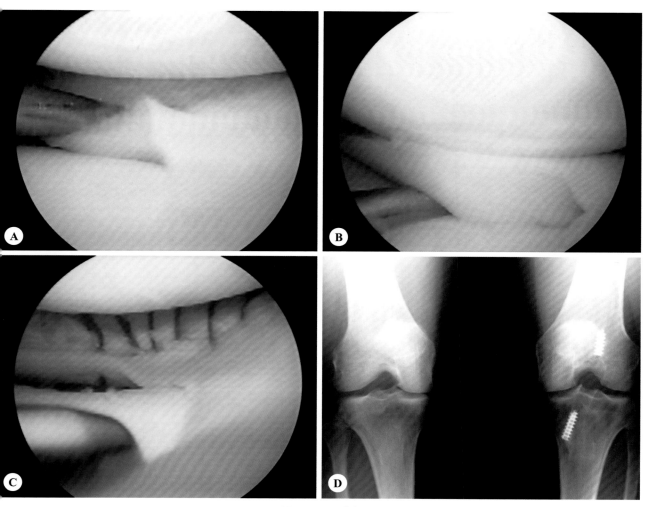

▲ 图 23-25　病例 6

出现复杂的水平和垂直纵向断裂，从后角延伸至中间体部。患者成功进行了半月板翻修缝合，仅切除了后角的一小部分。6 年后，患者报告轻度娱乐性运动和日常活动没有问题，并将膝关节的整体状况评为良好。体格检查显示膝关节活动度正常，无积液，无胫股关节疼痛或骨擦音，没有半月板症状。X 线片显示胫股内侧关节间隙仍存在（图 23-27）。

病例 9

一名 22 岁的大学生足球运动员 ACL 断裂和外侧半月板根部断裂。图 23-28A 显示关节镜下观察外侧半月板根部断裂。4mm 钻头通过导针穿入半月板胫骨附着部中心（图 23-28B）。刮除半月板根部基底以形成一个出血区，利于修复。为缝线通道创建了一个中心钻孔，将其绑在纽扣上。双重锁定环缝线（NovoStitch，Ceterix）穿过断裂处的半月板（图 23-28C）。本病例由于体格较大，使用了三针环形缝合以获得最高固定强度（图 23-28D）。图 23-28E 显示外侧半月板的最终修复外观，牵出的半月板被拉至与修复部位齐平。

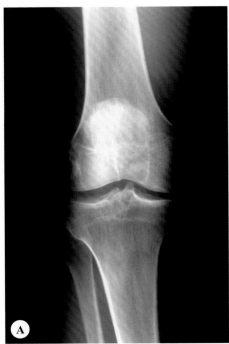

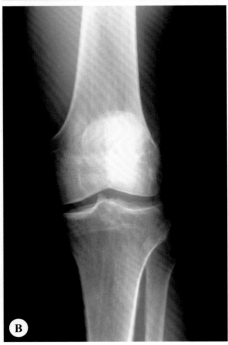

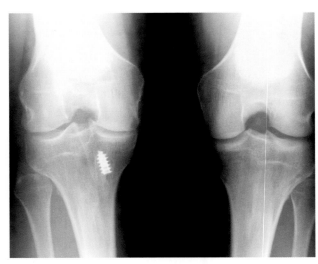

▲ 图 23-26　病例 7

▲ 图 23-27　病例 8

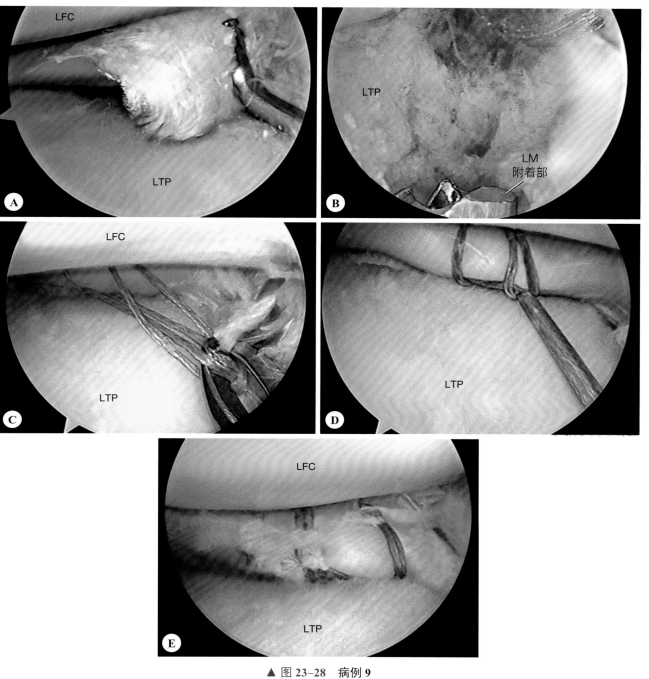

▲ 图 23-28　病例 9

LFC. 股骨外侧髁；LM. 外侧半月板；LTP. 外侧胫骨平台

第24章　半月板移植：诊断、手术技术和临床结果

Meniscus Transplantation: Diagnosis, Operative Techniques, and Clinical Outcomes

Frank R.Noyes　Sue D.Barber-Westin　著

周　密　译

一、适应证

半月板对人类膝关节软骨的完整性具有重要的功能，包括承受载荷、吸收震荡、稳定性和关节营养。尽管许多半月板断裂可以成功修复，包括延伸到中部 1/3 区域的复杂断裂 [67, 80]，但并不是全部断裂都能挽救，尤其是当组织受到严重损伤时。人类半月板移植的目的是恢复半月板部分承受载荷功能，减少患者症状，并提供一些软骨保护作用 [23, 34, 42, 65, 88, 101]。然而，该手术仍在不断进步中，对于组织加工、二次消毒和长期功能的研究也在继续，以评估其有效性 [48]。临床研究表明，半月板移植短期内可以减轻胫股关节疼痛 [23, 32, 34]。然而，许多研究报道称，大多数移植物都会逐渐退变、断裂、从其正常位置凸出或尺寸缩小，从而失去功能 [19, 30, 44, 74]。因此，本手术目标是给患者提供短期临床疗效，直到更合适的半月板移植物可供临床使用。移植物充其量只能提供部分功能，即使许多年轻患者渴望能不受限制地重返运动，术后也不建议参加剧烈运动和高冲击力活动。需要对患者和家庭进行教育，让大家理解和接受该手术现在的局限性。

最合适的患者是做了半月板全切除术的 50 岁以下的患者，疼痛限制日常活动，放射检查显示在受累的胫股间室有早期关节软骨退变。有晚期胫股关节炎放射学表现的应排除。45° 负重正位 X 线至少应能看到 2mm 的胫股关节间隙 [78]。半月板移植之前通过关节镜检查进行证实患者是合适的人选。在最晚期的入选病例，也应该没有或者只有很小量的骨质显露在胫股关节表面，对于这些患者几乎没有什么治疗选择，尤其是那些 30 岁以下的患者。对这些患者来说，短期的目标是减轻疼痛，增加膝关节功能，允许日常生活中的无痛活动，并延迟胫股关节炎的发作。手术成功需要正常的轴向对线和稳定的关节。BMI 必须在正常范围内。

前交叉韧带（ACL）断裂和潜在的后外侧韧带功能不全（生理性或创伤性）会导致外侧胫骨平台出现严重的异常前移，根据病例的实际情况，除了韧带重建之外还需要进行半月板移植。

关键点：适应证

- 之前做了半月板切除术
- 年龄≤50 岁
- 半月板切除后的胫股间室疼痛
- 没有晚期关节退变的放射学证据：胫股关节间隙在 45° 负重正位 X 线≥2mm
- 没有或者只有很小量的骨质显露在胫股关节表面
- 正常轴向对线
- BMI 在正常范围内

二、禁忌证

对做过半月板切除术的患者进行 45°PA 负重 X 线照片和 MRI [73, 74] 以评估关节、关节软骨和软骨下骨水肿。禁忌证包括晚期膝关节炎伴股骨髁扁平、胫骨平台凹陷和骨赘，阻碍半月板移植物植入到解剖位置上。临床研究显示，此种程度的关节破坏结果很差且失败率很高 [26, 39, 61, 74, 89]。

未经治疗的下肢对线不良与半月板移植失败有关 [13, 18, 93, 94]。因此，患者必须首先愿意接受分阶段矫正截骨术。建议对承重线小于 45%（内翻）或大

关键点：禁忌证

- 晚期膝关节炎伴股骨髁扁平、胫骨平台凹陷和骨赘阻碍半月板移植物植入到解剖位置上
- 未经矫正的内翻和外翻对线不良
- 未矫正的膝关节不稳定，前交叉韧带缺失
- 膝关节纤维化
- 下肢肌肉明显萎缩
- 既往关节感染随后出现关节炎
- 严重髌股关节软骨退变
- 肥胖（BMI＞30）
- 预防性手术（无症状患者，没有关节软骨退变）
- 未治疗的股骨髁全层缺损并有骨外露

于 55%（外翻）的膝关节进行轴向矫正，达到从正常对线偏离 2°～3° 的水平。未矫正的膝关节不稳定，尤其是 ACL 缺失，也与半月板移植术后结果不良有关[94]。患者必须同时或分阶段重建 ACL 以恢复正常稳定性，保护半月板移植物。

如果病史中存在膝关节纤维化、下肢肌肉明显萎缩、既往关节感染随后出现关节炎，都是本手术的禁忌证。值得注意的是，髌股关节软骨退变（软骨下骨显露）和肥胖（BMI＞30）也是禁忌证。

全半月板切除术后的无症状患者如果没有关节软骨退变，不建议进行预防性半月板移植术，因为移植术长期可预见的成功率不详。另外，手术确实有轻微的并发症风险，会使患者的情况更糟。

这种问题经常发生在 30 岁以下、以前做过半月板切除术、没有关节软骨损伤，并且无症状的患者身上。临床研究表明，半月板切除后，胫股间室最后很有可能发生退变。应告知这些患者没有最佳或可预测的手术来代替半月板功能，因此他们应该减少或控制参与高冲击性的激烈活动。具有灵敏度和准确度的软骨 MRI 可以确定半月板切除区的关节软骨状态[72, 73]。当检测到早期但明确的关节软骨损伤时，可以从逻辑上假设，随着时间的推移，关节退变将会继续，并且有可能进行半月板移植。在主要关节症状出现前进行手术，对患者来说仍然是一个艰难的选择。此外移植手术可能不起作用，可能需要再做一次关节镜手术去除移植物。大多数早期软骨损伤的患者会抱怨半月板切除间室在激烈的体育活动时会有疼痛，但娱乐或日常活动无痛。这些患者并不是真正无症状的，他们希望进一步降低关

节退变的风险水平，直至其不会影响低强度的活动。患者教育及用非手术治疗代替手术移植等建议都很重要，直到可以进行更为可靠的移植手术。

股骨髁全厚缺损并有骨外露是孤立半月板移植的相对禁忌证。关节软骨修复手术（例如骨软骨移植或自体软骨细胞移植）可以和半月板移植一起成功进行[3, 25, 27, 32, 66, 81, 82, 90]，如此则半月板移植的适应证可以扩大到有这些病变的膝关节。

三、临床生物力学

（一）软骨保护作用

半月板移植的总体目标是保护关节软骨不要发生继发退变[88]。迄今为止，很少有实验对大型动物模型进行研究，以明确移植物提供软骨保护作用的能力。Szomor 及其同事[92] 进行了一项研究，24 只羊分别进行半月板切除术、自体内侧半月板移植和同种异体内侧半月板移植术。移植物植入后解剖固定到胫骨平台上，前角和后角用 3 个缝合锚固定。在术后 16 周，与半月板切除的膝关节相比，同种异体移植和自体移植膝关节的关节软骨，其大体损伤评分分别降低了 34% 和 40%，关节软骨损伤面积减少约 50%。然而，两种手术都没有为移植物提供完全的保护，研究人员猜测可能是由非等长定位、张力及移植物固定方式引起。组织学分析显示同种异体移植物出现了纤维蛋白样变性、低细胞区域和半月板细胞的克隆。

Kelly 及其同事[42] 开发了一种半月板同种异体移植手术方式，试图在绵羊模型中恢复半月板前方胫骨和后方股骨附着部的解剖结构。通过骨隧道固定同种异体移植物。外侧半月板同种异体移植到 17 只动物体内，对 24 只动物进行了外侧半月板切除术。术后 2 个月和 4 个月进行大体检查、组织学分析、生物力学测试、MRI 和胫骨外侧平台中央负重部分的 T_2 成像，证明了同种异体移植物的保护作用。术后 2 个月，作者发现与半月板切除的膝关节相比，同种异体移植可以显著减少软骨磨损，增加软骨刚度。然而，手术后 4 个月，与完好的膝关节相比，同种异体移植膝关节的上述结果明显更差。作者注意到，MRI T_2 成像在检测早期关节软骨退变中的应用颇为成功。

（二）半月板移植后膝关节接触力学

Alhalki 和同事[5] 测量了 10 具尸体膝关节（平

均年龄，70 岁）内侧半月板切除、同侧内侧半月板自体移植、冷冻保存的同种异体半月板移植术后，胫骨内侧关节面的最大压力、平均压力、接触面积。作者通过胫骨隧道将自体移植物和同种异体移植物的前角和后角用骨栓植入固定。同种异体移植物显著降低了标准化后接触压力的最大值和平均值，与半月板切除的膝关节相比降低 75%。此外，最大压力被限制在一个小接触区域。作者认为，与半月板切除的膝关节相比，这个减少的量可以降低软骨磨损率。然而，同种异体移植物并没有恢复正常接触力学，与自体移植物相比，标准化后的最大和平均接触压力变化程度更大。作者认为，接触力学的可变性可能是因为同种异体移植物在三维形态上与受体膝关节不匹配导致的。同种异体移植物的大小按照横断面的标准后前位和侧位 X 线进行匹配。Paletta 及其同事[70]、Haut 及其同事[33] 的研究显示，在横断面的测量只能微弱地预测半月板的横断面形态。

Dienst 及其同事[20] 研究了外侧半月板同种异体移植物（与自体半月板对比）大小对胫骨平台接触力学的影响。同种异体移植物比自体半月板大 17.5%，通过关节软骨的接触应力明显更大。同种异体移植物的大小如果比天然半月板小 10%，会导致通过半月板组织上的载荷增加，作者认为这可能导致早期移植失败。作者总结认为，医生应该选择比自体半月板略大（而不是更小）的外侧半月板移植物（lateral meniscus transplants，LMT）以降低早期失败的风险。

Paletta 及其同事[70] 研究了外侧半月板切除术、冷冻保存带骨栓固定的外侧半月板移植和外侧半月板移植不固定前角和后角附着部之间的差异。这项研究涉及 10 个小于 48 岁尸体的膝关节。与切除半月板的膝关节相比，外侧半月板移植物在所有屈曲角度（0°、30° 和 60°）都能将总接触面积增加 42%～65%，然而，与完好膝关节相比，接触面积仍有 17%～23% 下降。打开前后角附着部会导致接触面积与半月板切除的样本相同。McDermott 和他的同事[58] 用 8 例尸体膝关节评估了有和无骨块固定外侧半月板移植的影响。这些研究者报道与完整膝关节比较，两种方法的峰值接触压力没有差异。研究中使用的尸体标本年龄为 81—98 岁，全部都有中度到严重的退变。此外，试验没有对同种异体移植物和受体膝关节进行标准化的尺寸匹配。

关键点：临床生物力学

软骨保护作用

- 迄今为止，很少有实验对大型动物模型进行研究
- 内侧半月板移植与半月板切除的膝关节相比，关节软骨损伤面积减少约 50%
- 与切除半月板的膝关节相比，外侧半月板移植物可以将总接触面积增加 42%～65%

半月板移植后的膝关节接触力学

- 内侧半月板自体移植与半月板切除的膝关节相比，可以将标准化后的接触压力的最大值和平均值降低 75%
- 然而，移植物没有恢复正常接触力学，与自体移植物相比，标准化后的最大和平均接触压力表现出更大的可变性
- 外侧半月板移植物大小比自然半月板大 10%，可以恢复接近于正常的接触力学
- 与切除半月板的尸体膝关节相比，外侧半月板移植物会将总接触面积增加 42%～65%

半月板移植的固定和定位的影响

- 半月板移植物的固定方法被认为在今后的承重功能和软骨保护中最为重要
- 移植物需要骨固定。不推荐没有骨固定的软组织半月板移植
- 试验研究显示，骨桥或骨栓固定两个角产生的接触面积、接触压力峰值和平均中心压力结果都接近于完整半月板
- 内侧半月板同种异体移植时，后角隧道尽可能在靠近其解剖位置，允许的极限是内侧小于 5mm 和后侧 5mm 的偏移

（三）半月板移植物的固定和定位的影响

半月板移植固定到周围组织的方法被认为是实现负重功能和软骨保护作用最为重要的因素。其目标是复制正常附着部位，允许外侧和内侧移植物保留在它们的解剖位置，并在膝关节运动中能够正常移动[16, 76, 99]。我们认为，手术需要达到将移植物用中央骨桥或双隧道技术骨性固定实现愈合的目标。没有骨性固定的软组织半月板移植是不推荐的。尽管软组织移植在准备和手术植入方面要容易得多，但科学数据并不支持半月板移植物的软组织末端可以愈合，并能提供半月板功能所需的外周张力（图 24-1）[28, 57]。

Chen 和他的同事记录了固定 LMT 前角和后角的重要性[15]，他们研究了多种半月板移植的手术方法。

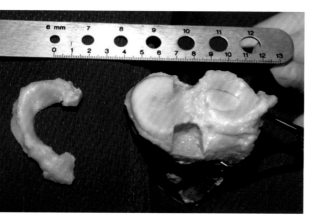

▲ 图 24-1　植入前观察半月板移植物

该研究使用自体移植尸体模型，结果显示，骨桥或骨栓固定两个角产生的接触面积、接触压力峰值和平均中心压力结果都接近于完整半月板。仅一个角被固定或两个角都没有被固定的手术，会丢失力学功能和原本预期的移植效果。

Alhalki 和同事[4] 在尸体膝关节上比较了内侧半月板自体移植三种固定方法，以确定哪种方法恢复了最接近正常的胫骨接触力学。实验设计测试了三种术式，即单独骨栓固定、骨栓联合缝合到自体周围边缘固定移植物，以及穿过骨隧道缝合前后角并将移植物缝合到周围边缘固定。研究显示骨栓固定具有最接近正常的接触力学；然而，最大压力明显大于完整的膝关节。在骨栓固定模型中，增加外周缝线没有好处。重要的是，仅用缝线固定没有恢复正常的接触力学，因此研究者不推荐使用。

Verma 及其同事[103] 测量了 8 具尸体膝关节的外侧间室峰值压力、平均压力和接触面积来确定采用骨栓植入和骨槽植入技术进行内侧半月板移植（medial meniscus transplants，MMT）是否存在差异。数据表明两者之间在三个变量上均没有区别，其结果均恢复到接近完好的膝关节上的测量值。作者引述了以骨槽技术进行内侧和外侧半月板移植的临床优势。

Sekaran 及其同事[83] 研究了 MMT 后角附着位置变化所产生的影响。他们采用尸体自体移植模型，后角隧道被放置在其解剖位置或该位置偏后 5mm 处。研究表明，将后角隧道置于解剖位置偏内 5mm 处会导致标准化后的最大压力增加、接触区域中心位置后移、准化后的平均压力的增加。后角隧道向后放置 5mm 没有那么有害；然而，这个位置导致了接触

区域中心明显偏移。作者得出结论，手术医生应该将后角隧道尽可能放置在靠近其解剖位置，允许的极限是内侧小于 5mm 和后侧 5mm 的偏移。

四、临床评估

完整的病史记录，包括对以前手术记录、当前的症状和功能限制的评估。应进行全面的膝关节检查，包括评估膝关节屈曲和伸直、髌股指数、胫股疼痛

关键点：临床评估

体格检查
- 胫股关节线疼痛、压痛、骨擦音
- McMurray 试验
- 膝关节屈曲和伸直
- 关节肿胀
- 髌股关节（内侧和外侧半脱位、Q 角、骨擦音、压痛）
- 肌肉力量
- 对线
- 步态

韧带半脱位测试
- 轴移试验，Lachmann
- KT-2000（MEDmetric）膝关节屈曲 20°，134N 载荷
- 膝关节屈曲 90° 时的后抽屉试验
- 膝关节屈曲 30° 和 90° 时的胫股关节旋转
- 外旋过伸
- 膝关节屈曲 5° 和 20° 时的外侧胫股关节开口
- 反轴移试验
- 膝关节屈曲 5° 和 20° 时的内侧胫股关节开口

MRI
- 质子密度加权、高分辨率、快速自旋回波序列

X 线
- 前后位
- 膝关节屈曲 30° 的侧位片
- 膝关节屈曲 45° 负重正位
- 髌股关节轴位片
- 双下肢站立的髋 – 膝 – 踝负重 X 线，判断是否为内翻或外翻对线不良的膝关节

评估运动时的症状、功能受限情况：辛辛那提膝关节评分系统
- 体育运动和功能表格
- 职业评级表格
- 症状评级表格

和骨擦音、肌肉力量和步态异常。另外，要对 ACL、后交叉韧带和后外侧结构进行适当的临床检查。

MRI 使用质子密度加权、高分辨率、快速自旋回波序列 [73, 74] 来确定关节软骨的状态和已切除半月板的胫股间室。X 线包括正位片、膝关节屈曲 30° 时的侧位片、膝关节屈曲 45° 时的正位片、髌股关节轴位片。采用双下肢站立的髋 – 膝 – 踝负重 X 线 [22] 测量下肢轴向对线，判断是否存在内翻或外翻对线。

根据 CKRS 评分系统 [7]，患者完成问卷并接受问诊评估症状、功能限制、运动和职业活动水平，以及患者对膝关节状况的整体了解。

伴有骨性内翻畸形的膝关节需要在半月板移植手术前进行分期矫正截骨术。膝关节韧带缺损需要分阶段韧带重建。一些研究主张同时进行 ACL 重建和半月板移植 [29, 84, 107]。正常 ACL 胫骨附着部和 ACL 胫骨隧道可能影响半月板移植的胫骨固定。患者选择下述的骨槽技术时，如果胫骨髁间中心区域没有足够的宽度以容纳半月板移植槽和 ACL 胫骨移植隧道时，可能发生上述情况。由于不可能在上述膝关节使用中央骨槽技术，应在 MMT 时选择双隧道技术。

五、术前计划

（一）组织库和消毒问题

在美国，半月板移植物是从美国组织库协会（American Association of Tissue Banking，AATB）认可的组织库中获得的并接受美国食品药品管理局（Food and Drug Administration，FDA）的检查。应选择血清学检测符合或超过上述机构标准的组织。重要的是，对捐赠者的选择标准可能因组织库而异，手术医生应该了解被选中提供移植物的组织库所使用的特殊标准。我们建议，捐献者的年龄不要超过 30 岁以消除移植物在生物力学或生物化学方面任何潜在的年龄依赖性变化 [11]。

人们已经描述了多种用于半月板移植物的消毒技术，包括无（新鲜冷冻）、辐照、冷冻保存和专有化学技术。一些作者 [13] 主张使用低剂量辐射（1～2mrad）照射和化学试剂进行联合二次消毒。迄今为止，还没有科学数据证明某种移植物处理方法优于其他。

手术医生应该意识到所谓的消毒过程可能无法防止污染，也不能保证移植物无菌。手术前预防性静脉注射抗生素，术后应对患者进行仔细监测，看是否有任何感染征象。不同加工工艺对移植物消毒的影响和供体选择问题、同种异体移植物切取技术，以及疾病测试都超出了本章的范围，其他人详细讨论过 [8, 35, 98]。

（二）半月板尺寸问题

对这一问题，虽然目前还没有标准的程序，但正如 Pollard 及其同事 [71] 所描述的，通常采用 AP 和侧位 X 线来获得半月板移植物大致的宽度和长度（基于胫骨平台测量）。最近进行的一些研究试图确定最可靠的大小估算方法，但这个问题显然仍未解决 [9, 21, 33, 86, 91, 109, 110]。已经研究过的其他方法包括 MRI、三维 CT、移植物的照片，以及根据患者身高、体重和性别预测计算移植体大小。

Berhouet 及其同事 [9] 在尸体膝关节上比较了半月板的直接解剖测量结果，以及通过标本的 X 线和照片的测量结果。Pollard 及其同事 [71] 发现在解剖学和放射学方法之间没有显著差异；放射法的平均总测量误差为 7.9%（4.3% 在 AP 片上，11.45% 在侧位片上）。照相方法被认为不可靠，因为它产生的测量结果与直接解剖测量明显不同，其平均总体测量值误差为 20.1%。许多组织库会提供一张移植样本的照片，这样很好，可以允许手术医生检查半月板的大小和形状。Berhouet 及其同事 [9] 认为，照相方法的问题是由于照像机和标尺位置引起的失真，会产生放大误差。尺子被放在胫骨平台标本底部，这是低于半月板平面的。有人建议，在移植切取期间，尺子应该放在半月板平面，以减少测量误差。

Yoon 及其同事 [109] 提出了一个略有不同的 X 线照相法，通过确定胫骨外侧平台骨性标志，可以更精确地的测量外侧半月板长度。X 线照相光束在旋转中立位向尾部成 10° 角。侧位像上能够区分外侧平台皮质边缘和内侧平台边缘。作者根据 Pollard 的骨骼测量方法确定了一个最佳拟合方程，以预测半月板尺寸：解剖长度 =0.52× 平台长度 ±5.2。与 Pollard 方法相比，该方法将放射法与解剖尺寸的偏差从 4.1mm 减少到 1.4mm，并将精确度（实际长度的 10% 以内）从 40% 增加到 98%。

Stone 及其同事 [91] 建议在挑选半月板移植物时，将患者的身高、体重和性别作为重要的匹配标准。这些研究者采用 MRI 测量了 111 例患者的半月板和胫骨平台尺寸、相关大小，以及患者身高、体重、BMI 和性别。结果显示，身高与胫骨平台总宽度相关性良好（R=0.7194），女性的半月板尺寸通常比男性小。此外，在任何给定身高下，BMI>25 患者的半月板，都比 BMI 较低的患者要大。Van Thiel 及其同事[97]进一步推进了这个概念，他们提供了一个有效的回归模型，采用身高、体重和性别来预测半月板移植物的大小，这是基于 930 名捐赠者及其半月板的尺寸做出的。与已出版的放射学和 MRI 数据相比，这个模型产生了"稍微更精确"的测量结果。然而，他们的发现后来被 Yoon 和同事[110]反驳，他们发现身高、体重、性别和 BMI 无法估计外侧半月板的大小，他们根据的是在全膝关节置换术中获得的 91 个新鲜半月板的样本。

Prodromos 和同事[75]进行了一项研究，以明确对侧膝关节的 MRI 在确定移植物尺寸方面的准确性。利用组织库记录，研究者比较了 500 名捐赠者左、右侧膝关节的尺寸，并报道 97% 的人在正位和内－外侧方向的差异在 3mm 以内。直接测量了 10 具尸体膝关节的半月板，并与从 X 线照片中获得的胫骨平台尺寸进行比较（Pollard 法）。MRI 扫描的平均错误率为 4.7%，而 X 线照片为 14.4%。X 线对 18 个半月板的测量值过大，23 个测量值过小。作者的结论是，应该给对侧半月板进行 MRI 以决定移植物尺寸。

Donahue 及其同事[21]基于 MRI 测量结果，开发了一种半月板移植物尺寸的算法。作者建议组织库遵循该算法，该算法涉及一系列六个步骤。其中包括使用三维坐标数字化系统，对组织库库存中每个移植物做四个横向和六个断面测量，获得接受者未受伤的膝关节 MRI，并测量内侧或外侧半月板的九个参数，以及进行一系列计算以确定最佳匹配。

McConkey 及其同事[55]推荐三维 CT 扫描以提高胫骨平台尺寸测量的准确性和可靠性。在他们的研究中，CT 对平台大小的估计，比 AP 和侧位 X 线上所有维度都更接近于尸体膝关节上的解剖测量结果（P<0.0001）。100% 的时间里，CT 扫描结果和解剖测量结果的差异都在 5mm 以内，76% 的时间其差异在 2mm 以内。相比之下，X 线照相在 76% 的时间里，其测量值与解剖测量值的差异在 5mm 以内，34% 的时间在 2mm 以内。

这些研究表明，文献没有关于半月板尺寸测量标准的共识。研究通常表明放射学技术倾向于高估半月板的大小，MRI 则倾向于低估其尺寸[14,55,86]。手术医生必须根据自己的熟悉程度，从目前可选的技

术中挑出一个可以确定移植物大小的技术。此外手术医生应该知道组织库用来测量移植物尺寸的方法，并理解所获得样本的长度和宽度可能有高达 10% 的变化。在这些情况下，手术医生可能需要调整移植物以适应患者的胫骨平台。使用双隧道技术允许进行这种调整，因为隧道位于相应的胫骨内侧或外侧平台的解剖位置。骨块被拉入隧道（3～5mm），以保持移植物上的张力并防止凸出。当采用半月板骨桥技术时需要在术中做出判断，因为它需要良好的尺寸匹配以防止内侧或外侧半月板凸出。我们更喜欢多花一些时间采用骨桥或骨块技术（骨－半月板－骨移植物），这需要良好的几何和解剖匹配。可供选择的技术还有在无骨栓的情况下将半月板缝合到位，这个技术不推荐。

关键点：术前计划

- 从 AATB 认可并接受美国 FDA 检查的组织库中获得移植物
- 移植物的处理包括无（新鲜冷冻）、辐照、冷冻保存和专有化学技术。没有什么科学数据能证明一种移植物处理方法优于另一种
- 目前还没有测量半月板尺寸的标准，通常采用 AP 和侧位 X 线来获得移植物宽度和长度测量结果。手术医生必须根据自己的熟悉程度，从目前可选的技术中挑出一个可以确定所需的移植物大小的技术
- 需要给移植物拍一张照片，标尺放在邻近位置以检查移植物的大小和形状
- 移植物长度和宽度可能有高达 10% 的变化。医生必须调整移植物以适应患者胫骨平台
- 患者被告知会在麻醉诱导前，在手术室中检查移植物

即使术前可以确定近似的尺寸，问题仍然存在，因为在许多膝关节中，胫股关节会发生退行性化，在关节几何形状方面产生轻微的改变，导致关节面正常表面应力分布发生永久性变化[12]。半月板移植物没有能力恢复半月板切除间室的自然或正常状态。未来的研究需要确定移植物微小的尺寸和形状不匹配对保留关节软骨功能特性的影响。半月板移植的软骨保护作用尚未得到证实。这涉及一些复杂问题，例如软骨细胞功能、软骨胶原蛋白和糖胺聚糖动态平衡，以及由此产生的生物力学属性方面等。

某些内侧半月板可能具有发育不全的前角，这种前角窄且向远端插入胫骨内侧表面（第三型），[10]

这对于移植手术是不可接受的。当内侧半月板的中 1/3 或者外侧半月板的宽度为 8～10mm 时，仅适用于小体格的患者。外侧半月板从前到后的长度可能有所减少，小于矢状位 X 线照片上计算的长度，并且不适合植入。

患者被告知会在麻醉诱导前，在手术室中检查移植物。手术程序不能按计划进行很罕见，不过移植物总是有可能达不到预期标准。

六、术中评估

在手术医生确定采用中央骨桥技术（这是优选的）或双隧道技术（分离前方和后方骨附着部和隧道）前，不要准备 MMT 移植物。

在手术前准备好 LMT，以确定中央骨桥技术中胫骨槽所需的深度和宽度。LMT 的中心骨部分包括前方和后方半月板附着部，体格较小的患者宽度通常最大是 8mm，较大的患者宽度通常是 9mm。胫骨骨桥后方超过后角附着部的 6～8mm 部分应去除以产生一个支撑，撑在宿主膝关节准备好的骨槽上。商用（Stryker Endoscopy 和 Cryolife）尺寸测量块和通道切割器有助于确定合适的尺寸。

麻醉诱导后应在受伤和对侧肢体进行所有的膝关节韧带半脱位检查。胫骨前向平移、胫骨后向平移、外侧和内侧关节开口及胫骨外侧旋转的情况均应记录。应进行彻底的关节镜检查，记录关节软骨表面异常[68]和半月板的状况。

关键点：术中评估

- 开始麻醉前要检查移植物
- MMT：选择中央骨桥技术或双隧道技术
- 外侧半月板移植：准备移植物以确定胫骨槽所需的深度和宽度
- 麻醉下应对患者再次进行受伤和对侧肢体所有的膝关节韧带半脱位检查
- 对所有关节软骨表面进行分级并检查半月板的异常

七、手术技巧：外侧半月板移植

患者仰卧在手术床上，使用止血带和大腿固定器，调整手术床以允许膝关节屈曲 90°。对侧下肢放在齐大腿的弹性长筒袜里，垫上衬垫保持轻微髋关节屈曲，以减少股神经的张力。在麻醉状态下检查

后，诊断性关节镜检查确认术前诊断和关节软骨改变。尽可能保留一个 3mm 的半月板床，但胭肌腱区除外，应去除此处自体半月板边缘。磨锉半月板床和邻近的滑膜以促进移植物的血供重建。

止血带只在建立最初两个手术入路时充气。在邻近髌腱处做一个有限的 3cm 外侧关节切开术。尽管关节镜技术可用于准备胫骨槽，但有限关节切开术提供了优越的视野并可避免切入髌腱，髌腱必须向内侧推移以正确放置胫骨槽。常见的错误是将胫骨槽的前面定位在外侧半月板前角的正常附着部的外侧。

关键点：手术技巧

外侧半月板移植

- 诊断性关节镜检查确认术前诊断和关节软骨改变
- 在邻近髌腱处做一个有限的 3cm 外侧关节切口
- 髌腱必须向内侧推移以正确制作胫骨槽
- 第二个 3cm 后外侧切口就在腓侧副韧带后方
- 识别股二头肌短头和髂胫束之间的间隙并切开
- 将股二头肌关节囊附着部从后关节囊上轻轻地剥离
- 识别并保留膝下外侧动脉
- 进一步钝性分离后外侧关节囊和腓肠肌外侧头之间的间隙
- 确定移植物的宽度，将模板插入外侧间室以确定能正确制作骨槽
- 测量大小，确保半月板体部无外侧突悬
- 胫骨槽比移植骨宽 1～2mm 以便于植入。移植物的前角和后角被置入正常附着位置
- 用移植物尺寸测量块确认移植骨桥的宽度和深度是正确的
- 选择燕尾榫技术或方形骨块技术
- 移植物被插入槽中，其骨性部分坐在后方骨性支撑上，以使附着部从前向后准确到达定位点
- 移植物被缝合到自体半月板边缘
- 中央骨附着部有两种固定方法。两条 2-0 不可吸收缝线逆行置入胫骨槽，穿过中央骨桥，在胫骨柱上打结（推荐）
- 内侧邻接骨桥处拧入一个 7mm×25mm 界面螺钉
- 闭合关节切口，通过多根垂直发散缝线由内而外缝合半月板

第二个 3cm 后外侧切口就在腓侧副韧带（图 24-2）后方，类似于第 23 章为外侧半月板从内到外修复所做的切口[59, 79]。识别股二头肌短头和髂胫束之间的间隙并切开。用 Metzenbaum 剪刀将股二头肌关节囊附着部从后关节囊和 FCL 上轻轻地剥离，直至腓

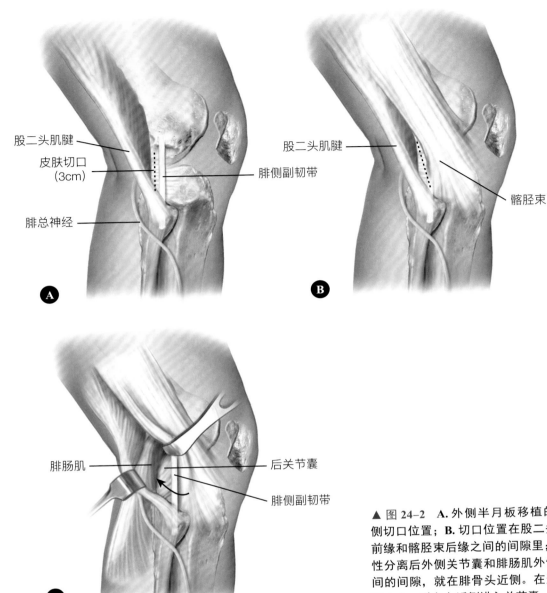

▲ 图 24-2　**A.** 外侧半月板移植的后外侧切口位置；**B.** 切口位置在股二头肌腱前缘和髂胫束后缘之间的间隙里；**C.** 钝性分离后外侧关节囊和腓肠肌外侧头之间的间隙，就在腓骨头近侧。在这一点要小心，避免向近侧进入关节囊

骨头上方。在这一点要小心，因为切口延伸太偏前或到关节线近侧会进入关节囊。如果出现这种情况，需要在半月板从内到外修复过程中进行关节囊修复以保持关节的完整性。

膝下外侧动脉距离切口非常接近，应识别并保留下来。进一步钝性分离后外侧关节囊和腓肠肌外侧头之间的间隙。一个大小适当的腘窝拉钩直接放置在外侧半月板床后方和腓肠肌外侧头前方。在后面穿过由内向外缝线时，要小心让拉钩处于腓肠肌外侧头前方，以保护位于肌肉后面的腓神经。

确定移植物的宽度。按移植物的宽度和长度切割出铝箔模板，插入外侧间室以确定能否正确制作

骨槽。这一调整步骤可以确保半月板体无外侧突悬（凸出），突悬可能是制作骨槽太偏外造成的。如果存在不匹配导致外侧凸出，手术可以从骨桥技术转变为使用两个独立的骨栓和骨隧道。后方骨栓就定位于外侧半月板附着部。前方骨栓放在更偏内侧几个毫米的位置以防止外侧凸出。使用骨桥技术需要很好的尺寸匹配，并且手术时需要判断使用中心桥还是分开骨栓技术。这一步骤同样适用于 MMT。在半月板前方和后方的胫骨附着部制备矩形骨槽，以便与准备好的移植物形状相匹配。

准备外侧胫骨槽的步骤顺序见图 24-3。胫骨槽要比移植骨宽 1～2mm 以便于植入。移植物的前角

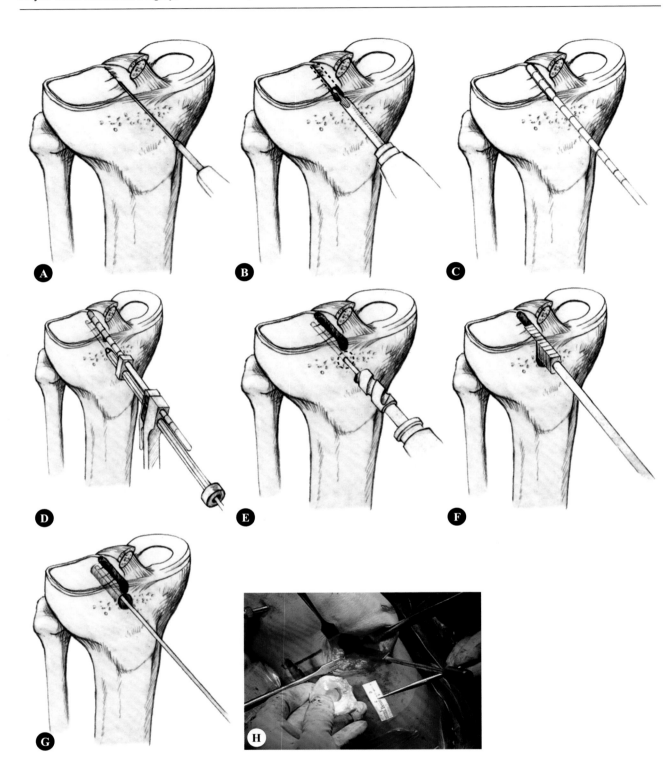

▲ 图 24-3　**A.** 外侧半月板移植的胫骨槽技术。本手术可采用全关节镜或外侧小切口技术。我们喜欢小切口切开关节，因为视野优越并可避免切入髌腱。在前角和后角附着部中心用电刀画一条线连接起来。**B.** 用磨钻去除胫骨棘，沿着胫骨斜坡平面做一个 **4mm** 从前到后的参考骨槽。**C.** 带刻度的导针插入后与关节软骨平齐。**D.** 钻头导向器上带有激光标记，可以确定第二枚导针的深度，钻头要少钻 **5mm**，以制作胫骨槽的后部。**E** 至 **G.** 采用带限深的 **8mm** 钻头，之后使用盒型骨刀按所需宽度和深度制作一个方形骨槽。**H.** 准备将外侧半月板移植物中央骨桥置入胫骨槽内

引 自 Noyes FR, Barber-Westin SD, Rankin M. Meniscal transplantation in symptomatic patients less than fifty years old. Surgical technique. *J Bone Joint Surg Am*. 2005;87[suppl 1(pt 2)]:149-165.

和后角被放置在它们正常附着位置，邻近 ACL。需要注意的是，如果先前的 ACL 重建手术中，胫骨隧道被放置在偏外位置，可能会对制作胫骨槽造成技术困难。

另一种制作胫骨槽的技术需要使用开口凿子和精凿，可以使其成形至最终深度和宽度（图 24-4A）。胫骨槽尺寸导向器用于检查长度和深度（图 24-4B）。用一个尺寸测量块（图 24-4C）确认移植骨桥的宽度和深度是正确的。

也可以考虑燕尾榫技术，它可以为移植物胫骨处的骨性固定提供更好的稳定性（图 24-5）。该手术必须要切割一个梯形骨块，包括较窄的 7mm 骨桥，并且需要多一些时间来准备移植物。

移植物被插入槽中，其骨性部分坐在后方骨性支撑上，以使附着部从前向后准确到达定位点。向后穿过后方半月板体部的垂直缝线以产生拉力并便于放置移植物。在手术后期打结缝线。屈曲、伸直和旋转膝关节，确认移植物位置正确。缝线穿入半月板的前 1/3 处，直视下将其连接到准备好的半月板边缘。

中央骨附着部有两种固定方法。两条 2-0 不可吸收缝线逆行穿入胫骨槽，移植前穿过中央骨桥通道，捆绑在胫骨柱上。缝线将移植物牢固固定入胫骨槽，并与周边缝线一起产生固定效果。这是首选技术，简单且有效。另一种选择是在内侧邻接骨桥处，拧入一个 7mm×25mm 的可吸收复合材料的界

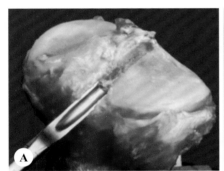
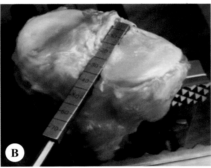
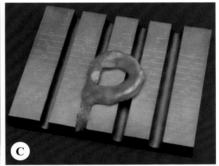

▲ 图 24-4　A. 另一种可选的技术使用开口凿子和精凿将胫骨槽磨锉至其最终的深度和宽度；B. 使用胫骨槽尺寸导向器来检查长度和深度；C. 同种异体移植物的尺寸块确定移植物骨桥的宽度和深度正确

引自 Noyes FR, Barber-Westin SD, Rankin M. Meniscal transplantation in symptomatic patients less than fifty years old. Surgical technique. *J Bone Joint Surg Am.* 2005;87[suppl 1(pt 2)]:149-165.

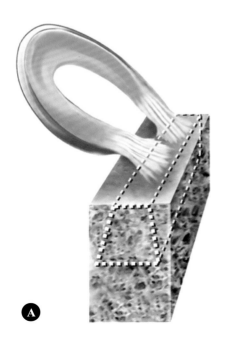
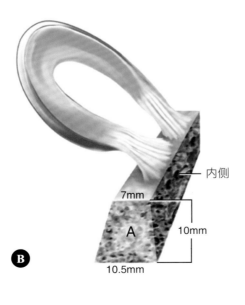

内侧

7mm

10mm

10.5mm

◀ 图 24-5　燕尾榫半月板同种异体移植技术

A. 骨块上的虚线显示燕尾榫形骨块的轮廓，移植物夹具系统用于夹持半月板移植物并制成所需的骨切面；B. 最终外观显示移植插入前梯形骨块的典型尺寸

面螺钉[24]。在导丝上插入丝锥手动制作界面螺钉的通路，固定骨桥。如果胫骨骨量减少或者如果因为先前固定不充分而存在 ACL 移植物隧道，则不应使用该技术。

闭合关节切开的切口，通过多根垂直发散缝线由内而外缝合半月板，这些缝线首先向上穿出以复位半月板（图 24-6），然后向下穿过移植物的外 1/3。缝线不放在中间和内 1/3，以避免由于这些区域有限的愈合能力而削弱移植物（图 24-7）。虽然全内缝合技术已经用于一些研究，我们不建议这样做，因为多根上方和下方垂直发散缝线提供了极好的固定效果，可以立即开始活动度练习和承受 25% 的体重。

八、手术技术：内侧半月板移植

患者仰卧在手术床上，使用止血带和大腿固定器，并调整手术床以允许膝关节屈曲 90°。对侧下肢放在齐大腿的弹性长筒袜里，垫上衬垫保持髋关节轻度屈曲，以减少股神经的张力。在麻醉状态下检查膝关节并进行诊断性关节镜后，去除残留的半月板组织，准备半月板床。有一点很重要，就是要尽可能保留一个 3mm 的边缘以限制半月板移动范围，防止其凸出。尽管有人采用无骨栓缝合半月板移植物的技术，我们更愿意多花些时间来固定骨 - 半月板 - 骨移植物。生物力学研究[4, 5, 15, 70]支持这种做法，如果缝合半月板移植物却没有骨固定，是不能恢复正常的关节接触压力的，尽管有一项研究结果不同[58]。丢失任何半月板骨性附着都可能导致功能丧失。Sekaran 及其同事[83]报道，即使是内侧半月板后方骨块发生 5mm 的错位，都会对关节接触压力产生不利影响。磨锉半月板床和滑膜以协助移植物的血供重建。

只在切开前内侧和后内侧手术入路时给止血带充气。对于前方关节切开术，做靠近髌腱的 4cm 前内侧皮肤切口。第二个 3cm 垂直后内侧切口，类似于前面描述的由内向外半月板修复（图 24-8）[59]。切开缝匠肌前部筋膜，鹅足肌群向后拉开。特别小心辨认和保护隐神经髌下支。切开后关节囊和半膜肌腱之间的间隙。切开半膜肌腱鞘以便于显露。钝性分开腓肠肌内侧头的肌腱和后关节囊之间的间隔。半月板拉钩置于腓肠肌腱前方和半月板床与后关节囊正后方的间隙里。止血带充气至 275mmHg 时，建

立这两个入路通常用不了 15min；否则就不使用止血带。

手术目的是将内侧半月板和骨附着部放在正常的前方和后方附着位置上，并在膝关节内所需的位

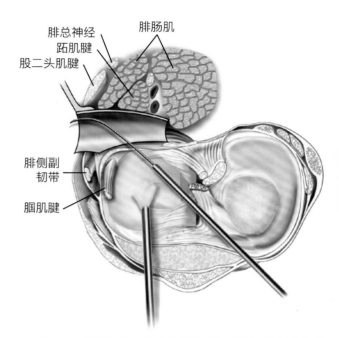

▲ 图 24-6 横截面显示腘窝牵开器位于腓肠肌外侧头和后关节囊之间的间隙

从邻近入路引入单根套管以便将垂直缝线放入半月板移植物的外围

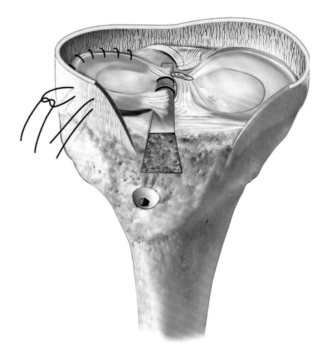

▲ 图 24-7 外侧半月板移植到位并缝合

置上用缝线固定移植物。按照前后方向和内外方向的移植物尺寸，制作 MMT 的铝箔模板，并通过前方关节切开处插入以测量胫骨内侧平台。可以对中央骨槽的位置进行标记并确定半月板移植物是否被正确定位在 ACL 胫骨附着部附近，并且没有向胫骨内侧突悬。

确认前方和后方半月板附着在正确的解剖位置上。中央骨桥技术会切除 4～6mm 的髁间嵴。如果移植物合适，并且不存在向胫骨内侧突悬，可以使用中央骨桥技术。如果需要调整移植物以适应胫骨内侧平台并避免内侧凸出，则应选择双隧道技术。调整大小的步骤对于 MMT 在宿主胫骨上获得合适的位置至关重要。

在许多膝关节中，不可能完成中央槽技术，因为尺寸问题会造成半月板体部过度向内侧移位，否则便会破坏 ACL 胫骨附着部。移植技术确定了，就开始准备半月板移植。

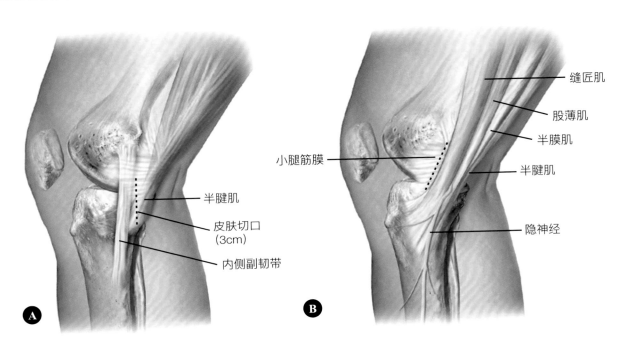

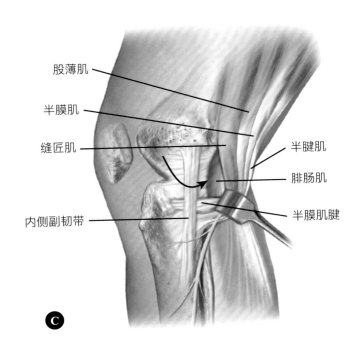

◀ 图 24-8　内侧半月板移植的附加后内侧入路

A. 后内侧皮肤切口；B. 切口穿过缝匠肌筋膜的前部；C. 切开后内侧关节囊和腓肠肌腱之间的间隔，就在半膜肌腱近端（箭），肌腱上的筋膜被切除至其胫骨附着部以便于拉出半月板缝线

关键点：手术技术

内侧半月板移植

- 诊断性关节镜检查确认术前诊断和关节软骨改变
- 止血带只在前内侧和后内侧手术入路切开时充气
- 做靠近髌腱和胫骨结节的 4cm 前内侧皮肤切口
- 3cm 垂直后内侧切口
- 辨认并避免损伤隐神经髌下支
- 切开半膜肌腱鞘以便显露
- 半月板拉钩置于腓肠肌腱前方和半月板床与后关节囊正后方的间隙里
- 按照前后方向和内外方向的移植物尺寸制作 MMT 的铝箔模板
- 通过前方关节切开处插入以测量胫骨内侧平台
- 对中央骨槽的位置进行标记
- 手术医师确认是否正确放置了半月板移植物，如果是，则选择中央骨桥技术
- 如果移植物因在内侧间室匹配不佳而需要调整，则应选择双隧道技术

（一）内侧半月板中心骨桥技术

该技术类似于前述的 LMT。用矩形或燕尾榫技术准备半月板移植物。首先在胫骨平台上制作一个前后方向的参考槽。导针位于槽中，在胫骨下方，空心钻头经导针钻出隧道。另一种技术是使用骨刀和凿子准备胫骨槽。ACL 附着部直接位于胫骨槽外侧，可能会破坏不超过 2mm 的附着部。最后的胫骨槽宽 8～9mm，深 10mm。锉刀用来磨平骨槽，以便插入移植物中央骨桥。

在燕尾榫技术中，移植物中心骨桥的大小为宽 7mm（比胫骨处的尺寸小 1mm）和深 10mm。燕尾榫技术要求中央骨切除更少，因此对 ACL 附着部的保护更好。

垂直缝线穿过半月板后角，并穿过关节囊从后内侧切口穿出。半月板通过关节切开术进入膝关节，牵拉后方缝线以便将其放置在膝关节内的正确位置上。小心半月板骨桥与受体胫骨槽的对线。在前后方向上调整中央骨桥的位置，使其处于能适配股骨髁的正确解剖位置。通过屈曲、伸直膝关节和旋转胫骨达到移植物对线。偶尔会有骨赘出现在胫骨内侧平台的前部，必须切除以避免压迫半月板移植物。

中心骨桥的固定由两根穿过胫骨中央槽隧道的缝线，或使用可吸收界面螺钉来完成。在直视下用垂直缝线（2-0 Ethibond）缝合半月板的前角

（图 24-9）。闭合前方关节切开处，由内向外穿过垂直发散缝线，将半月板缝合到半月板床上，去除所有移植物不平整处，恢复半月板外周张力。最后，通过关节镜检查证实移植物到达正确位置并固定牢固。移植物的中心骨桥提供移植物前部和后部的固定，以及后续的宿主骨愈合（图 24-10）。

关键点：手术技术

内侧半月板中心骨桥技术

- 移植物是用矩形或燕尾榫技术准备的
- 参考槽位于胫骨平台，前后方向
- ACL 附着部紧贴着胫骨槽外侧，可能会破坏其附着部不超过 2mm
- 最后的胫骨槽宽 8～9mm，深 10mm
- 燕尾榫技术：中心骨桥大小为宽 7mm（比胫骨处的尺寸小 1mm）和深 10mm
- 半月板通过关节切开和后方牵拉缝线进入膝关节
- 半月板骨桥与受区胫骨槽的对线
- 固定：由两根穿过胫骨中央槽中隧道的缝线或界面可吸收螺钉来完成
- 在直视下用垂直缝线缝合前角
- 闭合前方关节切开处，由内向外穿过垂直发散缝线，将半月板缝合到半月板床上

（二）内侧半月板双隧道技术

如果确定不能采用中央骨桥技术，手术医生必须准备分开前方和后方半月板移植物的骨附着部，将其固定在正常解剖附着部位（图 24-11）。移植物需要制备出直径 8mm 和长度 12mm 的后方骨块。尽管有人仅使用软组织固定半月板移植物后角，而且认为去除后方骨块会使移植物更容易通过，但我们认为这样的固定不太安全，不足以恢复环向张力，失败率更高。前方骨附着部的宽度、长度和深度均为 12mm。用两根 2-0 非可吸收缝线逆行穿过每一个骨附着部，在邻近骨附着处的半月板中再穿过两根锁定缝线以牢固固定。

前内侧和后内侧入路的操作如前所述。导针胫骨结节附近钻入并指向半月板后方解剖附着部。经导针在胫骨上钻一个直径为 9mm 的隧道。骨隧道边缘做出倒角并用刮匙稍微扩大，这样移植物更容易进入胫骨隧道。通常内侧股骨髁间窝需要有限成形术。需要靠近 PCL 和股骨内侧髁做至少 8mm 的开口以通过移植物后方骨块。偶尔，需要骨膜下松解内侧副韧带深层胫骨附着部的长纤维（后面用缝合锚修

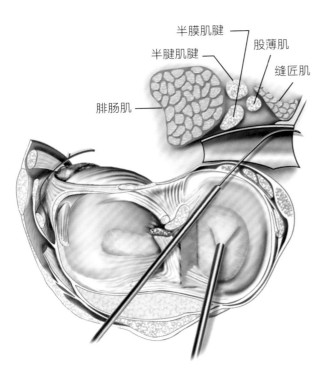

▲ 图 24-9　显示关节镜、套筒和腘窝拉钩位置

半月板移植物通过关节切开处进入膝关节，牵拉缝线使其到达膝关节内的正确位置。使用单筒套管，缝线在相应的附着部穿过关节囊，并通过辅助切口穿出，拉出半月板缝线

复），以便充分打开内侧胫股关节。该技术优于"馅饼皮"技术，没有弱化 MCL，修复 MCL 可恢复正常的张力。

移植物通过前内侧关节切开处进入关节。手术医生坐位，佩戴头灯，膝关节屈曲 90°。导丝逆行穿过胫骨隧道，拉回附着在后方骨块上的缝线。第二根缝线穿过后角，由内向外通过后内侧入路引导半月板。

膝关节在最大外翻载荷下屈曲 20° 以便后方骨块通过，此时助手握持半月板体部缝线。用神经拉钩或钝头器械轻轻帮助移植物通过。直视下，确认半月板移植物的通路正确，并将其牵入胫股关节内侧间室。小心不要让半月板体部后半进入胫骨隧道，仅使移植物的骨性部分进入，不要缩短整个半月板移植物的环形长度。

后方半月板骨附着部的缝线系在胫骨柱上，为后方骨附着部提供张力。通过一根或者两根缝线来固定后角。膝关节屈曲和伸直以评估半月板的适配和移位。确定半月板前方骨附着部的最佳位置，重建

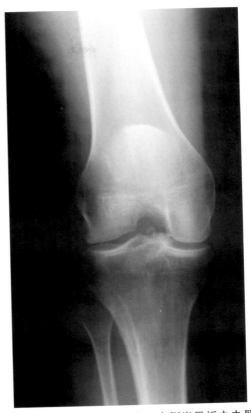

▲ 图 24-10　36 岁女性患者，内侧半月板中央骨桥移植 6 年后的负重正位片显示骨桥与受区骨结合，内侧关节间隙保留

引自 Noyes FR, Barber-Westin SD, Rankin M. Meniscal transplantation in symptomatic patients less than fifty years old. Surgical technique. *J Bone Joint Surg Am.* 2005;87[suppl 1(pt 2)]:149-165.

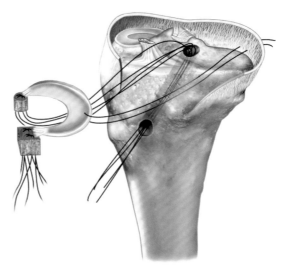

▲ 图 24-11　内侧半月板移植的双隧道技术

图中显示准备牵入移植物，包括穿入后内侧缝线以便复位半月板。内侧半月板的前方和后方骨附着部被固定入单独的骨隧道

正确的半月板位置，并防止内侧移植物突悬。在大多数情况下，此位置应该在前方解剖附着部。膝关节完全伸直，确认移植物的正确位置。

胫骨上做出一个 12mm 的矩形骨槽，以接纳半月板移植物的前方骨附着部。该骨槽的底部有一个 4mm 骨隧道，出口在胫骨前部，刚好靠近后方骨隧道近端。缝线穿过骨隧道，前角坐位。再次进行膝关节全范围屈曲和伸直，以找到合适的移植物位置并完成适配。牵拉前方骨块上的缝线，此时不打结，但要保持从内到外缝合过程中移植物的张力。在环形张力下小心复位半月板移植物，前角和后角的骨块被认为是半月板负重位置的关键所在。

关闭关节前方切开处，将关节镜放入前内侧入口。将缝线套管插入半月板修复处的前外侧入口。由内向外进行半月板缝合，从后角开始，用 2-0 不可吸收缝线从上方和下方做多次垂直发散缝合，从后向前不断拉紧半月板，以建立环形张力。助手坐位戴头灯，通过后内侧入路拉出缝线针。每条缝合线都要管理好并打结，把半月板直接连接到半月板床，观察正确的半月板位置、固定情况和张力。固定需要精细的技术和一些时间以避免内侧半月板凸出，这种情况经常在 MRI 研究中出现。

其他技术，如全内半月板缝合植入物，不推荐使用，因为这些植入物会降低固定的精确度，以及恢复半月板移植物张力的能力。打开前方关节切开处，最后拉紧并进行前角骨附着部固定。在直视下需要附加缝线将半月板最前面的 1/3 固定到关节囊附着部（图 24-12）。另一种固定方法是使用 3.5mm 松质骨螺钉和垫圈固定前角半月板 – 骨附着部。对移植物进行膝关节屈曲、伸直和胫骨旋转等最后检查后，按常规方式闭合手术切口。

九、我们的临床研究

（一）初步研究的临床结果

我们之前详细描述过一组 40 例冷冻保存和 96 例新鲜冷冻辐照保存的 MMT 和 LMT 的临床结果 [61, 64, 65, 76]。在这些前瞻性研究中 100% 病例获得了随访研究。

1995 年 11 月—2000 年 3 月，我们将 40 个冷冻保存的半月板移植物植入 38 例患者 [65]。4.5 个月板移植物失败，并在至少 2 年随访期前取出；这些病例

关键点：手术技术

内侧半月板双隧道技术

- 移植物需要制备出直径 8mm 和长度 12mm 的后方骨块，前方骨块的宽度、长度和深度均为 12mm
- 入路建立好，导针从胫骨结节附近钻入并指向半月板后方解剖附着部
- 经导针在胫骨上钻一个直径为 9mm 的隧道
- 需要在靠近 PCL 和股骨内侧髁处钻至少 8mm 的开口以通过移植物的后方骨块
- 移植物通过前内侧关节切开处进入关节
- 膝关节在最大外翻载荷下屈曲 20° 以便后方骨块通过，不要让半月板后体部进入胫骨隧道，仅使移植物的骨性部分进入，否则会缩短整个半月板移植物的环形长度
- 后方半月板骨块的缝线打结系在胫骨柱上，为后方骨连接部提供张力
- 膝关节屈曲和伸直以评估半月板的适配和移位情况
- 膝关节完全伸直，确认移植物的正确位置
- 胫骨上做出一个 12mm 的矩形骨槽，以接纳移植物的前方骨块
- 前方胫骨底部做一个靠近后方骨隧道近端的 4mm 骨隧道
- 从内到外缝合时，要拉紧前方骨半月板上的缝线
- 关闭前方关节切口，将缝线套管插入半月板修复处的外侧入口
- 以由内向外的方式进行半月板修复，从后角开始，多次垂直发散缝合。每条缝合线都要管理好并打结，把半月板直接缝到半月板床上
- 检查半月板位置、固定和张力良好
- 打开前方关节切开处，最后拉紧并进行前角骨块固定
- 不推荐使用全内半月板缝合植入物

包括在整体失败率中。术后随访 35 例患者（36 个半月板移植；18 个外侧，16 个内侧，1 个双侧）平均 3.3 年（范围为 2~5.7 年）。18 例男性和 17 例女性手术时平均年龄为 30 岁（范围为 14—49 岁）。

膝关节外伤和半月板移植术之间平均间隔 11.6 年（范围为 1~31 年）。共完成 128 个移植前手术，包括 61 个半月板部分或全部切除，13 个 ACL 重建，4 个 PCL 重建，1 个 FCL 重建，5 个胫骨高位截骨术和 3 个自体骨软骨移植手术。

在进行 LMT 时，13 个膝关节因关节软骨全层缺损同时进行股骨外侧髁自体骨软骨移植。4 个膝关节

在半月板移植前进行膝关节韧带重建，另外 4 个膝关节韧带重建和移植同时进行。6 个膝关节 ACL 重建使用骨 – 髌腱 – 骨或 STG 自体移植物。1 个膝关节进行了双束自体股四头肌腱重建 PCL[60]，另一个膝关节进行了 PCL 和 ACL 重建。

31 个膝关节（88%）在半月板移植时检查发现，在半月板切除的胫股间室出现关节软骨表面异常（病变直径＞15mm，裂缝和碎裂延伸超过软骨深度的一半，或软骨下骨显露）。18 个膝关节发现软骨下骨显露，其他 13 个出现大面积的裂缝和碎片。

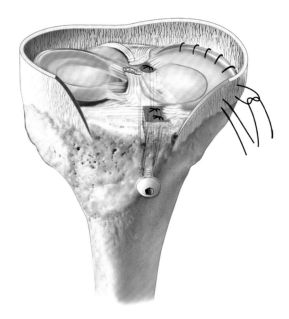

▲ 图 24–12　内侧半月板移植物前后隧道最终固定外观和垂直发散缝线

用 CKRS 评估主观和功能结果。半月板移植专用分类系统是基于 MRI、临床检查、随访关节镜检查（执行时）和胫股关节症状（表 24–1）制成的。IKDC 分类系统用于确定膝关节韧带移植物功能。

手术前，27 例患者（77%）伴有日常活动时的中度至重度疼痛，但在随访中，只有 2 例（6%）日常活动时有疼痛（$P<0.0001$）（图 24–13）。所有患者术前都有半月板切除胫股间室的疼痛，但在随访时，只有 10 人（29%）有某种程度的胫股关节疼痛。

35 例患者中有 33 例（94%）表示他们的膝关节状况自我评估等级有所提高（图 24–14）。平均术前患者感知评分（等级为 1～10）为 3.1 分（范围为 1～9 分）提高到随访时的平均 6.2 分（范围为 1～9 分）（$P<0.0001$）（表 24–2）。术前，只有 1 例患者能够毫无问题地参加运动。在随访时，27 例患者（77%）可以参加轻度、低冲击的运动，而没有出现问题，1 例患者因不遵守医嘱出现了症状（表 24–3）。

手术前，15 例患者在工作活动期间出现症状和活动受限（表 24–4），但在随访中，只有 2 例患者仍然在工作时有膝关节问题。

1 例患者在随访时有半月板移植断裂物的迹象。与术前检查相比，1 例患者有胫股关节线疼痛，可触及骨擦音增加。所有患者膝关节活动度均正常。

所有 ACL 重建的膝关节都恢复了正常或接近正常的前向稳定性，除了 1 例重建手术失败。PCL 重建术后在膝关节屈曲 20° 和 90° 时功能接近正常，除了 1 个膝关节在屈曲 90° 时恢复了部分功能。

表 24–1　半月板移植物分类

	MRI 评估（n=29）			临床检查：胫股关节（n=39）		随访关节镜检（n=13）
同种异体移植物分类	外周附着部	关节内位置*	信号强度	半月板表现	疼痛，临床症状	半月板断裂
正常	愈合	正常（0%～25% 的半月板宽度）	无	无	无	无
有改变		移位（26%～50% 的半月板宽度）		1 级和 2 级	轻度疼痛，比术前好转	部分半月板切除术（<1/3；切除）
失败	未愈合	明显移位（＞50% 的半月板宽度）	3 级（断裂，信号强度扩展到关节面）	半月板断裂明显表现	明确疼痛，比术前无好转	部分或全半月板切除术（>1/3；切除）

1 例结果异常被认为是失败

* 冠状面和矢状面，垂直于关节线的后方移位或内侧平台移位的百分比

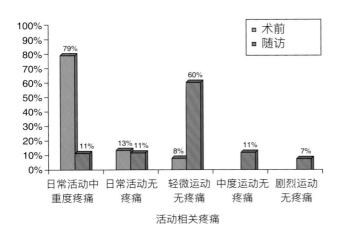

▲ 图 24-13　疼痛量表显示运动水平最高的患者可能不会感到膝关节疼痛

术前和随访之间的区别具有统计学意义（*P*<0.000 1）。Mod-sev. 中度到重度（引自 Noyes FR, Barber-Westin SD, Rankin M. Meniscus transplantation in symptomatic patients under fifty years of age. *J Bone Joint Surg Am*. 2004;68:1392-1404.）

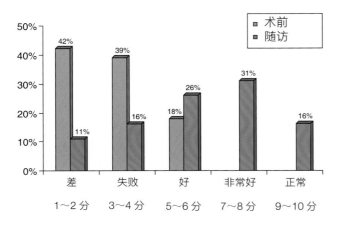

▲ 图 24-14　患者对膝关节整体状况的感知分布

术前与随访具有统计学显著性差异（*P*<0.000 1）（引自 Noyes FR, Barber-Westin SD, Rankin M. Meniscus transplantation in symptomatic patients under fifty years of age. *J Bone Joint Surg Am*. 2004; 68:1392-404.）

　　5 例患者因为与移植物相关的症状接受了随访关节镜手术。3 例患者半月板移植物周缘与关节囊接合处出现断裂，并成功进行了修复。2 例患者，移植物的小断裂被切除。上述患者都没有更多的抱怨。另一例患者半月板移植后 35 个月未解决膝关节疼痛，接受了全膝关节置换术（total knee arthroplasty，TKA）。对于上述 6 例患者，有 4.5 个月板需要术后早期切除，因半月板移植物症状的再手术率为 25%（40 个半月板移植物中有 10 个）。

表 24-2　半月板移植术前和术后的功能评分

因素 / 评分	术前[*]	随访[*]	*P* 值[†]
分值，0~10 分			
疼痛	2.5 ± 1.4	5.8 ± 2.2	0.0001
肿胀	3.7 ± 2.6	5.8 ± 2	0.0003
严重打软腿	5.8 ± 2.8	6.4 ± 2	NS
分值，0~10 分			
患者感受	3.2 ± 1.3	6.2 ± 2.1	0.0001
分值，0~10 分			
行走	29 ± 9	37 ± 10	0.0008
爬楼梯	24 ± 12	30 ± 14	0.008
下蹲	10 ± 14	17 ± 16	0.04
分值，0~10 分			
跑步	44 ± 9	57 ± 22	0.0001
跳跃	43 ± 7	51 ± 20	0.01
扭转 / 转身	43 ± 8	52 ± 19	0.008

*. 数值以均值 ± 标准差表示
†. 术前和随访数据间进行配对 *t* 检验
NS. 没有显著性

表 24-3　半月板移植术前和术后的运动水平

运动类型	术前（*n*）	随访（*n*）
跳跃，强力轴向和剪切运动	0	1
跑步，扭转和转身	0	4
游泳，骑车	7	24
无	31	9
改变体育活动		
水平提高，无症状	0	25
水平相同，无症状	0	2
水平降低，无症状	1	1
带症状运动	6	1
因膝关节相关问题无运动	31	8
因非膝关节相关问题无运动	0	1

表 24-4　半月板移植术前和术后的职业水平

职业水平	术前（n）	随访（n）
残疾	5	3
极轻度或轻度	12	21
中度	2	1
重度或极重度	4	5
学生或居家工作者	15	8
职业水平的变化		
水平提高，无症状	0	5
水平相同，无症状	2	15
水平降低，无症状	1	5
带症状工作	15	2
因膝关节相关问题无工作	5	3
因非膝关节相关问题无工作	15	8

17 个半月板移植物（42.5%）具有正常特征，12 个（30%）特征发生了改变，11 个（27.5%）失败。在 20 个 LMT 中，9 个具有正常特征，7 个发生了特征改变，4 个失败。在 20 个 MMT 中，8 个具有正常特征，5 个发生了特征改变，7 个失败。关节炎的 MRI 分级和移植物特征之间具有相关性（P=0.01）。在 16 个轻度关节炎的移植膝关节中，10 个有正常特征，6 个发生了特征改变。在 12 个中度关节炎的移植膝关节中，有 3 个特征正常，4 个发生了特征改变，5 个失败。

先前描述过一组 82 例患者植入 96 个照射处理的半月板移植物的结果[64]。27 例患者的 28 个半月板需要早期关节镜下切除，原因是术后平均 10 个月（范围为 2～20 个月）半月板没有愈合。这 28 个半月板被纳入在整体失败率中。此外，1 例患者在 2 年随访前死于与膝关节疾病无关的疾病。剩余 62 例患者（63 膝）的 67 个半月板（57 个内侧、10 个外侧）均在术后平均 3.6 年（范围为 1～9.2 年）进行了随访。

将患者分为三组分析半月板移植手术。第 1 组 MRI 显示关节软骨有正常至轻度关节炎，第 2 组有中度关节炎，第 3 组有严重关节炎。在 MRI 上有正常或轻微关节炎的膝关节中，半月板移植失败率为 6%（18 个膝关节中有 1 例）。有中度关节炎的为 45%（31 个膝关节中的 14 个），有严重关节炎的为 80%（15 个膝关节中的 12 个）（图 24-15）。半月板移植失败率和关节炎严重程度之间具有显著相关性（P<0.001）。

由独立检查员对术后早期失败的 28 个同种异体半月板移植物进行组织学评估。9 个样本（5 个内侧，4 个外侧）包括外周半月板-关节囊连接处和完整的半月板体部都进行了重要分析（图 24-16）。这些同种异体移植物平均术后 11 个月（范围为 2～21 个月）被切除，胫骨股骨和内外方向易于识别。在检查的全部组织中，均没有出现组织排斥的细胞反应证据。标本均显示，在半月板的股骨和胫骨表面或核心区有非常少的细胞再增殖（如果有的话）（图 24-17A 和 B）。主要细胞类型是纤维细胞（图 24-17C）。在 6 个标本中发现胶原在异常方向发生重塑。重塑现象导致正常表面放射状胶原结构丢失，以及半月板基质内正常圆周纤维丢失（图 24-17D）。

低剂量辐射（2.0～2.5mrad）在提高半月板同种异体移植物失败率方面的作用尚无科学结论。从历史的角度来看，这项研究为半月板移植患者的选择标准提供了有用的信息。如果出现晚期关节炎、关节几何形状改变（主要是胫骨凹陷、股骨髁变平），显露的骨表面覆盖大部分胫股关节间室，此类患者不是半月板移植的合适患者。

（二）MRI 分析：半月板移植物的特征

作者用前面详述的研究方案，以 MRI 总共分析了 29 个冷冻保存的半月板移植物（73%）术后平均 2.9 年（1～5.5 年）的情况[65, 76]。图像由一名骨科医生独立进行检查和测量，患者信息对其设盲。在全部或部分负重的情况下确定移植物的高度、宽度和位移。

在冠状面上，29 个半月板移植物的平均位移为（2.2±1.5）mm（范围为 0～5mm）（表 24-5）。17 个移植物（59%）没有移位，11 个有轻微移位，1 个无法评估。在矢状面上，移植物后角的平均位移为（1.1±2.0）mm（范围为 0～9mm）。25 个移植物（86%）后角没有移位，3 个有很小位移，1 个有显著位移（9mm）。移植物前角平均的位移为（1.2±1.7）mm（范围为 0～6mm）。25 个移植物前角没有移位，3 个有轻微位移，1 个有明显位移（6mm）。半月板内部信号强度正常 1 个、1 级 13 个、2 级 11 个、3 级 3 个，有 1 个无法评估。

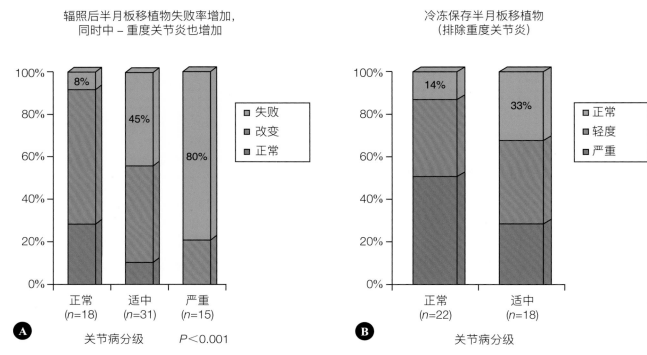

▲ 图 24-15　我们的临床研究将 MRI 半月板移植物分级为：正常、改变和失败

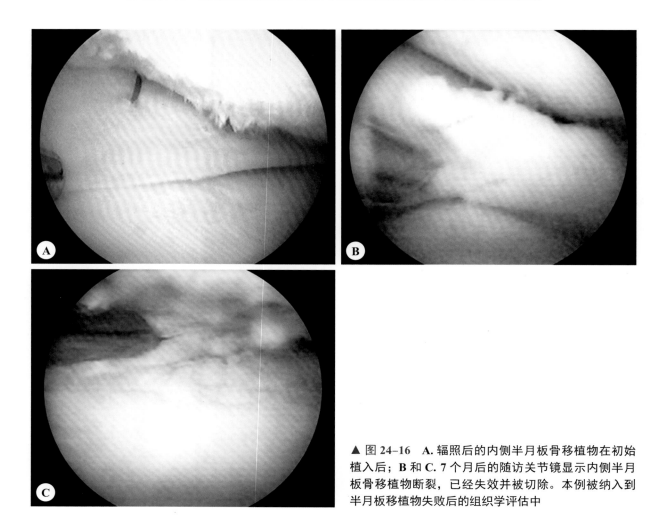

▲ 图 24-16　A. 辐照后的内侧半月板骨移植物在初始植入后；B 和 C. 7 个月后的随访关节镜显示内侧半月板骨移植物断裂，已经失效并被切除。本例被纳入到半月板移植物失败后的组织学评估中

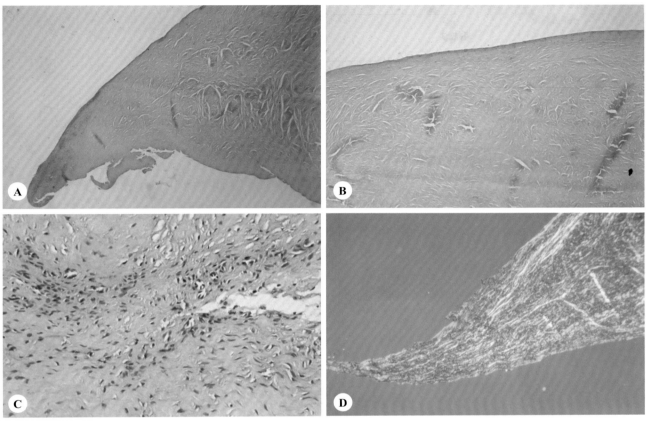

▲ 图 24-17 同种异体半月板植入后 17 个月的冠状位切片

A 至 C. 显微照相（A. 40×）显示股骨侧表面出现不完全再增殖，残留组织无细胞（B. 40×），一些细胞类似于纤维软骨细胞（C. 200×）。D. 偏振光显微照相显示纤维平行于表面排列，重塑部位胶原纤维组织紊乱。在同种异体移植物的体部丢失正常放射状和环状胶原方向，说明其没有出现重塑

关键点：我们的临床研究

初步研究的临床结果

- 40 个冷冻保存的半月板移植物植入 38 例患者，随访平均 3.3 年（范围为 2～5.7 年）
- 膝关节外伤和半月板移植术的间隔平均为 11.4 年
- 13 个膝关节同时进行骨软骨自体移植物移植
- 8 个膝关节分期或同时进行关节韧带重建：6 例 ACL，1 例 PCL，1 例 ACL+PCL
- 88% 的膝关节软骨表面异常
- 73% 的半月板移植物术后 12～67 个月用 MRI 评估
- 半月板移植物的特征由分类系统确定：MRI、临床检查、随访关节镜检查（执行时）
- 日常活动时的疼痛：手术前 77%，随访时 6%
- 半月板切除胫股间室的疼痛：术前 100%，随访时 29%
  - 随访时大多数患者疼痛分级为轻度
- 94% 的患者认为手术改善了膝关节疾病

- 毫无问题地参加运动：术前 3%，随访时 77%（大部分为低冲击活动）
- 因半月板移植物症状的再手术率为 25%
- 半月板移植特征：42.5% 正常，30% 改变，27.5% 失败
- 关节炎的 MRI 分级和移植物特征之间有相关性（P=0.01）
  - 16 个移植膝关节有轻度关节炎：10 例有正常特征，6 个特征改变
  - 12 个移植膝关节有中度关节炎：3 例特征正常，4 个特征改变，5 个失败
- 96 个辐照处理的半月板移植物植入 82 例患者，病史研究。关节炎的 MRI 分级和移植失败率相关
  - 无或轻微关节炎：6%
  - 中度关节炎：45%
  - 严重关节炎：80%

关键点：MRI 分析

半月板移植物特征

- 平均 2.9 年（范围为 1～5.5 年）后对 29 个移植物，在全部或部分负重的情况下用 MRI 分析
- 图像由一名骨科医生独立进行检查和测量，患者信息对其设盲
- 平均半月板凸出
  - 半月板体部（2.2 ± 1.5）mm（范围为 0～5mm）
  - 后角（1.1 ± 2.0）mm（范围为 0～9mm）
  - 前角（1.2 ± 1.7）mm（范围为 0～6mm）
  - 1 个有显著位移（9mm）
- 信号强度
  - 正常：1 例
  - 1 级：13 例
  - 2 级：11 例
  - 3 级：3 例
  - 无法评估：1 例
- 8 个完整的半月板移植物在双膝关节屈曲 0°、30°、60° 和 90° 时矢状和冠状图像
  - 移植物前角和后角的平均高度和宽度与自体半月板相似
  - 凸出类似于自体半月板
  - 自体内侧半月板的前角从前到后移动，平均多 5mm

有一个亚组包括 7 个膝关节的 8 个半月板移植物，术后 1.2～2.8 年[76]，在开放式 Sigma SP MRI 系统（General Electric Medical Systems）中进行了研究。这个系统是 0.5T 超导磁体，绕组分开放置，但是能连接低温恒温器。扫描器的垂直方向可以让患者站在低温恒温器之间，膝关节位于等中心点（图 24-18）。在膝关节屈曲 0°、30°、60° 和 90° 时，在两个膝关节上获得单层矢状和冠状图像。

在这个亚组中，移植物的前角和后角的平均高度和宽度与自体半月板相似（表 24-6）。移植物和自体半月板在中间体部运动的冠状面位移方面也相似。

自体内侧半月板的前角移动，平均比移植物多 5mm（前后位移量，$P < 0.05$）。自体内侧半月板后角和自体外侧半月板的两个角也倾向于比移植半月板相应角的位移更大（图 24-19），尽管在给定的半月板研究数量中不能从统计上证实这一点。

我们目前正在研究新鲜冰冻半月板移植物的结果，并与历史上的结果进行比较，用于评估上述化学和辐照处理的效果。评估过程很严格，既匹配了先前进行的研究，也纳入了术前和术后的系列 MRI、年度临床评估和站立正位 X 线，并完成 IKDC 和 CKRS 的表格。

（三）长期研究的临床结果

我们评估了一组 40 个膝关节接受冷冻保存半月板移植的长期结果，并明确了其存活率[62]。所有患者的半月板移植物均从开始第一次研究时就保留在位，没有经历过与移植相关的后续手术，患者接到通知后便返回医院进行随访评估。手术后至少 10 年开始长期评估。在最初的研究中，40 个半月板移植中的 11 个失败了。随后，又有 11 个移植失败，需要再次手术。这样还剩下 18 例患者的 18 个移植物，在术后 14.1 年（范围为 10.3～17.3 年）完成了一项长期评估。

采用 Kaplan-Meier 生存分析评估术后 5 年、7 年、10 年、13 年和 15 年全部 40 个半月板移植物存活的限时概率。共进行了两项生存分析。终点事件包括取出或替换初始植入的移植物、翻修（全膝置换或单髁置换或截骨术）或受累胫股关节出现日常活动疼痛。在第二次分析中采用了更差的情况，对没有表现出与半月板移植直接相关症状的患者，附加的终点事件包括临床检查发现半月板断裂且 MRI 上呈Ⅲ级信号强度或严重凸出（>半月板宽度的 50%），或在 45° 负重 PAX 线上受累侧胫股关节间隙完全丧失。患者均未失随访，移植物均未受到审查。

表 24-5　29 个半月板同种异体移植物 MRI 结果

结　构	成像平面	高度（mm）	宽度（mm）	位移（mm）
后角	矢状	7.7 ± 1.9	10.4 ± 2.6	1.1 ± 2.0
前角	矢状	7.1 ± 1.4	10.1 ± 1.8	1.2 ± 1.7
同种异体移植物中间体部	冠状	7.8 ± 1.9	11.7 ± 3.7	2.2 ± 1.5

数值以均值 ± 标准差表示

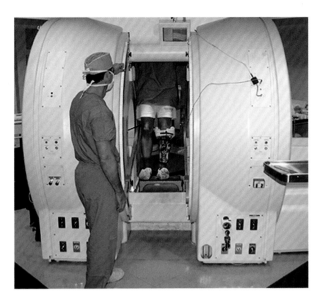

◀ 图 24-18 开放式 0.5T 超导磁体，扫描器的垂直方向允许患者站立并在全部负重条件下拍摄图像

引自 Rankin M, Noyes FR, Barber-Westin SD, et al. Human meniscus allografts in-vivo size and motion characteristics: Magnetic resonance imaging assessment under weightbearing conditions. *Am J Sports Med.* 2006;34:98-107.

表 24-6 8 个半月板同种异体移植物和自体半月板在矢状面上的高度和宽度测量结果

膝关节屈曲角度	高度（mm）				宽度（mm）			
	后 角		前 角		后 角		前 角	
	同种异体移植物	自 体	同种异体移植物	自 体	同种异体移植物	自 体	同种异体移植物	自 体
0°	8 ± 3	9 ± 3	7 ± 1	6 ± 1	14 ± 3	15 ± 2	12 ± 3	13 ± 2
30°	8 ± 2	7 ± 2	8 ± 1	6 ± 1	15 ± 1	15 ± 2	14 ± 4	14 ± 1
60°	8 ± 1	7 ± 1	8 ± 1	7 ± 1	14 ± 2	15 ± 2	15 ± 3	14 ± 2
90°	8 ± 1	8 ± 1	7 ± 2	8 ± 2	14 ± 3	15 ± 1	14 ± 4	14 ± 2
0°～90° 变化	0.4 ± 2.1	0.4 ± 3.6	0.5 ± 1.5	2 ± 2	0 ± 3	−0.5 ± 1.9	1.9 ± 3.4	1.3 ± 2.7

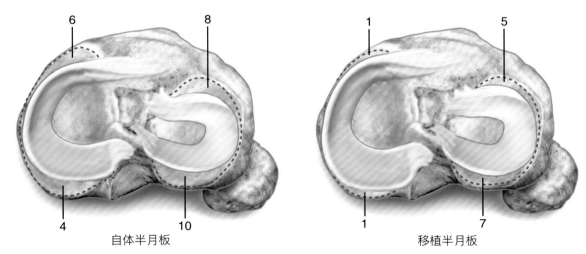

自体半月板 　　　　　　　　　　移植半月板

▲ 图 24-19 自体半月板和移植半月板的轴向平面，模拟半月板从完全伸直到屈曲 90° 的位移模式（虚线，不按比例）

引自 Rankin M, Noyes FR, Barber-Westin SD, et al. Human meniscus allografts' in-vivo size and motion characteristics: Magnetic resonance imaging assessment under weightbearing conditions. *Am J Sports Med* 2006;34:98-107.

结果显示，在疼痛、肿胀、患者对膝关节疾病的感知、行走和爬楼梯方面都出现了统计学显著改善。尽管手术前 18 名患者中的 72% 有日常活动的中度或重度疼痛，但只有 11% 在随访中还有这样的疼痛。72% 的人可以无痛参与体育运动，尽管大多数仅参加了低冲击的运动项目。所有人都恢复了至少 0°～135° 膝关节运动，没有膝关节积液。

生存分析显示，移植物 5 年存活的估计概率为 88%（95%CI 72%～95%）、7 年时为 80%（95%CI 64%～90%）、10 年时为 65%（95%CI 48%～79%）、15 年时为 43%（95%CI 27%～59%）。最坏的情况显示移植存活的估计概率 5 年时为 73%（95%CI 56%～85%），7 年时为 68%（95%CI 51%～81%），10 年时为 48%（95%CI 32%～64%），15 年时为 20%（95%CI 10%～36%）。内侧和外侧移植物术后记录的平均失败时间为 7.8 年。

48% 的 10 年存活率与 Hommen 及其同事（45%）[36] 所述相近，他们也使用了多个终点失败事件（Lysholm 评分＜65 分、疼痛分数没有改善、MRI 上的 III 级信号）。van Arkel 和 de Boer[94] 为一组 63 例患者进行了冷冻保存半月板移植，他们采用持续的疼痛、低 Lysholm 评分、膝关节评分系统结果为差、移植物分离作为终点。外侧、内侧和联合移植的累积 10 年生存率分别为 76%、50% 和 67%。

关键点：我们的临床研究

长期研究的临床结果

- 确定 40 个冷冻保存半月板移植物的生存率
- 在初始队列中，18 名患者在术后 14.1 年（范围 10.3～17.3 年）完成了长期随访评估
- 终点事件：取出或替换移植物、翻修（全膝置换或单髁置换或截骨术）或受累侧胫股关节出现日常活动疼痛
  - 5 年时为 88%，7 年时为 80%，10 年时为 65%，15 年时为 43%
- 更差的情况：附加的终点事件是临床检查发现半月板断裂且 MRI 上为 III 级信号强度或严重凸出（＞半月板宽度的 50%），或负重 45° 后前位 X 线上受累的胫股关节间隙完全丧失
  - 5 年时为 73%，7 年时为 68%，10 年时为 48%，10 年时为 20%

（四）半月板移植物凸出

我们对医学文献进行了系统回顾，以确定术后半月板移植物凸出的发生率及临床意义[63]。我们采用 PubMed 和 Cochrane 数据库进行了系统的电子搜索。纳入标准是英语、1984—2014 年发表的临床试验、MRI 测量半月板的凸出情况，以及所有证据水平的文献。搜索初步确认了 192 篇原始研究文章，其中 23 篇符合纳入标准[1, 16, 19, 28, 30, 31, 38, 43-45, 49-51, 65, 74, 76, 89, 95, 100, 102, 108, 111, 112]。共有 803 例患者植入了 814 个半月板移植物。术后 2 天～10 年进行 MRI 检查。大多数研究使用由 Pollard 等描述的 X 线[71] 以获得移植物尺寸测量结果。18 项研究使用了新鲜冷冻半月板移植物，分别采用骨性（n=612）或缝线固定（n=116），4 项研究使用冷冻移植物，一项使用辐照移植物（表 24-7）。

21 项研究获得仰卧位、非负重位的 MRI 结果。2 项研究进行了部分负重（负重 50%）[65] 或完全负重（负重 100%）[76] 下扫描。使用三种测量方法来评估凸出情况，并测算每个半月板的变化情况，包括凸出的绝对毫米数（0～8.8mm），凸出的相对百分比 [（半月板凸出宽度）/（整个半月板的宽度 ×100）]（0%～100%），以及移植物凸出的百分比（0%～100%）。各作者使用不同的指标来确定凸出的移植物的百分比，包括主观术语，如"部分"或"某些程度"，或客观测量值，如大于 3mm。

移植物凸出和临床评分标准、正位片上关节间隙变窄、MRI 上关节病进展分级及随访关节镜结果之间似乎没有关联。外侧半月板移植物固定在非解剖位置和缝合固定内侧和外侧移植物可能产生更大的凸出。

最近，Jeon 和同事[39] 比较了 44 例切除胫骨平台骨赘并移植半月板的患者和 44 例未切除骨赘患者之间的半月板移植物凸出情况。术后 1 年，未切除组的移植物绝对凸出值 [（5.5±1.6）mm vs.（3.5±1.5）mm；$P<0.001$] 和相对凸出百分比 [（54.7±20.7）% vs.（34.1±15.9）%；$P<0.001$] 明显更大。移植物凸出的总发生率（＞3.0mm）在未切除组为 93%，切除组为 64%（$P<0.001$）。术后 2 年两组的 Lysholm 评分或美国特种外科医院（Hospital for Special Surgery，HSS）评分没有显著差异。Lee 及其同事[47] 报道，在 71 个膝关节的病例组中，胫骨 ICRS3 级或以上是 LMT 凸出（骨桥固定）的一个重大风险因素（OR=6.9；$P=0.001$）。无显著危险的因素包括患者年龄、性别、BMI、力学轴和损伤的长期性。

表24-7 新鲜冷冻半月板移植物术后凸出情况

研究者	病例数	处理	固定	术后MRI（平均）	凸出部位测量	移植物凸出（Mean±SD）（mm）			相关移植物凸出（%）			移植物凸出		
						全部*	MMT	LMT	全部*	MMT	LMT	全部*	MMT	LMT
Yoon等[11]（2014）	35	FF	骨性	0.5~10（年）	NP	NA	2.6	1.7	NA	32%	19（P=0.01vs. MMT）	NA	36%>3mm	25%>3mm
Lee等[49]（2012）	49	FF	骨性	2天	中间体部	NA	NA	3.12±1.17	NA	NA	30.05±11.87	NA	NA	47%>3mm
Kim等[44]（2012）	108	FF	骨性	2.4年	最大凸出部位	3.7±1.8	NA	NA	42.6±21	NA	NA	100%有某种程度	NA	NA
Koh等[45]（2012）	99	FF	骨性	2.7年	最大凸出部位	NA	2.9（1.2~6.5）	4.7（1.8~7.7）；$P<0.001$vs. MMT	NA	31（11.6~63.4）	52（23.8~81.8）；$P<0.001$vs. MMT	NA	NA	NA
Kim等[43]（2011）	28	FF	骨性	3.3年	最大凸出部位	NA	NA	4.0（0.8~8.4）	NA	NA	45（8.2%~100%）	NA	NA	100%有某种程度
Ha等[31]（2011）	18	FF	骨性	1年	最大凸出部位	NA	4.35±1.76	NA	NA	43±19.8	NA	NA	NA	NA
Jang等[38]（2011）	36	FF	骨性	2~3年	最大凸出部位	3.9（0~8.8）	4.4（2.3~6.6）	3.5（0~8.8）	41（0~71）	44（20~69）	39（0~71）	74%>3mm	92%	64%
Yoon等[108]（2011）	11	FF	骨性	1~1.4年	NP	NA	NA	1.6（0.5~2.9）	NA	NA	NA	NA	NA	NA
Choi等[16]（2011）	23	FF	骨性	0.5年	中间体部	NA	NA	3.2±2.3（0~6.5）	NA	NA	NA	NA	NA	48%>3mm
Lee等[50]（2010）	43	FF	骨性	1年	中间体部	3.03±0.87	NA	NA	NA	NA	NA	40%>3mm	NA	NA
Ha等[30]（2010）	36	FF	骨性	2.6年	最大凸出部位	3.87±1.94	NA	NA	42.1±17.7	NA	NA	75%>3mm	NA	NA

（续表）

研究者	病例数	处理	固定	术后MRI（平均）	凸出部位测量	移植物凸出（Mean±SD）（mm）全部*	MMT	LMT	相关移植物凸出（%）全部*	MMT	LMT	移植物凸出 全部*	MMT	LMT
Lee 等[51]（2008）	21	FF	骨性	6周	最大凸出部位	2.87	NA	NA	29	NA	NA	33%	NA	NA
				3个月		2.95			29			38%		
				6个月		3.03			32			33%		
				12个月		2.96			32			33%		
Potter 等[74]（1996）	24	FF	骨性	3个月~3.4年	所有部位	NA	NA	NA	NA	NA	NA	38%	NA	NA
Gonzalez-Lucena 等[28]（2010）	33	FF	缝线	5年	最大凸出部位	NA	NA	NA	36.3±13.7	35.9±18.1	38.3±14.4	100%有某种程度	NA	NA
Verdonk 等[102]（2006）	17	新鲜	缝线	>10年	所有部位	NA	NA	NA	NA	NA	NA	70%部分	NA	NA
Verdonk 等[100]（2006）	17	新鲜	缝线	0.5~9.2年	所有部位	NA	NA	5.8±2.8前方 2.7±1.5后方	NA	NA	NA	NA	NA	NA
DeConinck 等[19]（2013）	16	FF	缝线	1年	中间体部	NA	4.7±1	4.0±1.5	NA	NA	NA	NA	100%	90%
	21	FF	骨性				2.4±0.9（P=0.003）	3.4±0.85（P=0.02）					14%（P=0.01）	71%
Abat 等[1]（2012）	33	FF	缝线	3.3年	最大凸出部位	NA	NA	NA	36（P<0.001）	36（P<0.001）	38（P<0.001）	73%（P<0.001）	NA	NA
	55	FF	骨性						28	26	30	31%>3mm		

716

研究者	病例数	处理	固定	术后MRI（平均）	凸出部位测量	移植物凸出（Mean±SD）（mm） 全部*	MMT	LMT	相关移植物凸出（%） 全部*	MMT	LMT	移植物凸出 全部*	MMT	LMT
Rankin 等[76]（2006）	7	冷冻	骨性	2年	前角	1.9±2.5	NA	NA	NA	NA	NA	14%	NA	NA
Noyes 等[65]（2004）	29	冷冻		2.9年	中间体部	2.2±1.5	NA	NA	NA	NA	NA	3%9mm	NA	NA
					前角	1.2±1.7								
					后角	1.1±2.0								
Stollsteimer 等[89]（2000）	12	冷冻	骨性	2年	NA	NA	NA	NA	NA	NA	NA	8%1mm	NA	NA
Jiang 等[40]（2014）	18	冷冻	缝线	4.2年	中间体部	约3.1（1.7~5.1）	NA	NA	19.2~71.2	NA	NA	100%	NA	NA
van Arkel 等[95]（2000）	16	冷冻	缝线	2.7年	前角	NA	NA	NA	NA	NA	NA	58%半凸出，31%凸出	67%半凸出，17%凸出	54%半凸出，23%凸出
Zhang 等[112]（2012）	17	辐照	骨性	2年	中间体部	NA	NA	NA	NA	NA	NA	65%部分	NA	NA

作者没有对"某种程度"、"部分"、"半凸出"和"凸出"做出定义

* 中国或测面，在研究或或联合研究中未确定

Ant. 前方；FF. 新鲜冷冻；LMT. 外侧半月板移植物；Mean. 均值；MMT. 内侧半月板移植物；MRI. 核磁共振成像；NA. 不适合；NP. 没有提供；PO. 术后；POST. 后方；SD. 标准差

研究之间的不一致使我们无法对半月板移植物凸出的发生率和临床意义得出最终结论。即便如此，考虑到日常活动中所需的膝关节功能和低失败率，不管凸出是否存在或程度怎样，短期到中期的结果还是令人鼓舞。未来的研究应该报道移植物凸出绝对值、凸出的相对百分比、覆盖率百分比（位于胫股间室内移植物的百分比），以及凸出移植物的比例。如果可行，应该采用更复杂的三维 MRI 建模来获得这些数值。所有患者应在术后相同时间进行 MRI 检查。

十、其他临床研究

1984 年以来[52]，已有大量临床研究报道了半月板移植手术的结果（表 24-8 至表 24-10）。组织加工、二次消毒、保存、手术技术、随访程序和评分系统的差异使我们对这些研究进行比较时感到很困难，其他作者则对这些研究进行了冗长的综述[23, 32, 34, 48, 53, 54, 69, 87, 88]。

迄今发表的大多数半月板移植研究都是对新鲜冷冻移植物的评估结果（表 24-8）。以至少 2 年的随访作为纳入标准，有 15 项研究报道了以骨固定技术固定移植物的结果，3 项研究报道了以软组织缝合固定的移植物，2 项研究在其病例组中既包括骨固定也包括缝合固定。大多数研究报道，疼痛减轻、日常活动功能及患者对膝关节疾病的认知都有显著的改进[25, 27, 44, 46, 82, 90, 102]。一些作者报道患者满意度很高[25, 27, 46, 82, 102]。只有 2 项评估骨固定的研究有长期随访结果（8.5 年和 20 年），几乎所有的患者都接受了联合手术[82, 104]。

一项研究报道了新鲜移植物采用缝合（无骨）固定的结果，并报道了收集结果时的存活率。Verdonk 及其同事[101] 跟踪了 100 名患者，术后平均随访 7.2 年。失败终点包括基于 HSS 的疼痛和功能评分、中度或重度偶发或持续疼痛、膝关节功能不良。内侧半月板和外侧半月板移植物失败率分别为 28% 和 16%，平均术后 4.8 年时发生。内侧和外侧移植物的平均累积存活率时间（11.6 年）相同。与 HTO 同时进行 MMT 会有更高的累积生存率，为 83.3%。

Stone 及其同事[90] 跟踪了 119 例新鲜冷冻移植物平均 5.8 年。所有移植手术都同时进行了关节软骨修复手术。失败终点为移除移植物或进展到单髁或全膝替换。总体而言，20% 的移植手术平均术后 4.6 年

> **关键点：我们的临床研究**
>
> **半月板移植物凸出的系统回顾**
> - 使用 PubMed 和 Cochrane 数据库进行了系统搜索
> - 23 篇符合标准：英文，1984—2014 年发表的临床试验、MRI 测量半月板的凸出情况和所有证据水平的文献
> - 为 803 例患者植入了 814 个半月板移植物
> - 术后 2 天～10 年进行 MRI 检查
> - 18 项研究使用了冷冻保存半月板移植物，分别采用骨性（$n=612$）或缝线固定（$n=116$）
> - 4 项研究使用冷冻保存的移植物，1 项使用辐照移植物
> - 凸出的绝对毫米数，范围为 0～8.8mm
> - 凸出的相对百分比，范围为 0%～100%
> - 移植物凸出的百分比，范围为 0%～100%
> - 移植物凸出和临床评分标准、正位片上关节间隙变窄和 MRI 上关节病进展分级，以及随访关节镜结果之间没有相关性
> - 外侧半月板移植物的非解剖位置固定和缝合固定内侧和外侧移植物可能产生更大的凸出
> - 考虑到日常活动中的膝关节功能和低失败率，不管凸出是否存在或程度怎样，短期到中期的结果还是令人鼓舞的

时失败。这些研究人员报道内侧移植物存活时间为 9.9 年，外侧移植物 10.2 年。生存率与性别、关节软骨损伤的严重程度或受累的胫股关节间室无关。这项研究使用了新鲜冷冻和冷冻保存的移植物，我们不知道不同组织处理技术之间的失败率是否有区别。

5 项研究报道了采用骨固定技术进行冷冻保存半月板移植，术后随访 2.8～5.4 年（表 24-9）[17, 77, 81, 85, 89]，报道的失败率为 0%～30%。另外 3 项研究采用缝线固定冷冻保存移植物，术后 5～13.8 年的失败率为 20%～50%[36, 90, 96]。例如，Hommen 及其同事[36] 对 20 例患者随访术后 9～13 年，结果 Lysholm 得分不佳（<65 分），没有改善疼痛评分和 MRI 为 Ⅲ 级信号，10 年生存率为 45%。van Arkel 和 de Boer[94] 对一组 63 个冷冻保存半月板移植物进行了 5 年随访，并做了生存分析。失败标准包括持续疼痛、Lysholm 评分低、膝关节评分系统结果不佳，或移植物分离。同一膝关节的外侧、内侧和联合移植物的 10 年累积生存率分别为 76%、50% 和 67%。外侧移植物失败发生在植入平均 4.4 年后，内侧移植物失败发生在术后平均 2.1 年。

表 24-8　新鲜冷冻半月板移植物最少 2 年随访的临床结果研究

研究者	半月板（个）	平均随访（年）	固定	联合手术（例）	评估方法（数量）	结果，结论
Getgood 等[27]（2015）	48	6.8	骨性	骨软骨同种异体移植物（全部）	问卷、二次手术	23% 失败；5 年生存率，78%，后续 10 年生存率，69%；到失败的平均时间，3.2 年
von Lewinski 等[104]（2007）	5	20	骨性	ACL 重建（全部），MCL 加强	临床检查：MRI，X 线	MRI 检查时所有移植物均严重萎缩；所有病例都外翻（没有进行 HTO）；3 例患者 X 线片显示中度 / 重度退变
Saltzman 等[82]（2012）	22	8.5	骨性	关节软骨重建（11），ACL 重建（3）	临床检查（6）	12% 失败，主管膝关节功能评分 IKDC、KOOS、SF-12 有明显改善；91% 愿意再次接受手术
Lee 等[50]（2010）	43	5.1	骨性	无	临床检查：MRI，X 线	关节间隙没有进一步狭窄，Lysholm 评分明显改善
McCormic 等[56]（2014）	172	4.9	骨性	关节软骨手术（4），软骨手术 +HTO（14），ACL 重建（23），HTO（8）	二次手术	32% 需要随访手术，69% 需要清创，4.7% 失败。在 5 年时间里，需要随访后手术的患者有 88% 的存活率；那些没有接受手术的患者对手术的需要随访后手术的患者有 98% 的存活率。需要随访后手术对手术的 TKA 或移植修正的 OR 为 8.4
Farr 等[25]（2007）	29	4.5	骨性	ACI（全部），HTO（3），ACL 重建（8）	临床检查	12% 失败，辛辛那提和 Lysholm 评分改善
Kim 等[43]（2011）	29	4.4	骨性	无	临床检查：MRI，X 线，关节镜（7）	无关节间隙狭窄进展，Lysholm 评分改善，MRI 或随访关节镜检查，31% 评为一般 / 差
Kim 等[44]（2012）	110	4.1	骨性	ACL 重建（23）	临床检查：MRI（108），关节镜（20）	Lysholm 膝关节社会疼痛评分显著改善，92% 的人在 MRI 上表现出不同程度的退化，18% 的人根据 MRI，随访关节镜检查和 Lysholm 评分评为一般 / 差
Yoon 等[111]（2014）	91	3.3	骨性	关节软骨手术（37），ACL 重建（32），ACL 重建 ± ACI（5）	临床检查：MRI（35），关节镜（27）	MMT 和 LMT 的结果没有差异，IKDC、Lysholm、Tegner 得分有显著改善，4% 的人失败
Yoldas 等[107]（2003）	34	2.9	骨性	ACL 重建（20）	临床检查：X 线	没有失败；日常活动功能良好，但运动次数较少；没有收集基线数据
Koh 等[45]（2012）	99	2.7	骨性	ACL 重建（15），OAT（9）	临床检查：MRI	Lysholm 得分显著提高

（续表）

研究者	半月板（个）	平均随访（年）	固定	联合手术（例）	评估方法（数量）	结果、结论
Ha 等[28]（2010）	36	2.5	骨性	ACL 重建（11）、后外侧重建（3），PCL 重建（2），微骨折（2）、ACI（2）	临床检查：MRI, X 线、关节镜（18）	Lysholm 评分显著改善关节间隙没有进展
LaPrade 等[46]（2010）	40	2.5	骨性	ACL 重建（10）、骨软骨同种异体移植（3）、股骨截骨术（3）、微骨折（5）	临床检查	IKDC 明显改善，辛辛那提提分数，91% 的疼痛缓解和功能改善，5 例移植物断裂
Ha 等[30]（2011）	22	2	骨性	ACL 重建（15）、后外侧重建（4），PCL 重建（2）	临床检查：MRI, X 线、关节镜（11）	在 IKDC 有明显的进步，根据 MRI, Lysholm 得分；1 分失败
Potter 等[74]（1996）	24	3~41 个月	骨性	HTO（1），ACL 重建（16）	临床检查：MRI（24）、关节镜（19）、组织学（18）	71% 出现移植物局部退变，移位 / 退变与关节炎
Kazi 等[41]（2015）	86	15	缝线	ACL 重建（7）、外翻截骨术（27）、Varus 截骨术（26）	临床检查：X 线	29% 失败；MMT 和截骨术的中位生存期为 11.6 年，LMT 和截骨术的中位生存期为 15.3 年
Gonzalez-Lucena 等[26]（2010）	33	6.5	缝线	ACL 重建（8）、微骨折（8）	临床检查：MRI, X 线	关节间隙狭窄未加重，Lysholm，Tegner 评分明显改善，33% 因内侧半月板问题进行随访手术，再撕裂率 21%，9% 失败
Stone 等[90]（2010）	119	5.8	缝线	关节软骨手术（全部）、ACL 重建（17）、截骨术（15）	临床检查	20% 在平均 4.6 年失败，生存时间 9.9 年（终点：移植物取出，TKA, UKA），生存率不受性别、软骨损伤严重程度、受累同室影响；新鲜冷冻（94）、冷冻保存（24）、辐照（1）
Wirth 等[106]（2002）	23	14	骨性或缝线	ACL 重建（全部）、MCL 加强（19）	临床检查：X 线、关节镜（9）、MRI（19）	冷冻移植物的临床结果优于低压冻干，关节镜和 MRI 检查发现，冷冻可以保持移植物大小、冻干会缩小其体积
Abat 等[2]（2013）	88	5	骨性或缝线	ACL 重建（18）、微骨折（15）	临床检查：X 线	仅缝线固定（33）、33% 有并发症，9% 并发症，骨性固定（55）、16% 并发症，3% 失败

ACI. 自体软骨细胞移植；ACL. 前交叉韧带；HSS. 美国特种外科医院；IKDC. 国际膝关节文献委员会；KOOS. 膝关节损伤和骨关节炎结果评分；HTO. 胫骨高位截骨术；MCL. 内侧副韧带；MRI. 磁共振成像；LMT. 外侧半月板移植；MMT. 内侧半月板移植；OAT. 骨软骨自体移植；PCL. 后交叉韧带；TKA. 全膝关节置换术；UKA. 单间...

表 24-9　冷冻保存半月板移植物临床随访 2 年以上的结果研究

研究者	半月板（个）	平均随访（年）	固定	联合手术（例）	评估方法（数量）	结果，结论
Rath 等[77]（2001）	22	5.4	骨性	ACL 重建（11）	临床检查：X 线、组织学（4）	36% 失败；与正常半月板组织相比，细胞成分细胞素表达降低
Stollsteimer 等[89]（2000）	23	3.3	骨性	无	临床检查：X 线、MRI（12）	35% 进行了移植物相关的其他手术（1 例完全切除，5 例部分切除，1 例骨块再固定，1 例修复），临床结果与 Outerbridge 评分相关，与正常半月板相比，平均半月板大小为 63%（31%～100%）
Rue 等[81]（2008）	31	3.1	骨性	ACI（16），骨软骨同种异体移植物 1（15），HTO（1）	临床检查	7% 失败，76% 功能评分明显改善，90% 愿意再次手术
Cole 等[17]（2006）	44	2.8	骨性	关节软骨手术(9)，韧带重建（6），截骨术（1）	临床检查	16% 失败；主观评分明显改善；77% 满意，LMT 的改善比 MMT 更大
Sekiya 等[84]（2003）	28	2.8	骨性	ACL 重建（全部）	临床检查：X 线	0% 失败；86%IKDC 主观评分正常 / 接近正常
van der Wal 等[96]（2009）	57	13.8	缝线	ACL 重建（2）	临床检查	29% 在平均 7.9 年时失败；35% 内侧，25% 外侧，15 年在位率为 52.5%（终点事件：完全切除移植物）半月板切除和移植手术平均间隔 16 年;33% 患者有 4 级损害，医生经验增加可放宽适应证
Stone 等[90]（2010）	119	5.8	缝线	关节软骨手术（全部），截骨术（15），ACL 重建（17）	临床检查	20% 平均 4.6 年失败；在位时间 9.9 年（终点事件取出移植物，TKA，UKA）。在位率不受性别、软骨损伤严重度或受累间室的影响。新鲜冰冻（94），冷冻保存（24），辐照（1）
van Arkel 和 de Boer[94]（2002）	63	5	缝线	无	临床检查：关节镜（16）	累积成功率：88%LMT，63%MMT。在位率：76%LMT，50%MMT（终点事件：持续疼痛，机械损伤）。不是所有 ACL 缺损膝关节都进行重建，与 MMT 高失败率相关
Homme 等[36]（2007）	20	9～13	缝线	无	临床检查：X 线（15）、MRI（7）、关节镜（14）	1 年在位率 45%（终点事件：Lysholm＜65，疼痛评分无改善，移植物取出，MRI Ⅲ级）。MMT58%（7/12）失败，LMT 为 50%（4/8）。回顾性研究，采用多种手术技术和固定方式
Vundelinckz 等[105]（2010）	39	8.9	骨性或缝线	截骨术（3），微骨折（2）	临床检查：X 线	10% 失败，KOOS、Lysholm、SF-36 评分明显改善，放射学关节炎等级增加：24% 轻度，18% 中度

（续表）

研究者	半月板（个）	平均随访（年）	固　定	联合手术（例）	评估方法（数量）	结果，结论
Jiang 等[40]（2014）	18	4.2	骨性或缝线	ACL 重建（6）	临床检查：X 线、MRI	半月板切除后马上进行移植的患者 IKDC 主观评分更高，等速肌力更强，MRI：2 例患者为 3 级信号。全部都有半月板体部凸出
Sekiya 等[85]（2006）	25	3.3	骨性（17）或缝线（8）	无	临床检查（17）：X 线	83% 日常活动无症状。IKDC 症状评分 8 例为正常 / 接近正常，12 例异常，5 例严重异常。缝合固定组膝关节功能明显更差，只有 1 例不满意，没有出现关节间隙狭窄加重

ACI. 自体软骨细胞移植；ACL. 前交叉韧带；HTO. 胫骨高位截骨术；IKDC. 国际膝关节文献委员会；MRI. 磁共振成像；LMT. 外侧半月板移植物；MMT. 内侧半月板移植物；OAT. 骨软骨自体移植；TKA. 全膝关节置换术；UKA. 单间室膝关节置换术

表 24-10　辐照半月板移植物临床随访 2 年以上的结果研究

研究者	半月板（个）	平均随访（年）	固　定	联合手术（例）	评估方法（数量）	结果，结论
Graf 等[29]（2004）	9	8.5～10.3	骨性	ACL 重建	临床检查：X 线、关节镜（6）	1 例失败；8 例结果满意；移植物也是冷冻保存
Cameron 和 Saha[13]（1997）	67	2.5	骨性	HTO（35）	临床检查：关节镜（10）	10% 失败 HTO 组：85% 临床结果良好到优秀。单独移植组 I：90% 结果良好到优秀
Zhang 等[112]（2012）	18	2	骨性	ACL 重建（7）	临床检查：MRI、关节镜	11% 失败；61% 移植物部分凸出；67% 满意

ACL. 前交叉韧带；HTO. 胫骨高位截骨术；MRI. 磁共振成像

在我们看来，如果仅以是否需要后续手术为生存标准，会过高估计半月板同种异体移植（meniscus allograft transplantation，MAT）的长期功能。这是因为 MAT 的 MRI 信号出现高强度变化[28, 74, 89, 95, 106]，以及半月板凸出的发生率较高[19, 28, 30, 31, 43-45, 50, 95, 102, 111, 112]。例如，Potter 等[74]研究了 29 个半月板移植物术后 3～41 个月 MRI 和临床检查结果。15 个膝关节后角检测到信号强度增加，11 个膝关节发现半月板体部移位；所有这些膝关节都有中度或重度软骨退变。组织学分析显示外周细胞再增殖，但中央核心是无细胞的或低细胞的，并有胶原纤维排列紊乱。与这些严重软骨退变的患者相比，软骨退变轻微的膝关节其半月板移植物没有发现异常，临床结果比较好。

尽管大多数医生不会给胫股关节间室严重关节炎的患者进行半月板移植，但也有一些作者将此手术与关节软骨修复术联合进行以扩大适应证[25, 32, 90]。如前所述，Stone 等[90]对 119 名患者进行了平均 5.8 年的随访，并报道了 9.9 年的存活率。Farr 及其同事[25]对 29 例半月板移植和自体软骨细胞移植的患者术后平均随访 4.5 年，结果令人鼓舞。对这些患者用一些有效的评分量表，发现其功能改善是有意义的，91% 表示他们愿意再次接受手术。Harris 和同事[32]对联合半月板移植 - 关节软骨手术进行了一项系统回顾，纳入 6 项研究共包括 110 例患者。平均术后 3 年，12% 的患者出现了失败，主要是因为移植的问题。虽然短期膝关节功能结果得到改善，但二次手术比例很高（近 50%）。

十一、研究结论

半月板移植后愈合和重塑的生物学决定了其潜在的承载功能和软骨保护作用的最终效果。半月板移植物在短时间内，通常为 6 周，可以在外周移植物 – 宿主边缘连接处愈合，形成移植物在膝关节内的初始稳定性。动物[6] 和人类[64] 研究表明，移植物会出现完全且无序的重塑过程。这包括移植物中心和内部有非常少的细胞再增殖，胶原组织排列紊乱（缺乏正常载荷分担所需的胶原方向），纤维细胞结构占主导地位。研究显示，半月板移植物中含水量增加，蛋白聚糖浓度减少[37]。

半月板移植后马上做 MRI，整个移植组织中表现出均匀的低强度信号。移植物的关节囊附着处到宿主半月板边缘信号强度如果增加，最大可能是由渐进愈合引起的。半月板体部的低强度信号会保持到移植发生重塑。有可能看到植入 4 年后，自体半月板仍有低强度信号，表明重塑反应延迟，这是有利于维护 MAT 功能和完整性的。

发生重塑时，MRI 显示信号增强，说明间充质细胞向内生长，分化较差的细胞进入到移植物中，去除致密的结构良好的胶原框架部分，并替换成排列紊乱且随机的胶原组织。在这个阶段，力学性能发生了变化，分担载荷的能力有所降低。随着进一步重塑，通常会出现 Ⅲ 级信号强度，说明移植物出现早期退变和断裂。我们认为在关节载荷条件下所有半月板移植物都将经历这种有害的重塑过程，导致力学性能改变并可能出现断裂、破碎和退变。此时，半月板移植物内会混杂纤维组织。

本手术的第一个目标是植入 MAT 并防止其发生凸出。我们之前的研究[65, 76] 显示，本章描述的手术技术可以成功实现这个目标。建议手术医生在手术后进行 MRI 检查来评估半月板凸出情况，凸出对未来的预期功能是有害的。从长期来看，可能所有移植物都会出现凸出，这是因为移植物后面发生的退变导致的，如前所述。

根据我们的研究，如果在中度胫股关节炎发病前完成半月板移植，其结果更有效。半月板移植的结果与膝关节炎之间存在相关性，因为只有轻度关节炎移植成功率更高。

异常肢体对线和韧带不稳定需要同时或分期进行矫正以保证半月板移植的成功。

年轻患者可以接受这种手术，尤其是那些日常活动中有症状，因为几乎没有其他可用方案能够治疗。短期结果显示大多数患者的膝关节功能有所改善，患侧间室的疼痛缓解或减轻。然而，半月板移植是否提供了软骨保护作用仍然未知。半月板移植的长期结果是最终恶化、退变和功能丧失。应告诉患者该手术仅具有短期作用，而且从长远来看，很可能需要进一步手术。在我们的长期研究中，一些患者需要第二次 MAT，翻修手术具有不错的短期结果。

有几个重要的研究领域可以改善半月板移植的成功率。这些问题包括移植重塑；通过微结构修复胶原纤维以抵抗拉力、压力和剪切力；随着材料和结构性质改变，移植物胶原基质发生的改变；细胞再繁殖和维持移植物内平衡的作用；带活细胞的新鲜移植物的作用；以及半月板支架、组织工程和可能出现的半月板假体植入物的作用。

关键点：研究结论

- 移植的最终结果是由半月板移植后愈合和重塑的生物学决定的
- 移植物在短时间内可以在外周移植物 – 宿主边缘连接处愈合，形成移植物在膝关节内的初始稳定性
- 在关节载荷条件下不完全和紊乱的重塑过程几乎会影响所有半月板移植物，导致力学性能改变并可能出现断裂、碎块和退变
- 术后 4 年可见均匀的低信号强度，有利于保存移植物功能
- 第一个目标是植入半月板并防止其发生凸出
- 如果在中度或重度胫股关节炎发病前完成半月板移植，其结果更有效
- 年轻患者可以接受这种手术，尤其是那些日常活动中有症状，因为几乎没有其他可用方案能够治疗
- 半月板移植能否产生软骨保护作用仍然未知
- 应告诉患者该手术仅具有短期益处，而且从长远来看，很可能需要进一步的手术

十二、病例示范

病例 1

一名 21 岁男子 2 年前打篮球左膝受伤，已经进行过外侧半月板部分切除术。患者体育活动时会

出现外侧胫股关节疼痛和肿胀，没能重返体育运动。体检发现外侧胫股关节中度骨擦音，但无相关韧带缺失或骨性对线不良。半月板移植前的关节镜检查显示没有残留有功能的外侧半月板组织，股骨外侧髁弥漫性 2A 级损伤，胫骨平台上 15mm×20mm 2B 级损伤（图 24-20A）。患者移植了冷冻保存的 LMT（图 24-20B），股骨外侧髁进行自体骨软骨移植。

最近的随访评估中，即术后 4 年，患者没有胫股外侧间室疼痛，已经恢复低冲击运动，没有症状。他对膝关节总体情况评级为非常好。MRI 显示 I 级强度信号，移植物无位移（图 24-20C 和 D）。使用我们严格的半月板移植物特征评分系统，移植物被分为正常。

病例 2

一名 33 岁的男性建筑工人因踢足球后左膝受伤 19 年就诊。他的手术史包括两次外侧半月板切除术和一次 FCL 重建术。患者有日常活动中胫股关节外侧疼痛和肿胀，尤其是在工作中。体检发现胫股关节外侧轻度骨擦音，关节外侧张开增加 3mm。没有发现其他异常。

半月板移植前关节镜检查显示没有残留有功能的外侧半月板组织（图 24-21A），股骨外侧髁 3A 级病变，胫骨平台 2B 级病变。该患者接受了冷冻保存的 LMT 治疗（图 24-21B）和股骨外侧髁的自体骨软骨移植。

在最近的随访评估中，术后 3 年，患者没有胫股外侧间室疼痛，并且已经恢复无症状的低冲击运动。

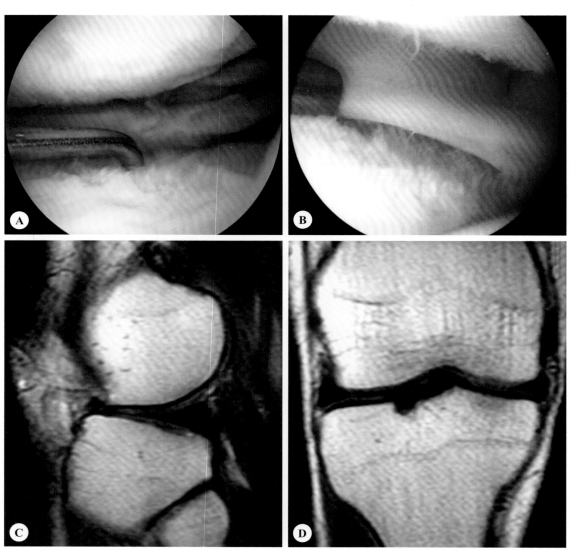

▲ 图 24-20　病例 1

他换了职业，从事办公室工作。他认为膝关节的整体状况非常好。MRI 显示 II 级强度信号，移植物轻微移位，被归类为位置改变（图 24–21C）。站立正位片显示胫股间室没有丢失关节间隙（图 24–21D）。

病例 3

一名 49 岁女性右膝关节摔倒后受伤 15 年。她进行了同种 ACL 异体移植物重建，2 次内侧半月板切除术和 1 次胫骨内侧平台微骨折术。患者主诉疼痛、肿胀，日常活动有时打软腿。体检发现轴移试验 III 级，中度髌股关节骨擦音和中度胫股内侧间室疼痛。半月板移植前的关节镜检查显示没有残留有功能的半月板组织，股骨内髁和胫骨平台软骨全层缺损，髌骨下表面出现明显裂缝和碎裂。患者移植了冷冻保存的 MMT（图 24–22A），股骨内髁进行自体骨软骨移植，并进行了髌骨近端重排手术。7 个月后，进行了 ACL B-PT-B 自体移植重建翻修术，属

于分阶段手术。MMT 愈合并具有相对正常的关节镜下外观（图 22–22B）。然而，3 年后进行的 MRI 扫描显示半月板移植物出现明显位移和 III 级强度信号（图 24–22C）。半月板移植被分类为失败。

在最近的随访评估中，即术后 5 年，患者低冲击活动时没有症状，也没有抱怨胫股内侧间室疼痛。体检发现轴移试验 I 级，胫骨前移增加 3mm，髌股关节中度骨擦音但无症状，膝关节活动度正常。她认为自己的膝关节总体状况良好，尽管存在胫股外侧关节炎。

病例 4

一名 32 岁的女性日常活动出现左膝内侧胫股间隙疼痛、绞锁和不稳定，持续时间 6 个月。她在 17 年前接受了内侧半月板切除术，7 年前进行了 ACL 同种异体移植物重建术。体检时 KT-2000（MEDmetric）测试显示与对侧膝关节相比，前后移

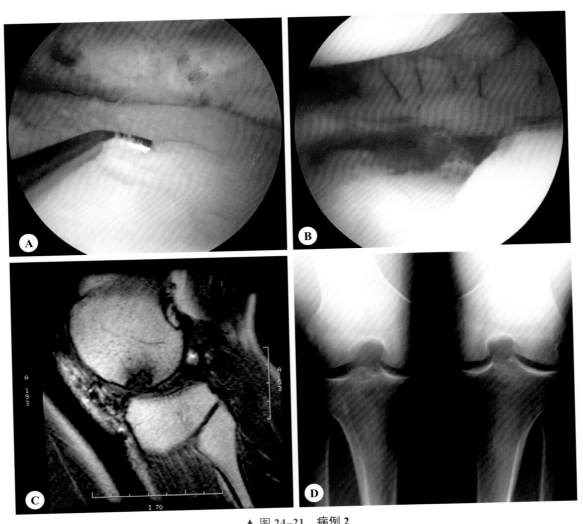

▲ 图 24-21　病例 2

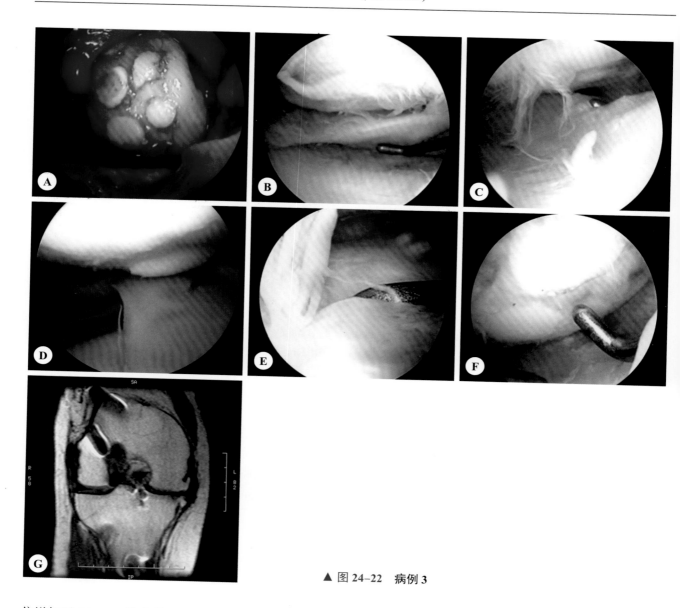

▲ 图 24-22　病例 3

位增加了 15mm，没有其他韧带缺陷，有明显的内翻反曲畸形和过伸异常步态。全长站立位 X 线片显示承重线为 19%，力学轴内翻 5°，胫股内侧间室中度变窄（图 24-23A）。MRI 显示胫股内侧间室晚期关节软骨退变。由于年龄不适合单间室膝关节置换术，建议首先矫正下肢内翻畸形，然后进行半月板移植和 ACL 翻修。患者接受了步态再训练计划（见第 29章），以便在 HTO 前纠正异常过伸。

　　患者先进行闭合式楔形截骨术，手术时发现胫股内侧间室存在 12～15mm 区域的 3A 级关节软骨退变（图 24-23B）。4 个月后，进行 MMT 和股骨内髁自体骨软骨移植。3 个月后进行 ACL 自体 B-PT-B 翻修重建术，以及取出截骨术中的植入物。

　　在最近的随访评估中，移植后 5.5 年时，患者日常活动没有任何症状或限制。她认为她的膝关节总体状况良好，从事工程方面的工作没有问题。MRI 显示半月板移植物完整（图 24-23C 和 D），仍在胫股关节的位置上。信号强度有所增加，移植物有一些凸出。站立正位 X 线片显示胫股内侧间隙没有进展性丢失（图 24-23E）。胫骨前移没有增加，轴移试验阴性，膝关节活动度正常。

病例 5

　　一名 16 岁女性 3 年前因右侧症状性盘状半月板接受了半月板切除术。患者主诉所有体育活动都会引起关节疼痛和肿胀，持续了 6 个月。行走能坚持 1h，不能下跪或下蹲。体检发现膝关节活动度正常，没有韧带缺失，外侧胫股间室中度疼痛和骨擦音，总体呈外翻对线。5 个月前在其他医院进行的关

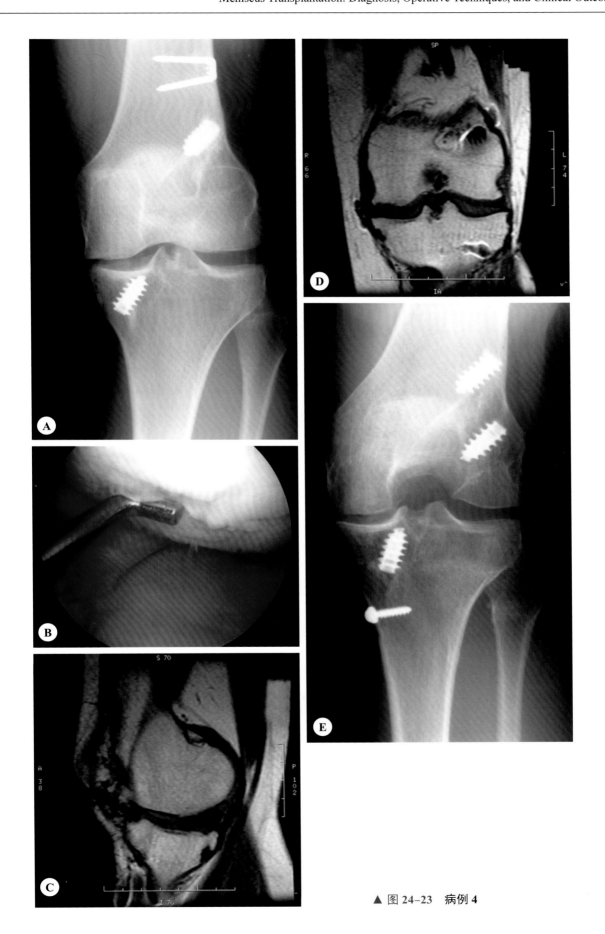

▲ 图 24-23　病例 4

节镜检查显示，外侧胫骨平台的关节软骨退变。由于外侧间室迅速退变且患者年龄较小（图 24-24A），她接受了 LMT 移植术（图 24-24B）。此外，采用股骨外侧髁骨软骨自体移植治疗全厚度缺损，面积约 7mm×7mm（图 24-24B 和 C）。

术后 10 年，患者报告在急诊科护士工作中没有症状。胫股外侧间室触诊时，有轻微疼痛，但是体格检查的剩余部分正常。完全站立 X 线片显示外翻对线（图 24-24D），患者被告知未来可能需要股骨截骨术。站立正位片显示外侧胫股关节间隙存在（图 24-24E）。然而，MRI 显示半月板移植物尺寸减小并发生移位，出现Ⅱ级强度信号（图 24-24F）。建议患者恢复年度检查，继续评估未来是否需要股骨截骨术。

病例 6

一名 45 岁的男子左膝内侧半月板切除术后 2 年。

日常活动有内侧关节线中度疼痛、绞锁，有时打软腿，手术没有解决这些症状。体检发现膝关节活动度正常，没有韧带不稳定，有轻微的胫股关节内侧骨擦音。患者触诊时有明显的内侧关节线压痛。X 线片仅显示轻微的内侧关节间隙变窄（图 24-25A）和内翻对线不良，承重线在 30% 处。患者因内翻冲击步态需使用助行器。

首先进行开放式楔形截骨术来矫正内翻骨性对线不良（图 24-25B）。手术时发现，胫股关节内侧的关节软骨有轻微裂隙，软骨下骨未显露（图 24-25C）。8 个月后，用中央骨桥技术移植了 MMT。患者术后 3 个月扭伤，出现内侧间隙疼痛。关节镜术中评估移植物的状态，分级为正常（图 24-25D）。

4 个月后，患者出现了胫股内侧间室酸痛，行走超过 10min 后疼痛。X 线片显示 HTO 痊愈，内侧关节间隙存在（图 24-25E）。患者诉沿着胫骨前

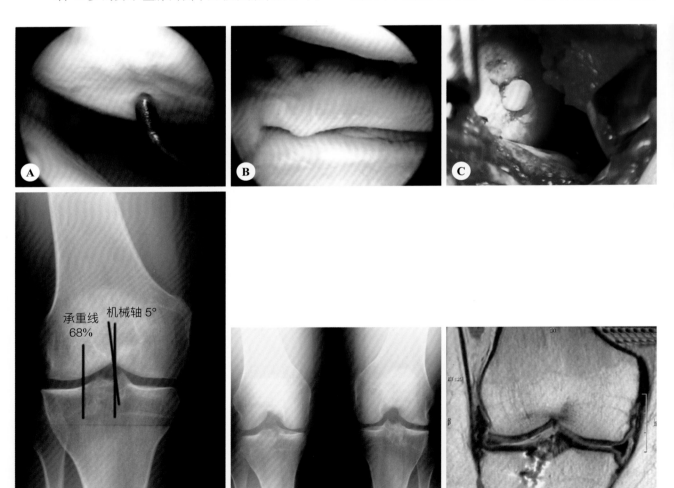

承重线 68%　机械轴 5°

▲ 图 24-24　病例 5

部有烧灼痛和轻微压痛。下肢出现明显萎缩。3 个月后症状没有缓解，确定与关节炎有关，而不是复杂的局部疼痛综合征。患者半月板移植后 17 个月后接受了 TKA。

病例 7

一名 43 岁男性建筑工人左侧半月板切除术后 4 个月。患者诉日常活动时内侧疼痛，无法重返工作岗位。佩戴不负重支具，症状缓解很轻微。体检发现膝关节活动度正常，内侧间室轻度疼痛和骨擦音，没有韧带不稳定，下肢整体对线正常，髌股关节中等程度疼痛。半月板切除术中发现股骨内髁有明显退变。X 线片仅显示内侧间室很轻微变窄（图 24-26A）。患者用非甾体抗炎药和物理疗法非手术治疗 5 个月，但是症状持续。

关节镜检查发现股骨内髁有 20mm×20mm 的软骨下骨裸露（图 24-26B），髌骨下表面有大面积裂隙和碎块。股骨内髁进行自体骨软骨移植（图 24-26C）。8 个月后，移植了 MMT，在此期间自

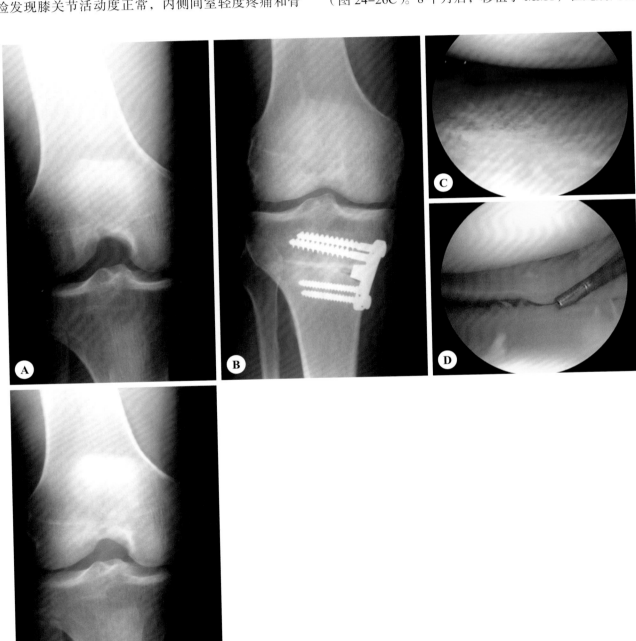

▲ 图 24-25　病例 6

体移植骨块与股骨内髁愈合良好（图 24-26D）。

术后 5 年随访时，患者疼痛很轻微，他返回建筑行业。在不平的地面上行走或爬楼梯都没有问题。膝关节活动度正常，内侧关节触诊无压痛，没有积液。X 线片显示胫股间室保留（图 24-26E）。MRI 显示移植物完整，无移位或凸出，无信号强度增加（图 24-26F 和 G）。

病例 8

一名 38 岁男子 3 个月前跌倒落地时直接落在左膝关节上。病史包括 16 岁时切除外侧半月板，但直到最近受伤都没有膝关节相关症状。患者活动时有中度疼痛和打软腿。体检发现胫骨后移增加 10mm，外侧关节开口增加 13mm，胫骨外旋增加 10°，内侧和外侧关节线压痛，胫股外侧间室骨擦音。站立正位 X 线片显示外侧间室变窄，应力 X 线与对侧膝关节相比，胫骨后移增加了 6.5%。

患者接受了自体股四头肌腱双束重建、后外侧结构重建和外侧半月板同种异体移植。在最近的随访评估中，即术后 5 年，患者没有任何症状，并评价膝关节总体情况为良好。KT-2000（MEDmetric）显示膝关节屈曲 20° 时前后移位增加了 5mm，屈曲 70° 时增加 9mm。体检发现关节外侧开口或胫骨外旋没有增加，膝关节运动度正常，没有积液，也没有外侧关节痛。

病例 9

一名 19 岁的竞技足球运动员在一场比赛中左膝受伤，3 个月后进行了 ACL B-PT-B 自体移植重建，内侧半月板出现长度为 20mm 的复杂双纵裂，并进行了单纵裂修复。她恢复得很好，参加足球比赛已经 3 年，直到逐渐开始左膝疼痛。MRI 显示关节镜下半月板次全切除术治疗的外侧半月板有复杂断裂。同时，胫骨外侧平台出现严重的裂缝和碎片，股骨外侧髁有 10mm 软骨下骨裸露。3 个月后，进行了 LMT 和股骨外侧髁骨软骨自体移植术。患者恢复得很好，踢了 7 年足球（不顾医生的建议）。常规随访 MRI 显示移植物出现严重凸出，被认为已经不起作用。因为患者没有出现症状，她选择了非手术治疗并继续踢了 6 年足球。在最初 LMT 移植 13 年后，患者出现了症状，关节镜证实 LMT 有复杂裂伤（图 24-27A）并进行了翻修（图 24-27B）。术中发现股骨内、外髁及整个滑车有大面积裂缝和碎块。在最近的随访评估中，翻修移植后 2 年，患者无症状并将膝关节总体状况评级为很好。然而，站立正位 X 线片显示胫股外侧关节间隙中度丢失（图 24-27C），患者被告知未来可能需要 TKA。

病例 10

一名 18 岁的女子在篮球比赛中扭伤，接受了外侧半月板切除术，5 年后来到我们中心抱怨所有运动都出现膝关节疼痛，偶尔肿胀，右膝关节前部有弹跳感。其症状非常严重，无法上下楼。患者进行了外侧半月板移植，术中发现外髁负重面有 10mm × 10mm 的磨损区，直接位于缺损的外侧半月板上方。内侧胫股关节和髌股关节完好。患者恢复得很好，直到 5 年后，右膝关节外侧面有弹响感。在出现了 9 次绞锁后患者进行了关节镜检查。术中发现外侧半月板移植物有一处断裂，修复手术满意。

12 年后，患者接受了长期随访（移植后 17.3 年）。其活动没有任何症状，包括每周散步 4~5 次和打高尔夫球。她评价膝关节整体状况非常好。随访 MRI 显示关节间隙正常，半月板没有凸出到关节中（图 24-28）。

◀ 图 24–26　病例 7

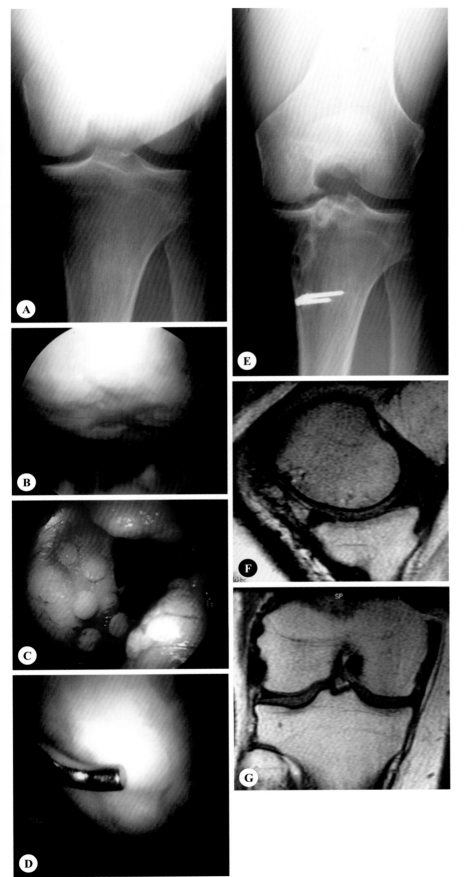

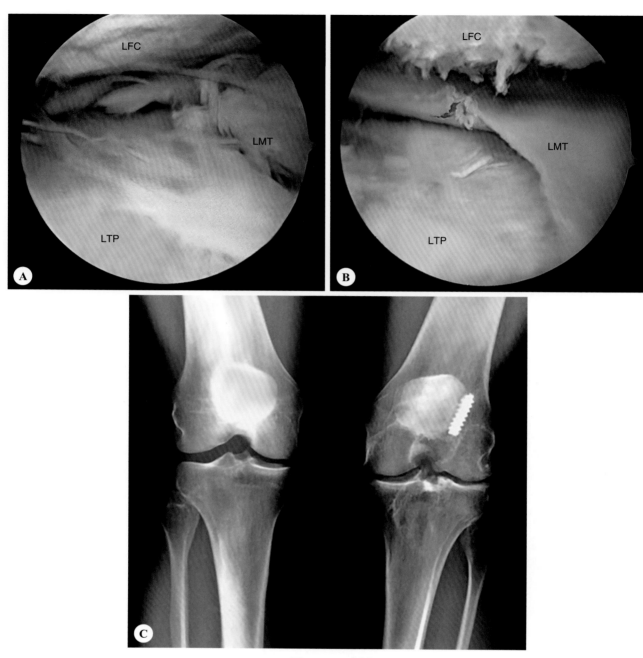

▲ 图 24-27 病例 9
LFC. 股骨外侧髁；LMT. 外侧半月板移植物；LTP. 外侧胫骨平台

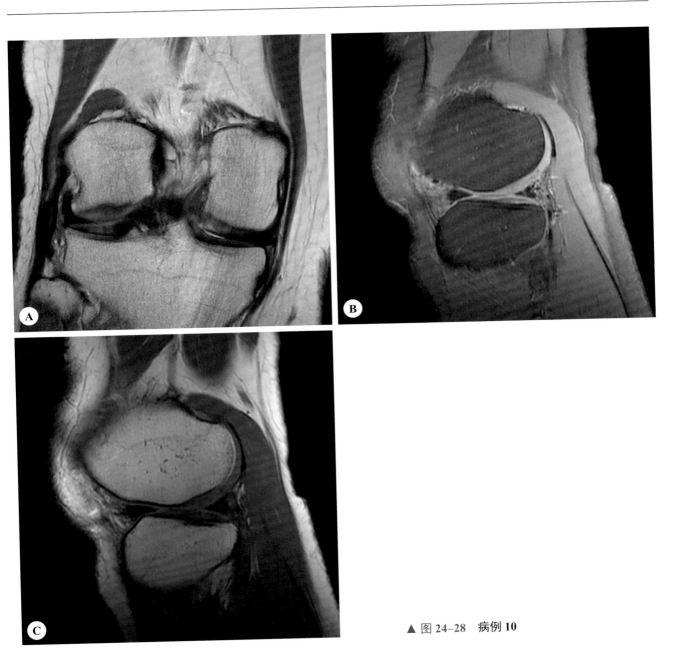

▲ 图 24-28 病例 10

第25章　半月板移植与康复手术
Rehabilitation of Meniscus Repair and Transplantation Procedures

Timothy P.Heckmann　Frank R.Noyes　Sue D.Barber-Westin　著

张　浩　译

一、临床概念

半月板修复移植术后程序见表 25-1。因为高压缩力和剪切力会破坏半月板修复部位（特别是桡骨修复）和移植，所以最初的目标是防止过度负重。根据半月板修复的类型、位置和大小，以及是否进行了相应的手术（如韧带重建），方案中会有不同的内容。外科医生有责任告知物理治疗小组有关所进行的断裂和修复类型的详细信息。所有内固定器修复半月板的握持力较低，一般仅使用少量缝线。在术后的前 6 周，这些修复需要更多的保护，以便愈合。

内 - 外半月板修复技术涉及多条垂直分叉缝合线（见第 23 章），并具有优越的握持力。临床医生应该意识到，位于边缘的半月板修复［外侧第三红区（R/R）区域］愈合迅速，而延伸到中央第三红白区（R/W）的复杂修复往往愈合得更慢，需要更加谨慎。此外，如果在关节镜手术中发现关节软骨明显退变，可能需要修改术后运动计划。该康复计划已在我院应用于数以百计的半月板移植和修复患者，临床研究结果 [3-5, 7, 8] 证明了它在恢复膝关节运动、肌肉和步态特征。

患者在手术前接受手术后方案的指导。因此，他们对手术后的预期有了透彻的了解。患者被警告说，早期恢复剧烈活动，如冲击载荷、慢跑、深度膝关节屈曲或旋转，都有一定的半月板再断裂或移植物断裂的风险，尤其是在术后 4~6 个月。

手术前，外科医生要检查是否有深静脉血栓形成（deep vein thrombosis，DVT）的危险因素，包括先前的患者或家族史提示有遗传性凝血缺陷。在女性中，所有雌激素产品和口服避孕药在手术前 1 个月停止使用。

监督下的康复计划辅以日常家庭锻炼。治疗师定期在诊所检查患者，以实施和推进适当的治疗方案。治疗的程序和方式是根据需要成功的再手术平均来说，患者需要在 9~12 个月的时间内进行 11~16 次物理治疗才能产生理想的结果。

术后 1 周获取侧位和前后位平片，以验证半月板移植骨成分的位置；术后 6~8 周获取侧位和前后位平片，以验证移植骨部分在槽或隧道内的愈合和保留。任何胫股关节线咔嗒声或疼痛的发作都可能表明半月板修复或移植失败，应立即通知外科医生考虑再次固定。

关键点：临床概念

初始修复目标：通过有限的载荷防止过度压缩和剪切力

一般术后愈合期望
- 周围半月板修复快速愈合
- 中 1/3 区复杂半月板修复延迟愈合
- 半月板移植延迟进一步愈合（1~2 年）

在整个康复计划中，术前患者咨询和教育至关重要

过早返回高冲击载荷活动（慢跑、深膝屈曲、旋转）可能导致半月板断裂或断裂移植

半月板移植术后 1 周和 6~8 周行侧位和前后位 X 线检查，以确定骨成分的位置

二、术后即刻处理

重要的术后早期监测指标包括积液、疼痛、步态、膝关节屈曲和伸展、髌骨移动、下肢的强度和控制、下肢柔韧性和指示半月板断裂的胫股症状（表 25-2）。预防 DVT 的方案包括阿司匹林（325mg，每天 2 次）、压缩敷料、血栓栓塞软管、早期活动和

表 25-1　半月板修复和移植的康复方案总结

	周					月			
	1～2	3～4	5～6	7～8	9～12	4	5	6	7～12
术后长腿铰链支架	C, A, T	C, A, T	C, T						
最小运动范围目标									
0°～90°	×								
0°～120°		×							
0°～135°			×						
负重									
垫脚，50% 体重	P								
75%～100% 体重		P							
垫脚，25% 体重	C, T, A								
50%～75% 体重		C, T, A	C, A						
100% 体重				T	C, A				
髌股关节活动度训练	×	×	×						
拉伸：腘绳肌，比目鱼肌，髂胫束，股四头肌	×	×	×	×	×	×	×	×	×
力量训练									
股四头肌等长训练，直腿抬高训练，主动伸膝训练	×	×	×	×	×	×	×	×	×
闭链运动：步态训练，脚趾抬起，靠墙蹲，半蹲		P	C	×	×	×	×	×	×
屈膝（90°）			P	C	×	×	×	×	×
伸膝（90°→30°）			×	×	×	×	×	×	×
髋关节内收 – 外展			×	×	×	×	×	×	×
腿部推举（70°→10°）			P	P	×	×	×	×	×
平衡 / 本体感觉训练：重心转移，小型蹦床，BAPS，BBS，增强式训练	P	×	×	×	×	×	×	×	×
体能训练									
UBC		×	×	×					
固定自行车				×	×	×	×	×	×
水中项目					×	×	×	×	×
游泳（踢腿）					P, C	×	×	×	×

（续表）

	周					月			
	1~2	3~4	5~6	7~8	9~12	4	5	6	7~12
步行					×	×	×	×	×
攀爬机					P, C	P, C	P, C	P, C	×
滑冰机					P	P	P	C	×
跑步：直线*						P	P	C	×
转弯训练：外侧，交叉步，8 字转弯*							P	P	×
全运动参与*							P	P	×

*. 基于多种标准（见正文）。值得注意的是，关节软骨损伤患者，建议仅恢复轻度娱乐活动

A. 所有内侧半月板修复；BAPS. 生物力学踝关节平台系统（Patterson Medical）；BBS.Biodex 平衡系统；C. 复杂红 – 白内翻半月板修复；P. 周边红 – 红半月板修复；T. 移植；×. 所有半月板修复和移植

表 25–2　需要及时治疗的术后体征

术后症状或体征	治疗建议
半月板修复或移植术后胫股内侧或外侧室持续疼痛	医生检查，评估是否需要再固定或重复修复
胫股关节腔咔嗒声或患者主观感觉胫股关节内有"松脱物"	医生检查，评估是否需要再固定或重复修复
未能达到膝关节伸展和屈曲目标	超压程序，术后 6 周未达到 0°~135° 麻醉下早期温和操作
髌骨活动度降低（提示早期关节炎）	积极的膝关节屈曲、伸展超压程序或在麻醉下的温和操作以恢复完全 ROM 和正常髌骨活动性
股四头肌收缩力和肌张力下降，肌肉萎缩加重	攻击性股四头肌强化计划，EMS
关节持续积液，关节炎	抽吸，排除感染，密切观察

引自 Heckmann T, Barber-Westin SD, Noyes FR. Meniscal repair and transplantation: Indications, techniques, rehabilitation, and clinical outcome. *J Orthop Sports Phys Ther*. 2006;36:795–814.
EMS. 电刺激；ROM. 关节活动度

活动踝关节泵（每小时进行 1 次）。

患者在手术后第 1 天在双侧腋拐杖上进行物理治疗，在术后敷料中锁定长腿支架完全伸长。术后更换绷带和敷料，允许应用大腿高压缩材料和压缩绷带。早期控制术后积液是疼痛治疗和早期股四头肌再教育的关键。除压缩外，冷冻治疗在这段时间内也是至关重要的。患者接受商用冷却装置，每天在家使用 6~8 次。在临床上，使用各种冷冻疗法机器与冷程序同时提供压缩（图 25–1）。

患者被要求在第 1 周内尽可能频繁地保持下肢抬高。便携式神经肌肉电刺激器可能有助于股四头肌再教育和疼痛管理（图 25–2）。这些器械每天使用 4~6 次，每次 15min，直到患者表现出良好的自愿性股四头肌收缩。

患者在前 2 周对手术和进展的最初反应为康复计划的初始阶段定下了基调。常见的术后并发症包括过度疼痛或肿胀，股四头肌停止或失去自愿等长收缩，活动范围限制，以及隐神经刺激用于内侧修复。监测患者的主诉：髌后内侧或髌下灼烧，沿远端鹅足肌腱的后内侧压痛，沿大腿内侧的 Hunter 管压痛，

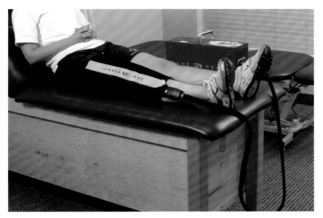

▲ 图 25-1　术后初期使用临床冷冻治疗机，提供冷程序（Game Ready）压缩

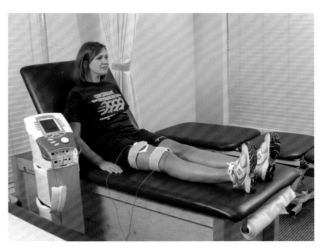

▲ 图 25-2　便携式神经肌肉电刺激器对术后早期股四头肌再教育和疼痛管理有效

对光压力过敏，对温度变化过敏。这些异常症状或体征出现在复杂的区域性疼痛综合征的早期病例中（见第 40 章），需要立即治疗。

关键点：术后即刻处理

术后早期治疗师监控

- 膝关节积液、疼痛、步态、屈曲和伸展、髌骨活动度、下肢力量和柔韧性、关节紊乱症状
- 术后加压敷料、长腿支撑、加压袜、冷冻疗法、下肢抬高、疼痛管理

常见并发症

- 过度疼痛或肿胀
- 股四头肌关闭
- 膝关节屈曲受限
- 隐神经刺激

早期发现和治疗并发症至关重要

三、支撑和拐杖支撑

所有患者在术后立即接受长腿支架，以防止膝关节的过度屈曲和旋转，可能会损坏修复或移植。撑杆从 0° 打开到 90°，但在前两周的夜间，撑杆被锁定在 0° 伸展位置。此后，除不能保持 0° 伸展的患者外，支架不会常规锁定。在这些情况下，支架在白天和晚上按要求锁定在 0° 延伸。支架使用 4 周。

在所有情况下，建议头 4 周使用部分负重的拐杖。如表 25-1 所示，负重逐渐发展，鼓励患者使用正常步态，避免锁定的膝关节，并在步态周期中假设正常屈曲。对半月板放射状断裂进行修复的患者在 4 周内不负重，以保护修复部位。

关键点：支撑与拐杖支撑

支架使用 4 周

- 术后前 2 周夜间锁定 0°
- 白天打开 0°～90°

四、膝关节活动度和柔韧性

被动膝关节屈曲与被动和主动 / 主动的辅助膝关节锻炼开始于术后第 1 天。主动膝关节屈曲受限于避免后内侧关节的腘绳肌劳损。ROM 练习最初在 0°～90° 的坐姿下进行。屈曲由第 3～4 周逐渐增加至 120°，第 5～6 周逐渐上升至 135°（表 25-3）。在最初的 2 周内，进行广泛修复的患者可能需要将 ROM 限制在 0°～90°。每天进行 3～4 次膝关节运动训练，直到达到正常运动。前角半月板修补术可避免过伸。

关键点：膝关节活动度和柔韧性

开始被动屈曲，被动和主动辅助伸展运动在术后第 1 天，0°～90°

前屈曲

- 目标：在 5～6 周达到 135°

如果未达到 0°～90°，术后 1 周开始 ROM 超压程序

- 伸展：悬挂重物，10min 训练
- 屈曲：椅子滚动、墙壁滑动、ERMI 膝屈肌装置
- 髌骨动员和柔韧性练习是实现完全 ROM 的首要任务

表 25-3　半月板修复和移植后的活动度、柔韧性和形态使用

术后时间	频　率	伸长屈曲极限	髌骨关节松动术	柔韧性（5 次 ×20s）	电刺激（20min）	冷冻疗法（20min）
1～2 周	每天 3～4 次，每次 10min	0°～90°	内外侧	比目鱼肌 – 腓肠肌	是	是
3～4 周	每天 3～4 次，每次 10min	0°～120°	内外侧	比目鱼肌 – 腓肠肌	是	是
5～6 周	每天 3～4 次，每次 10min	0°～135°	内外侧	比目鱼肌 – 腓肠肌	是	是
7～8 周	每天 2 次，每次 10min	0°～135°	如果需要	腘绳肌、比目鱼肌 – 腓肠肌、股四头肌、髂胫束	是	
9～52 周	每天 2 次，每次 10min	应该是全部角度	腘绳肌、比目鱼肌 – 腓肠肌、股四头肌、髂胫束	是		

引自 Heckmann T, Barber-Westin SD, Noyes FR. Meniscal repair and transplantation: indications, techniques, rehabilitation, and clinical outcome. *J Orthop Sports Phys Ther*. 2006;36:795–814.

如果在术后第 1 周结束时膝关节活动度不易达到 0°～90°，患者可能有膝关节活动并发症的危险。有这种局限性的个体将被置于先前详细描述的特定治疗方案中 [2, 6]。次超压训练如果在手术后的最初几周内开始，通常能成功地达到最后几度的伸展。患者用毛巾支撑脚和脚踝，抬高腘绳肌和腓肠肌，这样膝关节就可以伸直。可在大腿和膝关节远端增加 4.5～6.8kg 的重量，以拉伸后关节囊（图 25-3）。这个程序每次 10min，每天 6～8 次。

屈肌练习是在坐姿的位置使用对侧下肢提供超压（图 25-4）。椅子滚动、墙壁滑动、被动四头肌伸展，以及 ROM 装置，如 ERMI 膝屈肌也有助于恢复全膝关节屈曲。至少 5 个月内不应进行下蹲练习，因为这些练习会对后半月板的修复和移植产生很大的张力。

ROM 运动伴随着髌骨的活动（上、下、内侧和外侧方向），这对于实现膝关节的完全运动至关重要（图 25-5）。柔韧练习开始于腘绳肌和比目鱼肌 – 腓肠肌，开始于第一个手术后的 1 天，每天做 3 次。术后 7～8 周纳入股四头肌和髂胫束柔韧性练习。进行持续静态拉伸，拉伸保持 30s，重复 5 次。

膝关节活动计划是有效的，因为在我们的临床研究中，没有一个孤立半月板修复或移植的患者需要再做膝关节运动并发症相关的手术。193 例半月板

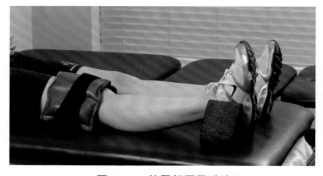

▲ 图 25-3　伸展超压吊重练习

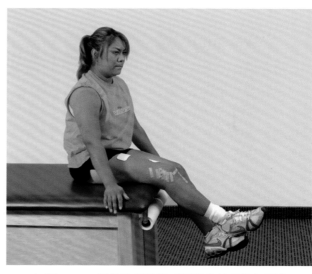

▲ 图 25-4　屈曲练习使用对面的膝关节施加压力

修复患者中仅有 2 例，38 例移植患者中有 4 例因为屈曲受限需要轻柔的处理。在这 6 例中进行了主要的联合手术，如交叉韧带重建。

在接受联合手术的患者中，可能需要密切的监督和额外的锻炼来成功地恢复正常的膝关节运动。膝关节运动并发症的内侧和外侧半月板修复或移植之间没有差异。

五、平衡、本体感觉和神经肌肉训练

半月板修复和移植术后恢复正常的神经肌肉功能是获得成功的关键。膝关节本体感觉和平衡是神经肌肉功能的重要组成部分。因此，一旦患者达到部分负重，通常在手术后第 1 周开始平衡和本体感觉训练。在这些练习中，拐杖被用来支撑，直到完全负重为止。最初，患者的体重从一边到另一边，从前面到后面。鼓励进行步态再训练，包括跨杯步行。这有助于发展手术和对侧肢体之间的对称性，髋关节和膝关节屈曲，中立时髋关节和骨盆的控制，以及推入时腓肠肌 - 比目鱼肌的适当控制（图 25-6）。

串联平衡在部分负重阶段开始，以协助位置感和平衡。这是一个单腿平衡练习，它是通过将脚指向前方，使膝关节弯曲到 20°～30°，使手臂水平向外伸展，使躯干直立，肩部高于臀部和脚踝上方的臀部。患者站在原地直到平衡被打破。小型蹦床是用来使这个练习在坚硬的表面上掌握后更具挑战性。

许多设备可用于协助平衡和步态再训练，包括泡沫塑料半卷和全卷，以及生物力学踝平台系统

（BAPS）。患者行走（无须辅助）在泡沫聚苯乙烯半卷，以发展一个平衡的中心、股四头肌控制和姿势定位。BAPS 板用于双腿和单腿站立，以促进本体感觉。此外，还提供了更复杂的设备（图 25-7），包括 Biodex 平衡系统和神经系统平衡系统。这些设备提供视觉反馈，以协助各种平衡活动。

关键点：平衡、本体感觉、神经肌肉训练

术后 1 周开始平衡、本体感觉训练
- 侧向重量转移
- 跨杯步行
- 串联平衡
- 单腿平衡
- 半卷和整卷泡沫塑料
- BAPS 板，双腿和单腿站立
- 平衡系统
- 计算机稳定系统

对于希望重返体育活动的患者，需要进行更高级的运动来促进神经肌肉功能。其中包括前跨步、侧跨步、单腿平衡训练、治疗师的渐进式扰动训练，以及在不稳定的表面上使用阻力索进行不同方向的弓箭步练习。在进行这些练习时，必须教会患者正确的姿势和形态。这包括避免内翻或外翻的下肢对齐，保持膝关节屈曲，防止膝关节过伸，避免臀部内收和内旋，保持平衡和控制整个运动，并轻轻地降落，以减少地面反作用力。从运动到跑步、旋转 / 转向、增强式训练和恢复到完全活动的过程基于后

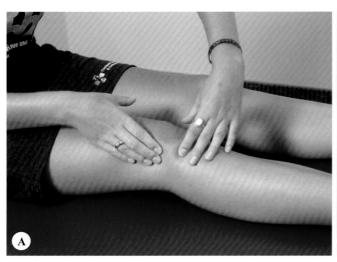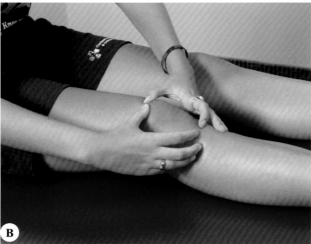

▲ 图 25-5 髌骨活动训练（上下、内外侧方向）在术后第 1 天开始，这对恢复全方位运动至关重要

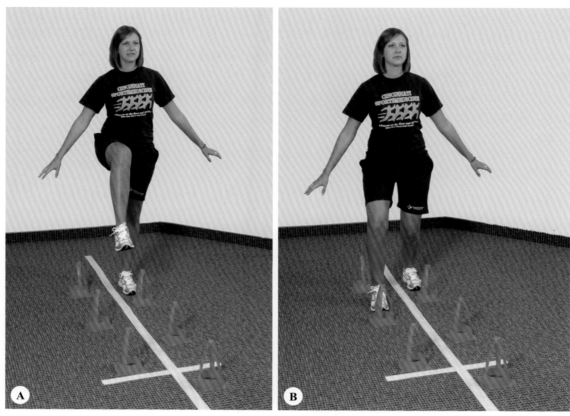

▲ 图 25-6　在术后恢复早期使用跨杯行走，以发展手术侧和对侧肢体之间的对称性，髋关节和膝关节屈曲，中立时股四头肌的控制，中立时髋关节和骨盆的控制，以及推离时腓肠肌 – 比目鱼肌的适当控制。这个练习也有助于股四头肌的控制，以防止在步态中发生膝关节过伸

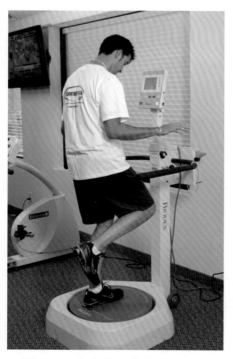

▲ 图 25-7　复杂的平衡装置（**Biodex**）提供视觉反馈，以协助各种平衡活动

面描述的特定标准。对于有相关前交叉韧带重建术的年轻运动员患者，增强式训练尤为重要。

六、加强

术后第 1 天开始进行强化训练，股四头肌等长，直腿抬高（图 25-8），主动辅助膝关节从 90° 伸展到 30°（表 25-4）。最初，直腿抬高仅在屈曲平面中进行。患者在其他三个平面（外展、内收和伸展）增加直腿抬高之前，必须实现充分的股四头肌收缩以消除伸肌延迟。这些练习是以 3～5 组 10 次重复的方式进行的，这组 / 重复的规则允许踝关节重量的系统性进展。

在第 3～4 周，开始负重锻炼。当患者负重 50% 时，脚趾抬高以加强比目鱼肌，靠墙蹲和半蹲用于股四头肌加强。半月板移植术后 5～6 周开始有靠墙蹲（图 25-9）和半蹲（图 25-10）。这些活动应限制屈曲在 0°～60°，以保护半月板的后角。

靠墙蹲的等距运动可以通过修改运动技术变得

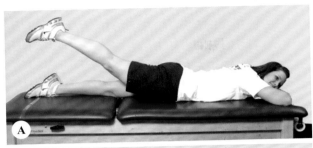

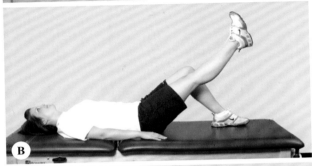

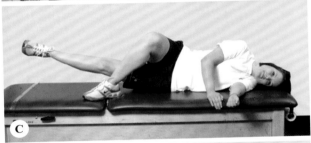

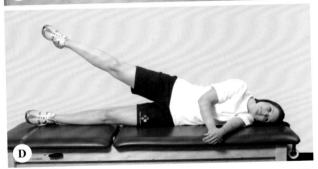

▲ 图 25-8　直腿抬高，分别为在髋关节伸展（A）、屈曲（B）、内收（C）和外展（D）平面

更具挑战性。首先，患者可以自愿设置，股四头肌一旦他或她达到最大膝关节屈曲角度，即通常在 30° 至 45° 之间，保持这种收缩和膝关节屈曲位置，一直到肌肉疲劳发生。在第二种修改中，旨在促进更强的股内斜肌收缩，患者通过挤压大腿远端之间的球来进行髋内收收缩。在第三种变化中，患者双手握哑铃以增加体重，从而促进股四头肌更强烈地收缩。患者可以将体重转移到患侧，以模拟单腿收缩，或者只在一条腿上做靠墙蹲。

半蹲最初是用患者的体重作为阻力来完成的。

后来，弹力带或手术管被用作抵抗机制。控制下蹲深度，保护半月板修复或移植及髌股关节。快速、平稳、有节奏的下蹲动作以高固定 / 高重复频率进行，导致肌肉疲劳。臀部是重要的监测位置，以强调股四头肌的工作。

术后 5~6 周开始开放式运动链非负重训练（表 25-4）。膝关节伸展进行性阻力训练是从 90° 至 30° 开始的，目的是保护髌股关节[1]。通过将股四头肌训练保持在这个受保护的 ROM 中，将沿着周边和中间的修复部位施加最小的力。随着患者在运动计划中体重的增加，从踝关节重量到机器的进展也会发生。股四头肌的控制是计划进行的关键。

对那些做了半月板周边修复的患者，开始做 0°~90° 的腘肌屈曲运动，同时进行膝关节伸展 PREs。应该注意避免过伸，这会使后关节囊紧张。这项练习至少要推迟到复杂半月板修复后的 7~8 周，以及半月板移植后的 9~12 周。由于内侧腘绳肌沿后内侧关节囊走行，单独的抗腘绳肌收缩在复杂的修复和移植中受到限制。这种限制是为了减少施加在修复部位的潜在牵引力。最初，用 Velcro 尼龙搭扣进行腘绳肌收缩；然后，运动进展到重量器械。

关键点：力量训练

术后第 1 天
- 股四头肌等长训练
- 直腿抬高训练
- 主动辅助膝关节伸展，90° → 30°

术后 3~4 周
- 脚趾抬高
- 靠墙蹲（0°~60°）
- 半蹲（0°~60°）
- 延迟靠墙蹲、半蹲，直到半月板移植后 7~8 周

术后 5~6 周
- 开链运动，膝关节伸展 90° → 30°
- 腘绳肌弯曲 0°~90°（延迟至复合半月板修复后 7~8 周，移植后 9~12 周）
- 腿部推举机 70° → 10°（延迟 9~12 周后移植）
- 多髋关节运动机

在半月板修复后的 5~6 周和移植后的 9~12 周，用腿部推举机在 70° 至 10° 范围内启动。弯曲的限制是在弯曲 60°~70° 后，对半月板后角施加的载荷增加造成的。

表 25-4 半月板修复移植术后的肌力训练*

术后时间、频率	股四头肌等距置（活动）	直腿抬高	膝关节伸展（90°→30°）	脚趾抬高	靠墙蹲（至疲劳）	半蹲	横向步进（5~10cm障碍）	腘绳肌收缩（0°~90°）	多髋关节运动（屈曲、外伸、Abd、Add）	腿部屈曲（70°→10°）
1~2周，每天3次，每次15min	1套×10次（每小时）	收缩；3组×10次	主动辅助 90°→0°，除了前角修复 90°→30°，3组×10次							
3~4周，每天2~3次，每次20min	多角度0°，60°；每组1组×10次	收缩，伸展，增加；3组×10次	主动辅助 90°→0°，除了前角修复 90°→30°，3组×10次	半月板仅修复3组×20次	半月板仅修复3组×3次	半月板仅修复3组×20次				
5~6周，每天2次，每次20min	多角度30°，60°，90°；2组×10次	内收，增加脚踝负重≤10%体重；3组×10次	内收，90°→30°，3组×10次	移植开始 半月板修补 内收脚跟抬高，3组×10次	移植开始 3组×3次	移植开始 3组×20次		仅边缘修复，3组×10次	3组×10次	仅边缘修复 3组×10次
7~8周，每天2次，每次20min		内收外展，3组×10次 内收弹力带，3组×30次	活动，90°→30°，带电阻，3组×10次	移植 内收脚跟抬高，3组×10次	3组×3次	3组×20次	3组×10次	所有半月板修复，3组×10次	3组×10次	仅边缘修复 3组×10次
9~12周，每天2次，每次20min		3组×10次，弹力带，3组×30次	活动，90°→30°，带电阻，3组×10次		弹力带，0°~40°，3组×3次	弹力带，0°~40°，3组×20次	3组×10次	移植开始 3组×10次	3组×10次	移植开始 3组×10次
13~26周，每天2次，每次20min		弹力带，高速，3组×30次，带电	有效，90°→30°，3组×10次，带电		3组×3次	3组×20次	3组×10次	内收阻力，3组×10次	3组×10次	3组×10次
27~52周，每天1次，每次20~30min		弹力带，高速，3组×30次，带电	有效，90°→30°，3组×10次，带电			3组×20次		带着阻力，3组×10次	3组×10次	3组×10次

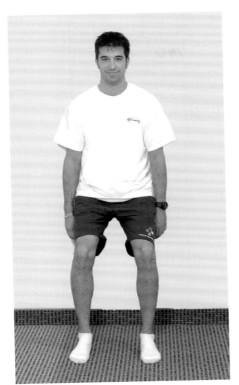

▲ 图 25-9　半月板修复后 3～4 周，半月板移植后 5～6 周开始靠墙蹲练习

这些练习仅限于 0°～60° 的屈曲，以保护半月板后角

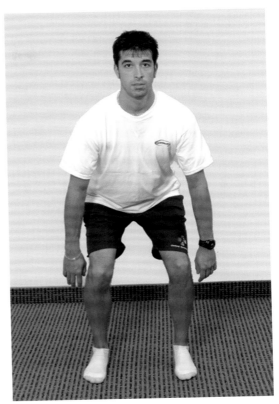

▲ 图 25-10　在半月板修复后 3～4 周和半月板移植后 5～6 周开始的半蹲是一种有效的股四头肌强化运动

在康复计划中，侧卧直腿抬高术应尽早开始。之后，当患者可以使用器械时，坐式外展 - 内收机和用于髋关节屈伸、外展、内收机或多髋关节运动机也被纳入锻炼方案。这些活动在术后 5～6 周进行。

七、调节

如果患者可以使用上肢运动仪，心血管项目可在术后 2～4 周开始（表 25-5）。固定自行车运动在手术后 7～8 周开始。座位高度根据患者的身体大小调整到最高水平，并使用低阻力水平。对于髌骨关节软骨损伤或膝关节前部疼痛的患者，可以用平卧自行车代替。

在这段时间内可以实施水下行走。在齐腰高的水中行走可以减少 50% 对膝关节的冲击载荷。为了保护正在愈合的半月板，在第 9～12 周开始进行直腿踢腿游泳和陆地行走项目。此时，接受半月板修复的患者也可以开始使用攀爬机、椭圆机或滑冰机。有症状或关节软骨损伤的患者需要保护髌骨关节免受高应力。如果爬楼梯的机器是可以忍受的，那么

> **关键点：调节**
>
> **术后第 2～4 周**
> - 上半身循环
>
> **术后 7～8 周**
> - 固定自行车（注意髌骨股关节）
> - 水下行走
>
> **术后 9～12 周**
> - 直腿踢腿游泳
> - 步行
> - 攀爬机
> - 椭圆机
> - 滑冰机
>
> 有氧运动应该每周做 3 次，每次 20～30min。运动水平应至少为最大心率的 60%～85%

在低阻力的情况下，可以保持较短的步伐。心血管练习应该每周至少 3 次，持续 20～30min，运动量至少达到最大心率的 60%～85%。

表 25-5 半月板修复移植后的有氧调理运动*

术后时间和频率	UBE	固定自行车运动	水下行走	游泳	步行	攀爬机（低阻力，短冲程）	滑冰机（短步幅和坡度，低抗阻）	跑步：直线	转弯训练	功能性训练
3~4 周，每天 1~2 次	10min									
5~6 周，每天 2 次	10min									
7~8 周，每天 1~2 次	15min	15min								
9~12 周，每天 1 次（每节选择一个活动）		15min	15min	15min	15min	半月板修复只需 15min				
13~26 周，每周 3 次（每节选择一个活动）		20min	20min	20min	20min	半月板修复只需 20min	半月板修复仅需 20min			
20 周，每周 3 次，外周半月板修复†								慢跑 1/4 英里（402m），步行 1/8 英里（201m），向后跑 18m		
27 周或更长时间，每周 3 次（每节选择一个活动）		20~30min	20~30min	20~30min	20~30min	20~30min	20~30min		外侧，交叉步，字转弯，18m	增强式训练，平衡板 8 训练，双腿支撑，15s，4~6 组，运动专用训练 4~6 组
30 周以上								复杂的半月板修复术后 30 周开始修复；根据需要提前制订方案	开始修复复杂的半月板 >35 周术后提前制订方案	开始修复复杂的半月板 >35 周术后；根据需要提前制订方案
12 个月及以上								开始移植，要有预防措施		

引自 Heckmann T, Barber-Westin SD, Noyes FR. Meniscal repair and transplantation: indications, techniques, rehabilitation, and clinical outcome. *J Orthop Sports Phys Ther.* 2006;36:795-814.

*. 接受半月板修复或移植手术者所做的练习（除非另有说明）

†. 开始运行程序时 ≤30% 亏损，引出的等速测试；当等速测试出现 ≤20% 的亏损时，开始削减程序

UBE. 上半身循环

八、运行方案

在使用 Biodex 测力计进行等长测试时，对有外周半月板修复且股四头肌和腘绳肌的平均峰值力矩不足不超过 30% 的患者，在术后 16～20 周开始跑步计划。对于有复杂半月板修复的患者，这个项目被推迟到术后大约 30 周，对于有半月板移植的患者，这个项目被推迟到至少 1 年。

先进行膝关节屈曲 60° 的等距肌肉测试，使膝关节处于半月板和髌骨的保护位置。在高速下进行等速测试很重要，但最初的目标是测试股四头肌和腘绳肌肌肉组织的完整性。其他值得评估的测试参数包括峰值力矩/体重比，激动/拮抗比，以及达到峰值力矩值的时间。

患者从步行/跑步组合项目开始，使用 18m、37m、55m 和 91m 的跑步距离。最初，患者以正常速度的 25%～50% 跑步。一旦患者可以全速向前跑，就需要进行横向和交叉动作。短距离（例如 18m）用于提高速度和敏捷性。从侧对侧绕杯子跑可以促进敏捷性和本体感觉。8 字和交叉步也很有用。

九、增强式训练

在成功完成跑步计划后，开始进行渐进式增强式训练。对那些进行过外周大面积或复杂修复的患者，通常在术后 6 个月后开始这项训练计划。对于接受半月板放射状撕裂修复的患者，由于半月板箍应力的破坏，这个程序可能会推迟到术后 9 个月。大多数接受半月板移植的患者有值得注意的关节软骨退化，不适合进行剧烈的增强式训练。

增强式训练以类似于间隔式训练的方式在单个训练中开始。起初，会有一段休息时间，时间为运动时间的 2～3 倍；这时逐渐减少到 1～2 倍的锻炼时间。除了力量和心血管耐力训练外，增强式训练每周还要进行 2～3 次。增强式训练应该在坚硬的表面上进行，例如健身房的木质地板。应避免非常坚硬的表面，例如混凝土。此外，应该穿交叉训练鞋或跑鞋，以提供足够的减震和足部足够的稳定性。检查鞋底的磨损情况将有助于避免因使用过度而受伤。

该方案具有水平表面跳箱训练。在地板上用胶带创建了一个由四个大小相同的箱子组成的四方形网格。患者首先用两条腿从 1 号框跳到 3 号框（前到

开始运行

- 16～20 周后半月板修复
- 复杂半月板修复术后 30 周
- 半月板移植术后至少 1 年

在等距测试中，患者的股四头肌和腘绳肌峰值力矩 ≤30%

最初使用步行 – 跑步训练方案

- 18m、37m、55m、91m
- 25%～50% 正常运行速度，直线
- 进度到 100% 速度

增加横向、交叉、侧对侧、8 字、卡里奥卡等敏捷性练习

增强式训练

- 患者应该能够全速向前跑而没有任何症状
- 开始于半月板修复术后 6～9 个月
- 大多数半月板移植患者不适合这个项目

注意事项

- 表面：坚固而宽厚，如木制健身房地板；避免坚硬的表面，如混凝土
- 鞋：交叉训练鞋或跑步鞋；检查磨损模式，外底磨损
- 热身：包括轻微的心血管运动

培训发展

- 从 4 个正方形网格上的平面方块跳跃开始
- 最初双腿跳跃，屈身着地
- 完成 4 个等级的练习
- 单腿跳
- 垂直跳箱

后），然后从 1 号框跳到 2 号框（侧到侧）。这个练习最初是用双腿完成的，身体的重量保持在脚掌上。患者在膝关节弯曲的情况下尽可能快地跳跃，并屈曲着地，以避免膝关节过伸。在这个练习中，对患者来说关注肢体的对称性是很重要的。

最初的练习时间持续 15s，让患者完成尽可能多的方块之间的跳转。在两个方向上执行三组，并记录跳跃的次数。随着跳跃次数的增加以及患者信心的提高，训练的进展也随之发生。这个练习有四个等级。第一个等级包括前后跳跃和左右跳跃。第二个等级将第一个等级中的两个方向合并到一个序列中，并同时包含左右方向的跳跃。第三个等级发展为对角线跳跃，第四个等级包括 180° 的转体跳跃。

当患者能够进行四级双腿跳跃时，可以开始使用单腿跳跃进行类似的练习。

对于接受半月板修复和前交叉韧带重建的患者，在进行剧烈的高风险运动（如足球和篮球）之前，建议进行高级增强式训练。这个程序将在第 14 章中详细描述。该计划适用于男女运动员。

十、回归体育活动

根据患者的运动目标，可以实施 45° 和 90° 的特定运动训练和转向模式。重复等速测试通常每月进行 1 次，从前 6 个月的等速测试到 180°/s 和 300°/s 的等速测试。这一测试不仅为患者提供有关表现的反馈，而且有助于临床医生进行项目进展。测试的目标应该是至少 70% 的开始运行和 90% 的完全活动的双边力矩激动 / 拮抗比例约为 60%。力矩 / 体重比率基于年龄、性别和体重参数。

回归体育活动是建立在成功完成跑步和功能训练计划的基础上的。鼓励进行功能试验，在此期间监测患者是否有滥用药物的症状。对于接受半月板修复和 ACL 重建联合手术的患者，建议允许以下患者进行不受限制的运动。

- 等速测试 180°/s 和 300°/s 股四头肌，腘绳肌：10% 以下亏损。

- 没有疼痛，肿胀，髌骨骨擦音。
- Lachman，KT-2000（MEDmetric）关节仪测试：对侧增加<3mm。
- 单腿跳测试：<15% 的缺损[9]。
- 成功完成高级增强式训练。
- 在视频跳落测试中，正常化膝关节分离距离超过 60%[10]。
- 单腿下蹲试验无外翻或膝关节内外运动[11]。

大多数接受半月板移植的患者有明显的关节软骨退化，不适合进行剧烈的增强式训练或体育活动。因此，建议这些人重新恢复低强度的活动。

关键点：回归体育活动

- 根据患者的目标完成特定运动训练
- 成功完成跑步和功能训练
- 在等速测试中，肱四头肌和腘绳肌峰值力矩丢失<10%
- 没有任何症状
- 单腿跳测试成绩减少≤15%
- 在跳落测试中，正常膝关节分离距离>60%
- 推荐功能试验；监测过度使用症状
- 大多数半月板移植患者由于关节损伤不适合剧烈活动；鼓励低强度运动，控制体重

第九篇

下肢骨性畸形
Lower Extremity Osseous Malalignment

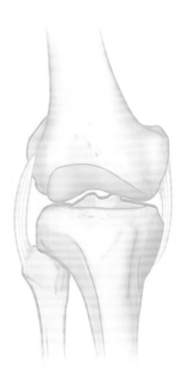

第26章　胫骨和股骨截骨术治疗膝内翻和外翻综合征：诊断、截骨术和临床结果

Tibial and Femoral Osteotomy for Varus and Valgus Knee Syndromes: Diagnosis, Osteotomy Techniques, and Clinical Outcomes

Frank R.Noyes　Sue D.Barber-Westin　著

薛　静　厉晓杰　译

一、适应证

胫骨高位截骨术（HTO）作为一种治疗内侧胫骨关节炎和下肢内翻畸形的方法已被广泛应用。这些手术的主要适应证是年龄 30—50 岁，希望能够在避免单间室或全膝置换手术同时继续维持运动能力的患者。胫骨高位截骨术（HTO）手术前，应详细的评估患者的主观症状、体征、影像学上对线不良和关节炎的证据。

HTO 的主要适应证是胫股关节内侧疼痛，下肢骨性对线不良畸形，并希望保持积极生活方式的年轻患者（图 26-1）。目的是通过将承重载荷重新分配到外侧间室来纠正胫股内侧间室过度载荷的机械异常。当承重线（weight-bearing line，WBL）通过胫骨平台横径中点的内侧时，即可认为存在内翻畸形。

既往内侧半月板切除手术史是膝关节炎进展的主要危险因素。由于任何潜在的骨关节炎都会进展[190]，因此建议在尚未出现严重关节软骨损伤恶化和胫股关节间隙丢失之前，在关节损伤的早期进行 HTO[62, 67, 214]。

对于内侧半月板切除术后，患有早期胫股内侧关节炎的年轻患者，进行 HTO 的一个好处是有机会同期行半月板移植和软骨修复手术（如果有适应证）。

HTO 后可以进行何种水平的体育锻炼仍存在争议。对患者进行术前教育很重要，这样才能使患者很好地理解术后应遵循的活动限制。截骨术的目标是提供一种积极、无痛苦的生活方式，包括低强度的娱乐活动，但不包括涉及扭转、跳跃和轴移的高

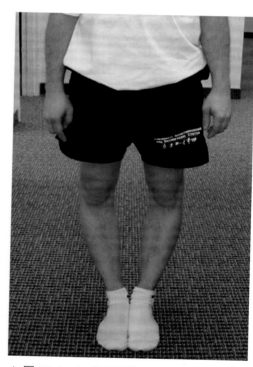

▲ 图 26-1　40 岁的男性双侧膝内翻畸形，行走 1～2h 后出现双膝内侧疼痛

载荷运动。

接受 HTO 的大多数患者年龄在 50 岁以下，患有内翻畸形和轻度至中度胫股关节炎。许多患者曾接受过内侧半月板切除术。对于 60 岁以上的患者应考虑行部分或全关节置换。对 50—60 岁患者治疗决策的选择相对比较困难。随着单间室膝关节置换术使用寿命的延长，内侧间室损害并伴有大面积骨显

第 26 章　胫骨和股骨截骨术治疗膝内翻和外翻综合征：诊断、截骨术和临床结果

Tibial and Femoral Osteotomy for Varus and Valgus Knee Syndromes: Diagnosis, Osteotomy Techniques, and Clinical Outcomes

露的晚期患者在 HTO 后可能会仍有症状，因此更适合单间室置换术。接受单间室置换的患者可以像 HTO 术后一样参加类似的娱乐活动。截骨术的适应证是 50 岁及以下运动活跃，胫骨关节内侧软骨仍有残留（尽管变薄）并且希望保持合理运动（如网球和滑雪运动）的患者。这些患者虽然有早期的内侧间室症状，但关节损伤并未发展到应进行单间室置换程度。因为 HTO 术后骨关节炎仍会继续进展，因此外科医生不应高估或保证 HTO 的效果。严格把握适应证是获得良好疗效的关键。简而言之，HTO 的目标是在关节置换之前为年轻患者争取延缓关节置换的时间（希望是 10～15 年）。对于 HTO 术后效果预期不能维持 10 年以上，年龄 50 岁及以上的患者，最好进行单间室置换。对于需要久坐，以恢复步行为手术目的的患者，通过部分关节置换可以实现其目标，并且避免了 HTO 术后更长的康复时间。

有些伴有韧带缺损的膝关节内翻畸形的患者，需要行韧带重建手术。最常见的韧带缺损是前交叉韧带（ACL）和后外侧结构（外侧副韧带、腘肌 - 肌腱 - 韧带复合体和后外侧关节囊）。对于有Ⅱ级和Ⅲ级膝内翻畸形的患者必须矫正对线后才能进行韧带重建手术。对于内侧关节间室软骨没有损伤的患者，不应过度矫正为膝外翻。对于这些患者的目标是将内翻矫正至中立位，然后根据需要分阶段进行交叉韧带和后外侧结构重建。内翻畸形的矫正可降低韧带重建手术失败的风险 [153, 155, 158, 160]。

关键点：适应证

- 骨性内翻畸形：承重线通过胫骨平台横径中点的内侧
- 轻度至中度胫股内侧骨关节炎症状
- 内侧关节间室仍有软骨存留
- 恢复下肢力线手术应当在下列手术之前进行：
  - 内侧半月板移植
  - 关节软骨修复
  - 对于Ⅱ级和Ⅲ级膝内翻畸形行交叉韧带或后外侧结构重建
- 患者≤50 岁，热爱运动，希望保持适当的运动能力

二、禁忌证

关于截骨术的禁忌证，最常见的争议是内侧胫股关节的磨损程度。一般认为，对于胫骨和股骨软骨下骨裸露面积超过 15mm×15mm 的患者，应避免行 HTO。但对于较年轻的患者，即使软骨下骨裸露超过这一面积，通常也不考虑行部分关节置换。原则上，HTO 手术要求内侧胫股关节应保留有大部分的关节软骨。

内侧胫骨平台骨缺失是 HTO 的禁忌证 [115]。在站立位 45° 膝关节正位 X 线上，如果内侧关节间隙明显狭窄，没有软骨空间，则不适宜行 HTO [184]。HTO 术前行关节镜探查，有助于评价残留的关节软骨量，同时对有症状的半月板和其他组织碎片进行清理。

其他禁忌证包括膝关节屈曲受限（>10°），胫骨外侧半脱位（>10mm），外侧半月板切除术后，外侧胫股关节磨损。

内侧开口楔形截骨术的绝对禁忌证是使用任何形式的尼古丁产品。骨不连的严重并发症不值得冒险，手术前至少要戒断 8～12 周。即便如此，仍要警告患者，截骨术后不愈合的风险还是较高。

体重超过 91kg（图 26-2）是一个相对禁忌证。尽管有些体重接近 102kg 的患者也适合行 HTO 手术，但仍应避免对体重较高的患者行 HTO 手术，因为对于体重较高的患者，无法通过截骨改善内侧间室的负重情况 [6, 67, 97, 138]。

另一个 HTO 的相对禁忌证是，内侧胫骨平台凹陷较深，冠状面上胫骨内侧平台倾角增加 [46, 115]。这种情况下，通过 HTO 手术难以显著减轻内侧间室的载荷，术后全部载荷仍然维持在内侧间室。术前在屈曲 30° 位进行内外翻稳定试验可以判断是否存在这一问题。这类严重的内侧间室关节炎的膝关节，无法通过截骨找到使内外间室同时接触的平衡点，胫骨活动类似于跷跷板，一侧间室接触则另一侧显著分离。

对于合并有髌股关节骨关节炎的患者，已经有很多研究证实 [47, 137, 186]。总体上应对髌股关节的症状进行评估，并警告患者这一情况术后仍可能会持续存在甚至恶化。重度髌股关节炎是 HTO 的禁忌证 [115, 186]。无症状的髌股关节软骨退变不是禁忌证。临床发现 HTO 术后效果更多地取决于术前内侧胫股关节的症状 [47, 114, 152]。

HTO 的内科禁忌证还包括糖尿病、类风湿关节炎、自身免疫性疾病和营养不良状态等。

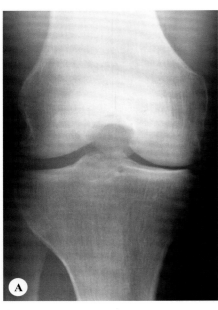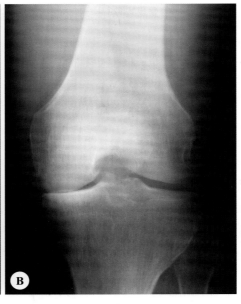

▲ 图 26-2　45 岁退役专业足球运动员的右膝（A）和左膝（B）正位 X 线，体重 118kg

主要症状为行走时双膝内侧疼痛。建议患者大幅度减轻体重以减少关节负重。我们认为，由于左膝内侧间室有严重的骨关节炎表现，不宜行 HTO。但是如果能够通过减重达到正常的 BMI，右膝非常适合行 HTO。许多身材高大的运动员在切除内侧半月板后膝内翻畸形，仍继续参加体育竞技，很可能导致内侧胫股关节软骨进一步磨损。必须对这些患者进行咨询及密切随访。BMI. 体重指数；HTO. 胫骨高位截骨术

关键点：禁忌证

- 胫股内侧间室股骨和胫骨关节面骨质显露面积 >15mm×15mm
- 内侧胫骨平台大面积凹陷，骨量减少
- 站立 45° 平片显示内侧间室关节间隙消失
- 年龄 50—60 岁，内侧间室病损严重（适合行单间室膝关节置换术）
- 年龄 >60 岁（适合行部分或全膝关节置换术）
- 膝关节屈曲受限 >10°
- 胫骨外侧半脱位 >10mm
- 外侧半月板全切术后，外侧胫股关节软骨破坏
- 使用含有尼古丁的产品
- 肥胖（BMI>30）
- 倾角增加影响内侧胫骨平台，跷跷板膝
- 症状明显的严重髌股关节炎
- 既往关节感染、糖尿病、类风湿关节炎、自身免疫性疾病、营养不良状态

三、下肢对线：Ⅰ级、Ⅱ级、Ⅲ级膝内翻畸形

ACL 损伤会增加内侧间室骨关节炎合并膝内翻畸形的复杂性。后外侧结构缺损则可能会加重膝内翻角度和临床症状。合并这些异常的患者通常有疼痛、肿胀、不稳和功能受限的症状，严重的甚至导致残疾。对于这些复杂的下肢和膝关节存在多种异常的病例，必须正确诊断以制订合理的治疗方案。这些诊断包括冠状位和矢状位的胫股关节骨性对线、异常的膝关节活动受限、异常的膝关节状态（内侧或外侧胫股间室半脱位）及相应的韧带结构缺损（单个或多个）。

Ⅰ级、Ⅱ级、Ⅲ级膝内翻是用于定义合并韧带损伤的膝内翻严重程度的术语（表 26-1）[152]。该分类系统是基于胫骨骨性对线情况，以及胫骨外侧间室分离（由于后外侧结构的缺陷导致）对整体下肢内翻对线的额外影响，通过 WBL 计算而得出的。

关键点：下肢对线

Ⅰ级、Ⅱ级、Ⅲ级膝内翻畸形

- Ⅰ级膝内翻：导致内翻成角的因素是生理性的膝内翻和内侧胫股间室软骨磨损导致
- Ⅱ级膝内翻：导致内翻成角的因素如下
  - 胫股关节骨性对线和几何对线
  - 后外侧结构中度缺损（外侧关节间隙张开 >5mm，胫骨外旋增大 >10°）
- Ⅲ级膝内翻：导致内翻成角的因素如下
  - 胫股关节骨性对线和几何对线
  - 外侧胫股关节张开
  - 伸直位内翻反张，后外侧韧带结构严重缺损
- 在动态负重条件下抵抗外侧胫股关节分离的限制结构：股四头肌、股二头肌、腓肠肌、髂胫束

膝内翻成角的患者中，通常存在双侧生理性膝内翻。内侧半月板切术也可导致原本对线正常的膝关节变成膝内翻。由于内侧半月板缺失导致关节软骨退变，内侧胫股关节间隙变窄，进而导致膝内翻。例如，如果一个患者膝关节有 3°（机械轴）的生理内翻，

第 26 章　胫骨和股骨截骨术治疗膝内翻和外翻综合征：诊断、截骨术和临床结果

Tibial and Femoral Osteotomy for Varus and Valgus Knee Syndromes: Diagnosis, Osteotomy Techniques, and Clinical Outcomes

表 26-1　前交叉韧带缺损膝内翻成角的原因

胫股对线或几何位置	膝关节活动受限	膝关节位置	韧带缺损	结 论
Ⅰ 级膝内翻 生理性胫股对线内翻 内侧关节进行性狭窄	内翻或内收旋转 ↑	内侧胫股间室间隙 ↓	内侧韧带结构的假性和真性松弛	胫股关节承重线的内移。存在生理性的内翻使影响更显著
Ⅱ 级膝内翻 增加 FCL 和后外侧软组织结构缺损	• 内翻或内收旋转 ↑↑ • 多伴有胫骨外移，并在髁间棘与外侧股骨髁间形成第二支撑点	• 站立时外侧胫股关节分离 • 行走时由于外侧股骨髁抬起导致内翻不稳 • 外侧副韧带和后外侧软组织张力增加	• FCL、外侧关节囊、髂胫束（股骨–胫骨部） • 关节的张开程度取决于外侧软组织限制结构的松弛程度 • 缺少 ACL 的次级限制作用造成的膝内翻	• 胫股关节承重线进一步向内移动导致在行走运动时外侧关节张开 • 当肌肉（股四头肌、股二头肌）最大收缩状态下，能够产生足够的压力以防止外侧髁的抬起
Ⅲ 级膝内翻 增加所有后外侧结构缺损（FCL、PMTL、后外侧关节囊）	• 内翻或内收旋转 ↑↑↑ • 伸膝时内翻反屈： 胫骨外旋增加 过伸增加 屈膝时胫骨外旋增加	• 站立行走时可能会发生外侧关节面的分离和内翻反屈 ↑ • 如果股四头肌和踝跖屈肌不能防止膝关节过伸，则会发生内翻反屈不稳 • 外侧胫骨平台向后半脱位伴胫骨外旋	• 以上所有问题加上 PMTL 和后外侧关节囊缺损 • 由于 ACL 损伤和 PCL 损伤（部分或全部）导致的进一步过伸增加	• 步态训练：训练患者在开始负重时保持膝关节屈曲 5°，从而在行走时避免内翻反屈不稳 • 即使前后交叉韧带无实质性损伤，生理性的交叉韧带松弛也可导致膝关节过伸及内翻反张

ACL. 前交叉韧带；FCL. 腓侧副韧带；PCL. 后交叉韧带；PL. 后外侧；PMTL. 腘肌 – 肌腱 – 韧带

引自 Noyes FR, Simon R. The role of high tibial osteotomy in the anterior cruciate ligament–deficient knee with varus alignment. In DeLee JC, Drez D, editors: *Orthopaedic Sports Medicine: Principles and Practice*. Philadelphia: WB Saunders; 1994;1401–1443.

软骨磨损 3mm 的厚度，会发展成总体 6° 的膝内翻。

　　Ⅰ 级膝内翻指的是生理性的膝内翻或者内侧胫股间室软骨磨损导致的膝内翻（图 26-3）。随着内侧胫股间室的进行性狭窄，WBL 逐渐向内侧移动，导致外侧间室负重减少。3° 的内翻成角大约可以使内侧间室压力增加 1 倍[61, 81]。

　　随着 WBL 向内侧移动，包括髂胫束和韧带结构在内的后外侧软组织张力逐渐增加。在站立、散步及跑步活动中，外侧胫股间室可出现分离（外侧髁抬起）[122, 189]。此时，导致下肢对线异常的原因有两个，一个是胫股关节的骨性和几何对线，一个是由于后外侧结构的缺损导致的外侧胫股关节分离，因此称为 Ⅱ 级膝内翻。

　　在动态负重状态下，对抗外侧间室张开的结构包括主动和被动限制结构[78, 141]。股四头肌、股二头肌、腓肠肌和胫束以动态方式起作用，以抵抗步态过程中膝关节的内收力矩，并在负重的情况下限制胫

股向外侧分离。如果这些肌肉力量不能对过度的侧向拉力提供功能性限制，则会发生胫股外侧间室分离。

　　在腓侧副韧带（FCL）功能正常时，外侧胫股间室仅允许出现数几毫米的分离。但在慢性膝内翻过程中，该韧带可能发生病理性拉伸（间质性损伤）。这种情况下，下肢全部负重会转移到内侧间室，特别是对于有关节软骨受损或既往半月板切除术史的患者尤其有害。

　　由于内侧间室压力过高，以及外侧软组织张力过高，患者通常膝关节内外侧均有疼痛症状，并不断加重。

　　在 Ⅲ 级膝内翻中，由于 FCL 和后外侧结构均受损，膝关节表现为内翻反张。导致三重膝内翻的原因有三个：一是胫股内翻骨性畸形，二是由于 FCL 和 PMTL 明显不足而引起的外侧胫股间室分离增加，三是内翻反张。形成内翻反张表现为胫骨外旋异常和膝关节过伸，其原因是后外侧结构和 ACL 的缺失。由于

外侧间室分离增大，WBL 进一步向内移动（图 26-3）。

在行走中有内翻不稳的膝内翻患者适合行 HTO 手术。如果不纠正胫股外侧间室异常分离而单纯行 ACL 重建将无法解决不稳的问题，重建失败的可能性会大增。内翻反张或后方不稳定则提示患者为三重膝内翻，应一期矫正骨畸形后，二期将后外侧结构连同 ACL 一同重建。

Eckhoff 及其同事[61] 报道了 90 例（180 个下肢）的重要三维测量结果，并显示受试者之间，以及左右下肢之间的冠状位对线存在很大差异（图 26-4）。但此研究的缺陷是所有数据均基于非承重条件下获得的髋 - 膝 - 踝 CT 测量值。

由于下肢对线存在个体差异，所以一个常见的问题是：将一个肢体矫正为中立或轻度外翻过度矫正对整体步态和对侧肢体（未手术）的影响是什么？特别对于双下肢都有明显的内翻的病例来说。作者的经验是，除了一小部分有明显的双下肢内翻并伴有膝关节内侧疼痛的患者以外，多数病例中对侧下肢不需要行 HTO 手术。

四、步态分析

下肢内翻畸形会造成较大的内收力矩，但无法通过影像学下肢对线进行静态测量，从而可靠地预测膝关节的内收力矩和所受的应力[98, 168]。通过步态分析可以评估 ACL 缺损、内翻畸形和后外侧缺损患者的许多因素对步态的影响。异常的下肢对线，无论是冠状面上的内翻或外翻，还是矢状面上的过伸，都会导致膝关节周围的力矩和作用力发生重大变化（图 26-5）[28, 55, 72, 118, 168, 181, 198]。分析步态中膝关节的外旋力矩有助于医生了解步态改变的动态效果。膝关节内收力矩异常增高会导致内侧胫股关节负重增加，进而增加内侧胫股关节骨关节炎进展的风险[16, 139, 180, 182]。通过 HTO 手术降低内收力矩才能获得成功的手术效果[28, 180, 217]。此外，步态分析还能够计算外侧软组织限制结构中的异常高应力。因为高应力会增加活动中股骨外髁抬起时外侧软组织延长的风险。后外侧软组织的异常张力会影响 FCL 和 PMTL 重建的效果。Markholf 等[123] 报道，股骨外髁的抬起运动是导致膝关节不稳的重要因素。

大量的研究表明，个体的步态特征和伤后适应性改变可显著改变膝关节外旋力矩及相应的胫股间室载

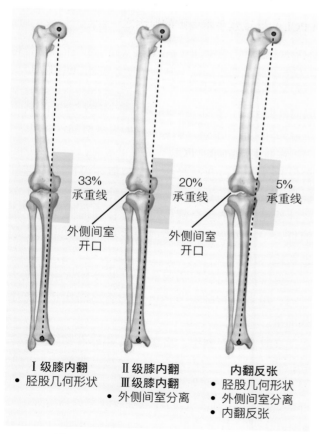

I 级膝内翻
· 胫股几何形状

II 级膝内翻
III 级膝内翻
· 胫股几何形状
· 外侧间室分离

内翻反张
· 胫股几何形状
· 外侧间室分离
· 内翻反张

▲ 图 26-3 I 级、II 级、III 级膝内翻的示意

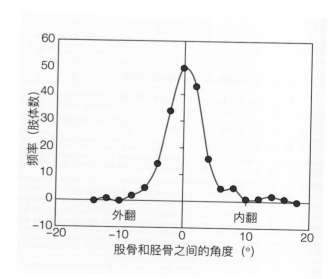

▲ 图 26-4 直方图显示 180 个正常人群中肢体对齐相对于直线的偏差

在这 90 例个体中，有 37 例为双侧外翻，有 22 例为双侧内翻，其中 31 例为一侧内翻和另一侧外翻，或一侧内翻或外翻，另一侧中立（引自 Eckhoff DG, Bach JM, Spitzer VM, et al. Three-dimensional mechanics, kinematics, and morphology of the knee viewed in virtual reality. *J Bone Joint Surg Am.* 2005;87:71-80.）

荷 [11, 14, 15, 17, 18, 26, 42, 107, 180, 217]。ACL 缺损可导致膝关节在矢状面上力矩的显著异常，下肢内翻对线不良可进一步加重力矩的异常。ACL 缺损的患者可能会表现出外旋屈曲力矩的降低（股四头肌抑制步态）或外旋伸展力矩的增加（腘绳肌保护性肌力）[12, 13]。这一效果在第 6 章中详细讨论。膝关节的外旋力矩受足部对线的显著影响。内八字或足外旋力矩较小的患者，站立时 WBL 内移更多，膝关节内收力矩往往增高 [10, 98]。

笔者的研究所 [168] 曾对 32 例 ACL 缺损并有膝内翻成角的患者进行步态分析。用测力板和光电系统测量下肢和膝关节的力和力矩。用前文描述的数学模型计算膝关节载荷和韧带张力 [189]。结果显示，占 62% 的患者力矩异常增高，其患侧膝关节在负重时倾向于内收（图 26-6）；66% 的患者计算得出的内侧胫股间室载荷过高（$P<0.01$）；47% 的患者外侧韧带张力的预测值偏高（$P<0.05$）。内收力矩与内侧胫骨间室载荷和外侧韧带张力的高预测值存在显著相关性（$P<0.01$），有统计学意义（$P<0.05$）。当外侧韧带张力增加以维持在冠状位上的稳定时，膝关节最大应力中心内移（图 26-7 和图 26-8）。如果肌肉力量不足以维持胫骨外侧加压载荷，则外侧韧带结构所受的张力增高。数据表明，外侧韧带受到的张力增高，负重时

外侧髁抬起跳跃，会造成外侧胫股关节分离。

47% 的患者的屈膝力矩幅度（与四头肌肌力有关）显著降低（$P<0.05$），而 50% 的患者伸膝力矩（与腘绳肌肌力有关）显著增高（$P<0.05$）。这一结果证实了之前的假设，即通过步态的适应性改变，降低股四头肌的力量，增强腘绳肌的力量，从而达到维持膝关节前后向稳定性的作用 [26]。

实验得出的另一个同样重要的结果是，接近 1/3 的患者内收力矩结果正常或较低，相应的内侧胫骨间室载荷也是正常或较低。这些患者的步态特征或适应性改变使得即便下肢有内翻对线不良，仍能保持较低的内侧胫骨间室压力。通过步态分析可以识别出总体预后可能更好的患者；这些患者的内收力矩和内侧胫股载荷不会过高，通过 HTO 手术可以进一步降低内侧胫股间室的载荷。

我们 [158] 研究了后外侧结构重建失败的膝内翻成角病例，发现在软组织重建手术之前应该先行 HTO 手术。理由是：此类患者在步态循环的站立期会出现内翻不稳或过伸，从而使缺损的后外侧结构反复承受拉伸应力（图 26-9）。术前没有纠正膝内翻对线不良已经被证实是 ACL [153, 160] 或后交叉韧带（PCL）[155] 重建手术失败的原因之一。

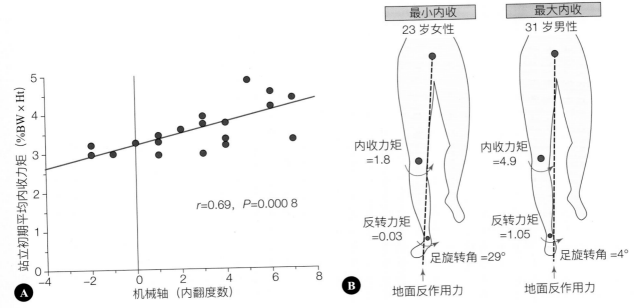

▲ 图 26-5　产生内侧胫股间室压力载荷和外侧关节拉伸载荷的膝关节内收力矩取决于机械轴（A）和患者步态特征，如下肢的旋转和站立相足的旋转角度（B）

BW. 体重；Ht. 身高（引自 Andrews M, Noyes FR, Hewett TE, Andriacchi TP. Lower limb alignment and foot angle are related to stance phase knee adduction in normal subjects: a critical analysis of the reliability of gait analysis data. *J Orthop Res.* 1996;14:289-295.）

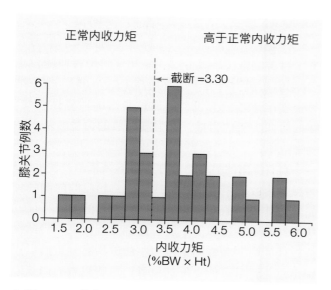

▲ 图 26-6　前交叉韧带缺损，行走中膝关节内收力矩的分布。截断值（**3.30，%BW×Ht**）为对照均值减去 1 个标准差

BW. 体重；Ht. 身高（引自 Noyes FR, Schipplein OD, Andriacchi TP, et al. The anterior cruciate ligament-deficient knee with varus alignment. An analysis of gait adaptations and dynamic joint loadings. *Am J Sports Med.* 1992; 20:707-716.）

关键点：步态分析

- 通过影像学资料测量的静态下肢对线状态，无法对膝关节动态活动中所承受的力和力矩进行准确的预测。内收力矩异常增高是加速膝关节内侧间室骨关节炎加重的风险因素，所以 HTO 手术成功的关键在于将异常的力矩降至正常范围或更低
- 我们的研究结论
  - 大部分 ACL 缺损并内翻畸形的病例，步行时内收力矩异常增高
  - 1/3 的患者内收力矩正常或更低，其胫股内侧间室载荷也正常或较低。即使存在内翻畸形，通过步态调整 / 适应性改变也可以降低胫股内侧间室的载荷
  - 高内收力矩与胫股内侧间室高载荷及外侧软组织高张力存在显著相关性
  - 当膝关节外侧韧带张力较高时，负重状态下可出现外髁抬起及外侧胫股关节间隙增大
  - 后外侧软组织高张力会造成拉伤及缺损（双重及三重膝内翻），从而导致后外侧重建手术的失败

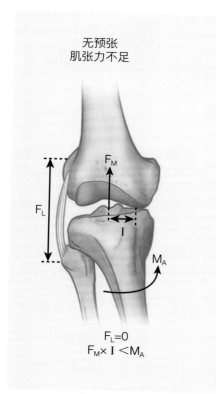
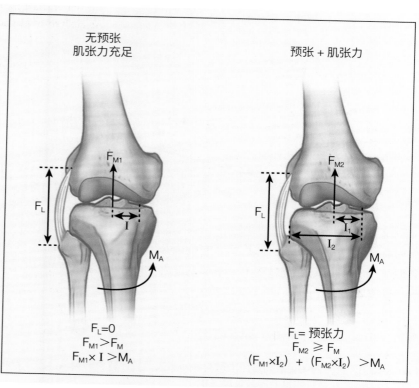

▲ 图 26-7　动态肌力与被动软组织张力之间的交互作用，在维持步行中膝关节的稳定性上具有非常关键的作用。无论是通过外侧软组织的预张，还是提高拮抗肌群的收缩力均可使膝关节外侧间室保持闭合状态

距离：I、I_1=20mm；I_2=60mm。F_L. 软组织张力；F_M、F_{M1}、F_{M2}. 肌力；M_A. 内收力矩

第 26 章　胫骨和股骨截骨术治疗膝内翻和外翻综合征：诊断、截骨术和临床结果

Tibial and Femoral Osteotomy for Varus and Valgus Knee Syndromes: Diagnosis, Osteotomy Techniques, and Clinical Outcomes

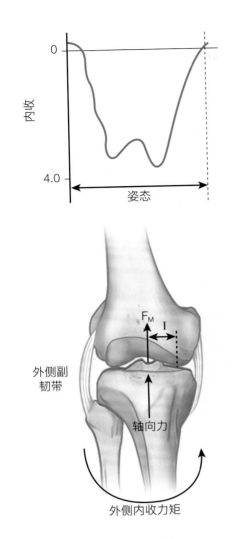

▲ 图 26-8　外侧内收力矩受到最小矢状面肌力（**FM**）和作用于 I 上的轴向载荷共同抑制。肌力不足时，外侧软组织的预张仍能维持膝关节的平衡

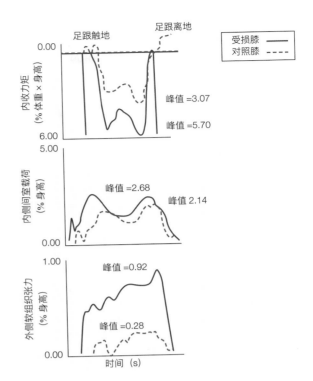

▲ 图 26-9　在受损的膝关节和正常膝关节中增加的内收力矩、内侧间室载荷及外侧软组织张力情况

引自 Noyes FR, Schipplein OD, Andriacchi TP, et al. The anterior cruciate ligament-deficient knee with varus alignment. An analysis of gait adaptations and dynamic joint loadings. *Am J Sports Med*. 1992;20:707-716.

五、临床评估

（一）主观评估和功能评估

根据辛辛那提膝关节评分系统，由患者填写完整的问卷并接受问诊，以评估症状、功能限制、运动和职业活动水平及患者对膝关节整体情况的自我评价（见第 41 章）[22]。

疼痛、肿胀和打软腿是 ACL 损伤的典型表现[167]。ACL 损伤合并膝内翻畸形的患者多存在不同程度的膝关节半脱位倾向，包括胫骨向前半脱位、步行中胫股外侧间室分离（内翻不稳）、外侧胫骨平台向后半脱位（膝关节屈曲和胫骨外旋时）、膝关节过伸或膝关节内翻伴有膝关节过伸感。外科医生应仔细询问病史，确定患者是否存在膝关节半脱位，并请患者演示不稳发生时的具体情况。

（二）体格检查

膝关节内侧间隙疼痛不一定与内侧间室软骨损伤相关[89, 101]。早期，患者通常在体育活动后才出现膝关节内侧疼痛，日常生活中无痛。当日常生活中出现疼痛时，多可以肯定膝关节软骨存在大面积的损伤。内侧半月板切除是内侧间室骨关节炎进展的主要危险因素[64]。

通过体格检查判断膝关节内翻畸形的所有异常情况是一项复杂的工作（表 26-2）。评估的内容包括：①髌股关节，特别是由于胫骨外旋增加和胫骨后外侧半脱位所导致的伸膝机制对线不良；②即使 X 线片无异常，如内侧胫股关节在内翻应力下有骨擦音，也提示内侧胫骨间室关节软骨破坏；③外侧软组织疼痛和炎症，说明外侧拉伸载荷过高；④步行和慢跑过程中的步态异常（过伸或内翻不稳）[163]；⑤与健侧对比，膝关节活动度受限或半脱位[165]。

表 26-2　异常情况的诊断

异常情况	诊断试验
胫骨对线	站立位下肢全长 X 线；双支撑（要求胫股外侧关节面闭合）
内侧胫股关节间隙狭窄	屈膝 45° 站立或在应力下，拍摄站立位正位 X 线，测量关节间隙宽度并与对侧比较差异（以毫米为单位）
FCL 缺损	屈膝 30° 时外侧关节间隙张开增大
FCL、PMTL、PL 缺损	屈膝 30° 时外侧关节间隙进一步张开；屈膝 30° 胫骨外旋增加；伸膝时出现内翻反张
外侧胫股关节分离	站立位外侧关节间隙宽度大于对侧；应力下关节间隙增大大于对侧
内翻反张	• 根据内翻成角和过伸角度进行定义；平卧位诱发内翻反屈试验 • 假设膝关节最大过伸位导致最大半脱位，使患者进行站立试验，评估内翻和过伸的增加角度

FCL. 腓侧副韧带；PL. 后外侧；PMTL. 腘肌 - 腱 - 韧带
引自 Noyes FR, Simon R. The role of high tibial osteotomy in the anterior cruciate ligament–deficient knee with varus alignment. DeLee JC, Drez D, editors: *Orthopaedic Sports Medicine: Principles and Practice*. Philadelphia: WB Saunders; 1994;1401–1443.

（三）诊断性临床试验

首先进行屈膝 90° 行后抽屉试验，观察胫骨有无向内后方移位（图 26-10），以明确胫骨是否存在向后方半脱位。如果结果阳性，提示 PCL 有部分或完全断裂。在 20° 屈曲（拉力 134N）下行 KT-2000（MEDmetric）关节动度测量，以确定前后方向上的位移量。屈膝 20° 行 Lachman 试验。轴移试验以 0～Ⅲ 度记录结果，0 度表示无轴移；Ⅰ 度，存在轴移；Ⅱ 度，明显半脱位伴有顿挫感或钝响；Ⅲ 度，严重半脱位，胫骨外侧平台与股骨髁撞击。

屈膝 0° 和 30° 行内翻应力试验，判断有无 FCL 缺损（图 26-10）。在避免胫骨内外旋的情况下，估算内外侧胫骨间隙在应力下张开的大小（以毫米为单位）。同样检查对侧膝关节，并对比两侧膝关节内外侧间隙张开的差异。一定要避免仅检查患侧，而不与对侧进行对比。

与对侧相比，患膝内侧关节间隙张开可能因假性松弛而增大，因为内侧关节间隙的磨损变窄可造

成内侧间隙在应力下张开变大的假象。对有膝内翻的膝关节行外翻应力试验，如内侧关节间隙恢复，下肢对线也恢复正常，这种情况下不存在内侧副韧带损伤。只有在关节镜下进行应力试验才能获得内外侧关节间隙张开的实际数值。拮抗外侧关节间隙张开的主要和次要约束结构已经在前文讨论过了[78]。内侧间隙张开的大小与外翻试验时膝关节的屈曲角度，以及次要限制结构的完整性有关。

（四）胫股旋转试验

胫股旋转试验（钟面试验）首次由本书主编 F.R.N[162] 提出，用于评估胫骨向后方半脱位的程度（图 26-10）。该试验方法如下：①膝关节屈曲 30°，保持胫骨旋转中立位；②触诊通过股骨髁的位置相对确定内外侧胫骨平台前部的位置；③将胫骨极度外旋；④触诊胫骨内外侧平台的位置，判断是否有外侧向后半脱位或内侧向前半脱位；⑤观察胫骨结节的位置，以确定与对侧正常膝关节相比，胫骨外旋是否增加；⑥在屈膝 90° 下重复上述测试，仍然从胫骨旋转中立位开始进行，逐渐增加胫骨内旋。

如果患者胫骨外旋增大，说明胫骨外侧平台后方半脱位（提示 FCL 和 PMTL 损伤）或胫骨内侧平台前方半脱位（提示内侧副韧带浅层和后内侧结构损伤）。有些病例可同时存在前内侧和后外侧半脱位。

在做胫骨旋转试验时要仔细观察胫骨内旋和外旋轴的位置，并与正常膝关节进行比较。当胫骨外旋时，可出现胫骨外侧平台向后方半脱位，胫骨旋转轴向胫股内侧间室移动；进一步胫骨极度外旋时，可出现胫骨内侧平台向前方半脱位，胫骨旋转轴向胫股外侧间室移动。

与传统的后外侧抽屉试验[96]相比，胫骨旋转试验有以下优点：①可以在不同屈膝角度下进行检查（30° 和 90°）；②没有将足固定在检查床上，对胫骨的限制少；③在旋转胫骨的同时可以观察胫骨旋转轴的位置。仰卧位进行胫股旋转试验可以获得的信息更多。而俯卧位的缺点是不便触诊胫股关节内外侧位置以判断是否有外侧间室的半脱位。在俯卧位下对 PCL 缺损的病例进行钟面试验检查是其唯一优势，此时，胫骨在重力作用下向前方轻微移位，从而便于检查。如果采用仰卧位检查，也应将胫骨推向前方以避免后向半脱位，因为如果胫骨处于后向半脱位位置，会增加对钟面试验结果解读的难度。

评价胫骨后外侧半脱位情况的诊断性试验还包

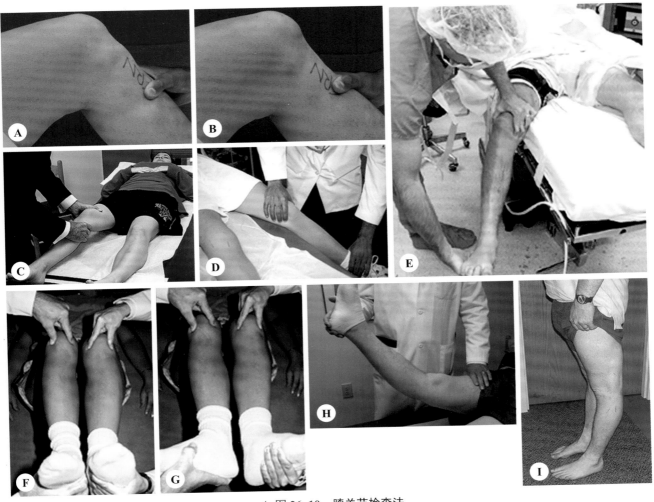

▲ 图 26-10　膝关节检查法

A 和 B. 屈膝 90° 后抽屉试验；C.Lachman 试验；D. 外翻试验，测试内侧关节是否张开；E. 内翻试验，测试外侧关节张开程度；F 和 G. 屈膝 90° 分别在胫骨旋转中立位（F）和胫骨极度外旋（G）时的拨盘试验；H 和 I. 仰卧（H）和站立（I）位置的内翻反屈

括仰卧位和站立位内翻反屈试验、反轴移试验等。虽然这些试验只能定性判断，较难客观定量描述脱位情况，但是当出现两个或更多的活动范围异常时，仍能够提供对诊断半脱位程度有用的信息。

（五）影像学评估

下肢对线的影像学评价是基于站立位下肢全长片进行的[60, 198]。胫股外侧间室分离，会影响对真实胫股关节骨性对线的正确评估。站立位下肢全长片应包括双侧股骨头至距下关节的完整下肢。拍摄时，膝关节屈曲 3°～5° 以避免过伸，双足的角度为 10°～12°。如果观察到胫股外侧间隙增大，在术前计划的讨论时，必须注意减除以确定胫股真实的骨性对线，并避免手术矫枉过正。

需要注意的是，严重的胫骨后倾和内侧胫股关节骨量丢失可导致胫股的内侧和外侧间室无法同时接触，从而在屈曲 30° 位进行内外翻试验时，形成跷跷板效应。

初次检查还应拍摄的其他 X 线包括膝关节屈曲 30° 的侧位片、膝关节负重屈曲 45° 的 PA 位片和髌股轴位片。有些病例还需要拍摄双膝 Telos 内侧和外侧应力片（图 26-11）。

在侧位片测量双侧髌骨的高度（图 26-12），以判断有无高位或低位髌骨等位置异常。这是对选择开放还是闭合截骨的决定因素之一，因为截骨后会导致髌骨抬高或降低[170, 171]。

通过术前临床和影像学的综合评估，才能决定选择内侧开放楔形截骨或外侧闭合式楔形截骨术（图 26-13）。

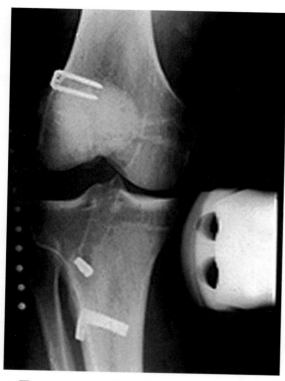

▲ 图 26-11　用来测量外侧胫股关节张开状态的侧方应力片

施加约 67N 的内翻载荷后比较双侧膝关节外侧胫股关节的张开幅度（以毫米为单位）

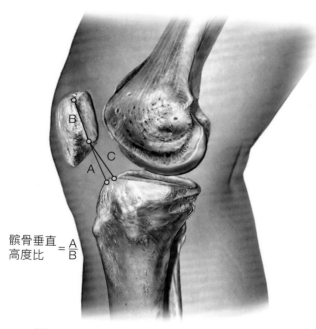

$$髌骨垂直高度比 = \frac{A}{B}$$

▲ 图 26-12　确定侧位 X 线上髌骨垂直高度比的方法

分子为线段 A，是胫骨平台的最腹侧（前上）缘与髌骨关节面的最低端之间的距离。分母为线段 B，是髌骨关节面的最大长度。亦可用线段 C 做分子，将胫骨参考点定位在胫骨平台的中间。髌骨垂直高度比等于 A/B 或 C/B

关键点：临床评估

运动时症状和功能限制的评估：Cincinnati 膝关节评分系统

体格检查

- 膝关节屈曲和伸直
- 关节积液
- 髌股关节：伸膝机制对线不良
- 胫股关节捻发音、关节线疼痛、压痛、炎症
- 步态异常
- 异常的膝关节活动度和半脱位

诊断性临床试验

- 膝关节屈曲 90° 时后抽屉试验
- 膝关节屈曲 20°、189N 作用力下的 KT-2000
- 轴移试验，Lachman 试验
- 膝关节屈曲 0° 和 25° 外侧和内侧胫股关节开口
- 仰卧位检查内翻反屈情况

胫骨旋转试验（钟面试验）

- 膝关节屈曲 30° 和 90°
- 胫骨外旋的增加说明可能存在胫骨外侧平台后方半脱位（后外侧结构损伤）或胫骨内侧平台前方半脱位（内侧副韧带和后内侧结构损伤）
- 首选仰卧位；俯卧位难以触摸内侧和外侧胫股关节位置

影像学评估

- 双足站立，测量髋-膝-踝机械轴。WBL，外侧间室开口。
- 膝关节屈曲 30° 侧位片：测量髌骨高度
- 膝关节屈曲 45° 负重正位片
- 髌股轴位片
- 胫骨旋转中立位 67N 内翻应力下，胫骨不受约束的侧方应力片

六、术前计划

（一）矫正角度的计算

HTO 术前计算包括：通过测量确定矫正的角度以重新分配胫骨-股骨的受力，同时保持胫骨后倾和胫股关节在额状面上的倾斜度不变[60, 166]。如前所述，通过影像学测量确定的矫正量在术中可能需要通过透视分析以进一步调整。正常的胫股冠状面的对线显示见图 26-14。有内翻成角的膝关节，由于内侧胫股关节炎主要破坏内侧股骨髁，从而导致轻度的关节线倾斜增大。

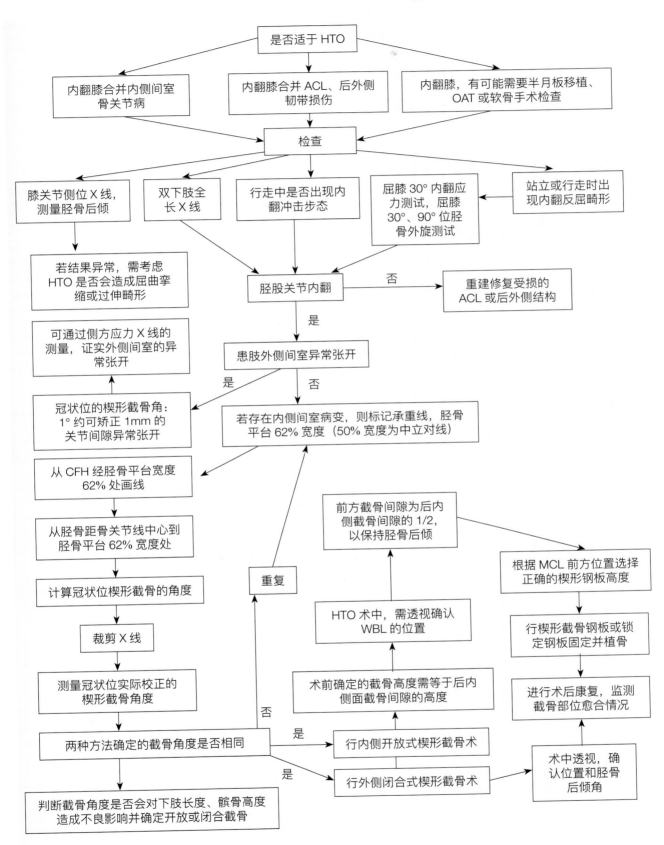

▲ 图 26-13 胫骨高位截骨的术前评估流程和术式选择

ACL. 前交叉韧带；HTO. 胫骨高位截骨术；MCL. 内侧副韧带；OAT. 骨软骨自体移植；WBL. 承重线

如果术者没有认识到后外侧软组织松弛或缺损可导致内翻成角及外侧胫股关节分离增大，则可能导致术中在冠状面上矫正不足或过矫。单纯使用双下肢站立位全长片测量得到的 WBL 来确定下肢畸形角度是错误的做法，据此计算预期矫正角度不够精确。采用患侧下肢单足站立位 X 线可以最大限度地显示由于股骨髁抬起导致的内翻成角，但不能据此作为计算截骨的依据。双足站立 X 线有助于闭合外侧胫股间室，从而可以计算真实的骨性力线用于作为手术矫正的依据。

Sabharwal 和 Zhao[187] 对 102 例膝拍摄站立位全长片并在术中行仰卧位髋 – 膝 – 踝全长透视，测量并比较两组的下肢力线结果。发现两组之间差异显著，有统计学意义（平均 WBL 相差 13.4mm，过膝关节中心测量）。两种方法测量结果的差异对于术前计划和术中最终冠状位截骨矫形角度有重要意义。读者应注意到，目前缺少文献对站立位片外侧关节间隙非正常增加对术前测量影响的相关报道，而且目前也缺少关于术中透视技术的描述。术中测量 WBL 时，医师应尽量使内侧和外侧胫股关节面接触，避免内侧或外侧胫股间隙增加造成影响。

透视时下肢应该维持于屈曲 10° 外旋 10°～12°（髋 – 踝轴线模拟足前进线夹角）并保持，医师固定患者足部并施加轴向压力以促进内外侧间室的接触。采用下肢对线杆测量 WBL 存在误差，因为下肢对线杆固定于胫距关节旋转轴中心前方，当下肢内旋或外旋时，对线杆位置会偏向关节内侧或外侧。计算机导航技术通过髋 – 膝 – 踝关节中心模拟 WBL，避免下肢旋转的影响，结果更准确。

外侧间隙增大会影响截骨矫形的效果见图 26–15。患者为 38 岁男性，站立位下肢全长片测量内翻成角畸形 7°（机械轴），外侧间隙增加 4mm，胫骨平台宽度 81mm。计算外侧间隙增加对成角畸形影响的公式如下。

$$\alpha = 76.4S/TW$$

关键点：术前计划

- 确定矫正角度，重新分配胫股应力同时不改变胫骨后倾
- 对于出现股胫外侧异常分离病例，必须考虑到后外侧结构缺损的可能
- 双下肢站立位负重全长片测量 WBL，WBL 与股骨、胫骨长度和成角畸形有关
- 侧位片测量胫骨后倾
- 增加胫骨后倾角可以增加胫骨前移，并潜在地增加 ACL 拉伸载荷
- 减小胫骨后倾角可以增加胫骨后移，并潜在地增加 PCL 拉伸载荷
- 不要改变正常的胫骨后倾，除非明显异常（较正常值增加 2 倍）
- ACL 或 PCL 损伤的情况下，不应改变胫骨后倾
- 维持胫骨后倾：内侧开放式楔形截骨中前方开放间隙应该是后内侧开放间隙的一半。前方开放间隙每改变 1mm= 胫骨后倾改变 2°

韧带缺损膝关节行 HTO 时机

I 级膝内翻
- 交叉韧带重建同期行 HTO 或后期进行（无外侧间隙异常开放）

II 级膝内翻
- 先行 HTO

- 外翻对线者后外侧结构可能短缩
- 如有必要，可二期行交叉韧带和后外侧结构重建

III 级膝内翻
- 先行 HTO，后期行交叉韧带和后外侧结构重建

开放式楔形截骨术的优点
- 避免外侧切开、腓骨截骨
- 最大矫正度数 >12°，避免胫骨缩短
- MCL 陈旧性断裂，行 MCL 加强或重建
- 可后续进行后外侧重建，避免腓骨头近端截骨，允许 FCL 移植物牢靠固定在近端腓骨

闭合式楔形截骨术的优点
- 愈合更快
- 更早恢复负重
- 截骨初始固定强度好
- 降低早期矫正丢失和骨不连的风险
- 术中达到矫正度数更难
- 闭合截骨可以升高髌骨高度，减小下肢长度，与开放截骨相反

开放楔形 HTO：维持胫骨后倾角
- 开放楔形角度取决于冠状位外翻矫正度数和胫骨前内侧皮质倾斜角度
- 截骨间隙高度每变化 1mm，胫骨后倾角可以改变 2°

第 26 章　胫骨和股骨截骨术治疗膝内翻和外翻综合征：诊断、截骨术和临床结果

Tibial and Femoral Osteotomy for Varus and Valgus Knee Syndromes: Diagnosis, Osteotomy Techniques, and Clinical Outcomes

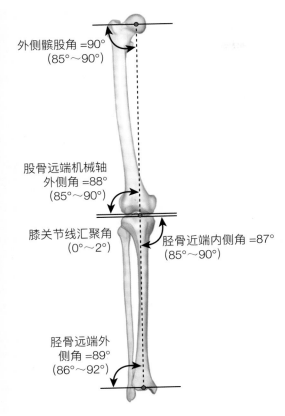

▲ 图 26-14　正常胫股关节冠状面对线

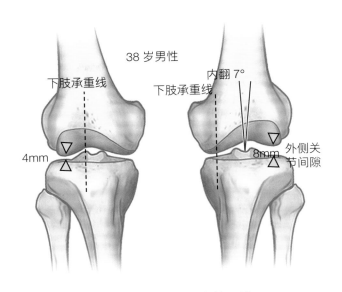

▲ 图 26-15　前后站立位 X 线

左膝外侧关节间隙 8mm，右膝 4mm，共 7° 的内翻成角畸形中，有 3.7° 可归因于外侧关节间隙张开 4mm

此患者外侧间隙增大 4mm，通过公式计算的角度是：76.4×4mm/81mm=3.7°，或外侧关节间隙每增加 1mm，角度增加 1°。如果术前未考虑外侧间隙增加的影响，仍按照外侧间室是闭合状态进行矫形，会造成 HTO 手术矫枉过正，出现外翻 4°（图 26-16）。WBL 通过膝关节外侧 75%，可能存在内侧股骨髁抬起。内侧间隙增大造成外侧髁单髁负重，是术后不期望出现的，因为晚期会导致外侧间室骨关节炎，内侧副韧带松弛和进展性外翻畸形（图 26-17）。WBL 通过胫骨的位置是由冠状位机械轴和股骨、胫骨长度决定。一些资深的学者曾经进行研究证明，采用 WBL 轴比采用解剖轴截骨矫形更精确。

两种方法均可用在术前 X 线上计算楔形截骨的角度[60]。首先，在全长片上标记出股骨头中心和胫距关节中心（距骨中心），并确认和标记出预期的正确 WBL 在胫骨平台上的位置（图 26-18）。通常将 WBL 标记在胫骨宽度的 62%（在外侧胫骨棘的下斜面），使 WBL 通过胫股外侧间室，并过度矫正至外翻 2°～3°。这一位置通常适用于内侧胫股关节软骨损伤，需将主要载荷转移至外侧间室的病

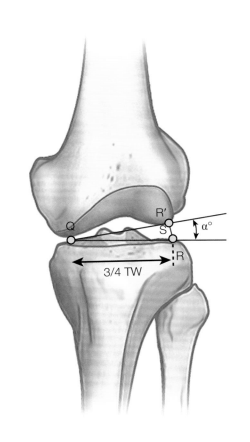

▲ 图 26-16　异常外侧关节张开对膝内翻成角畸形的影响

在内翻力矩的作用下，如果外侧软组织松弛，将导致膝关节以 Q 点为支点或旋转中心发生内翻旋转，外侧胫股关节张开（S），膝内翻成角畸形（α）。TW. 胫骨平台宽度

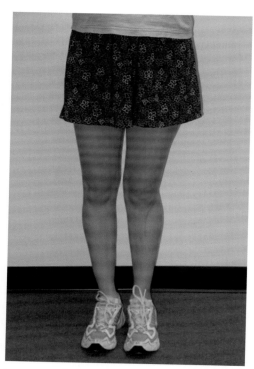

▲ 图 26–17　32 岁女性，因外侧关节间隙异常张开，在其他地方接受了 HTO

由于术前对外侧关节间隙评估失败，造成了术后严重的膝外翻，需要进行翻修截骨术。HTO. 胫骨高位截骨术

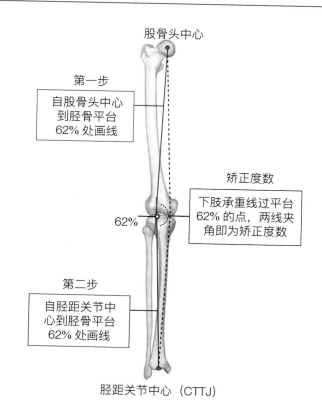

▲ 图 26–18　在下肢全长片上确定 HTO 的正确预期矫形角度的方法，经股骨头旋转中心和胫距关节中心做一条直线，在本侧经过 62% 胫骨平台宽度

HOT. 胫骨高位截骨术

例。如果胫股内侧关节软骨正常或仅希望将对线矫正至中立位（如后期需行后外侧结构重建）可以标记 WBL 于胫骨宽度的 50%～54%。通过股骨头中心和标记的 WBL 点连接一条直线。通过胫距关节中心和 WBL 点连接另一条直线。两条线所成夹角即矫形手术所需角度。一个替代方法也已经被提出[60]，将前面已经讨论过的股骨轴线和胫骨轴线的交点作为胫骨截骨术的轴点，并据此进行相应的测量和矫形角度的计算。但是，这一技术并未测量 WBL 与胫骨的交点位置，所以术中无法通过透视验证截骨效果。

另一种计算截骨矫形角度的方法是：拍摄站立位全长片，于截骨线水平剪开 X 线，然后自胫骨截骨轴点向远端垂直剪开 X 线（图 26–19）。旋转远端的 X 线，使股骨中心、选择的 WBL 点和胫距关节中心，连接成为一条直线。此位置时两张 X 线重叠部分的夹角，即截骨矫形角度。与第一种方法所确定的角度进行比较，并测量机械轴以确定该角度是否正确。如果两种方法所得矫正角度不一致，应重复上述步骤。

（二）胫骨后倾角的计算与改变胫骨后倾角的临床适应证

拍摄膝关节侧位 X 线测量胫骨后倾角。胫骨截骨术后、胫骨骨折、发育异常及非常少见的先天性异常等情况下，胫骨后倾角可能异常。

在侧位 X 线上测量内侧和外侧胫骨后倾角的方法较多（表 26–3）[44, 50, 83, 86, 120, 172, 178]。但是，所测量值会随测量方法的变化而变化（图 26–20）。同时，多项此类研究也发现胫骨后倾角测量值的分布范围和标准差均较大，说明胫骨后倾角的个体差异较大。Brazier 等[36] 在 83 张膝关节侧位 X 线上进行了测量，提出了采用胫骨近端解剖轴法（proximal tibial anatomic axis，PTAA）和胫骨后方皮质法测量的结果较其他方法更可靠。Genin 等[70]、Julliard 等[108] 认为使用胫骨机械轴法测量，结果接近胫骨真实后倾角。在 HTO 术前准备时，作者更偏向使用 PTAA 法测量胫骨后倾角，而胫骨前方皮质法测量则在全膝关节置换术设计胫骨近端截骨时采用。

大部分学者测量内侧胫骨后倾角，只有少部分

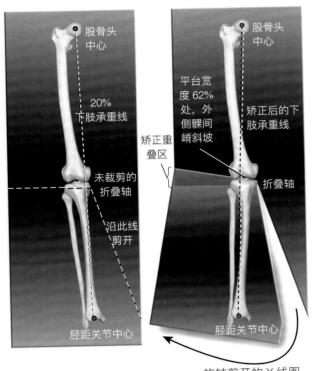

旋转剪开的 X 线图

▲ 图 26-19　另一种在下肢全长片上确定 HTO 正确预期矫形角度的方法

将 X 线剪开，使股骨头中心（CFH）、62% 胫骨平台宽度点和胫距关节中心（CTTJ）在一条直线上，X 线重叠所形成的角度即预期矫正度数。本例使用了闭合式楔形截骨术，同样的技术可以应用在胫骨内侧开放式截骨术，X 线上胫骨内侧张开所形成的楔形的角度即预期矫正度数。HTO. 胫骨高位截骨术

测量外侧后倾角 [129, 203, 229]。而外侧后倾角较内侧小。同时，对胫骨骨性后倾角和带有半月板和关节软骨的胫骨后倾角进行区分的研究也非常少。文献中更多的是关于胫骨骨性后倾角的报道，通常是在矢状位 X 线上进行的测量。目前仅有 Jenny 等经过研究发现，包括关节软骨和半月板在内的真实胫骨后倾角约比骨性后倾角小 6° [104]。

　　胫骨后倾角增大造成胫骨前移增加，ACL 或重建 ACL 的拉伸载荷增加（图 26-21）[51]。相反，胫骨后倾角减小理论上会使 PCL 的拉伸载荷增加，使胫骨移向更靠前位置。Shelburne 等 [191] 研究了胫骨后倾角的改变如何影响胫骨剪切力、胫骨前向位移，以及在站立、旋转和行走时支撑相的膝韧带载荷。他们应用下肢电脑模拟模型，以 1° 为增量增加胫骨后倾角至 10°。结果显示，胫骨后倾角增加时胫骨前移和 ACL 受力（站立位和行走时）增加。需要重点说

明的是，ACL 受力的增加并不太大，因为胫骨后倾角每增加 1°，ACL 受力增加 16N。模型预测胫骨后倾角每增加 1°，PCL 受力减少 6N，后外侧韧带受力减少 15N。Marouane 等 [124] 通过两个膝关节有限元分析模型模拟胫骨后倾角的改变对韧带载荷和胫骨移位的影响，预测内外侧胫骨平台的直接压力（100N 以下的轴向载荷），他们也得到了类似的结果。数据显示模拟步态的站立中期，−5°～+5° 的范围内胫骨后倾角的变化可导致在 0° 中立参考位点的 ACL 受力发生 −79N～+136N 的变化，引起前后位置发生 −1.2mm～+1.2mm 的变化。相比之下，Shelburne 等 [191] 的研究显示，行走时胫骨后倾角 −5°～+5° 范围内变化会引起 ACL 受力发生 −75N～+80N 的变化，相对参考值，胫骨也发生 −2.3mm～+2.4mm 的前向移位。综上所述，这些研究说明胫骨后倾角异常的情况下 ACL 重建恢复过程中 ACL 受力可能会更大。但是，增加的受力在影响较小的范围，也低于可能导致重建 ACL 断裂的值。因此，计划实施 ACL 手术的患者，术前应谨慎测量其胫骨后倾角；谨慎决定采取保守康复方案以在术后早中期促进移植物愈合的界限（±2SD）。这个建议与恢复可能性较低的低张力 ACL 移植物的关系更大，如同种异体移植物。Marouane 等 [124] 报道，他们第二个有限元分析模型中，45° 屈膝的情况下，在 −5°、中立位 0°、5° 的胫骨后倾角条件下分别施加 1400N 的轴向压力，计算得 ACL 受力分别为 102N、181N 和 317N。

　　Giffin 等 [75] 研究尸体膝关节标本发现胫骨后倾角增加 5°，可使处于休息位的胫骨向前平移［在完全伸直位达到最大值，（3.6 ± 1.4）mm］。然而，在施加 200N 轴向载荷的情况下，在胫骨关节接触位（30°、90°），胫骨向前方平移仅有 2mm 且 ACL 张力不增加。因此作者认为，在模拟负重的状态下，胫骨后倾角的微小改变不会对胫骨位置产生较大影响。同时，他们也推测，如果胫骨后倾角变化较大（如 10°），则无论休息位还是负重位，均会造成明显的胫骨向前平移，此类病例如果合并 ACL 损伤而需行 HTO 矫正手术，需进行双平面截骨。

　　Giffin 等 [74] 的另一项试验，在 PCL 缺损的尸体标本，行 5mm 前方开放式楔形截骨，发现休息位时胫骨位置向前方平移了约 4mm。但是普遍的观点认为，研究胫骨后倾角增加对 PCL 缺损病例症状的改善，应在功能性负重条件下进行，休息位非负重位

表 26-3　内外侧胫骨平台后倾角测量的文献回顾

研究者	性别 / 组别	测量方法	内侧后倾 (°)		外侧后倾 (°)	
			均值 ± 标准差	范围	均值 ± 标准差	范围
Stijak 等[203]（2008）	ACL 缺损，男性和女性 髌股关节疼痛，男性和女性	PTAA	5.24 ± 3.60 6.58 ± 3.21	NA NA	7.52 ± 3.39 4.36 ± 2.26	NA NA
Meister 等[135]（1998）	ACL 缺损 髌股关节疼痛	PTAA	9.7 ± 1.8 9.9 ± 2.1	NA NA	NA NA	NA NA
Hohmann 等[92]（2010）	ACL 缺损，男性和女性 ACL 重建，男性和女性	PTC	6.10 ± 3.57 7.20 ± 4.49	0～17 0～17	NA NA	NA NA
Hohmann 等[93]（2011）	ACL 缺损，男性 ACL 缺损，女性 对照组，男性 对照组，女性	PTC	5.5 ± 3.4 6.7 ± 3.7 5.8 ± 3.1 5.0 ± 3.4	0～16 0～17 1～14 1～15	NA NA NA NA	NA NA NA NA
Jiang 等[106]（1994）	男性和女性	PTAA	10 ± 4	0～20	NA	NA
Matsuda 等[129]（1999）	膝内翻，男性和女性 正常对线膝，男性和女性	PTAA	9.9 10.7	1.5～19 5～15.5	6 7.2	1～13 0～14.5
Billings 等[27]（2000）	膝内翻，男性和女性	TSA	8.7 ± 4.31	NA	NA	NA
Yoshioka 等[229]（1989）	男性 女性	机械轴 *	7 ± 2.2 7 ± 3	NA NA	8 ± 3.8 7 ± 3.9	NA NA
Julliard 等[108]（1993）	男性和女性	机械轴 *	7.03 ± 3.17	−2～+19	NA	NA
Genin 等[70]（1993）	男性和女性	机械轴 * ATC	7.03 ± 3.17 7.9 ± 3.2	−1～+18 −1～+18	NA NA	NA NA
Chiu 等[43]（2000）	中国人尸体胫骨标本	ATC TSA	14.7 ± 3.7 11.5 ± 3.6	5～22 2～18.5	NA NA	NA NA
Brazier 等[36]（1996）	男性和女性	ATC PTAA TSA PTC PFAA FSA	11.41 ± 3.61 9.16 ± 3.37 10.39 ± 3.72 6.96 ± 3.28 9.54 ± 3.62 8.23 ± 3.51	3.47～20.29 2.54～17.91 2.82～19.29 0～15.44 0～17.34 1.59～16.59	NA NA NA NA NA NA	NA NA NA NA NA NA

*. 机械轴：伸直位全长片从踝关节中心到膝关节中心（股骨远端）的连线。ACL. 前交叉韧带；ATC. 胫骨前侧皮质；FSA. 腓骨干纵轴；NA. 无；PFAA. 腓骨近端解剖轴；PTAA. 胫骨近端解剖轴；PTC. 胫骨后侧皮质；TSA. 胫骨干纵轴

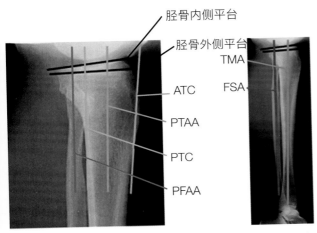

▲ 图 26-20　文献报道的基于影像学的胫骨后倾角测量法
测量值取决于胫骨上解剖标记物的选择。部分参考文献的测量值已列在了表 26-3 中。(引自 Noyes FR, Goebel SX, West J. Opening wedge tibial osteotomy: the 3-triangle method to correct axial alignment and tibial slope. *Am J Sports Med.* 2005;33:378-387.)
ATC. 胫骨前侧皮质；FSA. 腓骨干纵轴；PFAA. 腓骨近端解剖轴；PTAA. 胫骨近端解剖轴；PTC. 胫骨后侧皮质；TMA. 胫骨机械轴

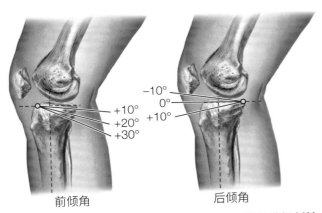

▲ 图 26-21　胫骨后倾角增加的影响，以胫骨近端解剖轴为参照确定胫骨后倾角

的实验结果能否应用于正常负重状态存有争议。他们的研究结果表明，施加 134N 水平方向作用力和 200N 轴向作用力下，PCL 缺损病例与 PCL 缺损行截骨术病例的胫骨后向半脱位测量值无显著差异，2 组病例中胫骨均处于异常后移的位置（屈膝 90° 位 AP 移位均值：正常膝 10mm，PCL 缺损膝 20.6mm；PCL 缺损行截骨术 20.3mm）。从而作者认为，"增加胫骨后倾角可以增加 PCL 缺损病例的膝关节稳定性"的结论仅在胫骨非负重情况下成立，在正常活动时，此结论不成立。因为在负重情况下，开放式楔形截

骨术并不能减小胫骨后向平移，所以从另一方面看，此实验结果支持对存在症状的 PCL 缺损病例行 PCL 重建手术。

Agneskirchner 等[4] 在尸体标本上探讨了开放式楔形截骨术联合屈曲截骨术（改变胫骨后倾角）对胫股关节接触压力和胫股相对接触位置的影响。发现屈曲截骨术可使胫股关节接触点前移（15° 屈曲截骨；约 5mm，屈膝 30°），中和了 PCL 断裂不良影响，并降低了胫骨平台后方的压力。因此，他们认为在内翻畸形、PCL 缺损的膝关节，如存在后外侧结构损伤和膝关节过伸，改变胫骨后倾角可有益于症状的改善。在更多的生理性载荷条件下，胫股关节相对位置取决于股四头肌诱导的伸膝载荷，而与负重或后移载荷无关。股四头肌载荷（拮抗外在屈曲力矩）会随着股四头肌伸膝作用力改变而变化，而屈曲截骨可使载荷加倍（不截骨，约 550N，屈曲 15°；截骨，约 1100N）。股四头肌载荷增大，实质上增加了关节面接触压力。

Rodner 等[183] 在尸体标本研究得出了不同的结论，他们发现对 ACL 缺损膝 HTO 手术时，如增加胫骨后倾角，可使关节面接触应力重新分布至胫骨平台偏后的位置。理论上，对于 ACL 缺损行半月板切除术和胫骨平台后方软骨损伤的病例，压力分布至胫骨平台后方会影响 HTO 手术的远期疗效。Agneskirchner 等进行的体外试验，用膝关节单轴载荷替代了股四头肌载荷，从而证实在体外试验性载荷条件下股四头肌载荷会对关节面接触压力和研究结论造成显著影响。

Brandon 等[35] 测量了 100 个 ACL 缺损样本和 100 个对照样本的胫骨后倾角，测量发现男性胫骨后倾角与女性相似。ACL 缺损的女性和男性样本，胫骨后倾角均增加（平均值增加 3.6° 和 2.4°），轴移试验明显的样本，胫骨后倾角增加（平均值增加 2°）。结果的标准差大（约 35% 平均值），两组之间角度的细小差异无临床意义，或可能导致 ACL 承载增加和胫骨向前方的平移。

Dejour 等[53] 在单轴负重侧位 X 线（膝关节屈曲 20°～30°，股四头肌收缩）上对 ACL 慢性损伤的膝关节进行了测量并比较胫骨前移和胫骨后倾角度的关系。胫骨后倾角定义为胫骨内侧平台和胫骨长轴的夹角，平均值约 6°。胫骨前移量定义为股骨内侧髁最后缘点至胫骨内侧平台后缘平行线的垂直距离。作者发现在正常人和 ACL 慢性损伤的人群中，胫骨

前移和胫骨后倾角度均存在显著的相关性。胫骨后倾角度每增加 10°，胫骨前方平移增加 6mm。然而，我们仍应注意到不同膝关节之间的数据存在较大的差异。例如，胫骨后倾角度 10° 的 ACL 慢性损伤的膝关节，胫骨前方平移在 -2°～12°。

Griffin 和 Shannon[73] 总结了对韧带不稳的膝关节型 HTO 手术的临床价值，提出前方开放式楔形截骨对严重反张病例有效，对于韧带联合损伤且重建失败的病例应矫正胫骨后倾角的异常增加。

Marti 等[125] 推荐对胫骨后倾角不小于 10°，存在内侧间室骨关节炎的 ACL 缺损病例，行内翻截骨矫形。然而，尚无临床资料支持后倾角度改变可以减轻不稳的症状。有些学者认为，当胫骨后倾角度 >10°，ACL 载荷张力增加，应该予以矫正，但是同样没有临床数据支持。

Griffin 和 Shannon[73] 注意到 ACL 缺损的病例发生胫骨前向半脱位与内侧胫骨平台损伤相关；而且，应注意到内侧半月板切除术后会产生相似的结果。

本章的作者赞同"如胫骨后倾角存在显著异常应予矫正"的观点（图 26-22 和图 26-23），但文献并未提供客观的数据资料，来说明 ACL 和 PCL 损伤的病例中，胫骨后倾角异常增加或减少多少度需行截骨矫形治疗。

术前如果胫骨后倾角在正常范围内，后倾角改变 5°，不会使关节前后方向的剪切力、交叉韧带载荷和动态下胫股关节接触位置出现有临床意义的改变。因此，通过改变胫骨后倾角，调整胫股关节接触位置，使胫骨位置向前或向后平移（向软骨损伤小的位置）的方法，仅存在理论上的益处，目前尚无临床研究证实其临床意义。

对胫骨后倾角显著差异的病例，如曾行胫骨截骨治疗、胫骨骨折或先天性发育异常者，需先矫正胫骨后倾角，再行交叉韧带重建或其他相关手术。另外，ACL 翻修病例，胫骨后倾角异常增加，行翻修手术前应先矫正后倾角。对严重内翻反张的病例，应先测量胫骨后倾角，后倾角异常可能导致后外侧韧带重建手术失败。从经验上看，如果胫骨后倾角大于正常值两个标准差（如胫骨后倾角 ≥15°）可行矫正治疗。HTO 手术前，ACL 缺损病例，应调整后倾角至正常或小于正常值；PCL 缺损病例，应增加后倾角。以减轻交叉韧带的载荷，调整休息位胫股关节异常的负重位置。

对后倾角正常的 ACL 缺损病例行内翻开放式楔形截骨术时，不应增加其后倾角，而面对 PCL 缺损病例时，则不应减少其后倾角。正如本章中所描述的，内侧开放式楔形截骨术中，为维持正常胫骨后倾角，前方间隙高度应是后内侧的 1/2 [164]。前方间隙每改变 1mm，胫骨后倾角会产生约 2° 的改变。这一数据是通过测量间隙处的胫骨前内侧皮质、胫骨横径和前后距离之间的角度得出的（表 26-5）。开放式

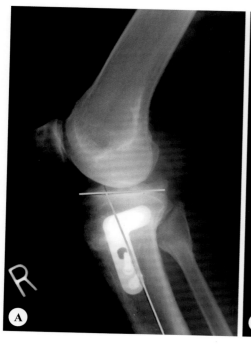

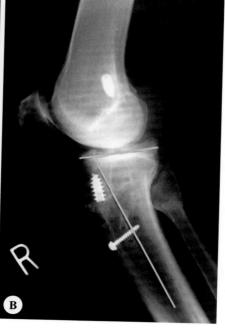

◀ 图 26-22 **52 岁医师的 X 线**

该患者先后接受了闭合式楔形截骨术（A）和 B-PT-B 自体移植物 ACL 重建术（B），但手术失败。此病例应矫正异常的胫骨后倾角，这也可能是 ACL 重建失败的原因之一。ACL. 前交叉韧带；B-PT-B. 骨 - 髌腱 - 骨

第 26 章　胫骨和股骨截骨术治疗膝内翻和外翻综合征：诊断、截骨术和临床结果

Tibial and Femoral Osteotomy for Varus and Valgus Knee Syndromes: Diagnosis, Osteotomy Techniques, and Clinical Outcomes

楔形截骨术中，一个常见的错误就是在截骨平面的前方和后方采用相同的间隙试模，这样会极大增加胫骨后倾角，导致膝关节伸直角度减小，ACL 拉伸载荷增加。例如，前方间隙的测量仅 5mm 偏差，就会造成胫骨后倾角出现 10° 左右的改变。因此术中应拍摄侧位 X 线以验证最终的胫骨后倾角。

如果术者选择减小胫骨后倾角截骨，调整截骨量合适并对合截骨面后，应在胫骨结节处用门形钉进行固定。行双平面截骨矫形需要去除较多的胫骨外侧皮质来闭合前方的截骨间隙，所以应该使用锁定板维持截骨位置（图 26-24）。在闭合前方截骨间隙时，应轻柔地向胫骨施加过伸力。如果阻力较大，必须进一步降低胫骨后外侧皮质强度（用导针穿透皮质），以防止外侧胫骨平台在残余皮质处发生骨折。

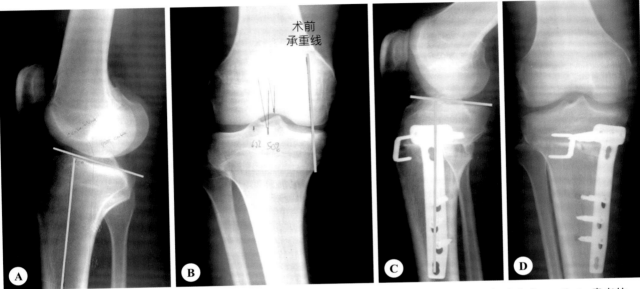

▲ 图 26-23　**A 和 B.** 24 岁患者的术前 X 线，该患者患有严重的双侧膝内翻伴有内侧关节间隙疼痛；**C 和 D.** 患者的术后 X 线，该患者为矫正胫骨平台后倾角，行双平面楔形截骨术

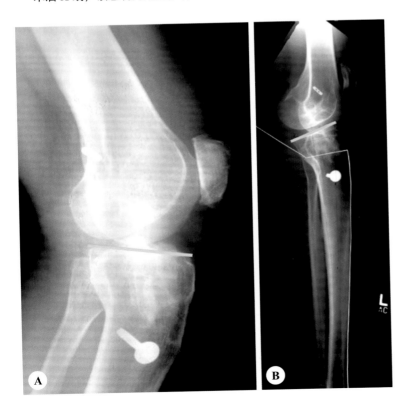

◀ 图 26-24　**42 岁女运动员患有 ACL 断裂并随后进行了 ACL 重建手术，手术未知原因失败。两次 ACL 翻修重建手术也相继失败。她在行走时和日常活动中，下肢功能受限伴有严重的打软腿症状**

A. 外侧 X 线中异常的胫骨后倾角未被意识到；B. 下肢全长片上测量的胫骨后倾角是 22°。对侧下肢也有类似的先天性异常胫骨后倾角。患者需要进行双平面截骨和 ACL 翻修重建手术。ACL. 前交叉韧带

Song 等[194]报道，如果沿前方钢板走行方向的前内侧皮质截骨间隙宽度是后方钢板处间隙的 2/3，则可以维持正常胫骨后倾角。需要注意的是，此研究中所描述的是沿前内侧胫骨皮质放置的固定钢板处的截骨间隙，而不是 Noyes 等所讨论的位于胫骨开放截骨平面最前方和最后方的截骨间隙（前方间隙是后方间隙的 50%）[164]。Noyes 等的研究数据可据此计算胫骨前内侧皮质各区域的截骨间隙。Song 等[194]的研究并未说明两个钢板固定的位置，而 Noyes 等[164]的研究指出了一个或两个钢板放置的实际截骨间隙。

Hohmann 等[91]回顾性分析了 67 例行闭合楔形 HTO 患者的 X 线，结果显示，胫骨后倾角平均减小 4.9°。他们认为出现这种情况是因为胫骨三角形的几何外形，造成外侧胫骨前外侧缘截骨量多于设计值。

（三）手术时机

HTO 手术和韧带重建手术的时机由多方面因素决定（表 26-4 和图 26-25）。I 级膝内翻，如无异常外侧间隙张开和胫骨外旋，可同期行 HTO 和交叉韧带重建[152]。II 级和 III 级膝内翻，在 HTO 术后方能行韧带重建，以减少并发症的发生[159]。但是，同期行 HTO 和韧带重建除会延长康复时间并增加膝关节粘连的风险外，还可能引起膝关节运动障碍[34, 117, 208]。

作者倾向于先行 HTO，待截骨术愈合良好后，行韧带重建手术。合并 ACL 损伤的 II 级膝内翻病例，外侧胫股关节间隙测试值增加是 ACL 重建手术的禁忌证。HTO 可有效降低后外侧组织的载荷，从而促进其生理性愈合和短缩，在后外侧结构仅存在中度缺损时（外侧间隙开口增加 5～8mm，胫骨外旋增加 10°）[152, 159]，这一效果尤为明显。在本章稍后（作者的临床研究）将要详细描述的本书作者[152]的一项研究中，41 例 II 级膝内翻病例在截骨前行内翻应力试验，其中 22 例（54%）存在外侧间隙异常张开，但是这些异常病例中仅有 5 例（12%）进行了随访。5 例病例均没有行 FCL 和后外侧结构重建。同样在该研究中，另外一亚组的 11 例患者（27%）经证实

表 26-4　膝关节韧带重建的适应证和时机选择

缺损韧带	手　术	与 HTO 相关的时机	适应证 / 评论
ACL	**自体移植物*** • B-PT-B 中 1/3 • 四束半腱肌 – 股薄肌腱 • 股四头肌腱 – 髌骨 **异体移植物** • B-PT-B • 跟腱 • 其他†	仅在 I 级膝内翻且无外侧关节异常张开的情况可与 HTO 同时进行 II 级和 III 级膝内翻分期进行 HTO	• HTO 术前有膝关节不稳的患者或无进一步功能要求和再损伤风险的患者 • 次要韧带限制结构缺损（轴移试验 III 级 +，膝关节前移 > 10mm），合并有内侧结构或 FCL、后外侧缺损的患者可考虑 • 已行半月板修复的患者，对运动要求高、希望恢复体育运动的患者
FCL、PMTL（后外侧结构部分损伤，外侧关节间隙张开 5mm，5°～10° 外旋）	• HTO 后通常无须进行 • 如需行 ACL 重建（I 级 vs. II 级膝内翻），则需要通过间隙试验确认外侧关节间隙张开无异常增加	避免 FCL 重建	• 除非外翻截骨后腓侧副韧带、外侧软组织出现适度短缩 • HTO 术中应避免干扰近端胫腓关节，否则可能导致其向近端移位和 PL 松弛
FCL、PMTL、后外侧关节囊完全缺损	• 后外侧结构近端前移术（间质性拉伸） • 自体或异体移植物进行 FCL、PMTL 解剖重建	分期手术：首先进行 HTO，然后 ACL、FCL/PMTL 进行解剖重建	通常在髁间窝外侧关节张开增幅可达 8mm（外缘处 ≥12mm），胫骨外旋增加 15°，出现内翻反张，需要后外侧重建。后外侧重建和 ACL 重建同时进行

*. 同侧或对侧自体移植物优于同种异体移植物

†. 与同种异体胫前肌腱相比，作者更习惯使用带骨性结构的同种异体移植物

ACL. 前交叉韧带；B-PT-B. 骨 – 髌腱 – 骨；FCL. 腓侧副韧带；HTO. 胫骨高位截骨术；PL. 后外侧结构；PMTL. 腘肌 – 肌腱 – 韧带

第 26 章　胫骨和股骨截骨术治疗膝内翻和外翻综合征：诊断、截骨术和临床结果

Tibial and Femoral Osteotomy for Varus and Valgus Knee Syndromes: Diagnosis, Osteotomy Techniques, and Clinical Outcomes

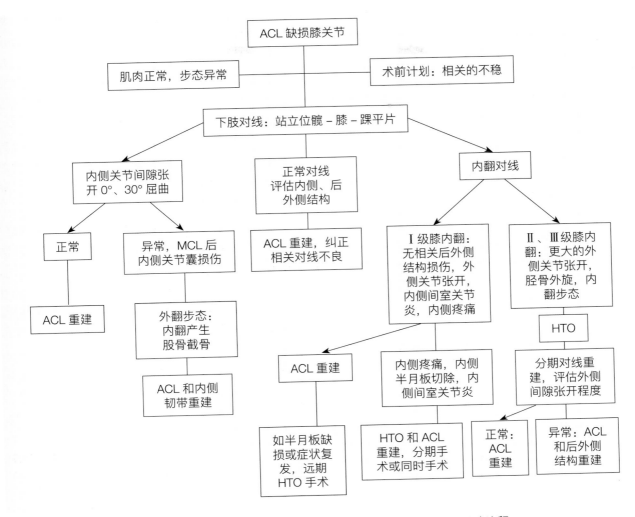

▲ 图 26-25　胫骨高位截骨术（HTO）的时机和膝关节韧带重建流程

引自 Noyes FR, Barber-Westin SD. Revision anterior cruciate ligament surgery with use of bone-patellar tendon-bone autogenous grafts. *J Bone Joint Surg Am*. 2001;83:1131-1143.

ACL. 前交叉韧带；MCL. 内侧副韧带

无须 ACL 重建，因为 HTO 术后此亚组病例并未出现不稳症状[152]。

在 Ⅲ 级膝内翻病例中，ACL 和后外侧结构重建应在 HTO 手术后进行，以使所有的韧带结构能共同发挥作用拮抗膝关节前向半脱位和内翻反张。因此，这些主要的手术应分阶段进行，而不是与 HTO 同期手术。

（四）交叉韧带移植物的选择

从患侧膝关节获取四束的半腱肌 - 股薄肌腱自体移植物相对较为安全。由于大部分行 HTO 手术患者并不要求进行剧烈的体育活动，而 STG 自体移植物可提供满足娱乐性活动的足够的关节稳定性。在翻修病例中，只要胫骨和股骨骨道未扩大仍可采用 STG 移植物。

骨 - 髌腱 - 骨自体移植物更适用于存在明显前向半脱位的病例（轴移试验Ⅲ度）。ACL 重建的翻修病例中，如果同侧的髌腱已经在前次手术中使用过，则可以选择对侧的 B-PT-B 或同侧的股四头肌腱 - 髌骨（QT-PB）作为替代[153, 157]。尽管如此，从同侧膝关节获取此类移植物进行截骨操作时仍应谨慎。当然，也可以从对侧膝关节获得移植物。

使用异体移植物进行 ACL 重建目前仍有争议，因为同种异体移植物的拔出和失效比例均高于 B-PT-B 自体移植物。相关内容详见第 7 章和第 8 章[149-151, 160]。如果需要使用异体移植物，B-PT-B 移植物的骨性固定相对更为可靠。

PCL 重建的移植物是选择自体还是异体的双束

QT-PB，已经在第 16 章进行进一步描述 [154, 156]。后外侧结构手术修复的选择在第 17 章中已进行描述。

（五）开放式 vs. 闭合式楔形截骨术

开放式和闭合式胫骨楔形截骨术是最常见的 2 种矫正膝内翻畸形的手术技术。开放式的楔形截骨术可以避免外侧组织剥离和腓骨截骨术。需矫正＞12°的膝关节建议行开放式楔形截骨术，以避免胫骨的过度短缩。

内侧韧带（后内侧关节囊）慢性损伤的膝内翻，由于需行远端加强或 MCL 重建，所以更适合采用开放式楔形截骨术。合并后外侧结构断裂需要行后外侧重建术的膝内翻，由于需将 FCL 移植物锚定于近端腓骨上而无法行腓骨近端截骨，故也适于采用开放式楔形截骨术。开放式的楔形截骨术比闭合式截骨更适于高位髌骨或下肢长度短缩病例，以避免上述症状进一步加重。低位髌骨则是开放式楔形截骨术的相对禁忌证。明显的高位髌骨是闭合式楔形截骨术的相对禁忌证。

开放式楔形截骨术的主要缺点是需用合适的自体或同种异体的皮质松质骨块进行结构性植骨以恢复前内和后内侧骨皮质，增加固定强度和促进骨愈合。骨缺损处的自体骨移植有助于截骨处的稳定和促进骨愈合，以减少因延迟愈合而出现内翻塌陷的风险。

目前市场上有多种开放式楔形截骨板，作者更倾向于使用带锁定钉的胫骨截骨板以达到可靠的骨性固定 [200]。由于每一款锁定板的设计理念并不相同，所以应根据各制造商的说明书选择合适的手术技术。但应遵循的基本原则是 "使用任何类型的固定钢板均应以避免改变胫骨后倾角为前提"。如果开放式楔形截骨的支撑钢板固定在前方，则容易增加胫骨后倾角度 [39]。手术中只要予以足够的重视，使用任何固定钢板均可保留正常的矢状面胫骨后倾角 [164]。

开放式楔形截骨术的另一个缺点是需切断 MCL 的远端浅层附着部。5mm 的开放式楔形截骨术中，可在几个不同水平上（"pie-crusting" 技术）不完全切断 MCL，以延长韧带。而＞5mm 的截骨矫形则要求切断远端 MCL，然后将其从截骨点仔细分离并重新附着于合适的位置。

闭合式楔形截骨术的优点是，由于胫骨近端截骨面为大面积的松质骨接触面，故愈合快并可以早期恢复负重。在术后早期这种固定较开放式楔形截骨更可靠，发生截骨面相对位置改变和矫形丢失的概率更小。同时，术中达到预期的截骨量以获得准确的下肢对线角度的难度也更大（与开放式截骨术比较）。

闭合式楔形截骨术术中需要剥离更多的软组织，腓骨截骨位置以腓骨胫近端为好。外侧剥离必须谨慎避免损伤腓神经。同时，由于截骨量更大或由于矫枉过正使下肢对线处于外翻位而需要进一步成角截骨矫形，整个手术过程可能更为繁琐。术中移除截骨形成的楔形骨块后应保留至手术结束，以备术中发现矫枉过正时可重新填入截骨面。

Brouwer 等 [40] 设计了一个前瞻性的临床试验，92 例患者随机接受开放式楔形截骨术（Puddu 固定钢板）或闭合式楔形截骨术。术后 1 年，开放截骨组中 79% 病例呈外翻对线（外翻定义为 0°～6°），而闭合截骨中仅为 56%。因此，作者认为 Puddu 板的强度并不足以维持术中的矫正度数。但是研究也存在诸多不足，如共有 4 名术者参与研究，并未收集术后早期的髋 – 膝 – 踝的 X 线平片等。研究中并未提供开放式楔形截骨术亚组中接受自体骨移植的病例数量。但研究结果仍强调了术中达到适当外翻矫形，并强调早期维持这一对线直至骨愈合的重要性。术中未获得预期的外翻对线角度会导致远期成功率降低。应在开放式或闭合式楔形截骨术后 3～4 周拍摄站立负重位下肢全长片以了解对线恢复情况。小部分病例中，术后早期 X 线平片显示对线恢复不理想，可选择翻修手术矫正角度。

也有学者主张胫骨截骨后使用外固定器械畸形固定，其优势在于可以调整下肢对线，有助于困难的或需进行平面矫形病例的治疗 [201, 219]。其缺点是存在钉道感染的风险 [2, 19, 71, 201, 219]，并且固定时间通常长达 12 周。所以，外固定架更适用于需要同时矫正冠状面下肢对线和胫骨旋转的病例。

（六）开放式楔形截骨术：胫骨后倾角的保留

从横断面上方观察，近端胫骨前内侧皮质呈斜形或三角形，而胫骨外侧皮质更垂直于胫骨后缘。因为这种关系，行内侧开放楔形截骨时，在胫骨结节处与胫骨后内侧缘处采用相同的截骨厚度将会增加胫骨后倾、影响膝关节的伸直，并增加 ACL 的张力载荷。外侧闭合式楔形截骨术中，前后截骨厚度或胫骨外侧皮质的间隙相等则会在一定程度上减少胫骨后倾，这一点将随后阐明。

一项研究中通过三维重建方法分析了胫骨近端，

第26章 胫骨和股骨截骨术治疗膝内翻和外翻综合征：诊断、截骨术和临床结果

Tibial and Femoral Osteotomy for Varus and Valgus Knee Syndromes: Diagnosis, Osteotomy Techniques, and Clinical Outcomes

以确定内侧开放式楔形截骨术中，胫骨前内侧皮质截骨角度对胫骨后倾角（矢状面）和外翻矫正（冠状面）的影响[164]。

这项研究对35名健康年轻人（平均年龄32.7岁）的MRI片进行了测量，分析了胫骨近端前内侧皮质与胫骨后方皮质的关系（图26-26）。同时使用计算机辅助设计程序包，将尸体膝标本的1.25mm层厚CT扫描图像进行数字化并生成相应的实体模型。

在尸体模型上，内侧开放式楔形截骨术沿AP轴方向施行，并在胫骨外侧边缘形成铰链轴。开放式楔形截骨术自胫骨结节近端始，止于外侧胫骨平台皮质边缘下方20mm。胫骨远端围绕截骨平面外缘的铰链轴旋转，维持解剖后倾角（矢状面），并在此模型上测量了楔形截骨块的厚度和截骨间隙与胫骨前外侧皮质缩成夹角（图26-27）。还通过标准的三角函数计算确定了不同的开放式楔形截骨角度对冠状面（外翻）和矢状面（胫骨后倾）对线的影响。

在MRI上测量得出，开放式楔形截骨处的胫骨前内侧皮质面上倾斜角为45°±6°（34°～56°）。沿胫骨前内侧皮质做开放式截骨成角截骨可以维持胫骨后倾，而截骨块的角度取决于冠状面上外翻矫正角度（HTO冠状角）和胫骨前内侧皮质倾斜角。图26-28显示在冠状面上计算出的五种不同开放式楔形截骨（沿胫骨前内侧皮质）矫正的角度

（2.5°～12.5°）。

截骨间隙角应与胫骨前内侧斜面垂直，其顶点位于胫骨后方铰链轴上。图26-29显示了5种不同的胫骨前内侧皮质倾斜度所对应的截骨间隙角度。

例如，矫正10°的冠状面外翻（假设胫骨前内

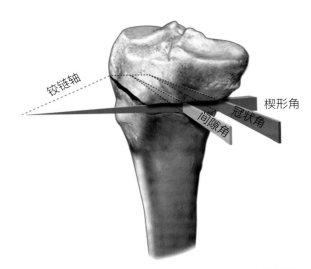

▲ 图 26-27 胫骨远侧部绕 AP 轴发生旋转，该旋转通过截骨铰链轴点来维持胫骨的后倾角

截骨固定钢板分别沿胫骨内侧面不同位置放置，位于MCL稍前方。在行冠状面开放式楔形截骨术时，沿前内侧皮质的倾斜角度也会形成一个前内侧楔形截骨间隙。间隙角度由前内侧胫骨表面、垂直于此楔形截骨面的2个面构成

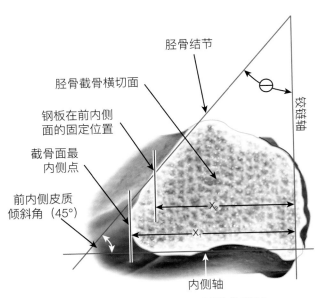

▲ 图 26-26 胫骨近端干骺端处横截面

胫骨后缘的中外侧轴线和胫骨皮质的前内侧轴线的夹角称为前内侧皮质倾斜角（θ）。该角度与冠状面大约呈45°角

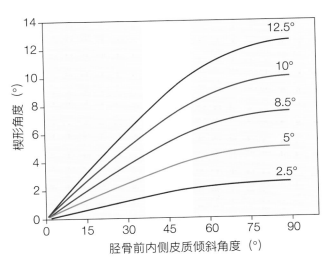

▲ 图 26-28 前内侧皮质处的开放式楔形间隙角度取决于胫骨皮质相对于铰链轴的倾斜角

图示每条线均表示冠状面（90°）上开放式楔形截骨术的预期矫正度数（引自 Noyes FR, Goebel SX, West J. Opening wedge tibial osteotomy: the 3-triangle method to correct axial alignment and tibial slope. *Am J Sports Med.* 2005;33:378-387.）

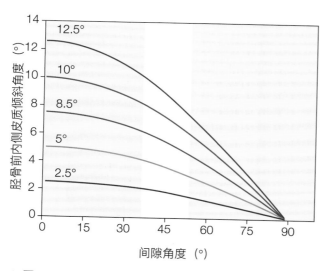

▲ 图 26–29　截骨间隙角度随前内侧皮质的倾斜角度的变化而变化

图示每条线表示了冠状面上开放式截骨的预期矫正度数（引自 Noyes FR, Goebel SX, West J. Opening wedge tibial osteotomy: the 3-triangle method to correct axial alignment and tibial slope. *Am J Sports Med*. 2005;33:378-387.）

侧皮质正常倾斜为 45°）会在截骨处产生 7° 间隙角。开放式楔形截骨时，胫骨前内侧皮质楔形张开角度错误会导致胫骨后倾角错误。见图 26-30，欲在冠状面上矫正 10° 所需的楔形角度。截骨处相等的前方和后方开口或间隙会导致胫骨后倾增加和正常伸膝功能受限。

表 26-5 记录各种变量，例如，假设前内侧皮质（L）长度是 45mm，胫骨结节处 Y_2 间隙（图 26-31）出现 5mm 的偏差，会导致胫骨后倾角度出现 10° 的改变。这个例子体现了一个大体的原则，即间隙高度每改变 1mm 会造成胫骨后倾角出现 2° 改变。

术中可根据沿截骨线排列的 Y_1 和 Y_2 点处的截骨间隙垂直高度来测量或调整开放式楔形截骨角（图 26-32）。在截骨处做内固定之前再次确认采用了正确的截骨间隙楔形角度是非常重要的。垂直间隙的测量位点取决于冠状面上与铰链轴的距离，胫骨前内侧皮质倾斜度和胫骨前内侧面截骨线的长度（表 26-6 和表 26-7）。

截骨处间隙的大小取决于胫骨宽度和矫正的角度（表 26-6）。假设前内侧皮质倾斜角平均 45°，胫骨宽度平均 60mm，则医师可以在手术中通过沿截骨线排列的 2 点处的截骨间隙高度确定胫骨后倾角（表 26-7）。

例如，在截骨处（X_1）测量胫骨后方宽度，在表 26-7 中利用后内侧极点（Y_1）的开口高度和两个测量点的距离（Y_1～Y_2）确定截骨处在一定的距离（L）上第二个间隙高度以维持胫骨后倾角。

如果胫骨固定钢板放置于在胫骨前内侧皮质 MCL 浅面的前方，截骨线后内侧极点前方约 20mm 处，则可以确定此位置的截骨间隙高度。表 26-7 中，后内侧极点处（Y_1）间隙高度为 10mm，则胫骨固定钢板处的间隙高度为 7.6mm（胫骨宽度，60mm）。

如果后内侧张开 12mm，则胫骨固定钢板处对应的正确间隙高度是 9.2mm。如果钢板处的间隙高度增加，则会造成过度外翻对线并改变胫骨后倾角。胫骨前内侧皮质的倾斜角在标准范围内改变，则仅仅会对开放式楔形截骨宽度的测量产生轻微的影响（表 26-7）。为了维持合适的前方和后方截骨间隙，术中应使用恰当的牵开器械以维持预期的冠状面和矢状面角度的矫正。

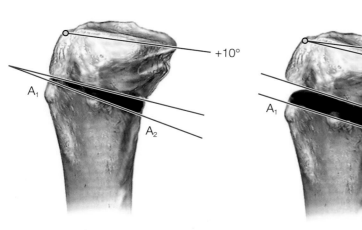

A　$A_1 = 1/2\ A_2$　正确的楔形开口

B　$A_1 = A_2$　不正确的楔形开口

◀ 图 26–30　A. 维持胫骨矢状位后倾角的合适楔形角度；B. 不合适的楔形角度导致胫骨后倾角增加

（七）作者推荐的测量冠状面对线和后倾角度的正确方法

- 术前拍摄全长片确定胫骨平台 WBL 的预期位置，拍摄侧位平片测量胫骨后倾角，以决定冠状位所需的外翻矫形度数。

表 26-5 截骨间隙垂直高度测量失误所导致胫骨平台后倾角度的改变（Y_2）

误差 Y_2	前内侧皮质长度（mm）							
（mm）	25	30	35	40	45	50	55	60
1	4	3.2	2.7	2.3	2	1.8	1.6	1.5
2	8.1	6.5	5.4	4.6	4	3.6	3.2	2.9
3	12	9.6	8.1	6.9	6.1	5.4	4.9	4.4
4	15.8	12.8	10.7	9.2	8.1	7.2	6.5	5.9
5	19.5	15.8	13.3	11.4	10	8.9	8.1	7.3
6	23	18.8	15.8	13.6	12	10.7	9.6	8.8
7	26.3	21.6	18.3	15.8	13.9	12.4	11.2	10.2
8	29.5	24.4	20.7	17.9	15.8	14.4	12.8	11.6
9	32.5	27	23	20	17.7	15.8	14.3	13
10	35.3	29.5	25.2	22	19.5	17.4	15.8	14.4

结果以度为单位

- 通过三角函数计算（第一个公式）（表 26-6），用外翻截骨处的胫骨冠状面宽度（X_1 距离）计算截骨平面后内侧截骨间隙的高度（Y_1 间隙）。
- 开放式楔形截骨术中，计算维持胫骨后倾角所需的胫骨前内侧皮质处的截骨间隙宽度，并根据放置胫骨固定钢板的位置确定钢板下的截骨间隙宽度（表 26-7），楔形截骨开口处的间隙宽度通常较固定钢板放置处小于 3～4mm。如果胫骨后倾角增加或减少，对胫骨后倾的影响见表 26-5。
- 根据术中透视和术前的站立位全长片和侧位片，再次确认最终获得的冠状面和矢状面的矫形角度。

七、术中评估

手术时间和手术肢体需要由手术医师和患者共同确认（如第 7 章）、讨论。患侧和健侧膝关节韧带

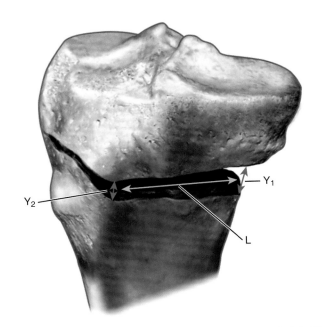

▲ 图 26-31 胫骨前内侧皮质的楔形截骨角可以利用楔形截骨处的三条直线测量计算得到

Y_1, Y_2. 前方的间隙；Y_2. 后侧间隙；L. Y_1 和 Y_2 之间的距离

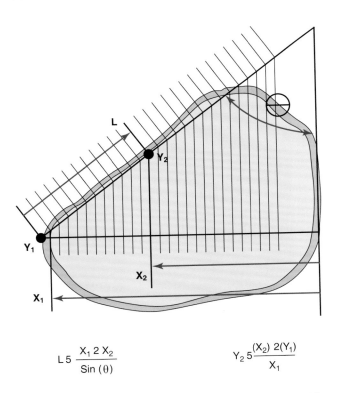

$$L = \frac{X_1 - X_2}{\sin(\theta)} \qquad Y_2 = \frac{(X_2) \cdot (Y_1)}{X_1}$$

▲ 图 26-32 垂直间隙距离测量由外侧胫骨皮质旋转轴与楔形间隙开口处的距离（X_1, X_2）、前内侧胫骨皮质的斜角（θ）和截骨位置的距离（L）决定

引自 Noyes FR, Goebel SX, West J. Opening wedge tibial osteotomy: the 3-triangle method to correct axial alignment and tibial slope. *Am J Sports Med*. 2005;33:378-387.

表 26–6　截骨间隙张开幅度（mm）取决于胫骨的宽度和预期矫正的角度

TW	矫正角度 (°)								
	5	6	7	8	9	10	11	12	13
50	4.37	5.25	6.15	7	8	8.8	9.7	10.85	11.55
55	4.81	5.78	6.77	7.7	8.8	9.68	10.67	11.94	12.71
60	5.25	6.3	7.38	8.4	9.6	10.56	11.64	13.02	13.86
65	5.69	6.83	8	9.1	10.4	11.44	12.61	14.11	15.02
70	6.12	7.35	8.61	9.8	11.2	12.32	13.58	15.19	16.17
75	6.56	7.88	9.23	10.5	12	13.2	14.55	16.28	17.33
80	7	8.4	9.84	11.2	12.8	14.08	15.52	17.36	18.48
85	7.44	8.93	10.46	11.9	13.6	14.96	16.49	18.45	19.64
90	7.87	9.45	11.07	12.6	14.4	15.84	17.46	19.53	20.79
95	8.31	9.98	11.69	13.3	15.2	16.72	18.43	20.62	21.95
100	8.75	10.5	12.3	14	16	17.6	19.4	21.7	23.1

预期矫正的角度
TW. 截骨区冠状面宽度

相关的半脱位试验均应在麻醉诱导后进行。胫骨前移、胫骨后移、关节外侧张开、胫骨内旋的增加幅度均应记录在案（如前所述）。

关键点：术中评估

麻醉状态下复查患侧和健侧关节韧带的所有半脱位试验。

对所有关节软骨表明的异常情况进行评分并确定涉及的范围

- 正常
- 1 度，软化
- 2A 度，发生龟裂和破碎，深度＜软骨表面 1/2 深度
- 2B 度，发生龟裂和破碎，深度＜软骨表面 1/2 深度
- 3 度，软骨下骨显露

关节镜下间隙测试

- 屈膝 30°
- 内翻载荷，外翻载荷
- 用带有刻度的神经拉钩测量内侧和外侧胫骨间室开放幅度

手术开始后应首先进行全面的关节镜探查，并记录关节软骨[169] 和半月板的异常情况。关节镜探查时应行间隙试验[159]。在屈膝 30° 位施加约 89N 的内翻载荷，用标记有刻度的神经拉钩来测量外侧胫股间室的张开幅度（图 26–33）。如果测量值达到或超过 12mm，通常情况下均需分期行后外侧结构重建手术。

施加外翻载荷进行内侧间隙试验以测量内侧胫股间室的张开幅度。内侧关节软骨损伤或股骨或胫骨软骨缺失均可能导致内侧张开幅度增加。而在极少数病例中，慢性 MCL 断裂同样也会增加内侧关节间室的张开幅度。大部分膝关节内翻对线不良病例中，需对内侧副韧带适当短缩，但并不需要行 MCL 加强和后内侧软组织折叠。

八、开放式楔形截骨术的手术过程

（一）步骤 1：进手术室后的准备

按前面所描述的方法进行术前测量，股骨近端绑止血带以助于直接观察下肢对线。按照常规对患者进行消毒铺单，如果使用自体髂嵴移植物（作者的选择），则同侧前部髂嵴也应该铺单以备术中取骨。

表 26-7　根据胫骨宽度（X_1）确定楔形截骨区的高度

楔形截骨间隙张开幅度（Y_1）	L	截骨区胫骨宽度				
		50	55	60	65	70
8	0	8	8	8	8	8.0
	20	5.7	5.9	6.1	6.3	6.4
	25	5.2	5.4	5.6	5.8	6
	30	4.6	4.9	5.2	5.4	5.6
	35	4	4.4	4.7	5	5.2
	40	3.5	3.9	4.2	4.5	4.8
	45	2.9	3.4	3.8	4.1	4.4
10	0	10	10	10	10	10
	20	7.2	7.4	7.6	7.8	8
	25	6.5	6.8	7.1	7.3	7.5
	30	5.8	6.1	6.5	6.7	7
	35	5.1	5.5	5.9	6.2	6.5
	40	4.3	4.9	5.3	5.6	6
	45	3.6	4.2	4.7	5.1	5.5
12	0	12	12	12	12	12
	20	8.6	8.9	9.2	9.4	9.6
	25	7.8	8.1	8.5	8.7	9
	30	6.9	7.4	7.8	8.1	8.4
	35	6.1	6.6	7.1	7.4	7.8
	40	5.2	5.8	6.3	6.8	7.2
	45	4.4	5.1	5.6	6.1	6.5

所有数值均以毫米为单位
通过测量胫骨宽度、楔形截骨开口在最内侧点的高度（Y1）、垂直测量点之间的距离（L）、第二测量点的垂直高度（Y2）（在此处置入可选的钢板植入物）。在截骨部位的胫骨前内侧皮质按 45° 角进行计算

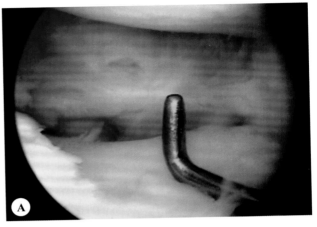

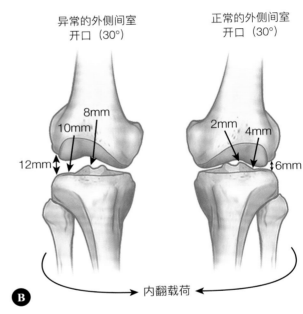

▲ 图 26-33　关节镜间隙试验检查外侧间室开口幅度

由于术中需通过正位像监测髋 - 膝 - 踝 WBL 以确认矫正度数，通过侧位像监测胫骨后倾角，所以患者体位的摆放应以利于术中透视为宜。

（二）步骤 2：关节镜探查

行 HTO 前应行膝关节镜下探查，评估胫股内外侧间室和髌股关节软骨情况，以确定是否有截骨术的适应证。ACL 缺失的病例如合并半月板损伤，则需酌情进行半月板修整[185]或部分切除。探查时还需对限制膝关节伸直的关节内软组织、炎症滑膜、髁

间骨赘等进行适当清理。尤其是膝内翻成角病例，由于外侧髁间棘磨损外侧股骨髁内缘骨面，从而形成第二负重区。此时必须对股骨髁骨磨损进行清理，以去除痛性负重点。

（三）步骤 3：前方髂嵴取骨（楔形间隙≥15mm）

根据经验，15mm 或以上的截骨需要用髂嵴骨块移植物，10～12mm 的截骨可用冻干同种异体骨加锁定钢板和螺钉。

在前方髂嵴处做 4cm 切口，分离至骨膜（图 26-34），锐性切开骨膜，向内侧牵开显露其下方的皮质。沿骨盆外板做精细的骨膜下剥离，避开外侧肌群。用电刀标示出取骨范围。大部分患者仅需取长 40mm、宽10mm、高 30mm 的骨条即可。如果结果截骨范围较

关键点：开放式楔形截骨术的手术过程

- HTO 前行关节镜探查以评估膝关节间室，确定是否适用 HTO，处理半月板断裂并清理限制膝关节伸直的髁间窝骨赘

- 髂嵴前方精细分离，移除外侧皮质，不要干扰内侧皮质或肌肉附着部

- 获取长 40mm、宽 10mm、厚 30mm 的骨条并修整成三角形移植骨块

- HTO 切口：垂直于胫骨内侧面，沿胫骨结节和后内侧胫骨皮质中线、关节线下 1cm 做 5cm 切口

- 部分剥离股薄肌和半腱肌的胫骨止点并向后牵开，显露 SMCL 和胫骨后缘

- 沿 SMCL 前后缘锐性切开骨膜，在 SMCL 纤维下方仔细进行骨膜下剥离。保护 SMCL 内下方的膝下内侧动脉

- 向胫骨后方做骨膜下剥离并注意保护关节后方的神经、血管结构，并不需要行广泛剥离。通常需要使用头灯

- 少量截骨≤5mm，馅饼皮样松解即可有效延长 SMCL

- 截骨量＞5mm，需切断 SMCL 远端附着部，并将其上方牵开并予以保护，截骨完成后再将其重新贴附于胫骨表面

- 用克氏针标记关节间隙前后边界，用于确定胫骨后倾角和内侧矢状截骨面

- 前方和后方导针与胫骨干稍呈夹角（约 15°），并在透视下确定其位置，用于标记胫骨前内侧皮质的截骨线

- 确定导针位置在外侧关节线以远 20mm 以上，以避免外侧胫骨平台骨折

- 将无弹性 3/4 英寸（1.9cm）骨刀置于导针上方，通过透视再次确认截骨线后，用摆锯在内侧和前方皮质处行截骨

- 直视下使用 1/2 英寸（1.3cm）骨刀行胫骨后方皮质的截骨，截骨同时用手指触及胫骨后方

- 截除 10mm 后外侧皮质，并通过透视确定

- 将薄撑开器插入截骨线以撑开截骨间隙。开始时为避免外侧皮质发生骨折，应花费数分钟时间逐渐增加撑开力量。如果抵抗力较大，可用导针在外侧皮质相应位置钻孔

- 前方截骨间隙宽度应为后方间隙的一半以维持胫骨后倾角。维持截骨间隙，如果需要可在胫骨前方使用门形钉，后方使用楔形垫块，透视确认对线矫正满意

- 锁定板固定胫骨，并通过透视确定固定满意，同时还需确认最终的冠状面和矢状面对线达到预期

- 缝合远端 SMCL 纤维，将其固定于钢板螺钉或用带线锚钉固定于远端皮质以维持张力。调整鹅足肌腱和缝匠肌

- 慢性 SMCL 损伤，如果韧带正常无瘢痕替代则应行远端前移

- 如已发生瘢痕替代，则用半腱肌腱行 SMCL 加强术

- 行 SMCL 远端前移或重建术后，需切断、微调并修复内侧半月板附着部

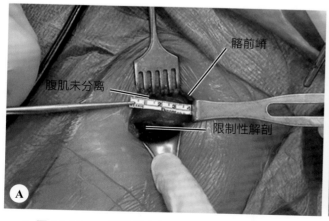
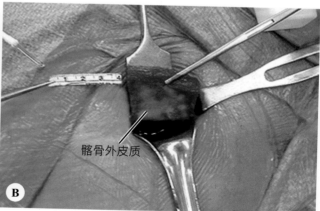

▲ 图 26-34　A. 髂嵴前方做 4cm 的切口用于取骨，骨块来源于前方髂嵴及其外侧皮质，应保持内板完整；B. 通常可获取长 40mm、宽 10~12mm、厚 30mm 的髂骨骨条

引自 Noyes FR, Mayfield W, Barber-Westin SD et al. Opening wedge high tibial osteotomy. An operative technique and rehabilitation program to decrease complications and promote early union and function. *Am J Sports Med*. 2006;34:1262-1273.

第 26 章　胫骨和股骨截骨术治疗膝内翻和外翻综合征：诊断、截骨术和临床结果

Tibial and Femoral Osteotomy for Varus and Valgus Knee Syndromes: Diagnosis, Osteotomy Techniques, and Clinical Outcomes

大，则需取长度达 45~50mm 的骨条。

不应破坏髂嵴内侧皮质，不干扰肌肉附着部，以减少术后疼痛。髂嵴缺损处无须进行填充，取下骨条后去除其内多余的松质骨。取骨处无须放置引流，取骨伤口应该逐层关闭，避免无效腔，随后将骨条仔细修整为三个不同大小的三角形：一个放置于胫骨固定钢板后方以闭合胫骨后方皮质处的截骨间隙，一个放置于截骨平面最深处与固定钢板的中点位置，而宽度稍窄的一个则放置于胫骨前方皮质处的截骨间隙。如果截骨量较大（＞10mm 间隙），自体骨移植无法完全填充截骨间隙，可用冻干的同种异体带皮质松质骨填充剩余空隙。

（四）步骤 4：胫骨前内侧入路

手术技术见图 26-35。首先在胫骨结节和胫骨后内侧皮质中点内侧，关节线下方 1cm 处垂直于皮肤做 5cm 切口。不采用斜行或横行切口的原因是，垂直切口仍可用于后期的部分或全膝关节置换。其后沿缝匠肌纤维走行方向切开缝匠肌筋膜，切口近端始于股薄肌腱，远端显露至 SMCL 附着部。

L 形分离股薄肌和半腱肌腱部分胫骨附着部，向后切开进一步显露 SMCL 和胫骨后缘。在胫骨附着部最远端横断 SMCL。切开内侧髌骨支持带进入髌后滑囊，以便于牵开髌韧带显露胫骨前方。

于胫骨后内缘、紧靠 SMCL 后方位置锐性切开骨膜，以便于从 SMCL 远端向近端行骨膜下剥离，同时也便于置入 Cobb 剥离器向胫骨后方行骨膜下剥离。注意保护 SMCL 下方的膝下内侧动脉。进行充分的胫骨后方骨膜下分离，可以保护神经、血管结构，但广泛剥离并无必要。将可伸展牵开器置于胫骨后方骨膜下间隙。

（五）步骤 5：近端截骨和置入胫骨导针

从内侧显露髌腱和髌后滑囊。在髌腱上止点处向上方游离 5mm 以有利于充分显露截骨区域。置入前、后拉钩进一步显露。紧贴胫骨上表面将一枚克氏针置入前内侧关节间隙，并据此按照预期的距离在胫骨前内侧皮质上标示出截骨线位置。经第二枚克氏针置入后内侧间隙，并按照相同的距离做好标记以对胫骨后倾角进行测量。连接两个标记，从而据此在胫骨皮质上标示出垂直于胫骨后倾的截骨线。

此系统中将 2mm 的导针置于后内侧皮质的标记线处，并将其按照一定的倾斜角向前上方穿过胫骨（图 26-36）。前方和后方的导针均与胫骨干呈 15°夹角，并通过术中透视确认。另一种方法是不使用引导系统，直接在导针上方进行截骨，但截骨中始终保持导针与截骨面形成一定的倾斜角。

为了防止外侧胫骨平台骨折，非常重要的一点就是确保导针在外侧关节线下方 20mm 或以上。术中当截骨面与导针的倾斜角度过大时，常常会发生这样的失误。

截骨操作中，必须根据术前的 X 线评估和术中通过导针在前内侧皮质上标示出的关节线确保前内侧皮质区的截骨线（从前至后）与胫骨后倾向平行。测量垂直切割面与关节线的距离，确认胫骨关节线与每一导针的距离。测量后方导针（内 - 外皮质）的长度，使用三角函数[164]计算胫骨宽度和达到预期矫正角度所需的截骨间隙的大小（表 26-6）。

先用摆锯锯开内侧和前方皮质，然后将非弹性的 3/4 英寸（1.9cm）和 1/2 英寸（1.3cm）骨刀置于导针的前面，并通过透视再次确认截骨平面方向。外侧皮质的截骨线一直延伸至 Gerdy 结节，但需保留后外侧胫骨皮质相连。直视下用 1/2 英寸（1.3cm）骨刀去除 2~3mm 宽的胫骨后方皮质，并逐步延伸至距离后外侧皮质 10mm 以内。此时必须确保后外侧皮质未发生骨折，因为一旦失去外侧皮质制成而发生外侧平台塌陷，将使外翻矫形角度丢失。如果发生外侧皮质骨折且截骨处明显不稳，可通过有限外侧切口在外侧皮质置入双孔小钢板固定以恢复稳定性。

（六）步骤 6：开放式楔形截骨技术和通过截骨间隙的测量确定胫骨后倾

将带刻度的开放式楔形截骨撑开器轻柔地插入内侧张开的截骨间隙，并以后外侧皮质为轴逐渐调整至预期的截骨角度。这一步需要数分钟以防止外侧胫骨支撑发生骨折。将撑开器插入整个截骨间隙以防止骨折延展至外侧胫骨平台。如果撑开过程中遇到较大阻力，可用导针在外侧皮质钻 3~4 个孔以降低其阻力。

按照前面所描述的原则，前方截骨间隙应为后方截骨间隙的一半以维持胫骨后倾[164]。在胫骨前内侧皮质区测量固定钢板至 SMCL 前方的宽度，由于胫骨前内侧皮质存在一定的倾角，所以此测量值通常会比后内侧间隙小。

如前所述，对于 PCL 缺损病例，可有目的增加胫骨后倾角，对于 ACL 缺损的则可适当减少胫骨后倾，或者对于膝关节过伸和屈曲挛缩畸形病例，则

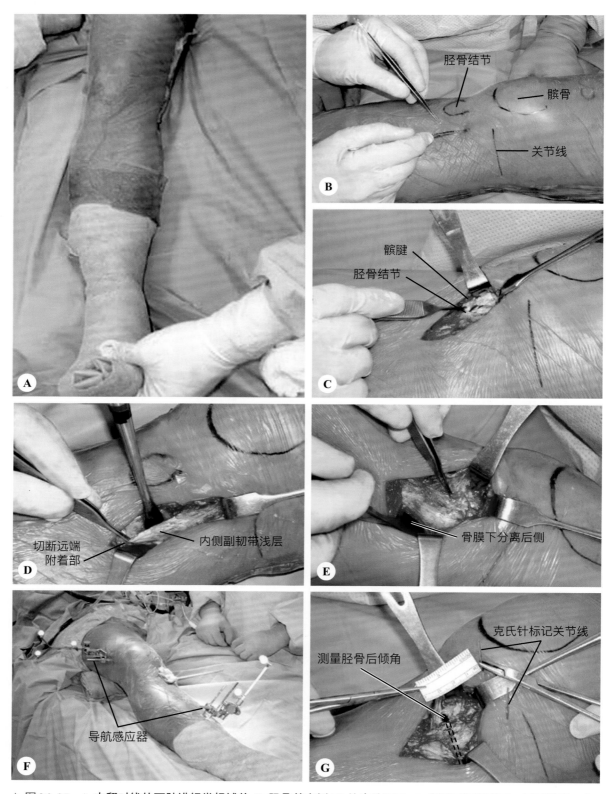

▲ 图 26-35　A. 内翻对线的下肢进行常规铺单；B. 胫骨前内侧 1/3 处皮肤切口；C. 将周围组织牵开，显露髌腱下方；D. 对内侧副韧带浅层行骨膜下剥离，切开其远端止点；E. 向后方做骨膜下剥离以保护神经、血管组织；F. 胫骨股骨侧装上导航标记物；G. 在关节线的前后面依次置入 2 枚克氏针

第 26 章 胫骨和股骨截骨术治疗膝内翻和外翻综合征：诊断、截骨术和临床结果

Tibial and Femoral Osteotomy for Varus and Valgus Knee Syndromes: Diagnosis, Osteotomy Techniques, and Clinical Outcomes

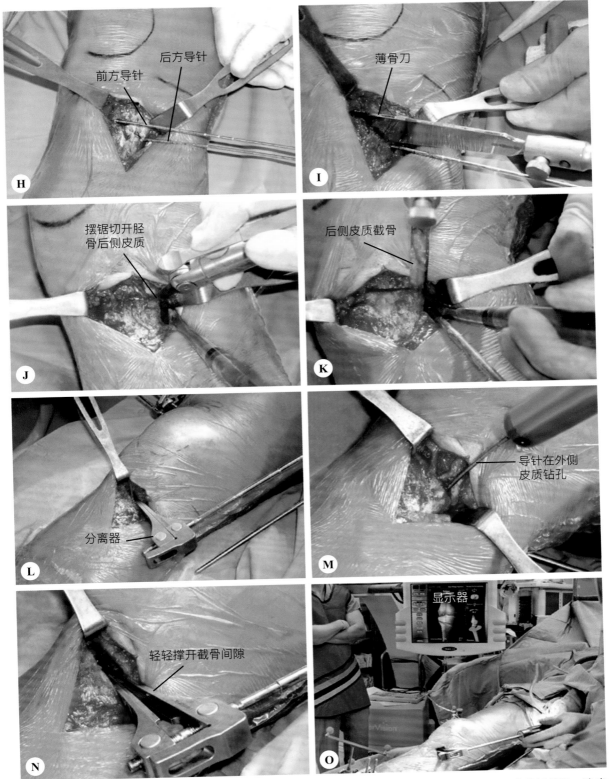

▲ 图 26-35（续） **H.** 透视下置入 2 枚导针；**I.** 透视下用薄骨刀截骨标记，使用不同宽度的锯片进行截骨，注意保留 5mm 外侧皮质；**J.** 直视下用薄摆锯对后侧皮质进行截骨；**K.** 完成后侧皮质截骨，注意保留 5mm 后外侧皮质；**L.** 轻轻打开截骨间隙；**M.** 用导针在胫骨后外侧皮质钻孔以减弱骨结构，防止轻轻打开截骨间隙时失败；**N.** 进一步打开截骨处；**O.** 利用计算机导航监测外翻对线，或用透视和从髋到踝的力线杆纠正承重线，足部施加轴向压力闭合胫股关节间隙

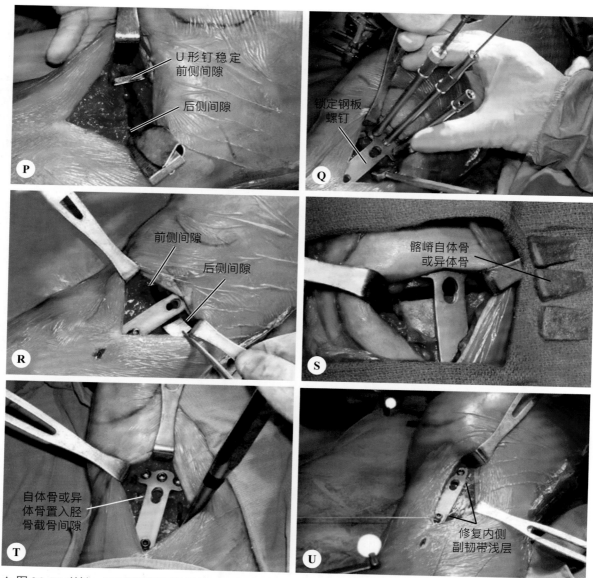

▲ 图 26-35（续） **P.** U 形钉置于胫骨截骨间隙前侧以控制胫骨后倾角；**Q.** 截骨处进行固定，维持矫形；**R.** 前侧和后侧截骨间隙进行确认；**S.** 选择双皮质髂嵴自体移植物或冻干异体骨；**T.** 截骨间隙前方、中介和后方均进行植骨；**U.** 将内侧副韧带浅层前缘固定于胫骨固定钢板

可酌情改变胫骨后倾。在前面的章节中，已经介绍了改变胫骨后倾的方法及其相应的截骨位点。通常在单平面或双平面矫形病例中，应使用锁定板进行固定。

（七）步骤 7：肢体对线矫正情况的术中验证

除术前对轴位对线的测量（从双下肢站立位髋 - 膝 - 踝平片测量）并按照前述方法计算增加外侧间隙开口所需的截骨量，术中需再次确认下肢对线的改善情况。截骨矫形完成后（使用楔形模具维持间隙），用小的衬垫垫高膝关节使之处于屈曲 5° 位置以防止过伸。在透视下确认内、外侧间室已完全对合。为

了维持矫正后的轴位对线需在足底施加轴向载荷增加膝关节的轴向压力。下肢应摆放在外旋 10°～12°，模仿步态运动中正常的下肢位置。对线杆固定在髋至踝关节中心，透视确认并确定胫骨 WBL。调整截骨间隙的高度直至 WBL 达到术前的预期位置。行钢板内固定后再次重复上面的步骤，确定最终的对线矫正位置。透视下调整下肢位置以准确测量 WBL，以及确认截骨矫形达到预期是较为费时的步骤，并且有可能需要反复调整。透视侧位确定最终的胫骨后倾角。计算机导航会在后面的章节讨论（计算机导航下 HTO 手术）。

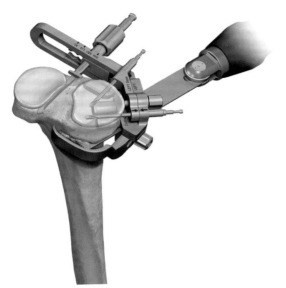

▲ 图 26–36　一种上市的楔形截骨系统（Arthrex iBalance Opening Wedge Osteotomy System，Arthrex，Inc.）可保护神经血管结构并为截骨摆锯提供精准引导

矫正下肢对线使 WBL 向胫股外侧间室平移，处于 50%～62% 是减轻胫股内侧间室短期和长期疼痛的关键。医师不应该仅仅依赖术前计算，因为术中髋 – 膝 – 踝关节透视下测量可能发现 WBL 未达到预期的矫正度数。Marti 等[125] 研究报道了这一问题，对 32 例开放式楔形截骨术后的膝关节术前、术后拍摄双下肢站立位全长平片，测量并比较对线矫正的精确程度。术后只有 50% 达到了预期的对线（与计算偏差 ±5%）。31% 存在矫正不足，19% 存在过度矫正。但在报道中并未提到术中是否使用透视确认下肢矫正。很多作者报道了术中获取预期矫形度数的准确性问题，认为术后有较高比率的病例处于膝内翻或矫枉过正状态。计算机导航技术的发展可以提高胫骨 WBL 和后倾角矫正的准确性，作者认为在这一方面导航技术优势明显，但是透视和计算机导航技术都要求准确定位解剖标志从而准确测量。

（八）步骤 8：植骨和内固定

应选择型号合适且固定可靠的钢板系统进行内固定，有经验的学者通常只用锁定钢板，如果采用同种异体骨进行植骨，需要更高的固定强度和更长的恢复时间，因此强烈建议采用锁定钢板螺钉系统行内固定以防止截骨平面出现内翻塌陷。多种锁定钢板和螺钉系统均可用于增加截骨平面的稳定性。

资深学者推荐使用结构性的带皮质骨的楔形松质骨块（自体或异体）进行植骨，因为人工骨和松质

骨移植物在投入临床使用前有待更进一步的临床评估。使用上述移植物的临床研究发现过高的不愈合率，将在后面的章节讨论。作者倾向于使用自体髂嵴移植物或富血小板凝胶的异体冻干胫骨或髂嵴上带皮质骨的松质骨。

根据直接测量所得的截骨前方和后方间隙的宽度，将获取的骨条修整为 3 块三角形骨块，并紧密压配入后方、中间和前方的截骨间隙，以提供额外的稳定性，尤其是矢状面的稳定性。透视下再次确定最终的对线和胫骨后倾角。

缝合 SMCL 纤维远端，并用钢板螺钉或缝合锚钉加强以维持张力。原位重建鹅足腱和缝匠肌筋膜。通常无须放置 Hemovac 引流，仅需膨胀止血带即可使创面止血，常规逐层关闭创面。下肢包裹棉花，另外在后方和腓神经处加衬垫予以保护。另外，我们还习惯于使用带气囊和多层棉垫的冷敷系统缓解疼痛和减少创面渗血。术后使用铰链支具和双足踝加压鞋。

在手术室和术后第一时间检查血管、神经状态。术后第 1 周抬高下肢并使用抗血栓静脉加压系统是非常重要的。必须密切观察下肢软组织肿胀情况。为了降低静脉血栓形成的风险，应该使用阿司匹林抗凝。在术后 3～7 天，大部分患者均需行双下肢静脉超声检查。术后处理流程在第 28 章中叙述。

（九）SMCL 的处理

术中对 SMCL 的处理有三种方式，对于 5～7mm 的小量开放式楔形截骨术，使用"馅饼皮技术"在多处做横行切口即可有效延长 SMCL。较大的开放式楔形截骨术，必须横断远端附着部并在骨膜下上移重建。这样可在开放式楔形截骨术后，使 SMCL 后内侧部与截骨处形成骨桥连接，并且 SMCL 远端止点可重新附着于骨面。切断 SMCL 最远端附着部可以保留长度，可以充分显露以利于植骨操作及胫骨固定钢板正确放置于中线位置。同时未改变胫骨后倾角，并保留 SMCL 的功能。

第三种方式主要用于 SMCL 缺损和内侧间隙异常而需行 SMCL 重建的病例。在截骨和钢板固定完成后，将 SMCL 连同其深部纤维需从内侧关节剥离。在 SMCL 和后内侧关节囊（后斜韧带）的联合部另做后方切口。前方切口仅延伸至关节并保留内侧髌股韧带附着部。行 SMCL 远端加强时应仔细检查内侧半月板位置。必须仔细定位内侧半月板关节囊附

着部，必要时可切开内侧半月板关节囊附着部，待完成 SMCL 远端加强后再重新缝合以保留半月板的正常解剖位置。

应该恢复 SMCL 正常结构而不是瘢痕替代，因为单纯的瘢痕替代无法提供内侧稳定性。某些病例可能需要用 STG 增强 SMCL，相关内容在第 19 章已详述。SMCL 多不需要手术重建，但有些特殊情况，需要这一重建技术以恢复功能。

九、闭合式楔形截骨术的手术过程

（一）步骤 1：手术前的准备和关节镜探查

术侧下肢全长行术前准备和铺单，止血带应固定在大腿近端以便观察下肢对线。摆放患者体位应便于术中透视观察髋 – 膝 – 踝 WBL 并确认矫形角度，然后行关节镜检查。

（二）步骤 2：胫骨前外侧入路

无菌止血带充气，腓骨头远端 1cm 向胫骨结节中心方向做斜形切口（图 26–37）。锐性切开皮下软组织至胫骨前外侧的肌群筋膜。自胫骨结节外侧面向近端斜行至 Gerdy 结节远端切开筋膜，然后向后侧和外侧延展至腓骨前面裸区。腓骨前面裸区是重要的安全解剖标志。选择此处进行有限腓骨颈骨膜下显露，可以避开 FCL 和腓神经以利于后续的腓骨截骨。

依次使用手术刀和 Cobb 剥离器自 Gerdy 结节稍远端行胫骨骨膜下分离，直至髌腱外侧。彻底止血，避免损伤肌肉组织。紧邻髌腱切开髌骨支持带进入髌骨后间隙，将髌腱向前牵开。

继续向胫骨后方剥离，注意始终在骨膜下进行剥离操作以避免损伤胫骨近端后面走行的神经、血管结构。Gerdy 结节稍远是安全操作区域，可以避开腓神经。向后，在胫骨后方彻底分离，并在骨膜下小心向近端和远端延展。

（三）步骤 3：腓骨截骨

HTO 手术时腓骨截骨有三种方案：近端滑动、近端腓骨截骨和远端腓骨截骨。近端滑动（分离胫腓关节）是绝对禁忌，因为可以导致 FCL 和后外侧结构短缩，从而使失稳的膝关节产生严重的后外侧不稳。

关键点：闭合式楔形截骨术的手术过程

- 首先行关节镜检查以评估膝关节各间室，确认是否适合 HTO，治疗半月板断裂和影响膝关节伸直的髁间窝骨赘
- 从腓骨头到胫骨结节做斜形切口
- 从胫骨 Gerdy 结节稍远端开始行骨膜下剥离，剥离过程中保持整个视野清晰无渗血，以避免损伤肌肉组织
- 行腓骨颈有限骨膜下显露时注意确认腓骨前内侧的裸区，明确腓浅神经的解剖变异
- 骨膜下剥离应包括整个胫骨后面并适度向近端和远端延伸，以使胫骨后面充分显露满足手术需要
- 推荐经腓骨颈截骨行腓骨近端截骨
- 腓骨截骨量比计算的胫骨楔形截骨少 2～3mm，使截骨面充分接触，避免截骨局部发生错位而使腓神经受到牵拉
- 胫骨近端，在关节线以远 25～30mm 向内侧皮质横穿一根光滑的导针。透视确认导针位置，测量胫骨宽度，计算矫正 WBL 所需的截骨量。在第一根导针远端穿入第二根导针
- 在关节面以远 25mm 操作以避免胫骨平台骨折
- 首先用小摆锯截断外侧皮质，再用薄骨刀完成剩余部分截骨
- 膝关节屈曲 10°，在胫骨后方骨膜下平面置入可伸缩的撑开器，可保护神经血管结构

- 术者取坐位并佩戴头灯操作。始终按照三角形方式维持正确的截骨平面。保证胫骨宽度的一半与外侧楔形间隙高度的一半相等
- 保留后内侧皮质维持稳定性，防止胫骨内侧或外侧平移或复发性内翻
- 用撑开器轻柔地施加外翻应力数分钟，使残留的内侧皮质逐渐形变
- 矢状位上的截骨面应该垂直于胫骨长轴，前方和后方截取相同的皮质以保留正常的胫骨后倾角
- 透视下，利用通过股骨头中心的胫距关节中心的对线杆确定 WBL 与胫骨平台的交点位置。屈膝 5°，足部施加轴向载荷维持内侧和外侧胫骨间室的对合，以避免过伸
- 如需调整 WBL，需进一步截骨
- 内固定：锁定钢板和螺钉
- 松止血带，止血
- 用可吸收缝线缝合前方间室的肌肉筋膜，使再附着至胫骨前外侧缘
- 弹力绷带多层加压包扎。术侧应用冷疗系统和双下肢应用足踝静脉加压泵
- 大多数患者术后第一周要密切观察肢体肿胀情况，经常将肢体抬高，实施深静脉血栓预防方案，并行超声检查

第 26 章 　胫骨和股骨截骨术治疗膝内翻和外翻综合征：诊断、截骨术和临床结果

Tibial and Femoral Osteotomy for Varus and Valgus Knee Syndromes: Diagnosis, Osteotomy Techniques, and Clinical Outcomes

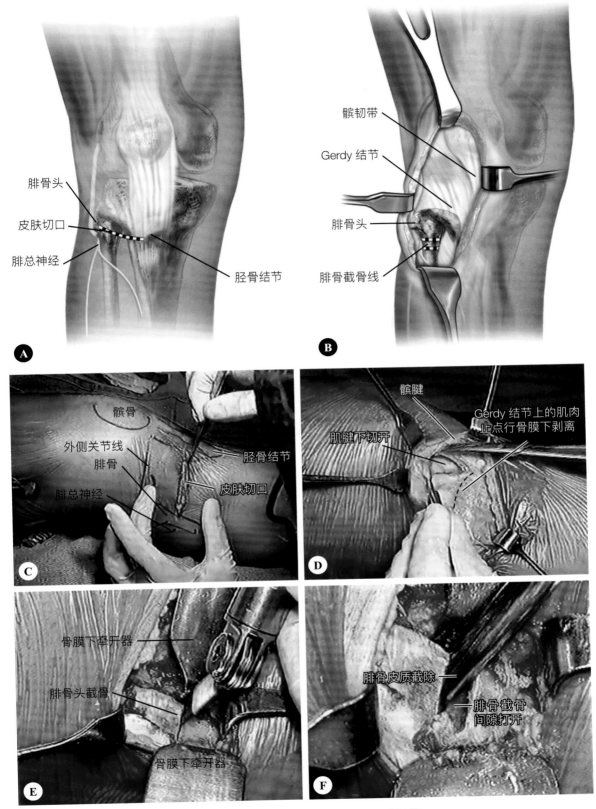

▲ 图 26-37　闭合式楔形截骨术的手术过程

A. 切开皮肤；B. 外侧胫、腓骨截骨区的显露；C. 皮肤切口标记；D. 骨膜下剥离肌肉组织，显露外侧胫骨和腓骨远端；E. 腓骨头颈交界处截骨；F. 截除腓骨

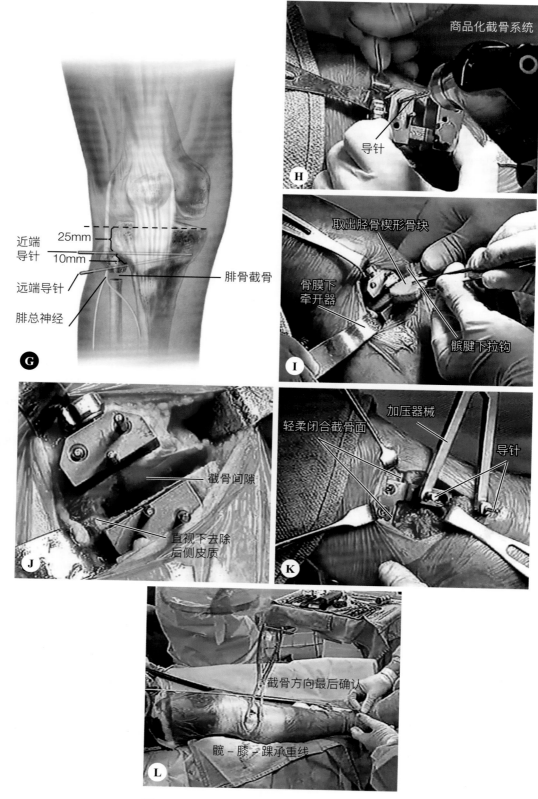

▲ 图 26-37（续） 闭合式楔形截骨术的手术过程

G. 按预先测定的角度和深度置入 2 枚导针；H. 也可用商品化定位系统置入导针；I. 去除楔形截骨块；J. 除前方的三角形区域外，整个外侧间隙应是相等的，为维持胫骨平台后倾角，前方的三角形区域稍窄；K. 闭合截骨间隙时应轻柔操作以保持内侧皮质完整；L. 推荐透视和导航系统确认承重线矫正满意

推荐的方法是经腓骨颈行腓骨近端截骨（图 26-37）。整个截骨操作过程中必须用手触及腓神经并予以足够的保护。为了保护神经纤维，应该小心保护后方和外侧的骨膜，不要张力牵开。如果神经位置不清或有神经损伤的可能，应该充分显露神经，直视下保护。

腓骨截除应较胫骨楔形截骨高度少 2～3mm，保证腓骨截骨面充分贴合。截骨断端闭合表明截骨面处理合格。可以不必进行内固定。仔细观察腓骨截骨边缘并保持其光滑，以避免损伤腓神经。

腓骨截骨的另一种方式是经后外侧 3cm 切口在腓骨中远 1/3 处截骨。向前方牵开腓骨肌，骨膜下分离后使用两个钝性牵开器显露截骨区域。仅去除腓骨外侧部分，并相应的截去部分截骨线近端腓骨内侧皮质，这样截骨断端可保持滑动接触，以促进骨愈合，并将从胫骨截去的骨块回植于腓骨截骨断端。采用这种技术，通常无须对腓骨行内固定。

医师应该注意腓浅神经（superficial peroneal nerve，SPN）在下肢中部 1/3 的解剖变异。Barrett 等[23] 报道在 35 例单侧和 40 例双侧下肢标本中，72%SPN 位于外侧间室邻近筋膜间隔，23% 位于前侧间室，5% 于前方和外侧间室均存在分支。Ducic 等[59] 研究 111 例尸体和临床样本，认为 SPN 于下肢中 1/3 段的变异与前述研究类似。70%SPN 位于外侧间室，16% 有分支同时分布于前方和外侧间室，6% 位于肌肉间隔，仅仅分布于前间隔占 8%。

（四）步骤 4：近端截骨，胫骨楔形截骨

胫骨近端闭合式楔形截骨既可以使用带有刻度的截骨导航系统进行，也可通过手描法进行。在关节线以远 25mm 处，将导针横行穿过胫骨近端至对侧皮质，透视确定导针位置。此操作的关键在于在胫骨近端至少保留 25mm 以避免胫骨平台骨折。内、外侧皮质间的导针长度决定了胫骨近端的宽度。

根据术前测量结果及胫骨近端的宽度（表 26-6），在胫骨表面标记位于远端的第二枚导针的合适位置，并通过透视进行确认。第二枚导针的位置决定了达到预期矫形度数所需移除的三角形楔形骨块的大小。同时非常重要的一点是，必须确认截骨面完全垂直于外侧皮质。某些膝关节，其外侧皮质存在轻度三角形前倾，此时为了不减小胫骨后倾角，必须适当减小前方截骨间隙的高度。测量前方胫骨的宽度并据此确定前方间隙的大小（表 26-6）。

首先使用微摆锯进行截骨，仅切开外侧胫骨皮质，然后用薄骨刀完成剩余的截骨操作。选择薄骨刀完成剩余截骨的原因在于，摆锯进入骨松质后可能发生漂移，从而改变截骨面的角度。

整个截骨过程中均应保持膝关节屈曲 10°，并将可伸缩的牵开器置于胫骨后方的骨膜下，以保护后方的神经、血管结构。可将楔形骨块的外侧半作为整体一次性去除。即使术中出现矫枉过正，此部分骨块可能极少需要回填。应在直视下移除三角形的楔形骨块的剩余部分。

术者应取坐位进行截骨，并始终使用头灯以便于观察截骨的深度。始终保持截骨面的三角形，注意胫骨中点处宽度是外侧皮质处的 1/2。

在截骨平面的后内侧区域应保留 7～10mm 皮质，以提供必要的稳定性并防止术后出现胫骨内、外侧移位或内翻成角。应在直视下取出楔形骨块的后方皮质。注意保护髌腱。

施加轻柔地外翻应力使残留的胫骨内侧皮质逐渐发生形变并最终闭合截骨间隙，整个过程需要持续数分钟时间。而在此操作之前，通常需用导针在残留的后内侧皮质上钻 2～3 个小孔以降低局部的强度。也可使用商品化的加压器闭合截骨间隙。直视下检查胫骨和腓骨的对合面。

HTO 手术不能增加或减小正常的胫骨后倾角。矢状面的截骨应该与胫骨长轴垂直，冠状面需要矫正的角度决定了后外侧皮质截除的宽度（表 26-6）。某些病例中，需要进行双面截骨以矫正异常的胫骨后倾角。此类病例中，在矢状面上也需形成开放或闭合的截骨间隙以矫正后倾异常。

（五）步骤 5：透视下确认对线矫正后的 WBL

X 线透视下，使硬质对线杆（直径 3～4mm，1m 长）通过股骨头中心和胫距关节中心，观察预期矫正的 WBL 与胫骨平台的交点位置。胫骨外侧截骨处可使用单个大号门型钉进行临时固定。透视过程中，足部施加轴向载荷以维持内侧和外侧胫股间室闭合并屈膝 5°～10°，以避免过伸。透视下观察内侧或外侧有无异常张开非常重要。可施加轻度的内翻 - 外翻载荷，并触摸内侧和外侧间隙以确定两者均完全闭合，因为如果不仔细确认，可能会导致最终的轴位对线矫形出现偏差。判断 WBL 的另一个常见错误是，髋关节过度内旋或外旋影响下肢摆放位置。下肢和足应摆放在外旋 10°～12°，与正常步态过程相似。对线杆可以看成是矫形后的 WBL，应与术前计算一致。如果有需要修正 WBL，可能需要增加截骨或植骨。胫骨后倾角也需要通过透视确认。

使用锁定钢板和螺钉行截骨后的内固定（图 26-38）。极少数情况下，需用一枚 6.5mm 松质骨螺钉穿过截骨面至胫骨近端内侧面，以提供额外的固定。新的锁定板和螺钉可以提供更加安全可靠的固定。固定后再次确定最终的 WBL。

松开止血带并止血。用可吸收缝线将前侧肌肉间室的筋膜重新附着于胫骨边缘的前外侧面。肌肉重建应使用可靠地缝合固定方法，因为术后肌肉的张力可能会使肌肉附着部撕脱。通常无须放置引流。

棉垫包裹下肢，后方和腓神经处使用额外的衬垫保护，缠绕绷带并使用术后铰链式支具保护，双侧使用足跟加压鞋。通常还会在棉垫外包裹上带气囊的冷疗系统。术后在手术室内即观察下肢血管、神经情况，术后早期应严密监测。术后前 24h 使用小腿或足部加压系统促进静脉回流。通常使用阿司匹林抗凝，对于极少数高危患者可使用低分子肝素（low-molecular-weight heparin，LMWH）或华法林（Coumadin）。早期康复应尽早恢复股四头肌等长收缩、膝关节活动范围、踝泵和下地活动（见第 28 章）。

医师应该高度重视静脉血栓，术后早期大部分病患应该行下肢超声检查。

使用前面介绍的骨膜下剥离技术，术后间室综合征发生率极低。术后 1 周除挂拐下地活动外，其他时间应抬高患肢。HTO 手术后 48～96h，下肢肿胀达高峰。术后康复步骤在第 28 章讨论。

十、计算机导航在胫骨高位截骨术中的作用

在本书作者看来，对于接受过计算机导航下全膝关节置换培训的外科医师，同样也可将该技术应用于 HTO，并且在确定最终 WBL 和下肢对线方面具有显著的优势。HTO 术中需要的定位点比全系关节置换少，步骤相对简单（图 26-39A）。操作软件可以模拟术前术后内翻 - 外翻的状态及对应的 WBL（图 26-39B）。推荐在屈膝 5° 位测量 WBL 和外翻矫正度数。与用站立位髋 - 膝 - 踝全长平片测量比较，屈膝 5° 测量可以避免由于膝关节过伸而导致的 WBL测量错误。术中联合使用透视及计算机导航系统见图 26-39C。

Keppler 等[109] 使用计算机辅助导航系统在石膏骨模型和尸体下肢上进行开放式楔形截骨术。截骨显示不同术者注册的解剖标志点存在高度一致性，从而认为计算机辅助导航系统提高了机械轴矫正的

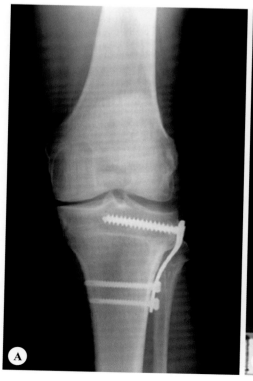
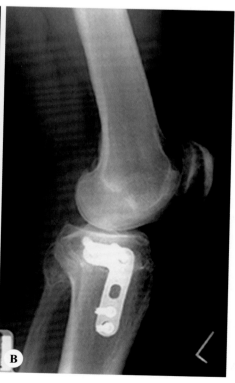

◀ 图 26-38　近端胫骨、腓骨截骨内固定术后正（A）、侧（B）位 X 线

引自 Noyes FR, Barber-Westin SD, Hewett TE. High tibial osteotomy and ligament reconstruction for varus angulated anterior cruciate ligament-deficient knees. *Am J Sports Med.* 2000;28:282-296.

第 26 章　胫骨和股骨截骨术治疗膝内翻和外翻综合征：诊断、截骨术和临床结果

Tibial and Femoral Osteotomy for Varus and Valgus Knee Syndromes: Diagnosis, Osteotomy Techniques, and Clinical Outcomes

准确性和信度。很多研究均报道，由于在摄片过程中下肢存在旋转，导致通过站立位全长片测量冠状位对线存在一定的偏差（影响 WBL 测量）[105, 140, 224]。Song 等 [194] 报道导航辅助开放式楔形 HTO 手术，提高了术者对下肢对线矫正的准确性。

> **关键点：计算机导航系统在胫骨高位截骨术中的作用**
>
> - 在确定最终的下肢对线方面存在显著优势
> - 屈膝 5° 测量 WBL 及外翻矫正度数
> - 由于拍摄过程中下肢的旋转，通过站立位全长片测量冠状位对线可能存在偏差（影响 WBL 测量）
> - 钢板固定过程中计算机导航技术存在优势，可以随时评估下肢对线，比透视下测量髋 – 膝 – 踝 WBL 简单

计算机导航技术可以提高准确性仍有待大样本量的临床试验论证。但是以作者的经验，以下几点仍是非常重要的。尽管计算机导航技术可能随意选择胫骨后倾角（图 26–39D），但仍需计算双膝的胫骨平台后倾角（使用前面提高的克氏针测量技术）。通过导航技术也能较容易的进行截骨操作，其难度与透视下的导针定位基本相当。但实质上透视定位仍需反复调整导针位置，反复判断截骨深度以维持截骨面上皮质的对合。与髋 – 膝 – 踝透视相比，导航系统的应用几乎完全消除了下肢内 – 外旋的影响，从而提高了 WBL 矫正的准确性（图 26–39E）。髋 – 膝 – 踝下肢全长透视确定 WBL 与胫骨交点的缺陷在于，无论是测量线或对线杆均只能在体表进行测量，并不像导航系统那样测量真实的髋 – 膝 – 踝关节中心连线。

十一、股骨开放式楔形截骨术

股骨的闭合式或开放式楔形截骨术也是矫正下肢外翻对线异常的有效治疗方法。手术适应证和步骤在第 27 章介绍，此处仅做总结。

股骨开放式楔形截骨术的适应证和禁忌证与 HTO 类似，但是以减少外侧胫股间室负重位目的进行设计的。最常见的是曾行外侧半月板切除的年轻患者，出现外翻对线进展性加重、外侧胫股间室狭窄并有外侧关节症状。通常在外侧半月板移植或外侧间室软骨修复前施行（病例 10 至病例 12）。与前面讨论的内翻对线不良的矫形手术类似，此手术的

目的也是延缓时间。非常重要的是，不能将下肢对线矫枉过正至过度内翻位。如果前期行内侧半月板切除或存在内侧胫股关节损伤，内翻股骨截骨就成为相对禁忌证，或者仅将下肢对线恢复至中立位。股骨开放式楔形截骨术的目的是矫正膝关节异常的外展力矩，但是不产生异常的内收力矩，避免内侧间室过度负重（图 26–5）。

> **关键点：股骨开放式楔形截骨术**
>
> - 外科治疗的适应证、禁忌证与 HTO 类似，但截骨术按照"减少外侧胫股间室的负重"而设计
> - 目标是矫正膝关节异常的外展力矩，但不应产生异常的内收力矩内侧间室多度负重
> - 禁忌证：外侧胫股关节软骨缺损，外侧胫股关节凹陷，外侧关节早期关节炎
> - 确定内侧关节间隙无异常张开非常重要，术前计算矫正量时应该确认
> - 目标区域是使 WBL 与胫骨相交在 45%～47% 处，相当于下肢对线 1°～2° 内翻
> - 采用美容切口，锁定螺钉经 3～4mm 皮肤切口固定
> - 导针置于截骨面水平，从股骨滑车区域以近 15mm 处进针，稍倾斜从干骺端连接处穿出
> - 逐步撑开，股骨内侧髁皮质保留 8mm
> - 维持前方和后方间隙灯亮，避免改变胫股后倾角
> - 使用自体骨移植物，锁定钢板和螺钉系统内固定

内翻截骨的禁忌证与 HTO 手术相似，包括外侧胫股关节软骨缺损和外侧胫骨关节凹陷，后者提示存在早期外侧关节炎。

临床评价包括对患者的步态分析和观察是否存在外翻不稳现象。通常在外侧关节线区域存在压痛，并且在承受外翻载荷时进行屈伸运动关节外侧会产生摩擦音。这种检查通常产生疼痛，使患者症状复发。非常重要的一点是，进行特异性检查明确髌股关节炎、髌骨外侧面和滑车软骨的损伤情况。外翻对线增加髌骨外偏，从而增加髌骨关节外侧面的载荷。这类髌股关节相关症状往往会持续存在，因此应该判断患者是否适合行股骨截骨术。

下肢对线的影像学评价已经讨论过，包括负重 45° 后前位像、髌股轴位像、侧位像测量胫骨后倾角和站立位下肢全长像测量髋 – 膝 – 踝机械对线和 WBL。术前测量矫正量时必须判断内侧关节间隙有无异常张开。图 26–14 显示正常的冠状位胫股对线。

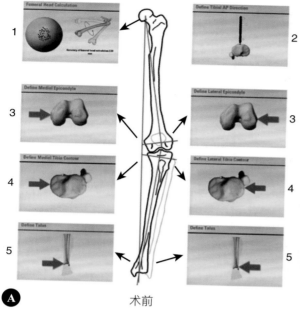

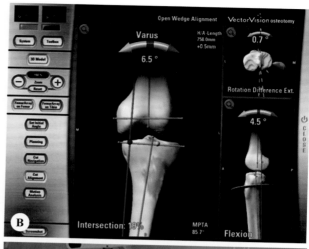

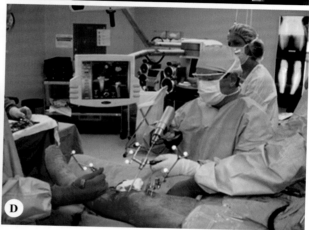

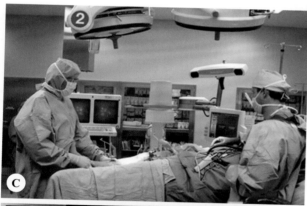

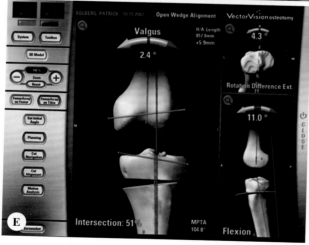

▲ 图 26-39　**A.** 计算机导航程序的定位点（**BrainLAB**）。**B.** 术前测量表明有 **6.5°** 的内翻或角对线不良，WBL 交于 **19%** 胫骨平台宽度处。**C.** 手术室准备，C 臂和导航仪放置在术侧。术者从内侧行胫骨内侧开放式楔形截骨术，通常是坐位操作。照片显示的是医师站在手术床尾端检测下肢对线状态。**D.** 确定截骨平面，其间可能会用到导航设备。**E.** 最终将下肢对线矫正为 **2.4°** 的外翻，WBL 穿过 **51%** 胫骨平台宽度

WBL. 承重线

外翻成角膝关节，因为外侧关节磨损影响外侧髁，造成冠状位上关节线倾斜，此类病例是胫骨开放式楔形截骨术的相对禁忌证，因为截骨术会进一步增加关节线的倾斜。股骨开放式和闭合式楔形截骨术则可以矫正这类关节线的倾斜。虽然有文献报道了开放式胫骨楔形截骨矫形，但是作者通过临床观察发现，关节倾斜度增加可以导致胫骨间室的胫骨结节外侧区域异常负重，外侧股骨髁关节软骨缺损和

第 26 章　胫骨和股骨截骨术治疗膝内翻和外翻综合征：诊断、截骨术和临床结果

Tibial and Femoral Osteotomy for Varus and Valgus Knee Syndromes: Diagnosis, Osteotomy Techniques, and Clinical Outcomes

骨关节炎。关于股骨闭合式楔形截骨术请参照文献报道[20, 65, 87, 133]，本届重点讨论股骨开放式楔形截骨术的手术技术。

开放式楔形截骨的术前准备仍遵循前所描述的一系列原则，并且除最终 WBL 与胫骨交于胫骨宽度内侧 50% 区域外，其他测量技术基本一致。WBL 的矫正目标区域位于胫骨宽度 45%～47%，或下肢对线内翻 1°～2°。WBL 更偏内会造成过度内翻矫正。与矫正度数相对应的截骨间隙（三角形原则）（表 26-7）通常在 5～8mm，因为股骨接骨处宽度变窄。这意味着几毫米的误差会造成较大影响，产生矫正不足或过度矫正。所以，术中透视仔细精确地测量预期矫正量和 WBL 与胫骨交点非常重要。

资深学者进行股骨开放式楔形截骨术的手术步骤细节见图 26-40。手术中重要的步骤包括限制长度的皮肤美容切口，经 3～4mm 的皮肤切口拧入上方的锁定螺钉。术者坐于下肢外侧，戴头灯以观察清除皮瓣下方情况。导针沿截骨面水平置入，从股骨滑车区域以近 15mm 处进针，稍倾斜穿入并于干骺端连接处穿出。截骨术中应逐渐将截骨间隙撑开，注意内侧股骨髁保留 8mm 皮质。如果股骨内侧皮质硬且厚，应使用细钻钻 2～3 个孔，以降低其强度。应该保证前方和后方截骨间隙的一致，避免改变胫股后倾角。取自体髂骨的步骤与胫骨开放式楔形截骨术中所描述的相同，所获取的骨条的皮质宽度应该和截骨间隙匹配。缺少临床数据证明股骨截骨术采用自体骨移植物或是同种异体骨移植的优劣，但作者更倾向于自体移植物以促进愈合，加快完全负重活动的恢复。自体移植物联合锁定钢板和螺钉的手术方式可以使股骨固定牢固，以避免发生一系列严重的术后并发症的风险，例如延迟愈合或不愈合、下肢对线角度矫正失败等情况。

另一种方法可以通过 Arthrex 公司的股骨远端截骨系统进行（图 26-41）。

康复计划与 HTO 手术相同，术后应拍摄 X 线平片，测量手术矫正效果，截骨愈合情况。通常 4 周可以部分负重，术后 7～8 周完全负重。

我们中心正在进行一项前瞻性研究。20 例股骨远端截骨术（distal femoral osteotomy，DFO）患者进行手术，并完全康复。10 例患者随访 10 年以上，2 例患者随访 7～8 年，8 例患者随访 2 年，截至目前没有出现失败案例。

十二、作者的临床研究

（一）前交叉韧带缺损合并膝内翻成角的闭合式楔形截骨术

在作者的一项临床研究中，共包括了 41 例合并 ACL 损伤的患者（100% 随访），平均随访时间 4.8 年（平均 2～7.2 年）[152]。其中 30 例接受了 ACL 重建。

关键点：作者的临床研究

ACL 缺损合并膝内翻成角的闭合式楔形截骨术

- 41 例患者，100% 获得随访，随访时间 2～7 年
- 疼痛、肿胀和下肢功能等均获得显著改善
- 59% 患者恢复低接触性体育活动
- 88% 患者满意
- 22 例膝关节术前存在外侧胫股关节张开幅度增加（Ⅱ级膝内翻），其中 17 例未行后外侧结构重建恢复（77%）
- 27% 患者未进行后续 ACL 重建手术
- 依据每位患者预期的活动能力和不稳定的程度，并不是所有患者均需要进行 ACL 重建手术
- HTO 手术的目标是恢复日常活动，对大部分人来说并不是恢复竞技运动
- 对于近期无疼痛发作、无严重关节损伤的患者，HTO 手术的目的是恢复体育活动或体力劳动。ACL 重建手术在这些患者中更为需要

随访结果显示，所有症状均有显著改善，其中最为明显的是疼痛的缓解（图 26-42）。术前，41% 患者日常活动中存在中度至重度的严重疼痛，而随访时仅有 10% 存在这种程度的疼痛。疼痛减轻的原因可能是患者改变了运动习惯，并且没有再进行包括跳跃、扭转和变向等的高强度的体育活动。

术前 22 例患者参与部分体育活动时存在疼痛或功能受限。随访时，24 例（59%）恢复体育活动且无症状，虽然大部分只是仅骑车或游泳。

对 15 例存在内侧胫股间室软骨下骨显露的病例进行单独分析发现，术后随访 5.5 年（3～7.4 年），随访时的总体评分均值显著提高（$P<0.01$）。9 例患者恢复轻度体育活动，其余 6 例遵医嘱未参与体育活动。

术后早期的影像学评价发现，41 例中 37 例（90%）已将 WBL 矫正至胫骨平台宽度的 50%～80% 区域。3 例仍处于内翻状态，1 例处于外翻。随访结束时，25 例（61%）显示矫正满意（平均 WBL 60%，

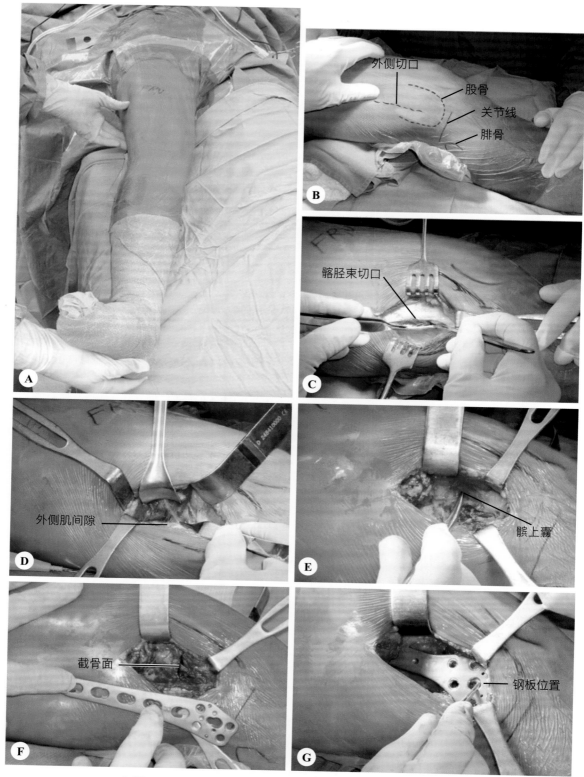

▲ 图 26-40 股骨开放式楔形截骨术也可矫正下肢外翻对线不良

A. 大腿近端上止血带，术侧下肢消毒铺单，以及同侧髂骨取骨准备。B. 股骨远端外侧关节线稍上方做有限皮肤切口，术者坐位并戴头灯进行操作，大腿后方置小圆筒垫高，防止腘窝内神经、血管结构前移挤压向手术区域。C. 切口经髂胫束后 1/3，并从皮下向近端延伸。D. 小心将股外侧肌间隔止点处剥离，注意小动静脉穿支并彻底止血，防止术后血肿。E. 使用 S 形拉钩置于股外侧肌下方，找到近端髌上囊，注意不要切开。F. 透视确定股骨截骨区并选择锁定钢板。G. 参考股骨髁和截骨平面由近及远放置固定钢板

第 26 章 胫骨和股骨截骨术治疗膝内翻和外翻综合征：诊断、截骨术和临床结果

Tibial and Femoral Osteotomy for Varus and Valgus Knee Syndromes: Diagnosis, Osteotomy Techniques, and Clinical Outcomes

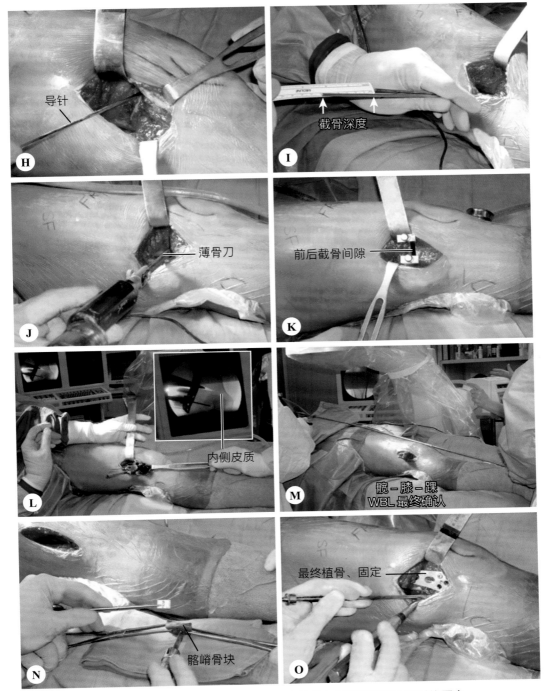

▲ 图 26-40（续） 股骨开放式楔形截骨术也可矫正下肢外翻对线不良

H. 前方的导针稍斜形放置，进针点在股骨滑车以近约 15mm，进针位置可通过触摸及透视进行确认。交于股骨干骺端近端内侧，不应穿透局部的皮质以维持内侧稳定。注意不要在前方和后方皮质区进行骨膜下剥离，直视下进行外侧截骨即可。I. 后方的导向针垂直于股骨干进针，另使用一个导针对预期的截骨深度进行测量。J. 外侧截骨开始阶段可使用薄锯片电锯进行，但其后应用薄骨刀手工截骨以利于控制截骨进程。在后侧皮质后方置入可伸缩牵开器以保护神经血管结构。K. 薄撑开器逐渐撑开截骨间隙，并用 2 个楔形垫块维持位置。透视确认干骺端内侧皮质的完整。L. 透视下进行锁定板固定，显示器显示楔形截骨间隙的保持和内侧干骺端皮质的完整。弯曲锁定钢板以适应截骨处并锁定以维持矫形。M. 通过力线杆确认矫正后的承重线位置和下肢对线情况。此时应在患侧足底施加轴向压力载荷以维持内、外胫股关节间室同时对合，如内外侧间室稍有张开均会引起测量误差。N. 取自体髂骨，并对前、中、后截骨间隙进行植骨。O. 截骨、植骨和内固定术后的最终情况

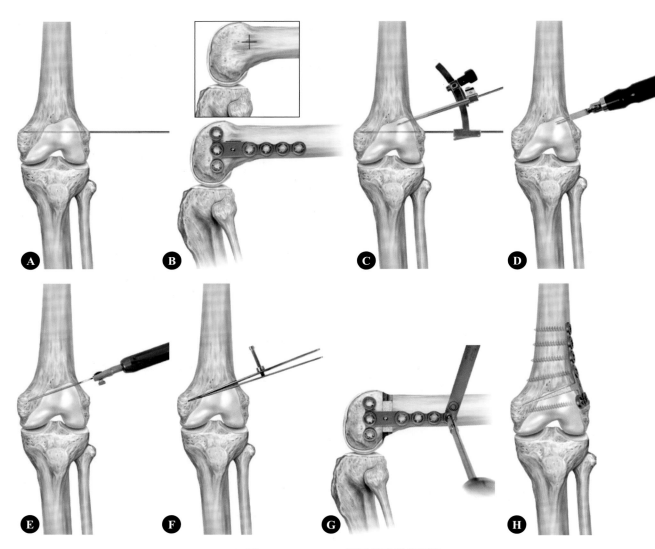

▲ 图 26-41　Arthrex 股骨楔形截骨系统

A. 透视下置入 3mm 截骨导针，从外侧髁至内侧髁（平行于关节线）。B. 股骨截骨板放置于恰当位置，平行于股骨长轴做一条线，在截骨水平垂直于第一条线再做一条线，这两条线将作为截骨导向并确保截骨平面位于股骨中心。C. 截骨导向器装配于导针上，确保导针上的黑线与导向器后端接触。透视下于外侧股骨干干骺端连接处，瞄准内侧髁上内侧副韧带的起点斜形钻入两个 2.4mm 的截骨导针，注意避开股骨滑车。D. 用剥离器清理软组织，摆锯与导向器上缘切开皮质，导针会防止摆锯或骨刀滑入关节内，依次切开外侧、前方和内侧皮质。E. 骨刀切开截骨间隙，保留内侧皮质 1cm。F. 楔形截骨块或撑开器顶置于截骨间隙以张开间隙至需要的高度。可以通过直接测量楔形截骨间隙、楔形径或截骨撑开器的深度尺。撑开截骨间隙时应轻柔以保留内侧皮质。透视下确认承重线正确。G. 置入螺钉，先从远端置入 6.5mm 的松质骨螺钉，然后置入近端 4.5mm 皮质骨螺钉。H. 完成截骨后，利用 X 线和透视导航确认下肢对线。骨块可放置于截骨处接骨板周围

范围为 46%～79%）。然而，11 例（27%）存在内翻（平均 WBL37%，范围为 25%～44%）和 5 例（12%）外翻（平均 WBL90%，范围为 81%～108%）。结果说明，1/4 的内翻成角膝关节病例，其内侧间室关节炎出现进一步发展，并未获得远期的矫形效果，但是即使在这些再次出现内翻成角的病例中，其疼痛症状也可在短期内获得缓解，但是这些患者的远期

功能可能会下降。

随访时总体评分（评分 0～100 分，$P<0.01$）较术前显著提高。评分平均提高了 14 分（-8～38 分）。

另一个有意思的发现是，术前行内翻应力检查时，22 膝（54%）存在关节外侧张开幅度异常增加，但是随访时却仅剩 5 例（12%）。外翻的截骨术似乎可以减轻 FCL 和后外侧韧带结构的载荷，以促进其

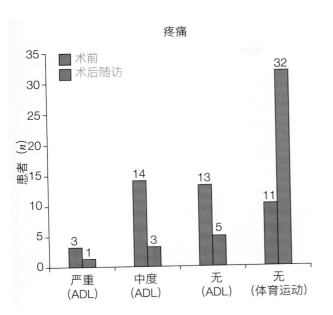

疼痛

▲ 图 26-42 术前、术后患者的疼痛评分分布图，术后疼痛症状明显改善（$P<0.05$）

引自 Noyes FR, Barber-Westin SD, Hewett TE. High tibial osteotomy and ligament reconstruction for varus angulated anterior cruciate ligament-deficient knees. *Am J Sports Med.* 2000;28:282-296.

ADL. 日常生活活动

发生生理性重塑和短缩。因此，ACL 重建术后并未继续行相应的后外侧重建。上述临床发现似乎支持了这样的观点：对于 Ⅱ 级膝内翻病例，接受 HTO 手术后，应根据术后对膝关节稳定性和症状评估结果，确定其是否需要行相应的韧带重建术。

此组病例中并未出现感染，腓神经麻痹和胫骨骨不愈合的病例。1 例患者在麻醉状态下手法治疗，成功获得完全的活动度。

3 例患者因并发症而接受了翻修截骨。1 例术后 16 个月时发现下肢处于外翻状态。1 例在术后 4 周因截骨处固定失败而进行了切开复位内固定。1 例开放式楔形截骨术患者术后 3 周摔倒导致截骨处出现 4mm 的塌陷。对这 3 例患者在翻修手术后 2~3 年行随访检查，WBL 和对线在理想的范围。

1 例患者出现腓骨远端截骨处骨不连，而胫骨截骨部位愈合良好。因此在术后 12 个月时切除了腓骨不连部位，患者症状随之消失。

行 ACL 重建的患者，术前在日常活动和轻度体育活动时通常会存在打软腿症状。由于很多患者均在术后改变了运动习惯，因此并不是所有病例均需

行 ACL 重建术。本研究中 11 例 ACL 断裂病例未行 ACL 重建术。但是患者应该明确个人对运动水平恢复的预期值，如果术后仍残余相应的症状而影响运动，则需行 ACL 重建。

研究中还包括了两组年轻、较为活跃的患者，他们接受 HTO 手术的目的不同，一组由于内侧胫股间室显著的关节炎，日常活动时存在疼痛、肿胀的症状，此组患者接受 HTO 手术的目的是消除症状，而不是恢复运动。因此，此组患者重在观察其关节炎的进展情况，HTO 手术的目的是延缓关节置换的时间。

另外一组患者无严重的关节炎，他们疼痛的症状只在体育活动和查体时出现。这些患者行 HTO 手术的目的是延续一定形式的体育活动，或可以从事高强度的工作。这些患者通常还需行 ACL 重建术，因为他们需要恢复更高的运动能力，并且有可能遭受"打软腿"损伤。但是，缺乏相应的数据用于准确预测 HTO 手术后进行体育活动是否适当。毕竟在运动过程中关节会承受巨大的载荷，恢复运动后患者将面临关节进一步损伤的风险。

（二）Ⅱ 级和 Ⅲ 级膝内翻的治疗：闭合式楔形截骨术、ACL 重建术和后外侧重建术

第二个前瞻性研究中，对接受 HTO 的 41 膝（23 例 Ⅱ 级，18 例 Ⅲ 级膝内翻）进行了随访，术后平均随访 4.5 年（2~12 年）[159]，其中 15 名患者（19 膝）为 ACL 重建术失败患者。多数病例重建术失败的原因均与初次 ACL 重建时未对后外侧结构的缺损进行修复有关。30 例患者（73%）在 HTO 手术前行部分或完全内侧半月板切除术。

17 名患者（12 名 Ⅱ 级，5 名 Ⅲ 级膝内翻），在术前和平均术后 2 年接受了步态分析测试。GaitLink 系统（Computerized Functional Testing Corporation）包括两个摄像头、光电转换器和组合式的作用力测定板（Bertec，Columbus，OH），光电转换器主要用于运动的测量，而作用力测定板被安放于一条 10m 的步行道下，以测量接触面作用力。另选取了一组 28 岁、性别相匹配的健康人作为对照。依据个体体重与身高的乘积（BW×Ht），系统对测量结果进行标准化并以百分数的形式表示。

30 膝存在异常软骨破损。26 例（63%）发生于内侧间室。

21 例（91%）Ⅱ 级膝内翻病例，在 HTO 术后 8

个月接受了 ACL 重建术。2 膝在 HTO 手术同期进行了 ACL 重建术。

13 膝（72%）Ⅲ级膝内翻病例，ACL 重建术在 HTO 术后平均 8 周后进行。1 例患者同时进行了 ACL 重建和 HTO 手术，4 例患者在 HTO 术前为了避免 HTO 手术而进行了 ACL 重建术。

所有Ⅲ级膝内翻病例均接受了后外侧结构重建；12 例（67%）接受了 ACL 重建和后外侧复合体近端滑移术，6 例行 FCL 股骨 – 腓骨重建术。膝关节行近端迁移术的条件与前面章节中所描述的一致，即"FCL 完整且宽度正常、腘肌 – 肌腱单元和腓骨附着部完整"。因为 FCL 重建会对后外侧结构造成明显损伤。

随访时，疼痛、肿胀和"打软腿"等症状均得到明显改善（P<0.001）（图 26–43）。HTO 手术前，18 例患者（44%）日常活动时存在严重至中度疼痛，而随访时，只有 7 例（17%）存在疼痛。29 例（71%）降低了疼痛评分，28 例（68%）的肿胀和疼痛评分均得到改善，85% 的病例"打软腿"症状消失。

27 例患者（66%）在恢复大部分的低接触体育活动后无不适症状。1 名患者对患膝的总体情况评估为"正常"，14 名评估为"非常好"，14 名评估为"好"，评估为"一般"的有 10 名，"差"的有 2 名。

随访时的总体情况评分较术前显著提高［分别为（82±14）分和（63±11）分；P=0.0001］。平均增加（20±10）分（2～39 分）。

随访时，19 例膝（42%）ACL 重建后具有功能，11 膝（24%）具有部分功能，15 膝（33%）失败。15 例失败病例中 10 例接受了 ACL 翻修术。与初次重建相比，ACL 翻修病例的失败率明显较高（分别为 67% 和 33%；P=0.03）。

术前，所有Ⅲ级膝内翻病例均存在内翻反张、外侧关节张开幅度增加（平均增加 8mm；范围为 3～15mm）和胫骨外旋增加（平均增加 9°；范围为 3°～15°）。随访时，13 膝功能恢复，4 例恢复部分功能，11 例失败。

术前，所有Ⅱ级膝内翻病例均有外侧关节张开幅度异常增加（平均增加 4mm；范围为 2～10mm）。随访时，无患者外侧关节张开增幅超过 2mm，不存在胫骨外旋增加。所有病例的外侧关节张开和胫骨外旋限制功能均得到恢复。

Ⅱ级和Ⅲ级膝内翻病例的术前内收力矩测试值无显著差异（分别为 4.1%±0.3% 和 4.2%±0.3%）。术前平均内收力矩较对照组高 35%（P<0.001）。17 例中的 10 例（59%）较对照组测试值均高 1 个标

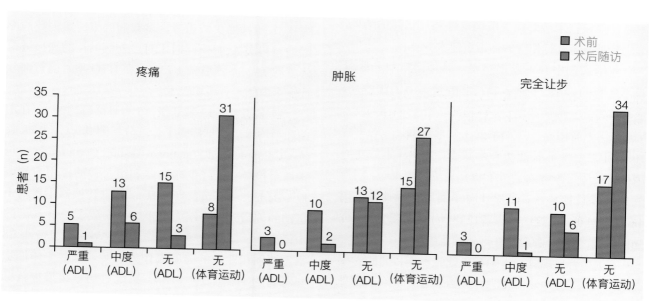

▲ 图 26–43　术后患者疼痛、肿胀和打软腿症状较术前均有显著改善（P<0.01）

引自 Noyes FR, Barber-Westin SD, Hewett TE. High tibial osteotomy and ligament reconstruction for varus angulated anterior cruciate ligament-deficient knees. *Am J Sports Med*. 2000;28:282-296.

ADL. 日常生活活动

关键点：作者的临床研究

Ⅱ级和Ⅲ级膝内翻的治疗：闭合式楔形截骨术、ACL 重建术和后外侧重建术

- 41 例患者，100% 随访，术后平均 4.5 年
- HTO 术前 73% 曾行内侧半月板切除术，63% 存在异常的关节软骨损伤
- 17 名患者在术前和 HTO 术后平均 2 年进行了步态分析
- Ⅱ级膝内翻：HTO+ACL 重建
- Ⅲ级膝内翻：HTO + ACL 重建+后外侧重建
- 日常活动疼痛：HTO 术前占 44%，HTO 术后占 17%
- 66% 患者恢复低接触的体育活动
- 1 例患者评价患膝总体状况为正常，14 名"非常好"，14 名"好"，10 名"一般"，2 名"差"
- Ⅲ级膝内翻：除 1 例外的所有病例，在随访中对外侧关节张开和胫骨外旋的限制作用进行评估，均显示有功能或有部分功能
- Ⅱ级膝内翻：随访时对外侧关节张开和胫骨外旋的限制作用进行评估，所有病例均显示有功能

术前步态分析

- 平均内收力矩较对照组高 35%
- 内侧间室载荷的预测值较正常值高 71%

术后步态分析

- 内收力矩下降并低于对照组
- 内侧间室载荷降至与对照组相等
- 无膝关节运动受限、感染、腓神经损伤等相关并发症
- 随访时 80% 膝下肢对线可以接受

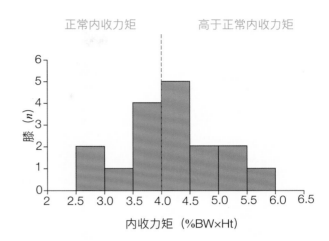

▲ 图 26-44　17 位患者术前内收力矩测量值的分布图

与对照组相比，治疗组内收力矩测试值均值高出 35%（$P<0.001$）。BW. 体重；Ht. 身高（引自 Noyes FR, Barber-Westin SD, Hewett TE. High tibial osteotomy and ligament reconstruction for varus angulated anterior cruciate ligament-deficient knees. *Am J Sports Med*. 2000;28:282-296.）

表 26-8　步态分析数据：测量和预测峰值（均值 ± 标准差）

变　量	对照组（$n=28$）	治疗组术前（$n=17$）	治疗组术后（$n=17$）	变化（%）
力矩测量值[*]				
屈曲	2.3 ± 0.8	2.2 ± 1.7	2.4 ± 1.3	9
伸直	2.4 ± 0.7	1.5 ± 1.4	1.4 ± 1.1	−7
内收	3.1 ± 0.7	4.2 ± 0.8[†]	2.6 ± 0.6[‡]	−38[†]
胫股关节载荷预测值[‡]				
内侧	2.3 ± 0.3	2.8 ± 0.3[†]	2.2 ± 0.5	−21[†]
外侧	0.9 ± 0.3	1.1 ± 0.3	1.0 ± 0.4	−9
韧带拉伸应力预测值[§]				
外侧	0.5 ± 0.2	0.7 ± 0.2[¶]	0.3 ± 0.2[¶]	−57[†]

*. （体重 × 身高）百分比
†. 与对照组比较有显著差异（$P<0.01$）
‡. 手术前后存在显著差异（$P<0.01$）
§. 体重百分比
¶. 与对照组比较有显著差异（$P<0.001$）

准差（图 26-44）。研究组的内侧间室载荷计算值较对照组高 22%，而外侧韧带张力较对照组高 40%（$P<0.01$）（表 26-8）。研究组中，71% 的病例的患膝内侧间室载荷预测值高于正常，43% 的步行中外侧软组织张力预测值高于正常。

术后，研究组的内收力矩和外侧韧带张力均显著降低且低于对照组。内侧间室载荷也降至与对照组相同水平（图 26-45）。

随访中无感染、腓神经损伤、髌骨低位或膝关节活动受限等并发症发生。无患者因存在膝关节屈伸受限而需要进一步治疗。

术前，WBL 的平均位置在 22% 胫骨宽度处（范围，3%～49%），平均机械对线是 −6.2°（−12°～−1°）。手术时，所有患膝的 WBL 均矫正至 62% 胫骨宽度

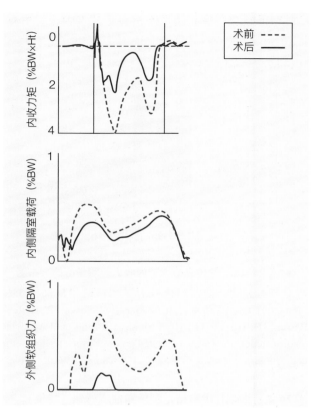

▲ 图 26–45　17 位患者术前、术后的内收力矩、内侧胫股关节载荷、外侧韧带张力测试值

术后，内收力矩和外侧韧带张力下降明显，低于对照组。内侧胫股关节载荷下降到与对照组相当水平。BW. 体重；Ht. 身高（引自 Noyes FR, Barber-Westin SD, Hewett TE. High tibial osteotomy and ligament reconstruction for varus angulated anterior cruciate ligament-deficient knees. *Am J Sports Med*. 2000;28:282–296.）

处。2 膝由于过度矫正至外翻状态，而进行了翻修。

随访中，33 膝（80%）的 WBL 处于可以接受的位置（平均为 61% 胫骨宽度；范围为 50%～75%），7 例处于内翻状态，1 例处于外翻状态（WBL，81% 胫骨宽度）。

2 膝接受了 HTO 翻修术。此 2 例患膝的术中 WBL 测量均显示 62% 胫骨宽度的最佳矫正范围；尽管如此，在完全负重后仍出现了过度外翻（WBL，86% 胫骨宽度）。2 例患膝分别在首次 HTO 术后 2 个月和 6 个月进行了开放式楔形截骨翻修术。随访中，1 例的 WBL 维持在最佳位置，另一例出现了内翻（WBL，40% 胫骨宽度）。

1 例患膝在术后 4 周出现了截骨处内固定失效，但未影响截骨区的愈合。2 例患膝分别于术后 12 个月和 26 个月，因截骨区疼痛、骨不连而接受了远端

腓骨截骨术。

（三）开放式楔形截骨：优化手术技术和康复计划以减少并发症并促进早期愈合及功能恢复

对连续 59 例胫骨近端内侧开放式楔形截骨的患者，进行了前瞻性研究[166]。除 4 例外，其余病例均术后至少随访 6 个月，术后平均随访时间为 20 个月（6～60 个月）。

试验假设是开放式楔形截骨技术联合自体髂嵴骨移植可以防止延迟愈合或不愈合，促进早期康复，改善负重和恢复功能；另一个假设是术前对预期的外翻对线矫正度数的计算可以防止胫骨后倾角的异常变化。

由独立的医师通过 X 线的测量确定手术前后的胫骨后倾角和髌骨高度以及术后骨愈合情况。所有病例均在术后 4 周和 8 周拍摄 X 线，其后则根据需要进行观察直至骨愈合牢固。延迟愈合定义为术后 3 个月开放式楔形截骨处仍缺乏骨小梁桥接、存在透亮区。

关键点：作者临床研究

开放式楔形截骨术：优化手术技术和康复计划以减少并发症并促进早期愈合及功能恢复

- 55 例患者术后平均随访 20 个月（6～60 个月）
- 由独立医师通过 X 线测量手术前后的胫骨平台后倾角和髌骨高度，以及术后骨愈合的情况
- 4 例患膝同期接受了 ACL 重建术
- 3 例患膝分期行 ACL 和后外侧结构重建，1 膝分期行 ACL、PCL 和后外侧重建，2 膝分期行 PCL 重建，3 膝分期行同种异体内侧半月板移植
- 3 名患者（5%）延迟愈合，术后 6～10 个月愈合
- 1 名患者术后早期内固定失效（与负重原则冲突），接受了 HTO 翻修手术
- 无低位髌骨、胫骨后倾角改变、感染、关节纤维性粘连、深静脉血栓、血管损伤、骨折及髂嵴取骨区相关的并发症
- 术后平均 8 周（4～11 周）达到完全负重

有 6 例患膝同期接受了其他手术，包括 2 例 ACL 初次重建，1 例 ACL 翻修重建，1 例 ACL 和 MCL 联合重建，2 例股骨内髁软骨自体移植。

9 例患膝在截骨术后平均 8 个月（范围为 3～19 个月）接受了分期手术。其中 3 例行 ACL 韧带和后外侧结构重建；1 例行 ACL、后外侧结构和 PCL 重建，2 例行 PCL 重建，3 例行同种异体内侧半月板移植。所有 9 例膝在分期手术前、截骨处均已经骨愈合

并完全负重。9 例患膝均未发生 HTO 相关的并发症。

X 线证据表明，52 名患者（95%）在术后 3 个月时截骨处骨愈合，3 名（5%）延迟愈合（固定和矫形失败）。此 3 名患者的开放式楔形截骨间隙的高度为 11~16mm。其中 2 名患者采用骨刺激因子治疗，术后 6~8 个月骨愈合。另一名患者在无干预的情况下于术后 10 个月愈合。

1 名患者因术后立即完全负重，而在术后早期出现内固定失效。于术后 10 天成功对截骨处进行翻修，截骨处顺利愈合。未出现因髌腱短缩所致的低位髌骨。

手术前后的胫骨平台后倾角无显著差异（术前 $9°±4°$，$2°~16°$；术后 $10°±3°$，$3°~21°$）。1 例患者因 PCL 缺损而刻意增加了后倾角。

全部病例均无深部感染、需要干预的膝关节活动度缺失、深静脉血栓、神经或血管损伤、骨折及植骨相关并发症的发生。

患肢完全负重的平均时间为术后 8 周（4~11 周）。

上部髂嵴剥离仅局限在 10mm 范围。髂嵴取骨手术后 4 周，患者躯干弯曲时都会疼痛，所以建议患者在此阶段应避免躯干屈曲动作。标准的髂嵴皮质取骨操作可获取长度为 40mm、宽度为 12mm、高度 30mm 的骨条，而较大的截骨术需要获取更长的接近 45mm 的骨条。截骨间隙的宽度为 5~15mm，35% 的病例≥10mm。

"仅有超过 10mm 的较大截骨间隙才需进行自体骨移植"这一观点尚存争议，而实际上，也仅有一些论证效力不高的临床研究提供证据支持这一观点。而开放式楔形截骨术后发生骨延迟愈合或骨不连，通常是因为矫正角度的丢失和限制负重时间延长及潜在的肌肉失用，而需要进一步手术干预。对于此类病例，由于未达到预期的截骨矫形目标，所以无论矫正角度的大小均应进行相应的处理以避免后遗症的发生。

髂嵴取骨延长了手术时间并增加了发生取骨区相关并发症的风险。此研究中，随访中无患者诉活动时疼痛。2 名患者取髂骨处存在小血肿，之后顺利康复。但是仍应告知患者术后可能会发生取骨区疼痛并增加发生并发症的风险。

开放式楔形截骨术有很多商品化的同种异体楔形骨块可以选用。在截骨处使用异体骨可能会明显延长截骨区的愈合过程，所以使用异体骨或其他替代材料可能会有更高的风险出现骨延迟愈合、支具保护时间延长、延迟负重、肌肉失用等情况。文献报道了 20 例使用磷酸三钙填充楔形缺损的病例，术后并发症发生率较高[177]。35% 发生骨不连、15% 矫形失败、10% 感染、30% 植骨材料失效，而在使用自体髂嵴骨植骨的开放式楔形截骨术相关研究中，均未出现愈合问题[48, 126, 173, 176, 218, 226]。

下列手术原则可有助于预防骨折的发生：确定近端外侧胫骨平台距离截骨线至少 20mm，避免截骨平面过度倾斜，使用骨刀在距离外侧皮质 10mm 范围内钻孔以降低其强度等。应该避免暴力截骨操作。诸多医师的操作因素均可减小矫正失败或不足的风险（表 26-9）。精确术前计划是必需的。术中，必须准确确认机械轴的对线情况。因为截骨间隙的宽度在固定之前均是可以改变的，所以开放式楔形截骨术中，医师可以适当调整矫形角度以达到预期的对线。术后 4 周应在部分负重的情况再次确认对线。

作者中心近期开始的 HTO 前瞻性调查研究了 Synthes 锁定钢板和冻干胫骨带皮质松质同种异体骨楔形移植物的作用。假设与作者之前的临床研究相比，由于锁定钢板增加的保护，骨不连、延迟愈合及矫正效果丢失等的发生率无差别。至目前为止，13 例患者已纳入研究，前期结果未见并发症发生。锁定钢板技术为异体移植物的安全应用提供了支持，因此除非较大的楔形截骨（≥15mm），应避免使用自体髂嵴移植物。

十三、其他临床研究的结果

（一）HTO 手术生存率

HTO 术后生存率报道见表 26-10。虽然大多数文献均将 TKA 手术视为 HTO 生存期的终点，但是也有些研究者将单髁置换手术、较低的 HSS 评分及满意度或疼痛缓解失败等作为观察终点。不同研究之间很少有统一的会降低 HTO 术后生存率的因素。文献报道的术前因素包括年龄大于 50 岁、肥胖 Ahlback 影像学分级 2 级或更高、女性、膝关节屈曲低于 $100°$、内翻畸形超过 $9°$。一些研究也报道术后股四头肌力量弱、矫形不充分（不同研究变化很大，有内翻大于 $6°$，外翻小于 $8°$，外翻大于 $15°$，外翻大于 $16°$ 等）与生存率低有关。

对于闭合式楔形截骨术，一项针对 16 个关于生存率的调查（表 26-10）的分析研究指出，其术后 5

表 26–9　避免开放式 HTO 手术并发症的技术要点

- 精细的骨膜下剥离以保护 SMCL、后方神经血管结构
- 确认内侧皮质上正确的截骨起始点，使用前后克氏针来确认胫骨后倾角度
- 导针和截骨平面太过靠近近端可能导致外侧胫骨平台骨折
- 导针与胫骨轴线约呈 15° 夹角，避免大倾斜度截骨
- 测量陷阱：胫骨前侧间隙应该为后内侧间隙的一半，以避免增加胫骨后倾角。通过透视确认冠状面对线，在 5° 屈曲时内外侧胫股关节面对合良好
- 可靠固定内侧副韧带浅层来避免外翻不稳，深层 MCL 不松解
- 术后早期即开始膝关节活动、髌骨活动度训练和股四头肌功能训练以避免低位髌骨
- 保留 10mm 外侧皮质作为旋转轴点，轻柔撑开截骨间隙
- 截骨间隙＞15mm，应用自体髂骨植骨
- 同种异体移植：可能导致延迟愈合，需要锁定钢板和螺钉
- 术后密切随访观察，预防肿胀和注意下肢抬高，使用防静脉血栓袜，每小时行踝泵训练，常规超声检查以预防 DVT

关键点：其他临床研究的结果

生存终点
- 全膝关节置换术（TKA）
- 单髁置换术
- 低 HSS 评分
- 患者不满意
- 不能缓解膝关节疼痛

生存率

闭合式楔形截骨术
- 术后 5 年：平均 90%（73%～99%）
- 术后 10 年：平均 77%（41%～98%）
- 术后 15 年：平均 69%（39%～93%）

开放式楔形截骨术
- 术后 5～8 年：70%～97%
- 术后 10 年：85%（只有 1 个研究）
- 术后 15 年：68%（只有 1 个研究）

开放式 vs. 闭合式
- 生存率无区别
- 疼痛评分、Lysholm 评分、HSS 评分和并发症无区别

- 部分开放式楔形截骨的研究提及髌骨高度较低，胫骨后倾角较大

HTO 和相关软骨修复技术
- 微骨折、骨软骨自体 / 异体移植和自体软骨移植与 HTO 同期进行
- 三个研究中显示满意的中期生存率

膝关节症状和功能的长期效果
- 多数研究显示、HTO 缓解膝关节疼痛，改善功能，但是改善与随访时间有关
- HTO 术后很多患者可以进行短时间到中等时间的低强度体育活动
- 多数研究显示 HTO 和 ACL 重建同期进行在缓解症状改善膝关节功能上效果满意

HTO vs. 单髁置换术
- 只有数个研究对比了 HTO 和单髁置换术，长期未发现区别
- 一个长期研究报道 30—64 岁患者的 10 年翻修率类似

年平均生存率为 90%（73%～99%），10 年生存率为 77%（51%～98%）。截止写稿时，11 项研究指出 15 年平均生存率为 69%（39%～93%），5 项研究报道的 20 年生存率变化较大，为 30%～85%。

很少有关于开放性楔形截骨术的术后生存率的研究。6 项研究报道中期（5～8 年）生存率为 70%～98.7%。Hernigou 和 Ma 观察了 203 膝，计算得出 10 年和 15 年生存率分别为 85% 和 68%[88]。

2013 年 Harris 等[84] 发表了关于 69 项研究的系统综述，其中 57 项评估了单纯 HTO 手术的结果，9 项评估了 HTO 手术和软骨修复手术（微骨折、自体软骨移植、骨软骨移植或异体骨软骨移植），3 项评估了 HTO 手术和内侧半月板移植术。作者统计了各项研究中的生存率发现术后 5 年和 10 年开放性和闭合性楔形截骨术没有区别。HTO 合并软骨修复术的术后 5 年生存率稍高于单纯 HTO 手术（分别为 98%

表 26-10　HTO 术后生存率

研究者	HTO 类型	n	年龄(岁)	范围(岁)	生存分析的观察终点	术后生存率（%）			危险因素影响率
						5~8 年*	10 年	15~20 年†	
Bonasia 等[30]（2014）	OW	9	54±9		TKA 或因疼痛需要 TKA	98.7 7.5 年时 75.9	NA	NA	BMI>20，年龄>56 岁，术后膝关节屈曲<120°
Harris 等[84]（2013）系统综述	OW 和 CW，69 个研究	4557	53	10—81	TKA、UKA、HTO 翻修	92OW 92CW 98+ACP 91+MAT	82OW 84CW	约 75，所有；约 72，在 20 年随访时	未评估
Sterett 等[202]（2010）	OW Puddu 钢板或外固定，皮质松质骨条和松质骨	106	52	30—71	TKA	97 7 年时 91	NA	NA	无
DeMeo 等[55]（2010）	OW Puddu 钢板，异体骨	20	49	36—67	TKA	NA 8 年时 70	NA	NA	无
Sterett 和 Stradman[201]（2004）	OW 外固定	38	51	34—79	TKA、HTO 翻修	84	NA	NA	无
Hernigou 和 Ma[88]（2001）	OW 钢板，水泥和松质骨	215	61	48—72	TKA	94	85	68	无
Zaki 和 Rae[231]（2009）	OW TomoFix	50	39.5	30—49	TKA	98	NA	NA	无
Minzlaff 等[138]（2013）	OW 和 CW	74	38	19—62	TKA、UKA	95 8 年时 90	NA	NA	矫形角度大，BMI 大

（续表）

研究者	HTO 类型	n	年龄(岁)	范围(岁)	生存分析的观察终点	术后生存率（%）			危险因素影响率
						5~8 年*	10 年	15~20 年†	
Weale 等[219]（2001）	OW	67	55	36—70	TKA, 等待 TKA, 脓毒症	89	63	NA	无
Nagi 等[143]（2007）	OW 和 CW	72	60	45—70	TKA, HSS 评分<70	NA	80	72 20 年时 42	无
Efe 等[62]（2011）	CW	199	54	25—72	TKA	93	84	68	Kellgren-Lawrence 级别>2
Hui 等[97]（2011）	CW	413	50	24—70	TKA, UKA, HTO 翻修	95	79	56	年龄>50, BMI>25
Van Raaij 等[214]（2008）	CW	100	49	24—67	TKA	90	75	NA	女性, Ahlback 级别≥2
Akizuki 等[6]（2008）	CW	118	63	45—76	TKA	99	98	90	BMI>27.5, 屈曲<100°
Gstottner 等[80]（2008）	CW	134	54	19—74	TKA	94	80	65	年龄>50 岁
Flecher 等[67]（2006）	CW	257	42	15—76	TKA, UKA, PFA, 清创术, 胫骨结节抬高	95	93	90 20 年时 85	年龄>50 岁, BMI>30, Ahlback 级别≥3, 内翻矫正>6°
Papachristou 等[174]（2006）	CW	44	51	30—60	TKA, 疼痛不缓解	91	80	66	无
Huang 等[94]（2005）	CW	93	57	38—73	TKA, 患者不满意	95	87	75	术前内翻>9°
Tang 和 Henderson[211]（2005）	CW	67	49	22—74	TKA, 疼痛不缓解	90	75	67 20 年时 67	无

（续表）

研究者	HTO 类型	n	年龄（岁）	范围（岁）	生存分析的观察终点	术后生存率（%）			危险因素影响率
						5～8 年*	10 年	15～20 年†	
Koshino 等[114]（2004）	CW	75	59	46—73	TKA、UKA、中度疼痛	98	96	93	无
Aglietti 等[3]（2003）	CW	91	58	36—69	TKA,HSS 评分<70	96	78	57	术后外翻<8°或>15°；肌肉力量差，女性
Sprenger 和 Doersbacher[199]（2003）	CW	76	69	47—81	TKA、HSS 评分<70，患者不满意	86	74	56 20 年时 46	术后 1 年外翻<8°或>16°
Flamme 等[66]（2003）	CW	101	58	19—79	TKA、UKA	90	81	NA	无
Stukenborg-Colsman 等[207]（2001）	CW	32	67	60—79	TKA	78	60	NA	无
Billings 等[27]（2000）	CW	64	49	23—69	TKA	85	53	NA	无
Naudie 等[145]（1999）	CW	106	55	16—76	TKA	73	51	39	年龄>50 岁，膝屈曲<120°
Coventry 等[47]（1993）	CW	87	63	41—79	TKA、中度或严重疼痛	87	66	NA	肥胖，术后 1 年外翻<8°

*. 除非另行说明，展示的是 5 年生存率
†. 除非另行说明，展示的是 15 年生存率
ACP. 关节软骨手术；BMI. 体重指数；CW. 闭合楔形截骨；HTO. 胫骨高位截骨术；MAT. 内侧半月板异体移植；NA. 未获得；OW. 开放式楔形截骨术；PFA. 髌骨关节置换术；TKA. 全膝关节置换术；UKA. 单间室膝关节置换术

和 92%，$P<0.001$）和 HTO 合并半月板移植术（91%，$P<0.001$）。但是，不同研究中随访时间的不同妨碍了各术式长期生存率的对比。作者并没有单独分析对比不同软骨修复技术的生存率。

（二）HTO 开放式 vs. 闭合式楔形截骨术

开放式和闭合式楔形截骨术之间并不存在显著生存率差别。Harris 等[84]发表的系统综述报道了 1850 例开放式楔形截骨术和 2665 例闭合式楔形截骨术的对比结果，发现术后 10 年的结果几乎一样。闭合式楔形截骨术的研究有长时间随访，开放式楔形截骨术缺乏 15 年和 20 年的生存率随访结果。

Smith 等[193]的 Meta 分析对比了 9 项调查研究中的 324 例开放式楔形截骨术和 318 例闭合式楔形截骨术。研究中的随访时间较短，为术后 1~27 个月不等。两种术式在 VAS 疼痛评分、Lysholm 评分，HSS 评分或并发症发生率上（包括感染、深静脉血栓、骨不连、腓神经麻痹、翻修手术或 TKA）并没有显著区别。开放式楔形截骨术组的髌骨高度显著偏低（$P<0.001$），胫骨后倾角显著偏大（$P<0.0001$）。矫形角度两组没有差别。

其他的研究报道了两组在髌骨高度、胫骨后倾角或者两者同时存在显著差异[8, 58, 63, 111, 196]。可惜这些研究并不总能提供手术技术和术中矫形计算的详细描述。但是 Hinterwimmer 等[90]发现在开放式楔形截骨术中利用本章中描述的方法后，胫骨后倾角和髌骨高度即不发生显著变化。Song 等[196]的研究也发现，术后 3~4 年两种手术方式在髌骨倾斜、髌骨外侧移位、膝前疼痛程度和 HSS 评分上没有显著差异。

（三）HTO 与相关软骨修复技术

本章编写之际，12 个研究报道了 HTO 合并关节软骨修复的技术。修复技术包括 4 个研究[130, 175, 202, 223]中提到了微骨折，3 个研究[79, 132, 134]中提到异体骨软骨移植，2 个研究[9, 138]中提到自体骨软骨移植，2 个研究[24, 29]自体软骨移植，1 个研究[148]提及微骨折或自体软骨移植。较满意的中期生存率来自于 Bode 等[29]报道 4.5 年自体软骨移植（90%），Sterett 等[202]报道 7 年微骨折术后（91%），Minzlaff 等 7.5 年自体骨软骨移植（90%）[138]。其他的研究要么随访时间短，要么没有提供同期进行了截骨术和软骨修复手术的患者与其他患者对比的结果。

很少有作者报道同期行 HTO 手术和半月板移植手术的结果[41, 77, 215]，其他仅简单提及这种手术只在一小部分患者中进行[1, 82, 205, 228, 230]。

（四）HTO 手术对膝关节症状和功能的长期疗效

很多研究报道了 HTO 手术可缓解膝关节疼痛，改善膝关节功能。但是多数研究中，改善情况与术后随访时间长度有关（表 26-11）。例如，Benzadour 等[25]随访了 192 例患者（224 膝）至术后 15 年，其中 118 膝进行了开放式楔形截骨术，106 膝进行了闭合式楔形截骨术。术后 5 年、10 年、15 年的随访中，两组患者的膝关节学会评分并无显著差别，两者都表现为随时间分数逐渐恶化。60 膝最终进行了翻修截骨手术或 TKA。作者总结为两种手术都至少 10 年有效。

日常生活功能受限，例如走路和爬楼梯，是文献报道中大部分患者 HTO 术前的主诉之一。另外，很少有患者可以无症状地参加较轻的体育运动。术后是否能不受限的行走或能行走 1km 以上成为衡量日常功能的重要指标。Koshino 等报道了 75 例接受了闭合式楔形截骨术的患者中 94% 术后 15~28 年可以无痛行走 1km 以上。但是 AKS 评分从术后 5~9 年的（93±13）分显著降低到术后 15~28 年的（80±19）分（$P<0.0001$）。Pfahler 等[179]报道 62 例患者的 57% 可在术后 6~14 年行走 1h 以上。

一些文献报道，HTO 术后短中期内，很多患者开始进行低强度、恢复性体育运动[21, 31, 32, 142, 188, 221]。例如，Salzmann 等调查了 65 例接受开放式楔形截骨术 1.1~7 年的患者，其中 91% 参与了类似骑自行车、游泳和健身等活动。活动的频率和时长与术前比较并没有显著差异，没有患者参与竞技体育活动。Bonnin 等[32]调查了 139 例术后 2.5~6.1 年的患者，其中 71% 参与了轻度、低强度的活动。62% 的患者认为他们的膝关节限制了他们的活动，一部分患者在体育活动中有高或很高水平的不适感。针对患者继续参与体育活动及参与体育活动对膝关节的影响目前仍缺乏长期随访（>10 年）。

大多数针对进行 HTO 与 ACL 重建手术（同时或分期进行）的患者的研究均表明了症状缓解，膝关节功能改善（表 26-12）。与进行单纯截骨手术类似，HTO-ACL 手术一般也运动重返恢复性活动或低强度活动。

（五）HTO 手术 vs. 单间室膝关节置换术

一些调查研究对比了单间室膝关节置换术

第 26 章　胫骨和股骨截骨术治疗膝内翻和外翻综合征：诊断、截骨术和临床结果

Tibial and Femoral Osteotomy for Varus and Valgus Knee Syndromes: Diagnosis, Osteotomy Techniques, and Clinical Outcomes

表 26-11　胫骨高位截骨术的远期临床效果

研究者	n	平均年龄（范围）（岁）	疼痛，患者比率	日常生活评分	失败率
Sterett 等[202]（2010）	106 例随访 3 年、5 年、9 年	52（30—71）	满意度评分：3 年，7.9；5 年，7.5；9 年，7.5	Lysholm：3 年 73；5 年 73；9 年 67	11%TKA
DeMeo 等[55]（2010）	20 例随访 2 年、8 年	49（36—67）	2 年：5 个非常好，14 个好，1 个一般 / 差 8 年：6 个非常好，2 个好，11 个一般 / 差	Lysholm：2 年 89；8 年 83 HSS：2 年 92；8 年 87	35%：25%TKA，10% 膝关节评分低
Benzakour 等[25]（2010）	224 例随访 15 年	55（40—72）	15% 有残留疼痛	膝关节协会疼痛 & 功能：平均术前 OW，68；平均 F/U，101；平均术前 CW，81；平均 F/U，94	27%：15% 疼痛 / 活动度受限，10%TKA，2%HTO 翻修
Akizuki 等[6]（2008）	118 例随访 16~20 年	63（45—76）	NA	HSS：5 年：66% 非常好，25% 好，8% 一般 / 差 10~20 年：38% 非常好，35% 好，26% 一般 / 差	14%：9%TKA，5%HSS 评分低
Papachristou 等[174]（2006）	44 例随访 5~17 年	51（30—60）	84% 有显著疼痛缓解，满意	作者评分：5 年：64% 非常好，21% 好，14% 一般 / 差 10 年：57% 非常好，19% 好，24% 一般 / 差 HSS：术前平均，52；F/U 非常好 / 好 84；F/U 一般 / 差，59	20%TKA
Koshino 等[114]（2004）	75 例随访 15~28 年	60（46—73）	98% 满意	94% 步行＞1km 膝关节协会功能评分：5~9 年，93；15~28 年，80 HSS 总体评分：5~9 年，69% 非常好，27% 好，4% 一般；15~28 年，65% 非常好，25% 好，9% 一般	19%：15%TKA，4% 疼痛无缓解
Aglietti 等[3]（2003）	91 例随访 10~21 年	58（36—69）	79% 无 / 轻度疼痛	HSS 总体评分：31% 非常好，16% 好，14% 一般，39% 差；43% 行走不受限	41%：33%TKA，8% 评分差
Pfahler 等[179]（2003）	62 例随访 6~9.5 年	54（20—67）	VAS 术前平均 6.5，F/U，3；90% 满意	57% 行走＞1h HSS：术前平均 60；F/U，87 膝学会功能评分：术前平均 54；F/U，86	43%：33%TKA，10% 无改善

（续表）

研究者	*n*	平均年龄（范围）（岁）	疼痛，患者比率	日常生活评分	失败率
Koshino 等[113]（2003）	21 例随访6.5 年	66（55—79）	所有均有疼痛缓解；AKS 术前平均 22.9，F/U，47.4	89% 行走距离不受限膝学会功能评分：术前平均 48.1；F/U，93.1HSS：术前平均 61.6；F/U，95.8	0%
Marti 等[126]（2001）	36 例随访5～21 年	43（17—76）	NA	Lysholm：26% 非常好，62% 好，12% 一般 / 差	3%TKA
Billings 等[27]（2000）	64 例随访5～13 年	49（23—69）	NA	HSS：术前平均，71；F/U，94	32%TKA

AKS. 美国膝关节协会；CW. 闭合式楔形截骨术；F/U. 随访；HSS. 美国特种外科医院；NA. 未获得；OW. 开放式楔形截骨术；TKA. 全膝关节置换术；VAS. 视觉模拟评分

（unicompartmental knee arthroplasty，UKA）和截骨术的效果[33, 56, 210, 216, 227]。尽管一些学者已经将这些手术进行了前瞻性对比、回顾性对比及 Meta 分析，这些研究者将不同类型的截骨术与旧式 UKA 假体（与目前的假体相比失败率较高）组合在一起[38, 69, 100, 197, 207]。Borjesson 等[33] 对 18 例 HTO 手术患者和 22 例 UKA 患者进行前瞻性随机研究发现，术后 5 年在行走时疼痛、患者膝关节功能的客观评价和体育活动的水平上没有区别。Dettoni 等[56] 进行的短期随访研究报道了 54 例 HTO 患者和 56 例 UKA 患者术后 2～4 年的膝关节学会评分和生存率类似。Yim 等[227] 也发现 58 例 HTO 患者和 50 例 UKA 患者术后 3 年的 Tegner 评分和 Lysholm 评分没有显著差异。W-Dahl 等[216] 利用瑞典膝关节镜登记信息系统，报道了 30—64 岁的 HTO 患者和 UKA 患者（17%）的翻修率相似。

（六）开放式股骨远端楔形截骨术

到目前为止，已经有 4 篇关于开放式股骨远端截骨术临床效果的研究[49, 57, 103, 232]。其中 3 篇文献指出该手术一般效果良好，但是强调需要严格把握适应证，因为有两个间室或三个间室关节炎的患者的疗效比单纯外侧关节炎的患者差。三篇文献中利用不同类型的材料填充截骨间隙（水泥、自体骨和异体骨）。2 篇文献中用 Puddu 钢板固定，1 篇文献中用 Tomofix 钢板固定，1 篇文献中用接骨板弯曲到 95° 固定。2 篇文献中给出了术后 7 年[57] 和 8 年[232] 的生存率。

Dewilde 等[57] 随访了 19 例患者平均术后 5.7 年

（2.6～10.6 年）。6 名男性 13 名女性，接受手术时平均年龄为 47 岁（30—51 岁）。术前机械轴 3°～10° 外翻（平均 5.3°±2.5°）。截骨间隙用可吸收的磷酸钙水泥填充并用 Puddu 钢板固定。患者术后 3～5 天开始进行活动度锻炼，术后 4 周开始部分负重，8 周完全负重。随访中发现平均膝关节学会膝关节评分较前显著改善（术前 43±8；随访 78±23，P<0.0001）。平均术后机械轴改善到 -1.3°±4.0°。两名患者在术后 13 个月和 30 个月是进行了 TKA 手术，一名患者因为术后 2 个月发生摔倒而进行翻修手术。7 年生存率为 82%（95%CI 57%～93%）。

Zarrouk 等[232] 随访了 22 膝（20 例患者）平均术后 4.5 年（3～11 年）。其中 7 名男性，13 名女性，手术时平均年龄 53 岁（27—66 岁）。术前机械轴 188°～198°（平均 194.5°）。没有使用骨移植物，截骨间隙采用接骨板弯曲到 95° 进行固定。患者术后 3 个月不负重，然后根据影像学表现逐步开始康复。平均骨性愈合时间为 14 周。1 名患者发生延迟愈合，术后国际膝关节学会评分（术前 49 分；术后 74 分，P<0.001）、功能评分（术前 50 分；术后 72 分，P<0.001）和疼痛评分（平均改善 26 分，P<0.001）较术前显著改善。术后机械轴为 177°～186°。12 膝矫正至 0°～6° 外翻，8 膝轻度过度矫正（<3° 内翻），2 膝矫枉过正（>6° 内翻）。8 年生存率为 91%（95%CI 69%～100%）。

Das 等[49] 对 12 例开放式楔形股骨远端截骨术的患者进行了术后平均 2.8 年的随访（1～4.1 年），电

表 26-12　HTO+ACL 重建的主观疗效评价

研究者	HTO 类型，ACL 重建	随访资料 (n)	平均年龄（范围）（岁）	疼　痛	ADL	运动活动	满意度（%）
Zaffagnini 等[230]（2013）	CW；ACL STG 所有病例均实施 HTO	32 例随访 4～10 年	40 (27—54)	VAS：术前平均 72；F/U，42	IKDC 主观：术前平均 58，平均 F/U，72	Tegner：术前平均 3；F/U，5；62% 更高水平，18% 相同水平	NA
Bonin 等[31]（2004）	CW（25）；OW（5）；ACL PT 自体移植 所有病例均实施 HTO	30 例随访 6～16 年	30 (18—41)	NA	IKDC 主观：平均 F/U，78.5	47% 高强度，36% 轻度	NA
Williams 等[221]（2003）	CW，ACL 未处理（12）；ACL 重建并行 HTO：自体 PT（2），自体 STG（2），异体 PT（9）	25 例随访 2～8.8 年	35	84% 无疼痛	HSS 总体比率：术前平均 81；F/U，97 Lysholm：术前平均 47；F/U，81	16% 体力活动，76% 恢复性活动	76% 很满意，16% 算是满意
Latterman 和 Jakob[117]（1996）	CW（17），OW（10）；ACL 未处理（11），HTO 后 ACL 自体 PT 重建（8）	27 例随访 1.5～10 年	37 (24—56)	30% 静息痛，70% 中度体育活动时疼痛	NA	NA	93%
Stutz 等[208]（1996）	CW；ACL PT 同时 HTO（14），ACL PT/LAD 同时 HTO（13）	27 例随访 3.2～13.8 年	36 (19—55)	IKDC 症状比例：52% 正常 / 接近正常；48% 不正常	IKDC 主观比率：67% 正常 / 接近正常，33% 不正常	22% 体力运动，44% 中度，30% 轻度，4% 无	NA
Boss 等[34]（1995）	CW；ACL 自体 PT，所有病例均进行 HTO	27 例随访 2.6～13.8 年	36 (19—55)	IKDC 症状比例：55% 正常 / 接近正常，22% 不正常，26% 严重不正常	80% 正常 / 接近正常膝关节功能	55% 更高水平，15% 较低水平	75%
Dejour 等[52]（1994）	CW；ACL 自体 PT，所有病例均进行 HTO	44 例随访 1～11 年	29 (18—42)	27% 无痛，39% 在体力活动后疼痛	NA	2% 体力活动，60% 恢复性活动	50% 很满意，41% 满意

ACL. 前交叉韧带；ADL. 日常生活活动；CW. 闭合式楔形截骨术；F/U. 随访；HSS. 美国特种外科医院；IKDC. 国际膝关节文献委员会；LAD. 韧带增强器械；NA. 不可获得；OW. 开放式楔形截骨术；PT. 髌腱；STG. 半腱肌 – 股薄肌腱

话随访平均 6.1 年（4.2～7.4 年）。5 例男性，7 例女性，手术时平均年龄 55 岁（46—71 岁）。截骨间隙用异体骨填充并用 Puddu 钢板固定。患者 8 周后部分负重直至影像学提示愈合。平均纠正角度为 11° 外翻（术前 10°～21° 外翻，术后 1°～8°）站立位全长片无法获得，因此这些数据仅代表"实际对线的提示"。2 例患者进行了 TKA，2 例患者需要去除钢板，1 例延迟愈合（7 个月）。Lysholm 评分仅稍微改善，从术前的 64 分变为术后随访时 77 分。HSS 评分从 58 分改善至 72 分。

Jacobi 等 [103] 对 14 例开放式股骨远端楔形截骨术患者进行了术后平均 3.7 年的随访（2.3～5.2 年）。其中 8 名男性、6 名女性，手术时平均年龄 46 岁（28—63 岁）。7 名患者进行了自体髂嵴骨移植，所有患者均用 Tomofix 钢板固定截骨位置。平均纠正 5.8°（3°～9°）。7 名患者术后 3 个月完全承重，其他患者延迟。术后 6 个月时，2 名患者不完全愈合，其中 1 名需要海绵骨增强和额外的内侧钢板固定。其他膝术后 9 个月康复。12 名患者需要取出钢板。平均总体膝关节损伤与关节炎评分从术前 31 ± 17 提高到随访时 69 ± 22（P=0.002）。骨移植物并不影响愈合时间（3～12 个月），所有患者均不吸烟。这些作者不会再做这种手术，而更喜欢内侧闭合式楔形截骨术。

十四、并发症的预防和处理

（一）骨性失稳，跷跷板效应

Kettlekamp 等 [110] 于 1975 年对"跷跷板效应"进行了描述，认为应将其作为胫骨近端截骨的禁忌证。过量的骨质丢失和胫骨内侧平台凹陷，会造成 HTO 术后内外侧间室的不平衡负重，进而导致冠状面上的膝关节失稳。此状态下，随身体重心与膝关节中心相对位置的变化，将会使胫股关节接触面在内、外侧胫骨平台间不断转换。

当骨量丢失造成内外侧平台无法同时接触时，截骨术成为禁忌证。术前应对胫骨平台骨量丢失情况进行影像学评估，尤其应该判断平台的后倾角以明确 HTO 手术后内、外侧间室能否同时负重。

有学者认为，如果内侧软骨和骨量丢失累计＞1cm，HTO 手术后不可能实现内外侧间室同时负重。但此观点并未经过实验验证。HTO 术中应该在内、外侧间室同时负重状态下拍摄 X 线平片或透视并测量 WBL，以确定是否存在内、外侧胫股关节同时接触。

（二）轴位矫正不足或丢失

"HTO 术后下肢对线矫正不足或矫正过度"已有很多学者进行了报道。Hernigou 等 [89] 报道 93 膝中有 10 例，在闭合式楔形截骨术后即刻出现患膝内翻。在此项研究中还发现，在术后 10～13 年，76 膝中有 71 例在此出现了轻度内翻畸形。而在 Magyar 等 [121] 则描述了闭合式楔形截骨术后矫正丢失的情况，16 例患膝中的 9 例，虽然截骨术已经对线恢复正常，但是在术后 1 年出现了外翻。

Marti 等 [125] 对 32 例接受开放式楔形截骨并植骨的病例进行了 24～62 个月的术后随访，其中 31% 再次出现内翻畸形，19% 出现过度外翻。Stuart 等 [206] 在随访中对患膝的站立位胫股角进行了连续监测，截至最后一次随访，患膝的站立位胫骨角已由内翻 9.3° 减少至 7.8° 外翻。通过 Kaplan-Meier 生存分析方法，该作者预测，到术后 9 年时，此组病例中 18% 的患者可能出现内翻对线，60% 可能出现外侧间室关节炎进一步加重，83% 的患者膝关节内侧和外侧间室关节炎可能加重。

通过生物力学研究，Stoffel 等 [204] 发现，开放式楔形 HTO 手术后，保留完整的胫骨外侧皮质铰合部决定了截骨平面的稳定性。与 Puddu 钢板相比较，在外侧皮质被破坏的情况下，锁定钢板和螺钉系统进行固定可更好地拮抗压缩和扭转载荷，从而可以更好地维持截骨平面的稳定。

术中出现轴位对线的丢失可能与几个因素有关，包括内固定强度不足或固定方式不当、截骨线远端塌陷并嵌入胫骨平台松质骨区等，而稍晚出现的复发性内翻畸形则可能与内侧软骨复合体逐渐丢失或与后外侧结构拉伸有关。在 Coventry [45] 的报道中，无病例在术后即刻出现矫正角度的丢失。他将其归功于闭合式楔形截骨的固有稳定性、内侧皮质和骨膜的铰合效应、可靠的内固定及避免截骨面的滑动等。

为避免矫正不足，应行细致的术前准备，包括通过站立位下肢全长片就是下肢机械轴或解剖轴等。应力位平片主要用于评估内侧骨软骨复合体的缺损情况和外侧关节张开幅度 [60]。截骨术前应精确计算截骨量。

术中，应通过透视检查以确定是否达到术前预

第26章　胫骨和股骨截骨术治疗膝内翻和外翻综合征：诊断、截骨术和临床结果

Tibial and Femoral Osteotomy for Varus and Valgus Knee Syndromes: Diagnosis, Osteotomy Techniques, and Clinical Outcomes

---

关键点：并发症的预防和处理

骨性失稳，跷跷板效应

- 术前通过 X 线确定骨缺损，后倾角
- 术中，在双侧间室同时负重条件下行透视检查，明确内侧和外侧胫股关节同时接触

轴位矫正不足或丢失

- 由"内固定不当、内侧间室进行性软骨缺失、后外侧软组织拉伸或缺损"引起
- 术前对机械轴和承重线进行正确的计算
- 术中透视、计算机导航确定矫形准确

延迟愈合或骨不连

闭合式楔形截骨术

- 胫骨结节近端截骨以增加骨松质表面的接触面积

开放式楔形截骨术

- 矫形较大时使用自体髂骨植骨，矫形较小的使用带皮质的松质骨异体楔形骨移植物，所有情况都用锁定钢板＋螺钉固定
- 4 周脚趾触地负重

胫骨平台骨折

- 确定近端外侧胫骨平台厚度≥20mm
- 避免暴力闭合截骨端

动脉损伤

- 剥离过程中注意辨认胫前动脉、腘动脉，这些动脉因解剖位置易于损伤
- 屈膝，轻柔牵开腘窝结构

腓神经损伤，麻痹

- 多由术后石膏或绷带过紧引起，双侧衬垫保护腓神经

- 使用内固定，避免石膏
- 避免术中神经损伤
- 避免胫骨结节下方的拱形截骨

关节粘连，髌骨低位

监测

- 术前和术后拍摄双下肢侧位 X 线片测量髌骨垂直高度
- 股四头肌收缩强度不足的患者
- 髌骨活动性差，髌腱紧张度降低
- 与对侧相比，髌骨位置偏远

降低风险

- 尽早开始康复锻炼：直腿抬高，等长收缩，电肌肉刺激，髌骨活动度训练
- 早期发现并治疗膝关节活动度受限

髂嵴取骨处疼痛

- 髂嵴上方分离范围在 10mm 以内
- 骨膜下仔细显露髂嵴外板
- 不要侵犯肌肉面或髂骨皮质内板
- 保证肌肉附着部完整

深静脉栓塞

- 术前监测深静脉栓塞的风险因素，包括既往史、家族史等
- 女性应在术前 1 个月停止服用雌激素、口服避孕药等
- 术后每天 2 次服用阿司匹林
- 使用足跟加压设备和防静脉血栓袜
- 早期活动
- 每小时进行踝泵训练

期的矫正角度。如果没有评估外侧间隙张开幅度或术中截骨量过大，均可能使患膝被固定于过度外翻位。即使术中达到了理想的矫正位置，在术后拍摄站立位 X 线片上仍可能发现下肢对线已发生改变。术后 4 周，应该在部分负重状态下重新评估下肢对线。

（三）延迟愈合或骨不连

在文献中已有 HTO 术后延迟愈合或骨不连病例的报道。Warden 等[218] 报道 188 例行开放式楔形截骨术的病例，其中大部分均接受了同期髂骨自体骨移植，最终的延迟愈合率（6.6%）和骨不连发生率（1.8%）均较低。但是与单纯取自体髂嵴植骨（128 膝中的 8 例，6%）病例比较，冠状位楔形截骨或截

骨联合自体骨植骨（33 膝中的 5 例，15%）病例的延迟愈合和骨不连发生率有增加趋势。在 Marti 等[126]、Pace 和 Hofmann[173]、Patond 和 Lokhande[176] 的报道中，开放式楔形截骨术和髂嵴取骨植骨后，所有病例均无骨愈合的问题。Lobenhoffer 和 Agneskirchner[119] 对 101 例患膝进行了观察，所有病例均接受了开放式楔形 HTO 手术和不同骨替代物的移植，并采用 Arthrex 钢板行内固定，最终有 6% 的病例出现骨不连。

有一系列方法和技术极大降低闭合式楔形截骨术后骨愈合不良的发生率。首先，应于胫骨结节近端进行截骨。这样可以增加松质骨表面的接触面积，以促进骨愈合和截骨界面的固有稳定性。截骨平面的确定应以能产生最大接触面积为准则。开放式楔

形截骨术中，应采用自体髂嵴骨植骨（截骨处前、中、后方）和恰当的钢板内固定，并注意保护胫骨外侧皮质，从而维持截骨区的稳定，以承受术后的压缩和扭转载荷。存在争议的是，是否只有在截骨量较大时才需要自体骨植骨，或者说异体或人工骨可以替代自体骨植骨而不产生延迟愈合或截骨矫形失效的问题。事实上，并无设计合理，样本量充足的临床研究发表支持这一结论。Dallari 等[48] 在一项小样本研究中发现，血小板凝胶或含血小板凝胶的骨髓间质细胞联合移植可以增加开放式楔形截骨的骨愈合率。

很多研究均证实，使用外固定架可以获得截骨区的愈合和下肢对线的矫正。在 Sterett 和 Steadman[201] 的报道中，33 例患者只有 1 例在术后早期出现了矫正角度的丢失。但是，他们也报道了 45% 的患者出现了钉道感染，这与其他研究的结果相似，Adili 等[2] 报道钉道感染发生率为 67%（10/15 膝）；在 Bachhal 等[19] 的报道中，钉道感染发生率为 62%（23/37 膝），而在 Gerdhem 等[71] 报道中为 54%（12/22 膝）。

带锁定螺钉的内固定钢板可以增加截骨区的稳定性，尤其对于外侧胫骨皮质受到侵犯的病例，可以维持轴位压力和旋转扭力载荷下的稳定性，对于这种截骨区胫骨外侧皮质骨折病例，还可采用另一种固定方法，即另行一外侧切口，用两孔钢板固定外侧皮质并在内侧用带成角锁定螺钉的钢板进行固定。

术后康复计划方面，在最初 4 周仅允许足尖着地部分负重，待复查 X 线平片证实截骨区的愈合趋势后，方可在其后 4 周逐渐增加至完全负重。对于那些下肢对线处于可接受范围但截骨区延迟愈合的病例，可以采用电刺激治疗以促进愈合。

（四）胫骨平台骨折

文献报道中，闭合式截骨术后胫骨平台骨折的发生率为 1%～20%[89, 131]。但在开放式楔形截骨中，这一并发症不常见。尽管 Amendola 等[7] 报道，在他们开展开放式楔形截骨术早期，37 例患者有 7 例（19%）出现了涉及外侧胫股间室的关节内骨折。他们认为导致骨折的较为可靠的原因是，术中确定的截骨区较为垂直（更靠近外侧胫骨平台关节线而不是外侧皮质）并使用了厚骨刀进行截骨操作。在增加截骨的倾斜度并改用薄骨刀后，再未出现类似的胫骨

平台骨折病例。

预防胫骨平台骨折方面，同样有一些非常重要的手术技巧。除严格遵照前面已经提到的一些手术技巧外，还应注意，近端截骨应该平行于关节面，保持截骨线近端的胫骨有 20～25mm 的厚度，以避免骨折和截骨后胫骨内侧部过薄。楔形截骨间隙顶端的皮质应用细钻钻孔，并避免暴力闭合楔形截骨面。如果发生胫骨平台骨折，应该解剖复位并固定平台骨折碎片。

（五）血管损伤

血管并发症发生率非常低，仅有术中单纯损伤胫前动脉的个案报道。Bauer 等报道，60 例病例中仅有 1 例在术中行腓骨头截骨时切断胫前动脉。术中剥离操作时要仔细辨认血管的解剖关系。胫前动脉损伤的危害在于，它穿过近端骨间膜，损伤后可能造成前筋膜综合征，必须尽快诊断和处理。进行胫骨后方剥离和胫骨后方皮质截骨时有损伤腘动脉的风险。弯曲膝关节病将腘窝结构轻柔地推向后方，可显著降低腘动脉损伤的风险。

（六）腓神经损伤或麻痹

Jackson 和 Waugh[102] 报道 226 例患者中有 27 例（12%）在截骨术中出现腓神经部分或完全损伤。因为在此组病例中，在胫骨结节下方进行弧形截骨时腓神经损伤发生率较高，所以作者认为在该部位行截骨操作过于危险。Sundaram 等[209] 报道的腓神经损伤率为 7%，Harris 和 Kostuik[85] 报道的损伤率为 6%。Slawski 等[192] 报道 225 例胫骨截骨儿童病例中，腓神经麻痹的发生率为 4.3%。

Flierl 等[68] 比较在开放式截骨术中分别采用传统的摆锯截骨与细钻钻孔折骨这 2 种截骨方法的术后神经系统并发症的发生率。采用传统方法组的 89 例病例中，15.7% 术后即刻出现急性暂时性腓神经麻痹，至术后 6 个月，12.4% 仍出现持续性腓神经功能不全。对于折骨手术组，急性暂时性损伤发生率为 14%，出现持续肌力减退的占 4.7%。与 Flierl 等[68] 报道不同，开放式楔形 HTO 术后神经损伤极少见。

腓神经麻痹可能有几个原因：最常见的术后石膏支具或绷带缠绕过紧。使用内固定可以减少对石膏的使用。另外，术中也可能直接损伤腓神经。

不同手术医师由于采用的手术方法不同，腓骨截骨位置的选择也存在差异。在腓骨近端 1/3 截骨存在腓神经损伤的风险[112]。另外，腓骨中段截骨可

能损伤支配踇长伸肌的腓神经分支。文献报道，胫骨结节下方行穹顶样截骨，损伤发生率可以高达 25%[102]。

（七）关节僵硬和低位髌骨

很多早期 HTO 研究均提到，术后制动可导致不可接受的过高的关节僵硬和低位髌骨发生率。Windsor 等[222] 报道了 45 膝接受闭合式楔形 HTO 的病例，术后 80% 存在低位髌骨。他们推测其原因在于，术后石膏固定降低了股四头肌力量，从而使髌腱缩短。Westrich 等[220] 证实了闭合式楔形截骨术后早期活动的优点，34 膝采用石膏制动的病例中，16 例（47%）出现低位髌骨；而 35 例术后即刻活动病例仅有 3 例（8%）。

可以预见，在开放式楔形截骨术后髌骨高度比减少（Blackburn-Peel 比率法测量）[39]。Wright 等[225] 报道 28 例患者接受内侧开放式楔形截骨术后，髌骨高度减低，髌腱长度无显著改变（采用 Insall-Salvati 法测量[99]）。作者的解释是，截骨增加了胫骨结节和胫股关节面距离，从而使髌骨向远端移位。

其他学者的研究中也有类似的"开放式楔形截骨术后髌骨高度降低"的报道[39, 88, 144, 146, 212]。髌骨低位发生于 HTO 术后矫正角度大小有关[212, 225]。例如，Wright 等[225] 对 28 例患者的髌骨高度和韧带长度进行了测量，发现成角矫正度数与髌骨高度降低的幅度间存在关联。

术后，应在侧位 X 线上测量髌骨垂直高度比的减低程度；对于出现进展性髌骨低位早期征象（术后股四头肌收缩无力、髌骨活动度减小、股四头肌收缩时髌骨向近端移位不明显且髌腱张力降低、患侧髌骨位置较检测偏远等）的患者更应反复评估。坚强内固定可以减少关节僵硬和髌骨低位的发生率。

在作者的开放式楔形截骨相关研究中，成角矫正度数大小并未对髌骨高度造成显著影响。这可归因于大部分病例均无须改变胫骨后倾，并且截骨操作中确保前方间隙高度小于后方间隙的 1/2。另外，也有出现因膝关节活动受限而需要行手法推拿或关节镜粘连松解治疗的病例。

HTO 手术后早期即应开始进行功能锻炼，如直腿抬高、多角度等功训练、肌肉电刺激等以降低术后股四头肌无力和膝关节活动受限的发生率。应注意术后一旦出现患膝屈曲和（或）伸直功能受限，即应进行针对性的康复训练和治疗。康复计划在第 28 章讨论。

（八）髂嵴取骨处疼痛

文献描述的大部分（但不是全部）与髂嵴取骨相关的并发症，均可通过本章所描述的手术技术避免。例如，剥离范围局限在髂嵴上方 10mm，仔细骨膜下显露髂嵴外板，不干扰内侧的肌肉附着部。髂嵴内板皮质不剥离，肌肉附着部保持完整。采用这种微创取骨技术可以降低因显露范围过大而导致的相关并发症的发生率。

标准状态下，可从髂嵴处获取长 40mm、宽 12mm、深 30mm 的骨条，但如果植骨量较大可能需要获取更长一些的 45mm 骨条。髂嵴取骨手术后 4 周，在躯干弯曲活动时可能出现疼痛。虽然作者的病例中并无并发症出现，但是取骨操作必然后增加手术时间，并且出现相关的并发症也是必然的，因此应权衡是否需要植入自体骨以促进截骨区域愈合。

（九）深静脉血栓

我们总结了发表于 2000 年 1 月—2014 年 3 月的 HTO 临床研究，以研究深静脉血栓和肺栓塞的发病率以及预防方法。118 项研究观察了 8340 膝（7883 例）HTO 手术。其中有 119 例深静脉血栓和 8 例肺栓塞（1 例死亡）[5, 24, 25, 30, 37, 55, 62, 80, 127, 128, 147, 175, 211, 213]。不同的研究中，不论是否应用了预防血栓的措施，开放式楔形截骨术和闭合式楔形截骨术在血栓并发症的发生率上没有显著区别。

仅有 26 项研究（22%）中描述了血栓预防方法。但这些研究中并没有对预防血栓药物、器械或锻炼方法等达成共识。没有研究提到术前停用口服避孕药物。单纯应用低分子肝素，不用其他器械或锻炼，是文献中报道最多的预防深静脉血栓的措施。一些学者也推荐压力靴、防血栓袜和（或）踝泵训练[5, 76, 116, 136, 159, 166, 195]。

总体来说，HTO 术后深静脉血栓的发生率较低，肺栓塞的发生率更低。大部分文献并没有提供预防建议。提供建议的文献并没有达成一致，预防措施也各有千秋。尽管如此，一些研究[24, 55, 62, 80] 中报道深静脉血栓发生率在 4%～7% 使得预防措施变得很有必要。医师需要术前仔细监测所有患者以评估其个人和家族的血栓病史，必要时进行血液或基因检测。女性需要问询其术前 6 周内有无口服避孕药，并决定是否停药。我们针对普通风险的患者进行预防措施，包括间断充气加压设备对术后 24h 内患者双膝进行干预，术后即开始膝关节活动度练习，早期下地并部分负重，使用静脉血栓袜，进行踝泵练习（患者清醒时即进行每小时 5min 的练习），服用阿司匹林（325mg，每天 2 次，应用 10 天）[166]。这种方法是否有效需要进一步研究确认。但是，我们认为基于目前的信息，这种方案是安全、合理并有效的。对于怀疑有深静脉血栓的患者，进行超声检测。怀疑深静脉血栓的情况有小腿非正常压痛、Homans 征阳性、下肢水肿加重。出现这三种症状，哪怕很轻微，也要进行超声监测。

十五、病例示范

病例 1：20 岁以下年轻患者，内翻成角畸形和股骨内髁严重的关节软骨损伤的治疗

19 岁男性，日常活动中左膝内侧面疼痛。4 年前因剥脱性骨软骨炎，行碎骨片内固定，但未愈合。后在关节镜下对内侧股骨髁软骨碎片进行了清理。HTO 术前拍摄站立全长 X 线平片，测量患肢机械轴对线为 5° 内翻，WBL 经过胫骨宽度 29% 处（图 26-46A）。所有的韧带结构完整。拍摄负重位屈膝 45° 后前位 X 线发现内侧胫股间室狭窄 50%。

建议其行 HTO 以减轻受损的内侧胫股间室的负重。关节镜探查发现股骨内侧髁 20mm×20mm 软骨下骨裸露区（图 26-46B）。穿刺取软骨组织，准备 5

个月后行软骨细胞移植。术后站立位全长 X 线证实已将 WBL 矫正至胫骨宽度的 62%（图 26-46C）。最近一次随访发现，术后 3 年或者的所有的症状均有显著改善，可以进行轻度的娱乐体育活动。患者本人对患膝的总体情况评估为接近正常。总体下肢对线为中立位。

评论：此患者可能需要反复进行软骨修复。术中拍摄站立位全长 X 线平片以确认是否达到预期矫形度数是非常重要的。同时应密切随访患者，以确定外翻应力下患膝是否仍能保持于轻度外翻矫枉过正状态。后期随访中，还应通过 MRI 对软骨情况进行监测。

病例 2：内翻成角、ACL 缺损、内侧半月板切除膝关节的治疗

33 岁女性，日常活动出现中度至重度内侧关节疼痛和打软腿。患者 15 年前行半月板切除术，8 年前行 ACL 同种异体移植物重建，但手术失败。临床检查发现轴移试验阳性，KT-2000 试验胫骨前移增加 15mm，但胫骨外旋、外侧关节张开或胫骨后方移位无增加。站立位全长 X 线平片测量 WBL 穿过 20% 胫骨宽度处（图 26-47A），胫股内侧间室早期狭窄。

关节镜探查发现股骨内侧髁和胫骨平台软骨下骨裸露，内侧半月板缺失（图 26-47B）。外侧胫股间室和外侧半月板正常。屈膝 30° 内翻应力试验外侧间

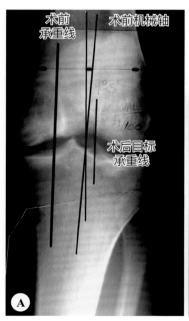
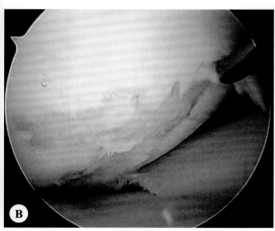
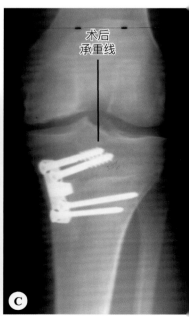

▲ 图 26-46 病例 1

第 26 章　胫骨和股骨截骨术治疗膝内翻和外翻综合征：诊断、截骨术和临床结果

Tibial and Femoral Osteotomy for Varus and Valgus Knee Syndromes: Diagnosis, Osteotomy Techniques, and Clinical Outcomes

隙张开 10mm。

行闭合式楔形截骨术，5 个月后行内侧半月板移植和股骨内侧髁缺损处骨软骨移植。

HTO 术后 7 个月，因为存在持续关节失稳症状行 B-PT-B 自体移植物 ACL 重建。外侧胫股间隙测试只有轻度增加，因此未行外侧结构重建。

最近一次随访检查在截骨术后 6～7 年，WBL 于 56% 胫骨宽度处通过（图 26-47C），内侧胫股关节间隙未进一步狭窄，低强度的活动无症状。患者轴移试验和 Lachman 试验阴性。

评论： 针对本病例，开放式和闭合式楔形截骨术均适用。站立位 X 线平片提示胫骨外侧间隙张开增加（Ⅱ级膝内翻），关节镜探查确认患者不适于同期行 ACL 重建，所以二期行 B-PT-B 自体移植物 ACL 翻修（作者认为较同种异体移植物，自体移植物的成功率更高）。重建时通过外 - 内法重新定位股骨隧道以规避前次手术中垂直的隧道（图 26-47D 和 E）。同时还植骨填充前次遗留骨道。在胫骨侧按照翻修重建手术的管理，用缝线将移植物固定于系留杆上进一步增加移植物固定的强度。

病例 3：高中运动员内翻成角、PCL 缺损膝关节的治疗

17 岁男性高中生，踢足球时发生膝关节接触性损伤。体格检查和关节镜探查发现 PCL 完全断裂。伤后 3 个月就诊于笔者医院。主诉跑步和急停动作时感到打软腿，膝关节内侧感到轻微酸痛。术前 X 线评估 WBL 于胫骨宽度 21% 处（图 26-48A），胫骨后移增加 10mm（图 26-48B）。其他韧带结构正常。患者希望膝关节可以尽可能恢复至最好，可以继续参加学校足球运动。

对此患者采用开放式楔形截骨术治疗，并于术后 3 个月用胫骨嵌入法行二期自体 QT-PB 移植物 PCL 双束重建。所有关节软骨面正常，两侧半月板完整。术后 3 年，患者膝关节活动度正常，体格检查后抽屉试验阴性（无内侧胫股间室错位）。

术后站立位全长 X 线证实 WBL 于 50% 胫骨宽度处通过（图 26-48C 和 D）。后向应力 X 线平片提示胫骨后方移动增加 3mm（图 26-48E）。患者行高强度田径运动时无症状，并且自评膝关节总体状况为正常。

评论： 此病例最具争议之处在于 PCL 重建前行截骨矫形的必要性。大部分内翻成角膝关节，内

侧半月板正常而 ACL 或 PCL 断裂不需要分期截骨。内侧半月板磨损合并关节软骨早期损伤是截骨矫形的常见适应证。然而，此病例中，内翻成角（20%WBL）尚属早期，刚够行手术矫正的标准。另外，运动时内侧胫股间室疼痛症状也属早期症状，对于此病例还存在另一种选择，可先行 PCL 重建，然后根据患者意愿确定是否行 HTO 手术。

病例 4：中年患者双下肢内翻对线不良的治疗

40 岁女性双下肢内翻对线不良，诉日常活动中内侧间室疼痛持续多年，近 2 年加重。患者表示下肢外观问题一直对其生活造成困扰。初步评价显示显著内翻（图 26-49A）。站立全长 X 线平片提示右侧 WBL 位于 20% 胫骨宽度处，左侧 WBL 位于 13% 胫骨宽度处。所有的韧带是完整的且无其他异常。

行开放式楔形截骨术并于 3 个月后行自体髂嵴骨植骨（图 26-49B）。下肢对线矫正与中立位，避免矫枉过正。胫骨内侧间室发现关节软骨早期退变，但并未出现明显损伤。术后矫正见图 26-49C。

最近一次随访在术后 4 年，双膝内侧间室症状缓解。患者认为双膝恢复正常，并表示首次在穿短裤时也不觉尴尬。

评论： 终身性重度内翻畸形（WBL<30%）患者的自然病程的相关临床数据比较少。医师常会注意到 40—50 岁人群关节内侧疼痛频发，并且内侧半月板断裂非常常见。HTO 并不能作为美容手术，而这类存在早期内侧间室关节炎症状的患者，则适用于行矫形手术。

病例 5：内翻成角、ACL 缺损膝关节的治疗，即同期行截骨矫形和 ACL 重建

43 岁体育爱好者 9 个月前打篮球时损伤膝关节。患者被确诊为 ACL 断裂和内翻骨性对线不良。他希望恢复后能继续体育活动，如篮球和足球教练工作。我们建议患者手术治疗。初步查体显示轴移试验阳性，KT-2000 测试胫骨前移增加 10mm，站立位全长 X 线测量 WBL 穿过 18% 胫骨宽度处（图 26-50A），其他韧带正常。

患者选择同期行开放式楔形截骨术和 ACL 重建，使用双切口技术行自体四束 STG 移植物重建 ACL。半月板完整，胫股内侧间室和髌骨下表面软骨出现龟裂和断裂（2B 型损伤）。

截骨矫形术中透视确认内翻畸形矫正满意。为避免胫骨平台骨折，将导针定位，注意保留外侧

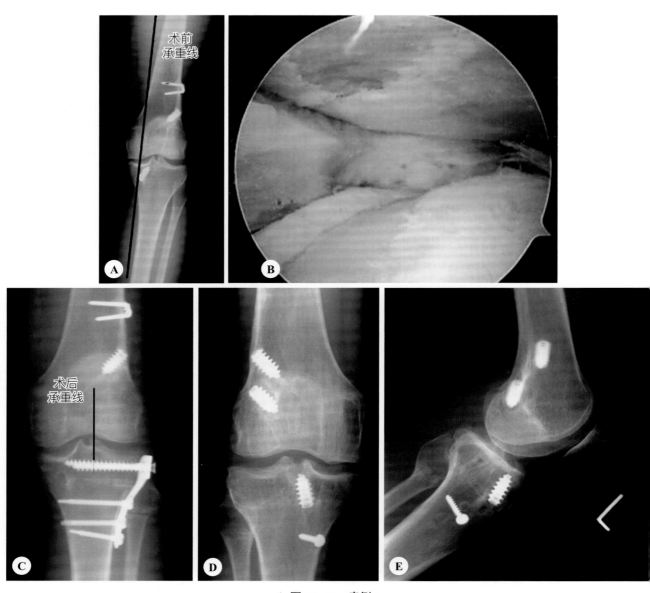

▲ 图 26-47　病例 2

平台最大厚度（图 26-50B）。使用薄的撑开器逐渐撑开截骨间隙，并置入带刻度的楔形垫块维持位置（图 26-50C）。截骨完成后，先行钢板内固定（图 26-50D），再取自体髂骨进行植骨以促进 HTO 截骨区愈合。

最近一次随访在术后 7.2 年，患者体育运动时无症状。站立位全长 X 线平片证实 WBL 穿过 52% 胫骨宽度处（图 26-50E），KT-2000 检查发现胫骨前方移动增加 4mm（屈膝 25°，134N）。膝关节总体情况自我评价为"非常好"。

评论：术中透视显示导针位置恰当，开放式楔形截骨应逐渐撑开以保护胫骨外侧皮质。胫骨外侧

皮质支撑强度可以导致截骨失稳，而需要额外的内固定（如锁定钢板）进行加强。4 束 STG 移植物于韧带止点区行解剖重建，使用外 – 内技术以保证冠状面的股骨和胫骨骨道长度达到最大。使用可吸收界面螺钉和系系留杆固定 STG 移植物。

病例 6：闭合式楔形截骨术后过度外翻对线不良的治疗

26 岁女性，因内侧关节线疼痛和早期内侧胫股关节损伤于 9 个月前行闭合式 HTO 手术治疗。患者无法参加体育活动，并于过去 3～4 个月开始出现髌部疼痛，主诉站立和步行时膝关节外侧弥散疼痛。她知道下肢对线异常，并非常在意外形美观

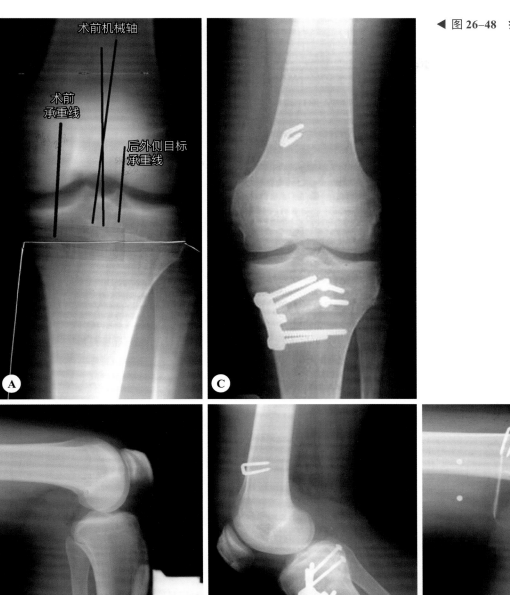

◀ 图 26-48　病例 3

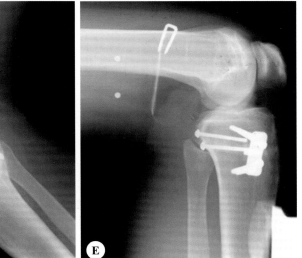

（图 26-51A）。

体格检查发现，患者行走时存在明显的外翻成角和不稳现象。下肢血管、神经检查正常，膝关节活动度为 0°～155°。外侧关键线区域触痛。胫骨前、后向移位无增加。屈膝 30° 位胫股外旋增加 15°，屈膝 90° 位增加 5°。内翻应力 X 线平片提示外侧间隙张开增加 10mm。站立位全长 X 线平片提示外侧闭合式楔形 HTO 痊愈。冠状面关节线向外侧倾斜，WBL 位于 80% 胫骨宽度处（图 26-51B）。

此患者存在两个主要的问题。第一个问题是存在外翻过度矫正，WBL 位置＞70% 胫骨宽度。正常情况下，WBL 位于 62% 胫骨宽度表示存在 2°～3° 外翻过度矫正。此患者 HTO 术后机械轴位 6° 外翻（WBL80%），直接影响外观。这种程度的过度矫正会造成外侧胫骨间室关节炎。为了避免这类错误，必须在双下肢站立位全长 X 线上测量 WBL 并确定预期矫正角度。单腿站立 X 线平片可能传下异常的外侧间隙张开，在计算中应减去以确定胫骨矫正所需

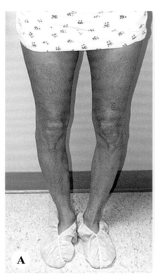
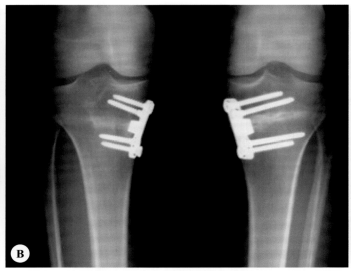
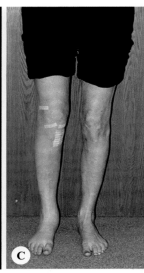

▲ 图 26-49　病例 4

的真实度数。另外，在术中和术后早期均应对下肢对线纠正情况进行确认。

如果发现异常的外翻对线，术后 4 周可以通过调整截骨间隙进行矫正。此患者已经发生骨愈合，所以翻修是很困难的。

第二个问题是未行腓骨截骨（腓骨颈或远端 1/3）。近端的胫腓关节分离，腓骨可以向近端滑动。腓骨异常的位置可以造成 FCL 和其他止于近端腓骨的后外侧结构松弛。手术目的是恢复正常的胫腓关系，并恢复后外侧结构的紧张度。告知患者，胫腓关系如果被破坏，则要行胫腓融合以使腓 - 胫骨固定于正常位置，使固有的或重建的后外侧结构恢复正常的长度 - 张力行为。

患者接受了开放式楔形截骨翻修术。术中游离并保护好腓总神经后，胫腓关节近端和韧带附着部被仔细分离。进行开放式楔形截骨操作，注意保留内侧胫骨支撑。由于前次手术导致胫骨平台骨质疏松，所以用间隙钢板缓慢撑开截骨间隙使其宽度逐渐达到预期值，以预防胫骨平台骨折。逐渐恢复腓骨于胫骨的正常相对位置。另一个翻修病例，作者用两枚 4.0 松质骨螺钉临时固定近侧胫腓关节；但这并不是必须的。使用自体髂峰骨植骨，最终成功愈合。

术后即刻的 X 线平片证实异常外翻对线已经矫正且恢复正常胫腓关节位置（图 26-51C）。最近一次随访证实，术后 16 个月时位置维持满意

（图 26-51D）。外侧间室张开或胫骨外旋均未增加。后外侧韧带结构功能正常。

病例 7：开放式楔形截骨术内固定失败病例的治疗

41 岁男性，主诉右膝关节内侧疼痛。患者曾行内侧半月板部分切除、软骨成形、内侧股骨髁为骨折术。患者是汽车修理工，在下蹲和跪地时均感到不适。

体格检查发现，患肢处于明显内翻对线不良的状态，步行时存在轻度内翻不稳。外侧关节线区域轻度疼痛，髌股关节中度摩擦音和髌骨中度压痛。韧带检测正常。X 线平片提示 WBL 位于 20% 胫骨宽度（图 26-52A），内侧胫股关节间隙存在。MRI 提示内侧半月板后角断裂，滑车软骨损伤。

患者接受了开放式楔形截骨术、取自体髂峰骨植骨，并用 Puddu 钢板进行内固定。术中确认 WBL 矫正于 62% 胫骨宽度。

术后早期无异常，拍摄 X 线平片提示对线不良已经矫正。术后 5 个月，患者出现胫骨前内侧截骨区域疼痛。X 线平片提示截骨处未愈合，两枚远端螺钉断裂且外翻矫正角度丢失（图 26-52B 和 C）。通过截骨翻修手术并锁定钢板固定（图 26-52D 和 E），患肢对线不良得到成功矫正。胫骨后倾角维持不变，术后机械轴呈 2° 外翻。截骨区成功愈合。

评论：这个病例证实 Puddu 钢板可能存在固定强度不足的问题。在开放式楔形截骨和自体骨植骨

第 26 章　胫骨和股骨截骨术治疗膝内翻和外翻综合征：诊断、截骨术和临床结果

Tibial and Femoral Osteotomy for Varus and Valgus Knee Syndromes: Diagnosis, Osteotomy Techniques, and Clinical Outcomes

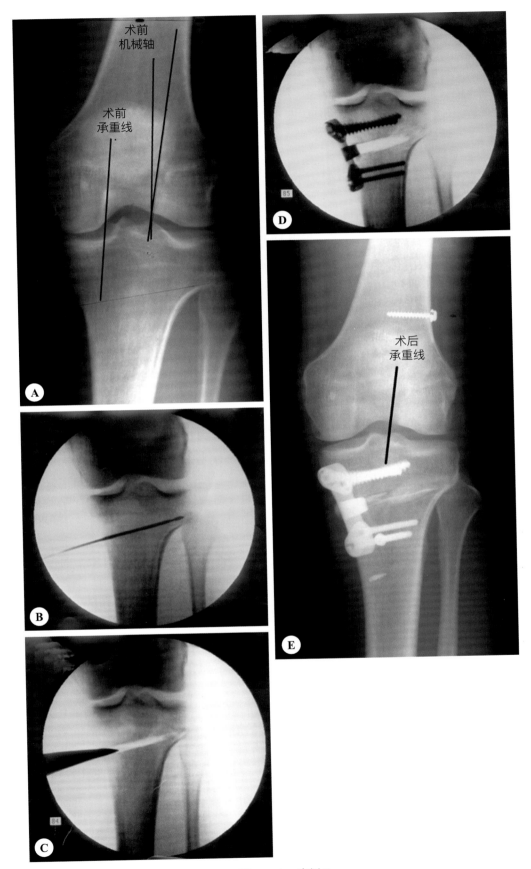

▲ 图 26-50　病例 5

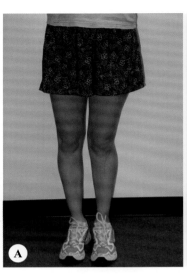
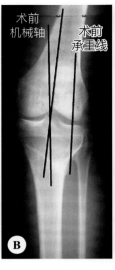
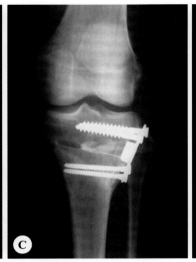
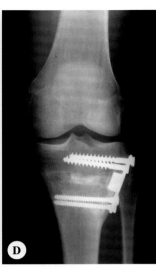

▲ 图 26-51　病例 6

术后，如果仍然存在延迟愈合，那么很有可能出现矫形早期失效而需要行翻修手术。对于此类患者，应使用锁定钢板行内固定以更好维持截骨区的结构稳定，同时这也是本书作者常用的固定方法。

病例 8：韧带联合损伤治疗失败后内翻成角膝的治疗

27 岁男性，因工伤致膝关节脱位，行 STG 移植物 ACL 重建和 MCL 修复。患者主诉内侧胫股间室疼痛和日常活动时膝关节不稳。

体格检查发现，患者下肢内翻对线不良且活动中存在内翻不稳。患膝轻度积液、活动度正常。轴移试验阳性，提示了 ACL 重建失败。另外，外侧胫股关节间隙张开增大 8mm。X 线平片提示 WBL 位于 20% 胫股平台宽度处，胫股关节内侧轻度狭窄（图 26-53A）。后向应力 X 线平片提示患侧胫骨后向移位较健侧增加 7mm，提示 PCL 部分缺损。

行开放式楔形截骨并自体髂嵴骨植骨，锁定钢板牢固固定；透视确认 WBL 矫正至 62% 胫骨平台宽度（图 26-53B 和 D）。术后 6 个月，采用对侧髌腱行 ACL 翻修。术中外侧胫股间隙为 5mm，因此未行后外侧结构重建。

在术后 6.5 年的最后一次随访评估中，患者的膝关节对位外翻 2 度（图 26-53E），并且对其膝关节的总体状况感到满意。

评论：对于较大的成角矫正，作者倾向于分期行截骨和 ACL 重建。分期手术可确保截骨矫形得到保持并减少并发症发生的风险，尤其减少关节僵硬的风险。另外，截骨后可使 FCL 和后外侧结构出现一定程度短缩，从而避免后外侧结构重建。

病例 9：重度双下肢内翻对线不良的治疗

44 岁男性教师，主诉双膝内侧间室疼痛 16 个月。有静息痛，仅能忍痛步行 1min。患者曾多次行关节腔可的松注射，并曾行左膝减负支具治疗，但是反而使疼痛加重。体格检查发现，双膝活动度正常，双膝内侧关节线区域严重疼痛，无髌股关节症状，韧带完整，活动中双膝存在内侧不稳。X 线提示双膝内侧胫股间室严重狭窄（图 26-54A 和 B）。双下肢明显内翻对线不良。

虽然有医师曾建议行 HTO 手术治疗，但由于此患者关节间隙过于狭窄而 HTO 手术可能效果不佳。此患者分期行双侧单间室膝关节置换术，先行左膝（图 26-54C），3 个月后行右膝（图 26-54D）。患者两次手术后均恢复良好。

病例 10：外侧半月板移植后外翻成角膝关节的治疗

一名优秀女性体操运动员于 16 岁时初次就诊于作者的中心，当时主诉左膝后侧和外侧酸痛。否认有特殊的外伤史。行关节镜探查外侧半月板部分切除。此后为参加奥运会而继续进行高水平训练，继而出现疼痛和肿胀症状加重，遂再次行关节

第 26 章　胫骨和股骨截骨术治疗膝内翻和外翻综合征：诊断、截骨术和临床结果

Tibial and Femoral Osteotomy for Varus and Valgus Knee Syndromes: Diagnosis, Osteotomy Techniques, and Clinical Outcomes

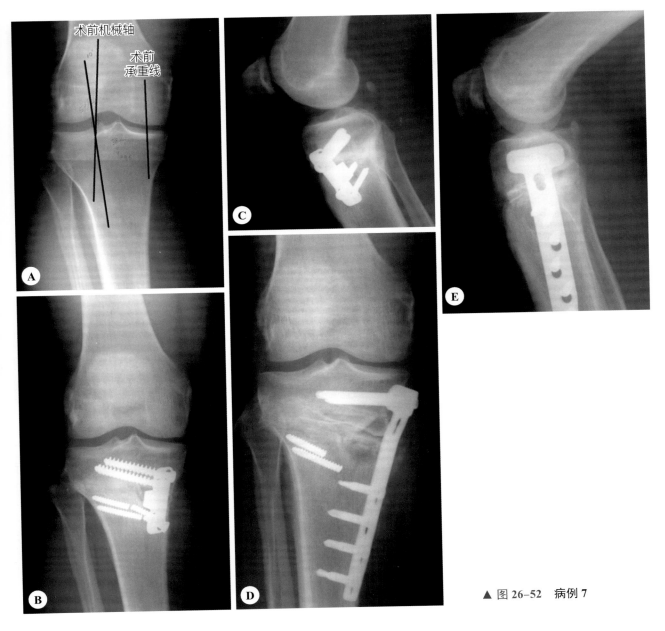

▲ 图 26-52　病例 7

镜探查，发现股骨外侧髁负重区存在Ⅲ度软骨损伤（图 26-55A）。

2 年后，体格检查发现下肢外翻对线轻度增加（58%），屈膝 30° 站立位 X 线平片显示关节狭窄接近 50%，同时出现外侧胫股间室压痛和轻度肿胀。遂行外侧半月板移植和自体骨软骨移植术。

患者行外侧半月板移植和自体骨软骨移植术 7 年后感觉良好。复诊时主诉膝关节疼痛、发涩和肿胀。治疗过程中外翻对线不良和外侧间室症状持续加重。

体格检查显示，左下肢存在显著的外翻畸形，活动度正常，关节无渗出，韧带稳定，外侧间室无摩擦音。站立位屈膝 45° 后前位 X 线平片提示外侧间室狭窄 50%。站立位全长 X 线提示机械轴外翻 5° 和 WBL 位于 65% 胫骨平台宽度处（图 26-35B）。

患者最终接受了开放式楔形股骨截骨、取自体髂嵴骨植骨术（图 26-55C），WBL 矫正至 45% 胫骨平台宽度。术后 X 线平片提示外翻对线得到纠正和截骨处完全愈合（图 26-55D）。

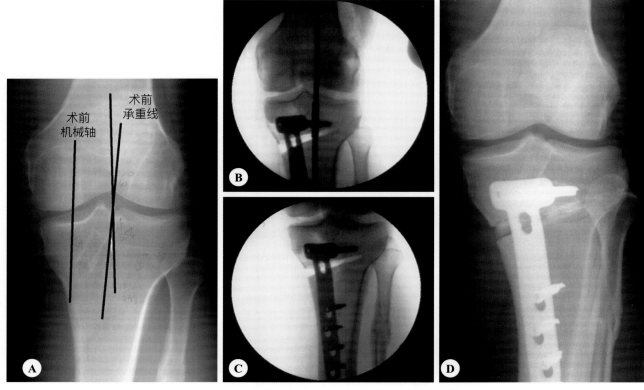

▲ 图 26-53　病例 8

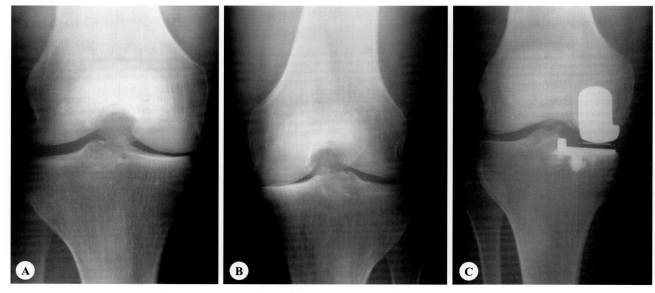

▲ 图 26-54　病例 9

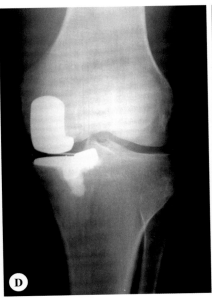

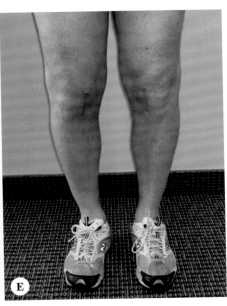

◀ 图 26-54（续）　病例 9

病例 11：日常活动疼痛、外翻对线不良年轻患者的治疗

20 岁女性，主诉日常活动时膝关节外侧疼痛、上楼梯时膝前痛。5 年前行外侧半月板切除术。就诊前曾行关节镜探查，提示外侧胫股关节软骨中度损伤。疼痛导致她无法进行下蹲和跑步活动。

体格检查显示，患膝中度积液、患侧下肢站立位处于外翻位置，步行时出现外翻不稳。患者韧带稳定。站立位 45° 后前位 X 线平片提示关节间隙狭窄 50%。站立位全长 X 线提示 WBL 位于 71% 胫骨平台处、下肢机械轴呈 4° 外翻（图 26-56A）。

对患者行开放式楔形截骨术矫正外翻对线不良。使用锁定钢板螺钉系统固定截骨区并取自体髂嵴骨植骨（图 26-56B）。术后 X 线平片提示 WBL 矫正至 45% 胫骨平台宽度处（图 26-56C 和 D）。

病例 12：分阶段股骨截骨术，半月板移植，自体软骨细胞植入

一位 23 岁的女性患者在股骨外侧髁行 ACL 重建、外侧半月板移植和自体软骨细胞植入（autologous chondrocyte implantation，ACI）术后 8 年。ACL 移植物完好，功能正常。然而，在随后的两次关节镜清创手术中，切除了韧带。后前位 X 线片显示胫骨股外侧隔室 50% 关节变窄，外翻排列不良，WBL 为 70%（图 26-57A）。患者有行走时胫股外侧隔室膝关节疼痛，膝关节僵硬，难以爬楼梯和下蹲，并且不能参加任何娱乐体育活动。

患者接受开放楔形股骨远端骨切开术和取自髂骨的自体骨移植，并用 Tomofix 锁定板和螺钉固定。在关节镜检查中，在股骨外侧髁负重部分的 ACI 前位置发现 3A 级（骨外露，20mm×20mm）关节软骨退变（图 26-57B）。内侧半月板和内侧间室的关节软骨完好。8 个月后，进行了股骨外侧髁的 LMT 和 ACI 翻修（图 26-57C 和 D）。截骨愈合无并发症，新的 WBL 建立在胫骨宽度的 45%。患者可走动，外侧胫股间室无疼痛，由于已发生关节炎，建议不要参加任何剧烈运动。该过程的目标是争取 10 年时间，到那时将进行单间室膝关节置换术。

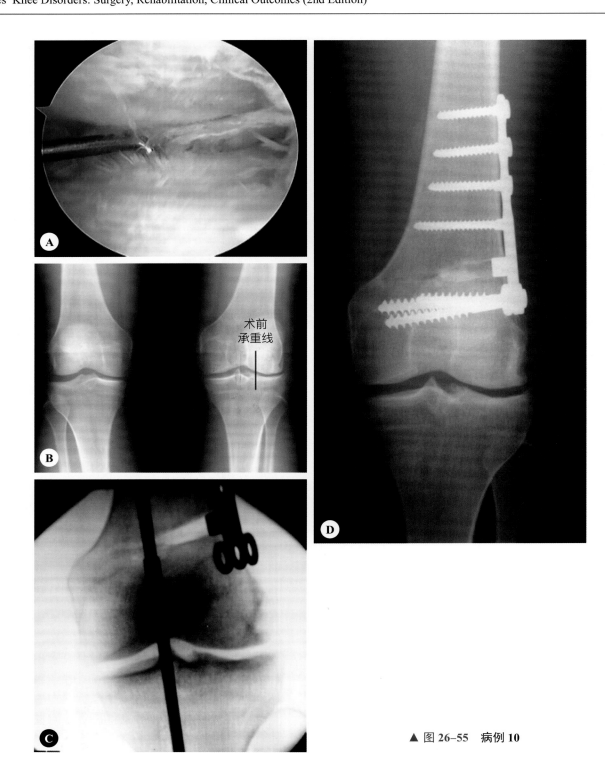

术前
承重线

▲ 图 26-55 病例 10

第 26 章　胫骨和股骨截骨术治疗膝内翻和外翻综合征：诊断、截骨术和临床结果

Tibial and Femoral Osteotomy for Varus and Valgus Knee Syndromes: Diagnosis, Osteotomy Techniques, and Clinical Outcomes

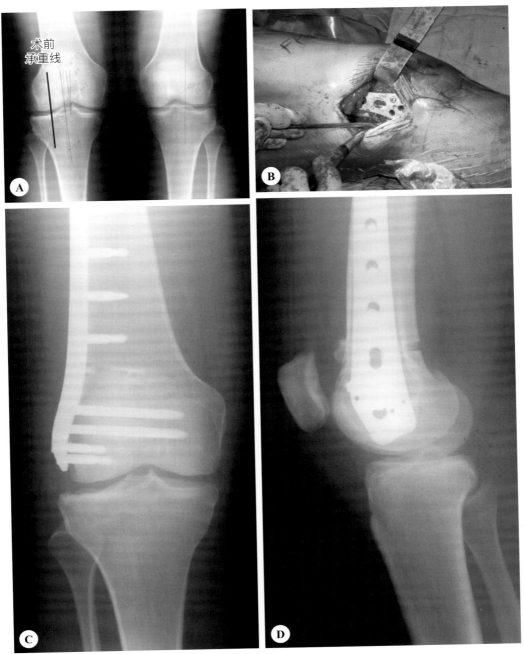

▲ 图 26-56　病例 11

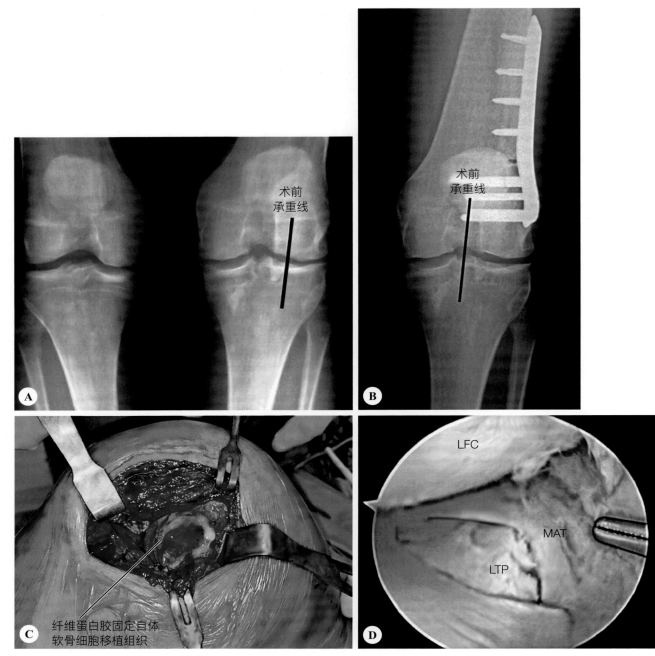

▲ 图 26-57　病例 12

ACI. 自体软骨细胞移植；LFC. 股骨外侧髁；LTP. 外侧胫骨平台；MAT. 异体移植半月板；WBL. 承重线

第 27 章　外翻畸形的诊断、截骨术和临床结果

Valgus Malalignment: Diagnosis, Osteotomy Techniques, and Clinical Outcomes

Simon Görtz　Guilherme C.Gracitelli　William D.Bugbee　著

王克涛　译

一、股骨远端截骨术的指征

为了向中青年膝关节病患者提供更可靠和可预测的关节置换解决方案，在北美，截骨术的使用已经减少。然而，随着软骨修复手术的出现，对多韧带相关膝关节不稳的认识增加，以及半月板组织和功能的丧失，大家对截骨术的兴趣最近又开始复苏。

与内翻性膝关节病相比，关于外翻性膝关节病截骨术的报道较少。胫骨内侧开放式楔形截骨术已被公认为膝内翻畸形对位不良的首选手术[10]。大多数股骨截骨术的研究都集中在内侧封闭楔形截骨术上，有效率为64%~87%[2, 9, 21, 24]。小样本系列病例报道显示，股骨远端外侧开放式楔形截骨术7年生存率为82%，8年生存率为91%。总的来说，这些研究在功能预后方面均有统计学意义的改善[6, 14, 23, 25]。

截骨术是一种膝关节单髁疾病的治疗方法，这种手术可用于因年龄、预期寿命或活动能力无法接受全膝关节置换术（total knee replacement，TKR）的患者。对这些患者，股骨远端截骨术是一种适宜的保关节方法，它通过膝关节力线的重新分布，减少外侧髁的机械载荷和症状。总的来说，开放式楔形截骨术入路小，矫正畸形可靠，最近在膝外翻股外侧髁发育不良和膝内翻胫骨平台内侧缺损的治疗中得到了广泛的应用。

尽管与TKR相比，保关节的截骨矫形术对疼痛的缓解不确定，并且长期效果相对较差，但对于希望提高预期寿命而又对假体置换持保留态度的患者来说，保关节截骨术是一种有吸引力但又不情愿的选择。股骨远端截骨术（DFO）的主要指征是需要进行冠状面畸形的矫正，尤其是对于有外侧关节腔病的外翻膝、外伤后关节病的外翻膝，以及需要行外侧软骨修复和半月板移植的外翻膝[9, 22]。第二个指征是纠正与内侧韧带功能不全相关的力线不良，如膝外翻伴外翻应力增加或卸载韧带重建[19]。另一个不太可靠的指征是矫正过度外翻畸形引起的髌骨畸形[12]。本章重点介绍了DFO的主要指征。

DFO手术作为保关节治疗的一部分，对于治疗外侧腔软骨退变或外侧半月板疾病具有重要意义。在我们医院，截骨术也被越来越多地用于卸载和优化进行骨软骨或半月板移植的外侧腔的生物环境。因此，不同的外翻患者可能会从这个手术中受益。

第一次截骨手术通过矫正力线可以减少关节软骨和软骨下骨的应力，进而减轻交感神经症状。第二次截骨手术是修复因病理性的生物力学环境引起的骨关节损伤的辅助性手术，即通过纠正导致原发损伤的潜在因素保护修复组织。

根据国际关节镜、膝关节外科和骨科运动医学学会（International Society of Arthroscopy，Knee Surgery and Orthopaedic Sports Medicine，ISAKOS）的相关指南提示，对于达不到行TKR手术治疗的膝关节骨关节炎患者来说，DFO治疗的理想指征是：有孤立的一侧关节腔症状、年龄40—60岁、BMI<30、不吸烟、活动能力要求高但不跑或跳、股骨远端外翻畸形小于15°、ROM<10°、屈曲>90°、内侧和髌股间关节腔正常，韧带平衡正常，手术入路没有骨赘[20]。虽然有些人认为男性比女性更适合做截骨术，但我们还没有发现性别与临床结果之间的相关性。

由于 TKR 具有良好的临床效果和生存率，通常只对 65 岁及以下的患者优先采用截骨术而不是人工关节置换。对于活动度要求高的老年人也首先考虑恢复到 DFO，这是因为 TKR 手术难以达到理想的活动水平。尽管与 TKA 相比，保留关节的截骨手术长期效果相对较差，但这种手术对于活动度要求高的年轻患者（<50 岁）更适合，这是因为这种手术没有植入物相关的活动限制。对于这些人群，截骨术可以被看作是一种暂时性的手术，如果将来需要可以继续行 TKR。对于 50—65 岁的患者是否选择保关节截骨术需要仔细甄别。最后，年轻患者（<40 岁）即使有轻度的外翻肢体对线不良，如果存在外侧关节软骨或半月板丢失的症状时也应仔细考虑选择截骨手术。这是因为，在这种情况下截骨术可能延缓疾病进展到更晚期的关节炎（尽管没有被证实）。另外，当进行外侧关节软骨或半月板修复时，辅助应用 DFO 也可能有助于保护重建的受伤组织。

> **关键点：股骨远端截骨术的指征**
>
> - 活动要求高的有症状年轻患者存在膝外侧关节腔关节炎合并外翻肢体力线不良
> - 外侧关节腔软骨或半月板病变较轻、可以保留关节
> - 骨软骨修复或半月板移植需要这种辅助手术

二、禁忌证

DFO 的绝对禁忌证包括出现症状性的内侧腔关节炎、炎性关节病（包括晚期晶体诱导的关节病）和代谢性骨病，因为这些疾病会严重影响截骨术的骨愈合。相反，神经肌肉疾病不是禁忌证，在面对这种情况时截骨术可能比 TKR 式式更为合理、效果更为持久。

相对禁忌证包括严重的成角畸形（在这些情况下，应进行股骨远端和胫骨近端的双重截骨术）、膝关节活动度受限（屈曲挛缩>15° 或屈曲范围<90°）、动力不足或康复能力差。尽管 BMI 过高目前并没有被证明是禁忌证，但与肥胖相关的骨科手术危险因素可能也适用于截骨术，例如一些外科医生认为 BMI>30 是截骨术的相对禁忌证。需要特别关注的康复问题包括无法遵循术后负重限制，以及使用可能干扰骨愈合的药物或尼古丁等物质。据我们所知，

一侧关节腔中关节炎的范围（定义为股骨和胫骨表面软骨的丢失量）对预后并没有显著影响，除非是明确的终末期关节炎。因此，我们不使用放射学或临床关节间隙丢失量作为评估适应证或禁忌证的指标。另外，髌股关节病是否能作为相对禁忌证是有争议的。一些研究表明，髌股关节病与截骨术预后无关，但也有一些研究表明，DFO 可改善髌股关节症状[14]。

> **关键点：禁忌证**
>
> - 有症状的内侧或髌股关节腔关节炎
> - 主要韧带存在不稳
> - 炎症性关节病，包括晚期晶体性关节病
> - 骨代谢性疾病
> - 严重的成角畸形
> - 膝关节活动度有限（屈曲挛缩>15° 或屈曲<90°）
> - 缺乏运动或康复的潜力

三、临床生物力学

下肢承重线定义为从股骨头中心到踝穴中心的连线。根据这条线穿过膝关节的位置确定膝内翻（膝关节中心的内侧）、外翻（膝关节中心的外侧）或中立（相对于膝关节中心）。基于对下肢整体力线的形态学研究，Hsu 和同事[13] 通过单腿模拟负重姿势确定 75% 的负重力通过膝关节内侧室传递。其他研究确定，60% 的负重载荷通过中间隔室[1, 16]。下肢整体对线的变化将改变这些力线并产生不利的力学环境，这可能导致应力过度的关节腔损伤和退变，这可以通过及时纠正力线阻止或缓解[18]。

膝关节外翻畸形时，机械轴穿过（或侧向）膝外侧关节腔，从而使这部分腔室负担过重，导致疼痛和关节炎的产生。膝外翻的其他病理特征还有进行性后外侧软组织挛缩，包括髂胫束、腘韧带、外侧副韧带、后外侧关节囊、腓肠肌外侧头、外侧肌间隔和股二头肌长头。此外，这些挛缩可能导致内侧副韧带和内侧关节囊的松弛。

骨畸形应在"正常"解剖和"生理"外翻的背景下理解。Kapandji 阐明[14a]，股骨远端平均外翻角 7°～9°，胫骨近端平均内翻角 0°～3°，整个胫股角合计外翻 5°～7°。考虑髋关节的偏移后，肢体机械轴线会通过膝关节中心。外翻膝的骨畸形通常局限于

股骨外侧髁，这是典型的发育不良，从而导致股骨远端外翻过多。相反，胫骨外侧平台通常保存完好，骨折除外。

重要的区别是，对于大多数膝外翻，畸形常发生在股骨远端，而不是胫骨。在某些情况下，这种过度的股骨远端外翻可能很小，但在严重的情况下，股骨远端的外翻角度可达到 15°～20°。虽然膝外翻畸形的确切发病率尚不清楚，但一般认为它不如膝内翻畸形常见。Cooke 和他的同事[3] 通过研究 167 名白人骨关节炎患者的全长位 X 线发现，膝外翻约占 24%，而膝内翻约占 76%。此外，外翻畸形在女性、炎性关节炎患者、创伤后关节炎患者及代谢异常如佝偻病或肾性骨营养不良患者中更为常见。

DFO 的基本原理是通过将机械轴线从外侧区移到近中间甚至中间的位置来纠正过度的膝外翻。从历史上看，这种校正是在关节线上下进行的。疼痛性外翻畸形矫正的初步研究报道了这种胫骨近端内翻截骨术。然而，Coventry 建议[4]，大于 12° 的膝外翻畸形应在关节线以上矫正，以避免过度的关节线倾斜，因为这会导致整个关节的剪切应力增加，韧带和关节囊的松弛甚至关节半脱位。总体原则是截骨术应该在原发畸形的部位进行，对于大多数外翻畸形患者来说这些外翻畸形位于股骨远端。

关键点：膝外翻的共同特点

- 机械轴穿过（或侧向）膝关节外侧隔室
- 后外侧软组织挛缩
- 内侧副韧带和内侧关节囊松弛
- 股骨远端外侧髁骨畸形，通常为股外侧下髁

四、临床评价

（一）病史和体格检查

适合 DFO 的患者是较为罕见的，当有这些患者时，可以发现他们的畸形是相当明显的。这些患者症状常局限于一侧关节腔，患者主诉上下楼困难，常常有关节退让的感觉。体格检查方面，活动度大于 90°，屈曲挛缩小于 15°。同时，这些患者的膝关节应当稳定，膝关节内侧和髌股关节面关节软骨损伤应当很小或者没有。步行可见膝外翻，偶尔有外

展型倾斜和膝关节僵硬的步态，目的是避免在屈膝时接触到膝关节后方磨损的软骨。

（二）影像学评估

所有入选 DFO 的患者应拍摄双侧下肢全长正位片。此外，还需要拍摄双膝站立前后位片、站立屈曲 45° 后前位片（Rosenberg）、膝关节屈曲侧位片和髌股关节位片（Merchant）。长轴位片有助于测定肢体的整体机械轴，并确定膝外翻是否导致外侧室过载。膝关节的正侧位和 Rosenberg 位片可以分别用来确定外侧室前部和后部关节间隙的狭窄程度。侧位片和髌股关节位片有助于确定髌股关节的状况。如果还有其他问题，可继续测量应力 X 线，以测试韧带的稳定性以及是否存在关节半脱位。

关键点：影像学评估

- 双下肢站立前后位全长 X 线片
- 双膝站立前后位 X 线片
- 站立屈曲 45° 后的前位片（Rosenberg）
- 膝关节侧位片
- 髌股关节位片
- 重建机械轴以穿过膝关节的中心或穿过膝关节中心的内侧
- 根据患者的情况和胫骨近端解剖结构，将股骨远端角度校正到机械轴有 0°～2° 内翻（WBL，45%～50%）
- 截骨部位线性校正的毫米值大致相当于轴向校正度数
- 截骨术是最后一个伴随手术

五、术前计划

放射学检查是制订术前矫正计划的关键。这些是通过计算胫骨 – 股骨角和胫骨近端 – 股骨远端角来确定的（图 27–1）。矫形目标是移动机械轴，使其穿过膝关节中心或刚好位于膝关节中心的内侧。过度矫正畸形会使过大的载荷通过内侧室，例如胫骨高位截骨术。我们建议将目标改为使机械轴矫正到 0°～2° 内翻（代表 45%～50% 的负重力线），这与文献的建议相似。当使用截骨术辅助年轻患者软骨修复时，矫正目标是下肢力线通过膝关节中心，如果过度矫正可能会影响关节的远期健康。当使用截骨术治疗关节炎时，矫正不足会导致不良结果，因此最小矫正应使力线通过关节中心，而最大矫正应

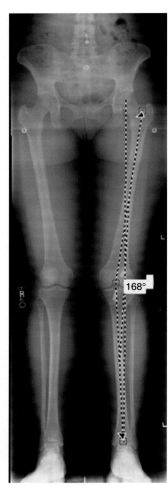

▲ 图 27-1　45 岁左膝关节疼痛的女性患者，术前负重的下肢全长正位片显示左下肢外翻

使力线穿过胫骨内侧。如果根据其他参数如髋关节偏移量进行矫正，会导致不同程度的胫股外翻对线。使用站立位全长片进行影像评估和矫形计划是截骨方案制订的最好切入口。

截骨术部位线性校正的毫米值大致等于轴向力线矫正的度数（例如，10mm 截骨开口通常产生 10° 的力线校正）。通常根据患者的情况和胫骨近端解剖结构，将股骨远端角度校正后机械轴应处于 0°～2° 内翻水平（WBL，45%～50%）。

目前尚未明确在截骨术之前是否需要使用关节镜检查来预测截骨术后效果。目前还没有可靠的科学证据表明关节镜检查可以预测 DFO 的术后效果，因此这些数据不应该单独使用，而是与临床和放射学评估联合应用。当考虑将截骨术作为外侧股骨髁骨软骨移植的辅助手术时，建议要分期手术，以免使受体骨床的微血管分布受损。

六、手术

患者仰卧在可透视的手术台上，这个手术台可以将从髋部到踝部的整个下肢透视成像。手术麻醉更倾向于局麻，这种麻醉可以提供 1～2 天的术后疼痛控制。如果截骨术与同种异体移植手术（例如胫骨外侧平台同种异体移植）相结合，则截骨术通常是最后一个进行的手术。

关键点：手术

- 在透视下确定截骨起点位于股骨外上髁上方约 3cm 处
- 导针方向应向内向远端，使其在内上髁水平处离开皮质
- 触摸滑车上部确保导针位于近端并避免累及髌股关节
- 第二个导针应与第一个导针在前后位透视时完全重叠
- 进行截骨之前，通过多角度透视图以确保截骨对称、垂直
- 通过两个导针引导，使用 1 英寸（2.5cm）摆锯截骨
- 使用宽截骨术，保留内侧皮质作为铰链
- 插入牵引装置并缓慢牵引截骨
- 将不透射线的绳索从股骨头中心拉伸到脚踝中心，通过透视评估承重线
- 使用三个单皮质松质骨螺钉从远端和三个双皮质皮质骨螺钉从近端固定截骨端
- 可以使用自体骨移植或同种异体移植骨制品或其组合进行骨移植

自由调整手术肢体包括同侧髋关节的位置，即在髋关节下方放置小凸垫使肢体在平面上对齐。根据前述原因，优先选用截骨板固定并填充同种异体移植物或髂嵴骨移植物的侧向开口楔形截骨术。当所需的矫正度为 10mm 或更高时，我们通常使用自体骨移植及同种异体骨移植。必要时使用无菌止血带。在股骨远端侧面纵行切口，长度 8～10cm。髂胫束切开方向与切口方向一致，股外侧肌从外侧肌间隔后方切开，露出股骨干和干骺端嵴（图 27-2）。如有必要，可以进入关节。

透视确定截骨的起点位于股骨外上髁上方约 3cm 处。导针向内侧和远端穿出，使其在内上髁水平处离开皮质（图 27-3）。目标是使截骨术局限在干骺端，从而使截骨端具有良好的愈合潜力又不会累及

髌股关节。触诊滑车的最上方，确保导针不在股骨太远端的位置，防止截骨期间累及股骨远端关节面。如果有这些情况，应移除导针并将其向近端放置。

不仅在前后面而且在侧位面上评估截骨的角度。为保持股骨在矢状面上对位准确，在侧面上应垂直于股骨轴进行截骨。任何偏差都会导致股骨过度屈曲或伸展，这依赖于截骨的角度。例如，当患者在膝关节处具有僵硬性的屈曲挛缩，并且手术目标是使股骨远端轻度过伸以抵抗挛缩时，则可以有角度的偏差。然而，一般来说，我们认为一个对称的、在平面上垂直于股骨轴的截骨术是更理想的。

精确放置了第一个导针后第二个导针应直接放置在第一个导针同一平面的正前方或正后方，使得两个导针在股骨远端的前后位片上完全重叠。这样可以确保截骨面与两个导针平面平行并且垂直于

水平面中股骨的长轴。前后位透视确保导针位置合适（图 27-4），然后使用两个导针作为引导进行截骨。使用带有 1 英寸（2.5cm）锯片的摆锯在导针的正上方或正下方开始截骨，形成适当的截骨平面（图 27-5）。完成此操作后，使用宽骨刀完成截骨（图 27-6）。截骨目标不是形成完全的骨折，而是保持内侧皮质完整，起到铰链的作用。偶尔打穿内侧皮质以开放截骨，这可以用小克氏针完成。

大部分骨皮质被截断后，将牵引装置置于截骨部位（图 27-7）并缓慢打开（图 27-8）。此时要确保机械轴穿过胫骨内侧棘。为实现该目标，牵引量应与达到的校正量相匹配。对于小型截骨术，通常牵引 5～8mm，大型截骨术通常牵引 10～15mm。所需校正量满意后，通过透视评估承重力线情况。将电烙线从股骨头的中心拉伸到踝关节的中心，以评

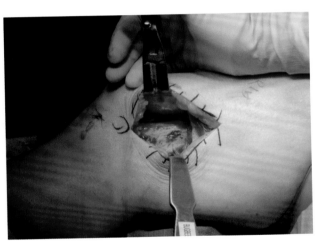

▲ 图 27-2　同一患者左膝术中照片显示股骨干和干骺端的显露情况

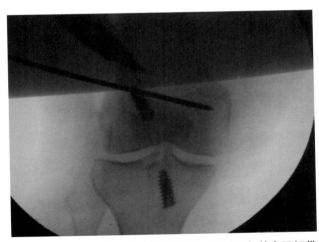

▲ 图 27-4　透视确认导针放置位置，同时保留前交叉韧带重建术中的界面螺钉

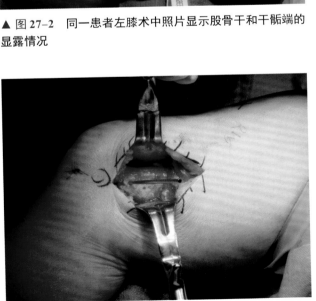

▲ 图 27-3　导针放置的术中照片

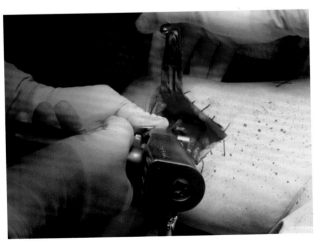

▲ 图 27-5　使用摆锯截骨

估整个机械轴的情况（图 27-9）。矫正不足会导致较高的失败率，而矫正过度则会导致内侧过重载荷，此时可以使用牵引装置继续进行调整。当确定矫形合适时，使用钢板固定截骨。最近，我们更倾向于使用 Biomet DynaFix VS 钢板（Biomet Trauma），这种钢板最初是为胫骨截骨而设计的，因为它具有较高的固定强度和较低的轮廓（图 27-10 至图 27-12）。截骨后如果内侧铰链结构丢失，应使用大的锁定板固定。根据患者的情况和矫正的幅度，可以使用自体髂骨骨移植物和（或）异体骨移植物（图 27-13）。对于年轻的女性患者或者在意美容的患者，同种异体骨移植是首选，但两种骨移植方法是可以的。

> **关键点：术后治疗方案**
>
> - 用于疼痛控制的膝关节固定装置
> - 用于同种异体骨软骨移植患者的 ROM 支架，术后第 1 天解锁
> - 立即开始 ROM 练习，并在耐受时进行等距强化训练
> - 保持患者 8～12 周的轻负重，或直到有放射学证据表明截骨端已经愈合
> - 第 4 周进行低阻力自行车运动
> - 有骨愈合的放射学证据后进行阻力训练

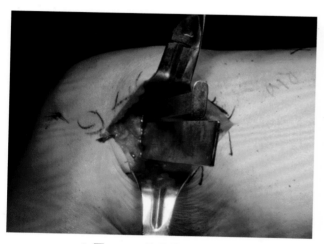

▲ 图 27-6　使用骨凿完成截骨

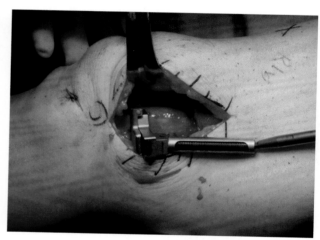

▲ 图 27-8　截骨术转移

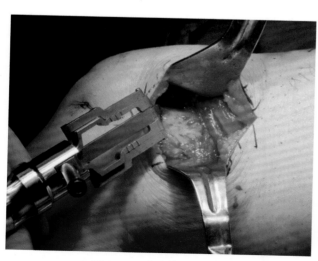

▲ 图 27-7　术中使用牵引装置

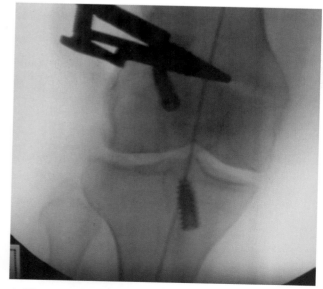

▲ 图 27-9　透视法显示牵拉情况，同时用不透射线的绳子表示大致的承重线

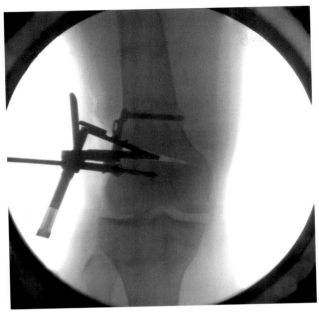

▲ 图 27-10　截骨端用截骨板固定

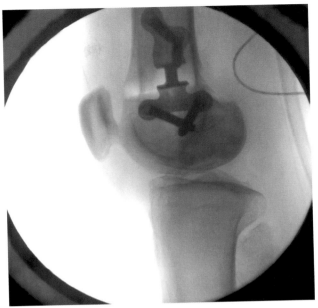

▲ 图 27-12　术中侧位透视显示截骨钢板与螺钉固定

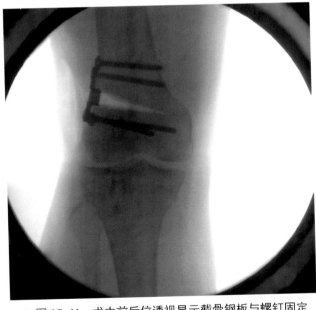

▲ 图 27-11　术中前后位透视显示截骨钢板与螺钉固定

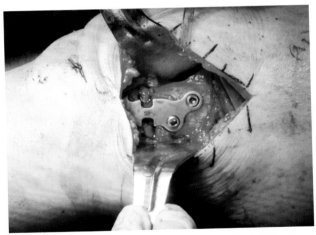

▲ 图 27-13　术中放置自体骨移植物和骨基质后截骨板固定的外观照片

　　为控制疼痛，术后使用膝关节固定器过夜。如果还进行了骨软骨移植，则在术后第 1 天放置 ROM 支架并解锁。大多数患者通常避免预防性抗凝，但如果存在风险因素（例如，年龄＞50 年、使用口服避孕药、计划旅行或是凝血阳性既往史）则建议使用低分子量肝素或香豆素，但尽量避免使用非甾体抗炎药，因为后者容易干扰骨愈合。当疼痛和肿胀消退时，患者立即开始 ROM 和等长收缩运动。在 8～12 周或放射学检查显示截骨尚未治愈之

前，患者都要保持免负重状态。4 周时，患者开始骑低阻力的运动自行车；截骨愈合后开始抗阻力训练（图 27-14）。常规活动通常在术后约 6 个月恢复，并在术后 1 年内持续改善。

七、我们的临床结果

　　在 2000—2010 年，我们进行了 40 例股骨远端截骨术。其中两个膝关节（两个患者）由于进行的是内侧楔形截骨，因此排除在本研究之外。36 例患者中有 38 个膝关节（97%）采用外侧楔形内翻截骨；其中，30 例患者中有 31 个膝关节（82%）接受了至

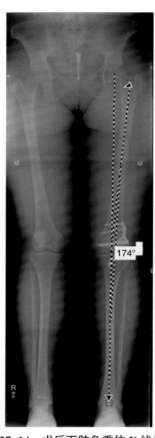

▲ 图 27-14　术后下肢负重位 X 线片显示
生理性外翻，左侧下肢对齐正常

少 2 年的随访（平均 5±2 年；范围为 2~12 年）。截骨的适应证包括临床外翻畸形的有症状外侧腔关节炎或有外侧半月板和软骨损伤的临床外翻对齐。研究人群根据截骨原因分为两组：有孤立症状的外侧室关节炎患者（关节炎组；19 个膝关节，61%）和接受关节保留手术的患者，包括同种异体骨软骨移植或半月板移植（关节保存组；12 对膝，39%）。31 个膝关节中有 21 个有术后影像学资料可供复查。其中，关节炎组 15 个膝中有 7 个，关节保留组 6 个膝中有 3 个能校正到距离中间机械轴 ±3 度内。关节炎组的平均 IKDC 总分从术前的（47±15）分提高到术后的（67±10）分。关节保留组的平均 IKDC 总分由术前（36±12）分提高到术后（62±18）分。关节炎组有 1 例骨不连。术后没有并发症发生。关节炎组的 10 个膝关节和关节保留组的 6 个膝关节在截骨后进行了额外的手术，主要包括硬化骨去除、关节镜检查关节软骨，或转换为关节成形术。如果最终转为关节成形术，关节炎组的 5 年有效期为 74%，关节保存组的 5 年有效期为 92%。

股骨远端外侧楔形截骨术矫正外翻畸形的准确性低于预期，但该手术改善了膝关节疼痛和功能评分。这些临床和影像学结果可与已发表的一系列评价内侧闭合 - 楔形股骨远端截骨术的结果相媲美。

八、其他作者的临床结果

与 HTO 相比，在骨科文献中很少有关于股骨远端内翻截骨术治疗疼痛性单侧室骨关节炎的报道。1987 年，Coventry[4] 发表了第一个关于单侧室关节炎的研究，此研究描述了 31 个膝关节接受胫骨近端截骨术的结果。本研究中，77% 的病例是成功的。失败的情况发生在较大的外翻畸形患者或手术导致关节面倾斜大于 10% 的患者。对于这些患者，Coventry 推荐股骨远端内翻截骨术。

Healy 和他的同事于 1988 年[11] 首次报道了内翻性 DFO，包括 23 例（平均年龄 56 岁）伴有外侧关节间隙狭窄的膝外翻畸形患者。这些患者的诊断包括 15 例骨关节炎，3 例创伤后骨关节炎，3 例类风湿关节炎和 2 例肾性骨营养不良。本研究对所有患者进行内侧闭合式楔形截骨术并用刀片固定。结果显示，83% 的患者（23 例中 19 例）术后平均 4 年效果良好或非常好。在骨关节炎亚组中，93% 的患者预后良好或极好。本研究作者得出结论，86% 的患者对股骨远端内翻截骨术结果感到满意；然而，对于风湿性关节炎或 ROM 降低的患者，他们不推荐使用这种手术。

McDermott 等[15] 报道了 24 例膝外翻畸形患者股骨远端内翻截骨经验。患者手术时的平均年龄为 53 岁。手术的目标是最终获得 0% 的机械胫股角度。所有患者均采用内侧闭合楔形截骨技术并用钢板固定，术后随访 4 年。结果显示，22 例患者（92%）获得满意结果，其中疼痛症状的改善最明显。其中 1 例固定失败，1 例诊断为内侧室膝关节病，并转为 TKR。

Edgerton 等[7] 对 24 个膝外翻畸形 DFO 术后进行了 5~11 年（平均 8.3 年）的疼痛随访。其中，71% 的患者有良好或极好的结果，随访较长时间无明显差异。63% 的病例发生并发症，包括骨不连（25%）和矫形失败（21%）。这两种并发症都与螺钉固定有关，作者后来放弃了这种方法。13% 的病例转化为 TKR。作者的结论是，根据目前的适应证和技术，如果固定牢固，矫正适当，并且较早地进行手术，

DFO 在长期评估中的有效性可达 80%。

Finkelstein 和同事[9] 报道了 21 例因膝外翻畸形疼痛而行 DFO 的患者并进行了长期随访（平均 133 个月；范围为 97～240 个月）或直到失败。手术采用中位楔形截骨术，用刀片固定。该研究报道称，13 例截骨手术存活，7 例失败，1 例死亡。10 年生存率为 64%。作者的结论是，这是一个有效的手术，可以减轻患者的外翻畸形的膝关节疼痛症状。

Wang 和 Hsu[24] 报道了 30 例采用股骨远端内翻截骨术（distal femoral varus osteotomy，DFVO）治疗伴有外翻畸形的非炎性外侧室膝关节炎。12 例患者有孤立的外侧室膝关节炎，10 例患者在其他两个腔室有轻度到中度的退行性改变，另外 8 个膝关节除了外侧腔室疾病外还有严重的髌股关节炎。截骨部位用 90° 钢板固定。在平均 99 个月的随访中，25 名患者（83%）获得满意的结果，其中 2 名患者根据 HSS 评分系统得到了满意的结果，其余 3 名患者转为 TKR。以 TKR 为终点，所有患者的 10 年累计生存率为 87%（95%CI 69%～100%）。在最近的随访中，8 个伴有严重髌骨关节炎的膝关节中有 7 个出现了髌骨症状的改善。作者的结论是，DFVO 联合钢板固定是治疗外翻性膝外侧间隙骨关节炎的可靠方法，而且截骨的结果不受严重髌骨关节炎的影响。

Backstein 等[2] 报道了 40 例 DFO 病例，平均随访 123 个月。在最近的随访中，24 个膝关节（60%）有很好或极好的结果，3 个（7.5%）有良好的结果，3 个（7.5%）有较差的结果。4 个中等或较差分类的患者正在等待 TKR，8 个（20%）已经转换为 TKR。平均膝关节协会客观评分从 18 分（范围为 0～74 分）提高到 87.2 分（范围为 50～100 分）。平均膝关节协会功能评分从 54 分（范围为 0～100 分）提高到 85.6 分（范围为 40～100 分）。DFO 的 10 年生存率为 82%（95%CI 75%～89%），15 年生存率为 45%（95%CI 33%～57%）。

最近，Saithna 等[21] 报道了 21 个 DFO 患者，平均随访时间为 4.5 年（范围为 1.6～9.2 年），5 年的累计存活率为 79%。4 例患者平均 3.3 年接受了关节成形术。剩下的 17 例患者的测量结果较基线有所改善。作者发现非关节成形术相关手术的再手术率较高。这主要是由金属内固定物凸出引起的症状（10）。其他原因包括骨不连（1）、矫正失败（2）、感染（1）和持续症状（2）。

Dewilde 和他的同事[6] 报道了 19 例应用 Puddu 板和磷酸钙进行开放式楔形截骨术的患者。膝关节协会客观评分从 43 分提高到 78 分。4 例采用开放式楔形截骨术的患者进行了硬化骨切除，1 例患者进行了骨折固定，2 例患者转为 TKA。82% 以翻修手术或 TKA 为终点的生存率为 7 年。

Das 等[5] 报道了 12 例平均年龄为 52 岁的患者，他们用 Puddu 板进行了劈开型 DFO。在 74 个月的随访中，Lysholm 评分从 64 分提高到 77 分，HSS 评分从 42 分提高到 64 分。1 例患者存在愈合延迟，需要较长时间的康复，7 例患者需要摘除硬体。83%TKA 存活期为 74 个月。

Stahelin 等[22] 报道了 19 例患者的 21 例内侧闭合截骨术的结果。患者平均年龄 57 岁的，随访 2～12 年。作者报道的 19 例患者中有 18 例满意。在最新的随访中，HSS 膝关节评分从 65 分提高到 84 分。

内侧 – 楔形股骨远端截骨术的研究也有类似的结果。Finkelstein 和同事[9] 报道了 20 例患者的 21 个膝关节的随访结果，平均随访时间 11 年。作者报道患者的 10 年存活率为 64%，其中有 7 例失败（早期 3 例，晚期 4 例）。Sternheim 和同事[8] 最近报道了 45 个膝关节采用内侧闭合楔形 DFO 治疗外侧室膝关节炎的随访结果。患者 10 年、15 年和 20 年的存活率分别为 90%、79% 和 21.5%。作者的结论是，截骨术适用于年龄较年轻（平均 46 岁）的高活动要求患者，但 20 年后大多数患者会转为 TKA。Wang 和同事[24] 报道了 30 例采用内侧刀片钢板内翻截骨的随访结果。结果显示，在平均 99 个月的随访中，83% 的患者满意，但有 3 例转化为 TKA。

九、并发症

DFO 报道的并发症与 HTO 报道的相似。值得注意的是，这主要是经验性的，因为关于开放 – 楔形 DFO 结果的文献报道很有限。常见的问题包括固定功能丧失、骨不连、矫正功能丧失和转向关节成形术。尽管有些患者确实存在可能持续数月的屈曲挛缩，但截骨术后关节僵硬与僵硬固定和早期活动无关。要特别注意避免截骨部位的屈曲或伸展，这对于避免不对称的开放式楔形截骨术是至关重要的，这与 HTO 类似。

DFO 的一个问题是，术后难以进行后续的膝关节置换手术。Nelson 等[17] 回顾性评价了股骨远端内翻截骨术后 TKR 的结果。研究包括 9 名患者（11 个膝关节），平均年龄 44 岁。截骨至 TKR 平均间隔 14 年，TKR 术后平均随访 5 年。膝关节协会评分从 TKR 前的 35 分增加到 TKR 后的 84 分。值得注意的是，11 个膝关节中有 5 个需要受限假体。2 个膝关节的随访结果很好，5 个较好，其他 4 个结果尚可。作者总结认为，尽管 TKR 对于减轻 DFO 术后疼痛和改善功能是有效的，但它在技术上更具挑战性，而且与没有进行过膝关节截骨的初次关节成形术相比效果较差。

与之前的报道不同的是，Finklestein 和他的同事 [9] 报道了在 DFVO 手术后有 7 个膝关节转变为 TKR。作者认为，在转化的时候很少会有瘢痕，显露也没有困难。同样，获得正确的股骨对位也没有困难。作者认为，在一些因严重外翻畸形而导致软组织失衡和髌骨轨迹异常的患者中，股骨远端内翻截骨术可以使未来可能进行的 TKR 在技术上变得更容易。值得注意的是，这些稀少且有点矛盾的数据反映了侧开口楔形截骨术转换为 TKR 的经验是有限的。

结论

在我们这里用产生内翻的 DFO 治疗有症状的侧室性膝关节病已被证明是一种成功的方法。该手术的适应证已扩大到为侧室疾病和膝外翻而进行的同种异体移植物减轻载荷。固定失败和截骨愈合并不相关，截骨端通常在 6~8 周可以达到良好的愈合。截骨术对膝关节疼痛的缓解效果显著，但效果通常不如膝关节置换术。然而，我们相信这是一种极好的生物治疗方案，可以保留膝关节，对于那些过于活动要求高而不考虑进行人工关节置换的年轻患者来说是一种极好的手术选择。与前面描述的技术相比，开放式楔形截骨术在技术上要求更低，如果将来有必要也可以更容易地转换为 TKR。

鸣谢

我们感谢 Judy Blake 和 Allison De Young 在编写本章过程中提供的帮助。

第28章 胫骨和股骨截骨术后的康复
Rehabilitation After Tibial and Femoral Osteotomy

Frank R.Noyes　Timothy P.Heckmann　Sue D.Barber-Westin　著
张　浩　译

一、临床概念

本章中描述的协议旨在用于楔形胫骨高位截骨术和股骨远端截骨术。如第26章所述，该手术技术可防止截骨部位延迟的愈合或不愈合和塌陷，并允许立即进行膝关节运动和早期负重的康复计划，从而防止关节纤维化和髌骨[1-5]并发症的发生。在开放楔形HTO病例中经常使用同种异体移植而不是自体移植。在这些膝关节中，恢复愈合大约需要2倍的时间，因此需要更加谨慎的方法来恢复负重。由于楔形股骨切开术部位的力矩较大。骨自体移植在楔形开放性DFO中仍受青睐，以促进迅速愈合。在外科医生根据放射学的愈合证据提出建议之前，不允许负重。此外，应告知理疗师是否使用了锁定板和螺钉固定，因为它们可提供更牢固的固定。如果使用较小的非锁定板和螺钉，则需要进行保护以防止承重，直到进行截骨术愈合为止。在极少数情况下，当在外侧胫骨皮质或股骨内侧皮质的开口楔受到损害时，直到证实骨截骨术几乎完全愈合后才允许承重。

患者在手术前会收到有关术后方案的说明，因此他们对手术后的期望有透彻的了解。有监督的康复计划辅以每天进行的家庭锻炼。治疗师常规地在术后对患者进行检查，以安全有效的方式使他或她通过协议。根据需要使用治疗程序和方式来获得成功的结果。

截骨术和康复术的总体目标是控制关节疼痛、肿胀和血栓形成，恢复正常的膝关节弯曲和伸展，保护截骨，防止移位，恢复正常的步态和下肢的神经肌肉稳定性，恢复下肢的肌肉力量、本体感觉、平衡和协调所需的活动，并根据骨科和患者目标实现最佳功能结局。

手术后立即用棉布包裹下肢，并在其后方放置其他衬垫，然后进行双重加压和棉质绷带，术后铰接式支撑架及双侧踝足加压靴。使用一种商业化的输冰系统，将膀胱合并在最初的棉花包裹物上，距伤口几层。立即在手术室检查神经血管状态，并在术后初期对其进行仔细监测。前24h使用小腿或足部加压系统来促进静脉血流。处方使用阿司匹林，在高危患者中很少使用低分子量肝素或华法林。在术后的第1周内，患者在短时间内走动，但被告知抬高肢体，保持在家，不能恢复正常活动。该程序有助于解决手术后可能发生的软组织水肿和四肢肿胀。

预防深静脉血栓形成包括在两肢间断性压迫小腿或脚靴，立即进行膝关节运动，抗栓塞长袜，每小时进行一次踝泵和使用阿司匹林（325mg，每天2次，共10天）。如果患者表现出异常的小腿压痛，Homans征阳性或浮肿增加，则可进行多普勒超声检查。

需要监测的重要术后体征如下（表28-1）。
- 丧失矫正，内翻复发或外翻畸形。
- 膝关节或软组织肿胀。
- 异常的疼痛反应，因负重而增加疼痛。
- 步态异常。
- 弯曲或伸展不足，骨活动受限。
- 下肢无力（力量/控制力）。
- 下肢灵活性不足。
- 腓神经麻痹。
- DVT（小腿疼痛，Homans病，胫骨水肿）。
- 延迟结合或不结合。

表 28-1　术后需要及时治疗的体征和症状

体征和症状	治疗推荐
无法达到膝关节伸展和屈曲目标	超压程序，如果术后 6 周未达到 0°～135°，则在麻醉下及早进行轻柔操作
髌骨活动度降低（表明早期关节纤维化）	剧烈的膝关节弯曲，伸展超压程序或在麻醉下轻柔地操作以恢复完全的 ROM 和髌骨正常活动
减少股四头肌自愿收缩和肌肉张力，促进肌肉萎缩	积极的股四头肌肌肉强化计划
持续性关节积液，关节发炎	抽吸，排除感染，密切观察医生
角度校正损失	立即转介医生进行修改
DVT：小腿压痛异常，Homans 征阳性或浮肿增加	立即超声评估

DVT. 深静脉血栓形成；ROM. 关节活动度

二、术后康复方案

（一）方式

表 28-2 总结了胫骨和股骨截骨术后的术后康复方案。在术后即刻，必须控制膝关节疼痛和积液，以避免股四头肌肌肉抑制或关闭。除冰敷、压迫和抬高外，还可使用肌肉电刺激（electrogalvanic stimulation，EGS）或高压肌肉电刺激（EMS）来控制肿胀。治疗时间约为 30min，强度根据患者的耐受性而定。

一旦控制了关节积液，就开始进行功能性 EMS 训练，以进行肌肉再训练并促进股四头肌充分收缩。一个电极放置在股内斜肌，第二个电极放置在股四头肌上腹部的中央到外侧。指示患者在机器刺激的同时主动收缩股四头肌。治疗时间为 20min。对于肌肉评级较差的个人，可能需要在家中使用便携式 EMS 机。持续进行 EMS，直到肌肉等级被评定为良好。

生物反馈疗法是促进术后早期股四头肌充分收缩的重要辅助手段。将表面电极放置在选定的肌肉上，以向患者和临床医生提供有关主动或自愿股四头肌收缩质量的反馈。如果患者因膝关节疼痛或肌肉痉挛而难以完全伸直膝关节，则生物反馈可增强

腘绳肌放松。在患者执行运动范围锻炼时，将电极放置在腘绳肌肌腹上方。

手术后立即开始冷冻治疗。标准方法是冰袋或商用冷藏袋。但是，患者更喜欢电动冷藏箱，因为它们可保持恒定的温度和冰水循环，从而提供出色的疼痛控制。重力流单位也有效。但是，与电动冷却器相比，这些设备的温度维护更加困难。根据疼痛和肿胀的程度，每天 3 次使用冷冻疗法，每次清醒 1 次，每次 20min。在某些情况下，由于存在于皮肤和装置之间的缓冲液的厚度，治疗时间会延长。冷冻疗法通常在运动后或需要疼痛和肿胀控制时进行，并在整个术后康复方案中保持不变。

（二）术后支撑和负重

术后的前 7～8 周要佩戴长腿支架，然后患者停止使用支架，但是如果他们继续感到疼痛，可以使用 Visco（Bauerfeind）脚跟垫卸下患处。外侧楔块用于接受 HTO 的患者，内侧楔块用于接受 DFO 的患者。如果仍然疼痛，建议先卸下支撑架，然后在中性位置使用，根据患者反应进行调整（图 28-1）。

最初，只允许患者进行脚趾承重。在这段时间里，鼓励他们在站立时用被操作肢体的脚趾轻轻接触地面，并在白天尽可能频繁地踩在海绵上。在术后 4 周进行两次双位全身前后 X 线检查，以确定截骨术的对准和愈合情况。如果 X 线片显示出截骨位置和固定植入物的充分愈合和维持，则允许患者承担其体重的 25%（图 28-2）。提倡在整个步态周期中鼓励正常膝关节弯曲的正常步态模式。这项技术允许正常模式的脚跟－脚趾移动，股四头肌收缩期间的中间，以及髋关节和膝关节弯曲期间的步态周期。骨折部位的平均愈合发生在术后 8～10 周。对于使用同种异体骨填充截骨术间隙的患者，可能需要在术后最多 12 周内延迟负重，以实现骨质巩固。

（三）膝关节动作范围

术后膝关节屈伸的要求见表 28-3。鼓励患者在术后 2 周内去运动，使患者恢复膝关节 0°～90° 的范围。患者可以在座位上进行被动和主动的关节活动度练习，每次 10min，每天 3～4 次。

如果患者难以恢复至少 0°，则第 2 周使用支撑器进入脚 / 脚踝位置的超压程序（图 28-3）。可以添加 4.5kg 的重量在大腿远端和膝关节来提供重量，在这个位置维持 10min，每天重复 4～6 次。这样可以伸展关节囊的后部。如果患者无法让下肢在负重

表 28-2　胫骨或股骨截骨术后的康复

	周					月		
	1~2	3~4	5~6	7~8	9~12	4	5	6
支具								
术后长腿铰链支架	×	×	×	×	(×)*			
卸载						(×)*	(×)*	(×)*
最小运动范围目标								
0°~110°	×							
0°~130°		×						
0°~135°			×					
负重								
没有跺脚	×	×						
25%~50% 体重			×					
100% 体重（骨折部位已愈合）				×	(×)*			
髌股关节活动度训练	×	×	×	×				
EMS	×	×	×	×				
疼痛 / 肿胀管理（冷冻疗法）	×	×	×	×	×	×	×	×
拉伸								
腘绳肌，腓肠肌 – 比目鱼肌，髂胫束，股四头肌	×	×	×	×	×	×	×	×
力量训练								
股四头肌等长训练，直腿抬高训练，主动伸膝训练	×	×	×	×	×			
闭链运动：步态训练，脚趾抬起，仰卧起坐，半蹲		(×)	×	×	×	×		
屈膝（90°）					×	×	×	×
伸膝（90°→30°）					×	×	×	×
髋关节外展 – 内收，多髋关节运动					×	×	×	×
腿部推举（70°→10°）			×	×	×	×	×	×
平衡 / 本体感觉训练								
重心转移，小型蹦床，BAPS，BBS，增强式训练				×	×	×	×	×
体能训练								
UBC		×	×	×				

（续表）

	周					月		
	1～2	3～4	5～6	7～8	9～12	4	5	6
固定自行车			×	×				
水上运动			×	×	×	×	×	×
游泳（踢腿）					×	×	×	×
步行						×	×	×
攀爬机						×	×	×
滑冰机					×	×	×	×
娱乐活动								×

*. 根据患者症状、功能、负重恢复和骨折部位愈合情况进行活动
BAPS. 生物力学脚踝平台系统（Patterson Medical）；BBS.Biodex 平衡系统（Biodex Medical Systems, Inc.）；EMS. 肌肉电刺激；
UBC. 上半身循环

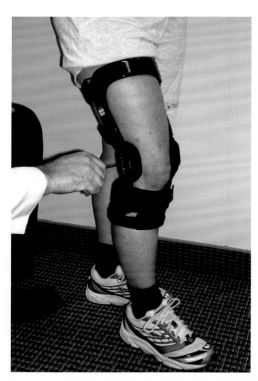

▲ 图 28-1 可以使用并根据患者的疼痛反应进行调整

下伸展，或者如果临床医生注意到患者有异样的感觉，则可以每天最多用六块木板来支撑或用额外的6.8～9.1kg 的重量。

正常患者在术后 3～4 周后，膝关节可以屈曲逐渐增加到 110°，在第 5～6 周后可以增加到 130°，到第 7～8 周达到 135°。可以用以下动作协助膝关节屈曲，使其活动度大于 90°，包括椅子滚动、墙壁滑动、屈膝装置和被动四头肌拉伸练习（图 28-4）。

（四）髌骨活动

恢复正常的髌骨活动是恢复正常膝关节活动范围的关键。髌骨活动度的丧失常与关节的纤维化有关，在极端情况下，还与髌骨下段的发育有关。从术后第 1 天开始，就可以在患者所有四个平面（上、下、内侧和外侧）上进行髌骨的滑动练习，并在髌骨边缘适当的持续加压至少 10s（图 28-5）。这个练习可以在 ROM 练习前进行 5min。如果检测到伸肌迟滞，则应谨慎进行，因为这可能与髌骨上移位不良有关，表明需要进一步强调这一练习。一般患者在术后约 8 周后就可以进行髌骨活动练习。

（五）灵活性

可以在手术后的第 1 天开始腘绳肌和腓肠肌牵拉。持续静态拉伸 30s，重复 5 次。拉伸这些肌肉群的常用方法包括改进的跨栏拉伸、毛巾拉伸。当膝关节保持在弯曲位置时，腘绳肌会产生反射反应，因此这些运动有助于控制疼痛。同样，毛巾拉伸运动可以帮助减轻小腿、跟腱和脚踝的不适。患者可以在术后第 9 周开始股四头肌和髂胫束柔韧性的练习。

（六）加强

强化计划可以从术后第 1 天开始（表 28-4），进行股四头肌等长收缩练习，每小时进行 1 次，每次10s，重复 10 次，每天 10 次。指导患者通过视觉或

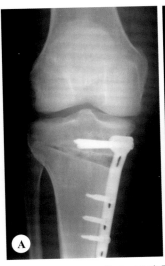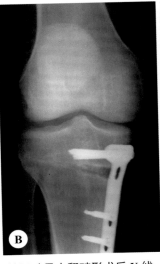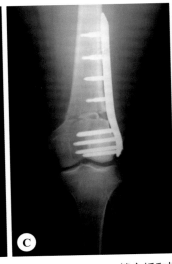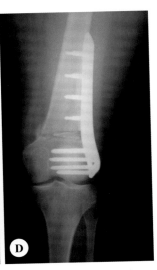

▲ 图 28-2　**A 和 B. 18 岁男性运动员内翻畸形术后 X 线。患者接受了 Tomofix 锁定板和螺钉配置的楔入式胫骨高位截骨术（DePuy Synthes）。这种固定结构可以为截骨部位提供稳定性，让冻干的同种异体骨来填充楔形缺损。**

A. 第 6 周的 X 线片显示愈合良好和截骨巩固超过一半部位。尽管手术板附近没有发生骨愈合，但患者已经有足够的力量来承受全部体重。B. 第 12 周的 X 线片显示截骨缺损。这表明了 X 线可以在患者全面负重之前起评估愈合效果的作用。C 和 D. 一名 18 岁女性外翻畸形患者的术后 X 线片楔形远端股骨截骨术。C. 自体移植，冻干同种异体移植和 Tomofix 术后 1 周锁定板和螺钉。D. 术后 7 周且维持矫正并尽早康复截骨部位。内部固定可恢复正常的承重

表 28-3　截骨术后的运动范围、灵活性和使用方法

术后时间	频　率	伸长－屈曲极限（°）	髌骨活动	灵活性（5 次重复 ×20s）	电刺激肌肉（20min）	冷冻治疗（20min）
1～2 周	每天 3～4 次，每次 10min	0～90	内侧，上下	腓肠肌－比目鱼肌	是	是
3～4 周	每天 3～4 次，每次 10min	0～110	内侧，上下	腓肠肌－比目鱼肌	是	是
5～6 周	每天 3 次，每次 10min	0～130	内侧，上下	腓肠肌－比目鱼肌	是	是
7～8 周	每天 2 次，每次 10min	0～135	如果需要	腓肠肌－比目鱼肌	是	是
9～52 周	每天 2 次，每次 10min	全范围		腘绳肌、腓肠肌－比目鱼肌		是

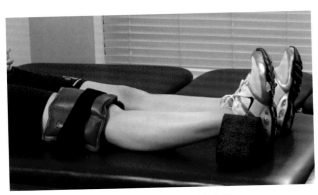

▲ 图 28-3　超压延伸练习

手动的方式来监测收缩，并将收缩效果与对侧肢体的效果进行比较。如果观察到髌骨的上行迁移，则收缩时应约为 1cm，患者也可能在初始收缩的松弛期间看到髌骨的下移。在等长收缩过程中，应保持患者膝关节稍微弯曲，也可以用生物反馈系统来加强股四头肌的充分自主收缩。

在最初的几周内可以对患者进行开链伸展运动的练习，以进一步增强股四头肌肌肉力量。由于这些运动可能会对髌股关节造成潜在问题，因此需要谨慎选择。可以用魔术贴配合膝关节进行抗阻伸展练习，角度在 30°～90°。由于这些动作对髌股关节

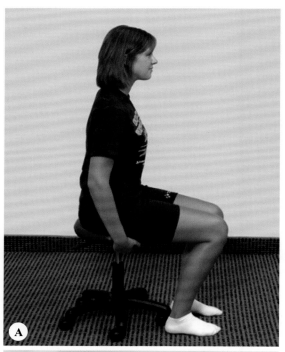

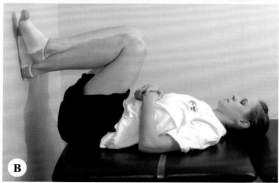

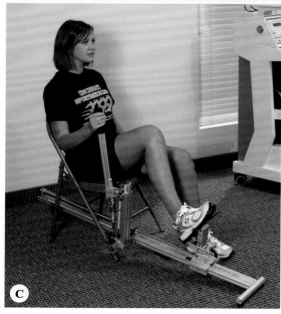

▲ 图 28-4　屈曲超压锻炼选项包括凳子（A）、墙壁滑动（B）及组合使用辅助装置（ERMI 膝关节屈伸器）（C）

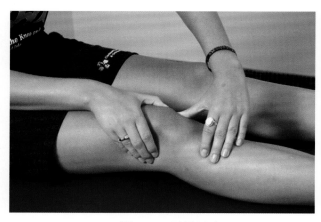

▲ 图 28-5　髌骨活动

的受力较大，因此为了避免在伸展的最后范围受伤，必须监测髌股关节的疼痛、肿胀和骨裂的变化，以避免髌股骨裂的疼痛和伴有关节软骨损伤的髌骨病变。在 DFO 病例中有一点需要注意的是，提醒患者不要在愈合之前做可能破坏截骨部位的旋转和扭转运动。患者在术后早期（6～8 周）也应避免其他活动，并且只在行走时进行负重练习。

直腿抬高运动可以在患者术后 1 天进行，对患者进行（仰卧位）髋关节屈曲平面的练习。在术后第 3 周开始髋关节伸展平面的练习。在术后 4～6 周，根据 X 线片显示的愈合情况，确定 HTO 术后的患者进行外展 / 内收平面的直腿抬高练习。在术后 6～8 周可以根据 X 线片显示的愈合情况对患者进行新的练习。随着锻炼的进行，可以对患者适当增加难度，例如可以增加踝关节的重量来促进肌肉的训练，一开始加 0.45～0.9kg 的重量，最后最多加到 4.5kg 的重量，只要不超过患者体重的 10% 就可以。最后，负重可以加在髌骨以上来控制骨折愈合的效果。在术后第 7～8 周可以开始使用弹力带来增加阻力进行训练。

另一个有助于训练股四头肌的常见运动是直腿加抬举（图 28-6）。坐位，患者股四头肌等长收缩，腿从桌子或椅子上抬起约 6 英寸（15cm），在抬起位置保持 15s，然后下降并放松 45s。这个 1min 的循环是按比例（1∶3，1∶2，最终 1∶1）维持和进行的，然后从 5 次重复进行到 10 次重复，可以增加踝关节重量来增加这个动作的难度。

如果患者可以忍受，那么在患者术后第 3～4 周就可以开始对脚趾的训练。术后第 5～6 周可开始进行闭链运动练习。可以让患者下蹲，使膝关节从

表 28-4　截骨术后的肌肉强化训练

术后时间	频率	股四头肌训练	直腿抬高训练	膝关节伸展（主动，90°→30°）	脚趾抬起	靠墙蹲（直至疲劳）	半蹲	横向前进（5~10cm）	屈膝（0°至90°）	髋关节多方向运动（内收，外展，屈曲，伸直）	腿部推举（10°至70°）
1~2 周	每天 3 组，每次 15min	1 组 × 10 次（每小时）	伸展，3 组 × 10 次	3 组 × 10 次							
3~4 周	每天 2~3 组，每次 20min	多角度，0°~60°，每组 10 次	伸展，3 组 × 10 次	3 组 × 10 次	3 组 × 10 次						
5~6 周	每天 2 组，每次 20min	多角度，30°，60°，90°，2 组 × 10 次	负重≤10%体重，3 组 × 10 次	主动，3 组 × 10 次	3 组 × 10 次	3 次，至疲劳	3 次，至疲劳				3 组 × 10 次
7~8 周	每天 2 组，每次 20min		加外展，加 3 组 × 10 次；弹力带，3 组 × 30 次*	主动，3 组 × 10 次	3 组 × 10 次	3 次，至疲劳	3 次，至疲劳，弹力带，0°~30°	3 组 × 10 次		3 组 × 10 次	3 组 × 10 次
9~12 周	每天 1~2 组，每次 20min		3 组 × 10 次，弹力带，3 组 × 30 次	有阻力，3 组 × 10 次	3 组 × 10 次	3 次，至疲劳	弹力带，0°~40°，3 组 × 20 次	3 组 × 10 次	主动，3 组 × 10 次	3 组 × 10 次	3 组 × 10 次
13~26 周	每天 1~2 组，每次 20min		弹力带，快速，3 组 × 30 次	有阻力，3 组 × 10 次	3 组 × 10 次		3 组 × 20 次	3 组 × 10 次	主动，3 组 × 10 次	3 组 × 10 次	3 组 × 10 次

* 带锁定钢板和螺钉固定的股骨远端开放式楔形截骨术；医生必须在穿过截骨术并消除骨折线的 X 线片上确认愈合，才能进行这些练习

0°～45° 逐渐开始下蹲。最初将患者的体重可以用作负重，然后逐渐增加 TheraBand 或弹力带以增加阻力（图 28-7）。快速、平稳、有节奏的下蹲动作并且高频率重复训练可以促进肌肉疲劳。靠墙蹲动作在这段时间内也可以开始练习。靠墙蹲动作的目的是通过锻炼来改善股四头肌肌肉萎缩。如果患者有膝痛，则患者在坐姿时膝关节的屈曲角度或脚趾向外 / 向内的角度就已经发生改变。可以嘱患者在大腿远端挤压一个弹力球，保持大腿压球的力量，或转移体重到受累侧来模拟单腿收缩。这项运动可以让患者每天在家中进行，让患者每天 4～6 次的训练来使膝关

节屈曲并且可以引起股四头肌疲劳，但不会引起膝关节的疼痛。腿部推举的练习范围为 10°～70°。

值得注意的是，治疗医师应向治疗师提供患者的 X 线的结果是否显示了骨折的愈合和骨移植物的消失。如果患者骨折延迟愈合或骨之间不连续则表明该患者应该继续 5～6 周的 25%～50% 的负重，并且必须延长负重锻炼的时间。

当患者在 7～8 周能够达到完全负重时，可以开始侧向上举。台阶的高度根据患者的承受能力逐渐从 4 英寸（10cm）增加到 8 英寸（20cm）。在此期间，也应加强髋关节外展肌、内收肌、屈肌和伸肌的训练，可以在患者 9～12 周后用腘绳肌进行训练。

（七）平衡、本体感觉和扰动训练

跨杯步行是一种促进外科和非外科肢体对称性的运动。这项运动有助于在步态中髋关节和膝关节屈曲和股四头肌的控制，以防止膝过伸（见第 29章）。此外，可以在患者进行负重训练时就开始跨杯步行的训练（图 20-9），它有助于控制行走时的髋部和骨盆运动、推举时的比目鱼肌、腓肠肌活动、行走时过度的髋关节活动。

当患者可以完全负重时，就可以开始平衡和本体感觉的训练。最初，患者站立并将重心从一侧移到另一侧，例如把重心从前面移到后面。这项活动

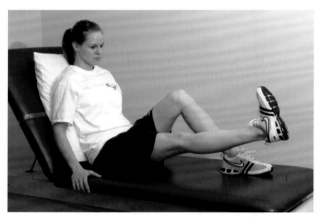

▲ 图 28-6 直腿抬高加强运动

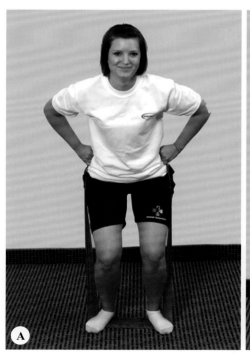
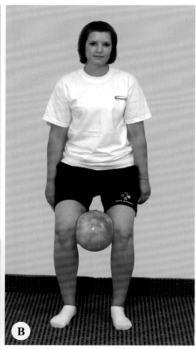
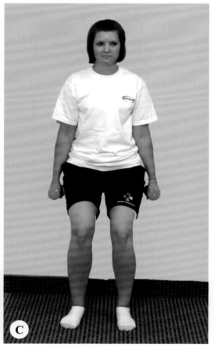

▲ 图 28-7 半蹲（A）和靠墙蹲（B 和 C）的闭链练习示例

可以鼓励患者腿部负重时的信心，并加强对膝关节位置感的刺激。

在平衡练习中双腿站和单腿站都有好处。在单腿练习中，嘱患者脚向前，伸直，膝关节弯曲20°～30°，手臂伸展从外向到水平，躯干直立，肩部高于臀部，臀部高于脚踝。鼓励患者保持这种姿势，直到不能保持为止。治疗师可以用小型蹦床或不稳定的平台来使这项运动更加困难。例如，患者可以保持在单腿站立时用一个负重球投掷或接住一个倒置的小型蹦床来进行练习，直到出现疲劳为止。

患者在平衡练习时也可以进行干扰训练。治疗师站在患者身后，周期性地打乱患者的身体姿势和姿势，以增强膝关节的动态稳定性（图 28-8）。治疗师可以直接接触患者或破坏患者站立的平台，然后指导患者纠正不平衡的状态。

在步态训练和平衡程序中，也可以用半泡沫卷来训练（图 28-9A）。这项训练有助于患者保持平衡和保持直立姿势所需的肌肉控制，并能够从泡沫卷的一端走到另一端。另一个有效的方法是在双腿和单腿站立时使用平衡板或其他不稳定平台（图 28-9B）。去找一个平衡的中心，让肢体尽可能对称，可以对股四头肌的控制和姿势定位有良好的益处。

（八）调节和恢复活动

根据不同患者情况的不同，只要患者能够耐受，就可以对患者进行上半身循环的心血管计划（表 28-5）。手术侧肢体应抬高来减少下肢肿胀。可以在术后第 5～6 周开始固定的踏车运动。如果患者的伤口已经愈合，也可以开始水下行走的训练。

患者术后 9～12 周可以使用滑冰机、椭圆机和攀爬机等的训练，但需要注意对髌股关节进行高应力保护。在调节自行车的座椅高度时可以根据患者的体型调整到合适水平。对攀爬机进行调整时，建议调整至低阻力水平以产生低阻力的短台阶。如果患者可以进入游泳池，则鼓励使用自由式或摆动式踢腿、水下行走和水上有氧运动的水上项目。为了提高心血管耐力，该训练方法每周至少要做 3 次，每次20～30min，运动量至少达到最大心率的 60%～85%。

大多数接受 HTO 或 DFO 治疗的患者建议只进行轻量、低影响的活动，以保持积极健康的生活方式和体重控制。如果在手术过程中发现患者存在软骨损伤，并且患者希望继续进行高强度的运动来尽早康复，那么治疗师要告知患者，其可能有软骨进一步恶化的风险。截骨术的目的通常是为需要部分或全关节置换术的患者争取时间，因此不鼓励患者参与高载荷活动。

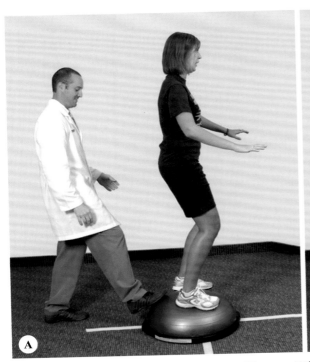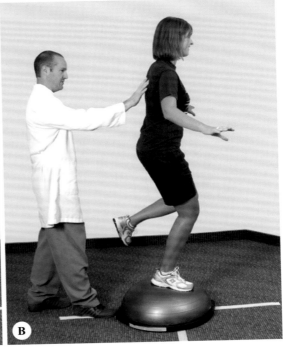

▲ 图 28-8　干扰训练技术

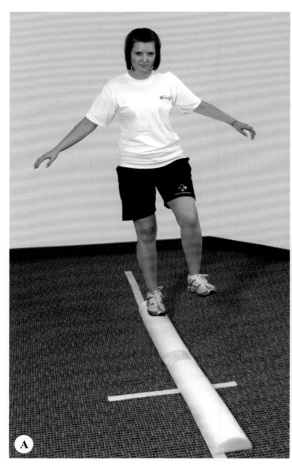
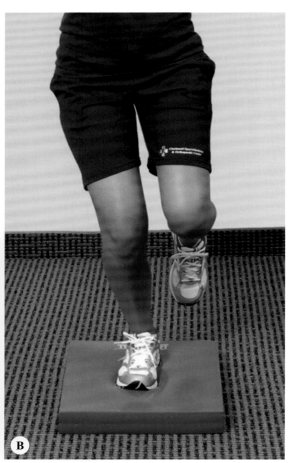

▲ 图 28-9　平衡训练技术包括在半泡沫滚球（**A**）上行走和在不稳定表面（**B**）上单腿站立

表 28-5　截骨术后有氧运动

术后时间	频 率	上半身循环	固定自行车	水下行走	游 泳	步 行	攀爬机（低阻力，短冲程）	滑冰机（短步幅和坡度，低抗阻）
3～4 周	每天 1～2 次	10min						
5～6 周	每天 2 次	10min	10min	10min				
7～8 周	每天 1～2 次	15min	15min	15min				
9～12 周	每天 1 次（每个阶段选择一个活动）		15～20min	15～20min	15～20min	15～20min	15～20min	15～20min
13～26 周	每周 3 次（每个阶段选择一个活动）		20min	20min	20min	20min	20min	20min

第 29 章　矫正过伸步态异常：术前和术后技术
Correction of Hyperextension Gait Abnormalities: Preoperative and Postoperative Techniques

Timothy P.Heckmann　Frank R.Noyes　Sue D.Barber-Westin　著
苏祥正　译

一、步态异常的诊断

膝关节外侧和后外侧结构长期薄弱的患者可能会出现步态异常，其特征是在步态周期的站立阶段（初始接触或脚跟撞击、负重反应、中位和脚趾离地）期间膝关节过伸（图 29-1）。膝关节的主要外侧和后外侧结构是腓侧副韧带（FCL）和腘肌 – 肌腱 – 韧带复合体（PMTL），包括腘腓韧带和后外侧关节囊。这些结构共同作用以抵抗外侧胫股间室的分离，外侧胫骨平台的后半脱位伴胫骨旋转、膝关节过伸和膝内翻[8, 9, 12, 13, 19, 27]（见第 15 章）。后外侧损伤通常伴有前交叉韧带（ACL）断裂，在某些情况下还伴有后交叉韧带（PCL）断裂[5, 7, 11]。此外，许多与后外侧结构不全的膝关节也存在内翻骨对线不良情况。确定这些复杂膝关节损伤中存在的所有异常所需的综合体格检查和放射影像评估详见第 16 章和第 26 章。

如果检查者在患者初诊时花少量时间观察，本章中描述的步态异常在临床上很容易识别。异常的膝关节过伸步态模式涉及矢状面伸展增加（>0°），并经常与冠状面内翻对线不良相关（反屈内翻）。如果伴有骨性胫股内翻对线不良，膝关节的内翻反张位置将明显更差。第 26 章中详细描述的三重内翻膝关节是指由三个因素引起的内翻对线：胫股内翻骨对线不良、由于 FCL 和 PMTL 明显不足导致的外侧胫股间室分离增加和伸展时的内翻反张。过伸的异常增加通常不仅表明存在后外侧结构损伤，还表明有 ACL 损伤。

一些未受伤但后外侧结构生理性松弛的膝关节显示存在被动下弯内翻和膝关节过伸。在膝关节损

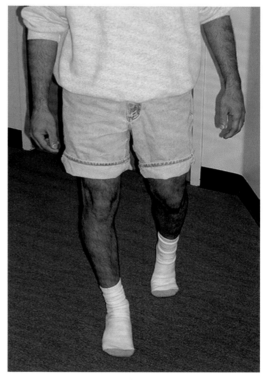

▲ 图 29-1　32 岁男性患者下肢内翻畸形和过伸步态异常明显，伴有后外侧结构慢性缺陷和内翻对线不良

伤或任何原因导致的肌肉萎缩后，患者可能表现出由肌无力引起的过伸步态模式。在膝关节损伤或任何原因导致的肌肉萎缩后，患者可能表现出由肌无力引起的过伸步态。其他有症状的髌股关节炎患者发展为过伸步态模式，以避免膝关节屈曲，从而减轻由髌股关节载荷引起的膝前疼痛。这些患者是最难处理的，因为膝关节炎症状的治疗除了需纠正股四头肌无力和膝关节过伸步态模式外，还需要通过

治疗来缓解疼痛状态。

根据我们的经验，有膝关节过伸步态问题的患者会表现出不同程度的步态力学改变、症状和功能受限。有些患者可能表现出明显的步态异常，严重者致残并行走受限，需要拐杖或手杖支撑。其他患者可能改变不太明显，只有在过度行走（或其他负重活动）和肌肉疲劳后才会出现异常的膝关节过伸。站立期步态异常的程度取决于相关韧带分离、股四头肌萎缩和症状性髌股关节炎的程度。

日常活动中部分或完全腿打软的膝关节不稳的主诉常伴有膝关节过伸步态异常。疼痛通常位于内侧胫股间室，由内翻对线不良导致的压缩力增加引起。软组织张力增加也会导致后外侧组织疼痛。除了这种步态模式引起的疼痛和不稳定外，如果术前未纠正步态异常，后外侧重建失败的风险也会增加。这是因为术后负重活动期间会因高膝关节伸展和内收力矩产生过高的拉伸力[16]。此外，如果术前未纠正过伸模式，伴有 ACL 或 PCL 缺陷的患者交叉韧带重建失败的风险可能增加[14, 15]。因此，步态再训练和避免步态过伸模式对于解决患者症状和降低软组织韧带重建手术失败的风险至关重要。

许多研究者描述了 ACL 断裂患者的股四头肌失效的异常步态模式[1, 2, 6, 18, 20, 28]。我们中心[18]的一项研究记录了 32 个 ACL 缺陷的内翻成角膝关节中有一半存在股四头肌活动减少和腘肌活动增强。尽管可以假定增加的腘绳肌作用力是有益的，它在减少胫骨前移方面提供了一种保护机制，但是增加的肌肉作用力产生了较高的轴向压缩力，从而增加了内侧和外侧关节间室（累计）载荷。长期来说，这些载荷可能对关节有害，尤其是在伴有内翻骨对线不良的膝关节中。第 6 章详细讨论了 ACL 缺陷膝关节的异常步态特征。

在脑卒中或创伤性脑损伤、脑瘫或脊髓灰质炎患者中也发现了过伸步态异常模式[10]。在这些情况下，这种疾病可能由多种因素引起，包括股四头肌无力、踝关节足底外展痉挛、脚跟脊髓性挛缩和腓肠肌 – 比目鱼肌无力。主要的问题在于膝关节过伸可能导致站立时后韧带和关节囊结构因跨膝关节的外伸肌力矩增加而被拉伸。本章的目的不是讨论有这一神经病理症状的患者的治疗。相反，本章的重点是治疗这种步态障碍的患者后外侧结构的慢性不足，伴或不伴交叉韧带断裂或内翻对线不良。

关键点：步态异常的诊断

- 外侧和后外侧结构慢性功能不全患者，可形成一种以步态周期的站立期膝关节过伸为特征的步态异常

- 步态异常在临床上易于识别：矢状面过伸（＞0°），伴有内翻反向屈曲

- 有膝关节过伸步态问题的患者存在不同程度的步态力学改变、症状和功能限制

- 站立期步态异常的程度取决于韧带缺失的程度、股四头肌肌肉萎缩程度和症状性髌股关节病

- 以日常活动中部分或完全性的打软腿为主诉十分常见

- 疼痛发生在内侧间室、后外侧组织

- 如果术前未纠正步态异常，交叉韧带和后外侧韧带重建失败的风险增加

二、膝关节异常过伸模式

膝关节运动在步态周期中的正常模式见图 29-2。对正常人步态力学的详细描述超出了本章的范围，并且已被许多作者描述[3, 4, 21, 24, 25]。在过伸步态异常患者中整个站立期正常膝关节屈曲和伸展模式的丧失对功能有着重要的影响。在载荷反应中，膝关节吸收冲击需要正常的膝关节屈曲量。相反，过伸的肢体将体重直接从股骨转移到胫骨，导致压力异常增高。屈膝所提供的正常肌肉能量吸收和缓冲作用消失[22, 23]。膝关节的推力过伸运动与异常增高的内收力矩相关，可导致内侧胫股间室压力和外侧分离力增加。压力增加表现为内侧胫股间室和后外侧软组织疼痛。

我们报道了两种不同的膝关节过伸步态模式。通过膝关节屈曲的载荷反应我们发现，在模式 I 中，异常足过伸发生在两个时期：脚跟着地和末端伸展时（图 29-3）。存在过高的伸膝力矩，以及髋关节伸展和踝关节背伸的异常逆转。模式 II 的特征是从脚跟触地一直到中间的长时间的膝关节过伸模式（图 29-4）。这些患者的膝关节屈曲力矩明显低于正常，其主要影响膝关节，踝关节背侧屈曲仅略微延迟。

表 29-1 中总结了我们观察到的不同类型的膝关节步态站立阶段的异常运动和矢状面、冠状面和横向旋转平面的临床伸膝观察[17]。任何胫股对线异常（内翻 – 外翻骨对线不良或胫骨前 – 后倾角）都可能

关键点：膝关节异常过伸模式

- 过伸步态异常的患者可观察到整个站立期膝关节正常屈曲和伸展模式的丧失
- 模式 I：在脚跟着地和末端伸展过程中出现异常过伸，在载荷反应过程中注意到的膝关节屈曲。存在过高的膝关节伸展力矩，以及髋关节伸展和踝关节背屈的异常逆转
- 模式 II：从脚跟着地到整个中间站立的长时间膝关节过伸模式。膝关节屈曲力矩明显低于正常
- 胫股对线异常（内翻 - 外翻骨对线不良或胫骨前后倾角）影响矢状面或冠状面的伸膝运动
- 内翻步态异常是由内翻胫股骨对线不良引起的。脚跟着地后，膝关节几乎伸直，就会发生推挤运动

影响矢状面或冠状面上的伸膝运动。其中最常见的是内翻胫 - 股骨对线不良引起的内翻伸膝步态异常。载荷反应过程中，脚跟着地后膝关节立即接近伸直并发生逆冲活动。根据后外侧结构是否存在相关缺陷，内翻推力可能伴随外旋或内旋半脱位。较少见的异常是外翻推进步态，通常与下肢外翻对线不良有关。这种疾病通常伴随胫骨外旋。这些对线不良

和相关膝关节韧带缺陷的膝关节，需要在韧带重建手术前使用截骨术手术矫正其对线不良。

三、异常膝关节过伸的训练计划

我们的中心[17]自 20 世纪 80 年代中期以来，成功将步态再训练计划应用于膝关节过伸异常。该项目需要经验丰富的物理关节治疗师进行 2～4 次初始临床课程（每周进行 1 次），以指导患者异常步态力学和恢复正常步态模式所需的适应性调整（表 29-2）。指导患者每天家中练习至少 2～4h。此外，作为综合康复过程的一部分，患者需接受肌肉强化和神经肌肉协调训练。为了获得成功的结局，患者必须遵守本项目所需的时间承诺和持续动力。家庭成员也接受相同的指导，以便他或她可以在家中观察和协助患者的再培训。对患者的异常和矫正步态进行录像也有助于帮助教育过程。患者可能最终需要在 6～12 周接受 8～12 次治疗，以恢复正常的、无症状的步态模式。

再训练过程的最初重点是患者的膝关节过伸，因为这是需要修复的主要异常（图 29-5）。指导患者的每一步均保持 5° 屈曲，需要以非常缓慢和刻意的

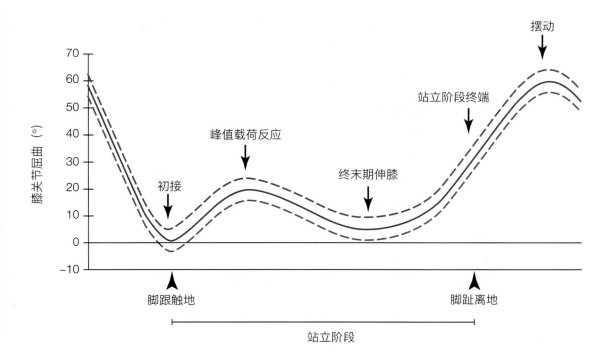

▲ 图 29-2　正常步态周期内的膝关节运动角度（°）

站立步态的各个阶段（引自 Noyes FR, Dunworth LA, Andriacchi TP, et al. Knee hyperextension gait abnormalities in unstable knees. Recognition and preoperative gait retraining. *Am J Sports Med.* 1996;24:35-45.）

方式行走。为患者提供的视觉辅助是女性高跟鞋行走的心理形象，其可产生 5°~8° 的膝关节屈曲。此外，可抬高 1~2 英寸（2.5~5cm）脚跟帮助维持整个站立阶段的屈曲。临床医生应意识到患者步态再训练期间练习屈膝姿势时可能会出现问题。尽管屈曲膝关节步态有利于加强股四头肌，但它可能加重

已经存在的、必须及时治疗的髌股疼痛。

训练过程的第二步包括指导患者膝关节过伸时踝关节和足部的异常运动。练习抬高脚跟，在站立中期用前足和脚趾推开，以避免膝关节过伸。患者必须限制踝关节过度跖屈，并假设早期踝关节背屈，以维持胫骨向前进展和膝关节屈曲。让患者在站立

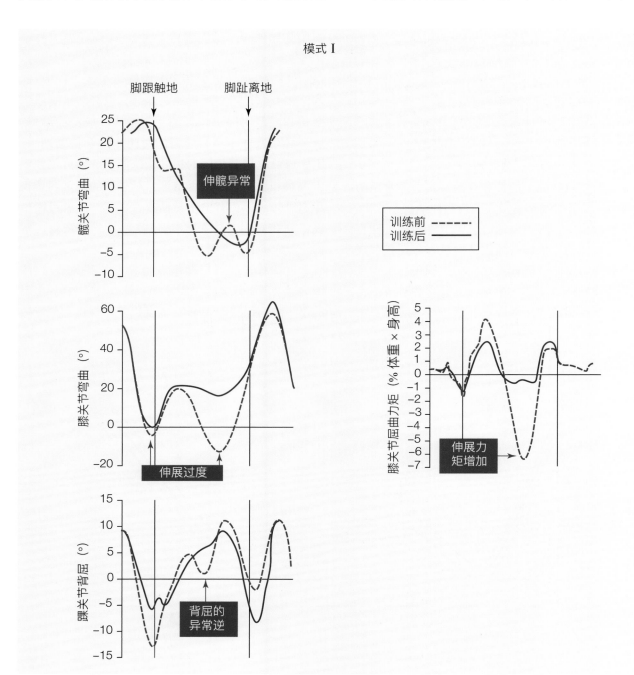

▲ 图 29-3　模式 I 患者的髋关节、膝关节和踝关节的一般运动（°）和屈伸力矩，膝关节脚跟触地和站立中期时过伸

引自 Noyes FR, Dunworth LA, Andriacchi TP, et al. Knee hyperextension gait abnormalities in unstable knees. Recognition and preoperative gait retraining. *Am J Sports Med.* 1996;24:35-45.

阶段结束时注意并感觉到对前足的压力是有帮助的。第一步和第二步，教会患者用每个站立周期说"膝足"，以提醒正常步态模式。

当患者没有练习膝足适应时，他或她会恢复到异常的膝关节过伸模式。但令人惊讶的是，在 4～6 周内，步态模式往往恢复正常，患者不再需要对步态适应进行有意识的提醒。简而言之，步态模式成为常规模式。

第三步分析髋关节和躯干位置（表 29-2）。再训练计划的第四步也是最后一步，确定在站立时是否发生下肢力线异常（内翻或外翻推力）或膝关节外旋或内旋半脱位。这一点很重要，因为患者膝关节过

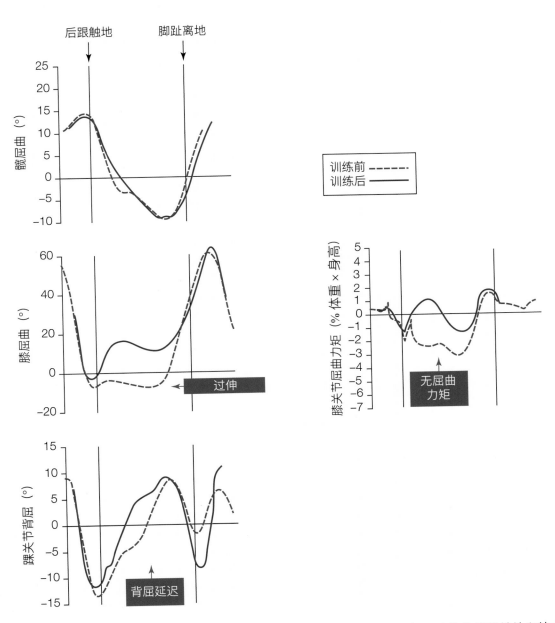

模式 II

▲ 图 29-4　模式 II 患者的髋关节、膝关节和踝关节的一般运动（°）和屈伸力矩，膝关节脚跟触地和站立中期时过伸

引自 Noyes FR, Dunworth LA, Andriacchi TP, et al. Knee hyperextension gait abnormalities in unstable knees. Recognition and preoperative gait retraining. *Am J Sports Med*. 1996;24:35-45.)

表 29-1 站立阶段的异常膝关节运动模式和半脱位

起步相情况	异常膝关节位置	增加的运动限制	站立阶段	可能的不全脱位	评 论
过伸运动（应力）	过伸（模式Ⅰ）	外展	初始接触及最终外展阶段	胫骨内翻 - 外旋（反张）	膝关节突然过伸 - 屈曲 - 过伸，甚至站立时。步态明显异常；再训练困难
	过伸（模式Ⅱ）	外展	整个站立阶段	胫骨内翻 - 外旋（反张）	站立时无前后运动。步态再训练难度较小
内翻加压	胫骨内收（外侧关节打开）	内收	初始接触及载荷反应阶段	胫股间室旋转不全脱位 *	通常发生在载荷响应时。无法进行步态再训练。胫骨外旋可能减少推力，内旋增加推力。增加胫骨外旋（外侧 - 后外侧损伤，内侧 - 后内侧损伤，或两者）。胫骨内旋增加罕见，通常为 ACL 加外侧韧带损伤
外翻加压	胫骨外展（内侧关节打开）	内收	初始接触及载荷反应阶段	胫股间室旋转不全脱位 *	胫骨外旋增加（内侧 - 后内侧韧带损伤），伴内侧平台前半脱位。胫骨外旋增加伴外侧 - 后外侧损伤伴内侧平台后半脱位

引自 Noyes FR, Dunworth LA, Andriacchi TP, et al. Knee hyperextension gait abnormalities in unstable knees. Recognition and preoperative gait retraining. *Am J Sports Med*. 1996;24:35-45.

* 旋转半脱位也可能发生在没有内翻或外翻推力的情况下

表 29-2 异常膝关节站立过伸的步态再训练方案

解剖部位	康复方案
躯干及上半身	1. 保持直立位；避免向前负重位。使站立时体重前移至膝关节 2. 在站立阶段避免过度的内外侧摇摆，这会导致膝关节和髋关节的内翻 - 外翻力矩
髋关节	1. 站立阶段避免髋关节过度屈曲，这会导致膝关节过伸，导致髋关节伸肌疲劳 2. 对于外翻下肢力线，避免过度的股骨内旋。鼓励股骨外旋，足外侧缘行走。避免膝外翻体位（对外翻推力很重要） 3. 对于下肢内翻对线，应避免股骨外旋。鼓励股骨内旋，膝外翻位
膝关节	1. 在整个站立阶段，始终保持膝关节屈曲位，避免任何膝关节过伸 2. 逐渐练习膝关节屈伸控制行走；通常从拐杖开始。最初过度屈膝体位 3. 在恢复屈伸控制和更正常的步态模式后，逐渐恢复更正常的步行速度 4. 注意髌股疼痛的增加 5. 膝关节屈曲位时寻找内翻或外翻应力 6. 恢复屈曲位时，寻找外旋或内旋胫股半脱位
踝关节	1. 避免过度跖屈。通过比目鱼肌保持背屈，诱导早期脚跟上升（摇杆动作），以促进胫骨向前进展和膝关节屈曲 2. 最初使用过度背屈助行器（抬高脚跟），以增加站立阶段的早期脚跟脱落
足	1. 鼓励在站立阶段的前足和脚趾推离，以及早期脚跟离地，以辅助站立阶段的膝关节屈曲 2. 伴有力线内翻，鼓励外倾姿势。对于力线外翻，鼓励内倾姿势

引自 Noyes FR, Dunworth LA, Andriacchi TP, et al. Knee hyperextension gait abnormalities in unstable knees. Recognition and preoperative gait retraining. *Am J Sports Med*. 1996;24:35-45.

伸异常的主要原因可能是屈曲时膝关节不稳定，从而发生冠状面或旋转横断面半脱位。这些患者中可能需要使用功能性膝关节支具和额外的步态再训练。

关键点：异常膝关节过伸的训练计划

- 项目需要由经验丰富的物理治疗师进行 2～4 个疗程的训练，以指导患者异常步态力学的发生，以及恢复正常步态模式所需的适应性调整
- 患者每天在家练习至少 2～4h
- 同时进行肌肉加强和神经肌肉协调训练
- 最初的重点是膝关节过伸。指导患者每一步保持 5° 屈曲，以非常缓慢和谨慎的方式行走
- 对患者进行踝关节和足部异常运动的指导，这些运动与膝关节过伸同时发生。练习抬高脚跟，在站立中期用前足和脚趾推开，以避免膝关节过度伸展
- 同时要分析髋部及躯干位置
- 临床医生确定在站立过程中是否发生下肢力线异常（内翻或外翻推力）或膝关节外旋或内旋半脱位。可能需要功能性膝关节支具和额外的步态再训练
- 可使用跟部楔形增强垫块使膝关节轻度屈曲
- 对于严重内翻或外翻对线不良，可使用载荷支具或外侧/内侧脚跟楔形增强垫块
- 针对步态过程中使用的特定肌肉进行练习：腓肠肌 – 比目鱼肌复合体的脚趾抬高，直腿加抬高和股四头肌的静蹲
- 平衡和本体感觉：重量转移、串联平衡、单腿平衡（稳定和不稳定）、摇杆板（前后和侧对侧）、跨杯步行、用弹力带抵抗步态活动
- 完成训练可能需要 2～3 个月，直至在潜意识水平上正常步态模式成为正常模式

在某些情况下，可用脚跟楔形物使膝关节处于轻微屈曲位，以尽量减少股四头肌控制不良时可能发生的中间过伸。严重内翻或外翻对线不良的患者可能需要使用免载荷支具或外侧或内侧脚跟楔形增强垫块。

免载荷支具主要有两种：单铰链和双侧铰链。单铰链支具能够通过受影响间室创建牵拉机制，从而产生卸载（例如，当支具具有内侧铰链时，内侧间室无载荷）。对于双直立铰链型系统，支具通常具有无载荷的推动机制（例如，当尝试使内侧间室无载荷时，外侧铰链会调整以使支撑通过内侧关节的外侧）。在定制的免载荷支具中还可以设置所减少载荷

的具体数值。双直立免载荷支具的潜在额外优势是能够补充交叉韧带和（或）侧副韧带不稳定。如果使用支具或脚跟楔形物，应提醒患者主动练习步态再训练技术，而不是单独使用支具/楔形物作去被动限制过伸。这些器械还有助于减少可能伴随关节不稳定或关节炎的内侧或外侧疼痛。

自行肌肉控制对于减少与股四头肌功能减弱相关的伸展过度步态机制至关重要。正常步态需要从腓肠肌 – 比目鱼肌复合体充分推开，中间站立时股四头肌充分收缩，摆动时髋关节和膝关节屈曲以保持直立姿势。这些机制中的任何一个缺陷都可导致步态改变，当有足够的频率后，该步态会成为患者默认的步态模式。步态是一种后天学习的活动并且最终成为习惯性。因此，步态再训练应包括在步态过程中针对特定肌肉的练习，预训练活动逐步迫使患者留心去使用这些肌肉，然后练习新的步态模式，使其最终成为习得的默认模式，以避免过伸步态机制。

部分内翻对线不良的膝关节可伴有胫骨内旋和内倾步态。患者可通过刻意的外倾步态以自行对抗内翻推力；但是，当患者不练习时，内倾步态又会恢复。同样的情况也适用于旋前外倾步态的外翻膝关节校准。因此，步态再训练主要解决膝关节过伸，同时大多数患者在该训练过程中获得有益的效果。

以下部分提供了如何与其他活动相结合以辅助步态再训练。步态再训练的一个重要组成部分是针对步态周期中所需的特定肌肉进行训练。对于腓肠肌 – 比目鱼肌复合体的患者应进行抬脚运动。从双侧站立转移到偏心/负重复（两条腿向上/单腿向下），最终再到单踝关节跖屈垫脚站立。其他选项是步幅周期结束时脚离地，或增加额外的重量以增加负重。该练习也可与传统的升压练习相结合。

控制股四头肌对于正常步态至关重要，也是最需要注意的肌群。常用的锻炼方法包括患者取坐位进行直腿抬高（图 29-6）。股四头肌收缩；腿部在离桌子或椅子约 6 英寸（15cm）处抬起，保持抬起位置 15s，然后降低并放松 45s。这个 1min 的周期以 1∶3、1∶2 和最终 1∶1 的比例维持和进行，然后为 5～10 次重复进行以及增加额外踝关节的负重以增加运动的难度。

靠墙静蹲是促进股四头肌激活的极好方法。膝关节屈曲角度通常在 45°～70°。髋股关节炎患者可

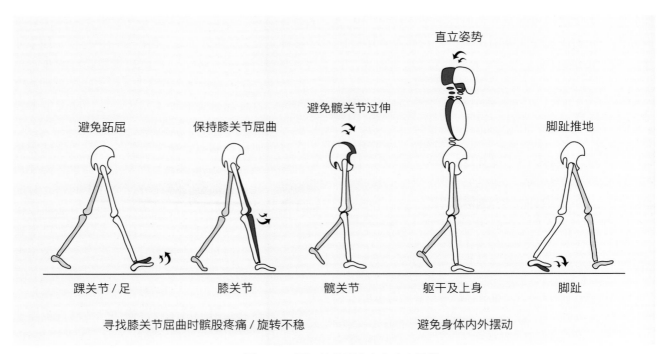

▲ 图 29-5　再训练前观察患者步态异常

阴影结构代表躯干、上半身、髋关节、膝关节、足部、踝关节和脚趾的正确、重新训练位置（引自 Noyes FR, Dunworth LA, Andriacchi TP, et al. Knee hyperextension gait abnormalities in unstable knees. Recognition and preoperative gait retraining. *Am J Sports Med*. 1996;24:35-45.）

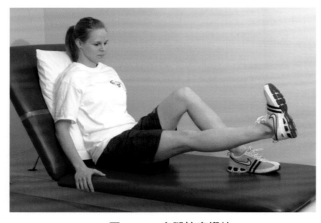

▲ 图 29-6　直腿抬高锻炼

能需要将屈曲角度维持在 30°～45° 以减少髌股疼痛。没有关节损伤或疼痛的患者可以在较深的膝关节屈曲度进行这种运动，以允许增加股四头肌纤维锻炼。让重量压力通过患者脚踝也将降低髌骨的疼痛。这种运动类似于固定的腿部推举，每次重复 2 组，每天 4 次，直到最大限度的疲劳，即股四头肌烧灼感。患者尝试每次运动，并尝试达到 3min，即每次靠墙蹲重复的总持续时间。

静蹲的同时在双膝之间放置一个球并进行加压

固定以完成髋关节等长内收有利于股内斜肌锻炼。除充分的股四头肌锻炼之外，改善髋关节外展控制也具有重要意义。可在膝关节近端放置重弹性绷带（避免髌骨受压），在屈曲坐位（图 29-7A 和 B）或侧卧位（图 29-7C 和 D）进行膝关节分离 - 闭合活动。每次 3～5 组，每组重复 10 次。根据臀肌肌肉组织的锻炼需要，可调整膝关节屈曲或髋关节屈曲角度使运动更容易或更困难。单腿下蹲测试（图 29-8）可用于检测髋关节力量和躯干控制效果，详见第 13 章。

正常的髋关节外展外旋力量锻炼及下肢的良好控制可防止髋关节内旋 - 外翻姿势畸形，该畸形常见于在慢性髌股症状患者。

平衡和本体感觉是步态再训练计划的重要组成部分。患者必须能够保持单侧姿势控制，并通过摆动移动对侧腿以准备过渡到下一个步幅。平衡活动的良好运行通常足以帮助恢复正常步态。这些活动的方法包括以下内容：重量偏移、串联平衡、单腿平衡（稳定和不稳定）、摇杆板（前后和侧对侧）和用于姿势稳定性的 Biodex 稳定器（Biodex Medical Systems）（随机对照和迷宫对照）。重视平衡控制是临床治疗和家庭锻炼计划的一部分。

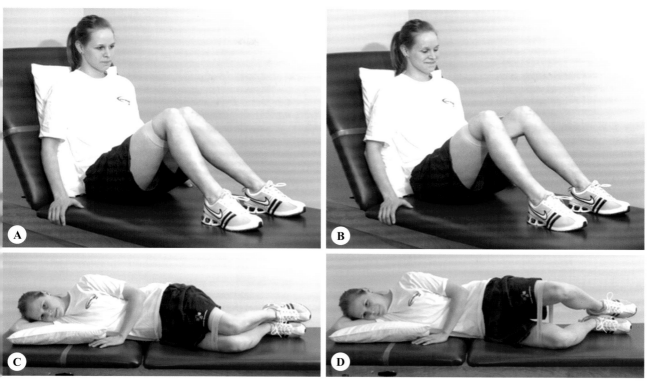

▲ 图 29-7　屈曲坐位（**A** 和 **B**）或侧卧位（**C** 和 **D**）进行膝关节分离 – 闭合锻炼

制订功能性步态再训练计划需搭配个人锻炼计划，以涵盖特定的步态活动。患者必须克服各种相关因素，包括恐惧、肌无力、活动范围不足、代偿和疼痛。患者必须解决这些因素才能恢复正常的步态周期。以下各个因素帮组完成对称的步态模式：充分推开、股四头肌控制、髋关节和膝关节屈曲、保持直立姿势。两种常见的步态活动可以成功地用于受伤或手术后的早期时间段和后期时间段的辅助锻炼。最初，使用一种被称为跨杯步行的锻炼鼓励患者将实际步态周期分解成更易于掌控的任务目标。杯子设置成两排交错排列，步长对称（图 29-9）。要求患者跨越杯子行走或行进，并强调注意前文提到的 4 项任务中的每一项。该锻炼允许临床医生观察患者的步态周期，并依此确定需要强调的地方。患者表现出的常见代偿机制包括下肢环行、推离不充分、站立中期过伸、髋关节和膝关节屈曲不协调、Trendelenburg 征阳性及躯干前屈。临床医生必须能够识别缺陷，并指导患者及其支持团队如何观察缺陷并执行矫正策略。现在，正常步态的下意识性质成为患者的思维方式。患者通过跨过杯子行走来扩大步态周期。这种循序渐进的方法允许患者将步态周期的一部分应用于整个正常步态模式。这种步态

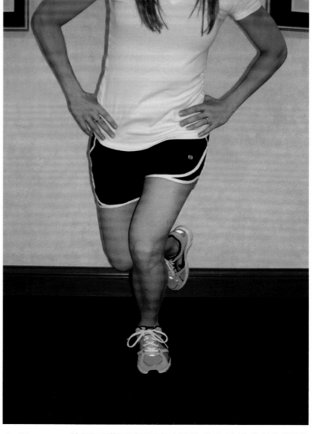

▲ 图 29-8　单腿下蹲测试可显示髋关节和膝关节控制不良

再训练锻炼必须随着时间的推移重复数千个周期，以创建新的默认步态模式。

随着创伤或手术后的时间推移，可以使用另一种步态锻炼：要求患者在大腿远端周围佩戴重弹性带（髌骨上方约 2 指宽度），然后进入行进模式，以

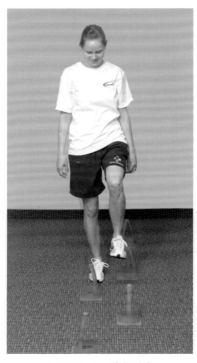

▲ 图 29-9　跨杯步行

提供抗阻步态周期。地板上有一条中心线，患者在行进锻炼时，必须保持右脚在线的右侧着地、左脚在线的左侧着地（图 29-10）。这种摆动运动确保在步态周期内充分的锻炼髋关节屈曲和髋关节外展的肌肉组织。此外，下肢站立需要腓肠肌充分拉伸，以及自发的股四头肌收缩以防止发生过伸。这种抗阻步态锻炼可以在向前、向后和横向上完成。每个方向允许临床医生重点使用哪些肌肉群来实现充分的随意肌控制。同样，这些活动需要下意识的思维过程，以锻炼股四头肌为重点，从而避免过伸机制的出现。

根据我们的经验，2～4 次治疗后，患者将了解力学异常，并识别过伸模式何时发生。如前所述，意识上的提醒（如"膝关节弯曲，脚趾蹬地"）在这个阶段是有帮助的。训练 4～6 周后，患者应转为较正常的步态模式。但是，完成训练过程可能需要 2～3 个月，直至在潜意识水平上正常步态模式成为常规，并且患者在快速走时不会恢复到过伸步态模式。

四、临床研究

（一）方法及材料

我们通过 5 例有症状的膝关节过伸和后外侧结构缺陷患者对步态再训练计划进行了研究[17]。在再训练计划之前和之后进行计算机化步态分析测试，使

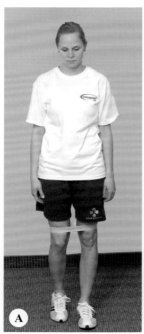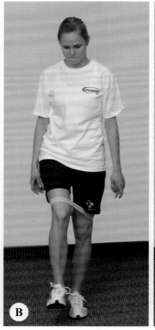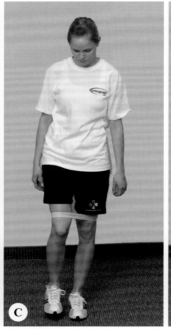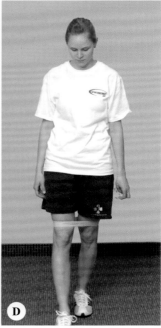

▲ 图 29-10　弹力带步态训练

用双摄像机视频光电数字化仪测量运动并使用多组分力板测量地面反作用力。力板被伪装在 10m 的人行道下。要求患者以三种速度（正常、快速、慢速）行走，并在这些范围内进行测量，以便能够对相似的行走速度进行比较。最终获得了站立和摆动阶段完整周期的数据。

我们对髋关节、膝关节和踝关节的矢状面运动学数据，以及矢状面、冠状面和横断面的动力学数据进行了评估。记录每例患者站立期的峰值。使用之前描述的数学模型，计算关节反应载荷、外侧软组织力和肌肉力，将患者数据与年龄和步行速度相匹配的 11 例受试者的对照组获得的数据进行比较。所有力矩（外部力矩）被标准化为体重和身高。

（二）再训练前步态力学分析

经预训练的患者和对照受试者的脚跟着地和末端伸展时的膝关节过伸张力平均值存在统计学显著差异（表 29-3 和图 29-11），患者组屈曲度降低 $5.4° \sim 18.4°$（$P < 0.05$）。与对照组相比，患者组的

表 29-3　对照肢体和累及肢体的实测和计算峰值

变　量	对照组	实验组	
		训练前	训练后
膝关节活动（°）			
脚跟着地	1.3 ± 1.6	$-5.6 \pm 2.8^*$	$-0.2 \pm 2.6^†$
峰值载荷	14.9 ± 5.0	$6.2 \pm 10.9^‡$	16.4 ± 4.2
最终外展	6.6 ± 4.0	$-7.3 \pm 4.4^*$	$11.1 \pm 5.8^†$
脚趾离地	35.0 ± 7.0	36.1 ± 5.3	$41.8 \pm 5.9^§$
踝关节跖屈活动（°）	11.4 ± 6.0	16.1 ± 8.5	$9.4 \pm 1.5^†$
髋关节力矩（%BW×Ht）			
外展	1.2 ± 0.9	1.1 ± 0.4	$0.7 \pm 0.4^†$
内收	5.1 ± 0.9	6.0 ± 1.0	$4.9 \pm 1.4^†$
膝关节力矩（%BW×Ht）			
脚跟着地过伸	2.4 ± 0.5	2.6 ± 0.7	$2.0 \pm 0.5^§$
站立中期过伸峰值	1.5 ± 1.0	$3.4 \pm 2.0^‡$	$0.7 \pm 0.7^§$
内收	3.6 ± 0.5	$4.6 \pm 1.4^‡$	3.6 ± 0.7
踝关节背屈力矩（%BW×Ht）	9.0 ± 0.5	9.1 ± 0.9	8.4 ± 0.9
预测力值（BW）			
屈肌群	1.5 ± 0.3	$2.2 \pm 0.7^‡$	$1.3 \pm 0.4^§$
伸肌群	1.0 ± 0.4	1.1 ± 0.5	0.9 ± 0.4
内侧胫股载荷	2.1 ± 0.2	$3.0 \pm 0.4^*$	$2.1 \pm 0.5^§$

*. 训练前 vs. 对照，$P < 0.01$

†. 训练后 vs. 对照，$P < 0.01$

‡. 训练前 vs. 对照，$P < 0.05$

§. 训练后 vs. 对照，$P < 0.05$

BW. 体重；Ht. 身高

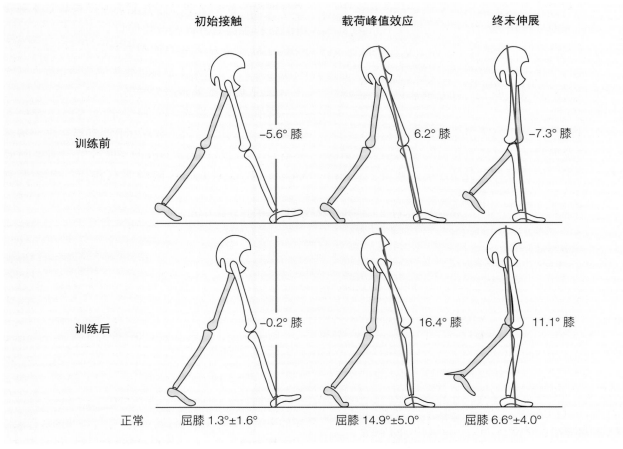

初始接触　　　　载荷峰值效应　　　　终末伸展

训练前　　　−5.6° 膝　　　6.2° 膝　　　−7.3° 膝

训练后　　　−0.2° 膝　　　16.4° 膝　　　11.1° 膝

正常　　　屈膝 1.3°±1.6°　　　屈膝 14.9°±5.0°　　　屈膝 6.6°±4.0°

▲ 图 29-11　训练前和训练后膝关节屈曲角度，以及屈曲量如何与地面反作用力相关的分析

过伸倾向于将地面反作用力置于膝关节前方，要求后方结构而不是股四头肌平衡地面反作用力（引自 Noyes FR, Dunworth LA, Andriacchi TP, et al. Knee hyperextension gait abnormalities in unstable knees. Recognition and preoperative gait retraining. *Am J Sports Med*. 1996;24:35-45.）

平均膝关节具有显著较高的中间伸展力矩（127%；$P<0.01$）、膝关节内收力矩（28%；$P<0.05$）和内侧胫股间室载荷计算值（43%；$P<0.001$）。确定了前文讨论过的两种膝关节过伸模式；3 名患者表现出模式 I，2 名患者表现出模式 II。

（三）再训练后步态力学分析

患者在步态再训练计划后的脚跟着地、末端伸展和脚趾离开（平均 10°）时的膝关节屈曲度显著增加。与训练前值相比，在终末伸展屈曲角度平均增加 18°（$P<0.01$）。在脚跟着地（23%）和终末伸展（80%）时，膝关节伸展力矩显著降低。平均内收力矩降至正常值，预期内侧胫股载荷显著降低（30%）（$P<0.05$）。

步态再训练后，脚跟着地时髋关节外展力矩减少 36%（$P<0.01$），站立中期髋关节内收力矩减少 18%（$P<0.01$）。踝关节跖屈运动减少 7°（$P<0.01$），其与踝关节背屈力矩减少 8% 具有相关性。

5 例患者中有 4 例的膝关节过伸和髋关节和踝关节的异常运动被成功解决或显著减少。这些个体将膝关节屈伸力矩转换为正常的双相模式。有 1 例患者未能完成计划，表现出持续步态异常。

（四）再培训对患者症状的影响

使用辛辛那提膝关节评分系统的症状评定量表来评估步态再训练前后的患者症状（见第 41 章）。疼痛量表（0～10 分）从训练前的平均（1.6±0.9）分提高到训练后的（4.8±2.3）分，差异有统计学意义（$P<0.05$），还有部分从训练前的平均（2.4±0.9）分到训练后的（5.2±2.3）分（$P<0.05$）。5 例患者中有 4 例从再训练前日常活动时的中度疼痛和不稳定改善为每天行走数小时而无明显症状。由于这种改善，2 例患者在重新训练后不需要韧带重建手术。

关键点：临床研究

方法

- 研究了 5 例症状性膝关节过伸和后外侧结构缺陷患者的步态再训练计划
- 再训练前后使用计算机步态分析测量了运动和地面反作用力
- 将年龄和步行速度相匹配的 11 名受试者作为对照组进行数据比较

结果

- 预训练患者和对照组之间存在显著差异
  - 脚跟着地和末端伸展时膝关节过展较少
  - 更大的膝关节中间伸展力矩、膝关节内收力矩、内侧胫股间室载荷
- 训练后患者的结果显示
  - 脚跟着地、末端伸展、脚趾离地时膝关节的屈曲显著增加
  - 脚跟着地和末端伸展时膝关节伸展力矩显著降低
  - 平均内收力矩显著降低至正常值
  - 脚跟着地时髋关节外展力矩降低
  - 踝关节跖屈运动减少

5 例患者中的 4 例成功解决或显著减少了膝关节过伸，以及髋关节和踝关节的异常运动模式

5 例患者中的 4 例从再训练前日常活动出现中度疼痛和不稳定，改善为每天行走数小时而无明显症状

对于慢性后外侧结构缺陷的患者，步态分析技术和再训练可以成功地将髋关节、膝关节和踝关节的动力学和运动学调整到更正常的水平。可以显著减少异常的膝关节过伸，以及关于膝关节的内收、伸展力矩和内侧胫股间室载荷。髋关节外展和内收力矩也可恢复到正常水平。此外，踝关节跖屈及其背屈补偿力矩也可下降。步态再训练适用于韧带重建手术之前出现过伸步态异常的膝关节，在某些情况下可避免此类软组织的手术治疗。如果步态异常未得到纠正，术后患者恢复异常的膝关节过伸步态模式后其重建韧带上所承受的高张力可导致交叉韧带和后外侧韧带重建失败。这些相同的原则同样适用于其他具有膝关节过伸步态模式的个体，例如由各种膝关节损伤和症状性髌股关节炎引起的股四头肌无力等。

五、病例示范

病例 1

患者为 32 岁的做膝慢性 ACL 损伤的物理治疗师，为避免 ACL 重建已放弃剧烈的体育运动。近年

来无疼痛、肿胀或退变。患者参加了轻度娱乐性排球比赛，并经历了部分不全发作。她主要表现为内侧关节疼痛加剧和膝关节不稳定感，因此建议她需要 ACL 重建。患者双侧站立生理性膝内翻，行走时左下肢明显膝内翻（图 29-12）。她并不知道其步态模式已经改变，但过伸推力明显加重后被检查发现。该患者接受了步态再培训项目，并适应正常的步态模式。3 周内，她的内侧关节疼痛和不稳定症状消退。她恢复到受伤前代偿状态，没有进一步症状需要 ACL 重建。因为她是一名理疗师，可以理解再训练计划，她有一个快速的治疗反馈。

病例 2

患者女性，38 岁，车祸后 1 年，诊断为 PCL 断裂。她经历了频繁的不稳定和移位症状以及严重的内侧关节线疼痛。体检：股四头肌萎缩明显，胫骨后移增加 12mm，外侧关节开口增加 10mm，胫骨外旋增加 15°，内翻对线。站立位对线时，患者显示内翻位置，但未显示内翻反曲。但在增加力量行走时，每走一步都会发生严重的内翻反张（图 29-13）。患者先进行步态再训练，纠正内翻异常，进行股四头肌加强康复 3 个月。然后，进行开放式楔形截骨术矫正内翻力线不良，6 个月后进行 PCL 和后外侧重建。

病例 3

患者女，24 岁，车祸后 2 年，严重步态异常，伴左下肢跛行（图 29-14）。全膝关节疼痛。体格检查提示 PCL 和后外侧结构完全缺乏。该患者曾就诊于另外 3 名骨科医生，由于严重的步态异常和下肢肌肉萎缩，他们均不愿意进行手术。她需要 6 个月的步态再训练。尽管她从未完全能够控制膝关节稳定性，但她确实经历了显著改善，并能有意识地控制严重的内翻复发。

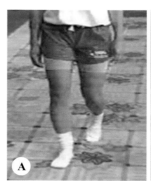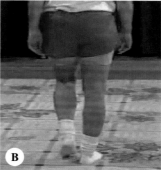

▲ 图 29-12 患者双侧站立生理性膝内翻，左下肢行走时明显内翻

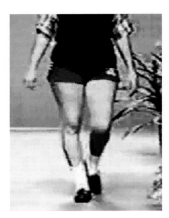

▲ 图 29-13　每一步均重度内翻的患者

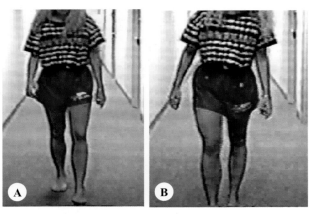

▲ 图 29-14　车祸 2 年后就诊患者，伴有重度步态异常和左下肢跛行

第 30 章　膝内翻或外翻的单间室膝关节置换术

Unicompartmental Knee Replacement for Varus or Valgus Malalignment

Frank R.Noyes　Sue D.Barber-Westin　著

张　卓　译

一、适应证

胫股关节单间室膝关节置换术（unicompartmental knee arthroplasty，UKA）是一种有效的治疗手段，适用于胫股关节单间室严重关节破坏和关节间隙完全消失的患者。虽然这一术式的早期报道结果令人失望，但产品材料和设计的改善、机器人技术的出现及对患者适应证的更深入了解，使得其预期结果得到提高。UKA 相对于人工全膝关节置换术（unicompartmental knee arthroplasty，TKA）的优势包括更少的出血量带来的较低的死亡率、更小的切口及较少的软组织损伤；保留骨量和正常（或接近正常）的膝关节动力学，从而能够恢复更高水平的功能，较少的并发症，较短的住院时间及总体更快速的康复过程 [24, 26, 55, 82, 91, 111, 165]。一项关于 UKA 和 TKA 手术趋势的研究显示，来自于 65 岁以上美国 Medicare 受益人群中，接受 UKA 的患者数量在 2000—2009 年增加了 6 倍，而同一时间段内，TKA 手术的患者数量仅增加了 1.7 倍 [24]。文献曾经对双间室膝关节置换进行描述 [36, 61]；然而，本章仅针对胫股关节 UKA 进行阐述。髌股关节置换将在第 37 章详细介绍。

UKA 的主要适应证是有症状的单发胫股关节炎。男性和女性均可接受该手术，很多研究都表明其结果在性别间无差异 [85, 140]。如果考虑到不稳定的问题，前交叉韧带功能不全继发的内侧胫股关节炎是准备接受同期或分期 ACL 重建患者的指征之一。一些学者认为，ACL 完整的患者与 ACL 功能不全但没有膝关节不稳定症状的患者手术治疗的结果和假体生存率不存在差异 [23, 41]。由此可见，如果没有在活动中发生打软腿的现象，可能不需要进行 ACL 重建。外

侧间室 UKA 的指征是原发性 OA，如外侧半月板切除或继发于胫骨平台骨折的创伤后 OA。

适合于接受 UKA 的患者通常存在中重度的关节线疼痛和（或）关节僵硬，导致日常活动受限。膝关节在静息时也可发生疼痛和肿胀，无论昼夜。足疗程的非手术治疗，包括非甾体抗炎药、激素注射、物理治疗和体重控制，均无法缓解疼痛。笔者认为，患者年龄应低于 60 岁，但如果没有手术禁忌且膝关节其他间室没有发生关节炎或出现症状，年龄超过 60 岁的患者也可以接受该手术。

大多数接受 UKA 的患者在先前都接受过其他手术，但均没有效果，如软骨成形、半月板切除、微骨折术、自体软骨细胞移植（autologous chondrocyte implantation，ACI）或自体骨软骨移植。重要的是使患者对这一手术能解决和不能解决的问题有现实的预期。在笔者的中心，大多数患者在术后 2~3 周可以无辅助行走，大多数可在 4~6 周恢复日常活动。截至术后 3 个月，允许患者进行轻度、低冲击活动，如步行、游泳、高尔夫球、低强度远足及自行车。然而，跑步和高冲击竞技体育活动或职业运动则不建议进行，事实上，这些运动也应当避免；患者有必要了解并接受这些手术后的限制。近期研究报道，大多数在 UKA 手术前参加体育活动的患者在术后无法恢复术前的竞技状态，而大多数改为参加低冲击活动，如游泳、自行车和健身训练 [43, 55, 101, 125, 157]。

二、禁忌证

UKA 的主要禁忌证是膝关节其他间室在手术前即存在关节炎［中度至晚期的软骨退变和（或）负

重位正位 X 线片显示中重度关节间隙狭窄]，有证据表明这是导致 UKA 失败的最主要原因之一 [4, 33, 38, 73]。不伴有髌股关节狭窄或关节炎破坏的膝前疼痛不适手术的绝对禁忌 [10, 11, 77, 99]。然而，上下楼梯、下跪和轻度活动时的髌股关节症状在 UKA 术后仍然会持续存在，大多数此类患者会选择 TKA 手术治疗。轻度髌股关节退变（Outerbridge1～2 级）同样不会对 UKA 的短期效果产生不良影响 [14, 144]。

其他禁忌证包括未得到矫正的过度内翻或外翻（>3°）、膝关节韧带不稳、膝关节过深超过 10°、炎性关节炎及既往感染。复杂区域性疼痛综合征、糖尿病、膝关节纤维僵直（过度伸直或屈曲挛缩）、软骨钙质沉着、类风湿关节炎或影响肢体控制的神经肌肉紊乱患者也不是适于接受该手术的人群。

肥胖患者（BMI>32）同样不认为是 UKA 的合适人群 [13]，单近期报道发现，BMI 亚组患者之间的 5 年和 10 年假体在位率没有显著性差异 [28, 74, 100]。骨量减少症（骨密度 T 值低于正常值 –1.0～–2.5 标准差）或骨质疏松症（T 值低于 –2.5）是 UKA 的禁忌证，存在假体下沉的风险。其他禁忌证包括素有可能的非手术治疗均无效、不能配合康复及对未来活动水平不能正确认识等。虽然笔者的经验中将年龄作为手术是否适合的指标之一，但如果没有合并前面所提及的禁忌证，年龄并不是该手术方式的独立禁忌 [73, 93, 118, 162]。一些研究表明，胫股关节间隙部分丢失和软骨损伤的患者接受内侧 UKA 的结果较差 [109, 115]。最后，UKA 或 TKA 应在手术中对所有关节面进行评估后进行选择。患者应在术前签署两种术式的知情同意书。

三、假体设计

UKA 假体可以大致按照截骨面准备（表面置换或嵌入）和关节面（活动或固定）（表 30-1 和表 30-2）进行分类。表面置换假体只需要进行极少的截骨，而嵌入式假体则需要进行类似于 TKA 的成角截骨。关节面通常为全聚乙烯或组配式设计，包括固定型和活动型两种设计。最初的 UKA 假体，如 Marmor（Smith&Nephw）和 St Georg Sled（Waldemar Link）采用全聚乙烯固定型胫骨衬垫。这些假体设计的问题包括股骨髁和胫骨平台的下沉、无菌性松动，以及由于欠合理的设计带来的磨损 [90]。自此之后，假体进行了重新设计，将负重分布于皮质骨边缘，

使用最小 6mm 的胫骨衬垫。金属背衬假体的引入使得截骨量增加。Miller-Galante（Zimmer）是众所周知的金属背衬固定型假体，采用组配式聚乙烯衬垫。

活动型假体设计的银珠旨在尝试减少施加于胫骨表面的应力。这些假体设计，如 Oxford（Biomet），采用金属股骨假体与聚乙烯半月板假体组件相关节，同时选择平整的金属胫骨表面。多孔涂层假体的发明旨在通过骨长入提供更好的固定效果。例如，生物固定型 Oxford Phase3 在其假体背侧具有羟基磷酸钙的多孔钛金属涂层。活动型假体则存在活动衬垫自胫骨基座上脱位的风险。

四、机器人科技

众所周知，早期 UKA 的失败尝尝由假体位置不够精确所导致，造成最终的下肢对线矫正不足或过度矫正。过分的胫骨假体力线不良（>3°）或胫骨后倾（>7°）会导致假体松动、骨折及骨应力增加 [35, 52, 63, 83, 135]。机器人辅助手术导航在 21 世纪 00 年代早期引入，致力于采用微创技术改善 UKA 的精确性（术后治理力线、假体位置和软组织平衡）。机器人手术系统被分为两种类型：接触型（触感型）和自主型。接触型系统需要手术医生的主动参以完成整台手术，而自主型机器人系统则在手术医生完成入路和机器设定后接手完成手术。接触型系统限制了截骨工具的活动，仅在术前所计划的截骨量或截骨面积范围内进行操作。患者术前膝关节三维模型（来自 CT）在手术中与参照骨表面进行整合，建立患者真实解剖的最终模型。确定假体放置和精确截骨区域。在手术医生进行截骨时，机械臂提供声音和触觉反馈，限制旋转钻头的尖端仅在术前所规划的截骨区域工作。采用骨科机器人手术臂互动系统（robotic arm interactive orthopedic system，RIO）的 MAKOplasty Partial Knee Resurfacing System 和体操机器人（Acrobot）系统（Acrobot 公司）是当前可以进行商业应用的接触型系统。

许多研究对多种导航系统与传统 UKA 技术的短期结果进行了比较（表 30-3）。Nair 等的系统综述对 2003—2011 年所发表的 15 项研究进行了回顾 [103]，共使用了五种不同的导航系统。总体而言，与传统方法相比，导航能够改善假体力线和位置，减少影像学离群值。然而，其临床结果没有差异，考虑到其中 14 项研究的随访时间不足 2 年，仅 1 项研究进

表 30-1　当代单间室膝关节假体

假　体	生产厂家	临床研究（参考文献）
Oxford	Biomet UK Ltd.	8，10，31，54，56，62，67，78，126，127，128
Oxford Series Ⅱ	Biomet	95，130，137，154，170
Oxford Series Ⅲ	Biomet	1，19，23，33，38，40，43，54，65，66，67，68，70，71，73，74，77，80，84，89，93，98，99，100，106，109，115，117，118，125，132，144，162，169
Miller-Galante	Zimmer	4，17，18，44，105，121，123，129，140，164
Preservation All-Poly	DePuy	20，27，41，51，79，101，102，167
St Georg Sled（LINK SLED 单髁膝关节）	Waldermar Link	107，145，158
Unicompartmental High-Flex	Zimmer	22，120
Restoris MSK	MAKO Surgical Corp.	32，40，83，96，97，104，122，141
HLS Uni	Tornier	28，85
Accuris System（Genesis Uni）	Smith&Nephew	39，53
Repicci Ⅱ	Biomet	48，133
EIUS	Stryker	9
Unix	Stryker	50
UC-PLUS	Endo Plus	91
Uniglide（活动或固定平台）	Corin	无
Vanguard M	Biomet	无
Journey Uni	Smith&Nephew	无
iBalance	Arthrex	无
Sigma High Performance	DePuy	无

行了 7 年的中期随访，得到这样的结果并不令人感到奇怪。Weber 等[159]进行了一项 Meta 分析，纳入了 10 项研究（Ⅱ级和Ⅲ级证据），共 258 例导航技术下进行的内侧 UKA 和 295 例传统技术进行的 UKA。研究报道，传统手术组与导航组相比，离群值更高，包括机械轴（分别为 30% 和 11%）、股骨正位力线（分别为 17% 和 5%）、股骨侧位力线（分别为 41% 和 18%）、胫骨正位力线（分别为 14% 和 8%）及胫骨后倾（分别为 22% 和 9%）。

迄今为止最大规模的研究中，Mofidi 等[97]通过对比术中规划和术后影像学测量，计算了使用 MAKOplasty 系统进行的 232 例膝关节内侧 UKA 的精确率。股骨假体的精确率为冠状面 2.8°±2.5°，矢状面 3.6°±3.3°。胫骨假体的精确率为冠状面 2.2°±1.75°，矢状面 2.4°±2°。作者总结，术中计划假体对线和术后测量力线的一致程度更高。研究认为，合理的骨水泥技术对于获得精确力线至关重要。

五、临床检查

详尽的病史询问，包括既往手术史、非手术治疗方法和所有膝关节的损伤。症状最常见于上楼梯、在崎岖地面上行走及下跪或下蹲动作。

全面的体格检查包括完整的髌股关节查体（见第 35 章），评估髌骨倾斜、半脱位、活动度、Q 角和下

表 30-2 当代外侧单髁假体

假　体	生产厂家	临床研究（参考文献）
Oxford Domed Lateral Partial Knee	Biomet UK Ltd.	2，92，116，136，138，146，152，157，161，163
Miller-Galante	Zimmer	5，87，124，153
Preservation	DePuy	3，45，79，167
HLS Evolution	Tornier	86，87
Uniglide	Corin	7，142
Oxford Flat Lateral Partial Knee	Biomet	152
Genesis	Smith&Nephew	53
High Flex	Zimmer	92
Repicci Ⅱ	Biomet，Warsaw	12
Vanguard M	Biomet	12
Sled	Waldemar Link	7
UC-PLUS	Endo Plus	7
iBalance	Arthex	无
Sigma High Performance	DePuy Synthes	无

肢旋转力线（股骨内旋、胫骨外旋）。触诊髌骨和所有周围组织确定疼痛部位。检查内侧和外侧关节线是否存在压痛，明确胫股关节受累情况。

膝关节韧带检查见第 7 章和第 17 章。

评估患者步态、膝关节活动度和髋关节肌肉力量及神经血管状态。

影像学检查包括 0° 站立位正位和膝关节屈曲 30° 侧位及髌股关节轴位。对体格检查发现下肢内翻或外翻的膝关节拍摄自髋关节至踝关节的双足站立下肢全长片。特定病例需要接受 MRI 检查，确定全膝关节的软骨状态及其他软组织结构的情况。

六、手术技术

本章所描述的手术技术采用三维建模和计算机辅助机器人手术导航技术植入[35]。手术前，在患肢黏附活动棒，获取患者仰卧位的手术侧膝关节 CT 扫描定制影像结果。即使资深作者（F.R.N）使用过多种 UKA 假体，RIO UKA 系统进行术前规划和手术植入仍然能提供截然不同的精确性优势。笔者自 2008 年开始施行此类手术，并在此提供手术经验。

RIO UKA 手术技术的详尽描述可从 www.makosurgical.com/physicians/products/rio 获取，在本章中不再赘述。然而，在此仍应强调一些技术和手术操作的细节。手术医生和技术人员完全熟悉手术细节并遵循手术步骤至关重要，包括术前关于下肢力线和胫骨和股骨假体尺寸的规划。手术医生必须获得足够的手术显露，去除骨赘和残余半月板组织，在胫骨后方放置牵开器保护神经血管结构，对 RIO 软件进行精确的解剖标记注册，合理调整胫骨和股骨假体，从而获得屈伸间隙的软组织平衡，最后对假体进行谨慎的骨水泥固定。

手术前进行常规的术前计划不周，包括 5 天的氯己定刷洗。排除既往深静脉血栓病史，包括个人和家族史及其他 DVT 危险因素。如果没有 DVT 的危险因素，术后使用阿司匹林（325mg，每天 2 次）21 天。如果没有特定的危险因素，如既往 DVT 或肺栓塞的病史，则不需要使用其他形式的药物抗凝治疗。患者从手术次日即应开始活动。

手术侧的下肢在给药（麻醉）前由术者进行标记。手术操作前，由手术医生和手术室人员在手术室内检视标记的手术部位，核对患者姓名、生日、术前

表 30-3　计算机导航机器人单间室膝关节置换术的精确性

研究者	病例数	随　访	CN 假体	导航系统	结　　果
Mofidi 等[97]（2014）	0/232	术后即刻	NA	MAKO	术中规划对比后测量精确性： 股骨假体：冠状面 2.8°±2.5°（0°～26°），矢状面 3.6°±3.3°（0°～17°） 胫骨假体：冠状面 2.2°±1.75°（0°～11°），矢状面 2.4°±2°（0°～8°） 102 例膝关节出现胫股关节接触点＞1mm 的不匹配
Citak 等[32]（2013）	6/6 尸体膝关节	术后即刻	所有均为 Restoris Onlay	MAKO	导航组中股骨假体在各个方向的手术误差在 1.9mm 到 3.7° 以内；常规组则为 5.4mm 和 10.2°。在导航组，胫骨假体在所有方向的手术误差在 1.4mm 和 5.0° 以内，常规组为 5.7mm 和 19.2°
Dunbar 等[40]（2012）	0/20	术后即刻	所有均为 Unicondylar Knee System	MAKO	股骨假体全方向手术误差在 1.6mm 和 3° 以内；胫骨假体全方向手术误差在 1.6mm 和 3° 以内。胫骨后倾与计划位置误差在 1.9° 之内。内翻误差平均 1.5°；外翻误差平均 2.6°
Pearle 等[122]（2010）	0/10	术后即刻	StelKast	MAKO	所有患者胫股关节冠状位成角手术误差在 1° 之内
Lonner 等[83]（2010）	27/31	术后即刻	金属背衬表面设计 / 全聚乙烯插入设计	MAKO	胫骨后倾的 RMS 误差，传统组 3.1°，导航组 1.9°。使用传统技术的变异度大 2.6 倍。传统组的胫骨内翻平均对线为 2.7°±2.1°，导航组为 0.2°±1.8°
Weber 等[160]（2012）	20/20	术后即刻	所有均为 Univation	Orthopilot	所有结果无差异
Lim 等[81]（2009）	21/30	术后即刻	所有均为 Freedom	Orthopilot	机械轴无差异：传统组 −2.8°±2.0°（−5.8°～3.1°）；导航组 −3.3°±2.4°（−9.5°～0.9°）
Seon 等[139]（2009）	33/31	2～3 年	Miller-Galante	Orthopilot	导航组的胫骨关节机械成角（3 vs. 11，P=0.03）、股骨假体矢状面位置（6 vs. 15，P=0.04）离群值更少
Jenny 等[58]（2007）	60/60	术后即刻	NA	Orthopilot	所有角度测量或离群值均无差异
Konyves 等[69]（2010）	14/10	6～10 年	Allegretto/EIUS	EIUS	假体在位率或影像学力线无差异。传统组机械轴的变异度更高（标准差，22.5% vs. 15.1%）
Jung 等[60]（2010）	29/23	术后即刻	Oxford	Stryker Navigation	导航组更多股骨侧和胫骨侧假体位于目标范围内，股骨假体和胫骨假体的矢状面精确度更高
Rosenberger 等[133]（2008）	20/20	术后即刻	Oxford	Treon plus	导航组假体优化对线百分比明显更高（P=0.04），表明其所有轴线上的假体对线不良均≤3°。导航避免了股骨假体额状面对线和冠状面倾斜角度的离群值

（续表）

研究者	病例数	随 访	CN 假体	导航系统	结 果
Keene 等[64]（2006）	20/20	6 周	Preservation	Ci	导航组下肢纠正的精确性更高［（0.9°±1.1°）vs.（2.8°±1.4°）；$P<0.001$］；与术前规划误差低于 2° 的病例百分比更高（87% vs. 60%）
Cobb 等[34]（2006）	14/13	术后即刻	Oxford	Acrobot	所有导航组胫股关节冠状面力线误差均低于 2°，传统组为 40%；平均分别为 0.65°±0.59° 和 −0.84°±2.75°；$P=0.001$

CN. 计算机导航；NA. 位置；RMS. 平方根；SD. 标准差

抗生素、过敏史和计划施行的手术方案。在手术过程中，对侧肢体使用抗血栓弹力袜，患侧肢体则采用梯度小腿加压装置。

图 30-1 示患者体位，包括使用 De Mayo 膝关节体位架（Knee Positioner，Innovative Medical Products）控制膝关节屈曲角度。对侧肢体在大腿后方垫体位垫，并是手术床的髋关节部分反折，维持髋关节屈曲 10° 位置，以降低坐骨神经张力。

膝关节屈曲 45° 铺单，去内侧（或外侧）髌旁有限切口，在髌骨上 3～5cm，起自股内斜肌或股外斜肌，以获得显露时足够的外侧或内侧髌骨滑动范围。查体膝关节，确认膝关节预期病变，并确认其他关节间室没有发生关节炎。通常在切除受累关节残余半月板组织的时候需要同时去除反应性和瘢痕性的脂肪垫组织。骨赘有助于在注册过程中确认胫骨和股骨的解剖形态，在此时暂不去除。将胫骨和股骨的定位

器放置于远离膝关节的部位（图 30-2A 和 B），避免阻碍术者的视线。笔者常规使用头灯对膝关节内部进行全面检视。注册过程应谨慎并遵循 MAKOplasty Partial Knee 使用手册 206388 Rev 01、手术技巧和术前规划指导 #201844（Stryker）中的要求进行。

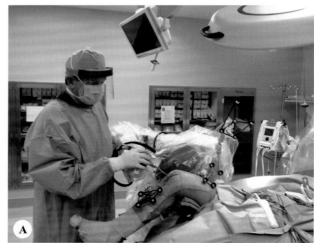

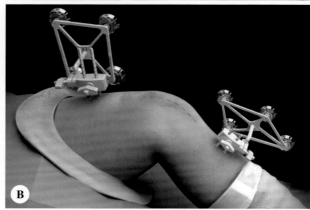

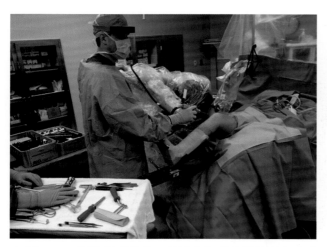

▲ 图 30-1　下肢手术体位，以及交互式骨科机器人手术臂系统

▲ 图 30-2　术中（A）股骨、胫骨定位架（B）和定位点（B. 图片由 Stryker Orthopaedics 提供）

去除骨赘后，完成关节平衡步骤以捕获数据，提供胫股关节间隙或轻度内外翻应力下膝关节多种屈曲角度的间隙开口情况信息（图 30-3 和图 30-4）。这一过程能够保证合适的内侧或外侧韧带软组织张力，注意避免胫股关节室的直接过度填塞，尤其在关节屈曲角度加大的情况下。此时进行三平面胫股关节假体位置模拟定位，包括胫骨后倾的微调，以提供伸直位和多个膝关节屈曲角度下的软组织平衡。标记术前规划的截骨区域并在进行手术前再次确认。这个过程包括利用软件计算对假体的内外侧和内外旋位置进行微调并确认股骨假体在膝关节屈伸的全程都位于胫骨假体的中央（图 30-5）。这一过程同时对胫骨和股骨假体尺寸是否合适进行确认。将 RIO 置于术野并进行确认（图 30-6）。

手术首先从胫骨截骨开始，之后进行股骨截骨（图 30-7）。放置假体试模和衬垫试模，在膝关节全程屈伸过程中确认假体的解剖力线是否正确。手术医生应确认股骨假体的前方尖端与软骨表面平滑过渡，没有凸出软骨表面。确认正常的内外侧韧带稳定性并进行侧方应力试验。谨慎地按步骤处理骨水泥，进行灌洗、表面干燥、放置胫骨假体，并在直视下去除多余的骨水泥。股骨假体的骨水泥固定和聚乙烯胫骨组件的放置是在膝关节屈曲 30° 且施加内翻或外翻应力状态下进行的。伸直位、轻度屈曲和高度屈曲下确认软组织平衡后，放置最终的聚乙烯假体。闭合伸膝装置，按第 37 章所描述进行内侧或软组织平衡。闭合切口的手术步骤能避免内侧或外侧软组织过度张紧，其目标是恢复髌骨在屈曲 0° 和 20° 是的正常内侧或外侧滑动。通常术后给予患者股神经阻滞，患者留院一晚或直接出院。次日由手

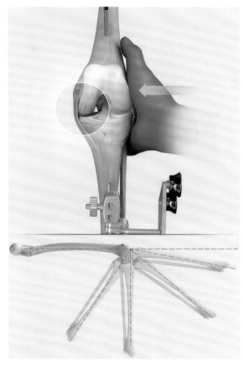

▲ 图 30-3　去除内侧骨赘，施加外翻用力，使得冠状位畸形得到被动纠正，并捕获至少四个位置的定位

术医生和康复人员对患者进行访视，开始术后康复项目。

施加外翻应力的程度必须足以打开塌陷的内侧间室并使内侧副韧带张紧，从而获得纠正角度和关节稳定性。注意避免过度纠正畸形。在进行外侧单间室膝关节置换时，施加内翻应力捕获数据。在伸直、轻度屈曲、屈曲、完全屈曲（或约 10°、45°、90° 和 120°）的姿态下捕获数据（图片由 Stryker Orthopaedics 提供）

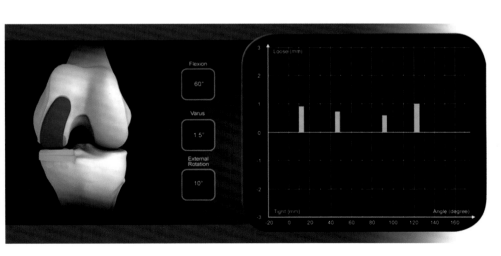

◀ 图 30-4　股骨和胫骨假体放置位置的微调，使得关节间隙在活动范围内获得 0~1.5mm 的松弛度，同时股骨和胫骨假体的载荷位于中央

图片由 Stryker Orthopaedics 提供

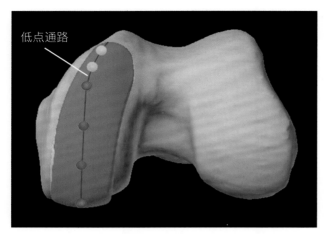

低点通路

▲ 图 30-5　一旦关节获得平衡，微调股骨假体的内外侧位置和内外旋进行，保证股骨假体轨迹在患者膝关节全程活动中始终位于胫骨假体的中央

图片由 Stryker Orthopaedics 提供

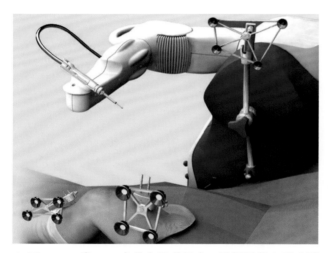

▲ 图 30-6　将 RIO 定位在手术区内，进行机器人手术臂的注册和确认

RIO. 骨科机器人手术臂互动系统（图片由 Stryker Orthopaedics 提供）

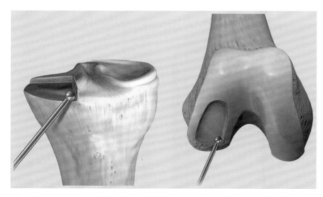

▲ 图 30-7　去除股骨和胫骨表面，制备假体桩的孔和龙骨槽

图片由 Stryker Orthopaedics 提供

七、术后处理

术后康复项目见表 30-4。患者术后即刻开始膝关节活动度、髌骨活动度、股四头肌力量和平衡训练，并允许部分负重。笔者认为不需要或常规使用持续被动活动机。患者进行坐位被动和主动 ROM 训练，以 10min 为一阶段，每天进行约 6 次。术后必须即刻达到完全被动伸直，避免过度瘢痕形成。髌骨活动对恢复正常的内外侧滑动、避免髌骨支持带软组织挛缩十分重要。如果患者在术后第 7 天仍无法获得至少 0° 的伸直，则需要开始加压项目。使用体位垫或其他设备垫高足踝，抬高腘绳肌和腓肠肌，使膝关节下坠直至完全伸直。维持该体位 10min，每天重复 4~6 次。可以在大腿远端和膝关节增加 4.5~9kg 的负重，提供加压以伸展后关节囊。从术后第 2 周开始自 110° 逐渐增加膝关节屈曲度，至术后第 3~4 周增加至 135°。膝关节屈曲训练采用传统坐位，利用对侧肢体提供加压。其他有助于获得超过 90° 屈曲度的方法包括椅子滚动、靠墙滑动、膝关节屈曲设备、被动股四头肌伸展训练（见第 11 章）。

患者使用助行器或拐杖时，可承受 50%~75% 的负重。当患者表现出正常的步态模式（通常在术后第 3~4 周）时，允许完全负重。大约在术后第 12 周，在治疗师的监督下，平衡、本体感觉和强化训练逐渐增加（表 30-4）。此时，鼓励患者根据需要继续进行强化和有氧调理计划。

八、并发症和导致失败的因素

当前，胫股关节或髌股关节关节炎进展和假体松动是最常见的失败或效果不满意的原因（表 30-5）。来自法国髋膝关节协会的一项包含 418 例失败 UKA（需要再次手术）的研究报道，松动是手术失败的最主要原因（45%），其次是骨关节炎的进展（15%）和磨损（12%）[42]。这些结果与来自瑞典、芬兰[108] 和澳大利亚注册系统的报告结果相似。手术完成于 1978—2009 年，内侧 UKA 占 88%。大多数关节面设计为固定型，85% 的股骨假体和 70% 的胫骨假体采用骨水泥固定。

在一项包含 1746 例 UKA 的研究中，使用 Kaiser Permanente 国家全关节注册系统自 2002—2009 年的数据，Bini 等[21] 发现，假体类型、患者年龄和手术医生年手术量与翻修率明显相关。年龄低于 55 岁

表 30–4　**Noyes** 膝关节研究所单间室膝关节置换术的康复

	周				
	1~2	3~4	5~6	7~8	9~12[*]
最小运动范围目标					
0°~110°	×				
0°~135°		×			
负重					
50%~75% 体重	×				
100% 体重		×			
髌股关节活动度训练	×	×	×	×	
理疗					
EMS	×	×	×		
疼痛 / 肿胀管理（冷冻疗法）	×	×	×		
拉伸：腘绳肌、腓肠肌 – 比目鱼肌、髂胫束、股四头肌	×	×	×	×	×
力量训练					
股四头肌等长训练，直腿抬高训练	×	×	×	×	×
闭链运动：步态训练、脚趾抬起、靠墙蹲、半蹲	×	×	×	×	×
屈膝（90°）		×	×	×	×
伸膝（90° → 30°）		×	×	×	×
髋关节外展 – 内收，多髋关节运动		×	×	×	×
腿部推举（70° → 10°）		×	×	×	×
平衡 / 本体感觉训练					
重心转移，小型蹦床，BAPS，BBS	×	×	×	×	×
体能训练					
UBC	×	×	×	×	×
固定自行车		×	×	×	×
水疗项目			×	×	×
游泳				×	×
步行				×	×
攀爬机				×	×
滑冰机				×	×
椭圆机				×	×
上身负重训练			×	×	×
核心力量训练				×	×

（续表）

第一阶段：术后 1～2 周		
综合观察	在以下情况下可使用拐杖 / 助行器 50%～75% 负重 • 疼痛控制 • 关节出血控制 • 可以进行自主股四头肌收缩	
目标	ROM 0°～110° 足够的股四头肌收缩力量 控制炎症和渗出	
评价指标	疼痛（得到控制） 关节出血（轻度） 髌骨活动（良好） ROM（至少 0°～110°） 股四头肌收缩和髌骨移动（良好） 软组织挛缩（无）	

活　动	频　次	时　长
髌股关节活动度训练		
0°～110°，如果伸直不足 0°，悬挂 4.5～9kg 重量	每天 6 次，每次 10min	
髌骨活动	每天 3 次	
踝泵训练（使用弹力带进行踝背屈）	每次 15min	
拉伸：腘绳肌、腓肠肌 – 比目鱼肌		5 次，每次 30s
力量训练	每天 3 次，每次 15min	
直腿抬高训练（屈，伸，内收，外展）		3 组，10 次
主动股四头肌等长训练		10 次
伸膝，股四头肌训练，主动 / 主动辅助（按耐受程度）		3 组，10 次
多髋关节运动（屈曲，伸展，外展，内收）		3 组，10 次
平衡训练	每天 3 次，每次 15min	
两侧和前后向重心转移		5 组，10 次
平衡板训练，双腿支撑		5 组，10 次
跨杯步行		5 组，10 次
单腿站立		5 组，10 次
有氧体能训练	每天 2 次，每次 10min	
UBC		
理疗	按需	
EMS		20min
冷冻疗法		20min

（续表）

第二阶段：术后 3~4 周		
综合观察	步态正常且满足下列条件时，完全负重（2~3 周）： • 疼痛控制 • 关节出血控制 • 可以进行自主股四头肌收缩，膝关节完全伸直	
目标	ROM 0°~135° 控制炎症和渗出 肌肉控制	
评价指标	疼痛（得到控制） 渗出（轻度） 髌骨活动（良好） ROM（最少 0°~135°） 股四头肌收缩和髌骨活动（良好） 软组织挛缩（无）	
活 动	**频 次**	**时 长**
髌股关节活动度训练		
被动 0°~135°，如伸直不足 0°，悬挂 4.5~9kg 重量；屈曲加压：椅子滚动；如屈曲不足 90°，可靠墙蹲	每天 3 次，每次 15min	
髌骨活动	每天 3 次，每次 15min	
踝泵训练（使用弹力带进行踝背屈）	每天 3 次，每次 15min	
拉伸：腘绳肌、腓肠肌 – 比目鱼肌		5 次，每次 30s
力量训练	每天 2~3 次，每次 20min	
直腿抬高（屈曲，伸展，外展，内收）		3 组，10 次
多角度等长收缩训练（0° 和 60°）		1 组，10 次
伸膝（抗阻，90° → 30°）		3 组，10 次
闭链训练：靠墙蹲（0°~45°）		5 次，每次 30~60s
屈膝（0° → 90°）		3 组，10 次
多髋关节运动（屈曲、伸展、外展、内收）		3 组，10 次
腿部推举（70° → 10°）		3 组，10 次
平衡训练	每天 3 次，每次 5min	
两侧和前后向重心转移		5 组，10 次
平衡板训练，双腿支撑		
跨杯步行		
单腿站立		5 次
有氧体能训练	每天 2 次，每次 10min	

（续表）

第二阶段：术后 3~4 周		
活　动	频　次	时　长
UBC		
固定自行车（高座位，低抗阻）		
理疗	按需	
EMS		20min
冷冻疗法		20min

第三阶段：术后 5~6 周		
综合观察	满足下列条件，完全负重： • 疼痛控制，不使用镇痛药物 • 关节出血控制 • ROM 0°~135° • ROM 过程中肌肉控制	
目标	ROM 0°~135° 控制炎症和渗出 肌肉控制 早期发现并发症（活动，RSD，髌股关节） 完全负重	
评价指标	疼痛（轻度 / 无 CRPS） 渗出（极少） 髌骨活动（良好） ROM（最少 0°~135°） 肌肉控制（3+/5） 炎症反应（无）	
活　动	频　次	时　长
髌股关节活动度训练		
被动（0°~135°），如果不能达到 0°~100°，进行持续加压项目	每天 3 次，每次 10min	每天 6 次
髌骨活动	每天 3 次，每次 10min	
拉伸：腘绳肌、腓肠肌 – 比目鱼肌		5 次，每次 30s
力量训练	每天 2 次，每次 20min	
直腿抬高训练（踝部负重 1.1~4.5kg）		3 组，10 次
脚趾抬高 / 提踵训练		3 组，20 次
伸膝（抗阻，90°→30°）		3 组，10 次
屈膝（主动，0°→90°）		3 组，10 次
腿部推举（70°→10°）		3 组，10 次

（续表）

第三阶段：术后 5~6 周		
活　动	频　次	时　长
多髋关节运动（屈曲，伸展，外展，内收）		3 组，10 次
闭链训练：靠墙蹲（0°~45°）		5 次
平衡训练	每天 2 次，每次 5min	
平衡板训练，双腿支撑		
跨杯步行		
单腿站立		5 次
有氧体能训练	每天 1~2 次，每次 10min	
UBC		
固定自行车（高座位，低抗阻）		
理疗	按需	
EMS		20min
冷冻疗法		20min

第四阶段：术后 7~8 周		
综合观察	独立行走 ROM 0°~135° 可站立和行走 30min	
目标	完全负重 肌肉控制 控制炎症和渗出 ROM 0°~135°	
评价指标	疼痛（轻度 / 无 CRPS） 渗出（极少） 髌骨活动（良好） ROM（0°~135°） 肌肉控制（4/5） 炎症反应（无）	
活　动	频　次	时　长
髌股关节活动度训练	每天 2 次，每次 20min	
拉伸：腘绳肌，腓肠肌 – 比目鱼肌		5 次，每次 30s
力量训练	每天 2 次，每次 20min	
负重或使用弹力带直腿抬高（屈曲，伸展，外展，内收）		3 组，10 次
闭链训练		
靠墙蹲		5 次
半蹲（弹力带，0°~30°）		3 组，20 次

（续表）

第四阶段：术后 7～8 周		
活　动	频　次	时　长
前向上楼梯：使用 2～4 英寸（5～10cm）垫块		3 组，10 次
屈膝（抗阻力，0°→90°）		3 组，10 次
伸膝（抗阻力，90°→30°）		3 组，10 次
腿部推举（70°→10°）		3 组，10 次
多髋关节运动（屈曲、伸展、外展、内收）		3 组，10 次
平衡训练	每天 2 次，每次 5min	
平衡板单腿训练（稳定和不稳定表面）		
单腿站立		5 次
有氧体能训练	每天 1～2 次，每次 10～15min	
UBC		
水下行走		
游泳（踢腿）		
固定自行车		
攀爬机（低阻力，短冲程）		
滑冰机（短步幅和坡度，低抗阻）		
理疗	按需	
冷冻疗法		20min

第五阶段：术后 9～12 周	
综合观察项目	独立行走 ROM 0°～135°
目标	增加肌肉力量和耐久度 增加平衡和协调性 ROM 0°～135°
评价指标	疼痛（轻度 / 无 CRPS） 肿胀（极少） 手动肌肉测试（腘绳肌、股四头肌、髋外展 / 内收 / 屈曲 / 伸展肌群；4+/5） 髌骨活动（良好） 步态（同步）

活　动	频　次	时　长
髌股关节活动度训练	每天 2～3 次，每次 10min	
拉伸：腘绳肌，腓肠肌 – 比目鱼肌		5 次，每次 30s
力量训练	每天 1～2 次，每次 20min	
直腿抬高训练		3 组，10 次

（续表）

第五阶段：术后 9~12 周		
活　动	频　次	时　长
负重或使用弹力带直腿抬高训练（屈曲、伸展、外展、内收）		3 组，30 次
屈膝（抗阻，0°→90°）		3 组，10 次
伸膝（抗阻，90°→30°）		3 组，10 次
腿部推举（70°→10°）		3 组，10 次
闭链训练		
靠墙蹲		直至疲劳，3 次
半蹲（弹力带，0°~40°）		3 组，20 次
侧向上楼梯：使用 2~4 英寸（5~10cm）垫块		3 组，10 次
多髋关节运动（屈曲，伸展，外展，内收）		3 组，10 次
平衡训练	每天 2 次，每次 5min	
平衡板单腿训练（稳定和不稳定表面）		
单腿站立		5 次
有氧体能训练	每天 1~2 次，每次 15min	
水下行走		
游泳（踢腿）		
固定自行车		
攀爬机（低阻抗，低强度）		
滑冰机（短步幅和坡度，低抗阻）		
理疗	按需	
冷冻疗法		20min

*. 术后 12 周之后，患者可按主观意愿继续力量训练和调节项目

BAPS. 踝关节生物力学平台系统；BBS.Biodex 平衡系统；CRPS. 复杂性区域性疼痛综合征；EMS. 肌肉电刺激；UBC. 上半身循环；ROM. 关节活动度；RSD. 反射性交感神经营养不良

的患者翻修率明显更高，达到 11.7%（39/332），明显高于年龄在 55—65 岁的患者（4.4%，28/642）和年龄超过 65 岁的患者（2.6%，20/772，$P<0.001$）。Preservation All-Poly 胫骨 UKA 的翻修风险高于 Zimmer UKA（分别为 9.5% 和 1.1%，$P<0.001$）。年手术量低于 12 例 UKA 的手术医生施行的手术翻修率则明显高于每年手术超过 12 例的医生（分别为 6.4% 和 3.2%，$P<0.01$）。

采用药物预防配合加压靴方案，UKA 术后的血栓栓塞性事件发生率非常低。Berend 等[15] 连续随访了 828 名患者共 1000 例 UKA（内侧 97%，外侧 3%），以明确血栓栓塞性并发症的发生率。对于没有危险因素的患者，开具阿司匹林（325mg，每天 1~2 次），用药 6 周。中度风险患者接受 2 周低分子肝素治疗，之后继续应用阿司匹林 4 周。高风险患者则使用华法林结合 LMWH 进行预防。所有患者在院期间均使用间断气动加压装置和抗血栓弹力袜，并在术后第 2 天开始完全负重和 ROM 联系。研究报道仅 1 例患者发生 DVT（0.1%），未发生肺栓塞或死亡。

文献报道的 TKA 术后假体相关骨量丢失［术后骨密度（bone mineral density，BMD）下降］被认为

表 30-5 不同因素对单间室膝关节置换失败的影响

因 素	表明该因素与失败相关的研究（参考文献）	表明该因素与失败不相关的研究（参考文献）
关节炎进展（任意间室）	4, 18, 42, 51, 73, 118, 127, 145, 164	
假体松动	3, 19, 27, 42, 51, 73, 95, 127, 137, 164, 169	
关节面脱位	31, 68, 80, 169	
聚乙烯磨损	121	
胫股关节外翻成角 4°～6°	66	
既往 HTO	154	
X 线片显示内侧关节间隙部分消失	109	
髌股关节骨关节炎（X 线或关节镜证实）	11, 74	10, 11（除去髌骨外侧损伤）, 118, 144
BMI	13, 51, 71	28, 38, 74, 100, 123
年龄	74（<60 岁）, 7（<55 岁）	38, 51, 71, 73, 93, 118, 123, 148, 154
性别		38, 51, 53, 73, 74, 93
胫骨假体类型（全聚乙烯，骨水泥，非骨水泥金属背衬）		53, 123
ACL 缺如		23
同时 ACL 重建		72, 114, 150, 162

ACL. 前交叉韧带；BMI. 体重指数；HTO. 胫骨高位截骨术

与应力遮挡相关。应力遮挡会促使骨密度降低和骨吸收，而过度载荷则促成骨的过度形成导致骨密度升高，并可能诱发疲劳性损伤[46]。骨量都是可能导致假体周围骨折或假体固定减弱，导致松动和假体失效[94, 143]。迄今为止，仅有一项临床研究对 UKA 术后 BMD 进行了评估。Richmond 等[131] 对 50 例 UKA（Oxford 或 Genesis）进行了 1～2 年的 CT 骨密度显像的随访。内外侧的平均松质骨 BMD 下降程度仅分别为 1.9% 和 1.1%。内侧品质股平均 BMD 下降程度为 0.4%，外侧则为 0.5%。在早期的 BMD 变化过程中，假体之间对比没有差异。

九、临床研究

（一）内侧单间室膝关节置换术

表 30-6 展示了文献报道的内侧 UKA 假体在位率，临床效果见表 30-7。当前，评估临床效果最常用的评分系统是美国膝关节协会（American Knee Society，AKS）评分和牛津膝关节评分（Oxford Knee Score，OKS），在第 45 章会进行详细介绍。由于 AKS 功能和膝关节评分的深度更新在 2012 年完成，因此本章所介绍的评分结果均为采用最初版本的结果。

在所有内侧 UKA 假体中，Oxford UKA 是研究最为广泛的一款。Labek 等[75] 进行了一项系统综述，对 1988—2008 年所发表的关于牛津 UKA 的结果进行了描述。研究人员发现，就翻修率而言，由发明团队所发表的平均研究结果明显优于独立研究和国际注册登记系统的结果。发明团队的翻修率比独立研究发表的结果低 2.7 倍，而比来自瑞典和丹麦登记系统的数据低 4.4 倍。作者警示，"广大外科医生应当注意，事实上由发明中心得到的结果几乎无法在广大患者和其他研究中心复制"[75]。表 30-7 的数据列举了自 2011—2014 年的牛津 UKA 相关研究：17 项研究中仅 3 项来自于发明团队。独立研究的 10 年假体在位率在 75%～95%，然而来自于发明者团队的这一数据则为 93%～95%。

另一个问题是，双侧严重内侧 OA 的患者的 UKA 手术应同时进行或分期进行，在三项研究中得到解答[16, 29, 30]。Chen 等[30] 对 171 名患者进行了 2 年的术后随访。患者首要在两种治疗选择中选择一种，大多数（72.5%）患者选择同时进行手术。并发症和 AKS 或 Oxford 评分相关的短期效果没有差异。同期手术组的累计手术时间和住院时间较短，并且该组患者的总体花费更低。两组患者均没有发生严重并发症；所有患者术后每天应用一次 40mg 依诺肝素和小腿气动泵预防静脉血栓栓塞症。Chan 等[29] 对 318 例同期和 160 例分期内侧 UKA 进行了对比，发现存在显著差异。同期手术组发生了 13 例该并发症，而分期手术组则无发病病例；然而，发生并发症的 13 例中，10 例没有应用药物预防。Berend 等[16] 报道，70 例同期 UKA 和 282 例分期 UKA 均没有发生主要并发症。研究者使用药物预防（由内科医师确定剂量）和机械压缩预防血栓栓塞性事件。同期手术组的累计手术室时间和住院时间更短，在术后平均 19.4 个月的随访中，AKS 功能评分更高。患者分组存在选择偏移，即同期手术患者更年轻，并且肥胖程度较低。

（二）单间室膝关节置换术 vs. 高位胫骨截骨术

一些研究对当代 UKA 和 HTO 进行了对比，多数都认为两者之间几乎不存在差异[47]（表 30-8）。

2014 年，Nwachukwu 等[112] 使用大型的美国私人保险系统数据对 UKA 和 HTO 进行了对照，该保险系统数据代表了全美 10% 的人口。在 2007—2011 年，共计施行了 15 354 例 UKA 和 1047 例 HTO。UKA : HTO 的比值自 2007 年的 12 : 09 逐年上升至 2011 年的 17 : 02。以 30 岁作为参照，选择 UKA 而非 HTO 的年龄分界在 50 岁。

在一项特定研究中，Valenzuela 等[151] 将 22 例闭口楔形 HTO 失败后的 UKR（Miller-Galante）与 18 例初次 UKR（Miller-Galante）进行了对比。患者的平均年龄相似（分别为 65 岁和 67 岁），平均随访时间相似（分别为 6.5 年和 7.3 年）。两组间的 AKS 膝关节和功能平衡或 Oxford 膝关节评分没有明显差异。作者认为先前的 HTO 不影响后续 UKR 的临床结果。

（三）单间室膝关节置换术 vs. 人工全膝关节置换术

许多研究对 UKA 和 TKA 进行了对比（表 30-9），即使对两者进行直接对比可能并不现实，因为其假体设计、手术指征、随访时间、患者年龄和术后活动水平及手术医生经验和手术量都各不相同[55, 82, 88, 108, 111, 166]。另外，几乎没有研究对 UKA 和 TKA 术前的年龄、性别、BMI 及由评分系统确定的膝关节功能进行配对比较。许多研究是属于回顾性设计[82, 88, 147, 166]。

许多研究均在美国以外的国家级膝关节注册系统支持下开展。例如，Niinimaki 等[108] 基于芬兰假体注册系统中的 4713 例 UKA 和 83 511 例 TKA 术后平均 6 年的随访结果对假体在位率进行了报道。大多数 UKA 假体为 Oxford Phase Ⅲ 假体，而 TKA 患者则选择使用了多达 37 种不同的假体。研究发现，即使对年龄是否大于 65 岁和性别进行校正，UKA 的假体在位率仍然较差。两种手术中，无菌性松动都是最为常见的失败原因，但更常见于 UKA，澳大利亚[6]、英国[110]、新西兰[113] 和瑞典[156] 的登记系统也报道了类似结果。然而，Goodfellow 等[49] 将翻修率最为衡量国家级膝关节登记系统效果的标准。在对新西兰登记系统的数据进行分析时发现，翻修率对于临床失效的敏感性在 UKA 和 TKA 之间存在差异。UKA 组的 Oxford 膝关节评分更高，但其翻修率接近 TKA 的 3 倍。在评分非常低（<20 分）的膝关节中，仅 12% 的 TKA 进行了翻修，而类似评分的 UKA 翻修率高达 63%。研究的结论认为 UKA 的翻修频率更高，可能因为这是一种创伤较少的手术，将其翻修为 TKA 不存在困难，而 TKA 翻修则是一项更为复杂的工程。这对于没有明显假体失效的非特异性膝关节疼痛尤其适用。

Noticewala 等[111] 基于 WOMAC 和 SF-12 对 UKA 和 TKA 进行了对比，发现 UKA 术后 3 年的膝关节功能更优。对年龄、性别、Charlson 合并症指数、诊断和术前 WOMAC 及 SF-12 评分进行因素控制的多因素线性回归分析发现 UKA 与 TKA 相比，SF-12 评分和 WOMAC 评分明显更高。另外，与术前评分进行对比，UKA 患者术后评分提高的程度更高。

Wiik 等[165] 对 23 例患者 UKA 或 TKA 术后 1 年的行走速度进行了研究，这些患者的 Oxford 膝关节评分都很高［平均值分别为（44±3）分和（40±8）分］，年龄、性别、身高和 BMI 匹配。UKA 组的行走速度明显更快，可达到 7.0km/h，而 TKA 组的行走速度为平均 6.2km/h（P<0.05）。作者将其归因于 TKA 组患者行走过程中明显更小的步幅、更长的站立时间、更低的行走节律。

表 30-6　内侧单间室关节假体在位率

研究者	假 体	膝关节数/患者数	平均随访时间（年）	在位率终点	假体在位率					
					2~3 年	5 年	7 年	10 年	15 年	20 年
Baker 等[7]（2012）	多种	30 795/NA	NA	翻修	96%	93%	91%	—	—	—
Choy 等[31]（2011）	Oxford Phase1	188/166	6.6（4.7~8.6）	翻修	—	6.6 年 90%	—	—	—	—
Schroer 等[137]（2013）	Oxford Phase2	88/77	3.6（0.3~7.1）	翻修或无菌性松动	—	86%	—	—	—	—
Zermaten 和 Munzunger[170]（2012）	Oxford Phase2	48/42	10	翻修	88%	85%	83%	78%	—	—
Mercier 等[95]（2010）	Oxford Phase2	43/40	14.9（13~17）	翻修	—	91%	—	75%	70%	—
Vorlat 等[154]（2006）	Oxford Phase2	149/140	10.5（5.2~14.5）	翻修或更换假体	96%	92%	90%	82%	—	—
Rajasekhar 等[30]（2004）	Oxford Phase2	135/124	5.8（2~12）	翻修	98%	97%	97%	94%	—	—
Bergeson 等[19]（2013）	Oxford Phase3	839/688；平均年龄 63 岁（29—91 岁）	3.7（0.9~6.5）	翻修	95%	—	—	—	—	—
Boissonneault 等[23]（2013）	Oxford Phase3	92/84；平均年龄 65 岁	4.9	翻修	—	94%	—	—	—	—
Kristensen 等[73]（2013）	Oxford Phase3	659/579	4.6（0.1~10.7）	假体取出或更换	—	—	—	85%	—	—
Murray 等[100]（2013）*	Oxford Phase3	2438/2438	4.6（1~12）	假体取出或更换	—	BMI+：95%，97%，95%，94%，95%，100%	—	BMI+：95%，93%，95%，94%，NA，NA	—	—
Yoshida 等[169]（2013）	Oxford Phase3	1251/990	5.2（1~10.5）	翻修	98%	98%	98%	95%	—	—

第 30 章 膝内翻或外翻的单间室膝关节置换术
Unicompartmental Knee Replacement for Varus or Valgus Malalignment

研究者	假 体	膝关节数/患者数	平均随访时间（年）	在位率终点	假体在位率					
					2~3 年	5 年	7 年	10 年	15 年	20 年
Kim 等[66]（2012）	Oxford Phase3	246/246	7.4	翻修或更换假体	—	—	8 年：92%	—	—	—
Clement 等[33]（2012）	Oxford Phase3	49/49	7.2	翻修	91%	91%	91%	—	—	—
Matharu 等[93]（2012）	Oxford Phase3	459/392	4.4（0.5~11.2）	改为 TKA	99%	94%	93%	—	—	—
Weston-Simmons 等[162]（2012）	Oxford Phase3	52/52，所有均重建 ACL	5（1~10）	翻修或更换假体	96%	93%	93%	93%	—	—
Pandit 等[117]（2011）*	Oxford Phase3	1000/818	5.6（1~10）	翻修或更换假体	99%	99%	97%	95%	—	—
Price 和 Svard[127]（2011）*	Oxford Phase1，2，3	682/543	0.5~22	翻修或更换假体	97%	96%	94%	94%	92%	91%
Argenson 等[4]（2013）	Miller-Galante	160/147	20	翻修	—	—	—	94%	83%	74%
Rachha 等[129]（2013）	Miller-Galante	56/52（5 例外侧 UKA）	10.7（5~18）	翻修	—	—	—	95%	—	—
Foran 等[44]（2013）	Miller-Galante	62/51	19（15~21）	翻修	—	—	—	—	93%	90%
Parratte 等[121]（2009）	Miller-Galante	35/31	9.7（5~16）	翻修	—	—	—	12 年：81%	16 年：70%	—
Berger 等[18]（2004）	Miller-Galante	59/48	13（11~15）	翻修	—	—	—	98%	96%	—
Naudie 等[105]（2004）	Miller-Galante	113/84	10（3~14）	翻修或 X 线片显示松动	—	93%	—	86%	—	—
Pennington 等[123]（2003）	Miller-Galante	46/41	11（5.6~13.8）	翻修	—	—	—	11 年：92%	—	—
Hamilton 等[51]（2014）	Preservation	517/416	4.9	翻修	97%	6 年：92%	—	—	—	—

（续表）

研究者	假体	膝关节数/患者数	平均随访时间（年）	在位率终点	假体在位率					
					2~3 年	5 年	7 年	10 年	15 年	20 年
Bruni 等[27]（2013）	Preservation	33/33	8	翻修	—	—	8 年：83%	—	—	—
Liebs 等[79]（2013）	Preservation	430/430	6（2.1~9.8）	翻修	95%	93%	90%	9 年：90%	—	—
Bhattachaya 等[20]（2012）	Preservation	97/85	3.7（2~6.2）	翻修或等待翻修	—	6 年：91%	—	—	—	—
Newman 等[107]（2009）	St.Georg Sled	48/46	15	翻修，Bristol 评分<60，松动	—	—	—	—	90%	—
Steele 等[145]（2006）	St.Georg Sled	203/174	14.8（10~29.4）	翻修	—	—	—	97%	92%	80%
Biswas 等[22]（2014）	Zimmer Uni Knee	88/NA	4（2~12）	翻修或 X 线片显示松动	—	—	—	96%	—	—
Barnes 等[9]（2013）	EIUS	34/28；平均年龄 79 岁（64~98 岁）	8	翻修	—	85%	8 年：70%	—	—	—
Heyse 等[53]（2012）	Genesis	223/223；平均年龄 54 岁（30~60 岁）	10.8（5~18）	翻修或更换假体	—	—	8 年：99%	91%	85%	—
Hall 等[50]（2013）	Unix	85/76	10（8~13）	翻修	—	—	—	10 年：92%；12 年：76%	—	—
Cavaignac 等[28]（2013）	HLS Uni	270（55 例外侧）	11.6（7~22）	翻修	—	—	—	93%	—	—
Whittaker 等[164]（2010）	Miller-Galante 或 Oxford	229/229	Miller-Galante，8.1；Oxford，3.6	翻修	—	MG 95%；Oxford 89%	—	—	—	—

*. 来自牛津内侧单间室关节假体发明者团队

†. BMI 亚组（按顺序）：<25（n=378），25 至<30（n=856），30 至<35（n=712），35 至<40（n=286），40 至<45（n=126），≥45（n=80）

ACL. 前交叉韧带；BMI. 体重指数；NA. 未知；TKA. 人工全膝关节置换术；UKA. 单间室膝关节置换术

表 30-7　当代内侧单间室假体临床结果

研究者	假　体	膝关节数	平均年龄（岁）	平均随访（年）	有结果数据膝关节数	膝关节评分系统	其他结果
Choy 等[31]（2011）	Oxford Phase1	188	65（44~82）	6.6（4.7~8.6）	188	HSS评分=90（85~100）	80%可以下蹲；92%可以翘腿；5%翻修
Schroer 等[137]（2013）	Oxford Phase2	83	57（40~76）	3.6（0.3~7.1）	72	AKS膝关节评分=87（41~100）；功能评分=77（10~100）；牛津评分=20（12~51）	满意率：51%优秀，7%非常良好，29%良好，13%一般/差；13%翻修
Rajasekhar 等[130]（2004）	Oxford Phase2	135	53—88	5.8（2~12）	96	AKS膝关节评分=92（51~100）；功能评分=76（20~100）	57%无痛，33%轻度疼痛，10%中度疼痛；92%完全满意
Akran 等[1]（2013）	Oxford Phase3	263	64（35~84）	3（2~4.3）	263	OKS评分范围=29~47；AKS膝关节评分范围=71~100；功能评分范围=68~100	骨水泥组7%翻修，非骨水泥组5%翻修；骨水泥组与非骨水泥组短期随访无差异
Boissonneault 等[23]（2013）	Oxford Phase3	92	4.9		92	AKS客观评分，ACL缺损=88，ACL完整=85；功能评分，ACL缺损=100，ACL完整=73	ACL缺损与完整膝关节临床评分或效无差异
Kristensen 等[73]（2013）	Oxford Phase3	659	64（30~94）	1和6	1年：547 6年：110	NA	1年随访满意率94%；7%翻修，大多数由于OA进展或无菌性松动
Pietschmann 等[125]（2013）	Oxford Phase3	181	65（44~83）	4.2（1~10）	131	OKS=38.6；AKS总体评分、活跃患者90，不活跃患者82；功能评分、活跃患者87，不活跃患者78；WOMAC疼痛评分、活跃患者93，不活跃患者84	80%的（术前）活跃患者恢复体育活动，大多数为低冲击活动；93%自评报告结果优秀/良好；3%翻修
Kim 等[66]（2012）	Oxford Phase3	246	62（45~84）	7.4	246	AKS膝关节评分=86（10~100）；功能评分=82（60~100）；评分与术后胫股关节角度无关	7%失效；假体在位率与胫股关节角度相关；外翻4~6°组最高，外翻≥10°组最低
Clement 等[33]（2012）	Oxford Phase3	49	68	7.2	43	牛津功能评分=16；疼痛评分=22；总分=38	86%满意，8%翻修

（续表）

研究者	假体	膝关节数	平均年龄（岁）	平均随访（年）	有结果数据膝关节数	膝关节评分系统	其他结果
Weston-Simmons 等[162]（2012）	Oxford Phase3	52	51（36—67）	5（1～10）	51	AKS 总体评分=76（25～95）；功能评分=95（45～100）；OKS 评分=41（17～48）	所有 ACL 进行重建，随访无关节失稳定；年龄、性别、活动水平，合并症或是否分期行 ACL 重建无影响
Pandit 等[118]（2011）	Oxford Phase3	1000	66（32—88）	5.6（1～10）	895	OKS=41；AKS 客观评分=86；功能评分=86	3% 翻修；年龄、体重、年龄、活动水平、髋股关节是否受损对结果无影响
Price 等[126]（2005）	Oxford Phase1, 2, 3	564	70（34—94）	NA	512≥60 岁，52<60 岁	HSS 评分，低龄组 94，高龄组 86	4.3% 翻修；10 年假体在位率：高龄组 96%，低龄组 91%
Argenson 等[4]（2013）	Miller-Galante	147	66（35—88）	20	70	AKS 总体评分=91（50～100）；功能评分=88（45～100）	NA
Rachha 等[129]（2013）	Miller-Galante	74	64（47—80）	10.7（5～18）	56（5 例外侧 UKA）	AKS 总体评分=80（51～95）；功能评分=75（45～90）	54% 无痛，27% 轻度疼痛，11% 中度疼痛，8% 严重疼痛
Parratte 等[121]（2009）	Miller-Galante	35	46（41—49）	9.7（5～16）	35	AKS 膝关节评分=97（85～100）；功能评分=89（80～100）	65% 非常满意，26% 满意，6% 不满意；17% 翻修，大多数由于磨损
Berger 等[18]（2004）	Miller-Galante	59	67（51—84）	13（11～15）	59	HSS 评分=90（60～100）	57% 无痛，33% 轻微疼痛，5% 中度疼痛；5% 严重疼痛
Pennington 等[123]（2003）	Miller-Galante	46	54（35—60）	11（5.6～13.8）	44	HSS 评分=94（72～100）；UCLA 评分=6.5（4～10）	年龄、BMI、聚乙烯厚度，HSS 评分改变对翻修率无影响
Bruni 等[27]（2013）	Preservation	33	54（42—59）	8	26	AKS 总体评分=87；功能评分=84；牛津评分=40；WOMAC 评分=85	15% 翻修
Liebs 等[79]（2013）	Preservation	430	74（44—91）	6（2.1～9.8）	NA	WOMAC 功能评分=23.4；僵硬评分=21.3；疼痛评分=21.9；SF-36 生理部分=41.4，心理部分=49.5	7% 翻修

（续表）

研究者	假　体	膝关节数	平均年龄（岁）	平均随访（年）	有结果数据膝关节数	膝关节评分系统	其他结果
Naal 等[101]（2007）	Preservation	83	65（47~83）	1.5（1~2.3）	83	所有受试者 SF-36 评分明显高于匹配参照人群	93% 术后恢复体育、健身活动（大多数为低冲击活动）；年龄或性别对恢复活动无影响
Biswas 等[122]（2014）	Zimmer Uni Knee	88	49（33~55）	4（2~12）	88	AKS 总体评分 =95（48~100）；UCLA 活动评分 =7.5（5~9）	3% 翻修
Panni 等[120]（2012）	Zimmer Uni Knee	80	68（55—84）	4.5（3~6）	77	IKS 膝关节评分 =82（76~94）；功能评分 =94（88~98）	0% 翻修；年龄 >60 岁与 <60 岁分组功能无差异；假体在位率未知 IKS 评分无差异
Heyse 等[53]（2012）	Genesis	173	54（30—60）	10.8（5~18）	173	AKS 总体评分 =97；功能评分 =97	71% 的术前活跃患者恢复经济活动；7% 翻修
Cavaignac 等[28]（2018）	HLS Uni	270（55 外侧）	66（39~92）	11.6（7~22）	270	AKS 膝关节评分 =80（64~96）；功能评分 =79（50~100）	BMI 对 AKS 评分和假体在位率无影响；5% 翻修
Whittaker 等[164]（2010）	Miller-Galante 或 Oxford	229	45—87	Miller-Galante, 8.1；Oxford, 3.6	185	AKS、WOMAC、SF12 评分无组间差异	15% 的 Miller-Galante 和 9% 的 Oxford 翻修

ACL. 前交叉韧带；AKS. 美国膝关节协会；BMI. 体重指数；HSS. 美国特种外科医院；IKS. 国际膝关节协会；NA. 无法提供；OA. 骨关节炎；OKS. 牛津膝关节评分；UCAL. 加利福尼亚大学洛杉矶分校；UKA. 单间室膝关节置换术；WOMAC. 西安大略和麦克马斯特大学骨性关节炎指数

表 30-8 内侧单间室膝关节置换与高位胫骨截骨的对照研究

研究者	HTO 类型 / UKA 假体	膝关节 / 患者数	平均年龄（岁）	平均随访（年）	美国膝关节协会评分		其他结果	失败率
					膝关节评分	功能评分		
Yim 等[168]（2013）	开放式楔形截骨术 Miller-Galante	58/50	58（43—65） 60（47—63）	3.6（3~4） 3.7（3~4）	NA	NA	Lysholm：HTO=90±9，UKA=90±8 恢复体育活动：HTO=67%，UKA=60%	5% 6%
W-Dahl 等[155]（2010）	半骨骺撑开术 未知	450/479	30—64 30—64	10 10	NA	NA	NA	17% 17%
Dettoni 等[39]（2013）	开放式楔形截骨术 Accuris	54/56	55 65	2~4 2~4	76 93	91 84	NA	NA
Takeuchi 等[149]（2010）	开放式楔形截骨术 Compartment Uni-Knee	27/30	67（54—78） 77（69—86）	5.1 6.9	89 88	95 79（$P<0.01$）	恢复体育活动：HTO=18%，UKA=0%	0% 10%
Borjesson 等[25]（2005）	闭合式楔形截骨术 Brigham	18/22	63±4 63±4	5 5	NA	NA	英国骨科协会评分：HTO=38，UKA=37。患者评分：除1例UKA患者外，所有患者评分为改善。步态行走速度、步伐频率在术后1年和5年无差异	NA

HTO. 胫骨高位截骨术；NA. 无法获得；UKA. 单间室膝关节置换术

表 30-9　人工全膝关节置换术 vs. 单间室膝关节置换术

研究者	人工全膝关节置换术				单间室膝关节置换术					功能评分	假体在位率	影响假体在位率的因素
	膝关节数	平均年龄（岁）	平均随访（年）	假体	膝关节数	平均年龄（岁）	平均随访（年）	假体			
Niinimaki 等[108]（2014）	83 511	69（23—96）	6.4（0～27）	37 种不同假体	4713	63（35—91）	6.0（0～24）	Oxford，87%；其他 3 种，13%	NA	5 年：UKA 89%，TKA 96%；10 年：UKA 81%，TKA 93%；15 年：UKA 70%，TKA 89%	无菌性松动，两组；年龄＜65 岁，TKA；UKR（年龄和性别校正）
Noticewala 等[111]（2012）	128	67（46—88）	3（2～8.5）	NA	70	67（40—87）	3（2～6.5）	NA	UKA 的 SF-12 生理及心理评分、WOMAC 疼痛、僵硬、生理评分更高。UKA 所有评分较术前状态的改善更多	NA	NA
Lyons 等[88]（2012）	5606	68±9（2～33）	6.5（2～33）	NA	279	66±8（2～23）	7（2～23）	NA	UKA 的随访评分、WOMAC 功能评分、SF-12 生理评分、AKS 功能评分和总分更高。术前评分改善程度 UKA 与 TKA 无差异	5 年：UKA 95%，TKA 98%；10 年：UKA 90%，TKA 95%	磨损、松动、骨关节炎进展，两组；关节炎进展，UKA

（续表）

研究者	人工全膝关节置换术				单间室膝关节置换术				功能评分	假体在位率	影响假体在位率的因素
	膝关节数	平均年龄（岁）	平均随访（年）	假体	膝关节数	平均年龄（岁）	平均随访（年）	假体			
Lombardi 等[82]（2009）	115	62（41—85）	2.7（2~4.3）	Oxford PhaseⅢ, Vanguard（Biomet）	115	61（40—85）	2.5（0.1~4.3）	Oxford PhaseⅢ	UKA 的下肢活动评分更高。AKS 或牛津评分无差异	NA	NA
Willis-Owen 等[166]（2009）	20	NA	NA	NA	40（20 内侧，20 外侧）	NA	NA	NA	UKA 的全膝关节问卷评分高于 TKA。UKA 的评分与年龄和性别匹配的健康对照人群无明显差异	NA	NA
Hopper 和 Leach[55]（2008）	76	62（35—75）	1.8（1.1~3.5）	PFC（DePuy）	34	61（43~75）	1.9（1~3.7）	Oxford	低冲击体育运动：TKA 术前 72%，术后 46%。UKA 参与体育运动的人数更多，时间更长	NA	NA

AKS. 美国膝关节协会；TKA. 人工全膝关节置换术；UKA. 单间室膝关节置换术；WOMAC. 西安大略和麦克马斯特大学骨性关节炎指数

（四）外侧单间室膝关节置换

当代外侧 UKA 的假体在位率报道见表 30-10，临床结果见表 30-11。在本书成书时，最大规模的研究来自于 Baker 等[7]，应用英格兰和威尔士国家关节注册系统的数据，对比了 2052 例外侧 UKA 和 30 795 例内侧 UKA 的假体在位率。结果发现 7 年在位率两者相当（外侧 93%，内侧 91%），年龄（低于 55 岁）是唯一明显影响结果的因素。一些研究报道了 83%～100% 的 10 年假体在位率[5, 53, 79, 86, 87, 124, 163]，三项研究提供了 15 年的假体在位率，为 80%～92%[5, 53, 87]。

在一项针对手术前后竞技活动水平的特定研究中，Walker 等[157] 报道，45 名患者中的 98% 能够在接受 Oxford Domed（Biomet）UKA 术后平均 3 年恢复体育活动。大多数患者参加低冲击体育活动。患者的 SF-36 评分与配组的健康对照人群没有显著差异。其他的临床研究均使用日常生活活动相关量表，除一项研究外的其他所有研究中，患者手术时的平均年龄均超过 60 岁。

继发于胫骨平台骨折的创伤后 OA 行外侧 UKA 的临床结果则各不相同[87, 134]。Lustig 等[87] 在一项 13 名患者的小样本研究中，经过平均术后 10.2 年随访，发现 10 年假体在位率为 100%，15 年假体在位率为 80%。平均 AKS 膝关节评分自术前的 51 分增加至随访时的 88 分，AKS 功能评分也同样得到改善。然而，Sah 和 Scott[134] 则发现，与 38 例原发性 OA 相比，10 例创伤后 OA 接受外侧 UKA 的 AKS 评分结果较低。虽然在术后平均 5.2 年（2～15 年）的随访中，创伤后 OA 的 10 例患者没有进行翻修，但这些患者对其治疗结果仅表示一般满意。所有 38 例原发性 OA 的患者满意度均为优秀。

在本书成书时，尚无研究对外侧 UKA 和股骨截骨或 TKA 进行对比。

十、病例示范

病例 1

男性，52 岁，左膝关节内侧胫股关节间室慢性疼痛，日常活动中发生，无法进行任何轻度的休闲体育活动。患者先前曾接受内侧半月板切除，经物理治疗和非甾体抗炎药的非手术治疗无效。体格检查未见髌股关节和外侧胫股关节体征。站立位 45° 正位片现实内侧胫股关节间隙消失（图 30-8A）。患者接受 MAKO 内侧单间室膝关节置换术，将内翻纠正为中立位。图 30-8B 至 D 展示术前规划过程。该手术的一项重要组成部分是确定内侧关节间隙的撑开程度，从而对胫股关节间隙进行合理调整，避免过度增加关节间室的载荷、内侧软组织张力（图 30-8E）。术后 X 线片见图 30-8F 和 G。

病例 2

女性，46 岁，右膝关节外侧疼痛及外侧胫股关节炎。可耐受 20min 步行。患者先前曾行外侧半月板移植，并成功缓解膝关节疼痛达 6 年。移植失效后，45°X 线示外侧胫股关节间隙消失（图 30-9A），患者择期行外侧 UKA。使用 MAKOplasty 技术进行外侧 UKA 手术。术前规划和假体位置见图 30-9B 至 D。术后 X 线片见图 30-9E 至 F。

表 30-10 外侧单间室关节假体在位率

研究者	假体	膝关节数	患者数	平均随访时间（年）	在位率终点	假体在位率				
						2~3 年	5 年	7 年	10 年	15 年
Baker 等[7]（2012）	多种，66% 为活动关节面	2052	NA	NA	翻修	96%	93%	93%	—	—
Weston-Simmons 等[163]（2014）*	Oxford Domed	265	258	4.1（0.5~8.3）	翻修	97%	94%	92%	8~9 年：92%	—
Streit 等[146]（2012）	Oxford Domed	50	50	2.9（2~4.2）	翻修	94%	—	—	—	—
Liebs 和 Herzberg[79]（2013）	Preservation 活动关节面	128	128	6（2.1~9.8）	翻修	93%	92%	83%	9 年：83%	—
Xing 等[167]（2012）	Preservarion 固定关节面	31	31	4.5（2~6.4）	翻修	100%	—	—	—	—
Arastu 等[3]（2009）	Preservation 活动关节面	43	39	3.1（0.8~4.4）	翻修	79%	—	—	—	—
Smith 等[142]（2014）	AMC Uniglide 固定关节面	101	100	4.5	翻修	99%	95%	91%	—	—
Heyse 等[53]（2012）	Genesis（Accuris）	50	50	10.8（5~16）	翻修	—	—	—	92%	92%
Lustig 等[86]（2011）	HLS Evolusion 固定关节面	54	52	8.4（5~16）	翻修，假体取出，内侧关节间隙完全消失	—	—	—	91%	—
Pennington 等[124]（2006）	Miller-Galante	29	24	12.4（3.1~15.6）	翻修	100%	100%	100%	100%	—
Lustig 等[87]（2012）	HLS Evolution, Miller-Galante	13	13	10.2（3~22.1）	翻修	100%	100%	100%	100%	80%
Argenson 等[5]（2008）	多种	40	39	12.6（3~23）	翻修或松动	—	—	—	92%	16 年：84%

*. 来自牛津外侧单间室膝关节假体发明团队

表 30-11　当代外侧单间室关节假体的临床效果

研究者	假体	膝关节数	平均年龄（岁）	平均随访（年）	有临床结果的膝关节数	膝关节评分系统	其他结果
Walker 等[157]（2014）	Oxford Domed	50	60（36—81）	3（2~4.3）	45	• OKS 术前评分 = 30±7，随访评分 = 43±5 • AKS 客观评分术前 = 50±15，随访评分 = 91±14 • 功能评分 = 67±21，随访评分 = 90±17 • 66% 的患者 UCLA 评分≥7 • SF-36 评分与匹配健康对照组相同，明显高于 OA 组	术前 93% 患者积极参加体育活动，术后 98% 患者积极参加体育活动
Weston-Simmons 等[163]（2014）*	Oxford Domed	265	64（32—90）	4.1（0.5~8.3）	257	• AKS 客观评分术前 = 48（2~95），随访评分 = 86（10~100） • OKS 术前评分 = 24（5~46），随访评分 = 40（9~48）	12 例翻修（5%）；脱位 <1%
Altuntas 等[2]（2013）	Oxford Domed	64	71（44—92）	3.2（2~5.1）	50	OKS 术前评分 = 24（9~36），随访评分 = 42（23~48）	2 例翻修（3%）
Streit 等[146]（2012）	Oxford Domed	50	60（36—81）	2.9（2~4.2）	46	• OKS 评分 = 43±5.3 • AKS 客观评分 = 91±13.9 • 功能评分 = 90±17.5	3 例翻修（6%）；脱位 6.2%；96% 对结果满意
Liebs 和 Herzberg[79]（2013）	Preservation 活动关节面	128	74（44—91）	6（2.1~98）	128	• WOMAC 功能评分 = 34±29 • 疼痛评分 = 34±31 • 僵硬评分 = 23±27	14 例翻修（11%）
Xing 等[167]（2012）	Preservation 固定关节面	31	67（36—90）	4.5（2~6.4）	31	AKS 术前评分 = 69，随访评分 = 96	无翻修或失效
Forster 等[45]（2007）	Preservation：13 例活动关节面，17 例固定关节面	30	67（36—93）	2	30	• AKS 膝关节评分 = 95 功能评分 = 95~100 • OKS 评分 = 13~15	固定关节面和活动关节面功能结果无差别；活动关节面组翻修 3 例（23%）

（续表）

研究者	假体	膝关节数	平均年龄（岁）	平均随访（年）	有临床结果的膝关节数	膝关节评分系统	其他结果
Smith 等[142]（2014）	AMC Uniglide 固定关节面	101	65（36—91）	5.4	33	• AKS 疼痛术前评分 = 10（0~45），随访评分 = 42（0~50） • 膝关节术前评分 = 44（0~86），随访评分 = 82（33~100） • 功能术前评分 = 56（0~100），随访评分 = 77（35~100） • OKS 术前评分 = 20（5~45），随访评分 = 37（9~48） • WOMAC 疼痛术前评分 = 8.8（5~20），随访评分 = 8.8（5~20） • 功能术前评分 = 21（8~31），随访评分 = 13.4（7~30） • 总体评分术前评分 36（15~53），随访评分 = 22.2（12~48）	4 例翻修（4%）
Heyse 等[53]（2012）	Genesis（Accuris）	50	54（30~60）	10.8（5~16）	50	• AKS 膝关节评分 = 97 • 功能评分 = 96.5~98.6（分别为女性、男性）	3 例翻修（6%）
Lustig 等[86]（2011）	HLS Evolution 固定关节面	54	72（25—88）	8.4（5~16）	45	• IKS 膝关节评分术前评分 = 68（35~92），随访评分 = 95（70~100） • 功能评分术前评分 = 69（0~100），随访评分 = 82（25~100）	77% 非常满意，19% 满意；无痛／偶尔疼痛，85%；17% 跛行，11% 使用手杖；4 例翻修（7%）
Volpi 等[153]（2007）	Miller-Galante	28	73（65~82）	1~5	25	HSS 术前评分 = 60（48~68），随访评分 = 88（71~95）	无翻修
Pennington 等[124]（2006）	Miller-Galante	29	68（52~86）	12.4（3.1~15.6）	29	HSS 术前评分 = 60（42~79），随访评分 = 93（82~100）	无翻修
Argenson 等[5]（2008）	多种假体	40	61（34~79）	12.6（3~23）	38	• AKS 膝关节术前评分 = 57（35~75），随访评分 = 88（40~100） • 功能术前评分 = 46（10~89），随访评分 = 78（20~100）	5 例翻修（12.5%）

* 来自牛津外侧 UKA 假体设计团队

AKS. 美国膝关节协会；HSS. 美国特种外科医院；IKS. 国际膝关节协会；OKS. 牛津膝关节评分；WOMAC. 西安大略和麦克马斯特大学骨性关节炎指数

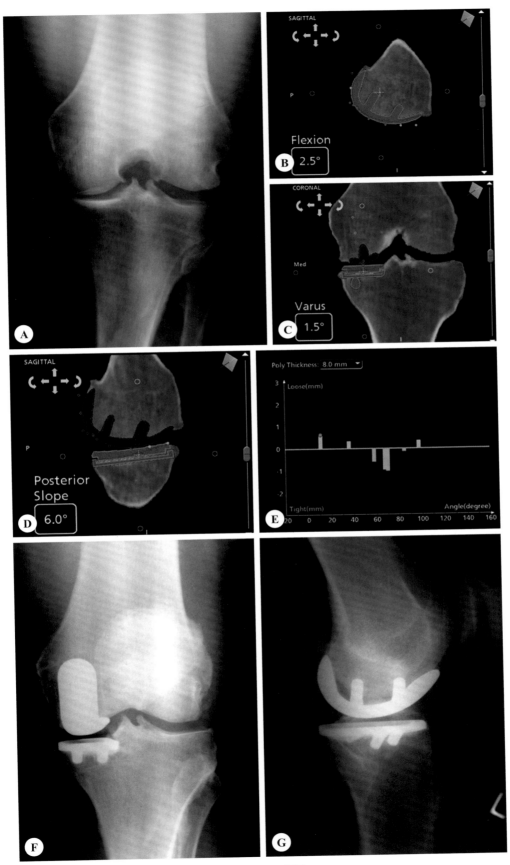

▲ 图 30-8　病例 1

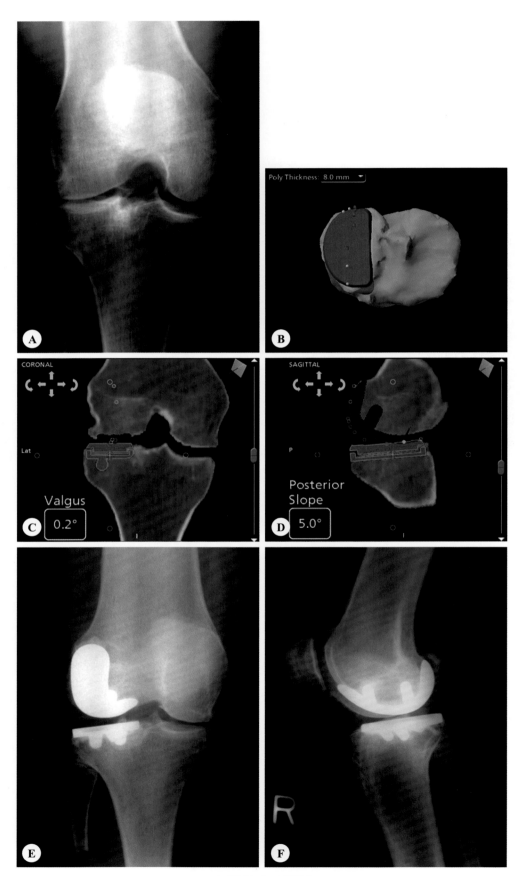

▲ 图 30-9　病例 2

第十篇

关节软骨手术和膝关节炎的康复
Articular Cartilage Procedures and
Rehabilitation of the Arthritic Knee

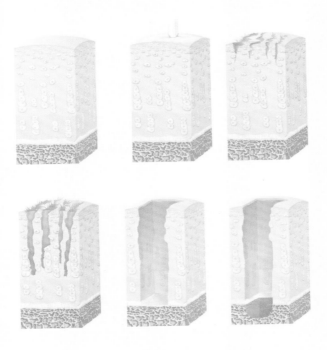

第31章 膝关节软骨修复手术
Knee Articular Cartilage Restoration Procedures

Joshua D. Harris　Brian J. Cole　著

李　冀　译

一、适应证

伴随临床症状的膝关节局灶性软骨和骨软骨缺损，其治疗是复杂的和多因素相关的。在评估此类患者的临床表现时，最重要的原则是着眼于"治疗患者"而非疾病本身。这表明即使是已知缺损存在，我们也不能直接推测出患者的临床表现，因为两者之间缺乏必然的联系。患者的临床表现与软骨缺损的情况并无直接联系，MRI 或关节镜图像上观察到的病变不应直接作为手术指征。众所周知，不论患者有症状与否，软骨缺损都普遍存在（表 31-1）。对关节软骨病变自然病程的不了解及其手术结果的可预测性使得软骨缺损具有一定临床相关性，并被认为是引起患者症状的主要原因。

表 31-1　基于特殊人群的膝关节软骨缺损患病率

人　群	患病率（%）
任何年龄：任何缺损部位、任何大小或深度	60～63 [5, 9, 33, 45]
任何年龄：任何缺损部位、大小，全层缺损	16 [2, 9, 33, 45]
任何缺损部位，年龄<40 岁，全层缺损	5～7 [9, 33, 45]
任何部位：伴前交叉韧带断裂	16～64 [6]
任何部位：业余和职业运动员，仅全层缺损	36 [15]
任何部位：无症状职业篮球运动员、跑步者	59～77 [15, 35, 44]

引自 Harris JD, Brophy RH, Jia G, et al. Sensitivity of magnetic resonance imaging for detection of patellofemoral articular cartilage defects. *Arthroscopy*. 2012;28(11):1728-1737.

如果负重会加重局部疼痛，或者关节内渗出物检测有生物活性，或者关节腔内注射麻醉药物可减轻疼痛，那么可将患者的临床症状归因于其软骨病变，通过体格检查可确定病灶具体位置。关节软骨是一类无感觉神经分布的组织。因此，软骨缺损不一定会产生疼痛。但是，根据 KOOS [31]，具有软骨全层病变的患者可能在疼痛、功能、运动和娱乐及生活质量等临床症状方面表现出明显的受限。这些临床症状与需要进行截骨或关节置换的关节炎患者类似，甚至可能比前交叉韧带（ACL）损伤的患者更为严重 [31]。目前尚未完全了解无神经组织病变后引起疼痛的确切机制。其中一种理论认为，疼痛是软骨下小动脉周围疼痛性纤维受到刺激而引发的 [38]。此外，关节腔内的炎性环境可能使合成因子明显减少、分解代谢增加，伤害性因子增多。这会导致滑膜炎、积液、囊肿和疼痛。

一旦确诊为伴有临床症状的软骨缺损，首先可以进行非手术治疗。非手术治疗包括但不限于休息、降低活动水平（例如减轻载荷，包括降低 BMI）、口服抗炎药、氨基葡萄糖、软骨素、甲基磺基甲烷、关节腔注射 [类固醇（甲泼尼龙、曲安奈德、倍他米松）、非甾体抗炎药、透明质酸黏多糖、富血小板血浆]，以及物理疗法。尽管关节腔注射有治疗作用，但添加局部麻醉药物可能更有助于明确症状的严重程度，并可能提示对后续治疗的反应。

如果非手术治疗失败，则在征得患者的知情同意后考虑手术治疗。这包括对患者术前期望值的评估和定位。要详细的讲解手术方案（图 31-1 和图 31-2），以及不同技术的优缺点、风险、获益、替代方案、预期结果和术后康复。最佳技术的选择要根据患者的基本情况（年龄、性别、活动水平、BMI、症状持续时间），与肢体和膝关节相关的因素（半月板、交叉韧带和侧副韧带、力线等），以及软骨缺损的特定相关因素（缺损位置、大小、深度、软骨下骨）来决定。旨在解决膝关节软骨病理问题的外科手术方法分为三大类：①姑息性（软骨成形术、修整术、灌洗、半月板修整术）；②修复性（微骨折、钻孔、磨削、增强性支架支持的骨髓刺激技术）；③再生性（骨软骨自体移植、骨软骨同种异体移植、自体软骨细胞移植及其他基于软骨细胞和间充质干细胞的治疗方案）。

除了治疗软骨缺损外，必须同时或分阶段治疗伴随的肢体和膝关节症状，包括半月板保留（修整或移植）[27]，下肢力线矫正（分别采用胫骨近端或

股骨远端负重截骨术进行内翻或外翻畸形矫正治疗，使用前内旋 Fulkerson 型胫骨结节截骨术治疗髌股关节脱位）[24, 43]，以及膝关节韧带的重建[6]。术后康复的时间点、强度和持续时间不容忽视或低估。恢复对抗类活动和体育运动的时间值得商榷。此外，对于竞技类体育运动员，以下因素不容忽视：手术时机（是否在赛季内或职业生涯阶段），运动水平（高中、大学、业余精英、专业人士），奖学金、合同或奖金状况，运动员治疗中利益相关者（所有者、管理者、教练、经纪人、队友、家人、朋友、配偶）的意见。鉴于软骨病变在专业运动员膝关节中的普遍性[15, 35, 44]，术后恢复需要一定时间[22]，以及随之而来造成的影响（对团队造成的时间损失，以及经济方

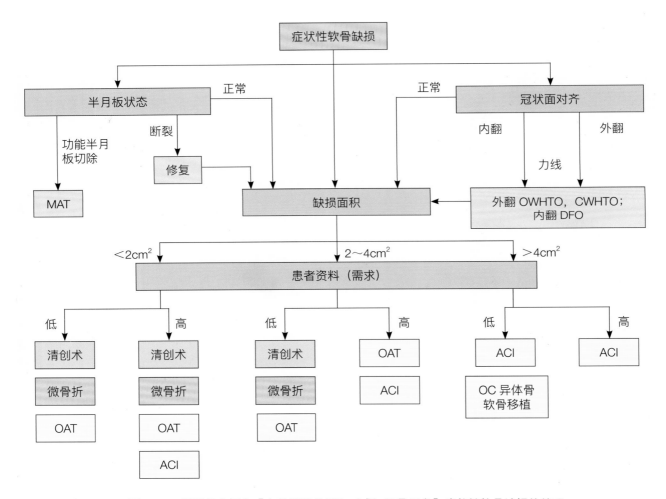

▲ 图 31-1　胫股关节间室［内外侧股骨髁和（或）胫骨平台］症状性软骨缺损的处理

对于伴随的病理学，如半月板缺损和（或）冠状面排列不齐，应同时或分阶段治疗。决定治疗方案最重要的缺损特异性参数是缺损的大小（cm²）。黄色阴影表示软骨恢复手术，红色阴影表示软骨修复手术，紫色阴影表示软骨姑息手术。ACI. 自体软骨细胞移植；CWHTO. 闭合性楔形胫骨高位截骨术；DFO. 股骨远端截骨术；MAT. 半月板移植；OAT. 自体骨软骨移植；OC. 异体骨软骨移植；OWHTO. 开放性楔形胫骨高位截骨术

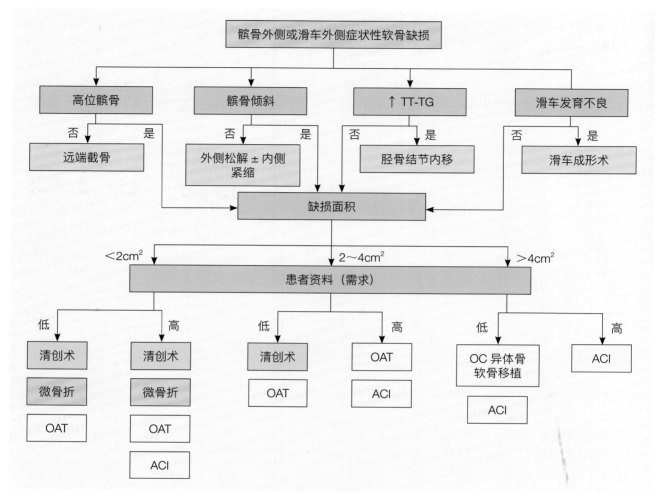

▲ 图 31-2　髌股间室（滑车与髌骨之间）软骨缺损的治疗

髌骨倾斜、高位、胫骨结节滑车沟（TT-TG）增加、滑车发育不良等伴发问题应同时或分期处理。中央或中间位置的缺损需要不同的减压截骨术。髌股内侧软骨病理学是中央型截骨的禁忌证。决定治疗方案最重要的缺损特异性参数是缺损的大小（cm²）。黄色阴影表示软骨恢复手术，红色阴影表示软骨修复手术，紫色阴影表示软骨姑息手术。ACI. 自体软骨细胞移植；OAT. 自体骨软骨移植；OC. 异体骨软骨移植

面的影响），因此对于这个患者群体，一定要慎重而适当地选择正确的手术技术。一般来说，如果预期关节外治疗（如截骨术）可以缓解或改善运动员的症状，则强烈建议其职业生涯结束后再进行关节内手术（如关节软骨移植）。

二、禁忌证

有几类人群不适合行膝关节软骨修复术。首先，在无症状患者中预防性的进行软骨修复是无效的，但也存在两个例外：大面积剥脱性骨软骨炎患者和下肢力线外翻伴半月板后角切除术后的活跃女性。一般来说，轻微临床症状应驱动大多数的早期决策，而不是理论上的进展风险。虽然没有明确的

数据表明不做处理会导致疾病进展，但是积极治疗确实可能会减缓疾病进展。骨关节炎患者的不可逆病程表现为软骨下骨硬化，软骨下囊肿形成，骨赘形成和关节间隙狭窄的弥漫性退行性改变。患者不自愿或不能遵守术后指导和康复方案也属于禁忌证。其他禁忌证包括未治疗的合并症（半月板缺损、畸形、韧带功能不全）、恶性肿瘤和感染。相对禁忌证包括 BMI 升高、吸烟[3, 4, 34]，以及炎性关节炎，例如类风湿关节炎、银屑病关节炎、痛风和假性痛风。

三、临床生物力学

在诸如步态训练和下蹲之类的简单动作中，膝

┌─────────────────────────────────┐
│ **关键点：适应证和禁忌证** │
│ │
│ **适应证** │
│ • 伴有症状的全层软骨缺损 │
│ • 症状，如损伤处的直接压痛、活动相关的负重 │
│ 疼痛、渗出和对注射的反应 │
│ • 治疗伴随的病理学（半月板、力线、韧带） │
│ • 患者选择和满足期望至关重要 │
│ │
│ **禁忌证** │
│ • 无症状 │
│ • 患者不愿意或不能遵守术后康复 │
│ • 未矫正的伴发病理变化（半月板、力线、韧带） │
│ • 骨关节炎 │
└─────────────────────────────────┘

关节承受着很高的载荷，而在涉及短跑和跳跃的运动中，膝关节承受的载荷更高 [16, 41]。这些载荷既有外源性的（地面反作用力、震动），也有内源性的（肌肉牵拉力、关节反作用力）[40]。膝关节受力方向或角度的微小变化会显著影响其所受载荷的大小 [42]，这在 ACL 损伤和膝关节局灶性软骨缺损中均有所体现。

ACL 损伤会导致膝关节的活动和旋转障碍。这些运动学变化会导致关节软骨的应力发生改变，进而改变其载荷情况。由于软骨细胞的机械敏感性，以及其较差的适应性和可修复性，膝关节容易发生进展性软骨变性，特别是在有既往手术史或高 BMI 的情况下。当存在局灶性软骨缺损时，病灶边缘可能会承受来自对应关节面的载荷，这种效应类似于汽车驶过坑洼的路面（图 31-3）。一些生物力学模型已展示了这种应力集中的现象。Guettler 及其同事认为 [21]，对于直径大于 10mm 的缺损，应力主要集中在缺损边缘附近（距内侧边缘 2.2mm，距外侧边缘 3.2mm）。随着疾病的进展，软骨缺损的尺寸（直径）会增大到与对应关节面完全接触，并在全层软骨缺损处将应力传递到裸露的软骨下骨。这取决于缺陷的大小、位置和形状。

Flanigan 和他的同事指出 [14]，对于圆形缺损内显露的软骨下骨，当缺损尺寸分别大于 $1.61cm^2$ 和 $1.99cm^2$ 时，缺损周围的应力集中存在髁特异性阈值。在另一项研究中，Flanigan 及其同事证实 [13]，椭圆形缺损中显露于软骨下骨的接触存在形状依赖性和特异性阈值。长轴在外侧髁冠状面（由内到外）的椭圆形缺损具有最小的软骨下骨接触尺寸阈值（$0.73cm^2$），

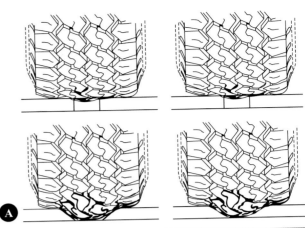

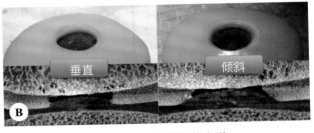

▲ 图 31-3　临床生物力学

A. 具有垂直面的全层软骨缺损。尽管缺损边缘有更大的应力集中，但显露的软骨下骨受到更好的保护。缺损的存在增加了其边缘上的压强（压强 = 力 / 表面积），因为结合接触区域的表面积较小。右下方图像显示随着病变直径的扩大，并保持垂直面，使显露在病变内的软骨下骨与相对的关节面接触。左下角图像显示病变的斜面，使显露的软骨下骨与相对的关节面接触。然而，随着应力的降低，关节软骨的接触分布有更大的表面积。我们建议垂直于斜面的软骨修复手术，因为它能更好地包含在缺损内的新软骨组织。B. 牛的股骨髁部的垂直和倾斜的病变。当在相反的完整胫骨关节表面处的轴向载荷上，在显微 CT 上观察时，缺损边缘周围的应力更为集中，尽管在缺损处软骨体积较小，并且在显露的软骨下骨上有与垂直面损伤相反的表面

长轴在内侧髁矢状面上的椭圆形缺损没有大小阈值（未观察到接触）。不论形状、大小或位置如何，在所有缺损中都观察到其边缘周围的应力集中。离病灶中心越远，应力越小。Harris 和同事还证明 [26]，缺损的几何形状（垂直与 45° 斜角）（图 31-3）可能会影响边缘应力集中、显露于缺损内的软骨下骨接触及随后的缺损进展。这些力学都是基于股骨髁 / 半月板 / 胫骨平台的几何形状，尤其是冠状和矢状面的曲率半径。

优先采用更大的偏侧缺损载荷力学机制是基于股骨外侧髁和内髁的独特几何形状，以及它们与半月板和胫骨平台的相互作用。外侧髁的矢状面和冠

状面平均曲率半径小于内侧髁。此外，矢状面半径与冠状面半径不同。事实上，这在"凸对凸"的外侧间室比"凹对凸"的内侧间室产生了更多的"点荷载"。在临床上，这可能意味着外侧髁软骨全层缺损时软骨下骨改变的风险显著增加，也说明半月板切除术后外侧间室的脆弱性逐渐增加。Henderson 及同事在接受 ACI 的受试者中观察到了这种"骨凸起"、"损伤内骨赘"、效应 [32]，骨凸患者的症状持续时间较长（软骨下骨相对关节面接触时间较长，微裂纹和微骨折较多）[32]。此外，Alford 和他的同事证明外侧间隔病变的进展比内侧更迅速 [1]，并且很可能在较小的范围内出现症状。这些结果提示，不仅胫股关节病变的手术治疗应与髌股关节病变不同，而且股骨外侧髁病变的治疗也与内侧髁病变不同。对侧部病变的早期干预或许是有必要的。干预类型［整个骨软骨单元（自体骨软骨移植、同种异体移植）与表面（软骨）治疗］也很重要。

关键点：临床生物力学

- 应力集中发生在膝关节全层软骨缺损的边缘
- 缺陷可能基于几个缺陷特定因素：尺寸、形状、间室、位置
- 由于股骨髁和胫骨平台之间的凸面力学（相对于内侧的凹面力学），外侧可能比内侧病变进展更快
- 对于垂直壁损伤，尽管缺损和显露的软骨下骨在相对表面的软骨体积较低，但缺损边缘周围的应力集中较大

四、临床评估

（一）病史

膝关节局灶性软骨缺损的患者在病变部位常有疼痛感，主要与活动情况有关（特别是当胫股关节病变时受到轴向载荷和负重，以及伴有髌股关节病变的患者在爬楼梯或长时间屈膝时），或与积液有关（积液提示有生物活性的滑膜炎和囊肿），而且通常关节腔注射局麻药物时症状可暂时缓解。尽管小剂量关节内局麻药物和激素的注射可有效减轻疼痛，但由于潜在的软骨毒性，因此我们建议谨慎联合使用某些局部麻醉药物和激素。其中包括倍他米松磷酸钠、倍他米松醋酸酯、曲安奈德、0.5% 布比卡因、1% 利多卡因或 0.25% 布比卡因与倍他米松醋酸酯或磷酸钠结合，以及 1% 利多卡因与甲泼尼龙醋酸酯或曲安奈德结合 [5, 8, 10]。由于这种药物联合使用后潜在的医源性损害，我们建议短期麻醉时使用 1% 利多卡因，长期麻醉时建议使用 0.5% 罗哌卡因，而激素类推荐使用地塞米松，因为目前这几类药物联合使用均未报道有明显的软骨毒性。据文献报道，平均术前症状持续时间从 6 个月至超过 15 年不等，术前手术的次数范围为 0～30 次各异 [22, 27, 30, 43]。

关键点：临床评估

- 缺损部位的疼痛
- 疼痛主要与活动有关（胫股关节负重和爬楼梯，或髌股关节长时间屈曲）
- 与间歇性渗出有关
- 关节腔内局部麻醉药物注射，疼痛暂时缓解
- 不仅要注意压痛的确切位置（在缺损处），还要注意伴随的病理变化，包括力线、半月板状态、韧带完整性
- 步态评估、近端和远端肌肉组织情况（即萎缩）、肢体旋转轮廓和低足弓
- 负重平片，包括膝关节全长片定位视图，是首选的初步诊断评估
- 非创伤性 MRI 可详细显示关节软骨、软骨下骨、积液和伴随的病理状态
- 先进的 MRI 序列（如 dGEMRIC）可能比传统 MRI 更好地评估胶原和蛋白多糖含量

（二）体格检查

对有症状的软骨缺损患者进行体格检查，不仅要注意缺损本身，而且要注意伴随的症状变化。初步评估应侧重于观察步态，四肢疼痛情况，Trendelenburg 步态表明髋关节外展肌无力对膝关节疼痛的影响，股四头肌萎缩时会伴随髌股关节病变，腘绳肌紧张会伴随膝关节屈曲挛缩（多个脊柱、骨盆、髋关节和下肢来源，髌骨高位，以及髌股关节疼痛）。在双腿和单腿站立以及行走时，应以冠状面对准，评估静态和动态力线和力量。

下肢内外旋情况可通过检查脚趾的旋转度来对股骨和胫骨扭转做出粗略评估。站立和行走时应进行足部观察，并应进行双侧或单侧脚尖站立以进行足弓评估。

应检查肌肉萎缩情况（这可以通过圆周测量、手动肌肉测试和等速测试进行定量评估）。触诊非常重要，尤其是病变部位的触痛。虽然在大多数受

试者中，大量积液很容易被发现，但是少量积液可能需要挤压和浮髌试验来检测。Wilson 试验可用于诊断典型的股骨内侧髁外侧面的剥脱性骨软骨炎（osteochondritis dissecans，OCD）。在屈膝时内旋胫骨，然后在保持内旋的同时伸膝，在屈曲 30° 胫骨髁间嵴碰到软骨病变的位置时会出现疼痛。胫骨外旋则可减轻疼痛。体格检查对 OCD 的诊断灵敏度和特异度分别为 91% 和 69%，高于 MRI[37]。除软骨损伤本身外，还应通过 Lachman 试验、前后抽屉试验、坠落试验、股四头肌肌力测试、屈膝 0° 和 30° 的内 / 外翻应力试验来评估交叉韧带和侧副韧带的稳定性。后外侧复合体可通过外部旋转曲线和刻度盘测试，后外侧抽屉和反向轴移试验进行评估。

（三）诊断试验

膝关节平片和全长片是评价膝关节软骨缺损的首选诊断方法。包括负重正位片、45° 屈曲负重正位片、30° 屈曲负重侧位片和髌股关节片（Merchant 位或日出位）。使用髋关节至踝部的负重正位片确定下肢的机械力线。所有平片应使用已知大小的球形放大标记，以计算同种异体半月板或骨软骨移植物的大小。

非创伤性 MRI 可用于评估关节软骨、软骨下骨、半月板、韧带、肌腱和关节液。质子密度加权、中间加权和 T$_2$ 加权图像为关节软骨评价提供了最佳的对比度及分辨率。T$_2$ 加权和短头倒置恢复（STIR）等流体敏感序列能较好地鉴别高强度滑液与关节软骨的界面。因此，用这些序列可以很好地评估软骨表面损伤。尽管对液体敏感的序列有助于识别软骨下水肿，但关节软骨 - 软骨下骨界面在此序列下评估较为困难，在无脂肪抑制的序列中观察更为清晰。MRI 在评估稳定的分层损伤中特别有用，在该分层损伤中，关节软骨表面虽然完好无损，但表层之下的软骨或软骨下骨受到了破坏。由于表面未破坏，即使关节软骨评估的金标准（关节镜检查）也可能会遗漏这些损伤类型。尽管某些类型的软骨损伤很难通过 MRI 完全定性，但这通常是由于损伤的深度、方向和形状、磁场强度（信噪比空间分辨率）和相对于缺损的成像平面方向导致的。常规 MRI 序列可能会漏掉软骨软化区和浅表纤维性裂隙。T$_2$ 成像、T$_2$*、T$_1$ρ、钠成像和 dGEMRIC 等高级序列可能有助于通过胶原和蛋白多糖病理学的超微结构细节评估早期关节软骨损伤。

五、术前计划

根据患者的临床病史、体格检查、影像学检查和术前讨论，并在知情同意的情况下，建议手术治疗。事先的记录（手术报告和关节镜照片）是决定治疗方案的重要参照（图 31-1 和图 31-2），因为它们可以为外科医生提供有关缺损大小、缺损周壁、软骨下骨外观、半月板和韧带状态，以及相对的关节表面（"对吻"伤）的信息。认识并了解可能影响手术结果的所有患者、肢体、膝关节相关和缺损的特异性因素（表 31-2）至关重要。

关键点：术前准备

- 全面的病史和体格检查（治疗患者，而不是病变），包括先前的记录审查（手术报告、关节镜照片）
- 术前知情同意包括讨论术后康复的强度、频率和持续时间，以及患者对医嘱的依从性
- 同时或分阶段评估和治疗所有伴随的病理（半月板、力线、韧带）
- 特定的手术技术基于患者、肢体、膝关节和缺损的特定因素
- 缺损特定因素包括大小、位置、深度、形状和缺损周壁

表 31-2 影响膝关节软骨手术结果的患者、肢体、膝关节和缺损特异性因素

患 者	下 肢	膝关节	缺 损
年龄	冠状位力线	半月板状态	大小
BMI	髌股力线	力线	位置
吸烟	肌肉萎缩	手术史	深度
症状持续时间	挛缩	积液	形状
目标			软骨下骨
康复依从性			周壁 单发或多发损伤

每名患者和他（她）的软骨缺损应该单独处理，而不是总按照常规诊疗流程进行处理。换言之，"治疗患者，而不仅仅是治疗病变"。诊疗流程是针对各类患者和病变帮助外科医生和患者选择手

术类型的一般准则。对于有症状的膝关节软骨缺损患者，软骨修复的一个先决条件是患者能够在术后康复锻炼的频率、强度和持续时间上遵从医嘱。在胫股间室，针对低需求和高需求患者小面积的软骨损伤（$<2cm^2$）可使用软骨修整成形术治疗。然而，在某些对运动水平需求较高的患者和先前软骨成形术失败的患者，可以选择微骨折和自体骨软骨移植。如果软骨下骨也被破坏，那么由于需要对整个骨软骨单元进行修复，自体骨软骨移植可能是首选的治疗方案。对于中等（$2\sim4cm^2$）和较大面积（$>4cm^2$）的病变，有几种手术方案可选。对于低需求患者，软骨修整成形术、微骨折术和 ACI 是可行的表面治疗方案。有些缺陷的位置位于外周，使用微骨折和 ACI 可能很难达到垂直面。这会影响微骨折孔中间充质血凝块或 ACI 中软骨细胞的容纳。在病灶控制不良的情况下，异体骨软骨移植可能是最佳的手术选择。在软骨下骨丢失的情况下，同种异体骨软骨移植和 ACI（三明治骨移植技术）都是可行的选择。如果软骨表面治疗（例如微骨折、ACI）都失败了，则可以通过异体骨软骨移植进行翻修。

在髌股关节间室，关节面的几何结构与股骨髁有很大的不同。除了压应力外，大量的剪切应力被施加在原生和修复的关节软骨上。因此，大多数关节软骨修复和再生手术都是与胫骨结节截骨术一同进行的。在髌骨高位的情况下，建议进行远端手术。如果胫骨结节到滑车沟（TT-TG）的距离增加（$>20mm$），则建议进行前内旋（Fulkerson 型）截骨术。需要注意的是近端和（或）内侧髌骨或滑车损伤，因为在截骨后这些缺损的位置载荷会增加。在伴有髌骨外侧不稳和内侧髌股韧带功能不全的情况下，MPFL 重建是必要的。至于胫股关节间室，对于低需求和高需求患者，软骨修整成形术都可以成功地治疗小面积缺损（$<2cm^2$）。对于某些需求较高和先前软骨修整成形无效的患者，微骨折和自体骨软骨移植可能对小面积滑车软骨病变有用。然而，对于髌骨软骨小面积缺损，由于大小、角度和软骨厚度的不匹配，自体和异体骨软骨移植可能都不太适用。对于髌骨上的大、中型软骨缺损，唯一能较好匹配髌骨关节表面几何形状的技术是 ACI。对于大、中型滑车病变，ACI 和骨软骨移植均可应用。在软骨下骨丢失的情况下，异体骨软骨移植是

适用的。在表面处理（例如微骨折、ACI）失败后，正如在胫股间室一样，可以换用异体骨软骨移植来治疗。

在准备软骨姑息手术（软骨成形术、修整术、灌洗术、半月板切除术）时，应提供标准的膝关节镜设备。这些设备包括关节镜、显示器、套管、刨削刀、刮匙、凿槽、咬合器、抓握器和射频设备。

在准备软骨修复（微骨折、钻孔、磨损、复合支架骨髓刺激技术）时，其他设备应包括各种角度的微骨折锥、克氏针、小口径钻头、其他专用钻头 [PowerPick 和 PowerPick XL（Arthrex）提供直径为 1.5mm 的钻头，深度为 4mm 或 6mm，角度为 30° 或 45°；NanoFx（Arthrosurface）提供直径为 1mm 的钻头，深度为 9mm]，以及各种型号的关节镜检查针。可以在标准的骨髓刺激技术中添加额外的具有增强作用的基质支架，以稳定间充质干细胞并诱导细胞分化，使其分化成为透明软骨。这些包括自体基质诱导的软骨形成（autologous matrix-induced chondrogenesis，AMIC）、生物软骨和 BST-CarGel。AMIC 使用具有常规微断裂和纤维蛋白胶的猪胶原蛋白（I/III 型）基质（Chondro-Gide，Geistlich Pharma）。BioCartilage（Arthrex）是 1ml 患者的 PRP 和 1ml BioCartilage（一种脱水的微粉化的同种异体关节软骨细胞外基质）的同源混合物，置于微骨折缺损处。BST-CarGel（Primal Healthcare）是一种基于壳聚糖的生物聚合物，由患者的全血和甘油磷酸缓冲液混合而成，置于微骨折孔处。

目前，BioCartilage 和 DeNovo NT（Zimmer）是在美国商业上仅有的可用的关节软骨碎末技术。BioCartilage 是一种增强的骨髓刺激技术，除了脱水切碎的幼年同种异体关节软骨外，还依赖于患者的软骨下骨间充质干细胞和 PRP 来形成软骨修复组织。DeNovo NT 与 BioCartilage 的不同之处在于，它不会损伤软骨下骨。DeNovo NT 是一种软骨传导性、软骨诱导性和软骨生成性产品，由 1mm[3] 的青少年（<13 岁）关节软骨碎片组成，手术时用纤维蛋白黏合剂将其包裹植入。与 BioCartilage 相似，DeNovo NT 被"最低程度地操纵"，因此不需要美国 FDA 的批准后上市。同样，BioCartilage 和 DeNovo NT 都利用了没有免疫原性的少年细胞（相对于成年细胞）的更大的迁移和增殖能力。

在准备软骨修复手术（自体骨软骨移植、异体

骨软骨移植、ACI、其他软骨细胞和间充质干细胞治疗）时，附加设备应包括开放性关节切开的仪器和设备，包括缺损大小测量工具、牵开器、剪刀、镊子、咬骨钳和手术刀片。对于骨软骨移植，需要各种尺寸的骨软骨移植供体和受体扩孔器和空心垫铁、骨软骨移植准备后工作台、小型振荡锯和盐水脉冲冲洗。对于 ACI 和其他细胞治疗，需要肾上腺素浸泡的神经纤维、凝血酶、纤维蛋白胶、矿物油、甘油、小号可吸收缝线（如 6-0）、结核菌素注射器、18 号塑料血管导管、Ⅰ～Ⅲ型胶原膜或骨膜以及细胞。

对于所有的软骨修复或恢复技术，康复锻炼均在术后立即开始。这需要术前就准备好术后康复需要的设备，包括连续被动运动机、拐杖、支具、冰敷和（或）加压装置，以及防机械性血栓栓塞袜（例如防血栓袜、加压袜）。

六、术中评估和手术技巧

在膝关节镜和关节切开术中常使用止血带。它们在关节软骨修复中使用时需要了解其在手术过程中的膨胀状态。如果在刺激骨髓的过程中是处于膨胀状态，应将止血带放气并关闭关节镜泵以观察软骨下的骨髓含量（脂肪和血液），以确保锥子、钻头或金属丝有足够的穿透深度。在 ACI 中，在制备移植受区骨床时止血带不能充气，否则在软骨细胞植入时没有出血。

通过关节镜或关节切开术对软骨缺损进行标准化评估，评估包括缺损大小（在前平面至后平面及内侧至外侧平面进行测量）、深度（部分缺损深度、无软骨下骨丢失的全层深度、有骨丢失的全层深度）、位置（股骨髁、滑车、骨、胫骨平台）、数目（单发或多发、"对吻伤"）、形状（与形状有关的缺损形状）和缺损周围组织状态（具有垂直缺损或不完整的周围病变）等。缺陷准备工作应包括清除不稳定的、松动的、受损的关节软骨，以完整的垂直缺损恢复健康的关节软骨。在微骨折和 ACI 中，去除钙化软骨可改善修复组织与下方软骨下骨的整合。应避免侵犯软骨下骨，尤其是使用 ACI 时，因为这会导致出血和更多的纤维软骨修复。软骨下骨的过度切除也可能刺激软骨下骨过度生长，病变内骨赘形成，以及最终修复失败。

关键点：术中评估和手术技巧

- 在骨髓刺激技术中放松止血带，观察软骨骨髓（脂肪和血液）的渗出，以确保锥、钻、镐或钢丝有足够的穿透深度
- 在缺陷准备过程中，在自体软骨细胞植入过程中放松止血带，以便在软骨细胞植入前实现完全止血
- 评估并记录缺陷尺寸、深度、位置、形状、数量和周壁状态
- 确保异常的、不稳定的、受损的关节软骨完全移除，变为具有垂直周壁的稳定边缘
- 如果由于到达周围关节软骨边缘而无法获得垂直周壁，最好留下一些受损的软骨形成软骨填充壁，而不是移除它，这样就没有壁能够容纳软骨填充物
- 去除钙化软骨区对微骨折和自体软骨细胞植入都很重要
- 避免过度切除软骨下骨，因为这可能刺激其过度生长和缺损内骨赘形成

骨软骨同种异体移植是开放性的单次膝关节软骨修复手术。手术方法和技术因病变部位而异，可采用内侧或外侧髌旁小关节切口。移植区骨床的准备包括测量移植区大小，确保缺损周围正常的骨软骨单元稳定，有足够的强度来支撑供体栓。常选择在无病变的软骨下骨床上将移植区扩大至一定深度（通常为 6～9mm）。在多个钟面参考点（通常是12:00、3:00、6:00 和 9:00）测量受者关节软骨的厚度。供体同种异体移植物取自合格的组织库，移植物储存于 4℃，获取后 14～28 天使用。将其打开并浸入冷盐水中，以避免剧烈的温度变化，这种变化可能是对软骨造成损伤。准备表面积和深度均与骨床匹配的移植物。植入前，用无菌生理盐水脉冲清洗移植物，以去除任何潜在的免疫原性物质。轻压供体骨栓进入移植区达到紧密压配。确保供体骨栓表面与周围正常软骨面齐平，因为移植物高于或低于周围软骨表面都会显著增加其接触压力进而导致其退变[11]。如果移植物固定不稳定，可使用嵌入式生物吸收螺钉植入移植物的中心加强固定。

ACI 是一种分阶段进行的膝关节软骨修复术。第一阶段包括膝关节镜检查、缺损评估和软骨活检，然后在体外进行软骨细胞培养扩增。活检可从多个部位获得。然而，它通常取自髁间切迹的上外侧（或内侧）边缘。活检采用锋利的刮匙或骨凿，取出约 5mm 宽，10～14mm 长，重 200～300mg，并包含

200 000～300 000 软骨细胞样品。这可以培养增殖产生多达 4 瓶软骨细胞，每瓶含细胞 1200 万。这些细胞可被冷冻保存长达 2 年。确定手术日期后，将细胞解冻并培养 4 周。直到手术当天（或手术前一天），细胞将在 48h 内失效。

ACI 的第二阶段包括内侧或外侧髌旁小关节切开显露。移植区骨床的准备包括去除所有不稳定、松散、退化的关节软骨，并形成稳定的移植骨床。切除钙化的软骨，但是在去除该层时不要太积极，因为它会刺激软骨下出血进而造成纤维软骨形成。如果遇到明显出血（止血带松开后），应使用肾上腺素或凝血酶止血。骨膜存在增生的风险，所以一般不作为移植覆盖物使用。目前，大多数外科医生使用 I～III 型猪胶原蛋白膜（不作为标准使用）来覆盖软骨细胞。在缝合到缺损处之前，外科医生可根据个人习惯决定是否在膜的多孔侧植入软骨细胞。使用 6-0 的可吸收缝合线（矿物油润滑）采用简单间断缝合方式，间距 2～3mm。针头最初在补片侧穿过，然后穿过关节软骨。针脚应距离病灶边缘关节软骨约 3mm。缝线结应放置在膜侧，低于周围关节软骨的表面。最后一个或两个缝合处应位于缺损的最上面，这样软骨细胞溶液就不会渗漏（在水密封性试验之后）。可用纤维蛋白胶加强水密封性。使用 18 号血管导管和结核菌素注射器抽吸再悬浮的细胞溶液。将溶液注入贴片下方，缝合闭合贴片，然后黏上纤维蛋白。术后不应使用关节内引流，以免对补片、细胞或两者造成医源性损伤。

同种异体骨软骨移植术后康复方案和 ACI 相似。缺损的位置（例如胫股关节或髌股关节）决定了手术后的负重和限制运动情况。对于胫股关节病变，术后要保持 6 周左右的非负重时间（髌股关节则相反，只要使用支具将膝关节固定于伸直位，就可以开始早期负重）。CPM 在术后早期（前 6 周）非常重要，因为 CPM 能显著改善关节软骨的生物学特性和膝关节的活动范围。6～12 周逐渐增加负重，逐渐恢复双侧下肢对称且无痛的运动。术后 3 个月后开始加强核心肌力和下肢肌力锻炼，术后 3～6 个月开始功能性运动专项训练。术后 9～12 个月以上才可以重返运动。同时进行同种异体半月板移植或截骨术的患者在术后 6～8 周需要限制负重和活动。

七、临床结果

多项系统评价和 Meta 分析报道了膝关节软骨手术后的临床，影像学和组织学结果。总的来说，早期的临床报告是 III 级、IV 级证据水平的小型回顾性病例研究。后来才有越来越多的大型、高质量、I 级证据水平的随机对照试验。总体而言，随着时间的流逝，关于膝关节软骨手术研究的证据水平和质量已大大提高[28]。原始临床研究和综述的数量迅速增加，促使有效且可靠的膝关节软骨条件特异性研究方法学质量评分的发展[23]。

一项对微骨折后临床结果的 I 级和 II 级证据研究的系统评价，确定了 15 项研究（6 项长期研究和 9 项短期研究）用于分析[19]。这些研究将微骨折与 ACI 或骨软骨移植（自体移植或同种异体移植）进行了比较。在年轻受试者，低运动需求受试者和病灶较小的受试者的短期随访中，微骨折表现出良好的临床效果。但是，无论病变大小如何，术后超过 5 年均观察到治疗失效和骨关节炎。该系统评价与其他系统评价和 Meta 分析的发现一致。一项关于运动员人群关节软骨修复 IV 级证据水平的 Meta 分析显示，微骨折的结果随时间推移而恶化[22]。用 ACI 或自体软骨移植可观察到明显更好的临床结果。对于缺陷尺寸 >4cm^2 的患者，微骨折手术效果较差。与 ACI 或自体软骨移植相比，微骨折后的运动恢复率显著较低。另外一项相似的系统评价将年龄、运动水平、术前症状的持续时间、缺陷大小和修复组织形态学确定为微骨折后运动员恢复运动的重要预测指标[39]。关于微骨折的这些研究的一个重大局限性是，许多研究未能解决或讨论伴随的病理学问题[25]。虽然有几项研究将"软骨修复"技术，如 ACI 或自体骨软骨移植（通常同时进行矫正对齐和半月板）和微骨折（通常是单独进行的）进行了比较，但这种偏倚仍未得到解决，是目前关节软骨文献的一个局限。

正如微骨折一样，一些对 ACI 的系统评价和 Meta 分析报道了短期至长期的临床结果，并与骨软骨移植和骨髓刺激手术进行了比较。其中几项研究对比了几代不同的 ACI 技术，并确定最佳结局和避免并发症。I 级和 II 级证据水平的系统评价表明，ACI 时使用胶原膜覆盖的效果明显优于骨膜[17]。此外，与基质相关的结果与基于胶原膜的 ACI 相似。但是，由于随访时间短，受试人数少，病灶大小中等，受试者年龄较小，因此后一综述中的证据强度较弱。另一项对 I 级和 II 级证据水平研究的系统评价将 ACI 与微骨折和骨软骨自体移植进行了比较[30]，研究发现，术后 18～24 个月后，微骨折的转归恶化。ACI 和自体骨软骨移植在短期疗效方面显示出相似的改善。较年轻的受试者及术前症状持续时间较短且先前手术干预较少的受试者在微骨折和 ACI 后的预后都比较好。大于 4cm^2 的缺陷大小预示着与微骨折或自体软骨移植相比，预后明显改善。与微骨折或自体骨软骨移植相比，ACI 对于大于 4cm^2 的缺损治疗效果更好。

对 82 项研究（超过 5000 个受试者和 6000 例软骨缺损）进行的系统评价分析了各代 ACI 技术的失败率，并发症和再次手术的发生率[29]。各代 ACI 技术的失败率都很低（1.5%～7.7%）。使用骨膜覆盖的 ACI 治疗后的失败率（7.7%）和计划外再手术率（27%）最高。骨膜覆盖的 ACI 治疗后最常观察到移植物肥大和分层。相对于全关节镜下手术，采用关节切开的 ACI 技术常发生关节纤维化。

有 8 项研究分别对骨软骨移植技术与微骨折和 ACI 进行了比较，一项系统评价对这 8 项研究中 I 级和 II 级证据水平的临床结果进行了分析[18]。与微骨折相比，自体骨软骨移植有更好的临床结果并能早期恢复运动。虽然平均病变面积较小（<3cm^2），但自体骨软骨移植与 ACI 相比无显著性差异。组织学检查均显示移植的骨栓中有透明软骨，但是骨栓之间没有形成透明软骨。

目前没有关于膝关节同种骨软骨移植的 I 级或 II 级证据水平的研究。但是，对于局灶性和弥散性的单间室软骨或骨软骨病变，同种异体骨软骨移植可显著改善患者临床症状，并提高患者满意度[7]。在 5 年的随访中，总体满意度接近 90%，而 65% 的患者在影像学上几乎没有骨关节炎的表现。短期并发症很少（<3%）。对于手术失败的定义不一（二次手术、翻修手术、截骨术或转为人工关节置换术），但失败率较低（<18%）。存活率随时间推移而下降[12, 20]：5 年生存率为 91%～95%，10 年生存率为 76%～85%，15 年生存率为 74%～76%。可能不利于临床结局的预后因素包括自发性膝关节骨坏死、双相病变、年龄 >50 岁、髌股关节病变、工人的补偿状况、术前症状的持续时间 >12 个月，以及力线不良或半月板缺损[7]。

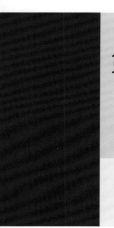

第32章 骨软骨移植：诊断、手术技术和临床结果
Osteochondral Grafts: Diagnosis, Operative Techniques, and Clinical Outcomes

Simon Görtz Guilherme C. Gracitelli William D. Bugbee 著
李 冀 译

透明关节软骨是一种无血供及感觉神经分布的组织，可承受低强度摩擦力并能传导生理载荷。其理想的功能结构是在个体生存期内保持动态平衡，但在骨骼发育成熟后，软骨一旦受损机体，便很难对其进行有效的修复[9, 44]。目前外科手术治疗的界定并不明确，但通常认为有临床症状的软骨病变患者可行软骨修复手术[2]。

自体及异体骨软骨移植物作为关节表面生物修复材料都有基础研究的支持，并在长期临床应用中取得了较为理想的结果[7, 15]。两种方式都依赖于对含有活性软骨细胞的成熟透明软骨组织进行移植，并使其牢固固定于软骨下骨，从而对软骨组织缺损进行结构和自然特性的修复。移植包括完整潮线的关节软骨结构单位，其固定取决于骨长入的程度[37]。两种移植物具备基本相同的适应证，并且可互相补充。同时两者又各有其独特性，在某些方面甚至相互矛盾，所以在考虑实施软骨移植时要权衡组织可用性和安全性，并做好管理和沟通工作。

一、适应证

（一）自体软骨移植

有学者认为，自体骨软骨移植更为适用于相对较小、有症状、局灶性的股骨髁缺损，特别是合并软骨下损伤，如骨囊肿或者骨赘。自体移植物填塞对于剥脱性骨软骨炎的分层损伤具有潜在的补救作用（ICRS II～IV级）（见第44章）[19, 52]。

自体移植物优势在于易取易用、费用较低，无排异反应而且可自行增殖，通常也具有可靠的骨整合作用[10]。关节镜下行小面积的自体骨软骨移植手术是非常有吸引力的，同时在技术上也颇具挑战性。

自体移植物的一个明显的缺点在于，受自体可供移植物面积大小的限制，只能治疗小范围或中等范围的缺损。对于膝关节既往有外伤史和（或）手术史的患者，必须对其软骨质量和全关节表面形态进行严格的评估。另外，供区会改变关节内力学传导，增加关节内载荷[7]。

（二）同种异体移植

同种异体骨软骨移植物适用于治疗中等和较大面积软骨缺损[24]。同种异体骨软骨移植可被视为是治疗膝关节严重OCD（ICRS分级III～IV）的首选方案。其他特殊适应证包括骨坏死、创伤后软骨损伤，例如关节周围骨折。更进一步的指征包括治疗髌股关节炎和具有高度选择性的多病灶或双面创伤性关节炎，以及退行性骨关节病。在同时需要半月板移植的情况下，可将带有部分胫骨平台的半月板作为移植物。同种异体骨软骨移植也越来越多地被应用于治疗软骨修复手术无效的患者。对于应用其他治疗存在相对禁忌或手术医师认为不适宜采用其他方式治疗的大面积软骨缺损，可以考虑将异体骨软骨移植作为主要治疗方案。

异体骨软骨移植是修复成熟的原位透明软骨的唯一方案，可形成肉眼和镜下观察正常的软骨结构，并且没有供区并发症的风险[25]。此类移植物，尤其是带有部分骨质的异体骨软骨移植物，适用于关节表面大面积、复杂的或者复合损伤的软骨修复。

异体移植物一个明显的缺点就是供体组织缺乏，以及经济和伦理的问题，还有术后感染的风险，对此术前必须要签署知情同意书[24]。虽然有较为罕见的异体移植术后出现细菌感染的相关报道[69]，但是现在还没有公开的数据量化说明细菌感染或病毒传播的风险。患者应被告知新鲜异体骨软骨移植物传播疾病的风险与输注库存血液传播疾病的风险相当。作者所在的机构 35 年中使用了超过 800 例新鲜的异体移植物，从未出现疾病传播的记载。

冷冻的新鲜异体骨软骨移植物可以在移植后的数年里产生有活力的软骨细胞，并具有一定的机械力学性能 [2, 13-15, 36, 47, 72]。使用小块异体骨软骨移植物修复重建软骨和骨软骨缺损获得了较为一致的认可。软骨细胞在含有人血清的细胞培养基中低温保存，软骨细胞活性和基质结构完整性可保持不变，以此来保证适宜的细胞密度、活性、代谢活动长达 14 天，在该保存条件下软骨细胞可保证 28 天内不发生明显退变 [4, 60, 63, 70, 71]。研究证明，由储存条件导致移植物变性的临床后果尚未确定，但是普遍认为 28 天是移植物临床应用的界限。

二、禁忌证

禁忌证包括未处理的韧带不稳、半月板损伤、下肢力线不良，以及炎症或晶体性关节炎，还包括其他一些不明原因的滑膜炎。

异体移植物不建议应用于有较严重的骨质缺失的患者，因为这极可能导致固定不牢和移植失败。而"对吻伤"也被普遍认为不适于进行自体移植，双面或多间室损伤适合于异体移植，对年轻患者成功率高[50]。但是，严重的多间室关节炎对于异体移植物来说是相对禁忌证，骨软骨移植技术不能完全替代人工关节置换术，要综合考虑患者的症状、年龄和活动度。

三、临床评估

仔细询问病史并查体对于确定是否适合行软骨修复术是必要的。由于关节软骨本身没有感觉神经分布，因此鉴别疼痛来源，并将其与机械性症状鉴别是非常重要的。ICRS 软骨损伤评估标准包括数条损伤结果验证措施[33]，可以系统地记录膝关节损伤解剖情况并对关节功能进行评估，以此来建立治疗基准。

临床医师应明确疼痛部位和程度，发病情况（急性与慢性）及持续时间，缓解或加剧临床症状的机制，现病史和手术史（如有），受伤时的动作，以及预期的未来工作及活动水平。应寻找可能导致膝关节出现病理改变的潜在损伤因素，如创伤史、结缔组织疾病或炎性改变、激素使用史。应指出的是，从最初的软骨损伤到获得代偿之前，损伤程度与时间呈反比。需要了解症状出现及其特点，区分静息痛（往往表明有潜在的、严重的软骨损伤）与运动痛、活动相关的疼痛或其他机械损伤症状（如半月板损伤，游离体产生的绞锁，或者急性损伤及软骨退变早期）。

体格检查应首先观察患者的步态和下肢力线。患者取仰卧位，医生以主诉症状为重点对膝关节进行检查并与健侧进行对比。应使用标准动作对运动范围和韧带稳定性进行检查。应注意关节内是否有积液，并评估髌股关节的对合关系、髌骨位置（高位或低位髌骨）、活动度、摩擦感、活动轨迹、倾斜度及恐惧试验。在股骨髁和其他可触及的关节面进行触诊，病灶所在局部的压痛是判断软骨损伤位置的重要检查。滑车或髌骨软骨损伤在行弹拨或研磨试验时可诱发症状，而股骨髁损伤在侧方应力试验或做麦氏征时往往会疼痛加重。因此，要注意鉴别膝关节疼痛来源于关节内还是关节外，如半月板损伤或关节积液，或由关节外结构（滑囊或髂胫束）引起的疼痛，均应与软骨损伤引起的疼痛相鉴别。

准备进行骨软骨移植手术的患者术前需要进行详细的影像学检查，如果条件允许，可进行一系列的放射学检查和包含软骨特异序列的 MRI 检查。根据软骨损伤可能的类型和位置来选择检查方式，至少应该拍摄站立负重正位和屈膝侧位的 X 线。许多软骨病变及软骨下病变可在正侧位 X 线中观察到，同时也可提示软骨损伤的继发改变（图 32-1），如关节间隙狭窄和骨赘生成。双膝同时进行影像学检查时可进行对比观察。值得注意的是，约有 1/3 的双侧 OCD 病例病变位置在 X 线上较为典型，通常位于股骨内髁外侧面朝向外侧的区域。屈膝侧位片作为一个重要的辅助手段，有助于评估损伤范围、三角定位，并协助确定患者情况，如髌骨高位或低位。可加做屈膝 45° 负重正位（Rosenberg 位）X 线和仰卧屈膝正位（Merchant 位）X 线，以便更好地诊断。屈膝 45° 负重正位 X 线有助于评估负重条件下股骨髁后的间隙情况。仰卧屈膝正位作为评估髌股关节情况的标准方法。如患者有力线不良或者准备进行矫形治疗，则应加做立位负重下肢全长（由髋至踝）正位 X 线平片。

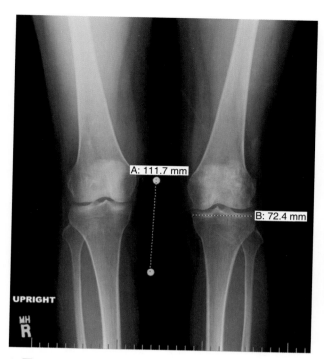

▲ 图 32-1　44 岁患者的双膝正位 X 线片显示左膝外侧股骨髁存在骨坏死表现。图中还显示了 X 线下的放大率标志，可据此对胫骨进行测量

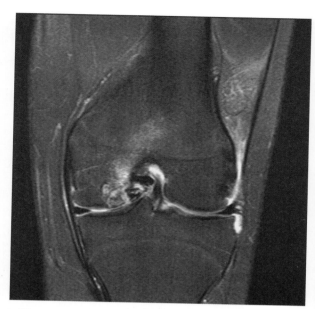

▲ 图 32-2　18 岁女性患者左膝的 MRI T_2 显示，在股骨内髁的外侧面这一典型区域存在剥脱性骨软骨炎

MRI 是评价膝关节结构及相关关节软骨情况的重要工具（图 32-2）[61]。目前最常用的软骨修复术后评估的 MRI 序列要求应具有脂肪抑制的三维梯度回波（3D-GRE）、质子密度（PD）和 T_2 加权（双）快速自旋回波（FSE）技术。一般来说，具有脂肪抑制的 3D-GRE 序列可用来分析软骨的厚度和表面情况，而双 FSE 序列可分析透明软骨的内部结构[7, 8, 31, 34]。虽然在临床扫描仪上没有得到广泛应用，但最近在特定序列的 MRI（如软骨 dGEMRIC、$T_1\rho$、T_2 成像和弥散加权成像）中的进展可以评估软骨组织的生化细节[68]。另外，随着新的定性和定量 MRI 序列的广泛应用和验证，影像学可能在软骨修复的术后评估中发挥更大的作用。这包括超短回声时间序列，允许定性和定量评估软骨钙化层，它们在骨软骨单元的整体功能中起着重要作用。在探索性亚组分析中，保存钙化软骨层对预测同种异体骨软骨的生物力学特性特别有用。

早期关节退变，ICRS 分级 I 级或 II 级（软化、纤维化）并伴软骨面损伤常可在 MRI 上表现出软骨表面轮廓和厚度的细微改变。关节软骨厚度变薄提示软骨损伤，而软骨厚度增加则标志着软骨胶原变性或水肿。晚期 III 或 IV 级退变在 MRI 上表现得更为明显，表现为软骨表面缺损，常伴有其他高信号表现，如软骨下骨髓水肿或骨囊肿、关节面的改变、局限性滑膜炎或明显增多的关节积液。相反，急性、创伤性的损伤多表现为边际清晰的局灶性软骨或骨软骨损伤，并且常伴有骨质信号的改变。

四、术前计划

如患者有相关手术史，则手术记录和关节镜照片（如有记录）不仅有助于关节软骨的损伤程度，而且还可以据此全面评估病情及是否适宜取自体移植物。当然，之前提到的所有的检查结果和查体也都是制订治疗和手术计划的参考因素。

所有新鲜同种异体移植手术的共同点是需要供受体配对。值得注意的是，在目前的临床实践中，小块新鲜异体骨软骨移植物不需在供受体之间进行白细胞抗原（human leukocyte antigen，HLA）或血型匹配，并且无免疫排斥反应。但对较大面积的移植，供体与配体之间最好进行 X 线测量比对，以使移植物尺寸更加合适。同种异体移植物仅需要在大小上与受体匹配。使用膝关节正位 X 线放大设备（图 32-1），并测量、校正对关节面的胫骨尺寸。用校正后的数据与组织库中的胫骨平台相比对，或者可以对受损的股骨髁进行测量。误差在 2mm 以内被认为是配对成功。但应注意，解剖学上的变异性是无法通过尺寸测量来体现的。在治疗 OCD 时应特别注意的是，病变的股骨髁通常更大、更宽、更扁平；因此，应选择较大的供体。

最后，当考虑在行软骨移植的同侧行截骨矫形时，建议分期手术以避免损伤受体骨床附近的微血管。

五、术中操作方案

患者仰卧，膝关节可完全屈曲。建议术中使用止血带以获得更清晰的视野。在切开时可使用腿部或足部支架协助将患肢固定于屈曲 70°～100°。

（一）自体移植

传统观点认为，髁间窝、滑车外侧边缘为非承重结构，因此可将其作为自体骨软骨移植的供区。但最近有报道表明，这些区域同样承受很大的载荷，理论上会增加供区发病率。外侧滑车最易受累，其次是髁间窝和远端滑车中间部位。由于滑车外侧要宽于内侧，所以内侧滑车适宜切取较小的供体（＜5mm）[20]。较大的移植物可从外侧滑车获取，选择间沟近端终末处，该处的外侧滑车压力载荷最低。由于其承重需求，外侧滑车具有较厚的关节软骨，使其成为多数外科医生首选的移植物来源。从股骨滑车远端内侧和外侧边缘，也就是滑车间沟的近心端取移植物，可以为股骨髁承重区中心的损伤提供解剖上更为精确的表面重建。

源自髁间窝外侧的小块的移植物（4～6mm）可以为与其外形相似的损伤提供精确的适配；但是，当此处的移植物尺寸增加（8mm）时，适配精确度明显下降。尽管所有的自体供区软骨厚度都小于受区软骨厚度，但是髁间窝侧壁与股骨髁负重区软骨厚度差距最大[67]。此外，髁间窝软骨内凹表面与股骨髁凸起表面并不匹配[1]，而且如果供区软骨下骨质完整性受损，一些研究认为这可能导致膝前痛发生率增加。

一般来说，自体移植进行几何匹配较为困难，并且随着移植物的增大，供区病变的潜在风险也会明显增加。

（二）同种异体移植

一般来说，患者既往手术史或关节检查的影像信息是必要的，如果没有，可以在异体移植前行关节镜诊治，镜下直接观察损伤病变情况，以此来比较现有移植物是否适合移植。外科医生在术前应仔细检查移植物并确认其尺寸是否匹配，以及移植物质量是否合格。

六、手术技巧

（一）自体移植

自体移植物的获取可通过标准关节切口或小切口，还可通过关节镜获得。即使采用关节镜手术，从滑车部位获取移植物也须做小切口，而且外科医生还应做好转为标准关节切开的准备，这是因为在微创切口下，某些位置（如股骨后髁）难以充分显露，造成获取和安放移植物困难。

首先进行膝关节的全面检查，并确认供区所能提供的移植物是否足够。治疗过程是建立入路，全面探查，对受区测量匹配。在当前实践中，根据所使用的技术和设备，以及所治疗的软骨损伤面积，供区移植物大小可选范围是 4～10mm。鉴于上述原因，笔者主张使用中等大小的滑车移植物，最好通过同侧切口获取。移植物获取应先于受区准备以保证移植物的契合度，或者至少保证有后备手术方案，例如骨间隙填充物。

所有成套器械中通常都包括一个进行受区准备的空心钻。选择尺寸适合的 T 型钻垂直于远心端滑车关节面。深度应＞8mm，这取决于损伤所累及的软骨下骨的程度。最为重要的是，在进一步增加深度前，从不同角度检查 T 型钻是否垂直。一旦插入固定，空心钻的环型刀旋转切取移植物。应测量移植物的长度，并且修整受区形状以使其可以为移植物嵌入提供一个有合适深度的环型区域。

生物力学研究已证实最佳的移植物尺寸可使其接近于正常关节接触点压力[40]。研究结果证实，移植物最高缘平面略低及轻微倾斜于周边软骨面，接触点的压力可保持在正常范围内。相反，移植物倾斜角度过大，接触点的压力增加高达 40%，这会出现生物力学上的改变[39]。现在普遍认为，宁愿移植物平面略低于也不要高于周边软骨面[55]。由此，学者们建议稍加大受区深度以避免移植物高出周边软骨面，并且避免尺寸过大的移植物嵌入后承受异常压力。

根据使用的器械不同，可用实心或空心钻头进行移植区骨床的准备。传统器械中均配有管状的空心钻，使用与前面描述的相同的技术，与稍小的 T 型把手相连后，保持严格的垂直水平稍旋转切割即可完成移植骨床的准备。我们建议采用直径稍小或与移植骨块相同大小的骨床，但在深度上则应等于或稍大于移植骨块的高度。通过钻头准备移植区骨床，可在深度上控制得更为精确。无论采用何种方式，均需对骨床深度进行精确测量。如果大小不匹配，可修剪移植骨块至所需高度。完成这一步骤后，即可通过专用引导装置将移植物填入，此类引导装置可保持软骨层的舒展，并通过其楔形边缘的挤压达到紧密压配。待移植物接近完全填入骨床时，需使用骨锤轻轻敲击软骨面，以完成最后 1mm 的植入过程。骨锤头的面积应远大于移植物，这样可避免打入过深或使移植物倾斜。

可重复上述过程直至受区骨床达到合适的填充。但需要注意的是，在相邻移植骨床之间，至少应保持 2mm 的骨桥，以确保压配的稳定性。关节表面所残留的骨性边缘可由纤维软骨填充。为避免移植物获取时发生断裂，取骨时不应两两交错。在膝关节高弧度区（如股骨髁）操作获取较长的移植物时，尤其需要小心。最后，为避免受区骨床发生骨折，移植物的获取应在骨床准备前进行。

外科医生对于获取移植物后所残留的骨缺损可进行填充，以降低供区相关并发症的发生率。但若使用受体区移植骨床准备时所去除的骨组织块置于供区，其体积较小，可能会移位或脱落。但可以采用相应直径的人工骨或生物骨材料，其效果可能更好。完成整个移植操作后，需对患膝行全范围活动，以确保移植物的稳定性且无撞击，然后即可按照标准程序，冲洗关节，探查并去除游离体，并关闭切口。

（二）同种异体移植

新鲜异体骨软骨移植技术要考虑病变的位置和大小，关节切口大小根据移植物大小而定。对于绝大多数股骨髁的软骨移植，一般不需要外翻髌骨。一个标准的正中切口是由髌骨中心到胫骨结节中心。切开脂肪垫进入关节腔，一定注意不要损伤半月板前角和关节面。在一些病变位置偏后和病变非常大的病例中，手术中必须显露同侧半月板，可能需要牵开半月板。一般来说，保留靠近半月板前方的组织可以保证半月板复位。切开关节囊和滑膜后，就要将膝关节屈曲到一定程度，显露病变。用探针检查，以确定病变的程度、边界和大小。

最常用的两种异体骨软骨移植技术包括骨栓紧压配合技术与结构性植骨技术。每种技术都有优缺点。采用紧压配合技术在原理上与自体软骨移植十分相似。这种技术适用于直径 15～35mm 股骨

髁缺损病灶（图 32-3），通过紧压配合实现了稳定固定，除非病变在髁间窝内，一般不需要额外固定。缺点是对于股骨后方或部分股骨滑车的软骨缺损并非是完整的圆形，这种情况可能更适合结构性植骨。病灶范围越大就需要处理受区周围更多的正常软骨以容纳骨栓，而且通常需要进行固定。然而，根据所采用的技术，尽可能少的牺牲原生宿主软骨。

1. 带骨栓异体移植物　与自体软骨移植采用相同的操作系统（图 32-4），可用于制备和植入直径达 35mm 的移植物，手术操作技术也与自体移植相似。

确定移植物尺寸之后，首先垂直于关节面的弧度在病灶中心打入导针。骨栓的大小与移植物一致，骨床要与移植物大小一致。采用实心钻去除残余的软骨，达到软骨下骨表面下方 3～4mm（图 32-5）。骨栓只作为一种骨传导支架供骨组织的爬行替代（这个过程速度较慢），移植物的骨性部分应尽可能少（图 32-6），但要保证其稳定性。这也将降低残留在松质骨内的抗原物质引起潜在抗原反应[18]。对于更深层的损伤，纤维化或硬化骨必须切除，深度不超过 10mm 的出血的松质骨面，这个深度以下的病变应用刮匙刮除，采用自体小颗粒骨移植填充更深或更广泛的骨缺损。去除导针测量受区周围深度。

然后把移植物放置到放置器中或用骨钳固定。在移植物上确定相应的解剖位置，把环钻放在相应位置后，垂直于关节面，用合适大小的环钻钻取移植物。最近，我们报道了一种与股骨内髁（medial femoral condyle，MFC）供体或股骨外侧髁（lateral

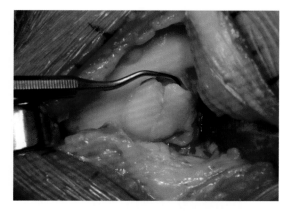

▲ 图 32-3　18 岁女性患者在左膝股骨内髁外侧面的典型区域存在剥脱性骨软骨炎（与图 32-2 为同一患者）。图为术中情况

femoral condyle，LFC）供体移植到受体 MFC 病变部位也具有良好的 OCA 表面匹配，这表明非原位 LFC-OCA 也是 MFC 缺损的可用的移植选择[53]。取出移植物之前要做好标记来保证正确的方向。一旦多余部分骨软骨基底被去除，移植物的厚度要与受区的深度相适应，然后用摆锯和骨锉修整移植物。骨栓可以用咬骨钳和骨锉进一步修整，以方便插入。

用高压冲洗装置（图 32-7）冲洗移植物，以去除可能残留的骨髓成分，受区骨床要稍微扩大，减轻移植过程中移植物对关节面的冲击，同时夯实软骨下骨以防止移植物下沉。此时可将缺损区的骨基质磨平。用手将异体移植物适当的旋转插入，并轻轻压实到它平齐，减少移植物和其周围正常软骨面的机械损伤。另外，用移植物周围关节面作为支点可以轻微活动膝关节，以使移植物稳定和避免撞击。

移植稳定后，如果有必要的话，可用可吸收钉固定，特别是当移植物较大或有缺口时（图 32-8）。

完全屈曲伸直膝关节来确定移植物的稳定，没有软组织卡压。充分冲洗伤口后，常规关闭伤口。

2. 结构性异体骨软骨移植　关节切开确定病灶后，用手术笔标记病变区域。为了尽可能地减少对正常软骨的破坏，手工制作骨床的形状（图 32-9 和图 32-10）。用 15 号手术刀片来划定病变部位，用锋利的环形刮匙刮除标记内的所有组织。使用电动磨钻和锋利的刮匙，清理病变区域至 4～5mm（图 32-11）的深度，然后根据骨床的形状修整移植物（图 32-12），最初使移植物偏大然后仔细去除多余的骨质和软骨，通过反复匹配使其适合。如果病灶中有更深的骨质流失，可以使移植骨保留更多的骨，并且在移植骨固定前先用松质骨填充。充分冲洗移植物与受区骨床，并使移植物与关节面平齐。对于是否需要固定取决于内在的稳定程度。如前所述，如有必要可使用可吸收钉固定（图 32-13），加压螺钉适用于避免负重部分。完全屈曲伸直选装膝关节后冲洗关节腔，常规关闭伤口。

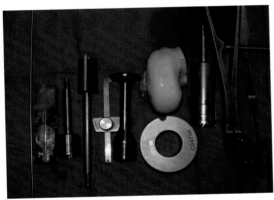

▲ 图 32-4　用于固定同种异体移植物的常规器械

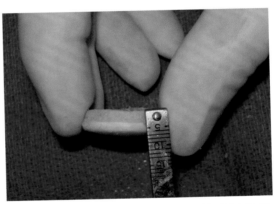

▲ 图 32-6　同种异体移植物的侧面观，图中显示了关节软骨与软骨下骨的厚度关系

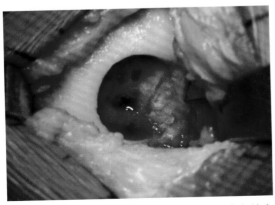

▲ 图 32-5　术中移植区骨床的准备，通过空心钻去除骨软骨缺损，并进行清理直至骨面有活动性出血

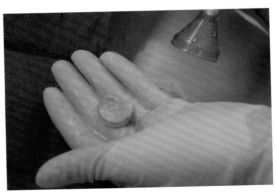

▲ 图 32-7　对同种异体移植物的软骨下骨部分进行充分的脉冲冲洗，以去除潜在的具有抗原性的骨髓成分和骨碎屑

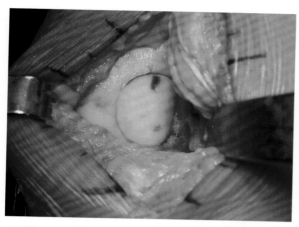

▲ 图 32-8　将骨软骨移植物插入移植区，并用数枚可吸收固定针进行固定

注意移植物厚度要与周围的关节面平齐，图中显示的标记可确保移植物植入方向的正确

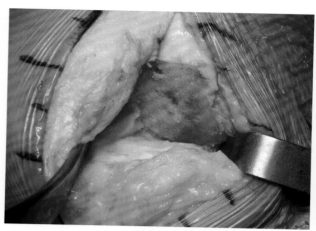

▲ 图 32-11　术中手工完成移植物骨床准备后的情况，拟用于接收壳状移植物

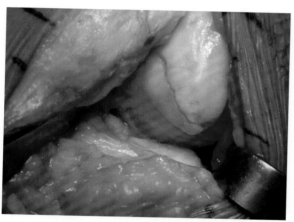

▲ 图 32-9　继发于骨坏死的骨软骨损伤

图中显示的是一名 44 岁女性患者的左膝外侧股骨髁（与图 32-1 为同一患者）

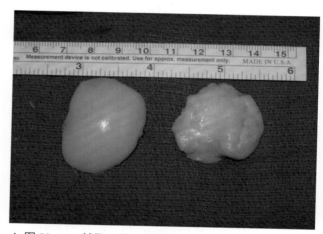

▲ 图 32-12　被取下的已塌陷股骨髁（右）与壳状同种异体移植物（左）

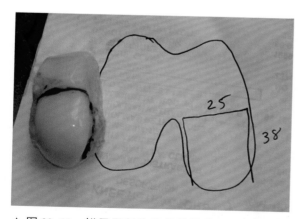

▲ 图 32-10　拟用于制作壳状移植物的左膝外侧股骨髁

图中用笔标记出了其固有的关节软骨，并通过测量将其转化成为平面图

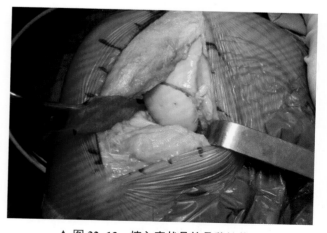

▲ 图 32-13　植入壳状骨软骨移植物后

图中显示的是几何外形已恢复的外侧股骨髁及负重区关节软骨

（三）术后康复方案

术后早期可使用持续被动运动设备，允许膝关节完全屈曲和伸直。涉及髌股关节移植或有其他额外的重建手术将改变康复计划，如半月板修复、前交叉韧带重建或截骨术等。通常情况下，术后一般不使用支具，对于合并髌股关节移植术后屈曲角度＜45°、股骨胫骨的非负重区移植或为了避免移植部分的过度载荷的情况，术后前 4～6 周可使用支具。

根据移植物的大小、固定方式和最终的影像学，进行早期的关节活动度练习和股四头肌练习（如直腿抬高），并保持单足负重锻炼至少进行 8 周，往往进行至 12 周。在 4 周时，患者可以进行膝关节闭链锻炼，如骑自行车。通常在第 3 个月开始逐渐恢复负重锻炼，如果功能得到完全的恢复，在大约 6 个月时可以允许患者进行娱乐和体育活动。但要告诫患者避免过度负重或让患肢受到过大的冲击，特别是在术后 1 年内。骨软骨异体移植的长期效果与受损关节接受治疗的时间和负重呈负相关。对于有局部病灶（创伤或剥脱性骨软骨炎）的年轻患者，12 个月后可恢复正常生活。通过疼痛减轻、日常生活锻炼及低影响性的休闲活动，可以延缓骨关节炎的发展或消除假体置换的必要。

七、笔者的经验

笔者认为，骨软骨异体移植是一种极好的治疗剥脱性骨软骨炎的选择。笔者曾报道过 64 名（66 例膝）剥脱性骨软骨炎患者在 5 天内进行新鲜骨软骨移植治疗的效果[17]。患者术前术后都进行了评分，它包括测量功能、ROM 和疼痛，每项为 1～6 分，最高为 18 分（表 32-1）。

有 45 名男性和 19 位女性，平均年龄 28.6 岁（15—54 岁）。所有病灶都是 ICRS 分级为Ⅲ～Ⅳ的 OCD，40 例涉及股骨内髁，25 例涉及股外髁。所有患者以前都经历了平均 1.6 次手术。移植物的平均尺寸为 7.5cm²，平均随访 7.7 年（范围为 2～22 年），1 例失访。总体而言，65 例膝中的 47 例（72%）被评为良好或优良（得分 15 分以上者），7 例（11%）被评为一般，1 例（2%）被评为差。临床评分由术前的平均 12.9 分提高到术后的平均 16.1 分（P＜0.01）。

66 例患者膝中有 32 例定期进行了 X 线随访。平均随访 3.1 年，术前、术后即刻和最近的前后位及侧位 X 线，由放射科医师记录移植物的愈合、塌陷、吸收，

表 32-1 18 分量表

评 分	疼痛程度	标 准
1 分	严重	休息和服用镇痛药物无缓解
2 分	严重	休息和服用镇痛药物有缓解
3 分	中度	需要规律服用镇痛药物
4 分	轻度	偶尔需要服用镇痛药物
5 分	轻微	偶感疼痛
6 分	无疼痛	

评 分	功能	
1 分	卧床或仅能室内活动，需使用双拐或手杖	
2 分	户外活动时间和距离均受限，需在辅助下行走	
3 分	辅助下行走距离＜0.8km，上楼梯受限	
4 分	辅助下行走距离＞0.8km，上楼梯不受限	
5 分	可自行行走，有跛行	
6 分	行走不受限，无跛行	

评 分	活动范围	
1 分	屈曲＜60°	
2 分	屈曲 15°～90°	
3 分	屈曲 0°～90°	
4 分	屈曲＞90°，屈曲挛缩≤15°	
5 分	屈曲＞90°，无挛缩	
6 分	屈曲≥130°，无挛缩	

以及退行性改变。24 例（75%）显示愈合，26 例（81%）保持完整，5 例膝（16%）存在软骨下囊肿，6 例（19%）存在硬化。10 例患者在平均时间 56 个月后进行了二次手术，其中 3 例进行了关节置换术。59 例完成问卷的患者的主观膝关节功能评分由平均 3.4 分提高到 8.4 分（P＜0.01）（满分为 10 分）。大于 70% 的病例显示良好或优异，新鲜同种异体骨移植已被证明是治疗股骨髁 OCD 的有效方案。以作者的经验，应把同种异体骨移植作为治疗 OCD 的首选治疗方法。

OCD 是异体骨软骨移植的适应证，各类局灶性病变也适合进行此种手术。研究结果显示，43 膝伴有孤立的股骨髁软骨损伤[54]。共有 39 例（43 膝）患

者接受了新鲜的骨软骨移植，以治疗软骨和骨软骨损伤。术后随访男性 26 例，女性 17 例，平均年龄 16.4 岁（11—17.9 岁），平均随访 8.4 年（1.7~27.1 年）。34 膝（79%）之前至少进行过一次手术。损伤最常见的潜在原因是剥脱性骨软骨炎（61%）、缺血性坏死（16%）和创伤性软骨损伤（14%）。平均移植面积为 8.4cm²。最常见的同种异体移植受体位置是股骨内侧髁（41.9%），其次是股外侧髁（35%）。每位患者均接受 IKDC 评分评估，包括疼痛、功能和总分，改良 Merle D'Aubigné-Postel 量表（18 分），以及膝关节功能评分。若患者随访期间进行了同种异体骨软骨移植翻修手术或转入关节置换术则被认为手术失败。5 例膝关节在随访 2.7 年后（1.0~14.7 年）被认为是手术失败。其中 4 例再次进行了同种异体骨软骨移植手术。1 例患者在移植翻修术后 8.6 年时进行了人工关节置换术。移植物 10 年存活率高达 90%。在最近一次原位移植的膝关节患者随访中，按照 18 分制，有 88% 的膝关节被评为良好或优秀。IKDC 的平均分从术前的 42 分提高到术后 75 分，膝关节功能（KS-F）评分从 69 分提高到 89 分（两者 P 值均<0.05）。80% 的患者报告"非常满意"或"满意"。骨软骨同种异体移植具有 88% 的良好或极好的临床结果，以及 80% 的临床失败挽救率，同种异体移植对于小儿和青少年患者是一种有效的治疗选择。

我们研究了骨软骨同种异体移植治疗孤立的股骨髁病变[43]。有 122 例患者（129 膝）接受了股骨髁的同种异体骨软骨移植。患者平均年龄 33 岁，男性占 53%。临床评估包括 18 分量表、IKDC 和 KS-F 评分。同种异体骨软骨移植翻修术或人工关节置换被认为是移植失败。要鉴别患者的特征或移植物的属性是否与手术失败相关。最少随访 2.4 年（平均 13.5 年），91% 的患者随访时间超过 10 年。18 分量表的平均值从 12.1 分提高到 16 分，IKDC 疼痛评分从 7.0 分改善到 3.8 分，IKDC 功能评分从 3.4 分提高到 7.2 分，KS-F 得分从 65.6 分提高到 82.5 分。61 膝（47%）进行了二次手术。31 膝（24%）平均 7.2 年后失效。10 年生存率为 82%，15 年生存率为 74%，20 年生存率为 66%。手术时年龄>30 岁且先前进行过两次或更多次膝关节手术的患者会增加手术失败的风险。股骨髁同种异体骨软骨移植的随访显示，疼痛和功能得到了持久的改善，在 10 年时移植物存活率为 82%。

膝关节骨坏死是激素治疗的一种严重的潜在的并发症，而且可用的治疗方案有限。对于年龄和活动水平不适合进行关节置换术的患者，可考虑进行骨软骨异体移植。作者报道了类固醇引起的 ARCO 分级为 3/4 的股骨髁骨坏死的患者[27]，在进行新鲜骨软骨异体移植后的临床结果。临床评价是用改良 D'Aubigne and Postel 评分（18 分）。主观结果测量是通过患者调查问卷进行，包括疼痛、功能和满意度。在 1984—2005 年中进行骨软骨移植的 24 例骨坏死患者中，17 例（12 名女性和 5 名男性）符合纳入标准，最短 2 年随访（平均随访 65 个月，24~236 个月）。这 17 例患者平均年龄为 28.8 岁（16—68 岁）。22 例膝关节中 5 例进行双侧手术。其中 16 例为单髁病变（12 例外侧，4 例内侧），6 例为多发病变。56% 的膝关节以前进行过手术（1~5 次手术，平均 1.5 次）。移植物的平均面积为 11.0cm²（5.3~19.0cm²）。22 例中的 12 例（54.5%）需要额外的骨移植术，17 例（77%）认为手术是成功的（评分≥15 分）。平均得分从 11.1 分提高至 15.9 分（P<0.000 1）。2 例患者进行了 2 次手术：1 例关节镜手术，另外 1 例在 76 个月后进行了全膝关节置换术。14 名患者完成问卷，所有这些患者的疼痛、功能均明显改善，对术后结果的满意度也明显提高（P<0.000 1）。这些相对年轻的患者进行新鲜异体骨软骨移植后有 77% 较为成功，并且在功能和疼痛方面有显著改善，这使骨软骨移植成为膝关节缺血性坏死患者的适应证。

最近，我们报道了 28 例患者进行同种异体骨软骨移植治疗的结果[29]。所有患者均至少随访 2 年。患者的平均年龄为 33.6 岁（范围为 14—64 岁）；54% 是女性。26 例（92.9%）膝有手术史（平均 3.2 次；范围为 1~10 次）。平均移植面积为 10.1cm²（范围为 4.0~18.0cm²）。任何导致同种异体移植物移除的再次手术均被视为 OCA 移植失败。使用 18 分量表，IKDC 疼痛和功能评分以及 KS-F 评分对患者进行术前和术后评估。OCA 移植后，28 个膝中的 17 个（60.7%）进行了进一步的手术。在 28 个膝关节中有 8 个（28.6%）被认为是 OCA 失败（4 例行全膝关节置换，2 例行髌股关节置换，1 例 OCA 翻修，1 例髌骨切除）。同种异体骨软骨移植后 5 年和 10 年存活率为 78.1%，15 年时 55.8%。在 20 例原位移植膝关节中，平均随访时间为 9.7 年（范围为 1.8~30.1 年），占 71%。从术前检查到最后一次随访，疼痛和功能得到明显改善。89% 的患者对 OCA 移植的结果非常满意或满意。我们得出的结论是，无论选择哪种外科手术，骨软骨损伤的治疗仍然是一项艰巨的临床挑战，其再手术率和翻修率较高。然而，同种异体骨软骨移植仍是软骨损伤的一种有效的治疗方法。

最近，软骨修复失败后自体软骨细胞植入治疗的结果与直接 ACI 治疗的结果相互矛盾，引起了人们的关注。先前用软骨下骨髓刺激干预治疗的 ACI 的失败率比原发性 ACI 治疗方案高出 3～5 倍[51, 56]。我们假设，OCA 移植与 ACI 有根本的不同。在最近的一项研究中，我们选择 46 个行 OCA 移植的膝关节（第 1 组）和 46 个软骨修复手术失败后进行 OCA 移植的膝关节（第 2 组）进行对比[28]。所有患者至少随访 2 年。两组患者的基本信息要相匹配，包括年龄（±5 岁）、诊断（骨软骨损伤、退行性软骨损伤、创伤性软骨损伤）和移植物大小（小型 $<5cm^2$，中型 $5～10cm^2$，大型 $>10cm^2$）。两组有相似的 BMI、性别分布和移植位置（股骨髁、髌骨和滑车）；任何导致移植物取出的二次手术都算作手术失败。经回顾，1 组 91.3% 的膝关节和 2 组 95.7% 的膝关节移植部位位于股骨髁部。采用 18 分量表、IKDC 主观膝关节评定表、KOOS 量表和 KS-F 量表进行术后评估。在最后一次随访中，使用从"极度满意"到"不满意"的 5 分量表记录患者满意度。第一组 46 膝中有 11 例（24%）行二次手术，而第二组 46 膝中有 20 例（44%）行二次手术（$P=0.04$）。OCA 分为 1 组 5 膝（11%）和 2 组 7 膝（15%）（$P=0.53$）。随访 10 年，1 组和 2 组移植物存活率分别为 87.4% 和 86%。从术前到最后一次随访，两组患者的疼痛和功能主观评分均有改善（$P<0.001$）。第一组 87% 的患者和第二组 97% 的患者对 OCA 移植"满意"或"非常满意"。两组均取得良好效果，功能评分明显改善，生存率良好。尽管先前治疗组的再手术率较高，但先前的软骨手术并未对 OCA 移植的存活率和功能结果产生不利影响。

最近，我们报道了膝关节翻修性骨软骨移植的临床效果，尽管它们不如原代移植手术[32]。1983—2012 年，共有 33 名患者（33 膝）接受了翻修同种异体骨软骨移植手术，术后随访至少 2 年。同种异体翻修失败被定义为部分或全膝关节置换。同种异体骨软骨移植翻修术后平均随访 10 年，其中 75% 的患者随访超过 5 年。13 例（39%）骨软骨移植翻修失败，直至失败平均随访 5.5 年。其余 20 例患者（61%）移植物平均存活 10 年。最后一次随访的平均疼痛和功能评分

有所改善。10 年时同种异体翻修的存活率为 61%。

年轻患者的膝关节病的治疗方案也仍然有限。有学者报道了 37 膝多灶性软骨病变及骨关节炎的变化的膝关节进行异体骨软骨移植的结果[58]。所有患者的关节 X 线表现有关节病变。评估是用改良 D'Aubigné and Postel 评分（18 分）和 IKDC 评分。X 线的评价采用改良 Fairbanks/Ahlbäck 标准。主观结果测量包括主观问卷评估患者疼痛，功能和满意度。37 名患者（男性 25 例，女性 12 例）平均年龄 42 岁（范围为 15—67 岁），这些患者的关节活动水平并不适合进行关节置换术。平均随访 36 个月（范围为 24～84 个月）。3 例失访。19 例为单极，10 例为双极/对吻损伤，5 例为多发病变。平均移植面积为 $10.5cm^2$。34 例中的 26 例（76%）认为手术是成功的（评分≥15 分），8 例（24%）失败（3 例转换为全膝关节置换术，2 例进行了翻修手术，失败的原因可能是术前评分较低）。18 分的评分中平均由 11.5 分提高到 16.2 分，而 IKDC 评分从 33 分提高到 64.7 分（$P<0.01$）。

31 例中的 19 例（61%）术前 X 线为 3 级（>50% 的关节间隙狭窄），31 例中的 12 例（39%）为 1～2 级（<50% 的关节间隙狭窄）。术后，31 例中的 13 例（42%）为 3 级，31 例中的 18 例（58%）为 1～2 级。34 例中的 18 例（53%）非常满意，15 例（44%）表示满意，1 例（3%）稍满意，无不满意。总体而言，新鲜异体移植治疗膝关节病变的成功率为 76%。客观和主观上都有显著的改善。随着随访的时间延长，成功率可能会下降。年轻患者的膝关节病变的治疗方案目前还很有限，新鲜骨软骨同种异体移植是这一不断增长和具有挑战性的人群中一种紧急的生物矫形替代疗法。

我们最近报道了 48 个双相软骨损伤患者的结果[50]。男性 21 名，女性 25 名，平均年龄 40 岁（15—66 岁）。34 个病灶为胫股关节和 14 个髌股关节。42 名患者（88%）平均有 3.4 次手术（范围为 1～8 次）。平均移植面积为 $19.2cm^2$。临床评估包括 18 分量表、IKDC 疼痛和功能评分、KS-F 评分。记录下关节的进一步手术情况。双相 OCA 患者 5 年生存率为 64.1%。30 膝接受了进一步的手术；22 膝（46%）被认为是失败的（3 例 OCA 翻修，14 例全膝关节置换，2 例单髁关节置换，2 例关节融合术，1 例髌骨切除术）。随访时 OCA 仍在原位的患者，平均随访 7 年（2～19.7 年）。平均 18 分从 12.1 分提高到 16.1 分；88%（26 膝中 23 膝）存活的同种异体骨得分高于或

大于 15 分。IKDC 疼痛评分平均由 7.5 分提高到 4.7 分，IKDC 功能评分平均由 3.4 分提高到 7.0 分。平均 KS-F 评分由 70.5 分提高到 84.1 分。结论是，OCA 移植是治疗膝关节双相软骨损伤的有效方法。虽然再次手术率和失败率较高，但移植物存活的患者的临床效果得到显著改善。

八、其他学者的报道

（一）自体移植

Hangody 和 Fules[31] 报道了 10 年间的自体骨软骨镶嵌移植（表 32-2）的临床经验。这些研究人员进行了 831 例自体骨软骨镶嵌移植手术，涉及 597 例股骨髁，118 例髌股关节［髌骨和（或）滑车］，76 例距骨顶，25 例胫骨髁，6 例肱骨小头，6 例股骨头，3 例肱骨头。85% 的患者同时进行了其他手术（ACL 重建、力线矫正手术、半月板手术）。92% 为股骨髁软骨移植，87% 胫骨软骨移植物，79% 髌骨软骨移植得到很好的效果。供区的远期发病率为 3%。

Marcacci 等[46] 报道了 37 名年龄 <50 岁的运动员至少 2 年的随访。在这项研究中 23 例（62%）行股骨髁软骨移植的关节镜手术。数据显示，78% 的患者有很好或极佳的效果。27 例患者恢复到与术前同一水平的体育运动，5 例处在较低的运动水平，5 例不能恢复运动。统计学上，股骨内侧髁病变不如外侧髁病变治疗效果好。在这些病例中供区的发病率极低。

对 30 例全层软骨病变（<2.5cm^2）的患者行关节镜下的自体骨软骨移植并采用了前瞻性研究。客观的评价结果显示，76.7% 的患者表现为良好或优异，7 年随访中，IKDC 主观评分明显改善，从术前的 34.8 分提高到 71.8 分。Tegner 评分显示手术后 2～7 年的明显改善（从 2.9 分分别至 6.2 分和 5.6 分），但 2～7 年的随访中没有进行体育活动。超过 60% 的病例的 MRI 显示宿主骨和移植软骨的完全整合。

在一项由 Jakob 和其助手[34] 进行的研究中，行开放性膝关节马赛克软骨移植手术后，92% 的患者（52 例中的 48 例，平均 37 个月）膝关节的功能得到了改善。在 52 例中的 30 例（58%）进行了伴随手术。4 例患者因为移植失败需要再次手术。

Chow 和其同事[11] 报道了 30 例进行关节镜下股骨髁自体骨软骨移植患者的平均随访 45.1 个月的随访结果。83% 的患者（30 例中的 25 例）显示结果很好。Lysholm 膝关节功能评分从术前平均 43.6 分增加到术后 87.5 分。2 例（7%）效果差，后来接受全膝关节置换术。

Outerbridge 和其同事[57] 对 18 膝取材自同侧髌骨的自体骨软骨移植到股骨髁的病例进行了平均 7.6 年的随访。这些调查报道表明，辛辛那提膝关节评分从术前平均 37 分提高到最后随访期限的 85 分。81% 的患者（16 例中的 13 例）恢复了水平的运动功能。12%（16 例中的 2 例）表现为轻微的髌股关节症状。然而，所有患者都对手术结果满意，他们表示，如果对侧产生同样的病变会选择同样的手术。

Karataglis 和其同事[38] 汇报了 36 例（37 膝）进行自体骨软骨移植患者的中期和远期疗效，平均随访 36.9 个月。26 例患者病灶位于股骨髁上，7 例位

表 32-2 对选择性病例实施膝关节自体骨软骨移植后的疗效

研究者	损伤部位	样本量（n）	随访（年）	疗效（%）
Hangody 和 Fules[31]（2003）	股骨	597	1～10	92 良好 / 极好
	髌股关节	118		87 良好 / 极好
	胫骨	25		79 良好 / 极好
Marcacci 等[46]（2005）	股骨	37	2.0	78 良好 / 极好
Marcacci 等[45]（2007）	股骨	30	7.0	77 良好 / 极好
Jakob 等[34]（2002）	股骨	52	3.1	92 提高
Chow 等[11]（2004）	股骨	30	3.8	83 良好 / 极好
Outerbridge 等[57]（2000）	股骨	18	7.6	81 高功能水平
Karataglis 等[38]（2006）	股骨和髌股关节	37	3.1	87 高功能水平

于滑车，4 例位于髌骨。37 例中的 32 例（86.5%）的报道显示术前症状明显改善。除了其中 5 例其余全部回到以前的日常活动水平和工作。18 名患者可进行正常运动。9 名患者因为肿胀、疼痛或弹响进行了关节镜手术。在这些病例中的 2 例移植物发生松动进行了翻修。9 例进行再次关节镜手术的患者中有 4 名症状明显改善。供区没有发生明显的症状。

（二）同种异体骨软骨移植

Garrett[21] 报道了 17 例 OCD 患者进行异体骨软骨移植术，包括骨栓紧压配合和结构性骨软骨移植，所有这些人先前都进行过手术（表 32-3）。16 例（94%）在 2~9 年的随访中症状缓解。这项工作是首次在文献中报道。

Chu 和其同事[12] 报道 55 膝诊断为创伤性软骨损伤、缺血性坏死、OCD、髌股关节疾病的患者进行了异体骨软骨移植。平均年龄为 35.6 岁，平均随访 75 个月（11~147 个月）。在 55 个膝中，43 个单侧病变，12 个双侧病变。在 18 分评分中，55 个中的 45 个（76%）被评为优良，3 个一般。值得注意的是，在 43 个中的 36 个（84%）接受单侧股骨髁骨软骨移植被评为优良，而此比例在双髁移植中只有 6 个（50%）。

McDermott 和其同事[49] 报道了 100 例在 24h 内植入新鲜异体骨软骨移植治疗的患者。50 例单纯胫骨平台或股骨髁的创伤性病变，其中 38 例（76%）在平均随访的 3.8 年中被认为是成功的。骨关节炎及骨坏死患者的结果较差。

Ghazavi 和其同事[22] 报道 123 名患者的 126 个膝关节，平均随访 7.5 年。123 名患者中的 105 名（85%）被评为成功，其余 18 例失败。高龄（>50 岁）、双髁缺损、排列不齐，以及工伤赔偿被认为是失败的主要因素。

Beaver 和其同事[6] 进行了一项关于 92 个因膝关节创伤后软骨病变而行异体骨软骨移植术后症状持续存在或需要返修患者的生存情况的随访研究。5 年中有 75% 的成功率，10 年为 64%，14 年为 63%。高龄（>60 岁）和双极性缺陷再次被认为是失败的因素。

Aubin 和其同事[3] 随后随访了 60 名患者，有 41 例（68%）曾经做过截骨，10 例（15%）同时进行半月板移植。用 Kaplan-Meier 生存分析显示 10 年存活 51 例（85%）和 15 年存活 44 例（74%）。

McCulloch 和其同事[48] 介绍了 25 名接受因股骨髁软骨缺损行新鲜同种异体移植患者的结果。患者平均年龄为 35 岁（范围为 17—49 岁）。平均随访时间为 35 个月（范围为 24~67 个月）。Lysholm 评分（从 39 分至 67 分）、IKDC 评分（从 29 分至 58 分）、KOOS 和 SF-12 评分（从 36 分至 40 分）差异有统计学意义（$P<0.05$）。总体而言，84% 的患者表示满意（25%~100%），79% 的膝关节功能不受影响（35%~100%）。X 线片显示，22 例（88%）移植物与宿主骨整合。

Williams 和其同事[71] 前瞻性随访 19 例进行新鲜骨软骨移植治疗的患者，术前时间平均 30 天（17~42 天）。在手术时平均年龄为 34 岁。平均移植大小是 $602mm^2$。MRI 用来评价植入移植物的形态学特征。平均临床随访持续的时间为 48 个月（21~68 个月）。日常生活活动量表平均得分从开始的（56+24）分增加到了随访结束时的（70±22）分（$P<0.05$）。SF-36 量表平均得分从开始的（51±23）分增加到了随访结束时的（66±24）分（$P<0.005$）。在平均 25 个月的随访时间间隔中，MRI 显示 18 例保存了正常厚度的关节软骨，18 例中的 8 例异体移植骨软骨的信号表现与正常的关节软骨信号抑制。14 例有完全或部分同种异体骨小梁的长入，4 例恢复较差。完全或部分骨小梁长入与 SF-36 评分有明显的相关性（$R=0.487$，$P<0.05$）。

最近，Raz 等[62] 报道了同种异体骨软骨移植治疗股骨远端创伤后骨软骨损伤和剥脱性骨软骨炎的结果。63 例患者接受股骨远端骨软骨移植。58 例患者手术时年龄 11—48 岁（平均 28 岁），平均 21.8 岁（15—32 岁）。58 例患者中有 13 例需要进一步手术；3 例行移植物切除术，9 例行全膝关节置换术，1 例行多次清创术后膝上截肢术。对移植物存活率的 Kaplan-Meier 分析显示，10 年、15 年、20 年和 25 年的存活率分别为 91%、84%、69% 和 59%。移植存活的患者功能良好，移植术后 15 年或 15 年以上的平均改良 HSS 评分为 86 分。晚期骨关节炎退行性变与较低的 HSS 评分和较差的临床预后相关。新鲜异体骨软骨移植为年轻活跃患者股骨远端大关节软骨缺损提供了一个长期的解决方案。

一系列治疗性病例研究报道了同种异体骨软骨移植在膝关节治疗的功能结局。这些报道展现出高度的异质性，本文将它们总结在表 32-3 中。

表 32-3 膝关节同种异体软骨移植的功能结果

研究者	患者 (*n*)	移植部位	平均随访时间（年）（范围）	平均年龄（岁）（范围）	评分系统	术前评分（平均或范围）	随访评分（平均或范围）	失败 (*n*)	评论
Gracitelli 等[29]（2015）	27（28膝）	PF	9.7（1.8~30.1）	33.6（14—64）	IKDC	36.5	66.5*	8（28.5%）	45%需要远期手术（非失败）
Meric 等[50]（2015）	46（48膝）	TF, PF	7（2~19.7）	40（15—66）	IKDC疼痛 IKDC功能	7.5±2.2 3.4±1.5	4.7±3.1* 7.0±2.0*	22（46%）	双相病变
Murphy 等[54]（2014）	39（43膝）	MFC, LFC, 平台, PF	8.4（1.7~27.1）	16.4（11.0—17.9）	IKDC	42.0±16.6	75.2±20.2*	5（11.6%）	88%优良结果
Shasha 等[66]（2013）	38	MFC, LFC	4.1（1~9）	29.83±5.3	KOOS	NA	249.51±51.26	0	活动剧烈的人群效果不佳
Horton 等[32]（2013）	33	MFC, LFC, 平台, PF	10（2.4~26）	33（16—64）	IKDC	NA	70.5（25~95）	13（39%）	仅翻修的同种异体移植
Giorgini 等[23]（2013）	11	MFC, LFC, 平台, 对吻征	2.2（1~4.5）	34（18—66）	IKDC	27.4±14.9	47.4±15.7	1（9%）	短期随访
Raz 等[62]（2014）	58	MFC, LFC	21.8（15~32）	28（11—48）	HSS	NA	86, 15 岁	13（22.4%）	62%需要重新手术
Krych 等[41]（2012）	43	MFC, LFC, 滑车	2.5（1~11）	33（18—49）	IKDC	46.3±14.9	79.3±15.5*	0	NA
Levy 等[43]（2013）	122（129膝）	MFC, LFC	13.5（2.4~27.5）	32.8（15—68）	IKDC疼痛 IKDC功能	7.0±1.9 3.4±1.3	3.8±2.9 7.2±2.0*	31（24%）	最大的队列研究
Scully 等[65]（2011）	18	MFC, LFC	3.4	27（30—35）	返岗	NA	9/16完整的医学教育委员会；12名返岗，1名退役，1名非战斗人员	0	短期随访
Görtz 等[26]（2010）	22（28膝）	MFC, LFC, 双髁	5.6（2~19.5）	24.3（16—44）	IKDC疼痛, IKDC功能	7.1 3.5	2.0* 8.3*	5（18%）	类固醇相关性骨坏死

（续表）

研究者	患者 (n)	移植部位	主要结果						评　论
			平均随访时间（年）（范围）	平均年龄（岁）（范围）	评分系统	术前评分（平均或范围）	随访评分（平均或范围）	失败 (n)	
LaPrade 等[42]（2009）	23	MFC, LFC, 多发	3（1.9~4）	31（18~47）	IKDC	52	68.5*	0	NA
Rue 等[64]（2011）	30（31膝）	MFC, LFC	2.9（1.9~5）	37（20~48）	IKDC	31.4±12.8	57.1±17.8*	2（6.4%）	合并半月板移植与软骨修复手术
Pearsall 等[59]（2008）	48	MFC, LFC, PF	3.08（2~5.2）	46（16~71）	KSS	112.8	154.2*	9（19%）	多种群体（自体移植，异体移植新鲜或冰冻）
Davidson 等[16]（2007）	67	MFC, 滑车；MFC+滑车	3.3（1.6~5）	33（21~48）	IKDC	27（9~55）	79（56~99）*	NA	包括组织学研究
McCulloch 等[48]（2007）	25	MFC, LFC, 多发	2.9（2~5.6）	35（17~49）	IKDC	29	58	2（8%）	包括半月板移植研究
Williams 等[71]（2007）	19	MFC, LFC	2.9（2~5.6）	34（19~49）	ADLS	56±24（20~100）	70±22（30~98）*	4（21%）	NA
Emmerson 等[17]（2007）	64（66膝）	MFC, LFC	7.7（2~22）	29（15~54）	Merle D'Aubigné-Postel	3.0±1.7	16.4±2.0*	5（7.5%）	70% 优良结果
Gross 等[30]（2005）	60	MFC, LFC, 平台	FC10（4.8~21.5），平台11.8（2~24）	FC27（15~47），平台43（26~69）	HSS	NA	FC83, Plateau 85.3±11	FC12（60%），plateau21（65%）	生存分析：5年95%，10年80%，15年65%
Jamali 等[35]（2005）	18（20膝）	髌骨，平台	7.8（2~17.8）	42（19~64）	Merle D'Aubigné-Postel	11.7（7~15）	16.3（12~18）*	5（20%）	8例非常满意，6例满意

*. 具有统计学意义

ADLS. 日常生活活动量表；FC. 股骨髁；HSS. 美国特种外科医院；IKDC. 国际膝关节文献委员会；KOOS. 膝关节损伤和骨关节炎结果评分；LFC. 股骨外侧髁；MFC. 股骨内侧髁；NA. 不可用；PF. 髌股关节；TF. 胫股关节

九、并发症

最重要的问题就是用新鲜异体骨移植术后有引起传染性疾病传播的可能。新鲜骨软骨移植植入引起的感染较为罕见，但其后果可能非常严重。一般来说，所有移植是新鲜保存，并按美国组织库协会标准进行测试。然而，仍有移植相关的细菌感染的报道。一个受污染的新鲜骨软骨移植手术甚至可以引起术后早期死亡。在大多数手术中，感染可能在术后数天至数周出现。深部感染需要用体格检查的结果和关节穿刺与浅表感染区分开来。涉及移植物的深部感染，应立即去除移植物，因为该组织有成为新的感染源或复发病灶的危险。术前要告诉患者这种风险，并且再次劝告在出院前后都要注意感染迹象。

移植也可能失败，由于骨不连接、迟发骨折和移植物碎裂。疾病的进展也可能导致较差的临床结果，例如关节炎。然而移植物 – 宿主界面的牢固愈合后，特别是小的移植物，血管的再生程度不尽相同。骨折和碎裂通常发生在没有血管长入的同种异体骨区域。患者通常有新发的疼痛或机械性症状。X 线可显示关节间隙狭窄、囊肿或硬化的区域。MRI 能帮助排除不同的术后症状。在移植的机械性失败时，MRI 往往会显示移植物区域的塌陷。但是，必须注意在 MRI 中，即使正常、功能良好的移植物也可能显示异常信号。根据膝关节的不同状况，治疗方法包括观察、去除移植物碎片、翻修或进行关节置换。

鸣谢
我们感谢 Judy Blake 在准备本章时的协助。

第33章 关节软骨损伤术后的康复方案
Rehabilitation After Articular Cartilage Procedures

Kevin E. Wilk　Michael M. Reinold　著

李　伟　高慕容　译

一、历史回顾

在骨科和运动医学中，膝关节软骨缺损是引起疼痛和功能障碍的主要原因。这种疾病给医疗团队带来了极大的挑战，尤其对于决策治疗方案的医生（见第31章）[23, 24, 70, 72]。关节软骨的无血管特性使个体容易出现进行性症状和变性，由于愈合过程缓慢且经常无法愈合。保守和姑息治疗的效果并不理想，随着损伤尺寸的增加，需要进一步的治疗来缓解症状。这种情况在年轻且运动需求大的患者中尤为明显。

传统的治疗方法对于这种疾病的治疗效果并不明显，进而产生了新型的外科手术技术，这种新型手术使用自体软骨组织进行修复或移植。这种患者手术后康复项目的差异较大，医生需要根据患者的个体情况制订个体化的康复方案，参考的内容主要包括患者切口（组织的尺寸、深度、内容物、位置），患者的基本情况（年龄、活动量、康复目标、肢体质量、下肢力线、BMI、健康状况和营养）和手术的具体过程（具体的过程、受累的组织和伴发性手术）。因此，制订康复方案应高度个性化，才能确保良好的预后效果。

本章的设计根据关节软骨的基本特征、解剖学、生物力学及术后愈合的生物进程，旨在术后未愈合的关节软骨不能超载荷的情况下尽快恢复患者的整体功能。本章论述关节软骨修复术后康复的基本原则，以及清创术、磨损性软骨成骨术、微骨折手术、自体软骨移植（osteochondral autograft transplantation，OAT）和自体软骨细胞植入术的针对性术后指导。

二、关节软骨损伤术后的康复原则

在制订关节软骨损伤术后的康复计划时，必须考虑几个原则（表33-1）。这些关键的原则是根据我们对关节软骨基本的科学和力学的理解而设定的。这些原则包括个性化，创造愈合环境，理解膝关节的生物力学，减轻疼痛和积液，重建软组织平衡，恢复肌肉功能，恢复本体感觉和神经肌肉的控制，对载荷的控制，以及团队沟通。方案的制订中必须考虑到软骨损伤是退行性损伤，软骨结构密度较小的特点。此外，还需要结合患者的积极性和以前的活动水平，以确保能够实现患者的具体目标。然而，关节软骨病变的性质会限制高运动量和高水平运动员的康复速度。康复计划应针对每个患者的日常生活、工作和体育活动的具体需求而进行个性化的制订。

（一）个性化

在关节软骨修复术后涉及康复其中一条最重要的原则是需要为每位患者提供个性化的治疗方法。为每位患者制订特有的康复计划时，必须考虑几个影响因素。其中包括了患者本身、损伤状况和手术的详细信息（表33-2）。

关于人的关节软骨质量是由多种原因导致的，包括年龄、BMI、总体健康情况、营养情况、既往外伤史和遗传史。关节软骨的组成会随着时间而逐渐退化，从而导致组织基质破坏和软骨负重能力下降[14]。导致损伤恶化的具体影响因素仍存在争议，但年龄、肥胖、BMI、营养不良及反复冲击载荷（通过工作或体育活动）等既往史都可能导致骨关节炎的改变[14]。因此，有独立损伤并累及周围相对健康的关节软骨的年轻患者比那些关节发生退行性改变及软骨结构密度较低的老年人进展更快。

表 33–1　制订关节软骨修复术后的康复方案时所需考虑的重要原则

- 制订个性化方案
- 创造愈合环境
- 避免愈合组织的超载荷负重
- 理解膝的关节运动学
- 理解运动的生物力学
- 减轻疼痛和积液
- 重建软组织的平衡
- 恢复肌肉功能
- 增强本体感觉和神经肌肉控制
- 控制负重的应用
- 增进团队交流
- 康复原理性方法：负重逐步增加，"功能恢复的进展越慢越好"，从长期的功能预后结果来考虑

表 33–2　关节软骨术后制订康复计划所需考虑的特定变量

损伤特点
- 损伤位置
- 损伤大小
- 损伤深度
- 损伤情况
- 周围组织的愈合情况

患者特点
- 年龄
- BMI
- 总体健康情况
- 营养
- 关节软骨质量
- 先前的运动水平
- 特定目标
- 渴望康复的动力

手术情况
- 手术的过程
- 受累的组织
- 伴发性手术

对于可能对康复进程中产生显著影响的病变，必须考虑到几个变量的影响。首先需要考虑的就是损伤的具体位置和大小。为了避免对股骨髁的负重表面损伤区域产生有害压力，以及避免对滑车或髌骨下表面的损伤区域产生的剪切力，需要选用不同的康复方法。此外，还必须考虑每处损伤的尺寸、

深度和内容物。较大较深的伤口或软骨损伤区域破坏较大可能需要减缓康复的进程，以确保修复组织或移植物有足够的时间来愈合。此外，必须仔细考虑患者的下肢力线的影响。例如，患者膝关节内侧损伤，影响力线造成膝内翻，可能还需要进行胫骨高位截骨[3, 7, 17]或使用骨关节炎的减重支具。

BMI 是另一个需要考虑的因素。Mithoefer 和他的同事[48]调查了微骨折术后患者的预后结果和 BMI 指数的关系，表明 BMI 指数越高的患者在后期的临床结果越不理想。

最后，每种手术过程的特点也会改变康复的进程。关节镜手术（例如软骨成形术、微骨折）的手术情况不同，进展速度不同，与那些切口较大且累及更多组织的手术相比（例如 OAT 或 ACI），后者需要较慢的康复过程来保护愈合结构。每种特定的手术方法术后都有不同的生物愈合反应，本章稍后将对此进行详细讨论。此外，由于需要保护其他愈合组织，因此任何额外的进程涉及力线，稳定性或半月板功能也可能会改变康复计划。手术团队和康复团队之间的交流沟通十分重要，学科之间共享外科过程的细节信息，以确保每位患者取得满意的预后效果。

（二）创造愈合环境

关节软骨康复的另一个原则是创造愈合环境，在这个环境中加快愈合过程的同时避免对修复部位产生有害作用。这需要全面了解手术后的生理修复过程。这个需要通过动物研究，以及通过关节镜检查观察患者修复组织的成熟程度，通过几种关节软骨修复术来确定了康复方案的设计[10, 11, 28, 55, 57]。这些步骤之后的修复和愈合过程将确保修复组织逐渐增加负重，并且不在愈合过程中过早引入过大的力。我们也将针对每种特定的外科手术操作进行详细论述。

关节软骨损伤术后康复方案的制订两个最重要的考虑因素就是负重和关节活动范围。有的研究认为，不负重和固定科导致蛋白聚糖的丢失和逐渐减弱，因此对关节软骨的愈合并无益处[4, 29, 71]，故控制体重和 ROM 对促进愈合和防止退化至关重要。现已证明，这种渐进性发展可以刺激基质的产生并改善组织的力学性能[12, 13, 73]。

我们观察到，在负重过程中给予适当的加压和减压能滋养关节软骨，并向修复组织提供和产生必要的与环境因素相匹配的基质[4, 29, 71]。其方法包括可使用

拐杖逐渐增加施加在关节承重表面上负重,使用泳池或水疗也可用来开展步态训练和下肢负重训练(见第34章)。泳池和水疗主要是利用水的浮力,当水位浸入腋窝水平时,承重降低至体重的大约25%,当水位浸到腰部时,体重则下降到个人体重的50%[34]。减重跑台的应用也可以用来患者的康复训练。

康复早期限制负重的过程中,力台是另一种好的评估工具。在进行闭链运动的练习时(例如重心转移、半蹲和腿部推举),利用力台可以得出每一侧肢体负重的百分比(图33-1)。

在早期康复中,泳池和力台的应用可促进患者尽快回归到正常的步态模式,同时还可以增强肌力、本体感觉和平衡。使用这些方法的目的是能够让患者在早期保护阶段参与部分负重活动,而不是保持完全的无负重和制动。我们认为,早期进行可控制的负重运动对术后良好的预后是至关重要的。尽管每位患者恢复功能活动的情况会有所不同,但尽早开展合理负重的运动比制动和无负重的患者能够更快地恢复运动功能,提高患者的治疗满意度。

被动关节活动(passive range of motion,PROM)训练,例如使用持续性被动关节活动范围训练器械和由治疗师进行徒手PROM训练,应在手术后出现

ROM受限后立刻开始,以支持关节软骨愈合并防止粘连形成。运动锻炼可通过在关节表面上滑动而有助于形成光滑、摩擦力低的表面,是软骨修复中不可或缺的组成部分[64, 65]。我们认为PROM是一种安全有效的运动,应在术后立即进行,并且操作简单,如果患者状态放松,能够避免产生有害的剪切力或压力。此外,已证明使用CPM可增强关节软骨手术后的软骨愈合和长期预后[61, 62]。Rodrigo及其同事认为[61]通过对微骨折术后患者的预后研究中发现,每天使用CPM训练8周,每天使用6~8h,患者预后的满意度可达到85%,而未使用的患者满意度为55%。因此,使用CPM或PROM应该每天训练(有些建议每天6~8h)。可以在被动模式下的等速运动设备(Biodex Corporation)上执行PROM,也可调节自行车上的脚踏板,以改变可用的ROM进行训练(Unicam Corporation)(图33-2)。我们建议可应用长时间、低强度(轻阻力)的自行车骑行,以刺激关节软骨再生。

(三)膝关节的生物力学

康复方案的制订中应特别关注正常关节结构下的胫股关节和髌股关节生物力学。在膝关节活动中,股骨内、外侧髁和胫骨平台之间的连接关系是固定的。股骨内、外侧髁的前表面与胫骨平台的内侧面在全范围伸膝过程中相连接。在负重时,当膝关节屈曲到最大角度,股骨内外侧髁逐渐向后滚动并向前滑动,造成股骨髁和胫骨平台的关节连接向后移[38, 44]。

髌骨下缘和滑车(髁间沟)之间的关节运动在膝关节屈曲10°~20°开始,取决于髌骨的大小和髌

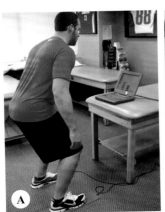
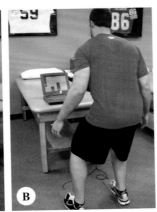
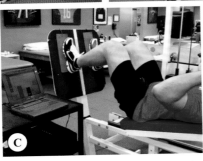

▲ 图 33-1 重心转移(A)和下压腿(B)训练,力台(平衡训练)可测量出每侧肢体的重量分配(C)

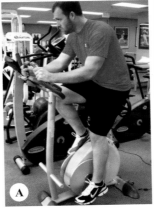
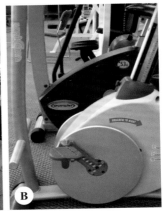

▲ 图 33-2 骑在 Unicam 自行车(A)上的训练,该机器可以调整踏板轴(B)以改变运动范围

韧带的长度[16, 37]。当膝屈曲到更大角度时，髌股关节接触的区域沿髌骨向近端移动。在 30° 时，髌股接触面（下关节面）的面积约为 2cm²[2, 37]。随着膝关节屈曲，接触面积逐渐增加。Borotikar 等[8] 在膝关节屈伸过程中使用动态 MRI 测量股骨与髌骨之间的内侧接触面积，并发现当屈曲 10° 时平均值为 125mm²，在屈曲 40° 时增加至 229mm²。膝关节屈曲 60° 时，髌骨的中间面与滑车相连。当膝关节屈曲 90° 时，接触面积增加至 6cm²[2, 37]。

利用这些关节运动学的知识，可能能够基于损伤的精确位置得到负重比、PROM 和运动的活动程度（图 33-3）[6, 20, 26, 27]。例如，在股骨髁前侧损伤的患者可以加大屈膝角度进行锻炼，这样不会在愈合

部位上移动关节。相反，由于在膝关节大范围屈曲过程中关节产生滚动和滑动，因此要避免股骨髁后侧损伤的患者大角度屈膝运动。此外，针对非负重表面（例如滑车）上损伤的康复计划可包括立即开展部分负重，其支具锁定在全膝关节伸展位置，因此不会在愈合部位造成过度压迫。

为避免过大的压力和剪切力，应以膝关节生物力学为基础的康复方案是十分必要的。尽管在设计康复计划时最重要的因素是要考虑关节损伤处发生的精确的 ROM，但在整个 ROM 中，在关节处观察到的压力和剪切力的大小也会有所不同。开链运动，如伸膝训练，普遍从 90°→40° 的屈膝位置开始，此 ROM 提供最小的髌股关节反作用力，同时展

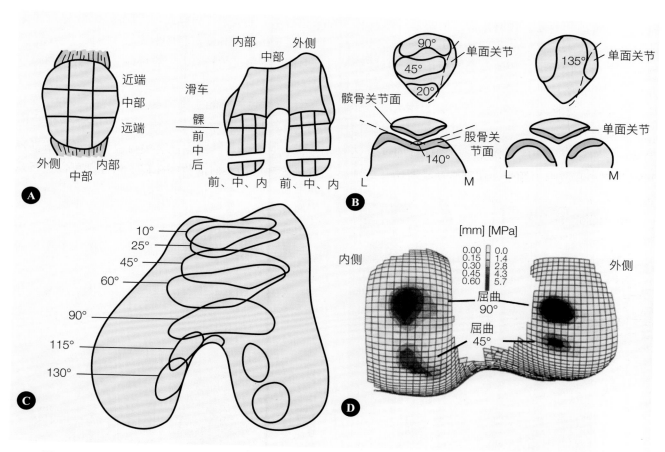

▲ 图 33-3　**A. 国际膝关节论证委员会评估表提供的损伤位置图，用于记录髌骨、滑车和股骨髁的关节软骨病变的位置。该表用于确定损伤关节具体位置与髌骨（B）、滑车（C）和股骨髁（D）的关系。A 图代表在膝关节不同活动范围的角度中髌股和胫股关节的连接点。D 图上描绘了膝关节屈曲 45° 和 90° 时的表面位移（mm）和表面应力（MPa）**

A. 引自 the International Knee Documentation Committee. B 和 C. 引自 McConnell J, Fulkerson J. The knee: patellofemoral and soft tissue injuries. In Zachazewski JE, Magee DJ, Quillen WS, editors. Athletic Injuries and Rehabilitation. Philadelphia: WB Saunders; 1996; 693-729. D. 引自 Blankevoort L, Kuiper JH, Huiskes R, Grootenboer HJ. Articular contact in a three-dimensional model of the knee. *J Biomech.* 1991; 24: 1019-1031.

现最大的髌股接触的面积[36, 37, 69]，因此，力会沿更大的表面分布。闭链练习如腿部推举、垂直半蹲、侧向蹬台阶和靠墙蹲等动作最初从 0°～30° 进行，然后发展到 0°～60°，从而降低胫股和髌股关节的反作用力[36, 37, 69]。临床上，这些练习是用水平位置开始的，而不是用垂直半蹲，因为我们能够在水平位置更加理想的控制施加在下肢的重量。随着伤口部位的愈合和症状减轻，逐渐增加 ROM 训练，使肌肉在更大的运动范围内增强力量。运动强度应根据患者的症状和肿胀等临床评估确定。

（四）减轻疼痛和积液

许多作者研究了疼痛和关节积液对肌肉抑制的影响。现已证明，随着膝关节的疼痛和肿胀的增加，股四头肌自主运动逐渐减少[68]。因此，减轻膝关节疼痛与肿胀对于减少反射性抑制并恢复股四头肌正常功能至关重要。此外，关节内温度的升高也会刺激蛋白水解酶活性，而这也会对关节软骨的修复产生不利的影响[35, 53]。

减少肿胀的治疗方法包括冷冻疗法、抬高疗法、激光疗法、高压刺激、使用护膝或弹力带包裹对关节施加压迫（图 33-4）。出现慢性关节积液的患者还可以使用护膝或弹力绷带，在日常活动时给予施加恒定的压力，进而减少出现更多的积液（图 33-5）。

对于疼痛的治疗，可以通过冷疗、经皮电刺激（TENS）和服用镇痛药来减轻。受伤或手术后应立即使用冷敷袋缓解疼痛。在急性期或加重期间，PROM 也可通过疼痛的神经调节而减轻疼痛[63]。

（五）重建软组织的平衡

OAT 和 ACI 术后的患者，由于手术创口较大且广泛的软组织损伤，关节软骨的康复过程中如何避免关节纤维化是至关重要的。被动的膝关节全范围伸展、髌骨活动、膝关节及整个下肢软组织的收缩可以明显缓解关节内纤维化的发生。而膝关节活动伸直受限则会导致关节动力异常，进而导致髌股关节和胫股关节的接触压力增加，股四头肌的压力增加及肌肉疲劳[54]。因此，在步行过程中应将膝关节支具锁定在伸直 0° 位，并且在手术后立即进行支具保护下的 PROM 的训练。

膝关节活动度训练的一个重要目标就是使患者在术后几天内使膝关节伸展达到 0°。具体的训练方法包括使治疗师徒手 PROM 训练，或者仰卧位下在患者脚跟下放置楔形垫牵伸腘绳肌，并用毛巾牵伸腓肠肌。根据患者的实际情况，可使用 2.7～5.4kg 的低压力载荷长时间持续拉伸，以实现完全伸直（图 33-6）。患者每天应该进行这种低强度训练 5～6 次，每次持续 10～12min。在拉伸前和（或）拉伸过程中，也可以采用热敷和超声的方法增加 ROM[39, 60]。

术后髌骨活动度的丧失可能是多种原因造成的，包括切口的前侧及内外侧髁间沟过多的瘢痕组织粘连形成等。髌骨活动度的丧失可能导致膝关节活动度受限和股四头肌的收缩障碍。治疗师可以进行从内向外、从上到下的髌骨松动手法治疗，并且可以让患者在家中独立进行训练。

膝关节周围软组织和韧带的灵活性和柔韧性对整个下肢的功能恢复也同样很重要。为了防止膝关节前侧，内侧和外侧的粘连，要进行软组织的松动治疗和瘢痕管理。此外，也还要进行整个下肢的柔韧性训练，包括腘绳肌、髋部和小腿肌群等。在提

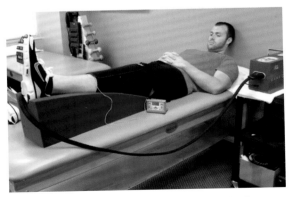

▲ 图 33-4　采用制冷设备（Gameready，Coolsystems Cor-poration）冷疗和间歇压力并抬高，高压电刺激（300PV，Empi Corporation）来控制水肿

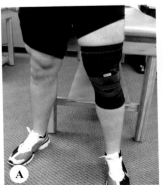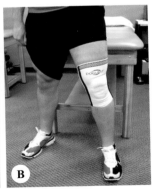

▲ 图 33-5　A. 膝关节压力带（Bauerfeind Corp）；B. 压力袖套（DJ Orthopaedics）

升 ROM 和伤口愈合的过程中，患者要不断地进行股四头肌的拉伸训练。

（六）恢复肌肉功能

接下来我们要研究的是下肢肌肉功能的康复原则。如前所述，在康复急性期出现疼痛和积液的情况下，股四头肌的抑制是普遍的康复问题。目前通常会使用肌肉电刺激和生物反馈与治疗锻炼相结合，以加强股四头肌的主动收缩（图 33-7A）。

使用 EMS 和生物反馈可以提升股四头肌激活能力，增加康复治疗的临床效果。在临床上，术后应立即将 EMS 介入到患者的康复中，并配合等长和等张收缩训练，例如股四头肌的组合训练、直腿抬高、髋部肌群的外展内收、伸膝训练（图 33-7B）。患者急性期如出现股四头肌激活困难，首选 EMS，而后使用生物反馈。EMS 能够募集大量肌纤维以促进肌肉主动收缩，在整个康复过程中使用 EMS 也很有效。一旦肌肉出现自主激活，还可结合生物反馈增强股四头肌神经肌肉的激活。在康复过程中患者必须专注于神经肌肉的控制以更加良好的激活股四头肌。同时，强调股四头肌和臀肌 / 核心肌力训练还可以抵消地面的反作用力。

随着患者进入更高级的康复阶段，需要进行整个下肢的强化运动，如负重和闭链训练。更重要的是，要强调腿部的整体力量训练，而不是只关注股四头肌。此外，核心稳定性训练的重要性也不能忽视。训练的核心是强调髋关节和踝关节的位置靠近和沿着运动链分布，从而控制下肢产生和耗散的力量集中在膝关节。此外，髋关节和踝关节的运动还有助于控制膝关节的外展和内收力矩。同时，腰背区的骨性改变和肌肉不平衡也会对膝关节产生不当的压力。

（七）增强本体感觉和神经肌肉控制

手术后，膝关节的动态稳定性训练包括下肢本体感觉训练和神经肌肉控制训练。膝关节受伤和术后本体感觉的损伤应当被引起足够的重视。康复初期应进行侧向重心转移、对角线重心转移、半蹲和不稳定平面上，如斜板（图 33-8）等半蹲训练。在康复过程中，尤其对本体感觉很差的患者来说，使用肌内效贴或者其他贴扎方法也可以提高患者的本体感觉。此外，也可以增加一些针对神经肌肉系统的平衡干扰训练，包括弓步迈腿、高抬腿或不稳定平面的平衡训练等（图 33-9 和图 33-10）。

（八）负重控制的应用

为了能使患者恢复活动功能，另一个重要的

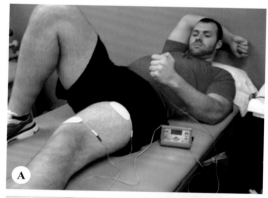
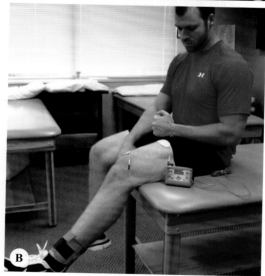

▲ 图 33-7 神经肌肉电刺激（300PV，Empi Corporation）作用在股四头肌上（A）在训练的过程中，例如伸膝（B）

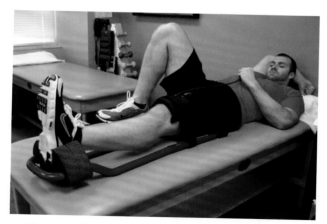

▲ 图 33-6 使用 3.6～4.5kg 低载荷长时间牵伸膝关节，使处于伸直位。将楔形垫放在脚跟下使膝关节完全伸直（ERMI 设备，Get Motion Corporation）

康复原则就是逐渐增加患侧膝关节上的压力。康复过程包括多采用渐进型的膝关节功能运动疗法。这个过程为患者提供一个健康的刺激同时确保压力是不造成损伤的情况下逐渐施加的。而临床上的症状可能是由于患者局部施加的压力进程过快，局部过度负重导致了愈合组织的疼痛和积液。因此，负重的控制应该在整个康复过程予以密切监督。

此外，在功能训练期间，矫形器、鞋垫和减重支具可以改变作用在关节软骨上的力，促进患者的恢复。而减重支具通常用于以下情况：异常力线（膝内翻），伤口较大或不完整的患者，或同时进行截骨术和半月板异体移植的患者（图 33-11）。

（九）团队交流

康复训练的另一个重要原则，就是外科医生、康复治疗师与患者之间的交流。外科医生与康复团队之间的沟通是根据损伤位置和大小、组织质量和伴发的手术过程来确定准确的康复的进展速度。此外，医疗团队和患者之间的沟通对于患者个性化方案的制订及提高对患者的依从性至关重要。通常，术前物理治疗评估可能有助于患者在心理和生理上为关节软骨手术和术后康复做好准备。

（十）康复理念

医疗团队所有成员（如医生、治疗师、健身教

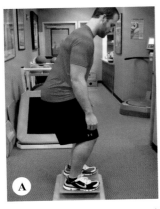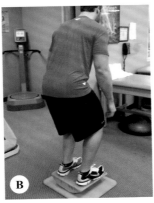

▲ 图 33-8　在不稳定平面（如斜板）上半蹲，让患者蹲在板子上防止移动

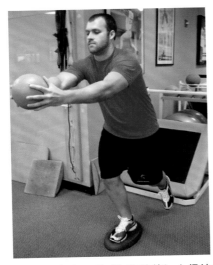

▲ 图 33-9　在不稳定平面（如泡沫垫）上保持单腿平衡
患者在上肢和下肢不参与运动的情况下手持一定重量的球进行往复运动，在运动过程中改变身体重心

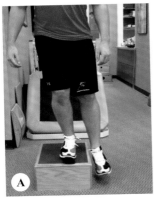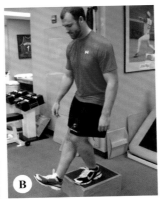

▲ 图 33-10　站在不稳定平面（如一块泡沫板）上进行侧向台阶练习
这项训练要求下肢的离心控制来完成台阶练习并且保持平衡

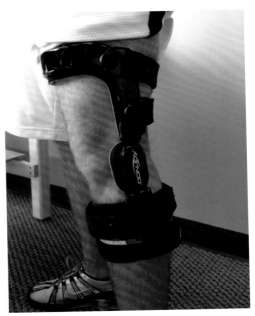

▲ 图 33-11　通过给膝关节施加轻微的外翻应力来减重，使用四点杠杆系统的骨关节炎减重支具（**OA Defiance, Don Joy Corporation**）

关键点：关节软骨康复的原则

个性化

- 根据患者的具体情况（日常生活、工作和体育活动的需求、BMI）、损伤（位置、大小）和手术程序来制订方案
- 年龄、肥胖、营养不良、过去反复冲击载荷这些因素可能减慢康复进程
- 具有独立损伤并累及周围相对健康的关节软骨的年轻患者比具有退行性改变的老年患者病程进展更快

创造愈合环境

- 生物的成熟期已被定义
- 通过限制负重和关节活动范围是促进愈合和预防损伤恶化的重要举措：刺激基质的产生，改善组织的力学性能，并且营养关节软骨
- 在早期使用泳池或力台可有效减轻负重

膝关节的生物力学

- 在膝关节的活动范围中股骨内外侧髁和胫骨平台之间的连接关系是恒定的
- 在膝关节屈曲时，髌骨和滑车之间的接触面积逐渐增加
- 根据损伤确切的位置确定负重比例，被动关节活动范围和运动进程
- 根据膝关节的生物力学来改变锻炼方式，以避免过度的压力或剪切力
- 开链运动通常在 40°～90° 的屈曲范围内进行
- 起初，闭链运动通常从 0°～30° 进行，逐渐增加至 0°～60°

减轻疼痛和积液

- 寻找膝关节疼痛和肿胀所带来的股四头肌自主运动逐渐减少的情况
- 关节内温度的升高刺激蛋白水解酶的活性，对关节软骨产生不利影响
- 减轻膝关节疼痛和肿胀是反射抑制最小化和恢复股四头肌正常活动的关键

重建软组织的平衡

- 通过修复膝关节以及整个下肢，膝的被动活动范围应达到完全伸直，保持髌骨的活动度及软组织的弹性，避免关节纤维化
- 术后的几天内应达到伸直 0°

恢复肌肉功能

- 在训练中结合肌肉电刺激和生物反馈，以促进股四头肌的主动收缩和自主控制
- 随着患者的康复进程应加入重量和闭链运动。强调全腿的肌力训练而不单一关注于股四头肌
- 训练核心力量，髋和踝关节的肌力也不能忽视

增强本体感觉和神经肌肉控制

- 恢复膝关节的动态稳定包括双下肢的本体感觉和神经肌肉控制训练

负重控制的应用

- 随着患者逐渐恢复功能活动，应逐渐增加施加在受伤部位的压力（负重）
- 监控患者的疼痛和积液作为超载荷的体征
- 在功能活动的过程中，考虑使用矫形器、鞋垫和支具来改变施加在关节软骨上的载荷

团队交流

- 在手术前与手术后，外科医生、物理治疗师和患者之间的沟通至关重要

康复理念

- 康复团队的全体成员都应该传递一致的康复信息
- 关节软骨的愈合与复原越缓慢越好
- 医疗团队应对患者长期的预后投入更多的关注，而不是仅关注术后 6 个月的结果

练、护士）传达相同的康复信息是非常重要的。我们建议在愈合的关节软骨上逐渐施加压力，而这样做的目的是修复和促进关节软骨愈合。但是也有观点认为施加在膝关节的负重应该是"越慢越好"。因为关节软骨需要很长一段时间来修复、成熟，才能够完成负重活动。还有的观点认为，"即使你没有感到疼痛，越快不一定越好"。同时，医疗团队还应告知患者更应该关注长期的预后效果，而不是术后6个月恢复的结果。

三、关节软骨修复术后的康复

康复方案的制订应当根据软骨成熟的四个生物学阶段：增殖、过渡、重塑和成熟[10,11,19,28,32,51,55,57]。软骨恢复在每个阶段的时间是不同的，这与损伤、患者的年龄、总体健康情况和先前讨论的手术细节有着密切的关系。但是，每一个阶段的康复方案却是固定一致的。下面我们将详细介绍四个阶段的具体康复方案。

（一）第一阶段：早期保护期

软骨愈合的第一阶段是增生期，理论上在术后的4～6周。这个阶段是最初开始愈合的过程，康复期间强调减轻水肿，逐渐恢复PROM，并且增强股四头肌的自主控制。

可控的主动ROM、PROM和渐进性负重是康复过程中的重点内容。正如先前所讨论，PROM和可控的部分负重能够通过滑液的扩散营养关节腔和促进软骨生长，并为细胞提供适当的刺激以产生特定的基质标志物。初始阶段，可使用拐杖进行部分负重活动；随后当伤口愈合，可使用泳池或水疗进行步态训练和下肢功能训练。

PROM活动，治疗师的徒手被动关节活动度训练和CPM训练可以在术后立即开始，以滋养关节软骨愈合并防止粘连形成。CPM的使用通常在手术后6～8h开始，建议执行至少2～3周，最长使用6～8周，每天建议使用6～8h。患者同时也要进行主动膝关节活动度训练。髌骨松动、软组织松动和软组织柔韧性训练也可以减少瘢痕组织的形成，避免运动能力丧失。在此阶段还可以进行低强度固定自行车训练。

早期的强化训练主要是通过使用EMS恢复股四头肌的主动控制和神经肌肉控制能力。这个阶段进行的运动是有限的，根据每个患者的特定负重状态

通过包括股四头肌训练、直腿抬高训练、早期本体感觉运动训练，如体重转移等。

运动链其他区域的运动可以在这个阶段进行，只要患者可以容忍。其中包括髋关节强化训练和基线核心稳定训练。在此阶段，必须加强髋外展肌、外旋肌和伸肌，以控制膝外翻塌陷。在这一阶段，恢复髋关节和踝关节活动性、腰盆对齐的手动治疗也很重要，这对每个人都是独一无二的。一旦术后限制解除，建立这个基础将允许更渐进的康复方法。

（二）第二阶段：过渡期

第二阶段是过渡期，一般在术后的第4～12周。此时损伤的组织正处于修复阶段，康复训练的介入是十分重要的。在此阶段，患者从部分负重发展到完全负重，同时能获得全范围ROM和软组织柔韧性。通过高水平功能训练和ROM锻炼可以促进损伤组织的持续修复。在此阶段，患者通常会恢复一般的日常生活活动。随着患者的负重能力恢复正常，康复计划将逐渐增大强度，包括使用器械进行重量和闭链锻炼，例如腿部推举、前弓步迈腿、墙壁滑动和侧向台阶等。

此时，膝关节术后的康复方案应选择对功能恢复更有利的、渐进的运动疗法。正如前文所述，进阶的负重训练和ROM的训练要逐步增加，这样可促进愈合的同时避免并发症的发生。在此阶段，应遵循逐渐增加负重的原则。在开始阶段，可以考虑使用骨关节炎的减重支具，此时的常见并发症包括活动受限和瘢痕组织形成。此外，早期康复训练若操之过急可能导致疼痛、炎症、积液及对移植物的损害。这种逐渐增加强度的原则可应用于肌力训练、本体感觉训练、神经肌肉控制训练和功能训练，例如重心转移、前后方向或内外方向的弓步迈腿或涉及多面的旋转训练。使用双腿的训练，例如腿部推举和平衡活动，应逐渐进阶为单腿训练。因此，通过术后康复计划的逐步实施及对损伤位置压力的逐渐增加，该康复方案可为组织愈合提供良性刺激，也保证在逐渐施加压力的同时不会造成组织损伤。

（三）第三阶段：重塑期

第三个阶段是重塑期，一般会发生在术后的第3～6个月。在此期间，组织逐渐塑形为更为规则的结构，组织的强度和耐性会持续增加。而随着组织

逐渐成熟，这时可进行更多的康复功能训练。在这一阶段，患者可以普遍感受到症状的好转和 ROM 的明显提升。此时鼓励患者坚持完成指定的康复项目并且能够独立完成，以增加肌肉力量和灵活性。训练项目主要包括从低强度到中强度的活动，例如蹬自行车、打高尔夫、休闲的散步。但是我们的经验发现，在这一时期，当积极性过渡的患者觉得"感觉不错"的时候，他们会疯狂地训练这项活动，而这却可能造成修复部位的损伤。

（四）第四阶段：成熟期

最后一个阶段是成熟期，一般从 4～6 个月开始并持续到 15～18 个月。这取决于手术的类型、伤口的大小和位置。在此阶段，修复的组织将完全成熟。此阶段的持续时间取决于多种因素，例如病变的大小和位置、手术的方案。患者将逐渐恢复受伤前的全部活动，逐渐增加负重相关的活动。尽管 OAT 和 ACI 之类的手术目的旨在恢复功能而不是恢复高强度的体育活动，但要根据每个患者的不同表现最终确定其是否可以返回到体育活动。有记录表明，经过微骨折[50]、OAT[31] 和 ACI[47, 58] 手术后，运动员可以恢复到受伤前的竞技水平。

四、不同手术后的康复方案制订

（一）清创和成形术

关节镜下清创或软骨成形术后的康复是相当简单的，因为此类手术的性质和目的是促进组织愈合而不是没有产生修复组织。因此，患者术后 3～5 天就可以使用腋拐进行部分负重训练。PROM 训练可以在术后没有运动限制的情况下可以立即进行。完全被动运动则通常在 2～3 周完成。虽然 CKC 强化训练和自行车骑行通常会在第 1 周结束前进行，但 OKC 训练还是要尽早开展。从第 4 周开始，患者将逐步恢复全部功能活动，并进行中等强度的活动，例如轻度慢跑和运动等。如果膝关节内侧出现明显的退行性改变或出现症状，跑步训练的进程则应适当的延迟。康复进程的设计应基于手术的程度和每个患者的独特情况进行调整。

（二）微骨折手术

膝关节的微骨折手术是治疗局灶性关节软骨损伤的最常见膝关节手术。微骨折术后的康复进程要比清创和成形术更加谨慎（表 33-3）。而康复方案的制订则与手术伤口的大小、位置、治疗区域的数量及相应的手术过程均密切相关。早期保护期从术后即刻开始，持续至术后第 4 周。在这段时间内，尽管没有纤维软骨存在，但损伤处开始被纤维蛋白凝块填充[19]。对于大多数手术，术后的 2～6 周一般是非负重期。Marder 及其同事[43] 比较了两种术后康复方案对小于 2.0cm² 的小病灶患者的治疗效果。

第一组使用触地负重和 CPM 设备每天进行 6～8h，共 6 周。第二组术后立即负重，并辅助下主动的脚跟在膝关节滑动的 ROM 训练（不使用 CPM）。其结果发现这两组患者的症状在术后 2 年后会明显著改善，而各组之间的主观或客观结果无显著差异。因此，似乎有可能在不向修复部位施加有害力的情况下，对小的局灶性病变开始早期控制负重是非常重要的。这里的重点是，对于局灶性小损伤的患者应尽早开始负重。如果治疗师不了解手术的细节，则须采取更为保守的方法。

对于组织质量良好的患者，局灶性病变且损伤面积小于 2.0cm² 的患者，开始需进行接触负重训练。对于髌股关节损伤的患者，由于负重期间不会产生局部的关节运动，因此可立即进行负重。然而，应该穿戴上铰链式膝关节支具，以免对愈合部位产生有害的剪切力。由于关节镜的手术特点，PROM 训练可以立即进行。在第 3～4 周，活动范围达到 0°～125° 并不会非常困难。

过渡阶段一般在第 4 周开始持续到第 8 周。在此阶段，患者最终可以实现完全的负重并完成更多的功能性闭链训练。术后第 6 周，在损伤的底部可以见到较薄的组织覆盖[21]。此时尽管修复仍不完全，但已经开始形成纤维软骨组织了。到第 8 周时，就已经可以检测到透明样的软骨组织了[19]。到第 12 周时，创面已被完全填充，软骨组织的质量也会显著的提高[21]。因此，轻度的闭链运动训练可以从第 8 周开始，但在第 12 周之前不会有明显的进展。

因此，当修复组织的强度增加时，大多数损伤的负重在第 8 周时可以增加到完全负重。然而，进展到更高级的运动如冲击载荷运动等，需要推迟到重塑阶段结束，缺陷完全填补后进行。在 4～6 个月的成熟期，患者可能会逐渐恢复到以前的活动状态；然而，如果损伤较为严重时，则可能需要延迟到第 8 个月才能进入高级的活动状态。

表 33-3　微骨折术后康复

第一阶段：早期保护期（0~4 周）	
目标 • 保护愈合组织免受载荷和剪切力 • 减轻疼痛和积液 • 恢复全范围的伸膝 • 逐渐恢复屈膝角度 • 重新获得股四头肌控制能力 **支具** • 不使用支具，可以使用弹性绷带控制水肿 **负重** • 负重的状态应根据损伤的位置、轻重决定 • 位于股骨髁的中等至较大的损伤（>2cm²）：2 周内无负重，第 3 周起进行足尖着地负重（9.1~13.6kg），第 4 周逐渐增加部分负重（约体重的 25%） • 位于股骨髁的小损伤（<2cm²）：0~2 周立刻开始足尖着地负重（根据医生建议）（9.1~13.6kg），第 3 周开始达到负重 50%，第 4 周达到负重 75% • 位于髌股的损伤：使用支具使膝关节锁定在完全伸直的状态，立即进行 0%~25% 的负重；第 2 周达到负重 50%，第 3 周达到负重 75% 并使用支具使膝完全伸直，第 4 周完全负重 **活动范围** • 第 1 天立刻进行活动训练 • 立刻进行全范围被动伸膝训练 • 第 1 天开始持续性被动活动每天 8~12h（范围 0°~ 60°；若位置在髌股损伤>6cm²，范围为 0°~40°） • 持续性被动活动的关节活动度进展应达到每天 5°~10° • 可能的话，每天坚持持续性被动活动 6~8h，并持续 6 周 • 髌骨松动（每天 4~6 次） • 活动训练贯穿全天 • 被动活动屈膝训练至少每天 2~3 次 • 在可承受范围内进行膝关节被动活动，没有限制 • 最小活动范围目标：第 1 周达到 0°~90°，第 2 周 0°~105°，第 3 周 0°~115°，第 4 周 0°~125° • 牵拉腘绳肌和小腿肌	**增强肌力** • 利用弹力带完成踝泵 • 股四头肌组合训练 • 多角度的等长训练（收缩股四头肌 / 腘绳肌） • 损伤位置在股骨髁，可主动伸膝 90° → 40°，但损伤位置在髌股则要避免 • 直腿抬高（四个方向） • 在活动范围允许的情况下进行蹬车训练，低阻力 • 在进行股四头肌训练期间使用 EMS 和（或）生物反馈 • 开始重心转移训练 1~2 周 • 髌股关节病损和小面积股骨髁病损在第 1~2 周开始膝关节伸直下的重心转移训练，较大的股骨髁病变则在第 3 周开始此训练 • 对于小面积股骨髁病损和髌股关节病损，在第 3 周练习压腿，强度为 0°~60°；在第 4 周进展到 0°~90° • 第 4 周，小面积股骨髁病损和髌股关节病损进行提踵训练 • 第 3~4 周，在泳池内进行步态训练和锻炼（当切口完全愈合） • 第 3~4 周，使用固定自行车、低阻力训练 • 髌股关节病损不要进行主动伸膝练习 **功能活动** • 逐渐恢复到日常活动 • 如果出现症状，请减少活动以减轻疼痛和炎症 **控制水肿** • 冰敷、抬高、压力和理疗 **开始第二阶段的标准** • 全范围被动屈膝 • 屈曲至 125° • 最低程度的疼痛和肿胀 • 股四头肌主动活动

第二阶段：过渡期（4~8 周）	
目标 • 逐渐改善股四头肌肌力和耐力 • 逐渐增加功能活动 **负重** • 可以耐受 • 股骨髁大范围损伤：第 6 周戴拐杖可载荷体重的 50%，第 7 周载荷体重的 75%，第 8 周载荷全部的体重，停止使用拐杖	**关节活动度** • 逐渐增加运动范围 • 全范围被动膝关节伸展 • 第 8 周屈曲角度逐渐提高到 135° 或更多 • 如果需要，继续髌骨松动和软组织松动 • 继续拉伸

（续表）

第二阶段：过渡期（4～8 周）	
肌力训练 • 闭链运动 • 较大的股骨髁病损在第 6 周开始压腿 • 第 7 周进行 0°～45° 浅蹲 • 股骨髁病损在第 8 周进行提踵训练 • 股骨髁小范围损伤时，第 5 周开始前倾，靠墙下蹲，前方和侧方抬腿；股骨髁大范围损伤时在第 8 周进行 • 股骨髁损伤，第 8 周进行开链伸展运动，每周 0.45kg • 髌股关节损伤，可以在不引起关节损伤的范围内进行开链伸展运动，不抗阻力 • 固定自行车训练（逐渐增加时间） • 如果需要，EMS 和生物反馈训练 • 在泳池内进行步态训练	**功能活动** • 随着疼痛和肿胀（症状）的消退，逐渐增加功能性活动 • 逐渐增加站立和行走 **进入第三阶段的标准** • 全范围运动 • 可接受的肌力水平 　－ 腘绳肌达到对侧腿 20% 以内 　－ 股四头肌达到对侧腿 30% 以内 　－ 对侧腿 30% 肌力范围内的平衡测试，能够骑自行车 30 分钟

第三阶段：重塑期（第 8～16 周）	
目标 • 提高肌肉力量和耐力 • 增加功能活动 **关节活动度** • 患者应达到 125°～135°+ 屈曲 **训练计划** • 腿部推举（0°～90°） • 双侧下蹲（0°～60°） • 单侧上抬腿 2～8 英寸（5～20cm） • 前倾 • 第 10 周进行步行训练 • 开链伸展运动（0°～90°）；平台有髌股关节病变，在第 12 周，90°→40° 或避免关节损伤的角度；如果没有疼痛或骨擦音，从第 20 周开始每 2 周增加 0.45kg；症状最小 • 继续进行平衡和本体感觉训练 • 固定自行车 • 攀爬机 • 游泳 • 滑冰机或椭圆机	**功能活动** • 随着患者功能提高，增加步行训练（如距离、步幅或坡度） **维持训练** • 从第 12～16 周开始 • 固定自行车：低阻力，增加时间 • 步行训练 • 游泳可以锻炼整个下肢 • 直腿抬高 • 腿部推举 • 靠墙下蹲 • 髋内收 / 外展 • 前倾 • 抬高腿 • 牵伸股四头肌、腘绳肌、小腿 **进行第四阶段的标准** • 完全无痛苦的活动范围 • 肌力达到对侧肢体的 80%～90% • 平衡和（或）稳定能力达到对侧肢体的 75%～80% • 无疼痛、炎症或肿胀

第四阶段：成熟期（第 16～26 周）	
目标 • 逐渐恢复全范围无限制的功能活动 **训练** • 继续维持训练，每周 3～4 次 • 可承受的抗阻运动 • 强调整体的下肢肌力和灵活度 • 敏捷性和平衡训练 • 针对患者需求的冲击力训练 • 体育活动	**功能活动** • 在康复和软骨愈合允许的情况下，患者可以进行体育活动。在股骨髁轻度损伤和髌股关节病变 2 个月后或股骨髁损伤严重 3 个月后可以进行低冲击力的活动，例如游泳、滑冰、滑旱冰和自行车。在轻度损伤发生 4 个月或严重损伤发生 5 个月后可进行高冲击力的活动，例如慢跑等有氧活动。6～8 个月之后可进行高冲击力的运动，如网球、篮球、足球和棒球

临床研究的结果证明，在进行微骨折手术后，大部分患者能够恢复运动 [22, 40, 50]。Mithoefer 和同事 [50] 报道了 32 名常规参与高强度和旋转运动的患者，在至少 2 年的随访中证实，有 66% 的人取得了良好的效果，而有 44% 的人恢复了高强度的运动。但是，经过改进评分后，得分下降的运动员比例为 47%。40 岁以下的运动员，损伤小于 2cm² 的患者，术前症状小于 12 个月的患者及未进行手术干预的患者中，恢复运动的比例明显会更高。在另一份研究中，Mithoefer 及同事 [49] 描述了股骨软骨病变行微骨折手术治疗的结果。结果显示，有 67% 的患者有良好至优异的结果，25% 的患者显示有相当不错的结果，仅 8% 的患者显示效果不佳。研究人员对 50% 的患者进行了随访 MRI 检查，结果显示，具有良好的组织愈合和填充率的患者为 54%，中度组织愈合的患者为 29%，较差的愈合结果为 17%。良好的预后与较低的 BMI，损伤的愈合或伤口填充物及症状持续时间短有关，其中 BMI 为 30 的患者结果最差。Kreuz 及其同事 [42] 比较了 40 岁以上患者和 40 岁以下患者的微骨折结果。这些作者报道了 40 岁或更年轻患者的愈合结局。术后 18~36 个月，研究者发现 ICRS 评分变差，这在老年患者中尤为明显。此外，在术后 36 个月进行的 MRI 检查显示 40 岁以下的患者填充感更好。

（三）自体软骨移植术

OAT 术后康复需避免早期有害压力，防止破坏正在愈合的移植骨（表 33-4）。目前，OAT 手后康复计划进程不仅取决于损伤大小，还取决于移植骨栓的数量和位置。当使用大量的骨栓时，会给手术本身增加难度，因此需要更加谨慎地进行。早期保护阶段需持续到术后第 8 周。在此阶段，术后 1 周时发现移植骨栓的推入和拉出强度相比于最初降低了 44% [74]，因此我们强调术后需要严格的不承重。我们通常要求患者在手术后的第 2~4 周开始局部承重，但具体还需要取决于损伤的大小和移植骨栓的数量。尽管原始的透明软骨是完整的，但在设计术后康复计划时，骨栓的强度是必须考虑的因素 [51]。

到第 4 周时，松质骨和骨栓已结合在了一起 [32]，到第 6 周时，软骨下部已充分融合并且 29% 的移植骨栓的关节软骨与周围软骨之间相粘连愈合 [51]。尽管发生了粘连，术后 6 周仍可观察到 63% 的移植物硬度下降 [51]。在此期间，随着肌力的增加，负重逐渐增加。术后第 8 周，可以观察到纤维软骨生长到表面并密封了受体和供体的透明软骨，逐渐能够完全负重。对于使用教练式支具固定且损伤部位在髌股关节附近的患者，应术后立即开始负重，并在术后 6~8 周逐渐发展为不带支具完全负重。

表 33-4　自体软骨移植术后的康复

第一阶段：早期保护期（0~6 周）	
目标 • 保护愈合组织避免负重和剪切力 • 减轻疼痛和积液 • 恢复全范围的伸膝 • 逐渐恢复屈膝角度 • 重新获得股四头肌控制能力 **支具** • 在负重活动时锁定于 0° 位置 • 睡觉时也带着支具持续 2~4 周 **负重** • 负重的状态应根据损伤的位置、轻重决定 • 位于股骨髁的损伤：2~4 周无负重（根据医生指导）；如果损伤较大（＞5cm²）可能需要推迟负重的时间至第 4 周，在第 3~4 周脚趾接触负重（9.1~13.6kg）及第 6 周部分负重（25%~50%） • 位于髌股关节的损伤：有支具锁定膝伸展位时立即脚趾负重 25% 的体重；在第 2~3 周戴支具负重 50% 体重，以及第 4~5 周戴支具负重 75% 体重	**关节活动度** • 第 1 天立即进行关节活动度训练 • 立即被动膝关节伸展 • 在第 1 天持续被动活动，每天 8~12h（0°~60°；如果髌股关节病变＞6.0cm²，0°~40°） • 可承受的持续被动活动每天 5°~10° • 持续被动活动每天 6~8h，6 周 • 髌骨松动（每天 4~6 次） • 关节松动 • 持续膝屈曲至少每天 2~3 次 • 可承受的被动膝关节活动 • 位于股骨髁的病变，膝关节活动的最小范围是第 1~2 周活动到 90°，第 3 周到 105°，第 4 周到 115°，以及第 6 周到 120°~125° • 位于髌股关节的病变，第 2~3 周膝关节屈曲至少达到 90°，第 3~4 周到 105°，第 6 周到 120° • 牵伸腘绳肌和小腿

（续表）

第一阶段：早期保护期（0～6 周）

肌力训练

- 用弹力带进行踝泵训练
- 股四头肌组合运动多角度等长收缩（股四头肌 / 腘绳肌）
- 直腿抬高（四个方向）
- 在第 4 周，位于股骨髁的病变，达到膝关节主动活动到 90°→40°
- 股四头肌训练中用 EMS 和（或）生物反馈
- 在关节活动范围内的自行车运动，低阻力
- 第 4 周，等长腿部推举运动（多角度）
- 第 6 周，泳池内进行步态训练
- 位于髌股关节的病变，第 3～4 周开始重心转移训练
- 有髌股关节病变时不要进行主动伸膝运动
- 股骨髁病变时不要进行闭链运动

功能活动

- 逐渐回归日常活动
- 如果有症状，应减少活动以减轻疼痛或炎症
- 避免长期站立

控制水肿

- 冰敷、抬高、受压和物理因子治疗可减轻肿胀

开始第二阶段的标准

- 全范围膝关节被动活动
- 膝屈曲至 120°
- 轻微疼痛或肿胀

第二阶段：过渡期（第 6～12 周）

目标

- 逐渐增加活动度和载荷全部体重
- 逐渐提高股四头肌肌力 / 耐力
- 逐渐增加功能活动

支具

- 在第 6 周更换支具，位于股骨髁的病变更换为非负重支具

负重

- 在可承受的范围内负重
- 位于股骨髁的病变，第 6～7 周戴支具负重 75% 体重，第 8～10 周负重全部体重；如果病变范围更大，需推迟到第 14 周；第 8～10 周脱下支具
- 位于髌股关节的病变，第 6～8 周开始负重全部体重并且脱掉支具

关节活动度

- 逐渐增加关节活动度
- 维持全范围膝伸展被动运动
- 第 8～10 周膝屈曲达到 125°～135°
- 继续髌骨松动和软组织松动，如果需要
- 继续牵伸

肌力训练

- 股骨髁损伤时在第 6～8 周进行重心转移
- 髌股关节损伤时，第 6～8 周小范围下蹲，0°～45°
- 股骨髁损伤，在第 6～8 周进行闭链运动（腿部推举）；0°～45° 小范围下蹲，前倾，高抬腿，靠墙下蹲；如果损伤范围大，可以在第 14 周开始闭链运动

- 第 8～10 周开始腿部推举（股骨髁关节损伤时 0°～90°，髌股关节损伤时 0°～60°，在可承受的范围逐渐活动到 0°～90°）
- 第 10～12 周，脚趾抬高
- 主动膝关节伸展：股骨髁损伤时从第 10～14 天抗 4.4N 阻力；髌股关节损伤时，从第 12 周，0°～30° 开始并在可承受的范围内逐渐增加角度
- 平衡和本体感觉训练
- 固定自行车训练（逐渐增加时间）
- EMS 和生物反馈训练，如果需要
- 在泳池内进行步态训练

功能活动

- 当疼痛和肿胀（症状）减轻，患者可适当增加功能活动
- 逐渐增加站立和步行

开始第三阶段的标准

- 全范围活动
- 适合的肌力：
  - 腘绳肌肌力达到对侧的 20%
  - 股四头肌肌力达到对侧的 30%
- 平衡测试达到对侧的 30%
- 能够骑自行车 30min

（续表）

第三阶段：重塑期（第 12～16 周）	
目标 • 增加肌力和耐力 • 增加功能活动 **关节活动度** • 患者应可以 125°～135° 屈曲，无受限 **训练计划** • 继续锻炼 • 腿部推举 0°～90° • 双侧下蹲（0°～60°） • 单侧高抬腿 2～8 英寸（5～20cm） • 前倾 • 开始在跑步机上步行训练 • 可承受的膝伸展闭链运动（0°～90°），股骨髁病变时不要大量负重；最轻度的疼痛和骨擦音 • 固定自行车 • 攀爬机 • 游泳 • 滑冰机或椭圆机	**功能活动** • 随着患者功能提高，增加步行训练（如距离、步幅或坡度） **维持训练** • 第 16～20 周开始 • 固定自行车：低阻力，增加时间 • 步行训练 • 游泳可以锻炼整个下肢 • 直腿抬高 • 腿部推举 • 靠墙下蹲 • 髋内收 / 外展 • 前倾 • 牵伸股四头肌、腘绳肌、小腿 **开始第四阶段的标准** • 全范围无痛关节活动 • 肌力达到对侧肢体的 80%～90% • 平衡和（或）稳定能力达到对侧肢体的 75%～80% • 无疼痛、炎症或肿胀

第四阶段：成熟期（第 16～26 周）	
目标 • 逐渐恢复全范围无限制的功能活动 **训练** • 继续维持训练，每周 3～4 次 • 可承受的抗阻运动 • 强调整体的下肢肌力和灵活度 • 敏捷性和平衡训练 • 针对患者需求的冲击力训练	• 体育活动 **功能活动** • 在康复和软骨愈合允许的情况下，患者可以进行体育活动。3 个月后可以进行低冲击力的活动，例如游泳、滑冰、滑旱冰和自行车。在轻度损伤发生 8～9 个月或严重损伤发生 9～12 个月后可进行高冲击力的活动，例如慢跑等有氧活动。12～18 个月之后可进行高冲击力的运动，例如网球、篮球、足球和棒球

在早期保护阶段，为了避免粘连形成和运动功能丧失，ROM 应在早期进行应用。由于手术的大切口和侵入性性质，为了减少积液，训练的幅度应逐渐增加。

患者负重的过程应是逐渐增加的过程，运动应从无负重（例如股四头肌组合运动和多角度的直腿抬高）发展为轻度负重，直至第 6 周后承受有限的部分负重。

过渡阶段，在 8～10 周应该达到全范围的 ROM 和完全负重。当患者的软骨损伤较重时应适当延迟恢复的时间，完全负重的应延迟到 12～14 周。同时应该进行增肌训练，包括负重的闭链运动和器械锻炼。在此阶段中，患者可以恢复低强度的功能活动。

在重塑期和成熟期，肌肉力量、本体感觉和神经肌肉的控制能力得到增强，而冲击应力也会逐渐被适应，而不会增加症状。尽管康复过程比先前讨论的康复过程要延迟很多，但随着康复和软骨愈合的进展，患者会逐渐返回各种体育活动。通常允许在术后 4～5 个月进行低强度的运动，例如高尔夫、游泳、骑自行车和步行锻炼等。在 6～8 个月可进行中等强度的运动，例如网球和远足（取决于损伤的大小和位置）。尽管有些临床医生允许患者在 8～10 个月进行慢跑、跑步和有氧运动，12～18 个月的时间进行网球、篮球和棒球等运动，但进行高强度运动仍存在争议。恢复后能成功地完成剧烈活动的研究，这可能会使修复性软骨恶化。

OAT 术后的临床结果显示良好的结果[1, 30, 52]。Hangody 和 Fules[31] 追踪了 831 例患者，并报道了 92% 的股骨髁损伤的患者和 87% 胫骨平台损伤的患者具有较好的预后。髌骨损伤的预后最差，只有 79% 患者的预后良好。此外，这些作者报道的供体部位发病率为 3%，有 36 例患者在手术后出现了不同程度的关节血肿。Bartha 和同事[2] 报道了 89 例接受过第二次关节镜检查的患者，其中 77% 的患者达到了表面融合和伤口愈合。

（四）自体软骨细胞植入术

ACI 手术和新型基质诱导 ACI 手术的术后康复计划[9, 41]，对患者能够达到理想恢复状态和长期预后至关重要（表 33-5）。尽管我们要谨慎地安排进行高强度活动，因为这种活动可能导致细胞损伤或移植物分层。但为了刺激软骨细胞的发育，尽早控制 ROM 和负重是必不可少的。

生物愈合反应的知识对于合理康复方案的制订是至关重要的，早期康复应从小范围固定的 CPM 开始。此时，软骨细胞和连接到底层表面保持一致[67]。此时，软骨细胞已对齐并附着在下层的表面上[67]。更为重要的是，在最初的 4h 内，应适当放置患者以使重力作用将软骨细胞均匀地分布在损伤的基部，因为细胞黏附在表面上。Sohn 及其同事[67] 的一项研究显示，在最初的 4h 内，伤口的方向可能是影响 ACI 手术中细胞分布均匀性的重要因素。这些作者提出了一种假说，该假说尚未在临床上得到证实，即在细胞植入的最初几小时内重力的作用可能导致诱导细胞定位于移植物的一个区域，而不是其他区域，从而影响愈合。造成这种现象可能有两种原因，第一，髌骨损伤的患者俯卧位是禁忌证，因为它会产生异常的重力作用；第二，保证在手术后立即使用 CPM 可以"在缺损内更均匀地分布植入的细胞"。但是目前，尚无体内或临床研究支持这一假说。

表 33-5　自体软骨细胞植入的术后康复

第一阶段：早期保护期（0~6 周）	
目标 • 保护愈合组织免受负重和剪切力 • 减轻疼痛和积液 • 恢复全范围的伸膝 • 逐渐恢复屈膝 • 重新获得股四头肌控制能力 **支具** • 在负重时膝关节 0° 位置锁定 • 2~4 周在睡觉时使用支具锁定膝关节 **负重** • 负重的状态应根据损伤的位置、轻重决定 • 对于股骨髁损伤：1~2 周无负重，如果损伤<2.0cm²，可以立即开始足尖着地负重；在第 2~3 周开始用脚趾触摸负重（9.1~13.6kg）；在第 4~5 周逐渐达到部分负重（约 25% 体重） • 位于髌股关节的损伤：有支具锁定膝伸直位时立即脚趾负重 25% 的体重；在第 2 周戴支具负重 50% 的体重，第 3~4 周戴支具负重 75% 的体重 **关节活动度** • 第 1 天立即进行关节活动度训练 • 立即被动膝关节伸展 • 在第 1 天持续被动活动，每天 8~12h（0°~60°；如果髌股关节病变>6.0cm²，0°~40°）	• 可承受的持续被动活动每天 5°~10° • 持续被动活动每天 6~8h，6 周 • 髌骨松动（每天 4~6 次） • 一天之中进行关节活动 • 持续膝屈曲至少每天 2~3 次 • 可承受的被动膝关节活动 • 位于股骨髁的损伤，膝关节活动的最小范围是第 1~2 周活动到 90°，第 3 周到 105°，第 4 周到 115°，以及第 6 周到 120°~125° • 位于髌股关节的损伤，第 2~3 周膝关节屈曲至少达到 90°，第 3~4 周到 105°，第 6 周到 120° • 牵伸腘绳肌和小腿 **肌力训练** • 用弹力带进行踝泵训练 • 股四头肌组合训练 • 多角度等长收缩（股四头肌 / 腘绳肌） • 直腿抬高（四个方向） • 在第 4 周，位于股骨髁的损伤，达到膝关节主动活动到 90°→40° • 股四头肌训练中用 EMS 和（或）生物反馈 • 第 4 周等长压腿（多角度） • 第 4 周使用游泳池进行步态训练和锻炼 • 在第 2~3 周开始伸膝重心转移练习 • 髌股关节病损不要主动练习伸膝

（续表）

第一阶段：早期保护期（0～6 周）	
功能活动 • 逐渐回归日常活动 • 如果有症状，应减少活动以减轻疼痛或炎症 • 避免伸膝站立 **控制水肿** • 冰敷、抬高、受压和物理因子治疗可减轻肿胀	**开始第二阶段的标准** • 全范围膝关节被动活动 • 膝屈曲至 120° • 轻微疼痛或肿胀 • 股四头肌主动活动

第二阶段：过渡期（第 6～12 周）	
目标 • 逐渐增加活动度和载荷全部体重 • 逐渐提高股四头肌肌力 / 耐力 • 逐渐增加功能活动 **支具** • 在第 6 周更换支具，位于股骨髁的损伤更换为非负重支具 **负重** • 在可承受的范围内负重 • 位于股骨髁的病损，在第 6 周扶拐负担 50% 体重，在第 8～9 周逐渐过渡至负担全部体重，停止扶拐 • 位于髌股关节的损伤，第 6～8 周开始载荷全部体重并且脱掉支具 **关节活动度** • 逐渐增加关节活动度 • 维持全范围膝伸展被动运动 • 第 8～10 周膝屈曲达到 125°～135° • 继续髌骨松动和软组织松动，如果需要 • 继续牵伸 **肌力训练** • 进行闭链运动训练 • 股骨髁损伤时在第 6 周进行重心转移 • 第 7～8 周腿部推举训练	• 第 8 周小范围下蹲 0°～45° • 髌股关节损伤时第 6 周脚趾抬高，股骨髁损伤时在第 8 周进行 • 平衡和本体感觉训练 • 第 8～10 周开始前倾、靠墙下蹲、向前和侧方抬腿训练 • 对于股骨髁损伤，进行闭链运动，每周 0.45kg • 对于髌股关节损伤，在不会引起关节损伤的活动范围内，进行不抗阻力的伸膝开链运动 • 固定自行车，低阻力（逐渐增加时间） • 第 10～12 周进行跑步机上步行训练 • EMS 和生物反馈训练，如果需要 • 在泳池内进行步态训练 **功能活动** • 当疼痛和肿胀（症状）减轻，患者可适当增加功能活动 • 逐渐增加站立和步行 **开始第三阶段的标准** • 全范围活动 • 适合的肌力： 　– 腘绳肌肌力达到对侧的 20% 　– 股四头肌肌力达到对侧的 30% • 平衡测试达到对侧的 30% • 能够骑自行车 30min

第三阶段：重塑期（第 12～26 周）	
目标 • 增加肌力和耐力 • 增加功能活动 **关节活动度** • 患者应有 125°～135° 的屈曲，无受限 **训练计划** • 腿部推举 0°～90° • 双侧下蹲（0°～60°） • 单侧高抬腿 2～8 英寸（5～20cm） • 前倾	• 步行计划 • 逐渐过渡至开链伸直（0°～90°），对于髌股关节病损，避开 90° → 40° 活动，或避开病变可能触及关节的角度 • 如果没有疼痛或捻发音，从第 20 周开始，每 2 周增加 1 磅，必须监控症状 • 继续加强平衡和本体感觉训练 • 自行车训练 • 爬楼梯机训练 • 游泳训练 • 滑雪或椭圆机训练

（续表）

第三阶段：重塑期（第 12～26 周）	
步行训练 • 开链伸展运动（0°～90°），髌骨关节损伤时运动 90°→40° 或避免引起关节损伤的角度；从第 20 周开始，如果没有疼痛或骨擦音，则每 2 周增加 0.45kg；症状最轻 • 平衡和本体感觉训练 • 固定自行车 • 攀爬机 • 游泳 • 滑冰机或椭圆机 **功能活动** • 随着患者功能提高，增加步行训练（如距离、步幅或坡度） **维持训练** • 第 16～20 周开始	• 固定自行车：低阻力，增加时间 • 步行训练 • 游泳可以锻炼整个下肢 • 直腿抬高 • 腿部推举 • 靠墙下蹲 • 髋内收 / 外展 • 前倾 • 抬高腿 • 牵伸股四头肌、腘绳肌、小腿 **开始第四阶段的标准** • 全范围无痛关节活动 • 肌力达到对侧肢体的 80%～90% • 平衡和（或）稳定能力达到对侧肢体的 75%～80% • 无疼痛、炎症或肿胀
第四阶段：成熟期（第 16～52 周）	
目标 • 逐渐恢复全范围无限制的功能活动 **训练** • 继续维持训练每周 3～4 次 • 可承受的抗阻运动 • 强调整体的下肢肌力和灵活度 • 敏捷性和平衡训练 • 针对患者需求的冲击力训练	• 体育活动 **功能活动** • 在康复和软骨愈合允许的情况下，患者可以进行体育活动。3 个月后可以进行低冲击力的活动，例如游泳、滑冰、滑旱冰和自行车。在轻度损伤发生 8～9 个月或严重损伤发生 9～12 个月后可进行高冲击力的活动，例如慢跑等有氧活动。12～18 个月之后可以进行高冲击力的运动，例如网球、篮球、足球和棒球

软骨细胞的增殖发生在细胞移植后的最初 6 周内。在细胞移植后 24h 内，细胞排列在伤口的基底部并繁殖数次，以产生一个基质，该基质将用软修复组织填充缺损，直至骨膜覆盖水平 [28, 57]。此时 PROM 和受控制的部分负重将有助于通过滑液的扩散促进细胞营养，并为细胞提供适当的刺激以产生特定的基质标志物。在此初始阶段，受控的 PROM 和逐渐的负重进行是康复过程中最重要的两个组成部分。

膝关节切口较小的患者可以术后立即进行足尖负重，在第 2～4 周增长至 25% 体重的负重，在第 5～6 周增长至 50%，在第 8 周发展为完全负重。如果伤口较大、较深或不完整，负重进程应当延迟大约 2 周，应在术后 2 周内无负重。对于位于髌骨或滑车的伤口，允许患者在手术后立即负重，并使用支具固定于伸直位。ROM 的增加要谨慎进行，以避免

水肿，过程与 OAT 术后康复类似，在第 1 周时至少屈曲 90°，在第 2～3 周时至少屈曲 105°，在第 4 周时至少 115°，在第 6 周至少 125°。早期肌力和本体感觉训练要在患者适宜的负重状态下进行。

在过渡期（第 7～12 周），修复组织呈海绵状且可压缩，阻力很小。经关节镜检查后，当探针在组织上滑动时，组织实际上可能会呈波浪状运动 [28, 57]。在此阶段，患者可获得了全范围的 ROM，并从部分负重发展为完全负重。通过高级功能锻炼和运动锻炼可以促进修复组织的持续成熟。整个下肢都要进行闭链训练，例如前弓步、台阶练习和靠墙蹲、器械锻炼。同样，训练应谨慎进行，防止髌股损伤的患者在训练时产生剪切力。

重塑期发生在术后 12～32 周。在此阶段，将不断地产生基质，并进一步重塑成更有序的结构组织。

此时的组织在检测时具有类似于软塑料的硬度[28, 57]。随着组织变得更加牢固一体化，患者可以进行更多功能的训练活动，包括椭圆机运动、自行车运动和循序渐进的步行训练。

最后的成熟期根据切口的大小和位置可持续15～18个月。在此期间，修复组织完全成熟，软骨的坚硬程度与周围组织类似[28, 57]。该阶段的持续时间根据切口大小和位置等多种因素而变化。

基础的科学研究表明，损伤部位可能需要长达6个月的时间才可修复，至少需要9个月才能变得与周围健康的关节软骨一样牢固[28, 57]。因此，从第5～6个月开始进行冲击力低的活动（例如高尔夫、游泳、骑车和步行），并从第7～9个月发展到可承受中等强度的活动（例如网球、远足、滑冰）。通常，进行高强度的活动如跑步和滑雪应在术后11～12个月逐渐介入。

ACI后的临床结果令人鼓舞[5, 25, 33, 40, 45, 46]。Mithofer及其同事表示[47]，在竞技足球运动员中，72%的成绩从好到优，并恢复了比赛状态，80%的人恢复了相同水平。Peterson及其同事[56]报道，在平均年龄为26.4岁（14—52岁）的患者中，使用ACI治疗膝关节剥脱性骨软骨炎病变的优良率为90%。

结论

关节软骨损伤修复手术后的康复过程对患者的预后和功能结局至关重要。本章所讨论的康复计划是根据对关节软骨的当前了解及关节软骨修复手术后观察到的自然愈合反应来分析的。恢复过程会基于几个关键原则，旨在通过创建愈合环境的同时避免可能会使愈合组织超载荷的有害力量来促进修复过程。我们在制订康复方案时必须将这些知识与每个特定的康复程序的基础科学和成熟过程知识一起综合考虑。医疗团队应在手术后1年、2年和5年再次评估患者的长期结果和功能结局。尽快恢复患者的运动功能并没有那么重要，实际上在多数情况下这可能反而不利于康复。我们应当注意的是康复后患者长期随访的结果。随着对新型手术的发现和临床使用的不断发展，本章概述的基本原理可能会得到进一步的应用和整合。需要长期的临床研究来确定本章中讨论的每种手术技术和术后康复计划的有效性。

第 34 章　膝关节炎的水疗
Aquatic Therapy for the Arthritic Knee

Lori Thein Brody　著

高慕容　李　伟　译

一、历史回顾

水被应用于康复治疗、心理治疗和宗教用途，其最早可以追溯到公元前 2400 年[17]。早在公元前 1500 年，亚洲人民就利用水来治疗发热。希波克拉底（公元前 460—375 年）也曾用水缓解肌痉挛和关节疼痛[25]。而多年以来，水中训练被认为是纯粹的娱乐活动，并且被医疗干预手段所摒弃。SPA 在欧洲和世界范围内的兴起也是由于其把以水中活动归到一种休闲和消遣的类别，因此使得推广以水为基础的医疗措施变得困难。

水中训练已有 4000 多年的历史，但在过去的 25 年中，作为一种医疗干预手段再次兴起。以往有许多不同的术语被用来描述水中运动。这些术语中的包括水疗、水生疗法、温泉疗法、水疗法、水体操、软膏疗法和游泳池疗法。术语"浴疗法"与其他形式的水疗区别开来。浴疗法是指使用热水或热处理来减轻疼痛和僵硬并促进肌肉放松。浴疗法通常使用矿物质、盐或硫黄治疗、泥包和高压水来实现这些目标。水疗是一个通用术语，涵盖任何类型的水干预，其中可能包括浴疗法或锻炼。本章的重点仍然在水中运动治疗膝关节炎。有关水疗的更多信息可以参考 Verhagen 和其同事的研究[45]。

对于膝关节骨关节炎患者的物理疗法重点在于提高移动能力、肌肉性能、运动控制和功能的同时降低疼痛。这一般通过拉伸、强化和平衡训练达到以上目的。但是，许多患者由于疼痛、并发症或其他限制性因素，无法在平地上进行这些训练。而患者在没有负重的环境当中能够很好地完成，他们可以进行全面的锻炼并改善功能[44]。更理想的锻炼不应仅仅局限于单一的环境，而应包含以平地为基础

和以水为基础的综合性康复计划。水中康复训练相比较平地的康复训练能够带来更优秀的效果这一说法并不合适。准确的说法应该是，水中训练为那些不能忍受在陆地上训练的患者提供了一个更高效、更安全地选择。

本章旨在探讨水中康复运动的科学依据，并将此知识应用于膝关节炎患者的治疗。了解水的物理性质对于构建一个合理的水中康复计划是至关重要的。这种理解同时包含了主观认知性和动觉性。读者应当被鼓励去体验这些特性，以便更全面地了解水中训练相比较于陆地训练，身体是怎样做出不一样的反应。

二、科学基础

针对患有膝关节炎患者的水中康复训练的科学基础主要表现在两个方面。首先基于水疗的康复治疗方案取决于两种关键的力，第一种力是浮力：浮力被用于减轻关节炎肢体的负重，规范步态，增加无痛训练，根据设备选择和患者姿态的不同，浮力也可以当作阻力。第二种力是黏滞力：黏滞力为从髋关节到脚底核心肌肉的强化训练提供了阻力，并且提供姿势挑战以提高平衡性。第二个主要的科学基础领域为临床研究，水中康复性训练已经被证实能够提升身体功能水平并提高患者预后的水平。

（一）水的物理特性

在康复训练时应用水疗是具有物理学依据的。了解水的物理特性对于制订膝关节炎患者有效的训练模式是十分重要的。利用水的这些特性，可以增加那些情况复杂患者治疗成功的机会。无法认知或理解这些原理常常会导致不良的治疗结果。水的关

关键点：科学基础
• 浮力可以减轻患有关节炎关节的重量，同时又可以继续康复活动
• 在任何既定深度中被精确计量的承重是未知的，并且与个人的身体成分和运动速度有关
• 浮力作为运动中的辅助力、支撑力或阻力取决于在水中人的方位姿态
• 在表面积和速度足够大的情况下，黏滞力始终可以抵消浮力作为阻力
• 静水压力可以最大限度减少陆上运动可能引起的下肢肿胀和浮肿
• 集中血液循环并伴随着肺和心脏血容量发生变化
• 由于静水压力，沉浸到颈部时的运动心率将比陆上运动低约 20 次/分

键特性包括浮力、静水压和黏滞力。

（二）浮力

浮力是指在浸泡时是一个相对于重力方向相反的向上的推力。浮力可以减少作用于下肢的重力，使其成为治疗膝关节炎的有效的策略。阿基米德原理指出，在静止状态下，浸没的物体会承受一个向上的推力，这个推力等于它所置换的流体体积的重量[6]。

浮力的大小与人体的比重（specific gravity，SG）有关，而比重也会随着人体成分的不同而不同。任何比重小于 $1.0g/cm^2$ 的物体都会浮起来，而比重大于 $1.0g/cm^2$ 的物体则会下沉。而这一特性也构成了水下称重以确定物体组成的基础。因为瘦体的比重比脂肪高，所以瘦体比重高的人容易下沉，脂肪体重高的人容易上浮。这一事实使我们很难准确地知道在给定的水深下，每个人的体重是多少。Harrison 和 Bulstrode[22] 研究了静态站立时从臀部到颈部的各种水深中所占的百分比重量。作者发现，在不同深度的浸水中，承重量有相当大的变化。这种变化的原因有可能是使用固定深度的水池和受试者数量较少造成的。然而，这种差异也有可能是由于研究对象的身体组成和身体脂肪分配的差异造成的。这表明在这种介质中，精确控制患侧肢体的负重是难以实现的。Harrison[23] 的一项随访研究表明，与静态站立相比，快走能增加 76% 的承重力。阿基米德的原理强调了在任何给定深度分配特定的负重百分比是非常困难的，肢体上的负重量会随着身体的组成和运动的速度而变化。

浮力力矩在运动处方中也很重要。就像在陆地上的重力力矩一样，浮力力矩随着杠杆臂长度的增加和平行度的增加而增加。如果运动是向上的，与浮力的方向相同，则认为这种运动是浮力辅助的。如果向池底的运动与浮力相反，则被认为是浮力的抵抗。平行于水底的运动，既不受浮力的辅助，也不受浮力的阻力，称为浮力支撑运动。例如，在站立姿势中，向前的直腿抬举受到浮力的辅助，而反过来，回到中立位置的动作会受到浮力的阻力。仰卧位时，髋部外展和内收是有浮力支撑的活动。这一信息的一个重要应用是增强髋伸肌。站姿时，髋部从中立位向 15° 延伸（髋部正常延伸范围）的运动是通过这样一个小范围的运动，加上一个短的力臂并借助于浮力，使得这项运动比臀肌等距运动稍微多一点（图 34-1）。然而，从 90° 的髋部屈曲恢复中张力的运动也是髋部的延伸，但现在是通过一个更大的范围移动，用更长的力臂对抗向上的浮力，使这成为一种有效的髋部伸肌增强运动（图 34-2）。

（三）静水压力

Pascal 定律指出，流体在既定的深度内对物体施加的压力相等[6]。静水压力随着浸入深度的增大而增大，这是由头顶流体体积的重量决定的。靠近池底的静水压升高有助于静脉回流到心脏，防止下肢积液。这对患有膝或踝关节炎的患者非常有用，因为他们经常会因为运动而肿胀。增加的那些到心脏的静脉回流也影响心肺系统。当身体浸没在颈部时，静水压会增加心脏容积、肺内血容量、右心房压力、左心室舒张末期容积、每搏输出量和心输出量[1, 11]。与陆地

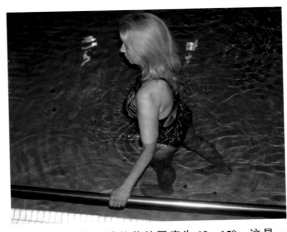

▲ 图 34-1　站立髋关节伸展度为 0°～15°，这是一种较短力矩时作用于手臂上的浮力辅助运动，因此对臀肌的强化锻炼效果较差

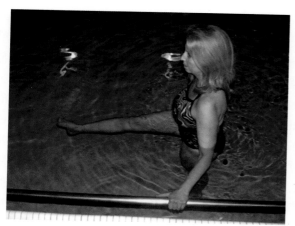

▲ 图 34-2　髋关节从 90° 屈曲伸展至中立是具有浮力的运动，手臂具有较长的力矩，使其成为更有效的臀肌强化运动

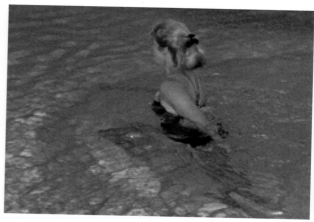

▲ 图 34-3　注意前部的高压区域和尾流中的涡流所形成的低压区域

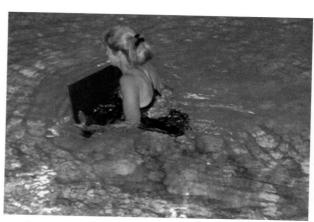

▲ 图 34-4　使用挡板增加了表面积并产生了额外的阻力

活动相比，心率保持不变或下降[1]，外周循环和肺活量减少[11]。这种心肺反应对有心肺疾病的人和那些试图通过深水运动来提高心率的人来说是很重要的[21]。这些变化已经在患有和未患有心脏病的人群中被证实[12, 13]。在保持颈深的水中进行有氧运动，其心率比在陆地上进行的运动要低 17～20 次 / 分[2, 20, 38, 42]。

（四）黏滞力和流体力学：运用速度和表面积

流体的黏度是它对相邻流体层之间自由滑动的阻力[6]。当物体在水中移动时，黏性会导致流动阻力。因此，当身体静止时，黏度在临床上是不重要的。由于水的流体力学特性或流体力学，水的黏性使它能有效地用于阻力。水动力的主要特性是紊流和阻力[40]。当一个物体（或人或身体部分）的运动速度达到临界速度，或当水流遇到一个物体（或人或身体部分）时，就会发生湍流[3]。在紊流中，阻力与速度的平方成正比，并且运动速度的增加会明显增加阻力[32]。在运动中的物体后边的尾流中会形成涡流，在非流线型物体中产生的阻力比在流线型物体中更大（图 34-3）。

当身体在水中移动时，身体的正面阻力与表面面积成正比。通过增大表面积可以增加阻力（图 34-4）。例如，对大多数人来说，向前或向后行走比向侧面行走产生更大的阻力，这是因为表面积更大。增加表面积或以其他方式增加阻力会增加对运动的阻力。临床医生有两个变量来改变黏度产生的阻力：运动的速度和物体的表面积，或者物体的流线型特性。

一些领域的研究为检验表面积和速度对力的影响提供了证据。Law 和 Smidt[27] 以不同的速度和角度并使用水鸣钟（Hydro-Tone Fitness Systems，Inc.）来评估对力产生的影响。结果表明，在快速状态下，力的产生增加了 50%。当铃铛被定位在 45° 相对于 0° 时，力也以快速的速度增加。在低速下，定向对力的产生没有影响。因此，当使用黏度的时候，速度和表面积都会对力的产生造成影响。

与赤脚的情况相比，患者穿着水靴时其阻力也会有相应的增加[33]。Poyhonen 等[32-34] 研究发现，增加小腿的表面积可以显著提高水的阻力。有趣的是，尽管靴子造成的阻力增加，但赤脚和表面积增加的情况下，膝关节屈肌和伸肌的肌电图活动相似。这个肌电图所得到的结果是受试者自我选择的速度变化的结果。受试者步行速度在研究中是不受控制的，我们发现受试者在赤脚状态下的行走速度更快。这结果证实了当使用黏性作为主要阻力时，通过控制速度和（或）表面面积可以刺激肌肉活性。这两种方法都会增加肌肉的载荷，从而使得运动方案能够满足每个患者的需求。

肌电图分析也被用来检查肌肉活动和肩部肌肉收缩速度之间的关系。在进行手臂抬举时收缩的三角肌和肩袖收缩的数据在陆地和水中呈现出三种不同的速度（30°/s、45°/s 和 90°/s）[26]。以在陆地上，最大自愿收缩的百分比较高的是前两种速度，而在水中，百分比较高的是 90°/s 的收缩速度，这表明黏度、速度和力的产生三者之间存在正相关关系。

速度对心肺效应的研究也支持速度与在水中活动之间的正相关关系。Whitley 和 Schoene[47] 对在陆地和水中四种不同速度行走时的心肺功能进行了研究。结果发现，在水中行走后的心率明显高于相较于在跑步机上的行走。此外，在水中行走时，心率也会随速度的增加而显著升高，这表明随速度的增加，心肺载荷也随之增加。Cassady 和 Nielsen[10] 测量了在陆地和水中三种不同速度下，做健美操时胳膊和腿的耗氧量。他们发现，水中运动的速度越快，心率越快。运动速度越快，新陈代谢消耗越大，这支持了在水中运动速度越快，锻炼效率越高的理论。

三、临床研究

临床研究验证了水疗对膝关节炎患者的有效性。一项针对下肢骨关节炎患者进行的以水为基础的研究发现，在 1 年多的时间里，有组织地水中训练课程显著减轻了患者的疼痛并改善了功能[14]。一项随机对照试验（randomized，controlled trial，RCT）比较了以水为基础的阻力实验和以陆地为基础的阻力实验对髋关节或膝关节骨关节炎患者功能和力量影响的研究[18]。结果发现，与对照组相比，在强度和功能方面，以陆地和水为基础的两组都有改善。水疗法的依从率为 84%，陆地疗法的依从率为 75%。在一项类似的研究中，Wyatt 等[48] 学者研究了膝关节骨关节炎患者在陆上或水上训练后的功能变化，发现两组患者在 ROM、大腿围、疼痛量表和 1 英里（1609m）步行测试中均有显著改善。然而，水中训练组的疼痛水平明显低于陆地训练组。这些结果证实了患者可以通过陆地或水中训练有效地提高力量和功能[48, 39]。无论是在陆上，在水中，还是两者结合起来，一个综合的、可持续的康复计划是非常重要的。在康复治疗结束后进行持续的功能训练对预防症状同样具有重要的意义。

为了观察患者的依从性问题，Hinman 等[24] 对 71 名患有髋关节或膝关节骨关节炎的患者进行了为期 6 周的水上物理治疗或不接受物理治疗的随机对照研究。结果发现，与对照组相比，接受水中物理治疗项目的患者疼痛和关节僵硬程度更轻，身体功能、生活质量和臀部肌肉力量更强。在试验组中，近 75% 的参与者表示疼痛和功能有所改善，而对照组只有 17%。更重要的是，在研究结束时，84% 的参与者自发地继续水疗项目。骨关节炎的慢性病的本质特征就决定了在正式康复治疗结束后需要持续参与一项运动方案[7]。

尽管之前的研究将水疗与非物理疗法进行了比较，但 Fransen 和同事[19] 对 152 名髋关节或膝关节骨关节炎患者的随机对照研究结果显示，水疗法和太极拳的参与者在西安大略和麦克马斯特大学骨性关节炎指数（Western Ontario and McMaster Osteoarthritis Index，WOMAC）的疼痛和身体功能亚量表上都有改善，但只有水疗法组在 SF-12 项目问卷的体能指标测量表上有显著改善。

此外，水疗组的依从性高于太极拳组。泳池的维护和运营成本高昂。一项随机对照研究针对水疗法治疗下肢骨关节炎的成本效益进行了研究。其将 312 例髋关节或膝关节骨关节炎患者随机分为对照组和水中运动组。对照组接受常规护理，干预组接受 1 年水上运动并随访 6 个月。结果表明，在以 WOMAC 疼痛的减少作为效益衡量标准的前提下，成本和效益比率是可观的。

针对膝关节炎患者的有组织地水上物理治疗法发展势头正在加快，有证据支持这种干预措施在这一人群中的临床和成本效益。水上物理治疗后的结果似乎与陆上康复相似，对于那些无法在陆地上康复或偏爱水上运动的人来说，水池是一个可行的选择[4, 5, 16, 35]。

四、应用

虽然膝关节炎患者存在个体化的问题和不同的共病，但基于病理学和通常相关的局限性，可以对患者做出关于其首选方案的概括性结论。一个全面地检查是决定采取哪种合理运动干预的基础。了解下肢关节和脊柱之间的相互关系，可以确保对目标组织的正确定位。改变臀部或足部的位置会显著影响整体膝关节的载荷。以下的讨论旨在提供一些例子，说明如何利用水的物理特性来改善膝骨关节炎患者的功能。

（一）机动性

许多通常在陆地上的活动可以在池中改良、调整和使用。移动性既有静态的成分，也有动态的成分。功能性的活动需要适当的软组织的可扩展性（通过拉伸运动实现）和动态的活动（通过拉伸、强化、平衡和神经肌肉再训练的组合实现）。

在游泳池里，软组织牵伸运动能够轻易地也很容易进行。许多关节炎患者由于所需要的姿势或体态而难以在陆地上伸展。例如，有些人不能在地板上上下移动，或者缺乏足够的支撑面来进行适当的锻炼。有些体式需要弯曲、扭转、伸展或负重，这些是患者在陆地上无法完成的。例如，腘绳肌或股四头肌的伸展通常需要单腿平衡，或在地板上上下移动。许多这样的练习很容易在游泳池中进行，借助固定的或浮力设备，以及水的温度和浮力的支持可使此类练习更加简单，并且能够更加轻松地完成伸展。

关键点：应用

- 拉伸很容易在水池中进行，因为定位简单且重力最小
- 可以使用浮力设备或泳池的固定部件在功能性直立位置进行拉伸
- 静态拉伸应与动态移动性练习结合起来以实现功能性移动
- 浮力、黏性或水的流体力学原理可用于改善肌肉性能
- 快速变化方向可用于对抗浮力并收缩离心肌
- 多种形式的手臂和躯干运动都可以用来挑战动态平衡
- 水基和陆基计划可以同时进行，并着眼于能够更好地支撑终身锻炼的项目

在陆地上，穿过臀部和膝关节的肌肉或膝关节和脚踝的肌肉一起伸展。因此，相邻关节的位置变得很重要。由于许多伸展运动都借助了浮力，因此很容易调整软组织的拉伸减少了对关节的压力。

膝关节关节炎患者需要伸展的主要肌肉包括腓肠肌 – 比目鱼肌、股四头肌、腘绳肌、外侧髋（髂胫束）、臀肌（图 34-5 至图 34-7）。就像在陆地上做伸展运动一样，主观来讲，强度应该在"低"和"中"之间，而且应该是无痛的。患者应该感到肌肉的拉伸，而不是关节本身。患者应当能够在不提高疼痛

感的同时保持 60s 的伸展[3]。重复做 2～3 次。

患者在池中很容易完成动态运动。动态运动被认为是增加运动功能性的适当方法，因为它不仅需要静态柔韧性，还需要力量、平衡和神经运动之间相互协调[29]。池内的动态活动是在减轻重力的环境中进行的，因此这会降低关节负重。水的黏性还会减慢患者的运动速度，增加平衡障碍患者的反应时间。这一特

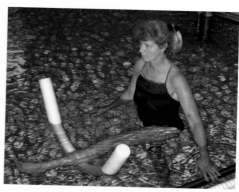

▲ 图 34-5　用面线状装置进行拉伸，池中的其他固定设备也可以用于拉伸

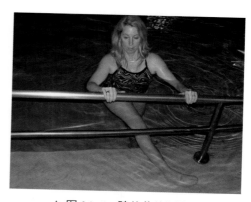

▲ 图 34-6　髋关节外侧伸展
从腘绳肌伸展位置开始，然后水平加合大约15° 并向内部旋转

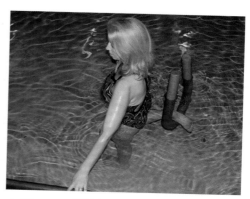

▲ 图 34-7　面线状装置下股四头肌肌肉伸展

性使得泳池对这些人来说是一个安全的环境。

动态运动可以很容易地效仿在陆地上进行的类似活动。以不同的步速和步长向前走加以改进以提高下肢的灵活性。提示患者在步行周期的摆动期增加膝关节的屈伸。踝部或髋部的活动能力也可以通过类似的方法，以此来提高矢状面的活动能力。因为在这个方向行走时，需要增加膝关节的屈曲角度才能接触地面，所以后退行走对增加动态膝关节屈曲是有用的。侧向行走则强调了额状面的机动性。

其他动态移动活动包括原地行进和跨池行进。根据患者的需要改变髋关节和膝关节的灵活性。行进不需要沿直线前进，但可以沿对角线前进，以鼓励更有效的运动模式。本体感觉神经肌肉促进（proprioceptive neuromuscular facilitation，PNF）模式也会促进下肢功能性运动模式。适当地提示患者可以在忍受范围内增加膝关节活动。对于闭合链动态移动性，在浅水中进行髋、膝、踝的深蹲，方法是通过屈曲和伸展这些关节来使臀部和膝关节弯曲（图 34-8）。这些闭链运动可以通过要求患者通过弓步行走来进行。

在运动链中其他关节的动态活动性，如髋关节和下背部是必要的，以便适应膝关节潜在的运动损伤。如 8 字形或其他运动方式之类的非直线运动可以增强这些关节的灵活性。太极拳强调整体动作的平衡性、稳定性和活动性贯穿于整条运动链（图 34-9 和图 34-10）。

动态运动也可以在无负重的情况下进行。骑自行车或者用跑步机跑步是锻炼臀部和膝关节屈曲和伸展的好方法。对于任一既定患者，可以根据需要修改运动范围。同样，深水越野滑雪需要反复的非负重的矢状面活动能力，因此髋关节运动范围更大而膝关节运动范围更小。这些重复的活动通过动态提供润滑作用，但缺乏关节软骨润滑所必需的负重因素（表 34-1）[46]。

（二）肌肉训练

临床医师可以使用浮力、黏力或流体力学作为增加关节炎患者下肢和核心力量训练的工具。一个全面的计划需要运用所有成分，这将形成一个全面的康复计划。而在训练方案制订之处，首先需要评估者周围肌肉的力量和关节的敏感度。例如，对于一个膝关节易激且力量下降的患者，浮力可能被用来辅助锻炼，而对于一个关节易激且力量较大的

患者，浮力可能被用作阻力。无论是使用浮力还是黏力，都可以在开链、闭链或两者的组合中进行。

（三）运用浮力训练

对于需要浮力辅助的患者，深水蹲、上浮或下浮都需要在向心和离心运动时提供必要的帮助。特殊设计的箱子可以浸入任何深度的水中，以便给予患者适当的辅助或抵抗力。对于一般成年人来说，一个浸入 4～4.5 英尺水深的箱子是一个不错的开始。

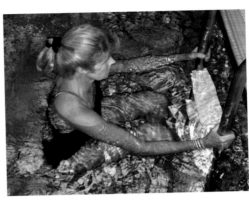

▲ 图 34-8　依靠梯子牵伸膝到胸部

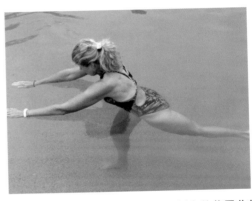

▲ 图 34-9　太极平衡髋部伸展与双侧肩关节屈曲状态

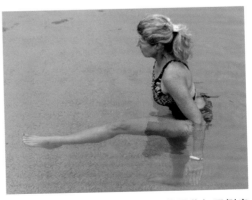

▲ 图 34-10　太极平衡，髋关节屈曲与双侧肩膀伸展的平衡状态

表 34-1　移动性练习

一级练习	二级练习	三级练习	额外的挑战
小腿中下辅以面线状装置的被动膝关节伸展	踝下面线状辅助装置	脚踩坚硬物体	向膝关节施加向下的压力
小腿中部辅以面线状装置的被动屈曲	踝下面线状辅助装置	脚踩坚硬物体	施加加重的屈曲压力
原地	穿越水池	强调步态组成，例如膝关节屈曲或伸展，改变步长	提供额外的平衡性挑战
站立位膝关节屈曲 / 伸展带支撑	扩大活动范围	增添浮力辅助装备	取消支撑
稳定支撑位的自行车训练	面线状辅助装置骑行或者附着背心	扩大活动范围，速度	多样化的动作重点用于屈曲或伸展或两者结合在一起
有轨迹的深蹲	提升深蹲深度	在梯子上进行臀部和膝关节的弯曲	使膝关节更接近于胸部
平稳地弓步	增加步幅	增加弓步的下深度	前进弓步的进展
有支撑的单个平面下的髋关节活动	髋关节屈伸，外展 / 内收，8 字形	扩大活动范围，取消支撑	增加交叉前进，结合方向改变和步距变化

成功完成上一个级别后，进入到下一个级别进行训练

注意浮力提供的辅助力大小可以随身体结构而变化。因此，锻炼方案必须针对个人。随着患者病情的改善，可通过将运动移至更浅的水中来进行浮力辅助。这样可以增加重力，减少浮力的辅助作用。锻炼也可以采用一些特定的姿态，例如弓步，这更具挑战性。抑或可以在原地位置或向前移动（图 34-11），向后或侧向移动。

　　加强型锻炼也可以将浮力用作抵抗力，而在脚或脚踝上增加浮力设备会增加这些锻炼的难度。矢状或额状面中的直腿抬高将导致与浮力相对的肌肉群的向心和离心收缩。例如，如果使用足够的浮力设备，向前和向后抬起腿部将导致髋部伸肌的离心收缩和向心收缩。如果浮力设备不足或速度不够高，则肌肉收缩会变成髋屈肌和髋伸肌交替的向心收缩。因此特定的肌肉力量和浮力设备将决定哪些肌肉群在起作用，以及什么类型的肌肉收缩。这些直腿抬高动作均匀地增强了臀部的核心肌肉，同时等距地刺激膝关节的肌肉。当要直接刺激这些肌肉时，可以在站立姿势下进行抵抗浮力的腘绳肌收缩，臀部屈曲 90° 运动（图 34-12）。站立时进行抵抗浮力的股四头肌锻炼，膝关节从伸展运动到屈曲运动（图 34-13）。注意当活动肢体以开链方式运动时，静止肢体却以闭链方式运动，以便让身体抗阻活动的

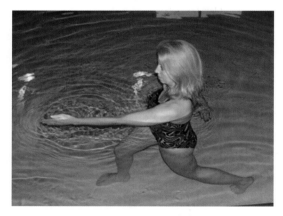

▲ 图 34-11　弓步走

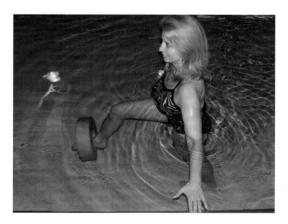

▲ 图 34-12　借助浮力装置促进腘绳肌收缩

肢体所产生的流体力。该策略是在水介中运动训练的优势之一。

功能性移动训练也可以借助浮力设备来进行。用于移动的 PNF 也可借助浮力设备进行加固。例如，将 Wet Vest（Hydro-Fit，Inc.）放在脚踝周围，并在腿伸直的情况下进行 PNF 对角线、字母书写或其他功能性运动方式。这种运动为整个腿部的肌肉提供阻力运动。将面线状装置放在脚底下方，然后像压腿一样向下压，做抗浮压腿活动（图 34–14）。通过增加浮力来增加以浮力为主要阻力的运动，就像在陆地上增加重量。

（四）运用黏滞力训练

黏滞性为下肢肌肉运用开链或闭链运动等张训练的增加机会。重要的是，要考虑如何进行练习以确保所关注的点受到激活。把黏滞性作为主要阻力的训练可以通过增加运动速度、表面积或同时提高运动强度和表面积来实现。流体动力学研究表明，在水中抵抗单次和反复的膝关节屈伸运动时，伴随着重复运动的拮抗肌活性水平较高，而单次运动时拮抗肌活性水平较低[34]。对于那些想要在水中康复

训练的同时达到向心和离心肌肉收缩的人来说，这是一个重要的问题。尽管可以使用抗浮力锻炼［例如，使用浮力设备站立伸展膝关节（图 34–15A 和 B）］来实现单个肌肉群的向心和离心收缩，类似的运用黏性（例如用阻力鳍站立膝关节伸展）会产生相互向心的收缩（图 34–15C 和 D）。但是，Poyhonen 及其同事[33] 的研究表明，肌肉活动受表面积、速度和四肢姿势的影响。在水中的膝关节屈伸运动的屈伸阶段中，在 ROM 的最后阶段，主动肌 EMG 活性下降，同时拮抗肌 EMG 升高。这一发现表明，流动的水会产生升力，该升力倾向于将肢体"带"过最终的ROM，这要求拮抗肌的活化作用去减缓 ROM 末端的升力。这是由于浮力产生的额外提升力，这种提升力在坐姿膝关节伸展的伸展阶段比屈曲阶段表现得更加明显。因此，如果站立时髋部位于中线，较于坐姿或站立时髋部处于 90°，股四头肌会通过更大的 ROM 被激活。同样，如果目标是促进腘绳肌激活并在全膝关节伸展附近最大限度地减少股四头肌激活（如在前交叉韧带损伤中），则 90° 髋屈曲位置应为最好（图 34–16）。

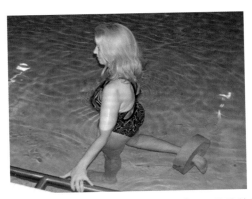

▲ 图 34–13　借助浮力装置加强站立时股四头肌的伸展

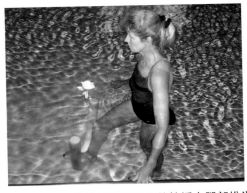

▲ 图 34–14　借助面线状装置的抗浮力腿部推举

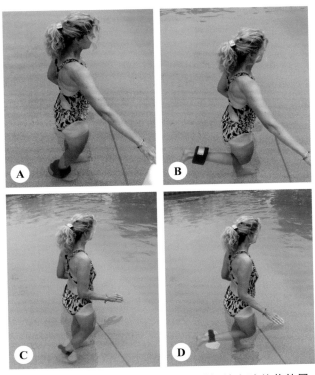

▲ 图 34–15　A 和 B. 使用浮力设备进行站立膝关节伸展，臀部处于中立位，股四头肌离心和向心收缩；C 和 D. 使用增加表面积的设备站立和伸展膝关节会导致同心的股四头肌和腘绳肌的相互激活。髋关节位置不变

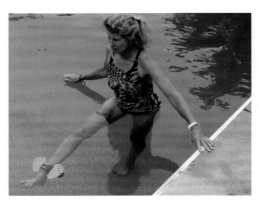

▲ 图 34-16 站立的膝关节屈曲和伸展，髋关节处于 90° 屈曲状态，可以促进激活在伸直时的腘绳肌，因为这些肌肉可以对伸展的膝关节起到一个减速作用

运用黏滞性作为阻力可以提高训练的速度和（或）表面积，脚蹼或鳍是增加表面积的不错选择。鳍状肢往往在矢状平面上效果最好，而 Aquafins（Hygenic Corporation）可以放在任何平面中，以在矢状面、额状面或介于两者之间的任何对角线上提供阻力。其他阻力设备，例如 Hydro 靴（Hydro-Tone Fitness Systems，Inc.）可以通过更大的表面积以提供更大的阻力[34]。脚踝周围的电阻鳍可以进行腿踢、膝关节锻炼或步行活动，可以根据锻炼的要求来重新调整运动项目的组成。例如，在向后行走过程中，强调膝关节屈曲部分将更好地激活腘绳肌和腓肠肌，而强调髋部伸展运动则更好地激活腘绳肌和臀部肌群。同时，还可以通过将臂放置在增加的表面积中来产生更大的阻力。例如，将手臂保持在 90° 外展的情况下向前走，或者在同时水平收起肩膀的同时向前走来增加激活强度。但是需要注意的是，这可能造成引起损伤的额外压力（表 34-2）。

最后，在陆地上使用的弹力带也可以应用于水中。臀部、膝关节和脚踝的阻力训练，如同行走路

表 34-2 水中加强活动

一级练习	二级练习	三级练习	四级练习	评 价
站立位髋屈曲 / 伸展	添加鳍或浮力设备	以受控的方式提高速度	向不受支撑的方向前进，将会对平衡性做出更大的挑战	浮力装置将会刺激髋伸肌；鳍将同样强调屈伸肌
站立位髋外展 / 内收	添加鳍或浮力设备	以受控的方式提高速度	向不受支撑的方向前进，将会对平衡性做出更大的挑战	浮力装置将会刺激内收肌；鳍将同时强调内收肌和外展肌
站立位膝屈曲 / 伸展	添加鳍或浮力设备	以受控的方式提高速度	向不受支撑的方向前进，将会对平衡性做出更大的挑战	浮力装置重点在于髋部屈膝 90°；髋伸肌保持中位，鳍将同样强调屈伸肌
坐姿	进阶到单腿站立	增加手臂和（或）对侧腿活动进行干扰	降低深度以提高负重	
手臂支撑下蹲	进阶到单腿站立	无支撑的双边深蹲	降低深度以提高负重	可以增加脚趾抬高小腿肌肉的力量
弓步	有固定支撑的弓步走	无支撑且平稳地弓步走	穿越水池的弓步走	可以向任意方向发展
向下压面线状装置动作	压腿，使脚紧贴，屈膝	8 字形面线状辅助装置或者字母书写行为，脚间距更远，膝关节伸展更大	增加深度或者浮力以提高阻力	取消支撑以增加平衡性挑战
踩踏动作	站立在箱子上	降低深度以提高负重	向不同方向扩展	降低深度增加挑战性
弹力带训练	膝关节上带有绷带行走	踝关节绷带行走	支撑下的单腿站立	无支撑情况下单腿站立
深水活动	骑自行车，越野滑雪，跑步，垂直或仰卧踢	加鳍	提高速度或者增加间歇性训练	

径的阻力，可以在水中成功施行因为施加在肌肉上的阻力不受重力的负重影响（图 34-17）。

（五）平衡、稳定和步态

水的流体特性为刺激核心肌肉平衡提供了极好的机会。一项关于陆地和水中平衡训练的研究发现，两种媒介都可以改善压力变量[37]，尽管对 8 英尺上升和持续测试的结果研究发现，与水上运动相比，水上运动组的改善更大[8]。一项为期 8 周的老年人水上运动计划证实了步态稳定性指标得到了明显的改善[28]。在水上跑步机上进行运动训练还可以改善膝关节骨关节炎患者的关节活动角度并降低疼痛感[36]。锻炼可以静止不动或不间断移动，并可以通过多种途径进行挑战。尽管强度很重要，但它只是增加平衡的一个组成部分。肌肉刺激的形态和对于空间位置的认知也有助于保持良好的平衡。

患者可以用手臂产生被躯干和核心肌肉抵抗的力量。反复的肩关节弯曲和伸展产生的旋转力会受到核心肌肉的抵抗。将手掌转向运动方向会增加表面积并增加训练阻力，同样，对称的双向肩部内外旋转也会产生躯干抵抗的旋转力。手臂的任何双边前后运动都会前后晃动，例如屈曲/伸展或水平外展/内收。通过提高运动速度或表面积或通过使双脚并拢来减少支撑基础，可以增加这些运动的难度。通过减少两边对称从而进一步增加训练难度，例如用单臂进行肩部水平外展/内收可最大限度地减少前后

晃动并促使躯干旋转（图 34-18）。

逐步扩大狭窄的支撑基础，以便单脚锻炼。单脚旋转运动会很困难，可能并不适合所有患有复杂膝关节问题的患者；其他矢状或额平面活动可能在单腿挑战平衡的时候适合。如果没有外部支撑，单腿简单的髋部屈曲/伸展或髋外展/内收会对平衡力产生挑战。对于患有慢性膝关节损伤的患者，单腿连续站立几次可能不合时宜。对于这些患者，应考虑每隔一次或每隔几次重复换腿。

其他动态活动也可以利用水的物理特性。在一个方向上连续移动无法对核心肌肉造成挑战。一旦一个人开始在水中运动，水的流动性就会产生升力，将身体带入水中。一旦达到这一阶段，停止和改变方向则是对平衡和力量的真正挑战。刚开始的活动只是向前踩一只脚并保持平衡，然后向后退一步并再次保持平衡。通过向前，停止和保持平衡 3～4 步，然后向后停止和保持平衡 3～4 步，增加挑战难度。仅需几个步骤，一个方向就可以使水与患者一起移动。停止并保持平衡，然后改变方向会对平衡力产生更大的挑战。可以在不同方向重复移动同一路线。通过增加步行速度，将手臂放在胸部上来减少手臂

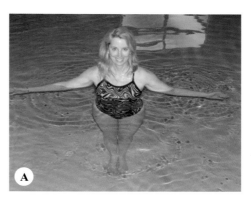

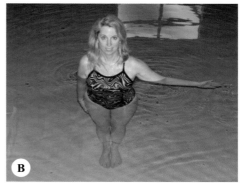

▲ 图 34-18　进行双侧肩膀水平外展和内收的平衡运动
A. 手臂前后摇摆；B. 单臂横向平面旋转

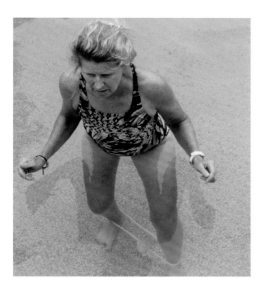

▲ 图 34-17　在脚踝周围附着弹力带进行怪物行走
绑带也可以放在膝关节上方，以减小膝关节的阻力

辅助和（或）通过闭上眼睛来减少视觉输入，进一步增加活动的难度。最后，倾斜或旋转头部以使其包括前庭系统。

其他平衡练习可以运用手臂或对侧腿的移动，抑或稳定单腿。迈步移动与阻力设备同时进行推拉运动，可以更好地增强核心力量并保持平衡。在单腿姿势下，向下推球可以保证整个下肢的稳定性。为增加挑战性，可以在浮动的基面上进行这些练习，例如浸入水中的 Therafoam（Hygenic Corporation）（表 34–3）。

（六）心肺锻炼

定期进行有氧运动是日常健身和减肥的重要组成部分。美国运动医学学院[41]和美国心脏协会建议每周 5 天每天 30min 进行中等强度的心肺活动，或每周 3 天每天 20min 进行剧烈的心肺活动。同时，还建议定期进行力量训练。对于患有关节炎或膝关节复杂问题的人，许多传统的心肺训练活动会导致膝关节负重进而引起疼痛。例如步行、跑步、椭圆机、攀爬机和滑冰机都需要通过膝关节承受重量。与其他心肺训练活动相比，骑自行车在膝关节上承受的负重载荷要少，但对关节的要求仍很大。

水中训练是陆地上心肺训练的绝佳替代品。患者不需要成为熟练的泳者即可在游泳池中达到训练效果。其他的非负重活动包括深水自行车、越野滑雪或深水跑步。垂直踢法或深水健美操课也提供了良好的训练刺激。对于某些人，以稳定的速度在齐胸高的水中行走足以进行心肺训练。一项研究发现，与以相同速度向前行走相比，在深水水中向后行走会引起更大的生理和知觉反应[30]。另一项研究报道则证明，与那些在陆地上行走的人相比，在水中行走的老年患者的肌肉活动、心肺反应和感知的劳累率都更大[31]。

对于喜欢游泳的人，可以改进传统的游泳姿势以提高训练效率。使用面罩和气管可降低自由泳时所需的颈部和躯干旋转次数，以及蛙泳时所需的伸展距离。这可以提高划水的效率并减少脊柱上的压力，从而使个人在游泳时能够连续起来以便获得期望的心肺功能锻炼结果。增加脚蹼会增加腿部肌肉的力矩，并且可能会降低无效蹬腿所导致的膝关节载荷。用脚蹼踢也是一种很好的心肺运动。但是，通常与蛙泳游泳相关的蛙式蹬腿或窄蹬腿会在内侧膝关节上施加额外的力矩，对于许多患有膝关节炎的人来说可能会很痛苦。

循环训练或间歇训练方法也可以纳入心肺训练

表 34–3　水中平衡活动

一级练习	二级练习	三级练习	四级练习	评　价
双侧肩屈伸	缩小支撑面	单脚	在不稳定的表面，例如浸入式泡沫板	闭上眼睛，增加头部运动以增加平衡感，也可以加上手套以增加阻力，或单臂伸出加强核心力量
双侧肩水平外展 / 内屈	缩小支撑面	单脚	在不稳定的表面，例如浸入式泡沫板	闭上眼睛，增加头部运动以增加平衡感，也可以加上手套以增加阻力，或单臂强调核心力量
肩部内部 / 外部相互旋转	缩小支撑面	单脚	在不稳定的表面，例如浸入式泡沫板	闭上眼睛，增加头部运动以增加平衡感，也可以加上手套以增加阻力
踏步练习	向前和向后行走，然后借助 / 不借助手臂平衡辅助	三步一停，借助 / 不借助手臂平衡辅助	附带阻力设备的推拉	闭上眼睛，提高速度，可以向任何方向前行
单腿活动无支撑	髋部屈曲 / 伸展，外展 / 内收	站立位膝关节屈伸	手臂越过胸	闭上眼睛，增加不稳定的表面
跳到指定地点并保持双脚间平衡稳定	向前 / 向后跳，一边到另一边	臀部倾斜	手臂越过胸，闭眼	以 2—2、2—1、1—2、1—1 的步伐，着重于强调脚着地时的稳定性

在成功完成之前的级别后，进入更高的级别训练

计划。速度比赛是增加肌肉骨骼和心肺需求的一种简单方法。例如，当沿着游泳池的长度行走时，以正常的速度开始，逐渐增加速度直至泳池的中间，然后在到达游泳池的另一端时逐渐减速回到正常的速度。可以使用时间或重复次数作为调整速度的度量标准，将这种类型的训练可以纳入任何心肺训练。对于骨关节炎患者，经常需要进行循环训练策略，因为任何持续的重复活动都可能使一个或多个关节炎关节张开。游泳与深水跑步、骑自行车、垂直踢和（或）越野滑雪相结合的组合计划可以提供足够多样的心肺锻炼，而不会给单个关节造成压力。

研究表明，在水中运动的受试者可以实现足够的训练刺激[9, 15, 43]。D' Aquisto 及其同事[15]和 Campbell 及其同事[9]发现，控制浅水运动的频率、强度和持续时间可产生足够的训练反应可以满足美国运动医学学院针对年轻和年长女性的运动指南。Takeshima 和同事[43]发现，每周锻炼 3 次，连续 12 周会导致峰值耗氧量增加，改善肌肉强度、力量、柔韧性、敏捷性和皮下脂肪厚度。同时，所有这些变化对于患有复杂膝关节疾病的患者都是积极有益的。

水上训练参数与陆上的控制参数基本相同。操纵频率、强度和持续时间要符合美国运动医学学院的指南，遵循与陆上训练相同的思维过程。一个重要的问题是在水中运动技能水平。非熟练的深水运动者比熟练的深水运动者会体现更高的感知运动能力和更高的乳酸水平。随着患者对新技术的熟练和适应，运动水平和心率都将降低。由于静水压力的影响，在深水中进行运动将使心率比类似的陆上运动低约 20 次 / 分[42]。

五、向陆上转移

向陆地活动的转移应该作为患者康复治疗项目的一个部分，而这取决于以陆基活动和水基活动之间的平衡点，而这个平衡点在人群中也存在个体差异性。在确定这一平衡时必须考虑几个问题：首先患者对于陆地活动的忍耐性是一个关键的考虑点，如果患者因为疼痛、肿胀或者其他机制问题而无法在陆地上获得足够的训练刺激，那么大部分的康复

和检测的项目都将很可能在水中进行。这可以通过在当地的水池，或者社区形式的水中训练课程来进行独立的康复和训练计划。相反，一些患者可能不能容忍由于对水池中化学物质的反应而进行的常规水中训练。这些个体可能需要更多的陆上活动，或者寻找化学物质较少的替代池，例如盐水系统的水池。其他注意事项则是水池可用性和患者的偏好等。

向陆地上转移与在康复治疗中其他的转移类似。通常，患者开始于主要在水中的项目，辅以少量他们能够承受的陆地训练，并且能够完成水上活动。随着患者对训练计划和恢复进度的耐受性提高，以陆地为基础的部分（能力）最终得以提高，并且水中的部分（能力）也包含在其中或者平行增加。长期的进展和结果取决于患者自身长期的目标及这些目标是否能够与水中康复计划、陆地康复计划或者两者结合在一起的计划完美结合。最终的目标应该是设计一种能够使患者轻松、有效并且愉悦进行下去的计划。这需要治疗师与患者之间的密切的沟通交流。

结论

水中运动对于患有膝关节炎的患者来说是一个完美的运动、训练和康复方法。水的浮力减轻了关节的疼痛感，从而能够进行更大幅度的移动，并且也提升了在没有关节压迫力的情况下训练和伸展的能力。这种减负降低了疼痛感同时也能够让患者在康复进程中更积极地参与。静水压力还可以预防下肢肿胀，从而能否辅助患有膝关节炎的患者进行锻炼。最后，水的黏滞性为伸展提供了阻力，并且防止由于平衡失调而摔倒。对于研究以水为基础的训练功效不断发展，与所有干预措施一样，水中运动并不适合每个人。但是，对于那些可以忍受或享受水的人来说，这种环境可以为他们提供良好的康复和锻炼机会。更重要的是，研究表明，对于水中项目有高强度认同性的患者在系统性治疗计划结束之后仍会继续参与水疗。对于患有膝骨关节炎的患者，无论是在陆地上还是在水中或同时在两者上进行持续的有规律的锻炼，对于预防功能逐步下降是至关重要的。

第十一篇

髌股关节疾病
Patellofemoral Disorders

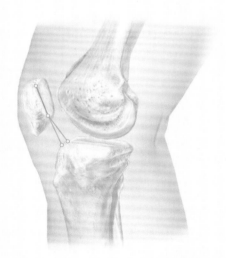
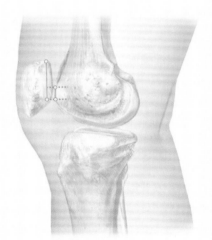

第35章 伸膝装置对线不良和髌骨脱位的手术选择
Operative Options for Extensor Mechanism Malalignment and Patellar Dislocation

Frank R. Noyes　Sue D. Barber-Westin　著

廖伟雄　译

一、适应证

包括髌股关节在内的伸膝装置疾病是引起膝关节前方疼痛的最常见原因，这通常与髌旁软组织炎症、关节软骨损伤和关节不稳（半脱位、脱位）有关。虽然大多数患者非手术治疗效果良好，但对于有明显解剖异常需要矫正的顽固性病例，仍需要进行手术治疗。手术适应证的关键是对引起患者症状的特定解剖缺陷的诊断。这强调了本章后面讨论的病史和体格检查的重要性。

文献中用来描述髌股关节疾病的术语比较混乱。髌骨不正可以定义为髌骨相对于任何轴的平移或旋转偏差。它是由髌骨、髌骨周围软组织与股骨和胫骨骨性结构之间的关系异常引起的。这种髌骨动力学的异常可能来源于髌周组织的过紧或过松；骨软骨发育不良，如滑车沟过浅或过凸；髌骨骨质异常；股骨和胫骨在膝关节近端和远端的旋转对线不良；髌骨相对于滑车的位置过高或过低（高位髌骨和低位髌骨）；股四头肌、腘绳肌和髂胫束缺乏弹性或力量较弱。

目前已有许多关于矫正髌股关节的术式，包括近端矫正、远端矫正或两者的结合。近端矫正通过平衡髌骨下极近端软组织对髌骨的约束来改变其内外侧位置，包括外侧支持带松解、内侧支持带关节囊和内侧髌半月板韧带（medial retinacular capsular and medial patellomeniscal，MPML）紧缩、股内斜肌前移、内侧髌股韧带修复或重建。远端矫正通过胫骨结节的移位来调整髌骨的内外、前后、旋转和近远端位置，包括胫骨结节的前移（Maquet[100]）、内移（Elmslie-Trillat[168]）和前内侧移位（Fulkerson[65]）。

关于这些手术指征、技术和临床结果，已经有数百篇文章发表，读者可以查阅相关文献以获得更多信息[4, 18, 30, 57, 61, 81, 102, 107, 142, 153, 155, 174]。

本章的目的是为特定的髌股关节疾病提供一种手术治疗原则。由于这是一个不断发展的外科领域，我们认识到已经有许多方法和策略来治疗这些问题，这些方法和策略也已发表在之前引用过的综述文章中。本章描述了一种髌骨近端和远端矫正手术，即改良 Elmslie-Trillat 术式。它包括关节镜下外侧松解（如果存在外侧支持带挛缩）、内侧限制结构的软组织平衡，必要时还进行改良胫骨结节内移术。这些手术的目的是松解异常的外侧腱束组织，提供一个平衡的内侧组织 – 韧带复合体，重新调整股四头肌 – 髌韧带 – 胫骨结节的关系。手术切口美观，可以实现早期康复、早期膝关节运动、早期负重和早期功能恢复。

详细描述的第二种术式是基于髌骨近端股四头肌腱（quadriceps tendon，QT）的内侧髌股韧带重建。该手术是通过一个较小的美容切口进行的，避免了半腱肌的获取，使用同种异体移植肌腱与髌骨或股骨内侧的骨质进行固定。这一术式可用于近端矫正术后内侧髌股韧带功能缺陷没有得到纠正的失败病例的翻修，并且已经被证明是有效的。正如所讨论的那样，必要时该术式可联合远端矫正同时使用。本文还叙述了资深作者（F.R.N.）发现的有助于矫正高位髌骨和延长髂胫束的其他术式。股骨过度前倾和胫骨过度外旋所致的旋转对线不良的手术步骤将在第 36 章讨论。

关键点

适应证

- 大多数髌股关节疾病患者非手术治疗效果良好
- 伴有特定解剖异常的顽固性病例需要通过手术进行矫正
- 髌骨不正：髌骨相对于任何轴的平移或旋转偏差
- 近端矫正通过平衡髌骨下及近端软组织对髌骨的约束来改变其内外侧位置
- 远端矫正通过胫骨结节的移位来调整髌骨的内外、前后、旋转和近远端位置
- 将要描述的术式
  - 改良 Elmslie-Trillat 术式：如果有外侧支持带挛缩，则进行关节镜下外侧松解，改良股内斜肌前移，以及改良胫骨结节内移
  - 以髌骨近端股四头肌腱为基础的内侧髌股韧带重建，必要时联合远端矫正
  - 矫正高位髌骨
  - 延长髂胫束
- 伸膝装置异常类型
  - 弥漫性膝前疼痛，未见明显的对线结构解剖异常、半脱位或关节损伤：非手术治疗
  - 膝前疼痛伴轻度至中度解剖异常：非手术治疗
  - 髌股关节疼痛伴有明确的伸膝装置解剖异常：适合手术治疗
- 首次髌骨脱位治疗
  - 解剖异常（先天性内侧髌股韧带松弛，Q 角增大，滑车发育不良）：非手术治疗；如有症状，可考虑手术治疗
  - ± 潜在解剖异常，大量关节腔积血，MRI 提示髌骨或股骨软骨骨折：手术固定骨折，修复内侧髌股韧带
  - 非手术治疗，急性损伤期后重新评估稳定性

大多数髌股关节不正的患者非手术治疗效果良好，这在其他出版物中有详细报道[2, 26, 36, 81, 90]。一般来说，有三种伸肌装置异常需要治疗。第一组患者有弥漫性膝前疼痛，但没有明显的对线结构解剖异常、半脱位或关节损伤。一般来说，这些都是经常参与各种体育运动的年轻运动员，经常出现髌周软组织和前方脂肪垫的压痛。有时可能出现轻度关节腔积液。作者强调，这些现象往往代表了过度参与体育运动所致的过度使用状态[26, 138]。治疗包括促进软组织愈合和炎症消退，通过调整体育运动，适当地加强和拉伸肌肉群。可能导致症状的具体因素包括过度训练、运动类型、长期和频繁地参与运动。

症状的复发不能作为手术治疗的指征，因为不存在明显的伸肌装置解剖结构异常。软骨敏感 MRI 可能有助于复发性膝关节损伤，以确定髌股关节的状态并发现由剧烈体育运动所致的早期关节软骨损伤。

第二组膝前疼痛患者除了在体检中发现了轻度到中度的解剖异常外，其他各方面与第一组患者相似。例如，可能出现高达髌骨宽度 50% 的外侧半脱位（外侧滑移）和轻度至中度的 Q 角增大。可能存在生理性的后外侧韧带松弛，使活动时胫骨外旋增加（动态 Q 角）。这些患者也接受非手术治疗，不适合伸膝装置矫正手术。

第三组患者表现出明显的伸膝装置解剖异常，需要手术治疗。例如有症状的外侧髌股关节半脱位的患者，经非手术治疗无效且存在内侧髌股韧带缺陷。本组包括既往有髌股关节脱位并仍有症状的患者，其表现为复发性的外侧髌股关节半脱位或脱位。

首次髌骨脱位非手术治疗的再脱位率在成人中为 14%～57%[151, 154]，在儿童中为 36%～71%[81, 131]。Stefancin 和 Parker[158] 对 70 篇关于外伤性首次髌骨脱位的治疗的文献进行了系统的回顾，并得出结论，除了个别特殊情况外，非手术治疗是首选治疗方案。这些特殊情况包括骨软骨骨折、内侧髌股韧带的实质性损伤、一侧髌骨外侧半脱位且对侧膝关节对线正常，或非手术治疗失败或复发性脱位。在一项分析了美国 40 544 例受伤膝关节髌骨脱位相关因素的研究中，Waterman 和其同事[179] 报道称，该损伤最常见于 15—19 岁，并且 52% 发生在运动期间。

首次急性外侧脱位患者分为三类。

第一类，脱位伴有潜在的解剖异常，如先天性内外侧韧带松弛、Q 角增大和滑车发育不良，对侧肢体也有类似的异常。这些患者接受非手术治疗，如果未来出现症状，可以进行手术治疗。这些患者需要 MPFL 重建，因为过度松弛表明缺乏内侧软组织稳定剂。此手术不适用于急性膝关节损伤情况，可以在患者恢复肌肉功能和条件更适合手术时择期进行。

第二类，如前所述，脱位可能伴有或不伴有潜在的解剖异常，当存在大量的关节腔积血且 MRI 提示有明确的或可能的髌骨或股骨骨软骨骨折时，患者需要进行关节镜检查，取出游离体，并在出现大块骨软骨骨折时进行固定（罕见）。只有在罕见的情况下，才会进行内侧髌股韧带修复，这时 MRI 可以

帮助确定髌骨附着处断裂的位置。大多数内侧髌股韧带断裂因其整个体部呈间质性破坏或同时合并附着部位的断裂，无法在急性期进行修复[66, 122, 141]。

第三类，对于无明显滑车或髌腱止点异常的脱位，其主要缺陷是内侧支持带和内侧髌股韧带的急性破坏。一些研究表明，对于希望早日恢复运动的运动员患者，主张对明确的髌骨或股骨附着处断裂进行内侧髌股韧带修复术。对于没有髌骨或股骨附着处断裂的内侧髌股韧带间质性断裂，急性期修复的适应证不太明确。这些间质性断裂可以通过非手术治疗治愈，可能不需要进一步的手术[131, 151, 158]。因此，该研究作者建议以保守的方式处理这些脱位，而无须手术修复内侧髌股韧带。

对于大多数慢性复发性双侧髌骨半脱位或脱位，患者教育对于解释手术目的至关重要。患者被告知，即使复发性髌骨不稳已被成功治疗，任何相关的关节软骨损伤都可能会引起潜在的症状，从而导致运动受限。

二、禁忌证

伸膝装置矫正手术的主要禁忌证是没有明显的解剖缺陷，因为手术的目标是尽可能恢复伸膝装置的正常对线。当无法确定疼痛症状的具体病因时，出现慢性复发性膝前疼痛并不意味着需要手术治疗。这一点是值得注意的，因为许多患者表现为膝前疼痛，尽管进行了全面和仔细的检查和评估，但具体的诊断并不清楚。在病程初期，疼痛产生的原因可能与早期髌股关节软骨破坏相关。另外，髌周和关节内软组织可能是潜在的疼痛来源[51, 64]。常见的原因不明的疼痛包括微小的髌下神经瘤或膝关节感觉神经炎，这些将在第 39 章和第 40 章进行讨论。

如第 36 章所述，伸膝装置手术的一个特殊禁忌证是髋关节过度前倾或异常胫骨外扭转。从髋关节到踝关节的下肢轴向旋转需要采用 MRI 或 CT 扫描进行评估。所获得的测量数据包括股骨前倾、胫骨结节偏移、滑车沟和胫骨外扭转。膝前疼痛是由胫骨外扭转或股骨前倾增大引起的髌股关节外侧力量过大所致（图 35-1）。在这些患者中，可能需要行股骨或胫骨反旋截骨术，而不是髌股关节近端或远端手术[139, 164]。

对于骨骼发育不成熟的患者，远端矫正手术是禁忌证。然而，可进行包括股四头肌腱自体移植（用于内侧髌股韧带和支持带缺陷、薄弱的情况）在内的

近端矫正手术，因为这些手术没有钻取骨隧道。对于骨骼发育尚未成熟的患者，即使存在异常的外侧髌腱附着部偏移（Q 角增大），内侧髌股韧带重建通常也能提供良好的髌骨稳定性[116]。在发育成熟后，可对外侧髌腱胫骨结节止点进行矫正，但在我们的经验中通常不需要。

髌股关节炎是相对禁忌证。然而，在选择的膝关节中，矫正手术可以和软骨修复手术一起进行[55, 67, 72, 77, 85, 99, 110, 136, 137, 150, 173]。

通常，患有慢性伸膝装置疾病的患者活动受限，体重增加过多且存在影响康复的关节软骨损伤。这些问题导致整个下肢肌肉萎缩。这些患者需要综合评估和序列治疗，包括营养咨询、体重减轻到正常指标、长期康复、职业评估和调整，以及在拟行手术前处理髌股关节疼痛。有症状的髌股关节软骨损伤且 BMI 异常的患者是伸膝装置手术的禁忌证。

关键点

禁忌证

- 没有明显的解剖缺陷是主要的手术禁忌证
- 髋关节过度前倾或异常胫骨外扭转
- 远端矫正手术对于骨骼发育不成熟的患者是禁忌证
- 髌股关节炎是相对禁忌证。然而，在选择的膝关节中，矫正手术可以和软骨修复手术一起进行
- 严重下肢肌肉萎缩
- 肥胖

三、髌股关节内外侧限制结构的生物力学

影响髌骨稳定性的因素很多，包括关节的几何形状、动态的肌肉运动和被动的软组织限制结构[4, 57]。滑车沟的几何形状[4]、股骨外侧髁的高度和坡度、膝关节屈曲角度均影响髌骨外侧移位。Amis[4]用两个因素来描述髌骨的客观稳定性：使髌骨偏离其平衡位置一定直线距离（平移）所需的力，或引发旋转（如外侧倾斜）所需的转动力矩。测定髌骨活动度的方法包括手工测量、仪器定量测量和放射测量。Kolowich 和其同事[89]通过将髌骨划分为四个象限，以髌骨宽度的一部分来描述髌骨的内外侧活动度。正常受试者在膝关节屈曲＜30°时其髌骨移动不超过两个象限。Teitge 和其同事[165]开发了一种测量髌骨内外侧稳定性的应力位放射学方法。当膝关节

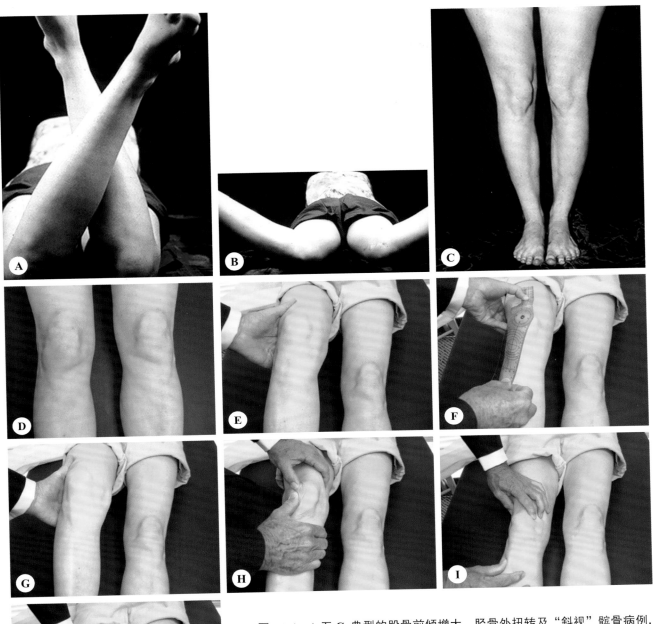

▲ 图 35-1　A 至 C. 典型的股骨前倾增大、胫骨外扭转及"斜视"髌骨病例，需行股骨旋转截骨术，必要时还需行胫骨旋转截骨术，而非近 - 远端矫正手术；A 和 B. 仰卧位髋关节内外旋转异常；C. 站立位旋转不正表现为"斜视髌骨"和"痛苦的对位不正综合征"；D 至 J. 体格检查；D. 胫骨外侧髌腱附着部伸直；E 和 F. 膝关节屈曲 30° 时，Q 角随胫骨外旋而增大；G. 膝关节屈曲 30° 时，Q 角随胫骨内旋回归至 0°；H. 膝关节屈曲 30° 时，正常髌骨外侧滑移；I 和 J. 膝关节分别屈曲 0° 和 30° 时，用手向内侧挤压髌骨。触诊所有髌周软组织、脂肪垫、髌腱和皱襞（A 至 C. 由 Robert Teitge，MD 提供）

屈曲 30°～40° 时，分别对正常受试者和有症状患者的髌骨施加 71N 的应力。正常膝关节的外侧移位范围为 1～32mm，内侧移位范围为 2～22mm，差异较大。左右膝外侧移位的平均差值为（1.3±1.1）mm，内侧移位的平均差值为（1.2±1.08）mm。研究人员

表示，双膝之间的外侧移位差异为 3.7mm 或内侧移位差异为 3.5mm 是不正常的。

Hautamaa 和其同事[79] 开发了一种仪器化测量装置来测定髌骨在冠状位上的内外侧移位程度。在 17 具尸体膝关节中，当膝关节屈曲 30°±5° 时，22N

的外侧应力产生平均（9.3±0.9）mm 的外侧平移。Fithian 和其同事[62] 也对正常受试者和有症状的患者进行了髌骨内外侧移位的仪器测量。右膝与左膝的比较显示，对照组髌骨内外侧移位的平均差异较小 [膝关节屈曲 30° 时，施加 11N 应力，分别移位（0.1±1.9）mm 和（0.2±1.0）mm]。对照组与有症状组外侧移位的平均差异有统计学差异（P<0.01）。

> **关键点**
>
> **髌股关节内外侧限制结构的生物力学**
>
> - 影响髌骨稳定性的因素：滑车沟的几何形状、动态的肌肉运动、被动的软组织限制结构、膝关节屈曲角度
> - 测量髌骨活动性的方法：手工测量、仪器测量、放射测量
> - 髌骨在膝关节屈曲 0°~30° 时最不稳定
> - 滑车沟过浅或发育不良使髌骨更容易移位
> - 当膝关节屈曲＜30°~40° 时，滑车的几何形状对于高位髌骨的约束作用丧失
> - 内侧髌股韧带主要限制髌骨向外侧移位，在膝关节屈曲 30° 时可提供 53%~67% 的限制作用
> - 内侧髌股韧带的平均失效载荷为 208N

膝关节屈曲 0°~30° 时，髌骨是最不稳定的。当膝关节接近完全伸直时，由于胫骨的外旋，Q 角最大。此外，随着股四头肌的放松，髌骨未进入滑车沟，因此很容易向内外侧移位。当膝关节屈曲时，由于股四头肌和将髌骨拉入滑车沟的髌腱的联合张力，髌骨的稳定性增加。滑车沟较浅或发育不良使髌骨更容易移位[146]。滑车的几何形状对于高位髌骨的约束作用丧失，直到膝关节屈曲至 30°~40°，髌骨和滑车最终发生接触时。

在被动软组织限制结构中，内侧髌股韧带是髌骨外侧移位的主要限制结构，在膝关节屈曲度 30° 时可提供 53%~67% 的约束作用[18, 31, 38, 47, 79, 132]。Desio 和其同事[47] 对 9 例尸体膝关节（平均年龄 57 岁；范围为 43—70 岁）进行了研究，发现在膝关节屈曲 20° 时，内侧髌股韧带提供了平均 60% 的髌骨外侧移位限制力。内侧髌半月板韧带提供了平均 13% 的限制力，外侧支持带占 10%，内侧支持带和内侧髌胫韧带各占 3%。Conlan 和其同事[38] 在 25 具尸体标本中报道了类似的发现（图 35-2）；内侧髌股韧带提供了平均 53% 的总限制力，其次是内侧髌半月板韧带（占 22%）、内侧支持带（占 11%）和内侧髌胫韧带

（占 5%）。离断内侧髌股韧带可显著降低限制力；并使完整样本的平均刚度从 225N/cm 下降到 104.6N/cm（P=0.001）。

Nomura 和其同事[123] 测量了 10 个尸体膝关节（年龄 45—60 岁）的髌骨外侧移位，股四头肌张力为 10N，在内侧髌股韧带离断前后分别施加 10N 的外侧应力。内侧髌股韧带的离断使膝关节在屈曲 20°~90° 时髌骨外侧移位显著增加（P<0.05）。

Amis 和其同事[5] 报道了 10 例尸体标本的内侧髌股韧带的平均失效载荷为 208N。然而，年龄因素可能会使结果产生偏差，因为样本的平均年龄为 70 岁。这些研究者报道了膝关节在 0° 伸直位时，内侧髌股韧带对髌骨外侧移位的限制作用最大。内侧髌股韧带离断后，膝关节屈曲 0°~20° 时髌骨外侧移位显著增加（P 值未提供）（图 35-3）。

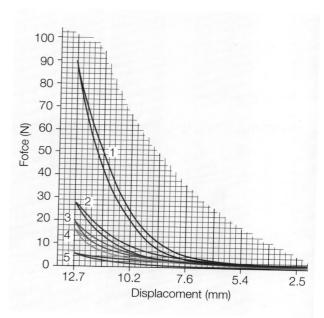

▲ 图 35-2 **Superimposed force-displacement curves, recorded during the sixteenth testing cycle for one specimen. The medial patellofemoral ligament (MPFL) provided 67% of the medial soft tissue restraint to lateral patellar displacement (13% more than average), and the medial patellomeniscal ligament provided 12% (14% less than average). Curve 1 represents the intact ligaments, and curves 2, 3, 4, and 5 represent the MPFL, medial retinaculum, medial patellotibial ligament, and medial patellomeniscal ligament, respectively, after sectioning.**

From Conlon T, Garth WP Jr, Lemons JE. Evaluation of the medial soft-tissue restraints of the extensor mechanism of the knee. J Bone Joint Surg Am. 1993;75:682-693.

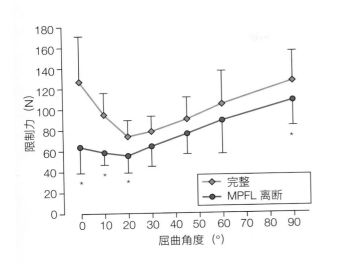

▲ 图 35-3　在膝关节完整和内侧髌股韧带（MPFL）离断状态下，当股四头肌张力为 175N 时，使髌骨外移 10mm 所需要的应力

两曲线之间的落差表明，伸膝时内侧髌股韧带的贡献最大。
*. 显著差异（P 值未提）（引自 Amis AA, Firer P, Mountney J et al. Anatomy and biomechanics of the medial patellofemoral ligament. Knee. 2003; 10:215-220. ）

四、术前计划

体格检查是髌骨校正手术术前计划的关键。检查时应采取站立、坐立、仰卧位（图 35-1D 至 J），触诊髌周软组织及脂肪垫，观察肿胀及疼痛。检查人员应寻找伸膝装置侧移和倾斜的证据。髌骨挤压试验应在屈膝位和伸膝位进行，以评估是否有关节弹响或疼痛。应注意被动的髌骨倾斜和外侧支持带的紧张度。髌骨半脱位试验（髌骨在屈膝 0° 和 30° 时滑移）应分别向内外侧进行，并记录髌骨的移动度。其他疼痛来源如神经瘤、髌骨肌腱炎、滑膜皱襞、滑膜炎、半月板断裂、剥脱性骨软骨炎、复杂性局部疼痛综合征、晚期胫股关节炎等应予以排除。

测量下肢旋转对线，包括股骨前倾和胫骨扭转。Q 角是连接髂前上棘与髌骨中心的一条线与连接髌骨中心与胫骨结节的第二条线之间形成的角。Q 角是在屈膝 0° 和 30° 时进行测量的。Q 角弧是在屈膝 30° 且胫骨内外旋时进行测量。后外侧韧带结构生理性松弛的患者，由于胫骨外旋增加，导致髌腱外移增加。临床测量 Q 角可能不准确的原因有很多。当髌骨外侧半脱位时，那么测量的中心参考点也在外侧，

除非将髌骨小心地还纳回股骨滑车沟中心，否则 Q 角测量值会降低。Q 角的变化取决于膝关节屈曲度和足的位置，随着足内翻和胫骨外旋而增加。到髂前上棘的近端线也只是一个近似值。

传统的放射学技术常不足以评估髌股关节脱位。最常用的摄像技术需要屈膝 30°～45°。这项技术和其他技术的难点在于，不能在接近完全伸膝位即滑车最浅时获得图像。当膝关节屈曲时，滑车沟加深，髌骨内移，与滑车沟更加一致。由于获取图像时需要膝关节屈曲到一定角度，滑车发育不良、髌骨半脱位或倾斜的程度在轴位像上可能会被低估。屈膝 30° 的侧位片可用于评估髌骨高度、髌腱长度和滑车发育不良。然而，在一张真正的侧位片中，股骨髁的远端和后端是完全重叠的，可用于评估滑车深度，而这在轴位 MRI 上测量更为准确。

Dejour 和其同事[46]分析了 143 例有症状的髌骨不稳的膝关节和 67 例无症状的对侧膝关节的 X 线和 CT 扫描，以确定影响髌骨不稳的因素。这些作者报道了 96% 的不稳定髌骨存在滑车发育不良。Dejour 和其同事[45]描述了四种滑车发育不良的定性分类系统：A 型，滑车保留了一个相当浅的滑车形态；B 型，平的或凸的滑车；C 型，滑车面不对称，外侧为凸面而内侧面发育不全；D 型，滑车面不对称，呈悬崖型。多年后，Nelitz 和其同事[117]评估了 80 例伴有髌股关节不稳定症状的膝关节的 MRI 标准，以确定是否可以将股骨滑车的具体测量值添加到 Dejour 的分类系统中。考虑到滑车形态的显著变化，MRI 定量测量中没有一项可用于此系统。Lippacher 和其同事[96]的一项研究也得出了类似的结论，他们还指出，与轴位 MRI 相比，侧位片低估了滑车发育不良的严重程度。

关键点

术前计划
- 体格检查
  - 触诊髌周软组织
  - 屈 / 伸膝位髌骨挤压试验
  - 髌骨半脱位，屈膝 0° 和 30°，内外侧
  - 排除其他疼痛来源
- 下肢旋转对线：股骨前倾，胫骨扭转，屈膝 0° 和 30° 时的 Q 角
- CT、MRI：滑车发育不良，TT/TG 间距，股骨前倾，胫骨扭转

Nelitz 和其同事[117] 报道了 8 例滑车指数的中间值，这些指数区分了 A 型（低度发育不良）和 B～D 型发育不良（高度发育不良），基于他们的发现，推荐使用二分级系统而不是四分级系统。低、高度发育不良之间的分界值为：滑车沟深度为 2mm，滑车面不对称为 48%，外侧滑车倾斜度为 11°。

CT 和 MRI 已被用于评估下肢旋转对线，是全面诊断可能存在的解剖异常的重要检查手段[134]。这些研究获得了髌股关节在或接近伸膝位的轴位图像，以评估滑车发育不良和胫骨结节 / 滑车沟间距。许多研究者对该间距进行了研究，发现在髌股关节疼痛和不稳定的患者中，该间距可能会增加[44, 88, 147]。

许多作者用各种方法测量了股骨前倾角。Yoshioka 和 Cooke[180] 测量了 32 例股骨的前倾角，并报道称当远端测量为股骨髁切线时其平均值在男女性中均为 13.1°±8°（范围为 –11°～+22°），而当远端测量跨股骨髁上时平均值为 7.4°。这些作者回顾了关于该测量值的文献，发现在 12 项不同的调查中正常值在 8°～16°。Teitge 和其同事[165] 任意选择 13° 作为矫正目标（见第 36 章）。

利用 CT 测量胫骨扭转的技术尚未标准化，并且文献中的正常值存在较大差异。据 Yoshioka 和其同事[181] 报道，男性胫骨外扭转角的平均值为 21°±4.9°，女性为 27°±11.0°，差异有统计学意义（P<0.05）。据 Eckhoff 和其同事[52] 报道，对照组膝关节胫骨外扭转角平均值为 37.0°±1.7°，而有症状膝关节组为 32.8°±1.7°。Turner[170] 在对照组中测量的平均值为 19°±4.8°，而在髌骨不稳定组的平均值为 24.5°±6.3°。据 Sayli 和其同事[143] 报道，女性胫骨扭转平均为右侧 31.07°，左侧 30.02°。男性平均为右侧 32.7°，左侧 35.26°。

Tamari 和其同事[163] 进行了一项检验胫骨扭转不同测量方法可靠性的研究。结果表明，目前的临床方法不能准确地测量股骨和胫骨的真实扭转程度。作者强调，尽管如此，这些方法可作为反映真实扭转程度的指标用来筛选和描述，使用不同的参考轴可以提高其可靠性。

与 CT 相比，MRI 有一些优势，包括改善软骨结构的成像能力，更好地显示滑车关节软骨沟的解剖结构，以及避免射线暴露。MRI 还提供了关于膝关节所有软组织结构的有意义的信息。MRI 以标准方式获得，即在髋关节与股骨颈平行的条件下获取图像，以及膝关节和踝关节的轴位像（图 35-4）。根据 Murphy 和其同事[114]、Guenther 和其同事[74] 描述的技术对这些单独的图像进行测量（图 35-5 和图 35-6）。

从股骨后髁远端与水平线所成夹角中减去股骨颈与水平线所成夹角。在极少数情况下，股骨颈和股骨后髁的旋转方向相反，这使得真正的股骨前倾角增加。通过从胫骨近端角（胫骨近端后方与水平线之间的角度）添加或减去股骨后角（与水平线）来测

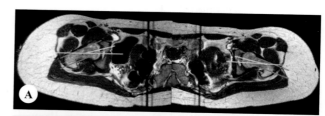

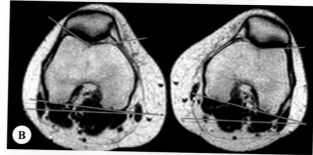

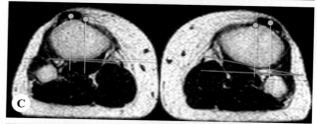

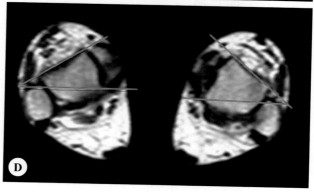

▲ 图 35-4　患者下肢旋转 MRI

A 和 B. 股骨前倾角左侧为 16°，右侧为 3°。B 和 C. 膝关节扭转右侧为 3°，左侧为 0°；胫骨结节 / 滑车沟间距右侧为 14mm，左侧为 12mm。C 和 D. 右侧胫骨向外扭转 30°，左侧胫骨向外扭转 33°。髌骨外侧面的信号增强，这主要与患者双侧胫骨外扭转异常有关

量膝关节的扭转程度。胫骨扭转是指胫骨近端角和距骨前方与水平线所成夹角的差值。第 36 章全面分析了用于定义胫股关节旋转不正的不同解剖标志和正常值，以及其对髌股关节的重要作用。

采用滑车沟 – 髌腱止点间距来测定 TT/TG。TT/TG 以毫米为单位，是指从股骨滑车沟最深点的中心到胫骨结节髌腱附着部的中心的距离。这是通过叠加垂直于这些点的线和测量两线之间的距离来

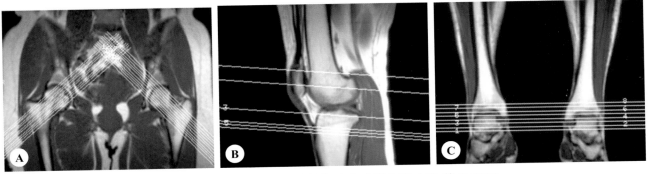

▲ 图 35-5　髋关节（A）、膝关节（B）和踝关节（C）的 T₁ MRI

这可以为图 35-6 所示的测量选择合适的图像（引自 Parik, SN, Noyes FR, Albright J.Proximal and distal extensor mechanism realignment: the surgical technique.*Tech Knee Surg.*2006; 5: 27-38.）

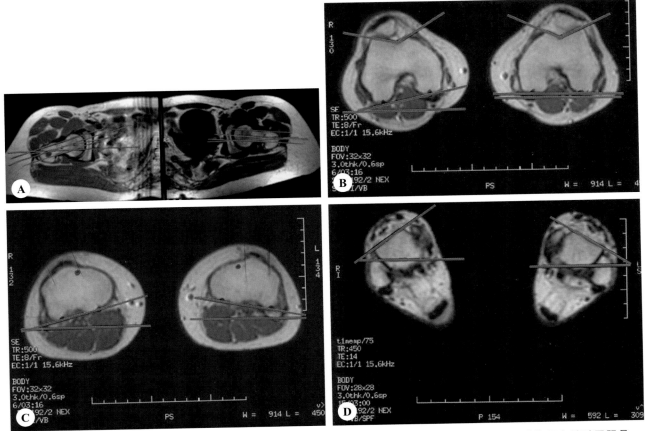

▲ 图 35-6　**A.** 经股骨颈中心的髋部轴位像；**B.** 该股骨像是在股骨滑车近端所摄；**C.** 该胫骨近端像是在髌腱于胫骨结节附着处近端所摄，取髌腱中心为胫骨结节 / 滑车沟比值；**D.** 该踝关节轴位像是在距骨穹隆的边缘水平所摄（通常与内外踝处于同一水平和角度）

引自 Parik，SN, Noyes FR, Albright J. Proximal and distal extensor mechanism realignment: the surgical technique.*Tech Knee Surg.*2006; 5: 27-38.

实现的，并根据放大倍数进行调整。据 Dejour 和 Walch [46] 报道，无症状膝关节组的平均 TT/TG 间距为（12.7±3.4）mm。而膝关节髌骨不稳组的平均 TT/TG 间距显著增大至（19.8±1.6）mm（$P<0.001$）。作者因此得出结论，病理性改变的阈值为 20mm，这已被其他人所认同 [164]。在某些伴有滑车发育不良的膝关节中，很难确定真正的测量中心点，导致 TT/TG 偏移的测量不准确。在这些膝关节中，该测量值不能作为预期手术矫正的评估测量值。

　　TT/TG 在评估胫骨结节矫正手术所需的校正量方面起作用。在手术中，完成线性校正（以毫米为单位）要比评估角度关系（以度为单位）容易，例如在 Q 角的测量中。重要的是，这有助于防止胫骨结节的过度内移。TT/TG 测量不能反映膝关节屈曲和胫骨外旋时髌腱附着部的外侧偏移程度，因此 MRI 测量必须与体格检查相结合。胫骨结节异常也可能包括外侧移位和向外旋转。

五、手术技术

　　术侧肢体由患者和外科医生在护理人员在场的情况下进行标记。根据患者姓名、手术步骤、过敏反应、术前抗生素以及由外科医生、麻醉师和护理人员给予并同意的特殊预防措施来实施暂停。

　　患者仰卧于手术台上。在麻醉状态下评估髌周支持带、髌股关节弹响、髌骨倾斜度、被动髌骨内外侧移动度（屈膝 0°、30°）和 Q 角，并与术前测量进行比较。在尽可能靠近下肢近端的部位使用无菌止血带，以便术中评估 Q 角。进行常规的诊断性关节镜检查，并对任何关节内病变进行评估和治疗。尤其要注意髌骨的位置、活动、轨迹和关节面。大约 1/4 的髌骨在膝关节屈曲 0°～5° 时与滑车接触。髌骨的内外侧移位在膝关节屈曲 0° 和 30° 时进行评估（图 35-7）。该检查十分重要，因为当髌骨外侧移位大于其宽度的 50% 时表明内侧髌股韧带功能不足。髌骨内侧移位检查外侧支持带紧张度，膝关节屈曲 30° 时，正常髌骨外侧移位 10～12mm。评估髌骨和股骨滑车沟是否存在关节软骨病变或发育不良，评估关节软骨损伤的性质、位置和深度。发现松动的关节软骨瓣需要仔细清理；然而，纤维样软骨需要单独保留，因为清理过程可能会产生进一步损伤。不要使用射频软骨清理设备，以防发生过度的软骨损伤。关节镜检查最重要的地方在于评估矫正手术

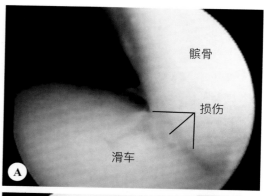

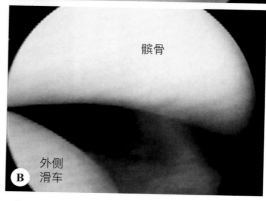

▲ 图 35-7　关节镜下屈膝 30° 时髌骨内外侧移位手法试验显示第三象限外侧半脱位伴软骨损伤（A），而外侧半脱位是通过前外侧入路（B）观察到的

是否能将载荷从软化或碎裂的关节面转移到完整或损伤较小的软骨面。关节软骨按第 44 章所述的分类系统进行分级 [127]。

（一）外侧支持带松解

　　只有当髌骨内侧半脱位试验结果异常时（屈膝 30° 时行手动内移试验髌骨内侧半脱位≤8mm），才进行外侧支持带松解。我们的目标是只在关节镜直视下发现外侧结构过紧且正常外侧移位丧失时才进行外侧松解，并且不能削弱股外斜肌。通过前外侧入路用剪刀在拟行外侧松解部位建立皮下滑囊，防止关节内手术损伤皮肤。通过前外侧入路使用射频进行关节镜下支持带松解。外侧松解分两个阶段进行，从近端到远端。使膝关节处于完全伸直位，从 9:00 的位置（右膝）开始，松解至髌骨下极下方 1cm 处。在屈膝 30° 时进行髌骨内侧半脱位试验，以检查松解是否充分且手法内移试验是否恢复正常。对于大多数膝关节，不需要进一步松解。如果松解不充分，近端松解可延长至接近 10:00 的位置。松解的深度涉及支持带的分离，小心避免切断股外侧肌的止点。我们的目标并不是要完全松解所有的外侧软

关键点	

手术技术

- 术侧肢体由患者和外科医生在护理人员在场的情况下进行标记
- 患者姓名、手术步骤、过敏反应、术前抗生素及由外科医生、麻醉师和护理人员给予并同意的特殊预防措施
- 在麻醉状态下评估髌周支持带、髌股关节弹响、髌骨倾斜度、被动髌骨内外侧移动度（屈膝 0°、30°）和 Q 角
- 评估关节软骨损伤，清理松动的关节软骨瓣
- 外侧支持带松解
  - 仅当髌骨内侧半脱位试验异常时（屈膝 30° 时手动内移试验髌骨内侧半脱位 ≤ 8mm）
  - 用剪刀从前外侧入路剪出皮下滑囊
  - 用射频经前外侧入路进行关节镜下支持带松解术
  - 在完全伸膝位下，从 9:00 位置开始（右膝），向远端延伸至髌骨下极下 1cm 处
  - 屈膝 30° 位进行髌骨内侧半脱位试验
  - 如果松解不充分，可延长到接近 10:00 的位置
  - 确定屈膝 20°～30° 时外侧髌骨滑移无异常受限，并确认屈膝 90° 时外侧组织无过度紧张
- 近端矫正
  - 沿髌骨内侧做 3cm 长的垂直皮肤切口
  - 经内侧支持带做内侧髌旁切口
  - 切开浅层及深层支持带内侧髌股韧带，分离股内侧肌髌骨止点 2～3cm
  - 探查内侧髌股韧带和内侧支持带的质量
  - 通过股内侧肌和内侧髌股韧带的内侧折叠重建伸膝装置，使股内侧肌的前移与其纤维和先前的止点一致
  - 以类似于背心盖裤子的方式将股内侧肌组织袖横向外移并使其相互叠加
  - 在 1:00 位置（右膝）进行缝合，使股内侧肌远端外移至与其止点一致的位置，使其在屈膝 30° 时恢复正常张力
  - 通过内侧髌股韧带和其髌骨内侧止点在 2:00 位置进行缝合
  - 通过内侧髌半月板韧带和内侧支持带在 4:00～5:00 位置进行缝合，使这些结构折叠并与其正常髌骨止点保持一致
  - 最后膝关节屈曲 30° 时拉紧缝线，使髌骨位于股骨滑车的中心
  - 膝关节 0°～135° 屈伸活动，观察髌骨的正常运动轨迹

- 内侧髌股韧带重建
  - 见表 35-1
- 远端矫正
  - 沿胫骨结节外侧做 3cm 长的垂直皮肤切口
  - 沿髌腱外缘纵行切开骨膜
  - 拟行胫骨结节截骨 15mm 宽、8mm 厚、35mm 长
  - 在胫骨皮质上钻孔，在胫骨前外侧皮质上钻 4～5 个孔
  - 在髌腱止点近端做轴向 90° 切口
  - 沿胫骨前外侧面钻孔，并用 1/2 英寸（1.3cm）的骨刀将其连接
  - 骨刀直接通过胫骨结节邻近的内侧皮质
  - 根据测量结果，将骨块内移 8～10mm
  - 用 3.2mm 的钻头固定胫骨结节
  - 完成内侧皱褶术和重建术后，可同时进行近端平移手术
  - 评估髌骨滑动轨迹，测量屈膝 0° 和 30° 位的 Q 角
  - 最后用 3 枚 4mm 松质螺钉固定胫骨结节
- 外侧髌股关节（髂胫束）重建
  - 适应证为有症状的髌骨内侧半脱位，屈膝 30° 时手动内移试验呈阳性
  - 目的是在可能的情况下通过复位股外侧肌来恢复外侧肌肉的功能，并重建外侧软组织限制结构
  - 分离股外侧肌与股四头肌腱和髌骨的附着处
  - 将股外侧肌重新连接到股四头肌腱的外侧缘
  - 在近端分离股外侧肌腱远端，并尝试在远端重新连接股外侧肌以恢复正常的解剖结构
  - 屈膝 135°
  - 当外侧软组织限制结构有缺陷时，可采用自体半腱肌腱移植物进行重建
  - 将肌腱穿过外侧髌骨隧道（10mm），在髌骨垂直高度的 1/3 和 2/3 交界处进出
  - 缝合肌腱末端，长度 25mm
  - 在髂胫束与髂胫束交界处做一切口
  - 移植物的位置通常是在外侧肌间隔的后方和外上髁的近端；使膝关节屈曲 0°～135°，通过两个附着处的缝线确认等距点
  - 钻取隧道并用导针将肌腱两端引入隧道
  - 在屈膝 30° 位轻轻拉紧移植物，使髌骨可以正常手动内移 10～12mm
  - 采用软组织界面螺钉进行固定
- 高位髌骨矫正
  - 见表 35-3

组织限制结构，否则髌骨就会出现外翻或异常内移。在某些膝关节中，可能存在股外斜肌过度紧张，并且伴有明显的外侧软组织挛缩和髌骨倾斜，因此需要通过外侧小切口行 Z 字成形延长术以保留股外斜肌功能。手术完成后，可通过对所有出血部位，尤其是髌骨上外侧缘的膝上外侧动脉进行电凝处理达到完全止血的目的。

如前所述，除了确认屈膝 20°~30° 时髌骨向外滑移无异常受限外，确认屈膝 90° 时外侧组织的缺失也很重要。这是很难做到的，因为在高度屈膝时无法测量髌骨外侧倾斜度。通过在外侧支持带下放置薄刃剪刀（Metzen-baum），观察屈膝状态下外侧软组织是否存在过度紧张的弓弦效应，可以定性评估外侧组织过度紧张的程度。术者应能将外侧软组织从股骨外侧髁上轻轻提起并向前移位。

（二）近端矫正

患者的体位和关节镜检查方法如前所述。在止血带充气前，膝关节完全屈曲，以拉伸股四头肌。沿髌骨内侧做 3cm 的垂直皮肤切口。充分分离皮下组织，以创建一个皮瓣，采用四个静脉牵开器将皮肤切口分别向近远端和内外侧方向牵拉。这减少了皮肤切口的长度，使切口更加美观。近端牵开显露股四头肌腱远端、髌骨内上缘和股内侧肌止点。远端牵开显露髌骨内侧缘、内侧支持带和支持带纤维远端（即内侧髌半月板韧带）。通过内侧支持带行髌旁内侧切口，切口从髌骨内上方近端约 2cm 处延伸至髌骨内侧缘，并向远端延伸至髌骨。切开浅层和深层支持带（内侧髌股韧带），注意避免切开肌肉或下方的滑膜。切口的近端延伸至股四头肌腱，从而分离 2~3cm 的股内侧肌髌骨止点。抓住支持带的内侧游离缘，分离下方滑膜层。这使得股内侧肌、内侧髌股韧带和内侧髌半月板韧带组织和内侧支持带组织可以根据需要被动员起来，以进行后期的紧缩和加强。因手术不进入关节，可保护股骨髁上的滑膜和内侧滑囊，以减少术后此处的瘢痕形成。

检查内侧髌股韧带和内侧支持带的质量，并决定是否需要重建内侧髌股韧带。内侧组织厚度为3~4mm。薄弱、异常的内侧支持带和内侧髌股韧带通常需要使用内侧髌股韧带移植物，这将在后面进行描述。一个常犯的错误是采用边缘的内侧髌股韧带组织，因为在此处使用内侧髌股韧带移植物来加强手术是相对容易的。如果通过直视检查发现有足

够的内侧髌股韧带组织，则开始进行近端矫正。如无须远端矫正，则进行下述闭合步骤；否则在远端矫正后进行近端闭合。

伸膝装置手术涉及股内侧肌和内侧髌股韧带的内侧折叠，以使股内侧肌的前移与其纤维和先前的止点一致。以类似于背心盖裤子的方式将股内侧肌组织袖横向外移并使其相互叠加。使用 3 根 1 号不可吸收缝线。将 3 把 Ellis 钳分别放置在股内侧肌中心、内侧髌股韧带和内侧髌半月板韧带内侧解剖位置以重建正常张力。第一个缝合位点是在 1:00 位置（右膝），这样可以使股内侧肌远端外移至与其止点一致的位置，并覆盖髌骨内上缘和股四头肌腱 5~10mm，使其在屈膝 30° 时恢复正常张力。第二个缝合位点是在 2:00 位置，并且通过内侧髌股韧带和其髌骨内侧止点。第三个缝合位点是在 4:00~5:00，并且通过内侧髌半月板韧带和内侧支持带，使这些结构折叠并与正常髌骨止点保持一致。重要的是，应在屈膝 30° 位且将髌骨置于滑车中央后拉紧缝线。在伸膝位调整张力是错误的。在屈膝 30° 位进行收紧可使内侧组织和内侧髌股韧带保持正常的松弛度且容许10~12mm 的正常外移（约 25% 髌骨宽度）。常见错误在于所施张力太大，限制了正常的外移，从而限制了术后膝关节的运动，并可能导致内侧压力过高而损伤内侧关节软骨。髌骨外侧脱位也在 0° 时进行评估，以确保存在正常的内侧限制结构，防止伸膝位时异常的髌骨外侧半脱位。使膝关节做 0°~135° 的运动，观察髌骨的正常运动轨迹。如果缝线断裂，则表明内移过度，需重新进行缝合并拉紧。

（三）内侧髌股韧带重建

当髌骨从滑车沟的中心移位超过其宽度的 50% 时，可诊断为内侧髌股韧带功能缺陷。有症状的慢性脱位或半脱位患者在屈膝 0° 和 30° 位进行手法按压时（图 35-8），经常会出现髌骨移位（宽度的75%~100%）。当先前的近端矫正手术失败需要翻修，并且存在残留的髌骨外侧半脱位时，常提示需要进行内侧髌股韧带重建。术中检查包括屈膝 0° 和30° 时的外侧半脱位试验。内侧软组织限制结构的平衡需要在这两个膝关节位置恢复张力，以引导髌骨进入滑车，并在完全伸膝和屈膝时抵抗髌骨外侧半脱位。手术过程包括三种结构的平衡，即内侧髌股韧带、股内侧肌和包括内侧髌半月板韧带在内的内侧支持带纤维。术前行 X 线和 MRI 检查确定是否存

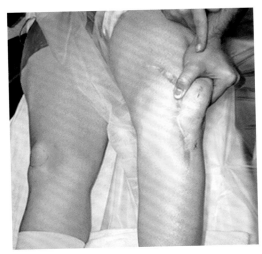

▲ 图 35-8　既往多次手术史，此次手术显示髌骨完全脱位。需要重建内侧髌股韧带

引自 Parik, SN, Noyes FR, Albright J.Proximal and distal extensor mechanism realignment: the surgical technique.*Tech Knee Surg.*2006; 5: 27-38.

在高位髌骨或髌腱外移（需行远端胫骨结节矫正术）。

患者仰卧于手术台上，床脚弯曲 20°～30°。放置高位大腿止血带（无菌或非无菌），使整个下肢下垂，这样可以评估髌股关节对线。按前述方法进行诊断性关节镜检查并记录髌股关节软骨的条件。在屈膝 30° 时进行内外侧滑移试验，以确定内外侧软组织的限制作用。抬高下肢，驱血，止血带充气。

内侧髌股韧带重建手术步骤见图 35-9，总结见表 35-1。在髌骨内侧缘做一个 5～6cm 的切口，并向近端延伸 1～2cm（图 35-9A）。小心地在筋膜层下分离皮瓣以保留皮肤血供，这使得切口可以向近远端方向移动，并且切口长度是常规切口长度的一半，较为美观。从膝关节内侧和内上髁分离至内收肌腱。此时需使用头灯和细致的解剖技术，以避开髌下神经分支，从而避免其损伤和神经瘤性疼痛。如第 1 章所示，内侧神经在其行程中高度可变。进一步向四周延伸皮瓣，以达到股四头肌腱的近端，即距髌骨止点 6～7cm 的距离，以实现股四头肌腱内侧移植物的获取。

从下至上距髌骨内侧缘 5mm 处切开内侧支持带。内侧切口向远端延伸至关节平面。该切口类似于前面所述的用于近端矫正手术的切口，而且是与内侧髌股韧带重建同时进行的。

使用牵开器牵开组织，识别股四头肌腱中的股内侧肌止点。用尺子测量从髌骨内缘经股骨上髁到内收肌结节和肌腱的内侧髌股韧带附着处的长度。这提供了将要获取的股四头肌腱移植物的长度（图 35-9B）。用尺子标记股四头肌腱内侧以获取通常 8mm 宽、6mm 厚、60mm 长的移植物。从股内侧肌内侧缘 5mm 处取部分或全层股四头肌腱内侧移植物，以便在获取移植物后缝合股内侧肌腱。近端移植物切记不要延伸到股四头肌腱近端 - 肌肉交界处，因为这会削弱附着处。在股四头肌腱内侧标记的移植物部位做两道切口，以避免穿透关节囊。切口与髌前内侧支持带相连。于近端切断股四头肌腱内侧移植物，保留其髌骨内上缘的止点（图 35-9C）。仔细识别股四头肌腱的三个肌腱组成部分（股直肌、股内侧肌 - 股外侧肌交界处、股中间肌），采用棒球缝合法对移植物近端进行缝合（1 号不可吸收缝线）。

小心不要切断移植物，骨膜下分离移植物髌骨止点到直至髌骨近端高度的 30%，即正常内侧髌股韧带止点处（图 35-9D）。通过适当的缝合，将股四头肌腱移植物的髌骨近端止点固定于邻近组织。注意保护内侧滑囊，避免穿透关节，直接将内侧支持带从关节囊上切开，经过内上髁到达内收肌腱（图 35-9E）。在紧靠内收肌前方、股内侧肌止点远端和内上髁后方的交界处，用一直角止血钳在支持带上打孔（图 35-9F）。将移植物翻转 90°，并在髌骨近端内侧将其折叠。股四头肌腱移植物的游离端通过支持带下方，与股内侧肌止点相邻，并通过所建立的支持带孔退出，覆盖在内侧髌股韧带止点上，即股骨上髁的后方和内收肌腱止点的前方和稍远端（图 35-10）。

最终的近端张力矫正手术是按照前面叙述的步骤来完成的（在整体矫正手术中通常放在远端矫正术后进行）。膝关节屈曲 30°，髌骨位于滑车沟内，进行内侧皱褶术，并关闭股四头肌腱移植物获取部位。将整个内侧软组织和股内侧肌用 Ellis 钳夹住，Ellis 钳分别置于 1:00（股内侧肌）、2:00（内侧髌股韧带）和 4:00（支持带、内侧髌半月板韧带）区域，轻轻将其与止点对齐，以确定缝合的褶皱和重叠的数量。将 3 根缝线分别放置在不同的位置，小心不要使修复后的张力过高。需要强调的是，在屈膝 0° 和 30° 时手动向外施压，必须始终保持正常髌骨宽度 25% 的外侧滑动，以避免髌骨正常活动受限。皱褶术使髌骨复位（图 35-9G）。

手术的最终步骤是将内侧髌股韧带 - 股四头肌腱移植物缝合至内侧髌股韧带原股骨止点上。用钳子

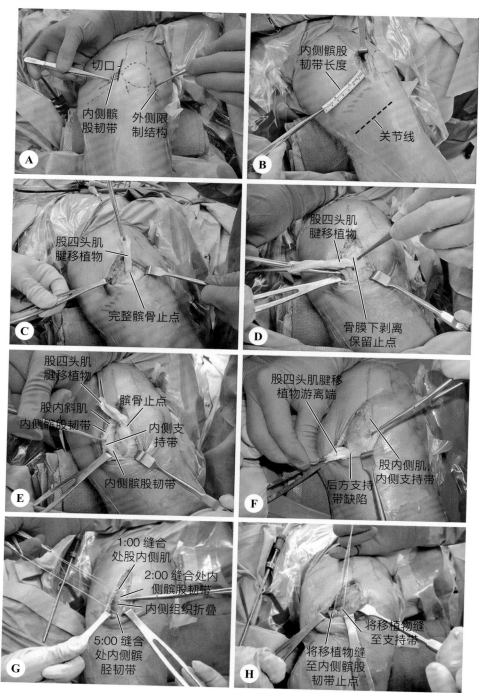

▲ 图 35-9　用股四头肌腱重建内侧髌股韧带

A. 关节镜下评估后，显示沿髌骨内侧走行的计划手术切口（粗黑线）。B. 测量所需移植物的长度（60mm），显露美容切口。C. 取内侧全层股四头肌腱移植物，60mm（长）×8mm（宽）（测量至髌骨上缘），保留髌骨止点。在一些膝关节，部分厚度的自体移植物大小也较为合适。将剩下的 2～3mm 股四头肌腱向左连接至股内斜肌，以供后期闭合。D. 从髌骨上内侧向下至内侧髌股韧带正常解剖附着部进行分离，以获取 60mm 股四头肌腱移植物。E. 向深层解剖至内侧支持带，向上解剖至滑囊和内侧髌股韧带，内侧髌半月板韧带。F. 在内侧髌股韧带原止点，即股骨内上髁后方，内收肌腱前方，穿透内侧支持带并使移植物从支持带下方通过。调整内侧软组织的正常张力。G. 重叠股内侧肌、内侧支持带、内侧髌股韧带和内侧髌半月板韧带。H. 将股四头肌腱移植物缝合至内侧髌股韧带原股骨止点处，并在内收肌腱上进行加强缝合。移植物和内侧组织无过度紧张，并且容许 25% 髌骨宽度的正常外移（滑移）（引自 Noyes FR, Albright J.Reconstruction of the medial patellofemoral ligament with autologous quadriceps tendon.*Arthroscopy*.2006; 22: 904e1-904e7. ）

表 35-1　内侧髌股韧带重建成功的关键点

术前

1. 肌肉和运动缺陷的完全康复
2. 综合评估髌骨软组织限制结构、中立位及内外旋状态下的 Q 角（屈膝 0° 和 30° 位）、站立位旋转对线和步态
3. 完整的影像学和 MRI 评估：股骨前倾、髋关节旋转、滑车发育不良、滑车沟、髌骨高度、屈膝 0° 位髌骨 - 滑车接触情况、胫骨结节外侧偏移、胫骨外扭转

手术步骤

1. 麻醉状态下确认术前查体，内外侧移位试验，屈膝 0° 和 30° 位时外侧移位 >50% 髌骨宽度，测量屈膝 0° 位的静息 Q 角，以及屈膝 30° 且胫骨内旋时的 Q 角移位弧
2. 关节镜检查确定髌股关节异常，确认屈膝 30° 时的内外侧移位，是否需要近端矫正。仅在外侧组织挛缩且没有正常的内侧滑动时才进行有限的镜下外侧松解
3. 放置高位大腿止血带后观察整个下肢及髌股关节运动轨迹
4. 在髌骨内缘和髌骨近端 1~2cm 处做一内侧美容切口；分离切口周围皮下组织，使皮肤能向四周移动
5. 小心地对内侧大收肌腱进行皮下分离，避免损伤髌下神经、股内侧肌内侧及股四头肌腱近端
6. 切开髌骨邻近关节线的内侧支持带，确认内侧组织薄弱，内侧髌股韧带功能不足，需要重建
7. 取长 60mm、宽 8mm、厚 6mm 的内侧股四头肌腱移植物全层，留下 5mm 股内侧肌内侧肌腱用于闭合。将股四头肌腱内侧切口与内侧支持带内侧切口连接
8. 小心地进行骨膜下分离，从股四头肌腱移植物髌骨近内侧止点分离至内侧髌股韧带原止点处
9. 在内侧支持带后方交界处，保留内侧滑囊，穿过内收肌腱上方的支持带，在髌骨处将移植物旋转 90°。将支持带下方的移植物游离端通过内侧髌股韧带止点和内收肌腱上方的支持带孔引出
10. 进行近端矫正，前移整个内侧支持带和股内侧肌，小心地调整张力，使屈膝 30° 时有 25% 髌骨宽度的正常外移。屈伸膝关节，观察正常髌股关节运动轨迹
11. 测量屈膝 0°~120° 时的移植物张力。移植物不应随膝关节屈曲的增加而张弛或紧绷。在最小的移植物张力下，将股四头肌腱移植物缝至股骨上髁后方、内收肌腱前方的内侧髌股韧带原止点处，以避免正常髌骨外移受限。再次进行内外侧滑移试验，并完全屈曲膝关节，以确认内侧限制结构和髌骨稳定性恢复正常。关闭剩下的四头肌腱切口
12. 可能需要额外的缝合以加强股四头肌腱移植物的髌骨内侧止点

MRI. 磁共振成像

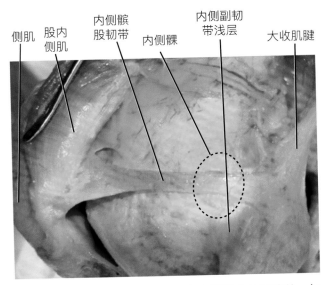

▲ 图 35-10　内侧髌股韧带止于内上髁后方的凹陷处，与内侧副韧带浅层纤维融合

夹住移植物的末端并移至内侧髌股韧带止点处，将膝关节屈曲 0°~120°，以确认移植物是等距的，而不是太近或太远。将两根不可吸收缝线置入内侧髌股韧带原止点软组织中，然后以最小或无张力的方式缝合至移植物上。如果组织不牢固，则使用缝合锚钉。剩下的移植物覆盖在内收肌腱远端，第三针将移植物缝合到内收肌腱作为加强。缝线应避免穿透股内侧肌后缘的内侧膝状体动脉和内侧髌下神经（见第 1 章）。需要再次强调的是，张力不应施加在移植物上，而应位于内侧髌股韧带止点处，因为内侧软组织限制结构的张力已经在前面叙述的内侧支持带缝合中进行了调整。进行外侧滑移试验以确保移植物不处于任何静息张力下，并且内侧软组织皱褶术合并内侧髌股韧带重建术后最初是有一定松弛度的，髌骨可以移位其宽度的 25%，并且恢复正常的内侧

软组织长度。缝合完成后，使膝关节在 0°～135° 活动，髌股关节能恢复正常的运动轨迹。额外用 2～3 根可吸收缝线进行 8 字缝合，以加强移植物至髌骨内缘的固定（图 35-9H）。

如其他内侧髌股韧带重建所述，这种方法的优点是不用在髌骨或股骨内侧髁建立骨隧道。通过固定柔软的软组织，沿着内侧髌股韧带原来的走行缝合移植物，重建髌骨和股骨止点。没有必要获取内侧腘绳肌腱。另一个优点是整个内侧支持带和剩余的内侧髌股韧带和内侧髌半月板韧带组织均恢复到正常张力。该手术的缺点与股四头肌腱内侧移植物的获取有关，因为与自体腘绳肌腱移植物相比，这增加了术后疼痛。对于有膝关节脱位或翻修的病例，通过关闭近端获取部位来恢复正常的股内侧肌近端张力。重要的是进行内侧髌股韧带重建的大多数患者之前都有过膝关节脱位，因为其内侧支持带限制结构通常是薄弱的，没有明确的功能健全的内侧髌股韧带结构。切口的最终外观和膝关节全屈曲度的恢复见图 35-11。

作者注意到，在内侧髌股韧带重建术后 2～4 周

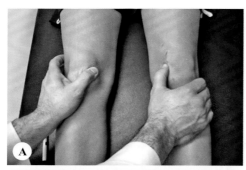
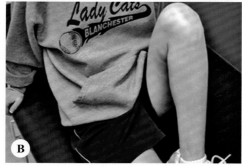

▲ 图 35-11 患者术后 3 个月显示愈合良好，并且重建的内侧髌股韧带具有良好的对抗髌骨外移的功能（A）、膝关节能够完全屈曲（B）

引自 Noyes FR, Albright J. Reconstruction of the medial pate-llofemoral ligament with autologous quadriceps tendon. *Arthroscopy*. 2006; 22: 904e1-904e7.

出现的膝关节屈曲痛，反映了运动过程中对软组织移植物和支持带的刺激。为了防止粘连并促进组织水肿消退和愈合，需要在 0°～90° 建立一个平衡。抗炎药物和冷冻疗法很重要。在某些病例中，可在内侧支持带局部注射麻醉药，以方便理疗师能屈曲活动膝关节。在某些情况下，如果只需要轻微的力量就可以恢复整个膝关节的活动度，则只要在化学药物镇痛的同时小范围运动膝关节即可。这可以使患者立即恢复膝关节运动，并显著缓解疼痛。外科医生应意识到这个问题，在所有内侧髌股韧带重建中早期恢复正常膝关节屈曲度是很有必要的。

（四）远端矫正

如第 38 章所述，侧位片用于确认髌腱长度和髌骨高度是否正常。在胫骨结节外侧做 3cm 长的纵行皮肤切口（图 35-12）。充分分离皮下组织，以形成一个皮瓣，允许皮肤切口向四周移动，这样切口较小且美观。确定髌腱止点，并在其后方放置牵开器，以确定其在胫骨结节上的止点。沿髌腱胫骨结节止点外侧缘做骨膜纵向切口。仔细地进行骨膜下剥离以显露胫骨前外侧，了解骨膜和前间室肌肉起点的情况。解剖时注意不要进入肌肉组织，以减少术后疼痛和肿胀。胫骨结节截骨计划为 15～20mm 宽、8mm 厚、35mm 长。在截骨远端，用 3.2mm 的钻头和钻头导向器在胫骨皮质上钻孔，以防截骨术向远端延伸。钻孔置于胫骨前骨膜下，保留骨膜以维持胫骨结节正常近端至远端的位置。沿计划的截骨线在胫骨前外侧皮质上钻 4～5 个孔，截骨的角度是从后外侧到前内侧倾斜 15°～20°。在髌腱止点的近端进行 90° 轴向切开，以标记截骨的近端。这种阶梯式切割产生一个骨性隆凸，以防止胫骨结节向近端移动。用半英寸（1.3cm）大小的骨刀连接胫骨前外侧表面的钻孔。骨刀直接通过胫骨结节邻近的内侧皮质，而远端骨膜保持完整。根据基于 TT/TG 距离预先确定的校正量，小心地将骨块内移。移动距离通常是 8～10mm。用 3.2mm 的钻头固定胫骨结节。

在评估股四头肌功能时，将止血带放气，使股四头肌没有压力。当完成前面所描述的内侧皱褶术和重建术后，可同时进行近端平移手术。确定在屈膝 30° 时髌骨可以向内侧和外侧滑动 1/4 的宽度。接下来通过活动膝关节来评估髌股关节的运动轨迹。髌骨应位于股骨滑车沟中心，屈伸时不发生内外侧倾斜或半脱位。使用角度测量仪对 Q 角进行评估，

在屈膝 0° 和 30° 时分别使其处于中立位、内旋和外旋位，Q 角应该总是正的，即使胫骨内旋至最大程度时。根据术前 TT/TG 距离和术前测量结果确定校正量。这些测量只是近似值，目的是尽可能准确地恢复正常的髌腱外侧止点。一旦确定了理想的位置，最后用 3 枚 4mm 松质螺钉固定胫骨结节。通过过度钻进胫骨结节的加压技术，将螺钉头埋进去，以防止形成皮下隆凸。如果骨质有问题，可用皮质螺钉进行双层皮质固定。螺钉应轻轻拧紧，以免胫骨结节碎裂。

此时已完成止血，紧接着对伤口进行分层关闭。内侧移位后出现胫骨外侧结节缺损，需简单移位前外侧筋膜组织来填塞缺损（图 35-13），防止在切口愈合后该部位出现皮肤凹陷影响美观。皮肤用皮下缝线缝合。不放置引流管。采用双棉加压敷料，下肢佩戴支具。术后立即在手术室进行冷冻治疗。

（五）外侧髌股关节（髂髌束）重建

第 1 章详细介绍了外侧髂髌束的解剖结构。髂髌束分为浅层斜行支持带和第二层，即深层横行纤维。股外侧肌在髌骨外上方的止点见第 1 章。

如前所述，只有当这些组织发生异常挛缩且不能在屈膝 30° 时进行手动外移（滑移）时才进行外侧松解。这种情况可能发生在关节纤维化中，或从发育的角度来看，亦有可能发生在外侧髌骨挤压综合征中，这可能与二分髌骨有关。在 20 世纪 70 年代和 80 年代，一些作者推荐包括切除股外侧肌止点的外侧松解术来治疗髌骨外侧半脱位[104-106]。目前认为，正确的治疗髌骨外侧半脱位的方法是修复内侧髌股韧带，而不是削弱股外侧肌。目前仍有松解外侧软组织和股外侧肌直至可以使髌骨外翻的做法，应当尽量避免。

许多作者已确认在松解外侧限制结构和股外侧

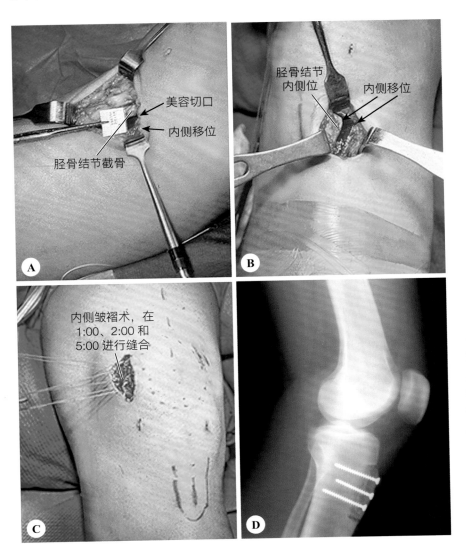

图 35-12　当不需要内侧髌股韧带重建时，则进行近端 – 远端矫正

A. 将髌骨上方 2cm 处的内侧支持带和股内斜肌按其止点方向前移，以恢复髌骨的稳定性；B. 测量手术时胫骨结节所需内移的毫米数；C. 行燕尾状胫骨结节截骨术，保留远端和内侧软组织；D. 术后 X 线片（A 至 C. 引自 Parik SN, Noyes FR, Albright J. Proximal and distal extensor mechanism realignment: the surgical technique. *Tech Knee Surg.* 2006; 5: 27-38.）

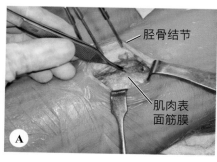
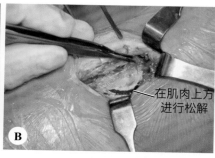
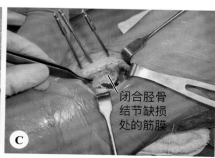

胫骨结节

肌肉表面筋膜

在肌肉上方进行松解

闭合胫骨结节缺损处的筋膜

▲ 图 35-13　内侧移位后胫骨结节外侧缺损的整形修复技术

A. 外侧软组织与胫骨结节之间的间隙；B. 于缺损外侧 15mm 处及软组织皮瓣近端切开；C. 将软组织皮瓣翻转入缺损处，沿胫骨结节外侧缘软组织进行闭合。这种邻近软组织的简单移位可防止胫骨结节移位后常见的外侧凹陷

肌后可发生内侧半脱位综合征[19, 83, 86, 125, 149]。Nonweiler 和 DeLee[125] 报道了 5 例患者，他们在单纯外侧松解术后出现了内侧半脱位、疼痛、肿胀、打软腿。所有患者都进行了外侧支持带的重建。术后平均随访 3.3 年，5 例患者中 4 例无不稳定症状，髌骨稳定性与对侧肢体相似。Hughston 和 Deese[83] 描述了 60 例外侧松解术失败后的患者为改善症状所进行的治疗。髌骨内侧半脱位有 30 例，其中 17 例曾进行单纯外侧松解术，13 例曾同时进行近端或远端矫正手术。这 30 例膝关节中有 27 例在术后出现功能障碍，所有患者都表现出明显的股四头肌萎缩和股外侧肌回缩。Biedert 和 Friederich[21] 报道了 41 例患者在外侧松解术后出现疼痛，32 例出现髌骨内侧半脱位。

Christoforakis 和其同事[35] 测量了外侧松解对尸体标本（65—82 岁）髌骨外侧稳定性的影响。当施加所需的力量使股四头肌张力为 175N 时，髌骨向外侧移位 10mm。测量屈膝 0°～60° 时完整膝关节和外侧松解术后髌骨的张力－移位情况，从外侧支持带近端延伸至 Gerdy 结节。在屈膝分别为 0°、10° 和 20° 时，外侧松解后髌骨移位（外移 10mm）所需的平均张力显著降低 16%～19%（P 值从 0.002 到 0.001）。这些研究者认为，该手术降低了正常老年人膝关节的髌骨外侧稳定性。

症状性髌骨内侧半脱位的诊断并不困难。患者主诉内侧半脱位，导致在日常生活的正常活动中经常出现打软腿和疼痛。患者通常能区分髌骨内侧半脱位与外侧半脱位。在屈膝 30° 时，手法内移试验通常是阳性的，使患者产生恐惧感。可触及股外侧肌止点缺陷，亦可以外翻髌骨。通常会出现广泛的肌肉萎缩，术前需要数月的物理治疗。

手术治疗的目的是在可能的情况下通过复位股

外侧肌来恢复外侧肌肉的功能，并重建外侧软组织限制结构。手术入路的皮肤切口取决于先前手术切口的位置，无论是内侧还是外侧髌旁切口均可显露。有必要仔细分离股外侧肌与股四头肌腱和髌骨的附着处。通常有可能将股外侧肌重新连接到股四头肌腱的外侧缘。通常在先前松解部位会出现一层瘢痕组织，切除瘢痕并重新连接股外侧肌是比较简单的。也可以将股外侧肌的一部分重新连接到髌骨的外上缘。然而，经常会发生股外侧肌挛缩和短缩。在近端分离股外侧肌腱远端，并尝试在远端重新连接股外侧肌以恢复正常的解剖结构。将膝关节屈曲到 135°，以确保股外侧肌的远端止点不限制屈曲或缝线从短缩的股外侧肌中拉出。

外侧软组织限制结构的重建可通过自体半腱肌腱移植物来完成，与异体肌腱相比，自体半腱肌腱移植物是避免延迟重塑的首选方法（图 35-14）。如果半腱肌腱的直径较小，应同时使用股薄肌腱。将肌腱穿过外侧髌骨隧道，在髌骨垂直高度的 1/3 和 2/3 交界处进出，避免在髌骨前方皮质钻取隧道，在某些情况下，这可能会导致骨折。用于通过移植物的外侧髌骨隧道大约长 10mm，其直径与肌腱的直径相匹配。肌腱的每一端均采用棒球式缝合，并调整其长度，使 25mm 的肌腱进入股骨隧道，用于移植物的后方连接。

在髂髌束与髂胫束交界处做一切口，显露股骨髁外侧及外侧肌内间隔。将缝线固定于髌骨外侧隧道处，并在股骨外侧放置导丝，完全屈伸膝关节，以确定股骨外侧髁股骨隧道的等距点。移植物的位置通常是在外侧肌间隔的后方和外上髁的近端。在该位置上钻取隧道并用导针将肌腱两端引入隧道。采用软组织界面螺钉进行固定。在固定前需调节移植物的张力，

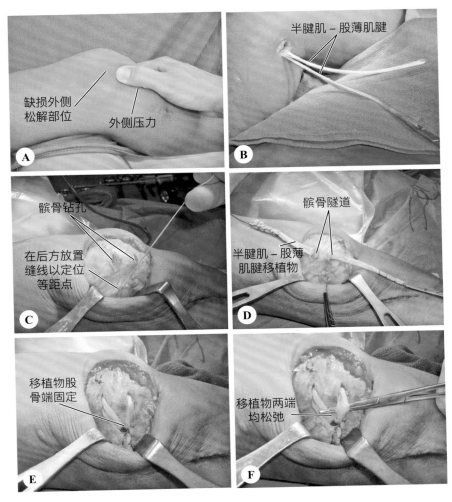

图 35-14　STG 自体移植物外侧重建的手术演示，在先前的近端矫正术中对外侧软组织限制结构进行完全松解后发生了症状性的内侧半脱位

A. 手动内移试验阳性，表明有明显的内侧半脱位。B. 通过内侧小切口获取自体半腱肌 - 股薄肌腱（STG）移植物。C. 在髌骨外侧缘钻取两个骨道，避免在前皮质钻取隧道，这样会削弱髌骨。放置缝线以确定通过半腱肌 - 股薄肌腱移植物的外侧股骨隧道的位置。之前被切断并瘢痕化的外侧支持带没有受到干扰。本例中，股外斜肌止点完整。如果它之前被松解过，则需要对其进行切开并重新连接。D. 将半腱肌 - 股薄肌腱移植物的两端穿过外侧髌骨隧道。E. 最后固定半腱肌 - 股薄肌腱移植物。F. 确认在屈膝 30° 时移植物与髌骨间无张力；调整移植物使其可对抗 10mm 的髌骨内移

以屈膝 30° 时可正常手动内移 10～12mm 为宜。移植物在静息状态下应无张力，只有在张力下才能对抗前面所述的手动髌骨内移试验。重要的是移植物不要过度紧张，以免造成外侧软组织挛缩，从而可能导致关节软骨损伤（医源性外侧髌骨挤压综合征）。在拉紧之后，需全方位运动膝关节。常规关闭切口，无须引流。康复方案与内侧髌股韧带重建相同。

（六）高位髌骨矫正

高位髌骨是一种先天性异常，由于髌腱拉长，髌骨的垂直位置增加，导致髌骨直到屈膝中期才进入滑车。患者通常表现出与髌骨外侧半脱位或脱位相关的严重症状，这些症状会影响日常生活的所有活动。Ward 和其同事[178] 对高位髌骨患者不同屈膝角度下的 MRI 进行了研究，使其部分负重至股四头肌产生一定的张力，并报道了在膝关节屈曲 0° 时髌骨外移和外翻增加（图 35-15）。在所有屈膝角度下高位髌骨患者的髌股关节接触面积均有下降。这些数据并不能解释有症状的高位髌骨患者膝前疼痛的

原因，作者建议需要进一步的研究。在大多数患者中，异常高位髌骨并不独立发生，通常还存在其他伸膝装置异常。部分高位髌骨、膝前疼痛和关节肿胀患者有髌股关节弹响和关节炎的体征（通常在髌骨远端 1/3 处），但未出现半脱位症状。

如前所述，导致髌骨不稳定的主要因素包括高位髌骨、内侧髌股韧带缺陷、滑车发育不良和髌腱胫骨结节外移。相关的股骨前倾和胫骨外扭转增大增加了髌骨外侧不稳定的倾向。纠正异常的髌腱长度并使髌骨进入滑车，只能解决髌骨外侧半脱位或脱位其中一方面的问题。可能需要进一步纠正内侧髌股韧带缺陷和髌腱外移。手术时，将胫骨结节向远端移位，以恢复正常的髌骨滑车关系。在该矫正位，通过内外侧手动平移试验来确定内侧髌股韧带和外侧限制结构新的张力关系，以及是否需要通过外科矫正来重新平衡张力。

在测量髌骨高度的方法中，所选择的解剖点和用于分类高位、正常或低位髌骨的值存在差异。Seil

和其同事[145] 在 21 例患者中比较了 5 种不同的髌骨高度比技术，并报道说高位、正常和低位髌骨的分类取决于每种技术选择的规范数据。髌骨高度的正常值及用来确定是否存在高位髌骨和低位髌骨的正

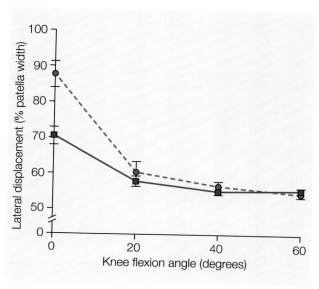

▲ 图 35-15 **Lateral patellar displacement as a function of knee flexion angle in controls (solid line) and subjects with patella alta (dashed line). Error bars indicate one standard error. The difference between the patella alta group and the control group at 0 degrees of knee flexion was significant (*P*<0.05).**

From Ward SR, Terk MR, Powers CM. Patella alta: association with patellofemoral alignment and changes in contact area during weight bearing. *J Bone Joint Surg Am*. 2007; 89: 1749-1755.

常值见表 35-2。Noyes 和其同事[128] 进行了一项研究，以确定 51 名患者（102 例膝关节）中同一人正常的左右侧髌骨垂直高度的比值。两种方法髌骨垂直高度比值的差异范围为 0%～9%，平均差异为 3%。每例患者之间的比值存在较大差异（范围为 0.75～1.46）。

Shabshin 和其同事[148] 采用 Insall-Salvati 方法对 245 名患者的 MRI 进行了测量并报道了其髌腱长度/髌骨长度比值。测量结果见图 35-16。这些患者没有被挑选出来进行诊断，而被转到骨科评估一些疾病；因此，尚不知道有多少患者可临床诊断为髌骨半脱位或脱位，这是一个未予说明的变量。此外，这些测量是在膝关节完全伸直的情况下进行的，可能会导致在休息状态下髌腱长度不准确。

Biedert 和 Albrecht[20] 描述了一种 MRI 方法来测量 0° 伸膝位下真正的髌骨滑车关节软骨矢状面的关系。以百分比表示髌骨与滑车软骨接触的比率，平均指数为 32%±12%。指数>50% 为低位髌骨，<12.5% 为高位髌骨（图 35-17）。该指标对于拟行手术的高位髌骨患者非常有用，用于在手术中确定胫骨结节的远端移位量，以建立正常的髌骨滑车关系。作者认为，该指数与其他已发表的指数一样有用（例如，Blackburn-Peel[23]、Linclau[95]、Caton 和其同事[33]）。髌骨滑车指数法的潜在问题是不能在 MRI 中获得股四头肌收缩量来确定髌骨是否处于最大的近端位置。在股四头肌没有收缩的情况下，髌骨可能显得较低，

表 35-2 已发表的髌骨高度值：正常、高位、低位

研究者	技术来源	正常均值 ± 标准差（范围）	高 位	低 位
Insall 和 Salvati[84]（1971）	作者本人	1.02 ± 0.13（0.7～1.3）	>1.2	<0.8
Blackburne 和 Peel[23]（1977）	作者本人	0.8 ± 0.13（0.54～1.06）	>1.2	<0.5
Caton 等[33]（1982）	作者本人	<1.2	>1.2	≤0.6
Linclau[95]（1984）	Caton 等	1.0 ± 0.08（0.84～1.16）	>1.2	<0.8
Noyes 等[128]（1991）	Blackburne 和 Peel	0.8 ± 0.10（0.61～1.01）	>1.0	<0.6
	Caton 等	1.04 ± 0.13（0.75～1.36）	无	≥15%*
	Blackburne 和 Peel	0.84 ± 0.14（0.61～1.33）	无	≥14%*
	Insall 和 Salvati	1.05 ± 0.11（0.86～1.28）	无	≥11%*

*. 患膝与对侧膝之间的髌骨高度下降

不能测量最大髌骨高度。

图 35-18 所示为一位 16 岁男性患者的 X 线片，该患者曾多次复发髌骨外侧脱位，X 线片提示有双侧高位髌骨。Linclau 比值为 1.6，髌骨滑车指数显示在完全伸膝时无髌骨接触。双侧矫正手术不得不推迟 2 年，以便完成发育。通过将胫骨结节向远端转移将这两个指数恢复到正常。手术时需拍侧位 X 线片以测量髌骨高度比值是否已恢复正常，并防止移位过远导致低位髌骨，同时进行内侧髌股韧带重建。

Neyret 和其同事[119] 在侧位片和 MRI 上测量了

42 例髌骨脱位膝关节和 51 例对照组膝关节的髌腱长度。这些研究者报道，前者的髌腱长 8mm（平均长度，（52±6）mm，范围为 39～61mm；（44±7）mm，范围为 32～62mm，P<0.000 1）。髌骨长度的变化范围较大，提示即使在脱位组，患者之间的髌骨长度也存在着显著差异。脱位组 48% 和对照组 12% 的患者 Caton-Deschamps 指数异常（>1.20），在 MRI 上该值分别为 60% 和 12%。肌腱在胫骨上的止点的距离与胫骨平台无显著差异。作者建议，考虑到滑车发育不良的发生率较高，在对高位髌骨患者进行髌腱远端移位时，在胫骨止点处对肌腱进行固定可以恢复正常的肌腱长度，并降低髌骨向两侧的活动度。高年资作者没有这种手术技术的经验，这种技术是避免的，因为有可能存在使髌骨下极向后倾斜的风险。

Lancourt 和 Cristini[93] 使用了 Insall-Salvati 方法；然而，这些作者以髌腱长度为分母，以髌腱长度为分子，这与原方法描述的相反。他们报道，正常患者的 Insall-Salvati 指数为 1.0，髌骨脱位（高位）指数为 0.80，软骨软化症（髌骨摩擦音、弹响）指数为 0.86，差异有统计学意义（P<0.05）。作者认为，高位髌骨可导致髌骨滑车关系不协调，存在早期发生髌股关节炎的风险。Marks 和 Bentley[101] 在 51 例经关节镜分级的髌骨软骨软化症患者中采用了类似的 Insall-Salvati 方法，但并未发现与高位髌骨有明确的关系，提示复发性脱位具有更密切的相关性。

Al-Sayyad 和 Cameron[3] 报道了 25 例伴有疼痛性高位髌骨但无髌骨脱位病史的患者在胫骨结节远端移位术后 1～4 年髌股关节评分的短期改善。作者

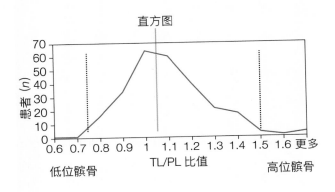

▲ 图 35-16　直方图显示了应用于研究人群的 Insall-Salvati 指数（ISI）的分布

注意非对称曲线，它向更高的比值倾斜。绿线代表平均值（1.05），虚线代表建议的正常值范围，该范围是通过计算比值曲线两极端的 2.5% 来定义的。PL. 髌骨长度；TL. 髌腱长度（引自 Shabshin N, Schweitzer ME, Morrison WB, Parker L. MRI criteria for patella alta and baja. *Skeletal Radiol.* 2004; 33: 445-450.）

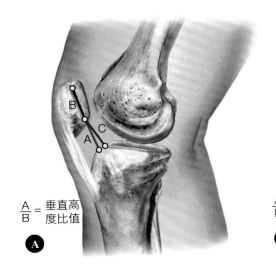

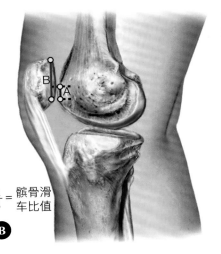

◀ 图 35-17　**A.** 在侧位片上测量股四头肌收缩时的髌骨垂直高度比值，以显示髌骨的最大升高位置。分子线段 A 是胫骨平台最前（前上）缘与髌骨关节面最低点之间的距离。分母线段 B 是髌骨关节面的最大长度。另一分子线段 C，其胫骨参考点位于胫骨平台中间。髌骨垂直高度比值为 A/B 或 C/B。**B.** 髌骨滑车比值测量。平均比值为 **32%±12%**；**>50%** 提示低位髌骨，**<12%** 提示高位髌骨

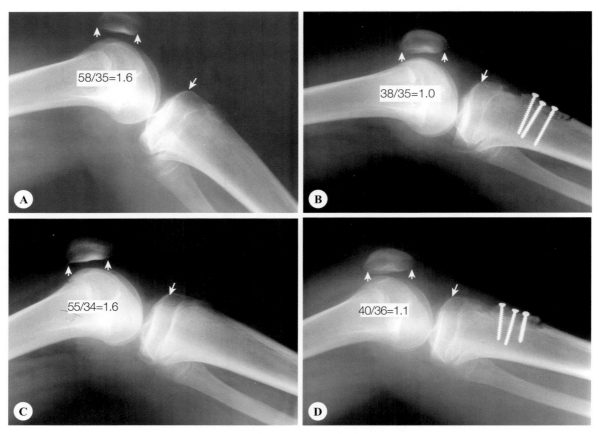

▲ 图 35-18　显示伴有复发性脱位的有症状的双侧高位髌骨

A 和 B. 术前和术后左膝 X 线片。C 和 D. 术前和术后右膝 X 线片。内侧髌股韧带重建采用先前描述的双膝自体股四头肌腱移植物。先行右膝重建，4 个月后行左膝重建。患者发育完全，胫骨结节骺板已闭合。患者恢复顺利，没有进一步的髌骨脱位，并已参加体育活动

没有提供胫骨结节远端移位毫米数的计算方法。报道的患者满意率为 88%。与滑车关节软骨损伤的患者相比，滑车正常的患者得分更高。该研究报道了典型的髌骨外侧面下外侧部分的软骨损伤，可能累及滑车外侧。作者强调，高位髌骨可能是对非手术治疗没有反应的膝前疼痛的一个来源，并导致髌股关节炎的进展。

高位髌骨矫正的适应证是复发性脱位和有症状的膝前疼痛（及明显的高位髌骨），并且对非手术治疗无效。通常伴有髌骨弹响和关节软骨退变，患者被告知与关节炎相关的膝前疼痛症状将持续。因此，最好是在软骨损伤进展之前尽早纠正症状性高位髌骨。在近端或远端矫正时，高位髌骨导致髌骨关节软骨远端不进入滑车，而是处于头端。此时容易发生外侧半脱位或脱位，特别是当滑车发育不良，较为浅表时。除了矫正高位髌骨，一个功能健全的内侧髌股韧带是很有必要的，因为滑车沟已经丧失正

常的几何限制作用。对于何时需要矫正异常的髌骨高度或手术中需要达到的矫正量，目前临床上还没有定论。目的是对所选指数来说恢复到正常的髌骨高度指数，并确认在完全伸膝位时髌骨与滑车相接触（约 30% 的髌下关节软骨）。这些规则是经验性的；然而，它们确实为外科医生提供了术中需要遵循的指导方针。矫正高位髌骨的手术步骤见表 35-3。

（七）滑车成形术

对于复发性髌骨脱位和严重滑车发育不全的膝关节，已经有几项研究进行了滑车成形术，目的是建立一个更匹配的关节，以改善骨性稳定结构和对髌骨的包容 [8, 24, 42, 48, 63, 115, 129, 144, 166, 171, 175, 176]。目前，适应证包括复发性髌骨脱位（超过 3 次）、B 型或 D 型滑车发育不良（Dejour[43]）、髌骨运动轨迹异常且伴有 J 字征、胫骨结节 - 滑车沟距离 > 10～20mm、髌骨外侧半脱位 75% 或更多、侧位片上显示滑车呈穹隆状 [27, 37, 49, 130, 156]。许多患者之前可能经历过不成功

表 35-3　高位髌骨矫正术的手术步骤

1. 见图 35-17，确定异常的髌骨高度指数。确定胫骨结节远端移位的毫米数，以使髌骨高度指数恢复到正常值

2. 确定是否存在其他需要矫正的异常：内侧髌股韧带、外侧限制结构、髌腱偏移（TT/TG 比值）

3. 仰卧于手术台上，下肢放置大腿高位止血带

4. 关节镜下手术，确定髌股关节软骨状况，髌骨滑车发育不良。在屈膝 30° 时，行内外侧手动滑移试验以确认内侧髌股韧带、内外侧限制结构的功能

5. 于胫骨结节外侧 4cm 处做一皮肤切口，切除内外侧髌腱支持带，保存供血脂肪垫和髌腱。于胫骨结节内外侧 35mm 做骨膜下局限性分离

6. 胫骨结节截骨 8mm×35mm×（15～20）mm。保留胫骨结节近端胫骨部分，如远端矫正术中描述的那样，该部分不包括在截骨术中。去除计算范围内胫骨结节远端的胫骨前皮质，以使胫骨结节向远端移位。将胫骨结节向远端移位，避免凹陷，矫正异常的胫骨结节外移。用 2.7mm 钻头进行临时固定

7. 屈膝 0° 和 30° 时拍摄侧位片或透视，测量髌骨高度指数，调整胫骨结节位置以恢复正常指数。髌骨在屈膝 0°（约 30% 髌骨软骨长度）时应与滑车接触

8. 按需要使用 3 枚 4.0mm 松质螺钉或皮质螺钉在新的远端位置对胫骨结节进行内固定

9. 屈膝 0° 和 30° 时重复进行内外侧手动移位（滑移）试验。大部分膝关节需要通过内侧髌旁小切口来重建内侧髌股韧带（步骤已经描述）。外侧限制结构通常不需要紧缩或松解

TT/TG. 胫骨结节 / 滑车沟

的髌股关节手术。滑车关节软骨应该是正常或接近正常的（ICRS 分级 1 级或 2 级）。该手术最常见的风险包括髌股关节间室关节软骨的损伤、关节匹配度的改变、关节运动学的改变和关节纤维化，所有这些都可能导致早期关节炎[130]。

最常见的开放性滑车成形术是 Dejour 滑车沟加深术[45]、Bereiter 股骨远端软骨下骨加深术[176]、Goutallier 楔形截骨术[10]。在 Dejour 技术中，用高转速磨钻去除滑车下软骨下松质骨，直到其与股骨前皮质齐平。在预期的滑车沟位置对滑车进行截骨，根据术前的 TT-TG 值进行侧移。将滑车面向后推，直到与股骨皮质齐平，然后用锚钉和缝线固定。Dejour 和其同事根据伸膝装置异常需要同时进行软组织手术[42, 129]

Bereiter 技术包括切除 3～5mm 的滑车软骨瓣，

对下方松质骨进行打磨并加深，直到滑车沟与股骨前皮质齐平，将松质骨塑形成 V 字形，并用线带和锚钉将骨软骨瓣固定在新塑形的骨质上。该技术经 Blond 和 Schottle 改良后可在关节镜下进行检查[25]。一些研究者已经将该技术和内侧髌股韧带移植物重建联合应用[8, 24, 115]。

在 Goutallier 手术中，将凸出的滑车沟切除至股骨前皮质水平，没有对滑车沟进行加深。取出楔形骨质，在滑车后方加压，用松质螺钉进行固定。与前面描述的其他方法相比，这种方法设计得更简单，侵入性更小，因为并未累及滑车。

我们认为，虽然纠正滑车发育不良是较为理想的，但问题是髌骨仍然是扁平和发育不良的，因此，不可能通过手术加深滑车沟来恢复正常的髌股关节接触模式。滑车成形术后可能出现髌股关节接触面压力异常增高，进而可能导致短期内软骨退化。我们的方法是恢复正常的髌骨滑车接触和内侧髌股韧带功能，并矫正异常的髌骨外移。可能出现的例外情况是滑车原本凹陷的地方出现"隆凸"或突起。对于复发性髌骨不稳，滑车成形术是否比内侧髌股韧带重建具有更好的疗效，这个问题仍然没有答案。迄今为止，在美国或国外还没有对这些手术进行过随机或对比研究。此外，现代滑车成形术研究的随访时间较短，而髌股关节软骨退变的长期结果尚不清楚。

（八）髂胫束 Z 字成形术松解挛缩

图 35-19 展示了 Z 字成形术松解挛缩髂胫束的技术。非手术治疗失败后，包括一次或两次局部皮质类固醇注射，4～6 个月的髂胫束伸展运动，症状恢复，提示髂胫束可能已经松解。这个过程的目的是恢复髂胫束的正常长度和松解的髂胫束双束的正常张力。所描述的另一种技术是去除髂胫束的一部分，它的缺点是在本质上去除了髂胫束的功能。此外，髂胫束的前后部分可能仍需要松解。Z 字成形术的优点是可以恢复正常的解剖结构。重要的是，要探索髂胫束下方的软组织，确认是否有异常的滑囊组织和引起外侧疼痛的感觉神经。

六、术后处理

术后康复方案见表 35-4。该方案是为接受近端和远端伸膝装置矫正术的患者制订的，包括内侧髌股韧带重建。患者在术后 4 周佩戴长腿支具。术后立

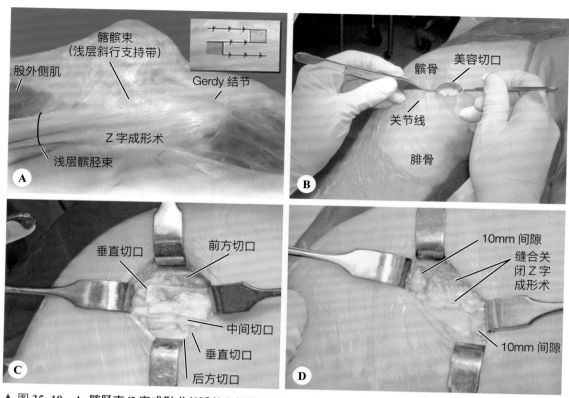

▲ 图 35–19　A. 髂胫束 Z 字成形术以延长和保留功能；B. 美容切口；C. Z 字成形术切开髂胫束，注意三个纵向切口和两个垂直切口；D. Z 字成形术闭合后的最终外观。切除髂胫束下滑囊。闭合处张力较低，并且保留了髂胫束的功能

即开始膝关节活动范围练习和髌骨上、下、内、外侧的活动，以防止髌旁组织挛缩。第 1 周的目标是获得 0°～90° 的运动范围，到第 4 周时，膝关节屈曲逐渐增加到 110°，到第 8 周时，至少达到 135° 的完全屈曲。前 4 周限制屈曲是为了保护近端矫正术时的缝线和修复组织。理疗师应意识到膝关节运动并发症的可能性，如果在第 4 周结束时仍未达到 0°～110° 的活动度，则应像前面讨论的那样对患者进行局部麻醉神经阻滞或在麻醉下缓慢运动膝关节。在这些病例中，早期治疗和避免手术引起的关节纤维化反应至关重要（见第 38 章）。

允许患者在 2 周进行 50% 的负重，允许在第 4 周时进行完全负重。当进行了远端矫正截骨术后，根据患者的控制和肌肉强度参数，允许在 4～6 周时进行完全负重。

术后第 1 周和第 4 周进行 X 线检查，以确保足够的位置和截骨的愈合。如果在骨愈合或股四头肌控制中发现问题，可能需要延迟负重。第 1 周开始柔韧性练习，包括腘绳肌拉伸、腓肠肌 - 比目鱼肌、股四头肌和髂胫束。股四头肌肌力强化练习从第 1 周开始，逐步推进，第 3 周后允许直腿抬高，在第 4～6 周之间开始开链练习，因为截骨愈合通常较快。术后至少 3 个月，当等长试验显示患者患侧肢体股四头肌和腘绳肌的力量至少为对侧肢体的 70%，并且关节软骨面正常时，才能开始跑步练习。是否恢复剧烈运动主要取决于髌股关节软骨的情况。然而，大多数患者因为慢性髌股关节对线不良已经发生软骨损伤。对于这些患者，手术的目标是恢复强度较轻、较低的运动。

关键点
术后处理
• 见表 35–4
• 术后 4 周采用长腿支具固定
• 术后立即开始活动髌骨
• 第 1 周 0°～90°，第 8 周完全屈曲
• 恢复剧烈运动取决于髌股关节软骨的情况

表 35-4　术后康复方案

	1~4 周	5~8 周	9~12 周	4~6 个月	7~12 个月
支具					
术后缓慢运动	✕				
髌骨（选择性，症状）		✕	✕	✕	✕
最小 ROM 目标					
0°~90°（1~2 周）	✕				
0°~110°（3~4 周）	✕				
0°~135°		✕			
负重					
50% 体重（1~2 周）	✕				
100% 体重（3~4 周）	✕				
髌骨活动	✕				
理疗					
EMS	✕	✕			
生理反馈	✕	✕			
疼痛 / 肿胀管理（冷冻疗法）	✕	✕			
拉伸：腘绳肌、腓肠肌 - 比目鱼肌、髂胫束、股四头肌	✕	✕	✕	✕	✕
力量训练					
股四头肌等长练习，直腿抬高训练	✕	✕			
主动伸膝训练	✕	✕	✕		
闭链运动：步态训练、脚趾抬起、靠墙蹲、半蹲	✕	✕	✕	✕	
俯卧屈膝（90°）	✕	✕	✕	✕	✕
伸膝（90° → 30°）	✕	✕	✕	✕	✕
髋关节外展 – 内收，多髋关节运动		✕	✕	✕	✕
腿部推举（70° → 10°）		✕	✕	✕	✕
平衡 / 本体感觉训练：重心转移，小型蹦床，BAPS，BBS，增强式训练	✕	✕	✕	✕	✕
体能训练					
上身重量训练，核心训练	✕	✕	✕	✕	✕
UBE	✕	✕			
固定自行车				✕	✕

（续表）

	1～4 周	5～8 周	9～12 周	4～6 个月	7～12 个月
水下行走		×	×	×	×
游泳（踢腿）			×	×	×
步行		×	×	×	×
滑冰机		×	×	×	×
跑步：直线			×*	×	×
转弯训练：外侧，交叉步，8 字形转弯				×*	×
增强式训练，全面运动				×*	×

* 仅适用于髌股关节软骨正常的患者。

BAPS. 生物力学踝关节平台系统（Patterson 医疗）；BBS. 平衡系统；EMS. 肌肉电刺激；ROM. 关节活动度；UBE. 上半身循环

七、并发症

外侧支持带松解常见的相关缺点有病例选择不当、松解不完全、松解过度或不适当、止血不充分。离断股外侧肌腱将导致其回缩，从而导致股四头肌无力和髌股关节不平衡。在屈膝 30°（通常为 90°）时即可将髌骨外翻，则表明外侧限制结构和股外侧肌腱止点过度松解，应尽量避免以防发生髌骨内侧半脱位。对于髌骨活动度过高的患者，也应避免外侧松解。

> **关键点**
>
> **并发症**
> * 外侧支持带松解的缺点：病例选择不当、松解不完全、松解过度或不适当、止血不充分
> * 近端矫正：如果内侧髌股韧带功能不足、内侧皱褶过度紧张，则容易失败
> * 远端矫正：髌腱固定失效、胫骨结节的延迟愈合或不愈合、骨块的骨折、矫正不充分、过度矫正导致的医源性内侧半脱位以及内固定物凸出
> * 其他罕见并发症：感染、间室综合征、神经血管损伤、深静脉血栓、肺栓塞、关节出血、皮下血肿、关节纤维化、低位髌骨和复杂性局部疼痛综合征

远端矫正手术相关的潜在并发症包括髌腱固定失效、胫骨结节的延迟愈合或不愈合、骨块的骨折、矫正不充分、过度矫正导致的医源性内侧半脱位及内固定物凸出。胫骨结节的快速愈合归因于阶梯式截骨和完整内侧组织的内在稳定性。如果胫骨结节

截骨过浅，导致骨块皮质较薄，骨折、延迟愈合或不愈合的可能性增加。可在截骨远端的胫骨皮质上钻一小孔，以防止截骨向远端延伸。用 2～3 枚直径较小的螺钉固定胫骨结节，以防止截骨骨块旋转。这些螺钉后期通常需要通过小切口取出。

在近端矫正术中，应在屈膝 30° 位对三根主缝线进行打结，然后进行膝关节屈伸活动，以确保活动范围和正常的髌股关节运动轨迹。内侧髌股韧带可能由于反复脱位或既往手术史而存在功能不足。对薄弱退化的内侧髌股韧带进行近端皱褶术可能会导致韧带拉伸和失效，应使用股四头肌腱移植物或其他肌腱移植物进行重建。内侧皱襞或内侧髌股韧带的过度紧张可能导致髌股关节接触面压力异常和软骨退化、疼痛和膝关节屈曲受限。

Parikh 和其同事 [135] 回顾了一家儿童医院 154 名 6—21 岁患者 179 例膝关节在进行内侧髌股韧带重建术后产生的并发症。这些并发症包括复发性髌骨不稳发作或不稳定，以及骨软骨骨折。将自体腘绳肌腱移植物穿过髌骨隧道使其成环状，再将游离端穿过内侧支持带与关节囊之间，置入股骨隧道内，并用界面螺钉进行固定。18 例并发症与手术方法不当有关，包括复发性髌骨不稳或疼痛（12 例）或髌骨骨折（6 例）。此外，有 8 例膝关节出现屈曲运动受限，需要在麻醉下进行松解。女性与并发症显著相关（RR=5.54，$P<0.001$）。作者提出了解决手术中技术问题的几点建议，包括单髌骨隧道，通过影像学确认股骨隧道的解剖位置，采用自体股薄肌腱移植物以使髌骨隧道最

小化，伸膝位检查髌骨的活动度以避免移植物过度紧张。值得注意的是，将内侧髌股韧带肌腱移植物与该韧带在髌骨内侧的止点"对接"缝合，可以避免钻取髌骨隧道并降低骨折的可能性。

Nelitz 和其同事[118] 在翻修前对 19 例内侧髌股韧带重建失败的原因进行了分析。一期内侧髌股韧带重建术采用游离股薄肌腱或半腱肌腱移植物，用界面螺钉固定股骨端，并通过一两个隧道进行髌骨固定。常见的失败原因是严重的滑车发育不良、股骨前倾增大未予矫正、股骨隧道定位错误和移植物过度紧张。4 名患者被认为不是合适的适应证，因为他们在手术前没有任何髌骨不稳的经历。

Stephen 和其同事[161] 评估了非解剖性内侧髌股韧带重建对尸体膝关节（46—88 岁）髌骨轨迹和髌股关节接触力学的影响。股骨隧道置于内侧髌股韧带解剖止点，或其近端 / 远端 5mm 处，并分别以 2N、10N 或 30N 的张力拉紧。研究人员报道说，在屈膝 30° 或 60° 时，以 2N 张力固定的解剖定向重建可使关节接触压力和轨迹恢复到正常范围内。近端或远端的股骨移植物隧道导致内侧压力和髌骨内倾的峰值和平均值显著增加（$P < 0.05$）。在 10N 或 30N 张力下拉紧移植物可引起内侧压力和倾斜显著增加。这些作者先前确定了内侧髌股韧带股骨止点最接近的等长点（取股骨内髁前后径为 100%）为距股骨内髁后缘 40%、远端 50%、前缘 60% 处[162]。股骨隧道的位置在该部位的近端或远端 5mm 时，长度显著增加（平均值 6.4mm；$P=0.005$）和缩短（平均值 9.1mm；$P=0.001$）。

Arendt 和其同事[6] 评估了 48 例慢性多发性髌骨外侧脱位患者 55 例膝关节的内侧髌股韧带股骨止点修复和重连的效果。其中包含 35 名女性和 13 名男性，手术时的平均年龄为 18 岁（范围为 12—42 岁）。所有患者均无高位髌骨或滑车发育不良。术后 2 年，46% 的患者出现再脱位损伤。在一项类似的研究中，Camp 和其同事[32] 报道了 29 例接受了慢性复发性髌骨外侧脱位手术的膝关节的内侧髌股韧带组织修复失败率为 28%。这些研究的结果强调了用解剖移植物代替有慢性缺陷的内侧髌股韧带组织的必要性。

其他术后并发症应该是非常罕见的，包括感染、间室综合征、神经血管损伤、深静脉血栓、肺栓塞、关节出血、皮下血肿、关节纤维化、低位髌骨和复杂性局部疼痛综合征，还应告知患者有髌股关节炎

症状加重的风险。

八、临床研究

（一）内侧髌股韧带重建

最近发表的关于内侧髌股韧带重建的临床研究总结见表 35-5 和表 35-6[159]。各种移植物都有使用，包括股薄肌和半腱肌腱、股四头肌腱、髌腱、同种异体移植物、大收肌和人工韧带，以及不同的固定方法。在大多数研究中，防止复发性脱位或半脱位事件以及日常生活活动评分被作为主要的结果因素。通常，少于 5% 的患者术后出现脱位或半脱位。使用最广泛的结果评分系统是 Kujala 评分[92]（0～100 分，见第 45 章），该评分旨在通过测量以下因素来评估髌股关节疾病：跛行、支撑、行走、爬楼梯、蹲坐、跑步、跳跃、长时间屈膝坐、疼痛、肿胀、膝关节半脱位、大腿肌肉萎缩和屈曲障碍。几乎所有的研究都报道了术后该评分在统计学上有显著的改善。

采用各种技术确定髌骨的稳定性，包括体格检查和应力位片[40, 41, 108, 109]。因为大多数研究人群只进行了术后短期随访（平均<5 年），患者术后髌股关节炎发生进展的百分比和手术防止髌骨脱位或半脱位的长期生存率仍是未知的。

关于测定内侧髌股韧带术后活动水平有两篇系统性综述。2010 年，Fisher 和其同事[61] 对 21 项研究（488 名患者）进行了回顾，但未能得出关于术后运动功能恢复情况的结论。这是因为这些研究未能使用测量结果来评估运动水平或膝关节状况对恢复运动能力的影响。2014 年，Matic 和其同事[102] 评估了包括 Tegner 活动评分在内的 10 篇文章（402 名患者）。因为只报道了术前和随访的平均分数，有 6 项研究没有提供恢复运动员患者的百分比和达到的水平。有 3 项研究提供的恢复运动的时间为 4～6 个月不等。这些研究人员发现，行内侧髌股韧带修复术的患者的脱位复发率高于重建的患者（分别为 27% 和 16%；$P < 0.000\ 1$）。

Bitar 和其同事[22] 进行了一项非手术治疗和内侧髌股韧带重建治疗急性首次髌骨脱位的随机对照试验。20 例（18—38 岁）仅接受物理治疗，21 例（12—37 岁）采用髌腱进行内侧髌股韧带重建。术后随访 2～5.1 年。非手术组的平均 Kujala 评分显著低于重建组（分别为 71 分和 89 分；$P=0.001$）。非手术组髌骨脱位 / 半脱位复发率为 35%，而重建组无复发病例。

表 35-5 内侧髌股韧带重建研究统计

研究者	受试者				移植物、固定方式、同时进行的操作		临床结果测量指标
	膝关节例数	平均年龄（范围）（岁）	平均随访时间（范围）（年）	F:M	移植物、手术步骤	同时进行的操作	
Siebold 等[150]（2014）	10	19—31	2（1~4）	5:5	股薄肌腱	ACI	Kujala, Lysholm, KOOS
Song 等[157]（2014）	20	21（13—34）	2.9（2~4.2）	10:10	采用腘绳肌腱通过 2 枚带线锚钉在内侧髌股韧带原髌骨止点处固定	无	Kujala, Lysholm, Tegner
Becher 等[11]（2014）	30	21	2.2（1.7~3.8）	20:10	将股薄肌腱固定于内侧髌股韧带股骨解剖止点。静态：将股薄肌和髌骨内上缘。动态：在鹅足处分离股薄肌，经髌骨隧道固定至髌骨近端	无	Kujala, Lysholm, Tegner
Berruto 等[16]（2014）	18	19（15—43）	3	7:9	生物活性人工韧带通过两髌骨隧道形成环状	无	Kujala, IKDC 主观评分, KOOS
Enderlein 等[54]（2014）	224	23（14—46）	1~5	162:78	将股薄肌腱固定在髌骨内缘隧道，并用螺钉固定内侧髌股韧带股骨止点	胫骨结节移位 23%	Kujala
Feller 等[58]（2014）	36	14.3—44.8	3.5±1.6	NA	将腘绳肌腱或半腱肌腱通过两髌骨隧道，并将移植物游离端穿入股骨隧道后用界面螺钉固定	胫骨结节移位 28%	作者的调查问卷
Hopper 等[82]（2014）	72	24（14—46）	2.6（1.1~6）	50:18	将腘绳肌腱穿过髌骨隧道，用界面螺钉固定；在等长点建立股骨隧道，用螺钉或带线锚钉固定	胫骨结节移位 30%	Kujala, Lysholm, Tegner
Li 等[94]（2014）	65	29±6	6.5	37:28	将异体胫前肌移植物固定于髌骨髁内缘沟内，缝合干髌骨上方筋膜，将其穿过股骨隧道，用生物可吸收界面螺钉固定	无	Kujala, Lysholm, Tegner
Lippache 等[97]（2014）	72	18（14—43）	2.1（2~3.8）	44:24	将股薄肌腱穿过髌骨内呈 V 形会聚的两隧道，再将其穿入股骨隧道，用生物可吸收界面螺钉固定	无	Kujala, IKDC, Tegner, 活动评级量表
Matsushita 等[103]（2014）	34	22	3（1~7.2）	28:6	19 例患者 TT/TG>20mm，15 例 TT/TG<20mm；MFPL ST，带线锚钉缝合至髌骨，双股肌腱穿入股骨隧道，用界面螺钉固定	高 TT/TG 组外侧松解 67%，对照组外侧松解 44%	Kujala, Lysholm
Kang 等[87]（2013）	82	29.4±5.6	2	50:32	随机进行 Y 移植物技术（分别拉紧 2 束先固定股骨）或 C 移植物技术（同时拉紧 2 束先固定髌骨）	Y 移植物组外侧松解 42%，C 移植物组外侧松解 38%	Kujala, Lysholm

（续表）

研究者	受试者				移植物、固定方式、同时进行的操作		临床结果测量指标
	膝关节例数	平均年龄（范围）（岁）	平均随访时间（范围）（年）	F：M	移植物，手术步骤	同时进行的操作	
Wang 等[177]（2013）	70	25（18—35）	4	35：23	单束 ST（26 例膝关节）或双束 STG（44 例膝关节）	所有病例均进行 VMO 前移	Kujala
Goyal[173]（2013）	32	25（10—48）	3.2（1～5.7）	22：10	表面移动 QT 10～12mm 宽，无髌骨隧道或骨性固定	无	Kujala
Deie 等[39]（2011）	31	22（12—34）	3.2（2～5）	24：5	ST，将圆柱形骨块置于股骨解剖止点处	无	Kujala
Han 等[75]（2011）	59	24（15—41）	5.7（3.1～7.1）	33：19	ST，髌骨横向双隧道	无	Kujala，Cincinnati
Panni 等[133]（2011）	51	28（16—60）	2.7（2～4.5）	37：11	ST，髌骨横向双隧道	无	Kujala，Lysholm，Larsen
Ahmad 等[1]（2009）	20	23（11—43）	2.6（2～3.2）		软组织移植物，股骨端用界面螺钉固定，髌骨对接技术，将移植物缝合至股内斜肌	外侧松解 60%	Kujala，IKDC，Lysholm，Tegner
Ronga 等[140]（2009）	28	32（19—40）	3.1（2.5～4）	7：21	ST 或股薄肌腱，髌骨横向双隧道	无	Kujala，Cincinnati
Sillanpaa 等[152]（2008）	47	20（19—24）	5～13	0：47	大收肌肌腱固定术 MPFL 重建（18）或髌骨近端端矫正（29）	无	Kujala，Tegner
Christiansen 等[34]（2008）	44	22（12—47）	1.8（1～2.7）	29：15	股薄肌腱自体移植物，用生物可吸收界面螺钉固定于股骨髁	27% 严重滑车发育不良者进行胫骨结节内移	Kujala，KOOS
Gomes[53]（2008）	24	19.3（16—24）	2.9（2.5～5.9）		ST 移植物（12）或带半腱大收肌腱移植物（12）；ST 游离移植物固定：两根缝线缝合至外侧支持带。大收肌腱移植物：一根缝线缝合至外侧支持带，外侧松解	无	ADL 评分
Nomura 等[124]（2007）	24	22.5（13—48）	11.9（8.4～17.2）	18：4	Leeds-Keio 人工韧带，螺钉固定	外侧松解 58%	Kujala，Crosby/Insall

ACI. 自体软骨细胞移植；ADL. 日常生活活动；F：M. 女性/男性比；IKDC. 国际膝关节文献委员会；KOOS. 膝关节损伤和骨关节炎结果评分；MPFL. 内侧髌股韧带；NA. 无；QT. 股四头肌腱；ST. 半腱肌；STG. 半腱肌-股薄肌腱；TT/TG. 胫骨结节/滑车沟；VMO. 股内斜肌

表 35-6 内侧髌股韧带重建结果

研究者	KUJALA 术前	随访	P 值	LYSHOLM 术前	随访	P 值	其他 术前	随访	P 值	其他表现
Siebold 等[150]（2014）	60±14	74±25	NS	63±15	74±19	NS	KOOS: 67±15 IKDC: 50±14	74±17 64±22	NS NS	MRI 显示 80% 的软骨病变完全填满
Song 等[157]（2014）	53±12	91±4	<0.001	49±11	91±5	<0.001				无反复脱位或半脱位；其中 1 例恐惧试验弱阳性，6 例髌骨挤压试验阳性
Becher 等[11]（2014）	NA	82~84	NA	NA	78~79	NA				动态–静态组间无差异；静态组 12 例和动态组 11 例推荐手术；1 例失败（动态组）
Berruto 等[16]（2014）	57±8	84±10	<0.01				KOOS: 42±4	83±9	<0.01	两例效果一般，无主要并发症
Enderlein 等[54]（2014）	62±17	80±18	<0.001				IKDC: 42±7	70±4	0.01	结果差的预后因素：年龄 >30 岁，女性，BMI>30，ICRS PF 分级 3~4 级
Feller 等[58]（2014）										• 再次脱位 4.6%，主观髌骨不稳 39%，翻修 3.2% • 单纯组膝前疼痛 40%；恢复组单纯组 81%，联合组 70%；在单纯组中，有更高比例的人恢复剧烈运动
Hopper 等[82]（2014）	NA	轻度组 =79，重度组 =50	0.000 1	NA	轻度组 =77，重度组 =47	0.000 1				• 89% 的膝关节有轻度的滑车发育不良，11% 有严重发育不良，所有严重发育不良的患者都有反复的脱位，而轻度患者只有 9% • 发生脱位轻度组结果显著较高；恢复运动 56%，重度组 43%

（续表）

研究者	KUJALA 术前	KUJALA 随访	KUJALA P值	LYSHOLM 术前	LYSHOLM 随访	LYSHOLM P值	其他 术前	其他 随访	其他 P值	其他表现
Li 等[94]（2014）	53±3	90±6	<0.05	47±5	92±6	<0.05				无并发症、无翻修、无反复脱位
Lippacher 等[97]（2014）	66	87.5	<0.01						<0.01	• 62 例术前参加运动的患者均恢复运动，33 例恢复到相同运动水平，29 例恢复到较低的运动水平 • 影响预后的重要因素：年龄较小，术前运动水平较高。2 例复发性脱位，5 例半脱位
Matsushita 等[103]（2014）	高 TT/TG 组：75 对照组：67	92 92	<0.000 1 <0.000 1	高 TT/TG 组：79 对照组：71	95 92	<0.000 1 <0.000 1	IKDC：60	80	<0.01	随访时组间结果评分无差异；没有复发性脱位；19% 的高 TT/TG 组组和 5% 的对照组恐惧试验阳性
Kang 等[87]（2013）	Y 移植物组：53 C 移植物组：52	96 91	<0.000 1 <0.000 1	Y 移植物组：51 C 移植物组：50	92 88	<0.000 1 <0.000 1				Y 移植物组评分较高，但临床意义尚不明确；无复发性脱位或半脱位
Wang 等[177]（2013）				NA	双束 = 92，单束 = 80	<0.001				髌骨不稳；单束为 27%，双束为 4.5%
Goyal[73]（2013）	49±10	91±8	0.001							无脱位或半脱位
Deie 等[39]（2011）	64	95	0.05							无复发性脱位；1 例患者恐惧试验阳性，需要外侧支持带重建
Han 等[75]（2011）	41	83	<0.001				Cincinnati：51	89	<0.001	无反复复脱位或半脱位；7 例偶有不稳感；所有患者都回到了术前的运动水平

（续表）

研究者	KUJALA			LYSHOLM			其他			其他表现
	术前	随访	P 值	术前	随访	P 值	术前	随访	P 值	
Panni 等[133]（2011）	57±18	87±14	<0.01	58±20	88±16	<0.01				无复发性脱位；64% 的人回到了相同的运动水平；87% 的人对疼痛缓解表示满意
Ahmad 等[1]（2009）	50	88	<0.001	50	89	<0.001	IKDC: 42	82	<0.001	无复发性脱位；所有人恢复到术前的水平运动
Ronga 等[140]（2009）	45	83	0.03				Cincinnati: 52	89	0.001	3 例（11%）出现复发性脱位；与对侧相比，峰值力矩时的等速肌力、总功输出，平均功率显著下降（P<0.05）
Sillanpaa 等[152]（2008）	NA	重建组 88，矫正组 86								重建组 7% 和矫正组 14% 出现复发性脱位；放射学检查发现矫正组 17% 患有髌骨关节炎，重建组无一例发生
Christiansen 等[34]（2008）	46	84								64% 的患者无 ADL 疼痛；59% 无运动疼痛；1 例脱位，3 例有半脱位感觉，41% 的患者恐惧试验阴性，43% 的患者有髌骨疼痛；1 例髌骨骨折
Gomes 等[53]（2008）							ADL: ST50±4 大收肌 51±4	73±2 73±1	NS NS	ST 组没有脱位，8 例进行娱乐运动；大收肌组有 1 例半脱位，4 例进行娱乐运动
Nomura 等[124]（2007）	63	94	<0.000 1							88% 临床结果满意；2 例脱位或半脱位，5 例恐惧试验阴性；X 线片显示 5 例患者 PF 关节炎轻度进展，2 例明显进展

ICRS. 国际软骨修复协会；IKDC. 国际膝关节文献委员会；KOOS. 膝关节损伤和骨关节炎结果评分；NA. 无；NS. 不显著；TT/TG. 胫骨结节 / 滑车沟

Berard 和其同事评估了内侧髌股韧带重建术后股骨隧道扩大的影响[15]。取自体股薄肌腱移植物，将其对折并穿入股骨隧道，用生物可吸收界面螺钉固定。移植物的游离端穿过两个髌骨隧道。对 55 例膝关节平均随访 3 年（范围为 1～6 年），23 例（42%）隧道增大，平均横截面积为（105±20）mm²，其他 32 例膝关节为（58±11）mm²。两组患者在年龄、BMI、滑车发育不良发生率、隧道位置不佳、复发性脱位、IKDC 评分等方面无差异。但是，隧道扩大组的平均髌骨高度明显增高（分别为 1.17 和 1.80；$P=0.03$）。作者的结论是，尽管内侧髌股韧带重建术后股骨隧道扩大较为常见，但它并不影响复发性不稳的风险。

Hopper 和其同事通过 72 例膝关节研究了股骨隧道位置和滑车发育不良对腘绳肌腱内侧髌股韧带重建结果的影响[82]。89% 滑车发育不良程度为 A 级或 B 级（低度），11% 为 C 级或 D 级（高度）。高度组的所有患者均有反复的脱位，并且 Kujala、Lysholm 和 Tegner 评分明显较低。排除这些患者后，与非解剖位隧道相比，经解剖位股骨隧道重建的膝关节（从内侧髌股韧带的解剖止点到股骨隧道中心的平均距离<10mm），其复发性脱位更少，临床评分更高。反复脱位与滑车发育不良程度的增加（$P<0.001$）及非解剖位股骨隧道有关（$P=0.02$）。4 例术后发生髌骨骨折，2 例发生胫骨粗隆撕脱骨折，这些都是由术中的技术错误导致的。Larson 和其同事[94]也报道了类似的结果，即非解剖位股骨隧道对临床结果存在不利影响。

我们目前正在对接受了之前所述的自体股四头肌腱移植物内侧髌股韧带重建术的患者进行随访。在这 80 例患者的数据库中，有 43 例患者（44 例膝关节）术中的髌股关节软骨是完整的。该亚组由 30 名女性和 13 名男性组成，手术时的平均年龄为 20 岁；77% 的患者不到 20 岁。所有这些患者术后平均随访 6 年（范围为 2～10 年）。所有患者术前均有脱位损伤或反复半脱位发作，并伴有日常活动引起的疼痛。随访时，Cincinnati 膝关节评分的平均值（$P<0.01$）、肿胀（$P<0.01$）、轻度打软腿（$P<0.0001$）、重度打软腿（$P<0.05$）、行走（$P<0.01$）、蹲坐（$P<0.01$）、患者对膝关节状况的感知（$P<0.0001$）均有显著改善。在 43 例膝关节中有 41 例（95%）存在功能健全的内侧髌股韧带，可以防止半脱位和脱

位。2 例患者由于复发性脱位需要翻修。如前所述，这种简化的内侧髌股韧带重建具有使用自体移植物而非同种异体移植物的优点，无须获取腘绳肌腱，并且避免了髌骨钻孔引起的疼痛或骨折等潜在并发症。重要的是，通过将软组织缝合固定于内侧髌股韧带股骨止点，可即刻运动膝关节，以防内侧限制结构过度紧张。该手术还涉及整个内侧支持带的软组织平衡和张力，包括内侧髌股韧带和内侧髌半月板韧带组织。

（二）髌股关节软骨损伤的手术效果

1. 自体软骨细胞移植　一些临床研究（表 35-7）[9, 12]和系统综述（表 35-8）[28, 50, 70, 112, 113]发表了关于使用自体软骨细胞移植治疗髌骨和滑车损伤的结果。大多数研究使用第一代 ACI，按 Brittberg 和其同事[29]最初描述的方法植入，并报道了不同结果。Mandelbaum 和其同事[99]对 40 名术后患者进行了随访，平均随访 4.9 年，其中 28% 的患者同时进行了外侧松解或 Fulkerson 手术。研究人员报道，Cincinnati 疼痛评分和整体膝关节状况评分有显著改善。然而，近 1/3 的患者因 ACI 相关问题需要进一步手术，22% 的患者手术失败。Minas 和其同事[111]报道了 210 例 ACI 移植的存活率和预后，却并未提供髌股关节 ACI 移植的数据；然而，与胫股关节移植相比，髌股关节移植的失败率更高（10 年分别为 70% 和 79%）。Biant 和其同事[17]报道了 36 例髌骨 ACI 的 10 年治疗结果。9 例（25%）移植失败，并且均需进一步手术。

Gillogly 和 Arnold[68]对 25 例因单纯髌骨损伤行 ACI 的膝关节进行了平均 7.6 年的随访。IKDC、Cincinnati 和 Lysholm 评分有显著改善。然而，40% 需要再次手术，主要是因为骨膜过度增生。作者改进了他们的手术技术，用可吸收的胶原蛋白膜代替骨膜移植。

Gobbi 和其同事[69]对 34 名接受第二代 ACI 透明质酸移植物 C（Fidia 高级生物聚合物）治疗的患者进行了随访。这是一种组织工程移植物，由生长在以透明质酸为基础的三维支架上的自体软骨细胞组成。10 例患者还接受了髌骨矫正手术。术后平均 6.3 年随访时，IKDC 主观评分平均值有显著改善（$P<0.001$）。在 IKDC 客观膝关节评分中，91% 为正常或接近正常。然而，同时进行矫正手术的患者评分较低，而且第 5 年的评分较第 2 年有所下降。

表 35-7 自体软骨细胞植入治疗髌股关节病变的研究统计

研究者	膝关节例数	年龄（岁）	平均随访时间（范围）（年）	F:M	受试者 ACI	同时进行的操作	临床结果测量指标
Siebold 等[150]（2014）	10	19～31	2（1～4）	5：5	关节镜下植入培养的三维球形软骨细胞	MPFL 重建	Kujala, Lysholm, KOOS
Gomoll 等[71]（2014）	110	33（15—55）	7.5（4～16）	64：46	第一代	75 例（69%）胫骨结节截骨术，45 例（41%）LR，22 例（20%）VMO 前移	IKDC, Cincinnati, WOMAC, SF-36, 膝关节协会
Minas 等[111]（2014）	NA	NA	≥10	NA	第一代	NA	生存分析
Filardo 等[60]（2014）	49	31±10	≥5	16：33	接种于以透明质酸为基础的三维支架上的生物工程软骨细胞（透明质酸移植物 C）	29 例（59%）胫骨结节截骨术，32 例（65%）LR	IKDC, Kujala, Tegner
Biant 等[17]（2014）	36	29	≥10	23：13	第一代，I/III 型胶原膜或骨膜	无	Cincinnati, Stanmore/Bentley
Gillogly 和 Arnold[68]（2014）	23	31±7	7.6（5.1～11.4）	12：11	第一代	所有人均行胫骨结节移位	Cincinnati, IKDC, Lysholm, SF-12
Macmull 等[98]（2012）	48	35（17—50）	3.3	34：14	第一代胶原膜（25）或 MACI（23）	无	改良 Cincinnati, Stanmore/ Bentley
Vanlauwe 等[172]（2012）	38	30（14—49）	3.1（2～6）	25：12	被胶原膜覆盖的 ACI, 特征化软骨细胞	12 例（31%）Fulkerson	KOOS
Bentley 等[14]（2012）	24	NA	10	NA	第一代胶原膜或骨膜（20），马赛克术（4）	无	生存分析
Vasiliadis 等[173]（2011）	92	35（14—57）	12.6	NA	第一代	21 例胫骨结节移位＋内侧折叠 MPFL+VMO+LR；8 例 EMM 重建；1 例内侧折叠＋滑车成形；1 例 LR+滑车成形；4 例胫骨截骨	Lysholm, Tegner
Pascual-Garrido 等[136]（2009）	52	32（16—49）	4（2～7）	26：26	第一代	28 例 Fulkerson；4 例 LR；2 例外侧半月板同种异体移植物；1 例自体软骨移植 MFC	Lysholm, IKDS, KOOS, Cincinnati, Tegner, SF-36

（续表）

研究者	受试者					同时进行的操作	临床结果测量指标
	膝关节例数	年龄（岁）	平均随访时间（范围）（年）	F:M	ACI		
Gobbi 等[69]（2009）	34	31（15—55）	6.3（5~8.7）	11:23	接种于透明质酸支架上的 ACI	10 例髌骨矫正；5 例半月板切除；1 例 ACL 重建	IKDC, Tegner
Gigante 等[67]（2009）	12	31	3	6:6	MACI	均行 Fulkerson 手术	Kujala, Lysholm, Cincinnati, Tegner
Niemeyer 等[121]（2008）	70	34	3.2（1.1~5.3）	NA	第一代或接种于三维 PLGA 级毛膜	无	IKDC, Lysholm, Cincinnati 运动等级评分
Mandelbaum 等[99]（2007）	40	37（16—48）	4.9（2~7）	12:28	第一代	28%LR 或 Fulkerson 手术，15% 碎片再连或清除，13% 半月板修复或半月板切除	Cincinnati
Kreuz 等[91]（2007）	118	34（18—48）	3	49:69	第一代	无	Cincinnati 运动等级评分
Steinwachs 和 Kreuz[160]（2007）	63	32（18—50）	3	32:31	第一代 I/III 型胶原膜	无	Cincinnati
Farr[55]（2007）	38	31（14—50）	3（0.5~5.1）	17:21	第一代	28 例前内移；2 例外侧半月板移植，2 例 LR；1 例 MPFL 重建；1 例 ACL 重建；1 例内侧松解	Cincinnati, Lysholm
Henderson 和 Lavigne[80]（2006）	44	14—56	0.7~4.6	23:21	第一代	22 例近端-远端矫正	IKDC, Cincinnati, SF-36
Minas 和 Bryant[110]（2005）	45	36（15—54）	3.9（2~7）	18:27	第一代	21 例胫骨结节截骨：7 例胫骨结节截骨+高位胫骨截骨；1 例高位胫骨截骨	SF-36, WOMAC, Cincinnati

ACI. 自体软骨细胞移植；ACL. 前交叉韧带；EMM. 伸膝装置对线不良；F:M. 女性/男性比；IKDC. 国际膝关节文献委员会；KOOS. 膝关节损伤和骨关节炎结果评分；LR. 外侧松解；MACI. 基质辅助软骨细胞移植；MFC. 股骨内侧髁；MPFL. 内侧髌股韧带；NA. 无；PLGA. 聚乳酸羟基乙酸共聚物；SF-36. 医疗结果研究简表 36 条同卷；VMO. 股内斜肌；WOMAC. 西安大略和麦克马斯特大学骨性关节炎指数

表 35-8 自体软骨细胞植入治疗髌股关节病变的结果

研究者	IKDC 术前	IKDC 随访	IKDC P值	Cincinnati 术前	Cincinnati 随访	Cincinnati P值	Lysholm 术前	Lysholm 随访	Lysholm P值	其他 术前	其他 随访	其他 P值	其他表现
Siebold 等[150]（2014）	50±14	64±22	NS				63±15	74±19	NS	KOOS: 67±15	74±17	NS	MRI 显示 80% 的软骨缺损完全填充
	40	69	<0.0001							Kujala: 60±14	74±25	NS	
Gomoll 等[71]（2014）										WOMAC: 50	28	<0.0001	84% 认为有改善，92% 会再次手术；8% 失败，16% 没有改善
										膝关节协会关节: 61	85	<0.0001	
										膝关节协会功能: 58	72	<0.0001	
Minas 等[111]（2014）													生存率：70% 在 10~15 年
Filardo 等[60]（2014）	38±14	77±18	<0.001							Kujala: 48±15	85±14	<0.001	与髌骨病变相比，滑车病变的临床结果更好；没有翻修；6% 没有改善
Biant 等[17]（2014）				10例移植物完整的患者：63% 优良，30% 良好，7% 一般									术后平均 5.8 年失败率为 25%（1~8 年）
Gillogly 和 Arnold[68]（2014）	43	76		ACI组：42	48	<0.0001	40	79	<0.0001				83% 的患者结果优良或良好，91% 的患者感觉膝关节有所改善，33% 因骨膜肥厚再次手术，1例失败
				MACI组：48	61								
Macmull 等[98]（2012）													患者术前症状平均 7.5 年

（续表）

研究者	IKDC 术前	IKDC 随访	IKDC P值	Cincinnati 术前	Cincinnati 随访	Cincinnati P值	Lysholm 术前	Lysholm 随访	Lysholm P值	其他 术前	其他 随访	其他 P值	其他表现
Vanlauwe 等[172]（2012）										KOOS: 64	73	0.000 1	MRI 显示 26% 肥厚性充盈缺损，26% 完全填充；18% 关节纤维化（短暂性），16% 在 F/U 期内存在弹响或疼痛
Bentley 等[14]（2012）													失败率：5%ACI，25% 马赛克移植术
Vasiliadis 等[173]（2011）							70	79	NS				93% 会进行再次手术；5% 失败并进行翻修；29% 骨膜肥厚，8% 关节纤维化
Pascual-Garrido 等[136]（2009）	31	57	<0.001	43	63	<0.001	37	63	<0.001	所有均为 KOOS		<0.001	82% 非常满意，72% 会进行再次手术；ACI 联合前内移比单纯 ACI 具有更好的临床结果；8% 失败；25% 的患者在 F/U 期内存在骨膜移植物肥厚
Gobbi 等[69]（2009）	46	77	<0.001							IKDC客观评分 91% 正常/接近正常			第 5 年评估时的 Tegner 评分较第 2 年下降；同时进行矫正术的患者评分较低且第 5 年评估时的评分较第 2 年下降；1例失败
Gigante 等[67]（2009）							55	92		Kujala: 52	88.5	NA	所有患者均恢复运动，除 1 例患者外，其他患者均满意
Niemeyer 等[121]（2008）	NA	62 ± 21					NA	73 ± 22					83% 回到伤前体育活动水平；84% 膝关节状况改善；81% 会进行再次手术

（续表）

研究者	IKDC 术前	IKDC 随访	IKDC P值	Cincinnati 术前	Cincinnati 随访	Cincinnati P值	Lysholm 术前	Lysholm 随访	Lysholm P值	其他 术前	其他 随访	其他 P值	其他表现
Mandelbaum 等[99]（2007）				疼痛评分：2.6±1.7；总体状况 3.1±1.0	6.2±2.4；6.4±1.7	<0.0001；<0.0001							同期手术对结果无影响；F/U 期内 28% 存在粘连、骨膜瓣分离、游离体、纤维化组织、膝关节活动度下降；22% 失败
Kreuz 等[91]（2007）													术后 3 年，96% 的患者恢复受到伤前的运动水平；4% 因骨膜肥厚进行手术的患者活动水平下降；活动水平最高（1）的患者比运动水平较低的患者有更好的临床和 MRI 结果
Steinwachs 和 Kreuz[160]（2007）				80% 膝关节评分为好、很好或优良									85% 的 ICRS 评分正常/接近正常；对病灶位置及预后无影响；5% 进行翻修
Farr[55]（2007）							56	86	<0.0001				F/U66%：18% 主要为力学症状，13% 关节纤维化，8% 明显疼痛
Henderson 和 Lavigne[80]（2006）	42±17	68±23	<0.05										14% 结果较差；行矫正术的患者的患者在所有类别评分较高
Minas 和 Bryant[110]（2005）										WOMAC：39；膝关节协会疼痛：54；膝关节协会功能：65	23；79；78	<0.0001；<0.0001；<0.0001	71% 评价结果为良好/优秀，22% 为一般，7% 为较差；18% 失败

ACI. 自体软骨细胞移植；F/U. 随访；ICRS. 国际软骨修复协会；IKDC. 国际膝关节文献委员会；KOOS. 膝关节损伤和骨关节炎结果评分；MRI. 磁共振成像；MACI. 基质辅助软骨细胞移植；WOMAC. 西安大略和麦克马斯特大学骨性关节炎指数

Filardo 和其同事[60] 报道了 49 例在以玻璃酸钠为基础的三维支架上植入自体软骨细胞的患者（玻璃酸钠移植物 C，Fidia 高级生物聚合物实验室）。13 名患者也进行了外侧松解，6 名患者进行了矫正。5 年后，平均 IKDC 主观评分和 Kujala 评分发生了显著的改善。滑车病变患者的预后优于髌骨病变患者，后者接受了更多的联合手术（外侧松解、胫骨结节截骨）。

据其他研究者报道，同时进行 ACI- 矫正术的患者与单独接受 ACI 的患者相比，结果要么更好，要么相当[55, 80, 173]。例如，Vasiliadis 和其同事[173] 对 92 例 ACI 患者进行了随访，其中 38 例接受了某种类型的矫正手术。术后平均随访 12.6 年，该组患者 Lysholm 评分改善，93% 的患者表示愿意再次接受手术。接受矫正手术的患者与单纯 ACI 患者的临床评分结果无显著差异。此外，与单独的 ACI 相比，矫正手术可降低骨膜肥厚的发生率（分别为 16% 和 39%；$P=0.01$）。然而，与单独的 ACI 相比，矫正手术导致较高的并发症发生率（分别为 29% 和 13%；$P=0.05$），如关节纤维化和层离。

Trinh 和其同事[169] 进行了系统性的综述，以确定联合 ACI 和矫正手术与单独 ACI 的结果是否存在差异。11 项研究包括 366 名受试者，其中 84 人（23%）同时接受胫骨结节截骨术。第一代和第二代 ACI 研究均包括在内。作者报道了两组患者临床结果均显著改善（IKDC 主观评分、Cincinnati、Lysholm、KOOS、Tegner、SF-36），3 项直接比较这些组的研究显示，接受合并手术的患者改善程度更高。总体并发症发生率为 15.2%，大部分与骨膜补片肥厚或凸出有关。这篇综述的 11 篇研究中，有 10 篇是Ⅲ级或Ⅳ级的，并且在病变、受试者、既往手术和随访时间方面存在显著的异质性。

Tompkins 和其同事进行了一项小样本病例系列研究，采用微粒状青少年同种异体关节软骨移植（新一代自然组织移植；Zimmer）治疗髌骨缺损[167]。随访了 15 例膝关节，平均随访时间为（28.8±10.2）个月，其中 10 例膝关节同时接受了各种伸膝装置的手术。随访时 MRI 显示 11 例膝关节的 ICRS 软骨修复评分正常或接近正常，除 3 例外，其余均显示 90% 或更大的缺损表面区域的填充。5 名患者恢复到症状前的活动水平；然而，有 7 例在爬楼梯或久坐后出现膝前疼痛。3 例患者因移植问题需要进行后续手术。

Farr 和其同事[56] 也对 11 例有滑车软骨缺损的膝关节和 18 例有股骨髁软骨缺损的膝关节进行了该手术。该结果是针对所有行联合手术的膝关节，而该手术对滑车软骨缺损的结果是未知的。

2. 自体骨软骨移植　关于自体骨软骨移植治疗髌股关节软骨缺损的资料很少[7, 13, 59, 76-78, 120]。Hangody 和其同事[78] 总结了 1097 例自体骨软骨移植的结果，其中 137 例是针对髌股关节病变。大部分患者（百分比不详）同时进行了髌骨矫正手术。术后 1～10 年采用多种评分系统（改良美国特种外科医院评分、改良 Cincinnati 评分、Lysholm 评分）评估结果。临床评分在 74% 的患者中显示出"良好到优良"的结果，这是唯一一报道过的数据。Hangody 和其同事[76] 也回顾了 383 名职业运动员的手术结果。26 例患者接受了髌骨或滑车软骨缺损修复手术。髌股关节手术中唯一报道过的数据是平均美国特种外科医院评分，与术前相比没有明显改善。

Astur 和其同事[7] 评估了 33 例因直径为 1～2.5cm 的全层髌骨病变接受自体骨软骨移植治疗的患者。28 例膝关节只有 1 个骨塞，5 例膝关节需要 2 个骨塞。术后平均随访 2.5 年，Lysholm、Fulkerson、Kujala 和 SF-36 评分有显著改善（$P<0.05$）。术后 6 个月的 MRI 显示，83% 的骨塞完全骨长入，术后 1 年增长为 100%。3 例术后关节纤维化患者成功地接受了关节镜下松解。

Nho 和其同事[120] 评估了 22 例因髌骨病变接受自体骨软骨移植手术患者的临床和 MRI 结果，术后平均随访 2.4 年（范围为 1.5～4.8 年）。其中包含 12 名男性和 10 名女性，手术时的平均年龄为 30 岁（范围为 15—57 岁）。所使用骨塞的平均数量为 1.8 个（范围为 1～7 个），20 例患者植入 1～2 个骨塞。9 例患者同时进行了远端矫正。平均 IKDC 评分从术前的（47±14）分提高到随访时的（74±12）分（$P<0.05$），平均日常生活活动评分由术前的（60±17）分提高到随访时的（85±8）分（$P<0.05$）。MRI 显示 67%～100% 的填充修复，64% 的患者关节软骨界面裂隙<2mm。有 1 例手术失败，该患者需要 4 个骨塞才能完成手术。

Figueroa 和其同事[59] 报道了他们对 10 名年龄在 15—38 岁的男性患者的手术结果，这些患者术后平均随访 3.1 年。每名患者都需要额外的手术来治疗髌骨不稳和对线不良。研究者报道 Lysholm 评分有所改善，并且术后 IKDC 主观评分的平均值为 93.6 分（范围为 92～96 分）。术后 6～10 个月的 MRI 显示移植物和周围软骨组织的 ICRS 评分正常或接近正常。

（三）我们对髌股关节软骨损伤术式的研究

我们前瞻性地随访了所有在我们中心进行过髌骨自体骨软骨移植手术的患者。1996 年 7 月—2010 年 2 月，共对 43 例单纯髌骨病变的膝关节进行了 53 次自体骨软骨移植手术。在论文撰写时，其中 23 例已经失败，剩下 30 例平均随访了 5.6 年（范围为 2.3～10.1 年）。23 例失败手术发生在 18 名女性和 5 名男性中，他们手术时的平均年龄为 35.5 岁（范围为 26—50 岁）。从手术到失败的平均时间（定义为自体骨软骨移植翻修、全膝关节置换术、髌骨切除术、异体髌骨移植或被认为需要上述任何手术的患者）为 3 年（范围为 0.4～10 年）。除了 6 名患者外，其余所有患者的膝关节都受到了损伤——8 名患者在日常活动中，6 名在工作活动中，3 名在运动中。从受伤或出现症状到接受自体骨软骨移植手术的平均时间为 9 年（范围为 0.2～27 年）。

在撰写本文时，有 30 例接受髌骨自体骨软骨移植手术的患者存活，其中有 23 例女性和 7 例男性。平均年龄为 33 岁（范围为 14—45 岁）。16 例患者有外伤史，14 例患者症状逐渐出现，无外伤史。从损伤或症状出现到手术的平均时间为 7.7 年（范围为 0.6～23.6 年）。在最近的随访中 [数据来源于 25 例患者，平均随访 5.6 年（范围为 2.3～10.1 年）]，11 例患者认为他们的膝关节状况很好，8 例良好，4 例一般，2 例较差。18 例患者能够顺利参加低强度运动。3 例患者可以正常进行日常活动，4 例患者在日常活动中出现问题。其中 7 名患者的功能评分为失败，因为他们的疼痛评分与术前评分相比没有改善。

我们对年龄在 50 岁或 50 岁以下的患者进行了系统的综述，以确定大面积（≥4cm²）、有症状的髌股关节病变的手术结果[126]。共纳入 18 篇文献，840 例膝关节。其中有 613 例膝关节接受了 ACI，193 例膝关节接受了髌股关节成形术，34 例膝关节接受了同种异体骨软骨移植。仅有 4 项研究进行了长期随访，并使用 21 种不同的结果测量指标来确定膝关节功能。如果将手术失败、功能一般或较差的膝关节考虑进来，则髌股关节成形术后不能达到疗效的患者比例平均为 22%，同种异体骨软骨移植术后为 33%，ACI 术后为 8%～60%（图 35-20）。本综述的结果表明，在年轻的大面积髌股关节病变患者中，所有这三种术式的结果都是不可预测的。因此，接受软骨修复手术的髌股关节软骨损伤患者应了解，这些手术可能减轻或不减轻关节炎相关症状。如第 37 章所述，在中年患者中，髌股关节成形术的应用增加。

（四）滑车成形术的研究结果

最近的一项系统性综述对 11 项研究进行了回顾，

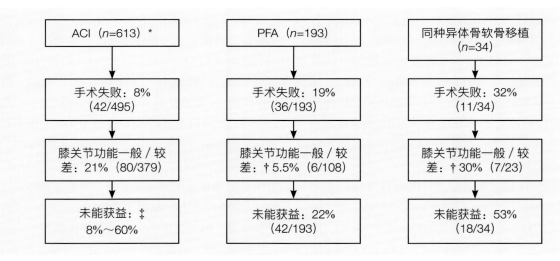

▲ 图 35-20　未能从手术中获益的患者比例

*. 对于自体软骨细胞移植（ACI），一项研究没有提供失败率，三项研究不能确定膝关节功能的好坏；†. 对于髌骨关节置换术（PFA），一项研究不能确定膝关节功能的好坏；‡. 由于不清楚手术失败的患者是否也包括在膝关节功能分类一般和较差的患者中，所以在某些研究中无法精确地计算出该比率的平均值。对于所有其他的 PFA 研究和所有的同种异体骨软骨移植研究，只在假体或同种异体移植物存活的患者中确定膝关节功能的好坏（引自 Noyes FR, Barber-Westin SD. Advanced patellofemoral cartilage lesions in patients younger than 50 years of age: is there an ideal operative option? *Arthroscopy*. 2013; 29: 1423-1436.）

其中包括了 339 例接受了滑车成形的膝关节，发现临床评分量表（Kujala、IKDC、KOOS）有了显著的改善，整体并发症发生率为 13.4%[156]。29 例膝关节疼痛加重，12 例膝关节运动受限，3 例膝关节再次脱位。

Blond 和 Haugegaard[24] 对 31 名患者的 37 例膝关节进行了 1～4.7 年的随访，这些患者接受了经他们改良关节镜下 Breiter 滑车成形术和内侧髌股韧带重建（表 35-9）。这些研究者报道说，87% 的患者的结果是可以接受的，不需要进一步的手术，也没有复发的髌骨脱位。因此作者假设，与单独内侧髌股韧带重建相比，这种联合手术将减少关节应力、疼痛和继发的软骨磨损；然而，这项研究无法解释这一理论。

有一项研究通过对 31 例膝关节进行平均 7 年的术后随访评估了 Dejour 技术的结果[129]。所有患者均按需要行胫骨粗隆远端移位或内移等附加手术。术后无髌骨脱位，随访时髌骨轨迹均正常。轴位片上无髌股关节炎的证据。本研究中所有患者既往均未接受过髌股关节手术，平均年龄 21 岁，90% 的患者滑车ICRS 关节软骨等级为 I 级或 II 级（正常或接近正常）。

在另一项针对 24 例既往髌股关节手术失败的膝关节的研究中，Dejour 和其同事[42] 报道称，术后平均随访 5.5 年，没有出现严重的并发症，满意率为100%。然而，25% 的患者恐惧试验仍为阳性，28%的患者疼痛无变化或加重。

Banke 和其同事[8] 通过 17 名患者（18 例膝关节）对 Bereiter 技术联合股薄肌腱内侧髌股韧带重建的疗效进行了研究，他们的平均年龄为（22±5）岁。术后平均随访 2.5 年，除 1 例外，所有患者均满意，无复发性髌骨脱位。这些患者在手术时均未发生髌股关节间室退行性改变，并且在此之前均未经历过重大手术。2 例患者需要在关节镜下松解粘连以治疗早期关节纤维化，1 例患者需要进行内侧髌股韧带重建翻修。

Fucestese 和其同事[63] 报道称 Bereiter 技术的结果较差，这些患者均未同时进行内侧髌股韧带重建。对 44 例膝关节进行平均 4 年的随访，2 名患者需要进一步的稳定手术，另外 6 名患者在日常活动中有不稳的感觉。16 例膝关节的 MRI 显示有滑车外侧面软骨损伤。这些作者现在联合使用内侧髌股韧带重建和滑车成形术。

九、病例示范

急性髌腱断裂

图 35-21 显示了急性髌腱断裂的手术技术。在图 35-21A 中，术前的照片显示了一位摔倒后急性髌骨腱断裂的患者，其膝关节前方皮下出血。术前MRI 显示整个髌腱广泛损伤。在图 35-21B 中，初步探查显示髌腱实质部分断裂呈马尾状。图 35-21C和 D 所示为间断棒球式锁定缝合修复法，根据肌腱断裂部位从肌腱远端缝至肌腱近端或通过髌骨隧道。在这种情况下，进行肌腱对肌腱的修复。在胫骨结节和髌骨远端 1/3 处穿两根钢丝。在胫骨结节和股四头肌远端髌骨附着处穿一根钢丝作为张力带。使用钢丝固定确实需要后期拆除；然而，它提供了一个牢固的低横截面固定，这相对于合成线带是一个优点。

术中调整修复后的髌腱长度，并通过 X 线透视检查证实与对侧膝关节术前 X 线一致。重要的是，术后 2 周内立即开始 0°～90° 范围内的运动，同时进行股四头肌运动，以防止出现低位髌骨。钢丝固定允许早期在伸膝位下进行负重。本例患者不需要进行 STG 移植物加强术，但如果髌腱严重断裂，导致肌腱一期缝合困难时，则有手术指征。术后 8 周，患者结果良好并已脱离拐杖，恢复正常的膝关节活动范围，髌骨高度正常且与对侧膝关节相当。嘱其在术后 20 周内不要在上下楼时使术侧肢体完全负重，在术后 6 个月之内不要参加体育活动。

表 35-9 重度滑车发育不良行滑车成形术的临床效果

研究者	受试者					手术方式	并发症	脱位复发率(%)	结果	
	膝关节例数/患者	随访(年)	既往PF手术史	年龄(范围)(年)	F:M				评定量表(2014)	满意度、活动恢复率
Blond 和 Haugegaard[24] (2014)	37/31	1~4.7	16例既往PF手术	19 (12—39)	21:10	改良 Bereiter (关节镜下); 采用股薄肌腱进行 MPFL 重建	2例继发髌骨结节内移, 3例外侧松解	0	• 术前 Kujala 评分 64 (范围为 12~90), F/U95 (范围为 47~100), • 术前 KOOS 疼痛评分 86 (范围为 42~97), F/U94 (范围为 53~100), • 术前 KOOS 运动评分 40 (范围为 0~95), F/U85 (范围为 20~100)	93% 满意; 55% 恢复运动/最大活动
Banke 等[8] (2014)	18:17	2~3.3	4例既往PF手术	22±5	11:6	Bereiter; 采用股薄肌腱进行 MPFL 重建	2例关节镜下粘连松解, 1例 MPFL 过紧翻修	0	• 术前 Kujala 评分 51 (范围为 7~86), F/U88 (范围为 59~103), • 术前 IKDC 评分 49 (范围为 11~82), F/U82 (范围为 49~99)	94% 满意
Ntagiopoulos 等[129] (2013)	31:27	2~9	无既往PF手术	21 (14—47)	13:14	Dejour; 所有患者均进行联合手术	2例断钉取出, 1例 DVT	0	• 术前 Kujala 评分 59 (范围为 28~81), F/U87 (范围为 49~100), • 术前 IKDC 评分 41 (范围为 25~80), F/U82 (范围为 40~100)	94% 满意; 87% 恢复到之前的活动水平
Dejour 等[42] (2013)	24:22	2~15.9	均有既往PF手术	23 (14—33)	1:33	Dejour; 所有患者均进行联合手术	1例断钉取出	0	• 术前 Kujala 评分 44 (范围为 25~73), F/U82 (范围为 61~100), • 术前 IKDC 评分 51 (范围为 23~75), F/U77 (范围为 53~100)	所有患者均满意; 95% 恢复到之前的活动水平
Nelitz 等[115] (2013)	26:23	2~3.5	13例既往PF手术	19 (15~23)	9:14	Bereiter; 采用股薄肌腱进行 MPFL 重建	无	0	• 术前 Kujala 评分 79 (范围为 21~100), F/U96 (范围为 74~100), • 术前 IKDC 评分 74 (范围为 32~95), F/U90 (范围为 65~98)	所有患者均恢复运动, 6例恢复到较低水平, 10例非常满意, 12例对结果满意
Fucentese 等[63] (2011)	44:38	2~7.8	13例既往PF手术	18 (14—40)	28:10	Bereiter	2例后续稳定手术, 1例一过性股神经麻痹, 1例伤口愈合问题, 1例 CRPS	2	• 术前 Kujala 评分 68 (范围为 29~84), F/U90 (范围为 42~100)	6例日常活动中出现不稳, 7例不会再手术; 作者现在同时进行 MPFL 重建

研究者	受试者					手术方式	并发症	脱位复发率（%）	结果	
	膝关节例数/患者	随访（年）	既往PF手术史	年龄（范围）（年）	F:M				评定量表（2014）	满意度、活动恢复率
Thaunat 等[166]（2011）	19:17	1~5.9	7例既往PF手术	23（18—45）	9:8	Goutallier；所有患者均进行额外手术	1例粘连松解，2例因胫骨结节截骨治疗，8例移除胫前螺钉，1例创伤性脱位	5；2名患者手术失败，非手术治疗	• Kujala F/U80（范围为33~98） • KOOS F/U70（范围为23~96） • IKDC F/U67（范围为21~92）	31%非常满意，63%对结果满意
Utting 等[171]（2008）	42:40	1~4.8	16例既往PF手术	21（14~33）	NA	Bereiter；29例进行相关手术	1例操作问题，1例创伤性脱位	0	• 术前Kujala评分62（范围为29~92），F/U76（范围为26~100） • 术前IKDC评分54（范围为26~89），F/U72（范围为23~100）	93%满意；67%恢复运动/最大活动
Donell 等[48]（2006）	17:15	1~9	6例既往PF手术	25（15—47）	12:3	Dejour	5例粘连松解，1例髌骨软骨成形术，1例补救性紧缩术，1例移除松弛螺钉，6例有明显的疼痛弹响	0	术前Kujala评分48（范围为13~75），F/U75（范围为51~98）	41%非常满意，41%满意，18%不满意
von Knoch 等[176]（2006）	45:38	4~14	15例既往PF手术	22（15—31）	22:16	Bereiter	1例远端矫正，1例低位髌骨，33%疼痛加重	0	Kujala F/U95（范围为80~100）	100%满意；除1人外，其他所有都回到了更高的运动水平
Verdonk 等[175]（2005）	13:12	0.7~2.8	19例既往PF手术	27（14~39）	9:3	Dejour	5例关节纤维化，2例持续性疼痛，1例全膝关节置换术	0	Larsen-Lauridsen：3例良好，3例一般，7例较差	77%满意
Schöttle 等[144]（2005）	19:16	2~4	5例既往PF手术	22（17~40）	13:3	Bereiter	4例恐惧试验持续阳性，5例内侧髌旁压痛，2例疼痛加重	0	• 术前Kujala评分56（范围为27~67），F/U80（范围为43~99） • Drez主观评分：10例优良，6例良好，1例一般，2例较差	NA

CRPS.复杂性局部疼痛综合征；DVT.深静脉血栓形成；F:M.女性/男性比；F.女性；M.男性；F/U.随访；MPFL.内侧髌股韧带；NA.无；PF.髌股关节

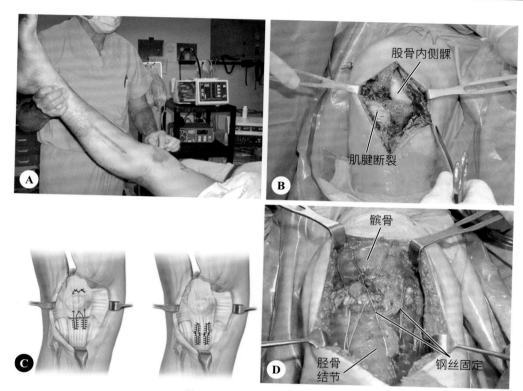

股骨内侧髁

肌腱断裂

髌骨

胫骨结节

钢丝固定

▲ 图 35-21　急性髌腱断裂的修复

第 36 章　髌股关节紊乱：下肢旋转对线不良的矫正
Patellofemoral Disorders: Correction of Rotational Malalignment of the Lower Extremity

Robert A. Teitge 著

廖伟雄 译

一、什么是旋转对线不良？

骨骼的几何形状通常从三个基本层面观察：额状面（冠状面）、矢状面和横断面（水平面）（图 36-1）。下肢从股骨头中心到距骨中心的机械轴［有时称为髋 - 膝 - 踝关节（hip-knee-ankle，HKA）轴］需要分别在这三个平面中查看，以确定对线。在额状面，偏离正常直线的角度称为内翻 - 外翻，在矢状面称为屈伸，在水平面称为前倾 - 后倾（或前扭转 - 后扭转）。正如额状面上的内翻或外翻畸形导致关节载荷异常，水平面内过度的前倾或后倾也会导致关节载荷异常。

膝前疼痛、髌骨不稳和髌骨关节炎 / 软骨软化是三种不同的情况，可能与横断面内的异常肢体对线有关。本章回顾了下肢扭转对线不良的概念及其对髌股关节（patellofemoral，PF）的影响。

肢体对线决定了胫股关节和髌股关节（patellofemoral joint，PFJ）的负重位置和方向。骨架的几何形状决定了施加在髌股关节上应力的方向。作用于髌骨使其位于滑车内的髌股韧带具有稳定作用。关节软骨减少摩擦以保存能量并传递由体重、动量、重力和肌肉产生的力量。肌肉腱性组织能使骨骼运动，阻止其运动，或对抗重力保持其位置，但通常不负责防止关节脱位或半脱位。总载荷取决于各种变量，包括体重、肌肉活动、重力、杠杆臂的长度、速度和身体运动的方向等。股骨和胫骨的扭转都会改变滑车的位置，从而使髌股关节应力集中在滑车上。这些力量可以通过股骨或胫骨旋转截骨术改变。

"下肢扭转重要吗？"这是 2012 年欧洲运动创伤、膝关节手术和关节镜学会（European Society of Sports Traumatology，Knee Surgery and Arthroscopy，ESSKA）会议上的主题演讲。这个问题为大量相关问题打开了大门。什么是扭转？什么是旋转？如何测量扭转？扭转测量有效吗？什么是正常扭转？改变扭转的力学效应是什么？扭转异常会引起症状吗？扭转异常会引起病变吗？异常扭转在哪里？股骨和胫骨的扭转同样重要吗？股骨和胫骨的扭转是代偿性的吗？异常扭转可以纠正吗？股骨和胫骨的扭转是肢体异常扭转的唯一原因吗？截骨矫形术有益吗？还有其他各种各样的问题，但没有一个被充分研究过。

Maquet 在他的著作《膝关节生物力学》中[29]，描述了产生膝关节载荷的所有力的合成矢量和机械轴位置之间的密切关系。虽然他常因胫骨结节前移截骨术而被人铭记，但 Maquet 强调了对冠状面的肢体对线的理解，而缺乏对于横断面或水平面上力的类似分析。

"痛苦的对线不良"这个术语显然是由 Stan James[15] 首先提出的。他对肢体异常扭转的经典描述非常值得一读。

本章的精髓在于，在正常步态下，膝关节轴向身体运动的方向前进。当膝关节轴偏离人体运动方向时，载荷矢量的方向是倾斜的，导致髌股关节剪切力异常。这在股骨或胫骨异常扭转中是很常见的。例如，当过度的脱位应力克服滑车几何形态和髌股韧带的共同稳定因素时，髌骨就会脱位。过度的脱位应力通常是由于股骨前倾异常或胫骨外扭转异常增大导致膝关节指向内侧所致。矫形截骨术对滑车

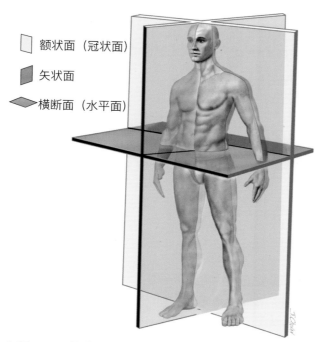

▲ 图 36-1 骨骼的几何形状通常从三个基本层面观察：额状面（冠状面）、矢状面和横断面（水平面）

额状面（冠状面）
矢状面
横断面（水平面）

的几何形态和髌股韧带的完整性没有影响，但确实改变了脱位应力。

正常对线被认为是正常的，因为它是体重转移到地面的最佳肢体几何形状。异常的几何形状导致在步行时通过髌股关节的力量传导异常。很少有关于髌股关节的临床研究充分回顾了肢体对线。正常骨骼的精确变化通常不明确，没有充分记录下肢所有关节在所有平面上的运动范围，也没有测量韧带的稳定性。

关于髌骨对线不良的文献资料比较混乱，因为许多术语通常是相互交叉的，而且没有准确的定义。1976 年，John Insall 将髌骨对线不良定义为 Q 角增大或高位骑跨髌骨[13]。无其他标准。此外，他还发现，"Q 角的增加通常与股骨前倾和胫骨外扭转增加有关。在这些异常情况下，当髋关节和踝关节对线正常时，髌骨朝向内侧，膝关节在运动过程中其轴线相对髋关节和踝关节的轴线向内旋转"。随后，他建议采用胫骨结节内移或"髌骨力线矫正"来治疗这种扭转对线不良，他的报道显示，61% 的患者仍有症状，这并不奇怪，因为没有对潜在的病理解剖进行测量或处理。随后的生物力学研究表明，推荐的治疗方法是不合适的。胫骨结节移位已被证明会导致胫骨相对于股骨向外旋转，而不是将髌骨向内拉

入滑车内[17]，并已被证明会增加内侧间室的载荷[20]和内侧面载荷。笔者认为髌骨对线不良和髌骨力线矫正这两个术语缺乏准确的定义，因此不应该使用。术语对线不良应该仅指肢体偏离中位（正常）机械轴，而且必须定义在每个平面上的偏离。骨骼对线是由肢体骨骼形状直接决定的，但肢体对线不良也可能是由获得性软骨或韧带缺损引起的。

有超过 50 种不同的因素与膝前疼痛、髌骨软化、髌骨不稳或髌骨对线不良有关（表 36-1）。虽然这些因素可能是非常重要的，但缺乏客观的测量工具。从未有研究试图在单一队列患者中评估所有这些变量，即使进行了评估，缺乏客观测量技术也会使研究无效。如果这些变量确实很重要，那么任何研究都需要对每个变量进行精确的测量。每种方法的相对重要性都需要加以发展。如果没有这些，临床医生就会意识到，在病理机制、诊断和治疗方面，并没有数据可以作为指导，我们只能依赖于不相关的临床观察和一些非常基础的实验室研究。因此，完全证实肢体扭转对髌股关节疼痛和功能障碍的影响是很困难的。

表 36-1 导致髌股关节功能障碍的因素

膝外翻	膝内翻
股骨前倾	股骨后倾
胫骨过度外扭转	胫骨过度内扭转
Outerbridge 嵴	滑车发育不良
滑车表浅	外侧滑车较短
Q 角增大	Q 角减小
股四头肌外侧拉力过大	股内斜肌功能不足
髌骨表面接触面积减少	髌骨异常旋转
髌骨发育异常	高位髌骨
低位髌骨	半月板切除术
ACL、PCL、MCL 或 FCL 松弛	旋转不稳
髂胫束挛缩	股四头肌挛缩
跟腱挛缩	支持带挛缩
支持带松弛	过度内旋
扁平足	胫骨结节 - 滑车沟距离

（续表）

膝外翻	膝内翻
髌骨对线不良	髌骨不稳
髌骨半脱位	髌骨内侧脱位
髌骨外侧半脱位	软骨软化
膝关节反屈	髌骨倾斜
髌骨移位	轨迹异常
VMO 发育不良	J 征
A 征	劈刺征
穿越征	滑车撞击
髌骨厚度	膝关节屈曲挛缩
髌下挛缩	VMO/VLO 比值
马蹄内翻足	髌骨滑动
股四头肌腱宽度	踇长屈肌腱卡压
踇屈肌功能障碍	腰骶关节不稳定性增加
髋关节屈曲挛缩	腹斜肌：股直肌 + 腰大肌失衡
股四头肌萎缩	骨盆外展肌薄弱
胸腰椎曲度减少	膝关节指向内侧
女性	

ACL. 前交叉韧带；FCL. 腓侧副韧带；MCL. 内侧副韧带；PCL. 后交叉韧带；VLO. 股外斜肌；VMO. 股内斜肌

二、膝前疼痛、髌骨不稳和髌骨软骨病变

这三种紊乱通常是机械应力过度导致的。这种过度的力量通常是由膝关节扭转偏离正常力线所致。这三种疾病可能相关，可能不相关，也可能共存。在评估髌股关节症状时，需要单独考虑到每个疾病。

如表 36-1 所示，膝前疼痛可能有许多原因。由膝关节扭转偏离正常平面导致的软组织异常劳损就是一种可能的原因。目前还没有研究报道过股骨或胫骨扭转异常与膝前疼痛之间的关系。

当髌骨稳定结构存在缺损时，一旦承受过大的脱位应力，就容易导致髌骨不稳。髌骨稳定结构包括滑车沟、内侧和外侧髌股韧带、内侧和外侧髌骨半月板韧带。早在 1964 年，Brattström[2] 就证明在反复发生的髌骨脱位中，几乎总是存在滑车沟扁平或发育不良的情况。Dejour 和其同事[6] 发现，这种

发育不良通常发生在滑车近端，无法在髌股关节轴位片上显现，但在真正的膝关节侧位片上，可通过辨识滑车沟底部和内外侧髁的前方投影来测量。如果发生外侧髌骨脱位，必定存在内侧髌股韧带损伤。许多作者，包括 Christoforakis 和其同事[4]、Desio 和其同事[8]，在实验室中已经证明外侧支持带提供了 19% 的对抗外侧脱位的能力；因此，在外侧支持带松解后，髌骨往往更不稳定。很有可能会出现内侧脱位，笔者在 1990 年的美国骨科医师协会年会上报道了 70 例经应力位片确诊的病例。诊断不稳需要在外力作用下进行移位检查，应力 X 线[46] 可以提供诊断依据（图 36-2 和图 36-3），其中非应力 X 线正常，但应力 X 线显示明显的过度移位。

异常增高的脱位应力是引起髌骨脱位的一个重要原因。这种情况最常发生在股四头肌外侧矢量增加时，通常发生在股骨从髌骨下向内侧扭转时。这通常是由某些下肢扭转异常引起的（图 36-4）。面临这种过度的脱位应力时，髌股韧带重建可能会失败。尚没有文献报道与髌骨不稳有关的股骨和胫骨扭转。

当单位面积应力超过生物可耐受性时，关节软骨失效，就会出现关节炎或软骨软化症。在承受 20MPa 压强时，可能会出现急性关节软骨骨折。关节表面积过小或体重过大、肌肉载荷过大或力臂过长，慢性压力超过 5MPa，均可导致关节功能障碍。

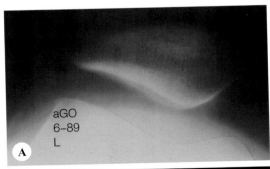
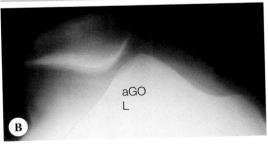

▲ 图 36-2 A. 一名 18 岁患者，主诉膝前疼痛和打软腿，无脱位史，放射学参数正常；B. 应力位片对于显示脱位是必要的

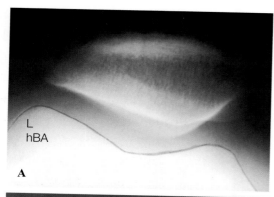

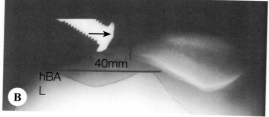

▲ 图 36-3　**A.** 38 岁女性的 X 线，患者被仪表板撞伤后出现膝前疼痛，外侧支持带松解术后症状加重，放射学参数正常；**B.** 应力位片显示内侧脱位

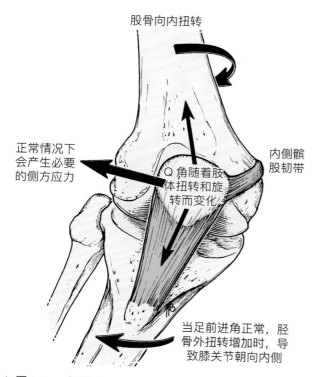

▲ 图 36-4　如果膝关节因为股骨向内扭转而扭向内侧，则股四头肌外侧拉力增大，髌骨外侧脱位应力增大，内侧髌股韧带张力增大，髌骨外侧关节面上的压力增大，内侧关节面上的压力减小。治疗上必须减少膝关节的内侧扭转，而不是内移胫骨结节。当足尖朝前，胫骨过度外扭转时，也会出现类似的膝关节内侧朝向增加的情况

急性髌骨脱位后关节软骨几乎 100% 发生骨折。虽然 MRI 常用于关节软骨损伤，但其敏感性仍然有限。双重对比 CT 关节造影很少使用，但可以提供更高的分辨率（图 36-5）。目前尚无关于特定关节软骨损伤与肢体扭转相关性的研究。

三、长骨扭转如何影响髌股关节？

在步行过程中，膝关节轴线向前直线运动，同时向内和向外小角度转动（<10°）[27]。足也倾向于朝着一个相当恒定的方向移动（足的前进角）[28, 38]。下肢骨骼的几何形状在很大程度上决定了在髌股关节处施加载荷的方向，载荷的大小取决于体重、杠杆臂的长度、髌股关节的表面积和运动系统的速度。如果在股四头肌收缩时，膝关节轴线发生扭曲并偏离正常的屈伸平面，就会产生一个侧向力作用于髌骨，试图将其移位。这会导致髌股韧带和支持带的张力增加，以及髌股关节面受力方向失衡。

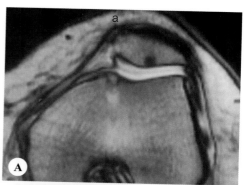

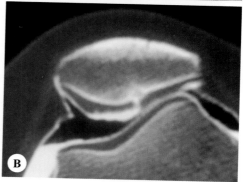

▲ 图 36-5　**A.** MRI 显示局灶性骨坏死；**B.** 对比 CT 关节造影清楚地显示关节软骨裂隙向下延伸至囊性病变，裂隙内侧的关节软骨损伤。很有可能是急性半脱位发作，压迫关节软骨，直至韧带断裂，导致张力降低，进一步的外侧半脱位损伤了内侧关节软骨，即对比剂目前所在的部位

a. 前方

如果这些侧向矢量超出了生物可耐受性，可能导致关节不稳或关节炎。例如，膝关节朝向内侧会增加股四头肌的外向拉力。因此，对 MPFL（以及内侧支持带和内侧髌半月板韧带）的拉力增加，髌骨承受的压力方向改变，导致外侧关节面上压力增加，内侧关节面压力减少（图 36-6）。髌骨软骨面下密度的影像学表现是了解力学环境的有用线索（图 36-7）。

精确的解剖学和关节运动学是步态最大能量守恒的原因[35]。当正常骨性解剖结构或关节运动出现异常时，将体重转移到地面所需的正常应力矢量也会发生扭曲。正常肢体对线的偏差可能导致膝关节屈伸轴线在身体向前运动时向侧方前进。导致膝关节轴线偏移的原因包括髋关节肌肉无力、股骨前倾或后倾、胫骨内外扭转过度、膝外翻或内翻、足内翻和跟腱挛缩。

足前进角（foot progression angle，FPA）一般定义为足长轴与身体前进方向之间的夹角，平均为 10°～15°[28, 38]。已有研究表明，尽管胫骨或股骨扭转

不同，FPA 仍然相似[38]。这可能是因为，在步态中，如果踝关节轴与前进方向不一致，踝关节就无法适当地背屈，或者因为这代表了足着地最稳定的姿势。如果长骨的扭转发生变化，并且 FPA 保持不变，则髋关节旋转必定发生改变。股骨和胫骨扭转的变化改变了髋关节稳定结构的有效杠杆臂[1]，这可能解释了为什么在这些患者中髋关节和骨盆周围软组织疾病频发，以及骨盆倾斜和腰椎前凸的发生率增加。图 36-8 至图 36-12 显示了当足前进角保持不变，股骨和胫骨扭转发生变化时髋关节和膝关节位置的变化。

图 36-8 至图 36-12 分别显示当足前进角为 13°时（Seber 均值），正常男性的扭转力线（图 36-8），正常女性的扭转力线（图 36-9），女性胫骨过度外扭转 30°（图 36-10），女性股骨过度前倾 30°（图 36-11），女性胫骨过度外扭转 30° 且同时存在股骨过度前倾 30°（图 36-12）。人们可以用这些常见的异常模式来研究膝关节在前进过程中发生的变化。Yoshioka 和其同事[50-52] 发现了男性和女性具有相同的股骨前倾和膝外翻，但女性的胫骨外扭转和足外旋比男性有所增大。这种足外旋的增大可以解释为什么女性膝外翻明显增大，并且女性髌股关节疾病甚至前交叉韧带断裂的发生率亦增加。

四、肢体扭转与髌股关节不稳、疼痛有关的生物力学证据

Lee 和其同事[22-24]、Hefzy 和其同事[12]、vanKampen 和 Huiskes[48] 发现，当股骨或胫骨扭转 / 旋转发生变化时，髌股关节接触区域和压力也会发生变化。

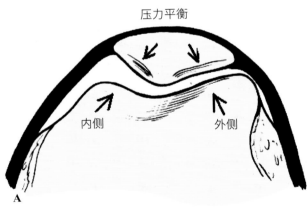

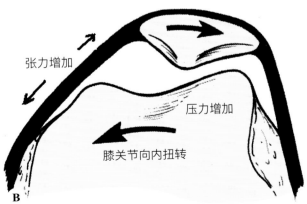

▲ 图 36-6　A. 当膝关节向前运动时，髌股关节的压力与韧带张力是平衡的；B. 当膝关节在髌骨下方向内扭转时，内侧髌股韧带张力增加，外侧关节面上的压力增大，内侧关节面上的压力减小

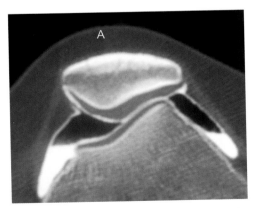

▲ 图 36-7　当股骨在髌骨下方向内旋转时，髌骨外侧关节软骨受压，髌骨外侧关节面软骨下骨新月形密度增高影提示局部慢性受压

A. 前方

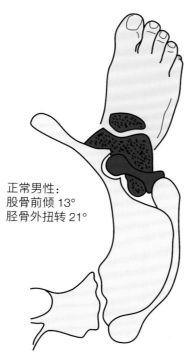

正常男性：
股骨前倾 13°
胫骨外扭转 21°

▲ 图 36-8 （正常男性）股骨前倾 13°，胫骨外扭转 21°
注意：当足前进角为 13° 时，膝关节略微朝向外侧

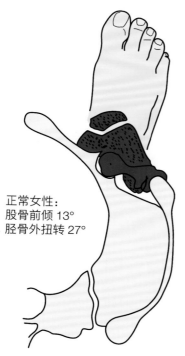

正常女性：
股骨前倾 13°
胫骨外扭转 27°

▲ 图 36-9 （正常女性）股骨前倾 13°，胫骨外扭转 27°
注意：与正常男性相比，膝关节指向略微朝内，大转子略靠前

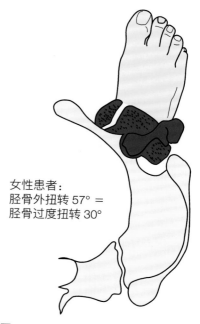

女性患者：
胫骨外扭转 57° =
胫骨过度扭转 30°

▲ 图 36-10 （女性患者）胫骨扭转增加 30°
为了保持正常的足前进角，膝关节轴指向内侧近 30°，导致膝关节的应力增加。髋关节明显内旋，大转子略微指向前方

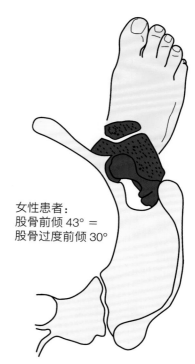

女性患者：
股骨前倾 43° =
股骨过度前倾 30°

▲ 图 36-11 （女性患者）股前倾增加 30°
膝关节指向同正常女性一样，略微朝内，但大转子指向后方，因此机械性能较差。在某些时候，髋关节不能充分外旋来保持膝关节指向前方。随着髋关节外展肌的疲劳，膝关节指向更加朝内以代偿髋关节的塌陷，使膝关节承受更大的压力

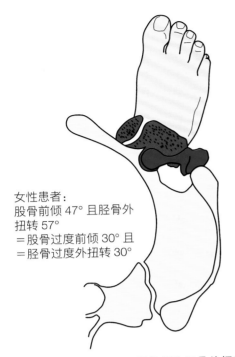

女性患者：
股骨前倾 47° 且胫骨外
扭转 57°
＝股骨过度前倾 30° 且
＝胫骨过度外扭转 30°

▲ 图 36-12　（女性患者）股骨前倾和胫骨外扭转均增加 30°

注意：股骨大转子指向比正常指向更靠前，当足前进角正常时，膝关节轴明显指向内侧

Kiljowski 和其同事[18]（数据尚未发表）将下肢（股骨头至足）置于支架的夹板中，并将股骨头固定于一垂直杆上，通过上下滑动股骨头来改变膝关节屈曲角度。足维持在正常的 FPA 位置，在股骨干处进行截骨以使其旋转。测量截骨后股骨分别向内外侧扭转 15° 和 30° 时髋股关节的接触压和内侧髌股韧带的张力。在屈膝 30° 时，髌骨外侧面压力平均增加了30%，而股骨前倾也增加了 30°，但髌骨内侧面压力下降。股骨内扭转增加 30° 后，内侧髌股韧带的张力增加了 57%。Fujikawa 和其同事[11] 在一项生物力学研究中测量了髌股关节的接触压，结果显示，当成角畸形和扭转畸形同时存在时，旋转畸形会引起更大的髌股关节变化。这些作者还指出，当内翻畸形形成时，内翻畸形越大，髌股关节匹配性越差。

五、肢体扭转与髌股关节不稳、疼痛有关的临床证据

Brattström[2] 于 1964 年测量了一组复发性髌骨脱位患者的滑车深度，并证实均存在滑车变浅。Brattström 还定义了 Q 角，并指出 Q 角的变化是由肢体旋转引起的。Brattström 回顾了 Graser（1904）、

Fürmeier（1953）、Kiesselbach（1956）、Vinditti 和 Forcella（1958）关于股骨旋转截骨术的文献并得出结论："股骨截骨术是一个大手术，术后治疗时间需要延长。我还没有遇到过复发性髌骨脱位的情况，因此我建议对患者进行此类手术"。Takai 和其同事[42] 测量了单间室（内侧、外侧或髌股关节间室）骨关节炎患者的股骨和胫骨扭转程度，发现髌股关节炎与股骨前倾增加的相关性最高（骨关节炎组前倾 23°，而对照组前倾 9°）。Janssen[16] 发现髌骨脱位与股骨内扭转增加高度相关，推测股骨内扭转也是滑车发育不良发生的原因。Lerat 和其同事[25, 26] 发现，股骨内扭转与髌骨不稳定（P＜0.000 1）和髌骨软骨病变（P＜0.001）均显著相关。Stroud 和其同事[41] 对 92 例 5 岁患者进行了随访，这些患者的髋关节内旋（伸直位时测量）比外旋大 30°。到 24 岁时，内旋增加组中髌股关节疼痛发生率为 30%，而对照组仅为 8%（P＜0.001）。Winson 和其同事[49] 发现，70%因膝前疼痛而接受关节镜手术的青少年，其股骨内扭转增加，而因半月板或交叉韧带损伤接受关节镜手术的青少年，其股骨内扭转增加的比例仅为 33%。Turner[47] 注意到，髌股关节不稳定患者的胫骨外扭转增加（25° vs.19°）。对于那些认为加强肌力是治疗髌股关节症状的关键的人来说，Nyland 和其同事[33] 的发现或许具有重要意义，他们发现在股骨内扭转明显增加的运动员中，股内侧肌和臀中肌的肌电图振幅显著下降。Arnold 和其同事[1] 注意到，股骨前倾增加 30°～40°，并且外展力臂力量下降 40%～50%时，足以影响正常行走。因此，这些人需要将膝关节转向内侧，以防止髋关节塌陷。膝关节指向内侧导致在髌股关节上产生了较高的剪切力。

六、股骨和胫骨扭转测量缺乏标准

许多作者用各种技术测量了股骨前倾[50, 51]（图 36-13）。为了测量肢体在水平面（横断面）的力线，有学者进行了 CT 旋转特征研究。CT 扫描覆盖股骨头、股骨颈基底部或小转子、膝关节（后髁切线或内外上髁之间）、胫骨近端近关节处、胫骨粗隆和踝关节层面（图 36-14）。通过这些层面可以测量股骨扭转、胫骨扭转、膝关节扭转和胫骨结节 - 滑车沟距离。通过 CT 还可以观察滑车深度或发育不良、髌骨在滑车中的位置（无应力状态）、髌骨倾斜和移位、软骨下骨小梁的密度。通过覆盖这些层面的轴位 MRI 可

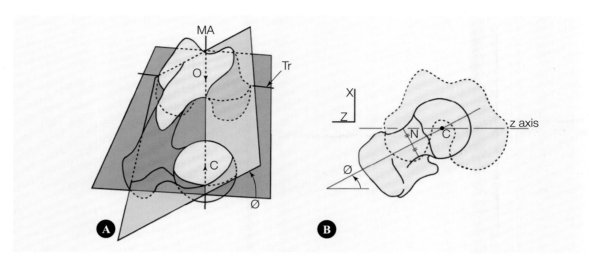

▲ 图 36-13 **A**, Femoral anteversion or antetorsion (angle Ø) may be measured along the center of the femoral neck from the center of the femoral head to the center of the femoral shaft at the base of the neck and distally either along the transepicondylar axis 7.4 degrees or the tangent of the posterior femoral condyles 13.1 degrees. These differ by about 6 degrees, with a range of 11 degrees retroversion to 22 degrees of anteversion. **B**, This measurement by Yoshioka and Cooke[50] is taken directly off the bone. Murphy and coworkers validated a computed tomographic measurement along these same lines. **C**, center of hip; **MA**, mechanical axis; **O**, origin of coordinate system, the attachment of the posterior cruciate ligament; **Tr**, transverse axis.

A, From Yoshioka Y, Cooke TDV. Femoral anteversion: assessment based on function axes. J Orthop Res 1987;5:86-91.
B, From Yoshioka Y, Siu D, Cooke TDV. The anatomy and functional axes of the femur. *J Bone Joint Surg Am* 1987; 69: 873-80.

进行类似的测量，但相关标准尚未建立。

为了测量股骨扭转，我们采用了 Murphy 和其同事[31]、Yoshioka 和 Cooke[50] 推荐的方法；将通过股骨头中心、股骨颈基底部即股骨干开始呈现为圆形处的 CT 层面进行叠加（图 36-14A 至 C）。通过这两个股骨近端层面的中心画一条直线作为近端的参考线。选取股骨远端内外侧髁前后径最大的 CT 层面，在该层面画一直线与后髁表面相切。第二条线也可选取内外上髁的连线。Yoshioka 和 Cooke[50] 直接对 32 例股骨标本的股骨扭转（股骨前倾）进行了测量，并指出当远端参考线为股骨后髁的切线时，股骨前倾在男女性中的均值为 13.1°，而当远端参考线为内外上髁连线时，均值为 7.4°（SD=8°；范围为 -11°～+22°）。同时测量内外上髁连线和后髁切线有助于避免因股骨外侧髁发育不良导致前后径变短所引起的误差。Yoshioka 和 Cooke[50] 回顾了使用各种不同技术测量股骨前倾的文献，并发现在回顾的 18 篇文献中，有 12 篇报道的正常值在 8°～16°。笔者选择了 Yoshioka 报道的 13° 作为手术矫正的目标值。Kuo 和其同事[19] 检测了各种不同的测量技术并得出结论，CT 较为准确而 X 线准确度较差。通常认

为，股骨前倾增加的患者存在代偿性的胫骨外扭转。Pasciak 和其同事[34] 发现情况并非如此，并认为股骨前倾和胫骨扭转之间没有关联。在一篇针对 300 多项 CT 旋转特征研究的综述中，我们发现随着股骨前倾的增加，胫骨扭转可能是正常的，也可能是过度外旋或过度内旋。

胫骨扭转的 CT 测量目前还没有标准化。Jakob 和其同事[14] 描述了一种常用的方法，通过叠加胫骨近端和踝关节远端的层面进行测量。笔者曾试图使用 Yoshioka 和其同事[52] 描述的胫骨解剖测量法作为测量胫骨近端参考线的基础（图 36-15）。由骨科放射科医师进行的盲法重复测量产生的测量偏差＜1°，显示了该测量方法的可重复性。Yoshioka 和其同事[52] 的解剖学研究报道显示，男性外扭转为 21°，女性为 27°，两者有显著差异。这是发现的男性和女性在胫骨和股骨几何形状上的唯一差异。此外，这些作者还发现通过胫骨平台和足中心的横轴之间存在 16° 的差异。如果这一观察结果得到证实，则具有重要的意义，因为它可以解释被广泛引用的男女性之间髌股关节紊乱发生率的差异。这也可以解释为什么女性前交叉韧带断裂的发生率增加。Le Damany[21]

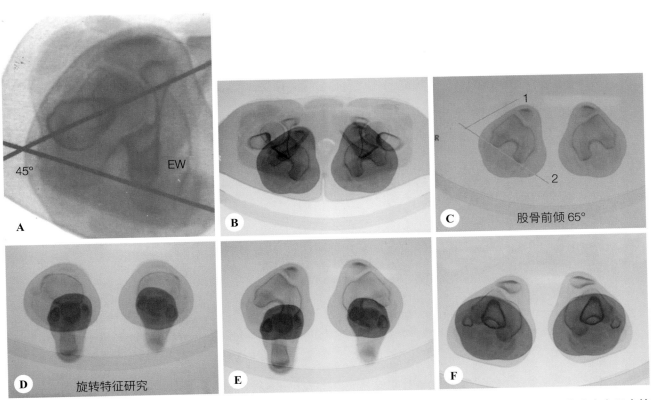

▲ 图 36-14　A. 为测量股骨扭转（前倾），将经股骨头、大转子下方和膝关节的 CT 层面进行叠加。从股骨头中心至大转子画一直线，并沿膝关节股骨后髁处画一切线作为第二条直线。B. 将髋关节和膝关节层面进行重叠，则可绘制如 C 所示的参考线。C. 参考线 1 从股骨头中心到大转子下方股骨中心。参考线 2 与股骨髁后面相切。此时上髁也很容易看到，可以作为第二条参考线。这两条参考线之间通常有 6° 的差异。D. 胫骨扭转可通过胫骨平台轴与踝关节轴来测量。E. 股骨髁上轴与踝关节轴之间的夹角可以用来测量胫骨扭转。F. 旋转特征研究中还提到了胫骨结节与滑车沟中心之间的距离。Dejour 和其同事[6] 认为该距离 >20mm 为异常，客观上与髌骨不稳相关

报道正常胫骨扭转为 23.7°。Seber 和其同事[38] 计算了 50 名"正常"（无症状）男性的胫骨外扭转为 30°（范围为 16°～50°），但是他们的测量技术在选择胫骨近端参考点的位置上较为独特。Eckhoff 和其同事[9] 发现该值在 15°～30° 变化。Turner[47] 发现该值在对照组中为 19°（SD=4.8°），在髌骨不稳定组中为 24.5°（SD=6.3°）。Sayli 和其同事[36] 的 CT 测量值平均为 30°～35°。Siston 比较了 11 位不同的膝关节外科医生对胫骨平台顶部横轴的选择，并报道了该值在从内旋 44° 到外旋 46° 的 90° 范围内变化，标准差为 28.1°[53]。这种在选择参考轴位置时的广泛差异表明，在我们回答重要问题之前，需要一种更精确和可重复性高的方法。

Tamari 和其同事[43] 表明，目前采用的测量方法缺乏可靠性，仍然无法回答胫骨扭转改变对髌股关节不稳的影响有多大，以及在什么情况下截骨术才可能有效等问题。除了使用胫骨后皮质的切线、Cobb 轴和 Yoshioka 的解剖测量方法，笔者还使用股骨髁上轴作为胫骨扭转的近端参考线。这是因为人们对膝关节轴与踝关节轴之间的关系很感兴趣，而且在选择横穿椭圆形胫骨平台的直线时也存在问题。如果用股骨远端轴代替角度关节轴来测量胫骨扭转时，则一定要避免胫骨在股骨上的旋转。

七、适应证

任何偏离最佳骨骼力线的变化都可能增加作用于髌股关节的矢量应力，导致髌股韧带失效并伴有半脱位或软骨损伤，如软骨软化、关节炎或韧带和软骨同时受损。膝前疼痛可能是由这些异常应力所致（图 36-16）。

任何原因引起的膝关节朝内都会增加髌骨向外侧脱位的应力（图 36-17 至图 36-19）。如果该应力很大，或者滑车的机械阻挡作用因发育不良或骨折而减弱，内侧韧带可能会失效，导致髌骨外向不稳。

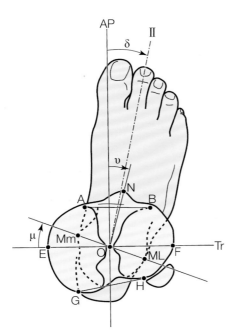

▲ 图 36-15　胫骨扭转的测量可用 μ 角来表示，即胫骨平台最大距离点的连线（**E-F**）和内外踝尖连线（**Mm-ML**）之间的夹角

男性 =21°，女性 =27°。δ 角是 "足旋转角"，指的是足相对于胫骨平台横轴（E-F）向外偏移的程度。男性 =-5°，女性 =+11°。A. 内侧胫骨平台关节软骨前缘；AP. 前后轴；B. 外侧胫骨平台关节软骨前缘；N. 胫骨粗隆前端；ML. 外踝尖；Mm. 内踝尖（引自 Yoshioka Y, Siu DW, Scudamore RA, Cooke TDV. Tibial anatomy and functional axes. *J Orthop Res*. 1989; 7: 132-137. ）

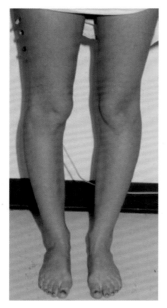

▲ 图 36-16　严重对线不良

患者常表现为内侧髌旁疼痛，无局部体征或病理影像学改变。后期可能出现不稳定或关节炎

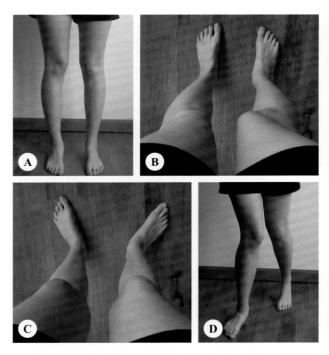

▲ 图 36-17　17 岁学生，突发疼痛且步态异常。很可能是由于扭转力线不良引起渐进性载荷过重，从而导致足内翻逐渐增加，足踝部稳定性丧失，以及髋关节外侧肌力减弱

A. 站立前后位像上可见右膝髌骨倾斜。双侧股骨前倾均比正常 >50°；B. 患者俯视自己下肢时所见；C. 当膝关节朝前时，足则朝外；D. 动态像所示更为严重，因为前倾使大转子指向后方，所以髋关节外展乏力，并且骨盆塌陷。为了增加髋部力量，使足前伸，膝关节必须朝内，当内旋过度增加时更是如此

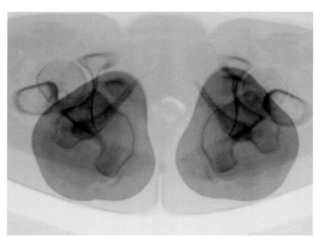

▲ 图 36-18　与图 36-17 为同一患者，CT 检查发现 67°的前倾。髋关节无法外旋至足以使膝关节朝前

反之亦然。内侧支持带疼痛是应力增加引起的常见症状。如果滑车结构正常，韧带可能不会失效，但关节载荷可能会增加，导致关节炎。这种应力的增加可能是由于股骨或胫骨扭转异常、膝外翻、过度内旋、跟腱挛缩或其他原因造成的。手术的选择取决于畸形程度以及相关的手术风险和并发症。

内侧髌股韧带是一个很小的结构。这是因为如果肢体是直的，膝关节轴指向前方，股四头肌向量在冠状面，并且滑车是正常的，那么就不需要一个强大的韧带来约束髌骨离开滑车中心。如果滑车发育不良（变浅），韧带可能没有足够的强度来承受正常的股四头肌外向拉力。如果存在异常的肢体扭转（使膝关节不能向身体移动的方向前进），则侧向移位应力增大，更容易超过韧带的限制力，导致髌骨不稳定。内侧髌股韧带重建可能有助于恢复髌骨周围限制结构，但在肢体扭转力线不良导致侧向移位应力持续增加的情况下，这种重建可能会失败。相反，当肢体扭转正常时，即使没有功能健全的韧带，侧向应力也不足以导致髌骨脱位。临床上可以表现为疼痛、不稳定、关节炎或同时出现这些问题。

八、手术方案

手术治疗的目的是通过恢复正常解剖结构使生物力学恢复正常[44, 45]。虽然可能会发生其他手术并发症。当存在多种解剖异常时，通常不知道哪种更重要。如果患者有复发性髌骨外侧半脱位、关节软骨损伤、滑车发育不良、高位髌骨、跟腱挛缩、股骨前倾 45°、胫骨外扭转 55° 和膝外翻 10°，是考虑行股骨内翻外旋截骨术、胫骨粗隆远端移位术、内侧髌股韧带重建术、滑车截骨术、胫骨内旋截骨术还是跟腱延长术？这些异常表现通常相当微小，但却常常同时出现。从生物力学的角度来看，纠正所有异常的手术方法可能是非常合理的，但从手术并发症的角度来看，则是过度的。截骨术的生物力学表明韧带重建是没有必要的，因为移位应力减少了。软骨修复术也是没有必要的，因为压力减少且方向发生了改变。到目前为止，还没有生物力学研究表明哪种手术能最大限度地改变关节的生物力学。

根据经验，大多数股骨或胫骨扭转超过正常 30° 的病例需要进行手术治疗。对于扭转超过正常 20° 的病例，手术是有好处的。对于异常扭转 <20° 的病例，由于手术的精确性或并发症等问题，小的生物力学改变可能不适合进行手术。Turner 的[47] 数据显示，对照组外扭转平均为 19°，而髌骨不稳定组平均为 24.5°。Takai 和其同事[42] 发现，对照组股骨前倾平均为 9°，而髌股关节炎组平均为 23°。因此，很小的肢体扭转差异也有可能是显著的。

九、手术技术

为了纠正不伴有膝内、外翻的股骨内扭转过度，自 20 世纪 80 年代末开始采用转子间截骨术。在此之前，笔者使用了闭合髓内锯截骨和髓内钉固定技术。该技术一般用于治疗骨折愈合不良。然而，在先天性异常扭转中，当在股骨干中段进行截骨时，股骨干的正常前弓形态被破坏。当对这两个前弓形的截骨端进行旋转时，弯曲的髓内钉常常导致截骨远端劈裂（图 36-20）。在笔者最初的一系列患者中，使用髓内锯进行股骨截骨和使用髓内钉固定的结果与钢板内固定相比，骨断端间稳定性较差。术后出现更多的疼痛、失血和延迟愈合，并有 1 例因严重的脂肪栓塞而死亡。因此，该技术已被弃用，笔者目前更倾向于使用 AO95° 髁接骨板进行坚强固定（图 36-21 和图 36-22）。截骨位置选择转子间区是为了尽量减少对四头肌的损伤，避免在股四头肌远端和股骨髁上之间形成瘢痕，这样理论上可以减少股四头肌在

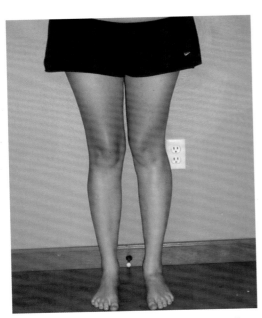

▲ 图 36-19　患者行右侧髋关节转子间外旋 50° 截骨术后 6 周

右足内旋程度比左足小，并且右膝的内指向也比左膝稍小。术后步态也已改善，膝关节疼痛缓解

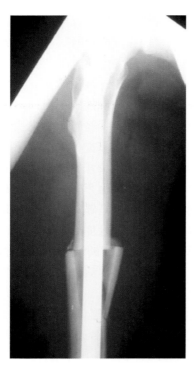

▲ 图 36-20 用髓内锯行股骨旋转截骨术后的 X 线

旋转截骨使股骨由前弓形变成螺旋形，因此髓内钉无法通过，最终导致截骨远端劈裂

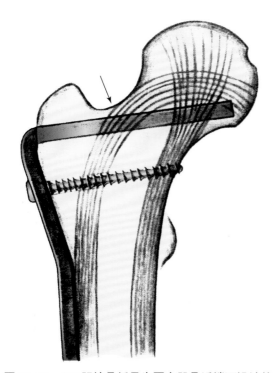

▲ 图 36-21 95° 髁接骨板是为固定股骨近端而设计的

U 形钢板插入股骨颈中心和股骨头的下半部分（引自 Müller ME, Allgöwer M, Schneider R, Willenegger H. *Manual of Internal Fixation*, ed 2, New York: Springer-Verlag; 1979.）

髁上区域的角度变化。需要说明的是，这些决定没有科学依据。如果膝内、外翻同时合并异常扭转，并且胫股角异常，则这种畸形必须在髁上区域进行矫正。

标准的 AO/ASIF 髋关节截骨技术目前已被使用。该技术已被全面描述且为大众所熟知。其稳固挤压截骨端的能力保证了稳定性，并且可以减轻疼痛。这种加压固定仍然是经典术式的主要优势。截骨平面位于小转子近端 1/3 处，以增加截骨面接触面积，并为截骨近端放置 95° 髁接骨板预留足够的空间。接骨板是控制校正量的工具。只需要确保接骨板的定位凿以合适的高度和方向进入股骨颈，并将侧板固定于股骨干端。目的是使接骨板刃片以一定角度插入股骨颈中心后，侧板能够贴于股骨外侧皮质，而不改变屈伸或内外翻。标准 AO 工具有助于实现这一目的（图 36-23）。

标准的髋关节外侧入路有所改变，使得在比平时更靠前的位置穿过髂胫束（阔筋膜），以确保转子或钢板肩部不会对修复后的浅层切口施加压力，造成切口裂开。

将股外侧肌向前提起，显露股骨干外侧后，沿股骨干外侧放置髁接骨板导向器（95° 髁接骨板的翻模）。在 X 线透视下，往近端和远端移动导向器，直到其近端平面延长线刚好位于股骨头中心下方（图 36-24）。平行于髁接骨板导向器顶部，以股骨颈为中心钻一个 2.5mm 的小孔。该孔的位置应尽量靠向近端，以便在其下方留出空间，并方便在髁板导向器的顶部插入定位凿。将 2.0mm 的克氏针插入 2.5mm 的钻孔内，并在蛙腿侧位 X 线透视下判断

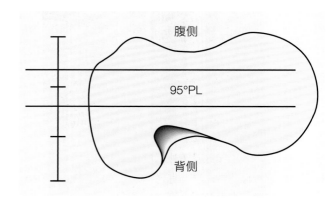

▲ 图 36-22 钢板插入股骨颈中心和股骨头

PL. 钢板（引自 Müller ME, Allgöwer M, Schneider R, Willenegger H. *Manual of Internal Fixation*, ed 2, New York: Springer-Verlag; 1979.）

克氏针在股骨颈内的方向，这样较为方便。由于股骨过度前倾，股骨颈常相对于膝关节向前成角而无法显露；因此，需采用图像增强的方法来定位其中心。蛙腿侧位 X 线透视通常会导致克氏针向与髂胫束相反的方向弯曲，但股骨颈内的位置可提示方向

是否合适。在获得蛙腿侧位 X 线后，通常需要更换变弯的克氏针，因此能够轻松地将 2.0mm 的克氏针从 2.5mm 的孔中滑进滑出是非常重要的。

一旦找到合适的克氏针位置，插入角接骨板的定位凿。在准确定位的髁接骨板导向器顶端，可用小骨凿将股骨外侧皮质切开。在该皮质切口可以使接骨板的定位凿向前推进，而不会向近端或远端滑动。也可以用钻头在大转子外侧皮质为定位凿开槽（图 36-25）。95° 髁接骨板的厚度为 4.5mm，因此可使用 4.5mm 的钻头。可在髁接骨板导向器的顶部安装一个三孔钻头导向器，以确保钻头方向正确（图 36-26）。这通常是没有必要的，用三个平行的 4.5mm 钻头进行预钻孔会使接骨板在股骨颈内发生松动。

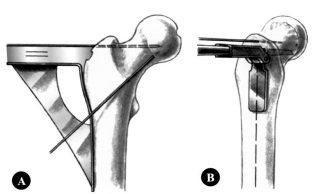

▲ 图 36-23　A. 当使用 95° 髁接骨板固定股骨截骨近端时，可以借助髁接骨板导向器定位插入点，定位器是髁接骨板的翻模。平行于髁接骨板导向器顶部插入一克氏针，用于引导定位凿的插入。股骨颈的方向可以用沿其前方皮质放置的克氏针来估计。为准确起见，必须看到股骨颈，而通过透视进行控制可能比打开髋关节囊更容易。B. 定位器的放置要与股骨轴线保持一致，以确保髋关节的屈伸不会发生变化

引自 Müller ME, Allgöwer M, Schneider R, Willenegger H. *Manual of Internal Fixation*, ed 2, New York: Springer-Verlag; 1979.

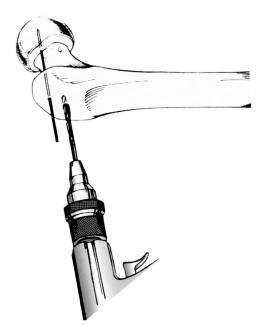

▲ 图 36-25　用 4.5mm 的钻头在大转子外侧皮质上为定位凿开槽

可在髁接骨板导向器顶部安装一个三孔钻头导向器（4.5mm）（引自 Schauwecker F. *Practice of Osteosynthesis*, 2nd rev ed., New York: Thieme-Stratton, 1982; p. 187.）

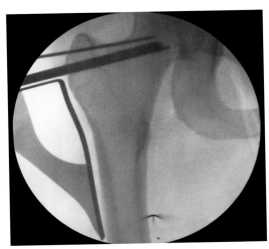

▲ 图 36-24　沿股骨干外侧放置髁接骨板导向器

往近端或远端移动导向器，直到平行于导向器顶部的内侧延长线位于股骨头中心的下方。在此线上平行插入一根克氏针；在侧位 X 线上检查该克氏针位置以确保它位于股骨颈的中心。一旦找到合适的克氏针位置，将接骨板刃片的定位凿插入与克氏针和髁接骨板导向器顶部平行的股骨颈和股骨头内

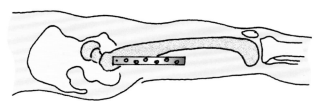

▲ 图 36-26　在髁接骨板导向器顶部安装一个三孔钻头导向器，并用 2mm×4.5mm 的钻头在大转子外侧皮质定位凿开槽。用小骨凿切开皮质，确定定位凿的进入点

将定位凿插入股骨颈时，使髁接骨板导向器或定位凿导向器与股骨干保持平行是很有必要的，以确保侧板与股骨干外侧对齐，并且不会导致股骨干屈伸发生改变（图 36-27）。由于股骨呈前弓形，正确的位置与地面不平行。反复使用髁接骨板导向器检查内外翻角和屈伸角是否改变（图 36-28）。缓慢向前推进定位凿，直到接近股骨头中心。每前进 5mm 左右就后退一次，以防止卡紧。用带槽锤打入定位凿以防止其在进入时发生扭曲，从而引起屈伸变化（图 36-29）。插入深度可以通过定位凿上的刻度读出。用骨凿从接骨板置入处下缘取一小骨块，这样可以使接骨板肩部被推进到截骨近端（图 36-30）。

在移除定位凿时，可以将一根 2.0mm 的克氏针插进滑入定位凿 U 形角的凿轨中（图 36-31 和图 36-32）。这样可以保证在截骨完成时，接骨板的方向不会丢失。

在截骨处钻一个 2.5mm 的孔，通常在小转子的上 1/3 处，从外向内垂直于股骨干冠状面轴线钻入。将一根 2.5mm 的克氏针插入该孔，用于引导截骨锯。

将两根克氏针从前向后钻入股骨，其夹角为预期的矫正角度，其中一根位于所选截骨位置的近端，另一根位于远端（图 36-33 和图 36-34）。用 2.5mm 的钻钻孔以保证克氏针的置入。这些克氏针是显示扭转校正的标志。对于股骨过度前倾，需要外旋远端骨块。应首先放置近端导针，并且位置要尽量靠近前内侧，这样可避开将要插入截骨近端的角接骨

板。远端导针从内向外所成角度即为预期的矫正量，该角度通常根据已知角度的三角形试模来确定。厂商会提供不同角度的三角形试模，沿近端克氏针放置试模，以引导远端 2.5mm 克氏针的置入。

导针放置完毕后，开始用小型摆锯进行截骨（图 36-35）。锯片与股骨轴线保持垂直，同时进行透视以确保方向正确（图 36-36）。在股骨前后放置拉钩以保护软组织，利用透视判断切口的内侧深度。

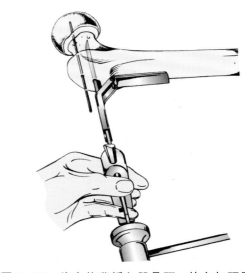

▲ 图 36-28 将定位凿插入股骨颈，使之与预置的克氏针平行

定位凿导向器用于确保接骨板位于股骨干外侧的中心。用带槽锤控制屈伸（引自 Schauwecker F. *Practice of Osteosynthesis*, ed 2, New York: Thieme-Stratton; 1982.）

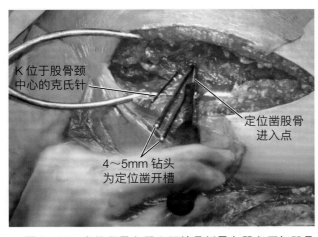

▲ 图 36-27 定位凿导向器和髁接骨板导向器必须与股骨轴平行，以避免造成屈伸变化。常见错误是将钢板水平插入（如图所示），忽略了股骨前弓，从而导致髋关节过伸

引自 Schauwecker F. *Practice of Osteosynthesis*, ed 2, New York: Thieme-Stratton; 1982.

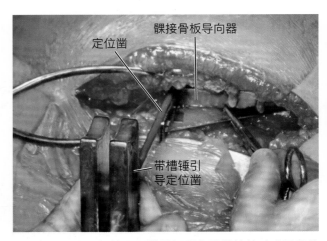

▲ 图 36-29 平行放置髁接骨板导向器并使其贴附于股骨外侧皮质，定位凿与导向器顶部保持平齐且平行

使用带槽锤可以控制订位凿的扭曲，从而控制截骨术后的屈伸改变

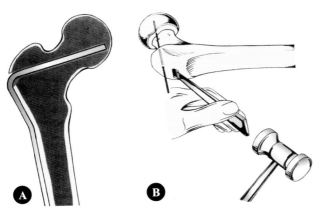

▲ 图 36-30 **A.** 髁接骨板的肩部会妨碍钢板完全插入截骨近端；**B.** 用骨凿去除窗口下缘的部分骨质，使其不妨碍接骨板的完全插入

引自 Schauwecker F. *Practice of Osteosynthesis*, ed 2, New York: Thieme-Stratton; 1982.）

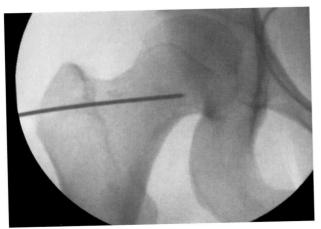

▲ 图 36-31 在 **U** 形凿轨的角上插入一根直径为 **2mm** 的克氏针，以便在截骨完成后准备插入钢板时对其进行定位

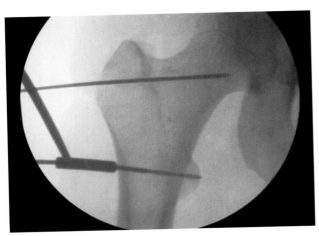

▲ 图 36-32 将插入的定位凿取出，并将一根 **2mm** 的克氏针置于定位凿轨道中

在小转子上半部，垂直于股骨干放置一根 2.5mm 的克氏针

一旦截骨完成，通过在截骨处放置椎板撑开器来牵拉切口附近的软组织（图 36-37）。这样更容易调整旋转。接下来，将接骨板插入截骨近端（图 36-38）。在定位凿轨道中预先放置一根 2.0mm 克氏针，以便于导向。如果接骨板与轨道方向一致，通常可以用手将其推入。将其正确放置于股骨颈和股骨头后，需要将接骨板紧贴截骨近端（图 36-39）。通常，五

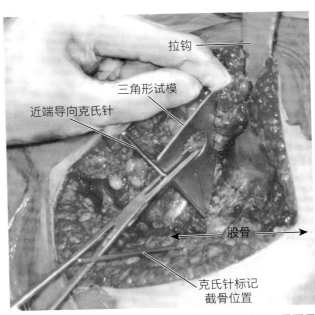

▲ 图 36-33 选择截骨平面，并用克氏针标记后，需要用克氏针作为旋转标记

第一根克氏针放置在截骨水平的近端，在接骨板位置的前方。当矫正量为 50° 时，将 50° 三角形试模的一侧沿垂直克氏针放置，在截骨平面的远端放置第二根克氏针（底端克氏针），使其平行于 50° 三角形试模的内侧缘

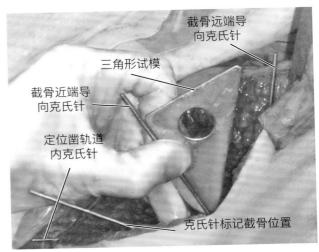

▲ 图 36-34 标识校正角度的克氏针（右）向内成角 **50°**，左侧是位于截骨平面和定位凿轨道内的克氏针

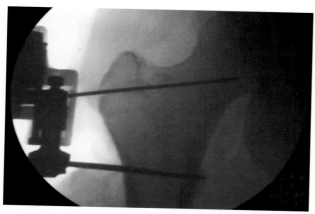

▲ 图 36-35　用摆锯从外侧皮质开始截骨，锯片在正侧位 X 线上均垂直于股骨干，必须在截骨完成前放置克氏针用于标记旋转

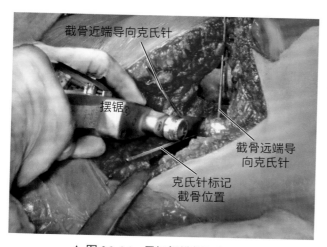

▲ 图 36-36　用摆锯横行切断股骨

两根旋转导线（右）的夹角为预期的矫正角度，下方的克氏针用于标记摆锯的截骨平面

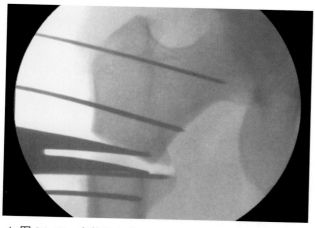

▲ 图 36-37　当截骨完成后，需用椎板撑开器牵拉软组织

图为四根克氏针：一根直径为 2mm 的克氏针位于定位凿轨道内，两根直径为 2.5mm 的旋转导针分别位于截骨面上下作为旋转参照，中间的第四根可用于为锯片导向

孔长度的侧板就足够了。更长的侧板可以提供更大的杠杆作用，但需要更长的切口和手术入路。

　　将截骨远端外旋，直到两根扭转参考克氏针平行，并且截骨面周围的皮质对合良好（图 36-40）。如果接骨板没有插入到截骨近端足够深的位置，可

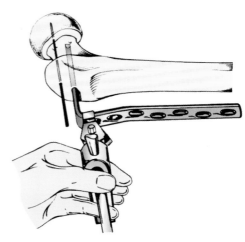

▲ 图 36-38　接骨板通常可以用手插入

调整插入手柄使其平行于接骨板，并且平行于导向克氏针插入（引自 Schauwecker F. *Practice of Osteosynthesis*, ed 2, New York: Thieme-Stratton; 1982.）

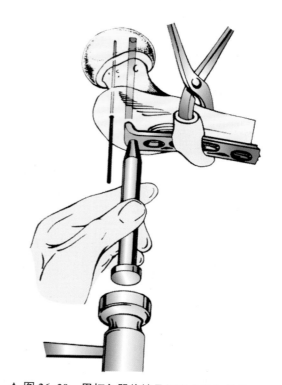

▲ 图 36-39　用打入器将接骨板完全敲入接骨近端

引自 Schauwecker F. *Practice of Osteosynthesis*, ed 2, New York: Thieme-Stratton; 1982.

能会使截骨远端比截骨近端更向外侧移位，导致截骨面无法对齐。这可以通过去除接骨板肩部下方少量骨质并将接骨板进一步推入到截骨近端来纠正。使用 Hohmann 拉钩或夹钳可能有助于对齐股骨截骨近端和远端的轴线，同时保持预期的旋转校正量。

一旦达到矫正位置，将加压器置于接骨板远端的股骨（图 36-41）。其方向必须与接骨板方向一致，否则当张力施加于接骨板时，旋转角度会发生改变。

当施加张力时，放置在接骨板前面的加压器会使截骨远端外旋，而放置在接骨板后面的加压器会使截骨远端内旋。加压器是用颜色进行编码的，红色表示 120kPa。使用旋转扳手时，总是超过 120kPa 的指示器（图 36-42）。当连接加压器和股骨干的螺钉变弯时，则可以确定截骨面已经得到满意的加压。如果接骨板没有紧贴于截骨近端，对接骨板施加张力可能会将其拔出。通常有必要在接骨板近端向截骨近端拧入一枚螺钉，防止接骨板在截骨面加压失效时退出（图 36-43 和图 36-44）。笔者尚未发现股骨近端螺钉或锁定钢板能提供与角钢板和加压器同样的加压效果。

胫骨旋转截骨应在胫骨粗隆平面以下进行。Q 角或 TT/TG 距离是一种重要的生物力学参数，不应发生改变。截骨的目的是在横断面上重新调整膝关节轴与踝关节轴，使滑车 - 结节关系恢复正常，因此截骨的位置没有太大区别（图 36-45）。笔者一般在结节下方的胫骨近端平面进行截骨，并且更倾向于使用角钢板进行加压；然而，胫骨近端的几何形状使钢板的插入位置成为了一个问题。通过外侧入路，沿胫骨近端外侧的两个平面放置侧板，因此接骨板进入截骨近端的角度将决定旋转程度。胫骨外侧加压器使接骨板产生的离心力可能会导致外翻畸形，必须予以纠正。

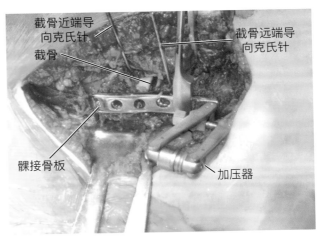

▲ 图 36-41　截骨远端已向外旋转，与克氏针平行，两根克氏针之间可见截骨缝隙

加压器已拧入股骨远端。在钢板上施加张力会对截骨面进行加压，从而提供稳定性

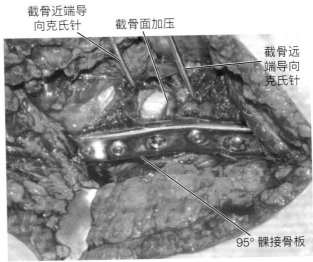

▲ 图 36-42　截骨面得到加压，两根旋转克氏针是平行的

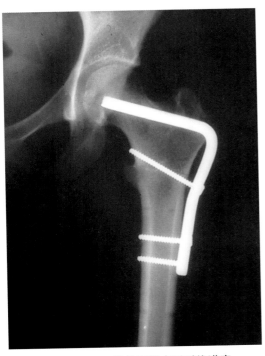

▲ 图 36-40　截骨两端皮质对线满意

斜行拉力螺钉可以防止钢板退出，并对截骨面额外加压。在接骨板的远端可见连接加压器的孔

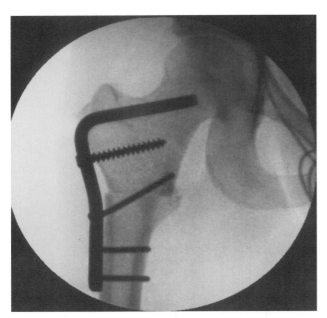

▲ 图 36-43　接骨板已经插入，钢板加压完毕且螺钉已拧入

当用加压器向远端拉接骨板时，顶部的松质骨螺钉可防止接骨板从截骨近端退出。远端两枚螺钉通过防止钢板向近端移动来维持钢板的张力。从顶部开始的第二枚螺钉既是截骨面之间的拉力螺钉，也增加了额外的旋转支撑。为了达到理想的皮质接触，并且防止截骨近端向内移位，可以将钢板肩部下的骨质移除，这样就不会妨碍接骨板进一步推进到截骨近端。术者认为这对肢体对线几乎没有影响，建议不要在此时取下固定物

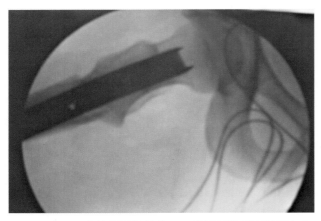

▲ 图 36-44　在蛙腿侧位片上可见接骨板位于股骨颈中心

　　锁定钢板使旋转控制更加容易，但在对截骨面进行加压时，仍会出现内 - 外翻矫正的变形。张紧固定于截骨近端的锁定钢板也可能导致钢板远端翘起离开骨面并形成突起，向外压迫前腔室肌肉或向内压迫疏松的皮下组织。锁定板更容易调整位置，但往往不适宜使用加压器。相对于角钢板的充分加

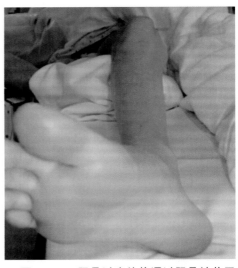

▲ 图 36-45　胫骨过度外旋通过胫骨结节平面下的内旋截骨术得以纠正

压，由于其截骨面加压不充分，肯定会导致延迟愈合，术后不适也会更严重。将两根 2.5mm 的克氏针从前向后放置于胫骨，一根在预计截骨平面的近端，另一根在远端。两根克氏针可能是平行的，也可能在横向平面上偏离所需的矫正角度。如果它们是平行的，那么，操作截骨板后两者之间的角度就表示矫正角度（图 36-46）。如果它们被放置在所需的矫正角度上，那么就可以使两根克氏针平行。在截骨之前标记好这些参考点是非常重要的。目前，笔者使用的导航系统（Praxim）可以显示所有三个平面（横断面、冠状面和矢状面，图 36-47）的力线变化。令人印象深刻的是，通常在三个平面上都有细小的变化，而同时在三个平面上精确地调整力线是非常困难的，在固定时也很难保持。根据笔者的经验，在使用导航时，精确度和信度都有了很大的提高，但是也增加了获得校正的时间和精力。如果使用的是接骨板，并且以正确的角度插入刃片，则更容易对截骨端进行固定，但如果发生错误，则更难更改。遗憾的是，目前尚未在股骨近端使用过非影像导航系统。

十、并发症

　　与所有的大型外科手术一样，截骨术也可能会出现并发症，包括畸形愈合伴矫正过度、矫正不足或内外翻畸形、屈伸畸形、不愈合、肌肉粘连、筋膜间室综合征、血管或神经损伤、转子处疼痛和置入物引起的疼痛。通常需要取出置入物。全身并发症也很常见，此处并未列出。

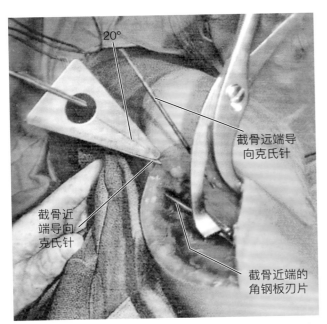

▲ 图 36-46　将接骨板刃片按一定方向插入胫骨截骨近端，以防止内外翻或屈伸的改变

相对于胫骨干的外侧平面，以 30° 角向后内侧插入。将远端或骨干端克氏针内旋 30°，使截骨前平行放置的两根克氏针变为 30° 角。使用加压器进行加压时，需用钳夹将侧板固定在胫骨外侧皮质上

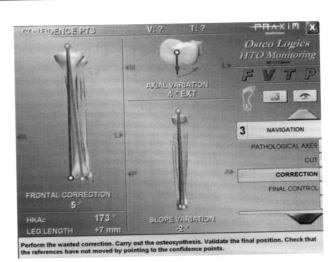

▲ 图 36-47　通过导航系统的计算机屏幕可以直接准确地读出截骨位置的变化

该系统通过将红外反射器分别植入股骨、截骨面上方和下方的胫骨。分别在三个平面上显示校正量。左侧，额状面矫正量，本例显示外翻 5°，此时髋 - 膝 - 踝轴线呈 173°，下肢延长 7mm。中上方，水平面矫正量，本例增加了 4° 的外旋。中下方，矢状面矫正量，本例呈 2° 反曲或伸直。该程序中的绿色 V 和 T 表示哪些标记正在被摄像机拍摄并被计算机使用。红色的 P 未被摄像机看到。V 和 T 是干骺端和骨干反射器上的参考点，用于测试以确保这些反射器的位置没有丢失（图片由 OMNI 提供）

十一、矫正扭转的结果

Meister 和 James[30] 对 7 例因膝前疼痛行胫骨旋转截骨术的患者进行了平均 10 年的随访，结果显示 1 例患者为优秀，5 例为良好，1 例为一般。Bruce 和 Stevens[3] 对 14 例采用股骨外旋截骨联合胫骨内旋截骨治疗的膝前疼痛患者进行了平均 5 年的随访，结果均满意。Cooke 和其同事[5] 报道了 7 例伴有内翻和胫骨过度扭转的膝前疼痛患者，其中 5 例被评为优秀。Delgado 和其同事[7] 报道了 9 例膝前疼痛患者，这些患者接受了股骨或胫骨截骨或联合截骨共 13 处截骨，2 年后症状明显改善。Server 和其同事[39] 报道了 25 例采用胫骨内旋截骨术治疗胫骨过度外扭转伴髌骨半脱位症状的患者，25 例患者中有 23 例满意，包括一些运动员。Ficat 和 Hungerford[10] 报道了一例复发性髌骨半脱位病例，在同时进行股骨和胫骨截骨术后获得了满意的疗效。

Ruesch 在 1995 年（未发表论文）回顾了因膝前疼痛和（或）不稳定行股骨外旋截骨术的 31 例患者（35 例关节）。其中 5 例失访，但 26 例（84%）术后平均随访 5.3 年。88% 的患者髌股关节手术失败，23

例患者此前平均进行过 2 次以上手术。只有 3 例患者之前没有接受过手术。6 例采用髓内钉固定截骨端，29 例采用 95° 髁接骨板固定转子间。选用两种髌股关节评分系统进行评价。Schwartz 和其同事[37] 报道的平均评分为 24.6 分（总分 29 分），其中 15 例患者为优，6 例为良，5 例为一般，9 例为差。Shea 和 Fulkerson[40] 报道的平均评分为 82.5 分（总分 100 分），其中 20 例为优，6 例为良，1 例为一般，8 例为差。结果较差的原因主要是前期存在明显的关节炎并未得到改善。然而，77% 的患者主观疼痛减轻，86% 打软腿症状缓解，80% 生活质量提高，42% 髌骨后弹响减轻。3 例无既往手术史的患者中，Shea 和 Fulkerson 评分为 100 分，Schwartz 评分为 28.7 分。

Latteier（作者的研究，尚未发表的资料）回顾了 53 例髌股关节功能不全的患者，这些患者共进行了 72 例转子间外旋截骨术。平均随访时间为 9.7 年（范围为 2～17 年），最短 2 年。随访时，平均 Kujala 评分从 53 分提高到 86 分，平均 Lysholm 评分从 49 分提高到 89 分，平均 Tegner 活动评分从 2.2 分提高到 4.0 分。

每个患者的解剖病理组合不同；因此，结果评分不能完全反应患者的特点。无不稳定或软骨疾病的疼痛是最常见的早期表现。唯一的客观测量方法就是测量异常的肢体扭转。矫正前无法走路上学的患者，术后可以进行无痛越野跑，拇囊炎症状消失，持续 40 年未缓解的从骨盆到踝关节外侧的下肢外侧放射痛消失，上楼梯时髌骨后弹响消失，能够第一次在没有疼痛感觉下骑自行车和滑雪，并且感觉在打篮球时跳跃着陆的稳定性增加。以上这些都不是髌股关节评分的评价指标，导致这些改善被忽略。限制骨盆和足部的运动，如骑自行车、经典的越野滑雪或椭圆机，对这些患者来说是一个特殊的问题，因为膝关节会不可避免地指向内侧。强有力的髋关节外展对股骨前倾的患者是有益的，因为它可以使患者在膝关节朝前的情况下活动，从而减轻膝关节疼痛。然而，由于髋关节外展肌长期在异常的力学环境下工作，通常容易疲劳，而且膝关节必须指向内侧以获得髋关节的力学平衡。这种向内的肢体旋转迫使足内旋增加，导致内侧足弓紧张、胫后肌腱紧张和拇囊炎频发。这种慢性足内旋可能会导致马蹄足、踝关节挛缩的增加，进而加重肢体内旋。胫骨过度外扭转而股骨扭转正常者存在不同的问题。为了在步态中保持适当的踝关节背屈，膝关节指向内侧。由于当足指向前方时，股四头肌增加了髌骨的外侧向量，因此膝关节内侧疼痛非常常见。然而，髋关节外展肌在接近正常的力学环境下工作，因此骨盆强化训练不太可能有用。

结论

- James[15] 所描述的严重力线不良是存在的，必须从伴有髌股关节疼痛、不稳定或关节疾病的患者中予以识别。
- 肢体扭转力线不良可能只表现为疼痛，也可能与髌骨不稳和（或）髌骨软骨病变并存，它可能是导致失稳和关节疾病的生物力学因素，但这三种情况必须单独评估。
- 在三个平面上恢复正常的肢体力线指的是恢复通过膝关节的力向量的正常方向。
- 横断面（水平面）经常被忽略，最好通过 CT 扫描或 MRI 来评估，这样可以测量髋关节、膝关节和踝关节轴线的相对位置。
- 通过旋转截骨术调整股骨和胫骨的对线不仅是合适的，而且是必要的。对于由横断面上骨骼对线不良引起的髌股关节症状，这是唯一合理的外科治疗方法。
- 在持续下肢异常扭转的力学环境中，针对不稳定或软骨修复的手术更容易失败。
- 不可低估手术并发症。

第 37 章　单间室髌股关节置换
Unicompartmental Patellofemoral Replacement

Frank R. Noyes　Sue D. Barber-Westin　著

张　卓　译

一、适应证

髌股关节置换术（patellofemoral arthroplasty，PFA）是对髌股关节破坏严重、关节间隙消失，同时胫股关节正常的有症状患者的一种有效的治疗手段。虽然早期报道结果并不令人满意，随着产品材料、假体设计和机器人技术的进步，以及对患者适应证的进一步理解，治疗效果有所提高。

PFA 的适应证包括由先天性滑车发育不良或关节脱位及长期半脱位所造成的有症状的继发性髌股关节炎，经非手术治疗及其他手术治疗方法无效者[19, 22, 28, 30, 31, 54]。创伤或骨折所造成的继发性髌股关节炎也是常见的适应证。虽然原发性单发髌股关节炎也是 PFA 的适应证之一，但应注意，一些研究报道此类患者与创伤后关节炎或滑车发育不良患者相比更容易发生胫股关节炎[5]。

适合手术治疗的患者通常主诉严重的膝前疼痛、肿胀及导致日常生活受限的关节僵硬。经过包括非甾体抗炎药物口服、皮质醇激素注射、物理治疗及体重控制的长程非手术治疗无法缓解髌骨前方疼痛。笔者认为，患者应不超过 60 岁，胫股关节没有关节炎发生或无症状，但部分超过 60 岁的患者如果没有禁忌证也可以考虑该手术。

许多接受 PFA 的患者曾接受多次手术治疗无效，如外侧松解、关节镜清理、软骨成形、伸膝装置移位、内侧髌股韧带重建或关节软骨手术，如自体软骨细胞移植或自体骨软骨移植。笔者进行了一项前瞻性研究，在所有接受 PFA 的患者中，76% 曾接受上述手术治疗，但并未获得成功。患者应对该手术所能够获得的效果有实际认识，这一点十分重要。在笔者所在的医院，大多数患者能够在术后 2～3 周完成无辅助行走，其中大部分患者能在术后 4～6 周恢复日常活动。通常在术后 3 个月可以进行低强度、低冲击性活动，如步行、游泳、高尔夫球、低强度远足和自行车。然而，跑步和高冲击性竞技运动或职业竞技体育活动不推荐进行，应予以避免；对患者而言，理解并接受手术所带来的限制至关重要。高屈曲反复活动可能会由于髌骨聚乙烯假体与胫股关节软骨形成关节而产生少量积液。

关键点：适应证

- 有症状的患者，伴严重的髌股关节破坏和关节间隙消失，无胫股关节破坏
- 先天性滑车发育不良相关的症状性髌股关节炎，或关节脱位或长期半脱位导致的髌股关节炎
- 创伤或骨折导致的继发性髌股关节炎
- 长期非手术治疗无效

二、禁忌证

PFA 的首要禁忌证是胫股关节炎［关节软骨退变和（或）站立位膝关节正位片中关节间隙狭窄］，证据表明这是导致手术失败需要改行人工全膝关节置换术的首要原因。另外，过度内翻或外翻畸形未进行纠正（超过 3°）、髌股关节对线不良、膝关节韧带失稳定、炎性关节病和既往或活动性感染也是手术禁忌。高位髌骨的患者可能需要同时施行胫骨结节低位转位手术。复杂性区域疼痛综合征、糖尿病、膝关节纤维化（过度伸直或屈曲挛缩）、软骨钙质沉着病或类风湿关节炎也不适于施行髌股关节置换术。年龄超过 60 岁或肥胖患者（BMI > 31）通常也不适于接受髌股关节置换术。骨量减少（骨密度

T 值在 −1.0～−2.5）以及骨质疏松（骨密度 T 值＜−2.5）是该手术的禁忌证。其他禁忌证包括所有非手术治疗手段均无效、与胫股关节破坏或狭窄相关的半月板切除病史、不能耐受康复治疗及不能合理预期未来活动水平等。MRI 常用于排除可能导致成功率下降的合并胫股关节骨关节炎。对年轻患者而言，目前认为 PFA 是为后续成功施行人工全膝关节假体（TKA）争取时间。接受胫骨或股骨矫形截骨治疗膝关节内翻或外翻畸形的患者也是未来可能接受 PFA 的人群。

> **关键点：禁忌证**
>
> - 胫股关节炎
> - 内翻或外翻畸形＞3° 未进行纠正
> - 髌股关节对线不良未进行纠正
> - 膝关节韧带功能不良未进行纠正
> - 炎性关节病，类风湿关节炎
> - 复杂性区域疼痛综合征，膝关节纤维化，软骨钙质沉着病
> - 年龄≥60 岁
> - BMI＞31
> - 骨量减少或骨质疏松

三、假体设计

基于股骨滑车骨床准备方法的不同，PFA 假体分为三种主要类型[30]。所谓的第一代假体仅对磨损的关节面进行置换，而不改变软骨下骨形状（表 37-1）。滑车假体使用内置或表面技术放置，位置取决于患者的滑车解剖形态。此类假体的滑车组件通常较窄且过深，限制性过强，会产生与髌骨卡锁、轨迹不良和持续膝前疼痛相关的许多问题[7, 10, 34, 46, 49, 53]。

第二代 PFA 假体基于 TKA 假体的股骨滑车沟设计理念进行滑车置换[1-3, 6, 8, 11, 12, 18, 20, 23, 29, 34-36, 38, 40-42, 48, 50, 55]。不同假体的滑车沟形态各不相同，从加深、高限制型滑车到开放、无限制型滑车假体过渡。髌骨假体则包括圆形、多面或非对称设计。

第三代 PFA 假体系统是指使用患者解剖三维模型进行植入的假体系统，患者的三维模型基于 CT 检查建立，假体可为个体定制设计制造（KineMatch 髌股关节假体[43-45]；Custom Performa Knee Patellofemoral Arthroplast，Biomet Orthopedics[8]），或采用机器人技术（笔者更倾向于使用该技术）确定假体尺寸和方

向并进行截骨（MAKOplasty 部分膝关节表面置换，Stryker Orthopaedics）。

四、临床检查

进行详尽的病史询问，包括记录既往手术和非手术治疗方法、髌骨脱位或半脱位时间，以及其他膝关节损伤病史。症状通常发生于前方或髌骨后方区域，在上楼梯、崎岖路面行走、下跪、下蹲或久坐后加重。

全面的体格检查包括完整的 PF 检查，评估髌骨倾斜、松弛、活动度、Q 角和下肢旋转对线（股骨内旋，胫骨外旋），请参阅第 35 章。MPFL 和内侧软组织稳定结构完整性的评估通过髌骨外侧移位（滑动）量进行评估，正常为髌骨宽度的 1/4（0° 和 20° 屈曲）。伸膝时活动性髌骨外侧半脱位的发生（J 字征）表明内侧稳定结构功能不良，同时常伴有高位髌骨。正常向内活动度的缺失（屈曲 20°，＜10mm）表明外侧支持带过度紧张，常常伴有髌骨外侧高压综合征，手术需要同时进行 Z 字成形延长和软组织平衡。触诊髌骨和所有周围组织确定疼痛点。检查内侧和外侧关节线是否存在压痛，判断胫股关节是否受累，从而不宜行 PFA 治疗。

进行所有膝关节韧带检查，参考第 7 章和第 17 章。

评估患者步态、膝关节活动度、下肢和髋关节肌力和神经血管状态。

初诊进行的影像学检查包括站立位 0° 正位片、30° 膝关节屈曲侧位片，膝关节屈曲 45° 负重位正位及 PF 轴位片。拍摄真实侧位片，即股骨内外侧髁的远端和后方完全重合，评估滑车深度。在侧位片上测量髌骨高度和髌骨滑车接触（图 37-1）。对临床检查发现的内翻或外翻畸形，应拍摄双下肢站立位全长片，包含自股骨头至踝关节。MRI 检查用于明确全膝关节的软骨状态，以及其他软组织结构情况。

五、术前规划

本章节所介绍的 PFA 手术技术是由资深作者（F.R.N.）自 2008 年所应用，使用骨水泥假体［RESTORIS MCK（multicompartmental knee）PF implant system，Stryker Orthopaedics］，使用三维建模和计算机辅助机器人手术导航（robotic arm interactive orthopedic system，RIO；Stryker Orthopaedics）。手

表 37-1　髌股关节假体

产品名称	临床研究（参考文献）	评　论
KinMatch Patellofemoral Replacement（Kinamed, Inc.Carmarillo，CA）	36，43，44，45	第三代 CT 建模假体
Custom Perfoma knee Patellofemoral Arthroplast（Biomet Orthopedics，Warsaw，IN）	8	第三代 CT 建模假体
MAKOplasty Partial Knee Resurfacing（MAKI Surgical Corp.，Ft.Lauderdale，FL）		第三代，机器人技术，CT 建模
Avon（Stryker，Kalamazoo，MI）	1，2，11，18，20，23，29，34，35，38，40，42，48，50	第二代已下架假体，研究最为广泛的 PFA
Vanguard Patellofemoral Replacement System（Biomet Orthopedics）	36	第二代已下架假体，仅 1 项 3 种假体混合对照研究
Gender Solutions PatelloFemoral Joint（Zimmer，Warsaw，IN）	36	第二代假体，仅 1 项 3 种假体混合对照研究
Journey Patellofemoral Joint System（Smith&Nephew，London，UK）	6	第二代已下架假体
Hermes（Ceraver，France）	41	第二代已下架假体
iBalance Patellofemoral Joint System（Arthrex，Naples，FL）		第二代已下架假体，成书时无相关临床研究
SIGMA High Performance Partial Knee（DePuy Synthes Joint Reconstruction，Warsaw，IN）		第二代已下架假体，成书时无相关临床研究
Femoro Patella Vialli（FPV）（Wright Medical Technology，Arlington，TN）	3，12，34，55	第二代已下架假体，假体设计"存在问题"[12]
Richards Model Ⅰ，Ⅱ，Ⅲ（Smith & Nephew）	9，14，21，52	第一代假体，被 Journey 假体系统换代
Lubinus Total Patella Glide Replacement（Waldamer Link，Hamburg，Germany）	7，34，49	第一代假体，所有研究者停止使用该假体
Low Contact Stress PatelloFemoral Joint（DePuy Orthopedics）	10，33，56	第一代，停产
Autocentric（DePuy Orthopedics）	5，13，17，53	第一代，停产[53]

CT. 计算机断层扫描；PFA. 髌股关节假体

术前，患者平卧位进行个体化 CT 扫描（CT 扫描膝关节置换，PN200004），患肢佩戴活动定位杆。将 CT 扫描结果以 DICOM3 格式进行保存并上传至软件，分析髋、膝及踝关节数据，创建股骨和胫骨的三维骨模型。基于患者骨性解剖数据计算假体尺寸、方向和对线。术中根据患者个体解剖特点和软骨厚度进行假体位置和方向的微调。图 37-2 总结了滑车假体的主要术前规划步骤（见 MAKOplasty Partial Knee 应用手册 206388 Rev01 和手术技术及规划指导 #201844，Stryker）。推荐的位置限制如下。

- 滑车内 / 外旋：4° 内旋至 0°（理想情况，0°）可接受，进而避免由于假体过度内旋所导致的滑车外侧过度突起。内旋每增加 1°，滑车沟会内移约 0.5mm，同时使髌骨弹跳高度抬高约

0.3mm。不推荐将滑车假体外旋放置，这样会减少外侧髌骨弹跳高度，增加髌骨外侧半脱位的风险。

• 在假体不发生过度覆盖的前提下，选择最大尺寸的滑车假体。假体内侧和外侧嵴应保留 0～2mm 的内嵌距离，同时不干扰前交叉韧带。

• 力线保持在 3° 内翻至 2° 外翻之间（理想情况，0°～2° 内翻）。每增加 1° 内翻 / 外翻会使滑车入口移位约 0.6mm。不应将滑车假体的外翻设定超过 2°，否则会使滑车沟的力线偏离股骨解剖轴线，增加髌骨外侧半脱位的风险。PF 假体的滑车沟走向在 0° 内外翻对线情况下与解剖力线

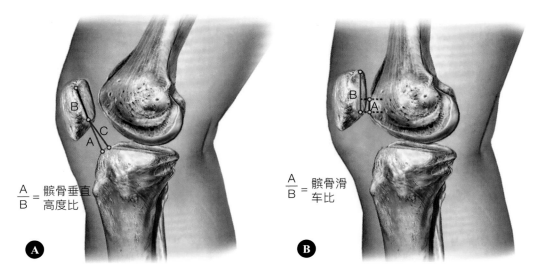

$$\frac{A}{B} = 髌骨垂直高度比$$

$$\frac{A}{B} = 髌骨滑车比$$

▲ 图 37-1　**A.** 在股四头肌收缩状态下行侧位片拍摄，使髌骨上提至最高位置，测量髌骨垂直高度比。分子为线段 A，代表胫骨平台最靠腹侧（前上）缘与髌骨关节面最低点之间的距离。分母为线段 B，为髌股关节面最大长度。可选分子为线段 C，位于胫骨平台中心参照点。髌骨垂直高度比等于 **A/B** 或 **C/B**。**B.** 也可以选择髌骨滑车比测量方法。平均比值为 **32%±12%**，＞50% 代表髌骨低位，＜12% 代表髌骨高位

髌股关节（滑车）术前规划总结

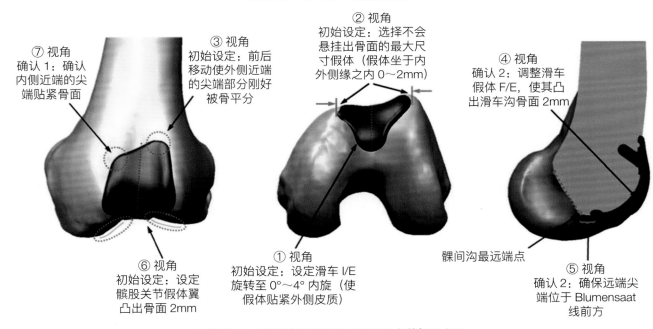

⑦ 视角
确认 1：确认内侧近端的尖端贴紧骨面

③ 视角
初始设定：前后移动使外侧近端的尖端部分刚好被骨平分

② 视角
初始设定：选择不会悬挂出骨面的最大尺寸假体（假体坐于内外侧缘之内 0～2mm）

④ 视角
确认 2：调整滑车假体 F/E，使其凸出滑车沟骨面 2mm

⑥ 视角
初始设定：设定髌股关节假体翼凸出骨面 2mm

① 视角
初始设定：设定滑车 I/E 旋转至 0°～4° 内旋（使假体贴紧外侧皮质）

髁间沟最远端点

⑤ 视角
确认 2：确保远端尖端位于 Blumensaat 线前方

▲ 图 37-2　精确定位滑车假体位置的术前规划步骤

AP. 前后位；F/E. 有限元；I/E. 内 / 外；PF. 髌股关节

夹角约为 6°。

- 调整滑车假体的屈伸角度，自滑车沟骨面上翘约 2mm。角度设定应在屈曲 5° 至伸展 5° 之间。确认假体远端舌部不干扰髁间窝造成 ACL 撞击。PF 假体远端的尖端应在 Blumensaat 线前方。

六、手术技巧

本章节参照 MAKOplasty Partial Knee 应用手册 206388 Rev01 版本及手术技巧和规划指导 #201844 版本（Stryker Orthopaedics，用于机器人 RIO PFA）向读者进行介绍。

图 37-3 示下肢和机器人手术臂的手术位置。股骨定位器放置于髌骨上方 8cm 的位置。术者在屏幕显视下进行滑车截骨（未示）。将下肢固定于下肢体位架，以便术中调整膝关节屈曲角度，控制旋转角度。用户手册和术前规划指导中总结了下肢和滑车解剖登记注册的步骤。

（一）手术切口

膝关节屈曲 30°，靠近髌骨内侧缘做前内侧皮肤切口，自髌骨上缘延伸至胫骨平台顶端。根据手术显露需要向近端或远端延伸切口。使用拉钩牵开皮下组织，显露内侧支持带。在髌骨上方 3cm 切开股四头肌腱（笔者选择），或经内侧支持带、关节囊和滑膜做股内侧肌下方或经股内侧肌关节切开。切口和关节囊切开的长度必须足以牵开髌骨植入滑车假体及完成股骨定位注册。探查所有的关节间室和韧带确认 PFA 的指征。部分切除脂肪垫和滑车上方的滑膜完成显露。向外侧翻转髌骨显露 PF 关节间隙。

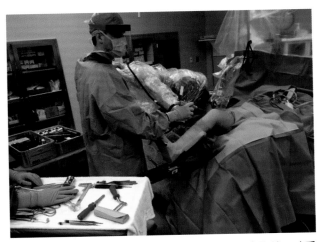

▲ 图 37-3　下肢手术位置，以及机器人手术臂骨科互动系统（Stryker Orthopaedics）

（二）登记注册

登记注册的技术遵循手术技术指导手册的要求。采集患者的解剖标记进行登记，确定股骨和胫骨的定位点。进行骨骼登记注册，但不要去除骨赘。标记滑车沟内的软骨和股骨远端印记，保证假体与股骨髁和股骨假体平滑过渡。RIO 放置于手术区域内，登记注册并确认机器人机械臂和截骨工具尖端的位置。

（三）植入滑车假体

图 37-4 总结了术中对假体位置和角度的微调步骤。在截骨开始前，全程活动膝关节，评估韧带张力，观察假体关节匹配情况。RIO 能够提供手术策略反馈和三维影像，便于对截骨进行规划。在截骨过程中使用实时视觉模拟影像确认适当的假体对线和定位。术者控制机械臂，基于术前规划方案，精确去除滑车软骨和骨质。

如前所述，确保滑车假体不会放置在外旋或外翻位，降低髌骨外侧半脱位风险。MAKO 建议滑车假体放置于 0° 外旋、0°～2° 内翻、0°～5° 屈曲位。滑车假体的近端边缘与骨面平滑过渡。标记关节软骨 - 滑车边缘印记证实计算机选择的假体放置位置至关重要。在开始使用磨钻时，小心观察确认所选的滑车位置。图 37-5 显示术中髌骨和滑车假体的放置位置。

滑车假体植入前，首先打入试模。使用咬骨钳去除所有突起的软骨和骨，确认髌骨能够平滑活动。取出试模并去除多孔松质骨结构内的脂肪沉积。

（四）髌骨截骨及假体植入

使用 ±0.5mm 精度的卡尺在下肢伸直状态下测量髌骨。通过测量髌骨关节面上下高度预估髌骨假体尺寸。基于髌骨尺寸和表面硬化程度计算合理的截骨厚度。使用截骨导向器进行髌骨关节面截骨，保留剩余髌骨厚度为 14～15mm。

完全伸直膝关节，使用髌骨尺寸 / 钻孔导向器从直径 26mm、29mm、32mm、35mm、38mm 或 41mm 的假体中选择合适尺寸的髌骨假体。假体的上下缘都不应超出骨面范围。髌骨钻孔导向器的力线方向应与截骨前的髌骨嵴一致（例如髌骨假体内置），使得置换后的髌骨外移。应注意的是，将钻孔导板内移从而使置换后的髌骨外移会使得外侧软组织结构过紧。使用导板钻孔。放置髌骨试模，使用卡尺测量髌骨厚度。如果置换后的髌骨厚度超过截骨前，可能需要进一步截骨以避免髌股关节过度填塞。全程活动膝关节检查髌骨轨迹和活动。

（五）骨水泥技术

涂抹骨水泥，保证骨水泥完全覆盖假体背侧，包括远端"舌部"。在截骨后的腔隙内涂抹骨水泥并将其紧密填塞至骨质内。放置滑车假体并打压。手术医师应确认假体完全坐实，而后谨慎取出多余的骨水泥。

将骨水泥涂抹至髌骨截骨面、髌骨假体桩钻孔及假体，安放髌骨假体。向髌骨假体施加适当的钳夹力，确保髌骨假体完全坐实在骨面上。去除多余的骨水泥。一旦骨水泥干燥，在关闭切口前检查髌

骨中心轨迹和活动度（图 37-6）。拆除定位器、骨针和发射器，缝合伸膝装置。

七、特定问题的手术决策

（一）滑车发育不良的纠正

Dejour 及其同事[15] 提出了滑车发育不良的分型系统：A 型，滑车形态基本正常，但滑车沟相对狭窄；B 型，滑车平坦或突起；C 型，滑车面不对称，外侧突起而内侧发育不良；D 型，滑车面不对称，呈断崖状。许多年后，Nelitz 等[37] 对 80 例有症状的髌股关节不稳患者的 MRI 诊断标准进行了评估，以确定是否对 Dejour 的分型系统增加特异性评价方法。

髌股关节（滑车）术中规划总结

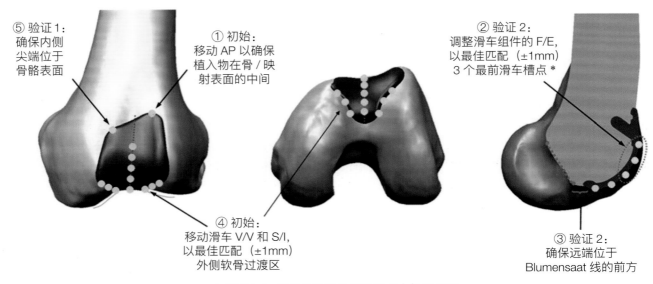

⑤ 验证 1：
确保内侧尖端位于骨骼表面

① 初始：
移动 AP 以确保植入物在骨 / 映射表面的中间

② 验证 2：
调整滑车组件的 F/E，以最佳匹配（±1mm）3 个最前滑车槽点 *

④ 初始：
移动滑车 V/V 和 S/I，以最佳匹配（±1mm）外侧软骨过渡区

③ 验证 2：
确保远端位于 Blumensaat 线的前方

▲ 图 37-4　精确放置滑车假体的术中规划步骤

*. 如果印迹点落在关节炎骨面而非软骨上，则调整有限元点，使其凸出骨面 2mm。AP. 前后位；F/E 有限元

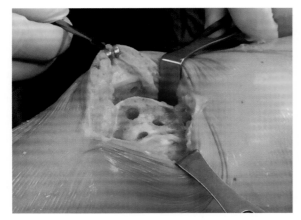

▲ 图 37-5　股骨滑车和髌骨截骨面

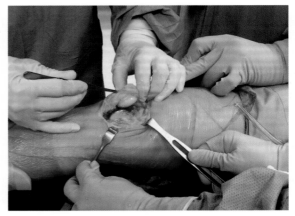

▲ 图 37-6　髌股关节假体的最终位置及对线，在进行内侧支持带组织和内侧髌股韧带松解前检查

在滑车形态存在明显变异的情况下，没有任何一项 MRI 量化指标可用于该分型系统。Lippacher 等也发现了类似的结论[26]，同时注意到侧位 X 线与轴位 MRI 影像相比，会低估滑车发育不良的严重程度。

Nelitz 等[37] 报道了 8 例滑车指数的中位数，发现 Dejour A 型（低度发育不良）的滑车指数与高度发育不良（B~D 型）存在差异，基于这些发现，作者推荐采用二级分型系统，以取代四级分型系统。低度和高度发育不良的分界值为滑车沟深度 2mm、滑车面不对称度 48% 及外侧滑车倾斜角 11°。

以笔者的经验，PFA 手术中所见的滑车形态异常发生率颇高，并通过滑车假体纠正。最常见的形态异常是外侧滑车高度过高，并通过手术纠正。不对这种高度异常进行纠正是错误的，这样会使得假体过度内旋。这些病例常常存在内侧滑车发育不良。通过对发育不良的滑车进行完全重塑，基于所选假体的设计，恢复正常的滑车深度及位置。有必要截骨深入不正常的外侧滑车沟，恢复滑车沟的中心位置，避免其内移。MAKO 机器人技术在这方面具有独到优势，使用三维计算机调整滑车截骨，进而在患者身上进行操作。如前所述，修整滑车使其能够为髌骨稳定性提供外侧支撑。假体的滑车深度适中，因此不能对其他非滑车中心设计的假体进行包容。每一款假体的规划和术中放置有专用的推荐指南供读者参考。一些定制设计的滑车假体不要求对不正常的滑车形态进行纠正，可能会造成髌股关节过度填塞。如前所述，应注意进行必要的外侧松解和软组织平衡。

（二）胫骨结节 – 滑车沟距离增加的纠正

前文所讨论的术前检查包括通过 Q 角、CT 及异常情况时的旋转 MRI 评估髌股关节 – 胫骨结节测量方法（见第 35 章）。在滑车发育不良的情况下，异常的胫骨 TT-TG 偏移通常可以通过手术纠正，即通过将滑车假体放置于外侧滑车更为正常的位置进行重建。滑车假体过度内置会增加 TT-TG 距离。对于 TT-TG 比值过高的特定患者，术中发现髌骨轨迹持续外移，需要同时行胫骨结节内移。目前尚没有建立需要矫正的 TT-TG 极限值标准。对胫骨结节内移术而言，其通常标准是 TT-TG 比超过 20mm，同时 Q 角超过 20°，通常在胫骨外旋时可增加至 35°~40°（生理性后外侧松弛允许胫骨过度旋转）。伸膝装置对线不良的病例进行手术的目的是纠正不正常的对

关键点：特定问题的手术决策

- 将发育不良的滑车纠正至正常解剖形态十分普遍，包括深度、滑车沟角及假体的近端至远端和旋转对线。异常的滑车形态包括外侧滑车过高、中央沟消失及内侧滑车发育不良。置于表面的假体设计可能出现的问题包括滑车的抬高及软组织张力过高，需要进一步松解

- 胫骨结节异常的外移，TT-TG 值增加，都需要在术前进行诊断。大多数病例的 TT-TG 对线可以通过假体置换重建正常的滑车沟进行纠正。明显的 TT-TG 值增加需要行胫骨结节内移进行纠正

- 先前的外侧脱位所导致的内侧软组织薄弱和功能不良需要同时行 MPFL 重建以提供足够的内侧稳定性。为了避免在髌骨上建立骨性通道，推荐采用股四头肌腱部分下翻转位。对于原发性和继发性骨关节炎，纠正髌骨形态异常，同时对现有的内侧结构进行软组织平衡能提供足够稳定性

- 在行软组织平衡时，注意避免 MPFL 和内侧支持带过度紧张，使其在膝关节屈曲 20° 和 0° 时均保留正常 1/4 的髌骨外侧滑动

- 外侧支持带松解的指征为正常的内侧被动滑动消失、髌骨倾斜及膝关节屈曲时无法维持中央轨迹。外侧软组织平衡采用 Z 字成形延长闭合的手法进行，以恢复正常的外侧张力。术中应随时检查髌骨轨迹是否恢复正常

- 由异常瘢痕组织和脂肪垫瘢痕造成的髌下挛缩十分常见，应在手术时切除

- 测量高位髌骨，大多数病例不需要行胫骨结节下移，因为髌骨可以与延长的股骨滑车假体近端部分形成关节。胫骨结节移位仅适用于明显的异常高位髌骨病例，其髌骨和股骨滑车在膝关节屈曲起始时完全没有接触

线和失稳定，并通过额外的软组织平衡保证成功的远期效果。

（三）下肢外翻合并 BMI 过大

下肢异常外翻同时 TT-TG 比值异常的患者应格外注意。这些病例存在髌骨和滑车假体之间的外侧髌股关节高压。而大多数患者过大的 BMI 会进一步加剧这一问题。此类患者是 PFA 的禁忌证之一，应建议这些患者在 PFA 之前接受营养咨询并将 BMI 降低至正常。患者应自觉减轻 PF 负重。同时，这些患者也可能早期出现外侧胫股关节病变，从而需要在未来接受 TKA 治疗。应意识到，患者通常可能缺乏减

轻体重的自觉性，因此这类患者通常是 PFA 的禁忌。

对于特定的年轻患者，如果曾接受股骨截骨矫形手术治疗，则 PFA 的目标是为推迟 TKA 争取时间。PFA 的指征是在屈曲 45° 负重位片上，仍可见外侧关节间隙超过 50%。膝内翻也应遵循类似的要求。既往曾行受累间室半月板切除会进一步强化这些受累关节行 PFA 的禁忌。

（四）既往髌骨外侧脱位，内侧髌股韧带功能不全

结合病史，同时体格检查发现屈膝 10°～20° 时髌骨外侧移位超过 75%，内侧髌股韧带和髌骨内侧支持带结构功能不全，以及术前有症状的髌股关节不稳的诊断成立。手术中，确认内侧髌股韧带和髌骨内侧支持带的完整性至关重要。虽然多篇文献对内侧髌股韧带的重建进行了报道，但应避免在髌骨内制备内侧髌股韧带的骨性通道。笔者描述了一种股四头肌腱翻转重建内侧髌股韧带并调整内侧支持带残留结构张力的手术方式（见第 35 章）[39]。这一方法采用缝合固定，而不是在髌骨或股骨上制备骨性通道。值得注意的是，大多数先前存在髌股关节脱位的病例都具有足够的内侧软组织，单纯的内侧髌股韧带和内侧支持带皱缩即能够恢复内侧稳定性。另外，滑车发育不良的纠正也能增加伸膝装置的稳定性。

（五）内侧软组织过度紧张

内侧髌股韧带和内侧支持带缝合过度紧张这一情况必须特别注意，因为这是导致术后内侧疼痛和屈膝受限的最常见因素之一。对采用向髌骨上方延伸 2cm 的有限髌旁内侧切口而言，大多数膝关节在手术缝合过程中无须过度紧缩。于股内侧肌、内侧髌股韧带和内侧髌骨半月板韧带分别留置不可吸收缝线并张紧，恢复正常的内侧稳定性，即在屈膝 0°～20° 时，髌骨向外侧滑动 1/4 或 10mm 为正常。在屈膝 120° 时，不发生缝线断裂。该技术能保证不发生髌骨内侧高压综合征，从而限制膝关节屈曲并产生内侧疼痛。在第 35 章对内侧髌股韧带和内侧支持带的张力调整进行了细节性讨论。后续将对术后进行髌骨活动以维持髌骨正常滑动的重要性进行讨论。

（六）外侧支持带松解

外侧支持带结构的张力由术中决定，即在膝关节屈曲过程中髌骨轨迹正常，未发生假体倾斜。膝关节屈曲 20° 时进行内侧髌骨滑移试验，确定静息位张力，即髌骨应能向内侧推移至少 10mm。外侧支

持带组织挛缩会对抗髌骨内侧滑移，并且膝关节屈曲时会发生明显的髌骨倾斜。必要时，笔者倾向于施行外侧支持带 Z 字延长，并称之为微松解。如果髌骨外侧支持带挛缩更为严重，则需要对股外侧肌进行 Z 字延长。如果出现此类情况，则代表存在髌骨外侧高压综合征，正常的髌骨内侧滑移完全消失。应在手术前完成这些检查并做出诊断。所有延长结构使用缝线正常闭合，检查软组织平衡避免由于外侧过度松解造成的髌骨内侧半脱位综合征。

（七）髌下挛缩

手术中应随时注意是否发生髌下挛缩（图 37-7）。髌下挛缩是指位于髌腱后方，自髌骨下极延伸至胫骨前方通常厚度为 5mm 的瘢痕组织。这一瘢痕束会限制正常的髌骨活动，需要进行切除。脂肪垫凸出并伴随过多的脂肪垫小叶形成会造成术后撞击，应部分切除脂肪垫。如果发现内侧皱襞增厚也应予以切除。所有复发性髌股关节疾病（通常合并既往手术史）常常导致髌下组织异常并形成瘢痕，需要在手术中特别注意。在使用充气止血带时，应谨慎使用电凝止血处理脂肪垫和其他软组织出血点。

（八）高位髌骨

术前应对高位髌骨做出诊断，髌骨高度指数的测量及其手术技术细节在第 35 章中已进行了详细阐述和讨论。由于假体的滑车沟向近端延伸的距离超

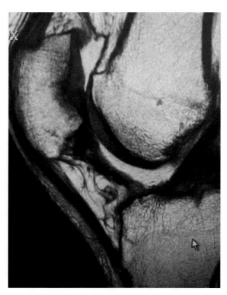

▲ 图 37-7　矢状位 T_1 MRI 显示髌下瘢痕挛缩，自髌骨下极延伸至脂肪垫后方，位于胫骨前方腹侧表面
这些挛缩组织通常见于多次手术的膝关节，会限制髌骨活动，需要在进行髌股关节置换时进行切除

过原滑车沟，因此极少需要施行胫骨结节下移术。在进行内侧软组织平衡后，这一设计使得髌骨能够被引导至滑车内，纠正术前的外侧松弛（J 字征）。极高位髌骨（Linclau 比＞1.6）的发生概率极低，此时髌骨无法在屈膝 0°～20° 时进入滑车。如果在术中发现这一问题显著出现，则需要行胫骨结节下移术。此时，有必要重建正常的内侧髌股韧带和内侧支持带张力，对某些特定病例，同时应明确是否存在外侧支持带过度紧张。检查时应将膝关节屈曲 20°，进行髌骨内外侧滑移，确认这些结构的静息张力。同时在膝关节伸直 0° 时重复该检查，确定内侧结构的静息张力正常，髌骨能够进入滑车沟。

八、术后处理

表 37-2 罗列了术后康复方案。患者术后即刻开始膝关节活动度、髌骨活动、股四头肌力量及部分负重下的平衡训练。我们通常不需要或常规应用被动活动器。患者以 10min 为一阶段进行坐位被动和主动 ROM 训练，每天进行约 6 次。必须即刻进行完全的被动伸膝训练，避免产生过多瘢痕。如果患者难以在术后第 7 天获得至少 0° 伸膝，则需要开始加压康复项目。将足踝包裹在毛巾或其他设备上，使腘绳肌和腓肠肌悬空，膝关节下落至完全伸直。维持该体位 10min，每天重复 4～6 次。可以在大腿远端和膝关节上增加 4.5～9kg 的重物，用以加压伸展后关节囊。术后第 2 周开始逐渐增加膝关节屈曲度至 110°，并在术后第 3～4 周增加至 135°。被动屈膝训练在传统坐位下开展，利用对侧下肢加压。其他有助于获得超过 90° 屈曲的方法包括椅子滚动、靠墙滑动、膝关节屈曲装置练习、股四头肌被动拉伸训练（见第 11 章）。

依照耐受程度，患者使用助行器或拐杖完全负重。一旦患者可以正常步态行走，即可脱离拐杖完全负重，通常于术后 3～4 周。在治疗师的指导下进行平衡、本体感觉和力量训练，训练内容见表 37-2，训练时间贯穿术后 12 周。之后根据患者需求，鼓励继续开展力量和有氧调节项目。

九、并发症和导致失败的因素

针对第一代 PFA 的研究报道常见的问题包括髌骨轨迹不良或半脱位、膝前痛及假体位置不良[4, 7, 27, 31, 34, 46, 49]。幸运的是，这些问题通过第二代和第三代

假体设计、手术技术改良及优化患者选择等方式得以显著降低。当前，胫股关节炎的进展是导致手术失败或效果不满意的最常见原因[2, 5, 9, 13, 21, 24, 27, 31, 38, 40, 52, 53, 55]。因此，有必要通过术前评估对胫股关节任一间室出现软骨损伤或关节间隙狭窄的患者进行排查。

一些研究报道了膝关节恢复正常活动的问题，其中 2 个队列研究中 9% 的患者需要接受关节镜下粘连松解[8, 35]，而其他研究中 1%～18% 的患者需要进行麻醉下手法松解[2, 12, 14, 21, 23, 41, 52]。大多数研究并未对最终的膝关节活动度进行报道[2, 3, 8, 23, 35, 38, 48]，或仅提供了手术侧和对侧膝关节活动度的均值及标准差[11, 40, 42]。

不同研究所报道的额外手术（不包含翻修）需求各不相同。van Jonbergen 等[52]所施行的 181 例 Richards Ⅱ 型 PFA 假体置换中，51 例（28%）接受了"关节切开、关节镜或其他"手术治疗。其他 5 项研究中，外侧支持带松解的病例占 2%～11% 不等[5, 9, 10, 12, 42]。其他并发症，如感染和深静脉血栓，发生率极低。

TKA 术后假体相关骨缺损（术后骨密度降低）[25, 47]据信与应力遮挡相关。应力遮挡会加速骨密度的降低和骨吸收，而过度负重会导致骨过度形成，进而引起骨密度增加，产生疲劳性损伤[16]。骨量丢失可能会造成假体周围骨折或假体固定薄弱，导致其松动或假体失效[32, 47]。在一项研究中，Meireles 等使用 5 例合成骨模型实验性确认了 PFA（Journey，Smith & Nephew）在平地行走、爬楼梯和深蹲过程中的应力遮挡效应[32]。研究发现，深蹲至 90° 时，与术前相比，PFA 能降低股骨内侧和远端区域的应力（分别降低 72% 和 67.5%），同时使前方应力增加（182%）。而在平地行走或爬楼梯时，应力没有明显的增加。没有临床研究对 PFA 术后骨密度进行评估。

十、临床研究

表 37-3 和表 37-4 分别列举了第一代 PFA 的假体在位率和临床结果。由于前面讨论过的原因，居高不下的翻修率导致大多数假体并未沿用至今。表 37-5 和表 37-6 则展示了第二代假体的结果。Avon PFA 是至今研究最为广泛的假体，323 例膝关节的中期假体在位率（5～7 年）为 82%～100%。Femoro Patella Vialli 假体（Wright Medical Technology）2～3 年的使用结果并不一致，其假体在位率在 65%～97%。

表 37-2　Noyes 膝关节中心髌股关节置换术后康复计划

活　动	1～2 周	3～4 周	5～6 周	7～8 周	9～12 周 *
最小运动范围目标					
0°～110°	×				
0°～135°		×			
负重					
100% 体重，使用辅助设备	×				
100% 体重，不使用辅助设备		×			
髌骨活动	×	×	×	×	
理疗					
EMS	×	×	×		
疼痛 / 肿胀控制（冷冻疗法）	×	×	×	×	
拉伸：腘绳肌、腓肠肌 – 比目鱼肌、髂胫束、股四头肌	×	×	×	×	×
力量训练					
股四头肌等长收缩，直腿抬高	×	×	×	×	×
闭链训练：步态训练、脚趾抬起、靠墙下蹲、半蹲	×	×	×	×	×
屈膝（90°）		×	×	×	×
伸膝（90°→30°）		×	×	×	×
髋关节外展 – 内收，多髋关节运动		×	×	×	×
腿部推举（70°→10°）		×	×	×	×
平衡 / 本体感觉训练：重心转移、小型蹦床、BAPS、BBS	×	×	×	×	×
体能训练					
UBC	×	×	×	×	×
固定自行车		×	×	×	×
水疗项目			×	×	×
游泳（踢腿）				×	×
步行				×	×
攀爬机				×	×
滑冰机				×	×
椭圆机				×	×
上肢举重训练			×	×	×
核心力量训练			×	×	×

（续表）

第一阶段：术后 1～2 周		
综合观察	在以下情况下，可使用拐杖或助行器完全负重 • 疼痛控制 • 血肿控制 • 股四头肌自发收缩	
评估因素（目标）	疼痛（是否控制） 关节出血（轻度） 髌骨活动（良好） ROM（0°～110°） 股四头肌收缩和髌骨移动（良好） 软组织挛缩（无）	
活 动	频 次	时 长
ROM 训练		
ROM（0°～110°），如果低于 0°，增加 4.5～9kg 负重	每天 6 次，每次 10min	
髌骨活动		
踝泵（使用弹力带进行跖屈）		
拉伸：腘绳肌、腓肠肌 – 比目鱼肌		5 次，30s
力量训练	每天 3 次，每次 15min	
直腿抬高（屈曲，伸展，外展，内收）		3 组，10 次
股四头肌主动等长收缩训练		10 次
伸膝，主动 / 主动辅助（按耐受程度）		3 组，10 次
多髋关节运动（屈曲、伸展、外展、内收）		3 组，10 次
平衡训练	每天 3 次，每次 5min	
两侧和前后向重心转移		5 组，10 次
平衡板训练，双腿支撑		
画圈行走		
单腿站立		
有氧体能训练	每天 2 次，每次 10min	
UBC		
理疗	按需	
EMS		20min
冷冻疗法		20min
目标	ROM 0～110° 足够的股四头肌收缩力量 控制炎症和渗出	

（续表）

第二阶段：术后 3～4 周		
综合观察	在以下情况下，步态正常后，不使用辅助器械完全负重： • 疼痛控制 • 关节出血控制 • 股四头肌自主收缩，伸直	
评估因素（目标）	疼痛（是否控制） 肿胀（轻度） 髌骨活动（良好） ROM，最低（0°～135°） 股四头肌收缩和髌骨活动（良好） 软组织挛缩（无）	

活　动	频　次	时　长
ROM 训练	每天 3 次，每次 15min	
被动活动 0°～135°，如果低于 0°，增加 4.5～9kg 负重；屈曲加压：椅子滚动，如果低于 90°，靠墙蹲		
髌骨活动		
踝泵（使用弹力带进行跖屈）		
拉伸：腘绳肌、腓肠肌 – 比目鱼肌		5 次，30s
力量训练	每天 2～3 次，每次 20min	
直腿抬高（屈曲、伸展、外展、内收）		3 组，10 次
多角度等长收缩训练（0°，60°）		1 组，10 次
股四头肌伸膝力量训练（阻抗，90°→30°）		3 组，10 次
闭链：靠墙蹲（0°～45°）		5 组，30～60s
屈膝（0°～90°）		3 组，10 次
多髋关节运动（屈曲、伸展、外展、内收）		3 组，10 次
腿部推举（70°→10°）		3 组，10 次
平衡训练	每天 3 次，每次 5min	
两侧和前后向重心转移		5 组，10 次
平衡板训练，双腿支撑		5 次
画圈行走		
单腿站立		
有氧体能训练	每天 2 次，每次 10min	
UBC		
固定自行车（高座位，低阻力）		
理疗	按需	
EMS		20min
冷冻疗法		20min
目标	• 肌肉控制 • ROM 0°～135° • 控制炎症和肿胀	

（续表）

第三阶段：术后 5～6 周		
综合观察	• 独立行走 • 不使用镇痛药物控制疼痛 • 关节出血控制 • ROM 0°～135° • 通过 ROM 控制肌肉	
评估因素（目标）	疼痛（轻度 / 无 CRPS） 肿胀（极少） 髌骨活动（良好） ROM（0°～135°） 肌肉控制（3+/5） 炎症反应（无）	

活　动	频　次	时　长
ROM	每天 3 次，每次 10min	
被动 0°～135°，如果低于 0°～100°，持续加压		每天 6 次
髌骨活动		
拉伸：腘绳肌、腓肠肌 – 比目鱼肌		5 次，30s
力量训练	每天 2 次，每次 20min	
直腿抬高（负重 3～10kg）		3 组，10 次
脚趾抬高 / 提踵训练		3 组，20 次
膝关节伸展（阻抗，90°→30°）		3 组，10 次
膝关节屈曲（主动，0°→90°）		3 组，10 次
腿部推举（70°→10°）		3 组，10 次
多髋关节运动（屈曲、伸展、外展、内收）		3 组，10 次
闭链训练：靠墙蹲（0°～45°）		5 次
平衡训练	每天 2 次，每次 5min	
平衡板训练，双腿支撑		
画圈行走		
单腿站立		
有氧体能训练	每天 1～2 次，每次 10min	
UBC		
固定自行车（高座位，低抗阻）		
水下行走（水面、大腿或腰部）		
理疗	按需	
肌肉电刺激		20min
冷冻疗法		20min
目标	• ROM 0°～135° • 控制炎症和肿胀 • 肌肉控制 • 早期发现并发症（活动，RSD，髌股关节） • 完全负重	

（续表）

第四阶段：术后 7～8 周		
综合观察	• ROM 0°～135° • 可站立 / 行走 30min	
评估因素（目标）	疼痛（轻度 / 无 CRPS） 肿胀（极少） 髌骨活动（良好） ROM（0°～135°） 肌肉控制（4/5） 炎症反应（无）	

活　　动	频　　次	时　　长
ROM	每天 2 次，每次 10min	
拉伸：腘绳肌、腓肠肌 – 比目鱼肌		5 次，30s
力量训练	每天 2 次，每次 20min	
直腿抬高（屈曲、伸展、外展、内收），使用负重或弹力带		3 组，10 次
闭链训练：		
靠墙蹲		5 次
半蹲（弹力带，0°～30°）		3 组，20 次
向前上台阶：使用 2～4 英寸（5～10cm）垫块		3 组，10 次
屈膝（阻抗，0°→90°）		3 组，10 次
伸膝（阻抗，90°→30°）		3 组，10 次
腿部推举（70°→10°）		3 组，10 次
多髋关节运动（屈曲、伸展、外展、内收）		3 组，10 次
平衡训练	每天 2 次，每次 5min	
平衡板单腿训练（稳定和不稳定表面）		
单腿站立		
有氧体能训练	每天 1～2 次，每次 10～15min	
UBC		
水下行走		
游泳（踢腿）		
固定自行车		
攀爬机（低抗阻，低强度）		
滑冰机（低步幅和坡度，低抗阻）		
理疗	按需	
冷冻疗法		20min
目标	• 完全负重 • 肌肉控制 • 控制炎症和肿胀 • ROM 0°～135°	

（续表）

第五阶段：术后 9～12 周		
综合观察	ROM 0°～135°	
评估因素（目标）	疼痛（轻度 / 无 CRPS） 手法肌肉检查（腘绳肌、股四头肌、髋外展肌群 / 内收肌群 / 屈肌群 / 伸肌群）（4+/5） 肿胀（极轻微） 髌骨活动（良好） 步态（同步协调）	

活　　动	频　　次	时　　长
ROM	每天 2～3 次，每次 10min	
拉伸：腘绳肌、腓肠肌 – 比目鱼肌、股四头肌、髂胫束		5 次，30s
力量训练	每天 1～2 次，每次 20min	
直腿抬高		3 组，10 次
直腿抬高，使用负重或弹力带		3 组，30 次
屈膝（阻抗，0°→90°）		3 组，10 次
伸膝（阻抗，90°→30°）		3 组，10 次
腿部推举（70°→10°）		3 组，10 次
闭链训练		
靠墙蹲		3 次，直到疲劳
半蹲（弹力带，0°～40°）		3 组，20 次
向外上台阶：使用 2～4 英寸（5～10cm）垫块		3 组，10 次
多髋关节运动（屈曲、伸展、外展、内收）		3 组，10 次
平衡训练	每天 2 次，每次 5min	
平衡板单腿训练（稳定和不稳定表面）		
单腿站立		
有氧体能训练	每天 1～2 次，每次 15min	
水下行走		
游泳（踢腿）		
固定自行车		
步行		
攀爬机（低抗阻，低强度）		
滑冰机（低步幅和坡度，低抗阻）		
理疗	按需	
冷冻疗法		20min
目标	• 增加力量和耐久性 • 增加平衡和协调性 • ROM 0°～135°	

*12 周之后患者可根据需求继续开展力量和调节项目训练
BAPS. 踝关节生物力学平台系统；BBS. 平衡训练系统；CRPS. 复杂性区域疼痛综合征；EMS. 肌肉电刺激；ROM. 关节活动度；RSD. 反射性交感神经营养不良；UBC. 上半身循环

表 37-3　第一代髌股关节假体在位率 / 成功率

研究者	假 体	膝关节数：患者数	平均随访（范围）（年）	在位率终点	假体在位率 / 成功率（%）					
					2~3 年	5 年	7 年	10 年	15 年	20 年
van Jonbergen 等[5]（2010）	Richards II	181：157	13.3（2~30.6）	TKA 或 PFA 翻修，假体取出	–	–	–	84	–	69
Cartier 等[9]（2005）	Richards II、III	79：70	10（6~16）	因力学问题、磨损、松动、感染、TF 退变而二次手术	–	96	91	10 年 84，11 年 75	–	–
Kooijman 等[21]（2003）	Richards II	45：45	17（15~21）	TKA 或 PFA 翻修	–	95*	95*	90*	80*	55*
de Winter 等[14]（2001）	Richards II	26：24	11（1~20）	假体取出，TKA 翻修或修无改善	–	–	77	–	–	–
Yadav 等[56]（2012）	Low Contact Stress	49：49	4.2	翻修	–	48	–	–	–	–
Charalambous 等[10]（2011）	Low Contact Stress	51：35	2.1（0~4.5）	翻修或中重度疼痛	46	14	–	–	–	–
Board 等[7]（2004）	Lubinus	17：17	1.6（0.2~4.7）	患者诉不满意	53	–	–	–	–	–
Smith 等[46]（2002）	Lubinus	29：29	4.1（0.5~7.5）	翻修或结果中 / 差	–	64	–	–	–	–
Tauro 等[49]（2001）	Lubinus	62：48	7.5（5~10）	翻修或中度疼痛	–	–	48	–	–	–
van Wagenberg 等[53]（2009）	Autocentric II	24：20	4.8（2~11）	PFA 或 TKA 翻修	–	71	–	–	–	–
Gadeyne 等[17]（2008）	Autocentric	43：43	6.2（6.5~15）	翻修	–	76	–	–	–	–
Argenson 等[5]（2005）	Autocentric	57：57	16.2（12~20）	翻修	–	–	–	58	–	–
De Cloedt 等[13]（1999）	Autocentric	45：45	6（3~12）	翻修	–	82	–	–	–	–

以 Kaplan-Meier 假体在位率或研究报道的失败为准

* 由 Kaplan-Meier 生存曲线估算百分比

PFA. 髌股关节假体；TF. 胫股关节；TKA. 人工全膝关节假体

表 37-4　第一代髌股关节假体临床效果

研究者	假体	膝关节数 (n)	平均年龄（范围）（岁）	平均随访（年）（范围）	获得数据的膝关节数 (n)	膝关节评分（平均）	其他结果
Cartier 等[9]（2005）	Richards II、III	117	60（36—81）	10（6~16）	79	• AKS 膝关节评分：优秀 77%，中 14%，失败 9% • 功能评分：优秀 72%，中 19%，失败 9%	47 例（80%）无痛，12 例（20%）中度疼痛或疼痛加剧，7% 翻修
Koojiman 等[21]（2005）	Richards II	56	50（30—77）	17（15~21）	35	AKS 膝关节评分范围：30~200	22 例无后期症状，8 例偶发疼痛，5 例无疼痛或疼痛加重；18% 翻修
de Winter 等[14]（2001）	Richards II	26	59（22—90）	11（1~20）	21	• AKS 膝关节评分：90（65~100） • 功能评分：78（0~100）	患者感受：优秀 9 例，良好 7 例，改善 4 例，无改善 1 例；19% 翻修
Yadav 等[56]（2012）	Low Contact Stress	49	53（23—79）	4.2	49	Oxford：仅在 3 个月和 12 个月出现显著改善	20% 膝关节翻修
Charalambous 等[10]（2011）	Low Contact Stress	51	63.8（47—84）	2.1（0~4.5）	28	• AKS 膝关节评分：87（63~88） • 功能评分：80（62~100）	患者感受：优良 15 例，满意 7 例，不满意 6 例；23 例无痛或轻度疼痛，11 例中–重度疼痛；33% 翻修
Board 等[7]（2004）	Lubinus	17	66（37—82）	1.6（0.2~4.7）	17	• Tegner 范围，1~3 • Lysholm 范围，16~84 • VAS 疼痛评分：术前 5.2，随访 7.3	患者感受：满意 59%，不满意 41%；24% 翻修
Smith 等[46]（2002）	Lubinus	45	72（42—86）	4.1（0.5~7.5）	29	Hungerford 和 Kenma 评分系统：优秀 13 例，良好 10 例，中 2 例，差 4 例	患者感受：21 例改善，6 例无变化，2 例加重；72% 的患者感到手术值得；19% 翻修
Tauro 等[49]（2001）	Lubinus	76	65（50—87）	7.5（5~10）	41	• Bristol 评分：81（42~100） • 效果评分：满意 45%，不满意 55%	无痛 53%，轻度疼痛 26%，疼痛 21%；28% 翻修
van Wagenberg 等[53]（2009）	Autocentric II	24	63（38—87）	4.8（2~11）	10	• KOOS：症状 60，疼痛 47.5，ADL 42.5，体育活动 21.5，生活质量 42 • Oxford 评分 36；VAS4.3	30% 患者感到满意；29% 翻修
Gadeyne 等[17]（2008）	Autocentric	43	67	6.2（6.5~15）	43	ADL 评分：良好 58%	24% 翻修
Argenson 等[5]（2005）	Autocentric	66	57（21—82）	16.2（12~20）	29	• AKS 疼痛评分：78.5（60~100） • 功能评分：81（40~100）	无痛 21 例，中度疼痛 11 例；43% 翻修

ADL. 日常生活活动；AKS. 美国膝关节协会；KOOS. 膝关节损伤和骨关节炎结果评分；VAS. 视觉模拟评分

表 37-5　第二代髌股关节假体在位率／成功率

研究者	假体	膝关节数：患者数	平均随访（范围）（年）	在位率终点	假体在位率／成功率（%）						
					2～3 年	5 年	7 年	10 年	15 年	20 年	
Mont 等[35]（2012）	Avon	43 : 37	7（4～8）	任意假体组件翻修	-	95	82	-	-	-	
Sarda 等[42]（2011）	Avon	44 : 40	4.5（3～8）	TKA 翻修	-	95	-	-	-	-	
Odumenya 等[40]（2010）	Avon	50 : 32	5.3（2～10）	翻修	-	100	-	-	-	-	
Dahm 等[11]（2010）	Avon	23 : 23	2.4（2～4.1）	膝关节病情加重	96	-	-	-	-	-	
Starks 等[48]（2009）	Avon	37 : 29	2	NA	100	-	-	-	-	-	
Leadbetter 等[23]（2009）	Avon	79 : 70	3（2～5.5）	膝关节协会评分＜80 分，翻修	84	88	-	-	-	-	
Ackroyd 等[2]（2007）	Avon	83 : 63	5.2（5～8）	中－重度疼痛或翻修	-	88	-	-	-	-	
Nicol 等[38]（2006）	Avon	103 : 79	7.1（5.5～8.5）	翻修	-	-	86	-	-	-	
Beitzel 等[6]（2013）	Journey PFJ	23 : 23	2	翻修	96	-	-	-	-	-	
Phillippe 和 Caton[41]（2014）	Hermes	85 : 70	12（10～16）	无改善或翻修	-	-	-	93	-	-	
Al-Hadithy 等[3]（2014）	Femoro Patella Vialli	53 : 41	3.1（1～5.8）	翻修	97	-	-	-	-	-	
Davies[12]（2013）	Femoro Patella Vialli	52 : 44	2	翻修或症状无改善	65	-	-	-	-	-	
Williams 等[55]（2013）	Femoro Patella Vialli	48 : 48	2.1（0.5～4.1）	翻修或症状无改善	79	-	-	-	-	-	

以 Kaplan-Meier 假体在位率或研究报道的失败为准
NA. 无法提供；PFJ. 髌股关节；TKA. 人工全膝关节假体

表 37-6　第二代髌股关节假体临床效果

研究者	假体	膝关节数	平均年龄（范围）（岁）	平均随访（范围）（年）	获得数据的膝关节数	膝关节评分（平均）	其他结果
Mont 等[35]（2012）	Avon	43	49（27—67）	7（4~8）	38	• AKS 膝关节评分：87（50~100） • 功能评分：82（20~100）	12% 翻修
Sarda 等[42]（2011）	Avon	44	62（43—88）	4.5（3~8）	39	AKS 膝关节评分：85（28~100）	• 患者评分：优良 87%，中 8%，差 5% • 4% 翻修
Odumenya 等[40]（2010）	Avon	50	66（42—88）	5.3（2~10）	50	Oxford30.5；EuroQol 一般健康评分，单侧 75，双侧 50	2% 翻修
Dahm 等[11]（2010）	Avon	23	60（39—81）	2.4（2~4.1）	23	• AKS 膝关节评分：89（6~100） • 功能评分：84（51~100） • Tegner 4.3（3~6）	• 疼痛：无痛 35%，轻度 43%，中度 22% • 患者评分：明显改善 74%，有所改善 22%，加重 4% • 无翻修
Starks 等[48]（2009）	Avon	37	66（30—82）	2	37	• AKS 膝关节评分：95 • 功能评分：85	• 97% 术后 2 年满意 • 1 例髌骨假体翻修
Leadbetter 等[23]（2009）	Avon	79	58（34—77）	3（2~5.5）	79	AKS 膝关节评分：83（60~100）；AKS>60 占 84%，<80 占 16%（临床失败）	• 90% 病例无日常活动问题 • 9% 翻修 • 28% 恢复体育/健身活动
Ackroyd 等[2]（2007）	Avon	83	68（46—86）	5.2（5~8）	83	Oxford39	18% 翻修
Beitzel 等[6]（2013）	Journey PFJ	25	46（28—67）	2	22	疼痛 VAS、Lysholm、WOMAC 评分明显改善（未提供平均值）	1 例翻修
Phillippe 和 Caton[41]（2014）	Hermes	85	71	12（10~16）	80	Oxford40	• 患者感受：非常满意 80%，略满意 8%，无改善 6% • 4% 翻修
Al-Hadithy 等[3]（2014）	Femoro Patella Vialli	53	62（39—86）	3.1（1~5.8）	51	Oxford38，明显改善	1 例翻修
Davies[12]（2013）	Femoro Patella Vialli	52	61（38—84）	2	51	• Oxford19（3~41） • AKS 膝关节评分：81（45~100） • 功能评分：70（25~100）	13.5% 翻修

AKS. 美国膝关节协会；VAS. 视觉模拟评分；WOMAC. 西安大略和麦克马斯特大学骨性关节炎指数

仅有 2 项小规模的队列研究报道了第三代 PFA 假体的中远期效果（表 37-7 和表 37-8）[8, 43, 45]。使用 KineMatch 假体（Kinamed Inc.）的 25 名患者经过平均 11 年的随访，没有翻修的需求[45]。22 名接受 Custom Performa Knee（Biomet Orthopedics）的患者中，出现 5 例髌骨假体问题，包括 1 例因尺寸不良接受翻修，另有 3 例发生磨损，1 例发生碎裂[8]。滑车假体未发生问题。

Lonner[27] 对其使用的第一代 Lubinus 假体和 Avon 假体的早期结果进行了回顾性对比，两种假体早期结果为一般和差（PF 功能紊乱、半脱位、绞索、持续疼痛）的发生率分别为 17% 和 4%。该作者及其同事[20] 对 11 名患者共 14 例 Lubinus 假体失败进行了翻修，使用 Avon 假体，原因包括假体对线不良、髌骨半脱位、磨损、滑膜炎和假体位置不良。PFA 翻修时间平均为术后 5.6 年（0.6～10.7 年）。仅 3 名患者在接受翻修的时候年龄低于 60 岁。翻修手术后平均 5 年，2 例膝关节接受了 TKA，另外 3 例与术前相比功能更差。其余 6 例膝关节的疼痛和功能均获得改善。笔者认为，仅在滑车骨量充足，足以支撑所更换的新假体，同时胫股关节正常无症状时，才考虑进行 PFA 翻修手术。如果上述条件不成立，那么 TKA 才是合适的治疗选择。

十一、病例示范

病例 1

女性，35 岁，髌骨骨折，切开复位和内固定后发生低位髌骨（图 37-8A）。由于髌股关节症状严重，非手术治疗无效，3 年后接受髌股关节置换术。术前冠状位 CT 断层见图 37-8B，术前轴位 CT 断层见图 37-8C。图 37-8D 和 E 展示了滑车假体放置所需的解剖标记。图 37-8F 展示了现实术中确认滑车假体的位置。术后正位（图 37-8G）和侧位（图 37-8H）显示残留低位髌骨，预期会导致髌骨假体近端高压。即使如此，患者在日常生活中没有症状，较术前状态明显改善。

病例 2

女性，50 岁，髌骨滑车发育不良合并终末期髌股关节炎，非手术治疗无效，日常生活明显受限。术前冠状位 CT（图 37-9A）和轴位 CT（图 37-9B）显示髌骨滑车发育不良和滑车内侧面欠发育。图 37-9C 显示术中滑车假体安放和需要进行的外侧滑车截骨，以合理安放假体。术后正位（图 37-9D）和侧位（图 37-9E）显示髌股关节假体的正确位置。术后 2 年，患者日常生活无症状。

表 37-7 第三代髌股关节假体生存率 / 成功率

研究者	假体	膝关节数：患者数	平均随访（范围）（年）	在位率终点	假体在位率 / 成功率（%）					
					2～3 年	5 年	7 年	10 年	15 年	20 年
Sisto 和 Sarin[45]（2010）	KineMatch	25 : 22	11.3（7.8～14.9）	NA	—	—	—	100	—	—
Sisto 和 Sarin[43]（2006）	KineMatch	25 : 22	6.1（2.7～9.9）	NA	—	100	—	—	—	—
Butler 和 Shannon[8]（2009）	Custom Performa Knee	22 : 21	5	翻修、磨损或髌骨假体组件破损	—	77	—	—	—	—

以 Kaplan-Meier 假体在位率或研究报道的失败为准
NA. 无法提供

病例 3

女性，55 岁，因终末期髌股关节炎接受髌股关节置换术。图 37-10A 显示明显的高位髌骨（Linclau 比 1.30）。术前轴位 CT（图 37-10B）显示外侧滑车突起。图 37-10C 显示术中滑车假体安放的位置，并确认滑车假体近端能够在髌骨高位的情况下提供适当的髌骨假体接触。不需要行胫骨结节下移。术中照片见图 37-5 和图 37-6。

表 37-8　第三代髌股关节假体临床效果

研究者	假　体	膝关节数	平均年龄（范围）（岁）	平均随访（范围）（年）	获得数据的膝关节数	膝关节评分（平均）	其他结果
Sisto 和 Sarin[45]（2010）	KineMatch	25	45（23—51）	11.3（7.8～14.9）	25	无	• 所有患者对功能非常满意，愿再次接受手术 • 无翻修
Sisto 和 Sarin[43]（2006）	KineMatch	25	45（23—51）	6.1（2.7～9.9）	25	• AKS 膝关节评分：91（82～96） • 功能评分：89（81～94） • 明显改善	• 正常行走无问题 • 无翻修
Butler 和 Shannon[8]（2009）	定制 Custom Performa Knee	22	48（35—63）	5	22	WOMAC 总体评分：28；疼痛 5.5，僵硬 2.4（与术前相比均明显改善）	• 5% 髌骨假体 • 翻修

AKS. 美国膝关节协会；WOMAC. 西安大略和麦克马斯特大学骨性关节炎指数

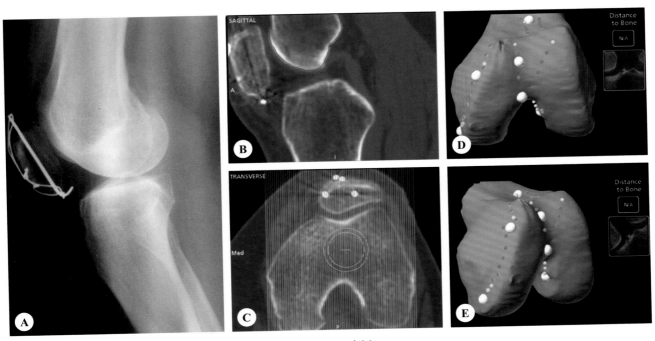

▲ 图 37-8　病例 1

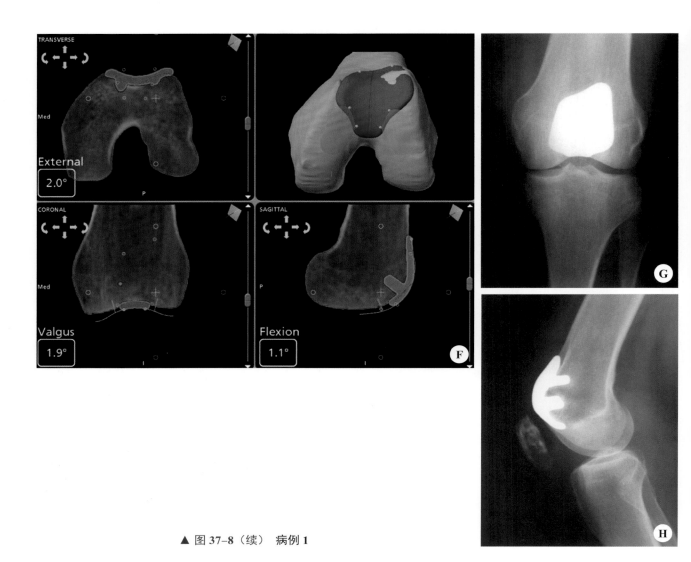

▲ 图 37-8（续） 病例 1

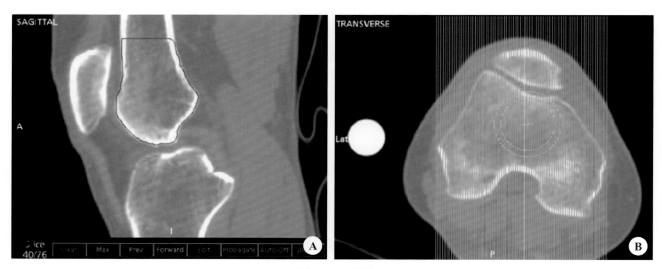

▲ 图 37-9 病例 2

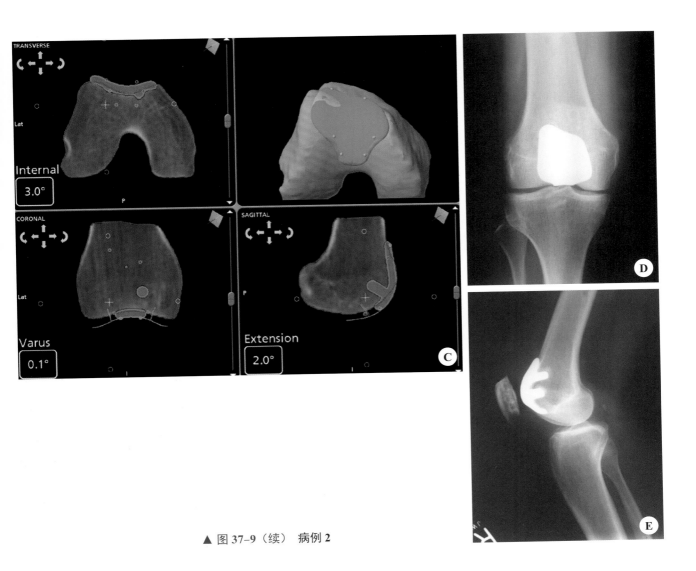

▲ 图 37-9（续）　病例 2

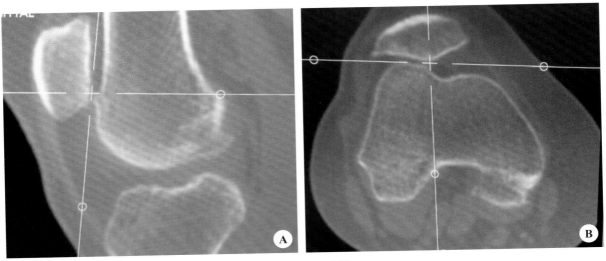

▲ 图 37-10　病例 3

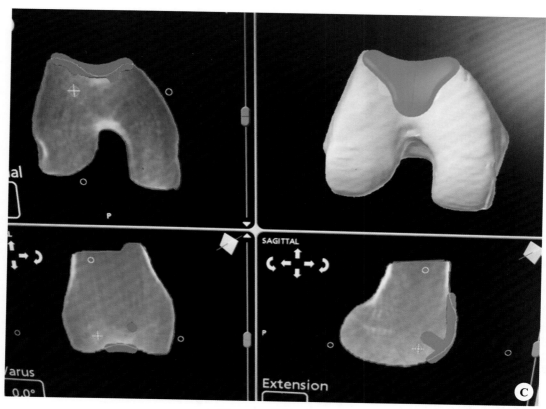

▲ 图 37–10（续）　病例 3

第十二篇

术后并发症
Postoperative Complications

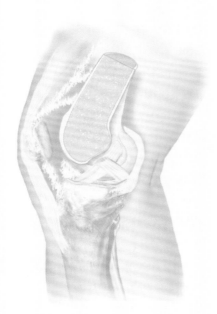
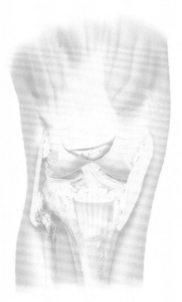

第 38 章　膝关节纤维化的预防和治疗
Prevention and Treatment of Knee Arthrofibrosis

Frank R. Noyes　Sue D. Barber-Westin　著

白晓伟　译

一、膝关节纤维化

膝关节失去正常的活动范围是一个潜在的破坏性的并发症，一般发生在损伤或者韧带重建术后。自 20 世纪 90 年代初以来，出现了许多关于这个问题的研究和出版物。目前，它仍然是手术后最常见的并发症之一，如自体软骨细胞植入术、膝关节韧带重建术和全膝关节置换术等[37, 52, 66, 93, 98, 154, 176]。尽管"关节纤维化"一词的定义和使用在很多作者之间有所不同，但它意味着与对侧正常膝关节相比，膝关节屈曲、伸直或两者活动都受限。据 Stephenson 及其同事[176] 估计，在美国接受大型膝关节手术并随后受到关节纤维化影响的患者每年至少有 8.5 万人。其中 2.1 万人可能需要再次手术，经治疗的 5.4 万例患并发症者不成功。

初次关节纤维化主要是由损伤或手术引起的炎症反应过度引起的，其次是成纤维细胞的产生和细胞外基质蛋白沉积的增加[182]。增生性瘢痕组织或纤维性粘连形成于关节内，可导致膝关节所有腔室和关节外软组织的局限性或弥漫性受累（图 38-1）。在最严重的病例中，致密的瘢痕组织会破坏正常的髌周间隙、髌上囊、髁间切迹和关节面。髌下区致密瘢痕组织的形成可能导致髌骨低位和正常膝关节屈伸活动的永久性受限。关节纤维化引起的疼痛和膝关节活动受限可导致残疾事件，包括严重的股四头肌萎缩、髌骨活动性丧失、髌腱适应性缩短、髌骨低位和关节软骨退变[129, 130]。

膝关节韧带重建术后关节纤维化的发生率受多种因素影响。根据我们的经验，两个最常见的因素是膝关节不稳和严重的手术并发症（表 38-1）[12, 113-127]。研究表明，原发性关节纤维化是因损伤和外科手术后过度炎症反应引起成纤维细胞的产生和细胞外基质蛋白沉积增加。

应注意膝关节屈伸受限可能是由于关节纤维化以外的原因。任何引起疼痛和肿胀的急性损伤都可能导致短期的膝关节运动障碍，通常会随着症状消退而消失。影响膝关节运动恢复的其他因素包括移位的桶柄半月板断裂的力学阻挡，前交叉韧带（ACL）移植物的撞击或放置不当，"牛眼征"病变[80]，限制正常膝关节运动的不恰当的移植物张力[30]，以及固定移植物的伸展度在伸直 30° 或以上[7]。此外，后关节囊结构挛缩可能限制膝关节的伸直。如果不能解决，这些问题可能导致继发性关节纤维化，使治疗过程复杂化。

正常的膝关节运动是变化的，但大多数人都有一定程度的过伸，男性平均为 5°，女性为 6°[41, 42, 93]。这种程度的过伸是必要的，以使正常的"旋 – 回"机制实现，允许膝关节在站立情况下随着股四头肌的放松达到直立行为的稳定性。Soucie 及其同事[172] 根据 674 名健康受试者的性别和年龄提供以下膝关节运动范围：① 9—19 岁，女孩 2.4°～142.3°，男孩 1.8°～142.2°；② 20—44 岁，女性 1.6°～141.9°，男性 1.0°～137.7°；③ 45—69 岁，女性 1.2°～137.8°，男性 0.5°～132.9°。

通常认为日常生活活动至少需要 125° 的膝关节屈曲[42, 93]。Rowe 及其同事[146] 对 20 名年龄在 49—80 岁的受试者在功能活动期间的膝关节运动学进行了测量，并报道称，走路和爬坡需要 90° 弯曲，爬楼梯和坐姿需要 90°～120°，洗浴需要 135°。不参加体育运动的患者可以忍受轻微的屈曲受限。<90° 的明显的弯曲不足会导致蹲起、爬楼梯和坐着都有问题。

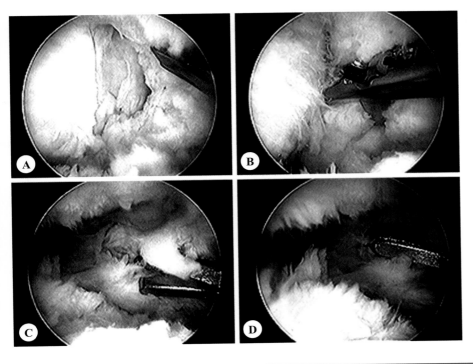

◀ 图 38-1　增生性瘢痕组织的形成，需要关节镜下清创术和粘连松解术

图示髌旁内外侧软组织挛缩，伴有髌骨和滑车软骨的退化

关键点：膝关节纤维化

- 关节纤维化意味着与对侧正常膝关节相比，膝关节屈曲、伸直或者两个活动均受限
- 初次关节纤维化主要是由损伤或手术引起的过度炎症反应引起的，其次是成纤维细胞的产生和细胞外基质蛋白的沉积增加。增生性瘢痕组织或纤维性粘连可局限或弥漫性形成于关节内
- 韧带重建手术后关节纤维化的发生率各不相同
- 对这一问题的处理，作者之间存在很大的差异
- 膝关节运动受限可能是由于关节纤维化以外的原因：
  - 移位的桶柄半月板断裂的力学阻挡
  - ACL 移植物的撞击或放置不当
  - "牛眼征"病变
  - ACL 移植物张力不当
  - 后方关节囊结构挛缩

- 如果这些问题得不到解决，可能会导致继发性关节纤维化
- 大多数人的膝关节都有一定程度的过度伸直，以允许正常"旋 - 回"机制的实现：在站立阶段膝关节稳定伸直，股四头肌放松
- 正常的膝关节屈曲角度平均为男性 140°，女性 143°
- 没有参与运动的患者可以忍受轻微的屈曲。<90° 显著的屈曲度不足会导致蹲起、爬楼梯和坐立的问题
- 仅仅失去 5° 的伸直可能会导致屈膝步态、股四头肌疲劳和髌股关节疼痛
- 预防膝关节纤维化是最重要的，是目前治疗该并发症的首选方法

表 38-1　膝关节手术后膝关节运动问题的发生率

研究者	手　术	病例数	韧带移植的类型，伴随过程	需要治疗干预的运动问题（%）
JBJSA，1990[115]	ACL 重建	40	同种异体韧带，急性期	17
JBJSA，1991[113]	ACL 重建	64	仅同种异体韧带，慢性期	8
		40	同种异体韧带 +EA，慢性期	18
JBJSA，1992[114]	ACL 重建	66	仅同种异体韧带，慢性期	8
		49	同种异体韧带 + 韧带加强装置，慢性期	2

（续表）

研究者	手术	病例数	韧带移植的类型，伴随过程	需要治疗干预的运动问题（%）
CORR，1992[126]	ACL 重建	90	仅同种异体韧带	4
		52	同种异体韧带 +EA	10
		52	同种异体韧带 + 半月板修复	12
		13	同种异体韧带 +MCL 修复	23
AJSM，1995[117]	ACL 重建	34	同种异体韧带 +MCL 修复	26
		12	同种异体韧带 +MCL 非手术治疗	17
AJSM，1997[118]	ACL 重建	30	PT 自体肌腱，急性期	10
		57	PT 自体肌腱，慢性期	2
AJSM，1997[12]	ACL 重建	47	PT 自体肌腱，男性	4
		47	PT 自体肌腱，女性	6
AJSM，1997[119]	膝关节脱位后多韧带重建	11	同种异体韧带 + 自体肌腱；ACL+PCL	45
		6	相同的 +MCL	
		6	相同的 +PL	
KSSTA，2000[125]	ACL 重建	219	仅 PT 自体肌腱	6
		37	PT 自体肌腱 +PL 手术	5
		194	PT 自体肌腱 + 半月板修复	8
		17	PT 自体肌腱 + 髌骨复位	18
		9	PT 自体肌腱 +MCL 修复	22
AJSM，2000[123]	HTO，闭合性截骨	38	PT 同种异体韧带或 PT 自体肌腱	0
		3	HTO+ACL	0
JBJSA，2004[124]	半月板移植	18	仅半月板移植	0
		16	半月板移植 +OAT	12
		4	半月板移植 + 膝关节韧带手术	50
JBJSA，2005[116]	PCL 重建	11	单独	18
		8	PCL+ 其他膝关节韧带	25
AJSM，2006[127]	HTO，开放性截骨	49	仅 HTO	0
		4	HTO+ACL	0
		2	HTO+OAT	0
AJSM，2007[122]	PL 解剖重建	2	仅 PL	0
		12	PL+ 膝关节韧带手术	17

ACL. 前交叉韧带；EA. 髂胫束关节外手术；HTO. 胫骨高位截骨术；MCL. 内侧副韧带；OAT. 自体软骨移植；PCL. 后交叉韧带；PL. 后外侧结构；PT. 髌腱

运动员对即使是轻微的屈伸受限的忍耐力也较差，它会影响跑步和跳跃。Cosgarea 及其同事[34] 报道说，10° 或更多的屈曲不足与跑步速度下降有关。

所有的患者无论他们的活动水平如何，都有较大的膝关节伸直功能丧失的问题。仅仅失去 5° 的伸直就可能导致膝关节弯曲，股四头肌疲劳，并引起髌股关节疼痛[78, 81, 108, 111, 149]。伸直受限超过 20° 可能会导致功能性肢体长度的差异[34]。许多年前 Perry 及其同事[141] 就证明了伸直角度的丢失对膝关节接触压力、股四头肌活动和疲劳的影响。这些研究人员测量了在尸体样本模拟负重时稳定屈膝所需的伸肌力。在屈曲 15° 时稳定膝关节所需的股四头肌力是股骨头载荷的 75%，屈曲 30° 时该载荷增加到 210%，屈曲 60° 时为 410%。股四头肌力量等于膝关节在屈曲 15° 时平均最大股四头肌力量的 20%，但在屈曲 30° 时增加到了 50%。膝关节屈曲角度越大，胫股关节和髌股关节的表面压力也越大。

很明显，预防膝关节纤维化是最重要的。本章讨论膝关节损伤及手术后膝关节运动功能丧失的危险因素及预防措施。此外，还讨论了非手术治疗的干预策略，如果在术后早期开始，通常可以成功解决短暂的膝关节运动限制。本文介绍了严重膝关节运动受限病例的外科手术。我们纳入了涉及 650 个 ACL 重建膝关节的临床研究，为治疗建议提供支持。

二、专业术语和分类系统

各种专业术语被用来描述、定义或分类膝关节屈伸活动受限，包括关节纤维化、屈曲挛缩、关节僵硬、髌下挛缩综合征和运动障碍等。有些术语指的是一个特定的过程，但另一些术语则简单地表示与对侧正常膝关节相比的运动受限。关节强直是这样一个通用术语，它表示由于任何原因出现的关节僵硬，可能表示膝关节屈曲、伸直或两者同时丧失。活动受限一词是另一个常用短语，用来描述与对侧正常膝关节相比屈伸活动量的差异。相反，关节纤维化描述了膝关节运动受限的具体原因，即关节内弥漫性瘢痕组织或纤维粘连的形成[78, 137, 142]。屈曲挛缩是指由于任何原因导致的伸直受限，并伴有后方软组织的相对缩短（筋膜或肌肉）。Petsche 和 Hutchinson[142] 指出，关节纤维化和屈曲挛缩是常用术语，有必要指出运动障碍的具体原因。

许多作者提出了分类系统来描述膝关节运动的局限性，这些分类系统基于瘢痕组织和粘连的解剖位置或受影响关节的膝关节活动量[18, 44, 137, 163, 174]（表 38-2）。Sprague 及其同事[174] 通过 24 例膝关节活动受限的患者首次引入了一种基于关节镜观察的瘢痕组织和粘连位置的系统。Paulos 等[137] 描述了由髌下挛缩综合征引起的膝关节活动受限的三个阶段。Del Pizzo 及其同事[44]、Shelbourne 及其同事[163] 根据关节运动与对侧膝关节运动的偏差开发出了一种分类系统。Blauth 和 Jaeger[18] 描述了一种基于受影响膝关节活动范围的系统。

我们根据瘢痕组织、粘连和软组织自适应性挛缩发生的解剖位置建立了分类系统（图 38-2 和表 38-3）。这个系统是有利的，因为它强调的区域如讨论一样必须手术处理。

关键点：专业术语和分类系统

- 用于描述膝关节运动受限的术语：关节纤维化、屈曲挛缩、强直、髌下挛缩综合征、运动障碍
- 关节纤维化一词描述了膝关节运动受限的具体原因，即关节内弥漫性瘢痕组织或纤维粘连的形成
- 根据瘢痕组织和粘连的解剖位置或受影响膝关节的活动量，分类系统描述了膝关节活动受限的程度
- 我们的分类系统是基于发生瘢痕组织、粘连和软组织自适应性挛缩的解剖位置

三、膝关节韧带重建术后的危险因素

多种因素似乎影响了膝关节运动受限的治疗干预要求（表 38-4），以及韧带重建后膝关节屈伸改善程度。这些因素与损伤的严重程度、手术时机、术前处理、韧带重建的技术方面、术后疗程和康复有关。虽然还不清楚为什么有些膝关节在创伤和手术后比其他膝关节更容易形成异常的伤疤，但了解这些因素可能有助于减少这个问题。

（一）损伤严重程度

膝关节脱位的患者发生运动并发症的风险增加[33, 46, 105, 119, 158, 167]（图 38-3）。这些损伤经常发生在高能量事故中，导致软组织极度肿胀和水肿、血肿、肌肉损伤和其他多发性损伤，必须在考虑膝关节软组织重建之前解决。如果可能，建议对涉及外侧和后外侧结构的多发韧带损伤进行早期手术干预，

表 38-2　关节纤维化的分类系统

研究者	分类系统
Sprague 等[174]（1982）	Ⅰ：穿过髌上囊的条状或单层粘连 Ⅱ：髌上囊近乎完全闭塞，髌周侧沟大量粘连 Ⅲ：伴有囊外受累的髌上囊粘连或完全闭塞
Del Pizzo 等[44]（1985）	基于和完全伸直和屈曲角度的差值表现 轻度：伸直<5°，屈曲>110° 中度：伸直5°~10°，屈曲90°~100° 严重：伸直>10°，屈曲<90°
Paulos 等[137]（1987）	髌下挛缩综合征的三个阶段 Ⅰ：前驱期（术后2~8周）滑膜硬化，脂肪垫，支持带运动疼痛，髌骨活动受限，股四头肌无力 Ⅱ：进行期（术后6~20周）髌骨周围肿胀，髌骨运动严重受限，前方组织硬化，髌腱与胫骨结节之间的落空感 Ⅲ：残余期（>术后8个月）脂肪垫萎缩，髌股关节摩擦和关节炎，髌骨低位，股四头肌萎缩
Blauth 和 Jaeger[18]（1990）	基于膝关节总的活动范围 Ⅰ（轻微）：>120° Ⅱ（中等）：80°~120° Ⅲ（严重）：40°~80° Ⅳ（极端）：<40°
Shelbourne 等[163]（1996）	基于对侧正常膝关节完全屈伸活动的差值 Ⅰ：伸直受限<10°，正常屈曲 Ⅱ：伸直受限>10°，正常屈曲 Ⅲ：伸直受限>10°，屈曲受限>25° Ⅳ：伸直受限>10°，屈曲受限>30°，髌骨低位

并进行急性修复和增强手术（见第 17 章）。对于其他所有脱位建议延迟手术，先采用后石膏夹板或带后垫的双瓣石膏固定肢体以防止胫骨向后半脱位。即使是严重的膝关节损伤，有可能的情况下也应立即开始活动，预防可能形成的瘢痕组织影响后续韧带重建的结果。通常这些严重的膝关节损伤不能通过早期运动和功能训练来治疗。当选择手术治疗时，损伤的韧带、关节囊结构和半月板的重建和修复手术以允许术后立即进行膝关节运动的方式进行[119]。

（二）术前问题

在损伤后的几周内或在肿胀、疼痛、股四头肌萎缩、步态力学异常和运动受限等问题出现之前进行前交叉韧带和其他膝关节韧带重建，许多作者已经注意到这与术后膝关节运动问题相关[35, 100, 108, 160, 161, 165, 178, 189]。Shelbourne 和其同事[165]注意到，与那些至少延迟 21 天重建的患者相比，接受急性 ACL 重建的患者（受伤后 1 周内）的关节纤维化发生率更高。Wasilewski 和其同事[189]也报道了类似的发现，急性重建的膝关节 22% 发生关节纤维化而慢性 ACL 损伤重建的关节纤维化的发生率只有 12.5%。Mohtadi 和其同事[108]发现，损伤后 6 周内进行 ACL 重建的膝关节僵硬率高于损伤后 6 周以上重建的膝关节僵硬率（分别为 11% 和 4%）。

Mauro 和其同事[100]对 229 例进行 ACL 重建的患者进行了随访，以确定术后 4 周膝关节伸直功能受限的发生率。58 例（25%）患者与对侧膝关节相比未恢复完全伸直的功能。与恢复到完全伸直组比较，受限制组被注意到从受伤到手术的平均时间更短（分别为 60 天和 93 天；$P<0.05$），术前伸直损失更大（分别为 4° 和 1°；$P<0.05$），接受自体移植物重建的比例高于异体移植物重建的比例（分别为 28.5% 和 14%；$P<0.05$）。

尽管 Bach 和其同事[8]没有观察到急性和慢性

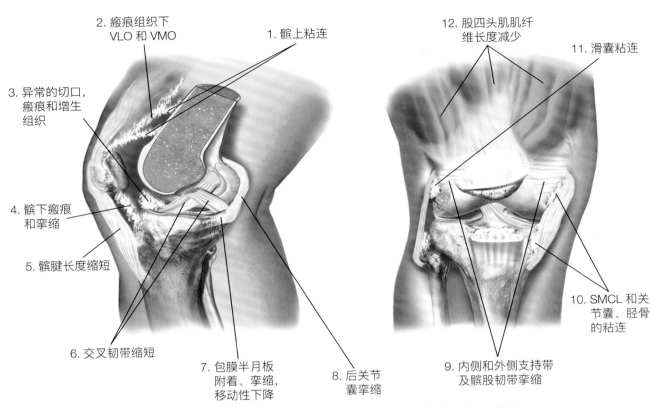

2. 瘢痕组织下 VLO 和 VMO

1. 髌上粘连

12. 股四头肌肌纤维长度减少

11. 滑囊粘连

3. 异常的切口，瘢痕和增生组织

4. 髌下瘢痕和挛缩

5. 髌腱长度缩短

6. 交叉韧带缩短

7. 包膜半月板附着、挛缩，移动性下降

8. 后关节囊挛缩

9. 内侧和外侧支持带及髌股韧带挛缩

10. SMCL 和关节囊、胫骨的粘连

▲ 图 38-2　多发性软组织挛缩、粘连、瘢痕组织形成伴膝关节纤维化

SMCL. 内侧副韧带浅层；VLO. 股外斜肌；VMO. 股内斜肌

膝关节重建术后膝关节运动并发症的显著差异，但这些作者强调需要延迟手术，直到患者达到 120° 的膝关节运动和肿胀得到解决。作者发现，"紧急进行 ACL 重建没有好处"[8]。Sterett 和其同事[177]没有发现手术时机和术后运动问题之间的联系。然而，在他们的系列研究中，所有患者都至少达到了 0°~120°，有良好的股四头肌控制，并可以在手术前进行无伸肌滞后的直腿抬高。在本研究的急性组中，有 8% 的患者需要关节镜下清除瘢痕组织。Meighan 和其同事[103]也发现早期 ACL 重建没有优势，并注意到受伤后 2 周内进行手术的患者与受伤后 8~12 周进行手术的患者相比，并发症的发生率更高。延迟组的膝关节运动和股四头肌力量恢复得更快。

其他作者在急性 ACL 重建术后未发现发生率较高的运动问题[4, 25, 86, 171]。然而，似乎延迟手术直到膝关节运动恢复、肿胀得到解决、股四头肌恢复良好的收缩等这些情况被证明有利于降低术后关节纤维化的风险。患者对初始损伤的炎症反应各不相同。虽然有些患者很少有积液和肿胀，但另一些患者则

有明显的炎症反应，其特征是疼痛、软组织水肿、膝关节周围组织发红和发热。这些膝关节首先采取非手术治疗的方案以解决这些问题，并且在 ACL 重建后仔细监测类似的明显的术后炎症反应。前交叉韧带断裂的膝关节，如果肿胀轻微和损伤后早期活动正常，可考虑早期重建。此外，包括后外侧结构在内的多韧带断裂的膝关节也可以进行早期手术修复，如第 17 章所述。

（三）手术中的技术因素

ACL 移植物放置不当常引起膝关节运动障碍[14, 54, 76, 78, 81, 91, 97, 107, 145, 162, 166, 193]。移植物放置在胫骨上原有 ACL 止点前，会导致膝关节伸直时与髁间窝顶部的撞击[74, 75, 99]。Yaru 和其同事[193]建议被动伸膝时髁间窝前部与移植物之间应有 3mm 的间隙以防止撞击。移植物放置于止点外侧，撞击髁间窝的侧壁。此外，Romano 和其同事发现[145]，ACL 移植物放置在胫骨隧道前方太远会导致膝关节伸直功能障碍，而移植物放置在胫骨隧道内侧太远会导致膝关节屈曲功能障碍。在股骨上，移植体的过度前移会对移植体造成有害的力量，导致膝关节屈曲的限制和潜

表 38-3 膝关节纤维化的解剖分类系统

屈曲受限
股四头肌 由于瘢痕组织和肌肉变化而缩短，限制了正常肌肉的伸展
髌上囊 • 瘢痕组织可能形成于股四头肌 VMO、VLO 下方，限制了肌肉的伸展性 • 髌骨上极的瘢痕组织产生髌骨撞击，可在股骨滑车上方形成一条带 • 瘢痕组织和粘连使髌上囊消失
内外侧关节囊 留下瘢痕并与股骨的内侧和外侧粘连在一起
髌骨支持带和相关韧带 瘢痕组织的形成与增厚，韧带缩短，限制了髌骨的活动性
髌腱 • 肌腱缩短或附着在胫骨上 • 髌下瘢痕组织下极至胫骨、脂肪垫前
内外侧关节外韧带结构 瘢痕组织、粘连、适应性缩短
伸直受限
后方关节囊 瘢痕组织、粘连、结构缩短
股骨切口 生长中的瘢痕组织，独眼畸形
股后肌肉群 肌腱单位的缩短
交叉韧带 ACL、PCL 适应性缩短

ACL. 前交叉韧带；PCL. 后交叉韧带；VLO. 股外斜肌；VMO. 股内斜肌

表 38-4 膝关节纤维化发展的风险因素

- 损伤程度：脱位，多发韧带损伤
- 手术前不能恢复正常或接近正常的膝关节运动
- 在肿胀、疼痛的膝关节行急性期韧带重建
- ACL 植入术、固定、张力等技术错误
- 同时进行 MCL 修复或重建
- 感染
- 固定
- 慢性关节积液
- 股四头肌萎缩、关闭
- 康复差，患者依从性差
- 独眼巨人病变
- 复杂性区域疼痛综合征，反射性交感神经萎缩

ACL. 前交叉韧带；MCL. 内侧副韧带

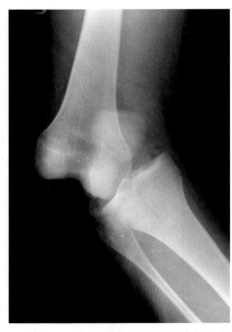

▲ 图 38-3 急性膝关节脱位导致软组织严重破坏，肿胀、出血、肌肉损伤，常导致运动问题和关节纤维化风险

在的移植体失败（图 38-4）。

ACL 过紧可能会导致膝关节运动学异常[106, 142]。此外，在移植物拉紧和固定过程中膝关节的伸直角度也会影响术后的运动[7, 30, 59, 104, 111]。Austin 和其同事[7] 在一项尸体研究中注意到移植物的张力（44N 或 89N）不影响膝关节伸直；然而，在膝关节屈曲中拉伸移植物与伸直功能障碍有关。作者报道了在屈曲 30° 时拉紧固定的移植物与屈曲 0° 时拉紧固定的

移植物相比，ACL 重建后膝关节屈曲增加了 12° 以上。从生物力学和临床研究两部分来看，Nabors 和其同事[111] 认为，完全伸直时拉紧移植物可以降低膝关节运动障碍的发生率。在他们的 57 例接受自体髌腱移植 ACL 重建的患者中，只有 1 例患者有轻度(5°) 的伸直受限。

ACL 重建联合内侧副韧带修复与膝关节纤维化的风险增加有关[65, 117, 159]。Harner 和其同事[65] 假设

关键点：膝关节韧带重建的危险因素

- 损伤严重程度：膝关节脱位增加了发生运动并发症的风险。除后外侧结构破裂者外，所有病例均延迟手术
- 术前问题：在受伤后几周内或者在肿胀、疼痛、股四头肌萎缩、步态力学异常和运动受限（与术后膝关节运动问题相关）得到解决之前进行膝关节韧带重建
- 手术技术因素：ACL 移植物放置不当，手术时移植物张力过紧，MCL 修复与 ACL 重建同时进行
- 术后疗程和康复：固定化对所有膝关节结构都是有害的，可能导致膝关节运动永久丧失、长时间肌肉萎缩、髌骨低位和关节软骨退化。术后第 2 天开始膝关节运动、髌骨动员、肌力锻炼。立即治疗关节积液
- 术后感染、复杂性区域疼痛综合征、反射性交感神经萎缩可引起膝关节运动障碍

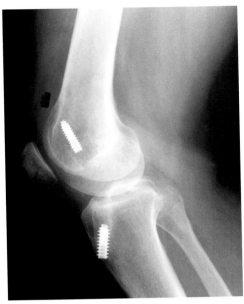

▲ 图 38-4　侧位片显示股骨隧道过度前位限制膝关节屈曲，胫骨隧道过度前位限制膝关节伸直。术后恢复活动时移植物失败

同时进行的 MCL 一期修复可能会由于内侧关节囊的破坏而导致膝关节活动受限，因为修复过程不能恢复正常的组织水平，导致瘢痕形成和疼痛反应加剧。我们的研究[117]和 Shelbourne 及其同事[159, 164]多年前就建议对大多数 ACL 和 MCL 联合断裂采取非手术治疗。这允许在合适的指定患者中在治疗内侧组织的损伤后行 ACL 重建（见第 19 章）。但也有例外，对于膝关节内侧的任何手术操作术后都应仔细观察是否有活动受限，或在急性膝关节损伤中，出现需要治疗的异位软组织缺损[157, 186]。

（四）术后疗程及康复

文献一致认为固定对所有的膝关节结构都是有害的，并可能导致膝关节运动的永久性限制、长时间的肌肉萎缩、下位髌骨和关节软骨退化[35, 128-130, 138, 151]。早期的膝关节运动可以减少疼痛和术后关节积液，有助于预防瘢痕组织的形成和关节囊的收缩，从而影响正常膝关节屈伸，减少肌肉废用，维持关节软骨营养，有利于 ACL 移植物的愈合[3, 35, 36, 43, 49, 62, 71, 133, 140, 152, 170]。现代的康复方案包括术后第 2 天立即进行膝关节运动和肌肉强化训练，这两种方法都已被证明是安全的，对愈合的移植物没有害处（见第 10 章至第 12 章）。重要的是，立即进行膝关节运动计划必须包括髌骨动员（下、上、内、外侧）以避免髌下挛缩。

患者术后康复的依从性是完全恢复膝关节运动的关键。在我们的经验中，有一小部分患者在屈伸方面有永久性的限制，他们通常不愿意在术后进行所需的动作、力量和髌骨活动练习。此外，在术后早期活动受限的情况下，这些患者也不愿意接受治疗建议，如加压练习、伸直位石膏及其他通常能有效解决这些问题的方式[125, 126]。如果术后立即实施一种温和的操作和加压锻炼方案及适当的抗炎药物的使用，手术后的炎症和纤维化反应和最初膝关节运动受限在大多数情况下是可以治疗的。有一组不同的患者，范围在 1%～2%，他们表现出一种病理上夸张的纤维组织增殖反应，很可能来自遗传基础，在这种情况下治疗会延长甚至可能失败。这组独特的患者将在后文中讨论。

显著的下肢肌肉萎缩是 ACL 重建后未解决的问题，因为在术后最初几个月，股四头肌萎缩的程度和力量损失可能超过 20%～30%[40, 67, 77, 83, 136, 155, 179]。长时间的股四头肌萎缩可能影响恢复正常膝关节运动和维持膝关节伸直的能力。慢性肿胀也可能通过抑制股四头肌的功能而导致膝关节运动受限[135, 173, 180, 181]。重要的是要治疗膝关节积液，以减少其对股四头肌功能的不利影响。

（五）其他危险因素

ACL 重建术后感染可导致膝关节运动障碍。在

我们的临床实践中遵循的规则是，在未被证实之前，总是首先考虑过度的炎症反应如关节肿胀、滑膜炎和早期关节活动受限是由关节感染引起的。即使在排除了感染的情况下，如果一个膝关节对恢复膝关节运动的轻柔锻炼方案没有反应，或者持续疼痛或缺乏髌骨活动能力，也应该进行重复的穿刺、细胞计数、培养和诊断研究。在我们的经验中，最严重的关节纤维化病例，最初被认为是由基因异常引起的，后来被证明有一种未被识别的隐性感染病因。对于已确定感染进程的患者，已经讨论了治疗原则（见第 7 章），重要的是轻柔锻炼和加压方案继续保持关节运动。即使患者有膝关节软组织肿胀和感染反应，也可以在关节镜清洗、清创和适当的抗生素后几天内开始运动锻炼，以防止屈曲挛缩或低位髌骨。尽管对这一并发症的积极处理通常会解决感染问题，但研究报告显示，大多数接受治疗的患者都会永久丧失伸展和弯曲能力，这可能是可以避免的[102, 156, 183, 191]。

Csintalan 等[38] 和 Nwachukwu 等[131] 最近的报道指出，女性性别是 ACL 重建后关节纤维化进展的一个重要风险因素。Csintalan 和其同事[38] 研究了 14 522 例初次 ACL 重建的队列，并报道了与关节纤维化相关的再手术的危险比，与男性相比女性为 2.48（$P<0.001$）。此外，这些作者报道说，任何先前的手术也是一个重要的危险因素（HR=3.02；$P=0.005$）。Nwachukwu 和其同事[131] 研究了 933 例年龄在 7—17 岁患者的 ACL 重建，并报道了总体关节纤维化率为 8.3%。有统计学意义的危险因素为女性（$P=0.000\,1$）、16～18 岁患者（$P=0.007$）、自体髌腱移植（$P=0.03$）、伴半月板修复（$P=0.007$）。

复杂的区域疼痛综合征和反射性交感神经萎缩可导致膝关节运动问题，其原因是股四头肌萎缩、慢性肿胀和对疼痛的敏感性增加[61, 132]。这些问题将在第 40 章中详细讨论。要诊断和治疗这些问题，各种专家的适当管理是必不可少的。

四、病理生理学和实验预防研究

1972 年，Enneking 和 Horowitz[48] 发表了首批关于人类关节固定后挛缩的病理生理学的研究成果。研究者在一系列的病例报道中描述了在髌下脂肪垫、髌上囊和膝关节后凹处存在纤维脂肪结缔组织，最终导致关节腔闭塞。随着时间的推移，这个组织被成熟的纤维结缔组织所取代。

组织内稳态是由正常水平的细胞生长和增殖、细胞外基质的产生和更新来维持的[20, 22]。被称为细胞因子或生长因子的多肽负责局部细胞间（旁分泌）和细胞内（自分泌）的持续信号传递。细胞因子存在于信号细胞对损伤和感染做出反应的小蛋白中。细胞因子 IL-1 已被发现可以刺激血小板和巨噬细胞释放多种生长因子，如 TGF-β。TGF-β 被认为是介导 Dupuytren 挛缩[2] 的众多因素之一[26, 82, 153]。细胞因子调节组织重建的各个方面，并可能对组织损伤起积极或消极的作用。这种差异性导致了患者对损伤的各种潜在反应。

TGF-β 来自血小板、肌腱成纤维细胞[168, 169] 和关节囊[63, 64]，已被确定为启动和结束组织修复过程的关键细胞因子。尽管其他生长因子也参与组织重建，但 TGF-β 的独特之处在于其提高细胞外基质的沉积和调节其他细胞因子的作用[144, 169]。过度表达的 TGF-β₁ 导致组织中的基质逐步积累和肌成纤维细胞数量的增加，最后导致纤维化的发生[20, 22, 63, 64, 72, 73, 84, 109, 190]。Border 和 Noble[20] 相信重复受伤或创伤也可能导致 TGF-β 的自诱导超出正常水平，产生一个"慢性的 TGF-β 过度表达的恶性循环"导致组织纤维化，也可能出现在器官系统，如肾脏、肝脏和肺等。研究人员已经证明，在实验模型中，肌成纤维细胞和 TGF-β 水平在损伤后 2 周内迅速升高，这和人的慢性肘关节挛缩的变化非常相似[63, 72, 73]。

Zeichen 和其同事[194] 将 13 例平均膝关节韧带术后 16 个月的关节纤维化患者的组织样本与 8 例初次行 ACL 手术患者的组织样本进行比较。关节纤维化患者组织学检查显示滑膜明显增生，炎性细胞浸润，血管增生，Ⅵ型和Ⅲ型胶原水平升高。对照组中完全没有类似的发现。这些作者注意到这证实了 Murakami 和其同事[110] 关于炎症过程和成纤维细胞增殖之间关系的观察。提示Ⅵ型胶原在导致关节纤维化的细胞外基质的沉积过程中起促进作用。

有证据表明，在发生于膝关节纤维化的过度纤维化反应中，会发生一定程度的组织挛缩或收缩[23, 137, 162]。表达特异性 α-平滑肌肌动蛋白（ASMA）的肌成纤维细胞在伤口愈合过程中引起组织收缩，并在纤维化疾病中导致胶原过度产生[39, 45, 50, 58]。TGF-β 能够调节 ASMA 和成纤维细胞中的胶原蛋白表达。

Unterhauser 和其同事[182] 测量了关节纤维化组织中 ASMA 含有成纤维细胞的数量，以确定这些细胞的数量是否比正常组织中发现的细胞数量多。对 9 例 ACL 重建后发生的关节纤维化手术患者进行了组织活检。所有患者均为原发性关节纤维化，并在 ACL 重建术后 4~12 个月行清创术。5 例因慢性韧带损伤行 ACL 重建的患者和 8 例因半月板病理改变而行 ACL 重建术后随访关节镜检查的患者的组织样本，所有 13 例对照患者均未出现关节纤维化迹象。与对照组相比，研究组的胶原束和剩余脂肪组织中均发现 ASMA 阳性的成纤维细胞显著升高（总细胞数的 23.4% vs. 2.3% vs. 10.8%，分别比较均为 $P < 0.001$）作者认为，这种细胞类型涉及原发性关节纤维化过程中瘢痕的形成和瘢痕组织的收缩。他们推测，ASMA 的表达可能是随着从发病到组织活检的时间长度而变化的，并可能随着病情的进展而减少。

Unterhauser 和其同事[182] 也报道了关节纤维化膝关节内的脂肪组织被具有平行纤维走向的致密胶原网所取代。与接受 ACL 重建的对照组相比，关节纤维化组的总细胞数明显增加，血管密度明显降低。Mariani 和其同事[96] 在 17 例发生在各种手术后的膝关节纤维化的病理检查中也发现了类似的结果。9 例患者的组织样本取自于僵硬发生后 6 个月内，5 例取自 6~12 个月，4 例取自 12 个月以上。组织学评价显示胶原产生的成纤维组织具有不同数量的细胞和血管。本研究支持了以下假设：关节纤维化组织在关节僵硬后的前 6 个月内经历进行性重塑并获得成熟胶原蛋白特征。膝关节活动范围与手术时间或组织增殖程度无关。运动障碍的严重程度仅与膝关节粘连组织的位置和数量有关。

许多研究表明，抗纤维化药物可能具有预防或对抗关节纤维化的潜在用途，因为它们抑制 TGF-β 信号通路[1, 13, 28, 56, 57, 85, 89, 182, 195]。然而，在高水平的人类研究中，各种介质的作用，如蛋白聚糖、透明质酸、壳聚糖、丝裂霉素 C 和各种 IL-1 受体拮抗药对早期或晚期关节纤维化的疗效迄今尚未被研究。

强效抗炎药物的使用，通常用于类风湿关节炎，可能在未来对口服高剂量皮质类固醇无反应的患者有用。Magnussen 和其同事[94] 报道了 4 例患者接受了 IL-1 受体拮抗药 Kineret（anakinra）的关节内注射，以治疗 ACL 重建术后持续的炎症和瘢痕。注射

时间分别为术后第 36、38、41、97 天。患者膝关节运动恢复正常或接近正常；3 例没有接受其他手术，但 1 例需要膝前关节囊瘢痕组织清理。Brown 和其同事[27] 也在 8 例患者中使用了关节腔内注射 anakinra，其中 4 例患有慢性难治性关节纤维化，4 例患有"有限"的关节纤维化，最后结果各不相同。没有对照组或验证的评分系统，运动范围和关节积液是基于"临床医生的估计"。由于迄今发表的数据很少，目前还没有关于 Kineret 治疗膝关节纤维化的建议。

蛋白聚糖是一种人类蛋白多糖，已被证明在许多实验模型中发挥阻止 TGF-β 的作用，从而对关节纤维化组织产生有益的影响。几年前，Fukushima 和其同事[57] 报道称，注射蛋白聚糖改善了小鼠受伤肌肉的结构和功能，使其几乎完全恢复。最近，Zhang 和其助手[195] 发现，蛋白聚糖降低了 TGF-β，对骨关节炎膝关节滑膜液内生性细胞扩增的影响。Abdel 和其同事[1] 评估了四次关节内注射蛋白聚糖的效果，这些注射是在兔子的诱导膝关节挛缩手术后 8 周进行的。结果显示对改善屈曲挛缩无显著作用。然而，遗传分析显示，几个可能与关节纤维化过程相关的纤维化基因发生了显著改变。这些作者认为，早期注射可能在预防关节挛缩方面产生更好的结果。其他几个实验模型已经证明了蛋白聚糖在抑制关节内粘连形成[55]、骨骼肌损伤[87, 196]、肾脏[21, 79] 和肺[60] 中的有效性。目前还没有关于蛋白聚糖用于预防或治疗膝关节纤维化的人体试验。

Emami 和其同事[47] 研究了一种抑制血管内皮生长因子的药物贝伐单抗（Avastin）的作用，用于兔模型术后预防关节纤维化。这些作者报道注射 1 次或 2 次，关节纤维化减少，2 次注射组有更好的临床和组织学结果。这种统计学差异特别显著的数量减少表现在成纤维细胞（$P=0.002$）、炎症细胞（$P=0.01$）、血管分布（$P < 0.05$）和胶原基质沉积（$P < 0.05$）。

Liang 和其同事[89] 将羟喜树碱（一种化疗药物）局部应用于兔膝关节，试图预防股骨髁移除皮质骨术后关节内的粘连。4 周后，与低剂量组和对照组相比，接受 1.0mg/ml 或 2.0mg/ml 治疗的膝关节粘连明显减少（$P < 0.05$）。Yan 和其同事[192] 在兔模型中研究了另一种著名的化疗药物丝裂霉素 C。在从股骨髁取出皮质骨后使用该药物，4 周后评估效果。对粘连形成的抑制作用呈剂量依赖性，与对照组相比，

0.1mg/ml 即可降低粘连评分、羟脯氨酸含量和成纤维细胞数量。

Wang 和其同事[188]研究了每周注射 0.3ml 透明质酸对固定的兔子膝关节的影响，并进行了 8 周的观察。与对照组相比，实验组的活动范围明显增大（$P=0.002$），平均粘连评分较低（$P=0.01$），平均胶原蛋白含量较低（$P=0.001$）。

在小动物模型中，Bedair 和其同事[13]表明，血管紧张素 II 系统受体阻滞药可以减少纤维化和增强急性损伤的骨骼肌肌肉再生，猜测可能原因是阻滞药调节 TGF-β_1 水平。Hagiwara 和其同事[64]报道说，关节囊有潜在产生 TGF-β_1 和结缔组织生长因子的能力，这两种物质都会导致纤维化。

两个小病例系列研究关于在多次翻修并有长期关节纤维化的 TKA 患者中使用单剂量低剂量照射（700～800rad）[9, 51]。这一想法源于低剂量照射在高危患者全髋关节置换术前应用预防异位骨化[10, 139, 185]，以及辐射在阻止间充质干细胞向成骨前体细胞分化中的潜在作用[11]。Farid 和其同事[51]对 14 例严重特发性关节纤维化患者采用了这种治疗方法，以抑制术后成纤维细胞的增殖和骨化性肌炎的发生。除 1 例外，所有患者的膝关节运动和功能均有明显改善，并且无与放疗相关的并发症。Baier 和其同事[9]描述了 3 名接受了类似治疗的患者，他们的膝关节屈曲得到了明显改善。然而，这些作者警告说，放射性对软组织的影响尚未被研究，骨不愈合也可能发生。这两个系列研究都是回顾性的，没有对照组或随机化。

Bosch 和其同事[24]提出了初次关节纤维化是免疫反应结果的假说。从触发事件到手术清创的 4～48 个月期间，18 例患者的组织样本显示滑膜增生伴内膜下纤维化扩大和炎性细胞浸润。这些作者认为，他们的发现支持了一种免疫反应，这种反应是导致关节囊炎形成弥漫性瘢痕组织的原因。临床提示急性关节囊炎患者应避免进一步的手术或积极的手法治疗，并等待 3～6 个月炎症反应消退后再考虑清创。正如我们经常讨论的那样，治疗的延迟会导致膝关节运动的永久性限制。不幸的是，尽管延迟治疗可能会使组织"平静下来"，但由此形成的纤维化组织变得组织良好、致密，因此治疗更加困难。预计在未来，化学药物将通过控制肌成纤维细胞上调因子和纤维化生长因子的升高水平来治疗损伤后的

纤维化反应[1, 13, 32, 47, 53, 57, 63, 72, 73, 88, 112, 195]。

关键点：病理生理学和实验预防研究

- 细胞因子或生长因子负责局部细胞间和细胞内的持续信号传递
- TGF-β 是一个关键的细胞因子，它启动和结束组织修复的过程。其作用是促进细胞外基质的沉积，并调节其他细胞因子的作用
- 超表达 TGF-β_1 导致基质在组织进一步的积累和肌成纤维细胞数量增加，结果导致纤维化
- 特定表达 ASMA 的肌成纤维细胞产生组织收缩，在纤维化疾病中导致胶原蛋白生产过量。TGF-β 在成纤维细胞中能够上调 ASMA 和胶原蛋白
- ASMA 在初次关节纤维化过程中参与瘢痕形成和瘢痕组织收缩
- VI 型胶原可能在导致关节纤维化的细胞外基质沉积中发挥作用
- 初次关节纤维化可能是免疫反应的结果
- 各种药物，如蛋白聚糖、透明质酸、壳聚糖、丝裂霉素 C 和各种 IL-1 受体拮抗药（anakinra），以及低剂量照射对早期或晚期关节纤维化的高水平人类研究的有效性迄今还没有结果
- 希望通过控制肌成纤维细胞调节因子和成纤维生长因子水平的升高，化学药物可以用于治疗损伤后的纤维化反应

五、预防

（一）手术前

急性 ACL 断裂后，在重建前外科医生团队必须处理疼痛、积液、股四头肌无力、膝关节活动受限和步态异常。适当的非甾体抗炎药、冷敷、压迫和肢体抬高用来治疗膝关节积液和关节积血。患者接受安全有效的肌肉强化训练（如直腿抬高、骑自行车、半蹲、靠墙蹲、小腿上提、90° 至 30° 的膝关节伸直），在考虑手术前必须证明良好的股四头肌控制且不存在伸肌延迟。恢复正常或接近正常的膝关节活动是必要的，可能在 ACL 损伤后需要几周后才能达到。唯一一例外的是膝关节有机械性的运动障碍，如移位的半月板断裂，在这种情况下，需要早期的外科手术来保护和修复半月板。关于将来 ACL 重建的决策是基于患者的活动目标和其他因素（见第 7 章）。其他的例外是伴有后外侧韧带断裂的膝关节，在受伤后 7～10 天需要手术治疗（见第 17 章）。伴有

MCL 断裂的膝关节至少要非手术治疗 4~8 周使内侧结构愈合，恢复运动和肌肉力量，然后进行 ACL 重建（见第 19 章）。

（二）手术中

正确的移植物放置、张力和固定的原则对于避免术后膝关节活动受限至关重要（见第 7 章）。ACL 移植物被放置在股骨和胫骨足印区内，占据足印区中央 2/3 或更多，以实现解剖位置重建，使移植物能够控制轴移旋转和胫骨向前移位。为了在胫骨附着部的中心实现解剖重建，通常需要有限的切口成形术，以避免膝关节伸直的限制。对于股骨隧道，前内侧入路钻孔技术或双切口手术更有利于获得中央解剖型股骨足印区的位置。不推荐镜下经胫骨隧道钻孔股骨隧道技术[70, 95]。在几乎所有的慢性 ACL 损伤的膝关节中，都存在软骨增生和髁间窝顶点的骨刺形成，这需要进行髁间窝成形术以防止 ACL 撞击。

在股骨固定后，将大约 44N 张力置于远端移植物缝合线上，将膝关节从 0° 屈曲至 120°，进行 30 个屈伸周期，以调整 ACL 移植物。关节镜用于验证移植体的位置是否理想，在完全过伸的情况下，没有对股骨外侧髁或切口的撞击。将膝关节屈曲 20°，将移植物上的张力降低至 10~15N，以避免过度约束胫骨前后移位。另一种选择是，可以通过膝关节伸直将移植物拉紧到更高的载荷。移植物固定后，进行 Lachman 试验，并引导胫骨前移位 2~3mm，提示移植物没有过紧。如果移植物有"弓弦"的紧致外观，在测试中没有胫骨前移位，则重复远端紧张和固定过程，减少移植物上的张力。

在同时进行半月板修复的膝关节中，膝关节保持屈曲 30° 时缝合线拉紧打结，以防止关节囊缩短或术后进行伸直运动时疼痛加剧。如果需要进行相关的内侧或外侧韧带重建，应注意避免组织和移植物过度紧张，并将移植物放置在股骨的正确位置（在手术中确定等长点），以恢复正常的膝关节屈曲（见第 7 章）。后内侧和后外侧关节囊紧缩的操作方式不会导致膝关节伸直的限制，这在手术台上进行了测试。

（三）手术后

ACL 或其他膝关节韧带重建后的第 1 周是患者控制膝关节疼痛和肿胀、恢复足够的股四头肌收缩、立即开始膝关节运动锻炼、保持足够的肢体抬

关键点：预防

手术前

- ACL 损伤后，外科医生团队在 ACL 重建前处理疼痛、积液、股四头肌无力、膝关节运动受限、步态异常及其他膝关节韧带损伤

手术时

- 正确的移植物放置、张力和固定的原则对于避免术后膝关节活动受限至关重要
- ACL 移植位于股骨和胫骨足印区，占据足印区中央 2/3 或更多，通常需要有限的切口成形术
- 股骨隧道：前内侧入路或推荐的双切口手术入路
- ACL 移植物调节：在远端移植物缝合处施加约 44N 张力，使膝关节为 0°~120° 屈曲 30 个屈伸周期。关节镜证实移植物的位置理想，对股骨外侧髁或髁间窝顶点无撞击，并且完全过伸

手术后

- 第 1 周：控制膝关节疼痛和肿胀，恢复适当的股四头肌肌肉收缩，立即开始膝关节运动锻炼，保持适当的肢体抬高
- 目标：术后第 7 天膝关节运动达到 0°~90°。如果没有达到目标，立即开始加压锻炼

高的关键时期（见第 11 章）。使用大体积的加压敷料（棉 - 布弹性绷带）48h 后，紧跟着使用抗血栓弹力袜和附加布织绷带。术后在恢复室开始冷敷治疗。非甾体抗炎药与镇痛药一起使用 5 天，保证即时运动方案得以成功实施。直流电刺激或高压电刺激肌肉与冰敷、加压和肢体抬高一起使用，以控制关节肿胀[134]。

从术后第 1 天开始，患者以坐姿进行被动和主动范围的运动锻炼，每次 10min，每天 4~6 次。同时伴有髌骨滑动（移动），在所有四个平面（上、下、内、外侧）进行，持续压迫适当的髌骨边界至少 10s（图 38-5）。目标是在术后第 7 天实现膝关节的 0°~90° 运动。无法达到这种程度的伸直和屈曲的患者将立即被置于加压锻炼方案中，本章后面将对此进行详细描述。根据我们的经验，在术后早期开始的加压方案的练习和模式，解决了大多数膝关节运动限制。在本章其他部分所述的 650 例膝关节进行 ACL 重建的病例中，只有 18 例（3%）在麻醉下需要轻柔操作，6 例（<1%）在加压方案未能解决膝关节运动受限后进行手术清创和粘连松解。

腘肌和腓肠肌 - 比目鱼肌的柔韧性练习立即

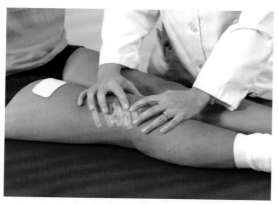

▲ 图 38-5　理疗师在物理治疗期间进行髌骨活动，患者或家庭成员每天在家进行几次髌骨活动

开始，同时在所有四个髋部运动平面的直腿抬高练习也立即开始。半腱肌 – 股薄肌取肌腱后，延迟 4 周行腘绳肌强化。只要疼痛和肿胀得到控制，并表现出随意的股四头肌收缩，就允许承受部分重量。等长股四头肌收缩也在术后第 1 天开始，每小时进行 1 次，重复规则为每次保持 10s，每组重复 10 次，每天 10 组。康复计划的其余部分详见第 11 章。

六、诊断和临床表现

早期发现 ACL 重建后膝关节活动受限对解决问题和预防永久性关节纤维化至关重要。根据术后经过的时间和同时进行的主要手术操作，需要建立具体的膝关节屈伸目标。对于所有的膝关节必须立即进行全被动膝关节伸直锻炼，以避免髁间窝过度的纤维组织增生和后关节囊挛缩。对于生理性双侧膝关节过伸的患者，我们建议重建的膝关节逐渐恢复 3°～5° 的过伸，由于对愈合移植物有潜在的不利影响，建议保留不超过 5° 的过伸。ACL 重建后膝关节运动目标的具体范围（表 38-5）在术前和术后评估时告知患者。在密切监督的术后康复计划中，治疗师应仔细记录膝关节运动以便及时发现膝关节运动问题。如果未能达到这些目标，提示患者进入如前描述的使用适当医疗和治疗措施的加压方案。

对于任何关节发红、发热和膝关节活动受限的迹象，关节穿刺进行细胞分析和培养是很重要的。术后红细胞沉降率通常不可靠，因为它一般会升高数周。在此之后，可能需要对红细胞沉降率、C 反应蛋白和其他炎症介质进行重复监测。如果需要手术，则送多个组织标本进行培养和显微镜检查。如前所述，单个关节穿刺阴性结果不能排除隐匿性感染过

表 38-5　ACL 重建术后恢复膝关节活动范围的目标

手术过程细节	术后（周）	膝关节活动范围目标（°）*
ACL B-PT-B 自体移植物重建，单独或伴有半月板修复，患者希望尽快恢复剧烈运动	1～2	0～110
	3～4	0～120
	5～6	0～135
ACL 翻修重建（任何移植物来源）或 ACL 初次重建（同种异体或半腱肌自体移植物）或伴随手术过程的复杂重建，或膝关节有明显关节软骨损伤	1～4	0～90
	5～6	0～120
	7～8	0～135
ACL 重建联合后交叉韧带重建（见第 16 章）	1～2	0～90
	3～4	0～110
	5～6	0～120
	7～8	0～135
ACL 重建联合后外侧手术（见第 17 章）	1～4	0～90
	5～6	0～110
	7～8	0～120
	9～12	0～135

* 对于生理性双侧膝关节过伸的患者，我们建议重建后的膝关节逐渐恢复 3°～5° 的过伸。超过 5° 的过伸是不推荐的，因为对愈合的移植物有潜在不利影响
ACL. 前交叉韧带；B-PT-B. 骨 – 髌腱 – 骨

程，需要重复关节穿刺、培养和血液研究。

初期关节纤维化的初始阶段发生在手术后的最初几周内。这个时期的情况是暂时的，因为只要患者遵守推荐的锻炼方式，屈伸活动的限制通常是通过保守措施来解决的。然而，如果膝关节运动障碍几周内不进行治疗，这种情况会变得更加糟糕，最终需要手术治疗。结果包括后内侧和后外侧关节囊挛缩，明显向髁间窝内生长的纤维增生组织，ACL 挛缩阻止正常胫骨伸直时前向移位，髌上囊闭塞和股四头肌短缩限制膝关节屈曲。全面清创和粘连松解，然后进行住院硬膜外麻醉下物理治疗，并在门诊进行数周的持续治疗，膝关节运动可以获得明显增加。关节纤维化的最后阶段包括髌骨低位和关节软骨损伤，这是非常难以治疗的，而且膝关节运动

功能的丧失通常是永久性的。

关键点：诊断和临床表现

- ACL 重建术后早期发现膝关节运动受限是解决问题的关键
- 立即进行全范围被动伸直膝关节，避免髁间窝纤维组织过度增生，避免后关节囊挛缩
- 发现任何迹象（如关节发红、发热、膝关节运动的限制等），行关节穿刺与细胞分析和培养
- 初期关节纤维化（短暂的）发生在手术后最初几周内。膝关节活动受限在依从性好的患者中通常通过非手术治疗来解决问题
- 如不及时治疗，病情加重需要手术治疗。发现：
  - 后内侧和后外侧关节囊、ACL 移植物和股四头肌的短缩
  - 大量的纤维增生组织向髁间窝内生长
- 全面清创和粘连松解，然后进行住院硬膜外麻醉下物理治疗，并在门诊进行数周的持续治疗，膝关节运动功能可以获得明显增加
- 关节纤维化（已经确定的）的最后阶段（包括髌骨低位和关节软骨损伤）需要综合评估，通过 X 线、骨扫描和 MRI 确定髌骨的垂直高度、移植物的位置和是否存在"牛眼征"病变

出现明确关节纤维化症状的患者需要综合评估，包括合适的 X 线检查（图 38-6）、骨扫描和 MRI，以确定病情是原发性或继发性（初期或进展期）。检查可显示膝关节弥漫性水肿，体温升高，持续疼痛，髌骨活动受限（图 38-7），髌周及髌下软组织挛缩，脂肪垫压痛，与对侧正常膝关节相比屈伸活动受限（图 38-8）。常见的症状有膝前痛、僵硬、尝试膝关节活动时疼痛、屈膝步态和严重的股四头肌萎缩。

Caton 和其同事[31] 和 Linclau[90] 描述了测定髌骨垂直高度的放射学方法。图 38-9 显示髌骨垂直高度比率计算，分割线 A 是胫骨平台最前缘至髌骨关节面最低端的距离，线 B 是髌骨关节面最大长度。Blackburne 和 Peel[17] 描述的另一种替代方法是将胫骨参考点定位在胫骨平台的前中央位置（图 38-9，线段 C）。用此方法，髌骨垂直高度比率为 C/B。资深作者（F.R.N.）进行了一项 51 例（102 膝）研究，以确定同一个体内正常的右膝和左膝垂直高度比[130]。两种方法髌骨垂直高度比的差异范围为 0%～9%，平均差值为 3%。各个患者之间的比率存在较大差异（范围为 0.75～1.46）。因此，诊断髌

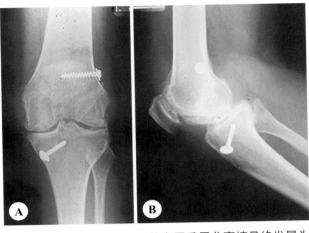

▲ 图 38-6　ACL 重建术后伴有严重屈曲挛缩最终发展为晚期关节炎的膝关节

正位（A）和侧位（B）X 线。该患者不适合软组织松解手术，随后进行了全膝关节置换术。ACL. 前交叉韧带

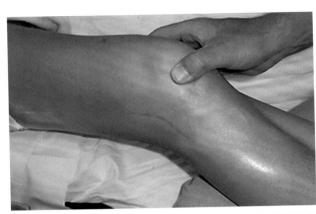

▲ 图 38-7　所示为该患者在别处接受前交叉韧带重建后其髌骨活动受限

正常的髌骨在膝关节弯曲 20° 时允许至少 10～15mm 的内侧滑动。同样的正常髌骨的横向滑动范围也可以达到 10～15mm。当髌周组织挛缩时髌骨内外侧的平移丧失。通常由于髌下挛缩而限制了髌骨近端 - 远端滑动

骨低位需要比较两侧膝关节髌骨高度的比值，以及与同一膝关节在不同时期的影像学表现（图 38-10）。根据使用的方法，垂直高度比下降 14%～15%（表 38-6）表明髌骨异常，因为这种差异大于正常膝关节差异的 2 个标准差。另一种计算髌骨高度的方法是髌骨滑车指数[15]，表示为膝关节伸直时的百分比（图 38-9）。

MRI 有助于评估瘢痕组织形成的范围和位置（图 38-11）。髌下挛缩带是髌下区常见的瘢痕组织，位于脂肪垫前方，从髌下极连接至胫骨前方。脂肪垫闭塞，髌腱直接附着于胫骨前，是一个不良的预后

信号，因为髌骨可能附着于胫骨近端，这明显限制了中间到两侧的活动。较厚的髌周组织是常见的。必须首先确定 ACL 或后交叉韧带移植物的位置。对

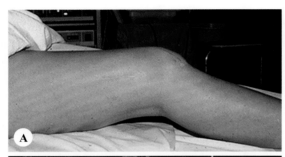

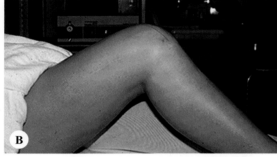

▲ 图 38-8 严重受限的膝关节伸直（A）和屈曲（B）活动

一位转院治疗的患者前交叉韧带重建后术后 10 周的表现。需要行关节镜清创术、粘连松解术、后内侧松解术和关节囊松解术。不幸的是，在前交叉韧带手术后的最初几周内，运动障碍并没有得到解决

感染性过程的重要征兆或软组织、骨骼中不明原因的水肿和液体或关于固定的植入物进行专门评估，以排除感染性病因。

继发于独眼巨人病变（纤维脂肪缺口反应性组织）或冲击性、不当放置的 ACL 移植的患者，需要对病变或移植和瘢痕组织进行手术清创，然后进行几个月的物理治疗以恢复正常的膝关节运动和肌肉功能。此外初期关节纤维化的患者需要手术治疗，详见文中其他部分。这两组患者如果采取保守的治疗措施是无法成功治疗的。ACL 重建后未能达到膝关节运动目标的患者（表 38-5），如果在关节纤维化的早期，过渡阶段可以使用后面描述的锻炼和模式训练进行有效的治疗。关键是要及早发现膝关节运动的局限性，到术后第 7 天就需确认膝关节活动范围是否能达到 0°～90°。

七、膝关节伸直受限的非手术治疗

如果患者在术后第 7 天膝关节伸直没有达到至少 0° 的活动度，则需要进行加压伸直锻炼方案。其目的是使后关节囊组织逐渐拉伸，但不能引起软组织断裂和进一步的损伤，因为这可能导致炎症反应并使情况恶化。一种有效的锻炼方法是悬挂重物，将脚踝放在毛巾或其他设备上以抬高腘肌和腓肠肌，允许膝关节完全伸直（图 38-12A）。保持这个姿势

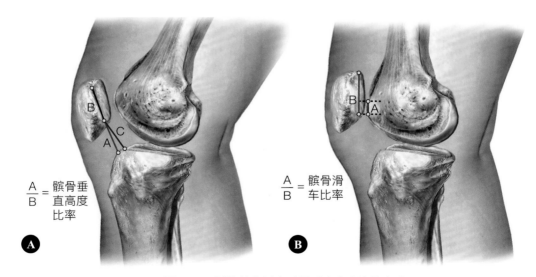

▲ 图 38-9 侧位片上测定髌骨垂直高度比的方法

A. 分子（A 线，Linclau-Caton）是胫骨平台最前缘（前上缘）与髌骨关节面最低端之间的距离。分母（B 线）为髌骨关节面最大长度。另一个分子（C 线，Blackburn-Peel）位于胫骨平台前中央的胫骨参考点。髌骨垂直高度比为 A/B 或 C/B。B. 分子 A 是与 B 线接触的滑车软骨最上面的部分，B 为膝关节髌骨面最大长度。该方法的平均指数为 32%±12%，50% 以上为低位髌骨，12% 以下为高位髌骨[15]

10～15min，每天至少重复 8 次。在大腿远端和膝关节最初使用的是 4.5kg 的重量，逐渐增加至 11.3kg 以提供加压拉伸后方挛缩组织。通常在术后第 2～3 周

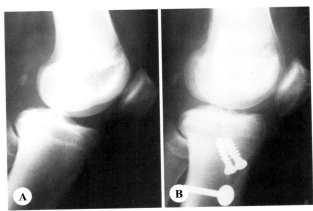

▲ 图 38-10　侧位片显示，一位 14 岁的女体操运动员在 ACL 重建联合内侧半月板修复后，髌骨垂直高度比降低了 22%

A. 膝关节受伤重建前；B. 术后 4 周患者出现了明显的股四头肌萎缩、膝关节运动锻炼困难、髌骨活动受限而转至我中心。患者接受日常物理治疗，需要关节镜下清创、髌周松解、粘连松解、髌下瘢痕组织清除。术后 9 个月，患者完全恢复了膝关节活动，无疼痛症状，恢复了娱乐活动。然而她的髌骨低位保持不变。患者正在接受髌骨关节炎的观察随访，需要进一步治疗（引自 Noyes FR, Wojtys EM, Marshall MT. The early diagnosis and treatment of developmental patella infera syndrome. *Clin Orthop.* 1991;265:241-52.）

膝关节可以达到完全伸直。商业用膝关节伸直支具（图 38-12B）也是一个选项。

如果这些处理措施没有效果，可见一个双瓣石膏（图 38-12C）实施了持续的加压伸直。这种技术的优点是，患者可以控制操作的过程，在能够忍受或者清洗的情况下使用或移除楔形材料。在相同的情况下，我们也可以使用一个过伸的夹板，然而我们相信"双壳"石膏可以提供更多的益处。如果膝关节的从僵硬状态到完全伸直角度＞12°，则不建议使用石膏。这些膝关节通常在术后 3 个月或更长时间内形成致密的瘢痕组织和后关节囊挛缩，这都需要手术松解和清创治疗。在膝关节伸直活动中具有硬性阻挡的，伸直石膏有可能产生高的胫股压力和关节软骨损伤。股骨髁间窝的纤维组织增生时伸直位石膏无效。这些病例都需要关节镜下清创术。

当需要时，在开始 4 周内使用这种石膏用于对其他加压伸直锻炼方案有抵抗的病例。目标是在术后 4 周内解决所有的伸直问题。在选择的膝关节，伸直受限可能会复发，因此，drop-out 石膏需要重复使用。有时，drop-out 石膏将是无效的，必须使用管型石膏和连续楔形获得伸直。石膏棉垫防止皮肤破损。每 12～24 小时使用前方垫块以达到逐渐恢复伸直。石膏应用 36～48h 后移除，以继续膝关节屈伸运动锻炼。一旦膝关节伸直得到恢复，石膏就被转换成后

表 38-6　三种不同 X 线方法测量髌骨垂直高度的差异

研究者	例　对	膝关节	髌韧带长度（范围）(cm)	髌骨关节面长度（范围）(cm)	比例（范围）	右侧 / 左侧比例差异（范围）	两个 SD 差异（95%CI）
Linclau[90]	51	右侧	3.65 ± 0.46（2.70～4.70）	3.54 ± 0.37（2.80～4.20）	1.04 ± 0.13（0.75～1.36）	−0.020 0 ± 0.070（−0.210 0～0.135）	15%
		左侧	3.69 ± 0.46（2.90～4.70）	3.51 ± 0.33（2.70～4.20）	1.06 ± 0.15（0.80～1.46）		
Blackburne 和 Peel[17]	51	右侧	2.95 ± 0.45（2.00～4.10）	3.53 ± 0.43（2.60～4.40）	0.84 ± 0.14（0.61～1.33）	0.000 3 ± 0.060（−0.193 0～0.190）	14%
		左侧	2.95 ± 0.44（2.10～3.90）	3.52 ± 0.39（2.30～4.30）	0.84 ± 0.14（0.64～1.30）		
Insall 和 Salvati[77a]	50	右侧	4.90 ± 0.45（4.10～5.90）	4.69 ± 0.43（4.00～6.20）	1.05 ± 0.11（0.86～1.28）	0.014 0 ± 0.050（0.123 0～0.107）	11%
		左侧	4.86 ± 0.44（4.00～6.20）	4.72 ± 0.42（4.00～6.20）	1.04 ± 0.10（0.85～1.26）		

SD. 标准差

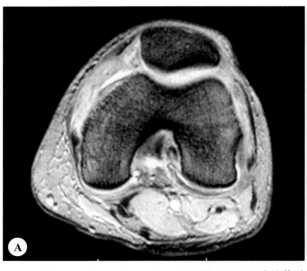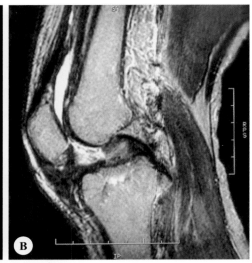

▲ 图 38-11 膝关节髌骨低位 MRI

A. 髌周内外侧组织增厚；B. 注意髌下组织被致密的纤维结缔组织取代。正常的髌腱外形丢失是因为髌腱被瘢痕组织包裹并附着于胫骨近端。髌下瘢痕从髌骨下极延伸至胫骨前。本例患者需要在关节镜下清除髌上囊，然后开放清除髌下瘢痕组织，并行 Z 字成形术延长内外侧髌旁挛缩组织。髌腱长度的减少是永久性的

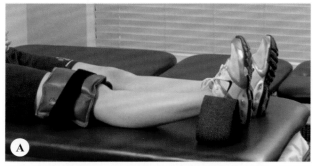

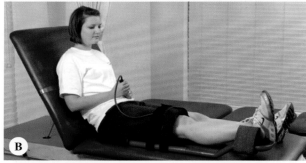

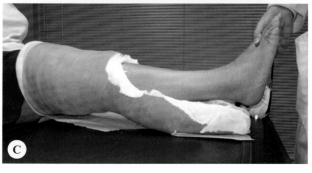

▲ 图 38-12 A. 悬挂重物；B. 伸直板；C. drop-out 石膏

关键点：膝关节伸直受限的非手术治疗

- 如果患者在术后第 7 天膝关节伸直没有达到至少 0° 的活动度，则需要进行加压伸直锻炼方案。目的是使后关节囊组织逐渐拉伸，但不能引起软组织断裂和进一步的损伤，因为这可能导致炎症反应，使病情恶化
- 吊重：脚踝放在毛巾上，腿后肌和腓肠肌抬高至膝关节能完全伸直；大腿远端使用 4.5～11.3kg 重量
- 如果吊重无效，使用双瓣石膏（前 4 周）。不能用于从僵硬到完全伸直超过 12° 的膝关节，股骨髁间窝有纤维组织增生的同样不能使用。这些膝关节需要通过有限的内外侧入路进行后关节囊切开术
- 如果双瓣石膏无效，使用管型石膏。应用 36～48h 前方楔形。7～10 天后转换为夜间夹板

方夜间夹板，再使用 7～10 天。有一些膝关节可以恢复完全伸直，但在几周后逐渐消失。在这些情况下，重复使用石膏可以解决问题。

膝关节伸直受限的治疗演示见图 38-13。目标是用演示的方法在 4 周内解决膝关节伸直的缺失。通常有必要在方案中重复治疗步骤，因为可能会发生膝关节伸直障碍的复发。在操作执行以后很少需要继续操作或连续硬膜外麻醉；但是这些步骤是针对最顽固的病例提供的。最困难的问题是膝关节没有反应，尽管有加压锻炼方案，仍然不能完全伸直。如果膝关节伸直不足在 10° 以内，加压锻炼方案通常会

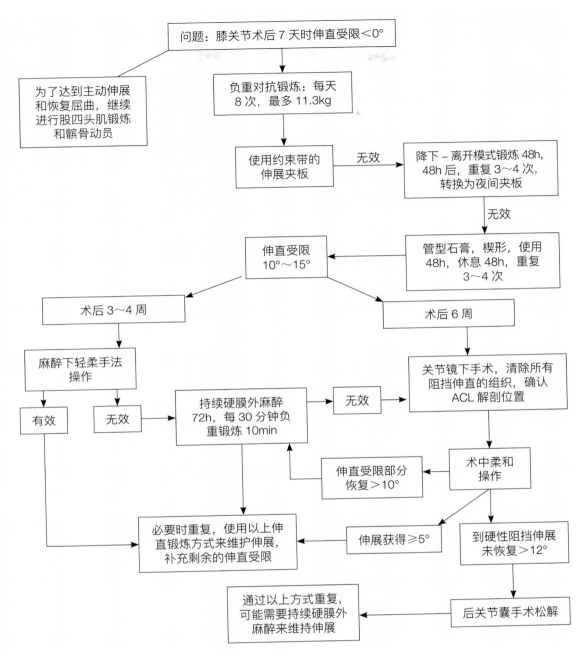

▲ 图 38-13　膝关节伸直受限的治疗演示
ACL. 前交叉韧带

成功。然而，重要的是要确定膝关节是否有僵硬的伸直障碍，并且其缺损程度大于 10°。在这些膝关节中，最好是通过有限的内侧和外侧方法进行后部囊肿切开术，具体做法如下。

八、膝关节屈曲受限的非手术治疗

由于 ACL 重建术结束时表现为膝关节完全屈曲状态，术后早期的活动限制是由于关节囊内粘连、

髌周组织挛缩及肌肉痉挛或疼痛。早期发现屈曲受限（术后第 7 天＜90°）需要加压屈曲练习。凳子滚动练习（图 38-14A）可以这样做：患者坐在接近地面的小凳子上，膝关节弯曲到最大可能的位置并保持这个姿势大约 1min 或者更长的时间，只要能够忍受这种轻微的不适。患者不移动脚在地板上的位置而将凳子向前滚动，以实现更多的屈曲度。锻炼时间为 10～12min，每天重复 6～8 次。墙壁滑动是另

一种实现弯曲的有效运动。患者仰卧，将重建膝关节后的那只脚放在墙上（图 38-14B）。用另一只腿的脚轻轻地滑动另一只脚，逐渐弯曲重建的膝关节。膝关节屈曲的商业装置（图 38-14C 和 D）也可用于进一步促进加压练习。此外，一个膝关节 4 字加压练习也是有效的（图 38-14E）。使用一个 4 英寸（10cm）的管状长袜双层包裹在脚踝上，使患者在自己的力量下弯曲膝关节。患者有 90° 屈曲，见图 38-14E，关节镜松解后成功达到 135°。在清创和硬膜外麻醉后，外科医生通过轻柔的按压在大腿上做一个标记来确定当天的屈曲目标。照片中大腿上的标记显示了 135° 的弯曲位置，这是整体目标。照片中髌骨远端标记为起始位置，本例为 90°。这些练习和方法的目的是在不引起疼痛或断裂组织的同时，以可控的方式逐步被动地拉伸组织。在第 3～4 周时难以达到 90° 的患者，需要在麻醉下对膝关节进行温和的范围调整（不是暴力的操作），在这种情况下，只需施加少量的载荷，就可以很容易地获得充分的屈曲。这样可以减轻早期的关节粘连，明显减轻术后疼痛，使患者恢复活动能力。

膝关节屈曲受限的治疗演示见图 38-15。第一步是确定是否伴有髌骨相关组织挛缩，这会使治疗更加困难。无髌骨周围挛缩时膝关节屈曲活动受限更容易解决。根据所示的治疗方案，在关节镜下进行髌骨周围组织的清创和松解是很少见的。当伴有髌骨周围挛缩时主要的是应立即治疗，因为这可能导致髌骨低位。使用口服类固醇 1 周并进行保守性髌骨活动锻炼。如果活动受限和髌周挛缩持续存在，则在麻醉下进行轻柔的操作；然而，将不超过 "2～3 指压" 的力置于胫骨远端以实现膝关节屈曲。如果需要更大的力，说明髌周挛缩是由更致密、更顽固的瘢痕组织组成，需要关节镜清理。在较高力量下的积极操作有损伤髌股关节软骨的风险，因为致密的挛缩组织增加了膝关节屈曲时髌股关节的压力。获得膝关节屈曲的代价是可能要损伤髌股关节。在没有髌骨活动的情况下，在临床上推膝屈曲也是如此。再次强调，使用手术解除紧密挛缩髌周组织，而不是过度屈曲运动或在高屈曲载荷下的膝关节操作来实现。

值得注意的是，有一些膝关节，最常见的是慢性关节纤维化，在这种情况下髌周瘢痕组织变厚并收缩，如果试图在关节镜下松解将导致髌周内侧和外侧组织的松解过于广泛。如果需要更大的松解延伸到髌骨的近侧，资深专家建议采用开放的内侧 Z 字成形术松解，能够恢复更多正常组织松弛和切除异常的瘢痕组织。Z 字成形术常涉及收缩的股内斜肌和股外斜肌组织。此外 Z 字成形术可防止关节与皮下组织相通的关节囊缺损的发生，这是广泛的关节内外侧关节镜松解的并发症。

关键点：膝关节屈曲受限的非手术治疗

- 术后第 7 天加压练习显示 <90° 屈曲
- 凳子滚动运动，墙壁滑动，膝关节屈曲加用装置，4 字加压练习通常有效
- <90° 的患者在 3～4 周时需要在麻醉下对膝关节进行温和的范围调整（不是暴力的操作），在这种情况下，只需施加轻微的载荷可以很容易地获得充分的屈曲
- 必须立即治疗相关的髌周挛缩，以防止髌骨低位
- 无髌骨活动的膝关节：术中可解除髌周组织的挛缩
- 慢性关节纤维化和支持带挛缩通常需要开放的内侧和外侧 Z 字成形术松解

九、口服类固醇的作用

一部分患者术后出现过度的软组织炎症反应，伴有过度的疼痛、关节僵硬、软组织水肿、发热、膝关节发红。标准的治疗方法，如冷冻疗法、抗炎药物、抬高和压迫等并不能消除炎症。首先建议使用最大剂量的非甾体抗炎药 1 周。如果没有成功，就需要口服类固醇。重要的是，在治疗这些严重病例之前和期间，必要时通过进行适当的系列诊断试验（关节穿刺、血清炎症试验）排除隐匿性感染过程。

如果在早期使用，6 天 4mg 甲泼尼龙是有效的。治疗的第 1 天服用 6 片，第 2 天服用 5 片，第 3 天服用 4 片，第 4 天服用 3 片，第 5 天服用 2 片，第 6 天服用 1 片。在此治疗期间应避免使用强力的物理疗法。可以进行轻柔的膝关节运动和较轻的加压练习。在特殊情况下，可重复使用 6 天剂量疗法。

如果炎症症状复发或更严重，另一种选择是使用高剂量的类固醇口服 4 周。通常的每天剂量是第 1 周 30mg（每天 3 次，每次 2 片），第 2 周 15mg（每天 3 次，每次 1 片），第 3 周 10mg（每天 2 次，每次 1 片），第 4 周 5mg。在严重的关节纤维化病例中，可能需要口服糖皮质激素 2～3 个月，以避免重复手

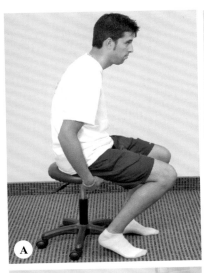
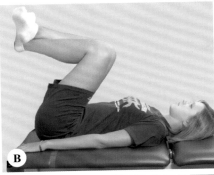
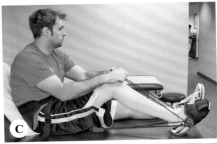
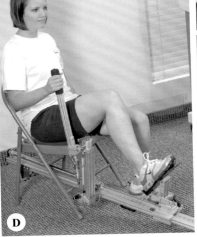
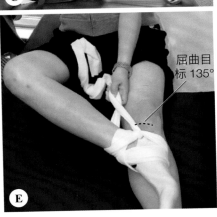

◀ 图 38-14　**A.** 凳子滚动练习；**B.** 墙壁滑动练习；**C.** 坐位弯曲；**D.** 膝关节屈曲加压装置；**E.** 膝关节 4 字屈曲加压练习

屈曲目标 135°

术。长期服用皮质类固醇可能引起的并发症包括垂体肾上腺抑制、体液和电解质紊乱、高血糖、消化性溃疡和缺血性坏死。在很多顽固病例中，有必要在非甾体抗炎药的休息日重复口服类固醇，并推荐最大剂量的非甾体抗炎药。

关键点：口服类固醇的作用

- 适应证：膝关节炎性软组织反应加剧，关节过度疼痛、僵硬，软组织水肿、发热，关节发红
- 冷冻疗法、抗炎药物、抬高和压迫不能消除炎症
- 早期使用 6 天 4mg 甲泼尼龙是有效的，避免强力的物理治疗
- 如果炎症症状复发或加重，考虑口服高剂量类固醇 4 周
- 在严重的关节纤维化的情况下，可能需要口服糖皮质激素 2～3 个月以避免重复手术

十、麻醉下轻柔手法康复锻炼

如前所述，对有大量瘢痕组织的膝关节进行用力操作是有害的，对治疗膝关节运动受限是无效的。暴力手法可能断裂关节内和关节外组织，引起过大的胫股和髌股压力，有骨折、关节软骨损伤、髌腱断裂甚至股骨骨折的危险[91]。因此，如果患者的膝关节运动出现困难（表现为关节挛缩），就需要进行关节镜下清理术和粘连松解术。

如果在韧带手术后早期，即术后 3～4 周，在麻醉下对小腿远端施加轻微压力进行轻柔的康复锻炼是有效的。即使在第 6 周，关节软组织也可能存在致密的瘢痕组织增生，这就失去了在全身麻醉下进行早期运动范围调整的机会。在屈曲膝关节之前必须进行充分的髌骨活动，以防止髌骨股骨关节面损伤。需要一个有监督的物理治疗方案来维持由康复锻炼实现的膝关节运动，具体见治疗演示。

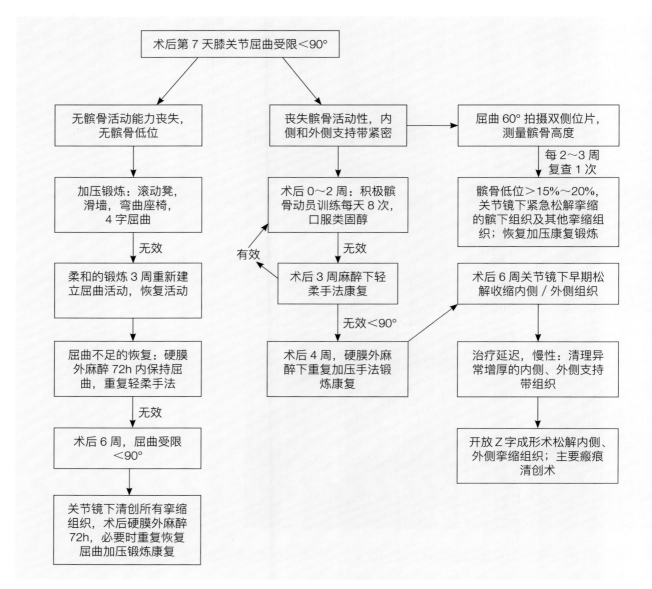

▲ 图 38-15　膝关节屈曲受限的治疗演示

关键点：麻醉下轻柔手法康复锻炼

- 对有大量瘢痕组织的膝关节进行强力的康复操作是有害的，对治疗活动受限无效
- 对膝关节运动障碍（关节挛缩）患者行关节镜下清创术、粘连松解术
- 如果术后 3~4 周对小腿远端施加轻微压力，在麻醉下进行轻柔的操作是有效的
- 需要康复锻炼来维持膝关节运动，从而监督物理治疗计划的实施

十一、严重膝关节活动受限患者的手术管理

（一）关节镜下软组织松解

图 38-16 显示关节镜技术用于关节纤维化的膝关节内挛缩组织的清创。在这个病例中髌股关节的内－外侧平移（滑动）受到限制，内侧和外侧支持带挛缩。然而，髌骨大约 50% 的正常活动仍然存在，这表明可以使用关节镜技术，而不需要开放的手术方式。在 0°/5°/90° 时运动受限。手术是在止血带充气后进行的。

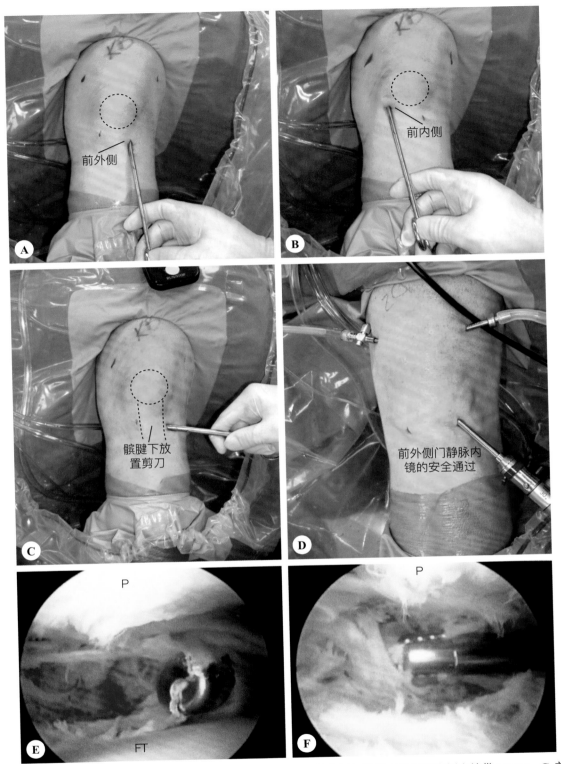

▲ 图 38–16　A. 前外侧入路用来横切髌外侧支持带 15mm。B. 前内侧入路用来横切髌内侧支持带 15mm。C. 前外侧入路用于在髌腱下放置 Metzenbaum 剪刀，触诊髌下的髌胫瘢痕组织带。剪刀被直接推到髌腱后方穿过髌下带，让液体进入髌腱后方的脂肪空间。该方法就像描述的一样，在髌下瘢痕带切除过程中保护髌腱。如果不能建立一个安全的平面并在关节镜下验证，则需要开放的清理方案。D. 髌骨现在有足够的灵活性，关节镜可以安全地从髌骨下通过而不会损伤髌股软骨表面。如果这个不能实现，则需要进行额外的内外侧的松解。这个点的松解是保守的。E. 将钝性穿刺锥和刨削器放入髌上囊并置于上下平面以重建足够的空间进行关节镜清创。瘢痕带从髌骨上延伸至滑车，并与髌上粘连。用电刀清除髌上瘢痕组织。F. 股骨前上方的软组织和滑膜未被清除，以留下顺滑的软组织表面

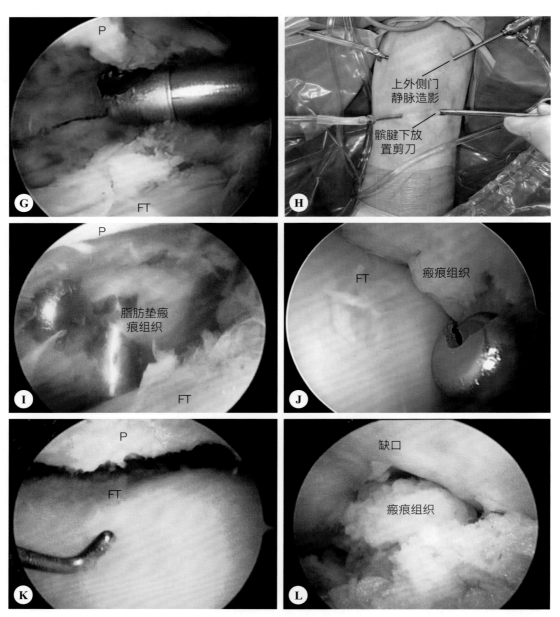

▲ 图 38-16（续） G. 可能需要切除股内斜肌和股外斜肌下的瘢痕组织，因为这种瘢痕会限制肌肉的活动。
H. 视野置于外上侧入口，观察髌下区域并清除髌下挛缩。I. 关节镜下经上外侧入路显示脂肪垫和清除髌下瘢痕组织的器械。注意不要切断内侧和外侧半月板前方附着部。J. 视镜交替放置于前内侧和前外侧入口，从内侧和外侧间沟和髁间窝广泛切除滑膜和瘢痕。瘢痕组织增生可阻断内外侧半月板前部的扩张，图中所示瘢痕组织需要切除。K. 将膝关节屈曲 30°，去除足量的内侧和外侧髌旁挛缩组织和支持带，使之能够正常地内侧 - 外侧滑动。这种松解很少延伸到髌骨中部以上。图中显示这个膝关节中度髌股损伤。L. 切除髁间窝向内生长的可能会阻碍伸直的组织。关节镜下检查确认无瘢痕组织残留后，止血带放气，对出血点进行精细电凝。使用引流管的决定是基于控制关节内出血的能力。在麻醉状态下对患者的膝关节进行小范围活动，但不要施加太大载荷。膝关节放置一个巨大的压迫（棉—纱布—棉—纱布）敷料，其中包裹一个冰袋

（二）内外侧支持带组织开放性 Z 字成形术

图 38-17 展示了开放性手术的操作技术，Z 字成形术松解内侧和外侧支持带组织。在这种情况下，仅关节镜下松解是禁忌的，因为松解范围太广（延伸至髌骨近端以上，并需要松解所有内外侧软组织），以至于关节可以与皮下组织开放连接。其主要目的是保持内、外侧支持带软组织的功能，并将组织剥离至正常厚度。Z 字成形术开放松解允许关节切开术彻底清除髌下挛缩组织，保护髌腱，延长收缩的内侧和外侧髌周组织。

（三）后内侧 - 外侧关节囊切开术

后内侧 - 外侧关节囊切开术的显露与内侧或外侧半月板修复术相同（图 38-18）。内侧切口在后关节囊与其股骨近端附着处。外侧切口在关节囊的近端位于外侧腓肠肌在后关节囊附着处下方。后关节囊的切开和分离直接经过股骨后髁而不进入后髁间区域，因为瘢痕组织可能延伸到神经血管结构。令人印象深刻的是，后关节囊组织的密度非常大，随着它们的松解，在手术台上可以获得进一步的膝关节伸直。剩余的后髁间组织容易被加压方式拉伸。后关节囊的松解也伴随着关节镜手术来移除任何已经生长到髁间窝的组织，这些组织产生的前方撞击也会阻碍膝关节的伸直。

十二、住院患者的物理治疗方案

住院患者的物理治疗方案辅以持续地硬膜外麻醉、股神经阻滞或适当的镇痛剂，可在对其他干预措施没有反应或在操作或关节镜清理术后膝关节运动恢复受限的顽固性病例中使用 3～4 天。硬膜外麻醉的目的是阻断疼痛和感觉输入，目的是保持肌肉运动控制允许膝关节活动和加压锻炼。麻醉阻滞需要麻醉医师密切监视其水平和用药剂量。如果患者表现出疼痛缓解不足，则在透视控制下更换导管。如果重复阻滞失败，则用股神经阻滞和镇痛药镇痛。皮肤护理和保护方案由护理人员执行。维持阻滞至少 72h，以允许一个渐进的加压方案拉伸挛缩的软组织。

采取以下措施以避免深静脉血栓形成和肺栓塞。首先进行仔细的分析以发现风险增加的患者，包括糖尿病患者、肥胖者、静脉功能不全者，以及有静脉炎、静脉血栓或栓塞家族史或个人病史的患者。因为不活动和卧床，这些患者不适合接受硬膜外麻醉。当硬膜外麻醉到位后，患者仍可活动，并鼓励患者全天间断地下床。穿防栓袜，每小时做 5～10min 的踝泵锻炼。严重者每天监测，并使用小腿静脉压迫装置。阿司匹林（每天 600mg）。对患者进行小腿压痛或腿部水肿的监测，如果有深静脉血栓形成的迹象，则对双下肢进行超声检查。

有的住院患者实施加压方案是禁忌证，因为这样开放了生长板或停用骨质减少，最终增加了骨折的风险。在硬膜外麻醉之前患者需要被告知如何执行该方案，使用施加在脚和小腿袜上的张力来实现膝关节屈曲锻炼。重要的是，其他个人如家庭成员不要协助进行加压屈曲方案，因为不允许未经训练的人员实施加压屈曲方案。

加压伸直（图 38-19）和屈曲（图 38-20）练习见表 38-7。我们建议患者进行主动范围的运动，而不是使用 CPM。此外患者在住院期间应继续进行抬腿和等长锻炼。控制软组织炎症和避免关节积血是非常必要的。如果软组织肿胀持续，或由于过度拉伸发生大腿肌肉疼痛，应考虑 NSAID 或类固醇治疗方案。硬膜外麻醉后常规行静脉超声检查排除静脉血栓。

出院以后必须在家里继续每天 8 次的练习。需要物理治疗师的密切监督，因为如果不坚持治疗方案，或者因为疼痛和肿胀使患者无法进行锻炼，会影响膝关节屈伸活动锻炼的效果。

关键点：住院患者的物理治疗方案

- 对于那些对其他干预措施没有反应，或在操作或关节镜清理后膝关节活动受限又恢复的患者，可在 3～4 天采用住院物理治疗方案，辅以持续地硬膜外麻醉、股神经阻滞或适当的镇痛药
- 禁忌用于因骨折风险增加而使用开放生长板或停用骨质减少的患者
- 保持阻滞至少 72h，让一个渐进的加压方案伸直挛缩的软组织
- 采取适当措施避免深静脉血栓形成
- 在硬膜外麻醉前，患者需要被告知如何进行加压方案锻炼
- 推荐患者进行主动范围的运动，很少需要连续被动运动机器
- 在医院进行抬腿等长锻炼
- 必须在出院后继续锻炼，在家里每天 8 次，伴随着监督治疗方案

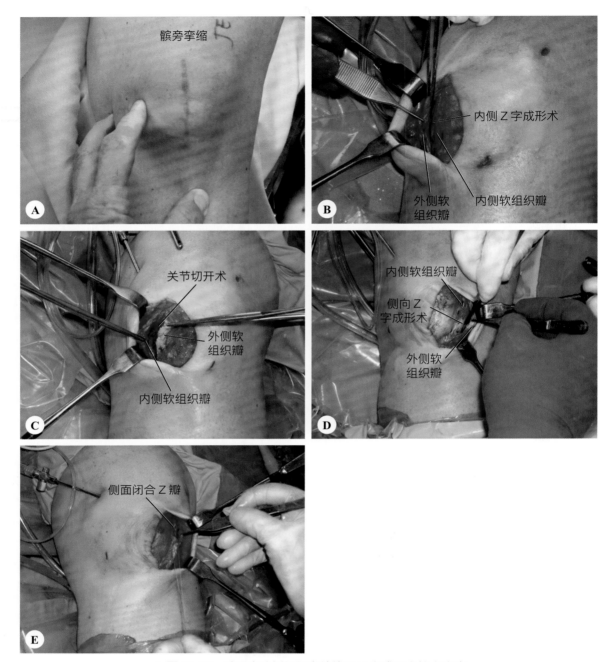

▲ 图 38-17　髌周内外侧组织挛缩使用 Z 字成形术技术治疗

A. 一位已确诊的关节纤维化患者术前在麻醉下进行检查，发现他的髌骨活动能力已完全丧失，内外侧滑动消失并有明显的髌骨低位同时伴有髌腱缩短。患侧膝关节的活动范围是 0°/0°/80°。B. 开放内侧 Z 字成形术入路。内侧支持带和软组织以 Z 字成形术的方式进行分离，以允许宽松的闭合并恢复髌骨内侧正常的滑动。在开放手术之前进行了关节镜手术，重建了髌上囊，清除髌上囊和内外胫股沟内的关节内粘连，并记录关节状况。C. 内侧 Z 字成形术松解完成，显示了内侧软组织瓣的形成。在直视下清除髌下瘢痕组织。D. 以类似的方式对收缩的外侧支持带组织进行外侧 Z 字成形术松解。E. 外侧 Z 字成形术松解宽松的闭合使髌骨恢复正常内侧滑动。内侧和外侧 Z 字成形术松解挛缩软组织是成功治疗这类挛缩的关键。恢复正常的髌骨活动，最重要的是关节软组织可以闭合

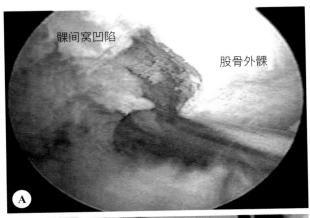

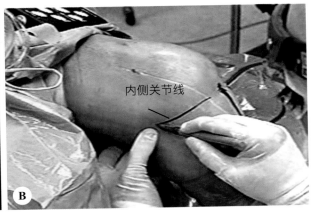

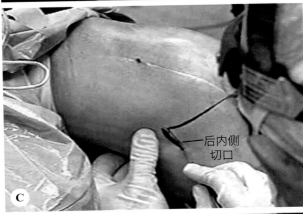

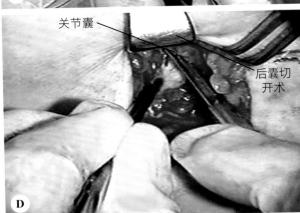

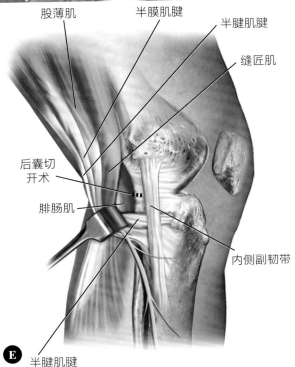

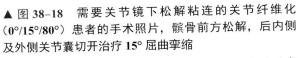

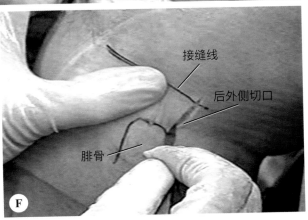

▲ 图 38-18　需要关节镜下松解粘连的关节纤维化（0°/15°/80°）患者的手术照片，髌骨前方松解，后内侧及外侧关节囊切开治疗 15° 屈曲挛缩

A. 如前所述，关节镜下松解粘连、去除瘢痕组织和髌旁松解。移除髁间窝区域的瘢痕组织并进行髁间窝成形术，以使这些组织不阻碍膝关节的伸直。B. 内侧关节线被标记出来。C. 做一个后内侧切口。D. 这个显露缝匠肌的方法描述用于由内而外的内侧半月板修复（见第 23 章）。E. 在内侧副韧带的正后方进行垂直后内侧关节囊切开术。手术照片：外科医生使用头灯，确定后内侧关节囊的股骨切口，并以每次 1mm 的横切直到股骨内侧髁边缘，但不越过以避免损伤神经血管结构。F. 后外侧入路用于关节囊松解与外侧半月板修复（见第 23 章）使用相同的方法，如图所示，即在关节线远侧行皮肤切口

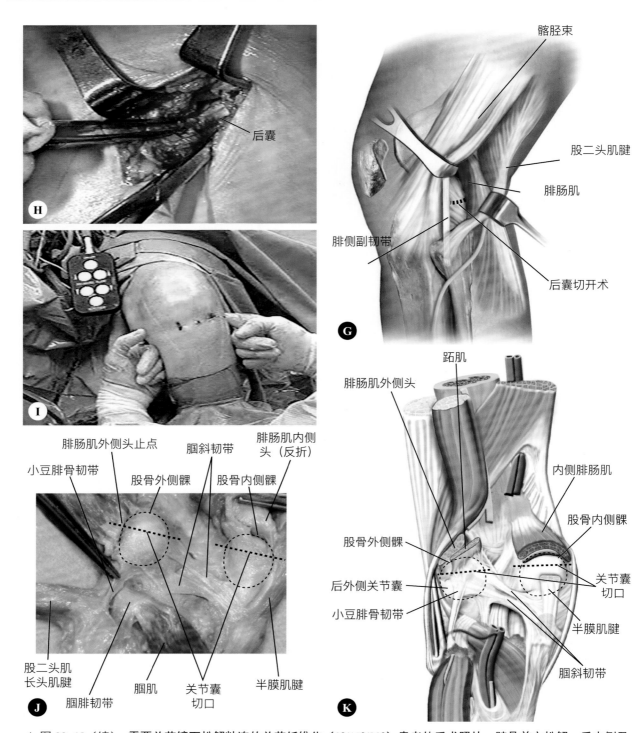

▲ 图 38-18（续） 需要关节镜下松解粘连的关节纤维化（0°/15°/80°）患者的手术照片，髌骨前方松解，后内侧及外侧关节囊切开治疗 15° 屈曲挛缩

G. 后外侧关节囊切口位于腓肠肌腱前。H. 在直视下小心地切开后外侧关节囊直到股骨外侧髁边缘，避开神经血管结构。I. 手指放于后内侧和后外侧切口可触摸到中央神经血管结构。位于神经血管结构前方的中央后关节囊未被松解。手指触摸证实关节囊正后方到股骨内侧髁和外侧髁都已被切开，在膝关节伸直时移除这个阻碍。J 和 K. 后方关节囊松解。用加压方案轻轻地拉伸残余的后方关节囊挛缩组织，以达到膝关节伸直的目的。这种有限的塑形方法不干扰其他后部软组织，仅移除如图虚线所示挛缩的后关节囊

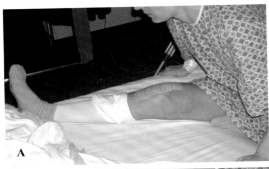

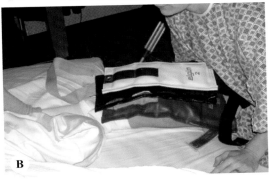

▲ 图 38-19　住院患者伸直加压练习包括大腿后侧肌肉拉伸（A）和吊重（B）

表 38-7　住院患者膝关节加压屈伸练习

伸直（在屈曲之前练习）

1. 在开始硬膜外麻醉前确定加压的重量和患者的疼痛限度
2. 垫上脚踝在膝关节上使用 6.8、9.1、11.3kg 的重量。在可承受的范围内逐渐增加重量
3. 第 3 天的时候能够使用最低重量达到 3° 的过伸

屈曲

1. 在加压练习之前，放松挛缩的组织，以防在屈曲过程中产生硬性阻挡；保护髌股关节。预计软性停止将逐步释放超过 72h，产生显著增加弯曲的屈曲收益
2. 在开始硬膜外麻醉前，在对侧大腿上标出受影响的脚跟部高度，以确定挛缩的程度和起点
3. 要限制前 24h 内的屈曲释放量，以防止肌肉和组织断裂伤
4. 提前活动髌骨，以避免膝关节屈曲时髌骨压力过大
5. 在床上使用 4 字加压屈曲方法锻炼；用 6.8～9.1kg 的拉力在脚踝上并握住带子或毛巾。测量对侧大腿上的后跟 - 大腿高度，以确定屈曲增加量
6. 在清醒的时候每 30 分钟执行 5min 的屈曲加压练习。目标是达到脚跟高度高于髌骨
7. 医生执行屈曲加压测试，以确定是否有软或硬阻力存在，并每天测量膝关节屈曲角度的变化
8. 出院后在家继续加压练习，每 24 小时 8 次，使用硬膜外麻醉控制疼痛进行屈曲练习

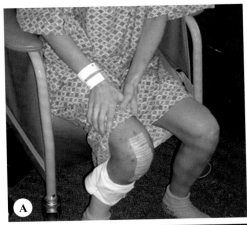

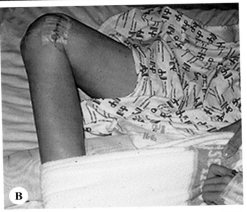

▲ 图 38-20　住院患者的加压屈曲练习包括凳子滚动练习（A）和用毛巾或带子将脚跟极度提高至对侧大腿前侧预定位置的 4 字练习（B）

十三、延长硬膜外麻醉治疗疼痛

在需要延长疼痛控制的患者中使用隧道式硬膜外导管已被用于多种病症，包括癌症、获得性免疫缺陷综合征、复杂性区域疼痛综合征和 TKA[5, 6, 29, 68, 69, 148, 175]。Buvanedran 和其助手[29]证明了在 47 例膝关节手术中放置隧道式硬膜外导管［平均（49±3）天］的有效性和安全性，这些手术被认为存在发生膝关节运动并发症的高风险。这些手术包括 TKA 翻修术、关节镜下治疗关节纤维化、膝关节手法治疗 TKA 后关节纤维化。荧光透视导管在严格的康复治疗中使用。接受这种治疗后疼痛和膝关节活动受限有明显改善，这些改善在硬膜外导管摘除后仍然存在。只有两种并发症（泄漏和断开连接），没有明显的不良反应。

Hartman 和其同事[68]描述了 35 例因症状性膝关节关节纤维化伴延展性神经轴疼痛而行改良 TKA 的患者中有 9 例使用隧道硬膜外导管。虽然这些作者报道了在整个队列膝关节运动和平均 KSS 评分的显著改善，但并没有单独提供这 9 例患者的结果。除 1 例外所有患者屈伸均有改善，然而 34% 的患者由于持续的关节纤维化在 TKA 后需要额外的治疗。这些研究没有提供导管使用的时间。Stanton-Hicks 和其同事 [175] 根据经验指出，隧道式硬膜外导管对 CRPS 患儿有价值，建议在物理治疗的同时使用 4~6 周时间。

隧道式硬膜外导管最常见的并发症是感染；然而，发病率似乎因诊断而异。Ruppen 和其助手 [148] 对 12 项研究（发表于 1983—1998 年）进行了 Meta 分析，这些研究包括了 4628 名放置导管至少 7 天的患者。9 项针对癌症患者的研究汇总的数据显示深部感染的发生率为 2.8%，相比之下 3 项针对非癌症或非癌症与癌症（混合）组的研究得出的感染率为 0.48%。Hayek 和他的同事 [69] 报道了在 218 名患有慢性非癌性局部疼痛的患者中使用了 260 支隧道式硬膜外导管，其中大部分患者患有 CRPS。硬膜外间隙感染 24 例，其中 22 例患者是 CRPS。硬膜外麻醉的使用时间为 11~130 天。此外，另有 34 人因浅表感染或怀疑感染而停止治疗。这些作者报道了神经性疼痛和躯体性疼痛（主要是粘连性肩关节囊炎）患者感染发生率的显著增加，分别为 24.4% 和 6.7%（P=0.03）。其他潜在不良反应包括下肢麻木或无力、头晕和插入导管部位的不适。

十四、进展性髌骨低位

作者曾报道过发生在严重的膝关节损伤或手术后的进展性低位髌骨并发症（图 38-21），继发于髌周和髌下瘢痕组织挛缩和股四头肌无力 [129-130]。这些情况可能导致永久性的髌腱缩短、髌股关节炎和严重的功能限制。为了预防这个问题，在术前和术后都要采取先前描述的预防关节纤维化的练习方法。此外患者术前需要被告知在术后第 2 天尽早实现股四头肌自主收缩的重要性。临床医师每周评估髌骨活动度以发现任何早期的挛缩问题。对于表现出髌骨活动受限或早期关节纤维化反应的患者，采用连续侧位片来检测髌骨高度的下降变化（图 38-22）。根据已公布的方法诊断髌骨低位标准的差异见表 38-8。

对于存在已确定的髌骨低位的患者，治疗方案见图 38-23。第一，患者术前准备，明确股四头肌

功能并进行康复训练，避免术后股四头肌失效。第二，如前所述通过关节镜或开放手术切除挛缩瘢痕组织，然后还需要几个月的强化治疗。最终的功能限制是由于残留的屈伸运动不足和存在的关节炎。大多数已确诊的髌骨低位患者存在膝关节功能受限 [130]。这些患者不希望进一步手术并愿意生活在这些活动受限的状态下，关节置换术可能是他们最终需要的手术。一小部分有残留髌骨低位和轻微髌股关节炎的患者有膝前疼和僵硬的症状，这些人可能是恢复正常髌骨滑车关系的最佳候选者。

关键点：进展性髌骨低位

- 继发于髌周、髌下瘢痕组织挛缩及股四头肌无力
- 可能导致永久性的髌腱缩短、髌股关节炎和严重的功能限制
- 预防：术后第 2 天自主股四头肌收缩、膝关节运动、髌骨活动
- 连续侧位片测量髌骨活动受限患者的髌骨高度，发现早期关节纤维化反应
- 治疗确诊的髌骨低位，术前加强肌肉锻炼，康复。手术切除挛缩和瘢痕组织
- 最后的功能限制是基于残余运动受限和关节炎

十五、我们的临床研究

我们进行了两项研究以确定术后康复计划的有效性，以及预防 ACL 重建后关节纤维化及膝关节运动受限的早期诊断和治疗。在第一个研究中 [126]，对 207 个膝关节行前交叉韧带 - 髌腱 - 骨同种异体移植物重建，术后至少随访 1 年以确定最终获得的膝关节屈伸活动量，并记录治疗干预的必要性。69 名患者接受了急性 ACL 断裂手术，138 名患者接受了慢性 ACL 损伤手术。207 个膝关节中，90 个仅有 ACL 重建，并行髂胫束关节外手术 52 个，并行半月板修复 52 个，并行 MCL 修复 13 个。

调查发现，189 个膝关节（91%）在无须额外治疗干预的情况下恢复了正常活动。剩下的 18 个需要伸直位石膏、在麻醉下进行轻柔操作或（仅 3 个膝关节）关节镜下清创术和粘连松解术（表 38-9）。并发手术与需要额外治疗的患者的发生率之间存在相关性，因为仅有 ACL 治疗组是 4%，髂胫束关节外组是 10%，半月板修复组是 12%，MCL 组有需要干

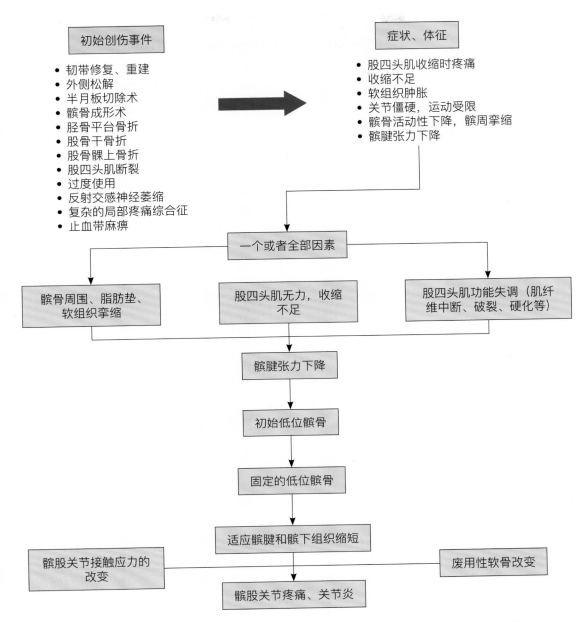

▲ 图 38-21　进展性低位髌骨、股四头肌功能不全、髌腱缩短、关节炎的病理机制
引自 Noyes FR, Wojtys EM, Marshall MT. The early diagnosis and treatment of developmental patella infera syndrome. *Clin Orthop.* 1991;265:241–252.

预治疗是 23%。手术时机对治疗干预的必要性没有影响。

术后 4～12 周对 6 个膝关节进行了伸直位石膏固定，结果均恢复正常伸直。术后 3～13 周对 9 个膝关节进行麻醉下的轻柔手法康复，所有病例都实现了完全弯曲，只有 2 个没有实现完全伸直（随访时双膝缺少 5° 的伸直）。关节镜下清理 3 膝，具体情况和结果见表 38-10。在随访中，98% 的患者实现了膝关节完全活动，1% 的患者有 5° 的伸直限制，1% 的患者有永久性的挛缩。

我们进行的第二个研究[125]包括 ACL B-PT-B 自体移植物的重建的 443 个膝关节。手术治疗急性、亚急性 ACL 断裂 161 例，慢性 ACL 断裂 283 例。所有人的平均随访时间为术后 2.1 年（范围为 1～7.2 年）。224 个膝关节同时进行的手术中包括 194 例半月板修复，后外侧结构的近端增强 32 例膝关节，腓侧副韧带的自体移植物重建 4 例膝关节，MCL 的修复或重建 9 例膝关节，近端髌骨复位 17 例膝关节。

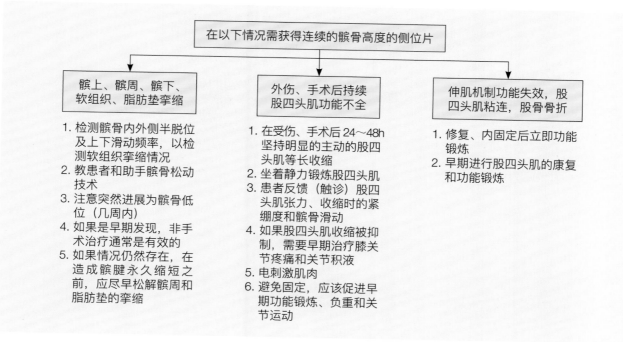

▲ 图 38–22　避免进展性髌骨低位综合征的治疗建议

引自 Noyes FR, Wojtys EM, Marshall MT. The early diagnosis and treatment of developmental patella infera syndrome. *Clin Orthop*. 1991;265:241–252.

表 38–8　已公布的髌骨高度数值：正常、高位、低位

研究者	技术来源	正常均数 ± 标准差（范围）	高位髌骨	低位髌骨
Insall 和 Salvati[77a]（1971）	作者自己	1.02 ± 0.13（0.7～1.3）	＞1.2	＜0.8
Blackburne 和 Peel[17]（1977）	作者自己	0.8 ± 0.13（0.54～1.06）	＞1.2	＜0.5
Caton 等[31]（1982）	作者自己	＜1.2	＞1.2	≤0.6
Linclau[90]（1984）	Caton 等	1.0 ± 0.08（0.84～1.16）	＞1.2	＜0.8
	Blackburne 和 Peel	0.8 ± 0.1（0.61～1.01）	＞1.0	＜0.6
Noyes 等[130]（1991）	Caton 等	1.04 ± 0.13（0.75～1.36）	NA	≥15%*
	Blackburne 和 Peel	0.84 ± 0.14（0.61～1.33）	NA	≥14%*
	Insall 和 Salvati	1.05 ± 0.11（0.86～1.28）	NA	≥11%*

* 受累膝与对侧膝之间的髌骨高度下降。NA. 不可用

　　在本研究中，并行手术与需要额外治疗的患者发生率之间不存在相关性。需要额外治疗干预的患者有 6% 是单纯 ACL 组，5% 是 FCL 重建 / 后外侧结构增强组，8% 是半月板修复组，18% 是近端髌骨复位组，22% 是 MCL 组。手术时机对治疗干预的必要性没有影响。

　　调查发现 98% 的膝关节恢复了正常活动，2% 的膝关节伸直轻度下降 5°。23 例膝关节需要治疗干预（表 38–11），治疗膝关节屈伸受限获得成功

（表 38–12）。2%（7 例膝关节）有轻度的伸直受限并拒绝接受干预治疗。

　　9 个膝关节术后（平均 13 周）都采用了伸直石膏。所有这些膝关节都恢复了正常的伸直。9 个膝关节在术后（平均 6.4 周）在麻醉下进行轻柔的康复操作锻炼，所有患者均获得了充分的膝关节屈曲活动。关节镜下清创术治疗 3 例膝关节也成功地恢复了正常的膝关节运动。在 6 个变量的研究中，膝关节运动问题的风险在统计学上没有显著增加，其中包括性别、

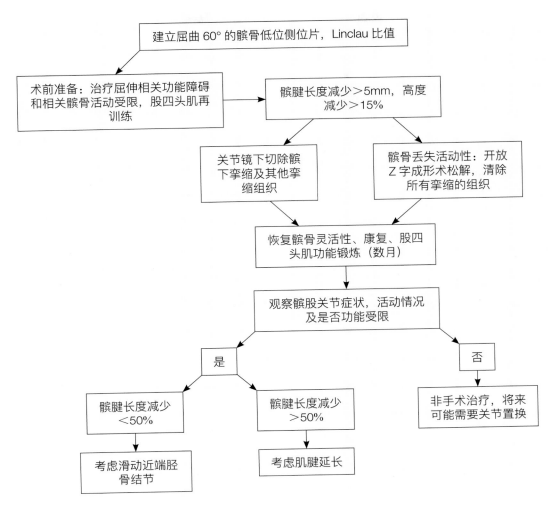

▲ 图 38-23　髌骨低位的治疗演示

慢性损伤、韧带重建时关节软骨的条件、物理治疗的位置、是否做过手术、是否之前是否进行过 ACL 重建。

　　两次对 650 个膝关节的调查数据表明，6% 的患者要求并同意对膝关节运动问题进行治疗干预。在最后的随访评估中，2% 的患者缺乏正常的膝关节运动（9 个膝关节伸直受限 5°，2 个膝关节有永久性挛缩）。2% 的患者使用了扩直石膏固定，3% 的患者在麻醉下进行了轻柔的手法松解，关节镜下清理手术少于 1%。所有 650 例膝关节需要额外的治疗干预的百分比是单 ACL 治疗组有 5%，重建 FCL/ 后外侧结构增强组 5%，半月板修复组 10%，10% 关节外组，近端髌骨调整组占 18%，MCL 组占 23%。

十六、其他作者的临床研究

　　一些作者报道了 ACL 重建后关节纤维化的治疗结果，以及其他方案和损伤（表 38-13）。这些研究有助于识别之前讨论过的限制膝关节运动的危险因素，包括治疗的延迟、进行急性膝关节韧带重建或多韧带重建，以及手术后固定的使用。虽然作者通常报道说在膝关节运动中获得了显著的收益，但大多数发现，与没有发生这种并发症的患者相比，许多患者有屈曲和（或）伸直永久性丧失，并有更多关于疼痛和活动受限的并发症。

十七、病例示范

病例 1

　　一名 42 岁的女性患者在接受髌骨骨折切开复位内固定术后 7 个月，因严重的髌骨低位固定 4 周后左膝 Linclau 比为 60%（相比之下，右膝为 97%）（图 38-24A）。该患者主诉肌肉无力、疼痛和日常生活活动受限。患者左侧膝关节活动范围为

表 38-9　ACL 同种异体移植物重建术后需要对膝关节运动受限进行干预治疗的患者

病　例	ACL 重建外的附加手术	伸直石膏	在麻醉下轻柔地操作	关节镜下清理术
1	半月板修复，EA	是	是	
2	无	是	是	
3	半月板修复	是	是	
4	半月板修复	是	是	
5	MCL 修复		是（×2）	是
6	EA	是		
7	半月板修复		是	
8	无	是		
9	半月板修复，EA		是	
10	半月板修复	是		
11	半月板修复	是		
12	无	是		
13	EA		是	
14	MCL 修复		是	
15	半月板修复	是		
16	半月板修复，EA		是	
17	MCL 修复，半月板修复	是	是	是
18	无		是	是

ACL. 前交叉韧带；EA. 髂胫束关节外手术；MCL. 内侧副韧带

表 38-10　ACL 同种异体移植物重建后在关节镜下清除关节纤维化的结果

病　例	ACL 重建术后执行松解的时间（周）	松解之前 ROM	松解后 ROM	松解后锻炼的时间（周）	并发症和最终结果
5	9	5～80	5～100	12，16	膝关节感染，开放引流，因为不遵守康复计划而导致髌骨低位
17	32	10～90	5～105	无	因不遵守康复计划而继续挛缩
18	7	8～89	0～100	9	实现全膝关节运动

ACL. 前交叉韧带；ROM. 关节活动度

0°/10°/95°，髌骨在内 – 外侧和上 – 下方向的活动性明显下降。查体显示明显髌骨低位，伴轻度髌股关节摩擦。等速评估显示，与健侧相比股四头肌峰值力矩下降 75%。由于严重的股四头肌无力她接受了 2 个月的康复治疗。

患者随后接受瘢痕组织切开松解术，彻底清除了髌上囊。在内外侧沟、内外侧关节线及髁间窝均可见致密瘢痕组织。手术后患者接受了 3 天的

┌─────────────────────────────────────┐

关键点：我们的临床研究

研究 1

- n=207 个膝关节行 ACL B-PT-B 同种异体移植物重建，术后至少随访 1 年
- 189 个膝关节（91%）在没有额外治疗干预的情况下恢复正常运动
  - 6 膝伸直石膏
  - 9 膝麻醉下轻柔地操作
  - 3 膝关节镜下清理术及粘连松解术
- 相关并行手术与患者需要治疗的发生率
  - 4% 单独 ACL
  - 10%ACL+ 髂胫束关节外
  - 12%ACL+ 半月板修复
  - 23%ACL+MCL
- 在随访中，98% 的患者膝关节恢复完全活动，1% 的患者有 5° 的伸直限制，1% 的患者有永久性的挛缩

研究 2

- n=443 个膝关节行自体移植物 B-PT-B 重建，术后平均随访 2.1 年（范围为 1~7.2 年）
- 23 个膝关节需要治疗干预，全部成功解决
- 并行手术和需要治疗的患者发生率
  - 6% 单独 ACL
  - 5%ACL+FCL 重建 / 后外侧增强
  - 8%ACL+ 半月板修复
  - 18%ACL+ 近端髌骨复位
  - 22%ACL+MCL
- 98% 恢复正常活动，2%（拒绝额外治疗）轻度失去 5° 伸直

└─────────────────────────────────────┘

住院物理治疗，如之前描述的一样，在硬膜外麻醉下的加压康复练习。她的膝关节活动范围提高到 0°/0°/100°。

2 个月后，患者症状改善甚微。因此决定进行髌骨延长手术。见图 38–24B 至 G，肌腱延长。采用 Z 字成形术延长患者的髌腱，同时使用四股半腱肌 – 股薄肌腱自体移植进行增强。采用钢丝内固定术后开始膝关节活动。手术成功地恢复了正常的髌骨高度（图 38–24H 和 I）。我们的目标是为患者争取时间，直到患者最终需要进行髌股关节置换术，这在正常的髌骨高度是可能的。

病例 2

一名 33 岁的女性表现为严重的髌骨低位（Linclau 比为 29%），神经节囊肿切除术后 4 个月。术中部分髌腱损伤，石膏固定 5 周后导致严重的股四头肌萎缩，髌周及关节周围软组织严重挛缩。这表现了一个保膝治疗的适应证，因为患者的下肢功能明显丧失。她的患侧膝关节运动范围是 0°/10°/75°。她在术前进行了 6 周的强化康复以增强肌肉，然后进行皮肤扩张手术（图 38–25A 和 B）。由于该患者没有多余的髌腱可用于 Z 字成形术中重建使用，因此，她接受了同种异体移植物联合自体移植物髌腱延长术（图 38–25C 至 G）。患者需要 6 个月的强化康复治疗。

在最近的随访评估中，术后 2 年患者的 Linclau 比为 85%（图 38–25H 和 I），活动范围为 0°~120°。她在日常生活或游泳中没有不适症状，她对自己的情况很满意，并清楚自己在将来可能会需要进行髌股关节置换术。

评论：为了给预期的全膝关节置换术前争取时间，这位年轻患者接受了延长髌腱的挽救手术。重建正常髌骨高度的益处（图 38–25H 和 I）允许中度下肢功能的恢复，保留髌股关节的功能同时增加了在全膝关节置换手术时的益处。

病例 3

一名 42 岁女性右膝前交叉韧带急性断裂，4 周后接受胫骨前同种异体移植物重建治疗。手术前，患者膝关节运动范围为 0°/0°/100°。术后患者出现了严重的股四头肌萎缩问题，膝关节屈曲<100°。术后 2 个月进行麻醉下操作为 0°/0°/120°，然后患者逐渐恢复到 0°/0°/90° 的活动范围。

患者于术后 5 个月来我中心就诊，主诉为僵硬、紧张，膝关节不能屈曲达 90° 以上，屈曲步态。体格检查显示，患者膝关节稳定，Lachman 实验和轴移实验阴性。有明显的肌肉萎缩，患者股四头肌等长收缩受限。行走时膝关节屈曲受限。髌股关节活动明显受限，无内外侧滑动和显著髌骨低位。

站立前后位 X 线片显示髌骨高度下降和骨质减少（图 38–26A）。膝关节屈曲的侧位片显示明显的髌骨低位，伴患侧的 Linclau 比为 68%（图 38–26B），健侧为 87%（图 38–26C）。患者接受 Z 字成形术延长内侧外侧支持带结构以恢复髌骨活动性，关节镜下清理术打开髌上滑膜囊，并清除髌下挛缩组织。髌腱缩短是永久性的。患者经过 3 个月的强化康复、肌力训练和步态再训练，获得了 0°/0°/125° 膝关节的活动范围，恢复了髌骨的活动能力。

表 38–11　ACL B-PT-B 自体移植物重建术后需要对膝关节运动受限进行治疗干预的患者

病例	ACL 重建的附加手术	类固醇药物的使用	伸直石膏	住院硬膜外麻醉下物理治疗	在麻醉下轻柔康复练习	关节镜下清理术
1	无	是	是			
2	无		是			
3	无		是			
4	半月板修复		是			
5	半月板修复		是			
6	MCL 重建		是			
7	半月板修复		是			
8	PLS 增强		是			
9	无	是	是			
10	半月板修复		是	是	是	
11	无	是	是		是	
12	PLS 增强，半月板修复	是	是	是	是	
13	半月板修复，PR				是	
14	无	是			是	
15	PR				是	
16	PR	是			是	
17	半月板修复				是	
18	半月板修复				是	
19	半月板修复	是	是	是	是	是
20	MCL，半月板修复			是	是	是
21	半月板修复	是				是
22	无			是		
23	无			是		

ACL. 前交叉韧带；B-PT-B. 骨 – 髌腱 – 骨；MCL. 内侧副韧带；PLS. 后外侧结构；PR. 近端调整

表 38-12　治疗干预的结果

病　例	治疗干预	术后治疗干预时间（周）	治疗前 ROM（°）*	治疗后 ROM（°）*	术后获得全范围活动时间（周）
1	伸直石膏	8，15，16	−7（伸直缺失）	0/0/157	18
2	伸直石膏	6，28，45	−5（伸直缺失）	0/0/142	46
3	伸直石膏	7	−3（伸直缺失）	0/0/140	16
4	伸直石膏	30	−3（伸直缺失）	0/0/144	35
5	伸直石膏	3	−7（伸直缺失）	5/0/152	10
6	伸直石膏	20	−3（伸直缺失）	0/0/140	22
7	伸直石膏	15	−5（伸直缺失）	1/0/148	19
8	伸直石膏	12，36	−3（伸直缺失）	5/0/146	48
9	伸直石膏	20	−5（伸直缺失）	0/0/137	23
10	手法操作	7	0/−3/110	0/0/136	13
11	手法操作	5	0/−3/95	0/0/142	12
12	手法操作	7	0/−5/110	2/0/138	22
13	手法操作	6	0/0/90	0/0/140	9
14	手法操作	12	0/−3/118	5/0/140	18
15	手法操作	4	0/0/97	0/0/136	6
16	手法操作	5	0/0/96	0/0/147	9
17	手法操作	5	0/−5/60	0/0/141	22
18	手法操作	7	0/0/73	0/0/135	19
19	范围内松解	7	0/−10/121	0/0/140	17
20	范围内松解	14	0/0/90	10/0/126[†]	NA[‡]
21	范围内松解	10	0/0/126	0/0/135	16
22	住院患者康复	48	0/−20/120	3/0/138	48
23	硬膜外麻醉	20	0/−3/115	0/0/137	NA[‡]

*. 为被动过伸 / 零点 / 屈曲角度；†. 等于对侧正常的膝关节；‡. 无法获得，患者住在城外，但在 2 年随访评估时已获得全范围活动

NA. 不可用；ROM. 关节活动度

表38-13 关节纤维化治疗的临床研究

研究者	数量	随访时间（年）	原因、发病率	治疗前 ROM (°)	治疗的平均时间	治疗项目	治疗后 ROM (°)	备注
Said 等[150] (2011)	27	平均4.2（范围为1.6~6.1）	膝关节韧带重建	平均屈曲是94±28；平均伸直丢失 -5±6	4个月（范围为1~32个月）	康复锻炼（14）或关节镜下松解（13），后关节囊松解（4+）	平均屈曲132（100~155）；平均伸直丢失1（范围为 -2~3）	不良预后的预测因素：从重建到手术松解>6个月，全部关节纤维化
Vander Have 等[184] (2010)	32	范围为0.5~2	儿童（年龄8.4~16.3岁）移位性胫骨结节骨折切开复位性生长板内固定	平均屈曲丢失60（范围为20~90）；平均伸直丢失20（范围为10~40）	20周（范围为18~24周）	关节镜下清理（24）或康复锻炼（8）	29例患者，使用对膝活动5例，伸直受限3例	不推荐单独手法康复锻炼，3例患者股骨远端骨折及生长停滞
Biggs-Kinzer 等[16] (2010)	33	平均1.2	前交叉韧带重建27例，其他手术6例	患侧膝关节平均0/8/117，对侧膝关节平均5/0/147	未提供	关节镜下清理，计划术后第1天开始恢复屈曲练习	正常或接近正常26例，异常3例，部分异常4例	髌骨低位3例，在正常运动的膝关节IKDC主观膝关节评分良好
Bonutti 等[19] (2008)	41	平均1（范围为0.5~2）	膝关节置换21例，交叉韧带重建9例，股骨远端骨折2例，多发损伤手术9例	平均屈曲84（范围为30~110），平均伸直丢失 -15（范围为 -65~-3）	17周（范围为6~57周）	使用JAS膝关节设备静态渐进拉伸，平均9周（范围为3~27周）	屈曲108（范围为65~135），伸直受限 -6（范围为 -45~0）	运动平均总增益33°，对膝关节伸展设备的满意率是93%
Rue 等[147] (2008)	23	平均0.8（范围0.3~2）	ACL 重建	屈曲受限均值31（范围为 -2~55）	6.1周（范围为4~12周）	单甲泼尼龙（单剂量包装）	屈曲改善平均29（范围为0°~60°）	5例治疗失败，无并发症，78%恢复正常运动
Wang 等[187] (2006)	22	平均3.7（范围为2~5.2）	20例骨折（17例用ORIF治疗，2例外固定器，1例动态髋螺钉），ACL重建2例	平均屈曲27（范围为5~45）；2例患者伸直受限（范围为5~10）	2.9年（范围为0.3~11.5年）	全部微创关节镜下清理术，股四头肌腱延长术（16），CPM	屈曲平均115（范围为75~150），3例患者伸直受限（范围为5~15）	除1人外，其他都对结果满意

（续表）

研究者	数量	随访时间（年）	原因、发病率	治疗前 ROM（°）	治疗的平均时间	治疗项目	治疗后 ROM（°）	备注
Mayr 等[101]（2004）	223	平均 4.3	ACL 重建	伸直损失 <3：12.1% 3~5：25.5% 6~10：26.1% >10：35.7%	1.5 年	镜下清理术	伸直损失 <3：63.7% 3~5：26.8% 6~10：5.1% >10：3.2% 平均屈曲 127	88% 的 X 线表现为 DJD。危险因素：急性膝关节发炎（肿胀、积液、体温过高），ACL 重建前活动受限
Millett 等[107]（1999）	8	平均 4.7（范围为 0.7~9.4）	ACL 重建术 4 例，多韧带重建术 4 例，化脓性关节炎术后半月板切除术 1 例	平均伸直 18.7（范围为 15~20），平均屈曲 81（范围为 40~130）	1 年（范围为 0.5~1.6 年）	切开清理术，软组织松解术，CPM，定制的脱锁伸直支具	平均伸直 1.25（范围为 0~5），平均屈曲 125（范围为 110~145）	危险因素：急性 ACL 重建、多韧带重建，其中 7 人曾接受过镜下、清理失败的手术。所有膝关节行保膝治疗
Reider 等[143]（1996）	11	平均 1.8（范围为 0.7~5.6）	ACL 重建术	伸直损失平均 19.6（范围为 7~35）	1 年（范围为 0.5~3.2 年）	镜下清理术	平均伸直损失 2（范围为 0~6）	ACL 重建后患者在屈曲位固定平均 6 周。无髌骨低位病例
Lobenhoffer 等[92]（1996）	21	平均 1.5（范围为 0.5~3.1）	韧带重建 58%，骨折 30%，感染 12%	伸直损失平均值 17（范围为 10~30）	0.5~7 年	镜下，后关节囊切开术	平均伸直损失 2（范围为 0~5）	所有慢性，至少有 1 个曾经关节镜下清理失败
Shelbourne 等[163]（1996）	72	平均 2.9（范围为 2.3~9.6）	ACL 重建术	5/0/143（范围为 0/0/130~10/5/156）	12.5 个月（范围为 2.4~60 个月）	镜下、清理，必要时进行去除 ACL 移植物；2、3、4 型关节纤维化使用伸直石膏	完全伸直 类型 1：88% 类型 2：81% 类型 3：80% 类型 4：69% 完全屈曲 类型 1 和 2：100% 类型 3：53% 类型 4：19%	关节纤维化的定义是与对侧膝关节相比，任何膝关节运动受限的症状

ACL. 前交叉韧带；CPM. 连续被动活动；DJD. 退行性关节炎；IKDC. 国际膝关节文献委员会；ORIF. 切开复位内固定

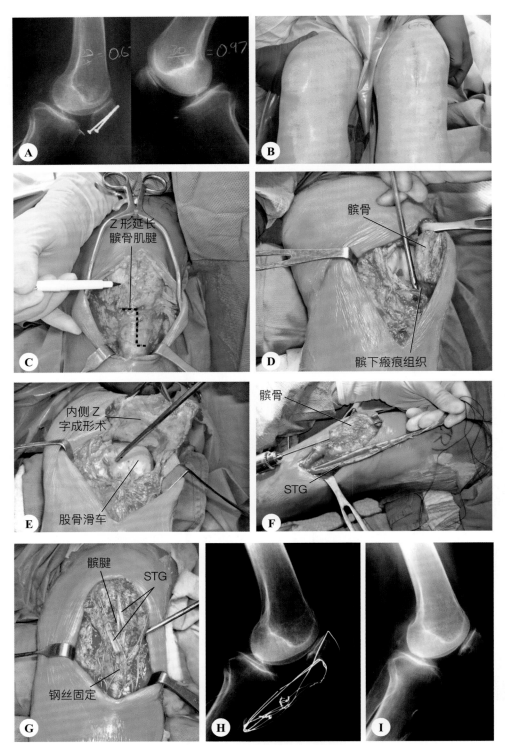

▲ 图 38-24　病例 1

A. 术前侧位片显示髌骨低位。B. 术前左膝外观。皮肤活动度充足，无手术禁忌。C. 行 Z 字成形术的切口延长患者的髌腱。D. 需要广泛切除髌下瘢痕组织。E. 股骨滑车外观为完整的关节软骨。进行了广泛的内侧 Z 字成形术松解。F. 为以后半腱肌 - 股薄肌腱（STG）从远端到近端的肌腱通过而制作一个髌骨中心隧道。G. 髌腱重建的最终外观。患者的髌腱在 Z 字成形术后重新复原。STG 由下极至上极，沿内侧支持带向远端延伸，进一步增强髌腱的内侧部分。在这种情况下，利用患者自身髌腱的优势是增加了足够的软组织，不需要进一步的增强。H. 术后 X 线片显示 3 根内固定钢丝，提供稳定性并允许立即活动。I. X 线片显示内固定钢丝拆除后正常髌骨高度恢复。患者无症状，可进行日常生活活动和轻度娱乐活动。最后的运动范围是正常的（0°/0°/135°）

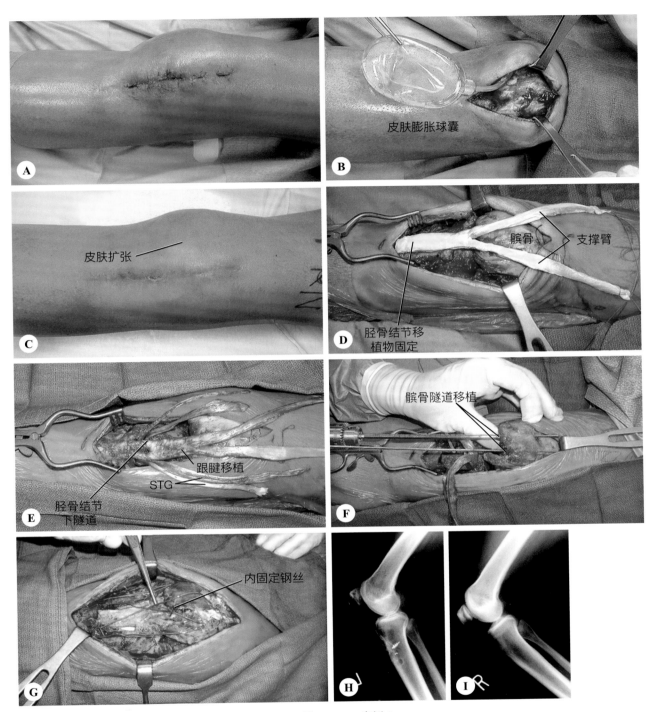

▲ 图 38-25　病例 2

A. 术前出现皮肤收缩。在进行髌腱延长术之前，需要获得更正常的皮肤和软组织。否则会增加皮肤破裂和感染并发症的风险。B. 手术中皮肤扩张系统的放置。扩张系统可以通过先前的切口放置，也可以通过有限的内侧和外侧切口放置两个气囊避开原切口。C. 皮肤扩张 4 周后膝关节前部出现皮肤扩张。手术前通过一个小切口将球囊取出。显露多余的皮肤和皮下组织并进行瘢痕修复。D. 手术照片显示跟腱同种异体移植重建髌腱。移植物骨部分固定在胫骨结节处。移植物的两臂通过单独的髌骨隧道放置，并在近端缝入四头肌腱。E. 进行半腱肌 – 股薄肌腱（STG）自体移植物的制取。肌腱从胫骨结节和跟腱 – 骨移植下面通过。F. 两个髌骨隧道的位置。G. 最终肌腱延长结构。跟腱的近端和远端均已固定。半腱自体肌腱通过胫骨近端与胫骨结节相邻放置。双肌腱臂分别向内侧和外侧传递并固定于髌周组织以增强重建的同种异体肌腱。两个钢丝圈穿过胫骨结节到达髌骨中点。第三根钢丝从胫骨结节穿越至髌骨上部，作为张力带穿过股四头肌腱下的髌骨止点。H 和 I. 术后双膝侧位片显示与右膝（I）相比左膝（H）保留了正常髌骨高度

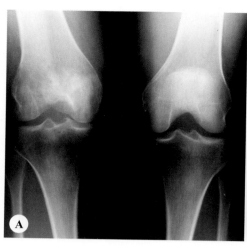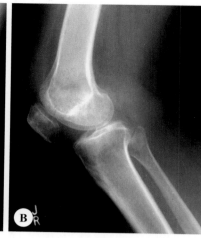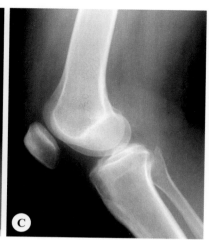

▲ 图 38-26 病例 3

评论：此病例显示术后维持正常的髌骨活动的重要性。任何限制髌骨活动的情况均应在术后 3 周使用本章讨论的方法进行治疗。术后缺乏运动，康复能力不足，是导致术后问题的主要原因。不建议在术后 8 周对已明确关节挛缩的膝关节进行康复操作练习。关节镜下清理术和适当的粘连松解术是必要的。在实施松解手术以恢复髌骨活动性之前，禁止进行加压屈曲练习；否则强迫屈曲存在的高髌股压力可能损伤关节软骨。如果及早治疗，髌腱长度短缩和髌骨低位及相关的髌股软骨损伤在这个膝关节是可以避免的。髌旁内外侧组织的严重挛缩需要切开，行 Z 字成形术松解来解决。

第 39 章　神经源性膝关节疼痛
Knee Pain of Neural Origin

A. Lee Dellon　著

白晓伟　译

一、膝关节疼痛与神经损伤

与膝关节相关的神经不仅包括那些支配膝关节表面皮肤的神经，还包括那些通过膝关节支配膝关节远端效应器的混合神经（运动神经和感觉神经）。除了这些已知的神经外，还有支配膝关节的神经。当膝关节受到以下外伤时都有损伤神经的风险：①膝关节受到钝器损伤时；②膝关节肌肉骨骼系统受到拉伸／牵引损伤时；③踝关节扭伤时；④进行过开放或关节镜下的膝关节手术。虽然直觉上关节是受神经支配的，但经典甚至是较新的解剖学文献都没有描述神经支配的确切途径。对于人类的膝关节，直到 1994 年在寻找与肌肉骨骼功能障碍无关的膝关节疼痛的病因学时，笔者才发现神经支配模式[25]。本章所述的治疗膝关节疼痛的方法，与笔者之前对腕关节疼痛[8, 16, 20]的方法密切相关。这导致了后来用类似的方法来处理肩部疼痛[1, 3]和踝关节疼痛[6, 13, 29]。

本章描述的方法认为，肌肉骨骼治疗后存在的膝关节疼痛是神经源性的。医生治疗这些患者必须考虑疼痛是否来自膝关节皮肤神经的直接损伤，如隐神经髌下支的神经瘤，或发生在膝关节结构本身神经的损伤。由神经损伤引起的膝关节疼痛的另一个来源是远离膝关节的神经的损伤，如股外侧皮神经，或简单地穿过膝关节支配其他远端效应器的神经。膝关节部分去神经化的概念是指那些传递疼痛信息的关节传入神经被切断，从而阻止疼痛传递并保留关节的肌肉骨骼部分功能。因为是部分传入神经阻滞而非全部神经，所以不会导致 Charcot 型关节。

> **关键点：膝关节疼痛与神经损伤**
>
> **神经损伤的危险因素**
> - 膝关节的直接钝性暴力
> - 膝关节的伸展／牵引损伤
> - 踝关节内翻扭伤
> - 开放或关节镜下的膝关节手术
>
> **方法：骨骼肌肉治疗后出现的膝关节疼痛是神经源性疼痛**
> - 判断疼痛是来自膝关节皮肤神经的直接损伤，还是来自膝关节结构本身神经的损伤
> - 关节部分去神经化是一种关节传递疼痛信息的传入神经被中断的方法

二、膝关节周围神经

（一）人膝关节的神经分布

人膝关节的神经支配非常固定[25]。在内侧（图 39-1），支配股内侧肌的股神经分支继续经过其运动点，进入肌肉的深部和远端。这时它位于内侧副韧带的深处，并与内侧膝状动脉和静脉相邻。这种结构被称为内侧支持神经。与股内侧肌和滑膜浅层直接相邻的神经和血管进入膝关节内侧韧带结构。这些神经纤维也继续沿着膝部中线延伸支配髌骨的下表面（图 39-1）。

在膝关节外侧（图 39-2），坐骨神经的一个分支离开腘窝向前外侧走行，进入股二头肌腱，进入外侧副韧带下的空间。此处神经与膝上外侧动脉和静脉相邻。这种结构被称为外侧支持神经。这两种结构神经和血管，都在股外侧肌的远端和滑膜的表面。神经进入膝关节外侧的韧带结构（组织学上尚未进一

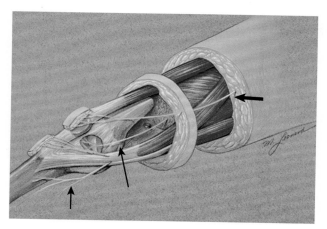

▲ 图 39-1 膝内侧神经支配

覆盖髌骨的皮肤由大腿内侧皮神经支配，它是隐神经的一个分支（粗箭）。内侧关节结构由隐神经的一个分支（内侧神经）支配股内侧肌，在支配股内侧肌后，继续延伸至远端和前端，进入膝关节韧带结构（长细箭）。这条神经位于滑膜表面，内侧支持带深处。大隐神经的髌下和远端分支表现为最常见的变异（短细箭）（图片由 Dellon.com 提供）

步定义），并向中线走行支配髌骨下表面。

支配膝关节前方的神经来源于股神经的股中间肌分支。这条神经在骨膜表面继续支配髌前囊周围的组织。最后，在膝关节的后方，坐骨神经的分支进入膝关节后关节后囊提供神经支配（图 39-2）。

（二）近端胫腓关节的神经支配

虽然许多患者抱怨"膝痛"，但他们可能指的是膝关节的远端和外侧，也就是腓骨头和胫骨之间的关节。腓骨骨折、胫骨外侧平台骨折、胫骨高位截骨术或 Maquet 手术可能损伤关节间隙。它由腓总神经支配（图 39-2）。腓总神经从腘窝到腓骨头，发出一条直径约 1mm 的小神经，可进入腓骨头后方的空间。腓总神经在腓骨颈与腓骨头交界处发出第二个支配支，直径约为 1mm。腓总神经的下一个分支是支配胫前肌的分支，这是一个重要的运动神经分支。在手术室里，电刺激是识别关节神经分支的唯一方法。当分支受到刺激时，不产生任何运动功能。这是关键的一步。这个小分支通常看起来像神经外膜。

（三）腓总神经

腓总神经是坐骨神经的外侧支。它最常被认为是一个独立的分支，甚至到坐骨切迹。因此在大腿上有一个明显的腓总神经，尽管它可能被称为坐骨神经。在大腿远端，腓总神经向外侧走行接近腓骨

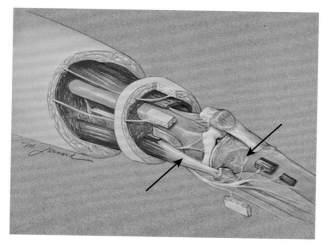

▲ 图 39-2 膝外侧神经支配

该区域皮肤的神经支配是股外侧皮神经的终末支。外侧关节结构由来自腘窝的坐骨神经分支支配，深入肱二头肌腱进入关节，称为外侧支持神经（下箭）。神经穿过股外侧肌的远端，然后在滑膜的表面和外侧支持带的深处进入关节。坐骨神经至膝关节后囊的分支位于股骨后方。髌前囊的分支位于股骨前表面，因为它存在于股中间肌。腓骨近端关节的神经支配表现为腓骨头近端和远端分支，起源于腓总神经（上箭）（图片由 Dellon.com 提供）

头，并继续向前穿过腓骨颈进入小腿。当腓总神经靠近腓骨颈时，清楚地分为腓浅神经和腓深神经，由于需要增加外膜来包裹这两个分支，腓总神经的大小逐渐增大（图 39-3）。长期以来，腓总神经穿过腓骨颈的位置一直被认为是造成压迫的关键解剖部位，这需要分离腓骨长肌筋膜缓解压迫[35]。随着经验的增加，很明显必须考虑其他三个解剖因素。20%的尸体在腓骨长肌下存在纤维带，但 80% 的患者有纤维带（宽度 5~15mm）需要神经松解[14]。外科医生必须通过将腓总神经从腓骨颈抬高来辨识，确定腓肠肌外侧筋膜是否存在纤维性增厚，最后确保前侧和外侧间室的整体入口足够大。

（四）腓深神经

腓深神经起源于腓骨颈上方，是一个独立的神经束。必要时可用显微技术对其进行近端解剖。穿过腓骨颈后，它立刻向胫骨前肌和趾伸肌发出细小的分支。这样腓深神经有效地将腓总神经及其远端分支束缚住，使其不发生过多的游离。这使腓总神经及其分支易于受到拉伸、牵引损伤。腓深神经的包绕点在踝关节处"前跗管"，这是一个罕见的压迫部位，除非在这个部位有直接的损伤。更常见的压迫部位是足背，姆伸肌腱代表了导致压迫的

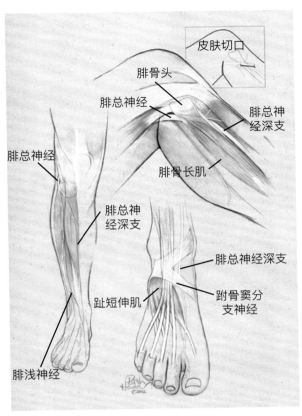

▲ 图 39-3　腓总神经从腓骨头进入小腿，分为腓深神经和腓浅神经

插图是典型的用于腓总神经减压的切口。腓浅神经可见从深筋膜出来的外侧部位，腓深神经在短拇伸肌腱下方可见（图片由 Dellon.com 提供）

解剖结构。在腓深神经区域切除部分姆短伸肌腱[5]（图 39-3）。

（五）腓浅神经

腓浅神经来源于腓总神经越过腓骨颈的分支。如有必要，可进行近端显微解剖。支配足背伸的运动神经在腓骨颈远端 1~2cm 处。这条神经的已知受压部位是它从深筋膜转移到小腿远端 1/3 皮下组织的部位。在大约 75% 的患者中，足背内侧和足背外侧神经分支的典型分离发生在踝关节附近（图 39-3）。据笔者的经验，现在很清楚至少有 25% 的尸体再解剖和患者手术中可以发现这种神经的分离可能发生在小腿的近 1/3 处[2, 39]。这就造成了腓浅神经可能同时出现在前间室和它最常被描述的位置，即外侧间室。事实上，腓浅神经可能只存在于前间室或在两个间室之间的纵隔内[40]。解剖学上的变异意味着任何这个神经的手术入路都必须同时打开前侧和外侧间室。

（六）胫神经近端

尽管胫神经（像腓总神经一样）作为坐骨神经的内侧部分起源于坐骨切迹，并且常常是大腿上明显的独立神经，但胫神经受压的唯一描述清楚的部位是在跗骨隧道的踝关节内侧[31]。现在很明显，胫骨神经可以在比跗骨隧道更近的部位受到压迫，这个部位（就在膝关节的远端）最好被描述为胫骨近端神经，以将其与跗骨隧道区域区分开来。腘窝胫神经受压与筋膜室综合征或占位性包块的存在有关，如腘动脉或腘窝囊肿[26, 34]。虽然解剖学文献清楚地描述了比目鱼肌产生的纤维弓或脚底吊索，但直到最近才有一项解剖学研究描述了该吊索与胫骨近端神经的关系（未发表的数据）。该吊索距离腘窝中部的平均距离是 9.3cm（范围为 7~13cm），在 55% 的尸体中发现胫骨神经明显缩短，长度超过 1.5cm，在 2% 的标本中发现严重缩短。对于膝关节的损伤，尤其是与腘窝术后出血相关的损伤，必须将胫神经受压作为足底麻木症状的来源之一，近端涉及膝关节区域。

（七）股外侧皮神经

在解剖学上有很大的个体差异变异，这与它在髂前上棘的位置[2] 和它受支配的皮肤区域有关。如果位置在腹股沟韧带内而不是下方，则在跌倒、系紧腰带、安全带损伤或在手术台上处理患者膝关节时，股外侧皮神经有受压或拉伸 / 牵引损伤的风险。从图 39-4 可见，压迫股外侧皮神经可引起包括膝关节外侧麻木或疼痛在内的症状[37]。在膝关节手术的局部麻醉中，这条神经或股神经本身可能受到损伤[22]。

（八）隐神经

隐神经是起源于大腿近端股神经的分支。它的皮肤分支到膝关节下的皮肤被很好地描述，这个位置可能会受到来自踝关节镜内侧入路或用于许多膝关节手术入路的中线切口的直接损伤。这些分支也可能被钝伤直接损伤。不太容易识别的是覆盖在髌骨上的皮肤神经。这是股神经的一个分支，可能包括来自 Hunter 管（内收肌管）内连接的闭孔神经的感觉贡献。与股前皮神经垂直入路不同，大腿内侧皮神经（图 39-1）从膝关节内侧入路[1]。更不为人所知的是，大隐神经可以压迫内收肌管内的大腿远端，这叫作内收肌管综合征，在该区域没有直接创伤的情况下很少见。在这个位置的隐神经卡压可表现为内侧膝痛[36]。

三、神经源性膝关节疼痛的临床评估

获取膝关节疼痛的病史是非常重要的。膝关节疼痛不是新出现的，而是存在某些类型的运动事件的历史，如过度活动、限时活动或膝关节的实际直接损伤。膝关节损伤可能是钝性的，也可能是开放性的。手术也应被视为创伤的来源。许多由肌肉骨骼问题引起的膝关节疼痛患者从膝关节重建手术中醒来后会出现不同的疼痛或无力症状。这些都是已知的膝关节手术并发症，应予以识别并及时给予适当的治疗。确定疼痛是否因为身体或腿的某些部位或某些活动而加重，对于正确诊断是很重要的。当然大多数与结构性

损伤无关的膝关节疼痛可以通过非手术治疗来缓解。但当持续疼痛超过 3～6 个月的合理时间范围时，考虑诊断为神经源性疼痛。

体格检查的目的是确定疼痛的一个或多个神经来源。首先，临床医生应该试着区分任何皮肤区域在轻触时是否感觉异常或疼痛。如果是这样就应该标记这些区域的轮廓。最常见的分布是隐神经的髌下支，其次是髌骨上的皮肤。这些区域可能是麻木的，表明感觉丧失（图 39-5）。一旦结构被确定，沿着给定的神经近端检查，观察一个触发点，它要么是一个真正的球末神经瘤，要么是一个连续性的神经损伤。假设这些神经是皮肤疼痛的来源，需要诊断性神经阻滞来证实这一假设。

随后对关节传入神经进行体格检查。触诊是在股内侧肌远端深部进行的，通过触诊内侧支持带引起内侧支持神经的疼痛。接下来，通过外侧支持带对位于股外侧肌远侧的区域重复触诊，以引起外侧支持神经的疼痛（图 39-5）。假设膝关节疼痛是由一个或两个关节传入神经损伤引起的，需要诊断性神经阻滞来证实这一假设。大腿内侧皮神经和内侧带支持神经可以在同一区域被阻断。神经阻滞 10min 后，患者被要求在走廊上行走，爬上爬下几级台阶，甚至跪在软垫椅上（图 39-6）。在视觉模拟评分上减

关键点：膝关节周围神经

- 人膝关节的神经分布
- 胫腓关节近端的神经支配
- 腓总神经
- 腓深神经
- 腓浅神经
- 胫神经近端
- 股外侧皮神经
- 隐神经

大腿和腹股沟区域的皮神经

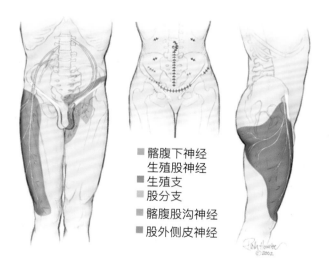

■ 髂腹下神经
  生殖股神经
■ 生殖支
  股分支
■ 髂腹股沟神经
■ 股外侧皮神经

▲ 图 39-4　与腹股沟有关的不同神经支配的皮肤区域
股外侧皮神经区域以蓝色显示，并向远处延伸至膝关节。压迫或拉伸、牵拉损伤该神经可感觉到膝关节疼痛（图片由 Dellon.com 提供）

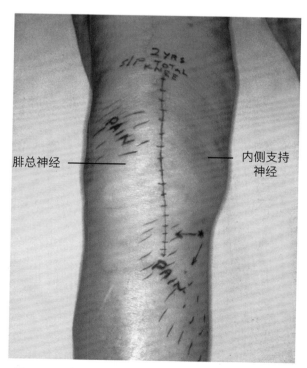

腓总神经 —————　　　　————— 内侧支持神经

▲ 图 39-5　演示触诊关节疼痛患者的内侧和外侧支持神经

少 5 分（例如从 10 分减少到 5 分，其中 10 分代表最严重的疼痛）确认疼痛已得到充分缓解，允许进行膝部分去神经化和皮肤神经瘤切除手术。

如果上述神经阻滞未将疼痛程度降低 5 分或阻滞无效，则应进行体格检查，以包括其他更罕见的神经疼痛来源。在有膝关节置换术史的患者中，遗留的疼痛可能来自于股前皮神经，该神经位于切口的近端或髌下隐神经的另一个分支，该神经可能有许多分支，包括更多的远端分支。

最后，检查腹股沟寻找股外侧皮神经上的 Tinel 征。注意患者坐着时下肢髋关节处于完全伸直状态处（图 39-7）。应检查大腿中部，在内收肌管上寻找 Tinel 征的迹象。最有效的方法是患者仰卧，受累的腿从髋部向外旋转使膝关节弯曲。这延伸了隐神经上的内收肌群，然后在内收肌管上轻轻触诊产生远端放射痛反应（图 39-8）。

如果疼痛在膝关节下方，位于外侧，检查近端胫腓骨关节间隙的压痛。如果存在，神经阻滞可以直接注射到这个间隙，而不会阻滞腓总神经。

如果疼痛伴有小腿"无力"、拖脚或"一脚着地"的表现，则必须通过徒手肌力测试来评估腓总神经的运动功能。必须在腓骨颈处触诊或叩诊腓总神经，触痛（即使没有远端放射）被认为是神经压迫的阳性信号。

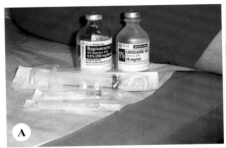
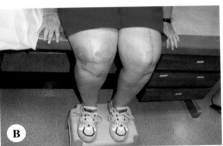
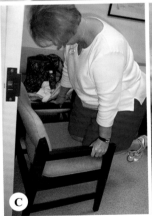
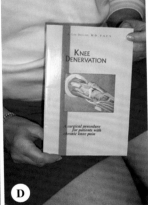
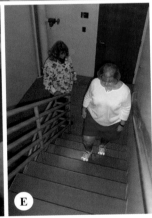

▶ 图 39-6　在膝关节疼痛患者中使用局部麻醉来阻断疑似关节和皮肤神经传入的演示

使用 0.5% 布比卡因（麻卡因）和 1% 利多卡因（赛罗卡因）的混合物，都没有使用肾上腺素（左上），在图 39-5 所示的两个部位进行局部阻滞，阻滞最可能引起关节疼痛的关节传入神经。还可以对皮肤传入神经进行额外的阻断。经阻滞后，患者应能完成爬楼梯和跪位动作，没有以前的疼痛（如图所示）。在 10 分制的 Likert 量表上，应至少减少 5 分，以使该阻滞被认为是足够成功的，从而建议进行膝关节部分去神经化手术。如果阻滞后有明显的残余疼痛，应确定能够引起这种疼痛的其他神经

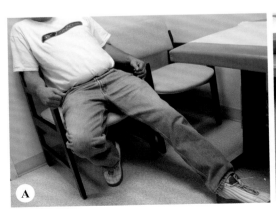
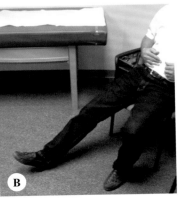

▶ 图 39-7　股外侧皮神经受压的临床表现（感觉异常性股痛）

可以观察到患者坐着时，下肢位于疼痛的一侧，延伸至臀部。当股外侧皮神经从受压部位退出时，髋部屈曲增加了对股外侧皮神经的压力。A 和 B 图示股外侧皮神经受压

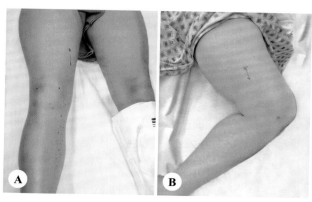

▲ 图 39-8　内收肌管隐神经受压患者 Tinel 征的远端放射位置

A. 右侧大腿位置；B. 左侧大腿位置。标记 Tinel 征，并注意到远端传导进入隐神经皮肤区域

关键点：神经源性膝关节疼痛的临床评估

- 病史是至关重要的
- 确定疼痛是由于身体或腿的某些部位或某些活动而加重的
- 如果疼痛持续超过 3～6 个月的合理时间范围时，则诊断为神经源性疼痛
- 辨别任何皮肤区域是否感觉异常，观察触发点
- 关节传入神经：触诊内侧和外侧支持神经。为了确定膝关节疼痛是由于一个或两个关节传入神经损伤，进行诊断神经阻滞。确定是否有效
- 如果阻滞无效，寻找更罕见的神经疼痛来源：股前皮神经、髌下隐神经的另一分支，检查股外侧皮神经 Tinel 征或腓总神经的运动功能

四、膝关节部分去神经化的适应证

尽管给予肌肉骨骼的非手术和手术治疗，膝关节疼痛仍持续超过 6 个月则被认为是慢性的膝关节疼痛。根据定义，慢性疼痛患者需要给予合适的治疗。对于神经源性膝关节疼痛的诊断，应在送患者接受疼痛治疗前考虑，或至少由疼痛治疗医师通过神经阻滞考虑和评估。当然，在考虑使用周围神经或脊髓刺激器来缓解疼痛之前，医生应该考虑通过切除或减压来直接治疗周围神经源性疼痛。

在运动员中，韧带修复或膝关节镜检查后的持续性膝关节疼痛是判断疼痛是由支配膝关节的神经牵引损伤或应力 / 牵引损伤引起的，还是由压迫穿过膝关节的神经引起的。如果收缩的内收肌造成了内

收肌管综合征，膝关节内侧疼痛可能与腹股沟拉伤有关。

在因其他疾病而进行膝关节重建的患者中，持续性疼痛必须被认为与皮肤神经瘤或关节传入神经损伤有关。

在患有严重退行性膝关节疼痛的患者中，但是由于太年轻而不适宜行半膝或全膝关节置换术，应考虑给予诊断性的神经阻滞。尽管关节部分去神经化不会改变潜在的骨关节炎过程，但它可以为患者提供一定程度的症状缓解，直到其年龄足够大可以进入被认为适合进行关节置换术的年龄段。

全膝关节置换术后持续膝关节疼痛的患者，如本章所述，在无关节松动、紊乱或感染的情况下，必须明确评估是否为神经源性疼痛。

关键点：膝关节部分去神经化适应证

- 膝关节疼痛超过 6 个月
- 运动员在韧带修复或膝关节镜检查后持续性膝关节疼痛
- 膝关节重建后出现与其他疾病相关的持续性疼痛
- 患有严重退行性膝关节疼痛，但"太年轻"的患者不能进行半膝或全膝关节置换术
- 全膝关节置换术后，在无关节松动、紊乱或感染的情况下，出现持续性膝关节疼痛的患者

五、术前计划

首先要考虑的是做出正确的诊断。疼痛必须被认定是来自于关节传入神经损伤（经神经阻滞成功证实）、皮神经损伤（经神经阻滞成功证实）或神经卡压（经病史和体格检查证实）。

第二个要考虑的问题是，所有的结构性肌肉骨骼问题都已经通过非手术、手术或骨科医生的推荐信中所述两者兼而有之的方式进行了治疗。

第三个要考虑的问题是，是否有腰骶椎间盘疾病。在进行周围神经手术之前，必须完成适当的影像学、电反应诊断研究和亚专科会诊。

第四个要考虑的问题是，是否存在糖尿病性神经病变或先天性神经病变。如果患者有与脚有关的主诉，应评估存在的神经病变。除了病史和体格检查外，笔者的首选方法是使用指定压力的感觉装置（Pressure-Specified Sensory Device，PSSD）（Sensory

Management Services，LLC)[4, 7, 38] 进行无痛苦、无创的感觉神经测试。PSSD 记录了神经病变和神经卡压的存在，为腓总神经或腓浅神经或两者（足背内侧和足背外侧敏感部位）减压提供了依据。该装置还通过评估内侧跟骨神经和内侧足底神经（脚跟和踇趾腹皮肤试验点）来记录胫神经功能障碍的存在。这对关节置换术后麻痹的患者尤其有帮助，其 PSSD 评估可以证明所涉及的神经是否表现出神经再生模式，值得进一步观察，或在没有该模式的情况下，指示术后3 个月是否进行神经松解[9]。

第五个要考虑的是关于患者全身麻醉风险的健康状况。

第六个要考虑的是肢体的血管状况。周围神经手术是使用止血带完成的。目前不推荐在做过搭桥手术的腿上使用止血带[21]。

关键点：术前计划

- 确定疼痛来自于受损的关节传入神经、受损的皮神经或神经卡压
- 所有的结构性肌肉骨骼问题都已被非手术、手术或两者兼而有之的方法治疗
- 如果有，首先治疗腰骶间盘疾病
- 确定是否存在神经病变
- 考虑患者的一般健康状况，肢体血管状况
- 对患者进行术后疼痛、成功率和所需治疗的教育

第七个要考虑的是要告知患者，在去神经化手术、周围神经切除或减压后，可能会有不寻常的和有时疼痛的术后感觉。这是由于神经减压术中的神经再生或皮神经切除术后的侧支生长。有些患者察觉到膝关节区域肿胀，但没有明显的积液。术后 3 周内患者应准备每周参加 2～3 次水疗，并进行水中行走以降低皮肤的敏感性，帮助重建皮质图[10]。

第八个要考虑的是要告诉患者，并不是所有原来的膝关节疼痛都可以解决。小神经有许多解剖变异，虽然在一些患者术前阻滞表明所有的疼痛已经缓解，但仍可能有一个小分支（如隐神经的髌下支），需要第二次手术切除。大约 10% 的患者可能需要再次手术。

关于术后的护理，患者术后应立即下床活动。这有助于任何已减压的神经的滑动，并最小化静脉血栓形成的风险。一旦缝线拆除患者就开始接受水

疗法。在术后创面愈合方面，肥胖个体的脂质物质可能从脂肪细胞进入皮下组织。吸收这些脂肪的生物过程通常会导致脂肪中一个坚实、温度略高的区域出现蜂窝织炎。这是对局部高温和抗炎药物的反应。如果很难将其与细菌问题区分开来，那么需要考虑使用抗生素。

最后，必须告诉患者外周神经手术不会改变膝关节的僵硬。一旦膝关节疼痛缓解，患者的活动范围和力量可以再次由矫形外科医生和物理治疗师处理。

六、手术方法

膝关节部分去神经化手术技术的描述已在先前发表[17-19]。每个患者使用止血带，并将压力设置在300mmHg。如果腿非常粗或肌肉异常发达，这种压力可以增加到 325mmHg。需要注意的是，这条腿并没有完全失去血供。有意地没有完全裹紧绷带而将一些静脉血留在了膝关节周围的区域。所有循环的膝状动脉和静脉中残留的少量血液有助于识别这些结构和较大的神经（如隐神经的髌下支）和附近小的关节传入神经。使用双极电凝器和放大镜（3.5×）。在止血带充气前进行静脉抗生素预防使用。由于存在股神经损伤的风险，所以没有进行股神经阻滞，但在手术结束时，0.5% 的布比卡因（麻卡因）会渗入切口的皮肤边缘。三溴苯酚铋纱布覆盖切口，上面再用无菌的 4 英寸 ×4 英寸（10cm×10cm）纱布覆盖，用 Kling 固定，用弹力绷带包裹。将 Ace 膜牢固地包裹住并放置 30min，以抵消因使用止血带而引起的反应性充血。

最后，必须理解最小化复发性神经瘤疼痛风险的概念。由于感觉神经在背根神经节的核完整，一旦分裂，感觉神经仍能存活，所以每一次分裂的关节传入或皮肤传入都会发生神经再生。神经微环境的改变，通过将一个分裂的感觉神经的近端植入一个受神经支配的运动环境，结果没有形成一个真正的神经瘤[32]。在切除了疼痛的神经瘤后，或通过神经的分裂中断了神经功能后，将感觉神经移植到受支配的肌肉中，可使上肢[15, 30] 和下肢[12, 28, 29] 周围神经的疼痛得到可预见的缓解，而不会复发。为放置分裂的神经而选择的位置在后面每个手术描述中进行具体说明。

关键点：手术方法

- 静脉预防性注射抗生素
- 使用止血带，腿部未完全失去血供
- 股神经有损伤的危险，未做股神经阻滞
- 0.5% 的布比卡因（麻卡因）在手术结束时注入切口的皮肤边缘
- 敷料：切口处用三溴苯酚铋纱布覆盖，上面覆盖 4 英寸 ×4 英寸（10cm×10cm）的无菌纱布，用 Kling 固定，用弹力绷带包裹，然后将 Ace 膜牢固地包裹住并放置 30min
- 手术方式
- 膝关节外侧去神经化
- 膝关节内侧去神经化
- 隐神经髌下支切除术
- 股内侧皮神经切除术
- 腓总神经松解术
- 近端胫腓关节去神经化
- 腓浅神经松解术
- 胫神经近端松解术
- 股外侧皮神经松解术
- 内收肌管隐神经松解术

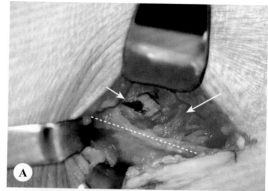

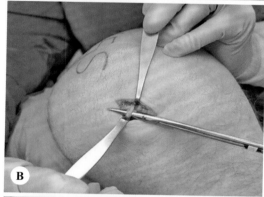

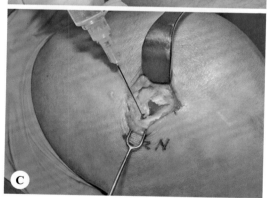

▲ 图 39-9　膝关节外侧去神经化

A. 见图 39-5，切口位于髌骨外侧，位于标记部位中央。短箭表示股外侧肌。切开髂胫束（虚线），以显示外侧支持神经（长箭），毗邻膝上外侧膝状动脉。B. 外侧支持神经。C.首先对神经进行局麻药浸润，远端和近端烧灼，然后在髂胫束以下分离近端，使神经断端缩回腘窝

（一）膝关节外侧去神经化

在髌骨外侧做一个切口，切口开始于股外侧肌的远端肌腹。这块肌肉有时会有轻微的远端断裂，外科医生必须确保其位于股外侧肌最远端的远端。髂胫束（外侧支持带）纵向大致分开 1.5cm。紧挨着肌腹的是小的静脉血管和 1～1.5mm 的神经，它从股二头肌腱和髂胫束下穿过滑膜进入外侧关节和髌下结构。在髂胫束下方使用 0.5% 布比卡因浸润这条神经，神经和血管向髌骨方向烧灼以防止出血并置于牵引之下。随后在髂胫束深部烧灼以防止进一步出血。两个烧灼部位之间的部分被送去病理。髂胫束（外侧支持带）用 2-0 不可吸收缝合线进行 8 字形缝合修复（图 39-9）。

（二）膝关节内侧去神经化

在髌骨内侧做一个切口，切口开始于股内侧肌腹的远端。中间薄的支持带纵向分开约 1.5cm。紧挨着肌腹的是小的静脉血管和 1～1.5mm 的神经，它从股内侧肌下穿过滑膜进入内侧关节和髌下结构。这条神经在支持带下近端被解剖，直到它从肌肉下退出。在股内侧肌下方使用 0.5% 的布比卡因浸润麻醉这条神经，神经和血管向髌骨处烧灼以防止出血

并置于牵引之下，然后到股内侧肌深处烧灼以防止进一步出血。两个烧灼部位之间的部分被送去病理。内侧支持带用 3-0 不可吸收缝合线进行 8 字形缝合修复（图 39-10）。

（三）隐神经髌下支切除术

隐神经从大腿远端内收肌管中出来，演变为大腿内侧皮神经、隐神经髌下支和隐神经远端。髌下支穿过内收肌腱进入深筋膜下的 Gerdy 结节。这个

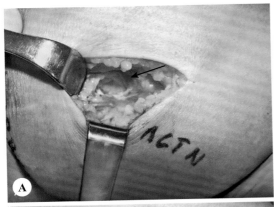

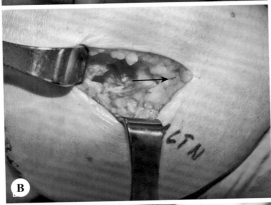

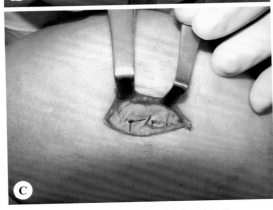

▲ 图 39-10　膝关节内侧去神经化

A. 见图 39-5，切口位于髌骨内侧，标记部位中央。内侧支持带被打开。箭所指的是内侧支持神经与内侧循环膝状动脉相邻。B. 神经被切除。箭所指的方向是在内侧支持带下方，神经已被植入股内侧肌。C.闭合内侧支持带

平面可能已经有两个分支。从胫骨结节的内侧到外侧有几个末端分支支配外侧膝的皮肤。外侧近侧的皮肤是股外侧皮神经支配的终末区。虽然外侧麻木，但神经的损伤通常发生在膝关节的轴线上的切口或内侧的关节镜入路。Tinel 征的正中位置在 Gerdy 结节周围。纵向切开越过 Tinel 征。剥离深入筋膜，伴随神经分支的静脉血液会发现一个或多个分支。为了确定多个分支必须进行彻底地近端和远端探查。

这是最常见的缺失残余疼痛神经的位置。0.5% 布比卡因浸润神经近端，烧灼远端以减少出血，切除部分做病理，近端解剖。通常有一个清晰的通道，这里的神经穿过缝匠肌或其他内收肌或肌腱。分离神经的近端，烧灼以防止出血后，在腘窝纹处植入这些肌肉中（图 39-11）。

（四）股内侧皮神经切除术

内侧皮神经延伸至髌骨上的皮肤。这块皮肤传统上是由股前皮神经支配的，它垂直向下延伸到小腿上。然而实际上这块皮肤是由隐神经的一个分支支配的，这个分支由内侧向这块区域靠近。实际上内侧支持神经的疼痛部位和这条神经的位置是一样的。临床提示是髌骨皮肤感觉不良。内侧神经阻滞会同时阻滞这两条神经。一个切口被用来接近内侧支持神经。会有血液从伴随这条神经的小静脉直接进入皮下组织。神经远端烧灼，近端经股内侧肌表面切开。神经近端 0.5% 布比卡因浸润麻醉。在股内侧筋膜上打开一个小的切口。神经的近端松弛地植入这块肌肉（图 39-12）。

（五）腓总神经松解术

从腘窝远端的位置做一个斜切口跨过腓骨颈，覆盖可触及的和触痛的腓总神经。在接近皮下组织中，外科医生应注意小腿外侧皮神经可能是腓总神经的一个分支。这条神经的损伤会导致术后切口疼痛。此外，这条神经可以附着在股二头肌腱上，这也会导致术后切口下方近端疼痛。

深筋膜被打开后可以发现，在没有神经病变但遭受创伤的患者中，该筋膜附着在腓总神经上，当靠近腓骨长肌时，腓总神经将呈白色并伴有炎症和肿胀表现。神经病变患者，特别是葡萄糖耐受不良或糖尿病患者，腓总神经呈黄色类似于神经瘤。注意这些情况，小心处理筋膜下的脂肪，因为它通常是神经。解剖必须将神经释放到腘窝，特别是在创伤或关节置换的情况下。然而，通常的受压部位在腓骨肌下面。当外科医生评估腓总神经接近腓骨头并穿过腓骨颈时，将观察到围绕腓骨头支配近端胫腓关节的两个或多个小分支。因为腓骨肌筋膜是压迫的主要部位，所以将腓骨长肌筋膜横向与腓骨头远端分开，并烧灼边缘。如果肌群之间有隔膜，应将隔膜分开，注意其深部表面。收缩的肌肉不用分离。在 20% 的尸体解剖和 80% 的患者中会发现，有另一条不同宽度和厚度的条带深入肌肉，覆盖在横

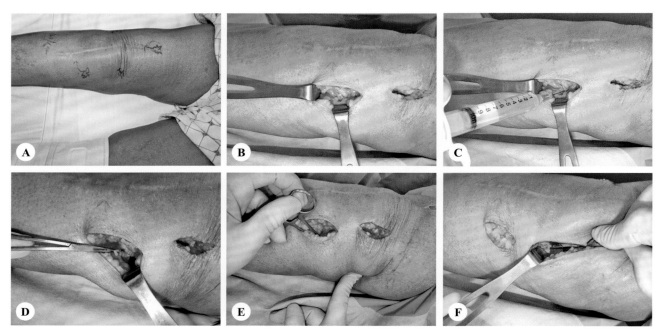

▲ 图 39-11　隐神经髌下支切除术

A. 一名全膝关节置换术后 9 年的女性，其膝关节的内侧表现为股前皮神经（近端）、大腿内侧皮神经（和内侧支持神经）和隐神经髌下支的疼痛；B. 髌下支位于膝关节内侧，靠近胫骨结节，在这里摸起来很痛；C 和 D. 先用局麻药浸润神经（C），然后烧灼并切开神经（D）；E. 解剖神经近端并植入内收肌（指向腘窝处表示其位置）；F. 必须就近寻找其他髌下分支。一个是用来切除大腿内侧皮神经和内侧支持神经的切口

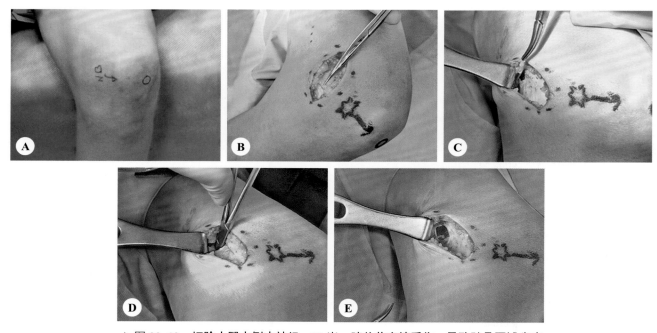

▲ 图 39-12　切除大腿内侧皮神经。23 岁，膝关节直接受伤，导致髌骨区域疼痛

A.Tinel 征的部位经神经阻滞消除了疼痛；B. 大腿内侧皮神经，由剪刀的尖端在皮下平面显示；C. 内侧支持带的表面；D. 解剖神经远端和近端，并使用血管钳夹住；E. 在股内侧肌上的筋膜上做一个窗口，将神经的近端植入其中

过腓骨颈的神经上[12]。这就是压迫的部位，找到这个条带并切除。接下来，在神经下面寻找腓肠肌外侧的纤维带，找到就烧灼并切除。检查肌肉下腓总神经进入小腿的通路。如果通路是紧绷的，将腓骨处肌肉的筋膜起点烧灼分离。这就完成了腓总神经的神经松解（图 39-13）。

（六）近端胫腓关节去神经化

在前文中，我们观察到近端胫腓关节的小分支。去神经化最安全的方法是对腓总神经进行彻底的神经松解术。使用一次性神经刺激器，刺激腓深神经和腓浅神经以显示"阳性对照"。刺激小分支直至延伸至近端胫腓关节。如果没有产生肌肉抽搐，证明这些确实是正确的神经，它们可能被切除并进行病理检查，剩余部分缩回腓总神经。不要将布比卡因注射到这些神经中，因为这可能会造成运动障碍，在恢复室，患者可能在运动障碍消失前产生焦虑情况（图 39-14）。

（七）腓浅神经松解术

与腓浅神经受压有关的症状有麻木、针刺感或从小腿外侧中段放射至足底的疼痛。

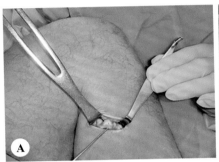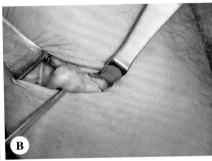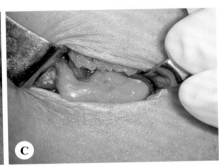

▲ 图 39-13　腓总神经减压术

A. 切口位于右膝腓骨头之上，斜向腘窝；B. 腓骨筋膜表面被松解，肌肉向前收缩，糖尿病患者的总腓总神经被脂肪浸润，并被纤维束压迫至深层的收缩肌肉；C. 纤维束已被切除。我们注意到神经在这个部位呈锯齿状，并失去了它的束状标记，与严重压迫表现相一致

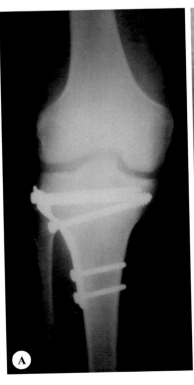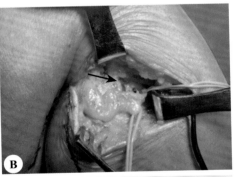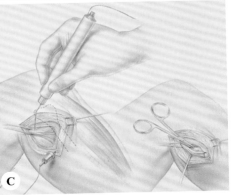

◀ 图 39-14　近端胫腓关节去神经化

A. 在近端胫腓关节区域的手术会导致该区域疼痛，通常是在胫骨高位截骨或胫骨平台骨折后；B. 在正常腓总神经近端减压，在其主要分支腓深神经和腓浅神经周围放置脉管环进行标记，箭所指的分支支配近端胫腓关节；C. 电刺激不会产生运动反应，这个小分支可以切除。同样，可能还有一个更近端分支

　　这里最重要的概念是至少 25% 的患者的腓浅神经在前间室有一个分支[2, 39]。因此除了打开外侧间室外，还必须打开前间室。在 Tinel 征阳性部位中心做长约 4cm 的切口。最常见的切口位置是外踝上端 10～15cm。在皮下组织中寻找筋膜中的小隆起或脂肪从筋膜中凸出，因为这可能是腓浅神经从深到浅到筋膜的过渡部位。在这一点上可能有一个通向皮肤小分支得保存下来。在外侧间室做一个纵向切口。即使发现了神经，也必须在前间室做一个纵向的切口。另外横切筋膜保证前方视野清晰。烧灼筋膜边缘，因为它们有良好的血管供应，可能是术后出血的来源。两个间室之间的隔膜可能是另一个分支或整个腓浅神经的部位。不要简单地越过这个区域[40]。我们的目的是使腓浅神经仅被肌肉包围，因为肌肉引导筋膜近端和远端范围的松解（图 39-15）。

（八）胫神经近端松解术

　　在腓肠肌内侧头正前方的小腿内侧做一个大约 12cm 长的切口。切口的中心位于脆弱的胫神经近端水平，离腘窝纹约 9cm 处。打开深筋膜，从比目鱼肌直接解剖腓肠肌内侧。可以看到跖肌腱和腘肌。将观察到胫神经和腘静脉经过筋膜起点或比目鱼肌吊索或纤维弓前方。一个大血管钳放置在纤维弓的深层肌肉紧张的区域。比目鱼肌纤维可能需要解剖以显示纤维弓。如果这个部位有出血会使解剖比较困难。这个比目鱼肌纤维弓必须完全分开。通常会在胫神经上发现一个压迫的凹痕（图 39-16）。

（九）股外侧皮神经松解术

　　在髂前上棘前方有一个痛点。在这个区域的头部切开大约 4cm 长并分离到皮下组织。腹股沟韧带被找到并仔细分离出来，同时外科医生在髂前上棘附近地以 1mm 为单位寻找被压迫的股外侧皮神经。会发现神经狭窄、发黄、发炎，通常看起来不像神经。神经必须被松解到大腿近端直到进入骨盆。近端需要分离部分的腹内斜肌筋膜。外科医生应注意停止分离时不要将旋髂深动脉和静脉分开。如果股外侧皮神经压迫损伤太严重，可能需要切除并使其近端位于骨盆内（图 39-17）。

（十）内收肌管隐神经松解术

　　在内收肌管的隐神经的 Tinel 征处做纵向 6cm 切口。解剖深入直到识别出连接股内侧肌和长收肌的

筋膜。这条通道的长度在 6～8cm。小神经将在这附近出现。刺激神经以区分运动神经。一旦筋膜被松解，隐神经将呈现一个或多个分支。股浅动脉在它们的深处（图 39-18）。

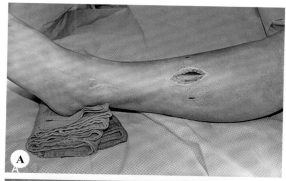

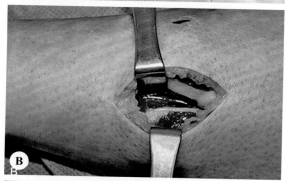

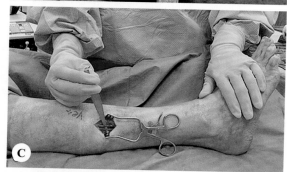

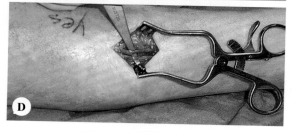

▲ 图 39-15　腓浅神经松解术

在腿部外侧 Tinel 征部位做一个切口。而 75% 的患者腓浅神经在外侧间室，它可以只在前间室（A 和 B）或在前间室和外侧间室（C 和 D）。因此，每个患者都必须做筋膜切开术。神经松解持续到神经远端位于皮下组织，近端被肌肉包围。在一些患者中，必须切除两个间室之间的部分隔膜

七、我们的临床研究

如果患者在任何关节或皮肤传入的神经联合阻滞后获得膝关节疼痛的缓解，患者有 90% 的机会获得良好的或极好的术后膝关节疼痛的缓解[17-19]。没有达到满意结果的患者要么有另一根神经需要切除，要么有一些复杂的问题，如慢性疼痛的中枢机制、药物成瘾或与工作或事故有关的法律问题。

第一组被选择进行部分膝关节去神经化的患者是从一组经历了 TKA 但持续疼痛超过 6 个月的患者中选择的，这些疼痛与松动、错位或感染无关[19]。在本研究中，骨科医生完成了 15 例患者的术前膝关节社会功能评分、ROM 和疼痛评估。作者独立完成了膝关节部分去神经化，而骨科医生进行了术后评估。为了被选择进行手术，每个患者在接受选择性神经阻滞后，必须在视觉模拟评分上减少 5 分。15 例患者共切除 45 条神经，包括（每个患者）内侧支持神经、外侧支持神经和大隐神经的髌下分支。所有患者均报告术后即刻主观改善，平均随访 12 个月（范围为 6～16 个月）。结论是，选择性膝关节去神经

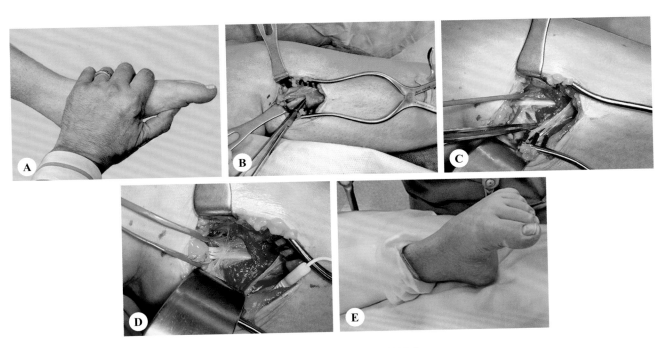

▲ 图 39-16 近端胫神经松解术

胫神经近端或远端受压会降低足底的敏感性。A. 与踝管综合征相比，胫神经近端受压可能会使患者失去弯曲踇趾的能力；B. 内侧切口用于显露内侧腓肠肌与比目鱼肌之间的空间；C. 夹钳通过比目鱼肌纤维弓定位胫骨神经受压部位；D. 神经已经减压，注意到在这个部位神经外观上的不同；E. 在康复室患者恢复了弯曲踇趾的能力

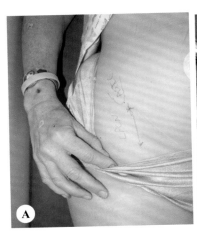
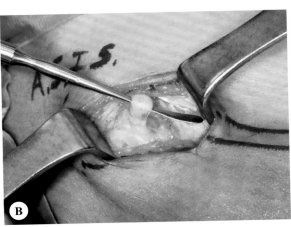

◀ 图 39-17 股外侧皮神经松解术

A. 典型的股外侧皮神经压痛处，位于髂前上棘内侧；B. 右股外侧减压皮神经经腹股沟韧带上下分离后由器械抬高。腹内斜肌筋膜近端需要进一步的神经松解术

化在 TKA 后顽固性神经源性膝痛的治疗中具有重要意义。

下一个系列报道包括 70 名患者[18]。部分患者在 TKA 后出现持续性膝关节疼痛，但适应证扩大至膝关节创伤或胫骨截骨后出现慢性疼痛。在 TKA 患者中，骨科医生系统地排除了源自无菌性松动、败血症、韧带不稳定、错位和聚乙烯磨损等引起的疼痛。在非 TKA 疼痛的患者中，关节炎、滑膜炎、韧带不稳定和半月板紊乱被排除为疼痛的来源。所有接受手术的患者都成功地进行了选择性神经阻滞。70 例患者中有 60 例（86%）对直接询问判断的去神经手术感到满意，术前疼痛视觉模拟评分降低了 5 分或更多。膝关节协会评分从术前平均 51 分（范围为 40～62 分）提高到随访平均 82 分（范围为 15～100 分）。49 例（70%）患者最终膝关节协会客观评分 > 80 分。随访时间 2 年及 2 年以上患者满意度无差异。

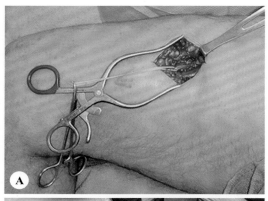

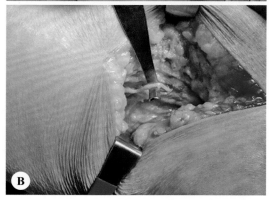

▲ 图 39-18 内收肌管隐神经松解术

A. 切口的位置很清楚。从股内侧肌到大收肌的整个筋膜带已被松解。标记的是大的单根隐神经。
B. 在这张图中，可以看到一个小的隐神经分支在 Hunter 管的筋膜松解之前出现

选择性膝关节去神经化是指在任何结构性或感染性病因的传统治疗方法失效后，以及在选择性神经阻滞成功后，对顽固性膝关节疼痛的治疗。

2000 年，对 344 名患者进行了研究[17]。其中 255 人有 TKA 病史，89 人有膝关节外伤史。大多数患者都切除了几条神经，没有只切除一根神经的患者。所有手术都需要切除内侧和外侧的支持神经，大多数还需要切除大腿内侧皮神经和隐神经的髌下分支。最不常切除的神经是股前皮神经和远端隐神经。大约一半的患者，尤其是那些膝关节受过创伤的患者，需要对腓总神经进行神经松解术。近端胫腓关节在腓骨或胫骨平台骨折和接受 Maquet 手术或胫骨高位截骨术的患者中需要去神经化。整个系列的结果是，70% 是极好的（没有剩余的疼痛），20% 是良好的（有些疼痛仍然存在，但不需要药物治疗），5% 有所改善（手术有帮助，但仍需要镇痛药），5% 没有改善。没有患者的神经功能下降或恶化。没有膝关节植入物或内植物显露。患者无须住院治疗感染。经皮神经切除后，每个人的敏感性均有不同程度的异常，即敏感性下降。

我们对膝关节去神经化患者的回顾为 2000 年 1 月—2006 年 12 月，共 405 例。虽然这一大群患者目前还没有被评估，但在诊断、术中处理和术后结果方面的整体经验与我们 2000 年的评估数据相同[16]。

关键点：我们的临床研究
研究 1 • 15 个患者行人工全膝关节置换后切除 45 条神经 • 所有患者术后即刻主观改善，维持 6～16 个月
研究 2 • 70 例包括全膝关节置换术、膝关节外伤、胫骨截骨术后 • 86% 对结果满意 • 膝关节协会评分：术前平均 51 分（范围为 40～62 分），随访平均 82 分（范围为 15～100 分）
研究 3 • 包括全膝关节置换术后和膝关节外伤共 344 例 • 所有患者均切除了多条神经 • 70% 极好（无疼痛症状），20% 良好（有些疼痛仍然存在，但不需要药物治疗），5% 有所改善（手术有所帮助，但仍需要镇痛药），5% 没有改善

八、其他作者的临床研究

与大量关于用股神经、闭孔神经或股外侧皮神经阻滞（2006 年和 2008 年之间在 PubMed 引用了超过 120 篇）来缓解急性膝关节疼痛的文献相比，一个德国外科医生是个例外[23, 24]，目前尚无关于膝关节部分去神经化的研究报道。1995 年 5 月—1999 年 6 月，Fromberg 和 Hempfling[24] 使用本章所述的 Dellon 技术对 45 个膝关节进行了部分去神经化。Fromberg 和 Hempfling 的调查对象包括膝关节直接损伤患者和膝关节置换术患者。随访 34 例，11 例双侧膝痛，年龄 25—86 岁（平均 34 岁）。在术后 6～18 个月的随访中，70% 的患者报告 "疼痛减轻"，4 年后 50% 的患者 "仍然确认积极的结果"。并发症包括 1 个血肿和 2 个皮下积液，通过非手术治疗得以解决。

最近的一项研究评估了 15 具甲醛固定的尸体 30 个膝关节的髌骨神经分布[33]。股内侧神经（这是前面描述的神经[1]）进入髌骨 "超内侧"，"从股外侧肌进入髌骨超外侧" 的神经被识别。这些神经的起源没有被描述。"来自股外侧肌" 的超外侧神经很可能是先前描述的起源于坐骨神经并在股外侧肌前交叉的神经[25]。对固定尸体的解剖研究证实了作者在 1994 年报道的观察结果[25]。Maralcan 和其同事[33] 对 20 例髌股关节疼痛患者的 32 个膝关节进行局部麻醉阻滞，证实这些神经是髌骨疼痛传入神经。他们观察到局麻药注射前后的视觉模拟评分有显著性差异（$P<0.01$）。他们的观察似乎证实，如前所述，膝关节疼痛可以起源于内侧和外侧支持神经[17-19, 25]。

九、膝关节反射性交感神经萎缩

1986 年，Katz 和其助手[27] 将膝关节反射性交感神经萎缩定义为弥漫性疼痛，通常伴有皮肤颜色的改变，这些患者不允许碰触他们的膝关节，并表现出今天所说的复杂性区域疼痛综合征的所有特征。这些作者报道了 5 例（0.8%）来自 662 例初次全膝关节置换术的患者，这些患者除了疼痛外，还表现出明显的屈曲受限。他们指出，以传统的骨扫描和骨质减少作为诊断手部反射性交感神经萎缩的标准，

在诊断 TKA 患者中很难起到帮助作用（图 39-19）。腰椎交感神经阻滞被认为对诊断更有帮助。

最后总结，笔者现在认为这种情况与联合关节和皮肤神经瘤有关。然而，笔者不是试图通过阻断交感神经传出来治疗这个问题，更喜欢的治疗方法是使用前面描述的技术来阻止疼痛刺激进入脊髓的背侧。笔者对 40 例上肢和 30 例下肢复杂性区域疼痛综合征患者的治疗经验进行了总结[11]。术后随访平均 15 个月，根据疼痛药物使用、功能恢复、重复病史和体格检查的减少，上肢患者的结果为 55% 极好，35% 良好，10% 无效。下肢患者的结果相似，66% 为极好，30% 为良好，4% 为无效。

关键点：膝关节反射性交感神经萎缩

- 与关节及皮肤神经瘤合并有关
- 首选的治疗方法是阻断疼痛刺激进入脊髓背侧
- $n=40$ 例上肢和 30 例下肢复杂性区域疼痛综合征患者，术后随访平均 15 个月

结果

- 上肢患者：55% 极好，35% 良好，10% 失败
- 下肢患者：66% 极好，30% 良好，4% 失败

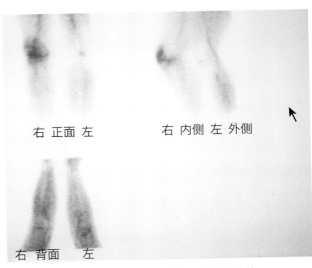

右　正面　左　　　　右　内侧　左　外侧

右　背面　左

▲ 图 39-19　膝反射性交感神经萎缩

骨扫描显示，在慢性严重膝关节疼痛患者行全膝关节置换术后，对假体的吸收增加。骨扫描被解释为与反射性交感神经萎缩相一致

第40章 复杂区域性疼痛综合征的诊断和治疗
Diagnosis and Treatment of Complex Regional Pain Syndrome

Frank R. Noyes　Sue D. Barber-Westin　著

王克涛　译

一、历史回顾

复杂性区域疼痛综合征（complex regional pain syndrome，CRPS）是指在美国内战期间首次被描述的一种疼痛和致残的疾病[195]。这些年 CRPS 的命名几经变化，包括 Sudeck 萎缩、反射性交感神经营养不良（reflex sympathetic dystrophy，RSD）、创伤后营养不良和烧灼痛等。CRPS 有不同的表现，没有单一的检测能够确诊这种疾病。CRPS 通常发生在肢体组织损伤或手术之后（尽管可能有自发的创伤）[320]，这可能与感觉、血管运动、肌肉运动和营养不良的变化有关（表 40-1）[301]。这种疼痛通常与刺激事件不成比例，并可能伴有皮肤变色（图 40-1），皮肤温度变化、异常出汗、水肿和患肢正常活动范围的丧失。

1994 年，国际疼痛研究协会（International Association for the Study of Pain，IASP）建立了 CRPS 的定义，以适应所涉及的各种表现，假设的病理生理学和解剖结构[194]。国际 IASP 推荐的 CRPS 诊断标准包括四个因素。

- 引起不愉快或使人无法活动的事件。
- 持续痛、异位痛或痛觉过敏，其疼痛与任何已知的刺激事件不成比例。
- 有时出现水肿、皮肤血流改变或疼痛区域内异常出汗（可能是体征或症状）。
- 排除了导致疼痛和功能障碍发生程度的其他情况。

此外，当没有存在"重大"神经损伤时，要求医师诊断为 CRPS- I，当存在"重大"神经损伤诊断为 CRPS- II。在这方面，不成比例的疼痛区域最初被认为是在皮肤内形成的[194]。随着疾病的进展，这种疼痛可能不仅仅局限于单纯皮肤区域。

尽管国际公认的 CRPS- I 和 CRPS- II 的标准术语早在 30 多年前就已经有了，但是关于这种疾病的文献中仍然存在不一致的地方。这些主要是由于 IASP 标准存在较差的特异性，从而导致在诊断上存在较高的假阳性率[117]。为了解决这一问题，2003 年在布达佩斯举行了一次国际会议，其目标是协商意见改进国际 IASP 诊断标准[119]。会议得出的 CRPS 诊断标准被称为"Budapest 标准"，这种标准有极好的灵敏度和特异度（表 40-2）[118]。国际疼痛分类协会慢性疼痛分类委员会批准了这一标准，并将其用于随后修订的疼痛状态正式分类和诊断标准[121]。

关于 CRPS 的病因学和病理生理学的争论仍在继续。CRPS 有潜在的外周、传入、传出和中枢机制[60, 69, 97, 182, 216, 310]。CRPS 中的疼痛产生被描述为交感维持性疼痛（sympathetically maintained pain，SMP）或交感独立性疼痛（sympathetically independent pain，SIP），这取决于是否涉及交感神经系统[296]。建议使用交感神经阻滞来确定患者的疼痛多少来自于 SMP，多少来自于 SIP。能够被交感神经阻滞缓解的疼痛来自于 SMP，剩下的来自于 SIP[294]。然而，最近的研究对这一疼痛来源及其他症状和体征的解释提出了质疑，这些症状和体征似乎更集中于中枢，我们将在后面讨论[60, 138, 216]。

尽管 CRPS 的定义很复杂，但这种疾病的特征是疼痛通常始于胳膊或腿，并且这些疼痛程度与创伤或手术事件不成比例。最近的研究表明，尽管有先前的理念，CRPS 与历史或心理问题的存在并没有显著的联系[13, 14]。对这种疾病的早期诊断和治疗是至关重要的，因为早期管理能产生更有利的结果[141, 222, 230, 231]。如果治疗不成功，CRPS 患者的生活

表 40-1　复杂性区域疼痛综合征相关术语

- 肾上腺素能：使用神经递质肾上腺素的突触
- 不正常的运动：过多的或自发地出汗
- 传入神经元（感觉神经元）：将感觉信号从受体或感觉器官传递到中枢神经系统
- 异位痛：由通常不产生疼痛的刺激（轻触、衣服、床单）引起的疼痛
- 失用症：丧失执行已习得熟练运动的能力
- 运动迟缓：动作和反射极其缓慢
- 皮节：由单一脊神经的感觉纤维支配的皮肤区域
- 背根神经节：将躯体感觉信息从传入感觉神经纤维（代表疼痛、压力和温度）传递到脊髓
- 营养不良变化：交感神经系统的变化，包括疼痛、出汗、水肿
- 肌张力障碍：持续的不随意肌收缩和痉挛，引起扭转和重复运动或姿势异常
- 传出神经元（运动神经元）：将中枢神经系统的信号传递给身体的效应器，如肌肉和腺体
- 外突：外周损伤后发生在背根神经节神经纤维之间的异常突触
- 痛觉过敏：对疼痛刺激的敏感性增加
- 反射亢进：无意识的过度活跃或过度的反射
- 多汗：过度出汗
- 痛觉减退：痛觉刺激敏感性降低
- 感觉减退：感觉减弱或部分丧失
- 少汗：出汗减少
- 运动恐惧症：害怕运动
- 肌阵挛：肌肉或一组肌肉不自主地短暂抽搐
- 神经性炎症：由疼痛 C 纤维（如 P 物质、降钙素基因相关肽和缓激肽）局部释放炎性介质（神经肽）引起的炎症；
  在急性复杂性区域疼痛综合征中引起血管扩张，可能引起水肿、出汗、皮肤温度升高、红斑和毛发生长
- 兴奋性神经递质：增加神经元触发动作电位的可能性（肾上腺素和去甲肾上腺素）
- 抑制性神经递质：减少神经元触发动作电位的机会（血清素和 γ- 氨基丁酸）
- 降肾上腺素能：神经递质去甲肾上腺素被使用的突触
- 椎旁神经节（交感神经链或主干）：与脊柱椎体平行的一系列成对的神经节链
- 神经节前神经元：在中枢神经系统中产生，并在体内形成神经节
- 神经节后神经元：起源于神经节内的周围神经系统，与神经节前神经元形成突触，然后向效应器运动

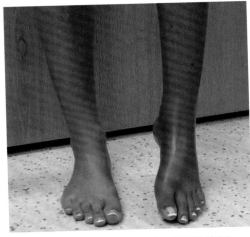

▲ 图 40-1　初始显示时肢体颜色变深

质量将大大降低[275]，并且很可能会产生慢性疼痛的心理后果[59, 315]。本章主要介绍 CRPS 的相关解剖学基础，提出病因和病理生理学、临床表现、诊断和治疗方案。值得注意的是，医学界对这些问题仍然存在争议、缺乏共识。

二、解剖学

要了解 CRPS 的病因和病理生理学基础，临床医生必须了解人类神经系统的解剖学和功能。详细了解膝关节和下肢神经支配的知识也是必要的，因为在许多情况下，这种疾病开始于明显的周围神经损伤[64] 或小的远端神经的损伤或变性[215, 217]。

表 40-2　布达佩斯地区复杂性区域疼痛综合征的临床诊断标准

一般的定义

CRPS 描述了一系列以持续的［自发的和（或）诱发的］局部疼痛为特征的疼痛状态，这种疼痛在时间或程度上似乎与任何已知的创伤或其他损伤的通常病程不成比例。疼痛是局部的（不是在特定的神经区域或皮肤节段），通常以感觉、运动、泌汗、血管运动和（或）营养异常为远端优势。随着时间的推移，该综合征表现出不同的进展

要对 CRPS 进行临床诊断，必须满足以下条件

1. 持续疼痛，与任何刺激强度都不成比例
2. 必须满足下列四种类别中的一个症状
    – 感觉：感觉过敏和（或）异常疼痛
    – 血管运动：温度不对称和（或）皮肤颜色变化和（或）皮肤颜色不对称
    – 肌肉运动 / 水肿：水肿和（或）出汗变化和（或）出汗不对称
    – 运动 / 营养：运动范围减少和（或）运动功能障碍（虚弱、震颤、肌张力障碍）和（或）营养变化（头发、指甲、皮肤）
3. 在评估时必须在下列两种或两种以上类别中至少满足一个症状
    – 感觉：痛觉过敏（针刺）和（或）痛觉异常［轻触和（或）深部躯体压力和（或）关节运动］
    – 血管舒缩性：体温不对称（＞1℃）和（或）皮肤颜色变化和（或）不对称
    – 肌肉运动 / 水肿：水肿和（或）出汗变化和（或）出汗不对称
    – 运动 / 营养：运动范围缩小和（或）运动功能障碍（虚弱、震颤、肌张力障碍）和（或）营养变化（头发、指甲、皮肤）
4. 没有其他诊断能更好地解释这些症状

引自 Harden RN, Bruehl S, Stanton-Hicks M, et al. Proposed new diagnostic criteria for complex regional pain syndrome. *Pain Med*. 2007;8:325–331.

CRPS. 复杂性区域疼痛综合征

（一）神经系统：基本概念复习

人类神经系统分为中枢神经系统（central nervous system，CNS）（大脑、脊髓）和周围神经系统（peripheral nervous system，PNS）（由脑神经、脊神经和周围神经及其运动和感觉末梢组成）。中枢神经系统有感觉神经元，可以将刺激从受体传到中枢神经系统，还有运动神经元把中枢神经系统的信息传递到肌肉和腺体。中枢神经系统又分为躯体神经系统和自主神经系统。

躯体神经系统由脑神经（12 对）、脊神经（31 对）（图 40-2）和混合神经组成。它是 PNS 中可以通过意识控制的部分。这个系统的功能包括嗅觉、视觉、运动（刺激骨骼肌）、面部和口腔感觉、咀嚼、味觉、吞咽、听觉和平衡。

自主神经系统控制着心肌、平滑肌和腺体的潜意识活动。该系统使用从中枢神经系统到周围器官的双神经元通路，即稍后将详细描述的交感 - 副交感神经系统。这条通路中有两种神经纤维，分别称为神经节前神经纤维和神经节后神经纤维。神经节前神经元在中枢神经系统中产生，并向机体传导、分布神经节。它们与节后神经元形成突触连接并进

关键点：解剖学

- 回顾神经系统，自主神经系统使用从中枢神经系统到周围器官的双神经元通路，称为交感神经系统和副交感神经系统
- 神经节后副交感神经神经元释放乙酰胆碱，神经节后交感神经纤维释放去甲肾上腺素，涉及 CRPS 的神经递质
- 复习传入、传出神经元、背根神经节、突触
- 交感神经系统负责应对或逃跑反应，由儿茶酚胺、肾上腺素和去甲肾上腺素、P 物质介导
- 儿茶酚胺神经递质刺激 α 和 β 受体。刺激 α 受体：心率和血压升高，立毛，皮肤血管收缩。刺激 β 受体：增加心率、肌肉血管舒张，支气管扩张
- 星状神经节主要被上肢的交感神经支配，腰旁神经节主要被下肢的交感神经支配
- 膝关节及下肢周围神经：股神经、闭孔神经、腓总神经、胫神经、隐神经、内侧支持神经

一步作用于效应器官。多种神经递质参与这一过程，这些我们将在后面介绍。例如，神经节后副交感神经神经元释放乙酰胆碱，而神经节后交感神经纤维

释放去甲肾上腺素。

（二）神经元

神经元通过向其他神经元或效应细胞传递电信号和电化学信号来处理和交流体内的信息。典型的神经元包括细胞体、树突和轴突（图 40-3）。许多轴突被髓鞘覆盖，髓鞘是施万细胞延伸的质膜。施万细胞的鞘层之间有空隙，称为郎飞结。这些区域包含电压门控的钠通道，去极化反应通过这个通道传导给细胞。当去极化达到阈值时，产生一个动作电位，进而反过来而触发神经递质化学物质的释放。

信息通常从一个神经元的轴突传导到另一个神

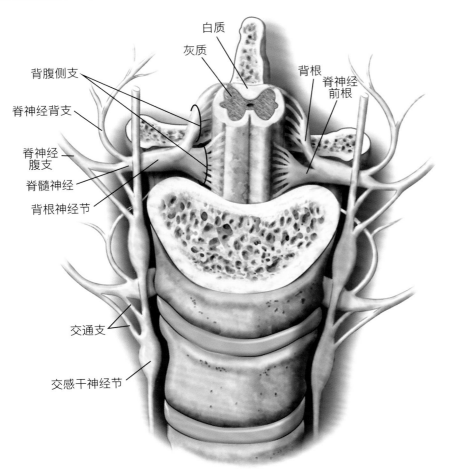

◀ 图 40-2　脊神经的主要组成

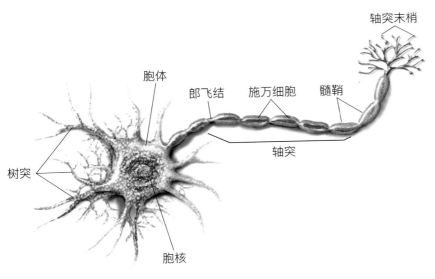

◀ 图 40-3　神经元的基本组成

经元的树突，当然也存在例外情况。树突通常产生大量分枝，而轴突通常先延伸较长距离并进一步产生数以百计的分枝。神经元有三种类型。

- 传入神经元（感觉神经元）将来自感受器或感觉器官的感觉信号传递到中枢神经系统。这些神经元有一个轴突延伸到周围，另一个轴突通过背根延伸到中枢神经系统。这些神经元的胞体位于感觉性脑神经的背根神经节或感觉神经节（图 40-4）。腹侧和背侧的细根连接在一起形成周围神经根。特殊的躯体感觉神经末梢被称为痛觉感受器、机械感受器和热感受器，它们感知疼痛刺激、压力刺激和温度刺激。
- 传出神经元（运动神经元）将来自中枢神经系统的信号传递给躯体中的效应器，如肌肉和腺体。它们将轴突投射到中枢神经系统之外，直接或间接地控制肌肉。这些神经元包括躯体和内脏运动神经元。
- 中间神经元在中枢神经系统中形成复杂的网络来整合感觉神经元和运动神经元之间的信息。

（三）神经节

神经节是一组或形成结节的感觉神经（神经元）胞体，通常位于大脑和脊髓之外。神经节主要有两种类型：背根（脊柱）和自主神经。

背根神经节位于脊柱的背根上（图 40-5）[107]。来自传入感觉神经纤维的躯体感觉信息（代表疼痛、压力和温度）是通过背根神经节传递到脊髓的[284]。背根神经节的每个感觉神经元都有一个长轴突，它将信息传递到脊髓并最终传递到大脑顶叶皮层。

自主神经节是自主神经系统的一部分，位于交感神经干、周围神经丛和器官壁内。

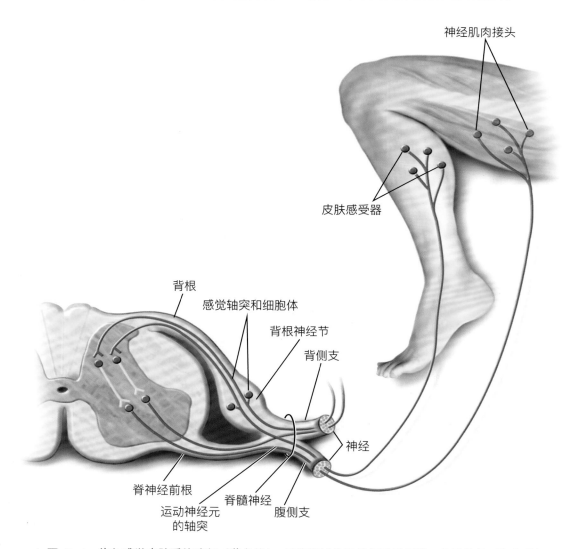

▲ 图 40-4　传入感觉皮肤受体路径（蓝色线），最终通过传出神经元引起股二头肌收缩（红色线）

（四）突触

突触是一个神经元和另一个细胞之间的间隙（图 40-6）。突触可能形成于两个神经元之间或神经元与效应细胞之间。在一个典型的突触中，一个神经元的轴突与另一个神经元的树突或细胞体接触。

电突触发生在两个平行的神经元之间。离子通过缝隙连接通道从一个神经元传到另一个神经元，这就是神经传递。电突触比电化学突触产生得快得多。

电化学突触是神经元之间或神经元与效应细胞之间通过释放神经递质引起生理反应的连接形式。

神经递质既可以是兴奋性的，即增加神经元激发动作电位的可能性，也可以是抑制性的，即减少神经元激发动作电位的可能性。主要的兴奋性神经递质包括肾上腺素和去甲肾上腺素，部分抑制性神经递质为血清素和 γ- 氨基丁酸。乙酰胆碱和多巴胺可以是兴奋性的，也可能是抑制性的，这取决于受体的类型。其他神经递质包括各种内啡肽、脑啡肽和神经肽，如 P 物质。

乙酰胆碱广泛存在于神经肌肉突触连接，包括激活骨骼肌的运动神经元，自主神经系统的节前神经元，自主神经系统的副交感支的节后神经元。肾上腺素被认为是交感神经系统"战斗或逃跑"反应的一个关键组成部分，当身体处于压力状态时会大量

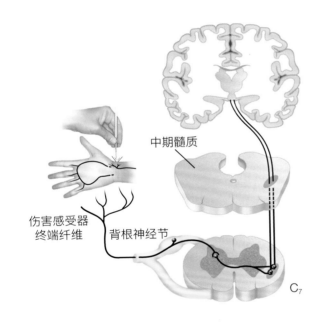

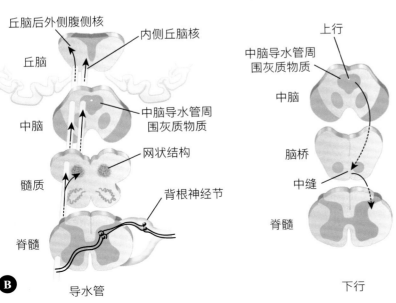

◀ 图 40-5　A. 末梢痛觉信息是如何由末梢神经通过背根神经节传递到脊髓背角，再通过对侧上行脊髓路径传递到脑干和皮层；B. 疼痛信号在核心处理后被下行通路调节的路径

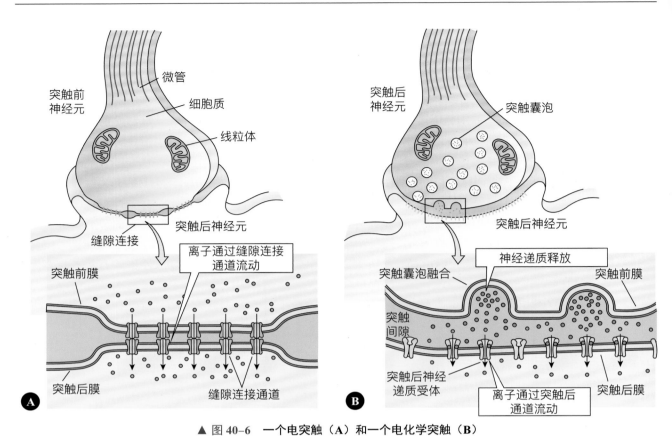

▲ 图 40-6　一个电突触（A）和一个电化学突触（B）

插图经 Creative Commons Attribution Share-Alike 3.0 License 许可转载，引自 http://kin450-neurophysiology.wikispaces. com/file/detail/Chemical_vs_Electrical.jpg.

释放。去甲肾上腺素是由自主神经系统副交感神经分支的节后神经元释放的。

在神经元轴突的末端是一个被称为轴突末端的扩大区域，它通过突触间隙与下一个细胞分开来。神经递质通过胞吐作用将其内容物释放到突触间隙中。这些化学物质被接收神经元树突上的受体接受。当足够多的受体位置被结合时，接收神经元将神经元脉冲沿轴突发送到末梢纤维。神经递质立即被一种酶灭活。

总之，感觉信号在被传递到神经系统之前，它必须被转换成神经纤维中的电信号。这包括一个打开细胞膜上离子通道的过程，这个过程是对机械变形、温度的反应。而对伤害性纤维的来说，这个过程是对从受损组织中释放出来的信号的反应。许多受体在持续刺激下变得不那么敏感，称为适应。这种适应可能是快速的，也可能是缓慢的，快速适应的受体专门用来检测变化的信号。

皮肤中有囊状和非囊状受体。非囊状的末梢包含游离神经末梢，即感觉轴突的末梢。这些主要对有害的（疼痛）和热刺激有反应。周围神经的损伤可能会影响感觉和力量，随着时间的延长，这种损伤导致严重的虚弱和肌肉萎缩。

（五）交感神经系统

交感神经系统负责"战斗或逃跑反应"。这个反应是由儿茶酚胺介导的，包括肾上腺素和去甲肾上腺素，肾上腺素能指的是使用肾上腺素的突触，而去甲肾上腺素能指的是使用去甲肾上腺素的突触。对于交感神经系统和 CRPS 来说，另一种重要的神经递质是 P 物质，它负责将疼痛从某些感觉神经元传递到中枢神经系统，并帮助控制血管放松和降低血压。

这些儿茶酚胺神经递质刺激 α 和 β 受体。α 受体刺激导致心率和血压升高、立毛、皮肤血管收缩，β 受体刺激导致心率增加、肌肉血管舒张、支气管扩张[172]。

交感神经纤维起源于第一节胸段的脊柱内，并延伸至第三节腰椎。因为这些细胞既起始于脊髓的胸段，又起始于腰段，因此交感神经系统存在一个胸腰段流出现象。这些神经的轴突离开脊髓，在脊髓神经节附近通过。

椎旁神经节，又称交感神经链或神经干，是与脊柱椎体平行的一系列成对的神经节链。神经节由神经纤维相互连接，从颅底向下延伸至尾骨。在颈部有三个交感神经节。其中最下端的是星状神经节，一般认为是由它向上肢提供大部分交感神经支配。在下肢，交感神经通过腰椎旁神经节传导[107]。

所有节前运动神经元起源于脊髓，而神经节后纤维则通常起源于神经节的外周神经系统。人体共有 22～23 对交感干神经节。神经纤维之间的相互作用始于脊髓，主要出现在胸腰椎区域（T_1～L_2），经腹侧神经根传出。它们通过白交通支进入交感链。

交感神经节节前神经元有三种选择：①与节后神经元形成突触；②在交感神经链上下移动；③通过神经索离开神经节，进而在内脏中形成一个特殊的神经节。正是这种沿着神经链向上或向下的移动产生了针对交感神经系统的大量反应。节前纤维可突触至 15～20 条节后纤维。来自神经链的交感神经节后神经进入灰色交通支，再回到脊神经，分布于肢体和体壁的躯体组织。

交感神经系统支配所有的血管平滑肌（控制血压和分布的血管运动功能）、所有的汗腺（控制催汗器：核心体温控制）和所有毛囊的竖毛平滑肌（控制体温的毛运动）。刺激交感神经系统可导致以下情况。

- 瞳孔扩张。
- 刺激汗腺。
- 心率加快。
- 血压升高。
- 血糖水平升高。
- 支气管肌肉放松。
- 减少唾液和黏液。
- 减少消化活动，减少尿液分泌。

人体的大部分器官都有交感神经和副交感神经的双重支配，在这种情况下，一个抑制另一个会兴奋，进而产生相反的效果，如心跳加速或减慢。

（六）副交感神经系统

副交感神经系统主要由脑神经和骶神经组成。节前神经元起源于大脑或骶髓，与少数位于效应器官（肌肉或腺体）内或附近的节后神经元突触。当身体放松、休息或进食时，副交感神经系统负责身体的休息和消化反应。在紧张状况后，它可以实质性消除交感神经的分裂。副交感神经系统降低呼吸和心率，促进消化。刺激副交感神经系统可导致以下情况。

- 瞳孔调节。
- 降低心率和血压。
- 支气管肌肉收缩。
- 促进消化。
- 增加唾液和黏液的分泌。
- 增加尿液分泌。

（七）膝关节和下肢周围的神经

膝关节及下肢主要神经见图 40-7。负责下肢神经支配的两个神经丛是腰丛和骶丛。腰丛（$L_{2～4}$）产生股神经和闭孔神经。闭孔神经支配闭孔外肌、短内收肌、长内收肌、大收肌和股薄肌。股神经支配髂肌、耻骨肌、四头肌和缝匠肌。股神经末梢皮支为隐神经，我们将随后详细讨论。

骶神经丛（$L_{4～5}$，$S_{1～3}$）形成坐骨神经，经股二头肌深部，在腘窝分为腓总神经和胫神经。胫神经支配腘窝、腓肠肌 - 比目鱼肌和跖骨。腓总神经支配腓骨长肌、腓骨短肌和股二头肌短头。胫神经是坐骨神经两部分中较大的一支。它在筋膜的正下方垂直穿过腘窝，是膝后最浅的神经血管结构。腓总神经在腘窝的顶点与坐骨神经的胫骨部分分离，然后沿着腘窝上外侧缘随股二头肌腱走行到腓骨的后侧。腓神经绕过腓骨颈，深入到腓骨长肌，并分为腓浅神经和腓深神经。

在膝关节内侧有隐神经，其分支包括缝匠支、髌下支、股内侧皮神经和内侧支持神经。髌下支在内侧关节线上可走四种不同的路线，这些路线是根据神经与缝匠肌的关系来描述的。股内侧皮神经可以很表浅地走行到缝匠肌，但常在 Hunter 管中发现，它穿过缝匠肌或深出缝匠肌。内侧支持神经位于股内侧肌附近。关于膝关节神经支配的更详细的描述可以在第 39 章中找到。

以资深作者（F.R.N.）的经验，许多膝关节 CRPS-Ⅱ 病例与大隐神经或其分支损伤有关，或极有可能是由大隐神经或其分支损伤直接引起的。神经瘤的形成可能是由关节镜下门静脉前内侧放置手术刀直接损伤所致。有一些技术可以避免这些结构损伤，包括通过一个 1cm 的切口仔细解剖神经，使用关节镜进行透照，以及在内侧半月板由内而外修复时，使用一个 2cm 的后内侧切口并向后收缩使指针向前偏转[252]。

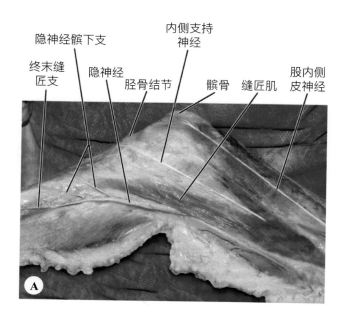

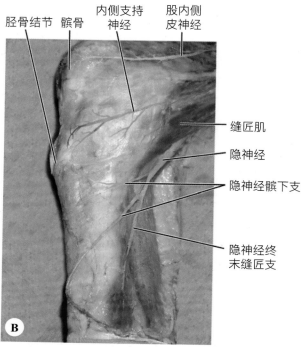

▲ 图 40-7　A. 浅神经的前内侧视图；B. 浅神经的内侧视图

三、病因、病理生理学

目前已有几种理论来解释 CRPS 的病因学和病理生理学。本章总结了关于这些主题的最新综述 [14, 60, 97, 182, 216, 279, 310]，其中大部分从整体讨论 CRPS，而没有特别将其与膝关节联系在一起 [69]。研究人员通常认为这种疾病涉及中枢、自主、躯体神经系统，可能被神经源性炎症和免疫反应所影响，产生中枢

敏感化，并可能诱发皮层重组。在慢性状态下，组织缺血 / 缺氧可由内皮功能障碍和循环功能受损引起，可出现严重的心理困扰和神经心理障碍。

（一）病因学：已知和推测的危险因素

众所周知，即便膝关节镜这样相对温和的手术也会损伤神经结构，引起 CRPS-Ⅱ，尽管已报道的发病率尚不到 0.1%。从历史上看，1986 年一项由北美关节镜学会（Arthroscopy Association of North America，AANA）矫形外科医生进行的一项调查研究显示，375069 例膝关节镜手术中发生了 229 例神经损伤 [292]，包括 97 例隐神经损伤，11 例腓总神经损伤，7 例股神经损伤，6 例坐骨神经损伤，108 例止血带相关或者原因不明的损伤。最近的一项研究报道，12271 名接受膝关节镜检查的患者中发生了 3 例周围神经损伤 [189]。

关键点：病因、病理生理学

- CRPS 涉及中枢、自主和躯体神经系统
- CRPS 可能受到神经源性炎症和免疫学反应的影响
- CRPS 可引起中枢敏化并诱导皮层重组
- 慢性 CRPS 可导致组织缺血 / 缺氧，原因是内皮功能障碍和循环受损、严重的心理困扰和神经心理损害
- CRPS-Ⅱ 由明显的神经损伤 / 神经瘤或远端小神经轻微损伤 / 受压 / 变性
- CRPS 可能是由刺激（受伤或手术）导致的交感神经系统异常兴奋引起的。然而，随着疾病的进展，交感神经功能障碍的作用值得怀疑

在历史结果研究中，膝关节手术常被报道为引发 RSD 的原因，尽管这是否代表 CRPS-Ⅰ 或 CRPS-Ⅱ 发生还不能确定。O'Brien 和同事 [214] 描述了 60 例涉及膝关节 RSD 的患者。其中，40 例在膝关节手术后出现症状（24 例在关节镜下，12 例在关节成形术后）。在这个队列里面有一个患者通过潜在触发发现神经瘤。Katz 和 Hungerford [144] 报道了 36 例膝关节 RSD 的治疗结果，其中 15 例接受了膝关节手术（6 例关节镜检查，5 例全膝关节置换术，1 例髌骨切除术，1 例胫骨高位截骨术，1 例内侧关节切除术，1 例胫骨结核截骨术）。本研究中有 6 例神经损伤，2 例涉及腓总神经，4 例涉及大隐神经髌下支神经瘤形成。1988 年，Poehling 和他的同事 [230] 报道了一个 35 例患者的系列研究，这些患者在大隐神经髌下分

支受伤后发展为 RSD。这些作者指出，在手术过程中避免损伤这条神经及 RSD 症状和体征的早期发现和治疗是最重要的。

在许多情况下，CRPS 起源于明显的周围神经损伤[63, 64]，CRPS-Ⅱ 的诊断是确定的；然而，它也可能起源于微小的（隐匿的）损伤或小的远端神经变性，在这些情况下，CRPS-Ⅰ 的诊断可能是不正确的[215, 217]。膝痛可起源于对皮神经的直接损伤，如大隐神经的髌下支，也可起源于对离膝较远的神经的损伤，如股骨外侧皮神经[63]。

受伤或压迫的周围神经产生疼痛的背柱输入。直接的神经损伤可能会导致异常的信号传导，这可能会过度刺激感觉神经或导致正常释放的递质不平衡，从而导致异常的反应[69]。外周损伤后，背根神经节的神经纤维之间也可能形成异常突触，从而导致短路。从中枢神经系统发送到外周神经系统以控制心率和其他因素的信号被短路到感觉纤维，并被误解为疼痛信号从外周神经系统发送到中枢神经系统[131]。交感神经系统驱动疼痛，因此增加的焦虑（通常会增加血压和心率）放大了疼痛。

神经瘤可因神经损伤而形成。在神经瘤内被切断的感觉神经末梢通过上调 α 受体（对应自主神经系统的肾上腺素）产生儿茶酚胺敏感性[236]。通过这种方式，当交感神经系统发送信号增加心率，神经瘤感觉神经末梢内密度增加的 α 受体受刺激并将病理性疼痛信号传输回中枢神经系统[11]。背根神经节上 α 受体上调的理论与此相似。

确定 α 受体的上调发生在背根神经节还是周围神经神经瘤，有助于解释在理疗中或在临床上疼痛患者数量的增加，因为这些 α 受体参与了检查或治疗相关的疼痛。这种焦虑会刺激"战或逃"的反应。从交感神经系统释放的儿茶酚胺刺激心脏和血管的靶目标。然而，由于 α 受体的上调，它们也刺激感觉神经系统，产生疼痛。

细小的神经纤维损伤可引起水肿、出汗和血管异常。在本例中，CRPS 代表了一种由肢体创伤及其治疗引起的神经性疼痛综合征。小纤维多发性神经病与 CRPS 有相同的症状和体征（肢体颜色和温度异常、出汗和毛发生长）。一些神经外科医生认为，几乎所有的 CRPS 都是由神经损伤或功能障碍引起或解释的，治疗的目的应该是通过手术来解决这个问题[64, 215]。Oaklander 建议放弃 CRPS-Ⅰ 和 CRPS-Ⅱ 术语，代之以神经性疼痛综合征[215]。

先前存在的心理障碍和 CRPS 产生之间没有联系；然而，研究报道了有压力的生活事件和随之而来的 CRPS 产生之间的关系[21, 88, 89]。对受伤肢体的固定可能是一个危险因素，特别是在骨折之后[188]。骨折，尤其上肢骨折，是 CRPS 最常见的诱发因素[60]。CRPS 有潜在的遗传易感性，但还需要进一步的研究。

（二）自主神经功能障碍

一些研究者认为，CRPS 的发生是由于受刺激（受伤或手术）后交感神经系统活动的异常增加导致的[6, 130, 140, 172]。疼痛可由交感神经信息通过交感 - 传入耦合刺激产生，在这里肾上腺素能受体表达于初级传入神经末梢[12, 265]。有一些原因可能导致受累肢体的感觉输入减少，例如外周儿茶酚胺受体敏感性（肾上腺素能超敏）增加或目标器官对交感神经放电损伤介导的超敏反应[69]。

在该疾病的早期，经常出现一个红色和温暖的受累肢体，这可能源于神经性炎症和（或）抑制交感血管收缩神经元（来自中央介导的交感神经信号传导减少）和随后的血管舒张[182]。在慢性期，可出现肢体温度降低和血管收缩。受神经支配的血管结构的超敏性可能来自于受累肢体的交感神经纤维活动降低或释放去甲肾上腺素减少。

因为交感神经功能障碍会随着时间的推移而进展，一些研究者会质疑这种障碍引起疼痛的作用，尤其是那些交感神经阻滞（显著）成功后仍然感到疼痛的患者和慢性 CRPS 患者[60, 97, 188]。一些患者最初表现为患肢发青、寒冷，这可能是由反应性肾上腺素受体上调和（或）超敏反应引起的，而不是交感神经信号传导的失调引起的[70]。慢性患者的永久性低温可能是由内皮功能障碍引起的，而不是交感神经功能障碍导致[266]。在 CRPS 过程中，由交感神经活动引起的疼痛比例下降，这可以从患者发病 24 个月或更久后交感神经阻滞失效的情况中看出[144, 222, 299]。

出汗和营养障碍不是 CRPS 的主要特征，可能是神经肽作用的结果。SMP 可能是由于正常（而不是增加）交感神经受刺激而抑制痛觉输入的脊髓抑制机制失败引起的[60]。炎症或神经损伤可促使新的交感神经在背角中央或在上皮层的外围生长[330]。

研究表明，急性 CRPS 患者受累肢体较温暖是由于其皮肤交感血管收缩活性受到抑制而导致皮肤血管扩张所致[111, 327, 329]。几项研究发现，神经节后交感神经收缩纤维传递到患肢的交感神经递质（去甲肾上腺素、神经肽 Y）减少[71, 120, 325, 327, 329]。一些人认为，血管收缩反应的丧失和皮肤温度的升高不是由交感神经纤维的周围损伤引起的[325]。研究人员在 CRPS 患者中通过 CT 扫描[104] 和皮肤活检后的组织化学评价对对称的正常交感神经支配情况进行检测[72]。得出的结论是，"在 CRPS 急性期，深层的中枢抑制是干扰交感血管收缩的潜在机制"（图 40-8）[325]。

（三）神经源性炎症

多年来，人们一直注意到被诊断为 CRPS 的患者在受伤或手术后会出现严重的炎症反应[297]。典型的炎症以免疫细胞为标志，如淋巴细胞、吞噬细胞和分泌促炎细胞因子的肥大细胞。最近的研究表明，炎症介质包括 IL-6 和 TNF-α 在 CRPS 累计四肢中升高[16, 108, 133, 205, 269]，同样，单核细胞和巨噬细胞的激活也显著增多。然而，典型炎症的全身性参数，包括白细胞计数和 C 反应蛋白，在 CRPS 患者中是正常的。因此，神经源性炎症过程可能会发生，这可能解释了 CRPS 的许多症状和体征。

创伤引起神经生长因子和促炎细胞因子的释放，这两种因子都可以激活和致敏周围的痛觉受器。神经性炎症是由痛觉 C 纤维（如 P 物质、降钙素基因相关肽和缓激肽）局部释放的炎症介质（神经肽）引起的[60, 182, 188]。这些神经肽已被证明在 CRPS 患者中升高[22, 25, 268]。它们在急性 CRPS 中引起血管舒张，可能引起水肿、出汗、皮肤温度升高、红斑和毛发生长。此外，异常的神经肽信号可能导致肢体温度下降和营养变化。

（四）中枢敏化

中枢敏化是脊髓神经元兴奋性增强的过程。在 Raja 模型中[235]，疼痛感受器（伤害感受器）上调它们的 α 受体。由于身体不断发出交感信号，这些痛觉感受器不断受到刺激，降低了感知疼痛的中枢神经系统阈值[247]。这些变化发生在背根神经节[115]。负责轻触觉的机械感受器和负责冷感觉的温度感受器在刺激敏感的中枢痛觉神经元时产生异常的疼痛反应。中枢敏化一词可用于解释痛觉超敏和痛觉过敏的临床表现。

在 Raja 模型中，交感神经阻滞通过产生一种对去甲肾上腺素释放的暂时抑制而发挥效果。通过暂时阻断儿茶酚胺的释放，交感神经阻滞可以缓解疼痛。通过中枢神经系统疼痛缓解的体验，中枢疼痛神经元可能就会麻木（α 受体下调），导致一个对轻触疼痛反应的长期改善[11]。

α 受体调节的变化也可以解释肢体外观的变化。

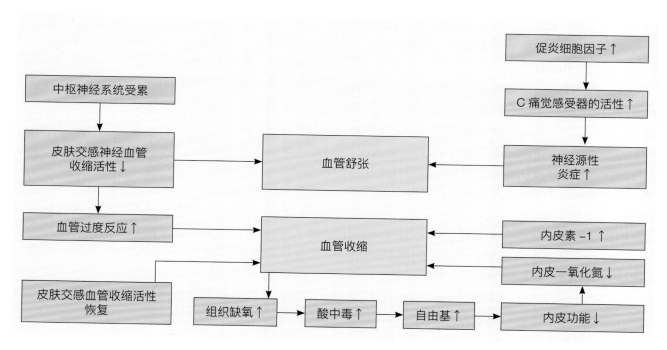

▲ 图 40-8 复杂性区域疼痛综合征血管运动障碍的机制

引自 Wasner G. Vasomotor disturbances in complex regional pain syndrome—a *review. Pain Med.* 2010;11:1267-1273.

最初，α受体的增加导致过度刺激，这表现为红色、温热，以及肢体肿胀（增加交感神经功能）。后来，当身体调整使α受体的表达降低，这个肢体将呈现出蓝色、寒冷等血管收缩的表现[11]。疼痛相关的恐惧和运动焦虑等继发性心理问题已经被证明与中枢神经过敏有关[310]。躯体感觉处理的变化已被证明发生在上肢 CRPS-Ⅰ [319] 的皮层水平。

（五）中枢神经系统改变，皮层重组

许多研究强调了中枢神经系统在 CRPS 发病过程中的重要作用[9, 90, 140, 178, 182, 191, 276, 312]。中枢神经系统的变化是作为对初始事件的直接反应，还是随着时间的推移才发生的反应，仍然没有答案。中枢交感神经系统、躯体感觉系统和运动系统都发生了变化，许多人认为，这些变化意味着中枢神经系统发生了变化。许多患者患肢肌肉麻痹，导致活动范围受限[276]。研究表明，9%～49% 的 CRPS 患者会出现运动障碍，如失去自主控制、运动迟缓、肌阵挛、肌张力障碍和震颤[312]。中枢敏化是中枢神经系统功能和结构改变的结果。感觉障碍的模式通常不局限于单个外周神经的区域，而是在更广泛的区域内检测到刺激诱发的痛觉超敏[70, 182]。也有报道在对侧正常肢体中发现了半感觉缺陷及感觉障碍[253, 254]。受累肢体远端区域的热调节反射受到干扰，研究者认为，这是皮肤血管收缩神经元的改变所致[329]。此外，多达 50% 的慢性 CRPS-Ⅰ 患者在受影响的一侧出现感觉减退，这被认为是由丘脑或皮层水平的触觉刺激中枢处理变化引起的[253, 254]。

中枢神经系统的改变在 CRPS 研究中表现为感知学习受损[177]、整体认知受损[171]、大脑激活模式改变[66, 85, 162, 176, 279]、脑血流变化和身体感知障碍（图 40-9）[60]。皮层重组是这种疾病的一个潜在后果，由 fMRI 研究提供的 CRPS 受累对侧初级体感皮层（S$_1$）改变的证据证实了这一点[179, 180]。在手指敲击测试中也发现了运动皮层的变化[176]。在一项配体正电子发射断层扫描研究中报道了中枢阿片能神经传递的改变[155]。在另一项 CRPS 患者的研究中发现了异常的丘脑皮层活动（自发的低频节律性脑磁图活动）[324]。患者可能会异常激活背外侧和腹内侧前额叶皮层，这两个区域对感知学习和情绪决策非常重要[171]。

受 CRPS 影响的肢体感觉表征经常改变，因为会有肢体感觉变形和不协调[97]。从心理物理学的角度来看，有研究报道，有较高比例的患者（54%～84%）

有认知和（或）运动忽略类症状，例如受影响的肢体可能有异物感，需要定向的精神和视觉注意力来移动肢体[84, 86, 87]。患者可能认为受影响的肢体比实际更大[201]，或者肢体的形状和外观发生了改变[170]。在一项研究中，长期患有 CRPS 的患者对患肢表达了强烈的负面情绪，许多人希望截肢[170]。Libon 和他的同事发现[171]，在 137 名慢性 CRPS 患者中，65% 存在明显的神经心理缺陷。其中包括在工作记忆/心理搜索测试中的表现下降，以及在命名和记忆测试中存在问题。这些损伤与 CRPS 扩散到其他肢体、症状持续时间或药物使用无关。这些作者的结论是，这些数据与最近的 MRI 研究一致，表明该障碍涉及中枢神经系统，涉及大量的皮层和皮层下区域。

（六）肢体缺血/缺氧

CRPS 患者肢体缺血或缺氧的概念与炎症假说有关。有一种可能性是，异常的炎症会导致一种间隔综合征，这将产生无氧自由基引起的微血管损伤[97]，进而导致进一步的组织缺血和痛觉感受器的兴奋。缺血、毛细血管氧合减少可以在 CRPS 影响的肢体浅表皮肤层出现，也可能在更深的组织中出现[157, 306]。在肌肉方面，MRI 在慢性 CRPS 患者切除的标本中显示出酸中毒和高能磷酸代谢受损的迹象[306]。这种现象被认为是由血管极度收缩或内皮因子之间的局部不平衡引起的[108, 266]。

（七）心理因素

由于缺乏高质量的研究，心理因素与 CRPS-Ⅰ 之间的关系存在争议[14]。在历史上，许多人认为先前存在的心理障碍在这种障碍的发生发展中扮演了一个重要角色[4, 313]。然而，最近由 Beerthuizen 及其同事[14] 进行的一项包括 31 项研究在内的系统性综述驳斥了这种偏见。这个研究未发现 CRPS-Ⅰ 与抑郁、焦虑、神经质、愤怒、强迫行为、躯体化、敌意/愤怒、人际关系敏感性、外向/内向或偏执狂之间的关系。压力生活事件之间似乎确实存在一种联系，这种联系很快就会随着这种障碍的产生而出现[21, 88, 89]。这种联系被假设为由一个反复触发的交感系统（来自压力事件）引起的，它导致了一种改变了的局部儿茶酚胺反应，导致延长自主神经兴奋的增加[14]。最近的一项前瞻性研究发现，桡骨远端骨折后 CRPS-Ⅰ 的发展与"焦虑人格"或高度焦虑的患者之间存在正相关[67]。然而，精神病史与 CRPS-Ⅰ 的发展之间没有显著的关系。

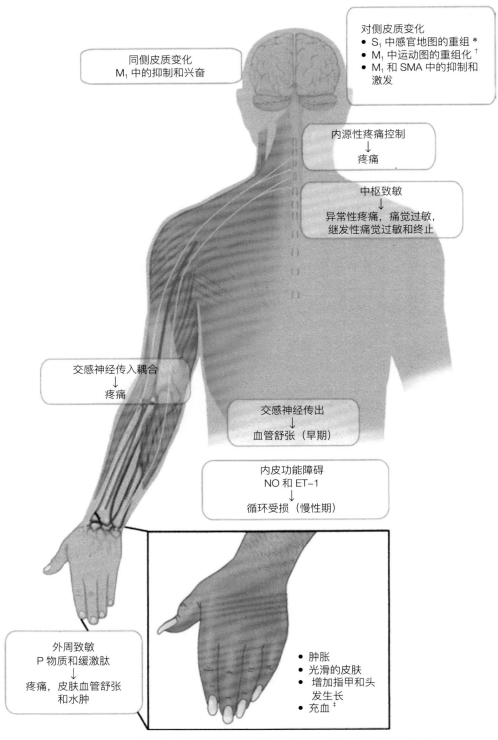

对侧皮质变化
• S₁ 中感官地图的重组 *
• M₁ 中运动图的重组化 †
• M₁ 和 SMA 中的抑制和激发

同侧皮质变化
M₁ 中的抑制和兴奋

内源性疼痛控制
↓
疼痛

中枢致敏
↓
异常性疼痛，痛觉过敏，继发性痛觉过敏和终止

交感神经传入耦合
↓
疼痛

交感神经传出
↓
血管舒张（早期）

内皮功能障碍
NO 和 ET-1
↓
循环受损（慢性期）

外周致敏
P 物质和缓激肽
↓
疼痛，皮肤血管舒张和水肿

• 肿胀
• 光滑的皮肤
• 增加指甲和头发生长
• 充血 ‡

▲ 图 40-9 复杂性区域疼痛综合征的临床特征和提出的病理生理机制

尽管这些病理生理机制都已在 CRPS 中被鉴定，但它们仍可能彼此独立地发生。这种固定关系的缺乏可以解释这种情况下临床上经常遇到的异质性问题。*. 对侧 S₁ 的重组与自发性 CRPS 疼痛和机械性痛觉过敏有关。这种重组也可以解释感觉的改变（例如，感知障碍和提到的感觉）。†. 对侧 M₁ 的重组与运动功能障碍（例如轻敲）有关。然而，这些变化可能继发于症状而不是导致症状的原因。‡. 交感神经传出减少也可能是一部分原因。CRPS. 复杂性区域疼痛综合征；ET. 内皮素；IL. 白细胞介素；M₁. 初级运动皮层；NO. 一氧化氮；S₁. 初级躯体感觉皮层；SMA. 辅助运动皮层（引自 Marinus J, Moseley GL, Birklein F, et al. Clinical features and pathophysiology of complex regional pain syndrome. *Lancet Neurol*. 2011;7:637-648.）

一个相关的问题是，长期存在的 CRPS 对心理障碍的发展有何贡献。我们之前讨论过的心理生理学机制可能会导致人格及愤怒管理的改变。在慢性病例中，对疼痛的极度恐惧可能导致患肢停止活动，导致活动范围缩小、营养血流量减少和营养改变（图 40–10）[60]。

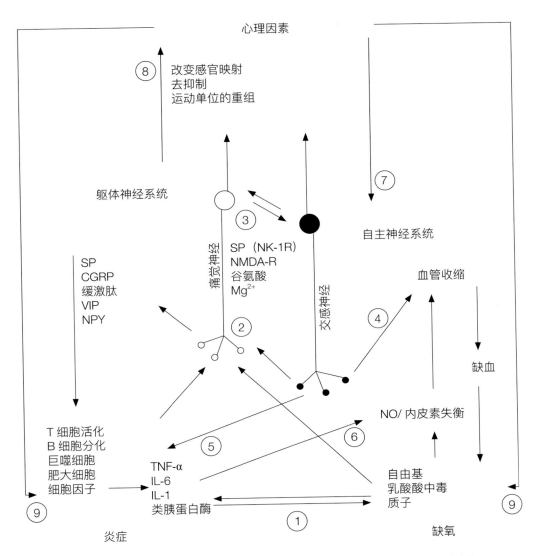

▲ 图 40–10　复杂性区域疼痛综合征拟提出致病机制之间相互作用的可能途径

①. 缺氧可能引发炎症反应［相互作用：缺氧 - 炎症（经典和神经源性）］。②. 通过缺氧，炎症或交感神经刺激的持续伤害性输入可导致感觉和运动单元的皮质组织的致敏和改变［相互作用：缺氧，炎症和自主神经功能障碍体细胞神经元功能障碍（致敏和皮质重组）］。③. 背角释放的神经肽（SP）可通过与 NK-1 和 NMDA 受体的相互作用促进致敏［相互作用：炎症（神经源性）体细胞神经元功能障碍（致敏）］。④. 交感神经功能障碍（中枢交感神经过度活跃或外周肾上腺素能受体超敏反应增加）可能由于营养血流受损而导致缺氧（相互作用：自主神经功能障碍缺氧）。⑤. 肾上腺素能受体可在免疫细胞上表达，儿茶酚胺可调节细胞免疫，也有人推测炎症可能会改变痛觉纤维上 α 肾上腺素能受体的敏感性或表达。［相互作用：自律神经功能紊乱炎症（经典）］。⑥. 细胞因子影响一氧化氮与内皮素的平衡［相互作用：（经典）炎症缺氧］。⑦. 心理困扰可能影响交感神经传导和儿茶酚胺水平（相互作用：精神病理学自主神经功能障碍）。⑧. 严重的慢性疼痛和残疾可能导致心理困扰［相互作用：躯体神经元功能障碍（致敏）精神病理学］。⑨. 对运动的恐惧可能导致炎症介质和自由基的积累并防止脱敏（相互作用：精神病理学炎症和缺氧，以及体细胞神经元功能障碍）。CGRP. 降钙素基因相关蛋白；IL. 白细胞介素；Mg^{2+}. 镁离子；NK-1R. 神经激肽 -1 受体；NMDA-R.N- 甲基 -D- 天冬氨酸受体；NO. 一氧化氮；NPY. 神经肽 Y；SP.P 物质；TNF-α. 肿瘤坏死因子 -α；VIP. 血管活性肠肽（引自 de Mos M, Sturkenboom MD, Huygen FJ. Current understandings on complex regional pain syndrome. *Pain Practice* 2009;9:86–99.）

（八）自身免疫性疾病

研究表明，30%～90% 的 CRPS 患者体内存在抗神经性自身抗体[23, 100, 159]。一项随机对照试验报道，低剂量静脉注射免疫球蛋白可减轻慢性 CRPS 患者的疼痛，这被认为是自身免疫性病因的间接证据[97]。目前已经报道了多个自身免疫性疾病患者发生 CRPS 的病例[60]。最近的一项调查表明，CRPS 患者体内发现的自身抗体的抗原可能是 α 肾上腺素受体和毒蕈碱受体[188]。自身免疫机制参与 CRPS 病理生理学的问题需要进一步研究。

四、诊断

（一）鉴别诊断

CRPS-Ⅰ 和 CRPS-Ⅱ 的诊断主要基于临床表现。其他疾病和紊乱，如感染、炎症性疾病、代谢紊乱、血管功能不全、肿瘤、应力性骨折、漏诊的关节内疾病应该排除。盆腔疾病和神秘的髋关节骨关节炎患者也应排除膝关节症状。神经病变（如糖尿病性多神经病）和单边动脉或静脉闭塞性疾病可能会出现类似症状，这些也必须要排除。

测定全血计数、红细胞沉降率、空腹血糖、血钙水平及甲状腺功能，排除导致疼痛的全身原因。目前还没有诊断 CRPS 的实验室标记。白细胞计数、红细胞沉降率和 C 反应蛋白升高可以提示全身炎症过程，但这些发现是非特异性的。然而，这些测试结合其他，如类风湿因子和抗核抗体测试有助于确定其他的可能诊断（表 40-3）。

CRPS 的诊断是基于患者的病史、临床表现和综合诊断检测等证据。布达佩斯临床诊断标准应按照表 40-2 所述使用[119]。至少存在三个表 40-2 中的症状和两个征象时，诊断的灵敏度为 85%，特异度为 69%[119]。当包含全部的四个症状和所有征象增加了诊断的灵敏度为 95%，特异度为 81%[118]。

CRPS-Ⅱ 指神经损伤、卡压、压迫或神经瘤的形成。在膝关节，这经常涉及隐神经和（或）其分支，因此，对这一问题的检测是至关重要的。肌电图和神经传导研究有助于确定是否存在神经损伤、神经根撕脱、卡压或由糖尿病引起的疼痛性神经病变。成功诊断神经阻滞的导致疼痛的资料提示为 CRPS-Ⅱ[64]。然而，重要的是要认识到交感神经过敏和去神经化并不能解释 CRPS-Ⅱ 的所有异常，因为这些症状往往扩散到受损神经的皮节之外。

表 40-3 复杂性区域疼痛综合征的鉴别诊断

疾 病	潜在的诊断
骨或软组织损伤	应力反应、应力性骨折、韧带损伤、半月板断裂
神经性疼痛	P 外周（多）神经病变、神经诱捕、神经瘤、神经根病、带状疱疹后神经痛、脑血管意外（脑卒中）后的传入神经痛、丛神经病变、运动神经元疾病、糖尿病、肿瘤
感染	骨、关节、软组织、皮肤
炎症	丹毒、炎症一氧化氮合酶、滑囊炎、血清阴性关节炎、风湿病、Lyme 病
隔室综合征	
动脉功能不全，血管疾病	血栓形成、发绀、动脉粥样硬化、闭塞性血栓性血管炎（汉堡病）、雷诺病、红斑性肢痛、静脉血栓形成
运动障碍淋巴或静脉阻塞	
中枢神经系统	脑卒中、肿瘤、脑炎、脊髓损伤或横贯性脊髓炎、多发性硬化症、脊髓灰质炎
肌筋膜疼痛	过度使用、废用、网球肘、重复性劳损、纤维肌痛
胸部出口综合征	神经压迫或血管压迫
Gardner-Diamond 综合征	
精神问题	自伤、躯体形式疼痛障碍（恶意）、Munchhausen 综合征

关键点：诊断

- 诊断 CRPS-Ⅰ 和 CRPS-Ⅱ 主要基于临床发现，布达佩斯临床诊断标准。没有实验室标记可用。早期诊断非常重要
- 女性发病率较高
- 通常的触发因素是创伤、手术、固定
- 排除所有其他可能的疾病和病症
- EGM 研究，诊断神经阻滞表明 CRPS-Ⅱ
- 最常见的发现是疼痛与煽动事件不成比例：烧灼感和电击感，或深度、持续的疼痛
- 皮肤温度和颜色的变化，关节外和疼痛的肿胀，频繁发现
- 通常存在痛觉过敏和（或）异常性疼痛，也可能存在痛觉减退
- 运动异常：活动范围缩小、动作震颤、肌阵挛、反射亢进、肌肉痉挛、自我保护
- 测试：X 线、MRI、骨扫描、诊断神经阻滞、皮肤表面温度

（二）临床表现

CRPS 的临床表现有不同的症状和体征，但最常见的表现之一是与刺激事件不成比例的疼痛。女性有较高的发病率，报道的男女比例为（2∶1）～（4∶1）不等[21, 58, 261, 275]。在三次调查中，平均发病年龄为 41.8—50.4 岁[3, 21, 261]，最近的一次调查的 656 名患者，男性为（37.8±12.3）岁，女性为（36.7±12.1）岁[275]。通常引发创伤受伤的肢体，经常用固定治疗。手术是另一个初始事件。3%～11% 的情况下自发的开始[62]。

根据布达佩斯标准，在一次调查中，CRPS-Ⅰ 患者出现特定症状和体征的百分比见表 40-4[121]。最常见的自我报告的症状是皮肤颜色不对称，感觉过敏（异位疼痛、过敏），不对称水肿和运动改变。体格检查最常见的体征为皮肤颜色不对称、针刺痛觉过敏、活动范围缩小和任何运动改变。一项对 656 名 CRPS-Ⅰ 和 CRPS-Ⅱ 发病后 1～46 年接受治疗的患者的自然史研究在自我报告症状方面有类似的发现（表 40-5），但也报告了在疾病过程中出现的大量其他问题（表 40-6）[275]。

1. 与引发事件不成比例的痛苦　CRPS 的标志性发现是疼痛与刺激事件不成比例。不成比例的反应包括比预期更强烈的疼痛，持续的时间比预期更长，

并扩大到肢体的皮节区范围以外。疼痛是机体对即将发生或正在发生的细胞死亡的反应[160]。在刺激事件后的数小时至数天内，疼痛扩散，并以袜子或手套样的形式扩展到损伤部位和皮节区以外，远端肢体优先受累。患者描述疼痛为灼烧和射击样，或深部的、持续的和疼痛的。一个典型的发现异常疼痛，这是在体检时发现的，患者描述为无法忍受晚上床单、衣服甚至气流的压力。疼痛的强度可能因多种影响因素而波动。剧烈的物理治疗、天气变化（变冷）、身体活动、恐惧或焦虑会使疼痛加重。

2. 血管舒缩性异常　皮肤温度和颜色的变化是常见的。在大多数患者中，肢体最初会呈现红色、温暖和干燥，并随着时间的推移逐渐发展为斑驳、略带蓝色、凉爽和潮湿的状态。然而，一些受影响的肢体在最初发病后会呈现蓝色，比另一侧肢体更冷。

3. 泌汗/水肿异常　患者经常报告关节外疼痛的肿胀。这是一个突出的发现，在疾病的早期，随着时间的推移而减少。最初，皮肤水肿，但逐渐被紧致、有光泽、缺乏正常皮肤皱纹的皮肤所代替[75]。出汗过多或减少或出汗不对称也经常出现。催汗功能可能与正常情况相反，红肿的肢体通常是湿润的，而发青的冷的肢体通常是干燥的。

4. 感觉异常　通常存在痛觉过敏和（或）痛觉异常，但也可能存在痛觉减退。特别令人感兴趣的是一种不寻常的对寒冷的不耐受，这通常首先在物理治疗中遇到，当用冷冻疗法来控制肿胀时可引起明显的疼痛反应[172]。在办公室，临床医生可以进行冰块试验（图 40-11），将冰块敷于敏感区域，确定患者的诱发感觉。临床医生寻求的异常反应是难以忍受的灼痛。在发生 CRPS 后的早期，患者可能将冰立方试验引起的感觉描述为与对侧肢体相比冷感觉减少。同样，寒冷的天气也会引起疼痛发作[172]。

5. 运动异常　通常会出现某种形式的运动障碍。异常范围从活动范围减少到功能亢进，表现为动作震颤、肌阵挛、反射亢进、肌肉痉挛和随意护卫，即使运动异常非常明显，肌电图检测结果也可能正常[270]。这一发现表明，CRPS 的运动反应是中枢介导的，很可能在脊髓水平[326]。起初，虚弱可能是由于不使用和预期的肌肉萎缩。部分患者可能出现假性麻痹，这可发展为肢体忽视。在长期的疾病中，可能会出现肌张力障碍、失用、缺乏协调和本体感觉受损[9, 10, 92, 326]。

表 40-4　CRPS-Ⅰ患者与患有神经性疼痛的非 CRPS 患者的诊断体征和症状的统计学显著差异

变　量	CRPS-Ⅰ（n=113）	非 CRPS（n=47）	P 值
自我报告的症状（% 是）			
肤色不对称	91.1	27.7	<0.01
感觉过敏（异常性疼痛、高血压）	90.2	63.8	<0.01
不对称水肿	89.2	40.4	<0.01
运动变化	88.3	46.7	<0.01
温度不对称	86.6	38.3	<0.01
营养变化	75.0	38.3	<0.01
出汗不对称	62.5	15.2	<0.01
感觉减退（局部麻木）	38.5	65.0	<0.01
体格检查时观察到的迹象（% 是）			
肤色不对称	83.9	36.2	<0.01
针刺的痛觉过敏	81.5	43.5	<0.01
减少活动范围	80.0	37.8	<0.01
运动更换（任何）	79.3	40.0	<0.01
异常疼痛（任何刺激）	70.5	29.8	<0.01
触诊温度不对称	69.4	14.9	<0.01
营养变化（任何）	68.5	29.8	<0.01
异常疼痛到发冷	63.5	10.5	<0.01
不对称水肿	63.5	24.2	<0.01
异常性疼痛到深关节压力	67.6	26.7	<0.01
轻触感觉迟钝	57.7	77.5	<0.05
受影响区域的反射改变	50.8	86.7	<0.05
出汗不对称	43.8	10.6	<0.05
异常疼痛到颤动	40.0	10.5	<0.05
震颤	30.1	5.6	<0.05
肌张力障碍	26.5	5.6	<0.05
红外温度计的平均不对称性（℃）	−0.62 ± 1.97	0.11 ± 1.04	<0.01

引自 Harden RN, Bruehl S, Perez RS, et al. Validation of proposed diagnostic criteria (the "Budapest Criteria") for complex regional pain syndrome. *Pain*. 2010;150:268–274.
没有显示统计学差异的因素。复杂性区域疼痛综合征（CRPS）组的负温度计不对称值表明，平均而言，患侧较冷

表 40–5　根据 CRPS 发病后数年的自我报告症状

变 量	起初 5 年（n=485）%	>10～15 年（n=171）%	与 CRPS 进展的相关性（P 值）
失去力量	93	94	NS
动态机械性异常性疼痛	91	>96	NS
持续的疼痛	87	98	NS
触摸异常性疼痛	84	>90	NS
肌肉痉挛	84	93	NS
皮肤温度的变化	83	95	<0.05
肿胀	75	90	<0.05
肤色变化	71	81	<0.05
肢体姿势异常	57	80	<0.05
内脏（内脏）疼痛	47	62	<0.01
出汗增加	33	44	NS

引自 Schwartzman RJ, Erwin KL, Alexander GM. The natural history of complex regional pain syndrome. *Clin J Pain*. 2009;25:273–280.
CRPS. 复杂性区域疼痛综合征；NS. 不显著

6. 营养的变化　常见的营养变化有指甲生长异常、皮肤毛发生长增加或减少、纤维化、皮肤薄而有光泽、骨质疏松。

7. 心理问题　从历史上看，对 CRPS 患者和他们不成比例的疼痛的偏见存在于对虚构的疾病或其他精神病学暗示的信仰。然而，与其他慢性疼痛综合征一样，共病精神疾病要么作为疼痛综合征的结果，要么促进疼痛综合征的发生[36, 218]。目前还不确定这是否是 CRPS 的因果关系，但在慢性疼痛患者的日常日记中，研究人员发现，如果前一天情绪低落，第二天就会加剧疼痛[80]。此外，前一天的疼痛会导致第二天的抑郁、焦虑和愤怒。这些情绪和行为上的困扰很可能是慢性疼痛和功能丧失的结果，这些心理上的困扰会随着疼痛的消失而消失[187, 198]。

8. 复杂性区域疼痛综合征的分期和自然史　从历史上看，CRPS 有三个发展阶段，但它们的存在后来被证明是错误的[33, 121, 199]。CRPS 患者可能出现部分或全部已知的症状和体征，但也可能只出现不成比例的疼痛。此外，CRPS 的自然史似乎没有进展期[275]。迄今为止最大的自然历史研究包含 656 例，其中 485 人随访时间从疾病产生 1～9 年，另外 171 人为 10～46 年[275]。作者指出，1 年之后，大多数的症状和体征充分表现，此后没有太大改变（表

40–5）。所有患者均无症状自行缓解。这些数据是在 1995—2006 年期间通过患者问卷收集的，因此许多患者无法获得可能影响该病病程的最新治疗方案。

（三）客观性测试

CRPS 主要是一种临床诊断。目前还没有实验室测试或影像学研究能够完全证实这一诊断；然而，许多研究有助于增加临床怀疑的信度，并排除其他可能的诊断[199, 272]。

1. X 线片　受影响的膝关节应进行 X 线以排除伴随的病理。在 CRPS 的急性期，不会发现影像学外观的改变。随着病变的进展，与对侧肢体相比，病变肢体的皮层密度会降低。CRPS 的经典影像学表现为斑片状的关节周围骨质疏松症，伴有髌骨和股骨内侧髁的骨质疏松[130, 291]。晚期出现深度骨矿化[49]。

2. MRI　应该进行 MRI 以排除其他可能的疼痛原因，并缩小鉴别诊断的范围。MRI 可以识别诱发疾病的病理病灶，如半月板断裂。它还可以检测骨髓水肿、应激反应、应力性骨折、软组织改变和隐匿性骨折。CRPS 的 MRI 表现包括皮肤增厚、关节内积液、软组织和肌肉水肿、间质水肿和血管高通透性[212, 278]。慢性变化为肌肉萎缩、纤维化或脂肪浸润，以及皮肤变薄[212, 278]。

3. 三期骨显像　基于三期骨显像（triple-phase

表 40-6 656 例 CRPS 患者发病后 1～20 年的其他症状和问题

症 状	% 影响	与 CRPS 进展的相关性（*P* 值）
疼痛干扰了生活质量	>97	NS
疼痛干扰了个人关系	93	NS
疼痛蔓延	92	NS
疼痛导致无法工作	81	NS
睡眠困难	71.9	NS
疲倦	68.5	<0.05
虚弱	64.7	NS
头痛	61.5	NS
记忆问题	54.5	NS
思维困难	52.6	NS
出汗	48.5	NS
寒冷的天气加剧了疼痛	48	NS
感到昏昏欲睡	38.9	NS
便秘	38.9	<0.01
身体活动加重疼痛	37	NS
头晕	35.1	NS
恶心	33.4	NS
消化不良	26.6	NS
食欲减退	26.6	NS
泌尿系统问题	24.9	<0.01
视力模糊	24.5	NS
瘙痒	25.5	<0.05
体重变化	23.0	NS
皮疹	19.5	NS
腹泻	17.8	0.01
吞咽困难	16.9	NS
呼吸困难	15.7	<0.01

引自 Schwartzman RJ, Erwin KL, Alexander GM. The natural history of complex regional pain syndrome. *Clin J Pain*. 2009;25:273–280.

CRPS. 复杂性区域疼痛综合征；NS. 不显著

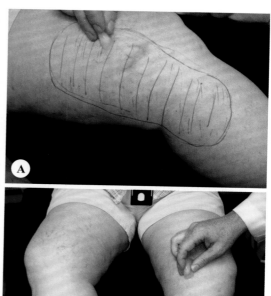

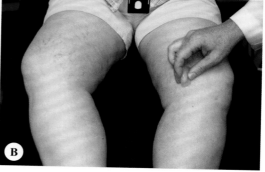

▲ 图 40-11 冰敷试验

bone scintigraphy，TPBS）的结果诊断 CRPS 是有争议的 [129, 156, 199, 340]。TPBS 有三个阶段：动脉、软组织和骨。从历史上看，该试验诊断 CRPS 的灵敏度（19%～97%）和特异度（56%～97%）的范围很广 [272]。请注意，许多研究没有使用当前诊断 CRPS 的标准化标准，而且大多数集中于上肢疾病的累及。灵敏度和特异度的波动被假设归因于骨扫描的 I 期和 II 期的使用、定性或定量图像分析及 CRPS 症状开始到进行扫描之间的时间 [335]。一些研究报道在扫描的第二阶段和第三阶段 CRPS 的摄取增加 [225, 270]。最近的一项调查发现，仅考虑 3 期试验，并且在发病后 5 个月内进行试验时，TPBS 在诊断上肢 CRPS 具有很高的特异度 [335]。

最近一项对 69 例使用布达佩斯标准诊断的上肢或下肢受累患者的调查显示，TPBS 诊断 CRPS 的灵敏度为 40.6%，特异度为 76.6% [199]。TPBS 诊断 CRPS 的比值比为 2.24（95%CI 0.98～5.12），虽然 TPBS 阳性与皮肤颜色改变和水肿有关，但该试验的诊断效能较低。作者报道了基于疾病的慢性特征，结果并无差异，并认为基于他们的研究结果 CRPS 缺乏纯粹的临床分期。

很少有研究评价 TPBS 对下肢 CRPS 的诊断能力。Wuppenhorst 和他的同事 [335] 根据经验指出了该测试在脚部存在的一些技术局限性。例如，第三阶段的示踪剂摄取比手部的示踪剂摄取要小，导致关节分界较弱。此外，感兴趣的区域目前只能定位在跖趾关节。

CRPS 的成功治疗可能会随着受累肢体血流的改善而导致示踪剂摄取的反常增加[129, 183]。因此，肢体摄取的增加可以表明 CRPS 在疾病的初始阶段或成功的治疗（图 40-12）。随着时间的推移，骨扫描结果的这种变化趋势，也是为什么不应该使用这种检测来跟踪疾病的进程或治疗的成功[129, 341]。

4. 诊断性阻滞　疑似神经损伤或神经瘤患者可以进行诊断性神经阻滞。膝关节，这通常涉及大隐神经的髌下分支，还可能涉及内侧韧带的神经，内侧皮神经和外侧支持带的神经。Dellon[64] 建议使用 50∶50 混合 1% 利多卡因和 0.5% 布比卡因，不加肾上腺素。每个神经阻滞包含 5ml 的这种混合物注入已知的关节传入区域，而不是注入神经本身或可疑的皮肤神经瘤内。10min 后，要求患者在平地行走，下楼梯和跪在一个软垫椅子上。在视觉模拟评分上打分减少 5 分可证实充分缓解和 CRPS-Ⅱ的诊断。

腰椎交感神经节阻滞是一种用于诊断和治疗 CRPS-Ⅰ 的工具，尽管它的使用存在争议[125, 172, 233]。在透视控制下给患者注射局部麻醉。通过记录肢体血管运动和肌肉运动的变化来监测神经节的成功阻滞。van Eijs 和他的同事[308] 最近定义了一种成功的阻滞，在这种阻滞中，通过放射线检查证实，在椎前交感神经链上，下肢 L_3–L_4–L_5 水平和上肢 C_6–C_7–T_1 水平有足够的头尾对比染料轮廓。

当阻滞提供缓解以确定是否存在疼痛的特定焦

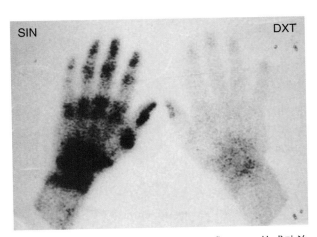

▲ 图 40-12　左手代表急性期 CRPS 或 CRPS 的成功治疗，右手代表正常检查或营养不良/萎缩期 CRPS

CRPS. 复杂性区域疼痛综合征

点时，患者可能会被检查。在操作之前，患者可能会主诉膝关节弥漫性疼痛。在成功阻断后，患者可以定位疼痛（例如在膝关节内侧），临床医生也可以将临床表现定位到特定的疾病（如隐神经炎）。我们建议在进行腰椎阻滞前进行 MRI 检查，以发现其他可能引起疼痛的原因，如半月板断裂，以减少阻滞的必要性。值得注意的是，交感神经阻滞有许多潜在不良反应。最近的一项研究[308] 发现，在 27 例下肢（表 40-7）患者中 79% 和 22 例上肢 CRPS-Ⅰ 患者中的 90% 的患者在术后出现不良反应。此外，在交感神经阻滞后可能产生一种潜在的安慰剂效应[218, 271, 293]。星状神经节阻滞后可发生霍纳综合征（部分上睑下垂、少汗症和无汗症）。

表 40-7　28 例患者腰交感神经节阻滞后的不良反应

不良反应	患者 n（%）	中位时间（范围）（天）
背部疼痛	17（60.7）	2（0～7）
疼痛加重	10（35.7）	3（0～11）
头痛	8（28.6）	2（0～3）
腹股沟疼痛	5（17.9）	2.5（0～3）
恶心/呕吐	5（17.9）	2（1～3）
声音嘶哑	2（7.1）	3（2～4）
血肿	2（7.1）	3（2～4）
吞咽困难	1（3.6）	1（0～1）
无	6（21.4）	

引自 van Eijs F, Geurts J, van Kleef M, et al. Predictors of pain relieving response to sympathetic blockade in complex regional pain syndrome type 1. *Anesthesiology*. 2012;116:113–121.

脊髓或硬膜外阻滞可用于 CRPS 的诊断，因为神经纤维对不同浓度的局麻药有不同的反应。最低浓度的局麻药能穿透髓鞘最少的交感神经纤维。增加浓度，感觉神经系统就会受阻，更高浓度下运动系统就会受阻。当用于检测 CRPS 时，最初注入的通常是盐水，以检测安慰剂反应。不幸的是，即使在低浓度的情况下，也会出现一些感觉障碍，可能导致假阳性结果[172]。

5. 血管舒缩性测量　皮肤表面温度的测量可以由临床医生使用各种商用设备来完成。手持红外体温计测量手和脚周围的皮肤温度[34, 118, 145, 199, 211, 219, 221,

[224, 328, 332]。还有一种非侵入性的临床热测试，以评估小神经纤维的功能和它们的中枢连接。一项对 37 只手部和 48 只足部强直性肌张力障碍患者的调查显示，在没有增加热痛敏感性的情况下，该装置可使患者感觉寒冷和温暖[207]。热像仪是另一种可用来检测温差的技术[43, 211]。然而，这种测试需要大量的设置和监测，如果只是出于成本原因，在临床上并不实用。所有可用的皮肤表面温度设备的一个问题是，对构成 CRPS 阳性测试的温度差量没有达成一致。

6. 催汗测量 定量轴突运动反射试验（Quantitative Sudomotor Axon Reflex Test，QSART）是一种测量排汗量的方法。在这项试验中，在四肢注射乙酰胆碱，测量并比较四肢的排汗量[20, 174, 262]。对这项测试的一个批评是基于泌汗功能障碍是中枢介导的理论，而这项测试在节后交感神经元有其作用机制。因此，这项试验的结果可能不反映 CRPS 交感神经亢进[20]。

五、治疗

针对 CRPS 提出了许多治疗方案，但很少有得到高水平临床试验的支持。对于与膝关节或下肢相关的 CRPS 尤其如此。即便如此，文献中也一致认为，对患者的治疗应涉及多个学科，包括骨科医师、神经科医师、疼痛专科医师、麻醉科医师、物理治疗师、职业治疗师、心理学家和初级护理医师[121, 172, 182, 295]。

本节提出的治疗方案应在确诊后尽快开始。对 CRPS-II 患者的神经损伤应及时识别和适当处理。在 CRPS-I 患者中，应尽一切努力确定引起异常疼痛反应的诱因（如半月板断裂）。虽然有些患者对手术的耐受性很差，但手术的方式可能使病情恶化的机会降到最低[172]。在大多数情况下，冒着使病情恶化的风险去消除引起疼痛症状的主要原因是值得的。人们普遍认为，物理和职业治疗在 CRPS 的治疗中是最重要的，尽管目前还没有关于成功恢复正常功能的具体成分和方式（以及其他医疗和心理干预）的高水平数据[68, 121]。

尽管缺乏高水平的研究，但已经通过共识会议、Meta 分析、系统文献综述和广泛的临床经验总结出 CRPS 的治疗方案和实用指南。2013 年，Harden 和同事[121, 310]描述了具体治疗的必要性，包括物理治疗、职业治疗、职业康复、药物治疗、心理治疗，如果有必要，可以采取干预措施（神经阻滞、药物注射、植入性疼痛治疗设备）来恢复功能。功能恢复是

> **关键点：治疗**
>
> - 应涉及多个学科，包括骨科医生、神经科医生、疼痛专家、麻醉师、物理治疗师、职业治疗师、心理学家和初级保健医生
> - 支持下肢 CRPS 治疗方案的高水平研究的很少
> - 教育患者，确保他 / 她积极参与治疗方案的选择
> - 立即识别和治疗神经损伤
> - 在 CRPS-I 中查找隐藏的触发点
> - 立即开始物理治疗和职业治疗，包括分级暴露于活动 / 运动 / 轻触、脱敏活动、活动范围和灵活性、水疗法、分级运动想象和镜像视觉反馈、应对 / 放松技术、组织按摩。加强锻炼和职业康复促进恢复正常功能
> - 根据需要对慢性 CRPS 患者采用心理治疗
> - 药物：很少有高水平的研究。根据需要治疗合并症。可选项包括皮质类固醇、非甾体抗炎药、自由基清除剂、双膦酸盐、抗惊厥药和钙通道阻滞药
> - 更强的干预措施：静脉注射氯胺酮、交感神经阻滞、硬膜外输注、外科交感神经切除术、神经刺激、手术
> - 作者不同意截肢，因为具有高比例症状复发和幻痛

基于从前感觉皮质（分级运动想象）的激活到轻柔的主动运动再到负重活动的渐进而稳定的过程。功能的增加与感官刺激增加的脱敏相对应。逐渐增加的正常感觉被认为可以重置一些先前描述的复杂的、更高的中枢变化，如中枢性敏感。如果患者未能在合理的时间范围内取得进展，这些研究人员将引入药物和其他干预措施，待以后讨论。

（一）物理职能治疗

职业和物理治疗在 CRPS 的治疗中被认为是必不可少的[21, 53, 68, 202, 220, 244]。事实上，许多药物疗法的目的是缓解症状，使患者能够忍受有效的治疗措施。针对 CRPS 患者的治疗，已经制订了一些指导性原则[53]（图 40-13），具体如下。

- 患者教育。
- 逐步接触活动、动作、轻触。
- 感觉运动治疗：脱敏活动。
- 锻炼：柔韧性，活动范围，水疗法，负重。
- 分级运动想象和镜像视觉反馈。
- 疼痛管理：应对 / 放松技巧，按摩。

一个成功的患者 - 治疗师联盟和强有力的沟通是至关重要的。治疗师必须是患者的倡导者，为治疗方案赢得信任和信誉。可能会发生对治疗反应缓慢和

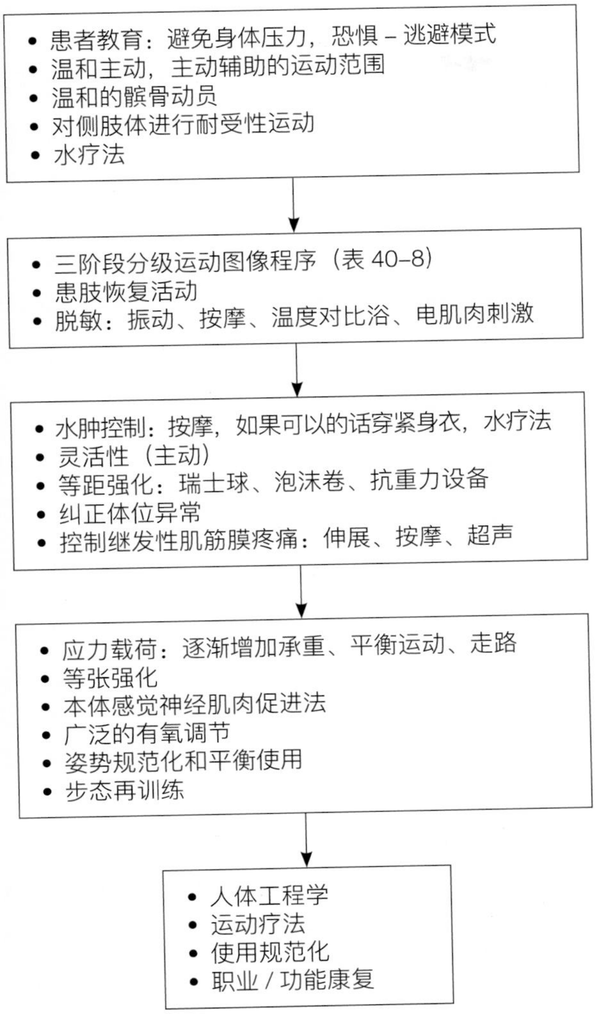

- 患者教育：避免身体压力，恐惧 – 逃避模式
- 温和主动，主动辅助的运动范围
- 温和的髌骨动员
- 对侧肢体进行耐受性运动
- 水疗法

- 三阶段分级运动图像程序（表 40-8）
- 患肢恢复活动
- 脱敏：振动、按摩、温度对比浴、电肌肉刺激

- 水肿控制：按摩，如果可以的话穿紧身衣，水疗法
- 灵活性（主动）
- 等距强化：瑞士球、泡沫卷、抗重力设备
- 纠正体位异常
- 控制继发性肌筋膜疼痛：伸展、按摩、超声

- 应力载荷：逐渐增加承重、平衡运动、走路
- 等张强化
- 本体感觉神经肌肉促进法
- 广泛的有氧调节
- 姿势规范化和平衡使用
- 步态再训练

- 人体工程学
- 运动疗法
- 使用规范化
- 职业 / 功能康复

▲ 图 40-13　物理治疗算法，以恢复复杂性区域疼痛综合征的功能恢复

在患者耐受范围内实施该计划。当患者不敏感（阻滞后）或明显感觉迟钝时请勿使用。过度治疗、运动装置的范围、冷冻疗法和不活动可能会加重 CRPS（引自 Harden RN, Oaklander AL, Buron AW, et al. Complex regional pain syndrome: practical diagnostic and treatment guidelines, ed 4. *Pain Med*. 2013;14:180-229.）

频繁的挫折，但是患者和治疗师之间的对抗总是适得其反 [295]。康复计划不应该过于激进，因为这可能会引发更多的疼痛、水肿、痛苦和疲劳，而这些只会加重 CRPS 的炎症和交感症状。应避免冷冻疗法。

　　对于最近发作的 CRPS 患者，在休息时感到疼痛时，治疗应包括细心温柔、积极主动和协助运动。可以进行对侧肢体的运动。对于长期 CRPS 患者，治疗的最初重点应该是纠正 "运动和感觉系统之间的不匹配，以及对疼痛肢体的持续关注" [190]。一个结合分

级运动想象和镜像视觉反馈的项目 [30, 79, 168, 190, 263] 正在变得流行起来 [121]。分级运动想象（表 40-8）试图通过肢体侧性识别、运动想象（想象）和镜像治疗（当受影响的肢体不被看到时，另一侧肢体在镜子中进行小运动）来依次激活前运动皮质和初级运动皮质。Moseley 在 2004 年 [200] 描述了一个可以有效缓解慢性 CRPS-I 上肢受累患者疼痛的 3 个阶段的项目 [200]。最近的一项 Meta 分析发现，在慢性疼痛综合征患者中，与单独的标准物理治疗相比，该方案具有较大的（有益的）效果 [30]。虽然该项目的作用机制尚不清楚，我们的假设是，这种类型的训练迫使患者注意受影响的肢体，减少运动恐惧症，并在运动输出和感觉反馈之间存在差异时向系统提供纠正性的感觉反馈 [190]。

表 40-8　慢性膝关节复杂区域疼痛综合征的分级运动想象程序

第一阶段：确认横向性（2 周）
- 使用网络可访问的软件（Recognise，Noigroup*），患者显示正常的右膝关节和左膝关节的照片在各种位置随机排列。患者被要求尽快确定他或她看到的是哪个膝关节（左边还是右边）。重点在于速度和准确性。正常指南：准确率≥80%，左右膝关节结果相似，反应时间（2±0.5）s，≥1 周一致

第二阶段：想象运动（2 周）
- 患者被要求想象移动自己的膝关节以采取图中所示的姿势。重点是准确性，而不是速度。在这个阶段，患者实际上并没有移动膝关节

第三阶段：镜像治疗（2 周）
- 当患者坐在检查台上时，一面垂直的镜子被放置在这个位置，这样受影响的膝关节就不会被患者看到。患者开始观察镜子中未受影响的膝关节（处于一个舒适的位置）。向患者展示膝关节做简单运动的图片，或者由治疗师要求患者做简单运动。患者慢慢地试图同时做两个膝关节的动作。受影响的膝关节一直被隐藏，重点是观察他们未受影响的膝关节在镜子中的反射。最初的动作应该非常容易，并且随着容忍度的增加而逐渐增加难度。治疗师应检查后面的镜子，以确保四肢是一起运动，且受影响的肢体不会停止。重点是要全神贯注，一次不能超过 5min

　　慢性 CRPS 患者在患肢任何活动时都会感到疼痛，并会主动限制其活动范围。在长期后遗症形成之前，必须克服这些运动恐惧症。主动和主动辅助

的运动范围练习优于被动运动。强迫被动运动对治疗过于激进和痛苦，结果会适得其反[122]。还应进行温和的髌骨运动。如果可以接受，可以通过主动运动、抬高、按摩和用特殊衣服压缩来减少水肿。肌筋膜疼痛是长期 CRPS 患者的常见表现，应进行拉伸，按摩和超声对触发点进行治疗。通过振动、按摩、温度对比浴和电肌肉刺激来实现感觉正常化。最开始轻触可能会伴有痛苦，但随着治疗的进行，患者将能够逐渐耐受更强的刺激。

水疗法是治疗下肢 CRPS 的一种极好方法，特别是对于不能耐受负重的患者，因为任何陆地运动最初都可能在水中进行。当患者能够忍受腿部的重量时，就开始行走。通过言语提示或通过使患者在患侧携带加重的物体来增载荷荷。鼓励促进体重转移和平衡的活动（例如投掷球）。

当患者准备好时，利用瑞士球、泡沫卷和抗重力器械之类的装置进行等距强化运动，以减少疼痛的运动[121]。随着时间的推移，患者进入等张强化阶段。从水上运动到完全负重活动，逐渐增载荷荷。当患者逐渐恢复到完全负重时，可能需要重新进行步态训练[295]。本体感觉神经肌肉促进模式有助于促进力量和平衡。

对于先前治疗失败的慢性 CPRS 患者，这里简要描述另一种分级疼痛暴露疗法[57, 77, 304]。该计划最初包括关于恐惧 – 回避模型的患者教育，以及培养患者参与先前避免的活动的意愿。它基于行为和心理因素会加剧疼痛和功能障碍，从而可能维持某些患者的 CRPS 这样的假设。由治疗师设计的个性化计划包括主动和主动辅助关节运动，被动伸展和摩擦按摩。鼓励使用受影响的肢体，逐渐进行锻炼和载荷。与大多数其他治疗方案不同，疼痛严重程度不用作增加或减少活动的指南。鼓励患者将疼痛视为应该忽略的神经系统的错误警告标志。当患者最初经历疼痛增加时，家庭成员和合作伙伴参与并接受教育以提供正确的支持。

通过强化工作和职业康复计划使患者恢复正常功能。未来的康复研究需要使用布达佩斯诊断标准和适当的疼痛和功能结果测量。应对这里描述的一些有希望的措施进行随机对照试验，如分级运动想象和分级疼痛暴露治疗。

（二）心理治疗

最近，一项对 31 篇文章的系统综述发现，尽管存在先前的观点，但 CRPS 的发病和维持与心理问题的病史或存在无显著相关性[13, 14]。然而，由于这种慢性疼痛持续存在，患者可能会发展某种程度的情绪困扰，如焦虑增加和抑郁。研究人员同意，所有 CRPS 患者及其家属，无论疾病的持续时间如何，都应被告知有关废用的负面影响，综合征的病理生理学，与心理 / 行为因素的可能相互作用，重新激活的重要性的教育，以及需要积极的自我管理治疗方法[32, 121]。慢性 CRPS 患者应进行彻底的心理评估，然后进行适当的治疗，可能包括放松训练和认知行为干预。生物反馈放松训练有助于提高患者控制疼痛和减少情绪激动的能力。这包括以呼吸为中心的放松、渐进式肌肉放松、放松想象和自体训练。使其成为治疗过程中积极的参与者，而不是被动的接受者。纠正患者对疾病和治疗方案的误解至关重要。将患者的注意力从完全消极的想法转变为更积极的、更有建设性的想法是有压力的。当分级暴露疗法、自体放松法、镜像疗法和催眠想象等技术可用时，提倡心理疗法和物理疗法相组合[121]。

（三）药物治疗

已经测试了许多药物在慢性疼痛病症（例如周围神经病变）中的功效，但是很少有药物治疗 CRPS 的高水平研究（双盲、随机、安慰剂对照研究）（表 40-9）[121, 175, 182, 255]。由于 CRPS 可能涉及中枢致敏，运动异常和交感神经传出功能，患者之间存在差异，因此预计没有一种药物可以治疗这种疾病[121]。此外，可能需要治疗抑郁症和失眠等合并症；因此，处方药的使用必须考虑整个患者的表现。

1. 皮质类固醇和非甾体抗炎药 如果在 CRPS 早期应用皮质类固醇可能有效[18, 45, 109, 142, 161, 206]。在一项小型随机对照试验中，Christensen 及其同事[45]发现，每天 30mg 泼尼松在临床改善方面明显优于安慰剂。第二项研究比较了脑卒中后 CRPS-Ⅰ 中每天使用 40mg 泼尼松联合吡罗昔康，治疗 1 个月后症状和体征有所改善[142]。

在 CRPS 发病后的初期，可采用可的松治疗。Maihofner 及其同事[182]凭经验推荐甲泼尼龙每天 100mg，每 4 天减少至 25mg。资深作者发现，Medrol-Dosepak 或其他等效类固醇剂量，在疾病进程的早期也有用。如果患者对口服类固醇的初始疗程具有积极但不完全的反应，则第二疗程可能是有益的。

表 40-9　复杂区域疼痛综合征的药物治疗选择

研究者，国家	水平	研究对象 (n)	疼痛类型和位置	药物	结果/并发症
Kozin 等[161] (1981), 美国	Open label	17例"确定"，9例"拟诊"，5例"可能"	RSD, 上肢和下肢	皮质类固醇：口服泼尼松，逐渐减量	良好/优异的疼痛缓解：82%的"确定"组，66%的"拟诊"组，0%的"可能"组
Christensen 等[45] (1982), 丹麦	RCT	23	RSD, 上肢	皮质类固醇：口服泼尼松，每天30mg vs. 安慰剂12周	泼尼松组的所有13名患者的临床改善均>75%，而安慰剂组为2/10。没有不良反应
Grundberg[109] (1996), 美国	开放标签研究	69	RSD, 上肢	皮质类固醇：肌内注射长效甲泼尼龙	1年时，47名患者显著改善疼痛和ROM。8名患者的轻微不良反应均得到解决
Kalita 等[142] (2006), 印度	RCT	60	CRPS-I，脑卒中后RSD, 上肢	皮质类固醇：每天口服泼尼松40mg或吡罗昔康20mg，1个月	泼尼松组25例（83%）患者改善，而吡罗昔康组为5例（17%）。5名患者有轻度胃炎，2名患者患有上呼吸道感染；均已解决
Bianchi 等[18] (2006), 意大利	开放标签研究	31	CRPS, 手（25），足（4），膝（2）	皮质类固醇：口服泼尼松，逐减+治疗；4例患者需要2个月周期的Rx，2例患者也有神经节阻滞	临床CRPS严重程度评分的短期和1年随访均显著改善。没有不良反应
Munts 等[206] (2010), 荷兰	双盲RCT	21	CRPS-I，上肢和下肢（慢性）	皮质类固醇：单次鞘内用药，剂量60mg vs. 安慰剂	6周没有改善，试验过早停止。10名Rx患者和11名安慰剂患者的轻微不良反应
Rico 等[245] (1987), 比利时	非随机	26	RSD, 下肢	NSAID：口服萘普生每天1000mg vs. 肌内注射降钙素	3个月时，降钙素组骨扫描时骨/软组织摄取指数显著下降；萘普生组指数增加。没有不良反应
Goris 等[105] (1987), 荷兰	交叉研究	20	RSD, 上肢和下肢	自由基清除剂：所有患者50%DMSO乳膏1周，安慰剂1周	DMSO更有效地改善ROM和症状。没有不良反应
Geertzen 等[88] (1994), 荷兰	RCT	26	RSD, 持续3个月，上肢	自由基清除剂：DMSO与区域静脉注射Ismelin阻滞	9周时：DMSO组效果更好。DMSO具有洋葱大蒜的味道和气味，但没有不良反应
Zuurmond 等[339] (1996), 荷兰	双盲RCT	32	RSD, 急性，上肢和下肢	自由基清除剂：所有患者50%DMSO乳膏 vs. 安慰剂+治疗	2个月时：DMSO组更有效。3例DMSO患者和3例安慰剂患者出现轻度皮肤鳞屑
Perez 等[229] (2003), 荷兰	双盲RCT	145	CRPS-I，105例上肢，41例下肢	自由基清除剂：50%DMSO乳膏 vs. 口服N-乙酰半胱氨酸（NAC）1800mg	两种干预措施在1年时同样有效；3名DMSO患者和5名NAC患者严重的胃病并退出研究
Perez 等[227] (2008), 荷兰	双盲RCT	41	CRPS-I	自由基清除剂：静脉注射甘露醇与安慰剂4h，连续5天+治疗	在第9周，各组之间没有差异。Rx患者16例，安慰剂患者13例轻度不良反应；均已解决

（续表）

研究者，国家	水平	研究对象 (n)	疼痛类型和位置	药物	结果/并发症
Gobelet 等[95] (1986), 瑞士	RCT	24	RSD，第一阶段	降钙素：每天 100U 注射 3 周 + 治疗，与仅治疗	1 周后降钙素疼痛明显改善
Bickerstaff 和 Kanis[19] (1991), 英国	双盲 RCT	40	肌营养不良，创伤后	降钙素：400U 鼻腔每天 4 周，与安慰剂相比	疾病的临床或骨骼进展没有改善
Gobelet 等[96] (1992), 瑞典	双盲 RCT	66	RSD	降钙素：300U 鼻腔每天 3 周 + 治疗，与安慰剂 + 治疗	在第 8 周，降钙素组的疼痛和运动范围同显著改善。对其他参数没有同样观察到的效果。每组中有 2 名患者出现鼻瘙痒，3 名患者出现头痛，6 名安慰剂患者出现恶心和疲劳；均已解决
Maillefert 等[184] (1995), 法国	开放标签研究	11	RSD，慢性；5 足，2 手，2 上肢，1 膝，1 下肢	双膦酸盐/静脉注射帕米膦酸盐：30mg，连续 3 天	在 3 个月时，疼痛显著减轻，医生注意到 7 名患者的改善。2 例患者出现短暂性发热，2 例出现无症状性低钙血症，1 例出现症状性低钙血症；均已消退
Adami 等[1] (1997), 意大利	双盲 RCT	20	RSD；8 足，12 手	双膦酸盐/静脉注射阿仑膦酸盐：然后，7.5mg 连续 3 天与安慰剂组，所有患者均接受开放静脉注射阿仑膦酸盐每天 7.5mg，持续 3 天	在 2 周时，Rx 组在疼痛、压痛、肿胀和运动方面的结果明显优于安慰剂组。所有患者均对第一次注射后发热，3 名 Rx 患者在第一次注射后反应，问题已解决
Cortet 等[52] (1997), 法国	开放标签研究	26	RSD；17 足/脚踝，3 手，2 髋，2 膝，1 肩	双膦酸盐/静脉注射帕米膦酸盐：每天 1mg/kg，连续 3 天（14），2 天（7，2 天因不良事件），1 天（2 天因不良事件）	在第 30、60、90 天，疼痛显著减少。6 例患者出现短暂性发热，3 例低钙血症，2 例静脉刺激，1 例出现恶心，短暂性高血压，白细胞减少伴中性粒细胞减少。全部解决
Varenna 等[317] (2000), 意大利	双盲 RCT	32	RSD	双膦酸盐/静脉注射氯膦酸盐：每天 300mg，连续 10 天或安慰剂，然后 40 天后，安慰剂组接受氯膦酸盐	40 天后，Rx 组的疼痛在临床总体评估方面有显著更好的结果。在 180 天时，整个组的疼痛显著改善
Kubalek 等[163] (2001), 法国	开放标签研究	29	RSD，上肢和下肢	双膦酸盐/静脉注射帕米膦酸盐：每天 60mg，持续 3 天	在第 45 天，疼痛消退 86%，功能改善 70%。6 名患者发热，5 例有发抖，3 例有腹泻
Manicourt 等[187] (2004), 比利时	双盲 RCT	40	CRPS-I，下肢（30 足/踝，10 膝）	双膦酸盐/口服阿仑膦酸盐：每天 40mg，8 周与安慰剂相比；4 周不治疗，然后 8 周自愿（开放）使用阿仑膦酸盐	Rx 组在第 4 周，第 8 周，第 12 周的自发性疼痛，压力耐受性，关节活动性水平"显著和持续"改善；24 名患者自愿进行为期 8 周的开放性试验，5 名患者因上消化道不耐受而退出。1 名安慰剂患者恶心 1h，已解决

（续表）

研究者，国家	水 平	研究对象（n）	疼痛类型和位置	药　物	结果 / 并发症
Robinson 等[249] (2004)，新西兰	双盲 RCT	27	CRPS-I，上肢和下肢	双膦酸盐 / 静脉注射帕米膦酸盐：每天 60mg，1 剂 vs. 安慰剂	在第 3 个月，疼痛全面评估，SF-36 评分显著优于 Rx 组。Rx 组 5 例，对照组 2 例，流感症状轻微，Rx 组输注部位反应轻微；均已解决
Breuer 等[31] (2008)，美国	开放标签研究	10	CRPS	双膦酸盐 / 静脉注射伊班膦酸盐：6mg，3 天	在第 4 周时，观察到平均和 "最差" 疼痛评分的改善；8 名患者出现短暂的流感症状
Varenna 等[316] (2013)，意大利	双盲 RCT	82	CRPS-I 手、足，<4 个月发病症状	双膦酸盐 / 静脉注射奈立膦酸钠：100mg，10 天 4 次 vs. 安慰剂；50 天后，安慰剂组开放试验奈立膦酸钠可用	在第 20 天时，Rx 组在接下来的 20 天内持续疼痛的效果明显好于对照组。与安慰剂组相比，Rx 组在儿个 SF-36 指标上有显著改善；Rx 组 21 例，安慰剂组 12 例有轻微不良反应。14 例患者在开放性试验阶段（39%）有轻微不良反应
Prough 等[234] (1985)，美国	开放标签研究	13	RSD，10 上肢，3 下肢，急性和慢性	钙通道阻滞药 / 口服硝苯地平：每天 3 次，每次 10～30mg	7 例疼痛缓解，2 例疼痛部分缓解，3 例因头痛退出治疗，1 例无效（严重头痛）
Muizelaar 等[204] (1997)，美国	回顾性图表总结	59	CRPS-I（41），CRPS-II（18），80% 上肢，20% 下肢，12 早期，47 慢性	钙通道阻滞药 / 口服硝苯地平或 α 交感神经阻滞药 / 口服苯氧苄胺：不同剂量，8～12 周	92% 的早期症状消失，多数用苯氧苄胺治疗。40% 的慢性症状消失，多数用硝苯地平治疗。1/3 服用硝苯地平的患者有轻度头晕、体位性低血压症状，阳痿以男性居多；7 例因这些不良反应而退出治疗
Mellick 和 Mellick[193] (1997)，美国	开放标签研究	6	RSD，4 上肢，2 下肢	钙通道阻滞药 / 口服加巴喷丁：每天 3 次，每次 300～800mg	言语疼痛量表，疼痛减轻，5 例 85%～100%，1 例 60%
van de Vusse 等[305] (2004)，荷兰	双盲 RCT	58	CRPS-I，慢性，上肢和下肢	钙通道阻滞药 / 口服加巴喷丁：第 1～2 天，600mg 第 3～4 天，1200mg 第 5～21 天与安慰剂比较；2 个 3 周的治疗周期；加巴喷丁或安慰剂，然后冲洗	在第一个研究周期同发现加巴喷丁有利于疼痛缓解。与安慰剂相比，感觉缺陷得到了逆转。第二期治疗效果较差，两期联合治疗无效。95% 的加巴喷丁组和 58% 的安慰剂在第一个治疗期出现轻度不良反应（头晕、嗜睡、昏睡）
Tan 等[298] (2007)，土耳其	开放标签研究	22	RSD，急性（<6 个月发作）；15 手，1 肘，1 踝，5 足，1 膝	钙通道阻滞药 / 口服加巴喷丁：每天 600mg，每 3 天增加 300mg，直到疼痛得到满意的缓解；使用 3 周，然后在维持剂量下使用 6 周	第 6 周时，疼痛、运动明显改善；5 例疼痛完全缓解；头痛 2 例，轻度头晕 3 例，舌痛 1 例，均痊愈

CRPS. 复杂性区域疼痛综合征；DB. 双盲；DMSO. 二甲基亚砜；IM. 肌内；IV. 静脉；NSAID. 非甾体抗炎药；RCT. 随机对照试验；Rx. 治疗；RSD. 反射性交感神经营养不良

尽管临床数据较少，但如果肢体具有发炎的外观[245]，则 NSAID 通常用于治疗 CRPS，特别是在疾病发作后的早期[175, 264, 295]。这些药物的作用机制是抑制环加氧酶，从而减少前列腺素的产生。然而，问题是 CRPS 中的炎症现在被认为是神经源性的，并且没有针对这种类型炎症的药物研究[121]。此外，含有对乙酰氨基酚的处方组合产品存在过量服用的真实危险。

2. 自由基清除剂 使用自由基清除剂来对抗 CRPS 是基于所提出的炎症反应理论，其中炎症介质和氧自由基的过量产生损害健康组织。一项针对 32 例急性 RSD 患者的随机对照试验报道，局部应用 50% 二甲基亚砜（dimethyl sulfoxide, DMSO）优于安慰剂，可改善疼痛和炎症体征[339]。另外两项研究报道 DMSO 对 CRPS-Ⅰ 患者有积极作用[88, 105]。在一项涉及 146 名 CRPS-Ⅰ 患者的高水平试验中，发现口服 N- 乙酰半胱氨酸与 DMSO 同样有效[229]。本研究表明，50%DMSO 乳膏对原发性"温热"CRPS-Ⅰ患者更有效，然而 N- 乙酰半胱氨酸在原发性"冷"CRPS-Ⅰ 患者中更有效。

Zollinger 及其同事[337]发现每天服用 500mg 维生素 C，持续 50 天，可有效降低腕部骨折中 CRPS 的患病率。这是迄今为止唯一进行的 CRPS 药物预防试验。

3. 降钙素，双膦酸盐 选择 CRPS 患者的一个问题是快速而痛苦的骨再吸收（通过 MRI 或三维骨扫描识别）。抑制破骨细胞活性和骨重吸收不仅对于减轻疼痛而且对于保持受影响肢体中的骨量是重要的。降钙素通常用于女性骨质疏松症，仅在三项针对"创伤后肌营养不良"和 RSD 的随机对照试验中进行了研究，在疼痛缓解方面得到了互相矛盾的结果[19, 95, 96]。

在 CRPS 患者中使用各种口服和静脉注射双膦酸盐进行了更广泛的研究[1, 31, 52, 163, 184, 187, 249, 316, 317]。然而，大多数试验时间久远，并且使用第一代和第二代药物。一项此类研究显示，静脉注射阿仑膦酸盐可成功改善受影响肢体的功能并增加骨密度[1]。未受影响肢体的骨密度保持不变。一项针对 40 名患者的口服阿仑膦酸盐[187]的双盲安慰剂对照实验报道，在阿仑膦酸盐开始后 4 周改善，在药物停止后仍可继续改善。所有患者均表现出疼痛水平，抗压性和关节活动性的改善。

第三代双膦酸盐伊班膦酸盐（6mg 输注，连续 3 天）的小型开放标签试验显示治疗后 4 周的结果令

人鼓舞[31]。10 名参与者中有 8 名患有流感症状，症状均可得到缓解。研究人员认为未来可进一步进行随机，双盲，安慰剂对照试验。

2013 年，Varenna 及其同事[316]发表了 82 例上肢和下肢急性（<4 个月）CRPS-Ⅰ 患者静脉注射奈立膦酸与安慰剂相比的结果。安慰剂组患者在 50 天后接受开放标签奈立膦酸治疗。治疗组和安慰剂组相比，疼痛和一些生活质量指数均有显著改善。在参与开放标签阶段的患者中也发现了这些改善。1 年后，所有患者均无 CRPS 相关症状。作者总结说，他们的结果"提供了确凿的证据，证明在近期发病后诊断 CRPS-Ⅰ 的患者中，使用适当剂量的双膦酸盐是首选疗法"。

4. 抗惊厥药和钙通道阻滞药 用作抗惊厥药和抗癫痫药的阻断钠或钙进入神经元的药物，可能在 CRPS 中发挥作用，尽管仍缺乏高水平的研究证据[121, 175]。这些药物在神经性疼痛方面的作用机制尚不清楚。主要假设是周围神经损伤改变轴突膜上钠通道亚型的分布和表达[255]。这反过来又导致初级伤害感受传入纤维和小背根神经节疼痛传递神经元的上调。阻断钠通道会降低这些神经元的动作电位[121]。

在两项小型研究[204, 234]中硝苯地平（Procardia）可减轻了疼痛并改善症状性功能障碍的迹象，但多年来尚无对 CRPS 的研究。加巴喷丁（Neurontin）在神经性疼痛[93, 281]和 CRPS 试验中都受到了相当大的关注[193, 298, 305]。据报道，加巴喷丁可有效减轻异常疼痛和痛觉过敏[44, 305]。应从较小剂量开始应用，如 300mg，每天 3 次，然后逐渐增加剂量，注意观察不良反应。还可以考虑更新的抗癫痫药物普瑞巴林（Lyrica），因为它具有与加巴喷丁类似的作用机制。迄今为止，尚未在 CRPS 患者中进行过普瑞巴林的研究[121]。

在 CRPS-Ⅱ 患者中使用卡巴西平[124]（或优选奥卡西平）已经提出了建议[175, 255]。奥卡西平可能是更好的替代品，因为它具有更少的不良反应和药物 - 药物相互作用[121]，但该药物尚未在 CRPS 患者中进行研究。

5. α 肾上腺素能受体拮抗药 α 肾上腺素能受体拮抗药或 α 交感神经阻滞药已被临床用于 CRPS，但它们具有显著的不良反应，并且没有高水平证据支持其疗效[154, 175, 204, 255]。典型的不良反应包括镇静、头晕、头痛、恶心和低血压。几年前，在两个小系列

患者样本中，可乐定被用于局部（n=6）[55] 和硬膜外（n=19）[242] 治疗 CRPS。苯氧苄胺（二亚苄基），用于治疗灼痛（口服，n=40）[91]、RSD（口服，n=35 [204]，静脉注射，n=5 [185]）和 CRPS（口服，n=4）[137] 等四项研究。Inchiosa 及其同事 [137] 建议在考虑更有创性的治疗之前，对难治性 CRPS 病例口服苯氧苄胺治疗，但这一建议是基于仅 4 名患者的治疗结果。

6. 局部利多卡因和辣椒素　局部药物因为是局部作用的，并且不会引起系统性不良反应，这就为 CRPS 患者提供了另一种药物选择，尽管目前还不存在对这种疾病有效的高水平研究证据。研究人员根据经验建议考虑使用 5% 利多卡因贴剂（Lidoderm）[121]。该贴剂在美国被批准用于治疗带状疱疹后神经痛 [54, 256]。一项开放标签研究包括 6 名 CRPS 患者（5 名 CRPS- Ⅰ 和 1 名 CRPS- Ⅱ），所有患者在平均佩戴贴剂 6.2 周后疼痛缓解 [65]。

多年前，对 10 例难治性 CRPS 患者进行了局部大剂量辣椒素麻醉的初步研究 [246]。除 1 例患者外，所有患者均出现一些持续 1～18 周的疼痛缓解。这种药物在美国被批准用于治疗带状疱疹后神经痛（8% 辣椒素贴剂，Qutenza），并且已被发现对周围神经性疼痛有效 [285, 286]。问题是辣椒素在应用部位引起疼痛的灼烧感，Harden 和他的同事发现"这是非常痛苦，混乱，并且对大多数患者来说是不可接受的"[121]。

7. 抗抑郁药　到目前为止，还没有高水平的证据表明使用各种抗抑郁药物能够治疗 CRPS [121, 228]。在神经病理性疼痛中，三环类和杂环类药物被发现有缓解疼痛和抗抑郁作用 [48, 192, 289]。这些药物包括外周钠通道阻滞药，可能增加其疗效 [334]。例如，阿米替林（Elavil）已被证明可以缓解灼痛。此外，这种药物可以治疗慢性疼痛患者可能出现的情绪和焦虑障碍。阿米替林具有镇静作用，能缓解失眠。三环类抗抑郁药的问题在于如果故意过量服用，会产生毒性。

选择性 5- 羟色胺再摄取抑制药在镇痛方面无效 [121]。然而，联合 5- 羟色胺 – 去甲肾上腺素再摄取抑制药，如度洛西汀（Cymbalta）和文拉法辛（Effexor），在美国被批准用于几种慢性疼痛诊断，并已被发现对神经性疼痛有效 [226, 240, 241, 288]。对于抗抑郁药的潜在有效性和安全性，需要进行高水平的研究。

8. 阿片类　使用吗啡、羟考酮和曲马朵等阿片类药物治疗 CRPS（或任何与癌症无关的慢性疼痛）是有争议的。许多研究已经证明，这些药物在控制慢性周围神经性疼痛 [7, 73, 94, 257, 331] 和膝关节骨关节炎患者的疼痛和改善生活质量方面是有效的 [213]。将阿片类药物与另一种药物相结合（例如，三环类抗抑郁药或加巴喷丁）联合可能对神经性疼痛有更好的作用 [41]。阿片类药物的不良反应很常见，高剂量的不良反应包括恶心、呕吐、便秘、认知障碍、呼吸抑制和上瘾。长期使用可能会导致耐受、痛觉过敏、性欲下降、免疫系统受到抑制，过量服用会导致死亡 [74, 175]。当然，骨科医生在大多数情况下应避免在慢性疼痛情况下使用阿片类药物，并向患者解释其缺点。然而，在有些时候也可能需要使用这些药物，特别是对处于疼痛危机中的患者 [116]，在这种情况下，最好提供疼痛管理转诊，并且只有一名医生提供阿片类药物。曲马朵是一种选择，因为它能阻断 5- 羟色胺 / 去甲肾上腺素的再摄取，并已被证明在临床随机对照试验中有助于减少周围神经病变相关的疼痛 [73, 113] 和骨关节炎 [39]。美沙酮具有理论上的实用性，因为它也作为 N- 甲基 –D- 天冬氨酸（NMDA）拮抗药并且成本低 [121]。

9. 运动障碍的药物治疗　慢性 CRPS 患者的一种常见运动障碍是肌张力障碍，它可能局限于小区域，也可能包括较大区域，如手指、手腕和脚，在这些区域内会出现固定的屈曲姿势 [312]。肌张力障碍也有蔓延到其他四肢的趋势。肌内注射肉毒杆菌毒素可以缓解慢性神经性疼痛 [38, 239, 336] 和治疗慢性 CRPS 的疼痛和肌张力障碍 [5, 148, 259, 260]。最广为人知的作用是对骨骼肌的放松作用；然而，最近的研究表明，它似乎具有早期的抗伤害作用，可能对 CRPS 有益 [38]。Harden 和他的同事认为 [121]，注射肉毒杆菌毒素对局限于小区域的局灶性肌张力障碍最有用。

巴氯芬对突触前和突触后 γ- 氨基丁酸 B 受体的刺激可增强中枢抑制活性，因此被认为是 CRPS 中治疗肌张力障碍的一种药物 [307]。研究者报道了口服 [276] 和鞘内注射巴氯芬部分 [307, 311, 338] 或完全缓解局灶性肌张力障碍的不同结果。鞘内给药的并发症发生率高，包括感染、导管和泵系统故障，硬膜穿刺后头痛和鞘内肉芽肿的形成 [310]。目前缺乏注射肉毒杆菌毒素和巴氯芬治疗 CRPS 患者肌张力障碍的高水平研究。

（四）干预

1. N- 甲基 –D- 天冬氨酸受体拮抗药：静脉注射氯胺酮　NMDA 受体拮抗药是一类麻醉药，其作用是抑制 N- 甲基 –D- 天冬氨酸受体的作用。该受体允许在脑和脊柱中的神经元之间传递电信号。受体必须打开才能传递信号，因此，使 NMDA 受体失活的化学物质被称为拮抗药。常见的拮抗药包括氯胺酮，金刚烷胺，右美沙芬和美金刚。在 CRPS 患者中仅研究了美金刚[110]、镁[47]和氯胺酮，最近氯胺酮受到广泛关注（表 40–10）[51, 101–103, 158, 258]。然而，缺乏纳入足够 CRPS 患者的高水平试验（双盲，随机，安慰剂）[15, 46]。

从 2002 年开始有关于氯胺酮在 CRPS-Ⅰ 和 CRPS-Ⅱ 异常性疼痛或痛觉过敏患者中的局部应用（0.25%～1.5%）的病例报道[302]。在 CRPS-Ⅰ 受试者中，应用 1～2 周后可以观察到疼痛缓解和肿胀减轻。最近的一项研究发现，单剂量局部应用氯胺酮不会减轻疼痛，但在一组 20 名患有 CRPS-Ⅰ 的患者中使用确实能减轻异位疼痛[81]。

大多数病例报道[78, 114, 149, 152, 153, 208, 282]和研究[51, 101, 102, 150, 151, 158, 267, 273, 283]涉及不同剂量静脉输注的氯胺酮。Koffler 及其同事[158]在 9 名难治性 CRPS 患者中使用高剂量（麻醉药）氯胺酮，能够产生 4.5 天医学诱导的昏迷，并且在 6 周后认知功能没有问题。据报道，在其他研究中，较低的亚麻醉剂量可有效减轻疼痛[102, 273, 283]。Schilder 及其同事[267]最近研究了连续低剂量静脉注射氯胺酮和安慰剂（4 天）对 29 例 CRPS-Ⅰ 患者运动功能的影响。通过测量手指敲击任务来确定运动功能。在治疗 12 周后发现疼痛强度与运动功能直接相关，与服用氯胺酮或安慰剂无关。这项研究使人们相信，在运动问题的管理和 CRPS 患者康复中，缓解疼痛是一个重要的目标。

2. 静脉注射免疫球蛋白和肿瘤坏死因子 –α 抑制药 Ⅳ型免疫球蛋白（Ⅳ immunoglobulin，IVIG）或抗 –TNF 抗体的使用引起了一些兴趣，因为有证据表明免疫系统参与了 CRPS[24, 133, 181, 303]。迄今为止，只有两项小型研究将 IVIG 用于治疗 CRPS 患者。Goebel 和他的同事[99]采用 9～18g IVIG 治疗 12 名患者 28 天后，结果有疼痛的缓解。最近，Goebel 和同事[98]评估了低剂量 IVIG（0.5g/kg）治疗 12 例 CRPS 患者的疗效。8 例患者疼痛强度降低，但在治疗后仅随访了 19 天。

少数病例报道观察到，使用 TNF-α 抑制药英夫利昔单抗低剂量静脉局部阻滞后，细胞因子水平下降，疼痛有所减轻[17, 134]。沙利度胺是一种 TNF-α 和

IL-1、IL-6 的抑制药，在病例报道和小型试验中也显示出良好的前景[42, 237, 274]。

3. 交感神经阻滞 对交感神经系统的阻滞通常在累及上肢的星状神经节和累及下肢的 L$_{2\sim4}$ 进行局部麻醉。还有其他可用的交感神经治疗方法，如静脉注射酚妥拉明、静脉局部麻醉和硬膜外输注。关于 CRPS 的交感神经阻滞的文献最近已经被广泛地回顾[40, 56, 121, 293, 310]。目前的认知是，尚无高水平的研究证据证明这些阻滞在减轻疼痛和改善功能方面具有有效性。鉴别临床成功的交感神经阻滞存在问题，部分或不完全交感神经阻滞的可能性很高[186]。尽管如此，许多研究者仍将这些块纳入他们的治疗模型中（图 40–14），因为它们在减少某些患者的疼痛和增加功能方面具有重要的临床意义，从而允许患者参与物理治疗[121]。资深作者通过经验发现，当需要对伴 CRPS 的肢体进行手术时，围术期交感神经节阻滞可以降低 CRPS 的复发率。

许多研究调查了静脉局部阻滞与多种交感神经、麻醉或抗炎药物对 CRPS 的影响。这些阻滞药主要使用胍乙啶，少量使用利多卡因、可乐定、利血平、甲泼尼龙和酚妥拉明。不幸的是，一些高质量的调查未能发现这种治疗的有益效果[121, 154, 227, 228, 300]。Ⅳ 区域封锁可将药物直接置入受影响肢体，如果最终找到合适的药剂或药剂组合，这可能是有利的。

在仅有的几项研究中，给 CRPS 患者静脉注射了酚妥拉明和利多卡因，但结果令人失望。Verdugo 和 Ochoa[322]未能在 100 例 RSD 或烧灼痛患者中发现安慰剂、酚妥拉明和苯肾上腺素注射液在疼痛、感觉测试、局部血流量或痛觉过敏方面有任何差异。Wallace 和他的同事[323]发现，静脉注射利多卡因对 16 例 CRPS-Ⅰ 和 CRPS-Ⅱ 患者的冷、热、冷痛阈值、自主疼痛评分和机械疼痛没有影响。这种治疗确实减少了对冷刺激的疼痛反应。但由于缺乏疗效，无法推荐这些治疗方案[121]。

4. 硬膜外注射 持续硬膜外注射可能用于治疗 CRPS[50, 203, 242]，一些作者认为，这是在 CRPS 肢体上手术时的首选麻醉方法（稍后讨论）[167]。可以滴定药物浓度，使运动功能保持完整，尽管仍可阻断交感神经和感觉输入。这种治疗方法可以与其他药物联合使用，例如可乐定加布比卡因或不加布比卡因[50, 242]。在第 38 章中详细讨论了长时间使用隧道式硬膜外导管会增加感染的风险[242]。

表 40-10 N- 甲基 -D- 天冬氨酸受体拮抗药氯胺酮的研究

研究者，国家	水平	研究对象	疼痛类型和位置	药物	结果/并发症
Correll 等[51] (2004)，澳大利亚	开放标签研究综述	33	CRPS-I 31 人，CRPS-II 2 人，上肢，下肢	持续静脉滴注 10mg/hr，12~24h 完全缓解后停止耐受性循环，24h 部分缓解后无进一步改善，48h 无缓解。12 例 2 个疗程，2 例 3 个疗程	一个疗程后疼痛完全缓解 25 例（65%），部分缓解 6 例（18%），无反应复治疗 2 例（6%）。经反复复治疗，均完全缓解。疼痛缓解时间：一个疗程后 9 个月，2~3 个疗程后 25 个月。不良反应：醉酒、头晕、视力模糊、恶心。6 例患者出现幻觉
Goldberg 等[101] (2005)，美国	开放标签研究	40	CRPS-I，CRPS-II，慢性	静脉输液，门诊，40mg，10 天内增加到 80mg	第 10 天：疼痛强度显著降低，总体疼痛缓解百分比、运动改善、皮肤颜色变化有所减小。不良反应小：4 例头痛，5 例频频躁动不安
Koffler 等[158] (2007)，德国	开放标签研究	9	CRPS-I，慢性	持续静脉输注大剂量（麻醉药），药物诱导昏迷 4.5 天	6 周时，急性和全身疼痛明显缓解。短暂的注意力和处理速度提高，所有其他认知领域保持持续。运动强度略有下降。不良反应：肌肉无力，头晕、乏力、多汗症、焦虑；2 例患者出现倒叙
Kiefer 等[151] (2008)，德国	开放标签初步研究	4	CRPS，慢性	连续静脉滴注，10 天内从每天 50mg 渐到每天 500mg（亚麻醉）	疼痛无改善，无相关不良反应。缺乏治疗反应导致研究终止
Kiefer 等[150] (2008)，德国	开放标签记 II 阶段研究	20	CRPS，慢性，严重	持续静脉输注大剂量（麻醉药），患者插管，机械通气 5 天	在 1 周和 1、3、6 个月时疼痛强度显著降低。所有患者在 1 个月时完全缓解，17 例 3 个月，16 例 6 个月
Finch 等[81] (2009)，澳大利亚	双盲随机对照试验	20	CRPS-I 18 人，CRPS-II 2 人，12 个上肢，8 个下肢	外用，10%，0.5ml，对照安慰剂霜；一次性使用，双肢	第 7 天，痛觉超敏和点状痛敏显著降低患侧，轻度降低对侧。疼痛没有变化
Schwartzman 等[273] (2009)，德国	双盲随机对照试验	19	CRPS，慢性，上肢和下肢	静脉输液，门诊，超过 10 天，氯胺酮。与安慰剂。4h 内最大剂量 100mg。第一天为最大剂量的 75%，第二天为最大剂量的 50%，最多 3~10 天	1 个月时，氯胺酮组疼痛明显减轻；安慰剂组无治疗效果。不良反应：恶心、头痛、疲劳或嗜睡（氯胺酮 4 例，安慰剂 2 例）
Sigtermans 等[283] (2009)，荷兰	双盲随机对照试验	60	慢性，上下肢，CRPS-I	连续静脉滴注 4 天，低剂量氯胺酮 vs. 安慰剂。根据疗效、不良反应给予个体化用药	11 周时，氯胺酮组疼痛评分明显降低，但治疗效果在第 12 周时消失。对功能没有影响。大多数氯胺酮患者有不良反应：92% 醉酒，63% 恶心，93% 心理不良，37% 头痛
Goldberg 等[102] (2010)，美国	开放标签研究	16	CRPS-I 和 CRPS-II	持续静脉输注 5 天，开始时为 10mg/h，滴定至 40mg/h（亚感觉）	与基线相比，第 3、4、5 天疼痛评分显著降低
Schilder 等[267] (2013)，荷兰	双盲随机对照试验	29	慢性上肢 CRPS-I	连续静脉滴注 4 天，低剂量氯胺酮 vs. 安慰剂。根据疗效、不良反应给予个体化用药	12 周以上，疼痛强度与运动功能无直接影响。氯胺酮或安慰剂对运动功能无关

CRPS. 复杂性区域疼痛综合征

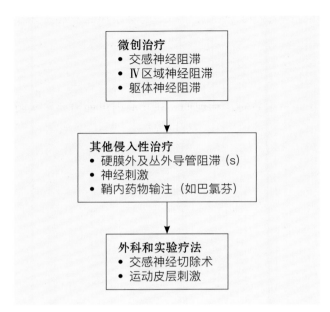

微创治疗
- 交感神经阻滞
- Ⅳ区域神经阻滞
- 躯体神经阻滞

其他侵入性治疗
- 硬膜外及丛外导管阻滞（s）
- 神经刺激
- 鞘内药物输注（如巴氯芬）

外科和实验疗法
- 交感神经切除术
- 运动皮层刺激

▲ 图 40-14　复杂性区域疼痛综合征的介入治疗算法

引自 Harden RN, Oaklander AL, Buron AW, et al. Complex regional pain syndrome: practical diagnostic and treatment guidelines, ed 4. *Pain Med*. 2013;14:180-229.

5. 外科交感神经切除术　外科交感神经切除术包括从星状神经节的下 1/3 到 T₃ 的交感神经链和神经节的切除，或 $L_{2\sim4}$ 的交感神经链和神经节的切除。在可行的情况下进行内镜检查，并已成功用于 CRPS-Ⅰ 和 CRPS-Ⅱ 的治疗[29, 197, 248, 277, 290]。Singh 和同事[290]发现，胸腔镜交感神经切除术治疗上肢 CRPS-Ⅱ 患者比开放式手术效果更好，在症状出现 3 个月内治疗的患者比治疗超过 3 个月的患者效果更好。Schwartzman 和他的同事[277]报道了 CRPS-Ⅰ 患者在症状出现后 12 个月内接受治疗（100% 永久性症状缓解）比 24 个月内接受治疗（69% 症状缓解）和 24 个月以上接受治疗（44% 症状缓解）有更好的结果。本研究包括 8 例与膝关节相关的 CRPS 患者。

最初，疼痛缓解可能是明显的，但症状可能在 6~24 个月后复发，这时需要额外的治疗[8, 223]。这种情况被认为是由于对肢体的所有共感神经支配的外科切除不完全造成的。神经再生和对侧神经支配也可能发生。Harden 和他的同事[121]建议不要进行手术切除交感神经，因为可能会有长期的术后问题。

6. 神经刺激　神经刺激是指脊髓刺激（spinal cord stimulation，SCS）和周围神经刺激。这些治疗方法被认为是通过阻断疼痛神经纤维的传输或引起内源性阿片类药物的释放而发挥作用[270]。自 1967 年以来，SCS 一直被用于慢性疼痛的治疗[250]。电极被植入于颈椎或腰椎的硬膜外间隙。几项研究和综述显示，在这两个部位的 CRPS 患者中都有良好的结果[83, 106, 123, 135, 146, 164, 165, 232, 280, 287, 294]。然而，即使 SCS 完全成功，患者仍需要重复手术更换电池或电极[166]。也有感染或电极移位 / 断裂的可能。永久性 SCS 对疼痛的影响可能随着时间的推移而逐渐减弱[147]。Kemler 和他的同事[147]在一项随机研究中报道，接受了 SCS 和理疗的 CRPS-Ⅰ 患者与仅接受了 6 个月理疗的 CRPS-Ⅰ 患者 5 年后的结果没有差异。van Eijs 和他的同事[309]在一项对 36 例 CRPS-Ⅰ 患者的研究报道说，笔触诱发的异痛预示了永久植入的不良结果。患者的年龄、症状持续时间、疾病的部位、疼痛强度和机械感觉减退的存在都不能预测 SCS 的成功。

用腐蚀性化学物质（如酒精）或周围神经刺激来破坏交感神经节是有可能的，但是很少有报道支持这些治疗方案[35, 37, 126, 196, 250, 333]。脉冲射频消融大隐神经是另一种选择。然而，到目前为止，可用的数据很少，未来需要高水平研究以评估这种治疗方案[2, 112, 136]。

7. 手术　通常应避免对有活动或静止的 CRPS 的肢体上进行手术。髌股关节手术与 CRPS 疼痛的高发生率相关[82]。Lankford 和 Thompson[169]建议进行交感神经阻滞，并让 CRPS 过程"冷却"1 年，然后再考虑其他外科手术。Katz 和 Hungerford[144]建议 CRPS 术后患者延迟手术以纠正机械功能障碍（无菌性松脱、韧带不平衡、部件失调），直到 CRPS 症状得到控制。这些作者还指出，患者在预期的手术前要接受一系列的交感神经阻滞。

然而，如果可以发现疼痛的病灶，建议采取适当的外科手术来消除这种病灶[49]。没有这种干预，就不太可能解决 CRPS 的问题。应该避免使用止血带，因为它们会引起疼痛[321]。有报道称，当患者没有采取适当的围术期疼痛处理措施时，会出现更严重的 CRPS 症状[144, 321]。在手术过程中和手术后，交感神经阻滞可以减少疼痛的可能性。

术后持续硬膜外输注 2~5 天有助于减少 CRPS 复发风险[167]。在我们的经验中，区域麻醉比全身麻醉能更有效地阻止疼痛的发作。阻滞逐渐减少，直到被停止。如果患者在戒断期间开始感到疼痛，就增加剂量直到疼痛减轻，第 2 天再开始减量。在这个治疗阶段，保护患者避免压疮是至关重要的。患者应该每 2 小时翻身一次，使用脚跟垫，放置在气垫床上，白天要经常有人扶其起床。为了防止深静脉血栓形成，需要使用序贯压迫装置和抗栓袜。留置硬膜外导管的患者不宜使用抗凝药物。如果患者不能排尿，可能需要留置导尿。有外周静脉疾病、血栓或高危因素（糖尿病、肥胖）者禁用此疗法。根据需要进行下肢静脉血栓超声检查，每天检查患者下肢静脉血栓情况（胫骨水肿、小腿或大腿内侧压迫痛、霍曼试验）。根据我们的经验，只要在围术期使用交感神经阻滞和其他适当的疼痛管理措施，就不会出现 CRPS 症状的加重。

患有慢性持续性疼痛的患者可能需要截肢，但我们认为不应该进行截肢。Bodde 和同事[27] 系统地评估了 111 例 CRPS-Ⅰ 患者截肢的结果，107 名 CRPS-Ⅰ 患者。48% 患者发生残端 CRPS 症状，41% 的患者发生体感疼痛。

（五）结论

针对 CRPS 提出了许多治疗方案，但很少有得到高水平临床试验的支持。对于与膝关节或下肢相关的 CRPS 尤其如此。即便如此，文献中一致认为，提供患者护理应涉及多个学科，包括骨科医师、神经科医师、疼痛专科医师、麻醉科医师、物理治疗师、职业治疗师、心理医师和初级护理医师。

在将患者的言论视为人格障碍或药物寻求行为的表现前，重要的是要认真对待潜在 CRPS 患者的所有主诉。通过保持高度的临床灵敏度，才可能在早期识别 CRPS。仔细检查和使用其他检查手段（MRI、TPBS），可能有助于鉴别引起异常疼痛反应的其他诱因（如半月板断裂）。

在刚诊断 CRPS 时，对患者进行教育并参与他们的康复是很重要的。关于合适的药物处方，已有一些药物被用于其他慢性疼痛的疗效测试，但很少有针对 CRPS 患者的高水平研究。因此，对于在发病初期和随后的病程中使用哪些药物并没有达成共识。资深作者凭经验提出了 Medrol Dosepak 或短期泼尼松疗程，并规定了采用物理疗法脱敏和主动 / 主动辅助范围的运动练习。可以考虑使用神经经素（加巴喷丁）。推荐在患者早期出现症状的时候转介给有经验的脊椎旁神经节阻滞麻醉医师。重要的是，在 CRPS 发作后的最初几周内开始治疗方案，如果不能得到缓解，不要延迟渐进式治疗策略。

资深作者没有将 CRPS 患者转到一般的疼痛管理中心，因为他们没有进行椎旁同感阻滞。只有那些能够进行必要的椎旁阻滞（以及使用其他药物），以帮助缓解症状的有治疗 CRPS 经验和技巧的医生才会将患者转诊给他们。在几周内可能需要多次阻滞。如果此时病情仍难以控制，则需要其他药物治疗（表 40-11），并应由在当地中心或主要国家治疗中心的有丰富经验的疼痛管理专家提供对 CRPS 的治疗。Harden 及其同事最近发表了一篇对现有治疗策略、物理治疗方案及各种药物和阻滞的适应证的综合综述[121]。

表 40-11　药物治疗指南

症　状	干　预
轻微至中度疼痛	简单的镇痛药和（或）镇痛药
痛苦的、棘手的疼痛	阿片类（短期）和（或）阻断或稍后，更多的实验性干预
炎症 / 肿胀和水肿	全身性或靶向性类固醇（急性）或非甾体抗炎药（慢性），免疫调节剂
抑郁 / 焦虑 / 失眠	镇静剂、镇痛剂、抗抑郁药 / 抗焦虑药和（或）心理治疗
显著的疼痛异常或痛觉过敏	抗惊厥药和（或）其他钠通道阻滞药和（或）NMDA 受体拮抗药
显著的骨质减少、活动受限、营养改变*	降钙素或双膦酸盐
严重血管舒缩障碍	钙通道阻滞药、交感神经和（或）阻滞药

引自 Harden RN, Oaklander AL, Burton AW, et al. Complex regional pain syndrome: practical diagnostic and treatment guidelines, ed 4. *Pain Med.* 2013;14:180-229.
对于被诊断为复杂性区域疼痛综合征，功能恢复算法不能开始或进展的患者，建议采取以下策略（图 40-13）。记住这些建议是被个别患者的陈述所否决的
* 某些药物，如降钙素可能与镇痛及更主要的作用有关
NMDA. N- 甲基 -D- 天冬氨酸

六、病例示范

病例 1

一名 25 岁的美国陆军女中士在战斗训练中左膝受伤。她的前内侧胫骨受到重击，导致胫骨前韧带

完全破裂。她主要的症状是下楼时感到不稳。她的腿前内侧有无法解释的疼痛，在晚上特别明显，2 年来影响睡眠。她腿的这个部位没有正常的感觉。她曾看过多名医生，他们无法对她严重的疼痛做出诊断。

经过检查，我们对膝关节周围的组织进行了仔细的触诊，以找到引起患者疼痛的确切部位。在图 40-15 中，患者指向两个异常敏感的区域，在这两

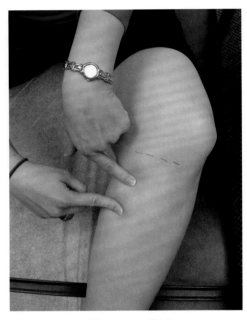

▲ 图 40-15　病例 1
髌下神经和隐神经区域的疼痛区域

个区域，任何压力都会产生明显的疼痛。第一个区域是髌下神经区，第二个区域沿着大隐神经区。这是典型的 CRPS- Ⅱ 型表现，即前击导致神经挫伤和损伤。在髌下神经支切除及症状消失后，才能进行 PCL 重建。任何手术都有加重 CRPS- Ⅱ 症状的风险。

病例 2

一位 47 岁的女性患者，因左膝退行性关节疾病而接受全膝关节置换术，接受手术治疗 2 年后出现症状。由于膝关节内侧和前部的疼痛，导致她的膝关节活动无法达到正常范围，使得她的术后过程变得复杂，这种疼痛在白天持续存在，夜间更加明显。她还对触摸皮肤过敏，膝关节前内侧有烧灼感（图 40-16）。2 年来，她的疼痛症状都是用标准药物治疗的，烧灼感和严重的疼痛并不被认为是 CRPS 的症状。她的皮肤没有变色，也没有变冷。

不幸的是，由于疼痛，该患者发展为关节纤维化，髌骨被完全包裹，没有内侧或外侧的髌骨活动，髌骨下凹，膝关节屈曲受限 80°。最终出现跛行及膝关节僵硬，无法进行日常活动。咨询了其他医生，做出了关节纤维化的诊断，但没有考虑潜在的 CRPS。她向我们提出了许多关于她膝关节的问题，她认为自己的疼痛症状是心理上的，而且处于抑郁状态。

疼痛管理专家立即开始治疗，包括多种交感神经阻滞和药物治疗。不幸的是，恢复膝关节运动所需的大量软组织的释放必须等待 CRPS 症状的控制。

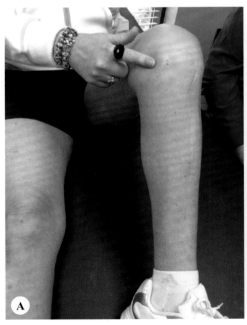
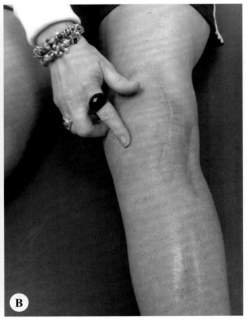

◀ 图 40-16　病例 2
皮肤对触摸过敏，膝关节前内侧有烧灼感

评论：这个病例强调了 CRPS 的症状可能只表现为疼痛和灼烧感，并伴有感觉过敏，如果没有仔细的问诊，可能无法识别该疾病。

病例3

一名 47 岁的女性因膝关节有持续性的内侧疼痛、绞锁和咔嗒声接受了关节镜检查，此前 MRI 显示她的膝关节有内侧半月板断裂。患者有隐神经炎病史。然而，她的症状在手术时是静止的。关节镜下可见完整的内侧半月板，并伴有前内侧髌下脂肪垫退变。1 个月后，患者轻度大隐神经压痛复发，口服泼尼松治疗无缓解。术后 5 周，她出现了温度敏感性和轻触敏感性（感觉过敏和触觉异常），并因交感神经阻滞而转介给疼痛管理专家。该阻滞完全缓解了过敏并显著改善疼痛。基于这种反应，患者被安排接受一系列硬膜外交感神经阻滞和药物治疗。经过 2 个多月的连续 7 次阻滞治疗，患者对轻触诊的过敏反应得到缓解，但对膝关节的触诊仍然异常敏感。

两次阻滞之间的缓解时间越来越短，患者入院接受 7 天硬膜外阻滞。她的疼痛在开始时得到缓解，但在随访时只有部分缓解。重复 6 次硬膜外阻滞无效，并在关节镜手术 9 个月后转介进行交感神经切除术。此后，她的症状完全缓解了 4 个月，但这种治疗后的疼痛复发比交感神经切除术前更严重。

上述手术后大约 1 年，患者开始在对侧腿表现出 CRPS 症状。她最终接受了椎旁神经节阻滞，并植入了一个神经刺激器，后来因硬件故障而被移除。对于这个患者，所有的治疗都在最初有所缓解，但随后又复发。在写这篇文章的时候，她仍然感到疼痛，正在寻找另一位疼痛管理专家。

评论：这个患者展示了一些 CRPS 患者将要经历的长期治疗。通常情况下，这些治疗方法只是部分成功，不幸的是，这些患者必须生活在痛苦的衰弱状态中。

病例4

一名 28 岁的女性接受左下肢疼痛评估。她的急性发作表现为左侧无力、麻木、刺痛和左眼视物模糊，这是横向脊髓炎所致。她之前曾接受过神经科医生和疼痛管理专家的治疗。在评估中，发现肢体皮肤颜色变深（图 40-1），并且从膝关节到脚对轻触的敏感性增加。我们注意到，患者存在膝关节和踝跖屈 30° 挛缩。患者因为无法忍受脚接触床单的疼痛，无法在床单下睡觉。此外，由于她无法承

受所需的压力，脉搏无法触诊。该患者曾被诊断为反射性交感神经营养不良，并经历了三次交感神经阻滞和脊髓刺激器的植入。她正在服用 Neurontin、Lyrica、吗啡和维柯丁。

这个患者被建议戒烟。医生开出了帕罗西汀的处方，虽然考虑了阿仑膦酸盐的添加，但由于患者 DEXA 扫描正常，其疗效被认为是有限。物理治疗仍在继续但无效，因此患者被转诊到一个专门从事 CRPS 的外部机构。8 周的治疗包括消除麻醉和脱敏训练，用一种装置在患者控制的强度水平上旋转玉米壳环绕腿部。她回来时，患者出现红斑样外观（较以前的深色变色有所改善），对轻度触摸的耐受能力有很大提高。患者继续接受物理治疗和药物治疗，并且能够无痛行走。

病例5

一名 18 岁女学生被诊断为双侧髌股关节疼痛和内侧髌股韧带功能不全。她被送往接受物理治疗和股四头肌拉伸训练。开始接受每天西乐葆 200mg 治疗并避免加重症状的活动。8 周后，患者右膝疼痛改善，但左膝疼痛持续。MRI 未发现手术损伤，但患者表现为膝关节至胫骨中侧对轻触的疼痛。这种疼痛为灼烧感，冰块测试显示受累区域的温度感觉下降。她的皮肤没有变色，但摸起来更凉了。诊断为早期 CRPS 后，患者接受物理治疗脱敏训练，并给予甲泼尼龙治疗。她的症状有所改善，但没有完全消除，医生给她开了第二剂甲泼尼龙。此后患者的 CRPS 症状完全消失，她恢复了对髌股关节疼痛的治疗。

评论：在我们的经验中，许多前膝关节疼痛的患者被诊断为髌股关节软骨症，而没有认识到相关的 CRPS，需要首先治疗。

病例6

这 3 例病例呈现出来是因为这是我们所遇到的唯一 CRPS 家族性表现。在 CRPS 和 HLA 系统之间可能存在的遗传联系已经在先前的研究中被发现[61, 314]。但是，当对以下患者进行 HLA 特异性抗原检测时，未发现与 CRPS 相关的抗原。以下病例为一位母亲和她的两个女儿，她们都患有 CRPS。

原发病例是一位 43 岁的母亲，她在 13 岁时被诊断为双侧髌股关节错位和严重的滑车发育不良。患者在打网球、垒球时反复发生损伤（双侧半月板断裂、双侧髌骨半脱位、右髌骨软骨损伤）。这些损

伤导致了多次外科手术（左膝 7 次，右膝 4 次）来处理她的髌股关节错位、半月板损伤和髌股关节炎。26 岁时，由于严重的髌股关节炎接受了双侧分阶段髌骨切除术。她的痛苦得到了短暂的缓解。然而，在右髌骨切除术后 2 个月，她的疼痛越来越严重，疼痛遍及膝关节周围和腿部。即使是轻轻触摸她的衣服，也会有一种"剧烈灼烧感"的痛。腿上的皮肤又亮又肿。除了一个患有糖尿病的弟弟和一个患有类风湿性关节炎的妹妹外，她的家族史并不显著。没有吸烟史。没有涉及诉讼或工人赔偿要求。她最初接受了多种药物治疗、物理治疗和经皮神经电刺激。这些药物包括消炎药、镇痛药、抗焦虑药、口服类固醇和加巴喷丁。同年晚些时候，进行了 4 次交感腰椎阻滞，但只能暂时缓解疼痛。后续又进行了外科交感神经切除术。1 个月后，她的大部分症状都得到了缓解，尽管她的膝关节内侧仍然偶尔会出现感觉过敏的症状。这位患者在现代脊柱刺激器发明之前就接受了治疗，而现代脊柱刺激器在今天是不太可能提供的。

患者 13 岁的女儿在 8 岁时被诊断为特发性脚趾行走。后续出现左侧跟腱挛缩，在最大背屈时使用连续的膝下石膏固定进行治疗。在摘除第二个石膏后，患侧难以承重，并自觉脚踝和脚周围有灼痛。与对侧相比患侧足部皮肤有光泽、水肿，皮温较低。患者接受了多种药物、物理疗法和 TENS 的及时治疗。6 个月后，她的症状没有改善，入院接受连续 5 天硬膜外交感神经阻滞。患者在接受硬膜外阻滞后症状完全缓解，但 1 个月后，同一侧踇趾损伤后，所有症状均复发。患者再一次通过药物、物理疗法和水疗法来进行治疗。症状在 3 个月后逐渐消失。在这段时间里，她形成了正常的脚跟 – 脚趾步态模式。

这位母亲 15 岁的女儿在 11 岁时脚踝扭伤。她接受了软踝支撑支架、拐杖和部分负重治疗。3 周后，她出现了感觉过敏、烧灼感、脚踝和脚部的温度变化。她受累部位的皮肤越来越肿，越来越有光泽。使用消炎药、休息和抬高并不能解决疼痛，冰敷后症状更加严重。家庭成员根据先前的经验迅速发现符合 CRPS 的症状，并立即寻求医疗救助。治疗包括多种药物、TENS、物理疗法和水疗法。症状在 6 个月内逐渐消失。

病例 7

一名 38 岁的女性在工作时跌倒，导致左髌骨脱臼。她接受了初步的非手术治疗。3 个月内，患者因烧灼感被诊断为 CRPS，并发展为关节纤维化。用冰敷患处会产生灼痛。她没有反复发作的不稳定症状。活动范围为 5°～110°，并伴有严重的股四头肌萎缩。她被转入疼痛管理继续治疗，接受了盐酸文拉法辛（Effexor）和巴氯芬的治疗。同时，她继续进行膝关节运动和强化训练的物理治疗。几个月后，她的症状持续改善，但在 1.5 年后，她的过敏症又逐渐恢复。通过加巴喷丁和丙戊酸钠治疗，她的症状在 1 个月内减轻。

病例 8

一名 26 岁的女性经 MRI 诊断为内侧半月板断裂，后来由于极度疼痛而转诊。患者当时正在服用羟考酮、醋氨酚（Percocet）和塞来昔布（西乐葆）。她内侧的髌盖和胫骨触诊起来异常敏感。她把腿弯曲了 30°，拒接查体，因为轻触可引起极度疼痛。她有少量积液，皮肤没有变色，但她的四肢摸起来很凉。患者无法忍受床单压在膝关节上的压力。医生给她开了加巴喷丁处方，并建议她使用椎管旁神经阻滞。虽然加巴喷丁有助于缓解她的疼痛，但因为她无法忍受镇静作用，医生后给她开具了曲马朵治疗。她接受了 10 次阻滞后痛苦减轻了。目前她的病情正在缓解，并因髌骨排列不齐综合征接受非手术治疗。她从未在我们机构接受过关节镜检查。这个病例表明了立即诊断的重要性，因为疼痛可能被错误地归因于内侧半月板断裂。

第十三篇

膝关节评定结果量表
Knee Rating Outcome Instruments

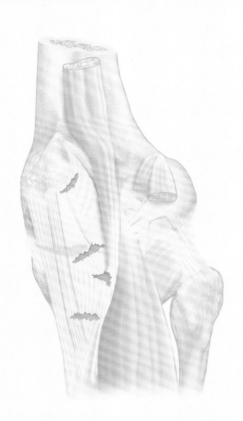

第 41 章　辛辛那提膝关节评分系统
Cincinnati Knee Rating System

Frank R. Noyes　Sue D. Barber-Westiny　著

王毓幸　译　李　冀　校

一、治疗结果评价

膝关节损伤疾病治疗结果评价受到了骨科学者的极大关注。关于前交叉韧带（ACL）重建术后的结果评价，早期的评分量表系统在未对其计量学特征（信度、有效性和灵敏度）评价的前提下，在医疗机构广泛采用[25, 31, 52, 55, 63, 90, 98, 107]。目前对需要纳入患者预后评估的指标尚缺乏共识，因此在 20 世纪 90 年代进行的一些比较 ACL 重建术后结果的研究中，由于使用了不同的评价体系而导致出现了不同的结果和结论[11, 35, 83, 91]。

但是，在过去的 10 年里，许多不同膝关节疾病的膝关节量表和评分系统已经发表，并且有满意的计量学特性（表 41-1）[102]。了解评分量表和评分系统之间的差异非常重要，评分量表主要针对特定的膝关节运动方式，而评分系统则更注重评价整个膝关节状况。例如，评分量表既有针对患者体育活动等级[5, 19, 59, 90, 98]，又有针对日常生活活动（ADL）[9, 40, 52]或两者都有[62, 84]。笔者同意 Zarins[106] 的观点，尽管症状和功能受限等主观评估很重要，但全面治疗的结果评价还必须结合某些特定膝关节损伤评价的客观指标。仅基于调查问卷的主观数据无法完全判断患者的预后[93]。例如，即使 ACL 重建失败的患者，其主观膝关节评定量表也可能被评为"优秀"，恢复或接近正常的膝关节稳定性是 ACL 重建的主要目标[98]，然而，众所周知的是，即使伤后短期内患者在功能性 ACL 缺陷的情况下依然表现良好，但是远期膝关节功能会逐步恶化，最终影响患者日常活动[3, 7, 15, 77]。

与量表不同，评分系统则提供了对膝关节状况全面的分析及其对活动功能的影响。临床研究人员建议，此类评分系统应包括各类症状、运动和日常功能活动、患者满意度和客观的物理查体等内容[2, 91, 106]。目前只有三个膝关节评分系统满足了信度、有效性和灵敏度等计量学标准：辛辛那提膝关节评分系统（CKRS）[6, 67]、国际膝关节文献委员会（IKDC）评分系统[37-39, 89]和新膝关节协会评分系统[66, 88]。CKRS 和 IKDC 膝关节评分包括疼痛、肿胀、打软腿、运动和日常功能活动、体育活动水平、膝关节的本体感觉、膝关节活动范围、关节积液、胫股和髌股关节摩擦音、膝关节韧带松弛不稳、X 线上各间室关节间隙的狭窄、单腿跳跃测试中的下肢对称性。CKRS 已针对各种膝关节疾病进行了验证[6, 58]，IKDC 已针对 ACL 重建[89]、髌骨脱位[80]和半月板疾病进行了验证[18]。IKDC 评分系统将在第 42 章详细讨论。新膝关节评分系统将在第 45 章详细讨论。

当然，也可以使用一般健康评价工具来评估总体健康状况和其他指标，例如心理健康和患者的社会生活方面（表 41-2）[56]。此类用于膝关节研究最广泛的量表是 SF-36 健康调查表[99]，尽管最近的一项研究[100]表明 SF-12 健康调查表也可能适用于 ACL 重建术后的评价。通常健康调查表在特定诊断的患者的研究中用途有限，常常辅助用于疾病特定评分[29, 80]。此外，总体的评分系统还包括肢体特异性（上肢或下肢）或疾病特异性（例如骨关节炎）等特征，广泛用于各种膝关节损伤疾病的预后评估。最常用的评分系统将在第 43 章讨论。

在一项 80 年代初最大样本的 ACL 损伤后自然病史的队列研究中首次报道了 CKRS[77]。当时 ACL 损伤后治疗的疑惑部分由于对 ACL 损伤后对膝关节功能的影响了解有限和缺乏严格有效的症状评分量表。在接下来的 10 年里，逐步改进的 CKRS 评分量表为膝关节状况综合评估提供了有力的工具[6, 67, 69, 76]，

表 41-1　膝关节特异性评价工具中计量学特性的评估

纳入人群	研究者	评价工具	信度?	有效性?	灵敏度?
ACL 功 能缺陷，ACL重建	Lysholm[52]（1982）	Lysholm	否	否	否
	Tegner 和 Lysholm[98]（1985）	Lysholm，Tegner	否	否	否
	Hanley 和 Warren[31]（1987）	HSS	否	否	否
	Straub 和 Hunter[108]（1988）	运动表现指数	否	否	否
	Seto[90]（1988）	体育活动参与调查	否	否	否
	Mohtadi[62]（1998）	ACL-QOL	是	是	否
	Irrgang[39]1998	IKDC	否	是	否
	Roos[85]（1998）	KOOS	是	是	是
	Barber-Westin[6]（1999）	辛辛那提膝关节评分系统	是	是	是
	Briggs[13]（2006）	Lysholm 和 Tegner	是	是	是
	Briggs[14]（2009）	Lysholm 和 Tegner	是	是	是
	Salavati[86]（2011）	KOOS	是	是	否
"非手术"	Leigh Brown[48]（1999）	Edinburgh 膝关节功能	是	是	是
膝关节软骨损伤	Kocher[45]（2004）	Lysholm	是	是	是
	Bekkers[8]（2009）	KOOS	是	是	否
骨关节炎	Bellamy[9]（1988）	WOMAC	是	是	是
	Rejeski[82]（1995）	Knee Pain	是	是	否
	Williams[104]（2012）	WOMAC，匹兹堡 ADL，LEFS	是	否	是
关节置换	Amstutz[109]（1984）	UCLA	否	否	否
	Insall[36]（1989）	Knee Society	否	否	否
	Finch[27]（1995）	LEAP	是	是	是
	Zahiri[105]（1998）	UCLA	否	是	否
	Dawson[20]（1998）	Oxford	是	是	是
	Liow[51]（2000）	膝关节协会	是	否	否
	Lingard[50]（2001）	膝关节协会，WOMAC	否	是	是
	Roos[85]（2003）	KOOS	是	是	是
	Whitehouse[103]（2003）	Reduced WOMAC	是	是	是
	Naal[64]（2009）	UCLA，Marx 运动等级，Tegner	是	是	否
	Talbot[97]（2010）	高活动度人工关节置换评分	否	是	否
	Scuderi[88]（2012），Noble[66]（2012）	新膝关节协会评分系统	是	是	是
膝关节置换翻修	Saleh[87]（2005）	下肢运动量表	是	是	是

（续表）

纳入人群	研究者	评价工具	信度?	有效性?	灵敏度?
半月板手术	Briggs[13]（2006）	Lysholm 和 Tegner	是	是	是
	Crawford[18]（2007）	IKDC 膝关节评估量表	是	是	是
髌股关节疼痛	Chesworth[16]（1989）	Functional Index	是	是	否
	Kujala[46]（1993）	Kujala	否	否	否
	MacIntyre[53]（1995）	Functional Index	是	是	否
	Harrison[32]（1995）	Functional Index	是	是	是
	Piva[81]（2009）	Pittsburgh ADL	否	否	是
	Lee[47]（2013）	三星医疗中心	是	是	是
关节软骨手术	Ebert[23]（2013）	KOOS，Lysholm，Tegner	否	否	是
	Greco[29]（2010）	IKDC 主观，WOMAC，辛辛那提膝关节评分系统	是	否	是
髌骨脱位	Paxton[80]（2003）	IKDC，Kujala，Fulkerson，Lysholm，Tegner	是	是	否
两种以上的膝关节疾病	Irrgang[40]（1998）	匹兹堡 ADL，Lysholm	是	是	是
	Binkley[10]（1999）	LEFS	是	是	否
	Marx[59]（2001）	Marx 活动评分	是	是	否
	Marx[59]（2001）	辛辛那提膝关节评分系统，Lysholm，ADL，AAOS Sports/Knee	是	是	是
	Irrgang[37]（2001）	IKDC 主观	是	是	否
	Johanson[41]（2004）	AAOS 下肢核心量表	是	是	是
	Irrgang[38]（2006）	IKDC 主观	不清楚	不清楚	是

ACL. 前交叉韧带；ACL-QOL. 前交叉韧带 – 生活质量；ADL. 日常生活活动；AAOS. 美国骨科医师学会；HSS. 美国特种外科医院；IKDC. 国际膝关节文献委员会；KOOS. 膝关节损伤和骨关节炎结果评分；LEAP. 下肢活动概况；LEFS. 下肢功能量表；UCLA. 加利福尼亚大学洛杉矶分校；WOMAC. 西安大略和麦克马斯特大学骨性关节炎指数

表 41–2　在膝关节研究中使用的总体健康评价工具计量学特性的评估

纳入诊断人群	研究者	评价工具	信度?	有效性?	灵敏度?
ACL 缺失，ACL 重建	Salavati[86]（2011）	SF-36	是	是	否
膝关节置换	Lingard[50]（2001）	SF-36	否	否	是
关节软骨手术	Greco[29]（2010）	SF-36	是	否	是
	Ebert[23]（2013）	SF-36	否	否	是
髌骨脱位	Paxton[80]（2003）	SF-36，MFA	是	是	否
各种膝关节疾病	Martin[57]（1997）	SF-36，MFA	是	是	是

ACL. 前交叉韧带；MFA. 肌肉骨骼功能评估

CKRS 的主要组成部分如表 41-3 所示，采用了积分或等级评估的形式。该评分系统是骨科文献中 ACL 重建术后最常用的评价工具，并被认为是其他评价工具的确立和有效性分析参照的金标准[29, 34, 37, 39, 59]。CKRS 的最初设计在运动活跃人群中得到验证；但是，它也同样适用于接受其他膝关节手术治疗的患者，如关节软骨修复手术[29]、半月板修复或移植手术、截骨术或髌股关节手术。本章将描述 CKRS 主要组成项目的原理学和方法学。

关键点：治疗结果评价

- 许多适用于各种膝关节疾病的特异性量表和评分系统已在最近 10 年发表，并具有可接受的计量学评价特性

- 量表针对特定膝关节活动进行评级，例如运动或日常生活活动

- 评分系统可对膝关节整体状况进行全面分析，并评价不同的治疗方案对膝关节活动和功能的影响

- 目前只有三个评分系统在信度、有效性和灵敏度上得到验证：辛辛那提膝关节评分系统、IKDC 评分系统和膝关节协会评分系统

- 辛辛那提膝关节评分系统是骨科文献中用来评价 ACL 重建结果最常用的工具，并被视为其他膝关节评分系统标准确立和有效性分析参照的金标准

表 41-3　辛辛那提膝关节评分系统的项目组成

1. 主观评估
   - 症状评定量表
   - 膝关节总体感觉量表
   - 体育活动量表
   - 运动和日常功能活动量表
   - 职业等级量表
2. 患者病史
3. 膝关节体格检查
4. 客观查体
5. 手术方式和关节软骨情况
6. 术后并发症
7. 总体评价

二、结果评价工具中计量学属性

结果评价工具和量表必须具有足够的计量学属性才能有助于治疗效果的评价。这些属性（信度、有效性和灵敏度）由各种统计方法进行确定。

信度是指一种评价工具在多大程度上在受试者之间（测试 – 重新测试）或观察者之间重复。患者在某个时间段完成问卷调查后，Deyo 和同事[21] 建议至少间隔 1 周后再次进行问卷调查。信度通过结果 – 时间相关性和组内相关系数（intraclass correlation coefficients，ICC）来计算。ICC 是现代研究中最常见使用的统计参数，通过以下公式来计算。

$$（A^2+B^2-C^2）/A^2+B^2+D^2-C^2/n$$

其中 A 代表试验 1 的 SD，B 是试验 2 中的 SD，C 是试验 1 和试验 2 之间所有值差值的 SD，D 是试验 1 和试验 2 之间差值的平均值，n 是患者总数。

重复测量数据之间的相关性应大于 0.70，被认为是评估问卷有足够可靠性的标准[79]。Deyo 及同事[21] 和 Lin[49] 建议使用 ICC，而非更常见的 Pearson 相关系数对数据变异性进行更敏感的评估。Pearson 相关系数可能发生的问题是重复的测量值可能存在系统性差异，但却高度相关，因此有可能被错误地解释。例如，如果每个患者在第二次评估时得分都低了 5 分，尽管每个患者的分数都被低估，但是重复测试的相关性非常好。ICC 很好地避免了此问题，因为它不仅评估了相关性，而且还评估了回归统计中的斜率和截距是否与重复测试数据间的预期重复结果有无不同。在我们的示例中，ICC 将有效地减少以重复测数据之间的系统性差异。

内部一致性系数 α 通常大于 0.60[42]。该系数的基本概念在于调查表中的一组问题是否测量的是同一个概念，也就是这些问题之间的内在一致性如何[65]。系数 α 高表示问卷中的项目是一贯的、同质的能反应膝关节疾病的内在特征或属性[44]。

确定一种评价工具的有效性，包括内容、结构、项目的判别、聚类和准则有效性。总体来说，有效性是评价工具对欲检测指标检出的能力[41]。内容有效性是指调查项目是否代表了真正感兴趣的内容，可用不同的方式进行描述。例如表面有效性就是内容有效性的一个方面，是评估调查者和受试者对评价项目接受的程度及其评价项目指向欲检测指标的能力[26]。例如，对于 ACL 重建术后评估，患者、外科医生和治疗师都能够通过评价工具准确的评估 ACL 手术后引起的疼痛和不稳定，代表其就有很好的表面有效性。确定内容有效性的另一种方法是计算地板（最差结果）和天花板（最佳结果）效应[60, 96]，大多数患者得分如果在最高的或最低的量

表级别，则不能很好地评估，评估随着时间的推移而出现的膝关节改善或恶化的情况。存在地板和天花板效果时，超过 30% 的样本人群可能落在量表里的最好或最差分数里[42]。

构想有效性是一种对有关膝关节疾病的预期理论概念或假设的反应程度。理论上，评价工具会准确预测患者因某种已知疾病特征改变而带来的预期结果[24, 95]。研究人员根据先前的研究结果和临床经验建立假说，预期不同治疗组患者之间会有显著差异。假说通过 F 和 T 检验证实（$P < 0.01$）。另外，构想有效性是通过项目量表和先前经过验证的评价工具或医师和患者评价结果之间的 Pearson 积矩相关系数进行评价。R > 0.60 表明有中等强度的系数。

项目判别有效性（或离 - 散有效性）是不同的变量，假设在统计学上确实发现不同（例如患者年龄和膝关节前后位移）[24, 61]，Pearson 相关统计分析证实 R=0.28 或更小。相反，聚类有效性是指当调查表中变量确实是相似的，统计上也证实无显著差异。

准则有效性通过评价工具与金标准或其他能足够反应功能或症状评价标准之间的相关性来决定。Pearson 积矩相关系数用于确定该属性，通常 R > 0.60。

灵敏度是评价工具评估临床有意义变化的能力，通过计算评价项目的标准化响应平均值（standardized response means，SRM）和效应大小（effect sizes，ES）来确定。SRM 的大小（术前和随访评分平均差值 / 差值的 SD）[30] 和 ES（术前和随访评分平均差值 / 术前评分的 SD）[43] 使用 Cohen 标准，大于 0.20 表示微小效果，大于 0.50 表示中等效果，大于 0.80 表示显著效果[17]。这种分析使用 student t 检验，提供了更精确评价指标。评价工具的灵敏度仅表示其反应变化的能力，不一定表示其变化具有临床意义[41]。

三、辛辛那提膝关节评分系统的组成

（一）症状评分

疼痛、肿胀、部分和完全打软腿是膝关节 ACL 损伤的主要症状。疼痛和肿胀是膝关节疾病常见的主诉，不稳定也是其他膝关节韧带损伤和髌股关节疾病的主诉。学者们提出多种评估症状的方法，包括二元体系（"是"或"否"[31, 55]）至视觉模拟评分[28, 34, 62] 至严重等级（例如轻度、中度、重度），可以单独因素[52] 或结合各种活动（例如"剧烈运动后轻度疼痛"）[25, 52, 84, 107]。

1983 年，Noyes 及其同事[77] 提出膝关节症状应该是活动后评分：剧烈运动、休闲运动或行走。ACL 损伤后自然病史的队列研究表明，103 名患者中有 30% 行走，47% 休闲运动，69% 剧烈运动时感到疼痛，据此可以更精确地了解慢性 ACL 功能缺陷患者膝关节的影响。

对症状的评估细化量表见图 41-1[67, 69, 75]。分为六个梯度：患者能够进行的最高活动水平而不会出现症状授予最高分（附录 A）。如果日常活动出现症状，则将其评级为中度（频繁，可缓解）或严重（持续，无法缓解）。评分系统中的项目要定义明确，不能含糊不清，例如"中等"运动（跑步、转向、扭转）和"剧烈"运动（跳跃、高速轴向扭转）。

手术前后的症状随访评估还应该描述六个等级中每个等级中患者百分比分布（以及均值和标准差）。图 41-2 显示了一组半月板移植术后患者的随访数据[73]，正文中描述，"术前平均辛辛那提膝关节疼痛评分为 2.5 分（范围为 0~6 分）随访时提高到 5.8 分（范围为 0~10 分）（$P < 0.0001$）。在半月板移植之前，30 名患者（79%）日常活动有中度到重度疼痛，但在随访中，只有 4 名患者（11%）日常活动有疼痛感"[73]。

症状等级评估可能会碰到一个问题，当患者没有尝试过剧烈体育活动，如果患者或医生尝试根据假设的答案预测，则可能出现潜在的偏倚。例如，如果患者重返骑自行车或游泳时没有疼痛，疼痛评级为 6 级（图 41-1）。但是，如果询问患者他是否认为在第 8 级体育活动（跑步、转向、扭转）出现疼痛，可能的回答是不会发生，如果在没有进一步验

提示：使用以下选项，描述出不出现症状而能达到的最高运动水平

评级描述
10　正常的膝关节，能够完成跳跃、高速轴向扭转等高强度的工作 / 运动
8　能从事跑步、转身、扭转等适度强度的工作 / 运动；剧烈活动后出现症状
6　能够从事不奔跑、扭转、跳跃的轻便工作 / 运动；中度强度的工作 / 运动后出现症状
4　能够独自进行日常生活活动；轻度强度工作 / 运动后出现症状
2　日常生活活动出现中度症状（频繁，可缓解）
0　日常生活活动中出现严重症状（持续，无缓解）

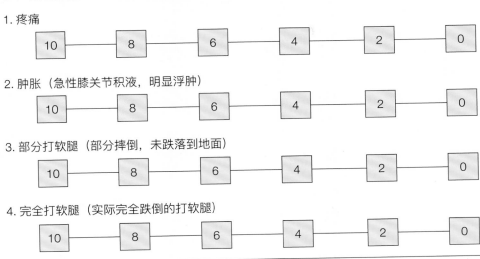

1. 疼痛

2. 肿胀（急性膝关节积液，明显浮肿）

3. 部分打软腿（部分摔倒，未跌落到地面）

4. 完全打软腿（实际完全跌倒的打软腿）

▲ 图 41-1　症状评定量表

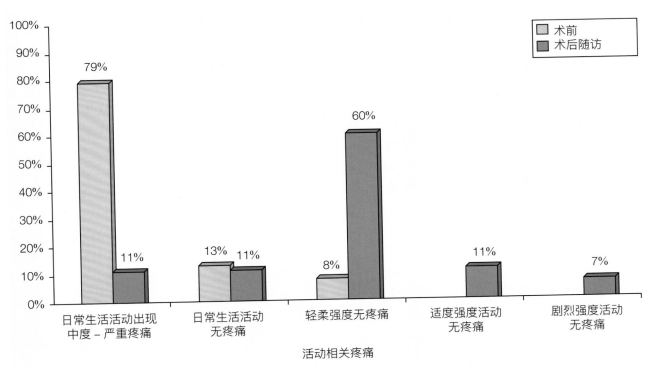

▲ 图 41-2　疼痛量表显示患者出现膝关节疼痛的最高活动水平，该图例取自关于半月板移植的临床研究

术前和术后随访两组间有统计学意义（ $P < 0.000\ 1$ ）。Mod-sev. 中度到严重（ 引自 Noyes FR, Barber-Westin SD, Rankin M. Meniscal transplantation in symptomatic patients less than fifty years old. *J Bone Joint Surg Am*. 2004;86A:1392-1404. ）

证的情况下评为 6 级，将会出现偏差。这个通常发生在患者出现打软腿的情况下，因为患者常常能无症状重返 6 级或 8 级体育活动，但声明他们能偶尔参加 10 级体育活动（跳跃、高速轴向扭转）不出现疼痛。我们应该在合理的基础上评估，而不是由患者推测可能达到的水平上评估。

这种潜在的偏倚好发于伴随复杂性膝关节疾病的慢性膝关节损伤，如软骨退变、多韧带重建手术或骨性内翻畸形、经胫骨高位截骨术及 ACL 重建术后。这个问题有两个解决方案。首先，如果可能的话，医生可要求患者在较高水平的活动中测试膝关节。联系患者参加剧烈运动后再进行症状评分。其次，医生可以使用改良的症状评定量表（图 41-3）评估，最初是在针对骨性内翻畸形和有多次手术史的 ACL 功能缺陷患者[70]。改良量表包括四个等级。评分等级 0、2 和 4，与原始量表（图 41-1）相同。4 级和最高级别（6 级）表示进行某种体育运动可能没有症状。改良量表旨在用于大多数未恢复到 8 级和 10 级中度或剧烈运动水平。先前已有文献证实改良量表可以可靠地评估患者和正常受试者[6]。然而，值得注意的是，改良量表可能降低评价的敏感性，特别是如果使用改良量表的研究结果与使用原始量表的研究结果进行了比较。这个影响仅仅会体现在症状评估量表中，这一章后面会提到，它对总体的评估的效果影响有限，在总体评分比较中，甚至可以忽略不计。

即使在主观症状评分上总是存在偏倚的可能性，CKRS 评分能够对患者恢复活动水平在可接受的偏倚情况下进行准确的评估。该量表明确指出，在患者参加高活动水平，但出现症状，最后还是不得分，从而避免了膝关节滥用带来的危害[77]。

（二）患者膝关节本体感觉评分

现代的膝关节评分系统整合了某种形式的患者满意度，或患者对膝关节状况的自我评估[6, 37]，在 CKRS 中，患者可以在量表中圈出一个 1～10 数字来评估膝关节的整体状况（图 41-4）。评分量表提供了四个描述句子来帮助解释数字量表的含义。例如数字 2 对应的是"差"，定义为"膝关节明显影响我的日常生活活动"，而数字 10 对应的是"正常 / 优秀"，定义为"我能够参加任何我想参加的运动"（附录 A）。对于数字评估，CKRS 以 5 个级别显示。数字 1 和 2 对应为"差"，数字 3 和 4 对应"一般"；数字 5 和 6

提示：使用以下选项，圈选最能表示能达到的最高运动水平而不出现症状最合适的选项

评级描述
6 能够从事轻便 / 适度 / 剧烈强度的工作 / 运动而不出现症状
4 能够独自进行日常生活活动；轻度强度工作 / 运动后出现症状
2 日常生活活动出现中度症状（频繁，可缓解）
0 日常生活活动中出现严重症状（持续，无缓解）

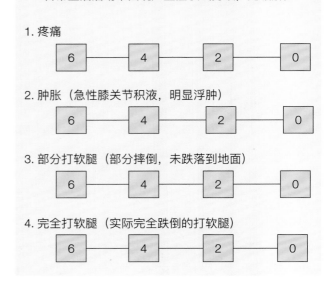

1. 疼痛
2. 肿胀（急性膝关节积液，明显浮肿）
3. 部分打软腿（部分摔倒，未跌落到地面）
4. 完全打软腿（实际完全跌倒的打软腿）

▲ 图 41-3　改良症状评估量表

对应"好"；数字 7 和 8 对应"非常好"；数字 9 和 10 对应"正常"。

图例 41-5 显示了一组接受了半月板移植手术患者[73]。文中描述道"术前患者平均自我感知评分 3.2 分（范围为 1～6 分）随访时提高到 6.2 分（范围 1～9 分）（P=0.000 1）。两名患者膝关节自我感知评分不变，两个恶化"。

临床医生和研究人员应该意识到，患者对膝关节自我感知评估量表和 CKRS 中其他量表的反应可能会不一致。例如，一个 18 岁患者成功地重返竞技足球比赛，而且没有任何问题或症状，总体膝关节评分为 7 分，因为他觉得他的速度比受伤前变慢。相反，一名需要 HTO、ACL 重建和后外侧重建三联手术的 45 岁膝内翻患者术后只恢复到低强度对抗活动，但也将她的膝关节总体状况评为 7 分。她表示非常满意手术效果，她在日常活动中不再感到痛苦，她能够游泳和骑自行车，没有任何问题。因为 CKRS 的这一部分可能是所有项目中最主观的评估因素，可能与其他评估指标无明显相关。当仅使用患者自我感知量表来随访

评价当前膝关节的总体状况，在下面圈出一个数字

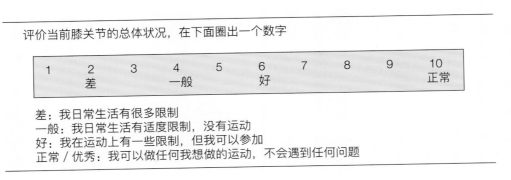

差：我日常生活有很多限制
一般：我日常生活有适度限制，没有运动
好：我在运动上有一些限制，但我可以参加
正常 / 优秀：我可以做任何我想做的运动，不会遇到任何问题

▲ 图 41-4　患者对膝关节状况的自我感知

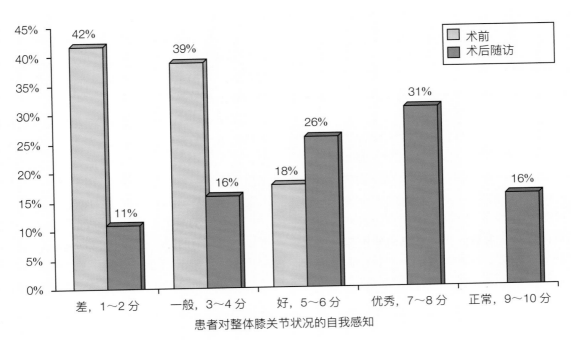

患者对整体膝关节状况的自我感知

▲ 图 41-5　患者对整体膝关节状况的自我感知分布图

引自一项半月板移植临床研究的术前和术后随访，两者之间具有统计学差异（$P < 0.0001$）（引自 Noyes FR, Barber-Westin SD, Rankin M: Meniscal transplantation in symptomatic patients less than fifty years old. *J Bone Joint Surg Am.* 2004;86A:1392-1404.）

手术结果时，这种不一致可能会被低估。

（三）运动和日常功能活动等级

运动医学文献中对膝关节手术治疗的结果随访，需要对其运动水平的准确评估。在许多情况下，例如，如果竞技运动员急性 ACL 损伤后的韧带重建能够恢复到伤前活动水平，结果评价工具必须能够精确定义手术前后的运动水平。或者如果伴有中等骨关节炎、打软腿、不能参加体育运动的 ACL 功能缺失的患者，选择 ACL 重建，减少日常的活动受限，采取更加积极的生活方式，评价工具必须能够检测活动水平细微的变化（增加）。评价工具还必须能够

> **关键点：症状等级和患者自我感知量表**
>
> **症状等级**
> - 疼痛、肿胀、部分打软腿和完全打软腿是评估膝关节损伤和紊乱的主要症状
> - 根据最高活动水平而不引起症状进行评级
> - 六个等级
>
> **患者对膝关节状况的自我感知**
> - 1～10，患者圈选一个数字来评估膝关节的总体状况
> - 提供描述句子来帮助解释数字的含义
> - 所有评估因素中最主观的，与其他评估指标无明显相关

检测到膝关节滥用者或重返运动后出现膝关节症状的患者，从长远来看，过度运动会对膝关节造成损害[77]。评价工具应该能把这一类人和其他重返运动而没有任何问题的人区分开来。因此运动活动等级的精确评估包括运动项目、参与的强度和频率，能根据运动水平或日常活动方式的变化进行分类，鉴别在体育活动中出现症状的患者。

CKRS 体育活动量表于 1989 年首次引入，当时分析发现以前的量表在多个 ACL 结果随访报道中存在偏倚和错误[69]，问题包括：①未能根据特定运动和参与强度准确定义运动活动级别；②未能精确评估治疗前后运动参与的总体强度；③未能发现患者重返运动是否伴有明显的膝关节症状；④混淆了相同的等级工作和体育活动；⑤未能检测到由于生活方式和与膝关节无关的因素的变化而带来的体育活动的变化。

体育活动量表的制订目标在于，允许研究人员对任何运动活动的类型以统一的标准区分运动活动等级，通过两个方面来确定运动活动量表。首先，根据 1 周（或 1 个月）参加运动的天数分为四个等级（图 41-6）。其次，根据各种运动活动情况下的膝关节完成的功能分为三个亚组。第一组包括最困难的膝关节运动动作：跳跃、高速轴向扭转。第二组包括涉及跑步、旋转和转身等的运动。第三组包括不涉及跑步、旋转和跳跃等的运动组成（例如游泳和骑自行车）。

根据运动活动频率和强度的评估量表避免了娱乐性或竞技性运动分级的模糊概念。值得注意的是，无论是大学、专业和青少年运动员，这个分类量表同样适用。尽管有些运动涵盖了好几个子类别，任何运动都可以根据其在特定活动中的膝关节功能进行评级。研究者可以根据运动活动量表中频率分组或强度分组来分析任何一种运动。此外，运动活动量表还包含不参加运动员患者的三个分级，这可以通过 ADL 确定总体日常生活的严重程度。

运动活动量表评估的报道应该根据频率或强度的分布表述。表 41-4 中是一项后交叉韧带（PCL）重建研究报道示例[71]，此量表不需要计算平均得分，因为数据是等级分类资料。

运动活动量表评估的第二个组成部分是在治疗前后活动水平的变化，最常见的是术前和术后末次随访的评估（图 41-7）。设计目的主要是确定运动水平的变化是否是由于膝关节相关的因素引起，以发现膝关节滥用者。表 41-4 的数据同样展示了该部分的内容。

运动活动量表评估的第三部分是对六个特定的施加不同载荷的膝关节动作进行分级（图 41-8）。运动功能和日常活动分别评估，可以评估所有患者膝关节功能，而不仅仅是针对参加竞技体育运动员。

圈选描述你目前的运动水平的数字

I 级（每周参加 4~7 天）

100 跳跃、高速轴向扭转（篮球、排球、足球、体操、足球）
95 跑步、转向、扭转（网球、壁球、手球、冰球、曲棍球、滑雪、摔跤）
90 不能跑步、转身、跳跃（骑自行车、游泳）

II 级（每周参加 1~3 天）

85 跳跃、高速轴向扭转（篮球、排球、足球、体操、足球）
80 跑步、转向、扭转（网球、壁球、手球、冰球、曲棍球、滑雪、摔跤）
75 不能跑步、转身、跳跃（骑自行车、游泳）

III 级（每月参加 1~3 次）

65 跳跃、高速轴向扭转（篮球、排球、足球、体操、足球）
60 跑步、转向、扭转（网球、壁球、手球、冰球、曲棍球、滑雪、摔跤）
55 不能跑步、转身、跳跃（骑自行车、游泳）

IV 级（无运动）

40 我可以轻松地进行日常活动
20 我的日常生活活动中度受限
0 我的日常生活活动严重受限；依靠拐杖，完全残疾

▲ 图 41-6 运动活动评估量表

即使在膝关节功能明显受限的情况下，也能评估患者不同活动遇到的问题。每个功能分为四个等级，评估内容尽量减少了评估量表的主观性。数据表达方式使用均值、标准差和四个等级中每个等级的相应分布。

表 41-4 后交叉韧带重建前后的体育活动水平评估示例

运动类型	术前（患者例数 n）	随访（患者例数 n）
跳跃、高速轴向扭转	0	2
跑步、转向、扭转	1	2
游泳、骑自行车	7	11
无	11	4
体育活动的变化		
水平升高，无症状		8
同级，无症状		4
水平降低，无症状		1
运动时有症状		2
不能运动，与膝关节有关的原因		3
不能运动，与膝关节无关的原因		1

引自 Noyes FR, Barber-Westin S. Posterior cruciate ligament replacement with a two-strand quadriceps tendon–patellar bone autograft and a tibial inlay technique. *J Bone Joint Surg Am.* 2005;87:1241–1252.

（四）职业活动等级

运动医学文献很少关注 ACL 重建对职业活动水平的影响。膝关节手术和治疗方案的结果评估应该同时包括职业和体育活动两方面，特别是如果患者由于缺乏兴趣、时间、能力或其他原因而未能参与体育活动时。在这些情况下，手术治疗的最主要目的是使患者重返职业。这时候只能是采用职业活动等级量表来评估，将职业和运动活动整为一体的评估量表则不能很好地分开评估这两个方面[98]。

有一项研究发现，既往已发布的职业评分系统在报道治疗评估结果时存在许多偏倚和潜在的错误[76]。原因之一在于缺乏评估不同工作时施予膝关节的载荷大小或膝关节功能缺陷对工作影响大小的

选中最能说明你受伤或手术后运动生活发生变化的框，我的体育活动有：

没有改变
□ 我没有 / 有轻微的问题
□ 我有中度 / 重度问题

增加
□ 我没有 / 有轻微的问题
□ 我有中度 / 重度问题

减少
□ 我没有 / 有轻微的问题
□ 我有中度 / 重度问题
□ 由于膝关节无关的原因

停下来，放弃所有运动
□ 我参加运动时遇到中度 / 重度问题
□ 由于膝关节无关的原因

▲ 图 41-7 运动活动变化

检查您在以下动作过程中遇到的问题

1. 步行
选中一个框：
□ 正常，无限制（40）
□ 一些限制（30）
□ 只能走 3～4 个街区（20）
□ 少于 1 个街区，需要拐杖（0）

2. 上下楼梯
选中一个框：
□ 正常，无限制（40）
□ 一些限制（30）
□ 只能爬 11～30 步（20）
□ 只能爬 1～10 步（0）

3. 下蹲 / 下跪
选中一个框：
□ 正常，无限制（40）
□ 一些限制（30）
□ 只有 6～10 次可能（20）
□ 只有 0～5 次可能（0）

4. 直线跑
选中一个框：
□ 极具竞争力（100）
□ 一些限制，保护性动作（80）
□ 一定的限制，1/2 速度（60）
□ 无法做（40）

5. 跳跃 / 着地
选中一个框：
□ 极具竞争力（100）
□ 一些限制，保护性动作（80）
□ 一定的限制，1/2 速度（60）
□ 无法做（40）

6. 高速轴向扭转 / 急停急转
选中一个框：
□ 极具竞争力（100）
□ 一些限制，保护性动作（80）
□ 一定的限制，1/2 速度（60）
□ 无法做（40）

▲ 图 41-8 日常生活和运动功能量表

尺度量表。还有术语概念不明确，例如轻、中、重经常被用来描述职业载荷。再则，既往没有任何一个量表考虑了因膝关节无关的因素影响工作状态变化。根据这项研究，创建了一个崭新的职业评定量

表（图 41-9），包括施加下肢不同载荷的七个项目（附录 A）。每个项目根据每天需要完成的任务的强度、频率和持续时间进行了分级。选择的项目类似于工伤补偿鉴定中膝关节的状况评估。研究发现，该评估量表比使用职业名称或武断的数字量表在评估职业需求方面更有效、更确切[76]。

选择"站立/行走"这一项目是因为某些膝关节疾病患者，包括髌股关节和胫股关节骨关节炎，长期负重站立或行走受限。"攀爬"和"下蹲"项目评估在重复载荷条件下膝关节功能。"走在不平坦路面"对于评估膝关节韧带损伤或重建后膝关节稳定性非常重要。"起重/搬运"项目和"携带的千克数"有助于评估膝关节可耐受承重的总体能力。为了简洁和简单起见，对被评估的项目进行了限制，尽管本来可以包括很多其他项目。这些项目不单是针对某一种膝关节疾病。相反，它针对的是下肢功能的总体工作能力的评估。

每个项目给予 1~2 个数量等级进行分级：五个项目最高评分可达 10 分，两个项目最高评分 5 分。在评估膝关节载荷方面，用来评估一个人的工作强度的评分不一定等于相同评分的其他项目的工作强度。实际施加膝关节的载荷分级是综合多个内在和外在因素的整体关节功能体现。每个项目的得分相加，达到结果评估的目的。根据所有评估项目总分

关键点：运动和日常功能活动等级

准确评估运动功能等级必须涵盖多个水平的运动项目，参与强度和频率；能够区分运动水平或生活方式的变化；区分在体育活动中是否伴随症状。

其他评分量表系统的偏倚和潜在误差来源

- 无法根据特定运动和参与强度准确定义运动活动水平
- 未能区分治疗前后运动水平总体强度的变化
- 未能区分重返运动人群中是否伴随有明显的症状
- 将工作和体育活动混淆或整合在一起
- 未能辨认出由于生活方式和非膝关节相关因素的改变导致运动功能的改变

两个因素决定运动等级，所有需评定的运动方式都适用

- 参与频率
- 活动时膝关节的功能

评估治疗期间运动活动水平的变化

- 确定变化是由膝关节相关还是非膝关节相关因素引起
- 发现膝关节滥用者
- 同时评估运动和日常功能活动

勾选最能反映你实际工作的条目，每项只能勾选一个

项目 1 坐	项目 2 站 / 走	项目 3 在不平地面行走	项目 4 下蹲	项目 5 攀爬	项目 6 举重 / 搬运	项目 7 携带的千克数
0 ☐ 8~10 小时 / 天	0 ☐ 0 小时 / 天	0 ☐ 0 小时 / 天	0 ☐ 1 次 / 天	0 ☐ 0 次 / 天	0 ☐ 1 次 / 天	0 ☐ 0~2.7kg
1 ☐ 6~7 小时 / 天	2 ☐ 1 小时 / 天	2 ☐ 1 小时 / 天	1 ☐ 1~5 次 / 天	2 ☐ 1 航班 2 次 / 天	1 ☐ 1~5 次 / 天	1 ☐ 2.7~4.5kg
2 ☐ 4~5 小时 / 天	4 ☐ 2~3 小时 / 天	4 ☐ 2~3 小时 / 天	2 ☐ 6~10 次 / 天	4 ☐ 3 航班 2 次 / 天	2 ☐ 6~10 次 / 天	2 ☐ 4.5~9.1kg
3 ☐ 2~3 小时 / 天	6 ☐ 4~5 小时 / 天	6 ☐ 4~5 小时 / 天	3 ☐ 11~15 次 / 天	6 ☐ 10 航班 / 爬梯子	3 ☐ 11~15 次 / 天	3 ☐ 9.1~11.3kg
4 ☐ 1 小时 / 天	8 ☐ 6~7 小时 / 天	8 ☐ 6~7 小时 / 天	4 ☐ 16~20 次 / 天	8 ☐ 负重爬梯子 2~3 天 / 周	4 ☐ 16~20 次 / 天	4 ☐ 11.3~13.6kg
5 ☐ 0 小时 / 天	10 ☐ 8~10 小时 / 天	10 ☐ 8~10 小时 / 天	5 ☐ 大于 20 次 / 天	10 ☐ 负重爬梯 子，每天	5 ☐ 大于 20 次 / 天	5 ☐ 大于 13.6kg

▲ 图 41-9 职业等级评定量表

对能从事的职业强度进行评级：残疾（0 分），能从事载荷非常轻（1～20 分），轻（21～41 分），中度（41～60 分），重度（61～80 分），非常重（＞80 分）。数据可以均值、标准差呈现，或通过比较治疗前后患者在六个职业类别中分布的差异。

职业活动量表评估的第二个主要组成部分是治疗前后职业活动的变化，最常见于术前和术后最近一次随访的评估。格式和内容类似于治疗期间运动活动变化的评估（图 41-7）。最重要的是，确定职业活动的变化是否由膝关节相关或非膝关节相关的因素引起，以及患者职业活动中是否伴随症状。

职业评估量表的信度已经在 ACL 断裂、慢性髌股关节疾病、退行性半月板损伤和膝骨关节炎患者中得到了验证[6]。该量表在临床上可用于评估申请工伤赔偿患者的职业状况及残疾程度。另外，职业评级量表还用于关于 ACL 重建结果保险计划（私人赔偿与工伤赔偿）的评估[72, 101]。

关键点：职业活动等级

- 职业活动等级评估应与运动活动等级评估分开
- 对七个项目进行分级，以提供总体工作强度等级评估
- 0～100 分尺度：
  - 残疾（0 分）
  - 非常轻（1～20 分）
  - 轻度（21～40 分）
  - 中度（41～60 分）
  - 重度（61～80 分）
  - 非常重（＞80 分）
- 类似体育活动评级的方式评估职业活动的变化
- 职业评级量表的信度在以下疾病的患者中得到验证：ACL 损伤、慢性髌股关节疾病、退行性半月板损伤和骨关节炎

（五）病史

为了临床研究，开发了一种特定的患者病史数据采集格式（图 41-10），以确保获得准确一致的信息，涉及主要致伤原因编码、受累膝关节既往手术史，这样可以明确患者是否符合特定研究的纳入标准。例如，一项急性前瞻性研究纳入仅有一个主要致伤原因且无既往手术史患者。在这样的研究中，有额外的致伤原因或既往有手术史的患者排除在外。另外，还必须考虑未受累膝关节情况，未受累膝关节的问题被归为一个单独的亚组以确定此因素是否

会影响治疗效果。

CKRS 的病史部分仅包含与骨科疾病相关的信息。除非改变了治疗结果，患者其他医疗问题通常不包括在内。记录一般人口基线数据用于标识和描述。既往膝关节手术史按主要手术类别进行编码，以提供报告先前治疗所必需的基本信息。

（六）膝关节体格检查

膝关节物理查体部分记录膝关节所有的参数（图 41-11）。内容分为五个部分。大体检查包括关节积液和关节活动度。关节积液分为正常、轻度（＜25ml 液体）、中度（26～60ml 液体）或重度（＞60ml 液体）。使用量角器测量膝关节屈伸活动度、脚跟高度法用来确定双膝之间的伸直差异。

胫股关节评估包括关节线疼痛、摩擦音和压痛。疼痛分为无、轻度、中度或严重。摩擦音分为无、轻度、中度或严重。在 25°～50° 范围的膝关节屈伸活动范围内均有摩擦音定义为中度，表示存在软骨异常（确定纤维化）。在膝屈伸活动大于 50° 范围均出现异常摩擦音定义为严重。髌股关节检查包括摩擦音、压痛、屈膝 20° 髌骨外侧和内侧移动度、软组织压痛和软组织肿胀。摩擦音和疼痛分级同胫股关节评估。屈曲 20° 髌骨外侧移动度，正常在髌骨宽度的 25% 以内；轻度，26%～50%；中度，51%～75%；严重，＞75%。屈曲 20° 髌骨内侧移动度，正常可移动 15mm；轻度，11～15mm；中度，6～10mm；严重，＜6mm。

影像学检查部分，三个膝关节间室评估为正常（无关节间隙变窄）、轻度、中度（变窄＜50%）或严重（变窄＞50%），使用屈膝 45° 负重位正位片和屈膝 30° 髌股轴位片。关于下肢力线的研究需要下肢负重位全长片来记录力线轴和机械轴[22]。

韧带稳定性部分包括轴移试验（0～Ⅲ级）和其他膝关节韧带稳定性试验（图 41-11）。轴移试验分为 0～Ⅲ级，0 级表示没有轴移；Ⅰ级，滑动；Ⅱ级，错动感；Ⅲ级，外侧胫骨平台的后方和股骨髁的碰撞感。后抽屉试验是指膝关节屈曲 90°，测试胫骨下沉，记录受累膝关节和对侧膝关节之间胫骨后移距离的差异。内外侧副韧带稳定性测试基于在 0° 和 30° 屈膝状态下进行内翻和外翻应力测试，评估关节开口距离（以毫米为单位），从胫股初始闭合接触位置为基点，伤侧与健侧对比。胫股旋转试验用于测试在膝关节屈曲 30° 和 90° 时胫骨后半脱位程度[74]。

姓名 _____ M.I. _____

患者编号 _____ 街道 _____

城市 _____州 _____ 邮编 _____ 社会保障号_____／_____／_____

出生日期 _____／_____／_____ 年龄 _____ 性别（男／女）_____

受累膝（左／右）_____ 第 1 次受伤日期／问题 _____

第一次就诊日期 _____

第一伤害发生在：_____ （1 运动；2 日常活动；3 工作；4 机动车事故；5 其他；6 没有受伤）

再次完全打软腿外伤（是／否）？ _____ 双侧 ACL？（是／否）_____ 急性／慢性 _____

手术史

手术数量：受累膝关节 _____ 未受累膝关节 _____

受累膝（是／否） 未受累膝（是／否）

关节镜，清创术	_____	_____
ACL 重建	_____	_____
PCL 重建	_____	_____
LCL，后外侧重建	_____	_____
MCL 重建	_____	_____
半月板切除术（部分或全部）	_____	_____
半月板修复	_____	_____
半月板同种异体移植	_____	_____
胫骨高位截骨	_____	_____
骨软骨自体移植手术	_____	_____
髌股关节（膝近远端力线调整，髌股韧带重建）	_____	_____

手术 # 1，受累膝
日期 _____ 术者 _____
手术名称 _____

手术 # 2，受累膝
日期 _____ 术者 _____
手术名称 _____

手术 # 3，受累膝 _____
日期 _____ 术者 _____
手术名称 _____

手术 # 4，受累膝
日期 _____ 术者 _____
手术名称 _____

手术 # 5，受累膝
日期 _____ 术者 _____
手术名称 _____

手术 # 1 未受累膝
日期 _____ 术者 _____
手术名称 _____

手术 # 2 未受累膝
日期 _____ 术者 _____
手术名称 _____

▲ 图 41–10　患者病史

ACL. 前交叉韧带；LCL. 外侧副韧带；MCL. 内侧副韧带；PCL. 后交叉韧带

将每个评分分为四个等级：4= 正常，3= 轻度，2= 中度，1= 严重

　　　　　　　　　　　　　　　　受累　　　　　　　　　　　　　未受累

大体

关节腔积液　　　　　　　＿＿＿＿＿　　　　　　　＿＿＿＿＿

屈曲角度　　　　　　　　＿＿＿＿＿　　　　　　　＿＿＿＿＿

伸直受限　　　　　　　　＿＿＿＿＿　　　　　　　＿＿＿＿＿

胫股关节

关节压痛（内侧）　　　　＿＿＿＿＿　　　　　　　＿＿＿＿＿

关节压痛（外侧）　　　　＿＿＿＿＿　　　　　　　＿＿＿＿＿

摩擦音　　　　　　　　　＿＿＿＿＿　　　　　　　＿＿＿＿＿

压痛（内侧）　　　　　　＿＿＿＿＿　　　　　　　＿＿＿＿＿

压痛（外侧）　　　　　　＿＿＿＿＿　　　　　　　＿＿＿＿＿

髌股关节

摩擦音　　　　　　　　　＿＿＿＿＿　　　　　　　＿＿＿＿＿

压痛　　　　　　　　　　＿＿＿＿＿　　　　　　　＿＿＿＿＿

外侧半脱位 20°　　　　　＿＿＿＿＿　　　　　　　＿＿＿＿＿

内侧半脱位 20°　　　　　＿＿＿＿＿　　　　　　　＿＿＿＿＿

软组织疼痛　　　　　　　＿＿＿＿＿　　　　　　　＿＿＿＿＿

部位软组织疼痛　　　　　＿＿＿＿＿　　　　　　　＿＿＿＿＿

软组织肿胀　　　　　　　＿＿＿＿＿　　　　　　　＿＿＿＿＿

部位软组织肿胀　　　　　＿＿＿＿＿　　　　　　　＿＿＿＿＿

X 线

髌股间室　　　　　　　　＿＿＿＿＿　　　　　　　＿＿＿＿＿

内侧胫股间室　　　　　　＿＿＿＿＿　　　　　　　＿＿＿＿＿

外侧胫股间室　　　　　　＿＿＿＿＿　　　　　　　＿＿＿＿＿

　　　　　　　　　　　　差值（受累膝 – 未受累膝）

韧带松弛

轴移（等级 0～Ⅲ）　　＿＿＿＿＿＿（受累膝）　　　＿＿＿＿＿＿（未受累膝）

前向移动　　　　　　＿＿＿＿＿＿mm

外侧关节开口 5°　　＿＿＿＿＿＿mm

外侧关节开口 25°　＿＿＿＿＿＿mm

内侧关节开口 5°　　＿＿＿＿＿＿mm

内侧关节开口 25°　＿＿＿＿＿＿mm

后向移动 90°　　　＿＿＿＿＿＿mm

胫骨外旋 30°　　　＿＿＿＿＿＿°

胫骨外旋 90°　　　＿＿＿＿＿＿°

▲ 图 41-11　膝关节物理查体

（七）客观测试测量

对下肢的客观测试测量以确定韧带、肌肉和对称性下肢功能缺失（图 41–12）。KT-2000 膝关节测试在 20° 屈曲度，134N 应力下测量前后总位移进行 ACL 评估。这比中立位胫骨前后移位距离更为准确，记录重建手术侧和对侧前后位移差异。KT-2000 测试不适用于对侧膝关节有 ACL 或 PCL 损伤的患者。KT-2000 测试不同于使用最大应力手法检查，因为不

同的检查者施加的应力变化很大，导致不同的评估者和研究的结果不一致。

膝关节屈曲 90° 胫骨近端向后施加 89N 的应力对膝关节应力位摄片，胫骨处于旋转中立位，股四头肌放松，检测 PCL 损伤[33]。记录重建侧和对侧胫骨后移的差异。超过 8mm 胫骨后移差异提示完全 PCL 断裂。有研究者采用 KT-2000 测量膝关节后移评价 PCL 重建后手术效果，但是，此种方法低估了 PCL 损伤和重建后的膝关节中残余后移的真实数量，我们认为，高屈曲角度下检测对确定 PCL 外科手术的结果不可靠[33, 54, 94]。在膝关节后外侧结构损伤的患者中进行内翻应力位检查，膝屈曲 20°，胫骨旋转中立位，内翻应力 67N，记录股骨外侧开口距离。

对于髌股关节疼痛或有症状的髌股关节摩擦音患者的肌肉无力或失衡可以通过低速（60°/s）或快速（300°/s）的等速运动或以等距模式来评估。单足跳跃功能测试同既往文献报道[4, 68]，患者执行见图 41-12 的任意两个跳跃试验，以确定 ACL 重建术后的功能情况，并为重返运动评估做准备。

（八）手术记录和关节软骨评分

记录手术操作名称和髌股、胫股关节中所有韧带结构，半月板和关节软骨状况是必需的（图 41-13）。手术操作名称和术中发现可以用作研究中确定的排除或纳入标准的最终筛选。

关节软骨分级分类系统[78] 描述了表面软骨损伤缺损的范围和深度。分为三级：①闭合性软骨软化症（表面完整）；②开放性皲裂和破碎性病变（表面破裂）；③软骨下骨显露。根据软骨病变深度进一步区分亚型（a）和（b），记录软骨损伤的部位和深度。第 44 章进一步详细说明这一系统和其他关节软骨评分系统。此外，还需记录关节软骨的手术操作名称，例如清创术、钻孔 / 骨髓刺激术、自体骨软骨移植或自体软骨细胞移植。

（九）术后并发症的记录

记录外科手术或康复的并发症（图 41-14）。另外，不参与治疗和护理的高级研究人员或外科医生也能对患者进行图表式评估，以确保并发症和治疗结果报告的完整性和准确性。

（十）总体评分评估

总体评分评估包含多达 20 个项目，包括症状、功能受限、膝关节体格检查、稳定性、放射性学检查和功能测试（附录 B）。对于急性 ACL 损伤重建

KT-2000（受累和未受累膝之间前后位移差值，mm）

前交叉韧带
134N，20° _____
后交叉韧带
89N，70° _____

应力 X 线（受累和未受累膝之间差值，mm）

后交叉韧带
胫骨后移，90° _____
外侧副韧带后外侧结构
胫股间室外侧开口 20° _____

等速运动测试（受累与未受累膝之间差值，%）

60°/s
股四头肌 _____
腘绳肌 _____
300°～450°/s
股四头肌 _____
腘绳肌 _____
等距测试
股四头肌 _____
腘绳肌 _____

单腿跳跃功能试验（任意选择两个）

　　　　　　　　　肢体对称指数（%）
单跳距离 _____
三跳距离 _____
三重交叉跳跃距离 _____
单腿定时跳 _____

任意两次测试的肢体对称性指数平均值 _____

▲ 图 41-12　客观测试测量

（在原始伤害的 12 周内）的患者，总体评分的评估方式与慢性损伤评估方式不同，慢性损伤通常伴随着软骨损伤，半月板功能损伤继发性膝关节不稳，以及相关的韧带不稳定。

术前症状和功能受限更明显的急性膝关节损伤患者有望获得更好的治疗效果，使用分类评级来评价患者治疗效果。用这种方法综合 20 个项目获得的总体评分等级为"优秀"、"良好"、"一般"或"差"（附录 B）。"优秀"，为除一个分数"良好"外，所有分数都必须属于"优秀"、"良好"，当所有分数都在

韧带检查结果和手术操作

前交叉韧带 _____
1– 正常；2– 部分断裂，未治疗；3– 自体移植（骨 – 肌腱 – 骨）；4– 自体移植（股四头肌腱 – 髌骨）；5– 自体移植（腘绳肌腱）；6– 同种异体移植（骨 – 肌腱 – 骨）；7– 同种异体移植（跟腱）；8– 同种异体移植（阔筋膜）；9– 重新缝合固定，胫骨固定术；10– 皱缩

外侧髂胫束关节外手术 _____
1– 否；2– 是

后交叉韧带 _____
1– 正常；2– 部分断裂，未治疗；3– 撕脱，修复；4– 初次修复；5– 自体移植（骨 – 肌腱 – 骨）；6– 两股自体移植（股四头肌腱 – 髌骨）；7– 自体移植（腘绳肌腱）；8– 同种异体移植（骨 – 肌腱 – 骨）；9– 同种异体移植（跟腱）；10– 同种异体移植（阔筋膜）；11– 复位，胫骨固定术；12– 皱缩；13– 两股同种异体移植（骨 – 肌腱 – 骨）

内侧副韧带 _____
1– 正常；2– 部分断裂，不治疗；3– 初次修复；4– 自体移植；5– 同种异体移植

后内侧结构复合体，重建 _____
1– 否；2– 是

外侧副韧带 _____
1– 正常；2– 部分断裂，不治疗；3– 直接修复；4– 自体移植（骨 – 肌腱 – 骨）；5– 自体移植（腘绳肌腱）；6– 自体移植（髂胫束）；7– 同种异体移植；8– 股二头肌腱加强术

后外侧结构复合体 _____，_____
1– 正常；2– 局部断裂，不治疗；3– 直接修复；4– 近端加强；5– 自体移植（骨 – 肌腱 – 骨）；6– 自体移植（腘绳肌腱）；7– 同种异体移植

半月板检查结果和手术操作

内侧半月板 _____，_____
1– 正常；2– 断裂，未治疗；3– 先前部分半月板切除术；4– 先前全部半月板切除术；5– 先前半月板修复；6– 先前同种异体半月板移植

治疗内侧半月板 _____
1– 无；2– 部分切除；3– 全切除；4– 修复，周围；5– 修复，无血管段；6– 同种异体移植

外侧半月板 _____，_____
1– 正常；2– 断裂，未治疗；3– 先前部分半月板切除术；4– 先前全部半月板切除术；5– 先前半月板修复；6– 先前同种异体半月板移植

治疗外侧半月板 _____
1– 无；2– 部分切除；3– 全切除；4– 修复，周围；5– 修复，无血管段；6– 同种异体半月板移植

关节软骨检查和手术操作

髌股关节
髌骨软骨面 _____
1– 正常；2– 软化（1B）；3– 裂隙<1/2 深度（2A）；4– 裂隙>1/2 深度（2B）；5– 软骨下骨裸露

▲ 图 41–13　手术操作，关节软骨情况

治疗髌骨软骨面 _____
1– 无；2– 清创；3– 钻孔，骨髓刺激；4– 骨软骨移植；5– 自体软骨细胞移植

股骨滑车软骨 _____
1– 正常；2– 软化（1B）；3– 裂隙＜1/2 深度（2A）；4– 裂隙＞1/2 深度（2B）；5– 软骨下骨裸露

股骨滑车软骨治疗 _____
1– 无；2– 清创；3– 钻孔，骨髓刺激；4– 骨软骨移植；5– 自体软骨细胞移植

胫股关节内侧间室

内侧股骨髁软骨 _____
1– 正常；2– 软化（1B）；3– 裂隙＜1/2 深度（2A）；4– 裂隙＞1/2 深度（2B）；5– 软骨下骨裸露

内侧股骨髁软骨治疗 _____
1– 无；2– 清创；3– 钻孔，骨髓刺激；4– 骨软骨移植；5– 自体软骨细胞移植

内侧胫骨平台软骨 _____
1– 正常；2– 软化（1B）；3– 裂隙＜1/2 深度（2A）；4– 裂隙＞1/2 深度（2B）；5– 软骨下骨裸露

内侧胫骨平台软骨治疗 _____
1– 无；2– 清创；3– 钻孔，骨髓刺激；4– 骨软骨移植；5– 自体软骨细胞移植

胫股关节外侧间室

外侧股骨髁软骨 _____
1– 正常；2– 软化（1B）；3– 裂隙＜1/2 深度（2A）；4– 裂隙＞1/2 深度（2B）；5– 软骨下骨显露

外侧股骨髁软骨治疗 _____
1– 无；2– 清创；3– 钻孔，骨髓刺激；4– 骨软骨移植；5– 自体软骨细胞移植

外侧胫骨平台软骨 _____
1– 正常；2– 软化（1B）；3– 裂隙＜1/2 深度（2A）；4– 裂隙＞1/2 深度（2B）；5– 软骨下骨显露

外侧胫骨平台软骨治疗 _____
1– 无；2– 清创；3– 钻孔，骨髓刺激；4– 骨软骨移植；5– 自体软骨细胞移植

其他手术操作

髌股关节 _____
1– 近端重排；2– 远端重排；3– 近端－远端重排；4–Maquet 手术；5– 髌骨切除术

胫骨高位截骨术 _____
1– 是

其他 _____
1– 是，请描述

▲ 图 41–13（续） 手术操作，关节软骨情况

1. 感染，阳性培养 _____
1– 是的，解决了；2– 是的，需要进一步住院治疗，已解决；3– 是的，没有解决

2. 活动受限 _____
1– 手法松解；2– 硬膜外，住院手法松解；3– 手术松解

3. 疼痛功能障碍综合征（反射性交感神经营养不良、隐性神经炎等）_____
1– 是的，解决了；2– 是，尚未解决

4. 低位髌骨 _____
1– 是的，无症状；2– 是，有症状

5. 再损伤 _____
1– 是的，移植物失败；2– 是的，移植物功能正常

6. 移植物失败 _____
1– 是

7. 需要再次其他手术 _____
1– 是，请描述 _____

8. 其他并发症
1– 是，请描述 _____

▲ 图 41–14　并发症

"优秀"和"良好"范围里，没有属于"一般"或"较差"类别。如果任何 1 个分数为"一般"，则结果为"一般"，如果任何 1 个分数为"差"，则结果为"差"。简而言之，膝关节总体评级只能达到 20 个项目中最差的评分等级。而其他仅使用分数范围来确定的总体评级结果，如一定范围的评分评级（"优秀"为 91～100 分，"好"为 81～90 分，依此类推）。如果使用此种分数评分系统，即使膝关节前后位移测量明确提示 ACL 重建失败，如果所有其他参数得分较高，其总体评级仍可能获得"优秀"或"良好"的结果。所以，就急性膝关节损伤评估而言，CKRS 是膝关节损伤研究最严格的评级评分系统之一。

膝关节慢性损伤的总体评分与急性膝关节损伤的评级分类方式不同，因为慢性损伤中有许多先前已经存在的问题无法通过 ACL 重建进行纠正。在这种情况下，可能会产生"一般"或"差"等负面偏倚的结果。例如，术前 X 线提示膝关节间隙变窄，ACL 重建后膝关节间隙可能不会出现改善。因此，这个膝关节不可能从术前总体评级上获得改善的机会，即将"一般"的评级提升为"良好"或"优秀"等级。正因为如此，慢性膝关节损伤的评级，第一，特别强调构成总体评分类别的各个组成项目，例如症状、膝关节活动范围、关节前后位移测试及功能测试。这些数据显示在单独的图表中，可以方便比较这些重要参数的结果。第二，评估治疗前后的总分变化，根据变化范围分为轻微变化（＜10 分）、中等变化（介于 10 分和 20 分）、显著变化（＞20 分）。

四、信度、有效性和灵敏度测试：作者的研究

CKRS 量表和总体评分的信度测试分为两组进行[6]。第一组包括 50 名患有各种慢性膝关节损伤的患者，包括半月板损伤、膝关节韧带损伤、髌股关节和退行性骨关节疾病。第二组包括 50 位志愿者，他们没有膝关节疾病，也没有既往膝关节手术史。问卷被发给这 100 个人，如果需要的话，由一个专门的随访观察者进行解释，问卷平均完成时间为 7 天（基准评估后的 4～13 天）。

CKRS 量表的有效性（结构、内容和项目判别）和灵敏度在一组 250 位患者中进行 ACL 自体骨 - 肌腱 - 骨移植重建术后平均 27 个月随访（范围为 23～74 个月）的患者中进行。患者术前和术后最近一次随访中完成问卷评估。

所有志愿者和患者均完成了 13 个量表：①四个症状评级量表：疼痛、肿胀、部分打软腿和完全的打软腿；②患者自我感知量表；③用于步行、爬楼梯和下蹲的日常活动量表；④用于跑步、跳跃和急停急转运动活动功能量表；⑤竞技体育运动等级量表；⑥职业评分等级量表。ACL 重建手术前和术后最近一次随访时完成总体得分的评估。

这 13 个量表均显示出很高的信度（R＞0.70）（表 41-5）。在正常人群中，ICC 范围为 0.71（跳跃）～1.0（行走，完全打软腿）。在患者人群中，ICC 的范围为 0.75（下蹲/下跪）～0.98（竞技体育运动等级量表）。

在内容的有效性分析中，术前 250 例患者 CKRS 整体评分无地板或天花板影响（表 41-6）。随访时，未发现地板效应，并且天花板效应不高［22 例（9%）］。良好的构想有效性也得到了证明，因为使用整体评分量表，9 种临床假设中有 8 种得到了证实（表 41-7）。如表 41-8 中所示，项目判别的有效性在 63 项 CKRS 变量和其他变量中的 59 次（94%）得到了验证。

表 41-5　使用 ICC 对辛辛那提膝关节评分系统进行信度评估

变　量	志愿者（n=50）	患者（n=50）
疼痛	0.83	0.84
肿胀	0.83	0.83
部分打软腿	0.88	0.87
完全打软腿	1	0.87
步行	1	0.88
爬楼梯	0.78	0.68
下蹲/下跪	0.87	0.75
跑步	0.88	0.86
跳跃	0.71	0.89
扭转/转弯	0.88	0.85
患者对膝关节自我感知	0.91	0.88
体育活动量表	0.98	0.98
职业等级量表	0.87	0.97

足够的信度需 ICC＞0.70

引自 Barber-Westin SD, Noyes FR, McCloskey JW. Rigorous statistical reliability, validity, and responsiveness testing of the Cincinnati Knee Rating System in 350 subjects with uninjured, injured, or anterior cruciate ligament-reconstructed knees. *Am J Sports Med.* 1999;27:402–416.

ICC. 组内相关系数

表 41-6　辛辛那提膝关节评分系统中变量的内容有效性

变　量	得分范围	地板效应得分 *术前 n（%）	地板效应得分 *术后 n（%）	天花板效应分数 *术前 n（%）	天花板效应分数 *术后 n（%）
疼痛	0～10	6（4）	1（0.4）	5（3）	100（40）
肿胀	0～10	2（1）	0	15（9）	131（52）
部分打软腿	0～10	0	0	9（5）	185（74）
完全打软腿	0～10	0	0	18（7）	190（76）
症状评分（平均）	0～10	0	0	2（1）	96（38）
患者的自我感知	1～10	6（4）	0	17（11）	32（13）
平均日常生活活动功能	0～40	13（5）	2（1）	24（10）	83（33）
平均运动功能	40～100	93（37）	24（10）	2（1）	97（39）
总体评级评分	0～100	0	0	0	22（9）

*. 当超过 33% 的人口得分为最佳或最差时，就会出现地板或天花板效果

引自 Barber-Westin SD, Noyes FR, McCloskey JW. Rigorous statistical reliability, validity, and responsiveness testing of the Cincinnati Knee Rating System in 350 subjects with uninjured, injured, or anterior cruciate ligament-reconstructed knees. *Am J Sports Med.* 1999;27:402–416.

CKRS 对术前术后随访评估也有很高的灵敏度。8 个项目中有 7 个显示出很大的响应，范围为 1.07～2.48，剩下一个项目（日常生活平均得分）显示中等程度的响应，为 0.72（表 41–9）。

五、其他独立机构对 CKRS 的评估

Marx 及其同事[58]对 42 名各种膝关节疾病患者的 CKRS 症状评估量表和运动及日常功能活动量表进行了信度、有效性和响应度检验。研究人员发现其具有足够的信度（ICC＞0.80）、表面和内容有效性、灵敏度（平均标准化响应值为 0.8）。作者发现，美国骨科医师学会的 Lysholm 评分、膝关节结果评估中的日常活动量表也具有足够的信度、有效性和灵敏度。

Risberg 和同事[83]评估了 109 例 ACL 重建术后患者 3 个月、6 个月、12 个月和 24 个月的 CKRS 的症状评级和运动及日常功能活动量表的灵敏度。结果提示，CKRS 与 Lysholm、IKDC 和视觉模拟评分相比，更能有效地检测到不同时间点的评分变化。

表 41–7　构想有效性：临床假设和辛辛那提膝关节总体评分系统

临床假设	假设确认了吗（P 值）	n	平均总体得分
慢性损伤	是（0.001）	170	87.17
是			
否		80	93.99
关节软骨恶化	是（0.001）	119	85.66
是			
否		131	92.7
先前 ACL 重建失败	是（0.001）	33	82.09
是			
否		217	90.46
一般 / 较差的患者自我感知	是（0.001）	25	68.08
是			
否		225	91.72
当前最主要的手术操作	否	131	89.82
是			
否		119	88.84
手术并发症	是（0.01）	11	81.55
是			
否		239	89.71
有 / 无运动时出现症状	是（0.001）	31	74.16
是			
否		219	91.5
有 / 无工作时出现症状	是（0.001）	16	69.5
是			
否		234	90.71
工作中受伤	是（0.001）	14	77.21
是			
否		236	90.07

引自 Barber-Westin SD, Noyes FR, McCloskey JW. Rigorous statistical reliability, validity, and responsiveness testing of the Cincinnati Knee Rating System in 350 subjects with uninjured, injured, or anterior cruciate ligament-reconstructed knees. *Am J Sports Med*. 1999;27:402–416.

<table>
<tr><td colspan="2">

关键点：信度、有效性和灵敏度测试

我们的研究

- 量表和总体评分的信度测试
  - 50 名患有各种慢性膝关节损伤的患者，包括半月板损伤、膝关节韧带损伤、髌股关节和退行性骨关节疾病
  - 50 名志愿者，没有膝关节疾病，也没有既往膝关节手术史
- 问卷平均完成时间为 7 天（基准评估后的 4～13 天）
- 量表的有效性（构想、内容和项目判别）和灵敏度在一组 250 名患者中进行 ACL 重建术后平均 27 个月随访（范围为 23～74 个月）的患者中进行
- 13 个量表均显示出足够的多次重复测量信度
- 内容有效性：术前总体评分不存在地板和天花板效应，术后随访也不存在地板效应，天花板效应较低，计算为 9%
- 构想有效性：确认 8/9 的临床假设
- 项目判别的有效性：94%
- 在随访评估变化时反应灵敏

</td></tr>
</table>

Borsa 及其同事评估了 29 例 ACL 缺陷患者的膝关节，以确定是否基于性能测量或患者报告功能测量在评估残疾方面更为有效。患者完成了 CKRS 运动活动量表、症状评级量表、患者对膝关节自我感知、运动活动功能评估。患者还完成了 Lysholm 评估，并进行了本体感觉、平衡、单腿跳和等速力量测试。逐步回归分析表明，CKRS 评分在功能评估方面最有效（$R^2=0.56$）。将 Lysholm 分数添加到模型中仅将 R^2 增加到 0.58，增加了单腿跳仅将 R^2 略微提高到 0.60。作者总结增加 Lysholm 和单腿跳评分不能明显提高 ACL 功能缺失的功能评估。

Sgaglione 和同事[91] 使用了四个独立的膝关节评分系统对 65 例 ACL 重建患者进行评估。术后平均随访 35 个月（范围为 24～58 个月）。CKRS 在此研究中全程使用。结果表明，CKRS 个别评分分数低于 HSS 和 Lysholm 评分。CKRS 能最精确地评估运动活跃患者 ACL 重建结果。原因是 CKRS 结合了物理查体和避免将原始分数整合然后按等级分类（例如优秀 =90～100 分）。研究人员提示，Lysholm 和 HSS 评分往往会夸大手术结果。

表 41-8　项目判别有效性：辛辛那提膝关节评分系统内项目和不同项目的相关性

CKRS 类别	股四头肌肌肉强度 *	腘绳肌肌肉强度	年　龄	前后移位†	髌股关节摩擦音	屈	伸
疼痛	−0.16	−0.24	−0.21	−0.10	0.12	0.19	0.19
肿胀	−0.04	−0.13	−0.26	−0.12	0.05	0.24	0.22
部分打软腿	−0.13	−0.19	−0.12	−0.21	0.04	0.28	0.20
完全打软腿	−0.08	−0.14	−0.16	−0.12	0.08	0.29	0.21
症状评分平均值	−0.13	−0.21	−0.22	−0.14	0.09	0.25	0.22
患者自我感知	−0.23	−0.30	−0.12	−0.23	0.07	0.18	0.17
ADL 功能平均值	−0.08	−0.16	−0.05	−0.05	0.06	0.29	0.26
运动功能平均值	−0.21	−0.19	−0.16	−0.21	0.09	0.21	0.16
总体评分	−0.17	−0.21	−0.18	−0.38	0.19	0.19	0.19

引自 Barber-Westin SD, Noyes FR, McCloskey JW. Rigorous statistical reliability, validity, and responsiveness testing of the Cincinnati Knee Rating System in 350 subjects with uninjured, injured, or anterior cruciate ligament-reconstructed knees. *Am J Sports Med.* 1999;27:402–416.

Pearson 相关检验，值在 −0.28～+0.28 表示统计上不相关

*. 缺陷百分比，等距测验

†. KT-1000，134N

ADL. 日常生活活动；CKRS. 辛辛那提膝关节评分系统

表 41-9　前交叉韧带重建术前和术后 2 年结果评分和对结果变化评估的灵敏度

变　量	范　围	术前均值（SD）	术后均值（SD）	标准化响应均值	效应值大小 *
疼痛	0～10	4.3（2.2）	7.8（2.3）	1.18	1.40
肿胀	0～10	5.2（2.5）	8.4（2.1）	1.07	1.18
部分打软腿	0～10	4.3（2.4）	9.1（1.7）	1.70	1.87
完全打软腿	0～10	5.6（2.3）	9.2（1.6）	1.44	1.49
症状评分平均值	0～10	4.7（1.9）	8.5（1.8）	1.56	1.74
ADL 功能平均值	0～40	26.5（11.5）	35.3（6.6）	0.72	0.69
运动功能平均值	40～100	51.5（15.4）	83.7（19.7）	1.37	1.91
总体评分	0～100	56.2（8.9）	89.4（10.7）	2.48	3.49

引自 Barber-Westin SD, Noyes FR, McCloskey JW. Rigorous statistical reliability, validity, and responsiveness testing of the Cincinnati Knee Rating System in 350 subjects with uninjured, injured, or anterior cruciate ligament-reconstructed knees. *Am J Sports Med.* 1999;27:402-416.

*. 使用 Cohen 标准，轻度效果，＞0.30；中度效果，＞0.50；显著效果，＞0.80

ADL. 日常生活活动；SD. 标准偏差

Anderson 和同事[2] 对 70 位 ACL 重建患者进行了 HSS、Feagin 和 Blake、CKRS、Lysholm 和 Zarins 评分系统评估。作者表明，CKRS 整合了大量的主观症状、主观功能和客观检查评估，反映出很高的精确度。在所评价的 6 个量表中得出了实质性差异。结果显示，未来的评分量表应综合评估主观症状、主观功能和客观检查发现。

Agel 和 LaPrade[1] 收集了 130 位各种复杂膝关节疾病患者的改良 CKRS 和 IKDC 主观量表评分，包括术前和术后（4～8 个月、9～15 个月、16～24 个月、＞24 个月）各个时间段。在对所有时间间隔的整个人群进行分析时，两份问卷的总得分是相等的。对于天花板效应和地板效应的问卷调查没有差异。但在不同时间点前后的评分差异中，两组评分量表间存在差异，有 9%～21% 的患者表现出评分差异超过 10 分。作者指出，使用哪种评估量表应该根据研究具体人群，仔细考虑每个评估量表的特点。

Greco 和同事[29] 比较了 IKDC 主观膝关节评分、改良 CKRS、WOMAC 和 SF-36 在全层关节软骨缺损患者各种软骨修复治疗后效果评价中的信度和灵敏度。ICC 在其中三个评价工具具有可比性（IKDC 为 0.91，CKRS 为 0.91，WOMAC 为 0.81～0.93），以及术后 12 个月的效应值和标准化响应平均值。SF-36 评分量表未能显示出足够的信度（所有 10 个子量表）

> **关键点：其他独立机构对 CKRS 的评估**
>
> - CRKS 具有足够出色的统计计量学特性
> - 与 Lysholm、IKDC 和视觉模拟评分相比，CKRS 对随时间推移的检测效果变化最敏感
> - 在功能评估方面，CKRS 评分比 Lysholm 更有效
> - CKRS 精确地定义了运动活跃患者前交叉韧带重建术后结局
> - 不推荐使用改良 CKRS 量表，因为它尚不成熟，未经过严格统计学检验，可能不能提供 CKRS 原本的数据

和灵敏度。

六、改良辛辛那提膝关节评分系统的评估量表

我们对使用所谓改良 CKRS 评估量表（图 41-15 至图 41-18）持关注和谨慎的态度。尽管一些采用改良 CKRS 评估量表的研究中[1, 2, 92] 既提供了原版 CKRS 评分数据，也提供了改良量表的评分数据，但改良的原因通常未知，数据的解释也很困难，而且不能很好与使用原版 CKRS 量表的研究进行比较。我们认为，不推荐使用改良 CKRS 量表，因为它尚不成熟，未经过严格统计学检验，可能不能提供 CKRS 原本的数据。

患者姓名	受累膝关节 右___ 左___	访视日期 年___月___日___

体育活动等级	描述你伤前膝关节的运动水平，框选。 然后，描述你目前的膝关节运动水平，框选

伤前 / 目前

☐ 100 ☐
☐ 95 ☐
☐ 90 ☐

I 级（每周参加 4～7 天）
跳跃、高速轴向扭转、急停急转（篮球、排球、足球、体操、足球）
跑步、转向、扭转（网球、壁球、手球、冰球、曲棍球、滑雪、摔跤）
不能跑步、扭转、跳跃（骑自行车、游泳）

☐ 85 ☐
☐ 80 ☐
☐ 75 ☐

II 级（参加 1～3 天 / 周）
跳跃、高速轴向扭转、急停急转（篮球、排球、足球、体操、足球）
跑步、转向、扭转（网球、壁球、手球、冰球、曲棍球、滑雪、摔跤）
不能跑步、扭转、跳跃（骑自行车、游泳）

最高级别（受伤前）___/100

☐ 65 ☐
☐ 60 ☐
☐ 55 ☐

III 级（每月参加 1～3 次 / 月）
跳跃、高速轴向扭转、急停急转（篮球、排球、足球、体操、足球）
跑步、转向、扭转（网球、壁球、手球、冰球、曲棍球、滑雪、摔跤）
不能跑步、扭转、跳跃（骑自行车、游泳）

最高级别（目前）___/100

☐ 40 ☐
☐ 20 ☐
☐ 0 ☐

IV 级（没有运动）
我可以轻松进行日常活动
我的日常生活活动中度受限
我的日常生活活动严重受限；依靠拐杖，完全残疾

运动活动变化 级别 ___

选中最能说明你受伤或手术后运动生活发生变化的框，我的体育活动有：

没有改变
如果是，勾选以下框：
☐ 我没有 / 有轻微的问题 (c)
☐ 我有中度 / 重度问题 (d)

减少
如果是，勾选以下框：
☐ 我没有 / 有轻微的问题 (e)
☐ 我有中度 / 重大问题 (d)
☐ 由于膝关节无关的原因 (g)

停下来，放弃所有运动
如果是，勾选以下框：
☐ 我参加运动时遇到中度 / 重度问题 (f)
☐ 由于膝关节无关的原因 (g)

日常活动功能 级别 ___/3=__

检查您在以下动作过程中遇到的问题：

1. 步行
选中一个框：
40 ☐ 正常，无限制
30 ☐ 一些限制
20 ☐ 只能走 3～4 个街区
0 ☐ 少于 1 个街区，需要拐杖

2. 上下楼梯
选中一个框：
40 ☐ 正常，无限制
30 ☐ 一些限制
20 ☐ 只能爬 11～30 步
0 ☐ 只能爬 1～10 步

3. 下蹲 / 下跪
选中一个框：
40 ☐ 正常，无限制
30 ☐ 一些限制
20 ☐ 只有 6～10 次可能
0 ☐ 只有 0～5 次可能

运动功能 级别 ___/3=__

检查您在以下动作过程中遇到的问题：

1. 直线跑
选中一个框：
100 ☐ 极具竞争力
80 ☐ 一些限制，保护性动作
60 ☐ 一定的限制，1/2 速度
40 ☐ 无法做

2. 跳跃 / 伤腿着地
选中一个框：
100 ☐ 极具竞争力
80 ☐ 一些限制，保护性动作
60 ☐ 一定的限制，1/2 速度
40 ☐ 无法做

3. 高速轴向扭转 / 急停急转
选中一个框：
100 ☐ 极具竞争力
80 ☐ 一些限制，保护性动作
60 ☐ 一定的限制，1/2 速度
40 ☐ 无法做

运动时遇到的问题 总分

在没有护具和受限的前提下，参加 1 小时的以下三个运动类别，描述膝关节可能会遇到的问题（如果使用了护具，请勾选 ___）

剧烈运动
（足球、篮球、排球）
选中一个框：
100 ☐ 没问题
☐ 运动中或运动后出现适度问题
☐ 严重问题；不能参加

中等运动
（网球、壁球）
选中一个框：
80 ☐ 没问题
☐ 运动中或运动后出现适度问题
☐ 严重问题；不能参加

轻柔运动
（高尔夫、保龄球、远足）
选中一个框：
60 ☐ 没问题
50 ☐ 运动中或运动后出现适度问题
30 ☐ 严重问题；不能参加

运动活动和功能表格	辛辛那提膝关节评分系统（F07A）

▲ 图 41-15 体育活动和功能表

患者姓名	访视日期	受累膝关节 右____左____	受伤日期

提示： 使用说明（右侧），勾选下面四个症状等级的相应数字框，表示您可以在无症状下达到的最高活动水平	说明： 评级描述 10 能够完成跳跃、高速轴向扭转等高强度的工作 / 运动 8 能从事跑步、转身、扭转等适度强度的工作 / 运动，剧烈活动后出现症状 6 能够从事不奔跑、扭转、跳跃的轻便工作 / 运动；中度强度的工作 / 运动后出现症状 4 能够独自进行日常生活活动；轻度强度工作 / 运动后出现症状 2 日常生活活动出现中度症状（频繁，可缓解） 0 日常生活活动中出现严重症状（持续，无缓解）

1. 疼痛　　　　　　　　　　　　　　　　　　　　　　　　　　　___/10

10 ————	8 ————	6 ————	4 ————	2 ————	0

2. 肿胀（急性膝关节积液，明显浮肿）　　　　　　　　　　　　___/10

10 ————	8 ————	6 ————	4 ————	2 ————	0

3. 部分打软腿（部分摔倒，未跌落到地面）　　　　　　　　　　___/10

10 ————	8 ————	6 ————	4 ————	2 ————	0

4. 完全打软腿（实际完全跌倒的打软腿）　　　　　　　　　　　___/10

10 ————	8 ————	6 ————	4 ————	2 ————	0

疼痛	疼痛位置	□ 内侧　　□ 外侧　　□ 前方　　□ 后方　　□ 均有
	疼痛类型	□ 锐痛　　□ 酸痛　　□ 跳痛　　□ 烧灼痛
	疼痛出现在	□ 坐位　　□ 站位　　□ 上下楼　□ 下蹲　　□ 跑步 / 跳跃
	疼痛缓解	□ 不参加运动　　　　□ 限制休息的日常活动 □ 休息 / 药物　　　　□ 疼痛无法缓解
	髌骨碾磨痛？□ 是　　□ 否　　　膝关节僵硬？□ 是　　□ 否	
绞住 / 锁定	1. 选中一个框：□ 是　　　□ 否　　　我的膝关节绞住了 – 几秒不能动，但可以恢复	
	2. 选中一个框：□ 是　　　□ 否　　　我的膝关节锁住了 – 一次 5min 或更长时间不能动	
工作活动	我的职位是：　　　　　　工作状态：　　　　　□ 满负荷工作　　□ 轻载荷工作 　　　　　　　　　　　　□ 全职　　□ 兼职　　□ 不工作	
	当我工作时，我会遇到： □ 无限制　□ 轻度限制　　□ 中度限制　　□ 严重限制	
锻炼计划	在锻炼计划中，我是： □ 进展良好　　□ 进度缓慢，但好点　　□ 锻炼中有些问题　　□ 锻炼会导致疼痛　　□ 不适用	
随访	最近随访时，我是： □ 进展良好　　□ 进展缓慢　　□ 原地不动　　□ 症状加重　　□ 不适用	
患者自我评估	评价当前膝关节的总体状况，在下面圈出一个数字。 1　　2　　3　　4　　5　　6　　7　　8　　9　　10 　　　差　　　　一般　　　好　　　　　　　　正常 / 优秀 差——我日常生活有很多限制 一般——我日常生活受到一定限制，无法进行任何运动 好——我运动活动有一些限制，但可以参加，需要护具 正常 / 优秀——我能做任何我想做的事情（任何运动）	
平均	疼痛（×2）____ + 肿胀 ___ + 部分打软腿 ___ + 完全打软腿 ___ 　　　小计 $=\dfrac{-}{5}=$ ―	

▲ 图 41-16　症状评估表

患者姓名	就诊日期		受累膝关节 □右　□左	初始受伤日期
职业			当前工作状态 □全职　□兼职	

受伤 / 手术 / 膝关节出现问题后多久可以恢复工作？
□ 0～3 个月　　□ 4～6 个月　　□ 7～12 个月　　□无法重返工作

	勾选最能反映你实际工作的条目，每项只能勾选一个						
	项目 1 坐	项目 2 站 / 走	项目 3 在不平的地面行走	项目 4 下蹲	项目 5 攀爬	项目 6 举重 / 搬运	项目 7 携带的千克数
职业等级评定量表	0 □ 8～10 小时 / 天	0 □ 0 小时 / 天	0 □ 0 小时 / 天	0 □ 0 次 / 天	0 □ 0 次 / 天	0 □ 0 次 / 天	0 □ 0～2.7kg
	1 □ 6～7 小时 / 天	1 □ 1 小时 / 天	1 □ 1 小时 / 天	1 □ 1～5 次 / 天	1 □ 1 航班 2 次 / 天	1 □ 1～5 次 / 天	1 □ 2.7～4.5kg
	2 □ 4～5 小时 / 天	4 □ 2～3 小时 / 天	4 □ 2～3 小时 / 天	2 □ 6～10 次 / 天	4 □ 3 航班 2 次 / 天	2 □ 6～10 次 / 天	2 □ 4.5～9.1kg
	3 □ 2～3 小时 / 天	6 □ 4～5 小时 / 天	6 □ 4～5 小时 / 天	3 □ 11～15 次 / 天	6 □ 10 航班 / 爬梯子	3 □ 11～15 次 / 天	3 □ 9.1～11.3kg
	4 □ 1 小时 / 天	8 □ 6～7 小时 / 天	8 □ 6～7 小时 / 天	4 □ 16～20 次 / 天	8 □ 负重爬梯子 2～3 天 / 周	4 □ 16～20 次 / 天	4 □ 11.3～13.6kg
总分 __×2=__	5 □ 0 小时 / 天	10 □ 8～10 小时 / 天	10 □ 8～10 小时 / 天	5 □ 大于 20 次 / 天	10 □ 负重爬梯子，每天	5 □ 大于 20 次 / 天	5 □ 大于 13.6kg

在最能说明你受伤 / 手术后，工作中所遇到的问题在框中勾选

	我的工作活动：		
工作活动的改变	**没有改变** 如果是，请检查以下一项 □我没有 / 轻微问题 (c) □我有中度 / 严重问题 (d)	**下降** 如果是，请检查以下一项 □我现在没有 / 轻微问题 (e) □我现在有中度 / 严重问题 (d) □与膝关节原因无关 (g)	**无法工作** 如果是，请检查以下一项 □我工作时遇到中度 / 严重问题 (f) □与膝关节原因无关 (g)
级别 __			

检查以下活动期间发生的所有问题：

	没问题	疼痛	肿胀	部分打软腿	完全打软腿
坐着	□	□	□	□	□
站立 / 行走	□	□	□	□	□
在不平的地面行走	□	□	□	□	□
下蹲	□	□	□	□	□
攀爬	□	□	□	□	□
举重 / 搬运	□	□	□	□	□

（症状）

辛辛那提膝关节评分系统 F07B

▲ 图 41-17　职业评定表

姓名：　　　　　　　日期：

主观评分　分数：20

*提示：
10 正常的膝关节，能够完成跳跃、高速轴向扭转等高强度的工作/运动
8 能从事跑步、转身、扭转等适度强度的工作/运动，剧烈活动后出现症状
6 能够从事不奔跑、扭转、跳跃轻便工作/运动；中度强度工作/运动后出现症状
4 能够独自进行日常生活活动；轻度强度工作/运动后出现症状
2 日常生活活动出现中度症状（频繁，可缓解）
0 日常生活活动中出现严重症状（持续，无或罕见缓解）

（*表示最高级别水平，无或罕见的症状）

症状	级别范围	优秀 级别	优秀 分数	好 级别	好 分数	一般 级别	一般 分数	差 级别	差 分数
疼痛	10-8-6-4-2-0	10	5	8	3	6-4	1	2-0	0
肿胀	10-8-6-4-2-0	10	5	8	3	6-4	1	2-0	0
部分打软腿	10-8-6-4-2-0	10	5	8	3	6-4	1	2-0	0
完全打软腿	10-8-6-4-2-0	10	5	8	3	6-4	1	2-0	0

活动等级　分数：15

项目	3分	2分	1分	0分	优秀 分数	好 分数	一般 分数	差 分数
步行	正常，无限制	一些限制	只能走3~4个街区	少于1个街区，需要拐杖	3	2	1	0
上下楼梯	正常，无限制	一些限制	只能爬11~30步	只能爬1~10步	3	2	1	0
下蹲	正常，无限制	一些限制	只有6~10次可能	只有0~5次可能	3	2	1~0	0
直线跑	正常，无限制	一些限制	1/2速度	无法做	3	2	1~0	0
跳跃	正常，无限制	一些限制	肯定限制，1/2速度	无法做	3	2	1~0	0
扭转/急停	正常，无限制	一些限制	肯定限制，1/2速度	无法做	3	2	1~0	0

（>最低分）

体格检查　分数：25

项目	3分	2分	1分	0分	优秀 分数	好 分数	一般 分数	差 分数
肿胀积液	正常	轻度 <25ml	中度 26~60ml	严重 >60ml	5	4	2	0
屈曲受限	正常	6°~15°	16°~30°	>30°	5	4	2	0
伸直受限	0°~5°	6°~15°	16°~30°	>30°	5	4	2	0
胫股关节摩擦音	0°~3°	4°~5°	6°~10°	>10°	5	4	2	0
髌股关节摩擦音	正常	轻度	中度	严重	5	2	2	0

（*表示明确的软骨异常，纤维化；中度25°~50°，严重>50°）

▲图41-18　总体评分评估表

韧带稳定性 分数：20			分数		分数		分数		分数				
	前向	<3mm	10	3~5mm	7	6mm	4	>6mm	0	10	7	4	0
	轴移	阴性	10	滑动	7	明确	4	严重	0	10	7	4	0
影像学 分数：10		4		3		2（狭窄<1/2 关节间隙）		0（狭窄>1/2 关节间隙）		12 10 分	11–9 7 分	8–6 4 分	5–0 0 分
	内侧胫股间室	正常		轻度		中度		重度					
	外侧胫股间室	正常		轻度		中度		重度（1 个重度 = 差）					
	髌股间室	正常		轻度		中度		重度					
功能测试 分数：10	（任意选择两个）												
	单腿跳，单跳距离			% 肢体对称指数									
	单腿跳，三跳距离			% 肢体对称指数						级别 分数	级别 分数	级别 分数	级别 分数
	单腿跳，单腿 6m 跳时间			% 肢体对称指数		平均 % 肢体对称指数				100–85　10	84–75　7	74–65　4	<65　0
	单腿跳，三重交叉跳跃距离			% 肢体对称指数									
总体评级	**急性损伤病例** “优秀”，所有项目“优秀”（可能一个项目为“好”） “好”，所有项目“优秀”或“好” “一般”，每个项目均为“一般” “差”，每个项目均为“差”					**慢性损伤病例** 评估治疗前后的总积分，记录治疗前后的积分变化，没有相关记录的则使用“优秀”、“好”、“一般”、“差”评估慢性膝关节功能损伤缺失的病例							

辛辛那提膝关节评分系统

▲ 图 41-18（续） 总体评分评估表

第42章 国际膝关节文献委员会评分系统
International Knee Documentation Committee Rating System

Sue D. Barber-Westin　Frank R. Noyes　著

王浩然　译

一、历史回顾

为综合评估膝关节状况及膝关节损伤或功能障碍的治疗方案，作者建议评级系统测量各种症状、运动和日常活动功能，以及客观结果[2, 4, 29, 30, 37]。但是目前，仅有以下三个特定膝关节评分系统衡量了所有这些因素，同时具有心理测量学特性中的可靠性、有效性和敏感性的特征，即辛辛那提膝关节评分系统（CKRS）[4, 19]、国际膝关节文献委员会评分系统（IKDC）评分[14, 29]、新膝关节协会评分系统[18, 27]。CKRS（见第41章）及IKDC膝关节评分系统测量内容包括膝关节疼痛、肿胀、打软腿、运动和日常功能活动、运动活动的水平、患者对膝关节的本体感觉、膝关节活动范围、关节积液、胫股及髌股间室情况、膝关节韧带是否松弛、影像学上关节间隙狭窄及在单腿跳测试时下肢是否对称。新膝关节协会评分系统（见第45章）是专为关节成形术研究而设计，它包括由医生完成的客观膝关节评分（测量力线、关节不稳和关节运动功能），以及由患者完成的多个量表，包括对症状、满意度及日常和运动功能局限性的评估。

IKDC是最常用的评价前交叉韧带重建及其他膝关节手术或操作结果的评分系统。本章介绍了IKDC评价系统的历史、发展、初始版本和修订版本。本章简要介绍了调查研究资料的可靠性、有效性和敏感性，描述了当前膝关节调查表格的主要部分。

早在1983年，不少学者就提出，如果没有标准化的评估方法，就无法评估不同方法治疗ACL损伤的疗效[7]。此后相继出现了多种评分系统，以量化由ACL损伤引起的症状和功能局限性，并评估手术和非手术治疗的疗效，但多数均未获得广泛的认可。

普遍存在的缺陷在于使用数值评估不可计量的项目、加权某些因素，并用这些数值汇总出优、良、中、差的等级结果。由于每个评分单元的内容和相关加权在系统间的变化非常大，优或良的评价结果在其他评分系统中可能被评价为中或差[30]。

为了研究一个全球标准化的膝关节评分系统，一群来自欧洲（欧洲运动创伤学、膝关节外科和关节镜学会）和美国（美国骨科运动医学会）的外科医生在1987年成立了IKDC系统（表42-1）。委员会成员统一了描述膝关节运动和功能的常用术语[22]，并对一系列膝关节活动限制的测量方法的有效性进行了验证[6, 21, 22]，对现有定量分析膝关节功能、活动水平和症状的方法进行了评估，并创建了膝关节韧带标准评估表（图42-1）[10, 14]。建立此评估表的目的是确定疗效评估中所必需的关键性标准，并且简化评估流程，便于广泛使用。委员会还希望在此基础上开发出更全面的评价系统。除运动水平评价之外，该表格还包含了其他8个方面的内容，包括患者对膝关节功能和症状的主观感受、运动范围、韧带评估、关节间室情况、镜下评估、影像学发现和单腿跳功能测试的评估。

1995年，IKDC评估表采用了Noyes及其同事（包含在CKRS中[20, 23]）的理念，对症状进行了评估，需要在尽可能高的运动水平上对疼痛、肿胀或打软腿等症状进行评价。既从运动水平和症状两方面明确了患者对膝关节功能的评估及其对活动水平的影响。见图42-1，共有24个评价指标被纳入，均按照"正常、接近正常、异常或严重异常"进行评价。可分为4个评估单元（患者的主观评估、症状、运动范围和韧带评估），得到一个最终评分，并获得总体评估结果，这些内容也采用了与CKRS相

表 42-1　1987 年国际膝关节文献委员会成员

北美成员	欧洲成员
Allen Anderson	Pierre Chambat
William Clancy	Ejnar Eriksson
Dale Daniel	Jan Gillquist
Ken DeHaven	Fritz Hefti
Peter Fowler	Rik Huiskes
John Feagin	Roland Jakob
Edward Grood	Bernard Moyen
Frank Noyes	Werner Mueller
Glen Terry	Hans-Uli Stäubli
Peter Torzilli	Albert van Kampen
Russell Warren	

同的理念[4, 19]。这种方法中，最低单项评分将决定各评估单元的评价结果。例如，膝关节的轴移实验为阳性且前后位移增加了 6mm，即使 KT-2000 测试的所有其他类别均被评定为正常或接近正常，最终也将获得异常评级。该表格还根据剧烈、中度、轻度或日常活动的四个等级梯度对运动功能进行了评分。

Irrgang 及其同事[14]通过 133 例 ACL 重建后 1～5 年的患者，对 1995 年 IKDC 评估表的结构和效度进行了评价。这些学者报道称，该量表对于 ACL 重建后疗效评价非常有效。评分系统清楚地将结果为正常或接近正常的患者与异常或严重异常的患者区分开，从而在术后膝关节持续存在重大问题时防止出现偏倚。所有的评估单元都为总体评估结果提供了参考建议。然而，症状和膝关节韧带功能评估结果与最终结果间存在 62% 的变异。学者们没有在这项调查中进行信度和灵敏度的测试。

Paxton 和他的同事[24]对 153 例诊断为持续性髌骨脱位的患者应用 1995IKDC 量表进行评价的信度和内在相一致性进行了报道。这些患者的填表时间在伤后 2～5 年。研究报道了足够的信度和内部相一致性（相关系数分别为 0.82 和 0.84）。然而，较高的天花板效应表明该组患者的内容效度较差。

关键点：历史回顾

- IKDC 是明确前交叉韧带重建及其他膝关节手术或受伤结果的最常用工具之一
- 为了研究一个全球标准化的膝关节评分系统，一组膝关节外科医生在 1987 年成立了 IKDC
- 委员会成员通过了以下内容
  - 统一了膝关节运动和功能的常用术语
  - 统一了描述膝关节运动范围的方法
  - 量化膝关节功能、活动水平和症状的方法
- 委员会成员创建了膝关节韧带标准评估表
- 1995 年的 IKDC 评价表包含了其他 8 个方面的内容，包括患者对膝关节功能和症状的主观感受、运动范围、韧带评估、关节间室情况、镜下评估、影像学发现和单腿跳功能测试的评估
- 症状被定级为不会引起疼痛、肿胀或酸软的最高运动水平
- 每个评估单元及最终的总体评估结果由最差的单项评分所决定
- 评分系统清楚地将结果为正常或接近正常的患者与异常或严重异常的患者区分开，从而在术后膝关节持续存在重大问题时防止出现偏倚
- 该评分系统有足够的信度和内在相一致性，但也报道存在较高的天花板效应

二、IKDC 膝关节评分系统的组成

IKDC 膝关节评分系统目前包括用于研究调查的六个表格。IKDC 的版权由 AOSSM 所有，所有的表格都可以在 AOSSM 的网站 www.sportsmed.org 上获取。表格已被翻译成葡萄牙语、汉语、法语、德语、希腊语、意大利语、日语、韩语、西班牙语及瑞典语。

- IKDC-2000 膝关节主观评估表。
- IKDC-2000 膝关节检查表。
- IKDC 人口统计表［肌肉骨骼结果数据评估和管理系统（Musculoskeletal Outcomes Data Evaluation and Management System，MODEMS）人口统计表］。
- IKDC 现行健康统计表（医疗结果研究 SF-36 表单）。
- IKDC-2000 膝关节病史统计表。
- IKDC-2000 手术信息统计表。

在 AOSSM 网站上，在线的 IKDC 评分页面也是可用的。受试者输入患者对每个问题的回答，然后

1995 年 IKDC 评估表

患者姓名 _____ 日期 _____ 医疗 ID 号 _____

职业 _____ 运动（最喜爱）_____ 运动（第二喜爱）_____

年龄 _____ 性别 _____ 身高 _____ 体重 _____ 患膝（左 / 右）_____ 对侧正常（是 / 否）

受伤原因　　　　　　　　受伤日期 ____ / ____ / ____　　手术名称 _____
（日常生活 / 交通事故 /
接触性损伤 / 非接触性损伤）　手术日期 ____ / ____ / ____　　术后影像 _____

活动	受伤前	治疗前	治疗后	半月板状态				形态：（松弛 / 正常 / 紧张）
					N1	1/3	2/3	全部
1. 剧烈的运动：跳跃、扭转、足球				内侧					膝关节：（内翻 / 正常 / 外翻）
2. 中度活动（滑雪、网球）；繁重的体力劳动				外侧				

既往手术史

日期：_____　手术名称：_____

日期：_____　手术名称：_____

日期：_____　手术名称：_____

3. 轻度活动（慢跑）；轻度体力劳动

4. 轻微活动（家务、日常活动）

最终变化是否与膝关节相关：□ 是　　□ 否

8 组	4 级评分				* 组级评分 A/B/C/D
	A. 正常	B. 基本正常	C. 异常	D. 严重异常	
1. 患者主观评价膝关节功能 0~3，您的膝关节会如何影响您的活动水平？	□ 0　□ 0	□ 1　□ 1	□ 2　□ 2	□ 3　□ 3	A/B/C/D
	I 级 剧烈活动	II 级 中度活动	III 级 轻度活动	IV 级 日常活动	
2. 症状 症状被定级为不引起明显症状的最高运动水平 疼痛 肿胀 部分酸软 完全酸软	□ □ □ □	□ □ □ □	□ □ □ □	□ □ □ □	A/B/C/D
3. 活动范围 △ 伸膝障碍 △ 屈膝障碍	伸展 / 屈曲 □ <3° □ 0°~5°	患侧 □ 3°~5° □ 6°~15°	对侧 □ 6°~10° □ 16°~25°	□ >10° □ >25°	A/B/C/D
4. 韧带评估 △ LACHMAN 实验（屈曲 25°） 止点感	□ −1~2mm □ 紧张	□ 3~5mm <−1~−3mm	□ 6~10mm <−3 僵直 □ 松弛	□ 10mm	A/B/C/D
△ 前方位移（屈曲 70°）	□ 0~2mm	□ 3~5mm	□ 6~10mm	□ >10mm	
△ 后方位移（屈曲 70°）	□ 0~2mm	□ 3~5mm	□ 6~10mm	□ >10mm	
△ 内侧位移（屈曲 20°，外翻）	□ 0~2mm	□ 3~5mm	□ 6~10mm	□ >10mm	
△ 外侧位移（屈曲 20°，内翻）	□ 0~2mm	□ 3~5mm	□ 6~10mm	□ >10mm	
△ 轴移实验	□ 阴性	□ + 滑动	□ ++ 错动	□ +++ 跳动	
△ 反向轴移实验	□ 阴性	□ + 滑动	□ ++ 错动	□ +++ 跳动	A/B/C/D

▲ 图 42-1　**1995 年 IKDC 膝关节韧带评估表**

IKDC. 国际膝关节文献委员会评分系统（图片由 American Orthopaedic Society for Sports Medicine 提供）

5. 关节间室情况	□无	□中度	□轻度疼痛	□＞轻度疼痛
髌股关节擦音	□无	□中度	□轻度疼痛	□＞轻度疼痛
内侧间室擦音	□无	□中度	□轻度疼痛	□＞轻度疼痛
外侧间室擦音				
6. 视野位点病理	□无	□轻度	□中度	□重度
7. 影像学表现	□无	□轻度	□中度	□重度
内侧间隙	□无	□轻度	□中度	□重度
外侧间隙	□无	□轻度	□中度	□重度
髌股关节				
8. 功能测试	□≥90%	□ 89%～76%	□ 75%～50%	□＜50%
单腿跳跃（占对侧的百分比）				
** 最终结果				A/B/C/D

*. 组级评分：组内的最低成绩决定本组成绩。**. 最终结果：急性和亚急性患者的最终结果由组内最低等级决定。对于慢性病患者，比较术前和术后评估。在最终结果中，只对前 4 组进行评估，但必须记录所有组别受累膝关节与正常或假定正常膝关节相比的差异

IKDC. 国际膝关节文献委员会；委员会成员：AOSSM: Anderson, AF, Clancy, WG, Daniel, D, DeHaven, KE, Fowler, PJ, Feagin, J, Grood, ES, Noyes, FR, Terry, GC, Torzilli, P, Warren, RF. ESSKA: Chambat, P, Eriksson, E, Gillquist, J, Hefti, F, Huiskes, R, Jakob, RP, Moyen, B, Muller, W, Staeubli, H, vanKampen, A.
FIG 42–1 1995 年国际膝关节文献委员会（IKDC）膝关节韧带标准评估表。ADL. 日常生活活动；AP. 前后。（美国运动医学矫形协会提供）

▲ 图 42–1（续） 1995 年 IKDC 膝关节韧带评估表
IKDC. 国际膝关节文献委员会评分系统（图片由 American Orthopaedic Society for Sports Medicine 提供）

工作表会计算出原始（总体）得分和百分比等级（相对于基于年龄和性别的规范）。此网站上还提供了针对 10—18 岁的儿童和青少年开发的修改后的 IKDC 主观膝关节量表（Pedi-IKDC）。此表格已在 673 名患者中证实具有足够的效度和内部一致性[26]。但其信度和效度尚未公布。

（一）IKDC-2000 膝关节主观评估表

1997 年，AOSSM 修订了 IKDC 评分系统，以扩大其应用范围。新委员会成员（表 42–2）的重点从设计和实施针对特定疾病的（膝关节韧带）量表转变为创建常规通用膝关节疾病量表。因此，委员会成员设计了 IKDC-2000 主观膝关节评估表（图 42–2）来评估各种膝关节疾病和手术（包括韧带和半月板断裂、髌股关节疾病和关节软骨病变）的症状和功能障碍。表格包含 18 个问题，涉及膝关节症状、日常活动和体育活动、膝关节当前功能及参与工作和体育活动情况。见图 42–2，将根据已回答问题的总和（必须回答至少 90% 的问题）除以可能得到的最高分数，得出总分。该表格不分析体格检查、影像学检查、膝关

> **关键点：IKDC 膝关节评分系统的组成**
>
> - IKDC-2000 膝关节主观评估表
>   - IKDC 第二届委员会成员的关注重点是创建一种针对各种膝关节外伤和疾病的通用量表
>   - 18 个问题，涉及膝关节症状、日常活动和体育活动、膝关节当前功能及参与工作和体育活动情况
>   - 测试量表具有让受试者可接受的心理学测量特性
>   - 通过对 5246 例膝关节的随机样本进行评价，获不同年龄和性别人群的膝关节评分标准值，便于将患者的得分与正常受试者的得分进行比较
> - IKDC-2000 膝关节检查表
>   - 与 1995 年 IKDC 膝关节韧带标准评估表格非常相似
>   - 应与膝关节主观评估表一起填写以进行研究
> - IKDC 人口统计表（兼容 MODEMS 的调查问卷）
> - IKDC 现行健康统计表（由医学结果研究 SF-36 健康调查中的 35 个问题组成）
> - IKDC-2000 膝关节病史及手术信息统计表（包括国际软骨修复协会关节软骨分类系统）

表 42-2 **1997 年国际膝关节文献委员会成员**

北美成员	组委成员	欧洲成员	环太平洋成员
Allen Anderson	John Feagin	Hans-Uli Staubli	K.M.Chan
John Bergfeld	John Fulkerson	Fritz Hefti	Masahiro Kurosaka
Art Boland		Jorgen Hoher	
Scott Dye		Roland Jakob	
Christopher Harner		Werner Mueller	
Mininder Kocher		Phillippe Neyret	
John Richmond			
Donald Shelbourne			
Glenn Terry			

节关节镜检查、功能检查或其他客观检查的结果。

IKDC-2000 主观膝关节评估表对 533 例患者进行了信度和有效性的测试[12]，并对 207 例患有多种膝关节疾病的患者进行了灵敏度的测试。总分（量表 0~100 分）结果可靠（ICC=0.94）；与身体功能和疼痛相关的 SF-36 量表及身体成分汇总评分（Pearson 相关系数分别为 0.63、0.64 和 0.66）具有聚合效度；与 SF-36 精神健康量表（去除存在精神问题、总体健康问题的对象及精神成分总分）具有离散效度。据报道，此量表也具有足够的效度，效应值大小为 1.13，标准效度平均值为 0.94。通过确定总体得分的变化（在治疗评估之间）进一步的对效度进行了评估，该总分的变化可以很好地区分哪些患者得到了改善，哪些没有改善。总体评分提高 20.5 分为标准确定膝关节功能状态的改善，而小于 12 分的分差则被认为临床上无改善。此后，Crawford 及其同事[5] 报道了有半月板病理诊断的患者中 IKDC 主观膝关节评估表的信度、效度和灵敏度。

Anderson 及其同事[3] 报道了从 5246 个膝关节的随机样本中获得的标准数据。收集的数据可以将患者的得分与年龄和性别匹配的正常受试者的得分进行比较。这项研究还证明了此量表具有可靠的构想效度，因为通过总分能够准确评价出患有膝关节疾病和关节功能水平低下的患者。

2008 年，Slobogean 及其同事[32] 报道了来自 125 名 12—14 岁儿童的随机膝关节样本中通过 IKDC 主观膝关节评估表中获得的规范性数据。该人群的平均得分（89.4 分）与 Anderson 及其同事[3] 发布的年轻成年受试者的数据相似。随后，针对 10—18 岁的儿童和青少年，委员会成员开发了一个改良 IKDC 主观膝关节评估量表。这一量表在 673 名患者中具有足够的效度和内在相一致性[26]。然而，其信度和灵敏度尚未有研究报道。

（二）IKDC-2000 膝关节检查表

由于 IKDC-2000 膝关节主观评估表不包括来自体格检查、影像学、关节镜检查、功能测试及其他客观实验结果等的数据，研究者们进一步制订了 IKDC-2000 膝关节检查表以提供更加综合全面的数据（图 42-3）。IKDC-2000 膝关节检查表基本上与 1995 年 IKDC 评估表类似，区别在于删除了量表起始部分关于受试者的主观评估和症状，同时增加了膝关节肿胀的分级，一共包含了 7 个组的问题。此外，将原始的运动功能量表移至 IKDC-2000 膝关节主观评估表中。

（三）IKDC 人口统计表

IKDC 人口统计表格（图 42-4）是与 MODEMS 兼容的问卷。由美国骨科医师学会于 1995 年开发的 MODEMS 项目于 2000 年终止。该系统当时有望成为收集和分析各种骨骼肌肉疾病信息的最主要的项目，然而该项目由于缺乏订户和资金投入而终止。

（四）IKDC 现行健康统计表

IKDC 现行健康统计表（图 42-5）由 SF-36 健康调查简表中的 35 个问题组成。SF-36 作为一种通用的基于患者的健康状况的量表，其信度和有效性已得到充分证明[17, 35, 36]。Shapiro 及其同事[31] 报道说，SF-36 有助于区分非手术治疗或手术治疗 ACL 损伤的明显差异。这些学者建议在评价 ACL 重建后的疗效时，将以上指标与其他疾病特异性指标（如 IKDC 膝关节检查表）一起汇总。

IKDC-2000 膝关节主观评估表

姓名：＿＿＿＿＿＿＿＿＿＿＿＿＿＿

填表日期：＿＿＿＿年＿＿＿＿月＿＿＿＿日　　　　　受伤日期：＿＿＿＿年＿＿＿＿月＿＿＿＿日

症状 *

*. 将症状定级为不会引起明显症状的最高运动水平，即使您实际并没有在此级别活动

1. 如果膝关节没有显著的症状，您认为最好能达到以下哪种活动水平？
 4 □ 运动量非常大的运动，如篮球或足球中的跳跃或旋转
 3 □ 运动量大的活动，如重体力劳动、滑雪或网球
 2 □ 中度的运动，如中体力劳动、慢跑或赛跑
 1 □ 轻度的运动，如步行、家务或园艺
 0 □ 因膝痛而不能从事上述任何一种活动

2. 在最近 4 周内，或从受伤时开始，疼痛发生的频率如何？（0 为无痛，10 为持续性疼痛）

0	1	2	3	4	5	6	7	8	9	10
□	□	□	□	□	□	□	□	□	□	□

3. 如果有疼痛，疼痛程度有多严重？（0 为无痛，10 为持续性疼痛）

0	1	2	3	4	5	6	7	8	9	10
□	□	□	□	□	□	□	□	□	□	□

4. 在最近 4 周内，或从受伤时开始，膝关节僵硬或肿胀的程度如何？
 4 □ 完全无僵硬或肿胀
 3 □ 轻度僵硬或肿胀
 2 □ 中度僵硬或肿胀
 1 □ 重度僵硬或肿胀
 0 □ 极重度僵硬或肿胀

5. 膝关节无明显肿胀的情况下，您能进行的最大限度的活动是？
 4 □ 运动量非常大的运动，如篮球或足球中的跳跃或旋转
 3 □ 运动量大的活动，如重体力劳动、滑雪或网球
 2 □ 中度的运动，如中体力劳动、慢跑或赛跑
 1 □ 轻度的运动，如步行、家务或园艺
 0 □ 因膝痛而不能从事上述任何一种活动

6. 在最近 4 周内，或从受伤时开始，您的膝关节是否出现过绞索现象？
 0 □ 有　　　　　1 □ 没有

7. 您在膝关节不发生明显酸软的情况下，能进行的最大限度的活动是？
 4 □ 运动量非常大的运动，如篮球或足球中的跳跃或旋转
 3 □ 运动量大的活动，如重体力劳动、滑雪或网球
 2 □ 中度的运动，如中体力劳动、慢跑或赛跑
 1 □ 轻度的运动，如步行、家务或园艺
 0 □ 因膝痛而不能从事上述任何一种活动

▲ 图 42–2　**IKDC-2000 膝关节主观评估表**

IKDC. 国际膝关节文献委员会评分系统（图片由 American Orthopaedic Society for Sports Medicine 提供）

体育活动

8. 您认为您能达到的最高活动水平下的症状分级？

    4 □ 运动量非常大的运动，如篮球或足球中的跳跃或旋转

    3 □ 运动量大的活动，如重体力劳动、滑雪或网球

    2 □ 中度的运动，如中体力劳动、慢跑或赛跑

    1 □ 轻度的运动，如步行、家务或园艺

    0 □ 因膝痛而不能从事上述任何一种活动

9. 您的膝关节对以下活动的影响达到何种程度？

	无影响	轻度影响	中度影响	重度影响	不能进行
上楼	4 □	3 □	2 □	1 □	0 □
下楼	4 □	3 □	2 □	1 □	0 □
直跪	4 □	3 □	2 □	1 □	0 □
下蹲	4 □	3 □	2 □	1 □	0 □
膝关节弯曲坐下	4 □	3 □	2 □	1 □	0 □
从椅子上站起	4 □	3 □	2 □	1 □	0 □
向前直跑	4 □	3 □	2 □	1 □	0 □
用伤脚跳起并落地	4 □	3 □	2 □	1 □	0 □
迅速停止或开始	4 □	3 □	2 □	1 □	0 □

功能

10. 以 10 分为满分，您如何评价自己的膝关节的功能呢？ 10 分表示正常良好的功能，0 分表示不能进行任何日常活动，包括体育运动

受伤前的功能

0	1	2	3	4	5	6	7	8	9	10
□	□	□	□	□	□	□	□	□	□	□

目前膝关节的功能

0	1	2	3	4	5	6	7	8	9	10
□	□	□	□	□	□	□	□	□	□	□

▲ 图 42–2（续）　IKDC-2000 膝关节主观评估表

IKDC. 国际膝关节文献委员会评分系统（图片由 American Orthopaedic Society for Sports Medicine 提供）

IKDC-2000 膝关节主观评估表得分计算方法

IKDC 主观膝关节评估表评分有多种方法。结果表明，将每个项目的分数相加与其他更复杂的评分方法结果一样有效

使用序贯方法对每个项目进行评分，将代表最低功能水平或最高症状所对应的得分定为 0。例如，第一个问题，评价的是如果膝关节没有显著的症状，您认为最好能达到以下哪种活动水平？将 0 定义为"因膝痛而不能从事上述任何一种活动"，4 分对应的是"运动量非常大的运动，如篮球或足球中的跳跃或旋转"。第二个问题，评价的是在最近 4 周内，或从受伤时开始，疼痛发生的频率如何，将 0 定为无痛，10 定为持续性疼痛。注意：老版本的量表得分范围为 1～11 分，在大多数的最新版本中，所有问题的得分范围为 0～10 分。在计算这些版本的得分时，需要注意将每一个问题的得分进行转换

IKDC 评分的分数计算方法是将所有问题的得分相加后根据特定计算方法将分数转换为 0～100 的数值。注意：第 10 个问题的"受伤前的膝关节功能"不包括在总分计算中。目前版本的 IKDC 评分的计算方法为，将每一个问题的得分相加后，除以可能的最高得分（即 87）

$$IKDC\ 得分 = （问题得分总和 / 可能的最高得分）\times 100$$

当前版本中，如果受试者回答了所有的问题，并且 18 个问题的总得分是 45，那么最终得分将计算如下

$$IKDC\ 得分 = （45/87）\times 100 = 51.7\ 分$$

转换后的 IKDC 得分可以理解为是对运动功能的评价，得分越高，表示受试者的运动能力越强或症状越轻。100 分的得分代表受试者日常活动或体育运动不受限且没有任何临床症状

IKDC 评分，当受试者回答了 90% 的问题时（至少回答 16 个问题），也可以计算转换后的得分。在老版本的 IKDC 评分中，未回答问题的得分由已回答的全部问题得分的平均值代替。然而，这种计算方法的得分可能轻微高于或低于准确的得分，这取决于未回答问题的最高得分（如 2 分、5 分或 11 分）。因此，修改后的版本中，IKDC 评分的最终得分计算为：完成问题的总得分 / 完成问题的可能最高得分 ×100。这种新的计算方法比老版本的计算方法更准确

得分计算方法的电子表格可以在 www.sportsmed.org/research/index.asp 上查到。此电子表格的针对有未回答问题的受试者，采取的是修改后的得分计算方法进行计算

▲ 图 42-2（续）　IKDC-2000 膝关节主观评估表

IKDC. 国际膝关节文献委员会评分系统（图片由 American Orthopaedic Society for Sports Medicine 提供）

（五）IKDC-2000 膝关节病史及手术信息统计表

IKDC-2000 膝关节病史统计表（图 42-6）包括了患者的外伤史、膝关节手术史、影像资料的研究。IKDC-2000 膝关节手术信息统计表（图 42-7）包含了 ICRS 中关于关节软骨损伤分级的内容[10]，这些内容我们将在第 44 章详加描述。统计表内记录了关节软骨病变的大小、位置和等级（ICRS0 级，正常；1 级，接近正常；2 级，异常；3 级，严重异常；4 级，严重异常）。该表格还记录了关节软骨、半月板和韧带病变的外科手术程序。但该表格中没有统计伸膝组织重建相关手术及截骨术在内的其他手术。

三、IKDC 与其他膝关节评分系统的比较

研究人员将 1995 年 IKDC 评估表的心理测量特性和结果得分与其他膝关节评分量表和系统进行了比较。Risberg 及其同事[25] 比较了 109 例患者的 IKDC、辛辛那提和 Lysholm 膝关节评分的效度，这些患者在 ACL 重建后 3 个月、6 个月、12 个月和 24 个月进行了评估。所分析的 IKDC 的组包括患者的主观评估（IKDC-1）、症状（IKDC-2）、运动范围（IKDC-3）、韧带检查（IKDC-4）和最终评估结果（IKDC-F）。IKDC-1 和 IKDC-2 结果仅在术后 12～24 个月发生显著变化。IKDC-3 和 IKDC-F 仅从术后 3～6 个月发生显著变化，但此后没有明显变化。IKDC-4 的结果术后无明显变化。相比之辛辛那提膝关节评分在整个随访期间均显示出显著变化。Lysholm 评分仅在术后 3～6 个月显著增加。学者们在 IKDC-1 和 IKDC-2 与辛辛那提评分之间发现了很高的相关性，而在 IKDC-2 评分与 Lysholm 评分之间发现了中等相关性。IKDC-1 至 IKDC-4 在辛辛那提得分和 KT-1000 手动最大测试中显示出具有很高的标准效度。

IKDC-2000 膝关节检查表

姓名：_____ 　出生日期：_____年_____月_____日

性别：男 / 女 _____ 年龄：_____ 　查体时间：_____年_____月_____日

膝关节大体松弛程度： □紧张　　　　□正常　　　　　□松弛

膝关节力线： □明显内翻　　□正常　　　　　□明显外翻

髌骨位置： □明显低位　　□正常　　　　　□明显高位

髌股半脱位 / 脱位： □中心位　　　□半脱位可能　　□半脱位　　　　□脱位

活动范围（伸 / 屈）　患侧：被动 _____/_____/_____　主动：_____/_____/_____

　　　　　　　　　　健侧：被动 _____/_____/_____　主动：_____/_____/_____

7 组	4 级评分				* 组级评分 A/B/C/D
	A. 正常	B. 基本正常	C. 异常	D. 严重异常	
1. 肿胀	□无	□轻微	□中度	□严重	
2. 被动活动缺陷					
△伸膝障碍	□<3°	□3°～5°	□6°～10°	□>10°	
△屈膝障碍	□0°～5°	□6°～15°	□16°～25°	□>25°	
3. 韧带检查（手法、器械、X 线）					
△LACHMAN 实验（屈曲25°，134N）	□–1～2mm	□3～5mm*	□6～10mm**	□>10mm***	
△LACHMAN 实验（屈曲25°，手法）	□–1～2mm	<–1～–3mm	<–3 强直		
前向止点感	硬性	□3～5mm	□6～10mm 软性	□>10mm	
△总前后位移（屈曲25°）	□0～2mm	□3～5mm	□6～10mm	□>10mm	
△总前后位移（屈曲70°）	□0～2mm	□3～5mm	□6～10mm	□>10mm	
△后抽屉试验（屈曲70°）	□0～2mm	□3～5mm	□6～10mm	□>10mm	
△外翻实验（屈曲20°）	□0～2mm	□3～5mm	□6～10mm	□>10mm	
△内翻实验（屈曲20°）	□0～2mm	□3～5mm	□6～10mm	□>10mm	
△外旋实验（30°，屈曲俯卧）	□<5°	□6°～10°	□11°～19°	□>20°	
△外旋实验（90°，屈曲俯卧）	□<5°	□6°～10°	□11°～19°	□>20°	
△轴移实验	□阴性	□ + 滑动	□ ++ 错动	□ +++ 跳动	
△反向轴移实验	□阴性	□ + 滑动	□ ++ 错动	□ +++ 跳动	
4. 关节间室情况					
髌股关节擦音	□无	□中度	□轻度疼痛	□>轻度疼痛	
内侧间室擦音	□无	□中度	□轻度疼痛	□>轻度疼痛	
外侧间室擦音	□无	□中度	□轻度疼痛	□>轻度疼痛	
5. 活检位点病理学	□无	□轻度	□中度	□重度	
6. 影像学表现					
内侧间隙	□无	□轻度	□中度	□重度	
外侧间隙	□无	□轻度	□中度	□重度	
髌股关节	□无	□轻度	□中度	□重度	
前关节间隙（矢状位）	□无	□轻度	□中度	□重度	
后关节间隙（矢状位）	□无	□轻度	□中度	□重度	
7. 功能测试					
单腿跳跃（占对侧的百分比）	□≥90%	□89%～76%	□75%～50%	□<50%	

*. 组级评分：在每组检查中最低评分决定了组级评分

**. 最终结果

***. 最终结果：在急性和亚急性患者中最差的组级决定了最终评估结果。对于慢性患者，比较术前和术后评估。最后总体评估依据前三组，但各组都要有检查记录

△. 患膝与正常侧或者假设正常情况相比较

▲ 图 42-3　IKDC-2000 膝关节检查表

IKDC. 国际膝关节文献委员会评分系统（图片由 American Orthopaedic Society for Sports Medicine 提供）

IKDC 人口统计表

姓名：_____

出生日期：_____年_____月_____日

证件号码：_____ 性别：男／女

职业：_____

填表日期：_____年_____月_____日

以下是常见的健康问题列表。请在第一栏中填写"是"或"否"，然后进行下一个问题。如果存在某项目的健康问题，请在第二栏中指出您是否已接受药物治疗或其他某种类型的问题治疗。在最后一栏中，指出该疾病是否限制了您的任何活动

	是否患有该疾病		是否接受治疗		疾病是否影响活动	
	是	否	是	否	是	否
心脏病	□	□	□	□	□	□
高血压	□	□	□	□	□	□
哮喘或肺部疾病	□	□	□	□	□	□
糖尿病	□	□	□	□	□	□
胃溃疡或胃病	□	□	□	□	□	□
肠病	□	□	□	□	□	□
肾脏疾病	□	□	□	□	□	□
肝病	□	□	□	□	□	□
贫血或其他血液疾病	□	□	□	□	□	□
超重	□	□	□	□	□	□
癌症	□	□	□	□	□	□
抑郁	□	□	□	□	□	□
骨性关节炎，退行性 骨关节病	□	□	□	□	□	□
类风湿关节炎	□	□	□	□	□	□
背痛	□	□	□	□	□	□
莱姆病	□	□	□	□	□	□
其他医疗问题	□	□	□	□	□	□
酗酒	□	□	□	□	□	□

1. 您是否吸烟？　□吸烟　　□戒烟时间少于 6 个月　　□戒烟时间超过 6 个月　　□从不吸烟

2. 您的身高？　□ cm　□英尺

3. 您的体重？　□ kg　□磅

4. 您的人种？　□白种人　□黑种人或非洲裔　□西班牙裔　□亚裔或太平洋岛民　□美洲本土印第安裔　□其他

5. 您的文化程度？□小学或初中学历　　□高中毕业　　□读过几年大学　　□本科毕业　　□研究生及以上

6. 您的运动水平？□职业运动员　　□受过专业训练的体育爱好者　　□偶尔运动　　□不运动

▲ 图 42-4　IKDC 人口统计表

IKDC. 国际膝关节文献委员会评分系统（图片由 American Orthopaedic Society for Sports Medicine 提供）

IKDC 现行健康统计表

姓名：＿＿＿＿＿　　生日：＿＿＿＿年＿＿＿＿月＿＿＿＿日　　填表日期：＿＿＿＿年＿＿＿＿月＿＿＿＿日

1. 总体来讲，您的健康状况是：　□非常好　　□很好　　□好　　□一般　　□差

2. 跟 1 年前相比，您觉得自己的健康状况是：　□比 1 年前好多了　　□比 1 年前好一些　　□跟 1 年前差不多
　　　　　　　　　　　　　　　　　　　　　　□比 1 年前差一些　　□比 1 年前差很多

3. 以下这些问题都和日常活动相关，请您想一想，您的健康状况是否限制了这些活动？如果限制，程度如何？

	限制很大	有些限制	毫无限制
重体力活动，如跑步举重、参加剧烈活动	□	□	□
适度的活动，如移动一张桌子、使用吸尘器、打保龄球或高尔夫球	□	□	□
手提日用品	□	□	□
上几层楼梯	□	□	□
上一层楼梯	□	□	□
弯腰、屈膝、下蹲	□	□	□
步行 1500m 以上的路程	□	□	□
步行 1000m 的路程	□	□	□
步行 100m 的路程	□	□	□
自己洗澡、穿衣	□	□	□

4. 在过去的 4 周里，您的工作和日常活动有没有因为身体健康原因而出现以下这些问题？

	是	否
减少了工作或其他活动时间	□	□
本来想要做的事只完成了一部分	□	□
想要干的工作或者活动种类受到限制	□	□
完成工作或其他活动困难增多（例如需要额外的努力）	□	□

5. 在过去的 4 周里，您的工作和日常活动有无因为情绪的原因（如压抑或忧虑）而出现以下问题？

	是	否
减少了工作或其他活动时间	□	□
本来想要做的事只完成了一部分	□	□
干事情不如平时仔细	□	□

6. 在过去的 4 周里，您的健康或情绪不好在多大程度上影响了您与家人、朋友、邻居或集体的正常社会交往？
　　□完全没有　　□有一点　　□中等　　□很大　　□非常大

7. 在过去的 4 周里，您有身体疼痛吗？
　　□完全没有　　□有一点　　□中等　　□严重　　□非常严重

8. 在过去的 4 周里，您的身体疼痛影响了您的工作和家务吗？
　　□完全没有　　□有一点　　□中等　　□很大　　□非常大

▲ 图 42-5　IKDC 现行健康统计表

IKDC. 国际膝关节文献委员会评分系统（图片由 American Orthopaedic Society for Sports Medicine 提供）

9. 以下这些问题是关于过去 1 个月您自己的感觉，对每一条问题所说的事情，您的情况是什么样的？

	所有时间	大部分时间	比较多时间	一部分时间	小部分时间	没有这种感觉
您觉得生活充实	□	□	□	□	□	□
您觉得非常紧张	□	□	□	□	□	□
您的心理很平静	□	□	□	□	□	□
您做事精力充沛	□	□	□	□	□	□
您的情绪低落	□	□	□	□	□	□
您觉得筋疲力尽	□	□	□	□	□	□
您是个快乐的人	□	□	□	□	□	□

10. 不健康影响了您的社会活动（如走亲访友）吗？
　□所有时间　　□大部分时间　　□有一些时间　　□小部分时间　　□没有这种感觉

11. 请看下面每一条问题，哪一种答案最符合您的情况？

	绝对正确	大部分正确	不能肯定	大部分错误	绝对错误
我好像比别人容易生病	□	□	□	□	□
我跟周围人一样健康	□	□	□	□	□
我认为我的健康状况在变坏	□	□	□	□	□
我的健康状况非常好	□	□	□	□	□

▲ 图 42-5（续）　IKDC 现行健康统计表

IKDC. 国际膝关节文献委员会评分系统（图片由 American Orthopaedic Society for Sports Medicine 提供）

Hrubesch 及其团队[11] 未能在 IKDC 评分与辛辛那提、Lysholm、Feagin 和 Blake、Zarins 和 Rowe 和 Marshall 评分之间发现显著相关性。但是，这些学者并未使用整个辛辛那提膝关节评分系统，该系统所包含的变量类似于 IKDC 的膝关节检查表。这就是为什么使用辛辛那提评分量表得到的分数比 IKDC 评分量表整体成绩更好的原因。

Kocher 及其同事[16] 进行了一项研究，以确定患者对 ACL 重建结果是否满意的决定因素。患者的满意度与 IKDC-1 至 IKDC-3（主观评估、症状、运动范围）及 IKDC-F 显著相关。IKDC-4（韧带检查）与患者满意度之间没有关联。

Agel 和 LaPrade 将 IKDC 主观评估表与改良辛辛那提膝关节评分系统进行了比较[1]。这些研究者从 130 例复杂膝关节疾病患者的术前和术后（4~8 个月，9~15 个月，16~24 个月，>24 个月）的间隔时间中收集了改良 CKRS 和 IKDC 主观问卷。在所有时间间隔对整个人群进行的分析中，两个调查表的总体总分均相等。两个评分量表之间的天花板效应和地板效应没有差异。在评估单个患者的分数时存在差异，并且在每个时间间隔内，有 9%~21% 的患者

的分数差异超过 10 分。作者得出的结论是，应根据所研究人群的具体诊断来决定使用哪种问卷，并仔细考虑每个系统中包含的各个问题。

Greco 及其同事[8] 将 IKDC 主观膝关节评分、改良 CKRS 评分、WOMAC、SF-36 评分的信度和效度在患有全层软骨缺损的患者中进行了比较，这些患者接受了多种治疗软骨修复的方法。三种量表的组间相关系数相当（IKDC，0.91；CKRS，0.91；WOMAC，0.81~0.93），手术后 12 个月的效果和标准化反应也是如此。SF-36 量表未能显示出足够的信度（包含所

关键点：IKDC 与其他膝关节评分系统的比较

- 并非所有 IKDC 量表中的组级都对 ACL 重建后随时间的变化有效
- 改良 CKRS 和 IKDC 主观膝关节量表之间报道的功能结果无差异
- 对于采用各种软骨修复手段治疗的全层关节软骨缺损的患者，IKDC 主观膝关节量表、改良 CKRS、WOMAC 和 SF-36 量表之间的信度和效度无差异
- IKDC 主观评估表是确定哪些问题对 ACL 重建的患者最重要的膝关节评估量表之一

IKDC-2000 膝关节病史统计表

姓名：_____   生日：_____年_____月_____日

受伤日期：_____年_____月_____日   初次检查时间：_____年_____月_____日

填表日期：_____年_____月_____日   患膝：□ 左   □ 右

对侧膝关节情况：   □ 正常   □ 接近正常   □ 异常   □ 严重异常

发病时间：_____年_____月_____日

主诉：_____

受伤原因：   □ 日常活动   □ 运动   □ 交通事故   □ 工伤

受伤机制：   □ 非创伤性退变   □ 非创伤性突发病变   □ 创伤性非接触性病变   □ 创伤性接触性病变

手术史：

手术种类：

半月板手术：   □ 内侧半月板切除术   □ 外侧半月板切除术   □ 内侧半月板修复术   □ 外侧半月板修复术

　　　　　　　□ 内侧半月板移植术   □ 外侧半月板移植术

韧带手术：   □ ACL 修复   □ 关节内 ACL 重建   □ PCL 修复   □ 关节内 PCL 重建   □ 关节外 ACL 重建

　　　　　　□ 后外侧角重建   □ 内侧副韧带修复 / 重建   □ 外侧副韧带修复 / 重建

移植重建种类：

　髌韧带移植：   □ 单束移植   □ 同侧   □ 对侧   □ 双束移植   □ 四束移植   □ 股四头肌腱移植

　　　　　　　　□ 同种异体肌腱移植   □ 其他

伸膝机制相关手术：   □ 髌韧带修复   □ 股四头肌腱修复

　髌股关节手术：   □ 伸膝机制力线纠正

　　软组织重建：   □ 内侧紧张   □ 外侧松解

骨重建

（胫骨结节移位）：   □ 近端   □ 远端   □ 内侧   □ 外侧   □ 前方

　□ 成形术   □ 髌骨切除术

骨关节炎手术：   □ 截骨术

　　　　　　　　□ 关节面手术   □ 修整   □ 磨削   □ 钻孔   □ 微骨折

　　　　　　　　□ 细胞治疗   □ 骨软骨自体移植 / 镶嵌成形术   □ 其他

总手术次数：

影像学分析：   □ X 线片   □ MRI   □ CT   □ 关节造影   □ 核素骨扫描

结论：

　韧带：_____

　半月板：_____

　关节软骨：_____

　骨：_____

▲ 图 42-6 **IKDC-2000 膝关节病史统计表**

ACL. 前交叉韧带；CT. 计算机断层扫描；IKDC. 国际膝关节文献委员会；MRI. 磁共振成像；PCL. 后交叉韧带
（图片由 American Orthopaedic Society for Sports Medicine 提供）

有十个分量表）和效度。

　　为了确定哪些问题对于进行 ACL 重建的患者至关重要，Hambly 和 Griva[9] 比较了患者在 IKDC 主观评估表与 KOOS 的效度。这些研究人员报道称，超过一半的患者经历了 IKDC 中的 78% 的条目，在 KOOS 量表中经历了 57% 的条目。但是，KOOS 中运动 / 娱乐功能和生活质量的分量表中的条目对这类人群也非常重要。在一项类似目的的调查中，Tanner 及其同事[33] 发现，IKDC 主观评估表是最常用的膝关节评估量表（在 5 种量表中），因为它包含许多对患者重要的症状和活动受限的问题。这项研究评估了 153 例 ACL 断裂，半月板断裂或轻 / 中度膝骨关节炎患者。

IKDC-2000 膝关节手术信息统计表

患者姓名：＿＿＿＿＿＿＿＿＿＿＿＿＿＿＿　　患侧治疗时间：＿＿＿＿年＿＿＿＿月＿＿＿＿日

术后诊断：

1.＿＿＿＿＿＿＿＿＿＿＿＿＿＿＿＿＿＿＿＿＿＿＿＿＿＿＿＿＿

2.＿＿＿＿＿＿＿＿＿＿＿＿＿＿＿＿＿＿＿＿＿＿＿＿＿＿＿＿＿

3.＿＿＿＿＿＿＿＿＿＿＿＿＿＿＿＿＿＿＿＿＿＿＿＿＿＿＿＿＿

术后状态：

关节软骨状态：

根据 ICRS 记录软骨缺损的大小和位置

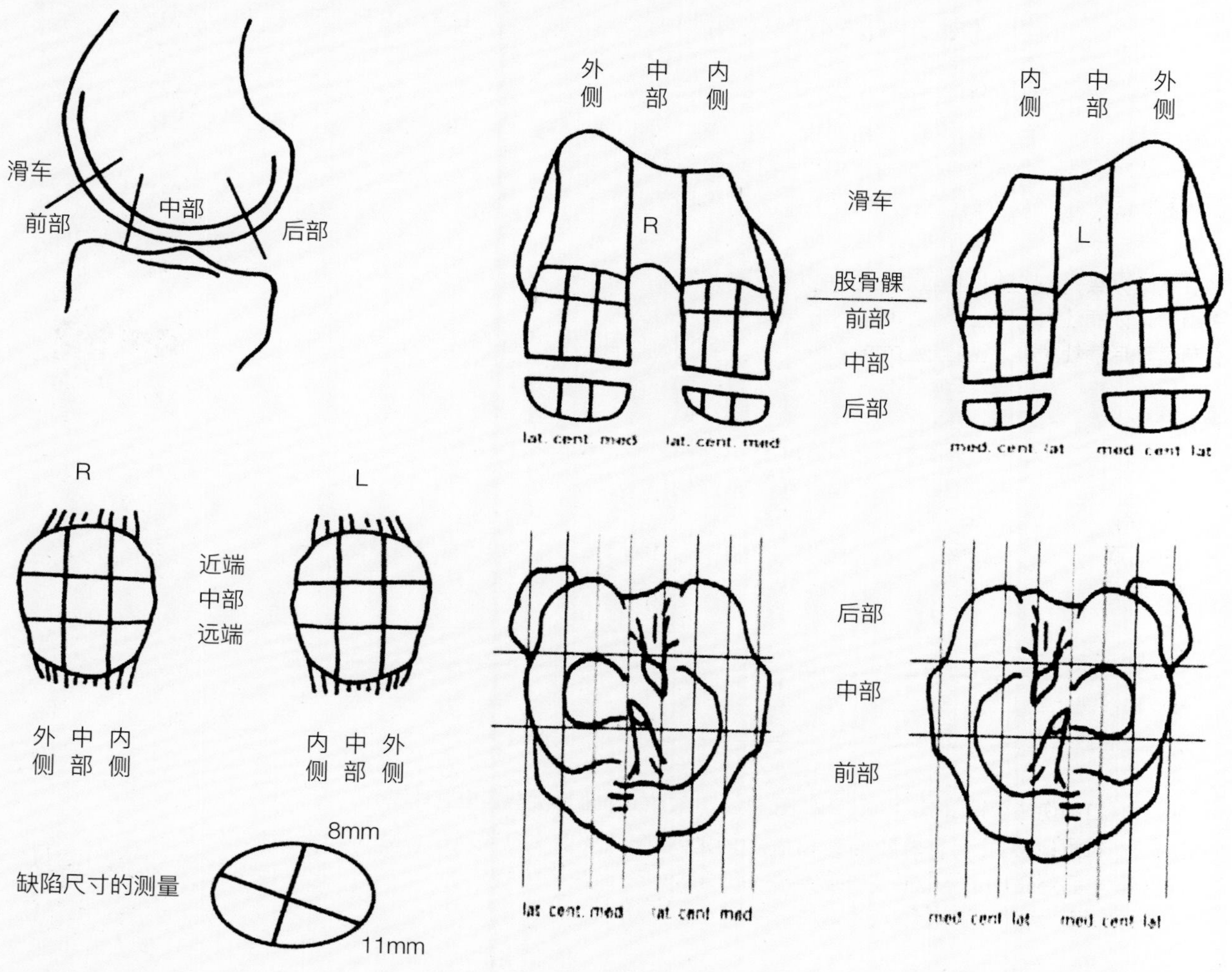

▲ 图 42-7　IKDC-2000 膝关节手术信息统计表

ICRS. 国际软骨修复协会分级系统；IKDC. 国际膝关节文献委员会（图片由 American Orthopaedic Society for Sports Medicine 提供）

记录关节软骨病灶的大小、位置和分级

股骨侧

					第一个病灶	第二个病灶
侧别	左侧	右侧			☐	☐
股骨髁	内侧	外侧			☐	☐
矢状面	滑车	前部	中部	后部	☐	☐
冠状面	外侧	中部	内侧		☐	☐

软骨病灶分级：_____
关节清理前病灶大小：_____mm
关节清理后病灶大小：_____mm

胫骨侧

					第一个病灶	第二个病灶
侧别	左侧	右侧			☐	☐
平台	内侧	外侧			☐	☐
矢状面	前部	中部	后部		☐	☐
冠状面	外侧	中部	内侧		☐	☐

软骨病灶分级：_____
关节清理前病灶大小：_____mm
关节清理后病灶大小：_____mm

髌股关节

					第一个病灶	第二个病灶
侧别	左侧	右侧			☐	☐
矢状面	远端	中部	近端		☐	☐
冠状面	外侧	中部	内侧		☐	☐

软骨病灶分级：_____
关节清理前病灶大小：_____mm
关节清理后病灶大小：_____mm

诊断：☐创伤性软骨缺损　☐ OD　☐ OA　☐缺血性改变　☐其他

活检：位置：_____　数量：_____　直径：_____mm

治疗措施：☐修整　☐磨削　☐钻孔　☐微骨折　☐细胞治疗
　　　　　☐骨软骨自体移植/马赛克成形术　☐其他

备注：_____

ICRS 0 级：正常

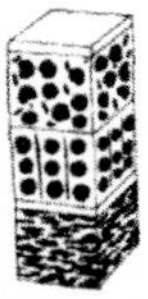

ICRS 1 级：基本正常
浅表病灶
A　B 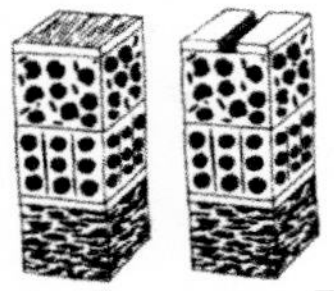

ICRS 2 级：异常
病灶深度 < 50%

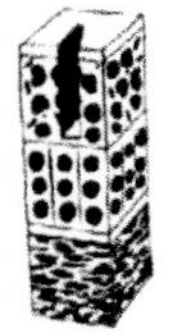

ICRS 3 级：严重异常
病灶深度 > 50%（A）
或深至软下骨（B），
还包括软骨水肿（D）
A　B
C　D

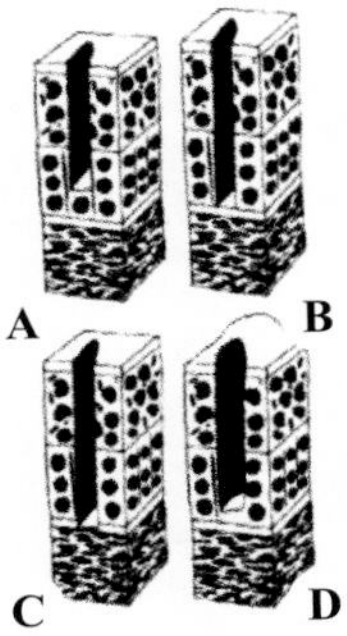

ICRS 4 级：严重异常
骨软骨损伤，病灶延
伸至软骨下骨板（A）
或深及骨小梁（B），
钻孔缺损视为软骨
下骨损伤并定级为
ICRS-C 级
A　B 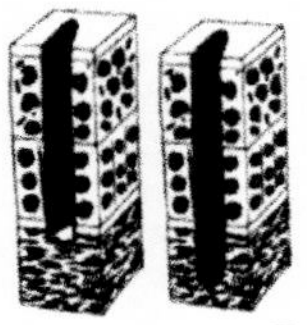

▲ 图 42-7（续）　IKDC-2000 膝关节手术信息统计表

半月板状态

手术名称：　□内侧半月板切除术　　□外侧半月板切除术　　□内侧半月板修整术　　　　□外侧半月板修整术
　　　　　　□内侧半月板移植术　　□外侧半月板移植术　　□内侧半月板打磨缝合术　　□外侧半月板打磨缝合术

在以下图片上记录半月板磨损和手术切除的部位

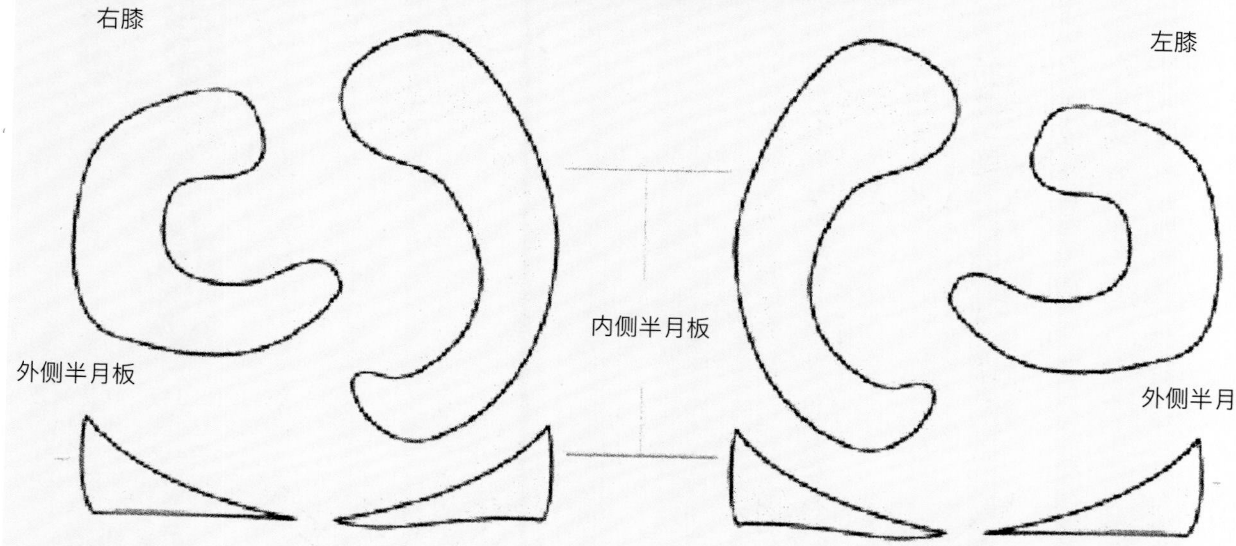

右膝　　　　　　　　　　　　　　　　　　　　　　　　　　　　　　　　　左膝

外侧半月板　　　　　　　　　　　　　内侧半月板　　　　　　　　　　　　外侧半月板

内侧

　□正常　　　□1/3 移除　　　□2/3 移除　　　□全部移除
环形纤维：　□完整　　　　□破坏
余下的半月板组织：　　　□正常　　　□退行性改变　　　□稳定性断裂　　　□不稳定性断裂　　　□游离

外侧

　□正常　　　□1/3 移除　　　□2/3 移除　　　□全部移除
环形纤维：　□完整　　　　□破坏
余下的半月板组织：　　　□正常　　　□退行性改变　　　□稳定性断裂　　　□不稳定性断裂　　　□游离

韧带状况

手术名称：　□ ACL 修复　　　　□关节内 ACL 重建　　□ PCL 修复　　　　　　□关节内 PCL 重建
　　　　　　□关节外 ACL 重建　　□后外侧角重建　　　□内侧副韧带修复 / 重建　□外侧副韧带修复 / 重建
移植肌腱：　□自体髌韧带　　　　□腘绳肌腱　　　　　□股四头肌腱　　　　　□其他 ＿＿＿＿＿＿＿
之前组织中的移植肌腱：　　　　　□自体髌韧带　　　　□腘绳肌腱　　　　　　□股四头肌腱

▲ 图 42-7（续）　**IKDC-2000 膝关节手术信息统计表**

ACL. 前交叉韧带；PCL. 后交叉韧带

在这些图片上记录韧带重建时钻孔的位置

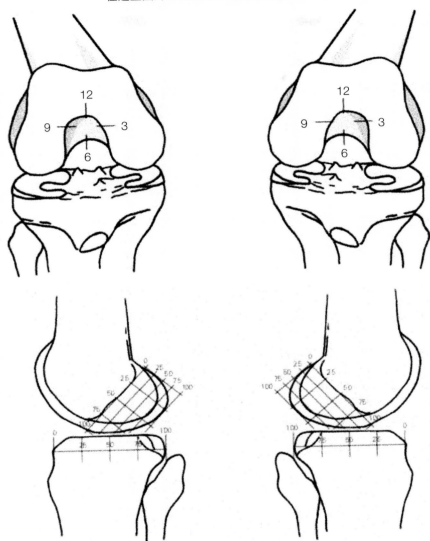

▲ 图 42-7（续）　IKDC-2000 膝关节手术信息统计表

四、讨论

　　临床研究人员必须选择一种由基本变量构成的膝关节评估量表来验证假设，同时评估其他可能使研究结果产生偏倚的变量。研究人员应了解可能会影响研究结论的现有膝关节量表之间存在的主要差异。我们认为，临床调查不仅应对体育运动和日常功能活动的症状及功能受限情况进行评估，而且还要测量并报道客观的检查结果，包括如膝关节活动范围、关节积液、胫股和髌股关节摩擦音、膝关节韧带半脱位、影像学检查和功能测试等因素。因此，研究人员如果选择 IKDC 作为研究评估量表，受试者则应同时填写 IKDC-2000 主观膝关节表格和 IKDC-2000 膝关节检查表。

　　我们必须承认，IKDC-2000 主观膝关节评估表存在一定的局限性。首先，此量表的设计初衷是通用的膝关节功能评估量表。我们认为，研究人员应使用对研究尽可能敏感的量表。其次，此表格将来自 18 个问题的数据合并为一个数值，这些问题将症状、日常活动和体育活动、膝关节的当前功能、对工作和体育活动的参与程度进行评分。目前，IKDC 不建议研究人员对治疗前后的具体症状、功能受限或体育活动水平进行单独评估，即使问卷允许进行这种评估。因此，根据当前委员会成员的建议，此量表不可能检测到某些特定的功能受限，例如在各种活动中的疼痛或打软腿。调查人员和读者无法从单个数值来确定受试者是否能参加体育竞技活动或参与后是否会出现不适症状。我们不能确定运动水平的变化，也不能确定单个膝关节功能（例如步行、跑步和旋转）的活动受限。我们认为在运动活跃的人群中提供术前和术后运动水平的具体分析很重要，这可以通过问题 8 中提供的五个水平的患者分布来轻松完成。汇总没有症状的运动员患者和有症状且被认定是关节使用过度的患者的百分比同样重要[23]。

我们建议，研究人员在 IKDC-2000 主观膝关节评估表上提供单个问题的治疗前和治疗后数据，而不仅仅是总分。研究人员可以根据所研究的膝关节损伤或疾病选择最重要的特定问题。例如，对 ACL 重建结果的研究应单独分析问题 7 的数据，该问题可以确定在不同的活动水平下膝关节是否存在打软腿。另外，问题 10 所确定的膝关节的总体功能应不仅通过提供治疗前后的平均值进行评估，还应根据受试者的数值分布来分别分析。研究人员应该认识到，此问题衡量日常活动功能仅是通过得分 0 代表"不能进行日常活动"，得分 10 代表"对日常活动没有限制"。因此，此问题（当前在调查表中显示）没有考虑患者进行体育活动的能力。

我们认为，AOSSM 在线评分系统针对 IKDC-2000 主观膝关节评估表生成的年龄和性别匹配的百分位数比总分有用。例如，一个 46 岁的女性在剧烈活动后仅出现轻微的偶发症状，其得分为 87 分，与 Lysholm 评分[34] 或膝关节结果调查表中的日常活动分量表[15] 的结果对比似乎是好结果。但是，根据 IKDC 标准数据库，该总得分仅使该患者位于第 50 个百分位。因此，研究人员应像分析 SF-36 量表的数据那样，将年龄和性别匹配的百分位数纳入已发表研究的结果部分。在 Sekiya 和同事[28] 的调查中可以找到 SF-36 量表数据的分析示例，他们对 28 例半月板联合移植和 ACL 重建的短期（平均术后 2.8 年）结果进行了分析描述。在根据 SF-36 问卷各个组的评分得出均值后，还应根据美国人口年龄、性别配对标准值对每名患者的得分进行标准化。

关键点：讨论

- 临床研究必须通过运动和日常功能活动及客观的身体发现来测量和报道症状和功能限制
- IKDC 主观膝关节评估表的局限性
  - 将工作、运动和日常功能活动的症状和功能合并为一个分数
  - 检测特定限制的灵敏度大大降低
  - 不能从总分中检测膝关节滥用者、活动水平或活动水平的变化
  - 研究人员应该分析来自个别问题和总分的数据
  - 由在线评分系统生成的年龄和性别匹配百分比比总分更有用

第43章 运动和日常功能活动评分：膝关节特异性量表与全球结局评价工具
Rating of Athletic and Daily Functional Activities: Knee-Specific Scales and Global Outcome Instruments

Sue D. Barber-Westin　Frank R. Noyes　著
赵之栋　译　李冀　校

本章综述了常用的量表及结局评价工具。评估年轻活跃患者各种膝关节损伤、紊乱的运动和日常功能活动评分。根据它们的效力、潜在偏倚，以及其评估的信度、效度及反应度进行分析。本章不包括来自辛辛那提膝关节评分系统和国际膝关节文献委员会膝关节评估量表，因为分别在第41章和第42章给予了它们详细的描述。对专门用于老年人、患有骨关节炎而长期坐立的人群、已行膝关节置换的人群、患有髌股关节疼痛群体的结局评价指标将在第45章节叙述 [1, 36, 41]。通用的健康状态评估工具，例如 SF-36 健康调查简表及骨骼肌肉状态评估 [22]，也同样是适用的，但本章暂不讨论。

在我们看来，临床研究应该包括对于症状、运动和日常功能活动及客观体征的评估，这一点有必要强调。仅仅依据患者使用主观问卷调查结果做出的处理方案将不利于理解治疗方案对于恢复正常膝关节功能的有效性。诸如膝关节活动度、关节渗液溢出、胫股及髌股关节捻发音、膝关节韧带松弛、影像学表现、肢体协调性的功能测试也应包括在内，因为它们对于研究的诊断是必要的。

一、体育运动评分

（一）Tegner 活动评分

Tegner 和 Lysholm [42] 研发了第一个量化前交叉韧带（ACL）断裂患者活动水平的评分量表（表 43-1）。Tegner 活动量表通过使用 11 个水平梯度将体育活动和工作活动纳入同一份问卷调查。竞技活动构成了最顶端的三个水平（8～10级），竞技和休闲体育

类均出现在第 7 级，其他休闲体育活动组成第 6 级（表 43-2）。从第 5 级到第 1 级将工作和运动结合在一起，而 0 级则意味着因膝关节状态而请病假或致残。原始出版物未提供此量表的信度、效度及反应度数据。

这个活动评级量表存在以下一些问题。

第一，工作活动与体育活动属于同一等级。从事重体力劳动的患者只能得到 5 级（满分 10 分），但对其中一些职业人员的下肢压力载荷分析结果表明，这些膝关节的功能水平与竞技运动员相当。他们不应该仅仅因为不是运动员或没有重返高强度竞技运动就被授予较低的级别。应该使用专有的评定量表测量评估体育和职业活动（见第 41 章）。

第二，这个量表没有根据参加运动的频率、强度来区分不同的运动水平，而运动强度是根据施加在下肢的载荷来决定的。例如，只有国家级或国际上卓越的英式足球运动员被列为 10 级，相反足球被列在第 7 级。在美国，竞争激烈的高中、大学或职业篮球运动员被要求像优秀的足球运动员那样对膝关节和下肢进行类似的锻炼。对于那些没有列在评分项目中的参加或重返运动的患者而言，当试图准确地评价哪个等级能够精准代表他们运动水平时候，就会出现问题。第三，这个量表不允许评估由于生活方式的改变（例如，从学校毕业后不再参加联赛）而导致运动参与的变化。此外，在运动和工作状态下都不能发现膝关节过度使用的情况。

不同的研究专门评估了 Tegner 量表对膝关节不同损伤评估的信度、效度及反应度。Briggs 及

表 43-1　Tegner 活动评分

等　级	描　述	活动示例
10	竞技体育	足球（国家或国际级）
9	竞技体育	足球（较低级别）、冰球、摔跤、体操
8	竞技体育	垒球、羽毛球或壁球、竞技项目（跳高等）、高山滑雪
7	竞技体育	网球、竞技项目（跑步）、摩托车越野赛及速度赛、手球、篮球
7	娱乐体育	足球、垒球和冰球、壁球、竞技项目（跳高）、娱乐和竞技越野径赛
6	娱乐体育	网球和羽毛球、手球、篮球、高山滑雪、慢跑、每周至少 5 次
5	工作	重体力（例如建筑、伐木）
5	竞技体育	自行车、越野滑雪
5	娱乐体育	在不平坦的路面慢跑，每周至少 2 次
4	工作	中等重体力劳动（货车驾驶、重家务劳动）
4	娱乐体育	自行车、越野滑雪、在平坦的路面慢跑，每周至少 2 次
3	工作	轻体力劳动（例如护理）
3	竞技体育和娱乐体育	游泳
3	在森林里行走	
2	工作	轻体力劳动
2	可在不平坦的路上行走，但不能在森林里行走	
1	工作	静态作业
1	在平坦地面行走	
0	因为膝关节疾病请病假或领取残疾补贴	

引自 Tegner,Y, Lysholm J. Rating systems in the evaluation of knee ligament injuries. *Clin Orthop Relat Res*. 1985;198:43–49.

其同事[6] 在 122 名半月板损伤患者中评价其信度、效度及反应度。结果发现，此量表有足够的信度（ICC=0.817）、内容效度（无天花板 / 地板效应），与 SF-12 有相同的标准效度和结构效度。然而，只有中等效应尺度和标准化反应平均值被报道。调查人员得出的结论是，该量表只测量了活动的适度变化水平，并且指出美国的患者很难完成这些项目评估，因为此评分量表中涉及的运动通常发生在欧洲。

Paxton 及其同事[28] 在 153 例急性髌骨脱位患者 2～5 年的随访中评估了此量表的信度和效度。结果显示，此量表具有足够的信度（ICC=0.92）和内容效度。Briggs 及其同事[7] 发现 Tegner 量表对于 ACL 损伤和重建的患者具有足够的信度、效度和反应度。

Ebert 及其同事[10] 报道，与 KOOS 量表中评价患者运动、娱乐及生活质量的亚量表相比，Tegner 量表对关节软骨修复术后的变化反应不灵敏。尚无强有力的证据表明 Tegner 量表的改变与患者对手术结果的满意度相关。一项关于关节软骨损伤术后使用 Tegner 评分的系统性综述结果[14] 发现，大部分研究仅仅报道了平均值，然而在这种情况下，更应该使用非参数方法。研究人员指出，如以非标准化或不恰当的方式使用此评分量表，其作为临床结果评估的价值将受到损害。

表 43-2　已出版的体育运动评分量表

量表，出版年限	评分要素	信度、效度、反应度测试	社　评
Tegner1985	11 个水平 8~10 级：竞技运动（列表中提供的运动） 7 级：竞技和消遣运动（列表中提供的运动） 6 级：消遣运动（列表中提供的运动，每周至少 5 次慢跑） 5 级：工作（重体力），竞技和消遣运动（骑自行车 / 越野滑雪，在不平坦地面上每周至少 2 次的慢跑） 4 级：工作（中等强度），消遣运动（骑自行车 / 越野滑雪，在平坦地面上每周至少 2 次的慢跑） 3 级：工作（轻度），竞技和消遣运动（游泳），在不平坦路上行走 2 级：工作（轻度），在不平坦路上行走 1 级：工作（久坐），在平坦路上行走 0 级：因为膝关节疾病请病假或残疾	• ACL 损伤 / 重建：足够的信度、内容效度、标准效度、构建效度、反应度 • 半月板损伤：足够的信度、内容效度、标准效度、构建效度、反应度中等 • 急性髌骨脱位：足够的信度、内容效度 • 关节软骨修复：反应度不足 • 全膝关节置换：足够的信度，效度	此量表主要用于比较治疗前后运动水平的变化。将运动种类分配到各等级的理论依据未知。此量表主要为欧洲的运动设计，美国患者可能难以完成这个量表
美国特种外科医院评分，1987	4 级 非常困难（列表中提供的运动） 中度困难（列表中提供的运动） 轻度困难（列表中提供的运动） 无运动	未提及	未评估运动频率
Seto 运动参与调查表，1988	13 种运动，每项分配 0~4 分。可以为列表中尚未列出的活动评分。根据每项活动参与的频率及参与持续时间进行评分：1~3 分	未提及	能够发现膝关节过度使用患者及评估期间运动水平的变化。难以评估由从事不同运动人群组成的群体，因为此量表的评分基于从事的各种活动
Straub 和 Hunter 运动参与指数，1998	参与水平评分 职业运动员（5 分） 校际比赛（4 分） 校内比赛（学院），大学之间联赛（高等学校），休闲类比赛（剧烈）（3 分） 休闲类比赛（非正式）（2 分） 初中（1 分） 无运动（0 分） 参与指数评分（强度水平）根据能够察觉施加在膝关节上的载荷进行评分，分为 1~5 级（列表中提供的运动） 参与评分与运动强度评分相加来评估运动指数	未提及	仅仅局限于参与指数评分量表中列出的特定运动。不是根据参与运动的频率及持续时间来评估。没有说明将运动分为 1~5 级的理论基础
Daniel 运动评分量表，1994	4 级水平： Ⅰ级：跳跃、旋转、转向类运动 Ⅱ级：横向运动、比Ⅰ级弱的跳跃与转向类运动 Ⅲ级：其他运动 Ⅳ级：不运动	未提及	评估了参与运动的频率；回顾性评估了运动的总数及频率

（续表）

量表，出版年限	评分要素	信度、效度、反应度测试	社 评
Marx 运动评分量表，2001	4 个要素：跑步、转向、减速、旋转 每个要素根据参与的频率打分：每月小于 1 次，每月 1 次，每周 1 次，每周 2～3 次，每周大于 3 次	信度（组间相关系数）=0.97 内容效度、构建效度是存在分歧的，与其他三类运动评分量表相比相关性可接受，未作反应度测试，评分量表与年龄呈负相关	• 在 40 名正常受试者中测试 • 没有可适用于低强度的运动（游泳、骑自行车、低强度的有氧运动
关节置换术后活动评分量表，2010	4 个要素：行走、跑步、爬楼、普通活动；在每种活动中选择最高分合计总分	• 高度的内部一致性；效能：与其他四种评分量表相比，相关性紧密 • 使用组间一致性评估其信度未进行反应度测试	在 22 名患者中进行了测试，队列研究

ACL. 前交叉韧带

Naal 及其同事[26] 在行全关节置换的患者中，比较了三种活动评定量表（Tegner、UCLA[48] 和 Marx 活动评定量表[24]）的数据。使用国际体育活动问卷（International Physical Activity Questionnaire, IPAQ）[8]"最近 7 天"的版本来评估体育活动。结果显示，在全膝关节置换术患者中，Tegner 量表被认为是可靠和有效的。然而，与 UCLA 量表相比，Tegner 量表的相关系数和完成率更低，无法区分活动量充足的患者（IPAQ 分级为中度和剧烈活动水平）和活动量不足的患者。

（二）美国特种外科医院膝关节评分系统

Hanley 和 Warren[15] 为了评价 48 例伴有前交叉韧带缺陷患者行关节镜下半月板部分切除术的疗效，研发了 HSS 评分系统。该评分系统包括了对不同运动形式的四个评价水平，分别为非常困难、中度困难、轻度困难和无体育活动。运动的示例在 A、B 和 C 类中呈现，并以此辅助评分。此项评分的优势在于仅仅包括了运动种类（没有考虑职业），并试图根据强度水平对体育活动进行分类。此量表的缺陷是用于评估运动种类的术语模棱两可（非常困难，对不同的患者可能有不同的含义），没有给出运动员由于非膝关节本身原因而导致运动变化的评估项目，并且不太可能发现膝关节过度使用的情况。作者没有对他们的结果评估量表进行信度、效度或反应度测试。

（三）Seto 运动参与调查表

Seto 及其同事[37] 发明了一项运动参与调查表，以此研究 19 名接受 ACL 重建患者的活动水平。在这项调查中，评估他们活动水平的条目包括 13 种运动，这些运动分为剪切类运动和非剪切运动两类。每项体育活动得 0～4 分[12]。

4= 全部活动没有明显的迹象或症状。

3= 全部活动偶尔或反复出现轻微的疼痛、肿胀或不稳定。

2= 有限的活动，因为中度或重度发作的疼痛、肿胀或不稳定。

1= 不参与活动，因为受伤的膝关节。

0= 不参与活动但不是因为受伤的膝关节。

患者也会根据他们参加运动的频率及持续时间进行评估，包括竞技性（6～7 次 / 周或定期参与组织竞赛，3 分），娱乐性（3～5 次 / 周，或 2 次 / 周，超过 2h/ 次，或季节性运动 5 天或以上 / 月，2 分），周末性（1～2 次 / 周，1h 或参与季节性体育 4 天 / 月，1 分）。

该量表能够根据参与运动的频率分析运动参与情况，并能够在评估过程中发现运动的变化情况。通过运动过程中伴发的轻度或者中度症状，能够鉴别出膝关节过度使用患者。由于活动水平是根据每项运动进行评估的，因此，如果一个群体是由从事多种运动的个人组成的，则报道数将是困难的。本研究未进行信度、效度和反应度测试。

（四）Straub 与 hunters 运动参与指数

Straub 和 Hunter[40] 设计了一套运动性能指标来评估 ACL 重建的效果。该指数基于两个因素的评分：运动参与水平评分和强度水平评分。参与水平评分是在 6 个等级梯度上完成的：专业（5 分），校际（4分），校内（大学）、校队（高中）或娱乐（高强度，3分），休闲（2分），初中（1分），无运动（0分）。基于作者对这些活动对下肢强度影响的认知，强度评定量表将不同运动进行了分类。强度最大的运动得5分，强度最弱的活动得1分。这两个等级的分数加起来就是一个运动成绩指数。

这一量表不允许对未列入强度评分表的体育项目进行评定，因为将运动分为各种类别的理由尚不清楚。此项运动水平评估中不包括运动的频率和持续时间。膝关节过度使用者也不能被发现。作者没有评估该量表的信度、效度及反应度。

（五）Daniel 运动水平评分

Daniel 及其同事[9]描述了一个运动评分方案，以此来评价缺陷和 ACL 重建的效果。此体育活动评分量表评估了参加活动的频率（每年参与小时数）和活动的强度。参与的频率以回顾的方式确定；患者被要求回忆他们在前交叉韧带断裂前最常做的两项运动，并提供他们每年做这两项运动的周数和每周做这两项运动的小时数。每年参加这两项运动的小时数相加。强度等级分为四级，其中 I 级包括跳跃、旋转和转向类活动；II 级为横向运动，但较 I 级较少跳跃或较少负重；III 级为其他运动；IV 级为无运动。对于 I 级、II 级和 III 级运动，给出了一些运动示例。

参与运动时间采取回顾性分析可能是存在问题的，特别是在长期的临床研究中，患者可能被要求回忆多年前的参与时间。该量表不允许检测膝关节过度使用患者，由于与膝关节状况无关等原因而降低活动水平或停止运动的患者。研究者也没有检测此评分量表的信度、效度和反应度。

（六）Marx 体育活动评分

Marx 及其同事[24]研发了一种体育活动评分量表，并且将其用做一种通用的研究工具来评估多种膝关节损伤及手术后效果。此量表包括了参与运动的频率及活动的强度。四项独立的运动将被评估：跑步、转向、减速和旋转。每项活动的参与频率分为无、每月1次、每周1次、每周2或3次、每周4次或以上。

在既往无膝关节病史的40名志愿者中进行了信度和结构效度评估。该量表呈现出可接受的信度（ICC=0.97），并与 Tegner、辛辛那提和 Daniel 体育活动量表相关。但未完成反应度测试。

关键点：体育活动评分

- Tegner 活动评分
  - 通过11个水平梯度将运动及工作活动纳入一个问卷
  - 未根据参加运动的频率或运动强度来区分运动水平
  - 不能在由于生活方式改变的时间段评估体育运动参与变化的情况
  - 不能发现膝关节过度使用者
  - 对于半月板损伤，急性髌骨脱位具备充分的心理学特征
  - 对于关节软骨修复术后的变化评估，与膝关节损伤、关节炎结局评分中运动/娱乐和生活质量亚量表相比，敏感性稍差一些
  - 不能区分全膝关节置换术后活动异常活跃和非常不活跃的患者

- 美国特种外科医院膝关节评分系统
  - 根据四种载荷种类划分运动水平
  - 使用含糊不清的术语定义运动种类
  - 不能在由于生活方式改变的时间段评估体育运动参与变化的情况
  - 没有对心理学特性进行评估

- Seto 运动参与情况调查表
  - 根据体育活动水平及参与频率进行评定
  - 能够根据参与活动的频率对运动情况进行分析，并且在评定过程中能够侦察到运动水平的变化
  - 没有对心理学特性进行评估

- Srtaub 和 Hunter 运动参与指数
  - 运动指数是基于参与运动的频率及强度水平的评分
  - 不能评定此量表中没有的运动，因为将不同种类运动归类的指征未知
  - 没有包括参与运动的频率及持续时间
  - 不能发现膝关节过度使用者
  - 没有对心理学特性进行评估

- Daniel 运动水平评分
  - 根据参加运动的频率（每年参加运动的小时数）及强度进行评分。运动频率基于回顾性分析
  - 不能发现膝关节过度使用者
  - 不能在由于生活方式改变的时间段评估体育运动参与变化情况
  - 没有对心理学特性进行评估

- Marx 体育活动评分
  - 评分是基于参与的频率及运动的强度
  - 信度、效度令人满意
  - 不能区分全膝关节置换术后活动异常活跃的患者与活动极不活跃的患者

如前所述，Naal 及其同事[26] 在接受全关节置换术患者中比较了三种运动评定量表（Tegner、UCLA[48] 和 Marx 活动评定量表[24]）的数据。在接受全膝关节置换术的患者中，Marx 活动评定量表被认为是可信的，并具有可接受的效度。然而，该量表与其他量表的相关系数最弱，地板效应大，无法区分活动量充足（根据 IPAQ 分类为中度和剧烈活动水平）和活动量不足的患者。

虽然这个量表在评估作者所选择的特定运动时是有用的，但它不能评估低强度的运动，如游泳、骑自行车或低强度的有氧运动。如果患者每周游几次泳或骑几次自行车，他们将得到 0 分（满分 16 分）。

二、日常生活活动评分

（一）Lysholm 膝关节评分

Lysholm 膝关节评分于 1982[21] 年首次被引入医学界，并于 1985[42] 年进行了修订（表 43-3），虽然它只评定日常生活活动，但它仍然是 ACL 重建疗效评估最常用的工具之一。通过对 8 个相关因素的评定，产生位于 0～100 之间的总分。95～100 分被标记为"完美"，84～94 分被标记为"良好"，65～83 分被标记为"合格"，65 分以下被标为"差"。跛行、支撑、绞索等因素计 23 分；疼痛和不稳定，各占 25 分；肿胀和爬楼梯，各 10 分；蹲姿，5 分。

根据疼痛、肿胀和不稳定等症状发生时，患者正从事的活动来分级。例如，对于不稳定因素，如果患者在运动或剧烈运动时经常感到不稳定（或无法进行这些活动），他们可能得到 25 分中的 15 分。独立的研究表明，Lysholm 评分系统可能会夸大结果，特别是如果通过整合原始评分来生成最终得分[38]，并且与其他三个诊断类别相比[4]，该系统对 ACL 患者的敏感度较低。Risberg 及其同事[30] 发现，Lysholm 评分在检测膝关节功能随时间变化方面敏感性较差（反应度），因此不建议将其作为 ACL 重建后的疗效评估工具[30]。

其他作者报告称，对并发膝关节韧带及半月板损伤、髌股关节疼痛及退变性关节疾病进行测试时，该量表具有足够的信度和反应度。Irrgang 及其同事[17] 在 397 名伴有多种膝关节疾病的患者中评价了 Lysholm 量表的内部一致性、标准效度和反应度。

表 43-3 Lysholm 膝关节评分量表

项　目	分　级	分　数
跛行	无	5
	轻微和（或）周期性	3
	严重和持续性	0
支撑	不需要	5
	手杖或拐	2
	不能负重	0
绞索	无绞索或别卡感	15
	有别卡感，但无绞索	10
	偶发绞索	6
	频繁绞索	2
	体检发现锁定的关节（不能活动）	0
不稳定	无打软腿	25
	在竞技运动或其他严重耗能活动时偶发	20
	在竞技运动或其他严重耗能活动时频发（或不能参加）	15
	在日常活动时偶发	10
	日常活动时频发	5
	每步都会发生	0
疼痛	无	25
	在严重耗能运动中偶发轻度疼痛	20
	在严重耗能运动中明显疼痛	15
	在行走时或行走>2km 时出现明显疼痛	10
	在行走时或行走<2km 时出现明显疼痛	5
	持续的疼痛	0
肿胀	无	10
	在严重耗能运动时有	6
	在普通耗能运动时有	2
	持续性	0

（续表）

项　目	分　级	分　数
爬楼	没问题	10
	轻度困难	6
	每次只能行走一步	2
	不能爬楼	0
下蹲	没问题	5
	轻度受限	4
	90° 以内	2
	不能下蹲	0

将基线资料和 1 周、4 周、8 周后收集的数据与 ADL 量表的数据进行比较。Lysholm 量表与 ADL 量表（Pearson 积差相关系数从基线时的 R=0.78 到基线后 8 周的 R=0.86）和患者对膝关节状况的整体评定都呈现出足够的标准效度。在完成基线测试后的 4 周和 8 周，观察到较大的效应尺度 ES（>0.80），表明有足够的反应度。Lysholm 量表的内部一致性低于 ADL 量表，导致数据收集各个时间段的测量标准误差都较高。

Marx 及其同事[23] 在患有不同膝关节疾病的群体中，研究了 Lysholm 量表、CKRS 量表的主观组成部分、美国骨科医师学会（American Academy of Orthopaedic Surgeons，AAOS）膝关节特异性评定量表和 ADL 量表的信度、效度及反应度。所有量表均具有较高的信度（ICC>0.80）、足够的表面和内容效度及反应度（SRM>0.80）。

Paxton 及其同事[28] 通过对 153 例急性髌骨脱位患者 2~5 年的随访，评估了 Lysholm 评分量表的信度及效度。评分结果显示出足够的信度（ICC=0.88）、内容效度和结构效度。Kocher 及其同事[19] 在 1657 名创伤和退变性软骨损伤人群中评估了 Lysholm 量表。除了疼痛及爬楼梯，此量表总体评分及评分量表的各组成部分都呈现出足够强的信度。总体的评分量表也呈现出足够强的内容效度。然而，在跛行、不稳定、支撑和绞索等评定方面呈现出不可接受的高天花板效应，而在蹲姿评定方面呈现出高地板效应。此量表有可接受的内容效度，总体评分与 SF-12、WOMAC 量表之间有显著相关性。结构效度在研究者提出的 9 个假设中得到了验证。结果发现，除对不稳定性的评估外，总体评分和所有组成部分评分都有足够的反应度。

Briggs 及其同事[6] 在半月板损伤患者中评价了 Lysholm 量表的信度、效度和反应度。报告结果显示，总体评分和除绞索外的所有分组评分具有足够的信度。总体评分的内容效度可接受。然而，在跛行、不稳定、支撑和绞索等项目评分方面表现出高天花板效应，而在蹲坐评分项目中呈现出高地板效应。内容效度充分，量表与 SF-12 的活动组成评分量表相关。此评分量表的结构效度已被证明是可接受的，作者提出的 8 个假设都是显著的。总体评分有足够的反应度，有较大的 ES 和 SRM。然而，对于不稳定性、绞索、跛行、支撑和肿胀项目的评估，只有小到中度的 ES 和 SRM。

Briggs 及其同事[7] 发现 Lysholm 评分在 1783 例 ACL 断裂患者评估中呈现出足够的信度（ICC=0.9）、内部一致性、效度、结构效度和反应度，其中 1071 例患者进行了重建。在支撑和绞索评分项目中表现出高天花板效应。绞索和支撑评分项目有小到中等的 ES。

Ebert 及其同事[10] 通过对 81 例行自体软骨细胞移植治疗患者手术前后疗效的分析，发现 Lysholm 评分有高 ES（1.22）和 SRM（1.11）。然而，没有强有力的证据表明 Lysholm 的改变与患者对手术结果的满意度有关。

（二）膝关节日常生活能力调查问卷

Irrgang 及其同事[17] 开发了 ADL 量表（表 43-4），来评估各种膝关节疾病患者的活动受限情况，这些疾病包括韧带断裂、髌股关节疼痛、半月板断裂和关节软骨损伤。该量表分为 7 种症状和 10 种功能。对量表中全部 17 个因素的检测评分进行汇总，除以 80（可能得分的总数），再乘以 100，得到以百分比表示的最终得分。这些研究人员对 397 名患者进行了 4 次治疗间隔（超过 8 周），以确定其内部一致性、效度和反应度。52 例患者在一次治疗前后完成量表的信度测试。作者报道称此量表对于所有心理评估内容都获得了可接受的结果。因为此量表的信度测试是在一次治疗干预后测量的，作者认为有必要对其中的因素进行进一步分析。此外，在运动员或从事重体力活动的患者中，也可能呈现出天花板效应。

关键点：日常生活活动评分

- Lysholm 膝关节评分
  - 对 8 个相关要素进行总分 0～100 的评分
  - 根据受试者从事不同活动时发生的疼痛、肿胀、活动受限等症状进行评分
  - 对于韧带和半月板损伤、髌股关节疼痛和退变性关节疾病具有足够的可靠性及反应性
  - 对于软骨损伤患者跛行、活动受限、支撑及绞索等症状的评估呈现出高天花板效应
  - 对于半月板损伤患者跛行、活动受限、支撑及绞索等症状的评估呈现出高天花板效应
  - 对于前交叉韧带重建患者支撑及绞索等症状的评估呈现高天花板效应和低到中度的效应
- 膝关节 ADLS 调查问卷
  - 7 种症状和 10 种相关的功能
  - 对于不同种类的膝关节紊乱具备可接受的心理学特性
  - 对于运动员的评估可能存在天花板效应

Piva 及其同事[29] 在 60 例髌股关节痛患者中测试了 ADL 量表在物理治疗之前和治疗 8 周之后的反应度。作者的结果显示中度效应尺度（0.63）。在身体功能评价方面，至少增加 7.1 个百分点，才能代表有临床意义的改善。Williams 及其同事[46] 比较了 ADL 量表与 WOMAC 和下肢功能量表（Lower Extremity Functional Scale，LEFS）对膝骨关节炎患者的信度和反应度。这三种评分量表都呈现出足够的信度（ICC=0.75～0.93）。内部和外部的反应性无明显差异，随着时间的推移，这种差异会逐渐减弱。作者的结论是，这三种评估量表在这个特定的患者群体中具有相似的心理测量特征。

三、全球通用的结局评分量表

（一）西安大略和麦克马斯特大学骨性关节炎指数

1988 年，Bellamy 及其同事[3] 首次发布了西安大略和麦克马斯特大学骨性关节炎指数（WOMAC），这是一份包括 24 个条目、专门用于髋关节和膝关节骨关节炎评估的量表。自其构想以来，WOMAC 经历了几次修订和修改，最新版本（WOMAC3.1）有 90 多种语言。通过向 www.womac.org 提交申请，即可获得以 Likert5 分量表法、100mm 视觉模拟评分和 11 个数字评价量表等形式呈现的评分量表。它是一种

最广泛应用于膝关节或髋关节骨关节炎患者的评分量表，并已被证明具有心理测量特征[13, 20, 31]。

WOMAC 包括三个分量表：疼痛（5 个问题）、僵硬（2 个问题）和身体功能（17 个问题）。亚量表有活动的评分范围，疼痛为 0～20 分不等；僵硬程度，0～8 分；身体功能，0～68 分。较高的分数代表更严重的疼痛、僵硬和功能限制。这些研究者报道称，此量表在髋关节与膝关节患者中有足够的内容结构效度、反应度。

如前所述，Williams 及其同事[46] 在膝骨关节炎患者中比较了 WOMAC 评分与 ADL 量表和 LEFS 的信度和反应度。结果显示，三种评估量表都有足够强的信度（ICC 0.75～0.93）。在内部与外部反应性方面无明显差异。对于这一患者群体，三种评分量表具备相似的形态学特征。

Whitehouse 及其同事[45] 引入了一个简化的 WOMAC 功能量表，并报道了此量表对于全关节置换术的患者具有可接受的信度、聚合效度和反应度。该量表保留了原有的疼痛和僵硬问题，但从生理功能亚量表中剔除了 7 个项目。在第二项研究中，Whitehouse 及其同事[44] 在一组相似的患者中也证实了此量表具备可接受的效度和标准效度。

译者注：这个问卷的设计初衷是评估完成日常活动时由于膝关节问题可能出现的症状及局限性。回答每个问题之前请详细核实最能反映您最近 1～2 天的症状。对于每一个提出的问题，可能有不止一个描述了您的症状，但请选择最能反映您日常活动中遇到的问题。

（二）膝关节损伤和骨关节炎结果评分

Roos 及其同事[33] 开发了膝关节损伤和骨关节炎结果评分（KOOS）量表，用于评估各种膝关节疾病患者的症状和活动功能受限情况。KOOS 由 5 个分量表组成。

- 疼痛（9 个问题）。
- 症状（7 个问题）。
- ADL 功能（17 题）。
- 运动 / 娱乐功能（5 个问题）。
- 与膝关节相关的生活质量（4 个问题）。

ADL 调查问卷由最初的 17 个 WOMAC 骨关节炎指数生理功能问题组成。因此，KOOS ADL 评分等同于 WOMAC 骨关节炎指数评分。KOOS 的调查问卷可在 www.koos.nu 上获得，已被译成多种语言。

Table 43–4　Activities of Daily Living Scale of the Knee Outcome Survey

Domain	Factors	Possible Responses	Points
Symptoms	1. Pain	I never have (factor) in my knee.	5
	2. Grinding/grating	I have (factor) in my knee, but it does not affect my daily activity.	4
	3. Stiffness	(Factor) affects activity slightly.	3
	4. Swelling	(Factor) affects activity moderately.	2
	5. Slipping	(Factor) affects activity severely.	1
	6. Buckling	(Factor) prevents from performing all daily activities.	0
	7. Lack of strength		
Functional Disability	8. Walk	My knee does not affect my ability to walk.	5
		I have pain in my knee when walking, but it does not affect my ability to walk.	4
		My knee prevents me from walking more than 1 mile.	3
		My knee prevents me from walking more than 1/2 mile.	2
		My knee prevents me from walking more than 1 block.	1
		My knee prevents me from walking.	0
	9. Walk with crutches or cane?	I can walk without crutches or a cane.	3
		My knee causes me to walk with 1 crutch or a cane.	2
		My knee causes me to walk with 2 crutches.	1
		Because of my knee, I cannot walk even with crutches.	0
	10. Limp while walking	I can walk without a limp.	2
		Sometimes my knee causes me to walk with a limp.	1
		Because of my knee, I cannot walk without a limp.	0
	11. Go up stairs	My knee does not affect my ability to go up stairs.	5
		I have pain in my knee when going up stairs, but it does not limit my ability to go up stairs.	4
		I am able to go up stairs normally, but I need to rely on use of a railing.	3
		I am able to go up stairs one step at a time with use of a railing.	2
		I have to use crutches or a cane to go up stairs.	1
		I cannot go up stairs.	0
	12. Go down stairs	My knee does not affect my ability to go down stairs.	5
		I have pain in my knee when going down stairs, but it does not limit my ability to go down stairs.	4
		I am able to go down stairs normally, but I need to rely on use of a railing.	3
		I am able to go down stairs one step at time with use of a railing.	2
		I have to use crutches or a cane to go down stairs.	1
		I cannot go down stairs.	0

From Irrgang JJ, Snyder-Mackler L, Wainner RS, Fu FH, Harner CD. Development of a patient-reported measure of function of the knee. *J Bone Joint Surg Am.* 1998;80: 1132–1145.

Instructions: The questionnaire is designed to determine the symptoms and limitations that you experience because of your knee while you perform your usual daily activities. Please answer each question by checking the statement that best describes you over the last 1 to 2 days. For a given question, more than one of the statements may describe you, but please mark ONLY the statement that best describes you during your usual daily activities.

网站上还有用户指南、评分说明和评分工作表。

所有的问题都按照五个等级的频率或严重程度梯度进行回答，其中包括"无"、"轻度"、"中度"、"重度"、"极其严重"或"总是"、"经常"、"有时"、"很少"、"从不"。两个问题评估疼痛的频率，分别回答"从不"、"每月"、"每周"、"每天或总是"。

在首次对膝关节前交叉韧带损伤、半月板损伤或创伤后骨关节炎患者的心理测量特性的调查中，Roos 及其同事[33] 报道了所有 5 个亚量表都具有足够的信度（ICC≥0.75）。与 SF-36 评分进行内容效度检测时，呈现出不同的相关系数。5 个亚量表术后 6 个月的反应度是可接受的，因为所有的效应尺度 ES 均为 0.84 或更高。随后，Roos 及其同事[34] 的研究认为对于全膝关节置换术、半月板切除术或创伤后骨关节炎患者[32, 34]，KOOS 提供了令人满意的信度、效度和反应度。

Salavati 及其同事[35] 发现在 57 名行 ACL 重建后的运动员中，KOOS 量表具有足够的信度、结构效度和内部一致性。同时，在 40 例行自体软骨细胞移植或微骨折术患者的评估中[2]，KOOS 量表也呈现出可接受的心理学特征。Ebert 及其同事[10] 发现，与 Lysholm 评分、Tegner 评分和 SF-36 相比，KOOS 量表中运动 / 娱乐和生活质量亚量表评分是评估患者结局最灵敏的反应指标。这些 KOOS 亚量表也是自体软骨细胞植入后患者满意度的最佳预测指标。根据 KOOS 用户指南，2012 年 8 月，该问卷已经在全球 20 多个研究中进行了评估。

除日常活动外，该问卷格式没有提供发生症状时的运动水平。虽然该量表提供对特定运动功能的评估，但未提供运动功能评分，因此，尚不清楚患者实际参与的活动是什么，或在评估期间活动水平是否发生变化。定义梯度水平的模糊术语是存在问题的，因为对于"中度"、"严重"、"极其严重"而言，患者的解释或认知是不同的。一些人也许根据发生问题的频率来打分，另一些人可能根据问题的严重程度来打分，并且，另外一些人可能综合频率及强度来打分。

（三）下肢功能评分

LEFS 是由 Binkley 及其同事[5] 提出的，目的是提供一种针对特定情况的测量方法，这种方法易于操作，易于评分，适用于骨科的各种下肢病变。这是一项包含 20 个条目的自我测试报告，每个条目按照 5 分的梯度进行评分：0 分，极度困难或无法进行活动；1 分，相当困难；2 分，普通困难；3 分，有一点困难；4 分，没有困难。总分为 0～80 分，分数越高，提示下肢功能越好。研究者认为，该量表具有可接受的信度及结构信度，并且对于患有不同下肢疾病及损伤的患者而言，此量表比 SF-36 的反应度更敏感。Stratford 及其同事[39] 发现，对于接受全关节置换术的患者，LEFS 和 WOMAC 物理功能亚量表的评分没有差异。Watson 及其同事[43] 报道称，该量表在物理治疗膝前疼痛患者的评估中具有高的信度和反应度。Yeung 及其同事[47] 也报道了在因各种膝关节损伤及疾病在骨科住院的群体中，LEFS 具有足够的信度、结构效度和反应度。如前所述，Williams 及其同事[46] 比较了 LEFS 与 ADL 量表和 WOMAC 在膝关节骨关节炎患者中的信度和反应度。这三种评分量表都有足够的信度（ICC=0.75～0.93），得出的结论是，在本队列中，所有的评分量表都具有相似的心理学特征。

（四）美国骨科医师协会下肢结局调查问卷

AAOS 开发了一个下肢核心量表（现在称为下肢结局问卷），这是一个全球性的工具，它将 7 个项目合并成 3 个子量表[18]。亚量表包括下肢疼痛、僵硬和肿胀，以及功能。下肢结局调查问卷、评分算法和规范数据描述可在 AAOS 网站（www.aaos.org）上找到。

Johanson 及其同事[18] 对韧带或半月板损伤或髌股关节紊乱的患者进行了问卷调查。这些研究者报道了良好的结构效度，该量表与其他量表如 SF-36 和 WOMAC 的相关性紧密。然而，此项研究也有局限性。信度并没有使用 ICC 进行评估，而是使用作者描述的相关系数进行评估，这是一个潜在的缺陷。没有在大宗量样本中检测其反应度，计算其地板效应和天花板效应。

（五）生活质量及膝关节主观症状可视化评分量表

Mohtadi 设计了一种评价前交叉韧带缺失患者膝关节生活质量的量表[25]。该问卷由以可视化格式呈现的 31 个问题构成，分为 5 个领域。症状和身体不适方面有 5 个条目，工作方面有 4 个条目，体育方面有 12 个条目，生活方式方面有 6 个条目，社会和情绪方面有 5 个条目。

在 25 例慢性膝关节前交叉韧带缺陷患者中，对此评分量表进行了信度和反应度测试。在间隔 6 个月完成调查问卷的 25 名患者中测试了该问卷的反应度。包括 ACL 缺陷或重建膝关节患者研究声称，通过应用配对 t 检验，此调查问卷呈现出足够强的信度及反应度，虽然没有提供 ES 的统计数据。在 50 例获得满意效果的患者中进行了表面效度和结构效度的评估。但没有对其他效能评价指标，如内容（天花板和地板效应）、标准、条目辨识度等进行评估。

由以 VAS 形式呈现的 28 个问题组成的主观膝关节评分，最初由 Flandry 及其同事[11] 描述，后来由 Hoher 及其同事[16] 描述。此问卷将症状、运动和日常功能活动结合在一起，形成一个总分。该工具侧重于 ADL 的评估，因为 12 个问题（43%）涉及 ADL，但只有 5 个问题（18%）涉及体育活动。在 25 名正常膝关节志愿者和 21 名患有各种膝关节疾病的患者中测定了此量表的信度。在志愿者中，相关系数为 0.86，在患者中，相关系数为 0.92。虽然这个评分量表可以检测出正常人和受伤患者之间的显著差异，但只有极具竞争力的运动员才能得到 100 分的最高分。通过与 Lysholm 评分和较老版本的 CKRS 进行检验[27]，此量表的结构效度呈现出紧密的相关性。未进行其他效度分析。也没有提供此量表反应度的数据。

这些全球性 VAS 问卷也存在一些问题。VAS 的呈现形式不允许根据活动水平对症状或功能限制进行分析。因此，不同临床医生的研究结果不能准确的与从事重度、中度、轻度运动的群体所呈现的症状占比进行比较，也不能与 ADL 量表进行直接比较。由于这些量表将包括症状、工作、运动、社交和情感问题在内的各种因素综合在一起，因此没有有效的方法来单独处理这些条目。Mohtadi 的最终评分[25] 是运动加权的，这对于那些由于与膝关节本身状况无关的原因而没有恢复运动的患者来说是存在问题的。Hoher 及其同事[16] 的最终评分被 ADLs 加权，因此在评估运动人群的功能限制时失去了敏感性。

VAS 的呈现形式不允许检测膝关节过度使用者，这可能对特定治疗手段有效性的评价及得出的结论

产生阳性偏倚。这些量表不能根据参加运动的频率和下肢承受的载荷给出测量的运动水平，也不能检测运动水平从一个时间段到另一个时间段的变化。此外，患者对膝关节状况的总体满意度和感知也未得到重视。这些研究没有评估各自量表条目或亚量表评分内容的信度、效度及反应度。

关键点：全球通用的结局评定量表

- WOMAC
  - 24 个项目，模拟特定情况的数字评分调查问卷，可以以 5 分 Likert、100mm 可视化、11 个箱式的数字评分形式呈现
  - 3 个亚量表：疼痛（5 个问题）、僵硬（2 个问题）和躯体功能（17 个问题）
  - 对于膝关节不同损伤及紊乱有可接受的心理学特征
- –KOOS
  - 5 个亚量表：疼痛（9 个问题）、症状（7 个问题）、日常活动（17 个问题）、运动 / 娱乐（5 个问题）、与膝关节相关的生活质量（4 个问题）
  - 对于前交叉韧带损伤 / 重建、半月板损伤、创伤后关节炎、全膝关节置换术、自体软骨细胞移植的评估具备可接受的心理学特性
  - 与日常活动不同，没有评估发生相关症状时所从事运动的水平
  - 没有给专业运动员提供运动评分
- 下肢功能评分
  - 20 个自述的评估项目
  - 对于不同种类的膝关节损伤和紊乱具有可接受的心理学特性
- 美国骨科医师协会下肢结局问卷
  - 将 7 个项目划分为 3 个亚量表的全球通用评分量表，涉及下肢疼痛、僵硬、肿胀、功能
  - 结构效度、信度充分，未进行反应度测试
- 生活质量及膝关节主观症状可视化评分量表
  - Mohtadi 生活质量：对于前交叉韧带缺如的患者有 31 个问题，未进行充分的心理学特性测试
  - 主观膝关节评分：对于不同种类的膝关节紊乱有 28 个问题，未进行充分的心理学特性测试
  - 包括不同问题的可视化交叉问卷，不推荐

第 44 章　关节软骨损伤分级系统
Articular Cartilage Rating Systems

Sue D. Barber-Westin　Frank R. Noyes　著

王江涛　译　　李　冀　校

对于关节镜下评估膝关节软骨损伤已有多种分级标准。但是现代骨科文献中常用的仅有其中少数几个（表 44-1）。20 世纪 60 年代和 70 年代提出的一系列软骨损伤分级系统仅描述了髌股关节软骨损伤的分级及髌股关节软骨损伤的最常见部位[9, 10, 12, 23]。首个由 Outerbridge 提出的髌股关节软骨分级系统沿用至今[23]，目前仍是评估膝关节三个间室软骨损伤最常用的方案之一（髌股关节、内侧胫股关节、外侧胫股关节）[7]。随着关节镜和影像技术的发展，某些学者[11, 22]和协会（法国关节镜协会[8]、国际软骨修复协会[3, 4]）相继提出了多个更为复杂、精细的关节软骨评分系统。这些分级系统都有助于临床上各种关节损伤后部分或全层软骨损伤的病因诊断[15]，也有助于判定软骨马赛克移植术和自体软骨细胞移植术等软骨表面修复技术的适应证和预后[5]。当现实或经济因素导致术中使用先进的 MRI 或其他客观测量手段受限时，这些评分系统就显得尤为有用。尽管这些客观测量技术对软骨损伤的评估很重要[24, 28]，但在本章不对此作讨论。本章主要介绍最常用的关节镜下关节软骨分级系统。

一、常用关节软骨评分系统

（一）Outerbridge 分级系统

1961 年，Outerbridge[23] 提出了一种评估髌股关节软骨损伤的分级标准。该系统根据软骨表面形态和 2 种不同的损伤范围将软骨损伤分为 4 个等级。1 级软骨损伤定义为软骨软化和膨胀。2 级为直径小于 1/2 英寸（1.3cm）的软骨龟裂和破碎。3 级为直径大于 1/2 英寸（1.3cm）的软骨龟裂和破碎。4 级为软骨损伤深及软骨下骨。这一分级系统未对损伤部位、深度或准确的面积进行详细描述。

（二）辛辛那提膝关节软骨损伤分级系统

1989 年，Noyes 和 Stabler[22] 提出了一种含四个因素的关节镜下软骨分级系统：软骨损伤类型（镜下直视可见），损伤深度，损伤面积（直径），以及损伤部位。为便于研究中的统计分析，设计了这一可定量分析的评分系统（表 44-2）。

软骨表面特征分为 3 个等级：1 级，软骨表面完整，闭合性病变；2 级，软骨表面破坏，开放性损伤；3 级，软骨下骨显露。每一级又根据软骨损伤的深度分为 A 或 B 两种亚型。

1A 级对应的是一种中等程度的软骨损伤，与正常软骨有弹性的表面相比，其软骨表面变软（图 44-1A）。1B 级指软骨表面弹性完全丧失，探钩探查时其表面完全塌陷（图 44-1B）。这 1 级损伤软骨表面严重软化但无明显裂痕。这种表现提示软骨处于早期退变阶段，其特点是糖蛋白含量减少，胶原纤维早期退变[22]。这些损伤常见于髌骨下表面软骨，很可能进展为开放性软骨损伤。

2A 级损伤（图 44-2A）是软骨表面开放性损伤，包括软骨裂痕、表面起疱、龟裂、纤维化和碎裂，并且损伤的深度未达软骨厚度的一半。2B 级损伤（图 44-2B 和 C）有类似的表现，但其损伤深度超过了软骨厚度的一半。伴有软骨纤维化改变的表浅软骨损伤很容易与深部损伤相鉴别，例如软骨开裂、断裂、深及软骨下骨的损伤。软骨硬化因其表面异常被归为 2 级损伤。含有 2 处或 3 处深达全层的软骨裂伤但周围软骨表现正常的被评级为 2B 级。

3A 级软骨损伤（图 44-3A）指软骨下骨外露但仍有其外形完整。最严重的损伤是 3B 级（图 44-3B

表 44-1　常用关节软骨评分系统

评分系统	关节软骨表面描述	损伤大小（直径）	部位	评论
Outerbridge	1= 软化和膨胀 2= 碎裂和裂缝 3= 碎裂和裂缝 4= 骨质外露	1= 无 2=≤0.5 英寸（1.3cm） 3=>0.5 英寸（1.3cm） 4= 无	常起自髌骨内侧面；后扩展到外侧面，然后是整个髌骨，常伴发的股骨髁没有损伤体现；有时可能存在髌间软骨的镜面损伤；内侧股骨髁上缘软骨被侵蚀	仅为髌骨损伤而设计。假定大多数软骨损伤源于膝关节高屈曲时髌骨受到挤压和摩擦
辛辛那提膝关节评分系统	1= 软骨表面完整 1A= 有限的软化残留有一定弹性 1B= 完全软化丧失弹性（变形） 2= 软骨表面破坏、裂纹、起泡、裂开，纤维化，碎裂 2A= 小于一半软骨厚度 2B= 一半软骨厚度或更大 3= 骨质外露 3A= 骨表面完整 3B= 骨表面空洞	<10mm ≤15mm ≤20mm ≤25mm >25mm	髌骨 　A= 近 1/3 　B= 中 1/3 　C= 远 1/3 滑车 内外股骨髁 　A= 前 1/3 　B= 中 1/3 　C= 后 1/3 内外胫骨平台 　A= 前 1/3 　B= 中 1/3 　C= 后 1/3	同样记录了膝关节屈曲角度，此时损伤与负重直接接触相关损伤 评分系统为研究目的而设计（表 44-2）
国际软骨修复协会	• 软骨缺损分 4 级 • 骨软骨缺损分 4 类（表 44-5）	以毫米记录	绘图系统（图 44-7） 内外股骨髁 滑车 内外胫骨平台 髌骨 矢状面，冠状面	被纳入 IKDC 评分系统

IKDC. 国际膝关节文献委员会

和 C），指软骨下骨表面空洞形成或被缺损。剥脱性骨软骨炎就是一种 3B 级软骨损伤，它伴有软骨下骨的丢失。那些软骨下骨表面可见沟槽和软骨下骨有骨折的病例也属于 3B 级软骨损伤。

所有损伤的大小都使用有刻度的弧形神经探钩来测定。损伤大小从不足 10mm 到大于 25mm 分为 5 个等级进行记录（表 44-1）。所有分级图示见图 44-3D。

损伤的解剖位置同样要予以记录。股骨表面软骨分为滑车、股骨髁前中后 1/3、胫骨髁前中后 1/3。髌骨解剖上根据两种方式划分：一种是由近到远的方向划分，另一种根据面来划分（髌骨副面、内面、外面）。髌股关节损伤和胫股关节损伤接触时膝关节屈曲的角度也要记录。这些信息术后都要提供给物理治疗师，以便于调整锻炼方案避免对损伤的部位造成应力刺激。膝关节在 0°～45° 范围内屈曲时任何接触性损伤都可能影响正常行走活动，这比膝关节屈曲更大角度时才发生接触性损伤可能会造成更大的影响。

图 44-4，A 显示了辛辛那提膝关节评分系统记录关节软骨损伤的外观性状的方式。髌骨有一个直径 10mm 的 2A 级损伤，周围是直径达 20mm 的更大范围的闭合性的软骨软化区（1B 级）。股骨滑车也有一个软骨完全软化的区域，此区域面积大至直径 25mm，评级为 1B 级。内侧股骨髁同样存在一个软骨完全软化、直径 15mm 的软骨损伤区。内侧胫骨平台可发现有一直径 10mm 的 2A 级"对吻"损伤区。外侧股骨髁是一个复合软骨损伤；一个直径 10mm 的骨外露区（3A 级），被一个直径 20mm、软

骨碎裂的开放性损伤区所包绕，（2B）其外还有一个直径 25mm、软骨软化的闭合性损伤区（1B 级）。外侧胫骨平台是一个直径 15mm 的 2B 级软骨损伤区。为便于研究使用，这些损伤通过分数评级系统进行了量化，以便于统计分析（表 44-2）。任何直径小于 10mm 或 1A 级软骨损伤都没有显著的临床意义，所以不给分值。图 44-4B 举例说明了不同软骨损伤所对应的分值情况。

有时会遇到复合软骨损伤，例如一个 2A 级圆形软骨纤维化区周围包绕一个直径 10mm 的 2B 级软骨损伤区。为便于打分，将各个损伤的打分合并，再用总分减去合并得分，这样所得的分值较前增加了，但仍小于直径 15mm 损伤对应的得分。图 44-5 举例说明了复合损伤评分的方式。

这一评分系统允许临床研究根据关节软骨的条件来分析判断临床结果，同时可判别正常软骨、明显软骨损伤（2B 级）和严重软骨损伤（3 级）患者间临床结果的差异[18-20]。例如，在一项纳入 66 例前交叉韧带翻修重建术患者的研究中[21]，我们发现，与正常或 1A 级软骨损伤患者相比，2B 级或 3A 级软骨损伤患者在术后平均 42 个月时的主观感受和功能评分更差（表 44-3）。评价指标包括疼痛（$P=0.03$）、爬楼梯（$P=0.01$）、下蹲（$P=0.01$）、跑步（$P=0.001$）、弹跳（$P=0.01$）、旋转变向（$P=0.01$），以及辛辛那提膝关节总评分（$P=0.000\ 1$）。通过分析术前相关数据发现，两组患者同样存在明显的差异，具体体现在：打软腿（$P=0.004$），行走（$P=0.04$），爬楼梯（$P=0.04$），

表 44-2　辛辛那提膝关节软骨损伤分级系统

关节软骨分级	关节软骨描述	10mm 损伤（分数）	15mm 损伤（分数）
1. 闭合性损伤			
A	软化	0	0
B	软化，弹性丧失，探钩触之塌陷	1	2
2. 开放性损伤			
A	裂缝，碎裂损伤深度小于软骨表面深度的 1/2	2	4
B	裂缝，碎裂损伤深度大于软骨表面深度的 1/2	3	6
3. 骨外露			
A	骨轮廓正常	5	10
B	骨表面空洞或被侵蚀	5	10

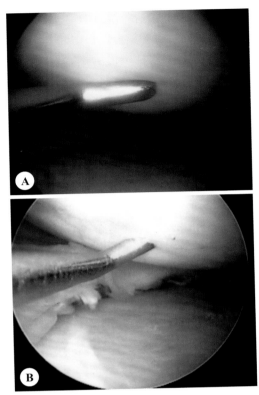

▲ 图 44-1 A. 根据辛辛那提膝关节软骨损伤分级系统评为 1A 级关节软骨损伤的关节镜下影像；B. 1B 级关节软骨损伤的关节镜下影像

下蹲（$P=0.01$）、跑步（$P=0.004$）、弹跳（$P=0.001$）、旋转变向（$P=0.01$），以及 CKRS 总评分（$P=0.0001$）。同时，在术后恢复体育运动水平方面两组间也有显著性差异（表 44-4）。见图 44-6，图中显示了根据膝关节 6 个间室所做的软骨损伤分层分析。这些结果便于相应的患者根据其自身软骨条件咨询相关手术预期效果。更大样本量的研究不仅有助于进一步分析损伤分级的效果，同样有助于进一步分析损伤定位的有效性。

（三）国际软骨修复协会

国际软骨修复协会成立于 1997 年，旨在设计一种适用于关节软骨损伤和修复的标准化的评价系统 [3, 4]。在 2000 年举行的一次研讨会上，国际软骨修复协会发布了临床软骨损伤评分系统 -2000。该评分系统包含国际软骨修复协会软骨损伤调查问卷、SF-36 和国际膝关节文献委员会膝关节主观评估量表，所有这些调查表均由患者本人填写。医生需要完成国际软骨修复协会膝关节手术史登记、国际膝关节文献委员会膝关节体格检查量表 -2000、国际软骨修复协会关节软骨损伤图绘系统、国际软骨修复

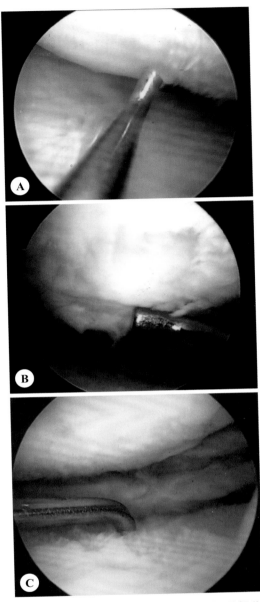

▲ 图 44-2 A. 根据辛辛那提膝关节软骨损伤分级系统评为 2A 级关节软骨损伤的关节镜下影像；B. 2B 级关节软骨损伤的关节镜下影像；C. 1 例膝关节同时合并有股骨髁 2A 级软骨损伤和胫骨平台 2B 级软骨损伤

协会关节软骨损伤评级、国际软骨修复协会剥脱性骨软骨炎评级（需要时）、国际软骨修复协会宏观软骨评分（需要时）。

国际软骨修复协会评分系统关注的是软骨损伤的深度（表 44-5）、损伤的尺寸（以毫米计）、损伤的面积（使用图绘系统记录）（图 44-7）[5, 17]。此国际软骨修复协会图绘系统有待验证，因为它涵盖的 46 个分区对应的解剖和功能定位区很小 [11]。Brittberg 和

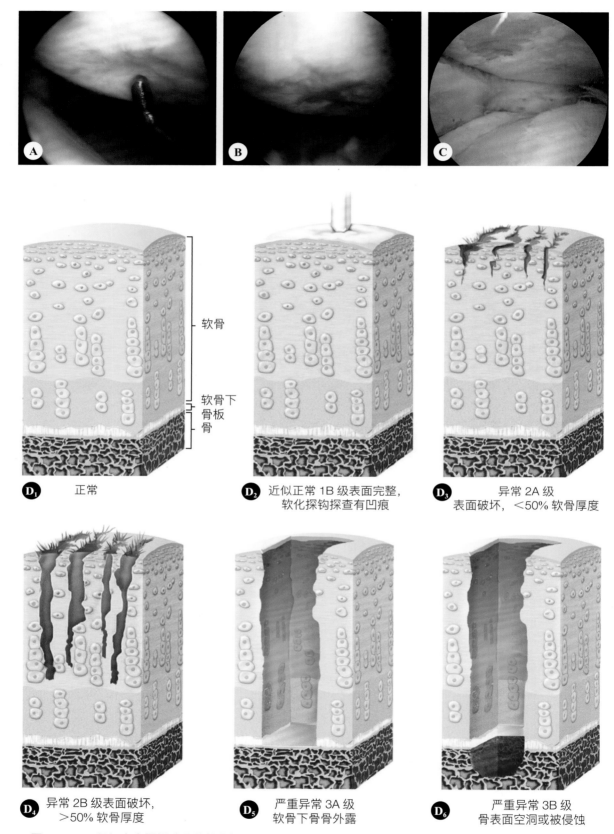

软骨

软骨下
骨板
骨

D₁ 正常

D₂ 近似正常 1B 级表面完整，
软化探钩探查有凹痕

D₃ 异常 2A 级
表面破坏，＜50% 软骨厚度

D₄ 异常 2B 级表面破坏，
＞50% 软骨厚度

D₅ 严重异常 3A 级
软骨下骨骨外露

D₆ 严重异常 3B 级
骨表面空洞或被侵蚀

▲ 图 44-3　**A.** 根据辛辛那提膝关节软骨损伤分级系统评为 **3A** 级关节软骨损伤的关节镜下影像；**B. 3B** 级关节软骨损伤的关节镜下影像；**C.** 1 例半月板切除的膝关节同时合并有股骨髁和胫骨平台的 **3B** 级关节软骨损伤；**D₁** 至 **D₆.** 辛辛那提膝关节软骨损伤分级系统图解

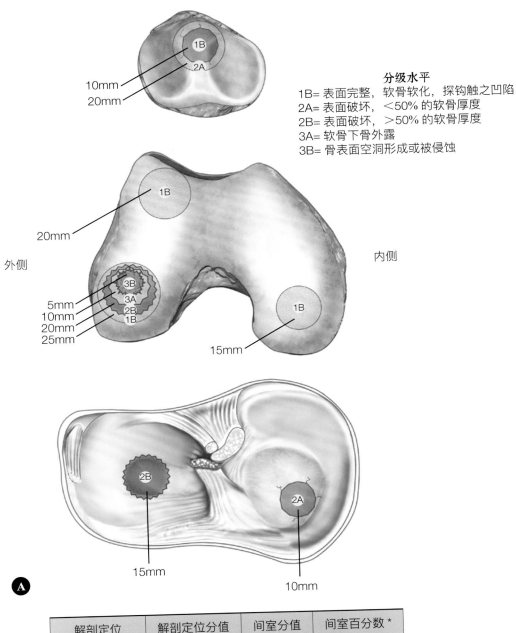

分级水平

1B= 表面完整，软骨软化，探钩触之凹陷
2A= 表面破坏，<50% 的软骨厚度
2B= 表面破坏，>50% 的软骨厚度
3A= 软骨下骨外露
3B= 骨表面空洞形成或被侵蚀

外侧　　　　　　　　　　　　　　　　　内侧

解剖定位	解剖定位分值	间室分值	间室百分数 *
髌骨	3		
	+	5	75%
股骨沟	2		
内侧股骨	2		
	+	4	80%
内侧胫骨	2		
外侧股骨	7		
	+	12	40%
外侧胫骨	5		

*. 计算百分数：$\dfrac{20-\text{间室分值}}{20}\times 100$

▲ 图 44-4　**A.** 关节镜下软骨损伤分级范例；**B.** 关节软骨损伤分级系统（表 **44-2**）

Winalski[5] 表示，"如果整个关节可以通过百分数和（或）一种计算机辅助评分系统进行评估，那么接下来就可对软骨疾病的进展与改善进行评估"[5]。

国际软骨修复协会提出并验证了一种旨在评估软骨马赛克移植术、自体骨软骨移植和自体软骨细胞移植术等软骨表面修复手术的评分系统。评

估内容包括评估由修复组织填充的软骨缺损量、修复组织与周围软骨的整合度、修复表面的宏观性状（表 44-6）[5, 26, 29]。此评分系统还融入了一种分级系

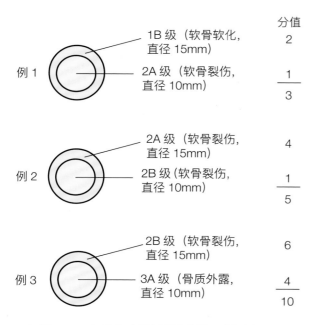

▲ 图 44-5　三个复合软骨损伤评分示例（表 44-2）

关键点：常用关节软骨评分系统

Outerbridge

- 基于软骨损伤类型和损伤面积来评估髌股关节软骨损伤的 4 级分级系统

辛辛那提膝关节软骨损伤分级系统

- 基于 4 种可变因素的关节软骨评分系统：软骨损伤的类型、损伤深度、损伤大小（直径）和损伤位置
- 为研究目的而设计的分数评级系统
- 软骨损伤分为 3 级：1 级，软骨表面完整的闭合性损伤；2 级，软骨表面破坏的开放性损伤；3 级，软骨下骨受累并外露。每一级又根据损伤深度分为 A 或 B 两种亚型

国际软骨修复协会

- 其关节软骨损伤分级标准根据软骨损伤深度（0～4 级）、损伤面积（mm²）和损伤部位（以绘图系统来记录）
- 此绘图系统尚需验证，划分为 46 个解剖定位和功能意义均不相同的区域

表 44-3　前交叉韧带翻修重建术中关节软骨情况对术后近期随访时主观评分和总体评分的影响

膝关节评分系统 （均值 ± 标准差）	分值 （均值 ± 标准差）	关节软骨正常患者	2B 级或 3A 级软骨损伤患者	P 值
疼痛	0～6	5.9 ± 0.5	4.6 ± 2.1	0.03
肿胀	0～6	5.8 ± 0.6	5.2 ± 1.4	无差异
部分打软腿	0～6	5.9 ± 0.4	5.2 ± 1.5	无差异
完全打软腿	0～6	6	5.5 ± 1.4	无差异
行走	0～40	38 ± 4	34 ± 8	无差异
爬楼梯	0～40	36 ± 5	29 ± 11	0.01
下蹲	0～40	28 ± 14	21 ± 14	0.01
跑步	40～100	84 ± 18	61 ± 21	0.001
弹跳	40～100	78 ± 21	57 ± 22	0.01
旋转变向	40～100	73 ± 21	55 ± 20	0.01
总评分	0～100	85 ± 9	71 ± 12	0.000 1

统，即可对所测总分（分值为1～12分）进行统计分析，也可将病患纳入IKDC评分系统总体评价是正常、近似正常、异常或严重异常。

二、各评分系统的可靠性和有效性

迄今，仅有数篇文章针对不同关节软骨评分系统的可靠性和有效性进行了研究[1, 2, 6, 15, 16, 25, 29]。Cameron及其同事[6]对6具年龄50—79岁的膝关节标本进行了研究，首先进行标准的关节镜检查，随后将关节切开，使用卡尺测量损伤进行相应的Outerbridge软骨评分。9个骨科医生在同一时期内观看2遍手术录像并对所观察到的软骨损伤进行评估。结果证实，与关节切开条件下的软骨评级相比，通过关节镜手术录像所做的软骨损伤评级，观察者

表44-4 前交叉韧带翻修重建术中关节软骨情况对术后近期随访时体育运动水平评估的影响

运动类型	关节软骨正常患者（n=28）	2B级或3A级软骨损伤患者（n=37）
弹跳、轴向运动、切入	8（29%）	3（8%）
跑步、旋转、变向	7（25%）	6（16%）
游泳、骑自行车	9（32%）	18（49%）
无运动	4（14%）	10（27%）

表44-5 国际软骨修复协会软骨缺损描述

分级	描述
软骨缺损	
0级	正常
1级	表面损伤
1A级	软化凹陷
1B级	表面裂缝、裂开
2级	软骨损伤<软骨厚度的50%
3级	软骨损伤>软骨厚度的50%
3A级	损伤未累及钙化软骨层
3B级	损伤累积钙化软骨层
3C级	损伤累及但未穿透软骨下骨
3D级	软骨下骨损伤伴软骨空泡
4级	损伤穿透软骨下骨并致缺损
4A级	损伤穿透软骨下骨致部分缺损
4B级	损伤穿透软骨下骨致完全性缺损
骨软骨缺损	
1型	骨软骨稳定且连续，软化区域被覆盖完整软骨
2型	骨软骨部分不连续，探钩探查稳定
3型	骨软骨不连续，"原位坏死"，未移位
4A型	骨软骨块移位，骨床松软或空洞缺损
4B型	松软且移位的骨软骨块厚度>10mm

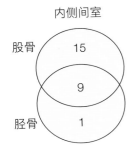
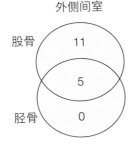
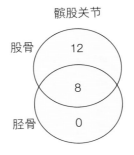

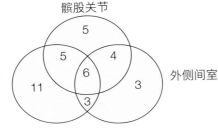

◀ **图44-6 根据各个间室分布的关节软骨表面异常患者数所做的Venn图**

37例（56%）患者存在软骨异常，软骨异常包括软骨裂伤及碎裂超过软骨厚度的一半或任何软骨下骨显露的情况（引自Noyes FR, Barber-Westin SD, Roberts CS. Use of allografts after failed treatment of rupture of the anterior cruciate ligament. *J Bone Joint Surg Am*. 1994;76-A:1019-31.）

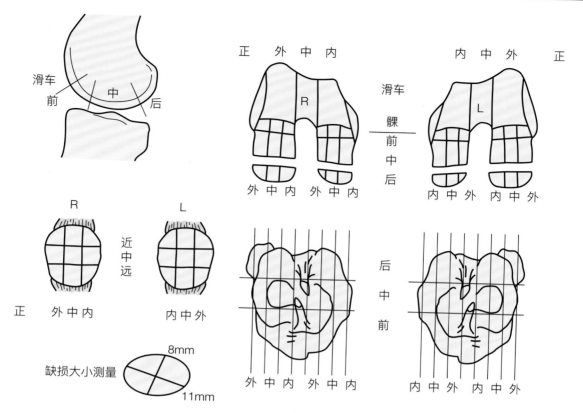

▲ 图 44-7　国际软骨修复协会膝关节软骨图绘系统
图片由 International Cartilage Repair Society 提供

的准确性（68%）和一致性（κ=0.602）一般。损伤评级越低，评估准确性越低，损伤评级越高，评估准确性越高。与关节切开条件下软骨损伤评级相比，观察者在关节镜下的评级往往较高。作者总结指出，骨科医生采用 Outerbridge 评分系统可"准确地评估软骨损伤"。骨科执业时间长短并未对研究结果有明显影响。

Marx 及其同事 [15] 通过让观察者们观看手术视频并使用 Outerbridge 系统评估关节软骨损伤，而后测量观察者间的差异性。6 名外科医生分别对 53 个膝关节的软骨表面情况进行评级。前 31 例膝关节既有 2 级也有 3 级损伤，后 22 例膝关节仅有单一评级损伤。多位评价者 κ 系数统计分析证实，当 2 级和 3 级损伤并存时，除内外侧胫骨平台外所有关节软骨评级有高度的评价者间一致性。但是，对于仅有一种评级损伤的膝关节，评价者间的一致性一般。

Smith 及其同事 [26] 检验了国际软骨修复协会评分系统和之前未公开发布的 Oswestry 关节镜评分系统（Oswestry Arthroscopy Score，OAS），其用于自体骨软骨移植及自体软骨细胞移植术后关节软骨修复率的评价。Oswestry 关节镜评分系统提供了 5 项宏观指标，包括移植物与周围软骨的平整度、与周围软骨的整合度、表面性状、移植物的颜色和通过探钩探查移植物硬度，通过这五项指标得出总的评分，总评分为 0～10 分。6 名骨外科医生通过观看接受自体软骨细胞移植患者的手术录像，根据这 2 个评分系统对手术患者的软骨表面情况进行 2 次评价，2 次评价时间间隔 6 周。组内相关系数分析证实，两次评测数据可靠性（2 个评分系统都是 0.94）及评价者间可靠性（国际软骨修复协会评分系统为 0.83，Oswestry 评分系统是 0.76）都很好。研究调查中使用的这 2 个评分系统的内在一致性令人满意。Oswestry 评分系统在内容效度方面略有优势，因为该评分系统测量了移植物的刚度，可提供移植区肥大的证据，而国际软骨修复协会评分系统并未对这些参数进行测量，所以可能导致阳性偏倚分值。

Van den Born 及其团队 [29] 检验了国际软骨修复协会评分系统和 Oswestry 评分系统的可靠性和有效性。7 个观察者在软骨修复术后 12 个月时对关节镜手术中 101 份影像资料（图片或录像）进行评价。

101 例手术中微骨折术 52 例，自体软骨细胞移植术 49 例。结果显示，国际软骨修复协会评分系统和 Oswestry 评分系统具有良好的可靠性（组内相关系数分别为 0.073 和 0.65）和内部一致性。研究调查总

表 44-6　国际软骨修复协会宏观软骨评分

标　准	所　见	分　值
缺损修复程度： • 自体软骨细胞移植 • 骨膜或软骨膜移植 • 软骨下骨钻孔，微骨折 • 碳纤维移植	与周围软骨平齐	4
	缺损修复 75%	3
	缺损修复 50%	2
	缺损修复 25%	1
	缺损修复 0%	0
Ⅰ 缺损修复程度：马赛克软骨移植，同种异体骨软骨	移植物存活率 100%	4
	移植物存活率 75%	3
	移植物存活率 50%	2
	移植物存活率 25%	1
	移植物存活率 0%	0
Ⅱ 整合度	与周围软骨完全整合	4
	与周围软骨界限＜1mm	3
	75% 整合，25% 存有＞1mm 明显界限	2
	50% 整合，50% 存有＞1mm 明显界限	1
	0%～25% 整合	0
Ⅲ 外观性状	表面完整平滑	4
	表面纤维化	3
	小且散在的裂缝或开裂	2
	严重但小或少量大的裂缝	1
	移植区完全退化	0
总体修复评价	1 级（正常）	12 分
	2 级（近似正常）	8～11 分
	3 级（异常）	4～7 分
	4 级（严重异常）	1～3 分

结认为，尽管国际软骨修复协会系统评分稍高，也是一种大家更青睐的评价软骨修复术后效果的方法，但是，大样本研究证实这两种评分系统都可被用作研究工具。

Spahn 及其团队[27] 通过 4 名骨外科医生对 15 例患者（60 个不同软骨区域）的评价得出结论，国际软骨修复协会评分系统的组间一致性较差。这项研究的独特性在于所有外科医生并非通过判读片子或录像等影像资料，而是通过关节镜检查来评估关节软骨的性状。仅有 6 个软骨区域（10%）的评级是 4 个医生都相同的。作者对此表示担忧，认为使用国际软骨修复协会评分系统进行的实时主观软骨损伤评级不令人满意，需要设计更加精确客观的评价方法。Reed 及其同事[25] 进行了一项由 3 名外科医生评价、涉及 96 个关节表面区域的研究，结果显示，Outerbridge 评分系统和国际软骨修复协会评分系统的评价者间可靠性一般（κ 值分别为 0.54 和 0.41）。

Kleemann 及其同事[13] 进行了一项调查，其目的是明确利用国际软骨修复协会评分系统（0～4 级）宏观评价的不同软骨退变阶段与组织机械性能变化之间的关系。收集接受全膝关节置换术的 21 例患者的胫骨平台，由 3 名外科医生使用国际软骨修复协会评分系统进行评级。标本进行生物力学测试，同时采用改良 Mankin 评分系统进行组织学检测（表 44-7）[14]。力学性能通过特制的材料测试装置进行检测，该装置通过无限施压来测定软骨的杨氏模量。组织学分析通过红细胞素和伊红染色及番红 O 染色进行 Mankin 系统评分。结果显示，国际软骨修复协会评级越高，软骨刚度（杨氏模量）越低，两者间具有相关性（R^2=0.69，P＜0.01）（图 44-8）。该研究还注意到，国际软骨修复协会评级 3 级的标本软骨渐薄。

组织学分析显示，Mankin 系统评分与国际软骨修复协会评分有明显相关性（R^2=0.74，P＜0.01）（图 44-9 和图 44-10）。国际软骨修复协会软骨损伤评分越高，Mankin 系统评分越高。国际软骨修复协会评级对应的 Mankin 评分平均为 1 级（3.2±1.5）分，2 级（5.7±2.0）分，3 级（7.6±1.7）分。杨氏模量与 Mankin 评分之间的相关性一般（R^2=0.47，P＜0.02）。作者指出，退变性关节疾病早期阶段，国际软骨修复协会评级 1 级很难被检测到，因为"国际软骨修复协会评级 1 级的软骨表面性状改变和正常软骨表面差异不明显"。调查发现，软骨刚度与国际软骨修复协

表 44-7　**Mankin** 组织学及组织化学关节软骨退变评级系统

项　　目	评　　级
Ⅰ 结构	
a 正常	0
b 表面不规则	1
c 血管翳及表面不规则	2
d 凹陷达软骨移行区	3
e 凹陷达软骨放射区	4
f 凹陷达软骨钙化区	5
g 完全无序	6
Ⅱ 细胞	
a 正常	0
b 分散的细胞增多	1
c 细胞克隆现象	2
d 细胞过多症	3
Ⅲ 番红 O 染色	
a 正常	0
b 染色轻度减低	1
c 染色中度减低	2
d 染色重度减低	3
e 未见组织染色	4
Ⅳ 潮标的完整性	
a 完整	0
b 有血管插入	1

引自 Mankin HJ, Dorfman H, Lippiello L, Zarins A. Biochemical and metabolic abnormalities in articular cartilage from osteoarthritic human hips. II. Correlation of morphology with biochemical and metabolic data. *J Bone Joint Surg Am.* 1971;53:523-537.

会评级间的相关性提示，每隔一级刚度就损失 25%。宏观或肉眼观软骨表面性状可对组织力学性能有个直观的印象，同时这也被认为是评价退变性关节软骨疾病的可靠的方法。

德国骨科医生进行的一项调查（2007—2008 年）

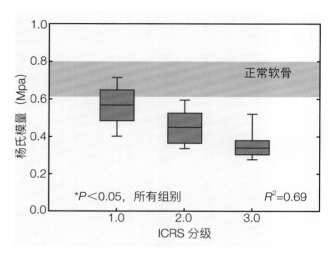

▲ 图 44-8　退变软骨（逐渐增加的 **ICRS** 评级）刚度下降与杨氏模量相关性

条带部分代表正常人的关节软骨。盒形图显示平均值和四分位间距。ICRS. 国际软骨修复协会分级系统［引自 Kleemann RY, Krocker D, Cedraro A, Tuischer J, Duda GN. Altered cartilage mechanics and histology in knee osteoarthritis: relation to clinical assessment (ICRS Grade). *Osteoarthritis Cartilage.* 2005;13:958-963.］

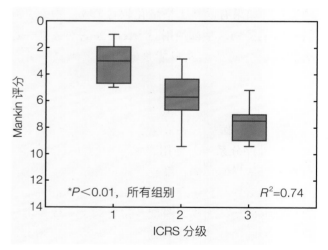

▲ 图 44-9　退变软骨（逐渐增加的 **ICRS** 评级）刚度下降与组织形态学（**Mankin** 评分）相关性

ICRS. 国际软骨修复协会分级系统［引自 Kleemann RY, Krocker D, Cedraro A, Tuischer J, Duda GN. Altered cartilage mechanics and histology in knee osteoarthritis: relation to clinical assessment (ICRS Grade). *Osteoarthritis Cartilage.* 2005;13:958-963.］

旨在查明哪种评分系统更受欢迎，以及关节镜手术医生对这些评分系统的评价[28]。结果显示，最常用的是 Outerbridge 评分系统（$n=87$），其次为国际软骨修复协会评分系统（$n=8$）和 Insall 评分（$n=3$）。大

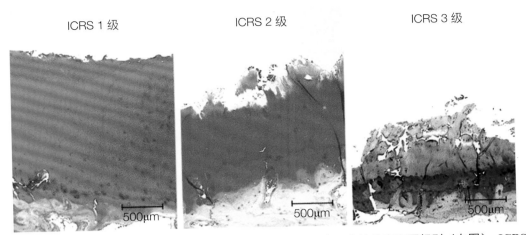

▲ 图 44-10　ICRS 评级 1 级软骨标本番红 O 染色的组织外观，表现为软骨表面不规则（左图），ICRS 评级 2 级显示软骨变薄和表面凹陷（中图），ICRS3 级显示软骨排列完全无序（右图）

ICRS. 国际软骨修复协会分级系统［引自 Kleemann RY, Krocker D, Cedraro A, Tuischer J, Duda GN. Altered cartilage mechanics and histology in knee osteoarthritis: relation to clinical assessment (ICRS Grade). *Osteoarthritis Cartilage*. 2005;13:958-963.］

多数外科医生指出，评分系统需要改进以便于区分低评级软骨损伤与高评级软骨损伤。另有一批受访医生指出，对于"有问题的病例"，他们会采用实用的工具（如果有的话）来量化软骨损伤。但是，既然 83% 的受访医生都使用 Outerbridge 评分系统，那么此项研究的结论就只能是倾向于采用这一评分工具。

结论

许多外科医生和关节镜手术报告采用不精确的关节软骨评分系统，使用诸如"损伤介于 2 级和 3 级之间"这样的言辞，没有具体说明所注意到的软骨改变。关节镜下膝关节探查则提供了这样的机会，它可根据损伤的大小、深度及位置对关节软骨进行评估，短期和长期临床效果明显。此外，膝关节临床研究中，详细的关节软骨评估很重要。我们推荐使用精细的评分系统，例如，辛辛那提膝关节评分系统或国际软骨修复协会评分系统，这样即可对关

关键点：各评分系统的可靠性和有效性

- Outerbridge 评分系统：在所有通过关节镜手术录像对尸体解剖的评级中，9 名观察者的评级准确，准确率（68%）和一致性（*κ*=0.602）中等
- 国际软骨修复协会评分系统：二次评价数据和评价者间的可靠性良好，组内一致性令人满意。该测试是针对关节软骨修复手术进行的
- 根据国际软骨修复协会评分系统宏观评价所进行的旨在明确关节软骨退变阶段与组织力学性能之间相关性的调查显示，国际软骨修复协会评级越高，组织刚度越低。组织刚度与国际软骨修复协会评级这种关系预示，每隔一级刚度将丢失 25%

节软骨的情况进行精确的分析。临床调查应对软骨显性损伤对不同手术的主观及功能结果的影响进行评估。条件允许时，应采用先进的 MRI 检查或其他客观测量手段对关节软骨的状态进行更加精确的评估。

第 45 章　膝关节及髌股关节置换评分系统
Knee Arthroplasty and Patellofemoral Rating Systems

Sue D. Barber-Westin　Frank R. Noyes　著
肇　刚　译　李　冀　校

一、全膝关节置换评分

目前，有众多评分量表已被用来评估全膝关节置换术的临床疗效。其中包括专为此术式设计的量表，以及最初为各种膝关节疾病的诊断评估设计的常规评分体系。尽管有些量表仅对活动水平进行评分，但其他量表则包含了对膝关节状况和功能的详细评估。目前临床上最常用的专为评估 TKA 术后疗效的评分系统包括：美国膝关节评分、UCLA 活动水平评分和牛津膝关节评分。SF-36 健康调查体系[26]是一种常见的健康评估方法，也在许多 TKA 研究中得到应用。在 TKA 评估中特异性疾病（骨关节炎）评分包括 WOMAC 和 KOOS。

对于如何选择评分系统来评估 TKA 的临床疗效，目前尚缺乏共识。其部分原因是由于心理评估指数的调查质量一般较差[1, 32]。一项系统回顾发现，在 28 种评价工具中，只有 3 种较为详细评估了患者的心理状态[1]，分别是 WOMAC 评分、美国膝关节协会评分和 SF-36 评分。另一项对髋、膝关节骨关节炎研究中关于评价工具使用的综述报道认为，没有一种评价工具在所有心理测量特性方面都获得了积极的评价[32]。值得关注的是，这些综述是在两种最新的 TKA 量表，即新膝关节协会评分系统和高活动度关节置换术评分公布之前发表的。下面将按发表时间顺序介绍一些较常用的结果测量方法。WOMAC 和 KOOS 量表已在第 43 章中进行了描述，本章不再赘述。

（一）UCLA 活动水平评分

1984 年，Amstutz 等[2]对 TKA 术后患者引入了 UCLA 活动评定量表。该量表设计有 10 个活动水平，

关键点：全膝关节置换评分

对于如何选择评分系统来评估目前尚缺乏共识，部分原因是由于心理评估的调查质量一般较差

- UCLA 活动水平评分：10 个等级，从完全不运动和依赖他人到定期参加极限运动。在可靠性、完成率、区分不同活动水平的能力方面优于 Tegner 和 Marx 量表

- 美国膝关节协会评分：足够的内部相容性、灵敏度、结构和收敛效度的四个子量表

- 牛津膝关节评分：通过日常和工作活动评估膝关节疼痛和功能限制。足够的灵敏度、内部相容性和响应性。作为英国国家患者报道预后指标计划的一部分，在英国作为接受 TKA 患者的主要结果测量而采用

- 高活动度关节置换评分：评估接受下肢关节置换术的年轻患者的活动功能和能力。与牛津膝关节评分相关，降低 WOMAC 分数；较高的内部相容性

从"完全不活动"到"定期参加体育运动"（表 45-1）。Zahiri 等[37]将该活动评分与 100 名全关节置换术患者步行活动的定量评估进行了比较。他们发现，UCLA 评分与计步器记录的每天平均步数密切相关。建议调整活动频率和强度的分数，以提高其准确性。Naal 等[21]比较了 105 例 THA 患者和 100 例 TKA 患者的 UCLA 量表与 Tegner 和 Marx 运动活动量表的心理测量特性。UCLA 量表具有最高的信度、最高的完成率、与其他指标的相关性最强，并且是唯一区分活动和久坐患者的量表。此评分也没有地板效应。这些研究人员得出结论，UCLA 量表似乎最适合评估关节置换术后的活动水平。

表 45-1　UCLA 活动水平评分

活　动	评　分
经常参加体育运动，如慢跑、网球、滑雪、杂技、芭蕾、重体力劳动或背包运动	10
有时参加极限运动	9
经常参加非常活跃的活动，如保龄球或高尔夫球	8
经常参加活跃的活动，如自行车	7
经常参加适度的活动，如游泳和无限的家务或购物	6
有时参加适度的活动	5
经常参加温和的活动，如散步、有限的家务	4
有时参加轻度活动	3
大部分不活动：仅限于日常生活的最低活动	2
完全不活动：依赖他人，不能离开住所	1

（二）美国膝关节协会评分

1989 年，美国骨科医师协会膝关节分会公布了其评分系统，旨在量化 TKA 术后疗效[16]。2011 年进行了大范围更新，2012 年公布了新的评分系统[23, 29]。更新版本的目的是为了更好地描述患者对手术的期望值和满意度，并评估接受 TKA 的年轻患者的体力活动。该系统包括由医生完成的客观膝关节评分（表 45-2）和由患者完成的多个满意度量表（表 45-3），包括症状、期望值（表 45-4）和膝关节功能（表 45-5）。Noble 等[23] 报道了四个子量表的内部一致性、信度、构想和收敛效度：膝关节客观评分、满意度评分、期望值评分和功能活动评分。膝关节客观评分由 7 项组成，满意度评分 5 项，期望值评分 3 项，功能活动评分 19 项。

表 45-2　美国膝关节协会评分客观评分

项　目	测量方法	可能的情况	评　分
1. 力线	站立 X 线前后位（解剖力线）	中立位：外翻 2°～10°	25
		内翻：<2° 外翻	−10
		外翻：>10°	−10
2. 内侧 / 外侧不稳	在伸直 0° 位测量	无	15
		小或<5mm	10
		中等或 5mm	5
		严重或>5mm	0
3. 前 / 后不稳	在屈曲 90° 位测量	无	10
		中度<5mm	5
		重度>5mm	0
4. 关节运动	屈曲挛缩	1°～5°	−2
		6°～10°	−5
		11°～15°	−10
		>15°	−15
	伸膝迟滞	<10°	−5
		10°～20°	−10
		>20°	−15
5. 水平行走疼痛情况	患者的反应	0～10 个等级	患者反应 0～10 分
6. 楼梯或斜坡疼痛	患者的反应	0～10 个等级	患者反应 0～10 分
7. 对患者来说，膝关节感觉是否"正常"	患者的反应	总是正常	5
		有时正常	3
		从不正常	0

分数：0～100 分

表 45–3　美国膝关节协会满意度评分

患者问题

当前，你对坐姿时膝关节的疼痛程度有多满意？

当前，你对躺在床上膝关节的疼痛程度有多满意？

当前，你对下床时的膝关节功能有多满意？

当前，你对自己的膝关节功能是否满意？

当前，在进行休闲娱乐活动时，你对膝关节功能的满意度如何？

每个问题的回答选项

非常满意（8 分），满意（6 分），中性（4 分），不满意（2 分），非常不满意（0 分）

分数：0～40 分

表 45–4　美国膝关节协会期望度评分

患者问题

我对减轻疼痛的期望是……

我对能够做我日常生活中的正常活动的期望是……

我对能够做我的休闲、娱乐或体育活动的期望是……

每个问题的回答选项

太高："我比我想的差很多"（1 分）

太高："我比我想的差一些"（2 分）

刚好："我的期望得到了满足"（3 分）

太低："我比我想的好一些"（4 分）

太低："我比我想的好很多"（5 分）

分数：15 分

表 45–5　膝关节功能活动评分

问　题	选　项	得　分	问　题	选　项	得　分
行走和站立：您可以在没有任何辅助工具（例如手杖、拐杖或轮椅）的情况下行走吗？如果否，您使用以下哪种辅助手段？	是或否	0	标准活动：在以下每项活动中，你的膝关节会给你带来多大的困扰？ 1. 在不平坦的地面上行走 2. 屈伸膝或旋转运动 3. 爬上或爬下楼梯 4. 不用手扶从低矮的沙发或椅子上爬起来 5. 上车或下车 6. 横向移动（走到一边）	我从来没有这样做	0
	轮椅	–10		因为膝关节而不能做	0
	助行器	–8		非常严重	1
	双拐	–8		严重	2
	双手拐	–6		中等	3
	单拐	–4		轻微	4
	单手杖	–4		没有麻烦	5
	膝套 / 支撑	–2			
你是因为膝关节的缘故而使用这些辅助工具吗？你可以站多久（用或不用辅助工具）而不出现膝关节不适？	是或否	0	高级活动：在以下每个活动中，您的膝关节会打扰您多少？ 1. 爬梯子或脚凳 2. 提着购物袋走一个街区 3. 下蹲 4. 下跪 5. 跑步	我从来没有这样做	0
	站不住	0		因为膝关节而不能做	0
	0～5min	3		非常严重	1
	6～15min	6		严重	2
	16～30min	9		中等	3
	31～60min	12		轻微	4
	大于 1h	15		没有麻烦	5
在因为膝关节不适而停下来之前，你可以走多长时间（有或没有辅助工具）？	不能走路	0	膝关节随意活动：勾选以下你认为对你最重要的活动。在这些活动中，你的膝关节有多疼？ • 娱乐活动：游泳、高尔夫（18 洞）、公路自行车（>30min）、园艺、保龄球、网球运动、远足、舞蹈 / 芭蕾、伸展运动 • 锻炼和健身房活动：举重、伸腿、爬楼机、动感单车 / 旋转、压腿、慢跑、椭圆机、有氧运动	因为膝关节不能做	0
	0～5min	3		非常严重	1
	6～15min	6		严重	2
	16～30min	9		中等	3
	31～60min	12		轻微	4
	大于 1h	15		不麻烦	5

分数：0～100 分

（三）牛津膝关节评分

1998 年，牛津大学公共卫生和初级卫生保健部门的 Dawson 教授等[9]编制了一份包含 12 个大项的问卷，以评估 TKA 的疗效。牛津膝关节评分囊括了对膝关节相关疼痛和日常及工作活动功能限制的评估（表 45-6）。每个问题设 5 个可选的答案，从最低到最难 1～5 分。OKS 评分已被翻译成 17 种语言。

表 45-6　牛津膝关节评分

问　题	选　项	得　分	问　题	选　项	得　分
1. 你通常如何描述你膝关节的疼痛？	无	1	7. 你能下跪然后再站起来吗？	是的，容易	1
	非常轻	2		难度小	2
	轻	3		难度中等	3
	中	4		难度极高	4
	重	5		不能	5
2. 你有没有因为你的膝关节而在洗澡和擦干时遇到麻烦？	一点也不麻烦	1	8. 你晚上躺在床上膝关节疼吗？	从来不疼	1
	小麻烦	2		只有第 1～2 个晚上	2
	中等麻烦	3		一些夜晚	3
	大麻烦	4		大多数夜晚	4
	做不到	5		每天晚上	5
3. 你有没有因为你的膝关节在上下车或乘坐公共交通工具时遇到过困难？	一点也不麻烦	1	9. 你的膝关节疼痛对日常工作（包括家务）有多大影响？	完全不影响	1
	小麻烦	2		一点点	2
	中等麻烦	3		适度	3
	大麻烦	4		很影响	4
	做不到	5		非常影响	5
4. 在膝关节疼痛加重前，你能走多久（有或没有拐杖）？	无疼痛 />30min	1	10. 你有没有膝关节突然打软腿或摔倒？	很少 / 从不	1
	16～30min	2		有时或偶尔	2
	5～15min	3		经常	3
	只能在房间周围	4		大多数时间	4
	无法行走	5		总是	5
5. 饭后（坐在桌子旁）你从椅子上站起来时，膝关节有多痛？	一点也不痛	1	11. 你能自己做家庭采购吗？	是的，容易	1
	轻微痛	2		难度小	2
	中度痛	3		难度中等	3
	非常痛	4		难度极高	4
	无法忍受	5		不能	5
6. 你走路时是不是因为膝关节问题而跛行？	很少 / 从不	1	12. 你能自己下楼梯吗？	是的，容易	1
	有时或偶尔	2		难度小	2
	经常	3		难度中等	3
	大多数时间	4		难度极高	4
	总是	5		不能	5

Dawson 教授等[9]发现，TKA 患者完成 OKS 的比例高于 SF-36、美国膝关节协会评分[16]和斯坦福健康评估问卷。这些研究者报道 OKS 对患者有足够的可靠性、内部相容性和灵敏度。其他作者也证实了这些[13, 17]。OKS 是术后患者满意度的预测指标[6]。然而，Whitehouse 及其同事[34]认为，由于缺乏理解或无法回答某些问题，患者对问卷中的空白项存在疑问。没有考虑合并症，这对于许多接受 TKA 的老年患者是一个问题。有学者建议考虑重新拟订问题和答复类别。即便如此，2009 年，英国仍采用 OKS 作为 TKA 患者的主要预后指标，并作为英国国家患者报告预后指标计划的一部分。

（四）高活动度关节置换评分

2010 年，Talbot 等[31]设计了高活动关节置换术评分，以评估接受下肢关节置换术的较年轻和较活跃患者的功能[2, 11, 37]。该量表与之前为该人群发布的其他一般活动量表明显不同。该量表包括四个领域（步行、跑步、上下楼、活动水平）（表 45-7）。一项由 22 名患者（11 名全髋关节置换术后患者，11 名 TKA 术后患者）组成的初步研究显示，该评分与牛津评分[9]、膝关节协会评分[16]、Harris 评分[14]和 WOMAC 评分[35, 36]显著相关，内部相容性高。调查人员没有评估 ICC 确定的可靠性和灵敏度。

二、髌股关节置换评分

一些特异性疾病的评分量表已经被用于评估髌股关节疼痛和疾病的症状和功能。关于选择哪种量表或评分系统，尚没有一致意见。原因之一是，许多研究使用"髌股关节疼痛综合征"（patellofemoral pain syndrome，PFPS）这个通称来描述参与研究的患者。事实上，PFPS 包括许多更具体的诊断，如伸肌机制失调、髌下脂肪垫综合征、髌骨外侧压迫综合征、髌骨脱位 / 半脱位或炎症性疾病（如滑囊炎）。最近一项对用于 PFPS 的自述问卷的心理测量学特性的系统回顾将此术语定义为，"沿髌骨外侧和内侧边缘的髌前或髌后膝关节疼痛，其可能由髌下脂肪垫、髌骨软骨下骨，前滑膜和内侧或外侧支持带等膝前结构所引起"[10]。

Esculier 等[10]进行的一项系统回顾发现几个含测量心理特性的量表用于评估 PEPS：日常生活活动量表、膝前疼痛量表（AKPS，亦称 Kujala 量表）、IKDC 主观膝关节量表、功能指数量表（Functional

表 45-7 高活动度关节置换评分

主要活动	运动等级	评分
行走	在不平的地面上行走＞1h	5
	不限平地，不平地面上行走有困难	4
	不限平地，不平地面不能行走	3
	平地行走至少 30min	2
	短距离行走（不超过 20m）	1
	使用助行器进行短距离行走	0
跑步	5km 以上	4
	慢跑 5km	3
	轻松过马路	2
	能跑几步以在必要时避开车辆	1
	不能跑	0
爬楼梯	一次爬两个楼梯	3
	爬楼不需扶手	2
	爬楼需扶手或手杖	1
	不能爬楼梯	0
运动水平	竞技运动（如网球单打、跑步＞10km、自行车＞80km）	6
	社会运动（如网球双打、滑雪、慢跑＜10km、大量有氧运动）	5
	剧烈的娱乐活动（如山地行走、小量有氧运动、重园艺或体力劳动 / 耕作）	4
	中等的娱乐活动（如高尔夫、轻园艺、轻工作活动）	3
	小型娱乐活动（如短距离散步、草地保龄球）	2
	仅需户外活动（如步行至商店）无须帮助的家庭活动	1

患者在四个领域中选择最高级别的功能

Index Questionnaire，FIQ）和 Lysholm 量表。这些研究者推荐 ADLS，其次是 AKPS 和 IKDC 来评估 PFPS 患者。第 42 章详细描述了 IKDC，第 43 章讨论了 ADLS 和 Lysholm 量表，因此本章不再赘述。

值得注意的是，尚不清楚是否存在一种包含对所有髌股关节相关损伤和疾病具有足够心理测量特性的量表或评分系统。关于髌股关节疾病的诊断、损伤和手术的临床研究通常使用几种评级工具来确定结果。包括上述量表以及一般健康问卷，如 SF-36 和骨关节炎专用量表、WOMAC 和 KOOS。

> **关键点：髌股关节置换评分**
>
> - 对于髌股关节疼痛、损伤和疾病应使用哪种问卷或评分系统没有一致意见
> - 功能指数评分：8 项问卷评估 PFPS 患者的日常和体育活动问题。可靠性不一，灵敏度低
> - AKPS 或 Kujala 量表：足够的心理测量特性，能够区分 PFPS 患者的膝关节状况和严重程度度水平
> - 三星医疗中心髌股关节评分系统：疼痛评分（8 项）和功能评分（9 项）。可接受的信度，内部相容性及效度
> - Saltzman 髌股关节评分：3 大部分，0～100 分，包括自述问卷和客观及影像学分析。心理测量特性未分析

（一）功能指数评分

FIQ 是 1989 年由 Chesworth 教授[4] 发表的用于评估髌股关节问题的常用工具[7, 8, 10, 22, 24, 25]。该问卷评估了 PFPS 患者日常和体育活动中的问题，测量项目包括步行、爬楼梯、下蹲、下跪和跑步等。回答是由 "不能做"、"有症状但可以做" 和 "能做" 三个等级梯度决定的。该问卷的修改版提供了第四个等级 "不合适"[30]。Chesworth 等[4] 报道了较差的可靠性（ICC=0.48），但在平均 11 周的物理治疗后（通过重复测量方差分析确定），发现变化的有效性是可以接受的。然而，Harrison 等[15]、MacIntyre 等[20] 对接受物理治疗的髌股关节痛患者进行了更为严格的研究，发现了可接受的可靠性、有效性和灵敏度。Bennell 等[3] 也报道了高可靠性（ICC=0.94）。然而，Crossley 等[8] 报道了低可靠性（ICC=0.49）。在一项对 PFPS 评分的心理测量特性的系统综述中，Esculier 等[10] 报道了 ICC 的加权平均值（从 47 名患者中计算）为 0.61。由于 FIQ 可靠性差、灵敏度低，这些研究者不推荐 PFPS 患者使用该量表。

（二）膝前疼痛量表（Kujala 量表）

膝前疼痛量表（Anterior Knee Pain Scale，AKPS）通常被称为 Kujala 量表[18]，是另一种用于评估 PFPS

功能和预后的常用量表[5, 7, 8, 10, 12]。该量表于 1993 年首次发布，由表 45-8 所示的 13 个因素（0～100 分量表）组成。Watson 和他的同事[33] 在 30 例接受物理治疗的前膝关节疼痛患者中发现，AKPS 具有较高的可靠性（ICC=0.95）和中等的灵敏度。其他学者也报道了此量表极高的可靠性[3, 8, 10]。Esculier 和同事[10] 发现了足够的内部相容性、灵敏度和有效性。这些研究者推荐使用 AKPS 进行 PFPS 研究，因为在五个评估量表中，AKPS 的 ICC 和响应性加权平均值最高，测量误差最小。AKPS 的另一个优点是它能够区分 PFPS 患者的膝关节状况和严重程度。

（三）三星医学中心髌股关节评分

最近，Lee 等[19] 推出了三星医疗中心（Samsung Medical Center，SMC）髌股关节评分系统。该系统由两项评分组成：髌股关节疼痛评分（8 项）和髌股关节功能评分（9 项）（表 45-9）。他们在 179 例患者的研究中报道了极好的可靠性和内部相容性。共有单纯膝前疼痛患者 123 例、其他部位疼痛 28 例、健康志愿者 28 例。在髌股功能评分中，除坐在椅子上外，所有项目均存在可接受的地板和天花板效应（内容效度）。研究人员得出结论，此评分系统是独特的，因为它能够区分膝前疼痛或髌股关节功能障碍患者与膝关节疼痛或其他诊断引起问题的患者，以及没有膝关节疼痛问题的个体。

表 45-8　膝前疼痛量表（Kujala 量表）

问　题	选　项	得　分
1. 跛行	无	5
	轻微或周期性	3
	经常	0
2. 辅助器械	完全拄拐无痛	5
	拄拐也存在疼痛	3
	不能负重	0
3. 步行	无限	5
	超过 2km	3
	1～2km	2
	不能走路	0
4. 上下楼	无困难	10
	下楼时轻微疼痛	8
	下楼时疼痛	5
	不能上楼	0

（续表）

问　题	选　项	得　分
5. 下蹲	无困难	5
	反复下蹲疼痛	4
	每次疼痛	3
	可能部分负重	2
	不能下蹲	0
6. 跑步	无困难	10
	超过 2km 后疼痛	8
	开始轻微疼痛	6
	严重疼痛	3
	无法跑步	0
7. 跳跃	无困难	10
	轻微困难	7
	持续疼痛	2
	无法	0
8. 长时间跪坐	无困难	10
	运动后疼痛	8
	持续疼痛	6
	疼痛暂时伸膝	4
	无力	0
9. 疼痛	无	10
	轻微和偶发	8
	干扰睡眠	6
	偶发严重	3
	持续和严重	0
10. 肿胀	无	10
	剧烈劳累后	8
	每天活动后	6
	每天晚上	4
	长期肿胀	0
11. 髌骨运动异常疼痛（半脱位）	无	10
	偶发于体育活动	6
	偶发于日常活动	4
	至少有一例脱位	2
	2 次以上脱位	0
12. 大腿萎缩	无	5
	轻微	3
	严重	0
13. 屈曲挛缩	无	5
	轻微	3
	严重	0

要求患者指出其症状的持续时间，并针对每个问题，圈出与其膝关节症状相对应的最新选择

表 45-9　三星医学中心髌股关节评分

活　动	评　分
髌股关节疼痛评分 1. 爬上楼梯 2. 走下楼梯 3. 从地板上坐起 4. 坐在地板上 5. 从椅子上站起来 6. 从蹲位站起来 7. 下蹲 8. 坐在椅子上 10min	0（无疼痛）～10（难治性疼痛），增量为 1；数字越高，疼痛越大。小计得分为 0～80 分
髌股关节功能评分 1. 爬上楼梯 2. 走下楼梯 3. 从地板上坐起 4. 坐在地板上 5. 从椅子上站起来 6. 从蹲位站起来 7. 下蹲 8. 坐在椅子上 10min	0= 无困难，2.5= 轻度，5= 中度，7.5= 重度，10= 极度困难（无法完成）。小计得分为 0～90 分

（四）Saltzman 髌股关节评分

Saltzman 等[28] 设计了一个综合评分系统来评估移位性髌骨骨折的治疗结果。该系统包括三个部分组成：患者报告问卷（5 项，45 分）、客观分析（6 项，43 分）和影像学分析（3 项，12 分）。评分的主观部分（基于辛辛那提膝关节评分系统）根据活动水平评估疼痛、肿胀和打软腿的症状（表 45-10）。将所有项目的得分相加得出一个最终得分，然后分为"优秀"（90～100 分）、"良好"（80～89 分）、"一般"（70～79 分）或"差"（70 分以下）。该系统的心理测量特性尚未得到评估。尽管如此，它仍被囊括在这里，因为它是少数几个评估主观和客观因素的髌股关节评分之一。

表 45-10 Saltzman 髌股关节评分

问　题	选　项	得　分
疼痛 　当你做剧烈运动或繁重的工作时，你有膝关节痛吗? 　当你做休闲运动或适度的工作时，你有膝关节痛吗? 　当你做日常生活活动（散步）或轻松工作（办公室）时，你有膝关节痛吗?	无 疼痛，中度限制 疼痛，中度限制 明确疼痛，轻度限制 明确疼痛，中度限制 持续疼痛，重度限制	10 8 6 4 2 0
肿胀 　当你做剧烈运动或繁重的工作时，你的膝关节会肿吗? 　你做休闲运动或适度工作时膝关节肿吗? 　你在做日常生活活动（散步）或轻松工作（办公室）时膝关节肿吗?	无 明确肿胀，中度局限 明确肿胀，中度局限 明确肿胀，轻度局限 明确肿胀，中度局限 持续肿胀，重度局限，休息缓解	5 4 3 2 1 0
打软腿 　当你做剧烈运动或繁重的工作时，你会打软腿吗? 　当你做娱乐运动或适度工作时，你会打软腿吗? 　当你做日常生活活动（散步）或轻体力工作（办公室）时，你会打软腿吗?	无 适度的限制 适度的限制 中度的限制 中度的限制 重度的限制	5 4 3 2 1 0
活动 坐姿 站立 / 步行 爬楼梯 深蹲 蹲起 / 搬运	无疼痛、肿胀 每个因素分为是或否；每个疼痛因素分为是等于 -2 分；每个肿胀因子分为是等于 -1 分	15
工作	工作活动没有改变或增加 工作活动因膝关节问题而减少 因膝关节问题而无法工作	10 5 0
关节积液	无 轻度 中度 重度	6 4 2 0
活动范围（涉及 / 未涉及）	>90% 80%～90% 70%～80% 60%～70% <60%	12 9 6 3 0
伸膝迟滞	无 每 5 度伸肌滞后 1 分	4

（续表）

问　　题	选　项	得　分
髌股压迫痛	无 轻度 中度 重度	3 2 1 0
大腿萎缩（未累及）	<12mm 12~25mm >25mm	8 4 0
等速股四头肌力量（未累及），60°/s	<10% 10%~20% 20%~30% 30%~40% 40%~50% >50%	10 8 6 4 2 0
X 线 　髌股关节腔 　内侧间室 　侧间室	无	12
	如果在任何间室存在关节间隙狭窄、骨质硬化、骨囊肿、骨赘，1 分；如果全部存在，减去 1 分	

90~100 分为优秀；80~89 分为良好；70~79 分为一般；<70 分为差